VANDER
FISIOLOGIA HUMANA
OS MECANISMOS DAS FUNÇÕES CORPORAIS

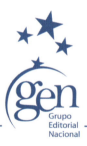

O GEN | Grupo Editorial Nacional – maior plataforma editorial brasileira no segmento científico, técnico e profissional – publica conteúdos nas áreas de ciências da saúde, exatas, humanas, jurídicas e sociais aplicadas, além de prover serviços direcionados à educação continuada e à preparação para concursos.

As editoras que integram o GEN, das mais respeitadas no mercado editorial, construíram catálogos inigualáveis, com obras decisivas para a formação acadêmica e o aperfeiçoamento de várias gerações de profissionais e estudantes, tendo se tornado sinônimo de qualidade e seriedade.

A missão do GEN e dos núcleos de conteúdo que o compõem é prover a melhor informação científica e distribuí-la de maneira flexível e conveniente, a preços justos, gerando benefícios e servindo a autores, docentes, livreiros, funcionários, colaboradores e acionistas.

Nosso comportamento ético incondicional e nossa responsabilidade social e ambiental são reforçados pela natureza educacional de nossa atividade e dão sustentabilidade ao crescimento contínuo e à rentabilidade do grupo.

VANDER
FISIOLOGIA HUMANA
OS MECANISMOS DAS FUNÇÕES CORPORAIS

ERIC P. WIDMAIER
BOSTON UNIVERSITY

HERSHEL RAFF
MEDICAL COLLEGE OF WISCONSIN
AURORA ST. LUKE'S MEDICAL CENTER/ADVOCATE AURORA RESEARCH INSTITUTE

KEVIN T. STRANG
UNIVERSITY OF WISCONSIN-MADISON

Revisão Técnica
Joaquim Procopio
Professor Associado do Instituto de Ciências Biomédicas da Universidade de São Paulo

Tradução
Claudia Gouvêa (1, 2, 4 a 10, 12, 13, 19, Apêndices A a C, Glossário)
Patricia Lydie Voeux (3, 11, 14 a 18)

16ª edição

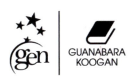

- Os autores deste livro e a editora empenharam seus melhores esforços para assegurar que as informações e os procedimentos apresentados no texto estejam em acordo com os padrões aceitos à época da publicação. Entretanto, tendo em conta a evolução das ciências, as atualizações legislativas, as mudanças regulamentares governamentais e o constante fluxo de novas informações sobre os temas que constam do livro, recomendamos enfaticamente que os leitores consultem sempre outras fontes fidedignas, de modo a se certificarem de que as informações contidas no texto estão corretas e de que não houve alterações nas recomendações ou na legislação regulamentadora.
- Data do fechamento do livro: 11/12/2023
- Os autores e a editora se empenharam para citar adequadamente e dar o devido crédito a todos os detentores de direitos autorais de qualquer material utilizado neste livro, dispondo-se a possíveis acertos posteriores caso, inadvertida e involuntariamente, a identificação de algum deles tenha sido omitida.
- **Atendimento ao cliente:** (11) 5080-0751 | faleconosco@grupogen.com.br
- Translation of the sixteenth edition in English of
  VANDER'S HUMAN PHYSIOLOGY: THE MECHANISMS OF BODY FUNCTION
  Original edition copyright © 2023 by McGraw Hill LLC.
  All rights reserved. Previous editions © 2019, 2016, and 2014.
  ISBN: 9781264451388

  Portuguese edition copyright © 2024 by Editora Guanabara Koogan Ltda.
  All rights reserved.
- Direitos exclusivos para a língua portuguesa
  Copyright © 2024 by
  EDITORA GUANABARA KOOGAN LTDA.
  Uma editora integrante do GEN | Grupo Editorial Nacional
  Travessa do Ouvidor, 11
  Rio de Janeiro – RJ – CEP 20040-040
  www.grupogen.com.br
- Reservados todos os direitos. É proibida a duplicação ou reprodução deste volume, no todo ou em parte, em quaisquer formas ou por quaisquer meios (eletrônico, mecânico, gravação, fotocópia, distribuição pela Internet ou outros), sem permissão, por escrito, da Editora Guanabara Koogan Ltda.
- Capa: Bruno Sales
- Imagens da capa: iStock (© Tassii; © magicmine; © Hank Grebe)
- Editoração eletrônica: Know-how Editorial
- Ficha catalográfica

CIP-BRASIL. CATALOGAÇÃO NA PUBLICAÇÃO
SINDICATO NACIONAL DOS EDITORES DE LIVROS, RJ

W632v
16. ed.

  Widmaier, Eric P.
    Vander : fisiologia humana : os mecanismos das funções corporais / Eric P. Widmaier, Hershel Raff, Kevin T. Strang ; revisão técnica Joaquim Procopio ; tradução Claudia Gouvêa, Patricia Lydie Voeux. - 16. ed. - Rio de Janeiro : Guanabara Koogan, 2024.
    28 cm.

  Tradução de: Vander's human physiology: the mechanisms of body function
  Inclui apêndice e índice
  ISBN 978-85-277-4009-8

    1. Fisiologia humana. I. Raff, Hershel. II. Strang, Kevin T. III. Procopio, Joaquim. IV. Gouvêa, Claudia. V. Voeux, Patricia Lydie. VI. Título.

23-86739   CDD: 612
                                           CDU: 612

Gabriela Faray Ferreira Lopes - Bibliotecária - CRB-7/6643

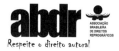

SOBRE OS AUTORES

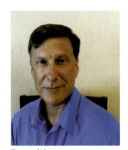

Foto cedida por: Maria Widmaier

ERIC P. WIDMAIER Ph.D. em Endocrinologia (1984) pela University of California, em São Francisco. Pós-doutorado em Endocrinologia Molecular, Neurociência e Fisiologia pela Worcester Foundation for Experimental Biology, em Shrewsbury, Massachusetts, e pelo The Salk Institute, em La Jolla, Califórnia. Sua pesquisa se concentrou no controle da massa corporal e do metabolismo de mamíferos, nos mecanismos de ação hormonal e nos mecanismos moleculares das adaptações intestinal e hipotalâmica a dietas hiperlipídicas. Atualmente, é Professor Emérito de Biologia na Boston University, onde lecionou Fisiologia Humana por muitos anos. Foi agraciado pela College of Arts and Sciences com o Gitner Award por Distinção no Ensino, assim como pela Boston University com o Metcalf Prize por Excelência no Ensino. É autor de diversas publicações científicas e para leigos, incluindo livros sobre fisiologia para o público em geral. É pai de dois filhos adultos, Rick e Carrie. Ele e a esposa, Maria, dividem seu tempo entre New Hampshire e Flórida.

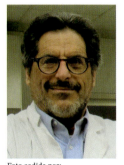

Foto cedida por: Tonya Limberg

HERSHEL RAFF Ph.D. em Fisiologia Ambiental (1981) pela Johns Hopkins University. Pós-doutorado em Endocrinologia pela University of California, em São Francisco. Atualmente, é Professor de Medicina (Endocrinologia e Medicina Molecular), Cirurgia e Fisiologia na escola de Medicina do Medical College of Wisconsin (MCW) e diretor do Laboratório de Pesquisa em Endocrinologia do Aurora St. Luke's Medical Center/Advocate Aurora Research Institute. Leciona Fisiologia e Fisiopatologia para estudantes de Medicina, Farmácia e pós-graduação, assim como para residentes de Medicina (*clinical fellows*). Na Medical College of Wisconsin, é Diretor do Endocrinology/Reproduction Course para estudantes do segundo ano de Medicina. Foi um dos primeiros integrantes da Society of Teaching Scholars, eleito como membro da faculdade da Alpha Omega Alpha (AOA Honor Medical Society), recebeu cinco vezes o Beckman Basic Science Teaching Award da classe de formandos em Medicina e foi um dos MCW's Outstanding Medical Student Teachers por diversas vezes. É também Professor Adjunto de Ciências Biomédicas da Marquette University. A pesquisa básica do Dr. Raff tem como foco a adaptação ao estresse. Seu interesse clínico se concentra nas doenças hipofisárias e adrenais, com ênfase especial nos exames laboratoriais para diagnóstico da síndrome de Cushing. Reside nos arredores de Milwaukee com a esposa, Judy, e o filho, Jonathan.

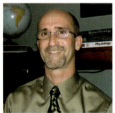

Foto cedida por: Kevin Strang

KEVIN T. STRANG Mestre em Zoologia (1988) e Ph.D. em Fisiologia (1994) pela University of Wisconsin-Madison (UW-Madison), onde é, atualmente, Distinguished Faculty Associate emérito dos departamentos de Neurociência e Cinesiologia. Sua tese se concentrou nos mecanismos celulares da modulação da contratilidade do miocárdio. Por mais de 30 anos, ministrou um extenso curso de Fisiologia dos Sistemas para estudantes de graduação, assim como o curso de Fisiologia do primeiro ano de Medicina da UW-Madison School of Medicine and Public Health. Foi eleito para a UW-Madison's Teaching Academy e é *Fellow* da Wisconsin Initiative for Science Literacy. Tem sido convidado com frequência por escolas de ensino médio e universidades para palestrar sobre a fisiologia do consumo de álcool. Recebeu duas vezes o UW Medical Alumni Association's Distinguished Teaching Award for Basic Sciences e, também, o University of Wisconsin System's Underkofler/Alliant Energy Excellence in Teaching Award. Em 2012, foi incluído na publicação *The Best 300 Professors*, da The Princeton Review. Interessado pela tecnologia do ensino, o Dr. Strang criou diversas animações sobre Fisiologia. Tem dois filhos adultos, Jake e Amy, e vive em Madison com a esposa, Sheryl.

PARA NOSSAS FAMÍLIAS: MARIA, CAROLINE E RICHARD; JUDY E JONATHAN; SHERYL, JAKE E AMY.

MENSAGEM DOS AUTORES

A solução para o sucesso na fisiologia

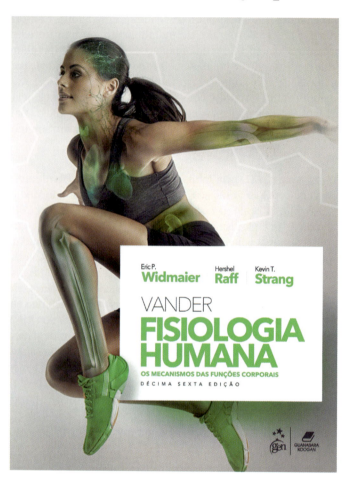

É com prazer que oferecemos aos estudantes de fisiologia um material que fornece conteúdo básico e clínico, aplicações da vida real e tecnologias educacionais. Com a 16ª edição de *Vander | Fisiologia Humana*, todas essas peças se encaixam para facilitar a aprendizagem e despertar o entusiasmo pela compreensão dos mecanismos das funções corporais.

Diversas áreas de interesse são desenvolvidas, desde o Capítulo 1, no qual são apresentados os princípios gerais da fisiologia, um tema que perpassa todo o livro. Temas unificadores, como a homeostase, são explorados ao longo dos capítulos, em todos os níveis de função – de sistemas, órgãos, tecidos e celular. Como nas edições anteriores, esses temas estão sempre relacionados com a fisiopatologia, por meio do estudo de casos clínicos motivadores, em todos os capítulos, além de um capítulo final com diversos casos que promovem a integração do material apresentado em todo o livro.

Temos certeza de que você vai considerar esta 16ª edição o livro mais atualizado e abrangente disponível para estudantes de fisiologia. Obrigado e boa leitura!

RECURSOS PEDAGÓGICOS

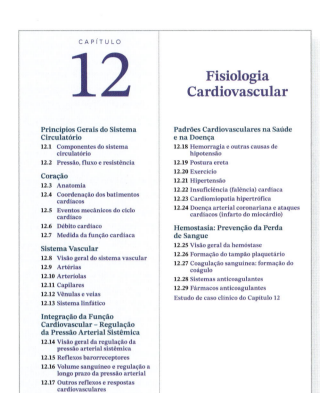

Visão geral do capítulo

Cada capítulo começa com uma visão geral do conteúdo que será abordado. Nesta 16ª edição, esta seção oferece aos estudantes, ainda, uma prévia dos princípios gerais da fisiologia (introduzidos no Capítulo 1) que serão examinados ao longo do capítulo.

Princípios gerais da fisiologia

Apresentados pela primeira vez na 13ª edição, com grande aceitação, os princípios gerais da fisiologia foram integrados a cada capítulo, de modo a reforçar continuamente sua importância. No início de cada capítulo há uma apresentação dos princípios que são especialmente relevantes para o assunto abordado no referido capítulo. Esses princípios são, então, reforçados com exemplos específicos no decorrer do capítulo, incluindo as questões do tópico "Aplicação do conceito", associadas a determinadas figuras.

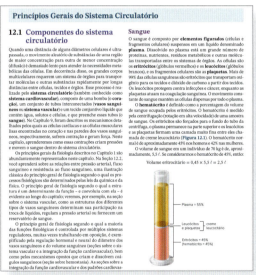

Estudos de casos clínicos

Os autores aproveitaram suas experiências de ensino e pesquisa e as experiências clínicas de colegas para oferecer aos estudantes, em cada capítulo, aplicações da vida real por meio de estudos de casos clínicos. Os casos foram restruturados de modo a incorporar o formato do Capítulo 19. Agora, em todos os casos clínicos, os leitores encontrarão uma seção de questões chamada "Reflita e revise", além de pelo menos uma figura ou tabela.

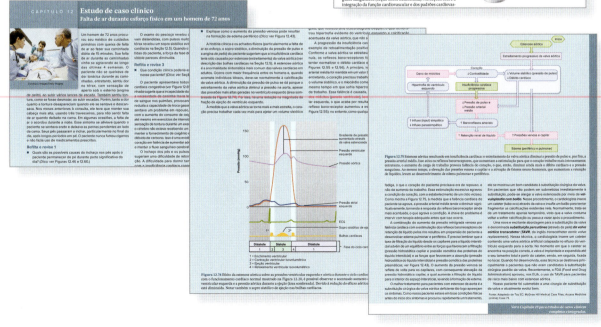

Tabelas de resumo

As tabelas de resumo reúnem muitas informações espalhadas pelo livro ou resumem alguns dados. Essas tabelas servem de complemento às figuras que as acompanham, de modo a oferecer um meio rápido de revisar os tópicos mais importantes do capítulo.

TABELA 12.3	O sistema circulatório.
Componente	**Função**
Coração	
Átrios	Câmaras através das quais o sangue flui das veias para os ventrículos. A contração atrial aumenta o enchimento ventricular, contudo não é essencial para ele
Ventrículos	Câmaras cujas contrações produzem as pressões que impulsionam o sangue através dos sistemas vasculares pulmonar e sistêmico e de volta ao coração

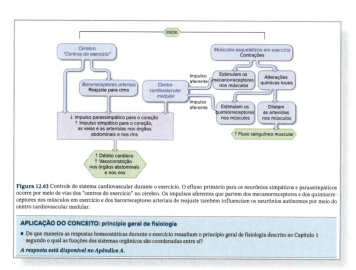

Aplicação do conceito

Os autores continuaram a refinar e a expandir, com base nas figuras de todos os capítulos, o número de questões de pensamento crítico, enquadradas no nível mais alto da taxonomia de Bloom. Essas reflexões conceituais foram introduzidas na 11ª edição, em um formato diferente, e continuam sendo muito bem-aceitas pelos leitores deste livro. Elas são elaboradas para ajudar os estudantes a se aprofundarem mais na aprendizagem de um conceito ou processo ilustrado. Essas questões estimulam o aluno a analisar o conteúdo da figura e, ocasionalmente, retomar informações de capítulos anteriores. Muitas das questões também requerem habilidades quantitativas. Muitos docentes consideram essas "Aplicação do conceito" ótimas questões para serem aplicadas em exames. Diversos enunciados utilizados nesse tópico estão relacionados com os princípios gerais da fisiologia, oferecendo aos estudantes, de uma só vez, duas excelentes ferramentas de aprendizagem!

Estilo de arte descritivo

Muitas figuras foram elaboradas com uma perspectiva tridimensional realista, para maior clareza e compreensão dos conceitos apresentados.

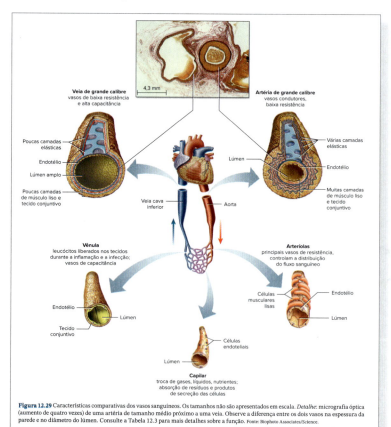

Fluxogramas

Uma tradição desta obra, os fluxogramas continuam sendo bastante utilizados nesta 16ª edição e foram atualizados para auxiliar a aprendizagem.

Código dos fluxogramas
- Os boxes iniciais dos diagramas são codificados em verde
- Os demais boxes também estão consistentemente codificados por cores em todo o livro
- As estruturas são sempre apresentadas em forma tridimensional.

Figura 12.28 Principais fatores envolvidos no aumento do débito cardíaco. A inversão de todas as setas nos boxes ilustraria como o débito cardíaco pode ser diminuído.

Ilustrações codificadas por cores uniformes ligadas ao texto

A codificação por cores é utilizada de maneira efetiva para facilitar o aprendizado. Por exemplo, há cores específicas para o líquido extracelular, o líquido intracelular, os filamentos musculares e as moléculas transportadoras. Além disso, em figuras que ilustram processos complexos, os numerais codificados por cores de cada etapa são reproduzidos no texto principal com a mesma codificação.

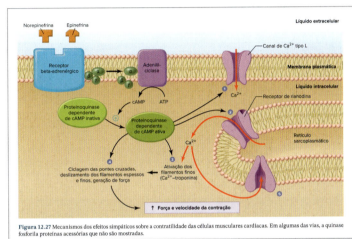

Os mecanismos celulares envolvidos na regulação simpática da contratilidade miocárdica são mostrados na **Figura 12.27**. Os receptores adrenérgicos ativam uma cascata acoplada à proteína G que inclui a produção de cAMP e a ativação de uma proteinoquinase. Várias proteínas envolvidas no acoplamento excitação-contração são fosforiladas pela quinase, o que aumenta a contratilidade. Essas proteínas incluem o seguinte (números indicados na figura):

1. Canais de Ca^{2+} tipo L na membrana plasmática
2. O receptor de rianodina e proteínas associadas na membrana do retículo sarcoplasmático
3. Proteínas de filamentos finos – em particular, a troponina
4. Proteínas de filamentos espessos associadas às pontes cruzadas
5. Proteínas envolvidas no bombeamento de Ca^{2+} de volta para o retículo sarcoplasmático.

Figura 12.27 Mecanismos dos efeitos simpáticos sobre a contratilidade das células musculares cardíacas. Em algumas das vias, a quinase fosforila proteínas acessórias que não são mostradas.

Perspectivas em múltiplos níveis

As ilustrações de estruturas ou processos complexos combinam visões macro e microscópicas, de modo a ajudar os estudantes a observarem as correlações existentes entre desenhos cada vez mais detalhados.

Estude e revise

No fim das seções numeradas no decorrer dos capítulos, foi incorporado um boxe inédito nesta 16ª edição chamado **Estude e revise**. Trata-se de uma lista dos principais tópicos abordados na seção. A lista é seguida de uma avaliação com questões que exigem pensamento crítico, solicitando aos estudantes que relembrem as informações e, em seguida, as apliquem.

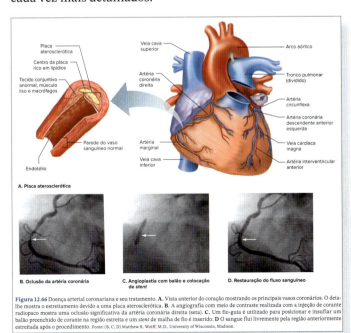

Figura 12.66 Doença arterial coronariana e seu tratamento. **A.** Vista anterior do coração mostrando os principais vasos coronários. O detalhe mostra o estreitamento devido a uma placa aterosclerótica. **B.** A angiografia com meio de contraste realizada com a injeção de corante radiopaco mostra uma oclusão significativa da artéria coronária direita (seta). **C.** Um fio-guia é utilizado para posicionar e insuflar um balão preenchido de corante na região estreita e um *stent* de malha de fio é inserido. **D** O sangue flui livremente pela região anteriormente estreitada após o procedimento. Fonte: (B, C, D) Matthew R. Wolff, M.D., University of Wisconsin, Madison.

Estude e revise 12.2

- **Fluxo sanguíneo entre dois pontos:** análogo à corrente elétrica na **lei de Ohm**, que descreve circuitos elétricos
  - Diretamente proporcional à diferença de pressão
  - Inversamente proporcional à resistência
- **Resistência**
  - Diretamente proporcional à **viscosidade** do sangue e ao comprimento do vaso sanguíneo
  - Inversamente proporcional à quarta potência do raio do vaso (determinante mais importante de resistência e fluxo sanguíneo para cada órgão).

Questão de revisão: Quais são os três determinantes da resistência ao fluxo e qual varia fisiologicamente para alterar o fluxo sanguíneo? *(A resposta está disponível no Apêndice A.)*

Vander | Fisiologia Humana

Final do capítulo

No final dos capítulos, o leitor encontrará:

- Uma lista em ordem alfabética com todos os termos-chave e termos clínicos do capítulo, organizados de acordo com a numeração das seções
- Questões de avaliação "Relembre e compreenda", elaboradas para testar a compreensão dos conceitos-chave pelos estudantes
- Questões de avaliação "Aplique, analise e avalie", que incentivam os estudantes a irem além da memorização de fatos para a resolução de problemas e encoraja-os a pensar de forma mais ampla sobre o significado do que acabou de ser lido
- Questões de "Avaliação dos princípios gerais", que testam a capacidade dos estudantes de relacionar o assunto abordado em determinado capítulo com um ou mais dos princípios gerais da fisiologia, descritos no Capítulo 1. Essas questões fornecem poderoso tema unificador para entender toda a fisiologia, além de serem excelentes indicadores do progresso feito pelo aluno do início ao final do semestre.

TERMOS-CHAVE E TERMOS CLÍNICOS

12.1 Componentes do sistema circulatório

Ácido fólico	Hemoglobina
Albuminas	Leucócitos
Anemia	Linfócitos
Anemia falciforme	Macrófagos
Anemia ferropriva	*Malária*
Anemia perniciosa	Medula óssea
Aorta	Megacariócitos
Artérias	Microcirculação
Artérias pulmonares	Monócitos
Arteríolas	Neutrófilos
Átrio	Plaquetas
Basófilos	Plasma
Bilirrubina	*Policitemia*
Capilares	Proteínas plasmáticas
Células-tronco hematopoéticas pluripotentes	Reticulócitos
Circulação pulmonar	Sangue
Circulação sistêmica	Sistema cardiovascular
Coração	Sistema circulatório
Deficiência de ferro	Sistema porta
Elementos figurados	Sistema vascular
Eosinófilos	Soro
Eritrócitos	Transferrina
Eritropoese	Tronco pulmonar
Eritropoetina	Vasos sanguíneos
Fatores de crescimento hematopoéticos (HGFs)	Veia cava inferior
Fator intrínseco	Veia cava superior
Ferritina	Veias
Fibrinogênio	Veias pulmonares
Fluxo de massa	Ventrículo
Globulinas	Vênulas
Hematócrito	Vitamina B_{12}
Hemocromatose	

12.2 Pressão, fluxo e resistência

Hemodinâmica	Resistência (R)
Lei de Poiseuille	Viscosidade
Pressão hidrostática	

12.3 Anatomia

Artérias coronárias	*Prolapso*
Células endoteliais	Septo interventricular
Cordas tendinosas	Sistema condutor
Endotélio	Valva bicúspide
Epicárdio	Valva mitral
Fluxo sanguíneo coronariano	Valva pulmonar
Miocárdio	Valvas aórticas
Músculos papilares	Valvas atrioventriculares (VAVs)
Pericárdio	Valva tricúspide

QUESTÕES DE AVALIAÇÃO | *Relembre e compreenda*

Essas questões testam sua capacidade de recordar detalhes importantes abordados neste capítulo. Elas também ajudam a prepará-lo para o tipo de perguntas encontradas em exames padronizados.

1. O hematócrito aumenta:
   a. Quando o indivíduo apresenta deficiência de vitamina B_{12}
   b. Por um aumento da secreção de eritropoetina
   c. Quando o número de leucócitos aumenta
   d. Em consequência de hemorragia
   e. Em resposta ao fornecimento excessivo de oxigênio aos rins

   c. Aumento da pressão venosa
   d. Bloqueio dos vasos linfáticos
   e. Diminuição da concentração de proteínas no plasma

8. Qual das seguintes comparações entre os circuitos sistêmico e pulmonar é verdadeira?
   a. O fluxo sanguíneo é maior no circuito sistêmico

QUESTÕES DE AVALIAÇÃO | *Aplique, analise e avalie*

Essas questões, elaboradas para serem desafiadoras, exigem que você integre os conceitos abordados neste capítulo para que seja capaz de tirar suas próprias conclusões. Inicialmente, tente responder às perguntas sem utilizar as dicas fornecidas; então, caso tenha alguma dificuldade, consulte as figuras ou seções sugeridas nas dicas.

1. Um indivíduo apresenta hematócrito de 35%. É possível concluir que há um volume diminuído de eritrócitos no sangue? Explique. *Dica:* ver Figura 12.1 e lembrar-se da fórmula para o hematócrito.

2. O que causaria maior aumento da resistência ao fluxo: a duplicação da viscosidade do sangue ou a redução do raio do tubo à metade? *Dica:* ver equação 12.2 na Seção 12.2.

13. Os seguintes dados foram obtidos de um animal de experimentação antes e depois da administração de um fármaco:

    Antes: frequência cardíaca = 80 bpm, volume sistólico = 80 mℓ/batimento

    Depois: frequência cardíaca = 100 bpm, volume sistólico = 64 mℓ/batimento

---

QUESTÕES DE AVALIAÇÃO | *Avaliação dos princípios gerais*

Essas questões reforçam o tema fundamental introduzido no Capítulo 1, segundo o qual os princípios gerais de fisiologia podem ser aplicados a todos os níveis de organização e a todos os sistemas orgânicos.

1. Um princípio geral de fisiologia estabelece que *o fluxo de informação entre células, tecidos e órgãos constitui uma característica essencial da homeostase e permite a integração dos processos fisiológicos*. Como esse princípio é demonstrado pela relação existente entre os sistemas circulatório e endócrino?

   funcionais do lado esquerdo do coração poderia explicar a razão pela qual esse lado tem um folheto a menos que o lado direito?

3. Dois dos compartimentos importantes de líquidos do corpo são aqueles do líquido intersticial e o do plasma. De que modo a produção hepática de proteínas plasmáticas interage com esses compartimentos,

ATUALIZAÇÕES E ACRÉSCIMOS

NOVIDADES DESTA EDIÇÃO

A 16ª edição de *Vander | Fisiologia Humana* foi inteiramente revisada, com atualização do conteúdo e apresentação das informações em um formato para ser mais facilmente assimilado e memorizado pelo leitor. Com esse objetivo, foram desenvolvidos diversos elementos novos de *design*, a fim de aumentar a eficácia do texto como *ferramenta de aprendizagem*. Entre esses elementos, estão:

- Listas com tópicos, como características anatômicas, de modo a oferecer uma referência visual imediata e um guia de estudo

- Listas numeradas de processos que podem ser mais bem compreendidos em uma abordagem passo a passo

- Redução de trechos longos de texto, para torná-los mais curtos e fáceis de compreender

- Arte vinculada ao texto por meio de símbolos codificados por cores

- Padronização do projeto gráfico em todos os capítulos (p. ex., o estilo das legendas incluídas nas figuras com várias partes)

- Inclusão, ao final de cada seção numerada, de mais de 200 listas com os principais conceitos abordados. Essas listas são intituladas de **Estude e revise**. Uma avaliação ao final de cada um desses guias práticos de estudo combina, normalmente, a rememoração e a aplicação dos conceitos, sendo elaborada para estimular o leitor a pensar sobre o conteúdo abordado antes de avançar para a seção seguinte.

Algumas mudanças desta edição, capítulo a capítulo

De modo geral, todos os capítulos foram criteriosa e inteiramente atualizados e editados para a incorporação de novos conteúdos, aprimoramento das ilustrações e maiores acurácia e legibilidade. A seguir, são apresentados alguns exemplos de alterações específicas, representativos da abordagem integral da 16ª edição.

Capítulo 1 A descrição dos reflexos foi expandida.

Capítulo 3 A formação do lactato e seu papel no metabolismo foram esclarecidos com mais detalhes.

Capítulo 4 O processo de transporte ativo primário está, agora, ilustrado em uma figura que é vinculada ao texto principal por meio de um código de cores. Foi também incluída uma descrição ampliada sobre a osmose, suas semelhanças e diferenças na comparação com a difusão simples e sua relação com a entropia.

Capítulo 6 As figuras que ilustram os processos envolvidos no estabelecimento do potencial de repouso da membrana, dos potenciais de ação, dos potenciais pós-sinápticos excitatórios e dos potenciais pós-sinápticos inibitórios foram redesenhadas, de modo a oferecer maior precisão quantitativa, e vinculadas ao texto principal por meio de números codificados por cores.

Capítulo 7 A resposta a diferentes comprimentos de onda por parte de células ganglionares individuais e sensíveis a cores oponentes foi reformulada para maior clareza.

Capítulo 8 As classes e os nomes dos ansiolíticos e dos antidepressivos foram atualizados para refletir as atuais tendências da medicina.

Capítulo 9 As figuras que ilustram o ciclo de pontes cruzadas nas células musculoesqueléticas, o mecanismo de ação do Ca^{2+} nesse ciclo e a contração das células dos músculos lisos foram codificadas por cores e vinculadas ao texto principal.

Capítulo 10 A descrição da doença de Parkinson e de seus tratamentos foi atualizada.

Capítulo 11 O uso de glicocorticoides anti-inflamatórios no tratamento da covid-19 foi incluído.

Capítulo 12 Uma nova discussão e uma figura inédita sobre o linfedema foram incluídas.

Capítulo 13 O uso de glicocorticoides anti-inflamatórios no tratamento de inflamações pulmonares por covid-19 é discutido.

Capítulo 14 As seções sobre incontinência e transplante renal foram atualizadas.

Capítulo 17 Informações novas e atualizadas foram incorporadas às seções sobre supressão opiácea do eixo hipotalâmico-hipofisário-gonadal; náuseas e vômitos durante a gravidez e hiperêmese gravídica; contracepção; minipuberdade, incluindo os efeitos do estrogênio em lactentes do sexo feminino; e fatores envolvidos no desenvolvimento do folículo dominante. Uma nova figura e um texto atualizado foram adicionados à seção sobre espermatogênese.

Capítulo 18 Uma nova ilustração do SARS-CoV-2 foi incluída. Também foram incorporadas novas informações sobre os efeitos patológicos do SARS-CoV-2 e sobre o papel dos interferons no combate ao vírus. Novas subseções, sobre células mieloides e linfoides, foram incluídas. A descrição das células T reguladoras foi ampliada.

Capítulo 19 Informações atualizadas sobre o glioblastoma multiforme foram incluídas.

AGRADECIMENTOS

Nesta 16ª edição de *Vander | Fisiologia Humana*, estamos muito felizes por termos sido capazes de usar dados reais provenientes de estudantes, obtidos junto a milhares de leitores, como um auxílio a nos guiar em nosso percurso de revisão. Também somos profundamente gratos às seguintes pessoas, por suas contribuições a esta edição (quaisquer erros cometidos são de inteira responsabilidade dos autores):

David Adelson
East Los Angeles College

Douglas Danforth
Ohio State University/College of Medicine

Sumana Koduri
Medical College of Wisconsin

Monica McCullough
Western Michigan University

Cassandra Nelson
Rutgers University

Agradecemos a todos que auxiliaram na criação dos produtos digitais e complementares associados a esta obra. Obrigado a Janet Brodsky, da Ivy Tech Community College, e Justin York, da Glendale Community College.

Além disso, somos gratos aos editores e à equipe da McGraw Hill Education, que contribuíram para o desenvolvimento e a publicação desta obra, em especial a Krystal Faust, desenvolvedora sênior de produtos; Matthew Garcia, gerente de portfólio; Valerie Kramer, gerente de *marketing*; Ann Courtney e Brent dela Cruz, gerentes de projetos de conteúdo; Sandy Ludovissy, compradora; David Hash, *designer*; e Lori Hancock, especialista em licenciamento de conteúdo. Também agradecemos a Heath Lynn Silberfeld, copidesque *freelancer*. Somos especialmente gratos às revisoras *freelancer* Jennifer Grubba e Sharon O'Donnell, pelo excelente trabalho feito na revisão de provas. E, como sempre, somos gratos aos muitos estudantes e professores que nos enviaram suas críticas e sugestões para aperfeiçoamento.

Eric P. Widmaier
Hershel Raff
Kevin T. Strang

SUMÁRIO

1 — Homeostase: Base para a Fisiologia Humana, 1

1.1 Escopo da fisiologia humana, 2

1.2 Como o corpo é organizado?, 2
Células musculares e tecido muscular, 3
Neurônios e tecido nervoso, 3
Células epiteliais e tecido epitelial, 3
Células do tecido conjuntivo e tecido conjuntivo, 4
Órgãos e sistemas de órgãos, 4

1.3 Compartimentos de líquidos corporais, 6

1.4 Homeostase: uma característica que define a fisiologia, 7

1.5 Características gerais dos sistemas de controle homeostático, 8
Sistemas de retroalimentação, 9
Restabelecimento dos pontos preestabelecidos (set points), 10
Regulação por alimentação-avante (feedforward), 12

1.6 Componentes dos sistemas de controle homeostático, 12
Reflexos, 12
Respostas homeostáticas locais, 14

1.7 O papel dos mensageiros químicos intercelulares na homeostase, 14

1.8 Processos relacionados à homeostase, 15
Adaptação e aclimatação, 15
Ritmos biológicos, 16
Balanceamento das substâncias químicas no corpo, 17

1.9 Princípios gerais da fisiologia, 18

Estudo de caso clínico do Capítulo 1, 19

QUESTÕES DE AVALIAÇÃO, 22

2 — Composição Química do Corpo e sua Relação com a Fisiologia, 23

2.1 Átomos, 24
Componentes dos átomos, 24
Número atômico, 24
Massa atômica, 25
Íons, 25
Composição atômica do corpo, 26

2.2 Moléculas, 27
Ligações químicas covalentes, 27
Ligações iônicas, 28
Pontes de hidrogênio, 28
Forma molecular, 29
Moléculas iônicas, 30

2.3 Soluções, 31
Água, 31
Solubilidade molecular, 31
Concentração, 32
Íons hidrogênio e acidez, 33

2.4 Classes de moléculas orgânicas, 34
Carboidratos, 34
Lipídios, 36
Proteínas, 39
Ácidos nucleicos, 43

Estudo de caso clínico do Capítulo 2, 46

QUESTÕES DE AVALIAÇÃO, 48

3 — Estrutura Celular, Proteínas e Vias Metabólicas, 50

Estrutura Celular, 51

3.1 Observações microscópicas das células, 51

3.2 Membranas, 52
Estrutura da membrana, 53
Junções de membranas, 55

3.3 Organelas celulares, 57
Núcleo, 57
Ribossomos, 58
Retículo endoplasmático, 58
Complexo ou aparelho de Golgi, 58
Endossomos, 58
Mitocôndrias, 58
Lisossomos, 60
Peroxissomos, 60
Citoesqueleto, 60

Síntese, Degradação e Secreção de Proteínas, 61

3.4 Código genético, 61

3.5 Síntese de proteínas, 63
Transcrição: síntese de mRNA, 63
Tradução: síntese de polipeptídios, 65
Regulação da síntese de proteínas, 68
Mutação, 68

3.6 Degradação das proteínas, 70

3.7 Secreção das proteínas, 70

Interações entre Proteínas e Ligantes, 71

3.8 Características dos sítios de ligação, 71
Especificidade química, 72
Afinidade, 73
Saturação, 74
Competição, 74

xiv Vander | Fisiologia Humana

3.9 Regulação da atividade de ligação das proteínas, 75
Modulação alostérica, 75
Modulação covalente, 76

Reações Químicas e Enzimas, 77

3.10 Reações químicas, 77
Determinantes das velocidades de reação, 78
Reações reversíveis e irreversíveis, 78
Lei da ação das massas, 79

3.11 Enzimas, 80
Cofatores, 81

3.12 Regulação das reações mediadas por enzimas, 81
Concentração de substrato, 81
Concentração da enzima, 82
Atividade enzimática, 82

3.13 Reações multienzimáticas, 83

Vias Metabólicas, 84

3.14 Transferência de energia celular, 85
Glicólise, 85
Ciclo de Krebs, 87
Fosforilação oxidativa, 89

3.15 Metabolismo dos carboidratos, das gorduras e das proteínas, 91
Metabolismo dos carboidratos, 91
Metabolismo da gordura, 93
Metabolismo das proteínas e dos aminoácidos, 95
Resumo do metabolismo, 97

3.16 Nutrientes essenciais, 98
Vitaminas, 99

Estudo de caso clínico do Capítulo 3, 100
QUESTÕES DE AVALIAÇÃO, 102

4 Movimento de Solutos e Água Através das Membranas Celulares, 105

4.1 Difusão, 106
Magnitude e sentido da difusão, 106
Taxa de difusão versus distância, 108
Difusão através das membranas, 108

4.2 Sistemas de transporte mediado, 111
Difusão facilitada, 113
Transporte ativo, 113

4.3 Osmose, 118
Osmolaridade extracelular e volume celular, 121

4.4 Endocitose e exocitose, 123
Endocitose, 123
Exocitose, 125

4.5 Transporte epitelial, 126

Estudo de caso clínico do Capítulo 4, 128
QUESTÕES DE AVALIAÇÃO, 130

5 Sinalização Celular na Fisiologia, 132

5.1 Receptores, 133
Tipos de receptores, 133
Interações entre receptores e ligantes, 133
Regulação dos receptores, 136

5.2 Vias de transdução de sinal, 137
Vias iniciadas por mensageiros lipossolúveis, 137
Vias iniciadas por mensageiros hidrossolúveis, 138
Principais segundos mensageiros, 141
Outros mensageiros, 145
Interrupção da atividade nas vias de transdução do sinal, 146

Estudo de caso clínico do Capítulo 5, 148
QUESTÕES DE AVALIAÇÃO, 150

6 Sinalização Neuronal e Estrutura do Sistema Nervoso, 151

Células do Sistema Nervoso, 152

6.1 Estrutura e manutenção dos neurônios, 152

6.2 Classes funcionais dos neurônios, 153

6.3 Células da glia, 156

6.4 Crescimento e regeneração neurais, 157
Crescimento e desenvolvimento dos neurônios, 157
Regeneração de axônios, 158

Potenciais de Membrana, 159

6.5 Princípios básicos de eletricidade, 159

6.6 Potencial de repouso da membrana, 160
Natureza e magnitude do potencial de repouso da membrana, 160
Contribuição das diferenças de concentração iônica, 161
Contribuição das diferentes permeabilidades iônicas, 163
Contribuição das bombas iônicas, 164
Resumo do desenvolvimento de um potencial de repouso da membrana, 164

6.7 Potenciais graduados e potenciais de ação, 165
Potenciais graduados, 166
Potenciais de ação, 167

Sinapses, 175

6.8 Anatomia funcional das sinapses, 175
Sinapses elétricas, 175
Sinapses químicas, 176

6.9 Mecanismos de liberação do neurotransmissor, 176

6.10 Ativação da célula pós-sináptica, 177
Ligação dos neurotransmissores aos receptores, 178
Remoção do neurotransmissor para fora da sinapse, 178
Sinapses químicas excitatórias, 178
Sinapses químicas inibitórias, 179

6.11 Integração sináptica, 180

6.12 Intensidade sináptica, 181
Mecanismos pré-sinápticos, 181
Mecanismos pós-sinápticos, 182
Modificação da transmissão sináptica por substâncias e doenças, 182

6.13 Neurotransmissores e neuromoduladores, 184
Acetilcolina, 185
Aminas biogênicas, 186
Neurotransmissores aminoácidos, 187
Neuropeptídios, 189
Gases, 190
Purinas, 190
Lipídios, 190

6.14 Comunicação neuroefetora, 190

Estrutura do Sistema Nervoso, 191

6.15 Sistema nervoso central: encéfalo, 191
Prosencéfalo: o cérebro, 193
Prosencéfalo: o diencéfalo, 194
Rombencéfalo: o cerebelo, 194
Tronco encefálico: mesencéfalo, ponte e bulbo, 195

6.16 Sistema nervoso central: medula espinal, 195

6.17 Sistema nervoso periférico, 196

6.18 Sistema nervoso autônomo, 198

6.19 Elementos de proteção associados ao encéfalo, 203
Meninges e líquido cefalorraquidiano, 203
Barreira hematencefálica, 204

Estudo de caso clínico do Capítulo 6, 205
QUESTÕES DE AVALIAÇÃO, 209

7 Fisiologia do Sistema Sensorial, 211

Princípios Gerais, 212

7.1 Sistemas sensoriais e receptores, 212
Potencial receptor, 213

7.2 Codificação sensorial primária, 215
Tipo de estímulo, 215
Intensidade do estímulo, 215
Localização do estímulo, 216
Controle central da informação aferente, 218

7.3 Vias neurais ascendentes nos sistemas sensoriais, 220

7.4 Córtex de associação e processamento perceptual, 221
Fatores que afetam a percepção, 221

Sistemas Sensoriais Específicos, 223

7.5 Sensação somática, 223
Tato e pressão, 223
Postura e movimento, 223
Temperatura, 224
Dor e prurido, 224
Vias neurais do sistema somatossensorial, 227

7.6 Visão, 229
Luz, 229
Visão geral da anatomia do olho, 230
Óptica da visão, 230
Células fotorreceptoras e fototransdução, 233
Vias neurais da visão, 236
Visão a cores, 238
Cegueira para cores, 239
Movimentos dos olhos, 240
Doenças comuns dos olhos, 240

7.7 Audição, 242
Som, 242
Transmissão do som na orelha, 243
Células ciliadas do órgão de Corti, 246
Vias neurais na audição, 247

7.8 Sistema vestibular, 248
Canais semicirculares, 248
Utrículo e sáculo, 249
Informações vestibulares e vias, 250

7.9 Sentidos químicos, 251
Paladar, 251
Olfato, 252

Estudo de caso clínico do Capítulo 7, 254
QUESTÕES DE AVALIAÇÃO, 257

8 Consciência, Cérebro e Comportamento, 259

8.1 Estados de consciência, 260
Eletroencefalograma, 260
Estado de vigília, 261
Sono, 261
Substratos neurais dos estados de consciência, 264
Coma e morte cerebral, 266

8.2 Experiências conscientes, 267
Atenção seletiva, 267
Mecanismos neurais das experiências conscientes, 268

8.3 Motivação e emoção, 269
Motivação, 269
Emoção, 271

8.4 Estados alterados de consciência, 272
Esquizofrenia, 272
Transtornos do humor: depressão e transtornos bipolares, 272
Substâncias psicoativas, tolerância e transtornos relacionados com o uso de substâncias, 274

8.5 Aprendizagem e memória, 275
Memória, 275
Bases neurais da aprendizagem e da memória, 276

xvi Vander | Fisiologia Humana

8.6 Dominância cerebral e linguagem, 277

Estudo de caso clínico do Capítulo 8, 279

QUESTÕES DE AVALIAÇÃO, 282

9 Músculo, 284

Músculo Esquelético, 285

9.1 Estrutura, 285
Estrutura celular, 285
Estrutura do tecido conjuntivo, 285
Estrutura dos filamentos, 285
Estrutura do sarcômero, 286
Outras estruturas miofibrilares, 288

9.2 Mecanismos moleculares de contração do músculo esquelético, 289
Excitação da membrana: junção neuromuscular, 289
Acoplamento excitação-contração, 292
Mecanismo dos filamentos deslizantes, 293

9.3 Mecânica da contração da fibra unitária, 298
Contrações de abalo, 299
Relação de carga-velocidade, 300
Relação frequência-tensão, 301
Relação de comprimento-tensão, 302

9.4 Metabolismo energético do músculo esquelético, 304
Fosfato de creatina, 304
Fosforilação oxidativa, 305
Glicólise, 305
Fadiga muscular, 305

9.5 Tipos de fibras musculares esqueléticas, 307

9.6 Contração do músculo como um todo, 309
Controle da tensão muscular, 309
Controle da velocidade de encurtamento, 310
Adaptação do músculo ao exercício, 311
Ação de alavanca dos músculos e dos ossos, 312

9.7 Afecções musculoesqueléticas, 314
Cãibras musculares, 314
Tetania hipocalcêmica, 315
Distrofia muscular, 315
Miastenia gravis, 316

Músculo Liso e Músculo Cardíaco, 316

9.8 Estrutura do músculo liso, 316

9.9 Contração do músculo liso e seu controle, 317
Ativação das pontes cruzadas, 317
Fontes de Ca^{2+} citosólico, 319
Ativação da membrana, 319
Tipos de músculo liso, 322

9.10 Músculo cardíaco, 323
Estrutura celular do músculo cardíaco, 323
Acoplamento excitação-contração no músculo cardíaco, 323

Estudo de caso clínico do Capítulo 9, 326

QUESTÕES DE AVALIAÇÃO, 328

10 Controle do Movimento do Corpo, 331

10.1 Hierarquia do controle motor, 332
Ações voluntárias e involuntárias, 334

10.2 Controle local dos neurônios motores, 334
Interneurônios, 334
Aporte aferente local, 335

10.3 Centros motores do encéfalo e as vias descendentes que eles controlam, 339
Córtex cerebral, 339
Núcleos subcorticais e do tronco encefálico, 341
Cerebelo, 342
Vias descendentes, 343

10.4 Tônus muscular, 345
Tônus muscular anormal, 345

10.5 Manutenção da postura ereta e equilíbrio, 346

10.6 Deambulação, 347

Estudo de caso clínico do Capítulo 10, 348

QUESTÕES DE AVALIAÇÃO, 349

11 Sistema Endócrino, 351

Princípios Gerais dos Hormônios e dos Sistemas de Controle Hormonal, 352

11.1 Hormônios e glândulas endócrinas, 352

11.2 Estruturas e síntese dos hormônios, 354
Hormônios amínicos, 354
Hormônios peptídicos e proteicos, 354
Hormônios esteroides, 355

11.3 Transporte dos hormônios no sangue, 358

11.4 Metabolismo e excreção dos hormônios, 359

11.5 Mecanismos de ação dos hormônios, 359
Receptores de hormônios, 359
Eventos desencadeados pela ligação hormônio-receptor, 360
Efeitos farmacológicos dos hormônios, 361

11.6 Estímulos que controlam a secreção dos hormônios, 361
Controle pelas concentrações plasmáticas de íons minerais ou nutrientes orgânicos, 361
Controle por neurônios, 362
Controle por outros hormônios, 363

11.7 Tipos de distúrbios endócrinos, 363
Hipossecreção, 363
Hipersecreção, 363
Hiporresponsividade e hiper-responsividade, 364

Hipotálamo e Hipófise, 364

11.8 Sistemas de controle envolvendo o hipotálamo e a hipófise, 364
Hormônios da neuro-hipófise, 366
Hormônios da adeno-hipófise e o hipotálamo, 366

Glândula Tireoide, 371

11.9 Síntese do hormônio tireoidiano, 371

11.10 Controle da função da tireoide, 373

11.11 Ações do hormônio tireoidiano, 374
Ações metabólicas, 374
Ações permissivas, 374
Crescimento e desenvolvimento, 375

11.12 Hipotireoidismo e hipertireoidismo, 375

Resposta Endócrina ao Estresse, 376

11.13 Funções fisiológicas do cortisol, 376

11.14 Funções do cortisol no estresse, 378

11.15 Insuficiência suprarrenal e síndrome de Cushing, 379

11.16 Outros hormônios liberados durante o estresse, 380

Controle Endócrino do Crescimento, 381

11.17 Crescimento do osso, 381

11.18 Fatores ambientais que influenciam o crescimento, 382

11.19 Influências hormonais sobre o crescimento, 382
Hormônio do crescimento e fatores de crescimento semelhantes à insulina, 382
Hormônio tireoidiano, 384
Insulina, 384
Esteroides sexuais, 384
Cortisol, 385

Controle Endócrino da Homeostasia do Ca^{2+}, 385

11.20 Locais efetores para a homeostasia do Ca^{2+}, 386
Osso, 386
Rins, 387
Trato gastrintestinal, 387

11.21 Controles hormonais, 387
Paratormônio, 387
1,25-Di-hidroxivitamina D, 387
Calcitonina, 388

11.22 Doenças ósseas metabólicas, 389
Hipercalcemia, 389
Hipocalcemia, 390

Estudo de caso clínico do Capítulo 11, 390

QUESTÕES DE AVALIAÇÃO, 394

---

12 Fisiologia Cardiovascular, 396

Princípios Gerais do Sistema Circulatório, 397

12.1 Componentes do sistema circulatório, 397
Sangue, 397
Plasma, 398
Células sanguíneas, 398
Fluxo sanguíneo, 402
Circulação, 402

12.2 Pressão, fluxo e resistência, 403

Coração, 406

12.3 Anatomia, 406
Músculo cardíaco, 408

12.4 Coordenação dos batimentos cardíacos, 408
Sequência da excitação, 409
Potenciais de ação cardíacos e excitação do nó SA, 410
Eletrocardiograma, 412
Acoplamento excitação-contração, 413
Período refratário do coração, 414

12.5 Eventos mecânicos do ciclo cardíaco, 415
Diástole intermediária à diástole final, 417
Sístole, 417
Diástole inicial, 419
Pressões da circulação pulmonar, 419
Bulhas cardíacas, 419

12.6 Débito cardíaco, 420
Controle da frequência cardíaca, 421
Controle do volume sistólico, 422

12.7 Medida da função cardíaca, 425

Sistema Vascular, 425

12.8 Visão geral do sistema vascular, 425

12.9 Artérias, 427
Pressão sanguínea arterial, 427
Medida da pressão arterial sistêmica, 429

12.10 Arteríolas, 430
Controles locais, 431
Controles extrínsecos, 433
Células endoteliais e músculo liso vascular, 434
Controle arteriolar em órgãos específicos, 435

12.11 Capilares, 436
Anatomia da rede capilar, 437
Velocidade do fluxo sanguíneo capilar, 437
Difusão através da parede capilar: trocas de nutrientes e de produtos finais do metabolismo, 438
Fluxo de massa através da parede capilar: distribuição do líquido extracelular, 439

12.12 Vênulas e veias, 443
Determinantes da pressão venosa, 443

12.13 Sistema linfático, 445
Mecanismo do fluxo linfático, 446

xviii Vander | Fisiologia Humana

Integração da Função Cardiovascular – Regulação da Pressão Arterial Sistêmica, 447

12.14 Visão geral da regulação da pressão arterial sistêmica, 447

12.15 Reflexos barorreceptores, 451
Barorreceptores arteriais, 451
Centro cardiovascular medular, 452
Modo de operação do reflexo barorreceptor arterial, 453
Outros barorreceptores, 453

12.16 Volume sanguíneo e regulação a longo prazo da pressão arterial, 455

12.17 Outros reflexos e respostas cardiovasculares, 456

Padrões Cardiovasculares na Saúde e na Doença, 456

12.18 Hemorragia e outras causas de hipotensão, 456
Choque, 458

12.19 Postura ereta, 458

12.20 Exercício, 459
Consumo máximo de oxigênio e treinamento, 462

12.21 Hipertensão, 464

12.22 Insuficiência (falência) cardíaca, 465

12.23 Cardiomiopatia hipertrófica, 467

12.24 Doença arterial coronariana e ataques cardíacos (infarto do miocárdio), 468
Causas e prevenção, 468
Terapia farmacológica, 470
Intervenções, 470
Acidente vascular encefálico e ataque isquêmico transitório, 471

Hemostasia: Prevenção da Perda de Sangue, 471

12.25 Visão geral da hemóstase, 471

12.26 Formação do tampão plaquetário, 472

12.27 Coagulação sanguínea: formação do coágulo, 473

12.28 Sistemas anticoagulantes, 476
Fatores que se opõem à formação de coágulos, 476
Sistema fibrinolítico, 477

12.29 Fármacos anticoagulantes, 478

Estudo de caso clínico do Capítulo 12, 479

QUESTÕES DE AVALIAÇÃO, 485

13 Fisiologia Respiratória, 488

13.1 Organização do sistema respiratório, 489
Vias respiratórias e vasos sanguíneos, 489
Local das trocas gasosas: os alvéolos, 491
Relação dos pulmões com a parede torácica, 492

13.2 Princípios da ventilação, 493
Ventilação, 494
Lei de Boyle, 494

Pressões transmurais, 495
Como um equilíbrio estável de pressões transmurais é obtido entre as respirações?, 495
Inspiração, 497
Expiração, 497

13.3 Mecânica pulmonar, 500
Complacência pulmonar, 500
Resistência das vias respiratórias, 502
Volumes e capacidades pulmonares, 503

13.4 Ventilação alveolar, 505
Espaço morto, 505

13.5 Trocas gasosas nos alvéolos e nos tecidos, 507
Pressões parciais dos gases, 507
Pressões dos gases alveolares, 509
Troca gasosa entre os alvéolos e o sangue, 511
Ajuste entre a ventilação e o fluxo sanguíneo nos alvéolos, 511
Troca gasosa entre os tecidos e o sangue, 512

13.6 Transporte de oxigênio no sangue, 513
Qual é o efeito da P_{O_2} sobre a saturação de hemoglobina?, 514
Efeitos de outros fatores sobre a saturação da hemoglobina e a capacidade de transporte de oxigênio, 516

13.7 Transporte de dióxido de carbono no sangue, 519

13.8 Transporte de íons hidrogênio entre os tecidos e os pulmões, 520

13.9 Controle da respiração, 521
Geração neural da respiração rítmica, 521
Controle da ventilação por P_{O_2}, P_{CO_2} e concentração de H^+, 523
Controle da ventilação durante o exercício, 527
Outras respostas ventilatórias, 529

13.10 Hipoxia, 530
Por que as anormalidades de ventilação-perfusão afetam mais o O_2 do que o CO_2?, 531
Enfisema, 531
Aclimatação a grandes altitudes, 531

13.11 Funções não respiratórias dos pulmões, 533

Estudo de caso clínico do Capítulo 13, 533

QUESTÕES DE AVALIAÇÃO, 536

14 Rins e Regulação da Água e dos Íons Inorgânicos, 538

Princípios Gerais de Fisiologia Renal, 539

14.1 Funções renais, 539

14.2 Estrutura dos rins e do sistema urinário, 540

14.3 Processos renais básicos, 544
Filtração glomerular, 545
Reabsorção tubular, 548
Secreção tubular, 550
Metabolismo pelos túbulos, 550

Vander | Fisiologia Humana   **xix**

Regulação dos canais e transportadores de membrana, 550
"Divisão do trabalho" nos túbulos, 550

14.4   Conceito de depuração renal, 551

14.5   Micção, 553
Controle involuntário (espinal), 553
Controle voluntário, 554
Incontinência, 554

Regulação do Equilíbrio de Íons e da Água, 554

14.6   Equilíbrio corporal total de sódio e de água, 554

14.7   Processos renais básicos para o sódio e a água, 555
Reabsorção ativa primária de Na^+, 555
Acoplamento da reabsorção de água com a reabsorção de Na^+, 557
Concentração da urina: o sistema multiplicador por contracorrente, 558

14.8   Regulação renal do sódio, 563
Controle da TFG, 564
Controle da reabsorção de Na^+, 564

14.9   Regulação renal da água, 567
Controle da secreção de vasopressina por osmorreceptores, 568
Controle da secreção de vasopressina por barorreceptores, 568

14.10   Um breve exemplo: a resposta à sudorese, 570

14.11   Sede e apetite por sal, 570

14.12   Regulação do potássio, 571
Regulação renal do K^+, 571

14.13   Regulação renal dos íons cálcio e fosfato, 573

14.14   Resumo | Divisão do trabalho, 573

14.15   Diuréticos, 573

Regulação dos Íons Hidrogênio, 575

14.16   Fontes de ganho ou perda de íons hidrogênio, 575

14.17   Tamponamento dos íons hidrogênio no corpo, 576

14.18   Integração dos controles homeostáticos, 576

14.19   Mecanismos renais, 577
Processamento do HCO_3^-, 577
Adição de novo HCO_3^- ao plasma, 578

14.20   Classificação da acidose e da alcalose, 579

Estudo de caso clínico do Capítulo 14, 580

QUESTÕES DE AVALIAÇÃO, 584

15   Digestão e Absorção do Alimento, 586

15.1   Visão geral do sistema digestório, 587

15.2   Estrutura da parede do tubo gastrintestinal, 590

15.3   Como os processos gastrintestinais são regulados?, 592
Regulação neural, 592
Regulação hormonal, 593
Fases do controle gastrintestinal, 594

15.4   Boca, faringe e esôfago, 594
Saliva, 595
Mastigação, 595
Deglutição, 596

15.5   Estômago, 598
Anatomia, 598
Secreções do estômago, 598
Motilidade gástrica, 602

15.6   Intestino delgado, 604
Anatomia, 604
Secreções, 605
Digestão e absorção no intestino delgado, 610
Motilidade do intestino delgado, 616

15.7   Intestino grosso, 618
Anatomia, 618
Secreção, digestão e absorção no intestino grosso, 618
Motilidade do intestino grosso e defecação, 619

15.8   Patologia do sistema digestório, 621
Úlceras, 621
Vômitos, 621
Cálculos biliares, 623
Intolerância à lactose, 623
Constipação intestinal e diarreia, 624

Estudo de caso clínico do Capítulo 15, 625

QUESTÕES DE AVALIAÇÃO, 628

16   Regulação do Metabolismo Orgânico e Balanço Energético, 630

Controle e Integração do Metabolismo dos Carboidratos, das Proteínas e dos Lipídios, 631

16.1   Eventos dos estados absortivo e pós-absortivo, 631
Estado absortivo, 631
Estado pós-absortivo, 635

16.2   Controle endócrino e neural dos estados absortivo e pós-absortivo, 638
Insulina, 639
Glucagon, 642
Epinefrina e nervos simpáticos para o fígado e o tecido adiposo, 643
Cortisol, 643
Hormônio do crescimento, 644
Hipoglicemia, 644

16.3   Homeostasia da energia no exercício e no estresse, 645

xx Vander | Fisiologia Humana

Regulação do Balanço Energético Corporal Total, 646

16.4 Princípios gerais de gasto energético, 646
Taxa metabólica, 647

16.5 Regulação das reservas corporais totais de energia, 648
Regulação da ingestão de alimentos, 649
Sobrepeso e obesidade, 651
O que devemos comer?, 652

Regulação da Temperatura Corporal, 652

16.6 Princípios gerais de termorregulação, 652
Mecanismos de perda ou de ganho de calor, 653
Reflexos reguladores da temperatura, 654
Aclimatação à temperatura, 656

16.7 Febre e hipertermia, 657

Estudo de caso clínico do Capítulo 16, 659

QUESTÕES DE AVALIAÇÃO, 662

17 Reprodução, 664

Visão Geral e Gametogênese, Determinação do Sexo e Diferenciação Sexual; Princípios Gerais de Endocrinologia da Reprodução, 665

17.1 Visão geral e gametogênese, 665
Gametogênese, 665

17.2 Determinação do sexo, 667

17.3 Diferenciação sexual, 668
Diferenciação das gônadas, 668
Diferenciação da genitália interna e externa, 668
Programação fetal e neonatal, 672
Diferenciação sexual do encéfalo, 672

17.4 Princípios gerais de endocrinologia da reprodução, 673
Androgênios, 673
Estrogênios e progesterona, 673
Efeitos dos esteroides gonadais, 674
Controle hipotalâmico-hipofisário-gonadal, 674

Fisiologia Reprodutora Masculina, 676

17.5 Anatomia do sistema reprodutor masculino, 676

17.6 Espermatogênese, 677
Células de Sertoli, 678
Células de Leydig, 678
Produção de espermatozoides maduros, 678

17.7 Transporte dos espermatozoides, 680
Ereção, 681
Ejaculação, 682

17.8 Controle hormonal das funções reprodutoras masculinas, 682
Controle dos testículos, 682
Testosterona, 683

17.9 Puberdade (masculina), 684
Características sexuais secundárias e crescimento, 685
Comportamento, 685
Uso de esteroides anabolizantes, 685

17.10 Hipogonadismo, 685

17.11 Andropausa, 687

Fisiologia Reprodutora Feminina, 687

17.12 Visão geral e anatomia do sistema reprodutor feminino, 687
Anatomia do sistema reprodutor feminino, 687

17.13 Funções ovarianas, 688
Ovogênese, 689
Crescimento folicular, 689
Formação do corpo lúteo, 691
Locais de síntese dos hormônios ovarianos, 691

17.14 Controle da função ovariana, 692
Desenvolvimento do folículo e síntese de estrogênio durante as fases foliculares inicial e intermediária, 692
Surto de LH e ovulação, 694
Fase lútea, 696

17.15 Alterações uterinas no ciclo menstrual, 697

17.16 Efeitos adicionais dos esteroides gonadais, 699

17.17 Puberdade (feminina), 700

17.18 Resposta sexual feminina, 701

17.19 Menopausa, 701

Gravidez, Contracepção, Infertilidade e Alterações Hormonais Durante a Vida, 702

17.20 Fertilização e desenvolvimento inicial, 702
Transporte do óvulo, 702
Relação sexual, transporte dos espermatozoides e capacitação, 702
Fertilização, 702
Desenvolvimento inicial, implantação e placentação, 704

17.21 Alterações hormonais e outras alterações durante a gravidez, 708
Pré-eclâmpsia, náuseas e vômitos da gravidez, 710

17.22 Parturição e lactação, 710
Parturição, 710
Lactação, 713

17.23 Contracepção e infertilidade, 715
Contracepção, 716
Infertilidade, 717

17.24 Resumo dos hormônios da reprodução ao longo da vida, 717
Vida fetal, 718
Lactância: minipuberdade, 718
Puberdade, 718
Adulto, 719
Envelhecimento, 719

Estudo de caso clínico do Capítulo 17, 719

QUESTÕES DE AVALIAÇÃO, 724

18 Sistema Imune, 726

18.1 Células e secreções que medeiam as defesas imunes, 727
Células imunes, 727
Secreções das células imunes: citocinas, 729

18.2 Respostas imunes inatas, 730
Defesas das superfícies corporais, 730
Inflamação, 730
Interferonas, 734
Receptores do tipo Toll, 734

18.3 Respostas imunes adaptativas, 736
Visão geral, 736
Órgãos linfoides e origens dos linfócitos, 737
Respostas humorais e mediadas por células: funções das células B e das células T, 738
Receptores de linfócitos, 741
Apresentação do antigeno às células T, 743
Células NK, 744
Desenvolvimento da tolerância imune, 745
Respostas imunes mediadas por anticorpos: defesas contra bactérias, vírus extracelulares e toxinas, 745
Defesas contra células infectadas por vírus e células cancerosas, 749

18.4 Manifestações sistêmicas da infecção, 753

18.5 Fatores que alteram a resistência à infecção, 754
Síndrome de imunodeficiência adquirida (AIDS), 755
Antibióticos, 756

18.6 Respostas imunes danosas, 756
Rejeição de enxerto, 756
Reações de transfusão, 757
Hipersensibilidades, 758
Doença autoimune, 759
Respostas inflamatórias excessivas, 760

Estudo de caso clínico do Capítulo 18, 763

QUESTÕES DE AVALIAÇÃO, 766

19 Fisiologia Médica: Integração Utilizando Casos Clínicos, 768

19.1 Estudo de caso clínico de uma mulher com palpitações e intolerância ao calor, 769
Apresentação do caso, 769
Exame físico, 769
Exames laboratoriais, 770
Diagnóstico, 770
Integração fisiológica, 772
Tratamento, 772

19.2 Estudo de caso clínico de um homem com dor no peito após uma longa viagem de avião, 773
Apresentação do caso, 773
Exame físico, 773
Exames laboratoriais, 774
Diagnóstico, 774
Integração fisiológica, 775
Tratamento, 776

19.3 Estudo de caso clínico de um homem com dor abdominal, febre e insuficiência circulatória, 776
Apresentação do caso, 776
Exame físico, 776
Exames laboratoriais, 777
Diagnóstico, 777
Integração fisiológica, 778
Tratamento, 779

19.4 Estudo de caso clínico de uma estudante universitária com náuseas, rubor e sudorese, 780
Apresentação do caso, 780
Exame físico, 781
Exames laboratoriais, 781
Diagnóstico, 781
Integração fisiológica, 782
Tratamento, 783

APÊNDICE A   RESPOSTAS ÀS QUESTÕES DE AUTOAVALIAÇÃO, 785

APÊNDICE B   ÍNDICE DE TERMOS CLÍNICOS, 843

APÊNDICE C   FAIXAS DE CONCENTRAÇÃO DE VARIÁVEIS COMUMENTE MEDIDAS NO SANGUE, 847

GLOSSÁRIO, 849

ÍNDICE ALFABÉTICO, 887

CAPÍTULO

1

Homeostase:
Base para a Fisiologia Humana

1.1 Escopo da fisiologia humana

1.2 Como o corpo é organizado?

1.3 Compartimentos de líquidos corporais

1.4 Homeostase: uma característica que define a fisiologia

1.5 Características gerais dos sistemas de controle homeostático

1.6 Componentes dos sistemas de controle homeostático

1.7 O papel dos mensageiros químicos intercelulares na homeostase

1.8 Processos relacionados à homeostase

1.9 Princípios gerais da fisiologia

Estudo de caso clínico do Capítulo 1

O objetivo deste capítulo é fornecer uma orientação acerca da fisiologia humana e do papel central da homeostase – a manutenção de um ambiente interno estável – no estudo dessa ciência. Os alpinistas, por exemplo, são submetidos a vários desafios que devem ser enfrentados por seus corações, pulmões e outros órgãos. Seus corações precisam trabalhar mais fortemente para bombear mais sangue a cada minuto para seus músculos, seus pulmões devem maximizar a quantidade de oxigênio trazido para o sangue e eles devem manter a temperatura corporal no ambiente frio. A compreensão desses processos requer o conhecimento das estruturas e das relações entre as partes do corpo. Por essa razão, este capítulo também apresenta a forma como o corpo se organiza em células, tecidos, órgãos, sistemas orgânicos e compartimentos de líquidos. Por último, são introduzidos vários "Princípios Gerais de Fisiologia", que servem como temas unificadores ao longo do livro, e o leitor é incentivado a retornar a eles com frequência para ver como se aplicam ao material abordado nos capítulos subsequentes. ■

1.1 Escopo da fisiologia humana

A **fisiologia** é o estudo de como os organismos vivos funcionam. Em uma extremidade do espectro, ela inclui o estudo de moléculas individuais – por exemplo, como a forma e a carga elétrica de uma determinada proteína, se existirem, permitem que ela funcione como um canal para que íons possam mover-se para dentro e fora de uma célula. Na outra extremidade, trata de processos complexos que dependem das funções integradas de muitos órgãos do corpo – por exemplo, a forma como o coração, os rins e várias glândulas trabalham juntos para causar a excreção de mais íons sódio na urina quando uma pessoa ingere comida salgada.

Os fisiologistas estão interessados na função e na integração – como partes do corpo trabalham juntas em vários níveis de organização e, mais importantemente, em todo o organismo. Mesmo quando os fisiologistas estudam partes dos organismos, até alcançarem as moléculas individuais, a intenção é, em última análise, aplicar as informações obtidas para compreender a função de todo o corpo. Como afirmou Claude Bernard, fisiologista do século XIX: "Depois de realizar uma análise dos fenômenos, devemos (...) sempre reconstruir nossa síntese fisiológica, de modo a observar a *ação conjunta* de todas as partes que isolamos".

Em muitas áreas deste texto, associaremos a fisiologia à saúde humana. Alguns estados de doença podem ser vistos como fisiologia "que deu errado" ou **fisiopatologia**, o que torna a compreensão da fisiologia essencial para o estudo e a prática da medicina. De fato, muitos fisiologistas estão ativamente engajados em pesquisas sobre as bases fisiológicas de uma ampla gama de doenças. Neste texto, daremos muitos exemplos da fisiopatologia subjacente à doença. Um índice prático de todas as doenças e condições médicas discutidas neste texto, suas causas e tratamentos, encontra-se no Apêndice B.

Um campo relacionado da ciência é a anatomia, que é o estudo das estruturas das partes do corpo. Ao longo deste texto, forneceremos, tipicamente, uma visão geral da anatomia de partes do corpo, como pulmões, rins, cérebro e outros. Sem uma compreensão básica das estruturas, seria difícil entender a fisiologia porque, como veremos, as estruturas dos órgãos determinam suas funções. Por essa razão, primeiro, voltamo-nos para uma visão geral da organização anatômica do corpo humano, incluindo as formas pelas quais as células do corpo são organizadas em níveis mais elevados de estrutura.

Estude e revise 1.1

- **Fisiologia:** estudo das funções das partes do corpo
- **Fisiopatologia:** estudo de estados de doença (disfunção fisiológica).

Questão de revisão: Distinguir entre anatomia, fisiologia e fisiopatologia. Como elas estão relacionadas? (A resposta está disponível no Apêndice A.)

1.2 Como o corpo é organizado?

As unidades estruturais mais simples nas quais um organismo multicelular complexo pode ser dividido e ainda reter as características funcionais da vida são chamadas de **células** (**Figura 1.1**). Cada ser humano tem início com uma única célula, um óvulo fertilizado, que se divide para criar duas células, cada uma das quais se divide, por sua vez, para resultar em quatro células, e assim por diante.

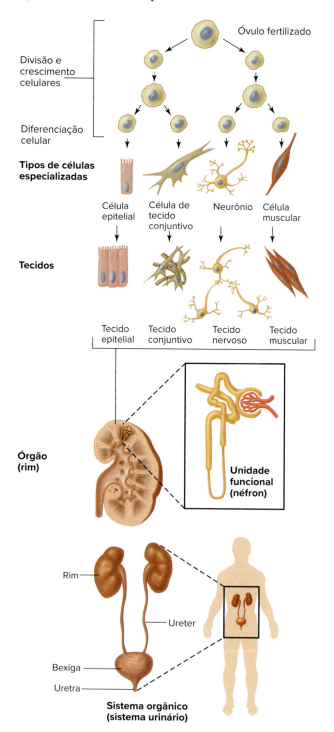

Figura 1.1 Níveis de organização celular. O néfron não está desenhado em escala.

Se a multiplicação celular fosse o único evento a ocorrer, o resultado seria uma massa esférica de células idênticas. Durante o desenvolvimento, no entanto, cada célula se torna especializada no desempenho de uma função específica, como produzir força e movimento ou gerar sinais elétricos. O processo de transformação de uma célula não especializada em uma célula especializada é conhecido como **diferenciação celular**, uma das áreas de estudo mais interessantes da biologia atualmente.

Cerca de 200 tipos distintos de células podem ser identificados no corpo em relação a diferenças de estrutura e função. Quando, no entanto, as células são classificadas de acordo com os amplos tipos de função que desempenham, surgem quatro categorias principais:

- **Células musculares**
- **Neurônios**
- **Células epiteliais**
- **Células do tecido conjuntivo.**

Em cada uma dessas categorias funcionais, vários tipos de células efetuam variações da função especializada. Por exemplo, existem três tipos de células musculares: esqueléticas, cardíacas e lisas. Elas diferem-se entre si no formato, nos mecanismos que controlam sua atividade contrátil e em sua localização nos vários órgãos do corpo, mas cada uma delas é uma célula muscular.

Além da diferenciação, as células migram para novas localizações durante o desenvolvimento e formam adesões seletivas com outras para a produção de estruturas multicelulares. Dessa maneira, as células do corpo se organizam em várias combinações para produzir uma hierarquia de estruturas organizadas. Células diferenciadas com propriedades semelhantes agregam-se para formar **tecidos**. Correspondendo às quatro categorias gerais de células diferenciadas, existem quatro tipos gerais de tecidos:

- **Tecido muscular**
- **Tecido nervoso**
- **Tecido epitelial**
- **Tecido conjuntivo.**

O termo *tecido* é utilizado de variadas maneiras. Ele é formalmente definido como um agregado de um único tipo de célula especializada. No entanto, também é comumente utilizado para denotar a trama celular geral de qualquer órgão ou estrutura – por exemplo, tecido renal ou tecido pulmonar, cada um dos quais, em geral, contém todos os quatro tipos de tecido.

Você verá em breve que um tipo de tecido se combina com outros para formar órgãos, como o coração, os pulmões e os rins. Os órgãos, por sua vez, trabalham juntos como sistemas orgânicos, como o sistema urinário (ver Figura 1.1). Passaremos agora a uma breve discussão de cada um dos quatro tipos gerais de células e tecidos que compõem os órgãos do corpo humano.

Células musculares e tecido muscular

Como já mencionado, existem três tipos de células musculares, as quais formam o tecido muscular esquelético, cardíaco ou liso. Todas elas são especializadas em produzir força mecânica.

As células do músculo esquelético estão ligadas aos ossos por intermédio de outras estruturas e produzem movimentos dos membros ou do tronco. Elas também estão presas à pele, como os músculos que produzem expressões faciais. A contração do músculo esquelético está sob controle voluntário, o que significa que o indivíduo pode optar por contrair um músculo esquelético sempre que desejar.

As células do músculo cardíaco são encontradas apenas no coração. Quando elas geram força, o coração se contrai e, consequentemente, bombeia sangue para a circulação.

As células do músculo liso formam parte das paredes de muitos dos tubos no corpo – vasos sanguíneos, por exemplo, ou os tubos do trato gastrintestinal – e sua contração reduz o diâmetro ou encurta o comprimento desses tubos. Por exemplo, a contração das células musculares lisas ao longo do esôfago – o tubo que vai da faringe ao estômago – ajuda a "espremer" o alimento engolido em direção ao estômago.

Os tecidos musculares cardíaco e liso são chamados de músculos "involuntários", porque você não pode alterar de modo consciente a atividade desses tipos de músculo. Nos Capítulos 9 e 12, você vai aprender sobre a estrutura e a função de cada um desses três tipos de células musculares.

Neurônios e tecido nervoso

Um neurônio é uma célula do sistema nervoso especializada em iniciar, integrar e conduzir sinais elétricos para outras células, às vezes por longas distâncias. Um sinal pode iniciar novos sinais elétricos em outros neurônios ou estimular uma célula glandular a secretar substâncias ou uma célula muscular a se contrair. Assim, os neurônios fornecem um dos principais meios de controle das atividades de outras células.

A incrível complexidade das conexões entre os neurônios forma a base de fenômenos tais quais consciência e percepção. Uma coleção de neurônios forma o tecido nervoso, como o do cérebro ou da medula espinal. Em algumas partes do corpo, as extensões celulares partindo de muitos neurônios são acondicionadas ao tecido conjuntivo (descrito em breve); essas extensões de neurônios formam um **nervo**, que carreia os sinais de muitos neurônios entre o sistema nervoso e outras partes do corpo. Os neurônios, o tecido nervoso e o sistema nervoso serão abordados no Capítulo 6.

Células epiteliais e tecido epitelial

As células epiteliais são especializadas na secreção e absorção seletivas de íons e moléculas orgânicas, e atuam na proteção. Essas células são caracterizadas e nomeadas de acordo com seus formatos únicos, incluindo cuboide (em forma de cubo), colunar (alongada), escamosa (achatada) e ciliada. O tecido epitelial (conhecido como **epitélio**) pode se formar a partir de qualquer tipo de célula epitelial.

Os epitélios podem ser organizados em tecido com a espessura de uma única célula, chamado de epitélio simples, ou em tecido mais espesso, composto por várias camadas de células, chamado de epitélio estratificado. O tipo de epitélio que se forma em uma determinada região do corpo reflete a função daquele epitélio em particular. Por exemplo, o epitélio que reveste a superfície interna da via respiratória principal, a traqueia, compõe-se de células epiteliais ciliadas (ver Capítulo 13). O batimento desses cílios ajuda a impulsionar o muco, fazendo-o subir pela traqueia em direção à boca, o que ajuda a evitar que partículas aéreas e poluentes transportados pelo ar alcancem o tecido pulmonar sensível.

Os epitélios estão localizados nas superfícies que recobrem o corpo ou órgãos individuais e revestem as superfícies internas das estruturas tubulares e ocas dentro do corpo, como a traqueia (recentemente mencionada). As células epiteliais repousam em uma camada de proteína extracelular chamada **membrana basal**, que (entre outras funções) ancora o tecido (**Figura 1.2**). O lado da célula ancorado à membrana basal é chamado basolateral; o lado oposto, que normalmente está voltado para o interior (chamado de lúmen) de uma estrutura como a traqueia ou os túbulos dos rins, é chamado de apical.

Uma característica que define muitos epitélios é que os dois lados de todas as células epiteliais no tecido desempenham diferentes funções fisiológicas. Além disso, as células são mantidas unidas ao longo de suas superfícies laterais, entre as membranas apical e basolateral, por meio de barreiras extracelulares chamadas de zônulas de oclusão (ver Figura 3.8B para uma representação das zônulas de oclusão). As zônulas de oclusão funcionam como barreiras seletivas que regulam a troca de moléculas. Por exemplo, como mostrado na Figura 1.2, para um túbulo renal, as membranas apicais transportam solutos úteis como o açúcar glicose a partir do lúmen tubular para o interior da célula epitelial; os lados basolaterais das células transportam glicose para fora da célula e para o interior do líquido circundante, onde aquela pode alcançar a corrente sanguínea. As zônulas de oclusão impedem que a glicose vaze "de volta".

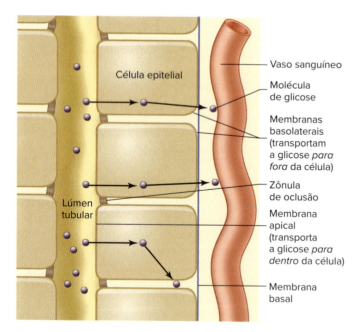

Figura 1.2 Tecido epitelial que reveste o interior de uma estrutura como um túbulo renal. O lado basolateral da célula está ligado a uma membrana basal. Cada lado da célula pode desempenhar diferentes funções, como nesse exemplo, em que a glicose é transportada através do epitélio, primeiro para dentro da célula e, depois, para fora dela.

Células do tecido conjuntivo e tecido conjuntivo

As células do tecido conjuntivo, como o próprio nome indica, conectam, ancoram e sustentam as estruturas do corpo. Algumas células do tecido conjuntivo são encontradas na rede frouxa de células e fibras subjacentes à maioria das camadas epiteliais, e esse é chamado de tecido conjuntivo frouxo. Outro tipo, denominado tecido conjuntivo denso, inclui o tecido rígido e resistente que compõe os tendões e ligamentos. Outros tipos de tecido conjuntivo incluem ossos, cartilagem e tecido adiposo (armazenador de gordura). Finalmente, o sangue é um tipo de tecido conjuntivo líquido. Isso ocorre porque as células do sangue têm a mesma origem embrionária de outros tecidos conjuntivos e porque o sangue conecta os vários órgãos e tecidos do corpo por meio do aporte de nutrientes, remoção de escórias metabólicas e transporte de sinais químicos de uma parte do corpo para outra.

Uma importante função de alguns tipos de tecidos conjuntivos é formar a **matriz extracelular (MEC)** ao redor das células. A MEC consiste em uma mistura de proteínas, polissacarídios (cadeias de moléculas de açúcar) e, em alguns casos, minerais, específicos para qualquer tecido. A MEC serve a duas funções gerais:

- Fornece um arcabouço para as fixações celulares
- Transmite as informações na forma de mensageiros químicos para as células a fim de ajudar a regular sua atividade, migração, crescimento e diferenciação.

Algumas das proteínas da MEC são conhecidas como **fibras**, proteínas insolúveis, incluindo **fibras de colágeno**, semelhantes a cordas, e **fibras de elastina**, semelhantes a elásticos. Outras são uma mistura de proteínas não fibrosas que contêm carboidratos. De certa forma, a MEC é análoga ao concreto armado. As fibras da matriz, particularmente o colágeno, que constitui até um terço de todas as proteínas corporais, são como a malha ou as hastes de ferro de reforço no concreto. As moléculas de proteína contendo carboidratos são análogas ao cimento circundante. Entretanto, essas últimas moléculas não são meramente materiais de acondicionamento inerte, como no concreto, mas funcionam como moléculas de adesão ou reconhecimento entre as células. Assim, elas são elos na comunicação entre as moléculas mensageiras extracelulares e as células.

Órgãos e sistemas de órgãos

Os **órgãos** são compostos por dois ou mais dos quatro tipos de tecidos dispostos em várias proporções e padrões, como lâminas, tubos, camadas, feixes e tiras. Por exemplo, os rins se compõem de:

- Uma série de pequenos tubos, cada um composto por um epitélio simples
- Vasos sanguíneos, cujas paredes contêm quantidades variadas de músculo liso e tecido conjuntivo
- Extensões de neurônios que terminam próximo às células musculares e epiteliais
- Uma rede frouxa de elementos de tecido conjuntivo entremeados nos rins e que incluem a cápsula de proteção que circunda o órgão.

Muitos órgãos estão organizados em pequenas subunidades semelhantes, frequentemente chamadas de **unidades funcionais**, cada uma desempenhando a função do órgão. Por exemplo, a unidade funcional do rim, o néfron, contém os pequenos tubos mencionados no parágrafo anterior. A produção total de urina pelos rins é a soma das quantidades produzidas pelos cerca de 2 milhões de néfrons individuais.

Finalmente, temos o **sistema orgânico**, um conjunto de órgãos que, juntos, desempenham uma função geral (ver Figura 1.1). Por exemplo, o sistema urinário é composto pelos rins, pela bexiga urinária, pelos ureteres, que são os tubos que vão dos rins à bexiga, e pela uretra, o tubo que sai da bexiga para o exterior. A **Tabela 1.1** lista os componentes e funções dos sistemas orgânicos do corpo. É fundamental reconhecer, no entanto, que os sistemas orgânicos não funcionam "em um vácuo", ou seja, eles funcionam juntos para manter um corpo saudável. Apenas como um exemplo, a pressão sanguínea é controlada pela atuação conjunta dos sistemas circulatório, urinário, nervoso e endócrino.

TABELA 1.1	Sistemas orgânicos do corpo.	
Sistema	**Principais órgãos ou tecidos**	**Funções principais**
Circulatório	Coração, vasos sanguíneos, sangue	Transporte de sangue por todo o corpo
Digestório	Boca, glândulas salivares, faringe, esôfago, estômago, intestinos delgado e grosso, ânus, pâncreas, fígado, vesícula biliar	Digestão e absorção de nutrientes e água; eliminação de resíduos
Endócrino	Todas as glândulas ou órgãos que secretam hormônios: pâncreas, testículos, ovários, hipotálamo, rins, hipófise, tireoide, paratireoides, suprarrenais, estômago, intestino delgado, fígado, tecido adiposo, coração e glândula pineal, além de células endócrinas em outros órgãos	Regulação e coordenação de muitas atividades no corpo, incluindo crescimento, metabolismo, reprodução, pressão arterial, equilíbrio hidreletrolítico e outros
Imunológico	Leucócitos e seus órgãos de produção	Defesa contra patógenos
Tegumentar	Pele	Proteção contra lesão e desidratação; defesa contra patógenos; regulação da temperatura corporal
Linfático	Vasos linfáticos, linfonodos	Coleta de líquido extracelular para ser "devolvido" ao sangue; participação nas defesas imunológicas; absorção de gorduras a partir do sistema digestório
Musculoesquelético	Cartilagem, osso, ligamentos, tendões, articulações, músculos esqueléticos	Suporte, proteção e movimento do corpo; produção de células sanguíneas
Nervoso	Cérebro, medula espinal, nervos periféricos e gânglios, órgãos dos sentidos	Regulação e coordenação de várias atividades no corpo, incluindo a maioria daquelas reguladas pelo sistema endócrino; detecção e resposta a alteração nos ambientes interno e externo; estados de consciência; aprendizado; memória; emoção; outros
Reprodutor	Homem: testículos, pênis e ductos, e glândulas associadas	Homem: produção de esperma; transferência de esperma para a mulher
	Mulher: ovários, tubas uterinas, útero, vagina e glândulas mamárias	Mulher: produção de óvulos; fornecimento de ambiente nutritivo para o embrião e feto em desenvolvimento; nutrição da criança
Respiratório	Nariz, faringe, laringe, traqueia, brônquios, pulmões	Troca de dióxido de carbono e oxigênio; regulação da concentração do íon hidrogênio nos líquidos corporais
Urinário	Rins, ureteres, bexiga, uretra	Regulação da composição do plasma por meio da excreção controlada de íons, água e escórias orgânicas

Estude e revise 1.2

- **Células:** unidades estruturais mais simples nas quais um organismo multicelular complexo pode ser dividido e ainda reter as funções características da vida
- **Diferenciação celular:** formação de quatro tipos gerais de células especializadas

Estude e revise 1.2 — *continuação*

- **Células musculares:** produzem as atividades mecânicas que produzem força e movimento; classificadas em três tipos: células dos músculos **esquelético**, **cardíaco** e **liso**
- **Neurônios:** iniciam e conduzem os sinais elétricos

> **Estude e revise 1.2 — *continuação***
>
> - **Células epiteliais:** formam barreiras e secretam e absorvem seletivamente íons e moléculas orgânicas; a superfície basolateral repousa sobre uma membrana basal
> - **Células do tecido conjuntivo:** conectam, ancoram e sustentam as estruturas do corpo; formam a **matriz extracelular**, que consiste em fibras como colágeno e elastina
> - **Tecidos:** agregados de células diferenciadas com propriedades semelhantes; correspondem aos quatro tipos gerais de células especializadas
> - **Órgãos:** compostos por dois ou mais dos quatro tipos de tecidos
>   - Muitos órgãos contêm **unidades funcionais** múltiplas, pequenas e semelhantes
> - **Sistema orgânico:** grupo de órgãos que desempenham uma função geral.
>
> *Questão de revisão: Referir-se a sistemas de órgãos como se eles funcionassem independentemente um do outro é uma simplificação. Por quê? Consulte a Tabela 1.1 e dê dois ou três exemplos de como as funções de diferentes sistemas orgânicos se sobrepõem. (A resposta está disponível no Apêndice A.)*

1.3 Compartimentos de líquidos corporais

Outra forma útil de pensar sobre como o corpo está organizado é considerar os compartimentos de líquidos do corpo. O que chamamos de "líquido corporal" refere-se a uma solução aquosa de substâncias dissolvidas, como oxigênio, nutrientes e resíduos. Essa solução está presente dentro e ao redor de todas as células do corpo e dentro dos vasos sanguíneos, sendo conhecida como o **ambiente interno**. Os líquidos corporais estão presentes em três compartimentos:

- O **líquido intracelular** é aquele contido em todas as células do corpo e responde por cerca de 67% de toda a água corporal
- O **plasma** é a porção líquida do sangue na qual as células sanguíneas estão suspensas e representa cerca de 7% da água corporal total
- O **líquido intersticial** é aquele que se localiza ao redor e entre as células (no espaço conhecido como **interstício**) e compõe cerca de 26% da água corporal total.

Coletivamente, os líquidos plasmático e intersticial constituem o **líquido extracelular**. Portanto, o volume total do líquido extracelular é a soma dos volumes do plasma e do líquido intersticial. A **Figura 1.3** resume os volumes hídricos relativos nos diferentes compartimentos de líquidos corporais. A água representa cerca de 55 a 60% do peso corporal em um adulto.

À medida que o sangue flui pelos menores vasos sanguíneos em todas as partes do corpo, o plasma troca oxigênio, nutrientes, resíduos e outras substâncias com o líquido intersticial. Graças a essas trocas, as concentrações de substâncias dissolvidas são virtualmente idênticas no plasma e no líquido intersticial, exceto pela concentração de proteínas (que, como você aprenderá no Capítulo 12, permanece mais alta no plasma do que no líquido intersticial). Com essa grande exceção, todo o líquido extracelular pode ser considerado como tendo uma composição de soluto essencialmente homogênea. Em contraste, a composição do líquido extracelular é muito diferente da composição do líquido intracelular.

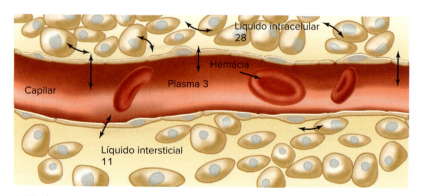

A. Movimentos da água entre os compartimentos de líquidos corporais

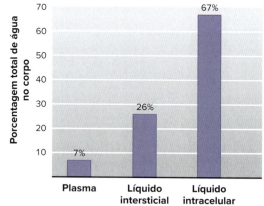

B. Quantidades relativas de água nos compartimentos de líquidos corporais

Figura 1.3 Compartimentos líquidos do corpo. Os volumes são para uma pessoa de 70 kg. **A.** As setas bidirecionais indicam que o líquido pode se mover entre dois compartimentos adjacentes. A água total do corpo é aproximadamente de 42 ℓ, o que representa cerca de 55 a 60% do peso corporal. **B.** Porcentagem aproximada de água corporal total normalmente encontrada em cada compartimento.

> **APLICAÇÃO DO CONCEITO**
>
> - Que fração da água corporal total é extracelular? Considere que a água constitua 60% do peso corporal de uma pessoa. A água corporal extracelular de uma pessoa representa que fração do peso corporal dessa pessoa?
>
> *A resposta está disponível no Apêndice A.*

Manter as diferenças na composição do líquido entre os compartimentos intra e extracelulares é uma forma importante por meio da qual as células regulam sua própria atividade. Por exemplo, o líquido intracelular contém muitas proteínas diferentes que são importantes para a regulação de eventos celulares, como crescimento e metabolismo. Essas proteínas precisam ser retidas no líquido intracelular e não são necessárias no líquido extracelular.

A compartimentalização, uma característica importante da fisiologia, é alcançada por barreiras entre os compartimentos. As propriedades das barreiras determinam quais substâncias podem se mover entre os compartimentos. Esses movimentos, por sua vez, respondem pelas diferenças de composição dos diversos compartimentos. No caso dos compartimentos de líquido corporal, as membranas plasmáticas que circundam cada célula separam o líquido intracelular do líquido extracelular. Os Capítulos 3 e 4 descrevem as propriedades das membranas plasmáticas e como elas são responsáveis pelas profundas diferenças entre os líquidos intracelular e extracelular. Em contrapartida, os dois componentes do líquido extracelular – o líquido intersticial e o plasma – são separados um do outro pelas paredes dos vasos sanguíneos. O Capítulo 12 discute como essa barreira normalmente mantém a maior parte do líquido extracelular no compartimento intersticial e restringe as proteínas principalmente ao plasma.

Dada essa compreensão da organização estrutural do corpo, descreveremos como o equilíbrio é mantido no ambiente interno do corpo.

Estude e revise 1.3

- **Líquido extracelular:** composto pelo líquido intersticial (aquele entre as células [dentro do espaço chamado **interstício**]) e pelo plasma (porção não celular do sangue)
  - **Líquido intersticial:** aproximadamente 75 a 80% do líquido extracelular
  - **Plasma:** aproximadamente 20 a 25% do líquido extracelular
- O líquido intersticial e o plasma têm composição semelhante, exceto pelo fato de o plasma conter uma concentração muito maior de proteína
- **Líquido intracelular:** o líquido presente dentro das células
- **Ambiente interno:** líquido corporal total, composto por 2/3 de líquido intracelular e 1/3 de líquido extracelular
- As diferentes composições dos compartimentos refletem as atividades das barreiras que os separam.

Questão de revisão: Se uma pessoa fosse ferida de forma que resultasse em perda significativa de sangue, qual compartimento de líquido corporal seria imediatamente afetado? Como um profissional da saúde poderia restabelecer o líquido nesse compartimento? ***(A resposta está disponível no Apêndice A.)***

1.4 Homeostase: uma característica que define a fisiologia

Desde os primórdios da fisiologia – pelo menos desde a época de Aristóteles – os médicos reconheciam que a boa saúde estava de alguma forma associada ao equilíbrio entre as múltiplas forças que sustentam a vida ("humores") no corpo. Milênios, no entanto, foram necessários para que os cientistas determinassem o que estava sendo equilibrado e como esse equilíbrio era alcançado. O advento das modernas ferramentas da ciência, incluindo o microscópio comum, levou à descoberta de que o corpo humano é composto por trilhões de células, cada uma das quais capaz de permitir o movimento de algumas substâncias – mas não de outras – através da membrana plasmática. Ao longo dos séculos XIX e XX, tornou-se claro que a maioria das células está em contato com o líquido intersticial. Descobriu-se que, por sua vez, o líquido intersticial apresenta um estado de fluxo, com água e solutos, como íons e gases, movendo-se para frente e para trás entre o interior das células e o sangue nos capilares próximos (ver Figura 1.3A).

Posteriormente, determinou-se, mediante cuidadosa observação, que a maioria das variáveis fisiológicas comuns encontradas em organismos saudáveis como os seres humanos – pressão arterial, temperatura corporal e fatores transportados pelo sangue, como oxigênio, glicose e íons sódio, por exemplo – é mantida dentro de uma faixa previsível. Isso é verdade apesar das condições ambientais externas, que podem estar longe de serem constantes. Assim nasceu a ideia, primeiramente apresentada por Claude Bernard, de um ambiente interno constante que é um pré-requisito para a boa saúde, um conceito refinado mais tarde pelo fisiologista americano Walter Cannon, que cunhou o termo *homeostase*.

Originalmente, a **homeostase** foi definida como um estado de equilíbrio razoavelmente estável entre variáveis fisiológicas, como as anteriormente descritas. Entretanto, essa simples definição não proporciona uma avaliação completa do que implica a homeostase. Provavelmente não existe algo como uma variável fisiológica que se mantenha constante por longos períodos. Na verdade, algumas variáveis sofrem significativas oscilações em torno de um valor médio durante o curso de um dia, mas, ainda assim, são consideradas em equilíbrio, porque a homeostase é um processo *dinâmico*, e não estático.

Considere as variações na concentração de glicose sanguínea ao longo de um dia (**Figura 1.4**). Após uma refeição típica, os carboidratos dos alimentos são degradados nos intestinos em moléculas de glicose, que são então absorvidas pelo epitélio intestinal e liberadas no sangue. Como consequência, a concentração de glicose no sangue aumenta consideravelmente em um curto período depois da refeição. Claramente, uma mudança tão grande na concentração sanguínea de glicose não é consistente com a ideia de um ambiente interno estável ou estático. O importante é que, uma vez que a concentração de glicose no sangue aumenta, mecanismos compensatórios a restabelecem em direção à concentração anterior à refeição.

Esses mecanismos compensatórios homeostáticos, no entanto, não se apresentam de modo significativo no sentido oposto, ou seja, a concentração de glicose geralmente não cai abaixo da concentração pré-prandial ou a queda é mínima. No caso da glicose, o sistema endócrino é o principal responsável por esse ajuste, regulando a captação de glicose a partir do

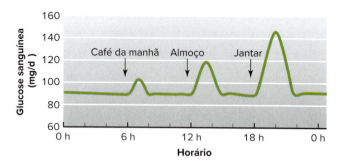

Figura 1.4 Alterações na concentração de glicose sanguínea durante um período típico de 24 horas. Observe que a concentração de glicose aumenta depois de cada refeição, e mais ainda após refeições mais fartas e, em seguida, rapidamente retorna à concentração pré-prandial. O perfil demonstrado aqui é o de uma pessoa homeostática para a glicemia, embora as concentrações desse açúcar variem consideravelmente ao longo do dia.

sangue para órgãos como os músculos. Uma ampla variedade de sistemas de controle pode, contudo, ser iniciada para regular outros processos homeostáticos. Nos próximos capítulos, veremos como cada órgão do corpo humano contribui para a homeostase, às vezes de diversas maneiras e geralmente em sintonia entre si.

A homeostase, portanto, não significa que uma determinada função fisiológica ou variável seja rigidamente constante em relação ao tempo, mas que ela flutua em uma faixa previsível e, muitas vezes, estreita. Quando perturbada para cima ou para baixo em relação à faixa normal, ela é restabelecida.

O que significa afirmar que algo varia dentro de uma faixa normal? Isso depende daquilo que estamos monitorando. Se os níveis de oxigênio e dióxido de carbono no sangue arterial de uma pessoa saudável forem medidos, será possível perceber que eles praticamente não variam ao longo do tempo, mesmo que a pessoa pratique exercícios. Considera-se que esse sistema é rigidamente controlado e demonstra muito pouca variabilidade ou dispersão em torno de um valor médio. As concentrações de glicose, como vimos, variam consideravelmente ao longo de um dia. Contudo, se a concentração média diária de glicose fosse determinada na mesma pessoa em muitos dias consecutivos, ela seria muito mais previsível ao longo de dias ou até anos do que medições individuais aleatórias de glicose durante um único dia. Em outras palavras, pode haver uma variação considerável nos valores glicêmicos em curtos períodos, mas essa variação é menor quando a média é calculada durante longos períodos. Esse fato levou ao conceito de que a homeostase é um estado de **constância dinâmica**, no qual uma determinada variável, como a glicemia, pode oscilar no curto período, mas é estável e previsível quando calculada a longo prazo.

Também é importante perceber que uma pessoa pode ser homeostática para uma variável, mas não homeostática para outra. A homeostase pode ser descrita de forma diferente, portanto, para cada variável. Por exemplo, enquanto a concentração de íons sódio (Na^+) no sangue permanecer dentro de sua faixa normal, haverá a homeostase do Na^+. Entretanto, uma pessoa cuja concentração de Na^+ é homeostática pode sofrer outros distúrbios, como um pH anormalmente baixo no sangue resultante de doença renal, uma condição que pode ser fatal. Apenas uma variável não homeostática, entre as muitas que podem ser descritas, pode ter consequências potencialmente fatais.

Muitas vezes, quando uma variável se apresenta em significativo desequilíbrio, outras variáveis no corpo tornam-se não homeostáticas como consequência. Por exemplo, quando você se exercita extenuantemente e começa a se aquecer, você transpira, o que ajuda a manter a homeostase da temperatura corporal. Isso é importante porque muitas células (principalmente os neurônios) funcionam mal em temperaturas elevadas. A água que é perdida na transpiração cria, no entanto, uma situação em que a água total do corpo não está mais em equilíbrio.

Em geral, se todos os principais sistemas orgânicos estiverem operando de forma homeostática, a pessoa está com boa saúde. Alguns tipos de doença podem, na verdade, ser definidos como a perda da homeostase em um ou mais sistemas do corpo. Aprimorando a nossa definição anterior de *fisiologia*, portanto, quando a homeostase é mantida, chamamos de fisiologia; quando não é, denominamos fisiopatologia (do grego *pathos*, que significa "sofrimento" ou "doença").

Estude e revise 1.4

- **Ambiente interno:** o líquido extracelular
- **Homeostase:** o processo de manter um ambiente interno estável
  - Quando a homeostase para uma variável é desestabilizada, outras variáveis a compensarão
- **Constância dinâmica:** uma determinada variável pode oscilar no corpo por curto período, mas é estável e previsível a longo prazo.

Questão de revisão: O que se entende por "constância dinâmica"? Como isso se relaciona com a homeostase e qual a variável fisiológica descrita nesta seção que ilustra esse conceito? (A resposta está disponível no Apêndice A.)

1.5 Características gerais dos sistemas de controle homeostático

As atividades das células, tecidos e órgãos devem ser reguladas e integradas entre si, de modo que qualquer alteração no ambiente interno dê início a uma reação para corrigi-la. Os mecanismos compensatórios que mediam essas respostas são executados pelos **sistemas de controle homeostático**.

Considere novamente um exemplo de regulação da temperatura corporal. Dessa vez, o indivíduo encontra-se em repouso, com roupas leves em um cômodo cuja temperatura é de 20°C e moderada umidade. Sua temperatura corporal interna é de 37°C e ele está perdendo calor para o ambiente externo porque a temperatura do ambiente está mais baixa. As reações químicas que ocorrem nas células de seu corpo estão, no entanto, produzindo calor em uma taxa igual à taxa de perda de calor. Sob essas condições, o corpo não sofre um total de ganho nem de perda de calor, e a temperatura corporal permanece mais ou menos constante. O sistema está em um **estado estacionário**, definido como um sistema no qual uma determinada variável – temperatura, nesse caso – não está mudando, mas na qual energia – nesse caso, calor – precisa ser adicionada continuamente para manter uma condição homeostática estável. (O estado estacionário é diferente do **equilíbrio**, no qual uma determinada variável não está mudando, porém não é necessária a introdução de energia para manter a constância.) A temperatura do estado estacionário em nosso exemplo é conhecida como o **ponto preestabelecido** (em inglês, *set point*) do sistema termorregulador.

Todos os sistemas de controle homeostático operam em torno de um ponto preestabelecido. Existem pontos preestabelecidos para pressão arterial, concentrações de íons no plasma, água corporal total e assim por diante. A estabilidade de uma variável ambiental interna é alcançada pelo equilíbrio de influxo e efluxo. No exemplo anterior, a variável (temperatura corporal) permanece constante porque a produção metabólica de calor (entrada) é igual à perda de calor pelo corpo (saída).

Agora, imaginemos que a temperatura da sala tenha sido rapidamente diminuída, por exemplo, para 5°C e mantida assim. Isso aumenta imediatamente a perda de calor pela pele quente do indivíduo, comprometendo o equilíbrio entre o ganho e a perda de calor. A temperatura do corpo, portanto, começa a cair. Muito rapidamente, entretanto, ocorre uma variedade de respostas homeostáticas para limitar a queda. A **Figura 1.5** resume essas respostas. *O leitor deve estudar a Figura 1.5 e sua legenda com cuidado, porque ela é típica daquelas utilizadas no restante do livro para ilustrar sistemas homeostáticos, e a legenda enfatiza várias convenções comuns para essas figuras.*

A primeira resposta homeostática é a constrição dos vasos sanguíneos da pele (eles se estreitam), reduzindo a quantidade de sangue que flui nela. Isso diminui a perda de calor do sangue pela pele e para o ambiente, ajudando a retardar a perda de calor do corpo. A uma temperatura ambiente de 5°C, no entanto, a constrição dos vasos sanguíneos não é capaz, por si só, de eliminar a perda extra de calor pelo corpo. O indivíduo, então, encolhe os ombros e cruza os braços para reduzir a área de superfície da pele disponível para perda de calor. Isso ajuda um pouco, mas a perda de calor persiste e a temperatura corporal continua caindo, embora em um ritmo mais lento. Claramente, então, se a perda excessiva de calor (efluxo) não pode ser evitada, a única maneira de restaurar o equilíbrio entre o influxo e o efluxo de calor é aumentar o influxo, e é exatamente isso que ocorre. Nosso indivíduo começa a tremer, e as reações químicas responsáveis pelas contrações dos músculos esqueléticos, que constituem os calafrios, produzem grandes quantidades de calor, restaurando, assim, a homeostase da temperatura corporal.

Sistemas de retroalimentação

O sistema termorregulador descrito é um exemplo de sistema de **retroalimentação (*feedback*) negativa**, na qual um aumento ou uma redução na variável que está sendo regulada

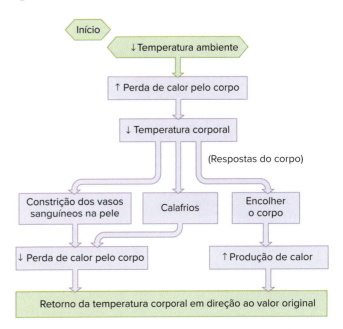

Figura 1.5 Um sistema de controle homeostático mantém a temperatura corporal quando a temperatura ambiente cai. Esse fluxograma é típico daqueles utilizados ao longo deste livro para ilustrar sistemas homeostáticos, devendo-se observar várias convenções. O sinal "Início" indica por onde começar. As setas ao lado de cada termo dentro das caixas indicam aumentos ou reduções. As setas que conectam duas caixas na figura denotam causa e efeito – isto é, uma seta pode ser lida como "causa" ou "leva a". (Por exemplo, a diminuição da temperatura ambiente "leva a" maior da perda de calor pelo corpo.) Em geral, deve-se adicionar as palavras "tende a" ao se pensar sobre essas relações de causa e efeito. Por exemplo, a redução da temperatura ambiente tende a provocar um aumento na perda de calor pelo corpo, e encolher-se tende a reduzir a perda de calor. É necessário qualificar a relação dessa forma porque variáveis como produção e perda de calor estão sob a influência de muitos fatores, alguns dos quais opõem-se entre si.

provoca respostas que tendem a mover essa variável no sentido oposto ("negativo") ao da mudança original. Assim, em nosso exemplo, uma redução na temperatura corporal levou a respostas que tendiam a elevar a temperatura corporal – isto é, procuravam movê-la em direção ao seu valor original.

Sem a retroalimentação negativa, oscilações como algumas das descritas neste capítulo seriam muito maiores e, portanto, a variabilidade em um determinado sistema aumentaria. A retroalimentação negativa também evita que persistam, sem freios, as respostas compensatórias a uma perda de homeostase. Detalhes dos mecanismos e das características da retroalimentação negativa em diferentes sistemas serão abordados em capítulos posteriores. Por enquanto, é importante reconhecer que a retroalimentação negativa exerce uma função vital nas verificações e no balanceamento da maioria das variáveis fisiológicas.

A retroalimentação negativa pode ocorrer em níveis orgânico, celular ou molecular. Por exemplo, a retroalimentação negativa regula muitos processos enzimáticos, como demonstrado no esquema da **Figura 1.6**. (Uma enzima é uma proteína que catalisa reações químicas.) Nesse exemplo, o produto formado a partir de um substrato por uma enzima inibe, de modo

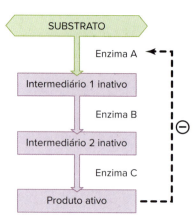

Figura 1.6 Exemplo hipotético de retroalimentação negativa (conforme indicado pelo sinal de menos circulado e pela linha tracejada de retroalimentação) que ocorre em um conjunto de reações químicas sequenciais. Por meio da inibição da atividade da primeira enzima envolvida na formação de um produto, o produto pode regular a taxa de sua própria formação.

APLICAÇÃO DO CONCEITO

- Qual seria o efeito sobre essa via caso a retroalimentação negativa fosse removida?

A resposta está disponível no Apêndice A.

---

retrógrado, a ação adicional da enzima. Isso pode ocorrer por diversos processos, como a modificação química da enzima pelo produto da reação. A produção de trifosfato de adenosina (ATP, do inglês *adenosine triphosphate*) dentro das células é um bom exemplo de processo químico regulado por retroalimentação. Normalmente, as moléculas de glicose são enzimaticamente degradadas dentro das células para liberar parte da energia química que estava contida nas ligações da molécula. Essa energia é, então, armazenada nas ligações do ATP. A energia do ATP pode ser posteriormente aproveitada pelas células para energizar funções como contração muscular, secreções celulares e transporte de moléculas pelas membranas celulares. À medida que o ATP se acumula na célula, no entanto, ele inibe a atividade de algumas das enzimas envolvidas na quebra da glicose. Portanto, conforme as concentrações de ATP aumentam dentro de uma célula, a produção adicional de ATP diminui devido à retroalimentação negativa. Por outro lado, se as concentrações intracelulares de ATP diminuírem, a retroalimentação negativa é removida e mais glicose é degradada para que mais ATP possa ser produzido.

Nem todas as formas de retroalimentação são negativas. Em alguns casos, a **retroalimentação positiva** acelera um processo, criando um sistema "explosivo". Em outras palavras, uma alteração inicial em determinada variável leva a uma mudança ainda maior nessa variável. Isso é contrário ao princípio da homeostase, porque a retroalimentação positiva não tem meios óbvios para ser interrompida. Não surpreende, portanto, que a retroalimentação positiva seja muito menos comum na natureza do que a retroalimentação negativa.

Existem, contudo, exemplos na fisiologia em que a retroalimentação positiva é muito importante. Um exemplo bem descrito, sobre o qual se aprenderá em detalhes no Capítulo 12, é o processo de coagulação do sangue (**Figura 1.7**). Quando um vaso sanguíneo é rompido, as células danificadas em sua parede liberam substâncias químicas no sangue que atraem as plaquetas para o sítio da lesão e as ativam. As plaquetas são fragmentos de células que se unem e formam coágulos que selam a ferida. Uma vez ativadas, as próprias plaquetas liberam, então, substâncias químicas ativadoras adicionais, que ativam mais plaquetas e assim por diante. O ciclo é finalmente interrompido quando a ferida é totalmente selada com um coágulo.

Restabelecimento dos pontos preestabelecidos (*set points*)

Como visto, as mudanças no ambiente externo podem deslocar uma variável de seu ponto preestabelecido. Além disso, os pontos preestabelecidos (*set points*) para muitas variáveis reguladas podem ser redefinidos para um novo valor. Um exemplo comum é a febre, elevação da temperatura corporal que ocorre em resposta a uma infecção e que é, de certa forma, análoga elevar a regulação de um termostato em uma sala. Os sistemas de controle homeostático que regulam a temperatura corporal ainda funcionam durante a febre, mas eles mantêm a temperatura em um valor mais elevado. Essa elevação regulada da temperatura corporal é uma adaptação para combater a infecção, pois a temperatura elevada inibe a proliferação de alguns patógenos. Na verdade, é por essa razão que a febre é muitas vezes precedida por tremores e calafrios. O ponto preestabelecido para a temperatura corporal foi redefinido para um valor mais alto, e o corpo responde com tremores para gerar calor.

O exemplo da febre pode ter deixado a impressão de que os pontos preestabelecidos são redefinidos apenas em resposta a estímulos externos, como a presença de patógenos, mas não é o caso. De fato, os pontos preestabelecidos para muitas variáveis reguladas mudam ritmicamente todos os dias. Por exemplo, o ponto preestabelecido da temperatura corporal é maior durante o dia, quando estamos ativos, do que à noite.

Embora a redefinição de um ponto preestabelecido seja, em alguns casos, uma adaptação, em outros, simplesmente reflete as demandas conflitantes de diferentes sistemas regulatórios. Isso nos leva a mais uma generalização: não é possível manter tudo constante por meio dos sistemas de controle homeostático. Em nosso exemplo anterior, a temperatura corporal foi mantida apesar das grandes oscilações na temperatura ambiente, mas apenas porque o sistema de controle homeostático provocou grandes mudanças no fluxo sanguíneo na pele e na contração dos músculos esqueléticos. Além disso, como muitas propriedades do ambiente interno estão intimamente relacionadas, frequentemente é possível manter uma propriedade relativamente estável apenas pelo deslocamento de outras de seu ponto preestabelecido habitual.

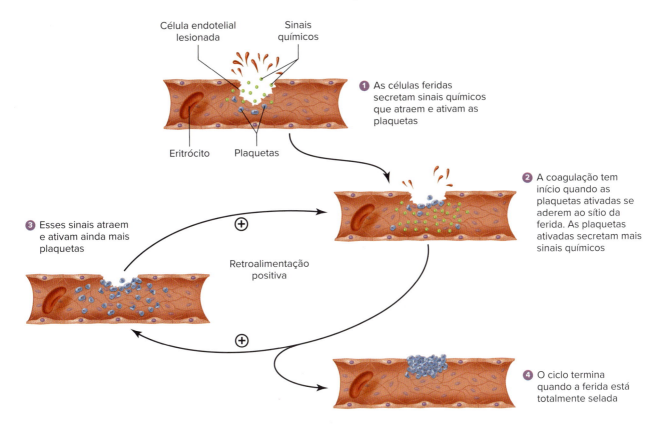

Figura 1.7 Retroalimentação positiva como ilustrado pelo processo de coagulação no sangue. Células endoteliais danificadas (um tipo de células epiteliais) no revestimento de um vaso sanguíneo secretam sinais químicos que atraem e ativam plaquetas, pequenos fragmentos celulares que formam coágulos. À medida que a coagulação se inicia, as plaquetas ativadas produzem seus próprios sinais químicos, atraindo e ativando mais plaquetas para o local da ferida, que então produzem ainda mais sinais químicos, e assim por diante. O ciclo termina quando a ferida está totalmente selada. (A maioria dos detalhes do processo de coagulação é omitida para maior clareza; a Figura 12.68 fornece mais detalhes.)

É o que costumamos chamar de "demandas conflitantes", o que explica o fenômeno mencionado anteriormente sobre a interação entre a temperatura corporal e o balanço hídrico durante o exercício.

As generalizações que fizemos sobre os sistemas de controle homeostático estão resumidas na **Tabela 1.2**. Um ponto adicional é que, como ilustrado pela regulação da temperatura corporal, em geral vários sistemas controlam um único parâmetro. O valor adaptável dessa redundância é que ela fornece um ajuste fino muito maior e também possibilita que a regulação ocorra mesmo quando um dos sistemas não está funcionando adequadamente devido a alguma doença.

TABELA 1.2	**Algumas generalizações importantes sobre os sistemas de controle homeostático.**
A estabilidade de uma variável ambiental interna é alcançada pelo balanceamento entre influxo e efluxo. Não são as magnitudes absolutas dos influxos e efluxos que importam, mas, sim, o equilíbrio entre eles	
Na retroalimentação negativa, uma alteração na variável que está sendo regulada provoca respostas que tendem a mover a variável na direção oposta à mudança original – ou seja, de volta para o valor inicial (ponto preestabelecido)	
Os sistemas de controle homeostático não conseguem manter a constância completa de uma determinada característica do ambiente interno. Portanto, qualquer variável regulada terá uma faixa mais ou menos estreita de valores normais, dependendo das condições ambientais externas	
O ponto preestabelecido de algumas variáveis reguladas pelos sistemas de controle homeostático pode ser redefinido, ou seja, fisiologicamente elevado ou reduzido	
Nem sempre é possível, para os sistemas de controle homeostático, manter todas as variáveis dentro de uma faixa normal estreita em resposta a um desafio ambiental. Existe uma hierarquia de importância, de modo que algumas variáveis podem ser alteradas acentuadamente para manter outras dentro de sua faixa normal	

Regulação por alimentação-avante (*feedforward*)

Outro tipo de processo regulatório é a **alimentação-avante** (*feedforward*), na qual as mudanças nas variáveis reguladas são antecipadas e preparadas antes que elas realmente ocorram. O controle da temperatura corporal é um bom exemplo de um processo de alimentação-avante (*feedforward*). Os neurônios termossensíveis que desencadeiam a regulação por retroalimentação negativa da temperatura corporal quando ela começa a cair estão localizados dentro do corpo. Além disso, existem neurônios termossensíveis na pele; essas células, na verdade, monitoram a temperatura externa. Quando a temperatura externa cai, como no nosso exemplo, esses neurônios detectam imediatamente a mudança e retransmitem essa informação para o cérebro. Ele, então, envia sinais para os vasos sanguíneos e os músculos, resultando em conservação e aumento da produção de calor. Dessa maneira, as respostas termorreguladoras compensatórias são ativadas *antes* que a temperatura externa mais fria possa provocar a queda da temperatura interna do corpo.

Em outro exemplo familiar, o cheiro da comida desencadeia respostas nervosas dos receptores de odor no nariz para as células do sistema digestório. O efeito é preparar o sistema digestório para a chegada dos alimentos antes mesmo de consumi-los – por exemplo, induzindo a saliva a ser secretada na boca e fazer com que o estômago se movimente e produza ácido. Assim, a regulação por alimentação-avante (*feedforward*) melhora a velocidade das respostas homeostáticas do corpo e minimiza as flutuações no nível da variável que está sendo regulada, ou seja, reduz a quantidade de desvio do ponto preestabelecido (*set point*).

Em nossos exemplos, a regulação *feedforward* utiliza um conjunto de detectores ambientais externos ou internos. É provável, no entanto, que muitos exemplos de regulação por alimentação-avante sejam o resultado de um fenômeno diferente – o aprendizado. Nas primeiras vezes em que ocorrem, no início da vida, as perturbações no ambiente externo provavelmente causam mudanças relativamente grandes nos fatores ambientais internos regulados e, ao responder a essas mudanças, o sistema nervoso central aprende a antecipá-las e a resistir a elas de maneira mais efetiva. Um exemplo corriqueiro disso é o aumento da frequência cardíaca em um atleta pouco antes do início de uma competição.

Estude e revise 1.5

- A **homeostase** resulta da operação de sistemas de controle compensatórios
  - A homeostase é um **estado de constância dinâmica** (ou estacionário) no qual uma variável é imutável, mas apenas enquanto a energia é fornecida (o **equilíbrio** não demanda entrada de energia)
- **Sistema de controle de retroalimentação negativa:** minimiza as alterações do **ponto preestabelecido** de um sistema, levando à estabilidade
  - Uma alteração em uma variável regulada gera respostas que movem a variável em sentido oposto ao da mudança original

---

Estude e revise 1.5 — *continuação*

- **Retroalimentação positiva:** acelera um processo movendo uma variável para mais longe do ponto preestabelecido
- Os **sistemas de controle homeostático** minimizam as mudanças, mas não são capazes de manter a constância completa de uma variável regulada
- **Regulação por alimentação-avante (*feedforward*):**
  - Antecipa mudanças em uma variável regulada
  - Executa o ajuste fino das respostas homeostáticas
  - Minimiza as flutuações na variável regulada.

Questão de revisão: *Distinga entre retroalimentação negativa, retroalimentação positiva e regulação por alimentação-avante (feedforward). Qual das três menos provavelmente contribui para a homeostase e por quê?* **(A resposta está disponível no Apêndice A.)**

1.6 Componentes dos sistemas de controle homeostático

Reflexos

O sistema termorregulador que usamos como exemplo na seção anterior e muitos outros sistemas de controle homeostático pertencem a uma categoria geral de sequências de estímulo-resposta conhecidas como *reflexos*. No sentido mais estrito da palavra, um **reflexo** é uma resposta específica e integrada a um estímulo particular. Alguns reflexos envolvem atividade muscular, como o conhecido reflexo do joelho, ou o reflexo de sobressalto que ocorre quando somos surpreendidos por um barulho muito alto. Outros reflexos ocorrem sem nossa percepção consciente e envolvem respostas homeostáticas internas, como as descritas neste capítulo. Por exemplo, você geralmente não está ciente das mudanças reflexas na pressão arterial.

Muitas respostas parecem automáticas e estereotipadas, mas, na verdade, são resultantes de aprendizado e prática. Por exemplo, um motorista experiente executa muitas manobras complexas ao dirigir um carro. Para o motorista, esses movimentos são, em grande parte, automáticos, estereotipados e não premeditados, mas eles ocorrem apenas porque muito esforço consciente foi gasto para aprendê-los. Chamamos esses reflexos de **reflexos aprendidos** ou **adquiridos**. Em geral, a maioria dos reflexos, por mais simples que pareçam, estão sujeitos a alterações pelo aprendizado.

A via que medeia um reflexo é conhecida como **arco reflexo** e seus componentes são mostrados na **Figura 1.8**. Um **estímulo** é definido como uma alteração detectável no ambiente interno ou externo, como uma mudança na temperatura, na concentração plasmática de potássio ou na pressão arterial. Um **receptor** detecta a mudança ambiental. Um estímulo age sobre um receptor para produzir um sinal que é retransmitido para um **centro de integração**. O sinal viaja entre o receptor e o centro de integração ao longo da **via aferente** (o termo geral *aferente* significa "transportar para" – nesse caso, para o centro de integração).

Um centro de integração comumente recebe sinais de muitos receptores, alguns dos quais podem responder a tipos

Capítulo 1 Homeostase: Base para a Fisiologia Humana **13**

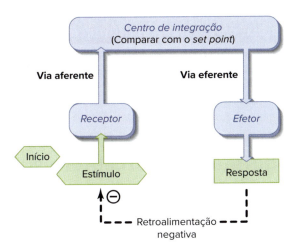

Figura 1.8 Componentes gerais de um arco reflexo que funciona como um sistema de controle de retroalimentação negativa. A resposta do sistema tem o efeito de se contrapor ou eliminar o estímulo.

bastante diferentes de estímulos. Assim, o efluxo de um centro de integração reflete o efeito total do aporte aferente, ou seja, representa uma integração de vários *bits* de informação.

O sinal resultante que sai de um centro de integração é enviado para o último componente do sistema, conhecido como **efetor**. As ações do efetor constituem a resposta geral do sistema. A informação que vai de um centro de integração para um efetor é como um comando que o direciona para alterar sua atividade. Essa informação viaja ao longo da **via eferente** (o termo geral *eferente* significa "levar para longe de", nesse caso, para longe do centro de integração).

Até aqui, descrevemos o arco reflexo como a sequência de eventos que ligam um estímulo a uma resposta. Se a resposta produzida pelo efetor provocar redução da magnitude do estímulo que desencadeou a sequência de eventos, então o reflexo leva à retroalimentação negativa e tem-se um típico sistema de controle homeostático. Nem todos os reflexos estão associados a essa retroalimentação. Por exemplo, o cheiro da comida estimula o estômago a secretar moléculas que são importantes para a digestão, mas essas moléculas não eliminam a nossa percepção do cheiro da comida (o estímulo).

A **Figura 1.9** demonstra os componentes de um arco reflexo homeostático de retroalimentação negativa no processo de termorregulação. Os receptores de temperatura são as terminações de alguns neurônios em várias partes do corpo. Esses receptores geram sinais elétricos nos neurônios a uma taxa determinada pela temperatura. Os sinais elétricos são conduzidos por nervos contendo prolongamentos a partir dos neurônios – a via aferente – até o cérebro, onde está localizado o centro de integração para a regulação da temperatura. O centro integrador, por sua vez, envia sinais para fora, ao longo de neurônios em outros nervos que fazem com que os músculos esqueléticos e os músculos dos vasos sanguíneos da pele se contraiam. Os nervos para os músculos são a via eferente, e os músculos são os efetores. A seta tracejada e o sinal negativo indicam a natureza da retroalimentação negativa do reflexo.

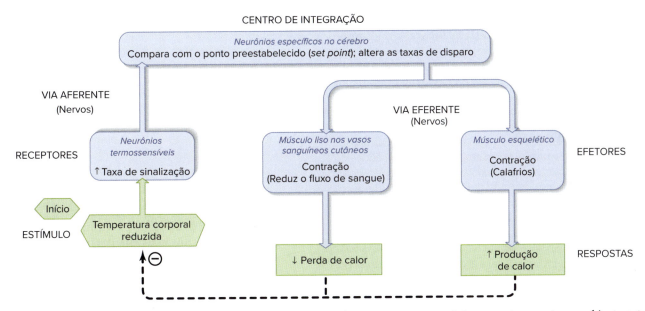

Figura 1.9 Reflexo para minimizar a redução da temperatura corporal que ocorre na exposição a uma temperatura ambiente externa reduzida. Essa figura fornece os componentes internos para o reflexo mostrado na Figura 1.5. A seta tracejada e o ⊖ indicam a natureza de retroalimentação negativa do reflexo, denotando que as respostas dele fazem com que a temperatura corporal reduzida retorne ao normal. Uma convenção adicional de fluxograma é mostrada nessa figura: as caixas azuis sempre indicam eventos que estão ocorrendo em estruturas anatômicas (marcadas em azul e itálico na parte superior das caixas).

APLICAÇÃO DO CONCEITO

■ O que poderia acontecer com a via eferente nesse sistema de controle se a temperatura corporal *aumentasse* acima do normal?

A resposta está disponível no Apêndice A.

Quase todas as células do corpo podem atuar como efetores nos reflexos homeostáticos. Os músculos e as glândulas, no entanto, são os principais efetores dos sistemas de controle biológico. No caso das glândulas, por exemplo, o efetor pode ser um hormônio secretado no sangue. Como será descrito em detalhes no Capítulo 11, um **hormônio** é um tipo de mensageiro químico secretado para o sangue pelas células do sistema endócrino (ver Tabela 1.1). Os hormônios podem atuar simultaneamente em muitas células diferentes porque circulam por todo o corpo.

Tradicionalmente, o termo *reflexo* era restrito a situações em que os receptores, a via aferente, centro de integração e a via eferente faziam todos parte do sistema nervoso, como no reflexo termorregulador. No entanto, os princípios são essencialmente os mesmos quando um mensageiro químico transportado pelo sangue, em vez de um nervo, serve como via eferente, ou quando uma glândula secretora de hormônios serve como centro de integração.

Em nosso uso do termo *reflexo*, portanto, incluímos hormônios como componentes reflexos. Além disso, dependendo da natureza específica do reflexo, o centro de integração pode estar localizado no sistema nervoso ou em uma glândula. Além disso, uma glândula pode atuar de mais de uma forma em um reflexo. Por exemplo, quando a concentração de glicose no sangue aumenta, isto é detectado pelas células glandulares no pâncreas (receptor). Essas mesmas células liberam, então, o hormônio insulina (efetor) no sangue, que reduz a concentração sanguínea de glicose.

Respostas homeostáticas locais

Além dos reflexos, outro grupo de respostas biológicas, chamadas de **respostas homeostáticas locais**, é de grande importância para a homeostase. Essas respostas são iniciadas por uma alteração no ambiente externo ou interno (i. e., um estímulo) e induzem uma alteração da atividade celular com o efeito geral de se contrapor ao estímulo. Assim como um reflexo, portanto, uma resposta local é o resultado de uma sequência de eventos provenientes de um estímulo. Ao contrário de um reflexo, no entanto, sequência completa ocorre apenas na área do estímulo. Por exemplo, quando as células de um tecido se tornam metabolicamente muito ativas, elas secretam substâncias no líquido intersticial que dilatam (alargam) os vasos sanguíneos locais. O aumento do fluxo sanguíneo resultante eleva a taxa de aporte dos nutrientes e do oxigênio a essa área e a taxa de retirada das escórias metabólicas. A importância das respostas locais é que elas fornecem mecanismos para autorregulação local a áreas individuais do corpo.

Estude e revise 1.6

- **Reflexo:** resposta específica, involuntária e não premeditada a um estímulo
  - Tipicamente inato, mas alguns podem ser aprendidos ou adquiridos
- **Arco reflexo:** estímulo → receptor → via aferente → centro de integração → via eferente → efetor → resposta
- **Respostas homeostáticas locais:**
  - Envolvem sequências estímulo-resposta
  - Ocorrem apenas na área do estímulo (sem nervos ou hormônios diretamente envolvidos).

Estude e revise 1.6 — *continuação*

Questão de revisão: O que poderia acontecer com um arco reflexo em um indivíduo no qual os efetores desse reflexo não fossem funcionais? (*A resposta está disponível no Apêndice A.*)

1.7 O papel dos mensageiros químicos intercelulares na homeostase

Essencial para os reflexos e as respostas homeostáticas locais – e, portanto, para a homeostase – é a capacidade das células de se comunicarem entre si. Dessa forma, as células do cérebro, por exemplo, podem ficar cientes do estado das atividades de estruturas fora do cérebro, como o coração, e ajudar a regular essas atividades para enfrentar novos desafios homeostáticos. Na maioria dos casos, a comunicação intercelular é realizada por mensageiros químicos. Existem quatro categorias de mensageiros: hormônios, neurotransmissores, substâncias parácrinas e substâncias autócrinas (**Figura 1.10**).

Como já mencionado, um hormônio é um mensageiro químico que possibilita que a célula secretora de hormônio se comunique com outras células, com o sangue atuando como

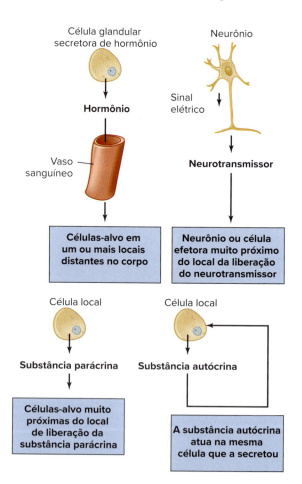

Figura 1.10 Categorias de mensageiros químicos. Com exceção dos mensageiros autócrinos, todos os mensageiros atuam entre as células – ou seja, em nível *inter*celular.

sistema de entrega. As células sobre as quais os hormônios atuam são chamadas de células-alvo. Os hormônios são produzidos e secretados pelas **glândulas endócrinas** – como as gônadas, o pâncreas e a glândula tireoide – ou por células dispersas que estão distribuídas em outro órgão. Eles têm funções importantes em essencialmente todos os processos fisiológicos, incluindo crescimento, reprodução, metabolismo, equilíbrio mineral e pressão arterial, vários deles sendo produzidos sempre que a homeostase é ameaçada.

Em contraste aos hormônios, os **neurotransmissores** são mensageiros químicos liberados pelas terminações dos neurônios para outros neurônios, células musculares ou células glandulares. Um neurotransmissor se difunde pelo líquido extracelular, separando o neurônio de sua célula-alvo; ele não é liberado no sangue como um hormônio. Os neurotransmissores e suas funções na sinalização neuronal e na função cerebral serão abordados no Capítulo 6. No contexto da homeostase, eles formam a base de sinalização de muitos reflexos, além de terem um papel vital nas respostas compensatórias a uma ampla variedade de desafios, tais como a necessidade de aumento das funções cardíaca e pulmonar durante o exercício físico.

Os mensageiros químicos participam não apenas nos reflexos, mas também nas respostas locais. Os mensageiros químicos envolvidos na comunicação local entre as células são conhecidos como **substâncias** (ou agentes) **parácrinas**. Substâncias parácrinas são sintetizadas pelas células e liberadas, após estímulo apropriado, no líquido extracelular. Elas então se difundem para as células vizinhas, algumas das quais são suas células-alvo. Considerando essa ampla definição, os neurotransmissores poderiam ser classificados como um subgrupo de substâncias parácrinas, mas, por convenção, não o são. Uma vez tendo executado suas funções, as substâncias parácrinas são habitualmente inativadas por enzimas localmente existentes, e, portanto não entram na corrente sanguínea em grandes quantidades. As substâncias parácrinas são produzidas em todo o corpo; um exemplo de seu papel fundamental na homeostase, que você vai aprender no Capítulo 15, é sua capacidade de ajuste fino da quantidade de ácido produzida pelas células do estômago em resposta à ingestão de alimentos.

Há uma categoria de mensageiros químicos locais que não são mensageiros *inter*celulares – ou seja, não se comunicam *entre* as células. Em vez disso, a substância química é secretada por uma célula no líquido extracelular e, em seguida, age sobre a própria célula que o secreta. Esses mensageiros são chamados de **substâncias** (ou agentes) **autócrinas** (ver Figura 1.10). Frequentemente, um mensageiro pode desempenhar funções parácrinas e autócrinas simultaneamente – ou seja, moléculas do mensageiro liberadas por uma célula podem agir localmente nas células adjacentes, bem como na mesma célula que liberou o mensageiro. Esse tipo de sinalização é comumente encontrado em células do sistema imunológico (ver Capítulo 18).

Um tópico de grande importância deve ser enfatizado aqui para evitar confusões posteriores. Um neurônio, uma célula de glândula endócrina e outros tipos de células podem, todos, secretar o mesmo mensageiro químico. Em alguns casos, um mensageiro específico pode funcionar como um

neurotransmissor, um hormônio ou uma substância parácrina ou autócrina. A norepinefrina, por exemplo, não é apenas um neurotransmissor no cérebro; também é produzida como hormônio pelas células das glândulas suprarrenais.

Todos os tipos de comunicação intercelular descritos até agora nesta seção envolvem a secreção de um mensageiro químico no líquido extracelular. Contudo, existem dois tipos importantes de comunicação química entre as células que não exigem essa secreção. O primeiro tipo ocorre por meio de junções comunicantes, que são ligações físicas que conectam o citosol entre duas células (ver Capítulo 3). As moléculas podem se mover diretamente de uma célula para uma célula adjacente através das junções comunicantes sem entrarem no líquido extracelular. No segundo tipo, o mensageiro químico não é de fato liberado da célula que o produz, mas, em vez disso, está localizado na membrana plasmática dessa célula. Por exemplo, o mensageiro pode ser uma proteína da membrana plasmática com parte de sua estrutura estendendo-se para o espaço extracelular. Quando a célula encontra outro tipo de célula capaz de responder à mensagem, as duas se unem por meio da proteína ligada à membrana. Esse tipo de sinalização, às vezes denominado *justácrina*, é particularmente importante para o crescimento e a diferenciação dos tecidos, bem como para o funcionamento das células que protegem o corpo contra patógenos (ver Capítulo 18). É uma forma pela qual células semelhantes "reconhecem" umas às outras e formam tecidos.

> ### Estude e revise 1.7
>
> - **Comunicação intercelular:** a comunicação célula a célula facilita a homeostase
>   - Essencial para reflexos e respostas locais
>   - Alcançado por **neurotransmissores, hormônios** (muitos dos quais são secretados pelas **glândulas endócrinas**), **substâncias parácrinas** ou **substâncias autócrinas**
>   - Também ocorre em menor grau pelas junções comunicantes ou mensageiros ligados a células.
>
> ***Questão de revisão:*** *Explique como a comunicação intercelular facilita a manutenção da homeostase.* (**A resposta está disponível no Apêndice A.**)

1.8 Processos relacionados à homeostase

Adaptação e aclimatação

O termo **adaptação** indica uma característica que favorece a sobrevivência em ambientes específicos. Exemplos comuns em seres humanos incluem a capacidade de alguns indivíduos de digerir a lactose do leite e a proteção inerente à pele escura contra os efeitos danosos da luz ultravioleta. Os sistemas de controle homeostático também são adaptações biológicas herdadas e permitem que um indivíduo se adapte às mudanças ambientais. Além disso, em alguns casos, a eficácia desses sistemas pode ser aumentada pela exposição prolongada a uma mudança ambiental. Esse tipo de adaptação – o melhor funcionamento de um sistema homeostático já existente – é conhecido como **aclimatação**.

Tomemos como exemplo de adaptação a transpiração em resposta à exposição ao calor e façamos um experimento simples. No dia 1, expomos uma pessoa por 30 minutos a uma temperatura elevada e solicitamos que ela fizesse um teste de esforço padronizado. A temperatura corporal aumenta e a transpiração começa após um determinado tempo. A transpiração fornece um mecanismo para aumentar a perda de calor do corpo, e, portanto, tende a minimizar o aumento da temperatura corporal em um ambiente quente. O volume de suor produzido nessas condições é medido. Então, durante 1 semana, a pessoa entra em uma câmara de calor por 1 ou 2 horas por dia e se exercita. No dia 8, sua temperatura corporal e taxa de transpiração são novamente medidas durante o mesmo teste de exercício realizado no dia 1. O achado impressionante é que o indivíduo começa a transpirar mais cedo e mais profusamente do que ele fez no dia 1. Como consequência, sua temperatura corporal não aumenta para praticamente o mesmo grau. A pessoa tornou-se aclimatizada para o calor. Ela sofreu uma mudança benéfica induzida pela exposição repetida ao calor e agora é mais capaz de responder à exposição a ele.

As aclimatações são geralmente reversíveis. Se, no exemplo descrito, as exposições diárias ao calor forem interrompidas, a taxa de transpiração da pessoa será revertida ao valor pré-aclimatado em um período relativamente curto.

As mudanças anatômicas e fisiológicas exatas que elevam a capacidade de suportar alterações durante a aclimatação são bastante variadas. Tipicamente, elas envolvem um aumento do número, do tamanho ou da sensibilidade de um ou mais tipos de células no sistema de controle homeostático que medeia a resposta básica.

Ritmos biológicos

Como já observado, uma característica marcante de muitas funções do corpo são as mudanças rítmicas que elas manifestam. O tipo mais comum é o **ritmo circadiano**, que cicla aproximadamente uma vez a cada 24 horas. Acordar e dormir, temperatura corporal, concentrações sanguíneas de hormônios, excreção de íons na urina e muitas outras funções sofrem variação circadiana; um exemplo desse tipo de ritmo é mostrado na **Figura 1.11**.

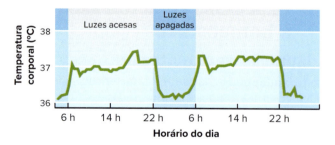

Figura 1.11 Ritmo circadiano da temperatura corporal em um ser humano com as luzes acesas (barras abertas no topo) por 16 horas e desligadas (barras azuis no topo) por 8 horas. Observe a elevação da temperatura corporal que ocorre pouco antes de se acender as luzes, antecipando o aumento da atividade e do metabolismo que ocorre durante as horas de vigília. Fonte: Moore-Ede, Martin C., Sulzman, Frank M. e Fuller, Charles A., *The Clocks that Time Us*. Imprensa da Universidade de Harvard, 1982.

O que os ritmos biológicos têm a ver com a homeostase? Eles adicionam um componente antecipatório aos sistemas de controle homeostático – na verdade, um sistema de alimentação-avante (*feedforward*) operando sem detectores. As respostas homeostáticas de retroalimentação negativa que nós descrevemos anteriormente neste capítulo são respostas *corretivas*. Elas são iniciadas *depois* que o estado estacionário do indivíduo tenha sido perturbado. Em contraste, os ritmos biológicos permitem que os mecanismos homeostáticos sejam utilizados imediata e automaticamente, ativando-os nos momentos em que é *provável* que ocorra um desafio, mas antes que ele realmente ocorra – por exemplo, a temperatura corporal aumenta antes de acordar, em uma pessoa que está em um típico ciclo de sono-vigília. Isso permite que o mecanismo metabólico do corpo opere com mais eficiência imediatamente ao acordar, porque o metabolismo (reações químicas) é, em certa medida, termodependente. Durante o sono, o metabolismo é mais lento do que durante as horas ativas e, portanto a temperatura corporal diminui nesse período. Um ponto fundamental em relação à maioria dos ritmos corporais é que eles são acionados internamente. Os fatores ambientais não acionam o ritmo, mas fornecem os indícios temporais importantes para o **arrastamento** ou configuração das horas reais do ritmo. Um exemplo clássico esclarecerá essa distinção.

Algumas pessoas foram colocadas em câmaras experimentais que as isolavam completamente de seu ambiente externo habitual, incluindo o conhecimento da hora do dia. Nos primeiros dias, elas foram expostas a um ciclo de atividade-repouso de 24 horas, no qual as luzes da sala eram ligadas e desligadas nos mesmos horários a cada dia. Nessas condições, seus ciclos de sono-vigília tinham 24 horas de duração. Em seguida, todos os indícios ambientais de tempo foram eliminados e os indivíduos foram autorizados a controlar as luzes eles próprios. Imediatamente, seus padrões de sono-vigília começaram a mudar. Em média, a hora de dormir começava cerca de 30 minutos mais tarde a cada dia, assim como a hora de acordar. Assim, um ciclo sono-vigília persistiu na completa ausência de indícios ambientais. Esse ritmo é chamado de **ritmo de decurso livre**. Nesse caso, ele foi de aproximadamente 24,5 horas em vez de 24 horas. Isto indica que os indícios são necessários para arrastar ou definir um ritmo circadiano para 24 horas.

Qual é a base neural dos ritmos corporais? Na parte do cérebro chamada hipotálamo, uma coleção específica de neurônios (o núcleo supraquiasmático) funciona como o principal **marca-passo**, ou relógio, para os ritmos circadianos. Ainda não está totalmente compreendida a forma como ele mantém o tempo independente de quaisquer indícios ambientais externos, mas parece envolver a ativação e a desativação rítmica de importantes genes nas células marca-passo.

O marca-passo recebe informações a partir dos olhos e de muitas outras partes do sistema nervoso, e esses influxos medeiam os efeitos de arrastamento exercidos pelo ambiente externo. Por sua vez, o marca-passo envia sinais neurais para outros locais do cérebro, que então influenciam os vários sistemas do corpo, ativando alguns e inibindo outros. Um efluxo do marca-passo vai para a **glândula pineal**, uma glândula dentro do cérebro que secreta o hormônio **melatonina**. Esses sinais neurais do marca-passo fazem a glândula pineal secretar melatonina durante o escuro, mas não durante a luz do dia. Foi aventado, portanto, que a melatonina atua como um importante mediador para influenciar outros órgãos diretamente ou alterar a atividade das partes do cérebro que controlam esses órgãos.

Balanceamento das substâncias químicas no corpo

Muitos sistemas homeostáticos regulam o equilíbrio entre o acréscimo e a remoção de uma substância química a partir do corpo. A **Figura 1.12** é um esquema generalizado das possíveis vias envolvidas na manutenção desse equilíbrio. O *pool* ocupa uma posição de importância central na planilha do equilíbrio. É a quantidade da substância prontamente disponível do corpo e, muitas vezes, idêntica à quantidade presente no líquido extracelular. O *pool* recebe substâncias e as redistribui por todas as vias.

As vias à esquerda da Figura 1.12 são fontes de ganho resultante para o corpo. Uma substância pode entrar no corpo pelo trato gastrintestinal (GI) ou pelos pulmões. Alternativamente, uma substância pode ser sintetizada dentro do corpo a partir de outros materiais.

As vias à direita da figura são causas de perda resultante pelo corpo. Uma substância pode ser perdida na urina, nas fezes, no ar expirado ou no fluxo menstrual, bem como pela superfície do corpo, como pele, pelos, unhas, suor ou lágrimas. A substância também pode ser quimicamente alterada por enzimas e, portanto removida pelo metabolismo.

A parte central da Figura 1.12 ilustra a distribuição da substância dentro do corpo. A substância pode ser retirada do *pool* e concentrada em depósitos de armazenamento – tais como o acúmulo de gordura no tecido adiposo. Por outro lado, pode deixar os locais de armazenamento para entrar novamente no *pool*. Finalmente, a substância pode ser incorporada de modo reversível em outra estrutura molecular, na forma de ácidos graxos para o interior das membranas plasmáticas. A incorporação é reversível porque a substância é liberada novamente sempre que a estrutura mais complexa é degradada. Essa via é distinta do armazenamento, pois a incorporação da substância em outras moléculas produz novas moléculas com funções específicas.

As substâncias não seguem necessariamente todos os caminhos desse esquema generalizado. Por exemplo, os minerais, como o Na^+, não podem ser sintetizados, normalmente não entram pelos pulmões e não podem ser removidos pelo metabolismo.

A orientação da Figura 1.12 ilustra duas generalizações importantes sobre o conceito de equilíbrio: (1) durante qualquer período, o equilíbrio total do corpo depende das taxas relativas de ganho e perda resultantes para o corpo; e (2) a concentração do *pool* depende não apenas da quantidade total da substância no corpo, mas também das trocas da substância *dentro* dele.

Para qualquer substância, são possíveis três situações de equilíbrio total do corpo:

- A perda excede o ganho, de modo que a quantidade total da substância no corpo está diminuindo e a pessoa fica em **equilíbrio negativo**
- O ganho excede a perda, de modo que a quantidade total da substância no corpo está aumentando e a pessoa está em **equilíbrio positivo**
- O ganho é igual à perda e a pessoa está em **equilíbrio estável**.

Evidentemente, um equilíbrio estável pode ser afetado por uma alteração na quantidade adquirida ou perdida em qualquer via única no esquema. Por exemplo, o aumento da transpiração pode causar um balanço hídrico negativo grave. Por outro lado, o equilíbrio estável pode ser restaurado pelo controle homeostático da ingestão e da perda de água.

Tomemos como outro exemplo o equilíbrio de íons cálcio (Ca^{2+}). A concentração de Ca^{2+} no líquido extracelular é crítica para o funcionamento celular normal, especialmente das células musculares e dos neurônios, mas também para a formação e a manutenção do esqueleto. A vasta maioria do Ca^{2+} do corpo está presente nos ossos. Os sistemas de controle para o equilíbrio de Ca^{2+} têm como alvo os intestinos e os rins, de modo que a quantidade de Ca^{2+} absorvida da dieta seja balanceada com a quantidade excretada na urina. Durante a infância, no entanto, o equilíbrio resultante de Ca^{2+} é positivo e o Ca^{2+} é depositado no osso em crescimento. Em idade mais avançada, principalmente em mulheres após a menopausa (ver Capítulo 17), o Ca^{2+} é liberado dos ossos mais rapidamente do que pode ser depositado, de modo que mais Ca^{2+} é perdido na urina. Consequentemente, o *pool* de Ca^{2+} nos ossos torna-se

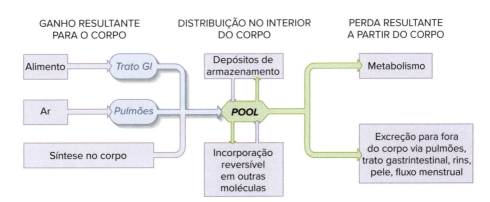

Figura 1.12 Diagrama de equilíbrio para uma substância química.

menor, a taxa de perda de Ca^{2+} do corpo excede a taxa de ingestão e o equilíbrio de Ca^{2+} torna-se negativo.

Em resumo, a homeostase é um processo complexo e dinâmico que regula as respostas adaptativas do corpo às mudanças nos ambientes externo e interno. Para funcionarem adequadamente, os sistemas homeostáticos exigem um sensor para detectar a mudança ambiental, bem como um meio para produzir uma resposta compensatória. Como as respostas compensatórias demandam atividade muscular, mudanças comportamentais ou síntese de mensageiros químicos, como hormônios, a homeostase é alcançada à custa de gasto de energia. Os nutrientes que fornecem essa energia, bem como as estruturas celulares e as reações químicas que liberam a energia armazenada nas ligações químicas dos nutrientes, são descritos nos dois capítulos a seguir.

Estude e revise 1.8

- **Adaptação:** qualquer característica que favoreça a sobrevivência em um ambiente específico; muitas são hereditárias, como os sistemas de controle homeostático

- **Aclimatação:** melhor funcionamento de um sistema homeostático já existente
  - Induzida pela exposição prolongada a um estresse sem alteração na dotação genética
  - Normalmente reversível

- **Ritmos circadianos:** funções biológicas com um ciclo de aproximadamente 24 horas
  - Componente de alimentação-avante (*feedforward*) para sistemas de controle homeostático
  - Acionados internamente por marca-passos
  - Arrastamento pela luz
  - **Decurso livre** sem arrastamento

- **Equilíbrio total do corpo (massa):** correspondência de influxo e efluxo de uma substância no corpo
  - Pode ser negativo (perda resultante), positivo (ganho resultante) ou estável (perda = ganho).

Questão de revisão: Diferencie aclimatação e adaptação. Considerando os sistemas orgânicos e consultando a Tabela 1.1, se necessário, uma ou duas adaptações gerais que são importantes para nossa capacidade de sobreviver em um ambiente terrestre? (A resposta está disponível no Apêndice A.)

1.9 Princípios gerais da fisiologia

Este capítulo destacou vários temas ou princípios fundamentais e recorrentes na fisiologia. Reconhecer esses princípios e como eles se manifestam nos diferentes sistemas orgânicos pode fornecer uma compreensão mais profunda da função integrada do corpo humano. Para ajudá-lo a obter esse conhecimento, a partir do Capítulo 2, a introdução de cada capítulo destacará os princípios gerais demonstrados nele. Sua compreensão sobre como aplicar os princípios gerais de fisiologia ao conteúdo de um determinado capítulo será testada no final do capítulo e nas questões de Aplicação do Conceito associadas a algumas figuras.

1. ***A homeostase é essencial para a saúde e a sobrevivência.*** A capacidade de manter as variáveis fisiológicas, como a temperatura corporal e as concentrações de glicose sanguínea dentro dos limites normais, é o princípio básico sobre o qual toda a fisiologia se fundamenta. As chaves para esse princípio são os processos de retroalimentação e alimentação-avante. Os desafios à homeostase podem resultar de doenças ou de fatores ambientais, como fome ou exposição a extremos de temperaturas.

2. ***As funções dos sistemas orgânicos são coordenadas entre si.*** Mecanismos fisiológicos operam e interagem nos níveis celular, tecidual, de órgãos e sistemas orgânicos. Além disso, os diferentes sistemas orgânicos do corpo humano não funcionam independentemente uns dos outros. Cada sistema normalmente interage com um ou mais outros para controlar uma variável homeostática. Um bom exemplo que será aprendido nos Capítulos 12 e 14 é a atividade coordenada dos sistemas circulatório e urinário na regulação da pressão arterial. Nos contextos fisiológicos, esse tipo de coordenação é denominado "integração".

3. ***A maioria das funções fisiológicas é controlada por múltiplos sistemas regulatórios que, muitas vezes, trabalham em oposição.*** Tipicamente, os sistemas de controle no corpo humano operam de forma que uma determinada variável, como a frequência cardíaca, receba tanto sinais estimuladores como inibitórios. Como você aprenderá em detalhes no Capítulo 6, por exemplo, o sistema nervoso envia ambos os tipos de sinais ao coração; o ajuste da proporção de sinais estimuladores e inibitórios possibilita o ajuste fino da frequência cardíaca sob condições variáveis, como repouso ou exercício.

4. ***O fluxo de informações entre células, tecidos e órgãos é uma característica essencial da homeostase e possibilita a integração de processos fisiológicos.*** As células podem se comunicar com as células vizinhas por meio de sinais químicos secretados no local; um bom exemplo disso é a sinalização entre as células do estômago que resulta na produção de ácido, uma característica-chave da digestão de proteínas (ver Capítulo 15). As células em uma estrutura também podem se comunicar por longas distâncias utilizando sinais elétricos ou mensageiros químicos, como hormônios. A sinalização elétrica e hormonal será discutida ao longo do livro e, particularmente, nos Capítulos 6, 7 e 11.

5. ***A troca controlada de materiais ocorre entre os compartimentos e através das membranas celulares.*** O movimento de água e solutos – como íons, açúcares e outras moléculas – entre o líquido extracelular e o intracelular é fundamental para a sobrevivência de todas as células, tecidos e órgãos. Dessa forma, importantes moléculas biológicas são entregues às células e os resíduos são removidos e eliminados do corpo. Além disso, a regulação da movimentação dos íons cria as propriedades elétricas que são essenciais para a função de muitos tipos de células. Essas trocas ocorrem por meio de vários mecanismos diferentes, que são apresentados no Capítulo 4 e reforçados quando apropriado para cada sistema orgânico por todo o livro.

6. **Os processos fisiológicos são determinados pelas leis da química e da física.** Ao longo deste livro, serão encontradas algumas reações químicas simples, como a ligação reversível do oxigênio à proteína hemoglobina nos eritrócitos (ver Capítulo 13). Os mecanismos básicos que regulam essas reações são revisados no Capítulo 3. As leis da física, como gravidade, eletromagnetismo e a relação entre o diâmetro de um tubo e o fluxo de líquido por ele, também ajudam a explicar certas coisas, tais como porque nós nos sentimos tontos ao ficarmos de pé muito rapidamente (ver Capítulo 12, mas também veja o Estudo de caso clínico que acompanha este capítulo), como nossos olhos detectam a luz (ver Capítulo 7) e como insuflamos nossos pulmões com ar (ver Capítulo 13).

7. **Os processos fisiológicos exigem a transferência e o equilíbrio de matéria e energia.** O crescimento e a manutenção da homeostase requerem regulação do movimento e transformação de nutrientes que geram energia e componentes moleculares entre o corpo e o meio ambiente e entre as diferentes regiões do corpo. Os nutrientes são ingeridos (ver Capítulo 15), armazenados em várias formas (ver Capítulo 16) e, finalmente, metabolizados para fornecer energia que pode ser armazenada nas ligações do ATP (ver Capítulos 3 e 16). As concentrações de muitas moléculas inorgânicas também devem ser reguladas para manter a estrutura e a função do corpo – a exemplo do Ca^{2+} encontrado nos ossos (ver Capítulo 11). Uma das funções mais importantes do corpo é responder às demandas variáveis, como o aumento da necessidade de nutrientes e oxigênio pelos músculos exercitados. Isso exige uma alocação coordenada de recursos para as regiões que mais necessitam deles em um determinado momento. Os mecanismos pelos quais os sistemas orgânicos do corpo reconhecem e respondem às demandas variantes é um tema que você vai encontrar, repetidamente, nos Capítulos 6 a 19.

8. **A estrutura é um determinante da função e coevoluiu com ela.** A forma e a composição de células, tecidos, órgãos e sistemas orgânicos determinam como eles interagem entre si e com o mundo físico. Ao longo do texto, você verá exemplos de como diferentes partes do corpo convergem em sua estrutura para desempenhar funções semelhantes. Por exemplo, enormes elaborações das áreas superficiais para facilitar o transporte e a difusão da membrana podem ser observadas nos sistemas circulatório (ver Capítulo 12), respiratório (ver Capítulo 13), urinário (ver Capítulo 14), digestório (ver Capítulo 15) e reprodutor (ver Capítulo 17).

Estude e revise 1.9

- **Princípios gerais da fisiologia:** incluem homeostase; fluxo de informações; coordenação entre as funções dos diferentes sistemas orgânicos; transferência de matéria e energia; a estrutura determina a função; processos fisiológicos seguem as leis da química e da física.

Questão de revisão: Consulte novamente a Figura 1.9. Quais princípios gerais da fisiologia são representados pelos reflexos que controlam a homeostase da temperatura corporal? **(A resposta está disponível no Apêndice A.)**

CAPÍTULO 1 — Estudo de caso clínico
Perda de consciência em um homem de 64 anos enquanto cuidava do jardim durante um dia quente

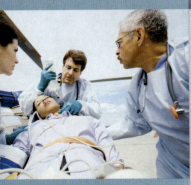
Comstock Images/Getty Images

Ao longo do livro, você encontrará, ao final de cada capítulo, a seção denominada "Estudo de caso clínico". Esses segmentos reforçam o que você aprendeu no capítulo ao aplicar os conhecimentos abordados a exemplos da vida real de diferentes condições clínicas. Os estudos de casos clínicos ficarão mais complexos à medida que você progride no texto e irão habilitá-lo a integrar o material recente de um determinado capítulo com as informações aprendidas nos capítulos anteriores. Neste primeiro estudo de caso clínico, examinamos uma condição grave e potencialmente fatal que pode ocorrer em indivíduos nos quais a homeostase da temperatura corporal está comprometida. Todo o material apresentado nesse estudo de caso clínico será explorado em profundidade nos capítulos subsequentes, à medida que você aprender os mecanismos subjacentes às patologias e respostas compensatórias ilustradas aqui resumidamente. Observe, durante a leitura, que os dois primeiros princípios gerais da fisiologia descritos anteriormente são muito relevantes para esse caso. *É fortemente recomendável que você retorne a esse estudo de caso no final do seu semestre; temos certeza de que você ficará surpreso em como sua compreensão sobre fisiologia aumentou neste período.*

Um homem de 64 anos, de pele clara e com boa saúde geral, passou um longo tempo cuidando de seu jardim em um dia de verão muito quente e úmido. Depois de várias horas ao sol, ele começou a se sentir tonto e confuso ao se ajoelhar sobre sua horta. Embora, antes, ele tenha transpirado muito e estivesse ruborizado, sua transpiração parou. Como estava confuso e desorientado, não conseguia se lembrar há quanto tempo não transpirava, ou mesmo há quanto tempo havia bebido água. Ele chamou pela esposa,

Vander | Fisiologia Humana

que ficou assustada ao ver que sua pele apresentava cor azulada e pálida. Ela pediu ao marido que entrasse, mas ele desmaiou quando tentou se levantar. Sua esposa chamou a ambulância e ele foi levado para um hospital, sendo diagnosticado com um quadro chamado insolação. O que aconteceu com esse homem que explicaria sua condição? Qual a relação entre esse quadro e a homeostase?

Reflita e revise 1

- Revise o controle homeostático da temperatura corporal na Figura 1.5. Com base nisso, o que você esperaria que ocorresse com os vasos sanguíneos da pele quando uma pessoa começasse a se sentir quente?

Como você aprendeu neste capítulo, a temperatura corporal é uma função fisiológica que está sob controle homeostático. Se a temperatura corporal cair, a produção de calor aumenta e a perda de calor diminui, conforme ilustrado nas Figuras 1.5 e 1.9. Por outro lado, como no nosso exemplo, se a temperatura corporal aumenta, a produção de calor diminui e a perda de calor aumenta. Quando nosso paciente começou a fazer jardinagem em um dia quente e úmido, sua temperatura corporal começou a subir. Primeiro, os vasos sanguíneos em sua pele se dilataram, ruborizando-o, o que ajudou a dissipar o calor através da pele. Além disso, ele transpirou bastante. Como você aprenderá no Capítulo 16, a transpiração é um mecanismo importante pelo qual o corpo perde calor; é necessário um calor considerável para evaporar a água da superfície da pele, e a fonte desse calor é justamente o corpo. No entanto, como você provavelmente sabe por experiência própria, a evaporação da água do corpo é menos efetiva em ambientes úmidos, o que torna mais perigoso se exercitar quando não está apenas quente, mas também úmido.

As fontes de transpiração são as glândulas sudoríparas, que se localizam sob a pele e secretam uma solução salgada pelos ductos para a superfície cutânea. O líquido na transpiração vem do compartimento do líquido extracelular, que, como você aprendeu, é composto pelos compartimentos de plasma e líquido intersticial (ver Figura 1.3). Consequentemente, a intensa sudorese que ocorreu inicialmente nesse homem provocou a redução de seus níveis de líquido extracelular. Na verdade, os níveis de líquido diminuíram tanto que o volume de sangue disponível para ser bombeado pelo coração a cada contração também diminuiu. A relação entre o volume de líquido e a pressão arterial é uma questão importante sobre a qual você aprenderá em detalhes no Capítulo 12. De modo geral, se os níveis de líquido extracelular diminuírem, consequentemente a pressão arterial também diminuirá. Isso explica por que o homem de nosso exemplo se sentiu tonto, em especial quando tentou levantar-se muito rapidamente. À medida que sua pressão arterial diminuía, a capacidade do seu coração de bombear sangue suficiente contra a gravidade até o cérebro também se reduzia; quando as células do cérebro são privadas de fluxo sanguíneo, seu funcionamento fica comprometido. Ficar em pé subitamente só piorou as coisas. Eventualmente, talvez você tenha experimentado um pouco dessa sensação de tontura quando se levantou rápido demais de uma cadeira ou da cama. Normalmente, o seu sistema nervoso compensa rapidamente os efeitos da gravidade sobre o sangue que flui para o cérebro, como será descrito nos Capítulos 6 e 12. Em uma pessoa com pressão e volume sanguíneos diminuídos, no entanto,

essa compensação pode não ocorrer e ela perder a consciência. Depois de desmaiar e cair, a cabeça e o coração do homem ficaram no mesmo nível horizontal e, consequentemente, o sangue conseguiu alcançar o cérebro com mais facilidade.

Outra preocupação é que as concentrações de sais (íon) nos líquidos corporais mudaram. Se você já provou o suor do seu lábio superior em um dia quente, sabe que é um tanto salgado. Isso ocorre porque o suor é derivado do líquido extracelular, que, como você aprendeu, é uma solução aquosa de íons (derivados de sais, como o NaCl) e outras substâncias. O suor, no entanto, é ligeiramente mais diluído do que o líquido extracelular porque mais água do que íons é secretada pelas glândulas sudoríparas. Consequentemente, quanto mais intensamente se transpira, mais concentrado se torna o líquido extracelular. Em outras palavras, a quantidade total de água e íons no líquido extracelular diminui com a transpiração, mas o líquido restante é "mais salgado". A transpiração intensa, portanto, não apenas interrompe o balanço hídrico e a homeostase da pressão arterial, mas também tem um impacto no equilíbrio dos íons nos líquidos corporais, principalmente Na^+, K^+ e Cl^-. Um equilíbrio homeostático das concentrações iônicas nos líquidos corporais é absolutamente essencial para o funcionamento normal do coração e do cérebro, como você aprenderá nos Capítulos 4 e 6. Como as concentrações de íons do homem do nosso exemplo mudaram, essa alteração afetou a atividade das células de seu cérebro.

Reflita e revise 2

- Consulte a Figura 1.12. O equilíbrio de Na^+ total do corpo do homem era positivo ou negativo?

Por que o homem parou de transpirar e por que sua pele se tornou pálida? Para compreender isso, é necessário considerar que diversas variáveis homeostáticas foram afetadas por suas atividades. Sua temperatura corporal aumentou, o que inicialmente resultou em transpiração intensa. À medida que a sudorese continuou, ela resultou em uma diminuição dos níveis de líquidos e um equilíbrio negativo das concentrações de íons essenciais em seu corpo, o que contribuiu para o comprometimento da função cerebral, e ele tornou-se confuso. À proporção que seus níveis de líquidos corporais continuaram a diminuir, sua pressão arterial também foi reduzida, colocando ainda mais em risco a função cerebral. Nesse momento, os sistemas de controle homeostático estavam essencialmente competindo entre si. Embora seja potencialmente fatal que a temperatura corporal *aumente* muito, também é muito ameaçador para a vida que a pressão arterial *diminua* demais. Eventualmente, muitos dos vasos sanguíneos em regiões do corpo não imediatamente necessárias para a sobrevivência – como a pele – começaram a se contrair ou fechar. Ao fazer isso, garante-se que os órgãos mais vitais do corpo – como o cérebro – possam receber sangue suficiente. É por isso que a pele do homem ficou de uma cor azulada e pálida, porque a quantidade de sangue rico em oxigênio que fluía para a superfície de sua pele diminuiu. Infelizmente, embora esse mecanismo compensatório tenha ajudado a proteger o cérebro do homem e outros órgãos vitais, fornecendo-lhes o fluxo sanguíneo necessário, a redução desse fluxo para a pele tornou cada vez mais difícil dissipar o calor do corpo para o ambiente. Também se tornou mais difícil as glândulas sudoríparas na pele obterem o líquido necessário para produzir suor. O homem gradualmente diminuiu a transpiração e, eventualmente, parou de suar por completo. Nesse momento, sua temperatura corporal saiu do controle e ele foi hospitalizado (**Figura 1.13**).

Este caso ilustra uma característica crítica da homeostase que você encontrará ao longo deste livro e que foi enfatizada neste capítulo. Muitas vezes, quando uma variável fisiológica – como a temperatura corporal – é rompida, as respostas compensatórias iniciadas para corrigir essa ruptura provocam desequilíbrios em outras variáveis. Esses desequilíbrios secundários também devem ser compensados, e a importância de cada desequilíbrio deve ser avaliada em relação aos outros. Neste exemplo, o homem foi tratado com líquidos intravenosos compostos por uma solução salina para restaurar seus níveis e concentrações hídricos. Além disso, foi imerso em um banho frio e foram utilizadas compressas frias para ajudar a reduzir sua temperatura corporal. Embora ele tenha se recuperado, muitas pessoas não sobrevivem à insolação, em decorrência de seu profundo impacto sobre a homeostase.

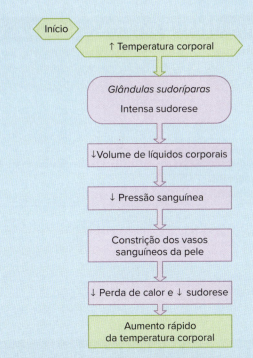

Figura 1.13 Sequência de eventos que ocorreram no homem descrito neste estudo de caso.

Ver o Capítulo 19 para estudos de casos clínicos completos e integrados.

TERMOS-CHAVE E TERMOS CLÍNICOS

1.1 Escopo da fisiologia humana
Fisiopatologia

Fisiologia

1.2 Como o corpo é organizado?
Células
Células do tecido conjuntivo
Células epiteliais
Células musculares
Diferenciação celular
Epitélio
Fibras
Fibras de colágeno
Fibras de elastina
Matriz extracelular (MEC)
Membrana basal

Nervos
Neurônios
Órgãos
Sistema orgânico
Tecido conjuntivo
Tecido epitelial
Tecido muscular
Tecido nervoso
Tecidos
Unidades funcionais

1.3 Compartimentos de líquidos corporais
Ambiente interno
Interstício
Líquido extracelular

Líquido intersticial
Líquido intracelular
Plasma

1.4 Homeostase: uma característica que define a fisiologia
Constância dinâmica

Homeostase

1.5 Características gerais dos sistemas de controle homeostático
Alimentação-avante (*feedforward*)
Equilíbrio
Equilíbrio estável
Ponto preestabelecido (*set point*)

Retroalimentação negativa
Retroalimentação positiva
Sistemas de controle homeostático

TERMOS-CHAVE E TERMOS CLÍNICOS — *continuação*

1.6 Componentes dos sistemas de controle homeostático

Arco reflexo
Centro de integração
Efetor
Estímulo
Hormônio
Receptor

Reflexo
Reflexos adquiridos
Reflexos aprendidos
Respostas homeostáticas locais
Via aferente
Via eferente

1.7 O papel dos mensageiros químicos intercelulares na homeostase

Glândulas endócrinas
Neurotransmissores

Substâncias autócrinas
Substâncias parácrinas

1.8 Processos relacionados à homeostase

Aclimatação
Adaptação
Arrastamento
Equilíbrio estável
Equilíbrio negativo
Equilíbrio positivo

Glândula pineal
Marca-passo
Melatonina
Pool
Ritmo circadiano
Ritmo de decurso livre

QUESTÕES DE AVALIAÇÃO | *Relembre e compreenda*

Essas questões testam sua capacidade de recordar detalhes importantes abordados neste capítulo. Elas também ajudam a prepará-lo para o tipo de perguntas encontradas em exames padronizados.

1. Qual das alternativas a seguir é um dos quatro tipos básicos de células do corpo?
   a. Respiratório
   b. Epitelial
   c. Endócrino
   d. Tegumentar
   e. Imune

2. Qual das seguintes afirmações está incorreta?
   a. O equilíbrio demanda um aporte constante de energia.
   b. A retroalimentação positiva é menos comum na natureza do que a retroalimentação negativa.
   c. A homeostase não implica que uma determinada variável seja constante.
   d. A febre é um exemplo de redefinição de um ponto preestabelecido.
   e. As vias eferentes carreiam as informações para longe do centro de integração de um arco reflexo.

3. Em um arco reflexo iniciado pelo toque da mão em um fogão quente, o efetor pertence a qual classe de tecido?
   a. Nervoso
   b. Conjuntivo
   c. Muscular
   d. Epitelial

4. Qual é a afirmativa correta?
   a. Os ritmos circadianos são de decurso livre e não podem ser atrelados a alguma pista ambiental.
   b. Ser capaz de perceber a cor é um exemplo de aclimatação.

   c. Ingerir uma refeição muito salgada criará um período de equilíbrio positivo de sódio no sangue.
   d. Beber água em excesso criará um balanço hídrico negativo no corpo.
   e. A aclimatação exige a modificação da composição genética de uma pessoa.

5. A maior parte da água do corpo humano é encontrada:
   a. No compartimento de líquido intersticial.
   b. No compartimento de líquido intracelular.
   c. No compartimento plasmático.
   d. No compartimento de líquido extracelular total.

6. O tecido envolvido em muitos tipos de processos de transporte e que frequentemente reveste as superfícies internas das estruturas tubulares é chamado de _____.

7. Todo líquido encontrado fora das células é coletivamente chamado de líquido _____ e consiste em líquido _____ e _____.

8. As alterações fisiológicas que ocorrem em antecipação a uma mudança futura para uma variável homeostática são chamadas de processos _____.

9. Um _____ é um fator químico liberado pelas células que age nas células vizinhas sem ter que primeiro cair na corrente sanguínea.

10. Quando a perda de uma substância do corpo excede seu ganho, diz-se que a pessoa está em equilíbrio _____ para aquela substância.

As respostas estão no Apêndice A.

QUESTÕES DE AVALIAÇÃO | *Aplique, analise e avalie*

Essas questões, elaboradas para serem desafiadoras, exigem que você integre os conceitos abordados neste capítulo para que seja capaz de tirar suas próprias conclusões. Inicialmente, tente responder às perguntas sem utilizar as dicas fornecidas; então, caso tenha alguma dificuldade, consulte as figuras ou seções sugeridas nas dicas.

1. Os inuítes do Alasca e do Canadá têm uma notável capacidade de trabalhar no frio sem luvas e não apresentam redução do fluxo sanguíneo na pele. Isso prova que existe uma diferença genética entre os inuítes e outras pessoas em relação a essa característica?
   Dica: consulte "Adaptação e Aclimatação" na Seção 1.8.

2. Explique como um desequilíbrio em qualquer variável fisiológica pode provocar uma alteração em uma ou mais *outras* variáveis.
   Dica: consulte a Seção 1.4 e a Figura 1.13.

As respostas estão no Apêndice A.

CAPÍTULO

2

Composição Química do Corpo e sua Relação com a Fisiologia

2.1 Átomos

2.2 Moléculas

2.3 Soluções

2.4 Classes de moléculas orgânicas

Estudo de caso clínico do Capítulo 2

No Capítulo 1, você foi apresentado ao conceito de homeostase, no qual variáveis como as concentrações de muitas substâncias químicas no sangue são mantidas dentro de uma faixa normal. Para compreender plenamente os mecanismos pelos quais a homeostase é obtida, devemos primeiro entender a química básica do corpo humano, incluindo as características-chave dos átomos e moléculas que contribuem para a sua capacidade de interação uns com os outros. Essas interações formam a base para processos tão diversificados quanto a manutenção de um pH saudável dos líquidos corporais, a determinação de quais moléculas se ligarão a outras ou influenciarão sua função, a produção de proteínas funcionais que medeiam numerosos processos fisiológicos e manutenção da homeostase da energia.

Neste capítulo, também serão descritas as características distintivas de algumas das principais moléculas orgânicas do corpo humano. As funções específicas delas na fisiologia serão apresentadas aqui e discutidas mais detalhadamente nos capítulos subsequentes, em contexto apropriado. Este capítulo lhe fornecerá o conhecimento necessário para compreender melhor o significado de um dos princípios gerais da fisiologia apresentados no Capítulo 1, segundo o qual os processos fisiológicos são determinados pelas leis da química e da física. ■

2.1 Átomos

As unidades de matéria que formam todas as substâncias químicas são chamadas de **átomos**. Cada tipo de átomo – carbono, hidrogênio, oxigênio e assim por diante – é chamado de **elemento químico**. Utilizam-se símbolos com uma ou duas letras como uma identificação abreviada de cada elemento. Embora existam mais de 100 elementos de ocorrência natural ou sintetizados em laboratório, apenas 24 (**Tabela 2.1**) foram claramente identificados como essenciais para o funcionamento do corpo humano e, portanto, são de particular interesse para os fisiologistas.

Componentes dos átomos

As propriedades químicas dos átomos podem ser descritas em termos de três partículas subatômicas – **prótons**, **nêutrons** e **elétrons**. Os prótons e nêutrons estão confinados em um volume muito pequeno no centro do átomo, denominado

TABELA 2.1	Elementos químicos essenciais no corpo (termos neolatinos em itálico).
Elemento	**Símbolo**
Principais elementos: 99,3% dos átomos totais no corpo	
Hidrogênio	H (63%)
Oxigênio	O (26%)
Carbono	C (9%)
Nitrogênio	N (1%)
Elementos minerais: 0,7% dos átomos totais do corpo	
Cálcio	Ca
Fósforo	P
Potássio	K (*kalium*)
Enxofre	S
Sódio	Na (*natrium*)
Cloro	Cl
Magnésio	Mg
Oligoelementos: menos de 0,01% dos átomos totais do corpo	
Ferro	Fe (*ferrum*)
Iodo	I
Cobre	Cu (*cuprum*)
Zinco	Zn
Manganês	Mn
Cobalto	Co
Cromo	Cr
Selênio	Se
Molibdênio	Mo
Flúor	F
Estanho	Sn (*stannum*)
Silício	Si
Vanádio	V

núcleo atômico. Os elétrons giram em orbitais a variadas distâncias do núcleo. Cada orbital pode conter, no máximo, dois elétrons. Quanto maior o átomo, mais elétrons ele contém, portanto mais orbitais existem ao redor do núcleo. Os orbitais são encontrados em regiões conhecidas como *camadas de elétrons*; existem camadas adicionais em distâncias cada vez maiores do núcleo à proporção que os átomos se tornam maiores. Um átomo como o carbono possui maior quantidade de camadas do que um átomo hidrogênio com seu único elétron, porém menor do que um átomo de ferro, que possui maior número de elétrons.

A primeira camada mais interna de qualquer átomo pode conter até dois elétrons em um único orbital esférico ("s", do inglês *spherical*) (**Figura 2.1A**). Uma vez preenchido o orbital solitário da camada mais interna, os elétrons começam a ocupar a segunda camada. Essa pode conter até oito elétrons; os dois primeiros elétrons preenchem um orbital esférico e os elétrons subsequentes ocupam as três orbitais adicionais em forma de hélice ("p", do inglês *propeller*). Camadas adicionais podem acomodar mais orbitais, o que ocorre uma vez que camadas internas estão preenchidas. Para simplificar, iremos ignorar a distinção entre os orbitais *s* e *p* e representaremos as camadas de um átomo em duas dimensões, como mostrado na **Figura 2.1B** para o nitrogênio.

Um átomo é mais estável quando todos os orbitais em sua camada mais externa estão ocupados, cada um, com dois elétrons. Se um ou mais orbitais não estiverem ocupados com sua capacidade de elétrons, o átomo pode reagir com outros átomos e formar moléculas, conforme descrito adiante. Para muitos dos átomos que são de suma importância para a fisiologia, a camada externa requer oito elétrons em seus orbitais, de modo a ser totalmente preenchida a sua capacidade.

Cada uma das partículas subatômicas tem uma carga elétrica diferente. Os prótons apresentam uma unidade de carga positiva; os elétrons, uma unidade de carga negativa; e os nêutrons são eletricamente neutros. Como os prótons estão localizados no núcleo atômico, ele tem uma carga positiva resultante igual ao número de prótons nele contidos. Um dos princípios fundamentais da física é que cargas elétricas opostas se atraem e cargas similares se repelem. É a atração entre os prótons com carga positiva e os elétrons com carga negativa que atua como força principal para formar um átomo. O átomo como um todo, no entanto, não tem carga elétrica resultante porque o número de elétrons carregados negativamente que orbitam o núcleo é igual ao número de prótons carregados positivamente contidos no núcleo.

Número atômico

Cada elemento químico contém um número único e específico de prótons, e é esse número, conhecido como **número atômico**, que distingue um tipo de átomo de outro. O hidrogênio, por exemplo, que é o átomo mais simples, tem número atômico 1, correspondente ao seu único próton. Outro exemplo é o cálcio, cujo número atômico é 20, correspondente aos seus 20 prótons. Como um átomo é eletricamente neutro, o número atômico também é igual ao número de elétrons no átomo.

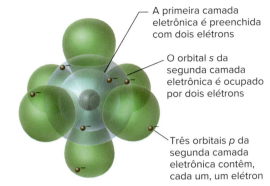

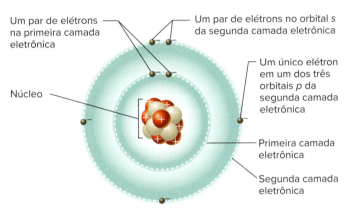

Figura 2.1 Disposição das partículas subatômicas em um átomo, ilustrada aqui para o átomo nitrogênio. **A.** Os elétrons de carga negativa orbitam em torno de um núcleo que consiste em prótons carregados positivamente e (com exceção do hidrogênio) nêutrons não carregados. Até dois elétrons podem ocupar cada orbital, mostrado aqui como regiões nas quais é provável que se encontre um elétron. Os orbitais existem dentro de camadas de elétrons a distâncias progressivamente maiores do núcleo à medida que os átomos ficam maiores. A primeira camada do elétron contém apenas um orbital; camadas progressivamente distantes podem conter um número diferente de orbitais. **B.** Ilustração bidimensional simplificada de um átomo de nitrogênio, mostrando um complemento integral de dois elétrons em sua camada mais interna e cinco elétrons em sua segunda camada mais externa. Orbitais não estão representados nessa forma simplificada de ilustrar um átomo.

Massa atômica

Os átomos têm massa muito pequena. Um único átomo de hidrogênio, por exemplo, tem massa de apenas $1,67 \times 10^{-24}$ g. A escala de **massa atômica** indica a massa de um átomo em relação à massa de outros átomos. Por convenção, esta escala baseia-se em atribuir uma massa de exatamente 12 ao átomo de carbono. Nessa escala, um átomo de hidrogênio tem massa atômica de aproximadamente 1, indicando que tem um 1/12 da massa de um átomo de carbono. Um átomo de magnésio, com massa atômica de 24, tem o dobro da massa de um átomo de carbono. A unidade de massa atômica é conhecida como dálton. Um dálton (d) é igual a 1/12 da massa de um átomo de carbono.

Embora o número de nêutrons no núcleo de um átomo seja, com frequência, igual ao número de prótons, muitos elementos químicos podem existir em múltiplas formas, denominadas **isótopos**, que apresentam números idênticos de prótons, mas diferem quanto ao número de nêutrons que contêm. Por exemplo, a forma mais abundante do átomo de carbono, ^{12}C, contém seis prótons e seis nêutrons, e, portanto, apresenta um número atômico de 6. Prótons e nêutrons são aproximadamente iguais em massa, de modo que ^{12}C tem massa atômica 12. O isótopo de carbono radioativo ^{14}C contém seis prótons e oito nêutrons, portanto seu número atômico é 6, mas sua massa atômica é 14. O valor da massa atômica dado na Tabela Periódica dos Elementos é, na verdade, a massa média que reflete a abundância relativa dos diferentes isótopos de determinado elemento na natureza.

Muitos isótopos são instáveis; eles emitem energia espontaneamente ou até mesmo liberam componentes do próprio átomo, como parte do núcleo. Esse processo é conhecido como radiação, e esses isótopos são denominados **radioisótopos**. As qualidades especiais dos radioisótopos são de grande benefício prático na medicina e no estudo da fisiologia. Por exemplo, a radiação de alta energia pode ser focalizada em áreas cancerosas do corpo para matar células cancerosas. Os radioisótopos também podem ser úteis no diagnóstico. Em um método comum, a glicose pode ser quimicamente modificada para que contenha um isótopo radioativo de flúor. Quando injetada no sangue, as células de todos os órgãos do corpo absorvem a glicose radioativa exatamente como fariam com a glicose comum. Técnicas especiais de imagem, como a **tomografia por emissão de pósitrons (PET)**, podem ser utilizadas para detectar a quantidade de glicose radioativa que aparece em diferentes órgãos. Como a glicose é uma fonte essencial de energia utilizada por todas as células, essa informação pode ser utilizada para determinar se um órgão específico está funcionando normalmente ou em uma taxa aumentada ou diminuída. Por exemplo, uma PET que revela captação diminuída de glicose radioativa no coração poderia indicar a presença de doença nos vasos sanguíneos do coração, privando o coração de nutrientes. A tomografia PET também é capaz de revelar a presença de câncer – uma doença caracterizada pelo crescimento celular descontrolado e por aumento da captação de glicose.

A **massa atômica-grama** de um elemento químico é a quantidade do elemento, em gramas, igual ao valor numérico de sua massa atômica. Assim, 12 g de carbono (assumindo que todo ele seja ^{12}C) tem 12 massas atômicas-grama de carbono, e 1 g de hidrogênio tem 1 massa atômica-grama de hidrogênio. *Uma massa atômica-grama de qualquer elemento contém o mesmo número de átomos.* Por exemplo, 1 g de hidrogênio contém 6×10^{23} átomos; da mesma forma, 12 g de carbono, cujos átomos têm 12 vezes a massa de um átomo de hidrogênio, também tem 6×10^{23} átomos (esse valor é frequentemente denominado *constante de Avogadro* ou *número de Avogadro*, em homenagem ao cientista italiano Amedeo Avogadro, que viveu no século XIX).

Íons

Conforme já mencionado, um único átomo é eletricamente neutro porque contém números iguais de elétrons, de carga negativa, e prótons, de carga positiva. Há casos, porém, em que

Vander | Fisiologia Humana

TABELA 2.2	Formas iônicas dos elementos encontrados com mais frequência no corpo.			
Átomo químico	Símbolo	Íon	Símbolo químico	Elétrons adquiridos ou perdidos
Hidrogênio	H	Íon hidrogênio	H^+	1 perdido
Sódio	Na	Íon sódio	Na^+	1 perdido
Potássio	K	Íon potássio	K^+	1 perdido
Cloro	Cl	Íon cloro	Cl^-	1 ganho
Magnésio	Mg	Íon magnésio	Mg^{2+}	2 perdidos
Cálcio	Ca	Íon cálcio	Ca^{2+}	2 perdidos

determinados átomos podem ganhar ou perder um ou mais elétrons; nesses casos, eles adquirirão uma carga elétrica resultante e se tornarão um **íon**. Isso pode acontecer, por exemplo, se um átomo tiver uma camada externa que contenha apenas um ou alguns elétrons; a perda desses elétrons significa que a camada mais interna seguinte se tornará a camada mais externa. Essa camada seguinte mais interna está completa, com sua capacidade máxima de elétrons, portanto é muito estável (lembre-se de que cada camada de elétrons sucessiva começa a adquirir elétrons somente quando todas as camadas internas precedentes estão preenchidas). Por exemplo, quando um átomo de sódio (Na), que possui 11 elétrons, perde o elétron solitário em sua camada externa, ele se transforma e um íon sódio (Na^+), com carga positiva resultante; ele ainda possui 11 prótons, mas agora tem apenas 10 elétrons, dois em sua primeira camada e um complemento total de oito em sua segunda camada, a externa. Por outro lado, um átomo de cloro (Cl), que possui 17 elétrons, carece de um elétron para preencher completamente a sua camada externa. Ele pode, por conseguinte, adquirir um elétron e se tornar um íon cloreto (Cl^-), com uma carga negativa resultante – agora ele possui 18 elétrons, mas apenas 17 prótons. Alguns átomos podem ganhar ou perder mais de um elétron, transformando-se em íons com duas ou mais unidades de carga elétrica resultante (p. ex., o íon cálcio Ca^{2+}).

O átomo de hidrogênio e muitos outros átomos prontamente formam íons. A **Tabela 2.2** lista as formas iônicas de alguns desses elementos que são encontrados no corpo. Os íons que possuem uma carga positiva resultante são chamados de **cátions**, e aqueles que têm uma carga negativa resultante são denominados **ânions**. Em decorrência de sua carga, os íons são capazes de conduzir eletricidade quando dissolvidos em água; consequentemente, as formas iônicas dos elementos minerais são coletivamente designadas **eletrólitos**. Isso é extremamente importante em fisiologia, porque os eletrólitos são utilizados para transportar cargas elétricas através das membranas celulares; desta forma, atuam como fontes de corrente elétrica em determinadas células. Nos Capítulos 6, 9 e 12, você aprenderá que essas correntes são fundamentais para a capacidade das células musculares e dos neurônios de funcionarem de forma típica.

Composição atômica do corpo

Apenas quatro dos elementos essenciais do corpo (ver Tabela 2.1) – hidrogênio, oxigênio, carbono e nitrogênio – representam mais de 99% dos átomos do corpo.

Os sete **elementos minerais** essenciais são as substâncias mais abundantemente dissolvidas nos líquidos extracelular e intracelular. A maior parte dos átomos de cálcio e fósforo do corpo, no entanto, compõe a matriz sólida do tecido ósseo.

Os 13 **oligoelementos** essenciais, assim denominados porque estão presentes em quantidades extremamente pequenas, são necessários para o crescimento e a função normais. O ferro, por exemplo, desempenha função essencial no transporte de oxigênio do sangue, enquanto o iodo é necessário para a produção do hormônio tireoidiano.

Muitos outros elementos, além dos 24 listados na Tabela 2.1, podem ser detectados no corpo. Esses elementos entram por intermédio dos alimentos que consumimos e do ar que respiramos, mas não são essenciais para o funcionamento normal do corpo e podem até mesmo interferir na química normal do organismo. Por exemplo, o arsênico, se ingerido, tem efeitos venenosos.

Estude e revise 2.1

- **Átomos:** são compostos por camadas de **elétrons** (–) em torno de um núcleo atômico constituído de **prótons** (+) e **nêutrons** (carga neutra)
  - Cada tipo de átomo é um **elemento químico**
- **Número atômico:** número de prótons em um átomo
- **Massa atômica:** razão da massa de um átomo em relação à de um átomo de ^{12}C
  - **Massa atômica em grama:** quantidade de um elemento, em gramas, correspondente ao valor numérico de sua massa atômica
- **Isótopo:** elemento químico com o mesmo número de prótons, mas número diferente de nêutrons; **radioisótopos** são instáveis e emitem radiação
- **Íon:** átomo que ganhou (**ânion**) ou perdeu (**cátion**) um ou mais elétrons, adquirindo, assim, uma carga elétrica resultante
- H, O, C e N representam mais de 99% dos átomos do corpo; os restantes são **elementos minerais** (p. ex., Ca) e **oligoelementos** (p. ex., Fe).

Questão de revisão: O ferro é um importante oligoelemento para a função normal do corpo e é essencial para processos como o transporte de oxigênio pelo sangue. A forma mais comum de ferro tem 26 prótons e 30 nêutrons e não é um íon. Quais são seu número atômico e sua massa atômica? Quantos elétrons ele tem? (**A resposta está disponível no Apêndice A.**)

2.2 Moléculas

Dois ou mais átomos ligados entre si formam uma **molécula**. Uma molécula composta por dois ou mais elementos diferentes é chamada de composto, porém os dois termos são frequentemente empregados de forma intercambiável. Por exemplo, uma molécula de gás oxigênio consiste em dois átomos de oxigênio ligados entre si. Em contrapartida, a água é um composto que contém dois átomos de hidrogênio e um átomo de oxigênio. Para simplificar, utilizaremos apenas o termo *molécula* neste livro. As moléculas podem ser representadas por seus átomos componentes. Nos dois exemplos anteriores, uma molécula de oxigênio pode ser representada como O_2, e água, como H_2O. A composição atômica da glicose, um açúcar, é $C_6H_{12}O_6$, indicando que a molécula contém 6 átomos de carbono, 12 átomos de hidrogênio e 6 átomos de oxigênio. Essas fórmulas, no entanto, não indicam como os átomos estão ligados entre si na molécula. Isso ocorre por meio de ligações químicas, conforme será descrito adiante.

Ligações químicas covalentes

As ligações químicas entre os átomos em uma molécula se formam quando os elétrons são transferidos da camada eletrônica externa de um átomo para a de outro, ou quando dois átomos com camadas eletrônicas parcialmente ocupadas compartilham elétrons. A ligação química mais forte entre dois átomos é chamada de **ligação covalente**, que se forma quando um ou mais elétrons nas camadas externas de cada átomo são compartilhados entre os dois átomos (**Figura 2.2**). No exemplo mostrado na Figura 2.2, um átomo de carbono com dois elétrons em sua camada mais interna e quatro em sua camada externa forma ligações covalentes com quatro átomos de hidrogênio. Lembre-se de que a segunda camada de átomos pode conter até oito elétrons. O carbono tem seis elétrons no total e apenas quatro na segunda camada, porque dois elétrons são utilizados para preencher a primeira camada. Ele dispõe, portanto, de "espaço" para adquirir quatro elétrons adicionais em sua camada externa. O hidrogênio possui apenas um elétron, mas, como todos os orbitais, seu único orbital pode conter até dois elétrons. O hidrogênio, portanto, também tem espaço para adquirir um elétron adicional. Nesse exemplo, um único átomo de carbono compartilha seus quatro elétrons com quatro átomos diferentes de hidrogênio, os quais, por sua vez, compartilham seus elétrons com o átomo de carbono. Os elétrons compartilhados orbitam em torno de ambos os átomos, ligando-os em uma molécula de metano (CH_4). As ligações covalentes são o tipo mais forte de ligação no corpo; uma vez formadas, elas em geral não se rompem, a menos que sofram a ação de uma fonte de energia (calor) ou de uma enzima (ver o Capítulo 3 para uma descrição das enzimas).

Como mencionado, os átomos de alguns elementos podem formar mais de uma ligação covalente e, assim, ligarem-se simultaneamente a dois ou mais átomos. Cada tipo de átomo forma um número característico de ligações covalentes que depende do número de elétrons em sua órbita mais externa. O número de ligações químicas formadas pelos quatro átomos mais abundantes no corpo consiste em: hidrogênio, um; oxigênio, dois; nitrogênio, três; e carbono, quatro. Quando a

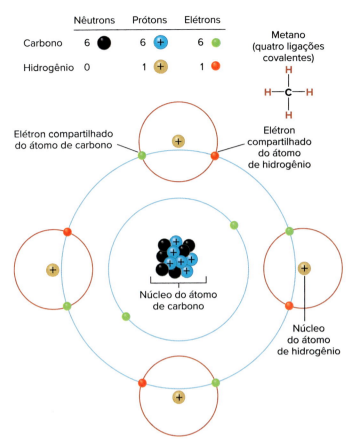

Figura 2.2 Ligação covalente formada por elétrons compartilhados. Os átomos de hidrogênio têm espaço para um elétron adicional em seu único orbital; átomos de carbono têm quatro elétrons em sua segunda camada, que pode acomodar até oito elétrons. Cada um dos quatro átomos de hidrogênio em uma molécula de metano (CH_4) forma uma ligação covalente com o átomo de carbono ao compartilhar seu elétron com um dos elétrons no carbono. Cada par de elétrons compartilhado – um elétron do átomo carbono e um do átomo de hidrogênio – forma uma ligação covalente. Os tamanhos dos prótons, nêutrons e elétrons não estão na escala.

estrutura de uma molécula é retratada, cada ligação covalente é indicada por uma linha representando um par de elétrons compartilhados. As ligações covalentes dos quatro elementos mencionados podem ser representadas da seguinte maneira:

$$H- \quad -O- \quad -N- \quad -C-$$

Uma molécula de água, H_2O, pode ser representada da seguinte forma:

$$H-O-H$$

Em alguns casos, duas ligações covalentes – uma ligação dupla – se formam entre dois átomos quando eles compartilham dois elétrons de cada átomo. O dióxido de carbono (CO_2), um produto de degradação do metabolismo, contém duas ligações duplas:

$$O=C=O$$

Observe que, nessa molécula, o átomo de carbono ainda forma quatro ligações covalentes, e cada átomo de oxigênio, apenas duas.

Ligação covalente polar

Nem todos os átomos têm a mesma capacidade de atrair elétrons compartilhados. A medida dessa capacidade em uma ligação covalente é chamada de **eletronegatividade**. A eletronegatividade habitualmente aumenta à medida que a carga positiva total de um núcleo se eleva, mas diminui conforme aumenta a distância entre os elétrons externos e o núcleo. Quando dois átomos com diferentes eletronegatividades se combinam para formar uma ligação covalente, os elétrons compartilhados tendem a permanecer mais tempo orbitando o átomo com maior eletronegatividade. Isso cria uma polaridade na ligação (pense nos polos de um ímã; somente nesse caso a polaridade se refere a uma diferença de carga).

Devido à polaridade na distribuição de elétrons que acabamos de descrever, o átomo mais eletronegativo adquire uma leve carga negativa, enquanto o outro átomo, tendo perdido parcialmente um elétron, torna-se ligeiramente positivo. Essas ligações são conhecidas como **ligações covalentes polares** (ou, simplesmente, **ligações polares**), porque os átomos em cada extremidade da ligação têm uma carga elétrica oposta. Por exemplo, a ligação entre hidrogênio e oxigênio em um **grupo hidroxila** (–OH) é uma ligação covalente polar na qual o oxigênio é ligeiramente negativo e o hidrogênio, ligeiramente positivo:

$$R—\overset{(\delta^-)}{O}—\overset{(\delta^+)}{H}$$

Os símbolos δ^- e δ^+ referem-se a átomos com cargas negativa ou positiva parciais, respectivamente. O R simboliza o restante da molécula; na água, por exemplo, o R é simplesmente outro átomo de hidrogênio que possui outra carga positiva parcial. A carga elétrica associada às extremidades de uma ligação polar é consideravelmente menor do que a carga de um átomo totalmente ionizado. As ligações polares não têm uma carga elétrica resultante, como os íons, visto que contêm quantidades iguais de cargas negativa e positiva.

Os átomos de oxigênio, nitrogênio e enxofre, que possuem uma atração relativamente forte para elétrons, formam ligações polares com átomos de hidrogênio (**Tabela 2.3**). Uma relevante característica das ligações polares que é importante em nossa compreensão da fisiologia é o fato de que as moléculas que contêm essas ligações tendem a ser bastante solúveis em água. Consequentemente, essas moléculas – denominadas **moléculas polares** – dissolvem-se prontamente no sangue, no líquido intersticial e no líquido intracelular. De fato, a própria água é exemplo clássico de uma molécula polar, com um átomo de oxigênio de carga parcialmente negativa e dois átomos de hidrogênio de carga parcialmente positiva.

Ligação covalente não polar

Em contraste às ligações covalentes polares, as ligações entre átomos com eletronegatividades semelhantes ou iguais são chamadas de **ligações covalentes não polares**. Nessas ligações, os elétrons são igualmente ou quase igualmente compartilhados pelos dois átomos, de modo que há pouca ou nenhuma distribuição desigual de carga ao longo da ligação. As ligações entre átomos de carbono e hidrogênio e entre dois átomos de carbono são ligações covalentes não polares

TABELA 2.3	Exemplos de ligações covalentes polares e não polares.
Ligações covalentes polares	$R—\overset{(\delta^-)}{O}—\overset{(\delta^+)}{H}$ Grupo hidroxila (R—OH)
	$R—\overset{(\delta^-)}{S}—\overset{(\delta^+)}{H}$ Grupo sulfidrila (R—SH)
	$R—\underset{(\delta^-)}{N}—R$ com $\overset{(\delta^+)}{H}$ Ligação nitrogênio-hidrogênio
Ligações covalentes não polares	—C—H Ligação carbono-hidrogênio
	—C—C— Ligação carbono-carbono

eletricamente neutras (ver Tabela 2.3). Moléculas contendo grandes proporções de ligações covalentes não polares denominam-se **moléculas não polares**, as quais tendem a ser menos solúveis em água do que aquelas com ligações covalentes polares. Consequentemente, essas moléculas são encontradas com frequência nas bicamadas lipídicas das membranas das células e organelas intracelulares. Quando presentes em líquidos corporais, como o sangue, elas podem se associar a uma molécula polar que serve como "carreadora" para evitar que a molécula não polar saia da solução. As características das moléculas em solução serão descritas mais adiante neste capítulo.

Ligações iônicas

Como observado, alguns elementos, como os que compõem o sal de cozinha (NaCl), podem formar íons. O NaCl é uma substância cristalina sólida devido à forte atração elétrica entre os íons sódio de carga positiva e os íons cloreto de carga negativa. Essa forte atração entre dois íons de cargas opostas é conhecida como **ligação iônica**. Quando um cristal de cloreto de sódio é colocado na água, as moléculas de água altamente polares, com suas cargas positivas e negativas parciais, são atraídas para os íons sódio e cloreto com cargas elétricas (**Figura 2.3**). Agrupamentos de moléculas de água circundam os íons, possibilitando a separação dos íons sódio e cloreto e a sua entrada na água – ou seja, a sua dissolução.

Pontes de hidrogênio

Quando duas moléculas polares estão em contato próximo, uma atração elétrica pode ocorrer entre elas. Por exemplo, o átomo de hidrogênio em uma ligação polar em uma molécula e um átomo de oxigênio ou nitrogênio em uma ligação polar de outra molécula se atraem, formando um tipo de ligação denominada **ponte de hidrogênio**. Essas ligações também podem se formar entre átomos dentro da mesma molécula. As pontes de hidrogênio são representadas nos diagramas por linhas tracejadas ou pontilhadas para distingui-las das ligações covalentes, conforme ilustrado nas ligações entre moléculas de água (**Figura 2.4**).

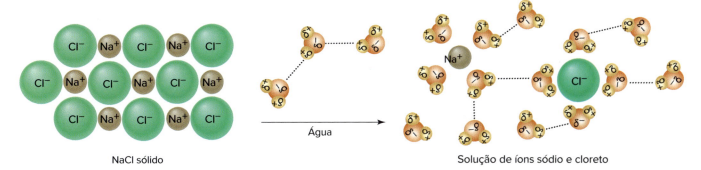

Figura 2.3 A atração elétrica entre os íons sódio e cloreto com cargas elétricas forma ligações iônicas em NaCl sólido. A atração das regiões polares parcialmente carregadas das moléculas de água rompe as ligações iônicas e os íons sódio e cloreto se dissolvem.

As pontes de hidrogênio são muito fracas, apresentando apenas cerca de 4% da força das ligações covalentes polares entre os átomos de hidrogênio e oxigênio em uma única molécula de água. Embora as pontes de hidrogênio sejam fracas individualmente, quando presentes em grande número, desempenham uma função extremamente importante nas interações moleculares e na determinação do formato das grandes moléculas. Isso é de grande importância para a fisiologia, porque o formato das grandes moléculas determina suas funções e sua capacidade de interagir com outras moléculas. Por exemplo, algumas moléculas interagem com um arranjo de "fechadura e chave", que só pode ocorrer se ambas as moléculas tiverem precisamente o formato correto, o que, por sua vez, depende, em parte, do número e da localização das pontes de hidrogênio.

Forma molecular

Conforme mencionado, quando os átomos são ligados uns com os outros, formam moléculas de variados formatos. Embora desenhemos as estruturas diagramáticas das moléculas em folhas planas de papel, as moléculas são tridimensionais. Quando mais de uma ligação covalente é formada com um determinado átomo, as ligações são distribuídas ao redor dele em um padrão que pode ou não ser simétrico (**Figura 2.5**).

As moléculas não são estruturas rígidas e inflexíveis. Dentro de certos limites, o formato de uma molécula pode ser alterado sem que haja quebra das ligações covalentes que unem

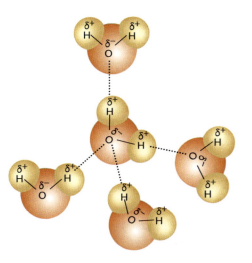

Figura 2.4 Cinco moléculas de água. Observe que as ligações covalentes polares ligam os átomos de hidrogênio e oxigênio dentro de cada molécula e que as pontes de hidrogênio ocorrem entre moléculas adjacentes. As pontes de hidrogênio são representadas nos diagramas por linhas tracejadas ou pontilhadas, e as ligações covalentes, por linhas sólidas.

APLICAÇÃO DO CONCEITO

- Que efeitos as pontes de hidrogênio poderiam ter sobre a probabilidade de a água em estado líquido passar para o estado de vapor?

A resposta está disponível no Apêndice A.

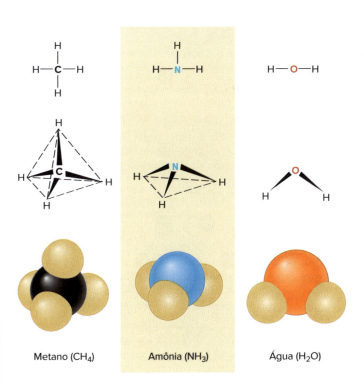

Figura 2.5 Três maneiras diferentes de representar a configuração geométrica das ligações covalentes ao redor dos átomos de carbono, nitrogênio e oxigênio ligados a átomos de hidrogênio.

seus átomos. Uma ligação covalente é como um eixo em torno do qual os átomos unidos podem girar. Conforme ilustrado na **Figura 2.6**, uma sequência de seis átomos de carbono pode assumir múltiplas formas por meio de sua rotação ao redor de várias ligações covalentes. De acordo com o que será abordado nos capítulos subsequentes, a forma tridimensional e flexível das moléculas é um dos principais fatores que governam as interações moleculares, refletindo o princípio geral da fisiologia segundo o qual a estrutura é um determinante da função e coevoluiu com ela.

Moléculas iônicas

O processo de formação de íons, conhecido como ionização, pode ocorrer não apenas em átomos isolados, como assinalado anteriormente, mas também em átomos que estão ligados de

TABELA 2.4	Exemplos de grupos ionizados nas moléculas.
Grupos ionizados	R—C(=O)—O⁻ Grupo carboxila (R–COO⁻)
	R—N⁺H₃ (H, H, H) Grupo amino (R–NH₃⁺)
	R—O—P(=O)(O⁻)—O⁻ Grupo fosfato (R–PO₄²⁻)

modo covalente em moléculas (**Tabela 2.4**). Nas moléculas, dois grupos comumente encontrados que sofrem ionização são o **grupo carboxila** (–COOH) e o **grupo amino** (–NH₂). A fórmula abreviada para indicar apenas uma parte de uma molécula pode ser escrita como R–COOH ou R–NH₂, em que R representa o restante da molécula. O grupo carboxila sofre ionização quando o oxigênio ligado ao hidrogênio captura o único elétron do hidrogênio para formar um íon carboxila (R–COO⁻), liberando um íon hidrogênio (H⁺):

$$R\text{—}COOH \rightleftharpoons R\text{—}COO^- + H^+$$

O grupo amino pode se ligar a um íon hidrogênio para formar um grupo amino ionizado (R–NH₃⁺):

$$R\text{—}NH_2 + H^+ \rightleftharpoons R\text{—}NH_3^+$$

A ionização de cada um desses grupos pode ser revertida, conforme indicado pelas setas duplas; o grupo carboxila ionizado pode se combinar com um íon hidrogênio para formar um grupo carboxila não ionizado, e o grupo amino ionizado pode perder um íon hidrogênio e se tornar um grupo amino não ionizado.

Voltamo-nos agora para uma discussão de soluções e solubilidade molecular em água. Começamos com uma revisão de algumas das propriedades da água que a tornam tão adequada para a vida.

Estude e revise 2.2

- **Moléculas:** formadas pela união entre átomos por meio de ligações químicas
- **Ligação covalente:** formada entre dois átomos que compartilham um par de elétrons
  - **Ligação covalente polar:** um átomo atrai os elétrons ligantes mais do que o outro átomo do par
  - **Ligação covalente não polar:** formada entre dois átomos de eletronegatividades semelhantes
- **Ligação iônica:** forte ligação entre cátions e ânions; rompe-se facilmente na água
- **Ponte de hidrogênio:** atração elétrica fraca entre H e O ou N em diferentes moléculas, ou entre regiões distintas de uma molécula

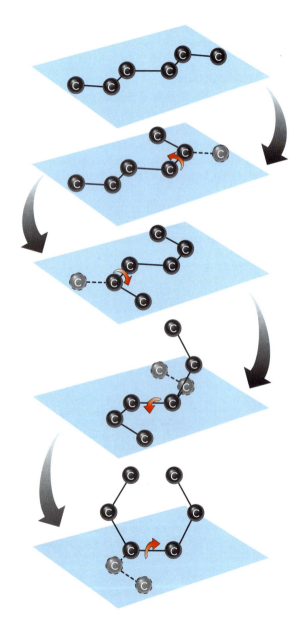

Figura 2.6 Mudanças na forma molecular ocorrem à medida que partes de uma molécula giram ao redor de diferentes ligações de carbono-carbono, convertendo o seu formato, por exemplo, de uma cadeia relativamente reta (parte superior) a um anel (parte inferior).

Estude e revise 2.2 — *continuação*

- Os formatos das moléculas podem ser alterados pela rotação de seus átomos em torno de ligações covalentes

- **Moléculas iônicas:** moléculas que contêm átomos que se ionizaram; grupos ionizados comuns incluem os grupos **carboxila** e **amino**.

Questão de revisão: Classifique os três principais tipos de ligações entre os átomos (covalente, hidrogênio, iônica) por ordem de sua força. Quais dos três são facilmente rompidos na água? Por que o carbono é capaz de formar quatro ligações covalentes com outros átomos, como o hidrogênio? (A resposta está disponível no Apêndice A.)

2.3 Soluções

As substâncias dissolvidas em um líquido são conhecidas como **solutos**, e o líquido em que são dissolvidas é o **solvente**. Os solutos se dissolvem em um solvente para formar uma **solução**. A água é o solvente mais abundante no corpo, representando aproximadamente 60% do peso corporal total. A maioria das reações químicas que ocorrem no corpo envolve moléculas que são dissolvidas em água, seja no líquido intracelular ou extracelular. Nem todas as moléculas, no entanto, dissolvem-se na água.

Água

De cada 100 moléculas no corpo humano, cerca de 99 são de água. As ligações covalentes que unem os dois átomos de hidrogênio ao átomo de oxigênio em uma molécula de água são polares. Por conseguinte, como já observado, o oxigênio na água tem uma carga negativa parcial, e cada hidrogênio tem uma carga positiva parcial. As regiões carregadas positivamente próximas aos átomos de hidrogênio de uma molécula de água são atraídas eletricamente para as regiões carregadas negativamente dos átomos de oxigênio nas moléculas de água adjacentes por pontes de hidrogênio (ver Figura 2.4).

Em temperaturas entre 0°C e 100°C, a água encontra-se no estado líquido. Nele, as pontes de hidrogênio fracas entre as moléculas de água estão sendo continuamente formadas e rompidas, e, ocasionalmente, algumas moléculas de água escapam da fase líquida e passam para o estado gasoso. Se a temperatura aumentar, as pontes de hidrogênio são mais facilmente rompidas e um maior número de moléculas de água escapa para o estado gasoso. Se, contudo, a temperatura for reduzida, as pontes de hidrogênio são rompidas com menos frequência, de modo que são formados agrupamentos cada vez maiores de moléculas de água até que, na temperatura de 0°C, a água congela em uma matriz cristalina sólida – o gelo. A temperatura corporal em humanos é normalmente próxima de 37°C, portanto a água existe em estado líquido no corpo. Mesmo a essa temperatura, no entanto, algumas moléculas de água deixam o corpo na forma de gás (vapor de água) cada vez que expiramos durante a respiração. Essa perda de água na forma de vapor d'água tem importância considerável para a homeostase da água corporal total e deve ser suprida por água obtida de alimentos ou bebidas.

As moléculas de água participam de muitas reações químicas do tipo geral:

$$R_1\text{—}R_2 + H\text{—}O\text{—}H \rightleftharpoons R_1\text{—}OH + H\text{—}R_2$$

Nessa reação, a ligação covalente entre R_1 e R_2 e aquela entre um átomo de hidrogênio e um de oxigênio na água são rompidas, e o grupo hidroxila e o átomo de hidrogênio são transferidos para R_1 e R_2, respectivamente. As reações desse tipo são conhecidas como reações hidrolíticas ou **hidrólise**. Muitas moléculas grandes no corpo são degradadas em unidades moleculares menores por hidrólise, comumente com a ajuda de uma classe de moléculas chamadas enzimas. Essas reações são, em geral, reversíveis, processo esse conhecido como condensação ou **desidratação**. Na desidratação, uma molécula de água é removida para combinar duas moléculas pequenas em uma grande. As reações de desidratação são responsáveis, entre outras coisas, pela formação de proteínas e outras moléculas grandes necessárias ao corpo.

Outras propriedades da água importantes em fisiologia incluem as propriedades coligativas – aquelas que dependem do *número* de substâncias dissolvidas, ou solutos, na água. Por exemplo, a água se move entre compartimentos líquidos pelo processo de osmose, sobre o qual você irá aprender no Capítulo 4. Na osmose, a água se move de regiões de baixas concentrações para regiões de altas concentrações de soluto, independentemente do tipo específico de soluto. Entre outras coisas, a osmose é o mecanismo pelo qual a água é absorvida a partir do trato intestinal (ver Capítulo 15) e dos túbulos renais para a corrente sanguínea (ver Capítulo 14).

Depois dessa breve análise de algumas das propriedades fisiologicamente relevantes da água, passaremos a discutir como as moléculas se dissolvem nela. Durante a leitura, lembre-se de que a maioria das reações químicas no corpo ocorre entre moléculas que estão em solução aquosa, portanto as solubilidades relativas de diferentes moléculas influenciam a sua capacidade de participar de reações químicas.

Solubilidade molecular

As moléculas que apresentam múltiplas ligações polares e/ou grupos ionizados irão se dissolver em água. Essas moléculas são conhecidas como **hidrofílicas** ou "amantes da água". Portanto, a presença de grupos ionizados, como grupos carboxila e amino, ou de grupos polares, como grupos hidroxila, em uma molécula promove solubilidade em água. Por outro lado, as moléculas compostas predominantemente por carbono e hidrogênio são pouco ou quase totalmente insolúveis em água, já que suas ligações covalentes eletricamente neutras não são atraídas pelas moléculas de água. Essas moléculas são **hidrofóbicas**, ou "tementes à água", e se dissolvem em óleos, e não em água.

Quando moléculas hidrofóbicas são misturadas com água, formam-se duas fases, como ocorre quando se mistura óleo com água. A forte atração entre as moléculas polares "espreme" as moléculas não polares para fora da fase aquosa. Essa separação, no entanto, raramente é 100% completa, de modo que quantidades muito pequenas de solutos não polares permanecem dissolvidas na fase aquosa.

Há uma classe especial de moléculas que possui uma região polar ou ionizada em uma extremidade e uma região não polar na outra. Essas moléculas são denominadas **anfipáticas**, palavra derivada do grego que significa "desgostar de ambos". Quando misturadas com água, as moléculas anfipáticas formam agrupamentos, com suas regiões polares (hidrofílicas) na superfície, onde são atraídas para as moléculas de água circundantes. As extremidades não polares (hidrofóbicas) são orientadas para o interior do agrupamento (**Figura 2.7**). Esse arranjo proporciona a interação máxima entre as moléculas de água e as extremidades polares das moléculas anfipáticas. As moléculas não polares podem se dissolver nas regiões não polares centrais desses agrupamentos e, portanto, em soluções aquosas existem em quantidades muito maiores do que seria de outra forma possível com base em sua solubilidade diminuída em água. Como veremos, a orientação das moléculas anfipáticas desempenha uma importante função na estrutura da membrana plasmática (ver Capítulo 3), tanto na absorção de moléculas não polares, como as gorduras pelo intestino, quanto no seu transporte na corrente sanguínea (ver Capítulo 15).

Concentração

A **concentração** de solutos é definida como a quantidade de soluto presente em uma unidade de volume da solução. As concentrações de solutos em uma solução são fundamentais para sua capacidade de produzir ações fisiológicas. Por exemplo, as moléculas de sinalização extracelulares descritas no Capítulo 1, incluindo neurotransmissores e hormônios, não são capazes de alterar a atividade celular, a menos que estejam presentes em concentrações apropriadas no líquido extracelular.

Uma medida da quantidade de uma substância é sua massa expressa em gramas. A unidade de volume no sistema métrico é um litro (ℓ). (Um litro equivale a 1,06 quarto; consulte a tabela de conversão no Apêndice C para unidades métricas e inglesas.) A concentração de um soluto em uma solução pode, então, ser expressa como a quantidade de gramas da substância presente em um litro de solução (g/ℓ). As unidades menores comumente utilizadas em fisiologia são o decilitro (dℓ ou 0,1 ℓ), o mililitro (mℓ ou 0,001 ℓ) e o microlitro ($\mu\ell$ ou 0,001 mℓ).

Uma comparação das concentrações de duas substâncias diferentes com base na quantidade de gramas por litro de solução não indica diretamente o número de moléculas presentes em cada substância. Por exemplo, se as moléculas do composto X forem mais pesadas que as do composto Y, 10 g do composto X conterão menos moléculas do que 10 g do composto Y. Assim, as concentrações são expressas com base no número de moléculas de soluto em solução, utilizando uma medida de massa denominada **peso molecular**. O peso molecular de uma molécula é igual à soma das massas atômicas de todos os átomos que compõem a molécula. Por exemplo, a glicose ($C_6H_{12}O_6$) apresenta um peso molecular de 180, porque $[(6 \times 12) + (12 \times 1) + (6 \times 16)] = 180$. Um **mol** de um composto é a quantidade do composto em gramas igual a seu peso molecular. Uma solução contendo 180 g de glicose (1 mol) em 1 ℓ

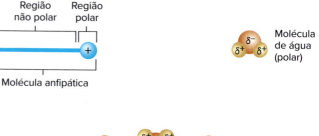

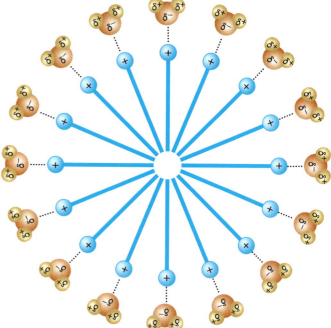

Figura 2.7 Na água, as moléculas anfipáticas se agregam em agrupamentos esféricos. Suas regiões polares formam pontes de hidrogênio com moléculas de água na superfície do agrupamento, enquanto as regiões não polares se agrupam e excluem a água.

de solução é uma solução de glicose 1 molar (1 mol/ℓ). Caso fossem dissolvidos 90 g de glicose em 1 ℓ de água, a solução teria uma concentração de 0,5 mol/ℓ. Assim como a massa atômica de 1 átomo-grama de qualquer elemento contém o mesmo número de átomos, 1 mol de qualquer molécula conterá o mesmo número de moléculas – 6×10^{23} (número de Avogadro). Desse modo, uma solução de 1 mol/ℓ de glicose contém o mesmo número de moléculas de soluto por litro que uma solução de 1 mol/ℓ de qualquer outra substância.

As concentrações de solutos dissolvidos nos líquidos corporais são muito inferiores a 1 mol/ℓ. Muitos solutos apresentam concentrações na faixa de milimoles por litro (1 mmol/ℓ = 0,001 mol/ℓ), enquanto outros estão presentes em concentrações ainda menores – micromoles por litro (1 μmol/ℓ = 0,000001 mol/ℓ) ou nanomoles por litro (1 nmol/ℓ = 0,000000001 mol/ℓ). Por convenção, o termo litro (ℓ) por vezes é omitido quando se refere a concentrações. Assim, uma solução de 1 mmol/ℓ é frequentemente escrita como 1 mM (a letra "M" maiúscula significa "molar" e é definida como mol/ℓ).

Um exemplo da importância das concentrações de solutos está relacionado a uma variável homeostática fundamental: o pH dos líquidos corporais, conforme descrito adiante.

A manutenção de uma faixa estreita de pH (ou seja, concentração de íons hidrogênio) nos líquidos corporais é absolutamente essencial para a maioria dos processos fisiológicos, em parte porque as enzimas e outras proteínas dependem do pH para sua forma e atividade normais.

Íons hidrogênio e acidez

Como mencionado, um átomo de hidrogênio consiste em um único próton em seu núcleo em torno do qual orbita um único elétron. O tipo mais comum de íon hidrogênio (H^+) é formado pela perda do elétron, sendo, portanto, um único próton livre. As moléculas que liberam prótons (íons hidrogênio) em solução são denominadas **ácidos**, a exemplo de:

$$HCl \longrightarrow H^+ + Cl^-$$
Ácido clorídrico   Cloreto

$$H_2CO_3 \rightleftharpoons H^+ + HCO_3^-$$
Ácido carbônico   Bicarbonato

$$
\begin{array}{ccc}
OH & & OH \\
| & & | \\
CH_3-C-COOH & \rightleftharpoons H^+ + CH_3-C-COO^- \\
| & & | \\
H & & H \\
\text{Ácido láctico} & & \text{Lactato}
\end{array}
$$

Em contraparte, qualquer substância capaz de aceitar um íon hidrogênio é denominada **base**. Nas reações mostradas, o bicarbonato e o lactato são bases, visto que podem se combinar com íons hidrogênio (observe as setas de duplas nas duas reações). Além disso, perceba que, por convenção, são empregados termos separados para as formas ácidas – *ácido láctico* e *ácido carbônico* – e as bases derivadas dos ácidos – *lactato* e *bicarbonato*. Combinando-se com íons hidrogênio, as bases diminuem a concentração de íons hidrogênio de uma solução.

Quando o ácido clorídrico é dissolvido em água, 100% de seus átomos se separam para formar íons hidrogênio e cloreto, e esses íons não se recombinam em solução (observe a seta de sentido único na reação anterior). No caso do ácido láctico, no entanto, apenas uma fração das moléculas de ácido láctico em solução libera íons hidrogênio a qualquer momento. Sendo assim, se uma solução de 1 mol/ℓ de ácido láctico for comparada a uma solução de 1 mol/ℓ de ácido clorídrico, a concentração de íons hidrogênio será menor na solução de ácido láctico do que na solução de ácido clorídrico. O ácido clorídrico e outros ácidos que são total ou quase totalmente ionizados em solução são conhecidos como **ácidos fortes**, enquanto os ácidos carbônico e láctico e outros ácidos que não sofrem ionização completa em solução são os **ácidos fracos**. Os mesmos princípios se aplicam às bases.

É importante compreender que a concentração de íons hidrogênio de uma solução refere-se apenas aos íons hidrogênio que estão livres na solução, e não àqueles que podem estar ligados, por exemplo, a grupos amino ($R–NH_3^+$). A **acidez** de uma solução refere-se, assim, à concentração de íons hidrogênios *livres* (não ligados) na solução; quanto maior a concentração de íons hidrogênio, maior a acidez. A concentração de íons hidrogênio é frequentemente expressa como o pH da solução, que é definido como o logaritmo negativo na base 10 da concentração de íons hidrogênio. Os colchetes que envolvem o símbolo do íon hidrogênio na fórmula a seguir indicam a concentração:

$$pH = -\log [H^+]$$

Por exemplo, uma solução com concentração de íons hidrogênio de 10^{-7} mol/ℓ tem um pH 7,0. A água pura, em decorrência da ionização de algumas das moléculas em H^+ e OH^-, apresenta concentrações de íons hidrogênio e íons hidroxila de 10^{-7} mol/ℓ (pH = 7,0) a 25°C. O produto das concentrações de H^+ e OH^- na água pura é sempre 10^{-14} M. Uma solução com pH 7,0 é denominada solução neutra. As **soluções alcalinas** apresentam concentração mais baixa de íons de hidrogênio (pH superior a 7,0), enquanto aquelas com concentração mais alta de íons hidrogênio (pH inferior a 7,0) são **soluções ácidas**. Observe que, à proporção que a acidez *aumenta*, o pH *diminui*; uma alteração no pH de 7,0 para 6,0 representa um aumento de 10 vezes na concentração de íons de hidrogênio.

O líquido extracelular do corpo possui uma concentração de íons hidrogênio de aproximadamente 4×10^{-8} mol/ℓ (pH = 7,4), com uma faixa homeostática de pH de cerca 7,35 a 7,45, sendo, portanto, ligeiramente alcalino. A maioria dos líquidos intracelulares demonstra uma concentração de íons hidrogênio ligeiramente mais alta (pH de 7,0 a 7,2) do que os líquidos extracelulares.

Como observado anteriormente, a ionização dos grupos carboxila e amino envolve a liberação e a captação, respectivamente, de íons hidrogênio. Esses grupos se comportam como ácidos e bases fracos. As mudanças na acidez de soluções contendo moléculas com grupos carboxila e amino alteram a carga elétrica resultante dessas moléculas por deslocarem a reação de ionização em uma ou outra direção, de acordo com a fórmula geral:

$$R-COO^- + H^+ \rightleftharpoons R-COOH$$

Por exemplo, se a acidez de uma solução contendo lactato for aumentada pela adição de ácido clorídrico, a concentração de ácido láctico aumentará e a de lactato diminuirá.

No líquido extracelular, *as concentrações de íon hidrogênio além de 10 vezes a faixa de pH de 7,8 a 6,8 são incompatíveis com a vida se mantidas por mais de um breve período*. Mesmo pequenas modificações na concentração de íons hidrogênio podem produzir grandes mudanças nas interações moleculares. Por exemplo, muitas enzimas no corpo operam de modo eficiente dentro de faixas de pH bastante estreitas. Caso o pH varie em relação à faixa homeostática normal devido à presença de doença, essas enzimas atuam em taxas reduzidas, criando uma situação patológica ainda mais grave.

Isso conclui nossas considerações gerais sobre as estruturas atômica e molecular, água e pH. Agora, vamos descrever as moléculas orgânicas essenciais para a vida de todos os organismos vivos, incluindo os seres humanos. Trata-se das moléculas à base de carbono, necessárias para formar as unidades estruturais das células, dos tecidos e dos órgãos, fornecendo energia e formando os mapas genéticos de toda a vida.

Estude e revise 2.3

- **Água:** H_2O responde pela maioria das moléculas do corpo
  - Atua como um **solvente** no qual substâncias (**solutos**) podem se dissolver e interagir em reações químicas
  - É atraída por outras moléculas de água por pontes de hidrogênio, o que propicia estabilidade ao estado líquido da água
  - Participa de reações químicas como as de **hidrólise** e **desidratação**
- **Solubilidade das moléculas:** capacidade de se dissolver na água
  - **Moléculas hidrofílicas:** muito solúveis em água
  - **Moléculas hidrofóbicas:** pouco ou nada solúveis em água
  - **Moléculas anfipáticas:** regiões hidrofílicas solúveis em água; regiões hidrofóbicas associam-se entre si e excluem a água
- **Peso molecular:** soma dos pesos atômicos de todos os átomos de uma molécula
- **Mol:** quantidade, em gramas, de um composto igual ao seu peso molecular
- **pH de uma solução:** logaritmo negativo da concentração de H^+ livre
  - **Ácido:** substância que libera H^+ livre na solução (forma soluções ácidas)
  - **Base:** substância que aceita H^+ livre na solução (forma soluções básicas).

Questão de revisão: Uma determinada molécula é conhecida por ser parcialmente solúvel em água e, também parcialmente solúvel em óleo, como o utilizado em molhos para saladas. Que tipo de molécula deve ser essa? Se adicionada a uma mistura de água e óleo e depois agitada, o que ocorreria com as moléculas? **(A resposta está disponível no Apêndice A.)**

2.4 Classes de moléculas orgânicas

Como a maioria das ocorrências naturais de moléculas contendo carbono são encontradas em organismos vivos, o estudo desses compostos é conhecido como química orgânica. (A química inorgânica refere-se ao estudo das moléculas que não contêm carbono.) A química dos organismos vivos, ou bioquímica, forma uma parte do amplo campo da química orgânica.

Uma das propriedades do átomo de carbono que torna a vida possível é sua capacidade de formar quatro ligações covalentes com outros átomos, inclusive com outros átomos de carbono. Como os átomos de carbono também podem se combinar com átomos de hidrogênio, oxigênio, nitrogênio e enxofre, um grande número de compostos pode se formar a partir de relativamente poucos elementos químicos. Algumas dessas moléculas são extremamente grandes (**macromoléculas**) e compostas por milhares de átomos. Em alguns casos, elas são formadas quando muitas moléculas menores idênticas, denominadas subunidades ou *monômeros* (literalmente, "uma parte"), ligam-se entre si. Essas grandes moléculas são conhecidas como **polímeros** ("muitas partes"). A estrutura de qualquer polímero depende da estrutura das subunidades, do número de subunidades ligadas entre si e da forma tridimensional pela qual as subunidades estão ligadas.

A maior parte das moléculas orgânicas no corpo pode ser classificada em um dos quatro grupos: carboidratos, lipídios, proteínas e ácidos nucleicos (**Tabela 2.5**). Consideraremos cada um desses grupos separadamente, mas convém mencionar aqui que muitas moléculas no corpo são constituídas por dois ou mais desses grupos. Por exemplo, as glicoproteínas são compostas por uma proteína ligada de modo covalente a um ou mais carboidratos.

Carboidratos

Embora os carboidratos representem apenas cerca de 1% do peso corporal, eles têm uma contribuição central nas reações químicas que fornecem energia às células. Como você aprenderá com mais detalhes no Capítulo 3, a energia é armazenada nas ligações químicas das moléculas de açúcar. Essa energia pode ser liberada dentro das células quando solicitada e armazenada nas ligações de outra molécula, chamada trifosfato de adenosina (ATP, do inglês *adenosine triphosphate*). A energia armazenada nas ligações do ATP é utilizada para impulsionar inúmeras reações diferentes no corpo, incluindo aquelas necessárias para a sobrevivência das células, a contração muscular, a síntese de proteínas e muitas outras.

Os **carboidratos** são compostos por átomos de carbono, hidrogênio e oxigênio. Um átomo de hidrogênio e um grupo hidroxila estão ligados à maioria dos átomos de carbono em um carboidrato:

$$H-C-OH$$

A presença de numerosos grupos hidroxila polares torna a maior parte dos carboidratos prontamente solúvel em água.

Muitos carboidratos têm sabor doce, particularmente aqueles conhecidos como açúcares. Os açúcares mais simples são os monômeros, denominados **monossacarídios** (da expressão grega para "açúcares simples"), dos quais o mais abundante é a **glicose**, uma molécula de seis carbonos ($C_6H_{12}O_6$). A glicose é frequentemente chamada de "açúcar do sangue", já que é o principal monossacarídio encontrado no sangue.

A glicose pode existir na forma de cadeia aberta ou, mais comumente, na forma de uma estrutura cíclica, conforme ilustrado na **Figura 2.8**. Cinco átomos de carbono e um de oxigênio formam um anel que se estende em uma superfície essencialmente plana. Os grupos hidrogênio e hidroxila em cada carbono situam-se acima e abaixo do plano desse anel. Se um dos grupos hidroxila abaixo for deslocado para uma posição acima dele, um monossacarídio diferente é produzido (galactose; ver Figura 2.8).

A maioria dos monossacarídios encontrados no corpo contém cinco ou seis átomos de carbono e são chamados de pentoses e hexoses, respectivamente. Carboidratos maiores podem ser formados pela união de vários monossacarídios. Carboidratos compostos por dois monossacarídios são conhecidos como **dissacarídios**. A **sacarose**, ou açúcar de mesa, é composta por dois monossacarídios, a glicose e a frutose

TABELA 2.5	Principais categorias de moléculas orgânicas no corpo.			
Categoria	Porcentagem do peso corporal	Átomos predominantes	Subclasses	Subunidades
Carboidratos	1	C, H, O	Polissacarídios (e dissacarídios)	Monossacarídios
Lipídios	15	C, H	Triglicerídios	3 ácidos graxos + glicerol
			Fosfolipídios	2 ácidos graxos + glicerol + fosfato + pequeno grupo contendo nitrogênio com carga elétrica
			Esteroides	Não há
Proteínas	17	C, H, O, N	Não há	Aminoácidos
Ácidos nucleicos	2	C, H, O, N	DNA	Nucleotídios contendo as bases adenina, citosina, guanina, timina, o açúcar desoxirribose e fosfato
			RNA	Nucleotídios contendo as bases adenina, citosina, guanina, uracila, o açúcar ribose e fosfato

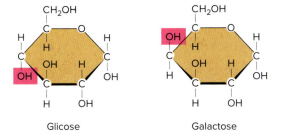

Figura 2.8 A diferença estrutural entre os monossacarídios glicose e galactose é baseada em se o grupo hidroxila na posição indicada está abaixo ou acima do plano do anel.

(**Figura 2.9**). A ligação da maioria dos monossacarídios entre si envolve uma reação de desidratação, na qual um grupo hidroxila é removido de um monossacarídio e um átomo de hidrogênio é removido do outro, dando origem a uma molécula de água e ligando covalentemente os dois açúcares por intermédio de um átomo de oxigênio. Em contrapartida, a hidrólise do dissacarídio quebra essa ligação por adicionar a água de volta e, assim, desacoplar os dois monossacarídios. Outros dissacarídios frequentemente encontrados são a maltose (glicose-glicose), formada durante a digestão de grandes carboidratos no trato intestinal, e a lactose (glicose-galactose), presente no leite.

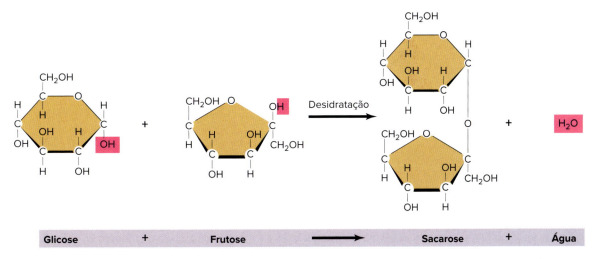

Figura 2.9 A sacarose (açúcar de mesa) é um dissacarídio formado pela ligação de dois monossacarídios, glicose e frutose, por meio de uma reação de desidratação.

APLICAÇÃO DO CONCEITO

- Como é chamada a reação inversa de uma reação de desidratação?

A resposta está disponível no Apêndice A.

Quando muitos monossacarídios estão ligados entre si para formar polímeros, as moléculas são conhecidas como **polissacarídios**. O amido, encontrado nas células vegetais, e o **glicogênio**, presente nas células animais, são exemplos de polissacarídios (**Figura 2.10**). Ambos são compostos por milhares de moléculas de glicose ligadas entre si em longas cadeias, diferindo apenas no grau de ramificação ao longo dela. O glicogênio existe no corpo como um reservatório de energia disponível, a qual é armazenada nas ligações químicas dentro dos monômeros individuais de glicose. A hidrólise do glicogênio, como a que ocorre durante os períodos de jejum, leva à liberação dos monômeros de glicose no sangue, evitando, assim, a diminuição dos níveis glicêmicos para concentrações perigosamente baixas.

Lipídios

Os **lipídios** são moléculas compostas predominantemente (mas não exclusivamente) por átomos de hidrogênio e carbono. Esses átomos estão unidos por ligações covalentes não polares, portanto, os lipídios são não polares e apresentam solubilidade muito baixa em água. Eles representam cerca de 40% da matéria orgânica no corpo de constituição média (15% do peso corporal) e podem ser divididos em quatro subclasses:

- Ácidos graxos
- Triglicerídios
- Fosfolipídios
- Esteroides.

Assim como os carboidratos, os lipídios são importantes na fisiologia porque, em parte, alguns deles proporcionam uma valiosa fonte de energia. Outros são importantes componentes de todas as membranas celulares, e outros, ainda, são importantes moléculas de sinalização.

Ácidos graxos

Um **ácido graxo** consiste em uma cadeia de átomos de carbono e hidrogênio com um grupo carboxila acídico em uma extremidade (**Figura 2.11A**). Portanto, os ácidos graxos

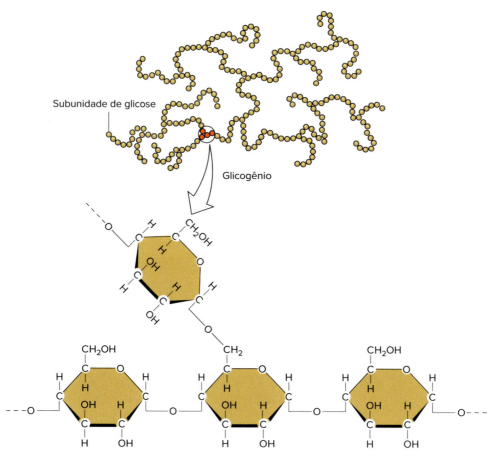

Figura 2.10 Muitas moléculas de glicose ligadas pelas suas extremidades e em pontos de ramificação formam o polissacarídio de cadeia ramificada glicogênio, mostrado aqui na forma de diagrama. As quatro subunidades em vermelho na molécula de glicogênio correspondem às quatro subunidades de glicose mostradas na parte inferior.

APLICAÇÃO DO CONCEITO

- Como a capacidade de armazenar glicose na forma de glicogênio está relacionada ao princípio geral da fisiologia segundo o qual os processos fisiológicos exigem a transferência e o equilíbrio de matéria e energia?

A resposta está disponível no Apêndice A.

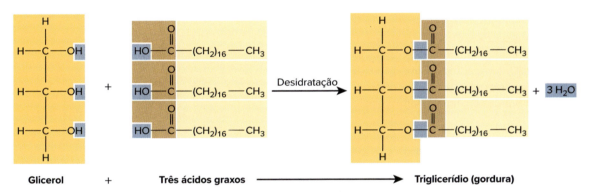

Figura 2.11 Lipídios. **A.** Os ácidos graxos podem ser saturados ou insaturados, como os dois ácidos graxos comuns apresentados. Observe o modo abreviado de escrever a fórmula de um ácido graxo. **B.** O glicerol e os ácidos graxos são as subunidades que se combinam por meio de uma reação de desidratação para formar triglicerídios e água. **C.** Os fosfolipídios são formados a partir de glicerol, dois ácidos graxos e um ou mais grupos com carga elétrica.

APLICAÇÃO DO CONCEITO

- Qual parte do fosfolipídio representado na Figura 2.11C estaria voltada para as moléculas de água, conforme ilustrado na Figura 2.7?

A resposta está disponível no Apêndice A.

contêm dois átomos de oxigênio, além de seu complemento de átomos de carbono e hidrogênio. Os ácidos graxos são sintetizados nas células mediante a junção por ligação covalente de fragmentos de dois carbonos, resultando, mais comumente, em ácidos graxos de 16 a 20 átomos de carbono. Quando todos os carbonos em um ácido graxo estão unidos por ligações covalentes simples, o ácido graxo é denominado **ácido graxo saturado**, porque ambas as ligações disponíveis remanescentes em cada átomo de carbono estão ocupadas – ou saturadas – com hidrogênio ligado covalentemente. Alguns ácidos graxos contêm uma ou mais ligações duplas entre os átomos de carbono, sendo conhecidos como **ácidos graxos insaturados**. Se houver uma ligação dupla, forma-se um **ácido graxo monoinsaturado**, e, havendo mais de uma ligação dupla, forma-se um **ácido graxo poli-insaturado** (ver Figura 2.11A).

A maioria dos ácidos graxos insaturados de ocorrência natural existe na posição *cis*, com ambos os hidrogênios no mesmo lado dos carbonos com ligação dupla (ver Figura 2.11A). É possível, no entanto, modificar os ácidos graxos durante o processamento de certos alimentos gordurosos, de modo que os hidrogênios estejam em lados opostos da ligação dupla. Esses compostos estruturalmente alterados são conhecidos como **ácidos graxos trans**. A configuração *trans* confere estabilidade ao alimento para o seu armazenamento por um período mais longo e altera o sabor e a consistência do alimento. Os ácidos graxos trans foram recentemente associados, entretanto, a inúmeras condições graves para a saúde, incluindo níveis sanguíneos elevados de colesterol; as diretrizes atuais de saúde recomendam que alimentos contendo ácidos graxos trans não sejam consumidos.

Os ácidos graxos têm muitas funções importantes no corpo, incluindo – mas não se limitando a – fornecer energia para o metabolismo celular. As ligações entre os átomos de carbono e hidrogênio em um ácido graxo podem ser rompidas para liberar energia química, a qual pode ser armazenada nas ligações químicas do ATP. Assim como a glicose, os ácidos graxos são, portanto, uma fonte extremamente importante de energia. Além disso, alguns deles podem ser alterados para produzir uma classe especial de moléculas que regulam várias funções celulares, agindo como moléculas de sinalização celular. Esses ácidos graxos modificados – coletivamente designados *eicosanoides* – são derivados do ácido graxo poli-insaturado de 20 carbonos, o ácido araquidônico. Eles têm sido implicados no controle da pressão arterial (ver Capítulo 12), inflamação (ver Capítulos 12 e 18) e contração do músculo liso (ver Capítulo 9), entre outras ações. Finalmente, os ácidos graxos fazem parte da estrutura dos triglicerídios, descrita adiante.

Triglicerídios

Os **triglicerídios** (também conhecidos como *triacilgliceróis*) constituem a maior parte dos lipídios do corpo; essas moléculas são chamadas, em geral, simplesmente de "gorduras". Os triglicerídios se formam quando o glicerol, um açúcar-álcool de três carbonos, liga-se a três ácidos graxos (**Figura 2.11B**). Cada um dos três grupos hidroxila do glicerol está ligado ao grupo carboxila de um ácido graxo por uma reação de desidratação.

Os três ácidos graxos em uma molécula de triglicerídio, em geral, não são idênticos, portanto, uma variedade de triglicerídios pode ser formada com ácidos graxos de diferentes comprimentos de cadeia e graus de saturação. Os triglicerídios animais geralmente contêm uma alta proporção de ácidos graxos saturados, enquanto os triglicerídios vegetais contêm mais ácidos graxos insaturados. As gorduras saturadas tendem a ser sólidas em baixas temperaturas. Em um exemplo trivial, aquecer um hambúrguer no fogão derrete as gorduras animais saturadas, deixando alguma gordura na frigideira. Quando resfriada, no entanto, a gordura oleosa retorna à sua forma sólida. As gorduras insaturadas, por outro lado, têm um ponto de fusão muito baixo, portanto são líquidas (óleo) mesmo em baixas temperaturas.

Os triglicerídios estão presentes no sangue e podem ser sintetizados no fígado. Eles são armazenados em grandes quantidades no tecido adiposo, onde servem como reserva de energia para o corpo, principalmente nos momentos em que a pessoa está em jejum ou necessita de energia adicional (p. ex., durante o exercício). A hidrólise libera os ácidos graxos a partir dos triglicerídios no tecido adiposo; os ácidos graxos entram na corrente sanguínea e são transportados para os tecidos e órgãos, onde podem ser metabolizados para fornecer energia para as funções celulares. Portanto, semelhante ao que ocorre com os polissacarídios, armazenar energia na forma de triglicerídios exige reações de desidratação, e tanto polissacarídios quanto triglicerídios podem ser degradados por reações de hidrólise em moléculas menores que podem ser utilizadas para fornecer energia para a síntese de ATP. Ao longo deste texto, você verá como essas reações são um mecanismo fundamental subjacente ao princípio geral da fisiologia segundo o qual os processos fisiológicos necessitam de transferência e equilíbrio de matéria e energia.

Fosfolipídios

Os **fosfolipídios** são semelhantes aos triglicerídios em estrutura global, com uma importante diferença: o terceiro grupo hidroxila do glicerol, em vez de estar fixado em um ácido graxo, está ligado a um fosfato. Além disso, uma pequena molécula polar ou ionizada contendo nitrogênio geralmente está ligada a esse fosfato (**Figura 2.11C**).

Esses grupos constituem uma região polar (hidrofílica) em uma extremidade do fosfolipídio, enquanto as duas cadeias de ácidos graxos proporcionam uma região não polar (hidrofóbica) na extremidade oposta; portanto os fosfolipídios são anfipáticos. Em solução aquosa, eles se organizam em agrupamentos, com suas extremidades polares atraídas para as moléculas de água e suas extremidades não polares atraídas uma para a outra. Essa propriedade permite que os fosfolipídios formem as bicamadas lipídicas das membranas celulares (ver Capítulo 3).

Esteroides

Os **esteroides** apresentam uma estrutura nitidamente diferente daquela das outras subclasses de moléculas lipídicas. O esqueleto de todos os esteroides é composto por quatro anéis interconectados de átomos de carbono (**Figura 2.12**). Alguns poucos grupos hidroxila, que são polares, podem estar ligados a essa estrutura anelar, mas não são numerosos

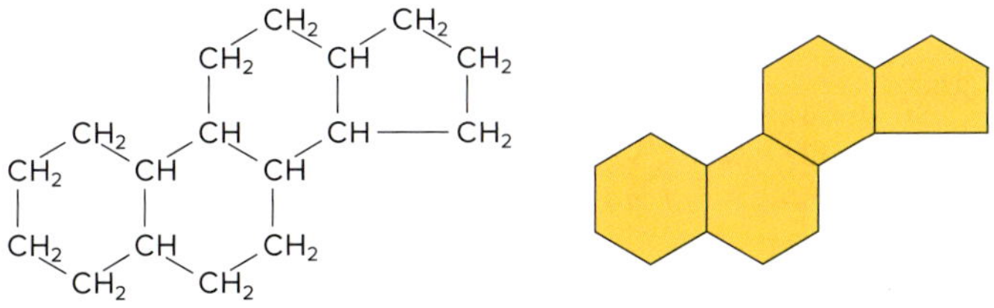

A. Estrutura em anel do esteroide

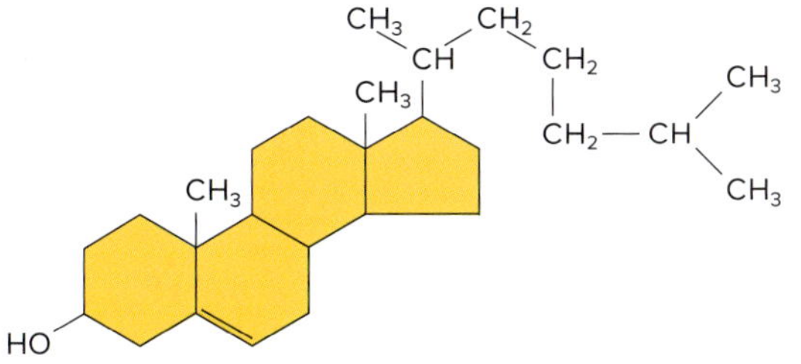

B. Colesterol

Figura 2.12 A. Estrutura em anel do esteroide mostrada com todos os átomos de carbono e hidrogênio nos anéis e novamente sem esses átomos para enfatizar a estrutura global do anel dessa classe de lipídios. **B.** Diferentes esteroides apresentam diferentes tipos e números de grupos químicos fixados em vários locais no anel esteroide, como mostra a estrutura do colesterol.

o suficiente para se tornarem um esteroide hidrossolúvel. Exemplos de esteroides são o colesterol, o cortisol das glândulas suprarrenais e os hormônios sexuais femininos e masculinos (estrogênio e testosterona, respectivamente) secretados pelas gônadas.

Proteínas

O termo **proteína** é derivado do grego *proteios* ("de primeira ordem"), o que descreve adequadamente sua importância. As proteínas respondem por cerca de 50% da matéria orgânica do corpo (17% do peso corporal) e desempenham funções essenciais em quase todos os processos fisiológicos e homeostáticos (**Tabela 2.6**). As proteínas são compostas por carbono, hidrogênio, oxigênio, nitrogênio e pequenas quantidades de outros elementos, principalmente enxofre. São macromoléculas que frequentemente contêm milhares de átomos, sendo formadas quando um grande número de pequenas subunidades (monômeros) se une por meio de reações de desidratação para criar um polímero.

Aminoácidos

As subunidades monoméricas das proteínas são os **aminoácidos**; por consequência, as proteínas são polímeros de aminoácidos. Todos eles, exceto um (prolina), possuem um grupo amino ($-NH_2$) e um grupo carboxila ($-COOH$) ligados ao átomo de carbono terminal na molécula:

$$R-\overset{\displaystyle \overset{H}{|}}{\underset{\displaystyle \underset{NH_2}{|}}{C}}-COOH$$

A terceira ligação desse carbono terminal é para um átomo de hidrogênio, e a quarta ligação é para o restante da molécula, a qual é conhecida como **cadeia lateral do aminoácido** (na fórmula, R). Essas cadeias laterais têm tamanhos diversos,

TABELA 2.6	Principais categorias e funções das proteínas.	
Categoria	**Funções**	**Exemplos**
Proteínas que regulam a expressão dos genes	Sintetizam RNA a partir do DNA; sintetizam polipeptídios a partir do RNA	Fatores de transcrição ativam genes; RNA polimerase transcreve genes; são necessárias proteínas ribossômicas para a tradução de mRNA em proteínas
Proteínas transportadoras	Medeiam o movimento de solutos, como íons e moléculas orgânicas, através das membranas plasmáticas	Os canais iônicos das membranas plasmáticas possibilitam o movimento de íons, como Na^+ e K^+, através da membrana
Enzimas	Aceleram a taxa de reações químicas específicas, como aquelas necessárias para o metabolismo celular	A lipase pancreática, a amilase e as proteases liberadas no intestino delgado degradam as macromoléculas em moléculas menores, as quais podem ser absorvidas pelas células intestinais; as proteinoquinases modificam outras proteínas pela adição de grupos fosfato, o que altera a função da proteína
Proteínas de sinalização celular	Possibilitam a comunicação das células entre si, com elas próprias e com o meio externo	Os receptores de membrana plasmática ligam-se a hormônios ou neurotransmissores no líquido extracelular
Proteínas motoras	Iniciam o movimento	A miosina, encontrada nas células musculares, proporciona a força contrátil que encurta o músculo
Proteínas estruturais	Sustentam, conectam e fortalecem as células, os tecidos e os órgãos	O colágeno e a elastina fornecem suporte para os ligamentos, os tendões e certos vasos sanguíneos de grande calibre; a actina forma grande parte do citoesqueleto das células
Proteínas de defesa	Protegem contra a infecção e a doença provocadas por patógenos	As citocinas e os anticorpos atacam células e proteínas estranhas, como as das bactérias e vírus

variando de um único átomo de hidrogênio a nove átomos de carbono com seus átomos de hidrogênio associados.

As proteínas de todos os organismos vivos são compostas pelo mesmo conjunto de 20 aminoácidos diferentes, que correspondem a 20 cadeias laterais diferentes. As cadeias laterais podem ser não polares (oito aminoácidos), polares, mas não ionizadas (sete aminoácidos) ou polares e ionizadas (cinco aminoácidos) (**Figura 2.13**). O corpo humano pode sintetizar muitos aminoácidos, mas vários deles precisam ser obtidos na dieta, os quais são conhecidos como *aminoácidos essenciais*. Este termo não significa que esses aminoácidos sejam de alguma forma mais importantes do que outros, mas apenas que eles precisam ser obtidos pela forma citada.

Polipeptídios

Os aminoácidos são unidos entre si pela ligação do grupo carboxila de um aminoácido ao grupo amino de outro. Assim como ocorre na formação do glicogênio e dos triglicerídios, uma molécula de água é formada por desidratação (**Figura 2.14**). A ligação formada entre os grupos amino e carboxila é denominada **ligação peptídica**. Embora as ligações peptídicas sejam covalentes, elas podem ser enzimaticamente rompidas por hidrólise, liberando aminoácidos individuais, como acontece no estômago e nos intestinos, por exemplo, quando digerimos as proteínas dos alimentos que ingerimos.

Observe, na Figura 2.14, que, quando dois aminoácidos estão ligados entre si, uma extremidade da molécula resultante tem um grupo amino livre e a outra extremidade, um grupo carboxila livre. Aminoácidos adicionais podem ser unidos por ligações peptídicas a essas extremidades livres. Uma sequência de aminoácidos unidos por ligações peptídicas é conhecida como **polipeptídio**. As ligações peptídicas formam a espinha dorsal do polipeptídio, enquanto a cadeia lateral de cada aminoácido projeta-se para fora. Estritamente falando, o termo *polipeptídio* refere-se a uma unidade estrutural, e não necessariamente sugere que a molécula seja funcional. Quando um ou mais polipeptídios estão dobrados em uma forma característica, produzindo uma molécula funcional, essa molécula é denominada proteína. (Por convenção, se o número de aminoácidos em um polipeptídio funcional for igual ou inferior a 50, a molécula é, com frequência, simplesmente referida como um peptídio, termo que usaremos ao longo do texto, quando relevante.)

Conforme mencionado anteriormente, um ou mais monossacarídios podem se ligar de modo covalente às cadeias laterais de aminoácidos específicos em uma proteína, que são conhecidas como **glicoproteínas**. As proteínas são os principais componentes do tecido conjuntivo e estão presentes nas membranas plasmáticas, e são também abundantes em determinados líquidos, como o muco, onde exercem função protetora ou de lubrificação.

Todas as proteínas apresentam múltiplos níveis de estrutura, que conferem a cada uma delas um formato singular; esses níveis são denominados estruturas primária, secundária, terciária e – em algumas proteínas – quaternária. Um princípio geral da fisiologia estabelece que a estrutura e a função estão ligadas entre si. Esse princípio se aplica também no nível molecular. O formato de uma proteína determina sua atividade fisiológica. Em todos os casos, seu formato depende de sua sequência de aminoácidos, conhecida como estrutura primária da proteína.

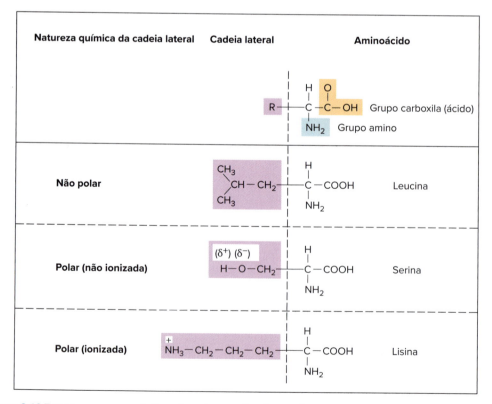

Figura 2.13 Estruturas representativas de cada uma das classes de aminoácidos encontrados nas proteínas.

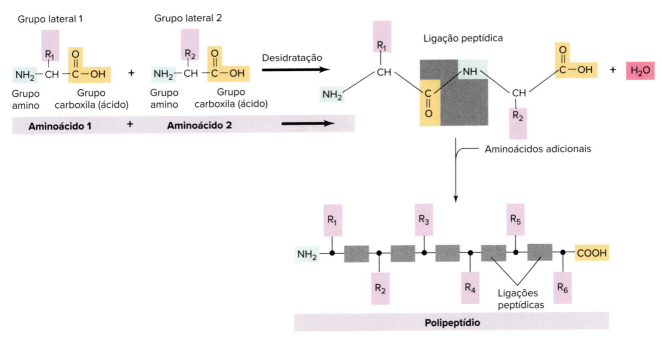

Figura 2.14 Ligação dos aminoácidos por ligações peptídicas para formar um polipeptídio.

Estrutura primária

Duas variáveis determinam a **estrutura primária** de um polipeptídio ou proteína: (1) o número de aminoácidos na cadeia; e (2) a sequência específica de diferentes aminoácidos (**Figura 2.15**). Cada posição ao longo da cadeia pode ser ocupada por qualquer um dos 20 diferentes aminoácidos. Cada proteína é definida por sua própria estrutura primária singular.

Estrutura secundária

Um polipeptídio pode ser considerado análogo a um cordão de contas, em que cada conta representa um aminoácido (ver Figura 2.15). Além disso, como os aminoácidos podem girar em torno de ligações dentro de uma cadeia polipeptídica, ela é flexível e pode se curvar em várias formas, assim como um cordão de contas pode ser torcido em muitas configurações. As proteínas não aparecem na natureza como um cordão linear de contas; as interações que ocorrem entre os grupos laterais de cada aminoácido levam a encurvamento, torção e dobramento da cadeia, formando uma estrutura mais compacta. O formato final de uma proteína é conhecido como **conformação**.

As atrações entre várias regiões ao longo de uma cadeia polipeptídica dão origem a uma **estrutura secundária**. Por exemplo, pontes de hidrogênio podem ocorrer entre um hidrogênio ligado ao átomo de nitrogênio em uma ligação peptídica e ao átomo de oxigênio de ligação dupla em outra ligação peptídica (**Figura 2.16**). Como as ligações peptídicas ocorrem a intervalos regulares ao longo de uma cadeia polipeptídica, as pontes de hidrogênio entre elas tendem a forçar a cadeia em uma conformação helicoidal conhecida como **alfa-hélice**. As pontes de hidrogênio também podem se formar entre as ligações peptídicas quando regiões extensas de uma cadeia polipeptídica correm aproximadamente paralelas umas às outras, formando uma região extensa e relativamente linear conhecida como **lâmina beta pregueada** (ver Figura 2.16). Por várias razões, no entanto, uma determinada região de uma cadeia polipeptídica pode não assumir uma conformação helicoidal nem de lâmina beta pregueada. Por exemplo, os tamanhos das cadeias laterais e a presença de ligações iônicas entre cadeias laterais com cargas elétricas opostas podem interferir nas pontes de hidrogênio repetitivas necessárias para produzir esses formatos. Essas regiões irregulares, conhecidas como *conformações helicoidais aleatórias*, ocorrem em regiões que ligam os padrões mais regulares helicoidais e de lâmina beta pregueadas (ver Figura 2.16).

As lâminas beta pregueadas e as alfa-hélices tendem a conferir a uma proteína a capacidade de ancorar-se a uma bicamada lipídica, como a de uma membrana plasmática, visto que essas regiões da proteína geralmente contêm aminoácidos com cadeias laterais hidrofóbicas. A hidrofobicidade das cadeias laterais torna mais provável que elas permaneçam no ambiente lipídico da membrana plasmática.

Estrutura terciária

Uma vez formada a estrutura secundária, tornam-se possíveis as associações entre cadeias laterais de aminoácido adicionais. Por exemplo, dois aminoácidos que possam ter estado muito distantes na sequência linear de um polipeptídio para interagir um com o outro podem se tornar muito próximos caso a estrutura secundária tenha alterado o formato da molécula. Essas interações dobram o polipeptídio em uma nova conformação tridimensional, denominada **estrutura terciária**, transformando-o em uma proteína funcional (ver Figura 2.16). Cinco fatores principais determinam a estrutura terciária de uma proteína (**Figura 2.17**):

- As pontes de hidrogênio entre grupos laterais de aminoácidos, ou com moléculas de água circundantes
- As interações iônicas (atrativas ou repulsivas) entre regiões ionizadas ao longo da cadeia

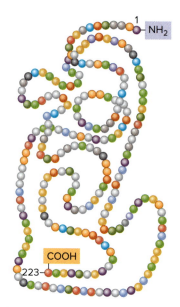

Figura 2.15 A estrutura primária de uma cadeia polipeptídica é a sequência de aminoácidos nessa cadeia. O polipeptídio ilustrado contém 223 aminoácidos. Os diferentes aminoácidos são representados por círculos de cores diferentes. O sistema de numeração começa na parte aminoterminal (NH$_2$).

APLICAÇÃO DO CONCEITO

- Qual é a diferença entre os termos *polipeptídio* e *proteína*?

A resposta está disponível no Apêndice A.

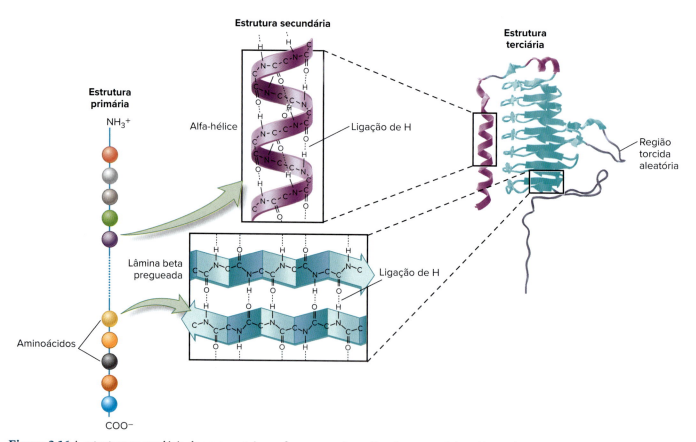

Figura 2.16 A estrutura secundária de uma proteína se forma quando regiões de uma cadeia polipeptídica se dobram e se torcem em uma conformação helicoidal alfa ou lâmina beta preagueada. O dobramento ocorre, em grande parte, mediante ligações de hidrogênio entre grupos laterais de aminoácidos próximos. O dobramento adicional da cadeia polipeptídica produz a estrutura terciária, que é a conformação final da proteína funcional.

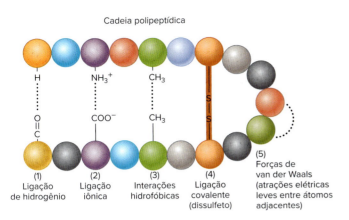

Figura 2.17 Os fatores que contribuem para o dobramento das cadeias polipeptídicas e, portanto, para a sua conformação são (1) as pontes de hidrogênio entre as cadeias laterais ou com as moléculas de água circundantes; (2) as interações iônicas entre as cadeias laterais ionizadas; (3) as forças atrativas hidrofóbicas entre as cadeias laterais não polares; (4) as ligações dissulfeto entre cadeias laterais; e (5) as forças de van der Waals entre átomos nas cadeias laterais de aminoácidos adjacentes.

- Interações entre regiões não polares (hidrofóbicas)
- As ligações dissulfeto covalentes, que ligam as cadeias laterais contendo enxofre de dois aminoácidos de cisteína
- As forças de van der Waals, que são interações elétricas muito fracas e transitórias entre os elétrons nas camadas externas de dois átomos que se encontram próximos.

Estrutura quaternária

Conforme mostrado na **Figura 2.18**, algumas proteínas são compostas por duas ou mais cadeias polipeptídicas ligadas entre si; essas proteínas apresentam uma **estrutura quaternária** e são conhecidas como proteínas multiméricas ("muitas partes"). Cada cadeia polipeptídica em uma proteína multimérica é chamada de subunidade. Os mesmos fatores que influenciam a conformação de um polipeptídio único também determinam as interações das subunidades de uma proteína multimérica. As subunidades, portanto, podem ser mantidas unidas por interações entre várias cadeias laterais ionizadas, polares e não polares, bem como por ligações covalentes de dissulfeto.

As proteínas multiméricas podem ter muitas funções diversas. As subunidades em uma proteína multimérica podem ser idênticas ou diferentes. Por exemplo, a hemoglobina, que transporta oxigênio no sangue, é uma proteína multimérica com quatro subunidades, duas de uma espécie e duas de outra (ver Figura 2.18). Cada subunidade pode ligar uma molécula de oxigênio. Outras proteínas multiméricas sobre as quais você aprenderá neste livro criam poros, ou canais, nas membranas plasmáticas para possibilitar o movimento de entrada e de saída de pequenos solutos da célula.

Uma mudança na estrutura primária de uma proteína pode alterar suas estruturas secundária, terciária e quaternária. Essa alteração na estrutura primária é denominada **mutação**. Até mesmo a alteração de um único aminoácido como resultado de uma mutação pode ter consequências devastadoras, como as que ocorrem quando uma molécula de

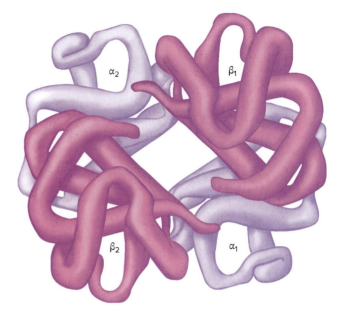

Figura 2.18 A hemoglobina, uma proteína multimérica composta por duas subunidades alfa (α) idênticas e duas subunidades beta (β) idênticas. (Os grupos heme contendo ferro ligados a cada subunidade não são mostrados.) Nessa vista simplificada, a estrutura terciária das subunidades e seu arranjo em estrutura quaternária são mostrados sem os detalhes das estruturas primária ou secundária.

valina substitui uma molécula de ácido glutâmico nas cadeias beta da hemoglobina. O resultado dessa alteração é uma grave enfermidade chamada **doença falciforme** (também denominada *anemia falciforme*; ver o Estudo de caso clínico no final deste capítulo).

Ácidos nucleicos

Os **ácidos nucleicos** representam apenas 2% do peso corporal, mas essas moléculas são extremamente importantes por serem responsáveis pelo armazenamento, pela expressão e pela transmissão da informação genética. A expressão da informação genética na forma de proteínas específicas determina se o indivíduo é um ser humano ou um camundongo, ou se uma célula é muscular ou epitelial.

Existem duas classes de ácidos nucleicos, o **ácido desoxirribonucleico (DNA)** e o **ácido ribonucleico (RNA)**. As moléculas de DNA armazenam informações genéticas codificadas na sequência de seus genes, enquanto as moléculas de RNA estão envolvidas na decodificação dessa informação em instruções para ligarem entre si uma sequência específica de aminoácidos a fim de formar uma cadeia polipeptídica específica.

Ambos os tipos de ácidos nucleicos são polímeros, portanto, compostos de sequências lineares de subunidades repetidas. Cada subunidade, conhecida como **nucleotídio**, tem três componentes: um grupo fosfato, um açúcar e um anel de átomos de carbono e nitrogênio, sendo chamada de base porque pode aceitar íons de hidrogênio (**Figura 2.19**). O grupo fosfato de um nucleotídio está ligado ao açúcar do nucleotídio adjacente para formar uma cadeia, com as bases projetando-se para fora a partir do esqueleto de fosfato-açúcar (**Figura 2.20**).

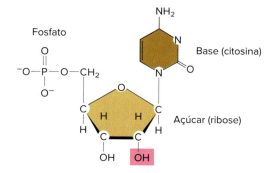

Figura 2.19 Subunidades de nucleotídios de DNA e RNA. Os nucleotídios são compostos por um açúcar, uma base e um grupo fosfato. **A.** Os desoxirribonucleotídios presentes no DNA contêm o açúcar desoxirribose. **B.** O açúcar nos ribonucleotídios, presente no RNA, é a ribose, que possui um OH em uma posição em que a desoxirribose tem apenas um átomo de hidrogênio.

DNA

Os nucleotídios no DNA contêm o açúcar de cinco carbonos, a **desoxirribose** (daí o nome "ácido desoxirribonucleico"). Quatro nucleotídios diferentes estão presentes no DNA, correspondendo às quatro bases diferentes que podem se ligar à desoxirribose. Essas bases são divididas em duas classes (ver Figura 2.20):

- Bases **purínicas**, **adenina** (A) e **guanina** (G), que têm anéis duplos de átomos de nitrogênio e carbono
- Bases de **pirimidínicas**, **citosina** (C) e **timina** (T), que possuem apenas um anel.

Uma molécula de DNA consiste não apenas em uma, mas duas cadeias de nucleotídios enroladas uma em torno da outra, na forma de uma dupla-hélice (**Figura 2.21**). As duas cadeias são mantidas juntas por pontes de hidrogênio entre uma base purínica em uma cadeia e uma base pirimidínica na cadeia oposta. A estrutura em anel de cada base encontra-se em um plano achatado perpendicular à espinha dorsal de fosfato-açúcar, como os degraus de uma escada em caracol. Esse pareamento de bases mantém uma distância constante entre os esqueletos de açúcar-fosfato das duas cadeias à medida que elas se enrolam.

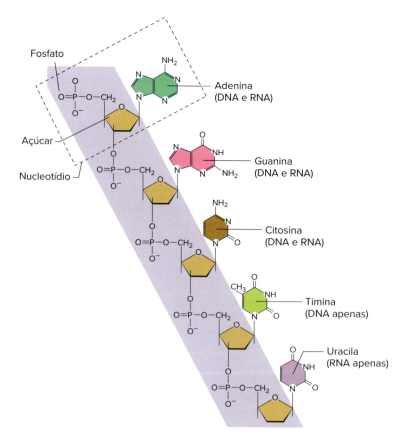

Figura 2.20 As ligações fosfato-açúcar unem nucleotídios em sequência para formar ácidos nucleicos. Observe que a base pirimidínica timina é encontrada somente no DNA, enquanto a uracila está presente apenas no RNA.

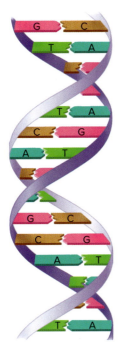

Figura 2.21 O pareamento de bases entre uma base purínica e uma base pirimidínica liga os dois filamentos polinucleotídicos da dupla-hélice do DNA.

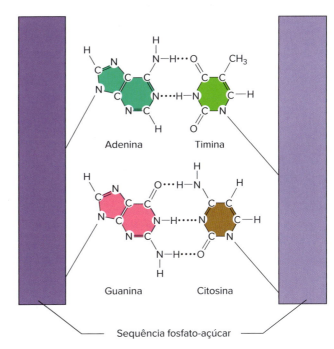

Figura 2.22 As pontes de hidrogênio entre as bases nucleotídicas no DNA determinam a especificidade do pareamento de bases: adenina com timina e guanina com citosina.

A especificidade é imposta no emparelhamento das bases pela localização dos grupos de ponte de hidrogênio nas quatro bases (**Figura 2.22**). Três pontes de hidrogênio se formam entre a purina guanina e a pirimidina citosina (pareamento G–C), enquanto apenas duas pontes de hidrogênio podem se formar entre a purina adenina e a pirimidina timina (pareamento A–T). Como resultado, a G está sempre emparelhada com C, e A com a T. Essa especificidade proporciona o mecanismo para a duplicação e a transferência de informações genéticas.

As pontes de hidrogênio entre as bases podem ser rompidas por enzimas. Essa ruptura separa a dupla-hélice em dois filamentos; esse DNA é denominado desnaturado. Cada filamento simples pode ser replicado para formar duas novas moléculas de DNA. Esse processo ocorre durante a divisão celular, de modo que cada célula-filha tem um complemento integral de DNA. As ligações também podem ser rompidas mediante o aquecimento do DNA em um tubo de ensaio, o que propicia uma maneira conveniente para os pesquisadores examinarem processos como a replicação do DNA.

RNA

As moléculas de RNA diferem em apenas alguns aspectos das moléculas do DNA:

- O RNA consiste em uma única cadeia (em vez de uma cadeia dupla) de nucleotídios
- No RNA, o açúcar em cada nucleotídio é uma **ribose** em vez de desoxirribose
- A base pirimidínica timina no DNA é substituída, no RNA, pela base pirimidínica **uracila** (U) (ver Figura 2.20), que pode se emparelhar com a purina adenina (pareamento A–U).

> **APLICAÇÃO DO CONCEITO**
>
> - Quando uma molécula de DNA é aquecida a uma temperatura extrema em tubo de ensaio, as duas se quebram e se separam. Que tipo de molécula de DNA você espera que irá precisar de menos calor para se separar: uma com maior quantidade de ligações G–C ou uma com mais ligações A–T?
>
> *A resposta está disponível no Apêndice A.*

As outras três bases – adenina, guanina e citosina – são as mesmas tanto no DNA quanto no RNA. Como o RNA só contém uma única cadeia de nucleotídios, partes dessa cadeia podem se curvar sobre si mesmas, formando um pareamento de bases com nucleotídios da mesma cadeia ou de outras moléculas de DNA ou de RNA.

Estude e revise 2.4

- **Carboidratos:** são **macromoléculas** polares que consistem em monossacarídios (p. ex., glicose), dissacarídios (sacarose) e polissacarídios (**glicogênio: polímero** de glicose)
- **Lipídios:** moléculas não polares, incluindo triglicerídios, fosfolipídios, ácidos graxos e esteroides
  - **Ácidos graxos:** saturados (sem ligações C=C), monoinsaturados (uma ligação C=C) ou poli-insaturados (duas ou mais ligações C=C)
  - **Triglicerídios:** compostos por três ácidos graxos ligados ao glicerol
  - **Fosfolipídios:** compostos por dois ácidos graxos e um grupo contendo fosfato ligado ao glicerol
  - **Esteroides:** formados a partir de quatro anéis interconectados; incluem colesterol e vários hormônios derivados dele

Estude e revise 2.4 — *continuação*

- **Proteínas:** constituídas por 20 aminoácidos diferentes unidos por **ligações peptídicas** entre o grupo amino de um aminoácido e o grupo carboxila de outro
  - **Estrutura primária:** sequência de aminoácidos
  - **Estrutura secundária:** lâminas beta pregueadas e alfa-hélices
  - **Estrutura terciária: conformação** tridimensional (a forma final de uma proteína)
  - **Estrutura quaternária:** múltiplas cadeias polipeptídicas unidas (nem todas as proteínas)
- **Ácidos nucleicos:** polímeros de nucleotídios; incluem **DNA** e **RNA** e são responsáveis pelo armazenamento, pela expressão e pela transmissão da informação genética

Estude e revise 2.4 — *continuação*

- DNA: armazena informação genética; pareamento de bases ocorrem entre **guanina** e **citosina** e entre **adenina** e **timina**
- RNA: decodifica as informações do DNA em instruções para unir aminoácidos entre si a fim de formar proteínas; contém **uracila** em vez de timina.

Questão de revisão: *Entre as reações químicas mais importantes do corpo humano estão aquelas que envolvem água ou, inversamente, que resultam na produção de água. Como são chamados esses dois tipos de reação e como eles participam da formação e degradação de carboidratos, triglicerídios e proteínas?* **(A resposta está disponível no Apêndice A.)**

CAPÍTULO 2

Estudo de caso clínico
Homem jovem com dor abdominal grave durante a escalada de uma montanha

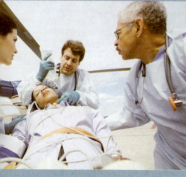

Comstock Images/Getty Images

Um homem afro-americano de 21 anos, atlético, com boa saúde, passou parte do verão viajando com amigos no oeste dos EUA antes de seu último ano na faculdade. Embora não seja um alpinista experiente, ele se juntou a seus amigos em uma escalada guiada por profissional em parte da escalada do Monte Rainier, em Washington. A despeito de seu condicionamento geral, os rigores da escalada foram muito maiores do que ele esperava e ele constatou que respirava com dificuldade. A uma altitude de cerca de 1.800 metros, ele começou a sentir pontadas de dor no lado esquerdo da parte superior do abdome. Quando alcançou 2.700 metros, a dor piorou a ponto de ele interromper a subida e descer a montanha. A dor, no entanto, não desapareceu e, na verdade, tornou-se muito intensa durante os dias que sucederam a escalada. Nesse momento, o homem procurou o serviço de emergência local, onde foi submetido a uma série de exames que revelaram um distúrbio em seus eritrócitos devido a uma forma anormal da proteína hemoglobina.

Lembre-se de que a hemoglobina é uma proteína com estrutura quaternária, conforme mostrado na Figura 2.18. Cada subunidade da hemoglobina está ligada de forma não covalente às outras subunidades pelas forças descritas na Figura 2.17. A estrutura tridimensional (terciária) de cada subunidade alinha espacialmente cada um dos aminoácidos, de forma que as forças de ligação são exercidas entre grupos laterais de aminoácidos específicos. Qualquer coisa, portanto, que rompa a estrutura terciária da hemoglobina também romperá a maneira pela qual as subunidades se ligam umas às outras. O paciente descrito aqui apresenta uma condição chamada ***traço falciforme*** (**TF**). Indivíduos com essa condição são portadores do gene que causa a doença falciforme (DF), também chamada de anemia falciforme. Os indivíduos com TF possuem um gene normal herdado de um dos genitores e um gene com mutação herdada do outro genitor.

Reflita e revise 1

- Que nível ou níveis da estrutura de uma proteína podem ser alterados por uma mutação em um gene?

O gene TF/DF é prevalente em várias regiões do mundo, particularmente na África Subsaariana. Na DF, uma mutação no gene das subunidades beta da hemoglobina resulta na substituição de um único resíduo de ácido glutâmico por um resíduo de valina, resultando em uma alteração na estrutura primária da proteína. O ácido glutâmico possui um grupo lateral polar com carga, enquanto a valina apresenta um grupo lateral não polar. Assim, na hemoglobina que contém a mutação, um tipo de força de ligação intermolecular é substituído por outro completamente diferente, o que pode levar à ligação anormal das subunidades de hemoglobina entre si. De fato, as interações hidrofóbicas criadas pelos grupos laterais da valina fazem que várias moléculas de hemoglobina se liguem umas às outras, formando enormes estruturas semelhantes a polímeros que se precipitam da solução dentro do citoplasma do eritrócito, resultando na deformação de toda a célula (**Figura 2.23**). Isso acontece mais notadamente quando a quantidade de oxigênio nos eritrócitos é diminuída. Essa situação pode ocorrer em grandes altitudes, onde a pressão atmosférica é baixa e, consequentemente, a quantidade de oxigênio que se difunde para dentro da circulação pulmonar também é baixa. (A relação entre altitude, oxigênio e pressão atmosférica será abordada no Capítulo 13.)

Quando os eritrócitos se tornam deformados, ao assumir a forma de foice característica desta doença, eles são removidos da circulação pelo baço, um órgão localizado no quadrante superior esquerdo do abdome e que desempenha importante função na eliminação de eritrócitos mortos ou danificados da circulação. No caso, contudo, de um aumento súbito e acentuado no número de células falciformes, o baço pode ficar repleto de células danificadas, com aumento doloroso do órgão. Além disso, algumas das células falciformes podem bloquear alguns dos pequenos vasos sanguíneos no baço, o que também provoca dor e dano ao órgão. Esse processo pode ter início rápido, mas também pode continuar por vários dias, o que explica por que a dor do rapaz só se intensificou 1 ou 2 dias depois da escalada.

Por que nosso indivíduo tentaria escalar uma montanha até grandes altitudes sabendo que a quantidade disponível de oxigênio no ar encontra-se reduzida nessa situação? Lembre-se de que dissemos que o homem tinha *traço* falciforme, e não doença falciforme. Indivíduos com traço falciforme produzem uma quantidade de hemoglobina normal suficiente para permanecerem assintomáticos durante toda a vida e nunca saberem que são portadores de um gene que sofreu mutação. Quando submetidos, no entanto, aos limites da privação de oxigênio por grandes altitudes e em decorrência de exercícios físicos, como ocorreu com o rapaz, o resultado é a falcização de alguns dos eritrócitos. Uma vez que a condição do jovem foi confirmada, ele recebeu analgésicos e foi aconselhado a descansar por 2 a 3 semanas até o baço retornar ao seu tamanho normal. O baço do paciente foi cuidadosamente monitorado durante esse período, havendo recuperação completa. Nosso indivíduo teve sorte, visto que inúmeras mortes em consequência de TF não reconhecido ocorreram em todo o mundo provocadas por situações similares à aqui descrita. Trata-se um exemplo impressionante de como a configuração global e a função de uma proteína dependem de sua estrutura primária e de como as interações polipeptídicas são criticamente dependentes das forças de ligação descritas neste capítulo.

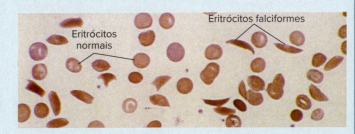

Figura 2.23 Micrografia óptica de amostra de sangue de uma pessoa com doença falciforme. Fonte: Southern Illinois University/Science.

Ver o Capítulo 19 para estudos de casos clínicos completos e integrados.

TERMOS-CHAVE E TERMOS CLÍNICOS

2.1 Átomos

Ânions
Átomos
Cátions
Elementos minerais
Elementos químicos
Eletrólitos
Elétrons
Íon
Isótopos

Massa atômica
Massa atômica em gramas
Núcleo atômico
Número atômico
Nêutrons
Oligoelementos
Prótons
Radioisótopos
Tomografia por emissão de pósitrons (PET)

2.2 Moléculas

Eletronegatividade
Grupo amino
Grupo carboxila
Grupo hidroxila
Ligação covalente
Ligação iônica

Ligações covalentes não polares
Ligações covalentes polares
Molécula
Moléculas não polares
Moléculas polares
Ponte de hidrogênio

2.3 Soluções

Acidez
Ácido
Ácidos fortes
Ácidos fracos
Anfipática
Base
Concentração
Desidratação
Hidrofílico
Hidrofóbico

Hidrólise
Mol
Peso molecular
pH
Solução
Soluções ácidas
Soluções alcalinas
Solutos
Solventes

48 Vander | Fisiologia Humana

TERMOS-CHAVE E TERMOS CLÍNICOS — *continuação*

2.4 Classes de moléculas orgânicas

Ácido desoxirribonucleico (DNA)
Ácido graxo
Ácido graxo monoinsaturado
Ácido graxo poli-insaturado
Ácido graxo saturado
Ácido ribonucleico (RNA)
Ácidos graxos insaturados
Ácidos graxos trans
Ácidos nucleicos
Adenina
Alfa-hélice
Aminoácidos
Anemia falciforme
Cadeia lateral de aminoácidos
Carboidratos
Citosina
Conformação
Desoxirribose
Dissacarídios
Esteroides
Estrutura primária
Estrutura quaternária
Estrutura secundária
Estrutura terciária

Fosfolipídios
Glicerol
Glicogênio
Glicoproteínas
Glicose
Guanina
Lâmina beta pregueada
Ligação peptídica
Lipídios
Macromoléculas
Monossacarídios
Mutação
Nucleotídio
Pirimidina
Polímeros
Polipeptídio
Polissacarídios
Proteína
Purina
Ribose
Sacarose
Timina
Triglicerídio
Uracila

Estudo de caso clínico

Traço falciforme (TF)

QUESTÕES DE AVALIAÇÃO | *Relembre e compreenda*

Essas questões testam sua capacidade de recordar detalhes importantes abordados neste capítulo. Elas também ajudam a prepará-lo para o tipo de perguntas encontradas em exames padronizados.

1. Qual das seguintes opções está correta?
   a. As ligações iônicas são as ligações químicas mais fracas.
   b. À medida que a concentração de hidrogênio de uma solução aumenta, o pH se eleva.
   c. Todas as proteínas têm estrutura quaternária.
   d. Apenas carboidratos podem ser utilizados para fornecer energia.
   e. Os íons contêm um número menor ou maior de elétrons do que os prótons.

2. Entre as forças de ligação existentes entre átomos e moléculas, quais são as mais fortes?
   a. Pontes de hidrogênio.
   b. Ligações entre grupos ionizados de cargas elétricas opostas.
   c. Ligações entre grupos não polares adjacentes.
   d. Ligações covalentes.
   e. Ligações entre grupos polares.

3. O processo de formação de unidades maiores a partir de monômeros de moléculas orgânicas:
   a. Exige a hidrólise.
   b. Resulta na produção de moléculas de água.
   c. É irreversível.
   d. Ocorre apenas com carboidratos.
   e. Resulta na produção de ATP.

4. Qual(is) dos seguintes componentes não é(são) encontrado(s) no DNA?
   a. Adenina
   b. Uracila
   c. Citosina
   d. Desoxirribose
   e. *b e d*

5. Qual das seguintes afirmativas é *incorreta* quanto às ligações de dissulfeto?
   a. São formadas entre dois aminoácidos cisteína.
   b. Não são covalentes.
   c. Elas contribuem para a estrutura terciária de algumas proteínas.
   d. Elas contribuem para a estrutura quaternária de algumas proteínas.
   e. Envolvem a perda de dois átomos de hidrogênio.

6. Combine os seguintes compostos com as opções (a) monossacarídio, (b) dissacarídio ou (c) polissacarídio:
   Sacarose
   Glicose
   Glicogênio
   Frutose
   Amido

7. Qual(is) das seguintes reações envolve(m) a hidrólise?
   a. Formação de triglicerídios.
   b. Formação de proteínas.
   c. Degradação de proteínas.
   d. Formação de polissacarídios.
   e. *a, b e d*

8. Uma solução com pH superior a 7,0 é uma solução (*ácida/alcalina*) e apresenta uma concentração de H^+ que é (*superior/inferior*) a 10^{-7} M.

9. Moléculas que contêm regiões polares e não polares são conhecidas como moléculas _____.

10. As mutações surgem de alterações na estrutura _____ de uma proteína.

As respostas estão no Apêndice A.

Capítulo 2 Composição Química do Corpo e sua Relação com a Fisiologia **49**

QUESTÕES DE AVALIAÇÃO | *Aplique, analise e avalie*

Essas questões, elaboradas para serem desafiadoras, exigem que você integre os conceitos abordados neste capítulo para que seja capaz de tirar suas próprias conclusões. Inicialmente, tente responder às perguntas sem utilizar as dicas fornecidas; então, caso tenha alguma dificuldade, consulte as figuras ou seções sugeridas nas dicas.

1. Qual é a molaridade de uma solução com 100 g de frutose dissolvidos em 0,7 ℓ de água? *Dica:* consulte a Figura 2.9 para a estrutura química da frutose.

2. O pH do líquido no estômago humano após uma refeição geralmente situa-se em torno de 1,5. Qual é a concentração de íons hidrogênio desse líquido? *Dica:* consulte a Seção 2.3 e lembre-se de que o pH é logarítmico.

3. O potássio tem um número atômico de 19 e uma massa atômica de 39 (ignore a possibilidade de isótopos para esta questão). Quantos nêutrons e elétrons estão presentes no potássio em suas formas não ionizada (K) e ionizada (K^+)? *Dica:* consulte a Seção 2.1 e a Tabela 2.2.

As respostas estão no Apêndice A.

QUESTÕES DE AVALIAÇÃO | *Avaliação dos princípios gerais*

Essas questões reforçam o tema fundamental introduzido no Capítulo 1, segundo o qual os princípios gerais de fisiologia podem ser aplicados a todos os níveis de organização e a todos os sistemas orgânicos.

1. As proteínas desempenham funções importantes em muitos processos fisiológicos. Utilizando as Figuras 2.16 a 2.18 como guia, explique como a estrutura das proteínas é um exemplo do princípio geral de fisiologia segundo o qual *os processos fisiológicos são determinados pelas leis da química e da física.*

As respostas estão no Apêndice A.

CAPÍTULO

3

Estrutura Celular, Proteínas e Vias Metabólicas

Estrutura Celular

3.1 Observações microscópicas das células

3.2 Membranas

3.3 Organelas celulares

Síntese, Degradação e Secreção de Proteínas

3.4 Código genético

3.5 Síntese de proteínas

3.6 Degradação das proteínas

3.7 Secreção das proteínas

Interações entre Proteínas e Ligantes

3.8 Características dos sítios de ligação

3.9 Regulação da atividade de ligação das proteínas

Reações Químicas e Enzimas

3.10 Reações químicas

3.11 Enzimas

3.12 Regulação das reações mediadas por enzimas

3.13 Reações multienzimáticas

Vias Metabólicas

3.14 Transferência de energia celular

3.15 Metabolismo dos carboidratos, das gorduras e das proteínas

3.16 Nutrientes essenciais

Estudo de caso clínico do Capítulo 3

As células são as unidades estruturais e funcionais de todos os organismos vivos e compõem os tecidos e os órgãos estudados pelos fisiologistas. O corpo humano é composto por trilhões de células que apresentam estruturas e funções altamente especializadas; entretanto, no Capítulo 1 você apendeu que as células podem ser incluídas, em sua maioria, em uma das quatro principais categorias funcionais e morfológicas: células musculares, conjuntivas, nervosas e epiteliais. Neste capítulo, descreveremos de forma sucinta as estruturas comuns à maioria das células do corpo, independentemente da categoria à qual pertencem.

Após aprender as estruturas básicas que compõem as células, concentraremos a nossa atenção ao modo pelo qual as proteínas celulares são sintetizadas, secretadas, degradadas e como participam das reações químicas necessárias para a sobrevivência das células. As proteínas estão associadas a praticamente todas as funções que as células vivas executam. Conforme descrito no Capítulo 2, as proteínas têm uma forma ou configuração singular, que é estabelecida pelas suas estruturas primária, secundária, terciária e – em alguns casos – quaternária. Essa conformação possibilita a sua ligação a moléculas específicas, em partes de sua superfície, conhecidas como sítios de ligação. Este capítulo inclui uma discussão das propriedades dos sítios de ligação das proteínas que se aplicam a todas as proteínas, bem como uma descrição de como essas propriedades estão envolvidas em uma classe especial de funções das proteínas – a capacidade das enzimas de acelerar reações químicas específicas. Em seguida, aplicaremos essa informação à descrição das inúmeras reações bioquímicas envolvidas no metabolismo e no equilíbrio energético das células.

À medida que você lê este capítulo, pense em que situações se aplicam os princípios gerais de fisiologia. O princípio geral segundo o qual a estrutura é um determinante da função – e coevoluiu com ela – foi descrito em nível molecular no Capítulo 2. Neste capítulo, veremos como esse princípio é importante no nível celular, bem como ao nível das proteínas. Você verá também como o princípio geral segundo o qual os processos fisiológicos são determinados pelas leis da química e da física aplica-se à função das proteínas. O princípio geral segundo o qual a homeostasia é essencial para a saúde e a sobrevivência também será explorado. O princípio geral segundo o qual os processos fisiológicos exigem a transferência e o equilíbrio da matéria e da energia será explorado nas seções finais. ∎

Estrutura Celular

3.1 Observações microscópicas das células

O menor objeto que pode ser detectado com um microscópio depende do comprimento de onda da radiação utilizada para iluminar o espécime – quanto mais curto o comprimento de onda, menor o objeto capaz de ser visualizado. Enquanto um microscópio óptico possibilita a resolução de objetos pequenos, de apenas 0,2 μm de diâmetro, um microscópio eletrônico, que utiliza feixes de elétrons em vez de raios luminosos, permite a visualização de estruturas de até 0,002 μm. A **Figura 3.1** ilustra os tamanhos típicos das células e dos componentes celulares.

As células vivas podem ser observadas com um microscópio óptico, mas isso não é possível com um microscópio eletrônico. Para formar uma imagem com um feixe de elétrons, a maioria dos elétrons precisa atravessar o espécime, assim como a luz atravessa um espécime em um microscópio óptico. Entretanto, os elétrons podem penetrar apenas uma curta distância através da matéria; por esse motivo, o espécime examinado precisa ser muito fino. Para observar células com um microscópio eletrônico, estas devem ser cortadas em secções da ordem de 0,1 μm de espessura, que corresponde a cerca de um centésimo da espessura de uma célula típica.

Como as micrografias eletrônicas são imagens de cortes muito finos de uma célula, elas podem, algumas vezes, ser interpretadas de maneira incorreta. As estruturas que aparecem como objetos separados na micrografia eletrônica podem, na verdade, consistir em estruturas contínuas conectadas por uma região situada fora do plano de corte. Como analogia, um corte fino de uma bola de barbante apareceria como uma coleção de fios separados e pontos desconectados, mesmo se o pedaço de barbante fosse originalmente contínuo.

É possível distinguir duas classes de células pela sua estrutura: as células eucarióticas e as células procarióticas. As células do corpo humano, bem como as de outros animais e plantas multicelulares, são células eucarióticas (com núcleo verdadeiro). Essas células têm uma membrana nuclear que circunda o núcleo celular e também contêm numerosas outras estruturas delimitadas por membrana. As células procarióticas, como as bactérias, carecem dessas estruturas membranáceas. Este capítulo descreve apenas a estrutura das células eucarióticas.

Compare uma micrografia eletrônica de um corte de célula com uma ilustração diagramática de uma célula humana típica (**Figura 3.2**). O que imediatamente fica óbvio, a partir dessas duas figuras, é a extensa estrutura existente dentro da célula. As células são circundadas por uma barreira limitante, a **membrana plasmática** (também denominada membrana celular), que cobre toda a superfície da célula. O interior da célula é dividido em diversos compartimentos circundados por membranas. Esses compartimentos delimitados por membrana, juntamente com algumas partículas e filamentos, são conhecidos como **organelas celulares**. Cada organela celular desempenha funções específicas que contribuem para a sobrevivência da célula.

O interior de uma célula é divido em duas regiões: (1) o **núcleo**, uma estrutura esférica ou oval, geralmente localizada próximo ao centro da célula; e (2) o **citoplasma**, a região fora do núcleo (**Figura 3.3**). O citoplasma contém organelas celulares e líquido que circunda essas organelas, conhecido como **citosol**. Conforme descrito no Capítulo 1, o termo **líquido intracelular** refere-se a *todo* líquido existente dentro de uma célula – em outras palavras, o citosol e o líquido dentro de todas as organelas, incluindo o núcleo. A composição química dos líquidos nas organelas celulares pode ser diferente daquela do citosol.

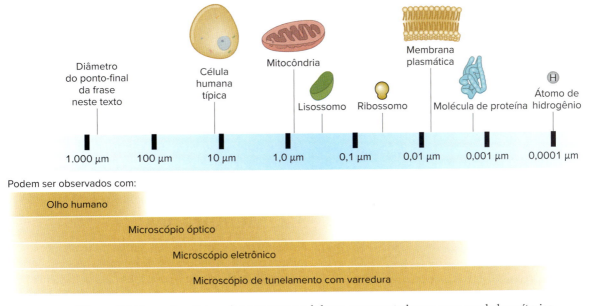

Figura 3.1 Tamanhos típicos das estruturas celulares, representadas em uma escala logarítmica.

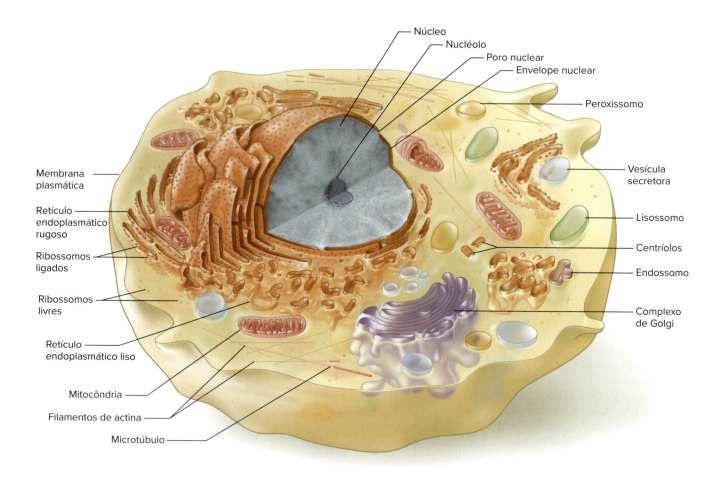

Figura 3.2 Estruturas encontradas na maioria das células humanas. Nem todas as estruturas estão na escala.

O citosol é, sem dúvida, o maior compartimento de líquido intracelular.

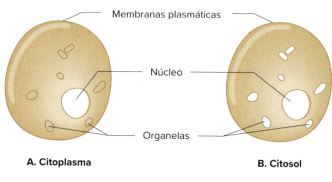

Figura 3.3 Comparação do citoplasma e citosol. **A.** O citoplasma (área sombreada) é a região da célula fora do núcleo. **B.** O citosol (área sombreada) é a porção fluida do citoplasma fora das organelas celulares.

APLICAÇÃO DO CONCEITO

- Que compartimentos constituem o líquido intracelular?

A resposta está disponível no Apêndice A.

Estude e revise 3.1

- Toda matéria viva é composta por células
- Dois tipos de células: células procarióticas (bactérias) e células eucarióticas (células vegetais e animais)
- As células são circundadas por uma **membrana plasmática**, que atua como barreira limitante
- Interior da célula: **núcleo** e **citoplasma** (a região fora do núcleo)
  - O citoplasma é composto por organelas celulares além do núcleo e pelo **citosol** (líquido que circunda as organelas).

Questão de revisão: Em que compartimento celular estão localizadas as organelas? O que compõe o líquido intracelular? (A resposta está disponível no Apêndice A.)

3.2 Membranas

As membranas formam um importante elemento estrutural nas células. Embora as membranas desempenhem uma variedade de funções importantes na fisiologia (**Tabela 3.1**), a sua função mais universal consiste em atuar como barreira seletiva para a passagem de moléculas, permitindo a entrada

TABELA 3.1	Funções das membranas plasmáticas.
Regular a passagem de substâncias para dentro e para fora das células e entre as organelas celulares e o citosol
Detectar os mensageiros químicos que chegam à superfície celular
Conectar células adjacentes por meio de junções da membrana
Ancorar as células à matriz extracelular

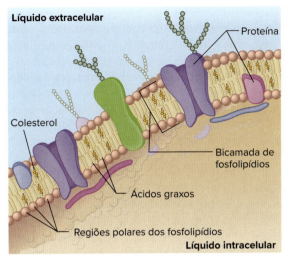

Figura 3.4 Organização esquemática das proteínas, dos fosfolipídios e do colesterol em uma membrana. Algumas proteínas têm moléculas de carboidrato ligadas à sua superfície extracelular. Fonte: NIBSC/Science Photo Library/Science.

de algumas moléculas enquanto exclui outras. A membrana plasmática regula a passagem de substâncias para dentro e para fora da célula, enquanto as membranas que circundam as organelas celulares possibilitam o movimento seletivo de substâncias entre as organelas e o citosol. Uma das vantagens de restringir os movimentos das moléculas através das membranas é confinar os produtos de reações químicas em organelas celulares específicas. A dificuldade que uma membrana oferece à passagem de substâncias pode ser alterada para permitir um aumento ou uma redução do fluxo de moléculas ou íons através da membrana em resposta a vários sinais.

Além de atuar como barreira seletiva, a membrana plasmática desempenha uma importante função na detecção de sinais químicos provenientes de outras células e na ancoragem das células às células adjacentes e à matriz extracelular de proteínas do tecido conjuntivo.

Estrutura da membrana

A estrutura das membranas determina sua função, representando apenas uma das numerosas ilustrações celulares do princípio geral de fisiologia, segundo o qual a estrutura é um determinante da função – e coevoluiu com ela. Por exemplo, todas as membranas são compostas por uma dupla camada de moléculas de lipídios que contêm proteínas integradas (**Figura 3.4**). Os principais lipídios da membrana consistem em **fosfolipídios**. Uma das extremidades de um fosfolipídio têm uma região com carga elétrica ou polar, enquanto o restante da molécula, composto de duas cadeias longas de ácidos graxos, é apolar; portanto, os fosfolipídios são anfipáticos (ver Capítulo 2). Os fosfolipídios nas membranas plasmáticas estão organizados em uma bicamada com as cadeias de ácidos graxos apolares no meio. As regiões polares dos fosfolipídios estão orientadas para as superfícies da membrana, como resultado de sua atração pelas moléculas polares de água no líquido extracelular e no citosol. A bicamada lipídica é responsável por uma das funções fundamentais das membranas plasmáticas, que consiste em atuar como barreira ao movimento de moléculas polares para dentro e para fora das células.

Com algumas exceções, ligações químicas não conectam os fosfolipídios entre si ou com as proteínas da membrana. Por conseguinte, cada molécula está livre para se mover independentemente das outras. Essa característica resulta em considerável movimento lateral aleatório dos lipídios e das proteínas de membrana paralelamente às superfícies da bicamada. Além disso, as longas cadeias de ácidos graxos podem se curvar e oscilar para frente e para trás. Em consequência, a bicamada lipídica tem as características de um líquido, muito parecido a uma fina camada de óleo sobre uma superfície de água, o que torna a membrana muito flexível. Essa flexibilidade, juntamente com o fato de que as células são preenchidas com líquido, permite que elas sofram mudanças moderadas de formato, sem romper a sua integridade estrutural. À semelhança de um pedaço de tecido, uma membrana pode ser curvada e dobrada, mas não pode ser significativamente esticada sem rasgar. Como veremos no Capítulo 4, essas características estruturais das membranas permitem que as células sofram importantes processos fisiológicos, como exocitose e endocitose, e suportem pequenas mudanças de volume, devido a desequilíbrios osmóticos.

A membrana plasmática também contém colesterol, enquanto as membranas intracelulares têm uma quantidade muito pequena. O colesterol é ligeiramente anfipático, devido a um único grupo hidroxila polar (ver Figura 2.12) fixado à sua estrutura em anel apolar e relativamente rígida. Por conseguinte, à semelhança dos fosfolipídios, o colesterol está inserido na bicamada lipídica com a sua região polar direcionada para a superfície da bicamada e seus anéis apolares para o interior, em associação às cadeias de ácidos graxos. O grupo hidroxila polar forma pontes de hidrogênio com as regiões polares dos fosfolipídios. A estreita associação dos anéis apolares do colesterol com as caudas dos ácidos graxos dos fosfolipídios tende a limitar o acondicionamento ordenado dos ácidos graxos na membrana. Uma organização muito mais ordenada e firmemente acondicionada dos ácidos graxos tende a diminuir a fluidez da membrana. Assim, o colesterol e os fosfolipídios desempenham uma função coordenada na manutenção de uma fluidez de membrana intermediária. O colesterol também pode se associar a determinadas classes de fosfolipídios e proteínas da membrana plasmática, formando agrupamentos organizados que atuam em conjunto para destacar porções da membrana plasmática, de modo a formar vesículas que liberam o seu conteúdo em várias organelas intracelulares, conforme descrito no Capítulo 4.

Existem duas classes de proteínas de membrana: as proteínas integrais e periféricas. As **proteínas integrais de membrana** estão estreitamente associadas aos lipídios da membrana e não podem ser extraídas da membrana sem romper a bicamada lipídica. À semelhança dos fosfolipídios, as proteínas integrais são anfipáticas, com cadeias laterais de aminoácidos polares em uma região da molécula e cadeias laterais apolares agrupadas em uma região separada. Por serem anfipáticas, as proteínas integrais são organizadas na membrana com a mesma orientação que os lipídios anfipáticos – as regiões polares estão nas superfícies em associação às moléculas polares de água, enquanto as regiões apolares encontram-se no interior, em associação às cadeias de ácidos graxos apolares (**Figura 3.5**). À semelhança dos lipídios de membrana, muitas das proteínas integrais podem se mover lateralmente no plano da membrana, porém outras são imobilizadas em virtude de sua ligação a uma rede de proteínas periféricas localizadas principalmente na superfície citosólica da membrana.

A maioria das proteínas integrais atravessa toda a membrana e são denominadas **proteínas transmembranares**. As cadeias polipeptídicas de muitas dessas proteínas transmembranares atravessam várias vezes a bicamada lipídica (**Figura 3.6**). Essas proteínas têm regiões polares conectadas por segmentos apolares, que se associam às regiões apolares dos lipídios no interior da membrana. As regiões polares das proteínas transmembranares podem se estender muito além das superfícies da bicamada lipídica. Algumas proteínas transmembranares formam canais através dos quais os íons ou a água podem atravessar a membrana, enquanto outras estão associadas à transmissão de sinais químicos através da membrana ou ao ancoramento dos filamentos de proteínas extracelulares e intracelulares à membrana plasmática.

As **proteínas periféricas de membrana** não são anfipáticas e não se associam às regiões apolares dos lipídios no interior da membrana. Elas estão localizadas na superfície da membrana, onde estão ligadas às regiões polares das proteínas integrais de membrana (ver Figura 3.5) e, também, em alguns casos, às regiões polares com carga dos fosfolipídios de membrana. As proteínas periféricas estão localizadas, em sua maioria, na superfície citosólica da membrana plasmática, onde podem executar vários tipos diferentes de ações. Por exemplo, algumas proteínas periféricas são enzimas que medeiam o metabolismo dos componentes da membrana; outras estão envolvidas no transporte local de pequenas moléculas ao longo da membrana ou entre a membrana e o citosol. Muitas estão associadas a elementos citoesqueléticos que influenciam o formato e a motilidade da célula.

A superfície extracelular da membrana plasmática contém pequenas quantidades de carboidratos ligados de forma covalente a alguns dos lipídios e proteínas de membrana. Esses carboidratos consistem em pequenas cadeias ramificadas de monossacarídios, que se estendem a partir da superfície da célula para dentro do líquido extracelular, onde formam uma camada conhecida como **glicocálice**. Esses carboidratos de superfície possibilitam a identificação e a interação das células umas com as outras.

Os lipídios na metade externa da bicamada diferem ligeiramente quanto ao tipo e quantidade daqueles localizados na metade interna e, como já vimos, as proteínas ou porções de proteínas na superfície externa diferem daquelas que se encontram na superfície interna. Muitas funções da membrana estão relacionadas com essas assimetrias na composição química entre as duas superfícies de uma membrana.

Todas as membranas têm a estrutura geral anteriormente descrita, que é conhecida como **modelo do mosaico líquido**, visto que um "mosaico" ou mistura de proteínas de membrana

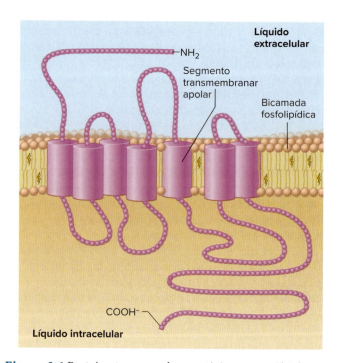

Figura 3.6 Proteína transmembranar típica com múltiplos segmentos hidrofóbicos que atravessam a bicamada lipídica. Cada segmento transmembranar é composto por aminoácidos apolares espiralados em uma conformação alfa-helicoidal (mostrada como cilindros).

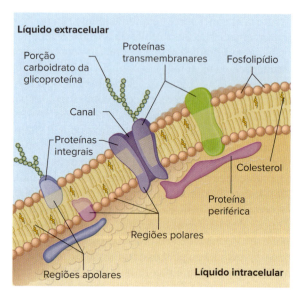

Figura 3.5 Organização das proteínas integrais e periféricas de membrana em associação a uma camada bimolecular de fosfolipídios.

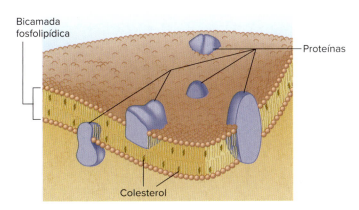

Figura 3.7 Modelo do mosaico líquido da estrutura da membrana plasmática. As proteínas e os lipídios podem se mover dentro da bicamada; o colesterol ajuda a manter uma fluidez intermediária da membrana por meio das interações de suas regiões polares e apolares com os fosfolipídios.

estão livres para se mover em um mar de lipídios (**Figura 3.7**). Entretanto, as proteínas e, em menor grau, os lipídios na membrana plasmática diferem daqueles nas membranas das organelas – por exemplo, na distribuição do colesterol. Por conseguinte, as funções especiais das membranas, que dependem principalmente das proteínas de membrana, podem diferir nas várias organelas delimitadas por membranas e nas membranas plasmáticas dos diferentes tipos de células.

Junções de membranas

Além de fornecer uma barreira para os movimentos das moléculas entre os líquidos intracelular e extracelular, as membranas plasmáticas estão envolvidas nas interações entre células para formar tecidos. As células são, em sua maioria, acondicionadas em tecidos e não estão livres para se mover pelo corpo. Entretanto, mesmo nos tecidos, existe, habitualmente, um espaço entre as membranas plasmáticas de células adjacentes. Esse espaço, preenchido com líquido extracelular (intersticial) (ver Figura 1.3), proporciona uma via para a passagem de substâncias entre as células em seu trajeto para dentro e para fora do sangue.

O modo pelo qual as células tornam-se organizadas em tecidos e órgãos depende, em parte, da capacidade de certas proteínas transmembranares na membrana plasmática, conhecidas como **integrinas**, de se ligar a proteínas específicas na matriz extracelular e fixá-las às proteínas de membrana em células adjacentes.

Muitas células estão fisicamente unidas em locais distintos ao longo de suas membranas por tipos especializados de junções, incluindo desmossomos, zônulas de oclusão e junções comunicantes. Essas junções fornecem, ainda, outro exemplo excelente, em nível celular, do princípio geral de fisiologia, segundo o qual a estrutura e a função estão relacionadas. Os **desmossomos** (**Figura 3.8A**) consistem em uma região entre duas células adjacentes onde as membranas plasmáticas justapostas são separadas por cerca de 20 nm. Os desmossomos caracterizam-se por acúmulos de proteínas, conhecidos como "placas densas", ao longo da superfície citoplasmática da membrana plasmática. Essas proteínas atuam como pontos de ancoragem para as caderinas. As **caderinas** são proteínas que se estendem desde a célula para dentro do espaço extracelular, onde se conectam e se ligam a caderinas de uma célula adjacente. Dessa maneira, duas células adjacentes podem ser firmemente fixadas uma à outra. A presença de numerosos desmossomos entre as células ajuda a proporcionar a integridade estrutural dos tecidos no corpo. Além disso, outras proteínas, como filamentos de queratina, ancoram a superfície citoplasmática dos desmossomos a estruturas interiores da célula. Acredita-se que isso ajude a manter o desmossomo no local e também forneça um suporte estrutural para a célula. Os desmossomos mantêm as células adjacentes firmemente unidas em áreas que estão sujeitas a considerável estiramento, como a pele. A área especializada da membrana na região de um desmossomo geralmente tem a forma de um disco; essas junções de membrana podem ser comparadas a rebites ou pontos de solda.

Um segundo tipo de junção entre membranas, a **zônula de oclusão** (**Figura 3.8B**), forma-se quando as superfícies extracelulares de duas membranas plasmáticas adjacentes se unem de modo que não permanece nenhum espaço extracelular entre elas. Diferentemente do desmossomo, que está limitado a uma área em formato de disco da membrana, a zônula de oclusão ocorre em uma banda ao redor de toda a circunferência da célula.

As células epiteliais são unidas, em sua maioria, por zônulas de oclusão próximas às suas superfícies apicais. Por exemplo, as células epiteliais revestem a superfície interna do intestino delgado, onde entram em contato com os produtos da digestão na cavidade (ou lúmen) do intestino. Durante a absorção, os produtos da digestão movem-se através do epitélio e entram no sangue. Teoricamente, esse movimento poderia ocorrer por meio do espaço extracelular entre as células epiteliais ou por meio das próprias células epiteliais. Entretanto, para muitas substâncias, o movimento através do espaço extracelular é bloqueado pelas zônulas de oclusão; isso força os nutrientes orgânicos a passarem pelas células, em vez de fazê-lo entre elas. Dessa maneira, as propriedades seletivas de barreira da membrana plasmática podem controlar os tipos e as quantidades de substâncias absorvidas. A capacidade das zônulas de oclusão de impedir o movimento molecular entre as células não é absoluta. Os íons e a água podem se mover por meio dessas junções, com graus variáveis de facilidade em diferentes epitélios.

Um terceiro tipo de junção, a **junção comunicante**, consiste em canais de proteínas que ligam os citosóis de células adjacentes (**Figura 3.8C**). Na região da junção comunicante, as duas membranas plasmáticas opostas aproximam-se até 2 a 4 nm entre elas, o que possibilita a união de proteínas específicas (denominadas conexinas) das duas membranas, formando pequenos canais revestidos de proteína que ligam as duas células. O pequeno diâmetro desses canais (cerca de 1,5 nm) limita o que pode passar entre os citosóis das células conectadas a pequenas moléculas e íons, como Na^+ e K^+, enquanto exclui a troca de grandes proteínas. Uma variedade de tipos de células tem junções comunicantes, incluindo as células musculares do coração, onde desempenham uma função muito importante na transmissão da atividade elétrica entre as células.

56 Vander | Fisiologia Humana

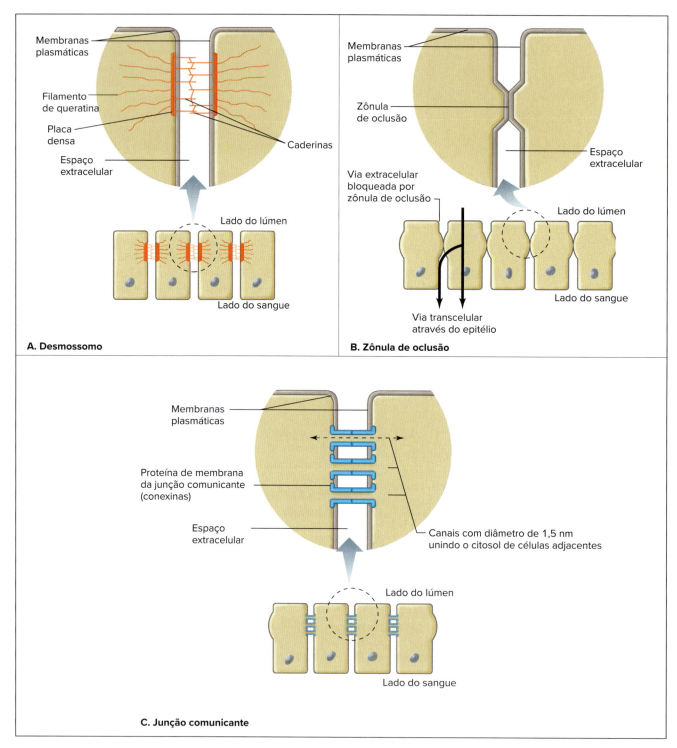

Figura 3.8 Três tipos de junções especializadas entre as membranas. **A.** Desmossomo. **B.** Zônula de oclusão. **C.** Junção comunicante.
Fonte: Don W. Fawcett/Science.

APLICAÇÃO DO CONCEITO
- Que função fisiológica as zônulas de oclusão poderiam desempenhar no epitélio do intestino?

A resposta está disponível no Apêndice A.

Estude e revise 3.2

- **Membrana plasmática:** circunda todas as células
  - Composta por uma bicamada fosfolipídica com proteínas incorporadas (**proteínas** anfipáticas **integrais** ou **transmembranares**) e **proteínas periféricas** (ao longo das superfícies da membrana)
  - Regula os movimentos das moléculas e dos íons para dentro e para fora da célula
- **Modelo do mosaico líquido:** conceito em que proteínas se movem livremente na bicamada lipídica da membrana plasmática
- **Junções entre membranas:** integrinas, desmossomos, zônulas de oclusão e junções comunicantes
  - Ligam, fisicamente, células adjacentes.

Questão de revisão: Quais são os componentes da membrana plasmática, e que componentes são responsáveis pela fluidez da membrana? (A resposta está disponível no Apêndice A.)

3.3 Organelas celulares

Nesta seção, ressaltaremos algumas das principais características estruturais e funcionais das organelas encontradas em praticamente todas as células do corpo humano. O leitor deve usar essas breves considerações gerais como referência para ajudá-lo com os capítulos subsequentes do livro.

Núcleo

Quase todas as células contêm um único núcleo, a maior das organelas celulares envolvidas por membrana. Algumas células especializadas, como as células do músculo esquelético, têm múltiplos núcleos, enquanto os eritrócitos maduros não têm núcleo. A principal função do núcleo é o armazenamento e a transmissão da informação genética para a próxima geração de células. Essa informação, codificada nas moléculas de DNA, é também utilizada para sintetizar as proteínas que determinam a estrutura e a função da célula, conforme descrito adiante, neste capítulo.

Existe uma barreira que circunda o núcleo, o **envelope nuclear**, composto por duas membranas. A intervalos regulares, ao longo da superfície do envelope nuclear, as duas membranas são unidas uma com a outra, formando as bordas de aberturas circulares conhecidas como **poros nucleares** (**Figura 3.9**). As moléculas de RNA que determinam a estrutura das proteínas sintetizadas no citoplasma movem-se entre o núcleo e o citoplasma por meio desses poros nucleares. As proteínas que modulam a expressão de vários genes no DNA movem-se para dentro do núcleo através desses poros.

No interior do núcleo, o DNA, em associação a proteínas, forma uma fina rede de filamentos, conhecida como **cromatina**. Os filamentos estão enrolados em maior ou menor grau, produzindo as variações de densidade observadas em micrografias eletrônicas do núcleo (ver Figura 3.9). No momento da divisão celular, os filamentos de cromatina tornam-se altamente condensados e formam corpos semelhantes a bastonetes, conhecidos como **cromossomos**.

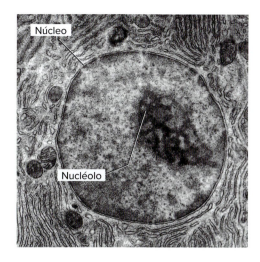

Núcleo

Estrutura: trata-se da maior organela. Corpo circular ou oval localizado próximo ao centro da célula. Circundado por um envelope nuclear composto por duas membranas. O envelope contém poros nucleares; as moléculas mensageiras passam entre o núcleo e o citoplasma através desses poros. Não há organelas envolvidas por membrana no núcleo, que contém filamentos espiralados de DNA, conhecidos como cromatina. Esses filamentos se condensam para formar os cromossomos por ocasião da divisão celular.

Função: armazena e transmite a informação genética na forma de DNA. A informação genética passa do núcleo para o citoplasma, onde ocorre a montagem dos aminoácidos em proteínas.

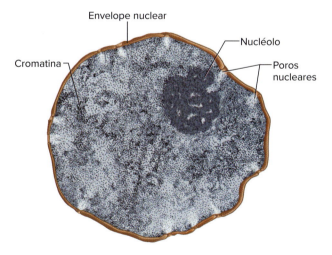

Nucléolo

Estrutura: estrutura filamentosa densamente corada dentro do núcleo. Consiste em proteínas associadas ao DNA em regiões onde a informação sobre as proteínas ribossômicas está sendo expressa.

Função: local de síntese de RNA ribossômico. Montagem do RNA e dos componentes proteicos das subunidades ribossômicas, que em seguida se deslocam para o citoplasma através dos poros nucleares.

Figura 3.9 Núcleo e nucléolo. Fonte: Don W. Fawcett/Science.

A estrutura mais proeminente no núcleo é o **nucléolo**, uma região filamentosa densamente corada, sem membrana. O nucléolo está associado a regiões específicas de DNA que contêm os genes para formar o tipo particular de RNA encontrado em organelas citoplasmáticas, denominadas ribossomos. Esse RNA e os componentes proteicos dos ribossomos são montados no nucléolo; em seguida, são transferidos através dos poros nucleares para o citoplasma, onde formam ribossomos funcionais.

Ribossomos

Os **ribossomos** são as fábricas de proteínas de uma célula. Nos ribossomos, são sintetizadas moléculas de proteína a partir de aminoácidos, utilizando a informação genética carreada pelas moléculas de RNA mensageiro a partir do DNA no núcleo. Os ribossomos são grandes partículas, com cerca de 20 nm de diâmetro, compostos por cerca de 70 a 80 proteínas e por várias moléculas de RNA. Conforme descrito na Seção 3.5, os ribossomos são constituídos por duas subunidades, que flutuam livremente no citoplasma ou que se combinam durante a síntese de proteína. Neste último caso, os ribossomos ligam-se à organela denominada retículo endoplasmático rugoso (descrito a seguir). Uma célula típica pode conter até 10 milhões de ribossomos.

As proteínas sintetizadas nos ribossomos livres são liberadas no citosol, onde desempenham várias funções. As proteínas sintetizadas por ribossomos fixados ao retículo endoplasmático rugoso passam para o lúmen do retículo e, em seguida, são transferidas para outra organela, o complexo de Golgi. Por fim, são secretadas pela célula ou distribuídas para outras organelas.

Retículo endoplasmático

A organela citoplasmática mais extensa consiste na rede (ou "retículo") de membranas que formam o **retículo endoplasmático** (**Figura 3.10**). Essas membranas envolvem um espaço que é contínuo por toda a rede.

Duas formas de retículo endoplasmático podem ser diferenciadas: o rugoso ou granular e o liso ou agranular. O retículo endoplasmático rugoso tem ribossomos ligados à sua superfície citosólica e tem uma aparência de saco achatado. O retículo endoplasmático rugoso está envolvido no acondicionamento de proteínas que, após processamento no aparelho de Golgi, são secretadas pela célula ou distribuídas para outras organelas celulares.

O retículo endoplasmático liso não tem partículas de ribossomos em sua superfície e conta com uma estrutura tubular ramificada. Trata-se do local onde determinadas moléculas de lipídios são sintetizadas; além disso, participa da desintoxicação de determinadas moléculas hidrofóbicas e também armazena e libera o Ca^{2+} envolvido no controle de várias atividades celulares, como a contração muscular.

Complexo ou aparelho de Golgi

O **complexo de Golgi** consiste em uma série de sacos membranáceos achatados e em estreita justaposição, que são ligeiramente curvos, formando uma estrutura caliciforme.

Próximo à sua superfície côncava, e em associação com essa organela, existem vesículas aproximadamente esféricas e delimitadas por membrana.

As proteínas que chegam ao complexo de Golgi provenientes do retículo endoplasmático rugoso sofrem uma série de modificações à medida que passam de um compartimento de Golgi para o próximo. Por exemplo, carboidratos são ligados a proteínas para formar glicoproteínas e o comprimento da proteína frequentemente é encurtado pela remoção de uma parte terminal da cadeia polipeptídica. O complexo de Golgi seleciona as proteínas modificadas para o interior de classes distintas de vesículas de transporte, que seguirão o seu trajeto para várias organelas celulares ou para a membrana plasmática, onde o conteúdo proteico da vesícula é liberado para fora da célula. As vesículas que contêm proteínas a serem secretadas pela célula são conhecidas como **vesículas secretoras**. Essas vesículas são encontradas, por exemplo, em certas células das glândulas endócrinas, onde os hormônios proteicos são liberados no líquido extracelular para modificar as atividades de outras células.

Endossomos

Diversas estruturas vesiculares e tubulares envolvidas por membrana, denominadas **endossomos** situam-se entre a membrana plasmática e o aparelho de Golgi. Alguns tipos de vesículas que se desprendem da membrana plasmática seguem o seu trajeto e fundem-se com endossomos. Por sua vez, o endossomo pode soltar vesículas que, em seguida, movem-se para outras organelas celulares ou retornam à membrana plasmática. À semelhança do complexo de Golgi, os endossomos estão envolvidos na seleção, modificação e direcionamento do tráfego vesicular nas células.

Mitocôndrias

As **mitocôndrias** participam dos processos químicos que transferem energia das ligações químicas de moléculas de nutrientes para moléculas de **trifosfato de adenosina** (**ATP**) recém-criadas, as quais ficam, então, disponíveis para as células. O ATP utilizado pelas células é formado, em sua maior parte, nas mitocôndrias, por um processo denominado respiração celular que consome o oxigênio e produz dióxido de carbono, calor e água.

As mitocôndrias são estruturas esféricas ou alongadas, semelhantes a um bastonete e circundadas por uma membrana interna e outra externa. A membrana externa é lisa, enquanto a membrana interna é dobrada em lâminas ou túbulos, conhecidos como **cristas**, que se estendem para o compartimento mitocondrial interno, denominado **matriz**. As mitocôndrias são encontradas em todo o citoplasma. Um grande número delas, de até mil, está presente nas células que utilizam grandes quantidades de energia, enquanto as células menos ativas contêm menos mitocôndrias. Entretanto, nossa compreensão moderna da estrutura e função das mitocôndrias evoluiu a partir da ideia de que cada mitocôndria é física e funcionalmente isolada das outras. Em todos os tipos celulares que foram examinados, as mitocôndrias parecem existir, pelo menos em parte, em um retículo (**Figura 3.11**). Essa rede interconectada de mitocôndrias pode ser particularmente

Capítulo 3 Estrutura Celular, Proteínas e Vias Metabólicas 59

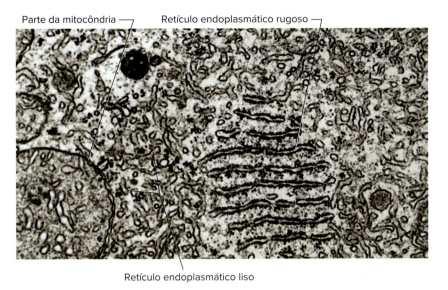

Retículo endoplasmático rugoso

Estrutura: rede membranácea extensa de sacos achatados. Envolve um espaço que é contínuo em toda organela e com espaço entre duas membranas do envelope nuclear. Conta com partículas ribossômicas fixadas à sua superfície citosólica.

Função: as proteínas sintetizadas nos ribossomos fixados entram no lúmen do retículo, a partir do qual são finalmente distribuídas para outras organelas ou secretadas para fora da célula.

Retículo endoplasmático liso

Estrutura: rede tubular altamente ramificada, que não tem ribossomos fixados, mas que pode ser contínua com o retículo endoplasmático rugoso.

Função: contém enzimas para a síntese de ácidos graxos e esteroides. Armazena e libera cálcio, que controla várias atividades celulares.

Figura 3.10 Retículos endoplasmáticos rugoso e liso. Para referência, uma parte da mitocôndria está marcada. Fonte: Don W. Fawcett/Science.

APLICAÇÃO DO CONCEITO: princípio geral de fisiologia

- Forneça alguns exemplos de como as estruturas mostradas aqui e nas figuras anteriores deste capítulo ajudam a ilustrar o princípio geral de fisiologia, segundo o qual ocorre troca controlada de materiais entre compartimentos e por meio das membranas celulares.

A resposta está disponível no Apêndice A.

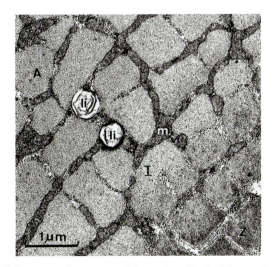

Figura 3.11 Retículo mitocondrial nas células musculares esqueléticas. As mitocôndrias estão indicadas pela letra *m*; outras marcações referem-se a estruturas encontradas no músculo esquelético, que serão descritas em capítulos subsequentes. Cortesia de George A. Brooks e Hans Hoppeler.

importante na distribuição das fontes de oxigênio e energia (notavelmente os ácidos graxos) por todas as mitocôndrias dentro de uma célula. Além disso, a extensão do retículo pode mudar em diferentes situações fisiológicas, mais mitocôndrias podem se fundir ou se separar ou até mesmo se autodestruir à medida que as demandas energéticas das células mudam.

Além de fornecer a maior parte da energia necessária para impulsionar os eventos fisiológicos, como a contração muscular, as mitocôndrias também atuam na síntese de certos lipídios, como os hormônios estrogênio e testosterona (ver Capítulo 11).

Lisossomos

Os **lisossomos** são organelas esféricas ou ovais, circundadas por uma única membrana (ver Figura 3.2). Uma célula típica pode conter várias centenas de lisossomos. O líquido existente no interior do lisossomo é ácido e contém uma variedade de enzimas digestivas. Os lisossomos atuam ao degradar as bactérias e resíduos de células mortas que foram incorporados por uma célula. Eles também podem degradar as organelas celulares que foram danificadas e que não funcionam mais normalmente. Os lisossomos desempenham uma função particularmente importante nas várias células que compõem os sistemas de defesa do corpo (ver Capítulo 18).

Peroxissomos

À semelhança dos lisossomos, os **peroxissomos** são corpos ovais moderadamente densos, circundados por uma única membrana. Como as mitocôndrias, os peroxissomos consomem oxigênio molecular, embora em quantidades muito menores. Entretanto, esse oxigênio não é utilizado na transferência de energia para o ATP. Em vez disso, ele sofre reações que removem hidrogênio de moléculas orgânicas, incluindo lipídios, álcool e substâncias potencialmente tóxicas ingeridas. Um dos produtos de reação é o peróxido de hidrogênio, H_2O_2, o que explica o nome da organela. O peróxido de hidrogênio em altas concentrações pode ser tóxico para as células, porém os peroxissomos também podem destruir o peróxido de hidrogênio e, assim, evitar seus efeitos tóxicos. Os peroxissomos também estão envolvidos no processo pelo qual os ácidos graxos são degradados em fragmentos de dois carbonos, os quais a célula pode, então, utilizar como fonte para a geração de ATP.

Citoesqueleto

Além das organelas circundadas por membrana, o citoplasma da maioria das células contém uma variedade de filamentos de proteínas. Essa rede filamentosa é designada como **citoesqueleto** da célula e, à semelhança do esqueleto ósseo do corpo, está associada aos processos que mantém e modificam o formato da célula e produzem os movimentos celulares.

As três classes de filamentos do citoesqueleto baseiam-se no seu diâmetro e nos tipos de proteínas que eles contém. Por ordem de tamanho, começando dos mais finos, são (1) os filamentos de actina (também denominados microfilamentos), (2) os filamentos intermediários e (3) os microtúbulos (**Figura 3.12**). Os filamentos de actina e os microtúbulos podem ser montados e desmontados rapidamente, permitindo que a célula altere esses componentes de sua estrutura citoesquelética de acordo com as necessidades. Em contrapartida, os filamentos intermediários, uma vez montados, são desmontados com menos facilidade.

Os **filamentos de actina** são compostos por monômeros da proteína actina G (ou "actina globular"), que se juntam formando um polímero de duas cadeias torcidas, conhecidas como actina F ("filamentosa"). Esses filamentos compõem uma parte importante do citoesqueleto em todas as células. Eles desempenham importantes funções na determinação do formato da célula, na capacidade das células de se deslocarem por movimentos de tipo ameboide, a divisão celular e a contração das células musculares.

Os **filamentos intermediários** são compostos de filamentos torcidos de várias proteínas diferentes, incluindo queratina, desmina e lamina. Esses filamentos também contribuem para o formato das células e ajudam a ancorar o núcleo. Proporcionam uma considerável força às células e, consequentemente, são mais desenvolvidos nas regiões das células sujeitas a estresse mecânico (p. ex., em associação aos desmossomos).

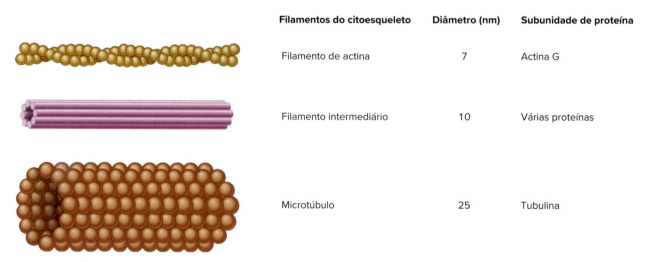

Figura 3.12 Filamentos do citoesqueleto associados ao formato e motilidade da célula.

Os **microtúbulos** são tubos ocos de cerca de 25 nm de diâmetro, cujas subunidades são compostas pela proteína **tubulina**. São os mais rígidos dos filamentos citoesqueléticos e são encontrados nos longos prolongamentos dos neurônios, onde fornecem a estrutura que mantém o formato cilíndrico desses prolongamentos. Os microtúbulos também se irradiam a partir de uma região da célula, conhecida como **centrossomo**, que circunda dois corpos cilíndricos pequenos, denominados **centríolos**, compostos de nove conjuntos de microtúbulos fundidos. O centrossomo é uma nuvem de material amorfo que regula a formação e o alongamento dos microtúbulos. Durante a divisão celular, o centrossomo gera as fibras de fuso microtubular utilizadas na separação dos cromossomos. Os microtúbulos e os filamentos de actina também têm sido implicados nos movimentos das organelas dentro do citoplasma. Esses elementos fibrosos formam trilhos, e as organelas são impulsionadas ao longo desses trilhos por meio de proteínas contráteis fixadas à superfície das organelas.

Os **cílios**, as extensões semelhantes a pelos na superfície da maioria das células, têm um núcleo central de microtúbulos organizados em um padrão semelhante àquele encontrado nos centríolos. Dois tipos de cílios são encontrados nas células animais. Nos cílios móveis, normalmente localizados em determinadas células epiteliais, os microtúbulos, em combinação com uma proteína contrátil, produzem os movimentos dos cílios. Em órgãos ocos revestidos por epitélio ciliado, os movimentos dos cílios ajudam a impulsionar o conteúdo do órgão ao longo da superfície do epitélio. Um exemplo disso é o movimento de muco que se eleva na traqueia, mediado pelos cílios, e contra a gravidade. Esse movimento ajuda a remover as partículas inaladas que poderiam danificar os pulmões.

O outro tipo de cílio é conhecido como cílio imóvel ou primário. A maioria das células eucarióticas tem um ou um pequeno número de cílios imóveis. Diferentemente dos cílios móveis, esses cílios não se movem ativamente; em vez disso, constituem estruturas sensoriais importantes. Um bom exemplo, sobre o qual você aprenderá no Capítulo 7, é fornecido pelos cílios imóveis encontrados nos neurônios sensitivos olfatórios do nariz; esses cílios contêm, em suas membranas, proteínas de detecção de odores que iniciam o sentido do olfato. Os fisiologistas identificaram um grande número de doenças associadas a genes mutados expressos em cílios de diferentes tecidos; em seu conjunto, essas doenças são conhecidas como *ciliopatias* e ocorrem com mais frequência na retina, no fígado, nos rins e no encéfalo.

Estude e revise 3.3

- **Núcleo:** transmite e expressa a informação genética
- **Ribossomos:** compostos de RNA e de proteína; locais de síntese de proteínas
- **Retículo endoplasmático (RE):** composto de RE rugoso (com ribossomos fixados; participa no acondicionamento das proteínas) e liso (tubular; local de síntese de lipídios e armazenamento, e liberação de cálcio)
- **Complexo de Golgi:** acondiciona proteínas no interior de vesículas secretoras

---

Estude e revise 3.3 — *continuação*

- **Endossomos:** vesículas intracelulares que transportam moléculas entre o complexo de Golgi, membrana plasmática e os lisossomos
- **Mitocôndrias:** estruturas complexas com membranas interna e externa e cristas (dobras da membrana interna)
  - Consomem oxigênio e produzem dióxido de carbono em processos químicos que transferem a energia para o **trifosfato de adenosina (ATP)**
- **Lisossomos:** digerem matéria particulada que entra na célula
- **Peroxissomos:** participam na degradação dos ácidos graxos e das substâncias tóxicas
- **Filamentos:** formam o **citoesqueleto** no citoplasma e consistem em filamentos de actina, filamentos intermediários e microtúbulos.

Questão de revisão: Associe uma organela intracelular a cada uma das seguintes características: localização da cromatina; principal local de armazenamento de Ca^{2+}; composta de uma matriz e cristas; formada por sacos achatados próximos ao núcleo; armazenamento de enzimas digestivas. (A resposta está disponível no Apêndice A.)

Síntese, Degradação e Secreção de Proteínas

3.4 Código genético

Nunca é demais insistir na importância das proteínas em fisiologia. As proteínas estão envolvidas em todos os processos fisiológicos, desde a sinalização das células até a remodelagem dos tecidos e função dos órgãos. Esta seção descreve como as células sintetizam, degradam e, em alguns casos, secretam proteínas. Começaremos com uma visão geral da base genética da síntese de proteínas.

Conforme assinalado anteriormente, o núcleo de uma célula contém DNA, que dirige a síntese de todas as proteínas no corpo. As moléculas de DNA contêm a informação, que é codificada na sequência dos nucleotídios, para a síntese de proteínas. Uma sequência de nucleotídios de DNA contendo a informação que especifica a sequência de aminoácidos de uma única cadeia polipeptídica é conhecida como **gene**. Um gene é, portanto, uma unidade de informação hereditária. Uma única molécula de DNA contém muitos genes.

A informação genética total codificada no DNA de uma célula típica em um organismo é conhecida como **genoma**. O genoma humano contém aproximadamente 20.000 genes codificadores de proteínas. Os cientistas determinaram a sequência de nucleotídios do genoma humano inteiro (aproximadamente 3 bilhões de nucleotídios). Todavia, isso é apenas a primeira etapa, visto que a função e a regulação da maioria dos genes no genoma humano permanecem desconhecidas.

É fácil confundir a relação entre genes, moléculas de DNA e cromossomos. Em todas as células humanas, com exceção dos óvulos ou dos espermatozoides, existem 46 moléculas de DNA separadas no núcleo da célula, contendo, cada molécula, muitos genes. Cada molécula de DNA é acondicionada em um único cromossomo composto de DNA e proteínas, de modo que existem 46 cromossomos em cada célula. Um cromossomo contém não apenas a sua molécula de DNA, mas também uma classe especial de proteínas denominadas **histonas**. O núcleo da célula é uma verdadeira maravilha para o processo de acondicionamento. As moléculas de DNA muito longas, com comprimento milhares de vezes maior do que o diâmetro do núcleo, adaptam-se ao interior do núcleo por meio da formação de espirais ao redor de agrupamentos de histonas a intervalos frequentes, produzindo complexos conhecidos como **nucleossomos**. Existem cerca de 25 milhões desses complexos nos cromossomos, que se assemelham a contas enfileiradas em um fio.

Embora o DNA contenha a informação que especifica as sequências de aminoácidos nas proteínas, ele próprio não participa diretamente da montagem dessas moléculas de proteína. A maior parte do DNA de uma célula está localizada no núcleo, enquanto a maior parte da síntese de proteínas ocorre no citoplasma. A transferência da informação do DNA para o local de síntese de proteínas é realizada por moléculas de RNA, cuja síntese é governada pela informação codificada no DNA. A informação genética flui do DNA para o RNA e, em seguida, para a proteína (**Figura 3.13**). O processo de transferência da informação genética do DNA para o RNA no núcleo é conhecido como **transcrição**. O processo que utiliza a informação codificada no RNA para a montagem de uma proteína no citoplasma é conhecido como **tradução**.

DNA $\xrightarrow{\text{transcrição}}$ RNA $\xrightarrow{\text{tradução}}$ Proteína

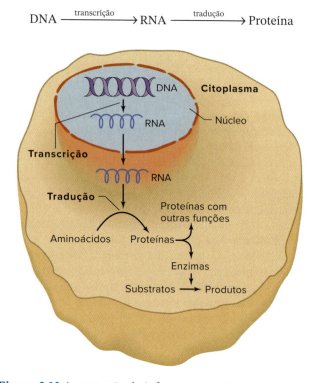

Figura 3.13 A expressão da informação genética em uma célula ocorre por meio da *transcrição* da informação codificada desde o DNA para o RNA no núcleo, seguida de *tradução* da informação do RNA em síntese de proteínas no citoplasma. Em seguida, as proteínas desempenham as funções que determinam as características da célula.

Conforme descrito no Capítulo 2, uma molécula de DNA consiste em duas cadeias de nucleotídios enroladas uma ao redor da outra para formar uma dupla-hélice. Cada nucleotídio de DNA contém uma de quatro bases – adenina (A), guanina (G), citosina (C) ou timina (T) – e cada uma dessas bases é especificamente pareada por pontes de hidrogênio com uma base na cadeia oposta da dupla-hélice. Nesse pareamento de bases, A liga-se com T, e G liga-se com C. Por conseguinte, ambas as cadeias de nucleotídios contêm uma sequência especificamente ordenada de bases, com uma cadeia complementar à outra. Essa especificidade de pareamento de bases é o fundamento para a transferência da informação do DNA para o RNA e para a duplicação do DNA durante a divisão celular.

A linguagem genética assemelha-se, em princípio, à linguagem escrita, que consiste em um conjunto de símbolos, como A, B, C, D, que formam um alfabeto. As letras são dispostas em sequências específicas para formar palavras, e as palavras são organizadas em sequências lineares para formar frases. A linguagem genética contém apenas quatro letras, que correspondem às bases A, G, C e T. As palavras genéticas são sequências de três bases, que especificam determinados aminoácidos – ou seja, cada palavra na linguagem genética tem um comprimento de apenas três letras. Essa palavra é denominada *código triplete*. A sequência de palavras de código de três letras (tripletes) ao longo de um gene em uma única fita de DNA especifica a sequência de aminoácidos em uma cadeia polipeptídica (**Figura 3.14**). Desta forma, um gene é equivalente a uma sentença, e a informação genética no genoma humano é equivalente a um livro contendo cerca de 20 mil sentenças. Utilizando uma única palavra (A, T, C ou G) para especificar cada uma das quatro bases nos nucleotídios de DNA, seriam necessárias cerca de 550 mil páginas, cada uma equivalente a esta página de texto, para imprimir a sequência de nucleotídios do genoma humano.

As quatro bases no alfabeto do DNA podem ser organizadas em 64 combinações diferentes de três letras para formar 64 tripletes ($4 \times 4 \times 4 = 64$). Por conseguinte, esse código fornece, na realidade, mais palavras do que o suficiente para codificar os 20 aminoácidos diferentes encontrados nas proteínas. Isso significa que um determinado aminoácido é habitualmente especificado por mais de um triplete. Por exemplo, os quatro tripletes de DNA, C–C–A, C–C–G, C–C–T e C–C–C, especificam o aminoácido glicina. Apenas 61 dos 64 tripletes possíveis são utilizados para especificar aminoácidos. Os tripletes que não especificam aminoácidos são conhecidos como **sinais de terminação**. Executam a mesma função de um ponto-final de uma frase – indicam que foi alcançado o final de uma mensagem genética.

O código genético é uma linguagem universal utilizada por todas as células vivas. Por exemplo, os tripletes que especificam o aminoácido triptofano são os mesmos no DNA de uma bactéria, de uma ameba, de uma planta e do ser humano. Embora os mesmos tripletes sejam utilizados por todas as células vivas, as mensagens que eles soletram – as sequências de tripletes que codificam uma proteína específica –, variam de gene para gene em cada organismo. A natureza universal do código genético sustenta o conceito de que todas as formas de vida na Terra evoluíram a partir de um ancestral comum.

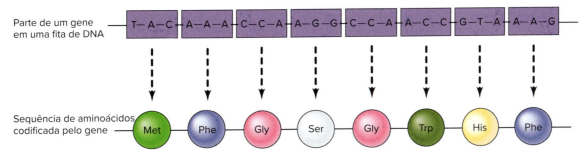

Figura 3.14 A sequência de palavras de três letras do código em um gene determina a sequência de aminoácidos em uma cadeia polipeptídica. Os nomes dos aminoácidos estão abreviados. Observe que mais de uma sequência de código de três letras pode especificar o mesmo aminoácido; por exemplo, o aminoácido fenilalanina (Phe) é codificado por dois códigos de tripletes, A–A–A e A–A–G.

É necessário fornecer uma qualificação importante antes de concentrar nossa atenção para os mecanismos específicos pelos quais o código do DNA opera na síntese de proteínas. Embora a informação codificada nos genes seja sempre transcrita primeiro em RNA, existem várias classes de RNA necessárias para a síntese de proteínas, incluindo o RNA mensageiro, o RNA ribossômico e o RNA transportador (de transferência). Apenas o RNA mensageiro codifica *diretamente* as sequências de aminoácidos das proteínas, embora as outras classes de RNA participem no processo geral de síntese de proteínas.

Estude e revise 3.4

- **Gene:** contém a informação que, por meio da síntese de mRNA, determina a sequência de aminoácidos em uma proteína específica; a informação genética total codificada no DNA é o **genoma**
- **Transcrição:** transferência da informação genética desde o DNA para o mRNA no núcleo
  - Tripletes: combinações de três letras de bases (A, C, G ou T) que codificam os aminoácidos; os tripletes não codificantes podem atuar como **sinais de terminação**
- **Tradução:** síntese de uma proteína a partir do RNA no citoplasma
- A sequência de códigos de três nucleotídios ao longo de um gene determina a sequência de aminoácidos em uma proteína.

Questão de revisão: Descreva como o código genético especifica a sequência de aminoácidos em uma proteína. (A resposta está disponível no Apêndice A.)

3.5 Síntese de proteínas

Reiterando, a primeira etapa no uso da informação genética no DNA para a síntese de uma proteína é denominada transcrição e envolve a síntese de uma molécula de RNA que contém a informação codificada, correspondente à informação de um único gene. A classe de moléculas de RNA que especifica a sequência de aminoácidos de uma proteína e que transporta essa mensagem do DNA para o local de síntese de proteínas no citoplasma é conhecida como **RNA mensageiro (mRNA)**.

Transcrição: síntese de mRNA

Lembre-se do Capítulo 2, quando foi visto que os ácidos ribonucleicos são polinucleotídios de cadeia simples, cujos nucleotídios diferem do DNA, uma vez que eles contêm o açúcar ribose (em vez de desoxirribose) e a base uracila (em vez de timina). As outras três bases – adenina, guanina e citosina – ocorrem tanto no DNA quanto no RNA. As subunidades utilizadas para a síntese de mRNA são trifosfatos de ribonucleotídios livres (não combinados): ATP, GTP, CTP e UTP.

Lembre-se também de que as duas cadeias de polinucleotídios no DNA estão ligadas entre si por pontes de hidrogênio entre pares específicos de bases: A–T e C–G. Para iniciar a síntese do RNA, as duas fitas antiparalelas da dupla-hélice do DNA precisam se separar, de modo que as bases no DNA exposto possam se parear com as bases nos trifosfatos de ribonucleotídios livres (**Figura 3.15**). Os ribonucleotídios livres que contêm bases U pareiam-se com as bases A expostas no DNA; de forma semelhante, os ribonucleotídios livres que contêm as bases G, C ou A pareiam-se com as bases expostas do DNA C, G, e T, respectivamente. Observe que a uracila, que está presente no RNA, mas não no DNA, pareia-se com a base adenina no DNA. Dessa maneira, a sequência de nucleotídios em uma fita de DNA atua como molde para determinar a sequência de nucleotídios no mRNA.

Os ribonucleotídios alinhados são unidos pela enzima **RNA polimerase**, que hidrolisa os trifosfatos de nucleotídio, liberando dois dos grupos fosfato terminais e unindo o fosfato remanescente em ligação covalente com a ribose do nucleotídio adjacente.

O DNA consiste em duas fitas de polinucleotídios que correm de forma antiparalela uma com a outra, com base na orientação da sua "coluna vertebral" de fosfato-açúcar. Como ambas as fitas estão expostas durante a transcrição, teoricamente deveria ser possível formar duas moléculas individuais de RNA, uma complementar com cada fita de DNA; entretanto, tipicamente, ocorre formação de apenas um dos dois RNA potenciais. Isso se deve ao fato de que a RNA polimerase liga-se ao DNA apenas em sítios específicos de um gene, adjacentes a uma sequência denominada **promotor**. O promotor é uma sequência específica de nucleotídios de DNA, incluindo alguns que são comuns à maioria dos genes. O promotor direciona a RNA polimerase, que prossegue ao longo de uma fita em apenas uma direção, que é determinada pela orientação da "coluna vertebral" de fosfato-açúcar. Assim, para um determinado gene, uma fita, denominada **fita-molde** ou fita *antisense*, tem a orientação correta em relação à localização do promotor para a ligação da RNA polimerase. Portanto, a localização do promotor determina qual fita será a fita-molde (ver Figura 3.15). Consequentemente, para qualquer gene determinado, apenas uma fita de DNA é tipicamente transcrita.

Assim, a transcrição de um gene começa quando a RNA polimerase liga-se à região do promotor desse gene. Essa ligação inicia a separação das duas fitas de DNA. A RNA polimerase move-se ao longo da fita-molde, unindo um ribonucleotídio por vez (em uma velocidade de cerca de 30 nucleotídios por segundo) à cadeia crescente de RNA. Ao alcançar um sinal de terminação, que especifica o término do gene, a RNA polimerase libera o transcrito de RNA recém-formado que, em seguida, é translocado para fora do núcleo, onde se liga a ribossomos no citoplasma.

Em uma dada célula, tipicamente apenas 10 a 20% dos genes existentes no DNA são transcritos em RNA. Os genes são transcritos apenas quando a RNA polimerase pode se ligar a seus sítios promotores. As células utilizam vários mecanismos para bloquear ou tornar acessível a região do promotor de determinado gene à RNA polimerase. Essa regulação da transcrição gênica fornece um meio para controlar a síntese de proteínas específicas, portanto, as atividades características de um tipo específico de célula. Coletivamente, as proteínas específicas expressas em determinada célula em um momento específico constituem o **proteoma** da célula. O proteoma determina a estrutura e a função da célula naquele momento.

Observe que a sequência de bases no transcrito de RNA não é idêntica àquela da fita-molde do DNA, visto que a formação de RNA depende do pareamento entre bases *complementares*, e não idênticas (ver Figura 3.15). Uma sequência de três bases no RNA que especifica um aminoácido é denominada **códon**. Cada códon é complementar a uma sequência de três bases no DNA. Por exemplo, a sequência de bases T–A–C na fita-molde do DNA corresponde ao códon A–U–G no RNA transcrito.

Embora toda sequência de nucleotídios na fita-molde de um gene seja transcrita em uma sequência complementar de nucleotídios, conhecida como **transcrito de RNA primário** ou **pré-mRNA**, apenas alguns segmentos da maioria dos genes codificam, de fato, sequências de aminoácidos. Essas regiões do gene, conhecidas como **éxons** (regiões de expressão), são separadas por sequências não codificadoras de nucleotídios, conhecidas como **íntrons** (de "região intragênica", também denominada sequências intervenientes). Estima-se que até 98,5% do DNA humano sejam compostos por sequências de íntrons que não contêm informação para a codificação de proteínas. Ainda não foi elucidado que função, se houver alguma, podem ter essas grandes quantidades de DNA não codificante, embora se tenha postulado que elas exercem alguma regulação transcricional. Além disso, uma classe de moléculas de RNA muito curtas, denominadas microRNA, é transcrita em alguns casos a partir de DNA não codificante. Os microRNA não são traduzidos em proteínas; em vez disso, eles previnem a tradução de moléculas de mRNA específicas.

Antes de passar para o citoplasma, um transcrito de RNA primário recém-formado precisa sofrer *splicing* (**Figura 3.16**) para remover as sequências que correspondem aos íntrons do DNA. Isso permite a formação da sequência contínua de éxons que será traduzida em proteína. Somente após a ocorrência desse *splicing* é que o RNA passa a ser denominado RNA mensageiro maduro ou mRNA maduro.

O *splicing* ocorre no núcleo e é realizado por um complexo de proteínas e pequenos RNA nucleares, conhecido como **spliceossomo**. O spliceossomo identifica sequências específicas de nucleotídios no início e no final de cada segmento derivado do íntron no transcrito de RNA primário, remove o segmento e efetua o *splicing* na extremidade de um segmento derivado do éxon com o início de outro para formar o mRNA com uma sequência codificadora contínua. Em muitos casos, durante o processo de *splicing*, os segmentos derivados do éxon de um único gene podem sofrer *splicing* em diferentes sequências, ou alguns segmentos derivados de éxon podem ser totalmente eliminados; esse processo é denominado *splicing* alternativo e estima-se que

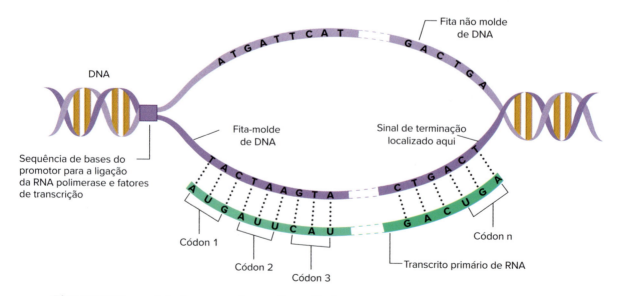

Figura 3.15 Transcrição de um gene de uma fita-molde do DNA para um transcrito de mRNA primário.

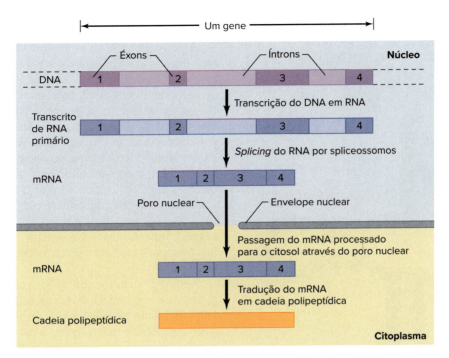

Figura 3.16 Os spliceossomos removem os segmentos derivados do íntron não codificadores desde um transcrito de RNA primário (ou pré-mRNA) e ligam os segmentos derivados do éxon entre si para formar a molécula de mRNA madura que atravessa os poros nucleares para entrar no citosol. Os comprimentos dos segmentos derivados de íntrons e de éxons representam os comprimentos relativos das sequências de bases nessas regiões.

APLICAÇÃO DO CONCEITO

- Utilizando o formato desse diagrama, desenhe uma molécula de mRNA que possa resultar do *splicing* alternativo do transcrito de RNA primário.

A resposta está disponível no Apêndice A.

---

ocorra em mais da metade de todos os genes. Esses processos resultam na formação de diferentes sequências de mRNA a partir do mesmo gene e, por sua vez, dão origem a proteínas com diferentes sequências de aminoácidos. Por conseguinte, existem mais proteínas diferentes no corpo humano do que genes.

Tradução: síntese de polipeptídios

Após o *splicing*, o mRNA move-se através dos poros no envelope nuclear para entrar no citoplasma. Embora os poros nucleares permitam a difusão de pequenas moléculas e íons entre o núcleo e o citoplasma, eles têm mecanismos específicos dependentes de energia para o transporte seletivo de grandes moléculas, como as proteínas e o RNA.

No citoplasma, o mRNA liga-se a um ribossomo, a organela celular que contém as enzimas e outros componentes necessários para a tradução do mRNA em proteína. Antes de descrever esse processo de montagem, examinaremos a estrutura de um ribossomo e as características de duas classes adicionais de RNA envolvidas na síntese de proteínas.

Ribossomos e rRNA

O ribossomo é uma partícula complexa composta por cerca de 70 a 80 proteínas diferentes em associação a uma classe de moléculas de RNA, conhecidas como **RNA ribossômico** (**rRNA**). Os genes para o rRNA são transcritos a partir do DNA em um processo semelhante ao utilizado para o mRNA, exceto pelo uso de uma RNA polimerase diferente. A transcrição do RNA ribossômico ocorre na região do núcleo conhecida como nucléolo. À semelhança de outras proteínas, as proteínas ribossômicas são sintetizadas no citoplasma a partir de mRNA específicos para elas. Em seguida, essas proteínas retornam através dos poros nucleares para o nucléolo, onde se combinam com o rRNA recém-sintetizado para formar duas subunidades ribossômicas, uma grande e uma pequena. Em seguida, essas subunidades são transportadas individualmente para o citoplasma, onde se combinam para formar um ribossomo funcional durante a tradução das proteínas.

RNA de transferência

De que maneira cada aminoácido individualmente identifica os códons apropriados no mRNA durante o processo de tradução? Por si sós, os aminoácidos livres não têm a capacidade de se ligar às bases nos códons do mRNA. Esse processo de identificação envolve a terceira classe principal de RNA, conhecida como **RNA transportador** ou **de transferência** (**tRNA**). As moléculas de RNA transportador são as menores (com comprimento de cerca de 80 nucleotídios) das principais classes de RNA. A cadeia simples do tRNA faz uma volta sobre si mesma, formando uma estrutura que se assemelha a uma folha de trevo com três alças (**Figura 3.17**).

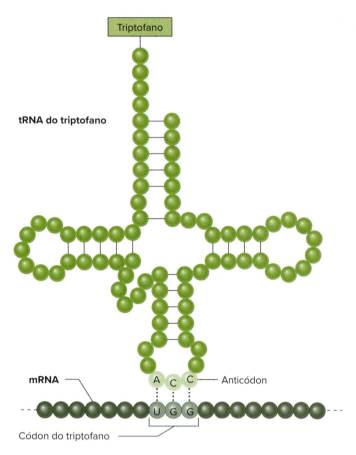

Figura 3.17 Pareamento de bases entre a região do anticódon de uma molécula de tRNA e a região do códon correspondente de uma molécula de mRNA.

À semelhança do mRNA e do rRNA, as moléculas de tRNA são sintetizadas no núcleo por meio de pareamentos de bases com nucleotídios de DNA em genes específicos para tRNA; em seguida, movem-se para o citoplasma. O aspecto chave para a função do tRNA na síntese de proteínas é a sua capacidade de se combinar com um aminoácido específico e um códon no mRNA ligado ao ribossomo específico para esse aminoácido. Isto permite que o tRNA atue como um elo entre um aminoácido e o códon do mRNA para esse aminoácido.

Uma molécula de tRNA liga-se de forma covalente a um aminoácido específico por meio de uma enzima conhecida como aminoacil-tRNA sintetase. Existem 20 aminoacil-tRNA sintetases diferentes, e cada uma delas catalisa a ligação de um aminoácido específico a um tipo específico de tRNA. A próxima etapa é ligar o tRNA, que carrega o seu aminoácido afixado, ao códon do mRNA para esse aminoácido. Isso é obtido pelo pareamento de bases entre o tRNA e o mRNA. Uma sequência de três nucleotídios na extremidade de uma das alças do tRNA pode fazer o pareamento de bases com um códon complementar no mRNA. Essa sequência de código de três letras do tRNA é apropriadamente conhecida como um **anticódon**. A Figura 3.17 ilustra a ligação entre o mRNA e um tRNA específico para o aminoácido triptofano. Observe que o triptofano está ligado de modo covalente a uma extremidade do tRNA e não se liga à região do anticódon do tRNA nem à região do códon do mRNA.

Montagem das proteínas

O processo de montagem de uma cadeia polipeptídica com base em uma mensagem do mRNA envolve três estágios – iniciação, alongamento e terminação. A iniciação da síntese ocorre quando um tRNA contendo o aminoácido metionina liga-se à subunidade pequena do ribossomo. Várias proteínas, conhecidas como **fatores de iniciação**, são necessárias para estabelecer um complexo de iniciação, que posiciona o tRNA contendo metionina em oposição ao códon do mRNA que sinaliza o sítio de início onde a montagem deve começar. Em seguida, ocorre ligação da subunidade maior do ribossomo, envolvendo o mRNA entre as duas subunidades. Essa fase de iniciação constitui a etapa mais lenta na montagem das proteínas, e fatores que influenciam a atividade dos fatores de iniciação podem regular a taxa de síntese de proteínas.

Após o processo de iniciação, a cadeia de proteína é alongada pelo acréscimo sucessivo de aminoácidos (**Figura 3.18**). Um ribossomo tem dois sítios de ligação para o tRNA. O sítio 1 mantém o tRNA ligado à parte da cadeia de proteína que foi montada até este ponto, enquanto o sítio 2 mantém o tRNA contendo o próximo aminoácido a ser adicionado à cadeia. Enzimas ribossômicas catalisam a ligação da cadeia de proteína ao aminoácido recém-chegado.

Uma vez formada uma nova ligação peptídica, o tRNA no sítio 1 é liberado do ribossomo, e o tRNA no sítio 2 – agora ligado à cadeia peptídica – é transferido para o sítio 1. O ribossomo move-se um códon adiante ao longo do mRNA, liberando espaço para a ligação da próxima molécula de aminoácido-tRNA. Esse processo é repetido muitas e muitas vezes à medida que os aminoácidos são adicionados à cadeia peptídica em crescimento, em uma taxa média de 2 a 3 por segundo. Quando o ribossomo alcança uma sequência de terminação no mRNA (denominado códon de terminação), que especifica o término da proteína, a ligação entre a cadeia polipeptídica e o último tRNA é rompida, e a proteína completa é liberada do ribossomo.

As moléculas de RNA mensageiro não são, entretanto, destruídas durante a síntese de proteína, de modo que elas podem ser utilizadas para sintetizar muito mais moléculas de proteína. De fato, enquanto um ribossomo está se movendo ao longo de determinada fita de mRNA, um segundo ribossomo pode se fixar ao sítio de início desse mesmo mRNA e iniciar a síntese de uma segunda molécula de proteína idêntica. Portanto, vários ribossomos – até 70 – podem estar se movendo ao longo de uma única fita de mRNA, estando, cada um deles, em um estágio diferente do processo de tradução (**Figura 3.19**).

Entretanto, as moléculas de mRNA, não permanecem indefinidamente no citoplasma. Eventualmente, as enzimas citoplasmáticas as degradam em nucleotídios. Portanto, se um gene correspondente a determinada proteína deixa de ser transcrito em mRNA, a proteína não será mais produzida após a degradação de suas moléculas de mRNA citoplasmáticas.

Uma vez que a cadeia polipeptídica tenha sido montada, ela pode sofrer modificações pós-traducionais na sua sequência de aminoácidos. Por exemplo, o aminoácido metionina que é utilizado para identificar o sítio de início do processo de montagem

Capítulo 3 Estrutura Celular, Proteínas e Vias Metabólicas 67

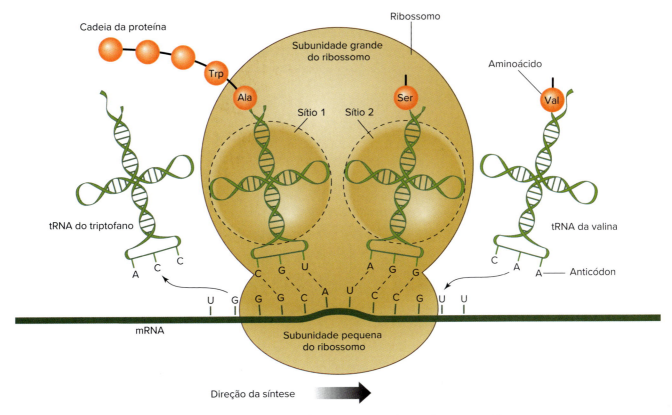

Figura 3.18 Sequência de eventos durante a síntese de proteína por um ribossomo.

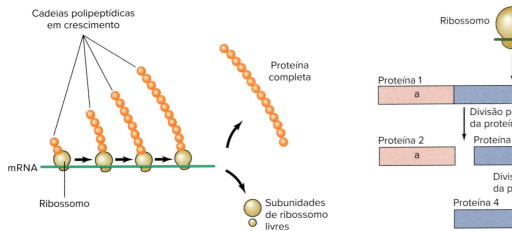

Figura 3.19 Vários ribossomos podem se deslocar simultaneamente ao longo de uma fita de mRNA, produzindo a mesma proteína em diferentes estágios de montagem.

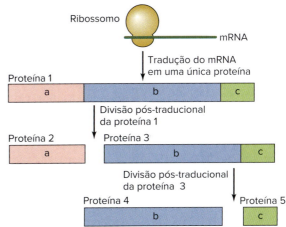

Figura 3.20 A divisão pós-traducional de uma proteína pode resultar em várias proteínas menores, e cada uma delas pode desempenhar uma função diferente. Todas essas proteínas são codificadas pelo mesmo gene.

é clivado da extremidade da maioria das proteínas. Em alguns casos, outras ligações peptídicas específicas dentro da cadeia polipeptídica são rompidas, produzindo vários peptídios menores, cada um dos quais pode desempenhar uma função diferente. Por exemplo, conforme ilustrado na **Figura 3.20**, cinco proteínas diferentes podem ser derivadas do mesmo mRNA como resultado da clivagem pós-traducional. Dependendo da especificidade das enzimas hidrolisantes presentes, o mesmo polipeptídio inicial pode ser dividido, em diferentes pontos, em células diferentes.

Carboidratos e derivados de lipídios frequentemente estão ligados às cadeias laterais de determinados aminoácidos. Esses acréscimos podem proteger a proteína de uma rápida degradação por enzimas proteolíticas ou podem atuar como sinais para direcionar a proteína para os locais na célula onde ela deve funcionar. A adição de um ácido graxo a uma proteína, por exemplo, pode levar a proteína à sua ancoragem a uma membrana, visto que a parte apolar do ácido graxo se insere dentro da bicamada lipídica.

A **Tabela 3.2** fornece um resumo das etapas que levam desde o DNA até a formação de uma proteína funcional.

TABELA 3.2	Eventos que levam do DNA à síntese de proteína.

Transcrição

A RNA polimerase liga-se à região do promotor de um gene e separa as duas fitas da dupla-hélice do DNA na região do gene a ser transcrito

Ocorre pareamento de trifosfatos de ribonucleotídio livres com os desoxinucleotídios na fita-molde do DNA

Os ribonucleotídios pareados com essa fita de DNA são ligados pela RNA polimerase para formar um transcrito de RNA primário que contém uma sequência de bases complementares com a fita-molde da sequência de bases do DNA

O *splicing* do RNA remove as regiões derivadas do íntron, que contêm sequências não codificadoras, no transcrito de RNA primário, e ocorre *splicing* das regiões derivadas do éxon, que codificam aminoácidos específicos, produzindo uma molécula de mRNA maduro

Tradução

O mRNA passa do núcleo para o citoplasma, onde uma extremidade do mRNA liga-se à subunidade menor de um ribossomo

Os aminoácidos livres são ligados a seus tRNA correspondentes pela aminoacil-tRNA sintetase

O anticódon de três bases em um complexo de aminoácido-tRNA pareia-se com o seu códon correspondente na região do mRNA ligado ao ribossomo

O aminoácido no tRNA é ligado por uma ligação peptídica à extremidade da cadeia polipeptídica em crescimento

O tRNA que foi liberado de seu aminoácido é liberado a partir do ribossomo

O ribossomo move-se por uma etapa de códon ao longo do mRNA

As quatro etapas anteriores são repetidas até alcançar uma sequência de terminação, e a proteína completa é liberada do ribossomo

Em alguns casos, a proteína sofre processamento pós-traducional, em que vários grupos químicos são fixados a cadeias laterais específicas e/ou a proteína é dividida em várias cadeias peptídicas menores

Regulação da síntese de proteínas

Conforme assinalado anteriormente, em determinada célula, apenas uma pequena fração dos genes do genoma humano é transcrita em mRNA e traduzida em proteínas. Dessa fração, um pequeno número de genes está sendo continuamente transcrito em mRNA. Entretanto, a transcrição de outros genes é regulada e pode ser ativada ou desativada em resposta a sinais gerados dentro da célula ou a sinais externos que a célula recebe. Para que um gene seja transcrito, a RNA polimerase precisa ser capaz de se ligar à região do promotor do gene e estar em uma configuração ativada.

A transcrição da maioria dos genes é regulada por uma classe de proteínas conhecidas como **fatores de transcrição**, que atuam como "interruptoras" de genes, interagindo de diversas maneiras para ativar ou para reprimir o processo de iniciação que ocorre na região do promotor de determinado gene. A influência de um fator de transcrição sobre a transcrição não é necessariamente tudo ou nada, liga ou desliga; ela simplesmente pode desacelerar ou acelerar o início do processo de transcrição.

Os fatores de transcrição, juntamente com proteínas acessórias, formam um **complexo de pré-iniciação** no promotor, que é necessário para executar o processo de separação das fitas de DNA, removendo quaisquer nucleossomos bloqueadores na região do promotor, ativando a RNA polimerase ligada e movendo o complexo ao longo da fita-molde de DNA. Alguns fatores de transcrição ligam-se a regiões do DNA que estão muito distantes da região do promotor do gene cuja transcrição eles regulam. Nesse caso, o DNA que contém o fator de transcrição ligado forma uma alça que traz o fator de transcrição em contato com a região do promotor, onde ele pode, então, ativar ou reprimir a transcrição (**Figura 3.21**).

Muitos genes contêm sítios reguladores que podem ser influenciados por um fator de transcrição comum; não há necessidade de ser um fator de transcrição diferente para cada gene. Além disso, mais de um fator de transcrição pode interagir para controlar a transcrição de determinado gene.

Como os fatores de transcrição são proteínas, a atividade de determinado fator de transcrição – ou seja, a sua capacidade de se ligar ao DNA ou a outras proteínas reguladoras – pode ser acionada ou desligada por modulação alostérica ou covalente em resposta a sinais que uma célula recebe ou gera. Assim, genes específicos podem ser regulados em resposta a sinais específicos.

Para resumir, a taxa de síntese de uma proteína pode ser regulada em vários pontos:

- Transcrição do gene em mRNA
- Iniciação da montagem da proteína em um ribossomo
- Degradação do mRNA no citoplasma.

Mutação

Qualquer alteração na sequência de nucleotídios que especifique uma mensagem genética no DNA é conhecida como **mutação**. Certas substâncias químicas e várias formas de radiação ionizante, como os raios X, os raios cósmicos e a radiação atômica, podem romper as ligações químicas no DNA. Essa ruptura pode resultar em perda de segmentos do DNA ou na incorporação da base incorreta quando ocorre nova formação das ligações rompidas. Os fatores ambientais que aumentam a taxa de mutação são conhecidos como **mutágenos**.

Tipos de mutações

O tipo mais simples de mutação, conhecido como mutação pontual, ocorre quando uma única base é substituída por

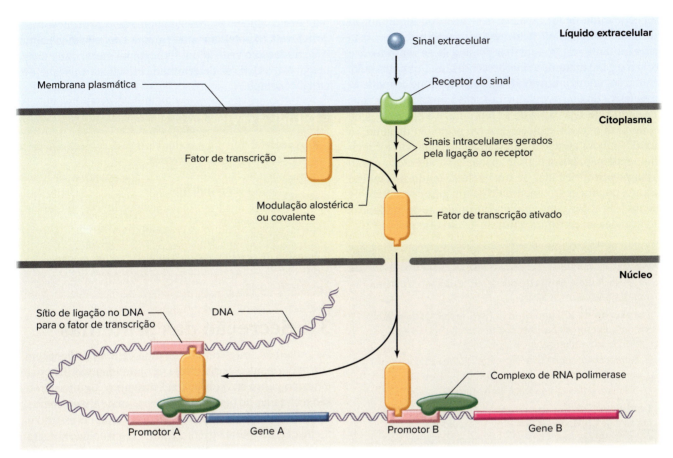

Figura 3.21 A transcrição do gene B é modulada pela ligação de um fator de transcrição ativado, diretamente à região do promotor. Em contrapartida, a transcrição do gene A é modulada pelo mesmo fator de transcrição que, nesse caso, liga-se a uma região do DNA consideravelmente distante da região do promotor.

outra diferente. Por exemplo, a sequência de bases C–G–T é o triplete de DNA para o aminoácido alanina. Se a guanina (G) for substituída por adenina (A), a sequência torna-se C–A–T, que é o código para a valina. Entretanto, se a timina (T) for substituída por citosina (C), a sequência torna-se C–G–C, que é outro código para a alanina, de modo que não haverá alteração na sequência de aminoácidos transcrita a partir do gene mutado. Por outro lado, se um código de aminoácido sofrer mutação para um dos tripletes de terminação, a tradução da mensagem do mRNA cessará quando esse triplete for alcançado, resultando na síntese de uma proteína encurtada e tipicamente não funcional.

Considere que uma mutação tenha alterado um único código do triplete em um gene, por exemplo, mudança de alanina C–G–T para valina C–A–T, de modo que ele agora codifica uma proteína com um aminoácido diferente. Que efeito essa mutação terá sobre a célula? A resposta depende do local no gene onde ocorreu a mutação. Embora as proteínas sejam compostas de muitos aminoácidos, as propriedades de uma proteína frequentemente dependem de uma região muito pequena da molécula total, como o sítio de ligação de uma enzima. Se a mutação não alterar a conformação do sítio de ligação, poderá haver pouca ou nenhuma mudança nas propriedades da proteína. Por outro lado, se a mutação alterar o sítio de ligação, poderá ocorrer uma acentuada mudança nas propriedades da proteína.

Quais são os efeitos das mutações sobre o funcionamento de uma célula? Se uma proteína mutada não funcional fizer parte de uma reação química que fornece a maior parte da energia química de uma célula, a perda da função da proteína pode levar à morte da célula. Em contrapartida, se a proteína ativada estiver envolvida na síntese de determinado aminoácido, e se a célula também pode obter esse aminoácido do líquido extracelular, a função celular não será prejudicada pela ausência da proteína.

Para generalizar, uma mutação pode ter qualquer um desses três efeitos sobre uma célula:

- Pode não causar nenhuma mudança perceptível na função celular
- Pode modificar a função celular, porém ainda ser compatível com o crescimento e a replicação da célula
- Pode levar à morte da célula.

Mutações e evolução

As mutações contribuem para a evolução dos organismos. Embora a maioria das mutações não resulte em nenhuma mudança ou comprometimento na função da célula, um número muito pequeno pode alterar a atividade de uma proteína, de modo que ela se torne mais ativa, em vez de menos, ou as mutações podem introduzir um tipo totalmente novo de atividade da proteína na célula. Se um organismo portador

70 Vander | Fisiologia Humana

de um gene mutante for capaz de desempenhar alguma função de maneira mais efetiva do que um organismo que careça do gene mutante, ele tem melhor chance de se reproduzir e transferir o gene mutante a seus descendentes. Por outro lado, se a mutação produzir um organismo que funcione de maneira menos efetiva do que os organismos sem a mutação, é menos provável que ele seja capaz de se reproduzir e passar o gene mutante para a descendência. Este é o princípio da **seleção natural**. Embora qualquer mutação, se for capaz de sobreviver na população, possa causar apenas uma alteração muito discreta nas propriedades de uma célula, tendo um tempo suficiente, poderá ocorrer acúmulo de um grande número de pequenas alterações, com consequente produção de mudanças muito grandes na estrutura e função de um organismo.

Estude e revise 3.5

- Os genes contêm **éxons** (regiões codificadoras) e **íntrons** (regiões não codificadoras)
- **Transcrito de RNA primário (pré-mRNA):** formado por pareamento de bases com a fita-molde do DNA contendo um único gene
  - Remoção de segmentos derivados do íntron por **spliceossomos** para formar mRNA
  - Necessita da ação da **RNA polimerase**
- **Tradução:** a síntese de uma proteína começa quando o mRNA após *splicing* liga-se a um ribossomo
  - **tRNA:** cada tRNA liga-se a um único aminoácido específico e contém um anticódon que faz um pareamento de bases com um códon correspondente no mRNA; ocorre no ribossomo
  - Os polipeptídios formam-se a partir de um triplete (aminoácidos) de cada vez à medida que um ribossomo se desloca ao longo do mRNA até alcançar um códon de terminação
- **Fatores de transcrição:** ativam ou reprimem a transcrição de genes específicos por meio de sua interação com a região do **promotor** de um gene
- Os **mutágenos** alteram segmentos de DNA, causando uma mutação. Algumas mutações não são prejudiciais, porém outras levam à morte da célula.

*Questão de revisão: Distinguir de forma sucinta os principais eventos da transcrição e da tradução. (**A resposta está disponível no Apêndice A.**)*

3.6 Degradação das proteínas

Até o momento, ressaltamos a síntese de proteínas, porém a concentração de determinada proteína em uma célula, em determinado momento, depende não apenas de sua taxa de síntese, mas também de suas taxas de degradação e/ou secreção.

Diferentes proteínas são degradadas em diferentes taxas. Em parte, isso depende da estrutura da proteína, e algumas proteínas têm maior afinidade por certas enzimas proteolíticas do que outras. Uma proteína desnaturada (desenovelada) é mais facilmente digerida do que uma proteína com a sua conformação intacta. As proteínas podem se tornar alvo de degradação pela fixação de um pequeno peptídio, a **ubiquitina**, à proteína. Esse peptídio direciona a proteína para um complexo proteico, denominado **proteassomo**, que desenovela a proteína e a fragmenta em pequenos peptídios. A degradação constitui um importante mecanismo para restringir a atividade de determinada proteína a uma janela específica de tempo.

Estude e revise 3.6

- A concentração das proteínas celulares depende, em parte, da **degradação das proteínas**
  - A proteína torna-se alvo de degradação pela sua ligação ao peptídio **ubiquitina**
  - O complexo ubiquitina-proteína é direcionado para um **proteassomo**
  - A proteína é desenovelada e clivada por enzimas.

*Questão de revisão: Por que é importante que algumas proteínas sejam degradadas? (**A resposta está disponível no Apêndice A.**)*

3.7 Secreção das proteínas

As proteínas sintetizadas por uma célula permanecem, em sua maioria, na própria célula, proporcionando-lhe estrutura e função para a sua sobrevida. Entretanto, algumas proteínas são secretadas no líquido extracelular, onde atuam como sinais para outras células ou fornecem o material necessário para a formação da matriz extracelular. As proteínas são grandes moléculas com carga elétrica, que não conseguem sofrer difusão através da bicamada lipídica das membranas plasmáticas. Por conseguinte, são necessários mecanismos especiais para inseri-las ou movê-las através das membranas.

As proteínas destinadas a serem secretadas por uma célula ou a se tornarem proteínas integrais de membrana são reconhecidas durante os estágios iniciais da síntese de proteínas. Para essas proteínas, os primeiros 15 a 30 aminoácidos que surgem da superfície do ribossomo atuam como sinal de reconhecimento, denominado **sequência sinalizadora** ou peptídio sinalizador.

A sequência sinalizadora liga-se a um complexo de proteínas, conhecido como partícula de reconhecimento de sinal, que inibe temporariamente o crescimento adicional da cadeia polipeptídica no ribossomo. A partícula de reconhecimento de sinal liga-se, então, a uma proteína de membrana específica na superfície do retículo endoplasmático rugoso. Essa ligação reinicia o processo de montagem da proteína, e a cadeia polipeptídica em crescimento é alimentada por meio de um complexo de proteínas na membrana do retículo endoplasmático, dentro do lúmen do retículo (**Figura 3.22**). Com o término da montagem de proteínas, aquelas que serão secretadas terminam no lúmen do retículo endoplasmático rugoso. As proteínas destinadas a atuar como proteínas integrais de membrana permanecem incorporadas na membrana do retículo.

Dentro do lúmen do retículo endoplasmático, enzimas removem a sequência sinalizadora da maioria das proteínas, de modo que essa parte não está presente na proteína final. Além disso, grupos de carboidratos são, algumas vezes, ligados a várias cadeias laterais nas proteínas.

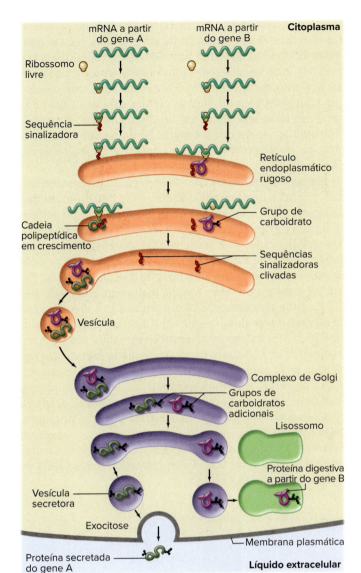

Figura 3.22 Via das proteínas destinadas a serem secretadas pelas células ou transferidas para lisossomos. Um exemplo deste último tipo poderia ser uma proteína importante nas funções digestivas, em que uma célula degrada outras moléculas intracelulares.

APLICAÇÃO DO CONCEITO

- Forneça alguns exemplos de outros tipos de substâncias que são secretadas pelas células. (Ver Figura 1.10 para ajuda.)

A resposta está disponível no Apêndice A.

Após essas modificações, partes da membrana do retículo brotam para fora, formando vesículas que contêm as proteínas recém-sintetizadas. Essas vesículas migram para o complexo de Golgi (ver Figura 3.22) e fundem-se com as membranas de Golgi.

Dentro do complexo de Golgi, a proteína pode sofrer modificações adicionais. Por exemplo, podem ser acrescentados grupos de carboidratos adicionais, que normalmente são importantes como sítios de reconhecimento dentro da célula.

Enquanto estão no complexo de Golgi, as numerosas proteínas diferentes que foram canalizadas para dentro dessa organela são selecionadas de acordo com seus destinos finais.

Essa seleção envolve a ligação de regiões de uma determinada proteína a proteínas específicas na membrana de Golgi, que estão destinadas a formar vesículas direcionadas para um determinado destino.

Após modificação e seleção, as proteínas são acondicionadas em vesículas, que brotam a partir da superfície da membrana de Golgi. Algumas das vesículas seguem o seu percurso até a membrana plasmática, onde se fundem com a membrana e liberam seu conteúdo no líquido extracelular, um processo conhecido como exocitose. Outras vesículas podem atracar e se fundir com membranas dos lisossomos, liberando enzimas digestivas dentro dessa organela. Proteínas de atracagem específicas na superfície da membrana, onde a vesícula finalmente se funde, reconhecem as proteínas específicas presentes na superfície da vesícula.

Em contraposição a essa sequência de eventos completa, se uma proteína não tiver uma sequência sinalizadora, a síntese prossegue em um ribossomo livre até que a proteína completa seja liberada no citosol. Essas proteínas não são secretadas, mas são destinadas a atuar dentro da célula. Muitas delas permanecem no citosol, onde atuam como enzimas, por exemplo, em diversas vias metabólicas. Outras são direcionadas para organelas celulares específicas. Por exemplo, as proteínas ribossômicas são direcionadas para o núcleo, onde se combinam com o rRNA antes de retornar ao citosol como parte das subunidades ribossômicas. A localização específica de uma proteína é determinada pelos sítios de ligação na proteína, que se ligam a sítios específicos no destino dessa proteína. No caso das proteínas ribossômicas, elas se ligam a sítios nos poros nucleares que controlam o acesso ao núcleo.

Estude e revise 3.7

- **Proteínas:** grandes moléculas com carga elétrica, que não conseguem atravessar as membranas plasmáticas
- **Sequência sinalizadora:** sequência específica de aminoácidos no início de uma cadeia polipeptídica em crescimento; tem como alvo uma proteína para secreção
- As proteínas secretadas entram inicialmente no retículo endoplasmático (RE) rugoso e, em seguida, são acondicionadas em vesículas no complexo de Golgi.

Questão de revisão: Descreva a via que leva à síntese e secreção das proteínas. (A resposta está disponível no Apêndice A.)

Interações entre Proteínas e Ligantes

3.8 Características dos sítios de ligação

Nas seções anteriores, aprendemos como o maquinário celular sintetiza e processa as proteínas. Voltaremos a nossa atenção, agora, sobre o modo pelo qual as proteínas interagem fisicamente umas com as outras e com outras moléculas e íons. Essas interações são fundamentais para quase todos os processos fisiológicos, o que ilustra claramente o princípio geral de fisiologia, segundo o qual os processos fisiológicos são determinados pelas leis da química e da física.

A capacidade de várias moléculas e íons de se ligar a sítios específicos na superfície de uma proteína forma a base para a ampla variedade de funções das proteínas (ver Tabela 2.5 para um resumo das funções das proteínas). Um **ligante** é qualquer molécula (incluindo outra proteína) ou íon que está ligado a uma proteína por uma das seguintes forças físicas:

- Atrações elétricas entre grupos com carga iônica oposta ou polarizadas no ligante e na proteína
- Atrações mais fracas devido a forças hidrofóbicas entre regiões apolares nas duas moléculas. Esses tipos de ligação não envolvem ligações covalentes; em outras palavras, a ligação é, geralmente, reversível.

A região de uma proteína à qual se liga um ligante é conhecida como **sítio de ligação** ou sítio de ligação de ligante. Uma proteína pode apresentar vários sítios de ligação, cada um deles específico para determinado ligante ou pode ter múltiplos sítios de ligação para o mesmo ligante. Tipicamente, a ligação de um ligante a uma proteína modifica a conformação dessa proteína. Quando isso ocorre, a função específica da proteína pode ser ativada ou inibida, dependendo do ligante. No caso de uma enzima, por exemplo, a mudança na sua conformação pode torná-la mais ativa até o ligante ser removido.

Especificidade química

Um princípio da física estabelece que as forças elétricas entre duas cargas pontuais diminuem de modo exponencial com a distância. Embora não seja exatamente equivalente, devido à proteção fornecida pelas moléculas de água, esse princípio pode ser aplicado a cargas dentro das proteínas e seus ligantes também, e fornece uma boa ilustração do princípio geral de fisiologia segundo o qual os processos fisiológicos são determinados pelas leis da química e da física. As forças hidrofóbicas, ainda mais fracas, atuam apenas entre grupos apolares que estão muito próximos uns dos outros. Portanto, para que um ligante se ligue a uma proteína, o ligante precisa estar próximo da superfície da proteína. Essa proximidade ocorre quando o formato do ligante for complementar ao formato do sítio de ligação da proteína, de modo que os dois possam se encaixar como peças de um quebra-cabeça, ilustrando a importância do princípio geral de fisiologia que liga a estrutura à função – neste caso, em nível molecular (**Figura 3.23**).

A ligação entre um ligante e uma proteína pode ser tão específica que um sítio de ligação pode se ligar a apenas um tipo de ligante, e não a outro. Essa seletividade permite que uma proteína identifique (por ligação) uma determinada molécula em uma solução contendo centenas de moléculas diferentes. Essa capacidade de um sítio de ligação da proteína ligar-se a ligantes específicos é conhecida como **especificidade química**, visto que o sítio de ligação determina o tipo de substância química que se liga.

No Capítulo 2, descrevemos como a conformação de uma proteína é determinada pela sequência dos vários aminoácidos ao longo da cadeia polipeptídica. Consequentemente, as proteínas com diferentes sequências de aminoácidos exibem diferentes formatos e, portanto, sítios de ligação com diferentes formatos, cada um deles com a sua própria especificidade química. Conforme ilustrado na **Figura 3.24**, os aminoácidos que interagem com um ligante em um sítio de ligação não precisam estar adjacentes um ao outro ao longo da cadeia polipeptídica, visto que o enovelamento tridimensional da proteína pode aproximar vários segmentos da molécula em estreito contato.

Embora alguns sítios de ligação tenham uma especificidade química que permite que eles só se liguem a um tipo de ligante, outros são menos específicos e, portanto, podem se ligar a vários ligantes relacionados. Por exemplo, três ligantes diferentes podem se combinar com o sítio de ligação da proteína X na **Figura 3.25**, visto que uma parte de cada ligante é complementar com o formato do sítio de ligação. Em contrapartida, a proteína Y exibe maior especificidade química e pode se ligar apenas a um dos três ligantes. É o grau de especificidade das proteínas que determina, em parte, os efeitos colaterais dos fármacos. Por exemplo, um fármaco (ligante) desenvolvido para o tratamento da pressão arterial elevada pode atuar por meio de sua ligação e, portanto, ativação de certas proteínas, as quais, por sua vez, ajudam a restaurar a pressão normal. Entretanto, o mesmo fármaco também pode se ligar, em menor grau, a outras proteínas, cujas funções podem estar totalmente não relacionadas com a pressão arterial. Uma mudança nas atividades dessas outras proteínas pode levar aos efeitos colaterais indesejáveis do medicamento.

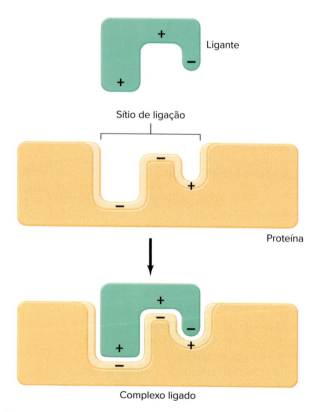

Figura 3.23 Os formatos complementares do ligante e do sítio de ligação da proteína determinam a especificidade química da ligação.

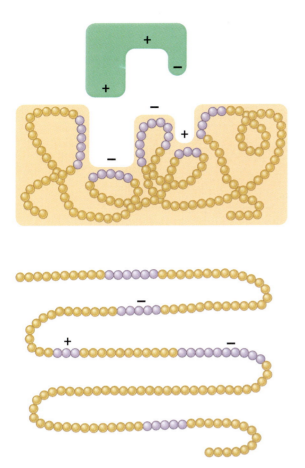

Figura 3.24 Os aminoácidos que interagem com o ligante em um sítio de ligação não precisam estar em locais adjacentes ao longo da cadeia peptídica, conforme indicado nesse modelo que mostra o enovelamento tridimensional de uma proteína. A cadeia polipeptídica não enovelada aparece na parte inferior.

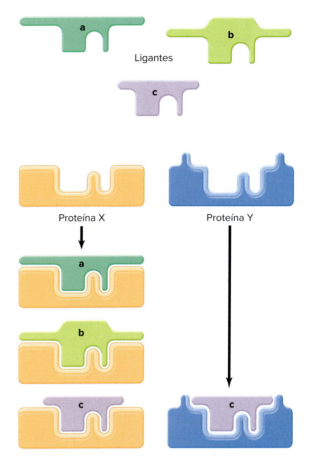

Figura 3.25 A proteína X pode se ligar a todos os três ligantes, que têm estruturas químicas semelhantes. A proteína Y, em virtude do formato do seu sítio de ligação, pode se ligar apenas ao ligante c. Por conseguinte, a proteína Y tem maior especificidade química do que a proteína X.

Afinidade

A força da ligação entre ligante e proteína é uma propriedade do sítio de ligação, conhecida como **afinidade**. A afinidade de um sítio de ligação para um ligante determina a probabilidade de um ligante ligado deixar a superfície da proteína e retornar a seu estado não ligado. Os sítios de ligação que se ligam fortemente a um ligante são denominados sítios de ligação de alta afinidade; os que se ligam fracamente ao ligante são sítios de ligação de baixa afinidade.

A afinidade e a especificidade química são duas propriedades distintas, porém estreitamente relacionadas, dos sítios de ligação. Conforme vimos, a especificidade química depende apenas do formato do sítio de ligação, enquanto a afinidade depende da força da atração entre a proteína e o ligante. Em consequência, diferentes proteínas podem ser capazes de se ligar ao mesmo ligante, ou seja, podem exibir a mesma especificidade química, mas podem apresentar diferentes afinidades por esse ligante. Por exemplo, um ligante pode ter um grupo ionizado de carga negativa, que se ligaria fortemente a um sítio contendo uma cadeia lateral de aminoácidos de carga positiva, porém se ligaria com menos força a um sítio de ligação com o mesmo formato, mas sem carga positiva (**Figura 3.26**). Além disso, quanto

APLICAÇÃO DO CONCEITO

- Suponha que ambas as proteínas X e Y estejam relacionadas com doenças nos seres humanos. Para qual dessas proteínas você acredita que seria mais fácil desenvolver um fármaco capaz de atuar como o ligante nativo?

A resposta está disponível no Apêndice A.

mais próximas estiverem as superfícies do ligante e do sítio de ligação, mais fortes serão as atrações. Por conseguinte, quanto mais o formato do ligante corresponder estreitamente ao formato do sítio de ligação, maior a afinidade. Em outras palavras, o formato pode influenciar a afinidade, bem como a especificidade química.

A afinidade tem grande importância em fisiologia e medicina, visto que, quando uma proteína tem um sítio de ligação de alta afinidade para um determinado ligante, é necessária uma quantidade muito pequena do ligante para se ligar à proteína. Por exemplo, um fármaco pode atuar por meio de sua ligação a uma proteína; se a proteína tiver um sítio de ligação de alta afinidade pelo fármaco, então apenas quantidades muito pequenas desse fármaco serão habitualmente necessárias para tratar uma doença. Isso reduz a probabilidade de efeitos colaterais indesejados.

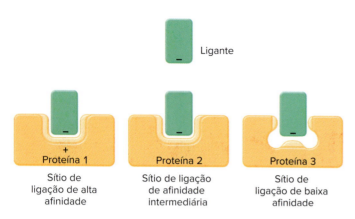

Figura 3.26 Três sítios de ligação com a mesma especificidade química, porém com diferentes afinidades por um ligante.

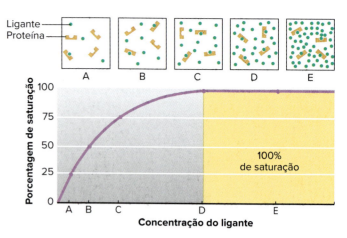

Figura 3.27 Um aumento na concentração do ligante aumenta o número de sítios de ligação ocupados, ou seja, aumenta a porcentagem de saturação. Com uma saturação de 100%, todos os sítios de ligação estão ocupados e aumentos adicionais na concentração de ligante não aumentarão o número de ligações.

Saturação

Um equilíbrio é rapidamente alcançado entre ligantes não ligados em solução e seus correspondentes sítios de ligação às proteínas. A qualquer momento, alguns dos ligantes livres ligam-se aos sítios de ligação não ocupados, enquanto alguns dos ligantes ligados são liberados de volta para a solução. Um único sítio de ligação pode estar ocupado ou não ocupado. O termo **saturação** refere-se à fração do total de sítios de ligação que estão ocupados em determinado momento. Quando todos os sítios de ligação estão ocupados, a saturação da população de sítios de ligação é de 100%. Quando metade dos sítios disponíveis está ocupada, o sistema está com uma saturação de 50%, e assim por diante. Um *único* sítio de ligação também estaria com uma saturação de 50% se estivesse ocupado por um ligante em 50% do tempo. A porcentagem de saturação de um sítio de ligação depende de dois fatores:

- A concentração de ligante não ligado na solução
- A afinidade do sítio de ligação pelo ligante.

Quanto maior a concentração do ligante, maior a probabilidade de uma molécula de ligante encontrar um sítio de ligação não ocupado e tornar-se ligada. Por conseguinte, a porcentagem de saturação dos sítios de ligação aumenta com a concentração crescente de ligante até que todos os sítios fiquem ocupados (**Figura 3.27**). Partindo do pressuposto de que o ligante é uma molécula que exerce um efeito biológico quando se liga a uma proteína, a magnitude do efeito também aumentaria com um número crescente de ligantes ligados até que todos os sítios de ligação estivessem ocupados. Aumentos adicionais na concentração do ligante não produziriam nenhum efeito adicional, visto que não haveria mais nenhum sítio adicional para ser ocupado. Para generalizar, um aumento contínuo na magnitude de um estímulo químico (concentração do ligante) que exerce seus efeitos por meio de sua ligação a proteínas produzirá um aumento da resposta biológica até o ponto em que haverá 100% de saturação dos sítios de ligação da proteína.

O segundo fator que determina a porcentagem de saturação de um sítio de ligação é a afinidade desse sítio. As colisões entre moléculas em uma solução e uma proteína que contém um ligante ligado podem deslocar um ligante frouxamente ligado, exatamente como colidir com um jogador de futebol pode causar muita confusão. Se um sítio de ligação tiver alta afinidade por um ligante, até mesmo uma concentração reduzida desse ligante resultará em alto grau de saturação, visto que, uma vez ligado ao sítio, o ligante não é facilmente desalojado. Por outro lado, um sítio de baixa afinidade exige uma concentração mais alta do ligante para alcançar o mesmo grau de saturação (**Figura 3.28**). Uma medida da afinidade de um sítio de ligação é a concentração de ligante necessária para produzir 50% de saturação; quanto menor a concentração de ligante necessária para se ligar à metade dos sítios de ligação, maior a afinidade do sítio de ligação (ver Figura 3.28).

Competição

Conforme assinalado anteriormente, mais de um tipo de ligante pode se ligar a determinados sítios de ligação (ver Figura 3.25). Nesses casos, ocorre **competição** entre os ligantes para o mesmo sítio de ligação. Em outras palavras, a presença de múltiplos ligantes capazes de se ligar ao mesmo sítio de ligação afeta a porcentagem de sítios de ligação ocupados por qualquer um dos ligantes. Se dois ligantes competidores, A e B, estiverem presentes, o aumento da concentração de A aumentará a quantidade de A ligada, diminuindo, assim, o número de sítios disponíveis para B e reduzindo a quantidade de B ligada.

Como resultado da competição, os efeitos biológicos de um ligante podem ser reduzidos pela presença de outro. Por exemplo, muitos fármacos produzem seus efeitos ao competir com os ligantes naturais do corpo pelos sítios de ligação. Ao ocupar os sítios de ligação, o fármaco diminui a quantidade de ligante natural que pode se ligar.

Estude e revise 3.8

- **Ligante:** qualquer molécula (incluindo uma proteína) que se liga às proteínas

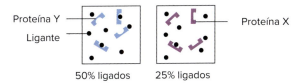

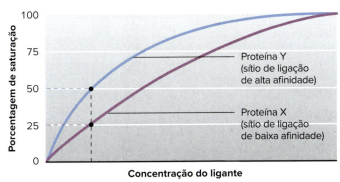

Figura 3.28 Quando duas proteínas diferentes, X e Y, são capazes de se ligar ao mesmo ligante, a proteína com o sítio de ligação de maior afinidade (proteína Y) tem mais sítios ligados em qualquer concentração do ligante até 100% de saturação.

APLICAÇÃO DO CONCEITO

- Suponha que a função da proteína Y no corpo seja aumentar a pressão arterial na mesma proporção, enquanto a da proteína X seja reduzir a pressão arterial aproximadamente na mesma proporção; entretanto esses efeitos só ocorrem se a proteína se ligar ao ligante mostrado nessa figura. Deduza o que poderia ocorrer se o ligante fosse administrado a um indivíduo com pressão arterial normal.

A resposta está disponível no Apêndice A.

Estude e revise 3.8 — *continuação*

- **Sítios de ligação:** regiões, em uma proteína, que têm formatos normalmente complementares ao ligante; sítio de ligação do ligante
- Os sítios de ligação têm as seguintes propriedades:
  - **Especificidade química:** a probabilidade de determinada proteína de se ligar a apenas um ligante em seu sítio de ligação de ligante
  - **Afinidade:** a força de ligação entre ligante e proteína
  - **Saturação:** fração dos sítios de ligação totais de uma proteína ocupados por ligantes
  - **Competição:** ocorre quando mais de um ligante é capaz de se ligar ao mesmo sítio de ligação de determinada proteína (normalmente com diferentes afinidades).

Questão de revisão: Um fármaco recém-descoberto (que atua como um ligante) demonstra ser efetivo no tratamento de uma doença, porém apenas em doses muito altas. Esse fármaco também resulta em numerosos efeitos colaterais não relacionados com a doença para a qual foi desenvolvido como tratamento. Como essas observações podem ser explicadas?
(A resposta está disponível no Apêndice A.)

3.9 Regulação da atividade de ligação das proteínas

Como as proteínas estão associadas a praticamente todas as atividades que ocorrem em uma célula, os mecanismos de controle dessas funções estão centralizados no controle da atividade das proteínas. Existem duas maneiras de controlar a atividade das proteínas:

- Modificação do formato da proteína, o que altera a ligação dos ligantes
- Regulação da síntese e degradação das proteínas, o que determina os tipos e as quantidades de proteínas em uma célula.

Conforme descrito no Capítulo 2, o formato de uma proteína depende, em parte, das atrações elétricas entre grupos com carga ou polarizados em várias regiões da proteína. Por conseguinte, uma mudança na distribuição da carga ao longo da proteína ou na polaridade das moléculas que a circundam imediatamente provocará uma alteração de seu formato. Os dois mecanismos encontrados nas células que alteram seletivamente o formato das proteínas são conhecidos como modulação alostérica e modulação covalente, embora apenas algumas proteínas sejam reguladas por modulação. Muitas proteínas não estão sujeitas a nenhum desses tipos de modulação.

Modulação alostérica

Sempre que um ligante se liga a uma proteína, as forças de atração entre o ligante e a proteína alteram o formato da proteína. Por exemplo, à medida que um ligante se aproxima de um sítio de ligação, essas forças de atração podem fazer com que a superfície do sítio de ligação se curve para um formato que se aproxime mais ao formato da superfície do ligante.

Além disso, à medida que o formato de um sítio de ligação se modifica, ele produz mudanças no formato de *outras* regiões da proteína, da mesma maneira que, quando se puxa a extremidade de uma corda (a cadeia polipeptídica), a outra extremidade se move. Assim, quando uma proteína contém *dois* sítios de ligação, a ligação não covalente de um ligante a um sítio pode alterar o formato do segundo sítio de ligação e, portanto, as características de ligação desse sítio. Isso é denominado **modulação alostérica** (**Figura 3.29A**), e essas proteínas são conhecidas como **proteínas alostéricas**.

Um sítio de ligação em uma proteína alostérica, conhecido como **sítio funcional** (ou ativo), executa a função fisiológica da proteína. O outro sítio de ligação é o **sítio regulador**. O ligante que se liga ao sítio regulador é conhecido como **molécula moduladora**, visto que a sua ligação modula alostericamente o formato e, desse modo, a atividade do sítio funcional. Mais uma vez, este é um exemplo fisiologicamente importante de como a estrutura e a função estão relacionadas em nível molecular.

O sítio regulador ao qual as moléculas moduladoras se ligam é o equivalente a um interruptor molecular que controla o sítio funcional. Em algumas proteínas alostéricas, a ligação da molécula moduladora ao sítio regulador "liga" o sítio funcional ao modificar o seu formato, de modo que possa se ligar ao ligante funcional. Em outros casos, a ligação de uma molécula moduladora "desliga" o sítio funcional ao evitar

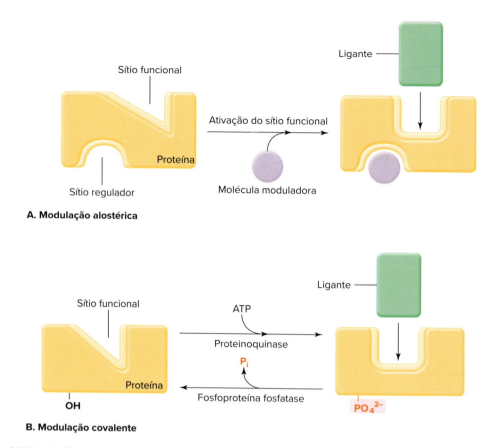

Figura 3.29 A. Modulação alostérica e **B.** modulação covalente de um sítio de ligação funcional de uma proteína.

a ligação do sítio funcional a seu ligante. Em outros casos, ainda, a ligação da molécula moduladora pode diminuir ou aumentar a afinidade do sítio funcional. Por exemplo, se o sítio funcional tiver uma saturação de 75% em determinada concentração do ligante, a ligação de uma molécula moduladora que diminui a afinidade do sítio funcional pode diminuir a sua saturação para 50%. Esse conceito será particularmente importante quando considerarmos a atuação do dióxido de carbono como molécula moduladora para reduzir a afinidade da proteína hemoglobina pelo oxigênio (ver Capítulo 13).

Em resumo, a atividade de uma proteína pode ser aumentada sem modificar a concentração da proteína ou do ligante funcional. Por meio do controle da concentração da molécula moduladora e, por conseguinte, da porcentagem de saturação do sítio regulador, a atividade funcional de uma proteína alostericamente regulada pode ser aumentada ou diminuída.

Descrevemos, até o momento, apenas as interações que ocorrem entre os sítios de ligação reguladores e funcionais; entretanto, existe um modo pelo qual os sítios funcionais podem influenciar um ao outro em certas proteínas. Essas proteínas são compostas por mais de uma cadeia polipeptídica mantida unida por atrações elétricas entre as cadeias. Pode existir apenas um sítio de ligação, um sítio de ligação funcional, em cada cadeia. A ligação de um ligante funcional a uma das cadeias, entretanto, pode resultar em alteração dos sítios de ligação funcionais em outras cadeias. Isso ocorre pelo fato de que a mudança no formato da cadeia que mantém o ligante ligado induz uma mudança no formato de outras cadeias.

A interação entre os sítios de ligação funcionais de uma proteína multimérica (mais de uma cadeia polipeptídica) é conhecida como **cooperatividade**. Isso pode resultar em aumento progressivo da afinidade para a ligação do ligante, à medida que um número cada vez maior de sítios fica ocupado. A hemoglobina, mais uma vez, fornece um exemplo útil. Conforme descrito no Capítulo 2, a hemoglobina é uma proteína composta por quatro cadeias polipeptídicas, contendo, cada uma delas, um sítio de ligação para o oxigênio. Quando o oxigênio se liga ao primeiro sítio de ligação, a afinidade dos outros sítios pelo oxigênio aumenta, e isso continua à medida que moléculas adicionais de oxigênio se ligam a cada cadeia polipeptídica, até que todas as quatro cadeias estejam ligadas a uma molécula de oxigênio (ver Capítulo 13 para uma descrição desse processo e a sua importância fisiológica).

Modulação covalente

A segunda maneira de alterar o formato e, portanto, a atividade de uma proteína é por meio da ligação covalente de grupos químicos com carga a algumas das cadeias laterais da proteína. Esse processo é conhecido como **modulação covalente**. Na maioria dos casos, um grupo fosfato, que tem uma carga negativa efetiva, liga-se de forma covalente por meio de uma reação química denominada **fosforilação**, em que um grupo fosfato é transferido de uma molécula para outra. A fosforilação de uma das cadeias laterais de alguns aminoácidos em uma proteína introduz uma carga negativa naquela região da proteína. Essa carga altera a distribuição das forças elétricas na proteína e produz uma mudança na sua conformação (**Figura 3.29B**). Se a mudança conformacional afetar um sítio de ligação, ela modificará as propriedades desse sítio.

Embora o mecanismo seja totalmente diferente, os efeitos produzidos pela modulação covalente assemelham-se aos da modulação alostérica, isto é, um sítio de ligação funcional pode ser acionado ou desligado, ou a afinidade do sítio pelo seu ligante pode ser alterada. Diferentemente da modulação alostérica, que envolve a ligação não covalente de moléculas moduladoras, a modulação covalente exige reações químicas nas quais são formadas ligações covalentes.

As reações químicas no corpo são mediadas, em sua maioria, por uma classe especial de proteínas conhecidas como enzimas, cujas propriedades serão discutidas nas Seções 3.11, 3.12 e 3.13 deste capítulo. Por enquanto, basta dizer que as enzimas aceleram a taxa de conversão das moléculas reagentes, denominadas substratos, em diferentes moléculas, denominadas produtos. Duas enzimas controlam a atividade de uma proteína por modulação covalente: uma adiciona fosfato, enquanto a outra o remove. Qualquer enzima capaz de mediar a fosforilação de uma proteína é denominada **proteinoquinase**. Essas enzimas catalisam a transferência do fosfato desde uma molécula de ATP para um grupo hidroxila presente na cadeia lateral de determinados aminoácidos:

$$\text{Proteína} + \text{ATP} \xrightarrow{\text{proteinoquinase}} \text{Proteína} - PO_4^{2-} + \text{ADP}$$

A proteína e o ATP são substratos da proteinoquinase, e a proteína fosforilada e o difosfato de adenosina (ADP) são os produtos da reação.

Existe também um mecanismo para remover o grupo fosfato e fazer com que a proteína retorne a seu formato original. Essa desfosforilação é realizada por uma segunda classe de enzimas, conhecidas como **fosfoproteína fosfatases**:

$$\text{Proteína} - PO_4^{2-} + H_2O \xrightarrow[\text{fosfatase}]{\text{fosfoproteína}} \text{Proteína} + HPO_4^{2-}$$

A atividade da proteína dependerá da atividade relativa da quinase e da fosfatase que controla a extensão da fosforilação da proteína. Existem muitas proteínas quinases, cada uma com especificidades para diferentes proteínas, e várias quinases podem estar presentes na mesma célula. As especificidades químicas das fosfoproteínas fosfatases são mais amplas; uma única enzima pode desfosforilar muitas proteínas fosforiladas diferentes.

Uma importante interação entre modulação alostérica e modulação covalente resulta do fato de que as proteínas quinases são, elas próprias, proteínas alostéricas, cuja atividade pode ser controlada por moléculas moduladoras. Portanto, o processo de modulação covalente é, ele próprio, indiretamente regulado por mecanismos alostéricos. Além disso, algumas proteínas alostéricas também podem ser modificadas por modulação covalente.

No Capítulo 5, descreveremos como as atividades celulares podem ser reguladas em resposta a sinais que alteram as concentrações de várias moléculas moduladoras. Por sua vez, essas moléculas moduladoras alteram atividades de proteínas específicas por meio de modulações alostéricas e covalentes.

Estude e revise 3.9

- A função das proteínas em uma célula pode ser controlada pela regulação do formato da proteína
- **Proteínas alostéricas:** têm tanto um **sítio funcional** quanto um **sítio regulador**
  - A ligação de uma **molécula moduladora** ao sítio regulador altera o formato e, portanto, as características de ligação do sítio de ligação funcional
  - O alosterismo pode aumentar ou diminuir a capacidade de determinada proteína de se ligar a seu ligante natural
- **Proteínas quinases:** enzimas que catalisam a adição de um grupo fosfato a cadeias laterais de determinados aminoácidos em uma proteína (**modulação covalente**)
  - **Fosforilação:** catalisada por proteínas quinases, altera o formato do sítio de ligação funcional de uma proteína, com consequente alteração da atividade da proteína
  - **Fosfoproteínas fosfatases:** removem o grupo fosfato, fazendo com que a proteína retorne ao seu estado original.

*Questão de revisão: Como a regulação da atividade de uma proteína por modificação covalente difere daquela produzida por modulação alostérica? (**A resposta está disponível no Apêndice A.**)*

Reações Químicas e Enzimas

3.10 Reações químicas

Até o momento, discutimos a síntese e a regulação das proteínas. Nas seções que se seguem, descrevemos algumas das principais funções das proteínas, especificamente aquelas que se relacionam com a facilitação das reações químicas.

Ocorrem milhares de reações químicas a cada instante em todo o corpo, e esse processo coordenado de mudanças químicas é denominado **metabolismo** (do grego, "mudança"). O **metabolismo** envolve a síntese e a degradação de moléculas orgânicas necessárias para a estrutura e a função das células, e a liberação de energia química utilizada para as funções celulares. A síntese de moléculas orgânicas pelas células é denominada **anabolismo**, enquanto a sua degradação é denominada **catabolismo**. Por exemplo, a síntese de um triglicerídio é uma reação anabólica, enquanto a sua degradação a glicerol e ácidos graxos é uma reação catabólica.

As moléculas orgânicas no corpo sofrem transformação contínua, à medida que algumas moléculas são degradadas, enquanto outras, do mesmo tipo, são sintetizadas. Do ponto de vista molecular, nenhuma pessoa é a mesma ao meio-dia em comparação com 8 h da manhã, visto que, mesmo durante esse curto período de tempo, algumas das estruturas do corpo foram degradadas e substituídas por moléculas recém-sintetizadas. Em um adulto saudável, a composição do corpo encontra-se em um estado de equilíbrio dinâmico, em que as taxas anabólicas e catabólicas para a síntese e a degradação

78 Vander | Fisiologia Humana

da maioria das moléculas são iguais. Em outras palavras, a homeostasia é alcançada como resultado de um equilíbrio entre anabolismo e catabolismo.

As reações químicas envolvem (1) a quebra de ligações químicas em moléculas reagentes, seguida de (2) formação de novas ligações químicas para produzir as moléculas do produto. Como exemplo, considere uma reação química que ocorre no sangue dos pulmões, que permite aos pulmões livrar o corpo do dióxido de carbono. Na reação a seguir, o ácido carbônico é transformado em dióxido de carbono e água. Duas das ligações químicas no ácido carbônico são rompidas, e as moléculas do produto são formadas pelo estabelecimento de duas novas ligações entre diferentes pares de átomos:

$$H-O-\underset{rompida}{\overset{\overset{O}{\parallel}}{C}}-O-H \longrightarrow O=C + H-O-H$$

rompida — formada — formada

$$\underset{\text{ácido carbônico}}{H_2CO_3} \longrightarrow \underset{\substack{\text{dióxido}\\\text{de carbono}}}{CO_2} + \underset{\text{água}}{H_2O} + \text{Energia}$$

Como os conteúdos energéticos das reações e dos produtos são, geralmente, diferentes, e tendo em vista uma lei fundamental da física que estabelece que a energia não pode ser criada nem destruída, é necessário haver adição ou liberação de energia durante a maioria das reações químicas. Por exemplo, a degradação do ácido carbônico em dióxido de carbono e água libera energia, visto que o ácido carbônico apresenta maior conteúdo energético do que a soma do conteúdo energético do dióxido de carbono e da água.

A energia liberada assume a forma de calor, ou seja, a energia de maior movimento molecular, que é medida em unidades de calorias. Uma **caloria** (1 cal) é a quantidade de calor necessária para elevar a temperatura de 1 g de água em 1°C. As energias associadas à maioria das reações químicas são de vários milhares de calorias por mol e são expressas como **quilocalorias** (1 kcal = 1.000 cal).

Determinantes das velocidades de reação

A velocidade de uma reação química (em outras palavras, quantas moléculas do produto são formadas por unidade de tempo) pode ser determinada pela medição da mudança na concentração de reagentes ou dos produtos por unidade de tempo. Quanto mais rápido a concentração do produto aumentar, ou a concentração do reagente diminuir, maior a velocidade da reação. Quatro fatores, que discutiremos separadamente, influenciam a velocidade da reação:

- Concentração do reagente
- Energia de ativação
- Temperatura
- Presença de um catalisador.

Quanto menor a concentração dos reagentes, mais lenta será a reação, simplesmente porque existem menos moléculas disponíveis para reagir, e a probabilidade de dois reagentes se encontrarem é baixa. Por outro lado, quanto maior a concentração dos reagentes, mais rápida a velocidade de reação.

Dadas as mesmas concentrações iniciais de reagentes, entretanto, nem todas as reações ocorrem na mesma velocidade. Cada tipo de reação química tem sua própria velocidade característica, que depende da energia de ativação para a reação. Para que ocorra uma reação química, as moléculas reagentes precisam adquirir energia suficiente, a **energia de ativação**, para superar a repulsão mútua dos elétrons ao redor dos átomos em cada molécula. A energia de ativação não afeta a diferença no conteúdo energético entre os reagentes e os produtos finais, visto que a energia de ativação é liberada quando são formados os produtos.

Como os reagentes adquirem a energia de ativação? Na maioria das reações metabólicas que consideraremos, os reagentes obtêm a energia de ativação quando colidem com outras moléculas. Se a energia de ativação necessária para uma reação for grande, a probabilidade de uma determinada molécula reagente adquirir essa quantidade de energia será pequena, e a velocidade da reação será lenta. Por conseguinte, quanto maior a energia de ativação necessária, mais lenta será a velocidade de uma reação química.

A temperatura é o terceiro fator que influencia as velocidades das reações. Quando mais alta a temperatura, mais rápido o movimento das moléculas e maior o seu impacto quando colidem. Por conseguinte, uma razão pela qual o aumento da temperatura aumenta a velocidade de reação é que os reagentes têm melhor chance de adquirir energia de ativação suficiente, de modo que, quando colidem, pode haver ruptura ou formação de ligações. Além disso, as moléculas que se movem mais rapidamente colidem com mais frequência.

Um **catalisador** é uma substância ou molécula que interage com um ou mais reagentes por alterar a distribuição da energia entre as ligações químicas dos reagentes, resultando em diminuição da energia de ativação necessária para transformar os reagentes em produtos. Os catalisadores também podem se ligar a dois reagentes e trazê-los em estreita proximidade, e em uma orientação que facilite a sua interação; isso também reduz a energia de ativação. Como é necessária menor quantidade de energia de ativação, a reação prosseguirá em velocidade mais rápida na presença de um catalisador. A composição química de um catalisador não é alterada pela reação, de modo que *uma única molécula catalisadora pode atuar repetidamente para catalisar a conversão de muitas moléculas reagentes em produtos*. Além disso, um catalisador não altera a diferença no conteúdo energético dos reagentes e dos produtos.

Reações reversíveis e irreversíveis

Teoricamente, toda reação química é reversível. Os reagentes são convertidos em produtos (o que denominamos "reação para frente" ou "reação direta") e os produtos são convertidos em reagentes ("reação reversa"). A reação global é uma **reação reversível**:

$$\text{Reagentes} \underset{\text{reversa}}{\overset{\text{direta}}{\rightleftharpoons}} \text{Produtos}$$

À medida que a reação progride, a velocidade da reação direta diminui, à proporção que a concentração dos reagentes diminui. Simultaneamente, a velocidade da reação reversa aumenta, à medida que a concentração das moléculas do

Capítulo 3 Estrutura Celular, Proteínas e Vias Metabólicas

produto aumenta. Por fim, a reação alcançará um estado de **equilíbrio químico**, em que as velocidades da reação direta e da reação reversa são iguais. Nesse ponto, não há mais nenhuma mudança adicional nas concentrações dos reagentes ou dos produtos, embora os reagentes continuem sendo convertidos em produtos, e os produtos, convertidos em reagentes.

Considere nosso exemplo anterior, em que o ácido carbônico é degradado em dióxido de carbono e água. Os produtos dessa reação, o dióxido de carbono e a água, também podem se recombinar para formar ácido carbônico.

Isso ocorre fora dos pulmões e constitui uma maneira segura de transportar o CO_2 no sangue em um estado não gasoso.

$$CO_2 + H_2O + Energia \rightleftharpoons H_2CO_3$$

O ácido carbônico apresenta maior conteúdo energético do que a soma das energias contidas no dióxido de carbono e na água; por conseguinte, é necessária a adição de energia às últimas moléculas para formar ácido carbônico. Essa energia não é energia de ativação, mas constitui parte integral do equilíbrio energético e pode ser obtida, juntamente com a energia de ativação, por meio das colisões com outras moléculas.

Uma vez alcançado o equilíbrio químico, a concentração de produtos não precisa ser igual à concentração dos reagentes, mesmo se as velocidades da reação direta e da reação reversa forem iguais. A razão entre a concentração de produto e a concentração de reagente no equilíbrio depende da quantidade de energia liberada (ou adicionada) durante a reação. Quanto mais energia for liberada, menor a probabilidade de as moléculas do produto serem capazes de obter essa energia e sofrerem a reação reversa para a nova formação de reagentes. Por conseguinte, nesse caso, a razão entre a concentração de produto e a concentração de reagente em equilíbrio químico será grande. Se não houver nenhuma diferença no conteúdo energético dos reagentes e dos produtos, suas concentrações serão iguais em equilíbrio.

Assim, embora todas as reações químicas sejam reversíveis até certo ponto, as reações que liberam grandes quantidades de energia são consideradas **reações irreversíveis**, visto que quase todas as moléculas reagentes são convertidas em moléculas dos produtos, uma vez alcançado o equilíbrio químico. A energia liberada em uma reação determina o grau em que a reação é reversível ou irreversível. Essa energia não é a energia de ativação e não determina a velocidade da reação, que é determinada pelos quatro fatores discutidos anteriormente. A Tabela 3.3 fornece um resumo das características das reações reversíveis e irreversíveis.

Lei da ação das massas

As concentrações dos reagentes e dos produtos são muito importantes para determinar não apenas as velocidades das reações diretas e reversas, mas também a direção em que a reação **efetiva** segue, ou seja, se há acúmulo de reagentes ou de produtos em determinado momento.

Considere a seguinte reação reversível que alcançou o equilíbrio químico:

$$A + B \underset{\text{reversa}}{\overset{\text{direta}}{\rightleftharpoons}} C + D$$

$$\text{Reagentes} \qquad \text{Produtos}$$

Nesse ponto, se aumentarmos a concentração de um dos reagentes, a velocidade da reação direta aumentará e levará a um aumento na formação de produtos. Em contrapartida, o aumento na concentração de uma das moléculas dos produtos impulsionará a reação na direção reversa, aumentando a formação de reagentes. A direção na qual a reação efetiva ocorre também pode ser alterada pela *diminuição* da concentração de um dos reagentes ou produtos. Por conseguinte, a redução da concentração de um dos produtos impulsiona a reação efetiva na direção direta, visto que diminui a velocidade da reação reversa, sem modificar a velocidade da reação direta.

O efeito das concentrações de reagentes e produtos na direção em que a reação total segue é conhecido como **lei da ação das massas**. A ação das massas, com frequência, é um importante fator determinante, que controla a direção em que as vias metabólicas prosseguem, visto que as reações no corpo raramente alcançam o equilíbrio químico. Tipicamente, novas moléculas de reagentes são adicionadas, enquanto moléculas dos produtos são simultaneamente removidas por outras reações.

Estude e revise 3.10

- **Metabolismo:** síntese (**anabolismo**) e degradação (**catabolismo**) de moléculas orgânicas necessárias para a função das células
- A diferença no conteúdo energético dos reagentes e produtos é a quantidade de energia liberada ou adicionada durante uma reação
  - Medida em **calorias:** 1 caloria é a quantidade de calor necessária para elevar a temperatura de 1 g de água em 1°C
- A energia desprendida durante uma reação química é liberada na forma de calor ou transferida para outras moléculas
- Os fatores que podem alterar a velocidade de uma reação química incluem:
  - **Energia de ativação:** necessária para iniciar a quebra das ligações químicas em uma reação; é geralmente adquirida por meio das colisões entre moléculas
  - **Catalisadores:** aumentam a velocidade de uma reação ao diminuir a energia de ativação
  - Temperatura: uma temperatura mais alta significa um aumento na velocidade da reação
- **Reação reversível:** reação que pode ocorrer em ambas as direções

TABELA 3.3	Características de reações químicas reversíveis e irreversíveis.
Reações reversíveis	A + B $\rightleftharpoons$ C + D + pequena quantidade de energia
	Em equilíbrio químico, as concentrações de produtos são apenas ligeiramente maiores que as concentrações de reagentes
Reações irreversíveis	E + F $\rightleftharpoons$ G + H + grande quantidade de energia
	Em equilíbrio químico, quase todas as moléculas de reagentes foram convertidas em produto

> **Estude e revise 3.10 — *continuação***
>
> - A direção final depende da concentração dos reagentes e dos produtos; constitui a **lei da ação das massas**
> - **Equilíbrio químico:** estado em que as reações, direta e reversa, de uma reação reversível são iguais
> - Algumas reações são irreversíveis e prosseguem totalmente para os produtos.
>
> ***Questão de revisão:*** *Na reação intracelular* $A + B \rightleftharpoons C + D$, *o que ocorrerá com a velocidade de formação dos produtos se D for imediatamente destruído pelas células tão logo seja formado? A reação alcançaria o equilíbrio químico?*
> **(A resposta está disponível no Apêndice A.)**

3.11 Enzimas

A maioria das reações químicas no corpo, se ocorressem em um tubo de ensaio com apenas a presença dos reagentes e produtos, prosseguiria em uma velocidade muito lenta, visto que apresentam grande energia de ativação. Para alcançar as rápidas velocidades das reações observadas nos organismos vivos, catalisadores precisam reduzir as energias de ativação. Esses catalisadores particulares são denominados **enzimas**. As enzimas são moléculas de proteína, de modo que uma enzima pode ser definida como um catalisador proteico (embora algumas moléculas de RNA tenham atividade catalítica, o número de reações que catalisam é muito pequeno, de modo que limitaremos o termo *enzima* aos catalisadores proteicos).

Para funcionar, uma enzima precisa entrar em contato com os reagentes, que são denominados **substratos** no caso das reações mediadas por enzimas. O substrato liga-se à enzima, formando um complexo enzima-substrato que, então, rompe-se para liberar os produtos e a enzima. A reação entre a enzima e o substrato pode ser escrita da seguinte maneira:

$$\underset{\text{Substrato}}{S} + \underset{\text{Enzima}}{E} \rightleftharpoons \underset{\substack{\text{Complexo}\\\text{enzima-}\\\text{substrato}}}{ES} \rightleftharpoons \underset{\text{Produto}}{P} + \underset{\text{Enzima}}{E}$$

No final da reação, a enzima fica livre para sofrer a mesma reação com moléculas de substratos adicionais. O efeito global é acelerar a conversão do substrato em produto, em que a enzima atua como catalisador. Uma enzima aumenta as velocidades tanto da reação direta quanto da reação reversa e, portanto, não modifica o equilíbrio químico que é finalmente alcançado.

A interação entre o substrato e a enzima exibe todas as características descritas anteriormente para a ligação de um ligante a um sítio de ligação em uma proteína – especificidade, afinidade, competição e saturação. A região da enzima onde o substrato se liga é conhecida como **sítio ativo** da enzima (um termo que equivale ao "sítio de ligação"). O formato da enzima na região do sítio ativo fornece a base para a especificidade química da enzima. Foram propostos dois modelos para descrever a interação de uma enzima com seu(s) substrato(s). Em um deles, a enzima e o(s) substrato(s) encaixam-se em uma configuração de "chave e fechadura". No outro modelo, o próprio substrato induz uma mudança de formato no sítio ativo da enzima, o que resulta em uma interação de ligação altamente específica ("modelo de encaixe induzido"), fornecendo um bom exemplo da dependência da função sobre a estrutura em nível proteico (**Figura 3.30**).

Uma célula típica expressa vários milhares de enzimas diferentes, cada uma delas capaz de catalisar uma reação química diferente. Em geral, as enzimas são denominadas adicionando o sufixo *-ase* ao nome do substrato ou ao tipo de reação catalisada pela enzima. Por exemplo, a reação em que o ácido carbônico é degradado em dióxido de carbono e água é catalisada pela enzima **anidrase carbônica**.

A atividade catalítica de uma enzima pode ser extremamente grande. Por exemplo, uma molécula de anidrase carbônica pode catalisar a conversão de cerca de 100 mil moléculas de substrato em produtos em 1 segundo! A **Tabela 3.4** fornece as principais características das enzimas.

TABELA 3.4	Características das enzimas.
Uma enzima não sofre mudança química efetiva em consequência da reação que ela catalisa	
A ligação do substrato a um sítio ativo da enzima tem todas as características – especificidade química, afinidade, competição e saturação – da ligação de um ligante a uma proteína	
Uma enzima aumenta a velocidade de uma reação química, porém não induz a ocorrência de uma reação que não ocorreria na sua ausência	
Algumas enzimas aumentam tanto a velocidade direta quanto a velocidade reversa de uma reação química e, portanto, não modificam o equilíbrio químico finalmente alcançado. Elas apenas aumentam a velocidade com que o equilíbrio é alcançado	
Uma enzima diminui a energia de ativação de uma reação, porém não altera a quantidade efetiva de energia que é adicionada ou liberada pelos reagentes durante a reação	

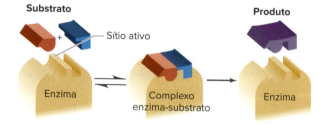 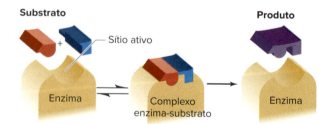

A. Modelo de chave e fechadura **B. Modelo de encaixe induzido**

Figura 3.30 A ligação de um substrato ao sítio ativo de uma enzima catalisa a formação dos produtos. Fonte: Adaptada de Silberberg, M. S., *Chemistry: The Molecular Nature of Matter and Change*, 3rd ed. New York, NY: The McGraw Hill Companies, Inc., 2002, p. 701.

Cofatores

Muitas enzimas são inativas na ausência de pequenas quantidades de outras substâncias, conhecidas como **cofatores**. Em alguns casos, o cofator é um oligoelemento, como magnésio, ferro, zinco ou cobre. A ligação de um dos metais a uma enzima altera a sua conformação, de modo que ela possa interagir com o substrato; trata-se de uma forma de modulação alostérica. Como apenas algumas moléculas de enzima precisam estar presentes para catalisar a conversão de grandes quantidades de substrato em produto, quantidades muito pequenas desses oligoelementos são suficientes para manter a atividade enzimática.

Em outros casos, o cofator é uma molécula orgânica que participa diretamente como um dos substratos na reação; nesse caso, o cofator é denominado **coenzima**. As enzimas que necessitam de coenzimas catalisam reações nas quais alguns átomos (p. ex., hidrogênio, grupos acetila ou metila) são removidos ou adicionados a um substrato. Por exemplo,

$$R\text{-}2\,H + \text{Coenzima} \xrightarrow{\text{Enzima}} R + \text{Coenzima-}2\,H$$

O que distingue uma coenzima de um substrato ordinário é o destino da coenzima. Em nosso exemplo, os dois átomos de hidrogênio transferidos para a coenzima podem ser, então, transferidos da coenzima para outro substrato com a ajuda de uma segunda enzima. Essa segunda reação converte a coenzima de volta à sua forma original, de modo que ela fica disponível para aceitar mais dois átomos de hidrogênio. Uma única molécula de coenzima pode atuar repetidas vezes para transferir fragmentos moleculares de uma reação para outra. Por conseguinte, à semelhança dos cofatores metálicos, apenas pequenas quantidades de coenzimas são necessárias para manter as reações enzimáticas nas quais participam.

As coenzimas são derivadas de vários membros de uma classe especial de nutrientes, conhecidos como **vitaminas**. Por exemplo, as coenzimas **NAD$^+$** (dinucleotídio de nicotinamida adenina) e **FAD** (dinucleotídio de flavina adenina) são derivadas das vitaminas B, niacina e riboflavina, respectivamente. Como veremos, elas desempenham funções significativas no metabolismo energético ao transferir o hidrogênio de um substrato para outro.

Estude e revise 3.11

- **Enzimas:** proteínas que catalisam quase todas as reações químicas no corpo; elas atuam sobre **substratos** (reagentes) para gerar **produtos** e não são consumidas pela reação
  - O substrato liga-se ao **sítio ativo** de uma enzima (equivalente ao "sítio de ligação" de uma proteína)
  - O mecanismo da reação pode ser o modelo de **chave e fechadura** ou de **encaixe induzido**
- **Cofatores:** moléculas ou elementos necessários, em pequenas concentrações, por algumas enzimas, para exercer a sua atividade total
  - Cofatores de oligoelementos: mantêm a conformação do sítio de ligação de uma enzima, de modo que seja capaz de se ligar ao substrato

Estude e revise 3.11 — *continuação*

- **Coenzimas:** derivadas das **vitaminas**; transferem pequenos grupos de átomos de um substrato para outro; são regeneradas durante essas reações para exercer repetidamente a sua ação.

Questão de revisão: Qual é a diferença entre uma enzima, um cofator e uma coenzima? Por que pequenas concentrações desses agentes são suficientes para manter a atividade enzimática? (A resposta está disponível no Apêndice A.)

3.12 Regulação das reações mediadas por enzimas

A velocidade de uma reação mediada por enzimas depende da concentração do substrato e da concentração e atividade (definida mais adiante, nesta seção) da enzima que catalisa a reação. A temperatura corporal, normalmente, é quase constante, de modo que mudanças na temperatura não alteram diretamente as velocidades das reações metabólicas. Entretanto, podem ocorrer elevações da temperatura corporal durante a febre e ao redor do tecido muscular durante o exercício; esses aumentos na temperatura aumentam as velocidades de todas as reações metabólicas, incluindo aquelas catalisadas por enzimas, nos tecidos afetados.

Concentração de substrato

A concentração de substrato pode ser alterada como resultado de certos fatores que alteram o suprimento de um substrato vindo de fora de uma célula. Por exemplo, podem ocorrer mudanças em sua concentração sanguínea devido a alterações na dieta ou na taxa de absorção de substrato a partir do trato intestinal. A concentração intracelular de substrato também pode ser alterada por reações celulares que utilizam o substrato e reduzem a sua concentração, ou que sintetizam o substrato, com consequente aumento de sua concentração.

A velocidade de uma reação mediada por enzima aumenta à medida que a concentração do substrato aumenta, conforme ilustrado na **Figura 3.31**, até alcançar uma velocidade máxima, que permanece constante, apesar de aumentos adicionais na concentração de substrato. A velocidade máxima é alcançada quando a enzima fica saturada com o substrato, ou seja, quando o sítio de ligação ativo de cada molécula da enzima é ocupado por uma molécula de substrato.

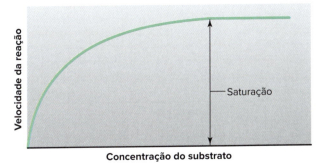

Figura 3.31 Velocidade de uma reação catalisada por enzima como função da concentração do substrato.

Concentração da enzima

Em qualquer concentração de substrato, incluindo as concentrações de saturação, a velocidade de uma reação mediada por enzima pode ser aumentada por meio do aumento da concentração da enzima. Na maioria das reações metabólicas, a concentração do substrato é muito maior do que a concentração da enzima disponível para catalisar a reação. Por conseguinte, se o número de moléculas da enzima duplicar, haverá disponibilidade de duas vezes mais sítios ativos para a ligação do substrato, e duas vezes mais moléculas de substrato serão convertidas no produto (**Figura 3.32**). Algumas reações procedem mais rapidamente em algumas células do que em outras devido à presença de maior número de moléculas da enzima.

Para modificar a concentração de uma enzima, é preciso alterar ou a taxa de síntese da enzima, ou a taxa de sua degradação. Como as enzimas são proteínas, isso envolve modificar as taxas de síntese ou degradação das proteínas.

Atividade enzimática

Além de modificar a velocidade das reações mediadas por enzimas ao modificar a *concentração* do substrato ou da enzima, a velocidade pode ser alterada pela mudança da **atividade enzimática**. Ocorre uma mudança na atividade enzimática quando a modulação alostérica ou covalente altera as propriedades (p. ex., a estrutura) do sítio ativo da enzima. Essa modulação altera a velocidade com que o sítio de ligação converte o substrato em produto, a afinidade do sítio de ligação pelo substrato ou ambas.

A **Figura 3.33** ilustra o efeito do aumento da afinidade de um sítio ativo da enzima, sem modificar a concentração do substrato ou da enzima. Se a concentração de substrato for menor do que a concentração de saturação, o aumento da afinidade do sítio de ligação da enzima resulta em maior número de sítios ativos ligados ao substrato e, consequentemente, em aumento na velocidade da reação.

A regulação do metabolismo por meio do controle da atividade enzimática é um processo extremamente complexo, visto que, em muitos casos, mais de um agente pode alterar a atividade de uma enzima (**Figura 3.34**). As moléculas

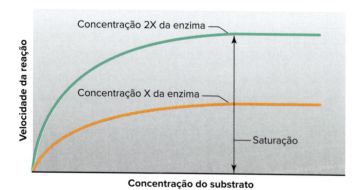

Figura 3.32 Velocidade de uma reação catalisada por enzima como função da concentração do substrato em duas concentrações da enzima, X e 2X. A concentração 2X da enzima é duas vezes a concentração X, resultando em uma reação que ocorre duas vezes mais rapidamente em qualquer concentração de substrato.

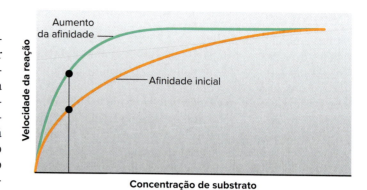

Figura 3.33 Em uma concentração constante de substrato, o aumento da afinidade de uma enzima pelo seu substrato por meio de modulação alostérica ou covalente aumenta a velocidade da reação mediada pela enzima. Observe que o aumento da afinidade da enzima não aumenta a velocidade *máxima* da reação mediada pela enzima.

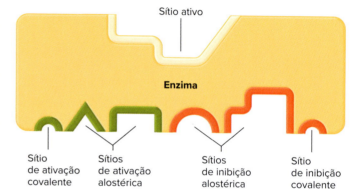

Figura 3.34 Em uma única enzima, múltiplos sítios podem modular a atividade enzimática e, portanto, a velocidade da reação por meio de ativação ou inibição alostérica e covalente.

moduladoras que alteram alostericamente as atividades enzimáticas podem ser moléculas do produto de outras reações celulares. O resultado é que as taxas globais do metabolismo podem se ajustar para suprir várias demandas metabólicas. Em contrapartida, a modulação covalente da atividade enzimática é mediada pelas enzimas proteínas quinases, que são, elas próprias, ativadas por vários sinais químicos que a célula recebe, por exemplo, de um hormônio.

A **Figura 3.35** apresenta um resumo dos fatores que regulam a velocidade de uma reação mediada por enzima.

> ### Estude e revise 3.12
>
> - As velocidades das reações mediadas por enzimas podem ser aumentadas por:
>   - Elevação da **temperatura**
>   - Aumento na **concentração de substrato**
>   - Aumento na **concentração de enzima**
>   - Aumento da **atividade enzimática**
> - **Atividade enzimática:** é alterada por ativação ou inibição alostérica ou covalente; uma determinada enzima pode ter vários sítios reguladores

> **Estude e revise 3.12 — *continuação***
>
> *Questão de revisão:* Em concentrações muito altas de substrato, a velocidade das reações mediadas por enzimas alcança um máximo e, depois disso, não aumenta mais. Por que? A velocidade máxima de uma reação é afetada pela afinidade da enzima pelo seu substrato? **(A resposta está disponível no Apêndice A.)**

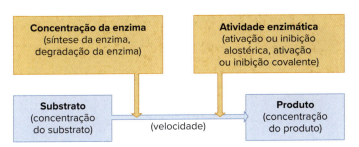

Figura 3.35 Fatores que afetam a velocidade das reações mediadas por enzimas.

> **APLICAÇÃO DO CONCEITO**
>
> ■ O que ocorreria em uma reação mediada por enzima se o produto formado fosse imediatamente utilizado ou convertido em outro produto pela célula?
>
> *A resposta está disponível no Apêndice A.*

3.13 Reações multienzimáticas

A sequência de reações mediadas por enzimas que levam à formação de determinado produto é conhecida como **via metabólica**. Por exemplo, as 19 reações que degradam a glicose em dióxido de carbono e água constituem a via metabólica para o catabolismo da glicose, um processo homeostático fundamental que regula a disponibilidade de energia em todas as células. Cada reação produz apenas uma pequena mudança na estrutura do substrato. Por meio de uma sequência de pequenas etapas desse tipo, uma estrutura química complexa, como a glicose, pode ser degradada nas estruturas moleculares relativamente simples, dióxido de carbono e água.

Considere uma via metabólica contendo quatro enzimas (e_1, e_2, e_3 e e_4) e que leva de um substrato A inicial até o produto final E, por meio de uma série de intermediários B, C e D:

$$A \overset{e_1}{\rightleftharpoons} B \overset{e_2}{\rightleftharpoons} C \overset{e_3}{\rightleftharpoons} D \overset{e_4}{\longrightarrow} E$$

A irreversibilidade da última reação não tem nenhuma consequência para o momento. Pela ação das massas, o aumento da concentração de A levará a um aumento na concentração de B (contanto que e_1 já não esteja saturada com substrato) e assim por diante até finalmente ocorrer um aumento na concentração do produto final E.

Como diferentes enzimas apresentam diferentes concentrações e atividades, seria extremamente improvável que as velocidades de reação de todas essas etapas fossem exatamente as mesmas. Em consequência, é provável que uma etapa seja mais lenta do que todas as outras. Essa etapa é conhecida como **reação limitante da velocidade** em uma via metabólica. Nenhuma das reações que ocorrem posteriormente na sequência, incluindo a formação do produto final, pode prosseguir mais rapidamente do que a reação limitante de velocidade, visto que seus substratos são fornecidos pelas etapas anteriores. Ao regular a concentração ou a atividade da enzima limitante de velocidade, a velocidade do fluxo por toda a via pode ser aumentada ou reduzida. Assim, não é necessário alterar todas as enzimas em uma via metabólica para controlar a velocidade de produção do produto final.

As enzimas limitantes de velocidade constituem, com frequência, os locais de regulação alostérica ou covalente. Por exemplo, se a enzima e_2 for limitante de velocidade na via anteriormente descrita, e se o produto final E inibir a atividade de e_2, ocorre **inibição pelo produto final** (Figura 3.36). À medida que a concentração do produto aumenta, a inibição da formação de mais produto também aumenta. Essa inibição, que é uma forma de retroalimentação negativa (ver Capítulo 1), ocorre frequentemente nas vias de síntese, em que a formação do produto final é efetivamente desativada quando ele não está sendo utilizado. Isso impede o acúmulo excessivo e desnecessário do produto final e contribui para o equilíbrio homeostático do produto.

O controle da atividade enzimática também pode ser fundamental para *reverter* uma via metabólica. Considere a via que discutimos anteriormente, ignorando a presença da inibição da enzima e_2 pelo produto final. A via consiste em três reações reversíveis, mediadas por e_1, e_2 e e_3, seguidas de uma reação irreversível mediada pela enzima e_4; entretanto, E pode ser convertido em D, se a reação estiver acoplada à degradação simultânea de uma molécula que libere grandes quantidades de energia. Em outras palavras, uma etapa irreversível pode ser "revertida" por uma via alternativa, utilizando uma segunda enzima e seu substrato para fornecer a grande quantidade de energia necessária. Duas dessas reações irreversíveis de alta energia estão indicadas pelas setas curvas para ressaltar que duas enzimas separadas estão envolvidas nas duas direções:

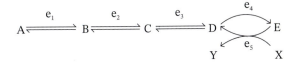

A direção do fluxo pela via pode ser regulada por meio do controle da concentração e/ou atividades de e_4 e e_5. Se e_4 for

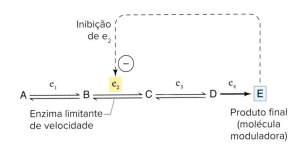

Figura 3.36 Inibição da enzima limitante de velocidade pelo produto final em uma via metabólica. O produto final E torna-se a molécula moduladora, que produz inibição da enzima e_2.

ativada e e_5 for inibida, o fluxo seguirá de A para E, enquanto a inibição de e_4 e ativação de e_5 produzirão um fluxo de E para A.

Outra situação que envolve o controle diferencial de várias enzimas surge quando há uma ramificação em uma via metabólica. Um único metabólito C pode constituir o substrato de mais de uma enzima, conforme ilustrado pela via:

$$A \underset{e_1}{\rightleftharpoons} B \underset{e_2}{\rightleftharpoons} C \underset{e_3}{\overset{}{\rightleftharpoons}} \begin{matrix} D \underset{e_4}{\rightleftharpoons} E \\ \\ F \underset{e_6}{\rightleftharpoons} G \end{matrix}$$

A alteração da concentração e/ou das atividades de e_3 e de e_5 regula o fluxo do metabólito C através das duas ramificações da via.

Tendo em vista as milhares de reações que ocorrem no corpo e as permutações e combinações de possíveis pontos de controle, o resultado global é impressionante. Os detalhes da regulação das numerosas vias metabólicas em nível enzimático estão além do escopo deste livro. No restante deste capítulo, consideraremos apenas (1) as características gerais das vias pelas quais as células obtêm energia; e (2) as principais vias pelas quais os carboidratos, as gorduras e as proteínas são degradados e sintetizados.

Estude e revise 3.13

- **Via metabólica:** sequência de reações mediadas por enzimas, que levam à formação de determinado produto
- **Reação limitante de velocidade:** etapa catalisada por enzima, que determina a velocidade de formação do produto em uma via metabólica
- **Inibição pelo produto final:** ocorre quando o produto final de uma via metabólica atua como molécula moduladora, inibindo a atividade da enzima limitante de velocidade
- Muitas vias metabólicas são reversíveis.

Questão de revisão: Na seguinte via metabólica $A \xrightarrow{e1} B \xrightarrow{e2} C \xrightarrow{e3} D \xrightarrow{e4} E$, B e C são formados quase imediatamente, porém a formação de D exige um maior tempo. Após a formação de D, ocorre rápida formação de E. Qual das enzimas (e_1–e_4) catalisa a etapa limitante de velocidade nessa via? *(A resposta está disponível no Apêndice A.)*

Vias Metabólicas

O funcionamento de uma célula depende de sua capacidade de extrair e de utilizar a energia química existente nas moléculas orgânicas introduzidas no Capítulo 2 e discutidas no restante deste capítulo. Por exemplo, na presença de oxigênio, quando uma célula degrada a glicose para produzir dióxido de carbono e água, ocorre liberação de energia. Parte dessa energia está na forma de calor, porém uma célula é incapaz de usar a energia térmica para a realização de suas funções. O restante da energia é transferido para o nucleotídio, trifosfato de adenosina (ATP), que é composto por uma molécula de adenina, uma molécula de ribose e três grupos fosfato (**Figura 3.37**).

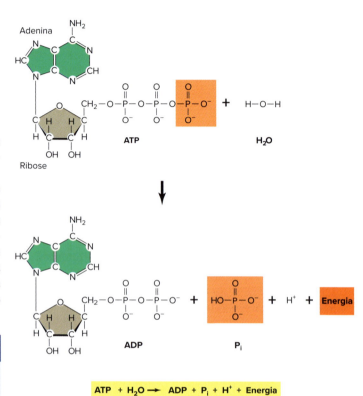

Figura 3.37 Estrutura química do ATP. A sua degradação em ADP e P_i é acompanhada de liberação de energia.

O ATP é a molécula primária que armazena a energia transferida a partir da degradação dos carboidratos, das gorduras e das proteínas. A energia liberada a partir das moléculas orgânicas é utilizada para adicionar grupos fosfato às moléculas de adenosina. Essa energia armazenada pode, então, ser liberada por meio de hidrólise:

$$ATP + H_2O \longrightarrow ADP + P_i + H^+ + Energia$$

Os produtos da reação consistem em difosfato de adenosina (ADP), fosfato inorgânico (P_i) e H^+. Entre outras funções, a energia derivada da hidrólise do ATP é utilizada pelas células para:

- Produção de força e movimento, como na contração muscular
- O transporte ativo de moléculas através das membranas
- A síntese das moléculas orgânicas utilizadas nas estruturas e funções das células.

As células utilizam três vias metabólicas distintas, porém ligadas entre si, para transferir a energia liberada a partir da degradação de moléculas de nutrientes para o ATP. Essas vias

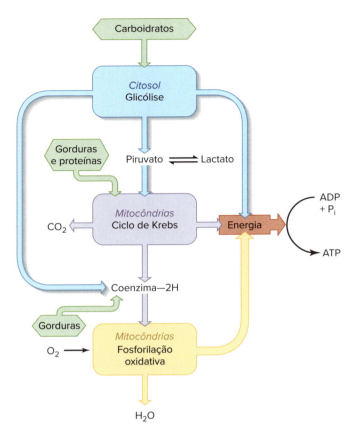

Figura 3.38 Vias que ligam a energia liberada do catabolismo das moléculas de nutrientes com a formação de ATP.

são conhecidas como (1) glicólise, (2) ciclo de Krebs e (3) fosforilação oxidativa (**Figura 3.38**). Na seção a seguir, descreveremos as principais características dessas três vias, incluindo a localização das enzimas de cada via na célula, a contribuição relativa de cada via para a produção de ATP, os locais de formação de dióxido de carbono e utilização de oxigênio e as moléculas essenciais que entram e saem de cada via. Posteriormente, no Capítulo 16, citaremos essas vias quando descrevermos a fisiologia do equilíbrio energético no corpo humano.

Vários fatos na Figura 3.38 devem ser assinalados. Em primeiro lugar, a glicólise opera apenas nos carboidratos. Em segundo lugar, todas as categorias de nutrientes macromoleculares – carboidratos, gorduras e proteínas – contribuem para a produção de ATP por meio do ciclo de Krebs e fosforilação oxidativa. Terceiro, as mitocôndrias constituem os locais do ciclo de Krebs e da fosforilação oxidativa. Por fim, uma importante generalização para ter em mente é o fato de que a glicólise pode ocorrer na presença ou ausência de oxigênio, enquanto tanto o ciclo de Krebs quanto a fosforilação oxidativa requerem a presença de oxigênio.

3.14 Transferência de energia celular

Glicólise

A **glicólise** (do grego *glycos*, "açúcar" e *lysis* "quebra") é uma via que cataboliza parcialmente os carboidratos, primariamente a glicose. Essa via consiste em 10 reações enzimáticas que quebram uma molécula de glicose de seis carbonos em duas moléculas de três carbonos de **piruvato**, a forma ionizada do ácido pirúvico (**Figura 3.39**). As reações produzem um ganho efetivo de duas moléculas de ATP e quatro átomos de hidrogênio, dos quais dois são transferidos para o NAD^+ e dois são liberados como íons hidrogênio:

$$\text{Glicose} + 2\,ADP + 2\,P_i + 2\,NAD^+ \longrightarrow$$
$$2\,\text{Piruvato} + 2\,ATP + 2\,NADH + 2\,H^+ + 2\,H_2O$$

Estas 10 reações, *nenhuma das quais utiliza oxigênio molecular*, ocorrem no citosol. Observe na Figura 3.39 que todos os intermediários entre a glicose e o produto final piruvato contêm um ou mais grupos fosfato ionizados. As membranas plasmáticas são impermeáveis a essas moléculas altamente ionizadas, de modo que elas permanecem retidas dentro da célula.

As etapas iniciais na glicólise (reações 1 e 3), em vez de produzir, *utilizam* cada uma, uma molécula de ATP para formar intermediários fosforilados. Além disso, observe que a reação 4 cliva um intermediário de seis carbonos em duas moléculas de três carbonos, e a reação 5 converte uma dessas moléculas de três carbonos na outra. Portanto, no final da reação 5, temos duas moléculas de 3-fosfogliceraldeído derivadas de uma molécula de glicose. É preciso ter em mente que, desse ponto em diante, estão envolvidas *duas* moléculas de cada intermediário.

A primeira formação de ATP na glicólise ocorre durante a reação 7, em que um grupo fosfato é transferido para o ADP para formar ATP. Como existem dois intermediários nesse ponto, a reação 7 produz duas moléculas de ATP, uma a partir de cada intermediário. Nessa reação, o mecanismo de formação de ATP é conhecido como **fosforilação em nível de substrato**, visto que o grupo fosfato é transferido de uma molécula de substrato para o ADP.

Ocorre uma fosforilação semelhante do ADP em nível de substrato durante a reação 10, na qual são novamente formadas duas moléculas de ATP. Assim, as reações 7 e 10 geram um total de quatro moléculas de ATP para cada molécula de glicose que entra na via. Entretanto, há um ganho efetivo de apenas duas moléculas de ATP durante a glicólise, visto que são utilizadas duas moléculas de ATP nas reações 1 e 3.

Independentemente da presença ou ausência de oxigênio, grande parte do produto final da glicólise, o piruvato, é reduzido a **lactato** (a forma ionizada do ácido láctico) por uma única reação mediada por enzima. Nessa reação (**Figura 3.40**), dois átomos de hidrogênio derivados do $NADH^+ + H^+$ são transferidos para cada molécula de piruvato para formar lactato, e o NAD^+ é regenerado. Esses hidrogênios foram originalmente transferidos para o NAD^+ durante a reação 6 da glicólise, de modo que a coenzima NAD^+ transfere o hidrogênio entre as duas reações durante a glicólise. A reação global para a degradação da glicose a lactato é a seguinte:

$$\text{Glicose} + 2\,ADP + 2\,P_i \longrightarrow 2\,\text{Lactato} + 2\,ATP + 2\,H_2O$$

O restante do piruvato não é convertido em lactato, mas, em vez disso, entra no ciclo de Krebs para ser degradado a dióxido de carbono. Os hidrogênios do NADH são transferidos para o oxigênio durante a fosforilação oxidativa, regenerando o NAD^+ e produzindo H_2O, conforme descrito, em detalhe, na seção que se segue.

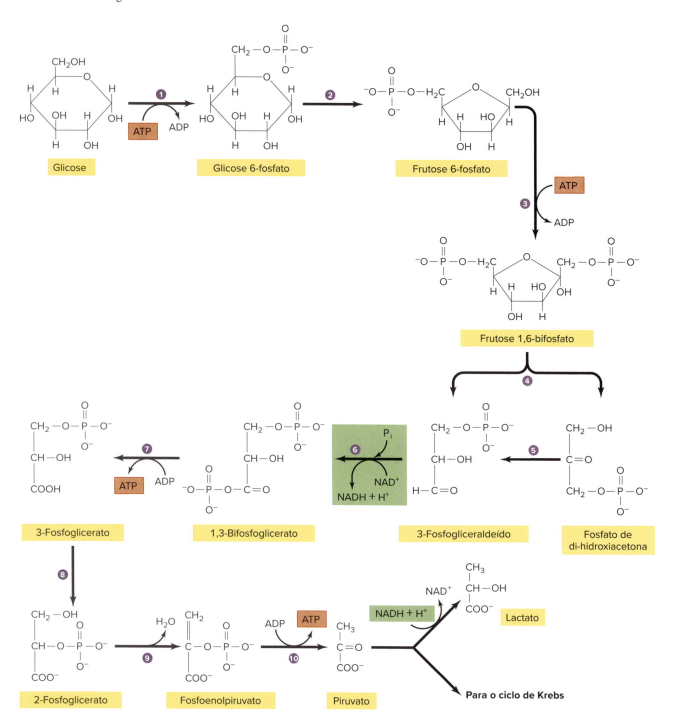

Figura 3.39 Via glicolítica. Durante a glicólise, cada molécula de glicose que entra na via produz uma síntese efetiva de duas moléculas de ATP. Observe que, no pH existente no corpo, os produtos sintetizados pelas várias etapas glicolíticas existem na forma aniônica ionizada (p. ex., piruvato). Na realidade, são produzidos como ácidos (p. ex., ácido pirúvico) que, em seguida, sofre ionização. O piruvato é convertido em lactato ou entra no ciclo de Krebs; a produção de lactato é aumentada quando a demanda de ATP das células aumenta, como durante o exercício. *Nota:* começando com a etapa 5, existem duas moléculas de cada intermediário, embora apenas uma seja mostrada para maior clareza.

Na maioria das células, a quantidade de ATP produzida pela glicólise a partir de uma molécula de glicose é muito menor do que a quantidade formada pelas outras duas vias de geração de ATP – o ciclo de Krebs e a fosforilação oxidativa. Todavia, em casos especiais, a glicólise supre a maior parte do ATP de uma célula, ou até mesmo todo ele. Por exemplo, os eritrócitos contêm as enzimas necessárias para a glicólise, porém não têm mitocôndrias, que são necessárias para as outras vias, por conseguinte, toda a produção de seu ATP ocorre por glicólise. Além disso, certos tipos de músculos esqueléticos contêm quantidades consideráveis de enzimas glicolíticas, porém poucas mitocôndrias. Durante a intensa atividade muscular, a glicólise fornece a maior parte do ATP nessas células e está associada à produção de grandes

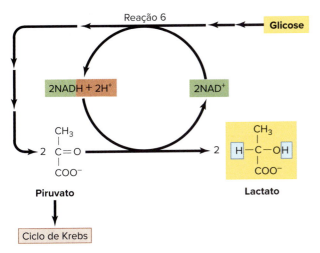

Figura 3.40 A coenzima NAD⁺ utilizada na reação glicolítica 6 (ver Figura 3.39) é regenerada quando transfere seus átomos de hidrogênio para o piruvato durante a formação do lactato. Essas reações são aumentadas em períodos de demanda energética. O lactato pode ser oxidado de volta a piruvato e utilizado pela célula ou pode ser liberado no sangue, onde é captado por outras células para vários propósitos, incluindo a síntese de glicose e a produção de energia após a sua oxidação a piruvato.

quantidades de lactato. Apesar dessas exceções, a maioria das células não tem concentrações suficientes de enzimas glicolíticas ou glicose suficiente para fornecer, apenas pela glicólise, as altas taxas de produção de ATP necessárias para atender suas exigências energéticas.

O que ocorre com o lactato que é formado durante a glicólise? Parte dele é liberada no sangue e captada pelo coração, cérebro e outros tecidos, onde é convertida de volta a piruvato e utilizada como fonte de energia; esse processo foi denominado transportador de lactato intercelular. Outra parte do lactato secretado é captada pelo fígado, onde é utilizada como precursora para a formação de glicose, a qual, em seguida, é liberada no sangue, onde se torna disponível como fonte de energia para todas as células. Esta última reação é particularmente importante durante períodos em que as demandas de energia são altas, como durante o exercício físico. Por fim, parte do lactato produzido pelas células pode sofrer oxidação de volta a piruvato e utilizada por essas células.

Nossa discussão sobre a glicólise concentrou-se na glicose como o principal carboidrato que entra na via glicolítica. Entretanto, outros carboidratos, como a frutose, derivados do dissacarídio sacarose (açúcar refinado), e galactose, do dissacarídio lactose (açúcar do leite), também podem ser catabolizados pela glicólise, visto que esses carboidratos são degradados em vários dos intermediários que participam na parte inicial da via glicolítica.

Ciclo de Krebs

O **ciclo de Krebs**, assim denominado em homenagem a Hans Krebs, que descobriu as etapas intermediárias dessa via (também conhecida como **ciclo do ácido cítrico** ou **ciclo do ácido tricarboxílico**), é a segunda das três vias envolvidas no catabolismo de nutrientes e na produção de ATP. O ciclo de Krebs utiliza fragmentos moleculares formados durante a degradação dos carboidratos, das proteínas e das gorduras; ele produz dióxido de carbono, átomos de hidrogênio (metade dos quais está ligada a coenzimas) e pequenas quantidades de ATP. As enzimas para essa via estão localizadas no compartimento mitocondrial interno, a matriz.

A primeira molécula, que entra no início do ciclo de Krebs, é a **acetil coenzima A** (**Acetil CoA**):

$$CH_3 - \overset{\overset{O}{\|}}{C} - S - CoA$$

A coenzima A (CoA) deriva da vitamina B, ácido pantotênico, e atua primariamente para transferir grupos acetila, que contêm dois carbonos, de uma molécula para outra. Esses grupos acetila provêm ou do piruvato – um produto final da glicólise – ou da degradação dos ácidos graxos e de alguns aminoácidos.

Após a sua entrada nas mitocôndrias a partir do citosol, o piruvato é metabolizado a acetil CoA e CO_2 (**Figura 3.41**). Observe que essa reação produz a primeira molécula de CO_2 formada até agora nas vias de catabolismo de nutrientes e que a reação também transfere átomos de hidrogênio para NAD⁺.

O ciclo de Krebs começa com a transferência do grupo acetila, da acetil CoA, para a molécula de quatro carbonos, o oxaloacetato, para formar citrato, uma molécula de seis carbonos (**Figura 3.42**). Na terceira etapa do ciclo, ocorre produção de uma molécula de CO_2, o que ocorre novamente na quarta etapa. Assim, dois átomos de carbono entram no ciclo como parte do grupo acetila ligado à CoA, e dois carbonos (embora não sejam os mesmos) saem na forma de CO_2. Observe, também, que o oxigênio que aparece no CO_2 não deriva do oxigênio molecular, mas dos grupos carboxila dos intermediários do ciclo de Krebs.

No restante do ciclo, a molécula de quatro carbonos formada na reação 4 é modificada por meio de uma série de reações para produzir a molécula de quatro carbonos, o oxaloacetato, que fica disponível para aceitar outro grupo acetila e repetir o ciclo.

Chegamos agora a um fato crucial: além de produzir dióxido de carbono, os intermediários no ciclo de Krebs geram átomos de hidrogênio, cuja maior parte é transferida para as coenzimas NAD⁺ e FAD para formar NADH e $FADH_2$. Essa transferência de hidrogênio para NAD⁺ ocorre em cada uma das etapas 3, 4 e 8 e para o FAD na reação 6. Esses hidrogênios serão transferidos das coenzimas, juntamente com H⁺ livre, para o oxigênio no próximo estágio do metabolismo de nutrientes – a fosforilação oxidativa. Como a fosforilação oxidativa é necessária para a regeneração da forma livre

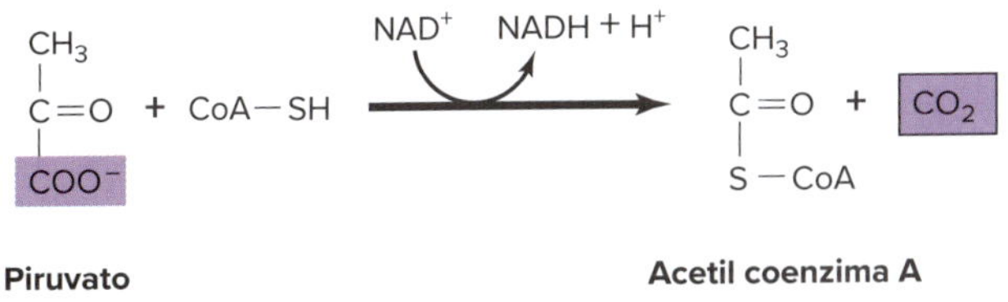

Figura 3.41 Formação da acetil coenzima A a partir do piruvato, com formação de uma molécula de dióxido de carbono.

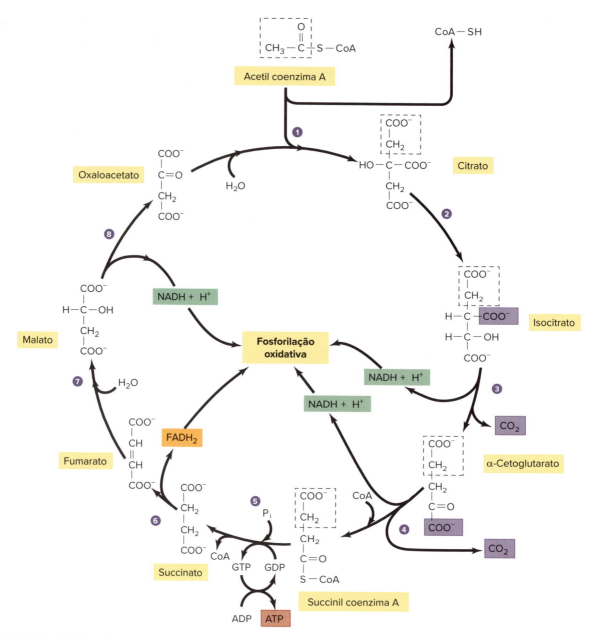

Figura 3.42 Ciclo de Krebs. Observe que os átomos de carbono nas duas moléculas de CO_2 produzidas por uma volta do ciclo não são os mesmos dois átomos de carbono que entraram no ciclo como grupo acetila (identificado pelas caixas pontilhadas nesta figura).

de hidrogênio dessas coenzimas, *o ciclo de Krebs pode operar apenas em condições aeróbicas*. Não existe via nas mitocôndrias que seja capaz de remover o hidrogênio dessas coenzimas em condições anaeróbicas (sem oxigênio).

Até o momento, não consideramos o modo pelo qual o ciclo de Krebs contribui para a formação de ATP. De fato, o ciclo de Krebs produz *diretamente* apenas um trifosfato de nucleotídio de alta energia. Isso ocorre durante a reação 5, em que o fosfato inorgânico é transferido para o difosfato de guanosina (GDP) para formar trifosfato de guanosina (GTP). A hidrólise do GTP, assim como a do ATP, pode fornecer energia para algumas reações que necessitam de energia. Além disso, a energia no GTP pode ser transferida para o ATP por meio da seguinte reação

$$GTP + ADP \rightleftharpoons GDP + ATP$$

A formação de ATP a partir de GTP constitui o único mecanismo pelo qual o ATP é formado no ciclo de Krebs. Por que, então, o ciclo de Krebs é tão importante? A razão é que os átomos de hidrogênio transferidos para as coenzimas durante o ciclo (mais os íons hidrogênio livres gerados) são utilizados na via seguinte, a fosforilação oxidativa, para produzir grandes quantidades de ATP.

O resultado líquido do catabolismo de um grupo acetila do acetil CoA pelo ciclo de Krebs pode ser escrito da seguinte maneira

$$\text{Acetil CoA} + 3\,NAD^+ + FAD + GDP + P_i + 2\,H_2O \longrightarrow$$
$$2\,CO_2 + CoA + 3\,NADH + 3\,H^+ + FADH_2 + GTP$$

A **Tabela 3.5** fornece um resumo das características das reações do ciclo de Krebs.

TABELA 3.5	Características do ciclo de Krebs.
Entrada do substrato	Acetil CoA– grupos acetila derivados do piruvato, de ácidos graxos e aminoácidos Alguns intermediários derivados de aminoácidos
Localização das enzimas	Compartimento interno das mitocôndrias (a matriz mitocondrial)
Produção de ATP	1 GTP formado diretamente, que pode ser convertido em ATP Opera apenas em condições aeróbicas, mesmo se o oxigênio molecular não for utilizado diretamente nessa via
Produção de coenzimas	3 NADH + 3 H$^+$ e 2 FADH$_2$
Produtos finais	2 CO$_2$ para cada molécula de acetil CoA que entra na via Alguns intermediários utilizados para a síntese de aminoácidos e outras moléculas orgânicas necessários para funções especiais da célula
Reação efetiva	Acetil CoA + 3 NAD$^+$ + FAD + GDP + P$_i$ + 2 H$_2$O → 2 CO$_2$ + CoA + 3 NADH + 3 H$^+$ + FADH$_2$ + GTP

Fosforilação oxidativa

A **fosforilação oxidativa** fornece o terceiro e o mais importante mecanismo do ponto de vista quantitativo, por meio do qual a energia derivada das moléculas de nutrientes pode ser transferida para o ATP. O princípio básico subjacente a essa via é simples: a energia transferida para o ATP provém da energia liberada quando os íons hidrogênio combinam-se com o oxigênio molecular para formar água. O hidrogênio origina-se das coenzimas NADH + H$^+$ e FADH$_2$ geradas pelo ciclo de Krebs, pelo metabolismo dos ácidos graxos (ver discussão adiante) e, em grau muito menor, durante a glicólise. A reação completa é

$$\tfrac{1}{2} O_2 + NADH + H^+ \longrightarrow H_2O + NAD^+ + Energia$$

Diferentemente das enzimas do ciclo de Krebs, que são enzimas solúveis na matriz mitocondrial, as proteínas que medeiam a fosforilação oxidativa estão incorporadas na membrana mitocondrial interna. As proteínas para a fosforilação oxidativa podem ser divididas em dois grupos: (1) as que medeiam a série de reações que produzem a transferência de íons hidrogênio para o oxigênio molecular; e (2) aquelas que acoplam a energia liberada por essas reações à síntese de ATP.

Algumas das proteínas do primeiro grupo contêm cofatores de ferro e cobre e são conhecidas como **citocromos** (devido à sua coloração brilhante na forma pura). Sua estrutura assemelha-se à molécula de hemoglobina vermelha, que contém ferro, que se liga ao oxigênio nos eritrócitos. Os citocromos e as proteínas associadas formam os componentes da **cadeia transportadora de elétrons**, em que dois elétrons dos átomos de hidrogênio são inicialmente transferidos ou do NADH + H$^+$ ou do FADH$_2$ para um dos elementos dessa cadeia. Em seguida, esses elétrons são sucessivamente transferidos para outros compostos na cadeia, frequentemente, para um íon ferro ou íon cobre, ou a partir dele até que os elétrons são finalmente transferidos para o oxigênio molecular que, então, se combina com íons hidrogênio (prótons) para formar água. À semelhança dos elétrons, esses íons hidrogênio provêm de íons hidrogênio livres e das coenzimas carreadoras de hidrogênio, liberados no início na cadeia transportadora quando os elétrons dos átomos de hidrogênio foram transferidos para os citocromos.

É importante ressaltar que, além de transferir os hidrogênios da coenzima para a água, esse processo regenera a forma livre de hidrogênio das coenzimas, as quais se tornam então disponíveis para aceitar mais dois hidrogênios de intermediários no ciclo de Krebs, na glicólise ou na via dos ácidos graxos (conforme descrito na discussão a seguir).

Em determinadas etapas, ao longo da cadeia transportadora de elétrons, ocorre liberação de pequenas quantidades de energia. À medida que os elétrons são transferidos de uma proteína para outra ao longo da cadeia transportadora de elétrons, parte da energia liberada é utilizada pelos citocromos para bombear íons hidrogênio desde a matriz para dentro do espaço intermembrana – o compartimento existente entre as membranas mitocondriais interna e externa (**Figura 3.43**). Isso cria uma fonte de energia potencial na forma de um gradiente de concentração de íons hidrogênio através da membrana.

Como veremos no Capítulo 4, solutos como íons hidrogênio movem-se – ou sofrem difusão – ao longo de gradientes de concentração, porém a presença de bicamada lipídica bloqueia a difusão da maioria das moléculas hidrossolúveis e íons. Entretanto, alojada na membrana mitocondrial interna, existe uma enzima, denominada **ATP sintase**. Essa enzima forma um canal dentro da membrana mitocondrial interna, que possibilita o fluxo de íons hidrogênio de volta para o lado da matriz, um processo conhecido como **quimiosmose**. Nesse processo, a energia do gradiente de concentração é convertida em energia de ligação química pela ATP sintase, que catalisa a formação de ATP a partir de ADP e P$_i$.

A FADH$_2$ entra na cadeia transportadora de elétrons em um ponto adiante do NADH e, portanto, não contribui tanto para a quimiosmose. Entretanto, os processos associados à quimiosmose não são perfeitamente estequiométricos, visto que parte do NADH produzido na glicólise e no ciclo de Krebs é utilizada para outras atividades celulares, como a síntese de certas moléculas orgânicas. Além disso, alguns dos íons hidrogênio nas mitocôndrias são utilizados para outras atividades além da geração de ATP. Portanto, a transferência de elétrons para o oxigênio normalmente produz, em média, cerca de 2,5

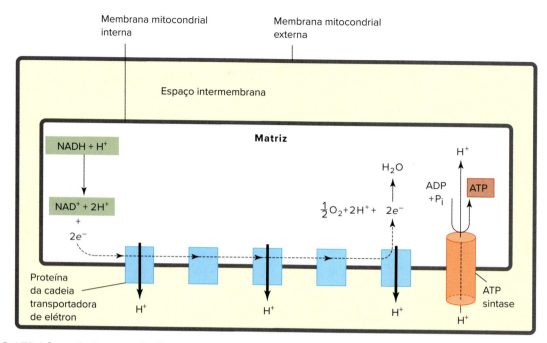

Figura 3.43 O ATP é formado durante a fosforilação oxidativa pelo fluxo de elétrons ao longo de uma série de proteínas mostradas aqui como retângulos azuis na membrana mitocondrial interna. Toda vez que um elétron é transferido de um local para outro ao longo da cadeia transportadora, ele libera energia, que é utilizada por três das proteínas de transporte para bombear íons hidrogênio para o interior do espaço intermembrana das mitocôndrias. Em seguida, os íons hidrogênio fluem ao longo de seu gradiente de concentração através da membrana mitocondrial interna por meio de um canal criado pela ATP sintase, mostrada aqui de forma esquemática em vermelho. A energia derivada desse gradiente de concentração e do fluxo de íons hidrogênio é utilizada pela ATP sintase para sintetizar ATP a partir de ADP + P_i. Duas a três moléculas de ATP, no máximo, podem ser produzidas para cada par de elétrons doados, dependendo do ponto em que uma coenzima particular entra na cadeia transportadora de elétrons. Para simplificar, mostra-se apenas a coenzima NADH.

> **APLICAÇÃO DO CONCEITO: princípio geral de fisiologia**
> - De que maneiras os eventos descritos na Figura 3.43 pertencem ao princípio geral de fisiologia segundo o qual a homeostasia é essencial para a saúde e a sobrevivência?
>
> *A resposta está disponível no Apêndice A.*

e 1,5 moléculas de ATP para cada molécula de NADH + H⁺ e FADH₂, respectivamente.

Em resumo, a maior parte do ATP formado no corpo é produzida durante a fosforilação oxidativa, como resultado do processamento dos átomos de hidrogênio que se originaram, em grande parte, do ciclo de Krebs durante a degradação dos carboidratos, das gorduras e das proteínas. As mitocôndrias, onde ocorrem as reações da fosforilação oxidativa e do ciclo de Krebs, são, assim, consideradas as usinas de energia da célula. Além disso, a maior parte do oxigênio que inspiramos é consumida dentro dessas organelas, e a maior parte do dióxido de carbono que exalamos também é produzida dentro delas.

A **Tabela 3.6** fornece um resumo das características essenciais da fosforilação oxidativa.

TABELA 3.6	Características da fosforilação oxidativa.
Substratos que entram	Átomos de hidrogênio obtidos de NADH + H⁺ e FADH₂ formados (1) durante a glicólise, (2) pelo ciclo de Krebs durante a degradação do piruvato e dos aminoácidos e (3) durante a degradação de ácidos graxos Oxigênio molecular
Localização das enzimas	Membrana mitocondrial interna
Produção de ATP	2 a 3 ATP formados a partir de cada NADH + H⁺ 1 a 2 ATP formados a partir de cada FADH₂
Produtos finais	H₂O – uma molécula para cada par de hidrogênios que entram na via
Reação final	$\frac{1}{2} O_2 + NADH + H^+ + 3\,ADP + 3\,P_i \rightarrow H_2O + NAD^+ + 3\,ATP$

Estude e revise 3.14

- **Glicólise:** reações citosólicas que degradam a glicose em piruvato e lactato, H^+, NADH, água e ATP
  - Os H^+ são transferidos ou para a NAD^+, que então os transfere para o piruvato para formar lactato, regenerando, assim, a molécula de coenzima original, ou para a via da fosforilação oxidativa
  - Ocorre formação de ATP pela fosforilação em nível de substrato, um processo em que um grupo fosfato é transferido a partir de um intermediário metabólico fosforilado diretamente para o ADP
- **Ciclo de Krebs (ciclo do ácido cítrico ou do ácido tricarboxílico):** via mitocondrial que utiliza produtos de degradação de macromoléculas orgânicas para produzir CO_2, ATP e H^+
  - **Acetil coenzima A:** derivada, em parte, de todos os três tipos de macromoléculas de nutrientes; é o principal substrato que entra no ciclo de Krebs
  - Durante uma rotação do ciclo de Krebs, são produzidos 2 CO_2, e 4 pares de átomos de hidrogênio são transferidos para as coenzimas
- **Fosforilação oxidativa:** processo que ocorre nas membranas mitocondriais internas, no qual ocorre formação de ATP a partir de ADP e P_i, utilizando a energia liberada quando o O_2 se combina com H^+ para formar água
  - O H^+ é derivado da glicólise, do ciclo de Krebs e da degradação dos ácidos graxos
  - Os H^+ são entregues, em sua maior parte, ligados a coenzimas, na cadeia transportadora de elétrons
  - **Cadeia transportadora de elétrons:** regenera formas livres de hidrogênio das coenzimas NAD^+ e FAD ao transferir os H^+ para o O_2; as reações da cadeia transportadora de elétrons produzem um gradiente de H^+ através da membrana mitocondrial interna. O fluxo de H^+, novamente através da membrana, fornece a energia para a síntese de ATP.

Questão de revisão: Onde estão localizadas as enzimas do ciclo de Krebs? As enzimas da fosforilação oxidativa? As enzimas da glicólise? (A resposta está disponível no Apêndice A.)

3.15 Metabolismo dos carboidratos, das gorduras e das proteínas

Agora que descrevemos as três vias pelas quais a energia é transferida para o ATP, consideraremos como cada uma das três classes de moléculas de nutrientes liberadoras de energia – carboidratos, gorduras e proteínas – entra nas vias geradoras de ATP. Consideraremos, também, a síntese dessas moléculas e as vias e restrições que governam o modo pelo qual os produtos de degradação de uma classe podem ser utilizados na síntese de uma classe diferente. Essas vias anabólicas também são utilizadas para a síntese de moléculas que desempenham funções outras, além do armazenamento e da liberação de energia. Por exemplo, com a adição de algumas enzimas, a via para a síntese de gordura também é utilizada para a síntese dos fosfolipídios encontrados nas membranas.

O material apresentado nesta seção deve servir como base para compreender como o corpo lida com mudanças na disponibilidade de nutrientes. Os mecanismos fisiológicos que regulam o apetite, a digestão e a absorção de alimentos; o transporte de fontes de energia no sangue e através das membranas plasmáticas; e as respostas do corpo ao jejum e à inanição são discutidos no Capítulo 16.

Metabolismo dos carboidratos

Catabolismo dos carboidratos

Nas seções anteriores, descrevemos as principais vias do catabolismo dos carboidratos: a degradação de glicose a piruvato ou lactato pela via glicolítica e o metabolismo do piruvato a dióxido de carbono pela via do ciclo de Krebs e pela fosforilação oxidativa.

A quantidade de energia liberada durante o catabolismo da glicose a dióxido de carbono e água é de 686 kcal/mol de glicose:

$$C_6H_{12}O_6 + 6\,O_2 \longrightarrow 6\,H_2O + 6\,CO_2 + 686\ \text{kcal/mol}$$

Cerca de 40% dessa energia é transferida para o ATP. A **Figura 3.44** resume os pontos nos quais ocorre formação de ATP durante o catabolismo da glicose. Ocorre um ganho efetivo de duas moléculas de ATP pela fosforilação em nível de substrato durante a glicólise, e há formação de mais duas durante o ciclo de Krebs a partir do GTP, cada qual a partir de uma das duas moléculas de piruvato que entram no ciclo. A maior parte das moléculas de ATP produzidas pelo catabolismo da glicose – até 34 ATP por molécula – forma-se durante a fosforilação oxidativa a partir dos hidrogênios gerados em várias etapas durante a degradação de glicose.

Como, na ausência de oxigênio, apenas duas moléculas de ATP podem ser formadas a partir da degradação da glicose a lactato, a evolução das vias metabólicas aeróbicas aumentou acentuadamente a quantidade de energia disponível para uma célula a partir do catabolismo da glicose. Por exemplo, se uma célula muscular consumiu 38 moléculas de ATP durante uma contração, essa quantidade de ATP pode ser suprida pela degradação de uma molécula de glicose na presença de oxigênio ou de 19 moléculas de glicose em condições anaeróbicas.

Entretanto, embora apenas duas moléculas de ATP sejam formadas por molécula de glicose em condições anaeróbicas, grandes quantidades de ATP ainda podem ser supridas pela via glicolítica se grandes quantidades de glicose são degradadas a lactato. Isso não é uma utilização eficiente dos nutrientes, porém permite a produção contínua de ATP em condições nas quais o oxigênio torna-se limitante, como a situação observada durante o exercício intenso.

Armazenamento de glicogênio

Uma pequena quantidade de glicose pode ser armazenada no corpo para fornecer um suprimento de reserva para uso quando a glicose não estiver sendo absorvida no sangue a partir do intestino delgado. Com base no Capítulo 2, lembre-se de que a glicose é armazenada na forma do polissacarídio **glicogênio**, principalmente nos músculos esqueléticos e no fígado.

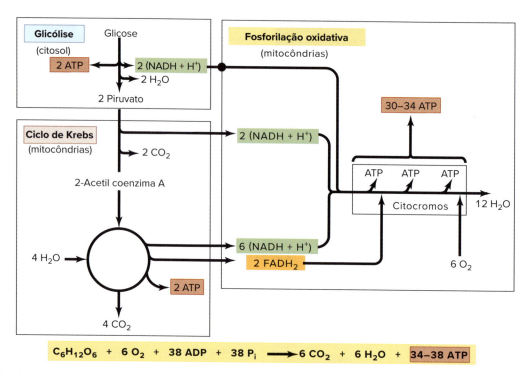

Figura 3.44 Vias da glicólise e catabolismo aeróbico da glicose e sua ligação com a formação de ATP. O valor de 38 moléculas de ATP é um valor máximo teórico que pressupõe que todas as moléculas de NADH produzidas na glicólise e no ciclo de Krebs entram na via da fosforilação oxidativa, e que todos os íons hidrogênio livres são utilizados na quimiosmose para a síntese de ATP.

O glicogênio é sintetizado a partir da glicose pela via ilustrada na **Figura 3.45**. As enzimas tanto para a síntese quanto para a degradação do glicogênio estão localizadas no citosol. A primeira etapa na síntese do glicogênio, que é a transferência de fosfato de uma molécula de ATP para a glicose, formando glicose 6-fosfato, é a mesma que a primeira etapa na glicólise. Assim, a glicose 6-fosfato pode ser degradada até piruvato ou pode ser utilizada para formar glicogênio.

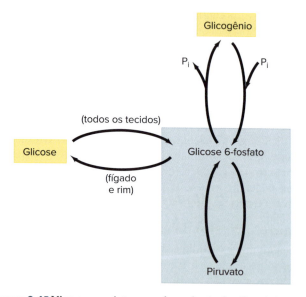

Figura 3.45 Vias para a síntese e a degradação de glicogênio. Cada seta curva indica uma ou mais reações irreversíveis, que necessitam de diferentes enzimas para catalisar reação nas direções direta e reversa.

Conforme indicado na Figura 3.45, o glicogênio é sintetizado e degradado por diferentes enzimas. A existência de duas vias que contêm enzimas sujeitas à modulação, tanto covalente quanto alostérica, fornece um mecanismo para regular o fluxo entre a glicose e o glicogênio. Quando há um excesso de glicose disponível em uma célula do fígado ou do músculo, as enzimas da via de síntese do glicogênio são ativadas, enquanto a enzima que degrada o glicogênio é simultaneamente inibida. Essa combinação leva a um armazenamento efetivo de glicose na forma de glicogênio.

Quando menos glicose está disponível, ocorre a combinação reversa de estimulação e inibição enzimática, e observa-se uma degradação efetiva do glicogênio em glicose 6-fosfato (conhecida como **glicogenólise**). Existem duas vias disponíveis para essa glicose 6-fosfato: (1) na maioria das células, incluindo o músculo esquelético, a glicose 6-fosfato entra na via glicolítica, onde é catabolizada para fornecer energia utilizada na formação de ATP; (2) nas células do fígado e dos rins, a glicose-6-fosfato pode ser convertida em glicose livre pela remoção do grupo fosfato, e a glicose é, então, capaz de sair da célula e entrar no sangue, de modo a fornecer energia para outras células.

Síntese de glicose

Além de ser formada no fígado a partir da degradação do glicogênio, a glicose pode ser sintetizada no fígado e, em menor grau, nos rins a partir de intermediários derivados do catabolismo do glicerol (um álcool de açúcar) e alguns aminoácidos. Esse processo de geração de novas moléculas de glicose a partir de precursores não carboidratos é conhecido como **gliconeogênese**. O principal substrato na gliconeogênese é o piruvato, formado a partir do lactato, conforme descrito anteriormente, e a partir de vários aminoácidos durante a degradação das proteínas. Além disso, o glicerol derivado da hidrólise dos triglicerídios pode ser utilizado para sintetizar glicose por uma via que não envolve piruvato.

A via para a gliconeogênese no fígado e nos rins (**Figura 3.46**) utiliza muitas das enzimas utilizadas na glicólise, visto que a maioria dessas reações é reversível. Todavia, as reações 1, 3 e 10 (ver Figura 3.39) são irreversíveis, e, portanto, são necessárias enzimas adicionais para formar glicose a partir do piruvato. O piruvato é convertido em fosfoenolpiruvato por uma série de reações mitocondriais, em que ocorre adição de CO_2 ao piruvato para formar o intermediário de quatro carbonos do ciclo de Krebs, o oxaloacetato. Uma série adicional de reações leva à transferência de um intermediário de quatro carbonos derivados do oxaloacetato para fora das mitocôndrias e sua conversão em fosfoenolpiruvato no citosol. Em seguida, o fosfoenolpiruvato reverte as etapas da glicólise de volta ao nível da reação 3, na qual é necessária uma enzima diferente daquela utilizada na glicólise para converter a frutose 1,6-bifosfato em frutose 6-fosfato. A partir desse ponto, as reações são novamente reversíveis, levando à glicose 6-fosfato, que pode ser convertida em glicose no fígado e nos rins ou armazenada na forma de glicogênio. Como a energia na forma de calor e geração de ATP é liberada durante a degradação glicolítica da glicose a piruvato, é necessário adicionar energia para reverter essa via. Ocorre um consumo de seis moléculas de ATP nas reações da gliconeogênese para cada molécula de glicose formada.

Muitas das mesmas enzimas são utilizadas na glicólise e na gliconeogênese, de modo que surgem as seguintes perguntas: o que controla a direção das reações nessas vias? Que condições determinam se a glicose será degradada a piruvato, ou se o piruvato será utilizado na síntese de glicose? As respostas são encontradas nas concentrações de glicose ou de piruvato em uma célula e no controle que as enzimas exercem nas etapas irreversíveis da via. Esse controle é realizado por vários hormônios que alteram as concentrações e as atividades dessas enzimas-chave. Por exemplo, se a concentração de glicose no sangue cair abaixo de seus valores normais, ocorre secreção de certos hormônios no sangue, que atuam no fígado. Esses hormônios no fígado induzem, preferencialmente, a expressão das enzimas gliconeogênicas, favorecendo, assim, a formação de glicose.

Metabolismo da gordura
Catabolismo da gordura

O triglicerídio (gordura) é composto por três ácidos graxos ligados ao glicerol (ver Capítulo 2). Tipicamente, a gordura responde por cerca de 80% da energia armazenada no corpo (**Tabela 3.7**). Em condições de repouso, cerca da metade da energia utilizada pelo músculo, pelo fígado e pelos rins provém do catabolismo dos ácidos graxos.

Embora a maioria das células armazene pequenas quantidades de gordura, a maior parte da gordura do corpo é armazenada em células especializadas, conhecidas como **adipócitos**. Quase todo o citoplasma de cada uma dessas células é ocupado por uma única gotícula grande de gordura.

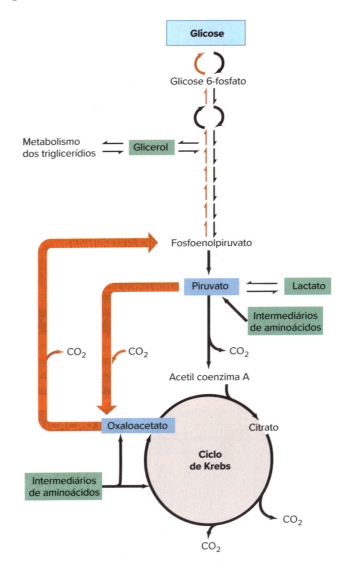

Figura 3.46 Via gliconeogênica pela qual o piruvato, o lactato, o glicerol e vários intermediários de aminoácidos podem ser utilizados na síntese de glicose no fígado (e nos rins). Observe os pontos onde cada um desses precursores, que são fornecidos pelo sangue, entra na via.

APLICAÇÃO DO CONCEITO

- Qual é um dos benefícios fisiológicos da gliconeogênese? Você pode imaginar uma desvantagem (p. ex., existe um custo associado à gliconeogênese)?

A resposta está disponível no Apêndice A.

TABELA 3.7	Conteúdo energético de um indivíduo de 70 kg.			
	Conteúdo total no corpo (kg)	Conteúdo de energia (kcal/g)	Conteúdo de energia total do corpo (kcal)	%
Triglicerídios	15,6	9	140.000	78
Proteínas	9,5	4	38.000	21
Carboidratos	0,5	4	2.000	1

Agrupamentos de adipócitos formam o **tecido adiposo**, cuja maior parte encontra-se em depósitos sob a pele ou em torno de órgãos internos. A função dos adipócitos consiste em sintetizar e armazenar triglicerídios durante os períodos de absorção dos nutrientes e, em seguida, quando os nutrientes não estão sendo absorvidos do intestino delgado, liberar ácidos graxos e glicerol no sangue para a sua captação e uso por outras células na obtenção da energia necessária para a formação de ATP. Os fatores que controlam o armazenamento e a liberação de gordura dos adipócitos durante diferentes estados fisiológicos serão descritos no Capítulo 16. Aqui, enfatizaremos a via pela qual a maioria das células cataboliza ácidos graxos para fornecer a energia necessária à síntese de ATP, bem como a via pela qual outras moléculas são utilizadas para sintetizar ácidos graxos.

A **Figura 3.47** mostra a via para o catabolismo dos ácidos graxos, que é realizado por enzimas presentes na matriz mitocondrial. A degradação de um ácido graxo é iniciada pela ligação de uma molécula da coenzima A à extremidade carboxila do ácido graxo. Essa etapa inicial é acompanhada da degradação de ATP em AMP e dois P_i.

O derivado de coenzima A do ácido graxo prossegue, então, por uma série de reações, coletivamente conhecidas como **betaoxidação**, que divide uma molécula de acetil CoA a partir da extremidade do ácido graxo e transfere dois pares de átomos de hidrogênio para as coenzimas (um par para FAD e o outro para NAD^+). Os átomos de hidrogênio das coenzimas entram, em seguida, na via da fosforilação oxidativa para formar ATP.

Quando uma acetil CoA é dividida a partir da extremidade de um ácido graxo, outra coenzima A é adicionada (não há necessidade de ATP nessa etapa), e a sequência é repetida. Cada passagem por essa sequência encurta a cadeia de ácido graxo em dois átomos de carbono até que todos os átomos de carbono tenham sido transferidos para moléculas de coenzima A. Como já vimos, essas moléculas levam, então, à produção de CO_2 e ATP pela via do ciclo de Krebs e da fosforilação oxidativa.

Quanto ATP é formado como resultado do catabolismo total de um ácido graxo? A maioria dos ácidos graxos no corpo contém de 14 a 22 carbonos, sendo os mais comuns formados de 16 e 18 carbonos. O catabolismo de um ácido graxo saturado de 18 carbonos gera 146 moléculas de ATP.

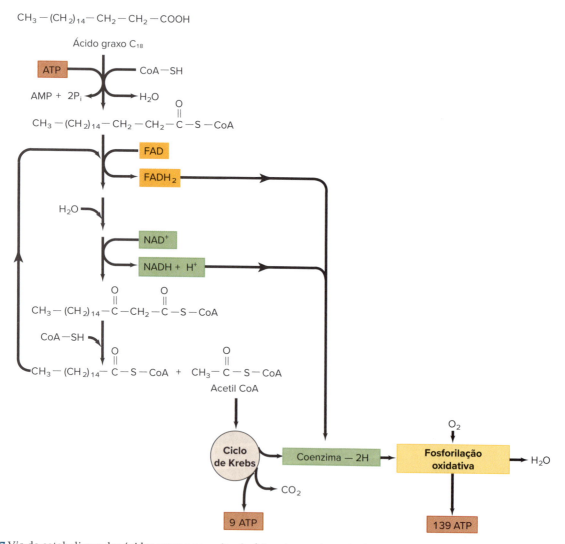

Figura 3.47 Via do catabolismo dos ácidos graxos nas mitocôndrias. A energia equivalente a 2 ATP é consumida no início da via, para um ganho *efetivo* de 146 ATP para esse ácido graxo C_{18}.

Em contrapartida, como já verificamos, o catabolismo de uma molécula de glicose gera um número máximo de 38 moléculas de ATP. Assim, levando em consideração a diferença no peso molecular do ácido graxo e da glicose, a quantidade de ATP formada a partir do catabolismo de 1 grama de gordura é cerca de 2,5 vezes maior que a quantidade de ATP produzida pelo catabolismo de 1 grama de carboidrato. Se um indivíduo de porte médio armazenasse a maior parte de sua energia na forma de carboidratos, em vez de gordura, o seu peso corporal teria de ser aproximadamente 30% maior, de modo a armazenar a mesma quantidade de energia utilizável, e o indivíduo consumiria mais energia ao deslocar esse peso extra. Por conseguinte, ocorreu uma importante etapa na economia energética quando os animais desenvolveram a capacidade de armazenar energia na forma de gordura.

Síntese de gordura

A síntese de ácidos graxos ocorre por meio de reações que são quase o reverso daquelas que os degradam. Entretanto, as enzimas na via síntese estão localizadas no citosol, enquanto (como acabamos de ver) as enzimas que catalisam a degradação de ácidos graxos estão nas mitocôndrias. A síntese de ácidos graxos começa com a acetil CoA citoplasmática, que transfere seu grupo acetila para outra molécula de acetil coenzima A, para formar uma cadeia de quatro carbonos. Com a repetição desse processo, são construídos ácidos graxos de cadeia longa por meio de dois carbonos de cada vez. Isso explica o fato de que todos os ácidos graxos sintetizados no corpo contêm um número par de átomos de carbono.

Uma vez que ácidos graxos são formados, os triglicerídios podem ser sintetizados pela ligação de ácidos graxos a um dos três grupos hidroxila presentes no glicerol, mais especificamente, a uma forma fosforilada do glicerol, denominada **glicerol 3-fosfato**. A síntese de triglicerídio é realizada por enzimas associadas às membranas do retículo endoplasmático liso.

Compare as moléculas produzidas pelo catabolismo da glicose com aquelas necessárias para a síntese tanto de ácidos graxos quanto de glicerol 3-fosfato. Em primeiro lugar, a acetil coenzima A, o material inicial para a síntese de ácidos graxos, pode ser formada a partir do piruvato, o produto final da glicólise. Em segundo lugar, os outros ingredientes necessários para a síntese de ácidos graxos – coenzimas ligadas ao hidrogênio e ATP – são produzidos durante o catabolismo dos carboidratos. Em terceiro lugar, o glicerol 3-fosfato pode ser formado a partir de um intermediário da glicose. Portanto, não deve ser surpreendente que grande parte do carboidrato dos alimentos seja degradada em produtos que poderão ser utilizados na síntese de gordura e armazenados no tecido adiposo pouco depois de sua absorção pelo trato gastrintestinal.

É importante ressaltar que os ácidos graxos – ou mais especificamente, a acetil CoA derivada da degradação dos ácidos graxos – não podem ser utilizados na síntese de *novas* moléculas de glicose. Podemos identificar as razões desse fato ao examinar as vias para a síntese de glicose (ver Figura 3.46). Em primeiro lugar, como a reação na qual o piruvato é degradado a CoA e dióxido de carbono é irreversível, a acetil CoA não pode ser convertida em piruvato, uma molécula que poderia levar à produção de glicose. Em segundo lugar, os equivalentes dos dois átomos de carbono na acetil CoA são utilizados para

formar duas moléculas de dióxido de carbono durante a sua passagem pelo ciclo de Krebs antes de alcançar o oxaloacetato, outro ponto de partida para a síntese de glicose; por conseguinte, não podem ser utilizados para sintetizar quantidades *efetivas* de oxaloacetato.

Portanto, *a glicose pode ser prontamente metabolizada e utilizada na síntese de gordura, porém o ácido graxo da gordura não pode ser utilizado para sintetizar glicose.*

Metabolismo das proteínas e dos aminoácidos

Diferentemente das complexidades observadas na síntese de proteínas, o catabolismo das proteínas exige apenas algumas enzimas, coletivamente denominadas **proteases**, para quebrar as ligações peptídicas entre os aminoácidos (um processo denominado **proteólise**). Algumas dessas enzimas removem um aminoácido de cada vez a partir das extremidades da cadeia de proteína, enquanto outras rompem as ligações peptídicas entre aminoácidos específicos dentro da cadeia, formando peptídios em vez de aminoácidos livres.

Os aminoácidos podem ser catabolizados para fornecer energia utilizada na síntese de ATP, e eles também podem fornecer intermediários para a síntese de várias moléculas, além das proteínas. Como existem 20 aminoácidos diferentes, pode haver formação de um grande número de intermediários, e existem muitas vias para processá-los. Alguns tipos básicos de reações comuns para a maioria dessas vias podem fornecer uma visão geral do catabolismo dos aminoácidos.

Diferentemente da maioria dos carboidratos e das gorduras, os aminoácidos contêm átomos de nitrogênio (em seus grupos amino), além dos átomos de carbono, hidrogênio e oxigênio. Uma vez removido o grupo amino que contém nitrogênio, a maior parte do restante dos aminoácidos pode ser metabolizado a intermediários capazes de entrar na via glicolítica ou no ciclo de Krebs.

A **Figura 3.48** ilustra os dois tipos de reações pelas quais o grupo amino é removido. Na primeira reação, a **desaminação oxidativa**, o grupo amino dá origem a uma molécula de amônia (NH_3) e é substituído por um átomo de oxigênio derivado da água, formando um **cetoácido**, um nome categórico em vez do nome de uma molécula específica. A segunda maneira de remover um grupo amino é conhecida como **transaminação** e envolve a transferência do grupo amino desde um aminoácido para um cetoácido. Observe que o cetoácido para o qual o grupo amino é transferido torna-se um aminoácido. As células também podem utilizar o nitrogênio derivado de grupos amino para sintetizar outras moléculas importantes que contêm nitrogênio, como as bases purínicas e pirimidínicas encontradas nos ácidos nucleicos.

A **Figura 3.49** ilustra a desaminação oxidativa do aminoácido ácido glutâmico e a transaminação do aminoácido alanina. Observe que os cetoácidos formados são intermediários no ciclo de Krebs (ácido α-cetoglutárico) ou na via glicolítica (ácido pirúvico). Uma vez formados, esses cetoácidos podem ser metabolizados para produzir dióxido de carbono e formar ATP, ou podem ser utilizados como intermediários na via de síntese que leva à formação de glicose. Como terceira alternativa, podem ser utilizados para a síntese de ácidos graxos após

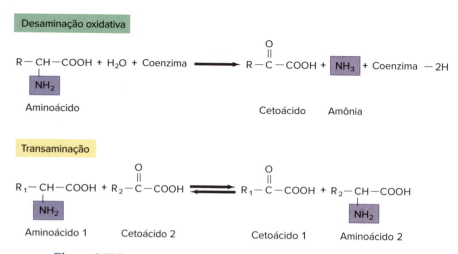

Figura 3.48 Desaminação oxidativa e transaminação dos aminoácidos.

a sua conversão em acetil CoA por meio do ácido pirúvico. Portanto, os aminoácidos podem ser utilizados como fonte de energia, e alguns podem ser degradados em produtos que poderão ser utilizados na síntese de carboidratos e gordura.

A amônia produzida pela desaminação oxidativa é altamente tóxica para as células se puder ser acumulada. Felizmente, a amônia atravessa as membranas plasmáticas e entra no sangue, que a transporta até o fígado. O fígado contém enzimas que podem combinar duas moléculas de amônia com dióxido de carbono para formar **ureia**, que é relativamente atóxica e que constitui o principal produto residual nitrogenado do catabolismo das proteínas. A ureia do fígado entra no sangue e é excretada pelos rins, na urina.

Até o momento, discutimos, principalmente, o catabolismo dos aminoácidos; agora, estudaremos a síntese dos aminoácidos. Os cetoácidos, o ácido pirúvico e o ácido α-cetoglutárico, podem ser derivados da degradação da glicose; em seguida, podem ser transaminados, conforme descrito anteriormente para formar os aminoácidos glutamato e alanina. Portanto, a glicose pode ser utilizada para produzir certos aminoácidos, contanto que outros aminoácidos estejam disponíveis na dieta para suprir grupos amino necessários para a transaminação. Entretanto, apenas 11 dos 20 aminoácidos podem ser formados por esse processo, visto que 9 dos cetoácidos específicos não podem ser sintetizados a partir de outros intermediários. Precisamos obter os 9 aminoácidos que correspondem a esses cetoácidos a partir dos alimentos; consequentemente, são conhecidos como **aminoácidos essenciais**.

A **Figura 3.50** fornece um resumo das múltiplas vias pelas quais o corpo processa os aminoácidos. Os reservatórios de aminoácidos que consistem nos aminoácidos livres totais do corpo, são derivados a partir da:

- Proteína ingerida, que é degradada a aminoácidos durante a digestão no intestino delgado
- Síntese de aminoácidos não essenciais a partir dos cetoácidos derivados dos carboidratos e da gordura
- Degradação contínua das proteínas corporais.

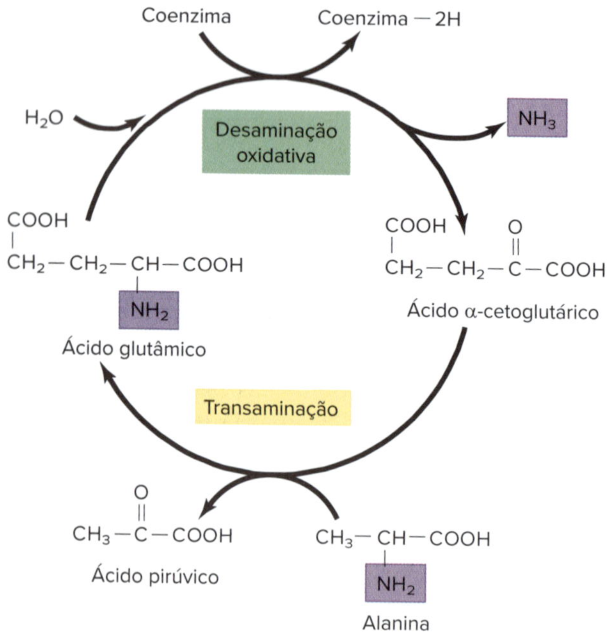

Figura 3.49 Desaminação oxidativa e transaminação dos aminoácidos ácido glutâmico e alanina, produzindo cetoácidos que podem entrar nas vias dos carboidratos.

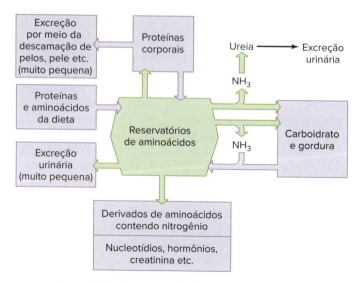

Figura 3.50 Vias do metabolismo dos aminoácidos.

Esses reservatórios constituem a fonte de aminoácidos para a ressíntese das proteínas corporais e para um conjunto de derivados de aminoácidos especializados, bem como para conversão em carboidratos e gordura. Ocorre perda de uma quantidade muito pequena de aminoácidos e de proteínas do corpo pela urina, pele, pelos, unhas e, nas mulheres, fluxo menstrual. A principal via de perda de aminoácidos não é a sua excreção, porém a sua desaminação, com excreção final dos átomos de nitrogênio como ureia na urina. Os termos **equilíbrio nitrogenado negativo** e **equilíbrio nitrogenado positivo** referem-se ao equilíbrio de perdas ou ganhos efetivos, respectivamente, de aminoácidos do corpo durante qualquer período de tempo.

Se qualquer um dos aminoácidos essenciais estiver ausente da dieta, o resultado é sempre um equilíbrio nitrogenado negativo – ou seja, uma perda maior do que o ganho. As proteínas que necessitam de um aminoácido essencial ausente não podem ser sintetizadas, e os outros aminoácidos que teriam sido incorporados nessas proteínas são metabolizados. Isso explica por que não é possível especificar uma exigência alimentar para determinada proteína sem considerar a sua composição de aminoácidos. A proteína é classificada em termos de quanto as suas proporções relativas de aminoácidos essenciais aproximam-se daquelas da proteína corporal média. As proteínas de maior qualidade são encontradas em produtos de origem animal, enquanto a qualidade da maioria das proteínas vegetais é inferior. Todavia, há uma grande possibilidade de obter quantidades adequadas de todos os aminoácidos essenciais a partir de uma mistura apenas de proteínas vegetais.

Resumo do metabolismo

Uma vez discutido o metabolismo das três principais classes de moléculas orgânicas, podemos, agora, analisar de maneira sucinta como cada classe está relacionada com as outras e com o processo de síntese de ATP. A **Figura 3.51** ilustra as principais vias que estudamos e as relações entre os intermediários comuns. Todas as três classes de moléculas podem entrar no ciclo de Krebs por meio de algum intermediário; por conseguinte, todas as três classes podem ser utilizadas como fonte de energia para a síntese de ATP. A glicose pode ser degradada em produtos que podem ser utilizados na síntese de gordura ou de alguns aminoácidos por meio de intermediários comuns, como piruvato, oxaloacetato e acetil coenzima A. De forma semelhante, os produtos de degradação de alguns aminoácidos podem ser utilizados para a síntese de glicose e de gordura. Os ácidos graxos não podem ser utilizados na síntese de glicose, devido à irreversibilidade da reação que converte o piruvato em acetil coenzima A, porém, o componente glicerol

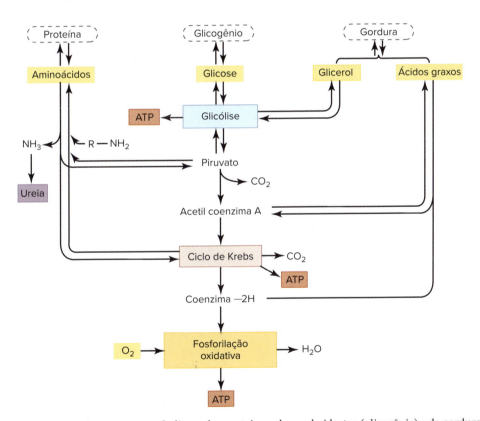

Figura 3.51 Relações entre as vias para o metabolismo das proteínas, dos carboidratos (glicogênio) e da gordura (triglicerídio).

APLICAÇÃO DO CONCEITO: princípio geral de fisiologia

- Descreva como as vias metabólicas, mostradas na Figura 3.51, estão relacionadas com o princípio geral de fisiologia segundo o qual os processos fisiológicos exigem a transferência e o equilíbrio de matéria e energia.

A resposta está disponível no Apêndice A.

98 Vander | Fisiologia Humana

dos triglicerídios pode ser utilizado na síntese de glicose. Os ácidos graxos podem ser utilizados para sintetizar partes dos cetoácidos utilizados na formação de alguns aminoácidos. Portanto, o metabolismo é um processo altamente integrado, em que todas as classes de macromoléculas de nutrientes podem ser utilizadas para fornecer energia e no qual cada classe de molécula pode ser utilizada para sintetizar a maioria dos membros de outras classes, porém, nem todos eles.

Estude e revise 3.15

- **Catabolismo** dos carboidratos
  - O máximo de 38 moléculas de ATP podem formar-se a partir do catabolismo de uma molécula de glicose, até 34 a partir da fosforilação oxidativa, 2 a partir da glicólise e 2 a partir do ciclo de Krebs
- **Carboidratos**
  - Armazenados como glicogênio no fígado e nos músculos esqueléticos
  - **Glicogenólise:** processo enzimático em que a glicose é derivada do glicogênio
  - **Gliconeogênese:** processo enzimático em que a glicose é sintetizada a partir dos produtos de degradação de alguns aminoácidos, lactato e glicerol
  - Os ácidos graxos não podem ser utilizados para sintetizar nova glicose
- **Triglicerídios:** armazenados no tecido adiposo; fornecem cerca de 80% da energia armazenada no corpo
- **Catabolismo e síntese dos ácidos graxos (AG):** degradados na matriz mitocondrial por betaoxidação para formar acetil CoA e H^+, que se combinam com coenzimas
  - A parte acetila da **acetil CoA** é catabolizada a CO_2 no ciclo de Krebs, e os H^+ gerados, juntamente com aqueles produzidos durante a **betaoxidação**, entram na via da fosforilação oxidativa para formar ATP
  - A quantidade de ATP formada pelo catabolismo de 1 g de gordura é cerca de 2,5 vezes maior do que a quantidade formada a partir de 1 g de carboidrato
  - A síntese parte da acetil CoA por enzimas do citosol; os AG ligam-se ao glicerol 3-fosfato para formar triglicerídios
- **Catabolismo das proteínas:** degradadas a aminoácidos livres por proteases
  - **Cetoácidos:** formados pela remoção de grupos amino dos aminoácidos; podem ser ou catabolizados pelo ciclo de Krebs para fornecer energia necessária para a síntese de ATP ou podem ser utilizados na síntese de glicose e ácidos graxos
  - Grupos amino removidos por desaminação oxidativa, que dão origem à **amônia**; ou **transaminação**, em que o grupo amino é transferido para um cetoácido para a formação de um novo aminoácido
  - Amônia: utilizada para formar ureia por enzimas no fígado; excretada na urina.

Questão de revisão: Descreva a via pela qual a glicose é utilizada na síntese de gordura. Por que é mais eficiente armazenar energia na forma de gordura do que na forma de glicogênio? **(A resposta está disponível no Apêndice A.)**

3.16 Nutrientes essenciais

Cerca de 50 substâncias necessárias para as funções corporais normais ou ideais não podem ser sintetizadas pelo corpo, ou são sintetizadas em quantidades inadequadas para acompanhar as taxas de sua degradação ou excreção. Essas substâncias são conhecidas como **nutrientes essenciais** (**Tabela 3.8**). Como todas são removidas do corpo em alguma taxa finita, elas precisam ser continuamente supridas nos alimentos que ingerimos.

O termo *nutriente essencial* é reservado a substâncias que preenchem dois critérios: (1) precisam ser essenciais para a saúde; e (2) não devem ser sintetizados pelo corpo em quantidades

---

TABELA 3.8	Nutrientes essenciais.

Água

Elementos minerais
   7 elementos minerais principais (ver Tabela 2.1)
   13 oligoelementos (ver Tabela 2.1)

Aminoácidos essenciais
   Histidina
   Isoleucina
   Leucina
   Lisina
   Metionina
   Fenilalanina
   Treonina
   Triptofano
   Valina

Ácidos graxos essenciais	*Outros nutrientes essenciais*
Ácido linoleico	
Ácido linolênico	Inositol
	Colina
	Carnitina

Vitaminas
   Vitaminas hidrossolúveis

B_1: tiamina	
B_2: riboflavina	
B_6: piridoxina	
B_{12}: cobalamina	Complexo vitamínico B
Niacina	
Ácido pantotênico	
Ácido fólico	
Biotina	

   Ácido lipoico
   Vitamina C
  Vitaminas lipossolúveis
   Vitamina A
   Vitamina D
   Vitamina E
   Vitamina K

adequadas. Assim, a glicose, apesar de ser "essencial" para o metabolismo normal, não é classificada como nutriente essencial, visto que o corpo normalmente consegue sintetizar toda a glicose necessária, por exemplo, a partir de aminoácidos. Além disso, a quantidade de um nutriente essencial que precisa estar presente na dieta para manter a saúde não é um critério para determinar se a substância é essencial. São necessários cerca de 1.500 g de água, 2 g do aminoácido metionina e apenas cerca de 1 mg da vitamina tiamina por dia.

A água é um nutriente essencial, visto que o corpo perde muito mais água na urina e a partir da pele e do sistema respiratório do que consegue sintetizar. (Lembre-se de que ocorre formação de água como produto final da fosforilação oxidativa, bem como a partir de outras reações metabólicas.) Por conseguinte, para manter o balanço hídrico, a ingestão de água é essencial.

Os elementos minerais são exemplos de substâncias que o corpo é incapaz de sintetizar ou de degradar, mas que ele perde continuamente na urina, nas fezes e em várias secreções. Os principais minerais precisam ser supridos em quantidades bastante grandes, enquanto são necessárias apenas pequenas quantidades dos oligoelementos.

Já observamos que nove dos 20 aminoácidos são essenciais. Dois ácidos graxos, os ácidos linoleico e linolênico, que contêm várias ligações duplas e que desempenham importantes funções nos sistemas de mensageiros químicos, também são nutrientes essenciais. Três outros nutrientes essenciais – inositol, colina e carnitina – desempenham funções que serão descritas em capítulos posteriores, mas que não se encaixam em nenhuma categoria comum, além de serem nutrientes essenciais. Por fim, a classe de nutrientes essenciais conhecidos como vitaminas merece atenção especial.

Vitaminas

As vitaminas são um grupo de 14 nutrientes orgânicos essenciais, necessários em quantidades muito pequenas na dieta. As estruturas químicas exatas das primeiras vitaminas que foram descobertas eram desconhecidas, e foram simplesmente identificadas por letras do alfabeto. Foi constatado que a vitamina B era composta de oito substâncias que agora são conhecidas como complexo da vitamina B. As plantas e as bactérias têm as enzimas necessárias para a síntese de vitaminas, e obtemos nossas vitaminas ao ingerir plantas ou carne de animais que se alimentaram de plantas.

As vitaminas, como classe, não compartilham nenhuma estrutura química particular, porém, podem ser divididas em

vitaminas hidrossolúveis e **vitaminas lipossolúveis**. As vitaminas hidrossolúveis formam partes de coenzimas como NAD^+, FAD e coenzima A. As vitaminas lipossolúveis (A, D, E e K), em geral, não atuam como coenzimas. Por exemplo, a vitamina A (retinol) é utilizada para formar o pigmento fotossensível no olho, e a falta dessa vitamina leva à cegueira noturna. As funções específicas de cada uma das vitaminas lipossolúveis serão descritas em capítulos posteriores.

O catabolismo das vitaminas não fornece energia química, embora algumas das vitaminas participem como coenzimas em reações químicas que liberam energia a partir de outras moléculas. O aumento na quantidade de determinada vitamina na dieta além de um mínimo específico não aumenta necessariamente a atividade das enzimas para as quais a vitamina atua como coenzima. Apenas quantidades muito pequenas de coenzimas participam das reações químicas que necessitam de sua presença, e o aumento das concentrações acima desse nível não acelera a velocidade da reação.

O destino de grandes quantidades de vitaminas ingeridas varia, dependendo de a vitamina ser hidrossolúvel ou lipossolúvel. À medida que a quantidade de vitaminas hidrossolúveis aumenta na dieta, o mesmo ocorre com a quantidade excretada na urina; por esse motivo, o acúmulo dessas vitaminas no corpo é limitado. Em contrapartida, as vitaminas lipossolúveis podem se acumular no corpo, visto que são pouco excretadas pelos rins e se dissolvem nas reservas de gordura do tecido adiposo. A ingestão de quantidades muito grandes de vitaminas lipossolúveis pode produzir efeitos tóxicos.

Estude e revise 3.16

- **Nutrientes essenciais:** necessários para a saúde, porém não podem ser sintetizados em quantidades adequadas pelo corpo, portanto, precisam ser obtidos na dieta
  - Incluem água, minerais, certos aminoácidos e ácidos graxos, e vitaminas
- **Vitaminas hidrossolúveis:** vitaminas B e C; excretadas na urina
- **Vitaminas lipossolúveis:** vitaminas A, D, E e K; a ingestão de altas quantidades leva a seu acúmulo no tecido adiposo e pode produzir efeitos tóxicos.

Questão de revisão: Por que a água é considerada um nutriente essencial, enquanto a glicose não é considerada como tal? (A resposta está disponível no Apêndice A.)

CAPÍTULO 3

Estudo de caso clínico
Homem idoso desenvolve dano muscular após modificar a sua dieta

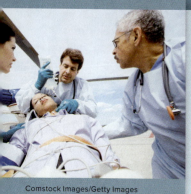

Um homem idoso com sobrepeso, e a sua esposa, mudaram-se de Nova Jersey para a Flórida ao se aposentarem. Recentemente, o marido foi orientado pelo seu médico, em Nova Jersey, a perder peso e começar a praticar exercícios, caso contrário, correria o risco de desenvolver diabetes *melito* tipo 2. Como parte de seu esforço para se tornar mais saudável, o homem começou a caminhar diariamente e acrescentou mais frutas e vegetais em sua dieta, no lugar de carnes vermelhas e alimentos doces. Cerca de 2 semanas após efetivar essas mudanças, começou a sentir fraqueza, hipersensibilidade dolorosa e cãibras nas pernas e nos braços. Por fim, as cãibras evoluíram para uma dor intensa e ele também percebeu uma segunda mudança alarmante: a sua urina adquiriu uma cor marrom-avermelhada. Foi internado no hospital, onde foi identificado que ele apresentava dano generalizado dos músculos esqueléticos. As células musculares, que estavam morrendo, liberavam seu conteúdo intracelular no sangue desse paciente; como essas substâncias eram filtradas pelos rins, entravam na urina, conferindo-lhe uma cor escura.

Após interrogar o homem, o seu médico da Flórida determinou que as únicas modificações feitas na vida e na rotina do homem – além de sua mudança para a Flórida – foram as mudanças realizadas na dieta e no nível de exercício. Em parte pelo fato de o exercício (caminhadas lentas ao redor do quarteirão) ter sido considerado muito leve, este foi excluído como o fator contribuinte para a lesão muscular. A história clínica revelou que o homem estava ingerindo alta dose de um medicamento denominado "estatina" diariamente, há 15 anos, para reduzir a concentração de colesterol no sangue. (Você aprenderá mais sobre colesterol e as estatinas nos Capítulos 12, 15 e 16.). Um efeito colateral raro das estatinas consiste em provocar dano ao músculo esquelético; entretanto, por que esse efeito colateral apareceu subitamente depois de 15 anos, e como poderia estar ligado à mudança na dieta desse paciente?

Mais perguntas feitas ao paciente revelaram que ele e sua esposa tinham se mudado para uma cidade que dispunha de um grande pomar de toranjas (*grapefruit*), e os residentes locais normalmente colhiam suas próprias frutas. Parecia ser uma maneira fortuita de suplementar a dieta com uma fruta cítrica saudável e fresca, de modo que o homem passou a beber até cinco grandes copos de suco de toranja, preparado na hora, diariamente, desde a sua chegada na cidade. Essa informação resolveu o quebra-cabeça do que estava acontecendo neste caso. O suco de toranja contém vários compostos, denominados furanocumarinas. Esses compostos são inibidores de uma importante enzima localizada no intestino delgado e no fígado, denominada citocromo P450 3A4 (ou CYP3A4).

A função da CYP3A4 consiste em metabolizar (degradar) substâncias no corpo que são potencialmente tóxicas, incluindo compostos ingeridos na dieta. Muitos medicamentos orais são metabolizados por essa enzima; você pode pensar nisso como uma maneira do corpo rejeitar compostos ingeridos que ele não reconhece. Com base nas Figuras 3.34 e 3.35, lembre-se de que uma das características fundamentais das enzimas é que a sua atividade pode ser regulada de várias maneiras. As furanocumarinas inibem a CYP3A4 por inibição covalente.

Algumas estatinas, incluindo a que nosso paciente estava tomando, são metabolizadas pela CYP3A4 no intestino delgado. Isso precisa ser considerado no cálculo da quantidade ou dose do medicamento administrado aos pacientes, de modo que uma quantidade suficiente do fármaco alcance a corrente sanguínea para exercer seu efeito benéfico sobre a redução das concentrações de colesterol. Entretanto, quando esse paciente começou a beber suco de toranja, as furanocumarinas inibiram a CYP3A4. Em consequência, quando ele tomou sua dose habitual de estatina, a quantidade do fármaco que alcançou a corrente sanguínea foi maior do que o normal, e isso continuou diariamente enquanto tomava seu medicamento (**Figura 3.52**). Por fim, a concentração sanguínea da estatina tornou-se muito alta, e ele começou a apresentar dano muscular e outros efeitos colaterais. Uma vez estabelecida a causa, o paciente foi aconselhado a substituir o suco de toranja por suco de outras frutas cítricas (cuja maior parte não contém furanocumarinas) e a interromper o seu medicamento para o colesterol até a normalização de sua concentração sanguínea. Foram iniciados outros tratamentos para tratar a lesão muscular.

Este caso é um estudo fascinante de como as enzimas são reguladas e o que pode ocorrer quando uma enzima, que normalmente está ativa, torna-se inibida. Ressalta, também, a importância de ler as bulas de todos os medicamentos sobre possíveis interações medicamentosas e alimentares prejudiciais.

Reflita e revise 1
- Quais são algumas das maneiras comuns pelas quais as enzimas são reguladas? (Ver Figuras 3.34 e 3.35.)

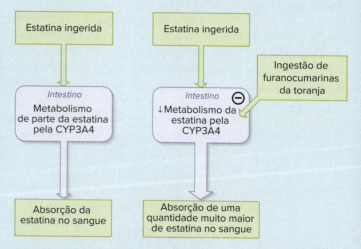

Figura 3.52 Mudanças na quantidade de um medicamento para redução do colesterol (estatina) absorvido no sangue, sem e com a ingestão de suco de toranja (*grapefruit*).

Ver o Capítulo 19 para estudos de casos clínicos completos e integrados.

TERMOS-CHAVE E TERMOS CLÍNICOS

3.1 Observações microscópicas das células

Organelas celulares
Citoplasma
Citosol

Líquido intracelular
Membrana plasmática
Núcleo

3.2 Membranas

Caderinas
Desmossomos
Fosfolipídios
Integrinas
Junção comunicante

Modelo do mosaico líquido
Proteínas integrais de membrana
Proteínas periféricas de membrana
Proteínas transmembranares
Zônula de oclusão

3.3 Organelas celulares

Centríolos
Centrossomo
Ciliopatias
Cílios
Citoesqueleto
Complexo (aparelho) de Golgi
Cristas
Cromatina
Cromossomos
Endossomos
Envelope nuclear
Filamentos de actina
Filamentos intermediários

Lisossomos
Matriz
Microtúbulos
Mitocôndrias
Nucléolo
Peroxissomos
Poros nucleares
Retículo endoplasmático
Ribossomos
Trifosfato de adenosina (ATP)
Tubulina
Vesículas secretoras

3.4 Código genético

Gene
Genoma
Histonas
Nucleossomos

Sinais de terminação
Tradução
Transcrição

3.5 Síntese de proteínas

Anticódon
Códon
Complexo de pré-iniciação
Éxons
Fatores de iniciação
Fatores de transcrição RNA transportador (tRNA)
Fita-molde
Íntrons
Mutação

Mutágenos
Promotor
Proteoma
RNA mensageiro (mRNA)
RNA polimerase
RNA ribossômico (rRNA)
Seleção natural
Spliceossomo
Transcrito de RNA primário (pré-mRNA)

3.6 Degradação das proteínas

Proteassomo

Ubiquitina

3.7 Secreção das proteínas

Sequência sinalizadora

3.8 Características dos sítios de ligação

Afinidade
Competição
Especificidade química

Ligante
Saturação
Sítio de ligação

3.9 Regulação da atividade de ligação das proteínas

Cooperatividade
Fosfoproteína fosfatases
Fosforilação
Modulação alostérica
Modulação covalente

Molécula moduladora
Proteínas alostéricas
Proteinoquinase
Sítio funcional
Sítio regulador

TERMOS-CHAVE E TERMOS CLÍNICOS — *continuação*

3.10 Reações químicas

Anabolismo
Caloria
Catabolismo
Catalisador
Energia de ativação
Equilíbrio químico

Lei da ação das massas
Metabolismo
Quilocalorias
Reação reversível
Reações irreversíveis

3.11 Enzimas

Coenzima
Cofatores
Enzimas
FAD

NAD^+
Sítio ativo
Substratos
Vitaminas

3.12 Regulação das reações mediadas por enzimas

Atividade enzimática

3.13 Reações multienzimáticas

Inibição pelo produto final
Reação limitante de velocidade

Via metabólica

3.14 Transferência da energia celular

Acetil coenzima A (acetil CoA)
ATP sintase
Cadeia transportadora de elétrons
Ciclo de Krebs
Ciclo do ácido cítrico
Ciclo do ácido tricarboxílico
Citocromos

Fosforilação em nível de substrato
Fosforilação oxidativa
Glicólise
Lactato
Piruvato
Quimiosmose

3.15 Metabolismo dos carboidratos, das gorduras e das proteínas

Adipócitos
Aminoácidos essenciais
Betaoxidação
Cetoácido
Desaminação oxidativa
Equilíbrio nitrogenado negativo
Equilíbrio nitrogenado positivo
Glicerol 3-fosfato

Glicogênio
Glicogenólise
Gliconeogênese
Proteases
Proteólise
Tecido adiposo
Transaminação
Ureia

3.16 Nutrientes essenciais

Nutrientes essenciais
Vitaminas hidrossolúveis

Vitaminas lipossolúveis

QUESTÕES DE AVALIAÇÃO | *Relembre e compreenda*

Essas questões testam sua capacidade de recordar detalhes importantes abordados neste capítulo. Elas também ajudam a prepará-lo para o tipo de perguntas encontradas em exames padronizados.

1. Qual das seguintes estruturas celulares contém as enzimas necessárias para a fosforilação oxidativa?
   a. Membrana interna das mitocôndrias
   b. Retículo endoplasmático liso
   c. Retículo endoplasmático rugoso
   d. Membrana externa das mitocôndrias
   e. Matriz das mitocôndrias

2. Qual das seguintes sequências sobre a síntese de proteínas está correta?

   a. Tradução → transcrição → síntese de mRNA
   b. Transcrição → *splicing* do transcrito do RNA primário → translocação do mRNA → tradução
   c. *Splicing* dos íntrons → transcrição → síntese de mRNA → tradução
   d. Transcrição → tradução → produção de mRNA
   e. Entrada do tRNA no núcleo → início da transcrição → deslocamento do mRNA para o citoplasma → início da síntese de proteínas

3. Qual das seguintes opções está *incorreta* em relação às reações de ligação de ligante-proteína?
   a. A modulação alostérica do sítio de ligação da proteína ocorre diretamente no próprio sítio de ligação.
   b. A modulação alostérica pode alterar a afinidade da proteína pelo ligante.
   c. A fosforilação da proteína é um exemplo de modulação covalente.
   d. Se dois ligantes podem se ligar ao sítio de ligação da proteína, ocorrerá competição pela ligação.
   e. As reações de ligação são de natureza elétrica ou hidrofóbica.

4. De acordo com a lei da ação das massas, na reação a seguir,

$$CO_2 + H_2O \rightleftharpoons H_2CO_3$$

   a. O aumento da concentração de dióxido de carbono reduzirá a velocidade da reação direta (da esquerda para a direita).
   b. O aumento da concentração de ácido carbônico acelerará a velocidade da reação reversa (da direita para a esquerda).
   c. O aumento da concentração de dióxido de carbono acelerará a reação reversa.
   d. A diminuição da concentração de ácido carbônico reduzirá a velocidade da reação direta.
   e. Não há necessidade de nenhuma enzima para a reação direta ou reversa.

5. Qual das seguintes opções pode ser utilizada para sintetizar glicose por meio de gliconeogênese no fígado?
   a. Ácido graxo
   b. Triglicerídio
   c. Glicerol
   d. Glicogênio
   e. ATP

6. Qual das seguintes afirmativas é verdadeira?
   a. Os triglicerídios têm o menor conteúdo de energia por grama entre as três principais fontes de energia no corpo.
   b. O catabolismo das gorduras gera novos triglicerídios para armazenamento no tecido adiposo.
   c. Com base na massa, o conteúdo corporal total de carboidratos ultrapassa o dos triglicerídios totais.
   d. O catabolismo dos ácidos graxos ocorre em etapas de dois carbonos.
   e. Os triglicerídios constituem os principais lipídios encontrados nas membranas plasmáticas.

7. A força da ligação ligante-proteína é uma propriedade do sítio de ligação, denominada _____.

8. A etapa mais lenta em uma via multienzimática é denominada _____.

9. As estruturas de membrana que formam canais que unem os citosóis de duas células e possibilitam o movimento de substâncias de uma célula para outra são denominadas _____.

10. O líquido dentro das células, mas não dentro das organelas, é denominado _____.

As respostas estão no Apêndice A.

QUESTÕES DE AVALIAÇÃO | *Aplique, analise e avalie*

Essas questões, elaboradas para serem desafiadoras, exigem que você integre os conceitos abordados neste capítulo para que seja capaz de tirar suas próprias conclusões. Inicialmente, tente responder às perguntas sem utilizar as dicas fornecidas; então, caso tenha alguma dificuldade, consulte as figuras ou seções sugeridas nas dicas.

1. Uma sequência de bases em uma parte da fita de DNA é A–G–T–G–C–A–A–G–T–C–T. Prever
   a. A sequência de bases na fita complementar de DNA.
   b. A sequência de bases no RNA transcrito a partir da sequência apresentada. *Dica:* consultar as Figuras 3.15 e 3.18, bem como a Figura 2.22 para ajuda.

2. O código triplete no DNA para o aminoácido histidina é G–T–A. Preveja o códon de mRNA para esse aminoácido e o anticódon do tRNA. *Dica:* consultar as Figuras 3.17 e 3.18.

3. Se uma proteína contém 100 aminoácidos, quantos nucleotídios estarão presentes no gene que codifica para essa proteína? *Dica:* consulte as Seções 3.4 e 3.5 e a Figura 3.16 para ajuda.

4. Uma variedade de mensageiros químicos, que normalmente regulam a secreção de ácido no estômago, liga-se a proteínas nas membranas plasmáticas das células secretoras de ácido. Algumas dessas reações de ligação levam a um aumento da secreção de ácido, enquanto outras levam a uma redução da secreção. De que maneiras um fármaco poderia causar redução da secreção de ácido atuando nessas células? *Dica:* consulte as Seções 3.8 e 3.9, em particular as Figuras 3.26 e 3.29.

5. Em um tipo de diabetes, a concentração plasmática do hormônio insulina está normal, porém a resposta das células às quais a insulina geralmente se liga está acentuadamente reduzida. Sugira uma razão para isso em termos das propriedades dos sítios de ligação das proteínas. *Dica:* consultar a Seção 3.8 e a Figura 3.28.

6. O gráfico a seguir mostra a relação entre a quantidade de ácido secretado e a concentração do composto X, que estimula a secreção de ácido no estômago pela sua ligação a uma proteína de membrana. Em uma concentração plasmática de 2 pM, o composto X produz uma secreção ácida de 20 mmol/h.

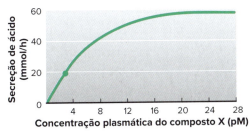

   a. Especifique duas maneiras pelas quais a secreção de ácido pelo composto X poderia ser aumentada para 40 mmol/h.
   b. Por que o aumento na concentração do composto X para 28 pM não é capaz de produzir mais secreção de ácido do que o aumento da concentração de X para 20 pM? *Dica:* consultar as Figuras 3.27 e 3.28 para ajuda.

7. Na via metabólica a seguir, qual é a velocidade de formação do produto final E se o substrato A está presente em uma concentração de saturação? As velocidades máximas (produtos formados por segundo) das etapas individuais estão indicadas. *Dica:* revisar a Seção 3.13 para ajuda.

$$A \xrightarrow{30} B \xrightarrow{5} C \xrightarrow{20} D \xrightarrow{40} E$$

8. Durante uma inanição prolongada, quando a glicose não está sendo absorvida pelo trato gastrintestinal, que moléculas podem ser utilizadas para a síntese de nova glicose? *Dica:* consultar a Figura 3.46.

9. Como determinadas formas de doença do fígado poderiam provocar aumento nas concentrações sanguíneas de amônia? *Dica:* ler o texto associado às Figuras 3.48 e 3.49 para ajuda.

As respostas estão no Apêndice A.

QUESTÕES DE AVALIAÇÃO | *Avaliação dos princípios gerais*

Essas questões reforçam o tema fundamental introduzido no Capítulo 1, segundo o qual os princípios gerais de fisiologia podem ser aplicados a todos os níveis de organização e a todos os sistemas orgânicos.

1. Como o princípio geral de que *a estrutura é um determinante da função – e coevoluiu com ela –* se aplica às células ou organelas celulares? Por exemplo, qual poderia ser a importância das extensas pregas das membranas internas das mitocôndrias? (Ver Figura 3.43 para uma dica.) Como as ilustrações das Figuras 3.25 e 3.29B se aplicam à relação entre a estrutura e a função em nível molecular (proteína)?

2. *Os processos fisiológicos são determinados pelas leis da química e da física.* Referindo-se à Figura 3.24, explique como esse princípio se aplica à interação entre proteínas e ligantes.

3. *Os processos fisiológicos exigem a transferência e o equilíbrio de matéria e energia.* Como esse princípio geral está ilustrado na Figura 3.51 e como ele se relaciona com outro princípio fisiológico fundamental, segundo o qual *a homeostasia é essencial para a saúde e a sobrevivência?* (Pode consultar a Figura 1.6 e imaginar que a caixa indicada com "Produto ativo" seja o "ATP".)

As respostas estão no Apêndice A.

CAPÍTULO

4

Movimento de Solutos e Água Através das Membranas Celulares

4.1 Difusão
4.2 Sistemas de transporte mediado
4.3 Osmose
4.4 Endocitose e exocitose
4.5 Transporte epitelial

Estudo de caso clínico do Capítulo 4

No Capítulo 3, você aprendeu que o conteúdo de uma célula está separado do líquido extracelular circundante por uma fina bicamada de lipídios e proteínas que forma a membrana plasmática. Você também aprendeu que as membranas associadas às mitocôndrias, ao retículo endoplasmático, aos lisossomos, ao aparelho de Golgi e ao núcleo dividem o líquido intracelular em vários compartimentos delimitados por membranas. Os movimentos das moléculas e dos íons entre as várias organelas celulares e o citosol, e entre o citosol e o líquido extracelular, dependem das propriedades dessas membranas. As taxas em que diferentes substâncias atravessam as membranas variam consideravelmente e, em alguns casos, podem ser controladas – aumentadas ou diminuídas – em resposta a diversos sinais. Este capítulo trata das funções de transporte das membranas, com ênfase na membrana plasmática. O movimento controlado de solutos, como íons, glicose e gases, bem como o movimento da água através das membranas, é de suma importância em fisiologia. Para citar apenas alguns exemplos, esses mecanismos de transporte são essenciais para que as células mantenham seu tamanho, formato, equilíbrio energético e capacidade de enviar e responder a sinais elétricos ou químicos de outras células.

Ao ler a primeira seção, pense em como a difusão é um bom exemplo do princípio geral da fisiologia apresentado no Capítulo 1, segundo o qual os processos fisiológicos são determinados pelas leis da química e da física. Nas seções subsequentes, considere como os princípios fisiológicos gerais da homeostase e da troca controlada de materiais se aplicam. ■

4.1 Difusão

Uma das características físicas fundamentais das moléculas de qualquer substância – sólida, líquida ou gasosa – é que elas se encontram em um estado contínuo de movimento ou vibração. A energia para a ocorrência desse movimento provém do calor; quanto mais quente for uma substância, mais rápido será o movimento de suas moléculas. Em solução, essas moléculas em rápido movimento não conseguem percorrer grandes distâncias antes de colidir com outras, sofrendo milhões de colisões a cada segundo. Cada uma delas altera a direção do movimento da molécula, de modo que seu trajeto se torna imprevisível. Como ela pode, a qualquer momento, mover-se em qualquer direção, esse movimento é aleatório, sem direção preferida de movimento.

O movimento térmico aleatório das moléculas em um líquido ou gás acabará por distribuí-las uniformemente por todo o recipiente no qual se encontram. Esta é a segunda lei da termodinâmica, que afirma que um sistema fechado (isolado) sempre tenderá à entropia máxima, ou desordem. Assim, se considerarmos uma solução na qual um determinado soluto está mais concentrado em uma região do que em outra (**Figura 4.1A**), o movimento térmico aleatório redistribuirá o soluto das regiões de maior concentração para aquelas de menor concentração até que se atinja uma concentração uniforme (**Figura 4.1B**). Esse movimento de moléculas de um local para outro exclusivamente como resultado de seu movimento térmico aleatório é conhecido como **difusão simples**. Uma característica importante da difusão simples é que ela não necessita de energia além do calor, ou seja, não exige ATP derivado do metabolismo.

A chave para se compreender esse processo é reconhecer que as moléculas não se movem de maneira intencional; seu movimento é inteiramente aleatório. A probabilidade de que uma quantidade maior de moléculas se mova do lado esquerdo para o lado direito da solução mostrada na Figura 4.1A é maior do que no sentido inverso simplesmente porque, inicialmente, existem mais moléculas no lado esquerdo. Em equilíbrio, as moléculas continuam a se mover aleatoriamente, mas o fazem igualmente em todas as direções.

Muitos processos nos organismos vivos estão intimamente associados à difusão simples. Por exemplo, oxigênio, os nutrientes e outras moléculas entram e saem dos vasos sanguíneos menores (capilares) por difusão simples, e o movimento de muitas substâncias através das membranas plasmáticas e das membranas das organelas também ocorre por meio desse processo. Dessa forma, a difusão simples é um dos mecanismos-chave pelos quais as células mantêm a homeostase. No restante deste texto, seguiremos a convenção, referindo-nos apenas à "difusão" ao descrevermos a difusão simples. Você aprenderá depois sobre um outro tipo de difusão, a difusão facilitada.

Magnitude e sentido da difusão

A **Figura 4.2** ilustra a difusão da glicose entre dois compartimentos de igual volume separados por uma barreira permeável. Inicialmente, a glicose é encontrada no compartimento 1 na concentração de 20 mmol/ℓ, não havendo glicose no compartimento 2. Os movimentos aleatórios das moléculas de glicose no compartimento 1 faz algumas delas se movimentarem para o compartimento 2. A quantidade de material que atravessa uma superfície em uma unidade de tempo é conhecida como um **fluxo**. O fluxo unidirecional de glicose do compartimento 1 para o compartimento 2 depende da concentração de glicose existente no compartimento 1: se o número de moléculas em uma unidade de volume for duplicado, o fluxo de moléculas através da superfície daquela unidade também será duplicado, pois o dobro de moléculas estará se movendo em qualquer direção em um determinado momento.

Depois de um curto período, algumas das moléculas de glicose que entraram no compartimento 2 retornarão aleatoriamente ao compartimento 1 (ver Figura 4.2, tempo B). A magnitude do fluxo de glicose do compartimento 2 para o compartimento 1 depende da concentração de glicose no compartimento 2 em qualquer momento.

O **fluxo resultante** de glicose entre os dois compartimentos em qualquer instante é a diferença entre os dois fluxos unidirecionais. O fluxo resultante determina o ganho resultante de moléculas no compartimento 2 e a perda resultante do compartimento 1 por unidade de tempo.

Por fim, as concentrações de glicose nos dois compartimentos tornam-se iguais em 10 mmol/ℓ. As moléculas de glicose continuam exibindo movimento aleatório, e algumas passarão de um compartimento para o outro. Os dois fluxos unidirecionais, no entanto, são agora iguais em magnitude, mas têm sentidos opostos, portanto o fluxo *resultante* de glicose

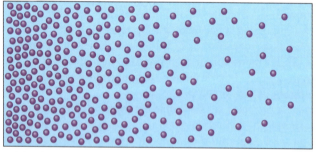

A. Difusão das moléculas

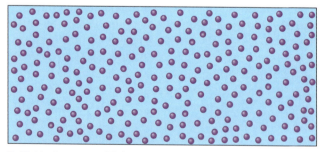

B. Moléculas em equilíbrio

Figura 4.1 Difusão simples. **A.** As moléculas inicialmente concentradas em uma região de uma solução irão, devido a seu movimento térmico aleatório, sofrer difusão resultante da região de maior concentração para a região de menor concentração. **B.** Com o passar do tempo, as moléculas se distribuirão uniformemente por toda a solução – ou seja, o sistema atingirá a entropia máxima.

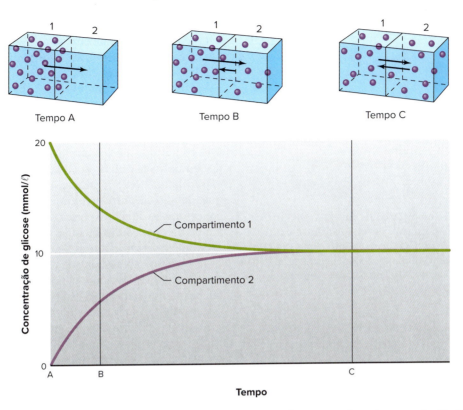

Figura 4.2 Difusão da glicose entre dois compartimentos de igual volume separados por uma barreira permeável à glicose. Inicialmente, no tempo A, o compartimento 1 contém glicose em uma concentração de 20 mmol/ℓ e não há glicose no compartimento 2. No tempo B, algumas moléculas de glicose migraram para o compartimento 2 e algumas estão se movendo de volta para o compartimento 1. O comprimento das setas representa as magnitudes dos movimentos unidirecionais. No tempo C, o equilíbrio de difusão foi alcançado, as concentrações de glicose são iguais nos dois compartimentos (10 mmol/ℓ) e o movimento *resultante* é igual a zero. No gráfico da parte inferior da figura, a linha verde representa a concentração no compartimento 1 e a linha roxa, a concentração no compartimento 2. Observe que, no tempo C, a concentração de glicose é de 10 mmol/ℓ em ambos os compartimentos. Nesse momento, o equilíbrio de difusão foi atingido.

APLICAÇÃO DO CONCEITO

- Imagine que, no tempo C, a quantidade adicional de glicose pudesse ser acrescida ao compartimento 1, de modo que ocorresse um aumento instantâneo de sua concentração para 15 mmol/ℓ. Como se apresentaria o gráfico depois do tempo C? Desenhe o novo gráfico na figura e indique as concentrações de glicose nos compartimentos 1 e 2 no equilíbrio de difusão. (*Nota:* na verdade, não é possível alterar instantaneamente a concentração de uma substância dessa maneira, já que ela começará a se difundir imediatamente para o outro compartimento à medida que for adicionada.)

A resposta está disponível no Apêndice A.

é igual a zero (ver Figura 4.2, tempo C). Nesse momento, o sistema atingiu o **equilíbrio de difusão**. Nenhuma alteração adicional ocorrerá nas concentrações de glicose dos dois compartimentos em virtude das taxas iguais de difusão das moléculas de glicose em ambos os sentidos entre os dois compartimentos.

Inúmeras propriedades importantes da difusão podem ser enfatizadas nesse exemplo. Três fluxos podem ser identificados – os dois fluxos unidirecionais, que ocorrem em sentidos opostos de um compartimento para o outro, e o fluxo resultante, que é a diferença entre eles (**Figura 4.3**). O fluxo resultante é o componente mais importante na difusão, porque é a taxa resultante de transferência de material de um local para outro. Embora o movimento das moléculas individuais seja aleatório, *o fluxo resultante é sempre maior das regiões de maior concentração para as regiões de menor concentração*. Por esta razão, costuma-se dizer que as substâncias se movem "montanha abaixo" por difusão. Quanto maior a diferença de concentração entre quaisquer duas regiões, maior a magnitude do fluxo resultante e, portanto, a diferença de concentração determina tanto o sentido quanto a magnitude do fluxo resultante.

Em qualquer diferença de concentração, no entanto, a magnitude do fluxo resultante depende de vários fatores adicionais:

- Temperatura: quanto mais elevada a temperatura, maior a velocidade do movimento molecular e mais rápido o fluxo resultante
- Massa da molécula: moléculas grandes, como as proteínas, possuem maior massa e se movem mais lentamente do que as moléculas menores, como a glicose e, consequentemente, exibem um fluxo resultante mais lento

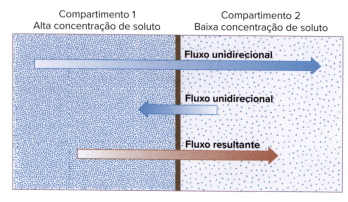

Figura 4.3 Os dois fluxos unidirecionais que ocorrem durante a difusão simples de um soluto através de uma barreira e o fluxo resultante (a diferença entre os dois fluxos unidirecionais). O fluxo resultante sempre ocorre no sentido da maior concentração para a de menor concentração. O comprimento das setas indica a magnitude do fluxo.

- Área de superfície: quanto maior a área de superfície entre duas regiões, maior o espaço disponível para a difusão e, portanto, mais rápido o fluxo resultante
- Meio através do qual as moléculas estão se movendo: as moléculas se difundem mais rapidamente no ar do que na água. Isso ocorre porque as colisões são menos frequentes em uma fase gasosa.

Taxa de difusão *versus* distância

A distância ao longo da qual as moléculas se difundem é um importante fator na determinação da taxa na qual elas podem alcançar uma célula a partir da corrente sanguínea ou se mover pelo interior de uma célula após atravessar a membrana plasmática. Embora as moléculas individuais se movam em altas velocidades, o número de colisões que elas sofrem as impede de percorrer longas distâncias em linha reta. Os tempos de difusão aumentam *proporcionalmente ao quadrado* da distância ao longo da qual as moléculas se difundem.

Assim, embora o equilíbrio de difusão possa ser alcançado rapidamente em distâncias de dimensões celulares, ele necessita de um tempo maior quando estão envolvidas distâncias de alguns centímetros ou mais. Para um organismo com as dimensões de um ser humano, a difusão de oxigênio e nutrientes da superfície do corpo para os tecidos localizados apenas alguns centímetros abaixo da superfície seria muito lenta para fornecer uma nutrição adequada. Esse problema é superado pelo sistema circulatório, que fornece um mecanismo para o rápido movimento de materiais por grandes distâncias usando uma fonte de pressão (o coração). Esse processo, conhecido como fluxo de massa, é descrito no Capítulo 12. A difusão, por outro lado, possibilita um movimento ao longo das curtas distâncias entre o sangue, o líquido intersticial e o líquido intracelular.

Difusão através das membranas

Até agora, consideramos as características gerais da difusão de solutos em água. No tecido vivo, no entanto, a difusão frequentemente ocorre através de membranas celulares, incluindo aquela entre os compartimentos de líquido intracelular e extracelular. Por exemplo, os produtos de degradação do metabolismo se difundem para fora das células, enquanto os nutrientes sofrem difusão para dentro das células; em ambos os casos, os solutos precisam atravessar a membrana plasmática. Quais os efeitos que as membranas exercem sobre a difusão?

A taxa de difusão de uma substância através de uma membrana plasmática pode ser medida pelo monitoramento da taxa com a qual a sua concentração intracelular se aproxima do equilíbrio de difusão em relação à concentração no líquido extracelular. Para simplificar, partiremos do pressuposto de que, devido ao grande volume de líquido extracelular, sua concentração de soluto permanece essencialmente constante à medida que a substância se difunde para o líquido intracelular (**Figura 4.4**). Assim como em todos os processos de difusão, o fluxo resultante de material através da membrana ocorre da região de maior concentração (a solução extracelular, neste caso) para a região de menor concentração (o líquido intracelular). A magnitude do fluxo resultante (i. e., a taxa de difusão J) é diretamente proporcional à diferença de concentração através da membrana ($C_e - C_i$, em que e e i indicam, respectivamente, as concentrações no exterior e no interior da célula), à área de superfície da membrana A e ao coeficiente de permeabilidade P da membrana, conforme descrito por uma forma modificada **da primeira lei de difusão de Fick** aplicada às membranas biológicas:

$$J = PA(C_e - C_i)$$

O valor numérico do coeficiente de permeabilidade P é um número experimentalmente determinado para um tipo específico de molécula em uma dada temperatura; ele reflete a facilidade com que a molécula é capaz de se mover através de determinada membrana. Em outras palavras, quanto maior for o coeficiente de permeabilidade, mais rápido será o fluxo resultante através da membrana para qualquer diferença de concentração e área de superfície da membrana. Dependendo da magnitude de seus coeficientes de permeabilidade, as moléculas normalmente se difundem de mil a um milhão de vezes mais lentamente através das membranas do que através de uma camada de água de igual espessura. As membranas,

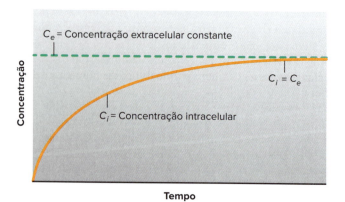

Figura 4.4 O aumento da concentração intracelular à medida que um soluto se difunde de uma concentração extracelular constante até que o equilíbrio de difusão ($C_i = C_e$) seja alcançado através da membrana plasmática de uma célula.

portanto, atuam como barreiras que reduzem consideravelmente a difusão de moléculas através de suas superfícies. O principal fator que limita a difusão através de uma membrana é sua composição química, ou seja, o interior hidrofóbico de sua bicamada lipídica, conforme descrito adiante.

Difusão através da bicamada lipídica

Quando os coeficientes de permeabilidade de diferentes moléculas orgânicas são examinados em relação às suas estruturas moleculares, surge uma correlação. Enquanto a maioria das moléculas polares se difunde nas células muito lentamente ou não se difundem, as moléculas não polares se difundem muito mais rapidamente através das membranas plasmáticas – isto é, elas apresentam grandes coeficientes de permeabilidade. A razão disso é que as moléculas não polares podem se dissolver nas regiões não polares da membrana ocupadas pelas cadeias de ácidos graxos dos fosfolipídios da membrana.

Em contrapartida, as moléculas polares têm solubilidade muito menor nos lipídios da membrana. Aumentar a lipossolubilidade de uma substância, diminuindo o número de grupos polares ou ionizados que ela contém, elevará o número de moléculas dissolvidas nos lipídios da membrana. Isso aumentará o fluxo da substância através da membrana.

Oxigênio, dióxido de carbono, ácidos graxos e hormônios esteroides são exemplos de moléculas não polares que se difundem rapidamente através das partes lipídicas das membranas. A maioria das moléculas orgânicas que compõem os estágios intermediários das diversas vias metabólicas (ver Capítulo 3) é de moléculas ionizadas ou polares, que frequentemente contêm um grupo fosfato ionizado, portanto apresentam baixa solubilidade na bicamada lipídica. A maior parte dessas substâncias é retida dentro das células e organelas porque não pode se difundir através da bicamada lipídica das membranas, a menos que a membrana contenha proteínas especiais (p. ex., canais iônicos), como será visto adiante. A relação entre a hidrofobicidade das substâncias em difusão e a natureza química das bicamadas lipídicas é um excelente exemplo do princípio geral da fisiologia de que os processos fisiológicos são ditados pelas leis da química e da física.

Difusão de íons através de canais iônicos

Íons como Na^+, K^+, Cl^- e $Ca2^+$ se difundem através das membranas plasmáticas em taxas muito mais rápidas do que seria previsto com base em sua solubilidade muito baixa nos lipídios das membranas. Além disso, diferentes células têm permeabilidades bastante diferentes a esses íons, enquanto as substâncias não polares exibem permeabilidades semelhantes em quase todas as células. Ainda, as bicamadas lipídicas artificiais, que não contêm proteínas, são praticamente impermeáveis a esses íons, o que indica que o componente proteico da membrana é responsável por essas diferenças.

Você aprendeu, no Capítulo 3, que as proteínas integrais da membrana podem estender-se por toda a bicamada lipídica. Algumas dessas proteínas formam **canais iônicos** que permitem que os íons se difundam através da membrana. Uma única proteína pode ter uma conformação semelhante à de um *donut*, cujo orifício no centro forma o canal para o movimento de íons. Mais frequentemente, vários polipeptídios se agregam, cada um formando uma subunidade nas paredes

de um canal (**Figura 4.5**). Os diâmetros dos canais iônicos são muito pequenos, apenas ligeiramente maiores do que os dos íons que os atravessam. O pequeno tamanho dos canais impede a entrada e a saída de moléculas maiores.

Uma importante característica dos canais iônicos é que eles são capazes de mostrar seletividade para o tipo de íon ou íons que podem se difundir através deles. Essa seletividade é baseada no diâmetro do canal; nas superfícies com carga elétrica e polares das subunidades polipeptídicas que formam as paredes do canal e atraem ou repelem eletricamente os íons; e no número de moléculas de água associadas aos íons (a chamada *água de hidratação*). Por exemplo, alguns canais (canais de K^+) possibilitam a passagem apenas de íons potássio, enquanto outros são específicos para íons de sódio (canais de Na^+). Por essa razão, duas membranas que apresentam a mesma permeabilidade ao K^+ por terem o mesmo número de canais de K^+ podem, no entanto, ter permeabilidades bastante diferentes ao Na^+ se tiverem números diferentes de canais de Na^+.

Movimento de íons e potencial de membrana

Até agora, descrevemos o sentido e a magnitude da difusão de solutos através de uma membrana em termos da diferença de concentração do soluto através da membrana, sua solubilidade nos lipídios da membrana, presença de canais iônicos da membrana e a área da membrana. Ao se descrever a difusão de íons, por eles terem cargas elétricas, é necessário considerar um fator adicional: a presença de forças elétricas que atuam sobre os íons.

Existe uma separação de cargas elétricas através das membranas plasmáticas da maioria das células, o que é conhecido como **potencial de membrana** (**Figura 4.6**). A origem de um potencial de membrana será descrita em detalhes no Capítulo 6, no contexto da função neuronal. Resumidamente, esse potencial surge de um desequilíbrio nas cargas elétricas (íons) em ambos os lados da membrana plasmática, de modo que existe um leve excesso de carga negativa dentro da célula. Um princípio fundamental da física é que cargas iguais se repelem e cargas opostas se atraem. O excesso de cargas negativas dentro da célula atrai as cargas positivas que estão fora da célula. As cargas opostas tendem a se alinhar ao longo das superfícies da membrana plasmática. Isso cria um potencial elétrico através da membrana, cuja magnitude é medida em unidades chamadas milivolts.

O potencial de membrana fornece uma força elétrica que pode influenciar o movimento de íons por seus canais através da membrana plasmática. Por exemplo, se o interior de uma célula tiver uma carga elétrica negativa resultante em relação ao exterior, como é geralmente o caso, haverá uma força elétrica atraindo íons positivos para dentro da célula e repelindo íons negativos. Consequentemente, o sentido e a magnitude dos fluxos de íons através das membranas dependem tanto da diferença de concentração *quanto* da diferença elétrica (o potencial de membrana). Essas duas forças propulsoras são consideradas, em conjunto, um único **gradiente eletroquímico** combinado através da membrana. Como você irá aprender nos capítulos subsequentes, o potencial de membrana é a base para o fluxo regulado de íons através

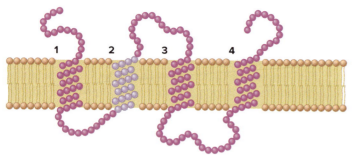
A. Visão bidimensional de uma subunidade de canal em uma membrana

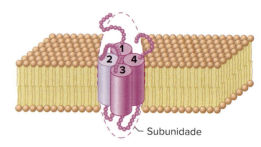
B. Visão tridimensional da subunidade de canal dobrada

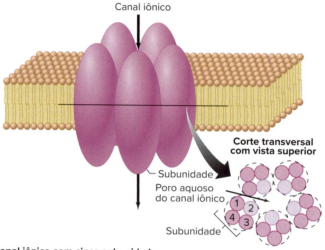
C. Canal iônico com cinco subunidades

Figura 4.5 Modelo de um canal iônico composto por cinco subunidades polipeptídicas. Aminoácidos individuais são representados como contas. **A.** Uma subunidade do canal que consiste em uma proteína integral de membrana contendo quatro segmentos transmembranares (1, 2, 3 e 4), exibindo, cada um deles uma configuração alfa-helicoidal dentro da membrana. Embora esse modelo tenha apenas quatro segmentos transmembranares, algumas proteínas de canal possuem até 12 segmentos. **B.** A mesma subunidade de A mostrada em três dimensões dentro da membrana, com as quatro hélices transmembrana agregadas e apresentadas como cilindros. **C.** O canal iônico consiste em cinco das subunidades ilustradas em B, que formam os lados do canal. Como mostrado em corte transversal, o segmento transmembrana helicoidal 2 (roxo claro) de cada subunidade forma cada lado da abertura do canal. A presença de cadeias laterais de aminoácidos ionizados ao longo dessa região determina a seletividade do canal aos íons. Embora esse modelo mostre as cinco subunidades como idênticas, muitos canais iônicos são formados a partir da agregação de vários tipos diferentes de subunidades polipeptídicas.

APLICAÇÃO DO CONCEITO

- No Capítulo 2, você aprendeu que as proteínas têm vários níveis de estrutura. Quais níveis de estruturas são evidentes no desenho do canal iônico nessa figura?

A resposta está disponível no Apêndice A.

---

das membranas, como ocorre, por exemplo, quando o Ca^{2+} entra no citosol de uma célula muscular e desencadeia a contração dela. Ele é também a base para a comunicação elétrica entre os neurônios.

As duas forças que compõem o gradiente eletroquímico podem, em alguns casos, opor-se uma à outra. Por exemplo, o potencial de membrana pode estar impulsionando K^+ em um determinado sentido através da membrana, enquanto a diferença de concentração para o K^+ favorece o fluxo desses íons no sentido oposto. O movimento resultante de K^+ neste caso seria determinado pelas magnitudes relativas das duas forças opostas – isto é, pelo gradiente eletroquímico através da membrana.

Regulação da difusão através dos canais iônicos

Os canais iônicos podem existir no estado aberto ou fechado (**Figura 4.7**), e mudanças na permeabilidade de uma membrana aos íons podem ocorrer rapidamente à medida que esses canais abram ou fechem. O processo de abertura e fechamento dos canais iônicos é conhecido como **mecanismo de comporta do canal**, similar à abertura e ao fechamento de um portão em uma cerca. Um canal iônico unitário pode se abrir ou fechar muitas vezes a cada segundo, sugerindo que a proteína do canal flutua entre essas conformações. Por um longo período, em qualquer gradiente eletroquímico, o número total de íons que passam por um canal depende da frequência de abertura do canal e do tempo que ele permanece aberto.

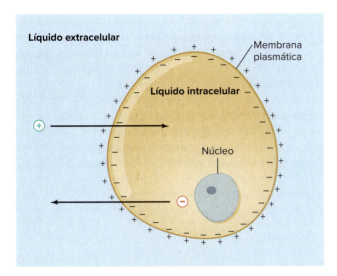

Figura 4.6 A separação das cargas elétricas através de uma membrana plasmática (o potencial de membrana) fornece a força elétrica que tende a impulsionar íons positivos (+) para dentro de uma célula e íons negativos (–) para fora dela.

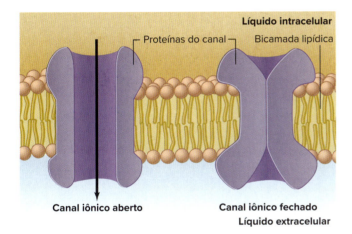

Figura 4.7 Como consequência das mudanças de conformação das proteínas que formam um canal iônico, o canal pode estar aberto, permitindo que os íons se difundam através da membrana, ou pode estar fechado. A alteração da conformação é grosseiramente exagerada para fins ilustrativos. É mais provável que a mudança resultante na conformação seja apenas suficiente para possibilitar ou impedir a passagem de um íon.

Três fatores podem alterar as conformações das proteínas dos canais, produzindo mudanças na duração ou na frequência de abertura de um canal. Primeiro, a ligação de moléculas específicas às proteínas do canal pode produzir, direta ou indiretamente, uma alteração alostérica ou covalente na forma da proteína do canal. Uma molécula que se liga a uma proteína desse tipo é denominada ligante (ver Capítulo 3). Esses canais são, portanto, denominados **canais iônicos regulados por ligantes**, e os ligantes que os influenciam são frequentemente mensageiros químicos, como aqueles liberados das terminações dos neurônios nas células-alvo. Em segundo lugar, mudanças no potencial de membrana podem causar o movimento de determinadas regiões de uma proteína do canal com cargas elétricas, alterando a sua forma – são os **canais iônicos regulados por voltagem**. Finalmente, a deformação física (estiramento) da membrana pode afetar a conformação de algumas proteínas do canal – esses, são os **canais iônicos mecanicamente controlados**.

Um único tipo de íon pode passar por vários tipos diferentes de canais. Por exemplo, uma membrana pode conter canais K^+ regulados por ligantes, canais K^+ regulados por voltagem e canais K^+ regulados mecanicamente. As funções desses canais iônicos regulados na comunicação celular e na atividade elétrica serão discutidas nos Capítulos 5 a 7, 9 e 12.

> ### Estude e revise 4.1
>
> - **Difusão simples:** movimentação das moléculas de um local para outro por movimento térmico aleatório
>   - **Fluxo resultante:** diferença entre dois fluxos unidirecionais de um soluto
>   - **Equilíbrio de difusão:** atingido quando as concentrações de uma substância em difusão se tornam iguais nos dois compartimentos
> - **Primeira lei da difusão de Fick:** a magnitude do fluxo resultante de uma substância através de uma membrana é diretamente proporcional à diferença de concentração através da membrana, à área de superfície da membrana e ao coeficiente de permeabilidade da membrana
> - **Moléculas não polares:** dissolvem-se na bicamada lipídica; facilmente difundidas através das membranas
> - Os íons se difundem através das membranas por meio dos **canais iônicos**, que são proteínas transmembranares
>   - A difusão pode ser alterada pela abertura ou fechamento dos canais iônicos (*channel gating*); isso inclui canais regulados por ligantes, por voltagem e mecanicamente
> - **Potencial de membrana:** separação de carga elétrica através de uma membrana plasmática
>   - Surge devido a um desequilíbrio de íons através da membrana, de tal forma que existe um pequeno excesso de carga negativa dentro das células
>   - A combinação de um potencial de membrana e uma diferença nas concentrações de íons através de uma membrana criam um **gradiente eletroquímico** para um íon através da membrana.
>
> *Questão de revisão: Imagine uma molécula não polar que atravessa uma membrana plasmática e entra em uma célula. Que fatores podem aumentar sua taxa de difusão? O que poderia acontecer com a taxa de difusão na célula se uma molécula fosse metabolizada (utilizada ou destruída) assim que entrasse na célula?* **(A resposta está disponível no Apêndice A.)**

4.2 Sistemas de transporte mediado

Um princípio geral da fisiologia é que ocorre a troca controlada de materiais entre os compartimentos e através das membranas celulares. Embora a difusão através dos canais iônicos regulados responda por parte do movimento transmembrana controlado de íons, ela não é responsável por todo esse movimento. Além disso, várias outras moléculas, incluindo aminoácidos e glicose, são capazes de atravessar as membranas, contudo são muito polares para se difundirem através da bicamada lipídica e muito grandes para se difundirem através dos canais. A passagem dessas moléculas e os movimentos não difusionais de íons são mediados por proteínas integrais de membrana conhecidas como **transportadores**. O movimento de substâncias através de uma membrana por qualquer um desses mecanismos é denominado **transporte mediado**, o qual depende de mudanças na conformação desses transportadores.

O soluto transportado precisa, inicialmente, ligar-se a um sítio específico em uma proteína transportadora, um sítio exposto ao soluto em uma superfície da membrana (**Figura 4.8**). Parte do transportador sofre, então, alteração na sua forma, expondo esse mesmo sítio de ligação à solução no lado oposto da membrana. A dissociação da substância a partir do sítio de ligação do transportador completa o processo de movimento do material através da membrana. Usando esse mecanismo, as moléculas conseguem se movimentar em qualquer direção, acoplando-se ao transportador de um lado e desacoplando-se no outro.

Muitas das características dos transportadores e dos canais iônicos são semelhantes. Ambos envolvem proteínas de membrana e apresentam especificidade química. No entanto, eles diferem no número de moléculas ou íons que atravessam a membrana por meio dessas proteínas. Os canais iônicos tipicamente movem milhares de vezes mais íons por unidade de tempo do que as moléculas movidas por transportadores. Em parte, isso se deve ao fato de que um transportador precisa mudar sua forma para cada molécula transportada através da membrana, enquanto um canal iônico aberto pode suportar um fluxo contínuo de íons sem mudança na sua conformação. Imagine, por exemplo, quantos carros a mais podem passar por uma ponte em comparação com a quantidade de carros a ser transportados por uma balsa.

Muitos tipos de transportadores estão presentes nas membranas, e cada tipo apresenta sítios de ligação específicos para uma determinada substância ou uma classe específica de substâncias relacionadas. Por exemplo, embora aminoácidos e açúcares sofram transporte mediado, uma proteína que transporta aminoácidos não transporta açúcares e vice-versa. Assim como ocorre com os canais iônicos, as membranas plasmáticas de diferentes células contêm diferentes tipos e números de transportadores e consequentemente, elas apresentam diferenças nos tipos de substâncias transportadas e nas suas taxas de transporte.

Quatro fatores determinam a magnitude do fluxo de soluto através de um sistema de transporte mediado:

- A concentração do soluto
- A afinidade dos transportadores pelo soluto
- O número de transportadores na membrana
- A taxa em que ocorre a mudança de conformação na proteína de transporte.

O fluxo através de um sistema de transporte mediado pode ser modificado alterando-se qualquer um desses quatro fatores.

Para qualquer soluto transportado, um número finito de transportadores específicos reside em uma determinada membrana, em determinado momento. Assim como em qualquer sítio de ligação, à medida que a concentração do soluto a ser transportado aumenta, o número de sítios de ligação ocupados se eleva até que os transportadores estejam saturados, ou seja, até que todos os sítios de ligação estejam ocupados. Quando os sítios de ligação do transportador estão saturados, o fluxo máximo através da membrana terá sido alcançado e não ocorrerá mais aumento no fluxo de soluto com elevações na concentração desse soluto.

Compare o fluxo de soluto resultante do transporte mediado com o fluxo produzido pela difusão através da porção lipídica de uma membrana (**Figura 4.9**). O fluxo devido à difusão aumenta em proporção direta ao aumento da concentração

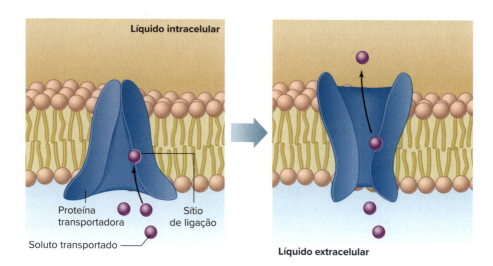

Figura 4.8 Modelo esquemático de transporte mediado. Uma mudança na conformação do transportador expõe o sítio de ligação do transportador primeiramente a uma superfície da membrana e, em seguida, à outra, transferindo, assim, o soluto ligado de um lado da membrana para o outro lado. Esse modelo mostra o transporte mediado resultante a partir do líquido extracelular em direção ao interior da célula. Em muitos casos, o transporte resultante ocorre na direção oposta. O tamanho da alteração de conformação é exagerado para fins ilustrativos nesta figura, assim como nas subsequentes.

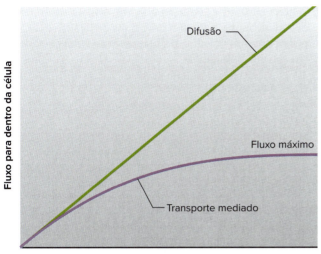

Figura 4.9 O fluxo de moléculas que se difundem em uma célula através da bicamada lipídica de uma membrana plasmática (linha verde) aumenta continuamente em proporção à concentração extracelular, enquanto o fluxo de moléculas através de um sistema de transporte mediado (linha roxa) atinge um valor máximo.

APLICAÇÃO DO CONCEITO

- O que poderia determinar o valor do fluxo máximo de um sistema de transporte mediado como o mostrado aqui?

A resposta está disponível no Apêndice A.

---

extracelular, e não há limite, porque a difusão não envolve a ligação de um número fixo de locais. Em concentrações muito altas de íons, no entanto, a difusão através dos canais iônicos pode se aproximar de um valor limitante devido ao número fixo de canais disponíveis, assim como há um limite superior que determina a taxa da travessia de carros pela ponte.

Quando os transportadores estão saturados, no entanto, o fluxo máximo de transporte depende da taxa na qual as mudanças de conformação nos transportadores podem transferir seus sítios de ligação de uma superfície para outra. Essa taxa é muito mais lenta do que a taxa de difusão de íons através dos canais iônicos.

Até o momento, descrevemos o transporte mediado como se todos os transportadores tivessem propriedades semelhantes. Na verdade, existem dois tipos de transporte mediado – a difusão facilitada e o transporte ativo.

Difusão facilitada

Assim como ocorre na difusão simples, na **difusão facilitada** o fluxo resultante de uma molécula através de uma membrana sempre procede da concentração mais elevada para uma concentração mais baixa, ou "montanha abaixo", através de uma membrana. A diferença-chave entre esses dois processos é que a difusão facilitada utiliza um transportador para mover o soluto, como mostra a Figura 4.8. A difusão facilitada resultante continua até que as concentrações do soluto nos dois lados da membrana se tornem iguais. Aqui, o número de moléculas se ligando ao transportador na superfície externa da célula e se movendo para dentro da célula é igual à quantidade de moléculas se ligando na superfície interna e saindo da célula. Nem a difusão simples nem a difusão facilitada estão diretamente acopladas à energia (ATP) derivada do metabolismo. Por essa razão, são incapazes de produzir um fluxo resultante de soluto de uma concentração mais baixa para uma concentração mais alta através de uma membrana.

Entre os mais importantes sistemas de difusão facilitada no corpo destacam-se aqueles que mediam o transporte de glicose através das membranas plasmáticas. Sem esses **transportadores de glicose (GLUTs)**, as células seriam praticamente impermeáveis à glicose, que é uma molécula polar. Seria esperado que, como resultado da difusão facilitada, a concentração de glicose no interior das células se tornasse igual à sua concentração *extracelular*. Isso não ocorre na maioria das células, no entanto, porque a glicose é metabolizada, no citosol, em glicose-6-fosfato quase tão rapidamente quanto ela entra (ver Figura 3.39). Consequentemente, a concentração de glicose intracelular permanece menor do que a concentração extracelular, e há um fluxo resultante contínuo de glicose para dentro das células. Nos capítulos posteriores, você aprenderá que o número de moléculas de GLUT nas membranas plasmáticas de muitas células pode ser regulado pelo sistema endócrino. Dessa forma, a difusão facilitada contribui significativamente para a homeostase metabólica.

Transporte ativo

O **transporte ativo** difere da difusão facilitada, visto que ele utiliza a energia para mover uma substância *montanha acima* através de uma membrana – ou seja, *contra o gradiente de concentração da substância* (**Figura 4.10**). Assim como na difusão facilitada, o transporte ativo requer que uma substância se ligue ao transportador na membrana. Como esses transportadores movem a substância *montanha acima*, eles são frequentemente chamados de bombas. Assim como acontece com os transportadores de difusão facilitada, os transportadores do transporte ativo exibem especificidade e saturação – isto é, o fluxo através do transportador é máximo quando todos os sítios de ligação do transportador estão ocupados.

O movimento resultante do soluto de uma concentração mais baixa para uma concentração mais alta e a manutenção de uma concentração estacionária mais alta em um lado da membrana são contrários à segunda lei da termodinâmica, porque cria menos desordem. Isso só pode ser alcançado com um aporte contínuo de energia no processo de transporte ativo. Dois meios de acoplamento da energia aos transportadores são conhecidos: (1) o uso direto de ATP no **transporte ativo primário**; e (2) o uso de um gradiente eletroquímico através de uma membrana para mover o processo no **transporte ativo secundário**.

Transporte ativo primário

A hidrólise do ATP por um transportador fornece a energia para o transporte ativo primário. O próprio transportador é uma enzima chamada ATPase, que catalisa a degradação de ATP e, no processo, autofosforila-se. A fosforilação da proteína transportadora é um tipo de modulação covalente que altera a conformação do transportador e a afinidade do sítio de ligação do transportador ao soluto.

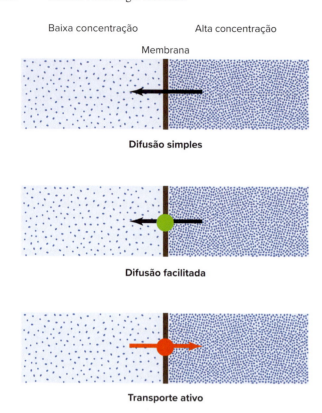

Figura 4.10 Sentido do fluxo resultante de solutos que atravessam uma membrana por difusão simples (de uma concentração alta para uma concentração baixa), por difusão facilitada (de uma concentração alta para uma concentração baixa) e por transporte ativo (de uma concentração baixa para uma concentração alta). Os círculos coloridos representam as moléculas transportadoras.

Um dos exemplos mais bem estudados de transporte ativo primário é o movimento de íons sódio e potássio através das membranas plasmáticas pela **bomba de Na$^+$/K$^+$ ATPase**. Esse transportador, que está presente em todas as células, move o Na$^+$ do líquido intracelular para o líquido extracelular e o K$^+$ na direção oposta. Em ambos os casos, os movimentos dos íons ocorrem contra seus respectivos gradientes de concentração.

A **Figura 4.11** ilustra a sequência da bomba Na$^+$/K$^+$ ATPase que se acredita ser utilizado para o transporte desses dois íons em sentidos opostos:

① Inicialmente, o transportador, com uma molécula de ATP associada, liga três íons sódio em sítios de alta afinidade na superfície intracelular da proteína. Existem dois sítios de ligação também para o K$^+$; todavia, nesse estágio, eles estão em um estado de baixa afinidade, portanto não ligam o K$^+$ intracelular
② A ligação do Na$^+$ resulta na ativação de uma atividade ATPase inerente da proteína transportadora, produzindo fosforilação da superfície citosólica do transportador e liberando uma molécula de ADP
③ A fosforilação resulta em uma mudança na conformação do transportador, expondo o Na$^+$ ligado ao líquido extracelular e, ao mesmo tempo, reduzindo a afinidade dos sítios de ligação pelo Na$^+$. O Na$^+$ é liberado de seus sítios de ligação
④ A nova conformação do transportador resulta em uma afinidade aumentada dos dois sítios de ligação pelo K$^+$, possibilitando que dois K$^+$ se liguem ao transportador na superfície extracelular
⑤ A ligação do K$^+$ resulta na desfosforilação do transportador. Isso reverte o transportador à sua conformação original, resultando em redução da afinidade dos sítios de ligação de K$^+$ e aumento da afinidade dos sítios de ligação de Na$^+$. Em consequência, o K$^+$ é liberado para o líquido intracelular, permitindo a ligação de Na$^+$ adicional (e ATP) à superfície intracelular.

A atividade de bombeamento do transportador ativo primário Na$^+$/K$^+$ ATPase estabelece e mantém a distribuição característica de alta concentração intracelular de K$^+$ e baixa concentração intracelular de Na$^+$ em relação às suas respectivas concentrações extracelulares (**Figura 4.12**). Para cada molécula de ATP hidrolisada, esse transportador move três íons sódio para fora de uma célula e dois íons potássio para dentro dela. Isso resulta em uma transferência resultante de carga elétrica positiva para o exterior da célula; portanto, esse processo de transporte não é eletricamente neutro e, como tal, tem uma pequena participação no estabelecimento do potencial de membrana de uma célula (ver Figura 4.6).

Além do transportador Na$^+$/K$^+$ ATPase, as principais proteínas primárias de transporte ativo encontradas na maioria das células são:

- Ca^{2+} ATPase
- H$^+$ ATPase
- H$^+$/K$^+$ ATPase.

Em conjunto, as atividades desses e de outros sistemas de transporte ativo respondem por uma parcela significativa do consumo total de energia do corpo humano. A Ca^{2+} ATPase é encontrada na membrana plasmática e nas membranas de várias organelas, incluindo as membranas do retículo endoplasmático. Na membrana plasmática, o sentido do transporte ativo de Ca^{2+} é do citosol para o líquido extracelular. Nas membranas das organelas, o sentido é do citosol para o lúmen da organela. Assim, o transporte ativo de Ca^{2+} para fora do citosol, via Ca^{2+} ATPase, é uma das razões pelas quais o citosol da maioria das células apresenta uma concentração muito baixa de Ca^{2+}, cerca de 10^{-7} mol/ℓ, em comparação com uma concentração extracelular de Ca^{2+} de 10^{-3} mol/ℓ, ou seja, 10 mil vezes maior. Esses mecanismos de transporte ajudam a garantir a homeostase do Ca^{2+} intracelular – uma importante função, visto que muitas atividades fisiológicas das células são reguladas por alterações na concentração de Ca^{2+} (p. ex., a liberação de secreções celulares de suas vesículas de armazenamento para o líquido extracelular).

A H$^+$ ATPase é encontrada nas membranas plasmáticas e nas membranas de várias organelas, incluindo as membranas mitocondriais internas e dos lisossomos. Na membrana plasmática, a H$^+$ ATPase move o H$^+$ produzido pelo metabolismo para fora das células e, dessa forma, ajuda a manter o pH celular. Todas as enzimas do corpo exigem uma estreita faixa de pH para a sua atividade ideal; consequentemente, esse processo de transporte ativo é vital para o metabolismo e a sobrevivência das células.

Capítulo 4 Movimento de Solutos e Água Através das Membranas Celulares 115

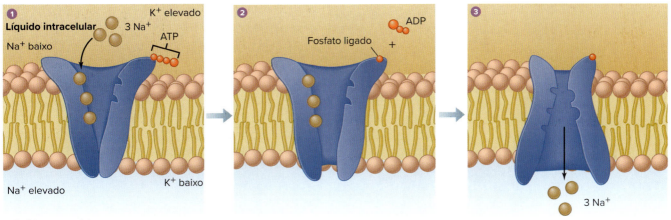

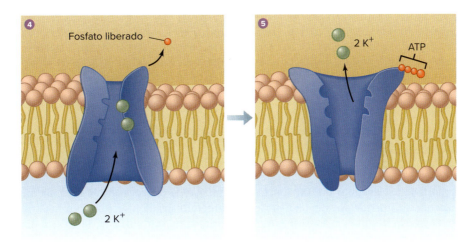

Figura 4.11 Transporte ativo de Na$^+$ e K$^+$ mediado pela bomba de Na$^+$/K$^+$ ATPase. Veja o texto para a sequência numerada de eventos que ocorrem durante o transporte.

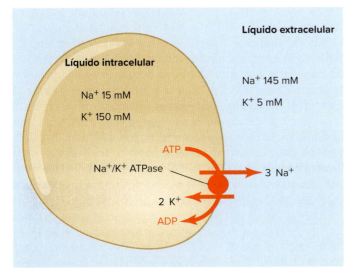

Figura 4.12 O transporte ativo primário de íons sódio e potássio em direções opostas pela Na$^+$/K$^+$ ATPase nas membranas plasmáticas é responsável pelas baixas concentrações intracelulares de Na$^+$ e altas concentrações intracelulares de K$^+$. Para cada ATP hidrolisado, três Na$^+$ movem-se para fora de uma célula e dois K$^+$ movem-se para dentro.

H$^+$/K$^+$ ATPase é encontrada nas membranas plasmáticas de numerosas células, como as células secretoras de ácido do estômago, onde ela bombeia um H$^+$ para fora da célula e move um K$^+$ para dentro dela, para cada molécula de ATP hidrolisada. Os íons de hidrogênio entram no lúmen do estômago, onde desempenham uma importante função na digestão das proteínas.

Transporte ativo secundário

No transporte ativo secundário, o movimento de um íon a favor de seu gradiente eletroquímico está acoplado ao transporte de outra molécula, geralmente um nutriente orgânico, como a glicose ou um aminoácido. Assim, os transportadores que medeiam o transporte ativo secundário têm dois sítios de ligação, um para um íon – normalmente, mas nem sempre, Na$^+$ – e outro para uma segunda substância. Um exemplo desse tipo de transporte é mostrado na **Figura 4.13**. Nesse exemplo, o gradiente eletroquímico para o Na$^+$ é direcionado para dentro da célula devido à maior concentração de Na$^+$ no líquido extracelular e ao excesso de cargas elétricas negativas no interior da célula. O outro soluto a ser transportado, no entanto, deve se mover *contra* seu gradiente de concentração, montanha acima, para dentro da célula. Existem sítios de ligação de alta

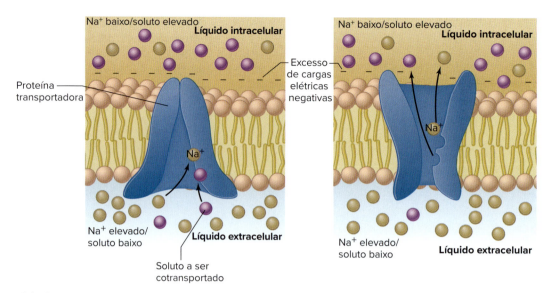

Figura 4.13 Modelo de transporte ativo secundário. Neste exemplo, a ligação de um íon sódio ao transportador produz um aumento alostérico na afinidade do sítio de ligação do soluto na superfície extracelular da membrana. A ligação de Na$^+$ e soluto provoca uma mudança na conformação do transportador, que expõe os sítios de ligação ao líquido intracelular. O Na$^+$ difunde-se a favor de seu gradiente eletroquímico para dentro da célula, o que reverte o sítio de ligação do soluto para um estado de baixa afinidade.

APLICAÇÃO DO CONCEITO

- Ocorre hidrólise do ATP no processo de transporte de solutos com transporte ativo secundário?

A resposta está disponível no Apêndice A.

---

afinidade para Na$^+$ na superfície extracelular do transportador. A ligação do Na$^+$ aumenta a afinidade do sítio de ligação pelo soluto transportado. O transportador, então, sofre uma mudança na conformação, expondo ambos os sítios de ligação para o lado intracelular da membrana. Quando o transportador muda de conformação, a sua afinidade pelo Na$^+$ diminui e o Na$^+$ se move para dentro do líquido intracelular por difusão simples a favor de seu gradiente eletroquímico. Ao mesmo tempo, a afinidade do sítio de ligação do soluto diminui, o que o libera para o líquido intracelular. Uma vez que o transportador tenha liberado ambas as moléculas, a proteína assume sua conformação original. O Na$^+$ é então ativamente transportado de volta para fora da célula por transporte ativo primário, de modo que o gradiente eletroquímico do Na$^+$ é mantido. O soluto que foi transportado secundariamente permanece na célula.

A distinção mais importante, portanto, entre transporte ativo primário e transporte ativo secundário é que o transporte ativo secundário utiliza a energia armazenada de um gradiente eletroquímico para mover tanto um íon quanto um segundo soluto através da membrana plasmática. A criação e a manutenção do gradiente eletroquímico, entretanto, dependem da ação dos transportadores ativos primários.

A criação de um gradiente de concentração de Na$^+$ através da membrana plasmática pelo transporte ativo primário de Na$^+$ é um meio de "armazenar" indiretamente energia, a qual pode então ser utilizada para impulsionar as bombas de transporte ativo secundário ligadas ao Na$^+$. Em última análise, no entanto, a energia para o transporte ativo secundário é derivada do metabolismo na forma de ATP, que é utilizado pela Na$^+$/K$^+$ ATPase para criar o gradiente de concentração de Na$^+$. Se a produção de ATP fosse inibida, o transporte ativo primário de Na$^+$ cessaria e a célula não seria mais capaz de manter um gradiente de concentração de Na$^+$ através da membrana. Isso, por sua vez, levaria a uma falha dos sistemas de transporte ativo secundário que dependem do gradiente de concentração de Na$^+$ para a sua fonte de energia.

Como observado anteriormente, o movimento resultante de Na$^+$ por uma proteína de transporte ativo secundário ocorre sempre de uma concentração extracelular elevada para dentro da célula, onde a concentração de Na$^+$ é mais baixa. No transporte ativo secundário, portanto, o movimento do Na$^+$ é sempre *montanha abaixo*, enquanto o movimento resultante do soluto transportado ativamente na mesma proteína de transporte é *montanha acima*, movendo-se de uma concentração mais baixa para uma concentração mais alta. O movimento do soluto transportado ativamente pode ser tanto para dentro da célula (no mesmo sentido que o Na$^+$), caso em que é denominado **cotransporte**, quanto para fora da célula (em sentido oposto ao movimento do Na$^+$), que é denominado **contratransporte** (**Figura 4.14**). Os termos *simporte* e *antiporte* também são utilizados para se referir aos processos de cotransporte e contratransporte, respectivamente.

Em resumo, a distribuição de substâncias entre os líquidos intracelular e extracelular é frequentemente desigual (**Tabela 4.1**) devido à presença, na membrana plasmática, de transportadores ativos primários e secundários, canais iônicos e potencial de membrana. A **Tabela 4.2** fornece um resumo das principais características das diferentes vias pelas quais as substâncias se movem através das membranas celulares, enquanto a **Figura 4.15** ilustra a variedade de canais e transportadores comumente encontrados associados ao movimento de substâncias através de uma membrana plasmática típica.

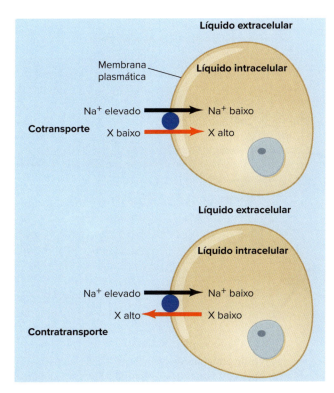

Figura 4.14 Cotransporte e contratransporte durante o transporte ativo secundário impulsionado pelo Na⁺. Os íons sódio sempre se movem *a favor* de seu gradiente de concentração para dentro de uma célula, e o soluto transportado sempre se move *contra* seu gradiente. Tanto o Na⁺ quanto o soluto X transportado se movem na mesma direção durante o cotransporte, mas em direções opostas durante o contratransporte.

TABELA 4.1 Composição dos líquidos extracelular e intracelular.

	Concentração extracelular (mM)	Concentração intracelular (mM)*
Na^+	145	15
K^+	5	150
Ca^{2+}	1	0,0001
Mg^{2+}	1,5	12
Cl^-	100	7
HCO_3^-	24	10
P_i	2	40
Aminoácidos	2	8
Glicose	5,5	1
ATP	0	4
Proteína	0,2	4

*As concentrações intracelulares diferem ligeiramente de um tecido para outro, dependendo da expressão dos canais iônicos e transportadores na membrana plasmática. As concentrações intracelulares mostradas na tabela são típicas da maioria das células. Para Ca^{2+}, os valores representam concentrações livres. Os níveis totais de cálcio, incluindo a porção sequestrada pelas proteínas ou nas organelas, aproximam-se de 2,5 mM (extracelular) e 1,5 mM (intracelular).

Na Tabela 4.2 não está incluído o mecanismo pelo qual a água se move através das membranas. O mecanismo especial pelo qual essa molécula polar se move entre os compartimentos de líquidos corporais é abordado adiante.

TABELA 4.2 Principais características das vias pelas quais as substâncias atravessam as membranas.

	Difusão		*Transporte mediado*		
	Através da bicamada lipídica	**Através de canais proteicos**	**Difusão facilitada**	**Transporte ativo primário**	**Transporte ativo secundário**
Sentido do fluxo resultante	De uma concentração alta para uma concentração baixa	De uma concentração alta para uma concentração baixa	De uma concentração alta para uma concentração baixa	De uma concentração baixa para uma concentração alta	De uma concentração baixa para uma concentração alta
Equilíbrio ou estado estacionário	$C_e = C_i$	$C_e = C_i$*	$C_e = C_i$	$C_e \neq C_i$	$C_e \neq C_i$
Uso de proteína integral da membrana	Não	Sim	Sim	Sim	Sim
Fluxo máximo na concentração elevada (saturação)	Não	Não	Sim	Sim	Sim
Especificidade química	Não	Sim	Sim	Sim	Sim
Uso de energia e fonte	Não	Não	Não	Sim: ATP	Sim: gradiente iônico (frequentemente Na^+)
Moléculas típicas que utilizam a via	Não polar: O_2, CO_2, ácidos graxos	Íons: Na^+, K^+, Ca^{2+}	Polar: glicose	Íons: Na^+, K^+, Ca^{2+}, H^+	Polar: aminoácidos, glicose, alguns íons

*Na presença de um potencial de membrana, as concentrações iônicas intracelulares e extracelulares não são iguais em equilíbrio.

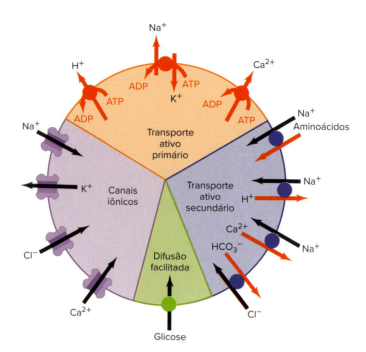

Figura 4.15 Movimento de solutos através de uma membrana plasmática típica envolvendo proteínas de membrana. Uma célula especializada pode conter outros transportadores e canais não ilustrados nesta figura. Muitas dessas proteínas de membrana podem ser moduladas por vários sinais, levando a aumento ou diminuição controlados de fluxos de soluto específicos através da membrana. A estequiometria dos cotransportadores não é mostrada.

APLICAÇÃO DO CONCEITO: princípio geral da fisiologia

- Esta figura resume vários dos muitos tipos de transportadores existentes nas células do corpo humano. Cite algumas maneiras pelas quais a variedade de mecanismos de transporte mostrados aqui se relaciona com o princípio geral da fisiologia, segundo o qual a homeostase é essencial para a saúde e a sobrevivência.

A resposta está disponível no Apêndice A.

Estude e revise 4.2

- **Transporte mediado:** o movimento de moléculas ou íons através de uma membrana pela ligação do soluto transportado a uma proteína transportadora na membrana
  - Sítios de ligação em **transportadores** (proteínas que impulsionam uma substância através de uma membrana) exibem especificidade química, afinidade e saturação
  - A taxa de transporte depende do grau de saturação do transportador, do número de transportadores na membrana e da taxa inerente na qual ocorrem mudanças na conformação do transportador
- **Difusão facilitada:** processo de transporte mediado que movimenta moléculas de concentrações mais altas para concentrações mais baixas através de uma membrana
  - Exige um transportador de proteína e continua até que as duas concentrações se tornem iguais
  - Não exige energia metabólica (ou seja, é "passivo")
- **Transporte ativo:** processo de transporte mediado que move as moléculas contra um gradiente eletroquímico através de uma membrana por meio de um transportador e ATP

Estude e revise 4.2 — *continuação*

- **Transporte ativo primário:** a fosforilação do transportador pelo ATP impulsiona o processo de transporte; um exemplo é a **bomba Na⁺/K⁺ ATPase**
- **Transporte ativo secundário:** a ligação de um íon (geralmente Na⁺) ao transportador impulsiona o processo de transporte secundário; pode ser **cotransporte** (mesmo sentido, como para dentro de uma célula) ou **contratransporte** (sentidos opostos).

Questão de revisão: Por que o transporte mediado é necessário para o movimento de moléculas como a glicose para dentro ou para fora de uma célula? Por que o transporte ativo é necessário para impulsionar um íon contra seu gradiente de concentração? (A resposta está disponível no Apêndice A.)

4.3 Osmose

Embora a água seja uma molécula polar, ela se move muito rapidamente através das membranas plasmáticas da maioria das células. Esse processo é mediado por uma família de proteínas de membrana conhecidas como **aquaporinas**, que formam canais através dos quais a água pode se mover. O tipo e o número desses canais de água diferem em membranas distintas. Consequentemente, algumas células são mais permeáveis à água do que outras. Além disso, em algumas células, o número de canais de aquaporina – e, portanto, a permeabilidade da membrana à água – pode ser alterado em resposta a vários sinais. Isso é especialmente importante nas células epiteliais que revestem determinados ductos nos rins. Como será abordado no Capítulo 14, uma das principais funções dos rins consiste em regular a quantidade de água excretada na urina, o que ajuda a manter a homeostasia da quantidade total de água nos compartimentos de líquidos corporais. As células epiteliais dos ductos renais contêm inúmeras aquaporinas, cujo número pode ser aumentado ou diminuído, a depender do balanço hídrico do corpo em determinado momento. Por exemplo, em um indivíduo desidratado, o número de aquaporinas nas membranas das células epiteliais dos rins aumentará, possibilitando o movimento de água adicional, a partir da urina em formação nos ductos renais, de volta ao sangue. Por esse motivo, o volume de urina diminui sempre que um indivíduo fica desidratado.

À difusão resultante da água através de uma membrana denomina-se **osmose**. A osmose procede de uma região de baixa concentração de soluto para uma de mais alta concentração de soluto. Outra maneira de compreender esse fato é avaliando que a água se difunde de uma região de alta concentração de água para uma de menor concentração de água. Como ocorre na difusão simples, esse movimento é impulsionado primariamente pela entropia. Além disso, assim como na difusão simples, a osmose tende a igualar as concentrações de soluto em dois compartimentos e ocorre sem a necessidade de hidrólise de ATP. Difusão simples e osmose através das membranas não são, no entanto, exatamente a mesma coisa. Como veremos em breve, a osmose pode ser contraposta por uma força, principalmente, a pressão hidrostática; não há força oposta que retarde ou interrompa a difusão de solutos. Não obstante essas e outras considerações biofísicas, é útil considerar a difusão da água por osmose como bastante semelhante à difusão simples.

A adição de um soluto à água diminui a concentração desta na solução em comparação com a concentração de água pura. Por exemplo, se um soluto como a glicose for dissolvido em água, a concentração de água na solução resultante será menor que a da água pura. Um determinado volume de solução de glicose contém menos moléculas de água do que um volume igual de água pura, pois cada molécula de glicose ocupa o espaço anteriormente ocupado por uma molécula de água (**Figura 4.16**). Em termos quantitativos, um litro de água pura pesa cerca de 1.000 g, e o peso molecular da água é 18. Assim, a concentração de moléculas de água na água pura é 1.000/18 = 55,5 M. A diminuição da concentração de água em uma solução é aproximadamente igual à concentração do soluto adicionado. Em outras palavras, uma molécula de soluto deslocará uma molécula de água. A concentração de água em uma solução de glicose 1 M é, portanto, de aproximadamente 54,5 M em vez de 55,5 M. Assim como adicionar água a uma solução diluirá o soluto, a adição de soluto à água irá "diluir" a água. Quanto maior a concentração de soluto, menor a concentração de água.

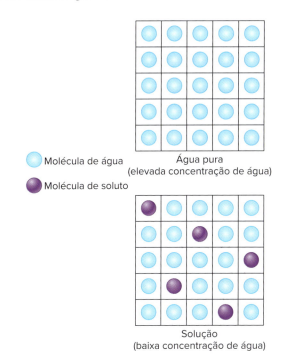

Figura 4.16 O acréscimo de moléculas de soluto à água pura diminui a concentração de água na solução.

O grau de redução da concentração de água pela adição de soluto depende do *número* de partículas (moléculas ou íons) do soluto em solução (a concentração de soluto), e não da *natureza química* do soluto. Por exemplo, 1 mol de glicose em 1 ℓ de solução diminui a concentração de água na mesma proporção que 1 mol de um aminoácido, ou 1 mol de ureia, ou 1 mol de qualquer outra molécula que exista como partícula única em solução. Por outro lado, uma molécula que sofre ionização em solução diminui a concentração de água proporcionalmente ao número de íons formados. Por exemplo, muitos sais simples dissociam-se quase completamente na água. Simplificando, vamos supor que a dissociação seja de 100% na temperatura corporal e nas concentrações encontradas no sangue. Portanto, 1 mol de cloreto de sódio em solução dá origem a 1 mol de íons sódio e 1 mol de íons cloreto, produzindo 2 moles de partículas de soluto. Isso diminui a concentração de água duas vezes mais do que 1 mol de glicose. Seguindo-se o mesmo raciocínio, se uma solução de $MgCl_2$ 1 M se dissociasse completamente, a concentração de água diminuiria três vezes mais do que uma solução de glicose 1 M.

Tendo-se em vista que a concentração de água em uma solução depende do número de partículas de soluto, é útil ter um termo de concentração que se refira à concentração total de partículas de soluto em uma solução, independentemente de sua composição química. A concentração total de soluto de uma solução é conhecida como **osmolaridade**. Um **osmol** é igual a 1 mol de partículas de soluto, portanto, uma solução de glicose 1 M tem uma concentração de 1 Osm (1 osmol por litro), enquanto uma solução de NaCl 1 M contém 2 osmol de soluto por litro de solução. Um litro de solução contendo 1 mol de glicose e 1 mol de NaCl apresenta osmolaridade de 3 Osm. Uma solução com osmolaridade de 3 Osm pode conter 1 mol de glicose e 1 mol de NaCl, ou 3 moles de glicose, ou 1,5 mol de NaCl, ou qualquer outra combinação de solutos, desde que a concentração total de soluto seja igual a 3 Osm. (Para referência, a maioria das soluções fisiológicas, como o sangue, encontra-se, em geral, na faixa miliosmolar.)

Embora a *osmolaridade* se refira à concentração de partículas de soluto, ela também determina a concentração de água na solução, pois, quanto maior a osmolaridade, menor a concentração de água. A concentração de água em quaisquer duas soluções que tenham a mesma osmolaridade é a mesma porque o número total de partículas de soluto por unidade de volume é o mesmo.

Apliquemos, agora, os princípios que regem a concentração de água à osmose da água através das membranas. A **Figura 4.17** mostra dois compartimentos de 1 ℓ separados por uma membrana permeável *tanto* ao soluto *quanto* à água. Inicialmente, a concentração de soluto é 2 Osm no compartimento 1 e de 4 Osm no compartimento 2. Essa diferença na concentração de solutos significa que também há uma diferença na concentração de água através da membrana: 53,5 M no compartimento 1 e 51,5 M no compartimento 2. Ocorrerá, então, difusão resultante de água da concentração mais alta no compartimento 1 para a concentração mais baixa no compartimento 2, bem como uma difusão resultante de solutos na direção oposta, do compartimento 2 para o compartimento 1. Quando o equilíbrio de difusão for alcançado, os dois compartimentos terão concentrações idênticas de solutos e água, 3 Osm e 52,5 M, respectivamente. Um mol de água terá sofrido difusão do compartimento 1 para o compartimento 2 e terá ocorrido difusão de 1 mol de soluto do compartimento 2 para o compartimento 1. Tendo-se em vista que 1 mol de soluto substituiu 1 mol de água no compartimento 1 e vice-versa no compartimento 2, não há alteração no volume em qualquer dos compartimentos.

Se a membrana for agora substituída por uma membrana *permeável à água, porém impermeável ao soluto* (**Figura 4.18**), as mesmas *concentrações* de água e soluto serão alcançadas no equilíbrio como no caso anterior, mas também ocorrerá alteração nos *volumes* dos compartimentos. A água se difundirá do compartimento 1 para o compartimento 2, contudo não haverá difusão de soluto no sentido oposto, já que a membrana é impermeável ao soluto. A água, portanto, continuará a se difundir para o compartimento 2 até que as concentrações de água se tornem iguais nos dois lados. A concentração de soluto no compartimento 2 diminui à medida que ele é diluído pela água que entra, enquanto o soluto no compartimento 1 torna-se mais concentrado à medida que a água sai. Quando a água alcançar o equilíbrio de difusão, as osmolaridades dos compartimentos serão iguais, portanto as concentrações de soluto também precisam ser iguais. Para atingir esse estado de equilíbrio, é necessária passagem suficiente de água do compartimento 1 para o compartimento 2, de modo a aumentar o

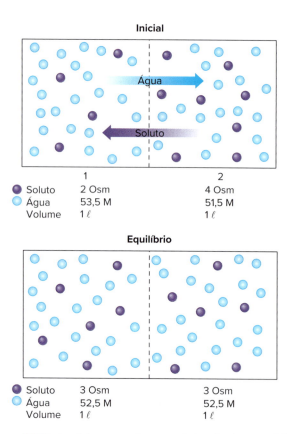

Figura 4.17 Entre dois compartimentos de igual volume, a difusão resultante de água e soluto através de uma membrana permeável a ambos leva ao equilíbrio de difusão de ambos, sem alteração no volume de qualquer dos compartimentos. (Para maior clareza, nem todas as moléculas de água são mostradas aqui ou na Figura 4.18.)

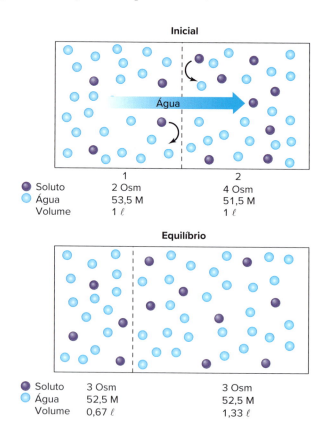

Figura 4.18 O movimento de água através de uma membrana permeável à água, mas não ao soluto, leva a um estado de equilíbrio que envolve a mudança nos volumes dos dois compartimentos. Nesse caso, ocorre uma difusão resultante de água (0,33 ℓ) do compartimento 1 para o compartimento 2. (Iremos pressupor que a membrana, neste exemplo, distende-se à medida que o volume do compartimento 2 aumenta, de modo que não haja alteração significativa na pressão do compartimento.)

volume do compartimento 2 em um terço e reduzir o volume do compartimento 1 em igual quantidade. Observe que é a presença de uma membrana impermeável ao soluto que leva às alterações de volume associadas à osmose.

Os dois compartimentos em nosso exemplo foram tratados como se fossem infinitamente expansíveis, de modo que a transferência resultante de água não criasse uma diferença de pressão através da membrana. Em contrapartida, se as paredes do compartimento 2, na Figura 4.18, tivessem apenas uma capacidade limitada de expansão, como ocorre através das membranas plasmáticas, o movimento de água para o compartimento 2 aumentaria a pressão nesse compartimento, o que se oporia à entrada resultante de água. Assim, o movimento de água para o compartimento 2 pode ser impedido pela aplicação de pressão nesse compartimento. Isso leva a uma importante definição. Quando uma solução contendo solutos é separada da água pura por uma **membrana semipermeável** (uma membrana permeável à água, mas não aos solutos), a pressão que deve ser aplicada à solução para impedir o fluxo resultante de água para dentro dela é conhecida como **pressão osmótica** da solução. Quanto maior a osmolaridade de uma solução, maior a pressão osmótica. É importante reconhecer que a pressão osmótica não empurra as moléculas de água para dentro de uma solução. Em vez disso, representa a quantidade de pressão que teria que ser aplicada a uma solução para *impedir* o fluxo resultante de água para dentro dessa solução por osmose. Assim como a osmolaridade, a pressão osmótica associada a uma solução é uma medida da concentração de água da solução – quanto menor for a concentração de água, maior será a pressão osmótica.

Osmolaridade extracelular e volume celular

Podemos, agora, aplicar os princípios aprendidos sobre a osmose às células, as quais atendem a todos os critérios necessários para produzir um fluxo osmótico de água através de uma membrana. Tanto o líquido intracelular quanto o extracelular contêm água, e as células são envolvidas por uma membrana que é muito permeável à água, porém impermeável a muitas substâncias. As substâncias que não conseguem atravessar a membrana plasmática são denominadas **solutos não penetrantes**, ou seja, incapazes de penetrar através da bicamada lipídica.

A maioria das partículas de soluto extracelulares é constituída por íons sódio e cloreto, que podem se difundir para dentro da célula pelos canais iônicos existentes na membrana plasmática ou entrar na célula durante o transporte ativo secundário. Como vimos, no entanto, a membrana plasmática contém bombas Na^+/K^+ ATPase que movem ativamente o Na^+ para fora da célula. O Na^+, portanto, entra nas células e é bombeado de volta para o exterior, comportando-se como se nunca tivesse entrado antes. Por esta razão, o Na^+ extracelular se comporta como um soluto não penetrante. Quaisquer íons cloreto que entrem nas células também são removidos tão rapidamente quanto entram devido à repulsão elétrica gerada pelo potencial de membrana e pela ação de vários transportadores. Assim como o Na^+, portanto, os íons cloreto extracelulares se comportam como se fossem solutos não penetrantes.

No interior da célula, as principais partículas de soluto são K^+ e vários solutos orgânicos. A maioria desses últimos consiste em grandes moléculas polares incapazes de se difundir através da membrana plasmática. Embora o K^+ possa se difundir para fora de uma célula por meio dos canais de K^+, ele é ativamente transportado de volta pela bomba Na^+/K^+ ATPase. O efeito final, como ocorre com Na^+ e Cl^- extracelular, é que o K^+ se comporta como se fosse um soluto não penetrante, mas, neste caso, confinado ao líquido intracelular. Então, Na^+ e Cl^- no exterior da célula e K^+ e solutos orgânicos dentro da célula se comportam como solutos não penetrantes nos dois lados da membrana plasmática.

A osmolaridade do líquido extracelular situa-se normalmente na faixa entre 285 e 300 mOsm (que será arredondada para 300 no restante deste texto, a menos que indicado de outra forma). Como a água pode se difundir através das membranas plasmáticas, a água nos líquidos intracelular e extracelular alcançará o equilíbrio de difusão. No equilíbrio, portanto, as osmolaridades dos líquidos intracelular e extracelular são as mesmas – aproximadamente 300 mOsm. Alterações na osmolaridade extracelular podem causar retração ou intumescimento das células, à medida que as moléculas de água atravessam a membrana plasmática.

Se as células com osmolaridade intracelular de 300 mOsm forem colocadas em uma solução de solutos não penetrantes cuja osmolaridade seja de 300 mOsm, elas não irão intumescer nem contrair, porque as concentrações de água nos líquidos intracelular e extracelular são as mesmas, e os solutos não podem sair nem entrar.

Essas soluções são denominadas **isotônicas** (**Figura 4.19**), significando qualquer solução que não provoque uma mudança no tamanho da célula. As soluções isotônicas têm a mesma concentração de solutos *não penetrantes* que o líquido extracelular normal. Em contraste, as soluções **hipotônicas** têm uma concentração de soluto não penetrante inferior àquela encontrada nas células, portanto, a água se difunde por osmose para dentro das células, causando seu intumescimento. Da mesma forma, soluções contendo mais de 300 mOsm de solutos não penetrantes (soluções **hipertônicas**) provocam retração das células à medida que a água se difunde para fora da célula para o líquido exterior com a menor concentração de água.

A concentração de solutos *não penetrantes* em uma solução, e não a osmolaridade total, determina a sua tonicidade – isotônica, hipotônica ou hipertônica. Por outro lado, os solutos que se difundem facilmente através das bicamadas lipídicas (**solutos penetrantes**) não contribuem para a tonicidade de uma solução, o que se deve ao fato de as concentrações de solutos penetrantes se equilibrarem rapidamente através da membrana.

Outro conjunto de termos – **isosmótico**, **hiposmótico** e **hiperosmótico** – refere-se à osmolaridade de uma solução em relação àquela do líquido extracelular normal, independentemente de o soluto ser penetrante ou não penetrante. Os dois conjuntos de termos não são, portanto, sinônimos. Por exemplo, uma solução de 1 ℓ contendo 150 mOsm de Na^+ e Cl^- não penetrantes e 100 mOsm de ureia, que pode atravessar rapidamente as membranas plasmáticas, teria uma osmolaridade total de 400 mOsm e seria hiperosmótica em relação a uma célula típica. Seria, no entanto, também uma solução isotônica, que não produz alteração no volume de equilíbrio das células imersas nela. Inicialmente, as células colocadas nessa solução iriam se contrair à medida que a água se movesse para o líquido extracelular. A ureia, entretanto, como soluto penetrante, iria se difundir rapidamente para dentro das células e alcançaria a mesma concentração que a ureia na solução extracelular; consequentemente, tanto ambas as soluções logo alcançariam a mesma osmolaridade. No equilíbrio, portanto, não haveria diferença na concentração de água através da membrana e, assim, nenhuma alteração no volume final da célula; este seria o caso mesmo que o líquido extracelular permanecesse hiperosmótico em relação ao valor normal de 300 mOsm. A **Tabela 4.3** fornece uma comparação dos vários termos utilizados para descrever a osmolaridade e a tonicidade das soluções.

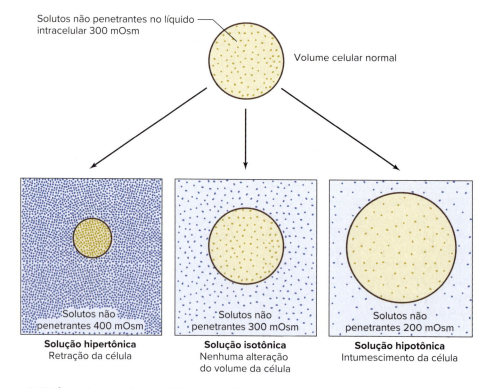

Figura 4.19 Alterações no volume celular produzidas por soluções hipertônicas, isotônicas e hipotônicas.

APLICAÇÃO DO CONCEITO

- O volume sanguíneo precisa ser restaurado em um indivíduo que perdeu grande quantidade de sangue em consequência de séria lesão. Essa reposição é frequentemente obtida pela infusão de solução isotônica de NaCl no sangue. Por que isso é mais resultante do que infundir uma solução isosmótica de um soluto penetrante, como a ureia?

A resposta está disponível no Apêndice A.

TABELA 4.3	Termos que se referem a osmolaridade e tonicidade das soluções.*
Isotônica	Solução que não provoca alteração no volume celular; solução que contém 300 mOsmol/ℓ de solutos não penetrantes, independentemente da concentração existente de solutos penetrantes na membrana
Hipertônica	Solução que provoca retração das células; solução que contém mais de 300 mOsmol/ℓ de solutos não penetrantes, independentemente da concentração existente de solutos penetrantes na membrana
Hipotônica	Solução que provoca intumescimento das células; solução que contém menos de 300 mOsmol/ℓ de solutos não penetrantes, independentemente da concentração existente de solutos penetrantes na membrana
Isosmótica	Solução contendo 300 mOsmol/ℓ de soluto, independentemente de sua composição de solutos penetrantes e não penetrantes na membrana
Hiperosmótica	Uma solução contendo mais de 300 mOsmol/ℓ de solutos, independentemente de sua composição de solutos penetrantes e não penetrantes na membrana
Hiposmótica	Solução contendo menos de 300 mOsmol/ℓ de solutos, independentemente de sua composição de solutos penetrantes e não penetrantes na membrana

*Esses termos são definidos utilizando-se uma osmolaridade intracelular de 300 mOsm como referência, o que está dentro da faixa para as células humanas, mas que não é um número fixo absoluto.

Estude e revise 4.3

- **Osmolaridade:** concentração total de soluto em uma solução; 1 osmol = 1 mol de partículas de soluto; quanto maior a osmolaridade de uma solução, menor a concentração de água
- **Osmose:** difusão de água que atravessa uma membrana por meio de **aquaporinas** (canais de água) de uma região de maior para uma região de menor concentração de água
- **Membrana semipermeável:** membrana permeável à água, mas não a solutos
- A osmose através de uma membrana semipermeável leva ao aumento no volume do compartimento no lado, que inicialmente tinha a osmolaridade mais alta e redução no volume no lado que antes apresentava a osmolaridade mais baixa
- Os compartimentos de líquido intracelular e extracelular normalmente têm a mesma osmolaridade, cerca de 300 mOsm/ℓ
    - Na^+ e Cl^- são os principais solutos não penetrantes (i. e., não podem se difundir livremente através da bicamada lipídica) no líquido extracelular
    - K^+ e vários solutos orgânicos são os principais solutos não penetrantes no líquido intracelular
- **Tonicidade:** medida da capacidade de uma solução de adicionar ou remover água das células devido à osmose
    - Solução **isotônica:** não causa alteração no volume da célula
    - Solução **hipotônica:** causa aumento do volume das células em razão de ter uma concentração de solutos não penetrantes menor do que no interior da célula
    - Solução **hipertônica:** causa contração do volume das células em razão de ter uma concentração de solutos não penetrantes maior do que no interior da célula.

Questão de revisão: O que significa solutos "penetrantes" e "não penetrantes"? Significa que os últimos não podem atravessar uma membrana de forma alguma? (A resposta está disponível no Apêndice A.)

4.4 Endocitose e exocitose

Além da difusão e do transporte mediado, há outra via pela qual as substâncias podem entrar ou sair das células, uma via que não exige que as moléculas passem pela matriz estrutural da membrana plasmática. Quando cortes de células são examinados sob microscopia eletrônica, observam-se regiões da membrana plasmática dobradas para dentro da célula, formando pequenas bolsas que se separam para produzir vesículas intracelulares ligadas à membrana e que encerram um pequeno volume de líquido extracelular. Esse processo é conhecido como **endocitose** (**Figura 4.20**). O processo inverso, a **exocitose**, ocorre quando as vesículas ligadas à membrana no citoplasma se fundem com a membrana plasmática e liberam seu conteúdo para o exterior da célula (ver Figura 4.20).

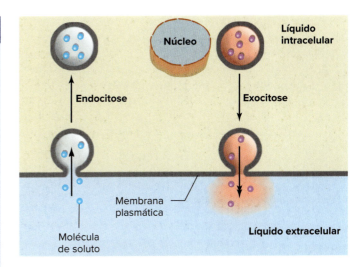

Figura 4.20 Endocitose e exocitose.

Endocitose

Podem ocorrer três tipos comuns de endocitose em uma célula. São eles: pinocitose (quando a célula "bebe"), fagocitose (quando a célula "come") e endocitose mediada por receptores (**Figura 4.21**).

Pinocitose

Na **pinocitose**, também conhecida como **endocitose de líquido**, uma vesícula endocitótica engloba um pequeno volume de líquido extracelular. Esse processo é inespecífico, já que a vesícula simplesmente incorpora a água no líquido extracelular, juntamente a quaisquer solutos que estejam presentes. Esses solutos podem incluir íons, nutrientes ou qualquer outra molécula extracelular pequena. As grandes macromoléculas, outras células e restos celulares normalmente não entram na célula por meio desse processo.

Fagocitose

Na **fagocitose**, as células englobam bactérias ou grandes partículas, como restos celulares de tecidos danificados. Nessa forma de endocitose, extensões da membrana plasmática denominadas pseudópodes se dobram ao redor da superfície da partícula, englobando-a inteiramente. Os pseudópodes, com seu conteúdo incorporado, em seguida, fundem-se em grandes vesículas denominadas **fagossomos**, que são internalizadas na célula. Os fagossomos migram e se fundem com os lisossomos no citoplasma, e o conteúdo dos fagossomos é então degradado por enzimas lisossômicas e outras moléculas. Enquanto a maioria das células sofre pinocitose, apenas alguns tipos especiais de células, como as do sistema imunológico (ver Capítulo 18), realizam a fagocitose.

Endocitose mediada por receptores

Em contraste à pinocitose e à fagocitose, a maioria das células tem a capacidade de captar *especificamente* moléculas que sejam importantes para a função ou a estrutura celular. Na **endocitose mediada por receptores**, determinadas

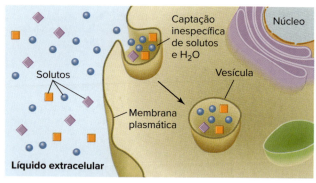

A. Pinocitose (endocitose de líquido)

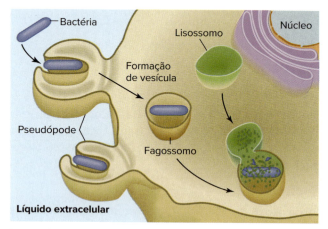

B. Fagocitose

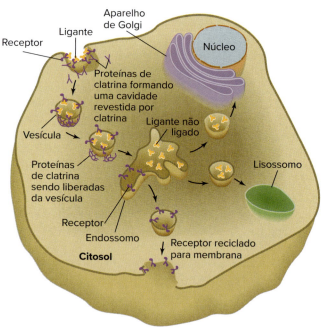

C. Endocitose mediada por receptores

Figura 4.21 Pinocitose, fagocitose e endocitose mediadas por receptor. **A.** Na pinocitose, solutos e água são incorporados de forma não específica à célula a partir do líquido extracelular por meio de vesículas endocitóticas. **B.** Na fagocitose, células especializadas formam extensões da membrana plasmática, chamadas pseudópodes, que incorporam bactérias ou outros objetos grandes, como restos celulares. As vesículas que se formam fundem-se com lisossomos, que contêm enzimas e outras moléculas que destroem o conteúdo da vesícula. **C.** Na endocitose mediada por receptores, uma célula reconhece um ligante extracelular específico que se liga a um receptor de membrana plasmática. A ligação desencadeia a endocitose. No exemplo mostrado aqui, os complexos ligante-receptor são internalizados por meio de vesículas revestidas de clatrina, que se fundem com endossomos (para simplificar, as proteínas adaptadoras não estão ilustradas). Os ligantes podem ser direcionados para o aparelho de Golgi para processamento adicional ou para os lisossomos. Os receptores são tipicamente reciclados para a membrana plasmática.

moléculas no líquido extracelular ligam-se a proteínas específicas na superfície externa da membrana plasmática. Essas proteínas são denominadas **receptores**, e cada uma reconhece um ligante com alta afinidade (ver Seção 3.8 para uma discussão sobre interações ligante-proteína). Em uma forma de endocitose mediada por receptores, o receptor sofre mudança de conformação quando se liga a um ligante. Mediante uma série de etapas, uma proteína citosólica denominada **clatrina** é recrutada para a membrana plasmática. Uma classe de proteínas denominada proteínas adaptadoras liga o complexo ligante-receptor à clatrina. Todo o complexo forma, então, uma estrutura semelhante a uma gaiola, que leva à agregação de receptores ligados a ligantes para o interior de uma região localizada da membrana, formando uma depressão, ou **cavidade revestida de clatrina**, que, em seguida, sofre invaginação e se desprende para formar uma vesícula revestida de clatrina.

Ao localizar os complexos ligante-receptor para pequenas áreas discretas da membrana plasmática antes da endocitose, as células podem obter quantidades concentradas de ligantes sem ter que incorporar grandes quantidades de líquido extracelular a partir de muitos locais diferentes ao longo da membrana. A endocitose mediada por receptores, portanto, leva a uma concentração seletiva, na vesícula endocítica, de um ligante específico ligado a um tipo de receptor.

Uma vez que uma vesícula endocitótica se desprenda da membrana plasmática na endocitose mediada por receptores, o revestimento de clatrina é removido e as proteínas dela são recicladas de volta à membrana. As vesículas, então, têm vários destinos possíveis, dependendo do tipo de célula e do ligante que foi incorporado. Algumas vesículas se fundem com a membrana de uma organela intracelular, adicionando o conteúdo da vesícula ao lúmen dessa organela. Outras vesículas endocitóticas passam através do citoplasma e se fundem à membrana plasmática no lado oposto da célula, liberando seu conteúdo no espaço extracelular. Isso proporciona um caminho para a transferência de grandes moléculas, como as proteínas, através das camadas de células que separam dois compartimentos líquidos no organismo (p. ex., o sangue e o líquido intersticial). Um processo semelhante permite que pequenas quantidades de macromoléculas se movam através do epitélio intestinal.

A maioria das vesículas endocitóticas se funde com uma série de vesículas e elementos tubulares intracelulares conhecidos como endossomos (ver Capítulo 3), que se encontram entre a membrana plasmática e o aparelho de Golgi. Assim como o aparelho de Golgi, os endossomos desempenham uma função de seleção, distribuindo o conteúdo da vesícula e sua membrana para vários locais. Parte do conteúdo das vesículas endocíticas é passada desde os endossomos para o aparelho de Golgi, onde os ligantes são modificados e processados. Outras vesículas se fundem com lisossomos, que são organelas contendo enzimas digestivas que degradam grandes moléculas, como proteínas, polissacarídios e ácidos nucleicos. A fusão das vesículas endossômicas com a membrana lisossômica expõe o conteúdo da vesícula a essas enzimas digestivas. Por fim, em muitos casos, os receptores que foram internalizados com a vesícula são reciclados de volta à membrana plasmática.

Cada episódio de endocitose remove uma pequena porção da membrana a partir da superfície celular. Em células com grande atividade endocítica, mais de 100% da membrana plasmática pode ser internalizada em uma hora, contudo a área de superfície da membrana permanece constante. Isso ocorre porque a membrana é substituída, aproximadamente na mesma proporção, pela membrana da vesícula que se funde com a membrana plasmática durante a *exocitose*. Algumas das proteínas da membrana plasmática levadas para o interior da célula durante a endocitose são armazenadas nas membranas dos endossomos e, ao receberem o sinal apropriado, podem voltar a se fundir com a membrana plasmática durante a exocitose.

Exocitose

A exocitose desempenha duas funções para as células:

- Fornece um modo de repor partes da membrana plasmática removidas pela endocitose e, no processo, também apresenta uma maneira de acrescentar novos componentes da membrana
- Fornece uma rota pela qual moléculas impermeáveis à membrana (como hormônios proteicos) e sintetizadas pela célula podem ser secretadas no líquido extracelular.

Como a célula acondiciona, em vesículas, as substâncias que serão secretadas por exocitose? No Capítulo 3, foram descritos a entrada de proteínas recém-formadas para o lúmen do retículo endoplasmático e o processamento de proteínas através do aparelho de Golgi. Partindo desse último, as proteínas

a serem secretadas viajam para a membrana plasmática em vesículas, a partir das quais elas podem ser liberadas no líquido extracelular por exocitose. Em alguns casos, substâncias entram nas vesículas por meio de transportadores mediados na membrana delas.

A secreção de substâncias por exocitose é desencadeada, na maioria das células, por estímulos que levam a um aumento da concentração de Ca^{2+} citosólico na célula. Como será descrito nos Capítulos 5 e 6, esses estímulos abrem os canais de Ca^{2+} na membrana plasmática e/ou nas membranas das organelas intracelulares. O resultante aumento da concentração citosólica de Ca^{2+} ativa as proteínas necessárias para que a membrana da vesícula se funda com a membrana plasmática e libere o conteúdo da vesícula no líquido extracelular. O material armazenado em vesículas secretoras torna-se disponível para rápida secreção em resposta a um estímulo, sem o atraso que poderia ocorrer caso o material tivesse que ser sintetizado após a chegada desse estímulo.

A exocitose é o mecanismo pelo qual a maioria dos neurônios se intercomunica por meio da liberação de neurotransmissores armazenados em vesículas secretoras que se fundem com a membrana plasmática. É também uma importante maneira pela qual muitos tipos de hormônios são liberados das células endócrinas para o líquido extracelular.

As células que sofrem ativamente exocitose recuperam partes da membrana por um processo denominado endocitose compensatória. Esse processo, cujo mecanismo ainda não foi completamente esclarecido, mas que pode envolver eventos mediados ou não por clatrina, restaura o material da membrana para o citoplasma, que pode se tornar disponível para a formação de novas vesículas secretoras. Ele também ajuda a evitar a expansão descontrolada da membrana plasmática.

Estude e revise 4.4

- **Endocitose:** processo no qual regiões da membrana plasmática invaginam-se e se desprendem para formar vesículas que contêm um pequeno volume de material extracelular
  - **Pinocitose (endocitose de líquido):** as células englobam o líquido extracelular e seus solutos
  - **Fagocitose:** as células englobam bactérias ou outras partículas grandes
  - **Endocitose mediada por receptores: as cavidades revestidas por clatrina** são formadas por desprendimento de regiões da membrana que contêm complexos receptor-ligante
- A maioria das vesículas endocitóticas se funde com **endossomos**, os quais, por sua vez, transferem o conteúdo da vesícula para os **lisossomos**, para digestão por enzimas lisossomais
- **Exocitose:** processo no qual as **vesículas** intracelulares se fundem com a membrana plasmática
  - Uma das funções é acrescentar componentes à membrana plasmática

> **Estude e revise 4.4 — *continuação***
>
> - Outra função é liberar produtos celulares no líquido extracelular.
>
> ***Questão de revisão:*** *Que tipo de molécula em uma célula normalmente exige exocitose para ser secretada? Qual íon-chave é necessário no citosol para que a exocitose ocorra? Que tipos de moléculas não exigiriam exocitose, mas poderiam, em vez disso, deixar a célula de outra forma, como difusão?*
> **(A resposta está disponível no Apêndice A.)**

4.5 Transporte epitelial

Conforme descrito no Capítulo 1, as células epiteliais revestem órgãos ocos ou tubos e regulam a absorção ou secreção de substâncias através deles. Uma das superfícies de uma célula epitelial geralmente é voltada para um espaço vazio ou para um tubo ou câmara preenchidos por líquido, e a membrana plasmática nesse lado é denominada **membrana apical** (também conhecida como membrana luminal) (ver Figuras 1.2 e 3.8). A membrana plasmática na superfície oposta, que comumente é adjacente a uma rede de vasos sanguíneos, repousa sobre uma membrana basal e é designada como **membrana basolateral** (também conhecida como membrana serosa).

As duas vias pelas quais uma substância pode atravessar uma camada de células epiteliais são: (1) a **via paracelular**, na qual ocorre difusão *entre* as células adjacentes do epitélio; e (2) a **via transcelular**, na qual uma substância se move *para dentro* de uma célula epitelial através da membrana apical ou basolateral, difunde-se pelo citosol e sai pela membrana oposta (**Figura 4.22**). A difusão pela via paracelular é limitada pela presença de zônulas de oclusão entre a células adjacentes, porque essas junções formam um selo ao redor da extremidade apical das células epiteliais (ver Capítulo 3). Embora a água e pequenos íons possam se difundir, em certa medida, através das zônulas de oclusão, a quantidade de difusão paracelular é limitada pela rigidez da vedação juncional e pela área relativamente pequena disponível para difusão.

Durante o transporte transcelular, o movimento de moléculas através das membranas plasmáticas das células epiteliais ocorre pelas vias já descritas (difusão e transporte mediado). O transporte e as características de permeabilidade das membranas apical e basolateral não são, no entanto, as mesmas. Essas duas membranas com frequência contêm diferentes canais iônicos e diferentes transportadores para o transporte mediado. Como consequência dessas diferenças, as substâncias podem sofrer um movimento resultante de uma baixa concentração em um lado de um epitélio para uma concentração mais alta no outro lado. Os exemplos incluem a absorção de material do trato gastrintestinal para o sangue; o movimento de substâncias entre os túbulos renais e o sangue durante a formação da urina; e a secreção de íons e água por glândulas, como as glândulas sudoríparas.

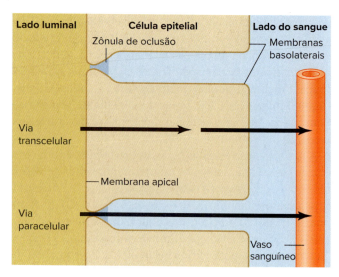

Figura 4.22 As duas principais vias pelas quais a água e os solutos se movem através de um epitélio, mostrados aqui se movendo do lúmen de um tubo ou de uma câmara oca para o sangue.

As **Figuras 4.23** e **4.24** ilustram dois exemplos de transporte ativo através de um epitélio. O Na^+ é transportado ativamente através da maioria dos epitélios, do lúmen para o lado do sangue. Em nosso exemplo, o movimento de Na^+ do lúmen para dentro da célula epitelial ocorre por difusão através dos canais de Na^+ na membrana apical (ver Figura 4.23). O Na^+ se difunde para dentro da célula, visto que a sua concentração intracelular é mantida baixa pelo transporte ativo de Na^+, de volta para fora da célula, através da membrana basolateral no lado oposto, onde estão localizadas todas as bombas Na^+/K^+ ATPase. Em outras palavras, o Na^+ se move, montanha abaixo, para dentro da célula e, depois, montanha acima, para fora dela. O resultado é que o Na^+ pode ser movido pela via transcelular de uma concentração mais baixa para uma concentração mais alta através do epitélio.

A Figura 4.24 ilustra a absorção ativa de moléculas orgânicas através de um epitélio, novamente por uma via transcelular. Nesse caso, a entrada de uma molécula orgânica X através da membrana plasmática apical ocorre por meio de um transportador ativo secundário ligado ao movimento de Na^+ para dentro da célula, montanha abaixo.

Nesse processo, a molécula X se move de uma concentração mais baixa no líquido luminal para uma concentração mais alta na célula. A substância sai através da membrana basolateral por difusão facilitada, que move o material de sua concentração mais alta dentro da célula para uma concentração mais baixa no líquido extracelular, no lado do sangue. A concentração da substância pode ser consideravelmente maior no lado sanguíneo do que no lúmen, porque a concentração no lado da corrente sanguínea pode se aproximar do equilíbrio com a concentração intracelular elevada criada pela etapa de entrada na membrana apical.

Embora a água não seja transportada ativamente através das membranas celulares, o movimento resultante dela através de um epitélio pode ocorrer por osmose como resultado do

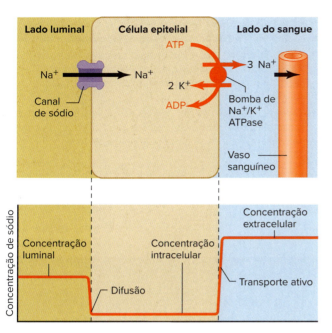

Figura 4.23 Transporte ativo de Na⁺ através de uma célula epitelial. O transporte transepitelial de Na⁺ sempre envolve o transporte ativo primário para fora da célula através de uma das membranas plasmáticas, tipicamente por meio de uma bomba Na⁺/K⁺ ATPase, como mostrado aqui. O movimento de Na⁺ para dentro da célula através da membrana plasmática no lado oposto é sempre montanha abaixo. Algumas vezes, como neste exemplo, ele ocorre por difusão através dos canais de Na⁺, enquanto, em outros epitélios, esse movimento se dá por meio de um transportador ativo secundário. Abaixo da célula, a figura mostra o perfil de concentração do soluto transportado através do epitélio.

APLICAÇÃO DO CONCEITO

- O que aconteceria nessa situação se houvesse uma redução significativa no suprimento de ATP da célula?

A resposta está disponível no Apêndice A.

transporte ativo de solutos, principalmente Na⁺, através do epitélio. O transporte ativo de Na⁺, conforme descrito anteriormente, resulta em diminuição da concentração de Na⁺ em um lado de uma camada epitelial (o lado luminal em nosso exemplo) e em elevação da concentração no outro. Essas mudanças na concentração de solutos são acompanhadas por alterações na concentração de água nos dois lados, pois uma mudança na concentração de soluto, como visto, produz uma alteração na concentração de água. A diferença de concentração de água causará o movimento de água por osmose do lado do epitélio com baixo nível de Na⁺ para o lado com alto nível de Na⁺ (**Figura 4.25**). O movimento resultante do soluto através de um epitélio é portanto, acompanhado por um fluxo de água na mesma direção. Como será visto no Capítulo 14, esse é um importante mecanismo pelo qual as células epiteliais dos rins absorvem água da urina de volta para o sangue. É também a principal maneira pela qual a água é absorvida desde o intestino para o sangue (ver Capítulo 15).

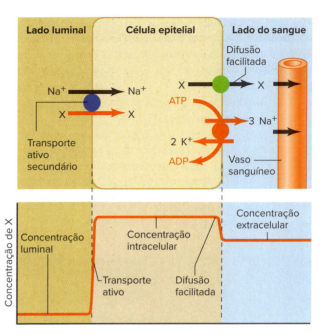

Figura 4.24 O transporte transepitelial da maioria dos solutos orgânicos (ou X) envolve seu movimento para dentro da célula por meio de um transporte ativo secundário impulsionado pelo fluxo de Na⁺ montanha abaixo. A substância orgânica se move, em seguida, para fora da célula, no lado do sangue, a favor de um gradiente de concentração por meio de difusão facilitada. Abaixo da célula, a figura mostra o perfil de concentração do soluto transportado através do epitélio.

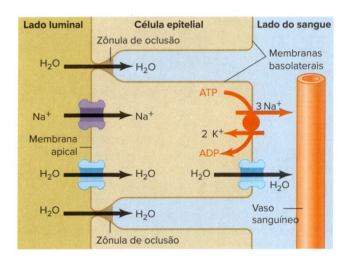

Figura 4.25 Os movimentos resultantes da água através de um epitélio são dependentes dos movimentos resultantes do soluto. O transporte ativo de Na⁺ através das células e para dentro dos espaços intersticiais circundantes produz osmolaridade elevada nessa região e redução da osmolaridade no lúmen. Isso leva ao fluxo osmótico de água através do epitélio na mesma direção do movimento resultante do soluto. A água se difunde através das aquaporinas na membrana (via transcelular) e das zônulas de oclusão entre as células epiteliais (via paracelular).

APLICAÇÃO DO CONCEITO: princípio geral da fisiologia

- Um princípio geral da fisiologia estabelece que a estrutura é um determinante da função e coevoluiu com ela. Que características das células epiteliais mostradas nesta figura sustentam a esse princípio?

A resposta está disponível no Apêndice A.

Estude e revise 4.5

- **Via paracelular:** movimento de moléculas através de um epitélio por meio dos espaços e zônulas de oclusão entre as células epiteliais
- **Via transcelular:** movimento de moléculas através de um epitélio por meio da célula
  - Primeiramente, as moléculas se movem para dentro da célula através da **membrana apical** (lado voltado para o lúmen), através do citoplasma e, depois, para fora através da **membrana basolateral** (lado da membrana basal), ou o inverso

Estude e revise 4.5 — *continuação*

- As propriedades das membranas plasmáticas apicais e basolaterais diferem entre si, possibilitando o transporte ativo de uma substância em uma determinada direção através do epitélio
- O transporte ativo de Na^+ através de um epitélio aumenta a osmolaridade em um lado da célula e a diminui no outro, fazendo que a água se mova por osmose na mesma direção do Na^+ transportado.

Questão de revisão: Que propriedades das células epiteliais as tornam uma barreira ideal para separar duas regiões uma da outra? (*A resposta está disponível no Apêndice A.*)

CAPÍTULO 4

Estudo de caso clínico
Maratonista novata sofre colapso após uma corrida

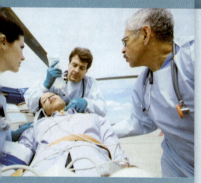
Comstock Images/Getty Images

Uma mulher de 22 anos, pesando 46,4 kg, que ocasionalmente competia em corridas de curta distância decidiu competir a sua primeira maratona. Ela estava com boa saúde, mas era completamente inexperiente em corridas de longa distância. Durante a hora anterior à corrida, a mulher bebeu 1,2 ℓ de água (aproximadamente duas garrafas de 600 mℓ), prevendo a perda de água que ela esperava que ocorresse devido à transpiração nas próximas horas. A corrida aconteceu em um dia excepcionalmente frio em abril. À medida em que corria, ela teve o cuidado de beber um copo de água (cerca de 200 mℓ) em cada estação, aproximadamente a cada 1,6 km ao longo do percurso. Sendo uma novata em competições de maratonas, ela já havia corrido durante 3 horas, na marca de 32 km, e estava começando a se sentir extremamente fatigada. Logo depois, começou a apresentar cãibras nos músculos da perna. Acreditando que estava perdendo líquido em excesso, parou por um momento em uma estação de água e bebeu vários copos; em seguida, continuou. Depois de outros 3,2 km, consumiu uma garrafa inteira de água de 600 mℓ; 1,6 km adiante, começou a se sentir confusa e desorientada e desenvolveu uma cefaleia. Nesse momento, entrou em pânico por perceber que não terminaria a corrida; mesmo não sentindo sede, ela bebeu mais uma garrafa de água. Vinte minutos depois, ela desmaiou, perdeu a consciência e foi levada de ambulância para um hospital local. Foi diagnosticada com **hiponatremia associada ao exercício (HAE)**, uma condição na qual a concentração sanguínea de Na^+ cai para níveis perigosamente baixos (no caso dessa mulher, para 115 mM; ver Tabela 4.1 para comparação).

Reflita e revise 1

- Qual o volume total de água que a mulher consumiu antes e durante a corrida? Como esse volume pode ser comparado com uma estimativa do volume total de líquido extracelular em uma mulher de 46,4 kg? (Ver Figura 1.3 para ajuda.)

Para os médicos que a trataram, ficou evidente o que causou a HAE. Quando nos exercitamos, a transpiração nos ajuda a resfriar o corpo. O suor é uma solução diluída de vários íons, sobretudo Na^+ (sendo Cl^- e K^+ os outros íons principais). O resultado da sudorese excessiva é a ocorrência de uma depleção da quantidade total de água e de Na^+ no corpo. Nossa paciente estava se exercitando muito vigorosamente e por um período muito longo, mas, devido ao clima frio, não estava perdendo tanto líquido quanto havia previsto. Ela sabia que deveria se atentar quanto ao potencial de perda de líquido, mas não estava ciente de que consumir água pura nessas quantidades poderia diluir significativamente seus líquidos corporais.

Reflita e revise 2

- Que efeito uma mudança na osmolaridade extracelular poderia ter sobre o movimento da água através das membranas celulares (você pode supor que as osmolaridades do plasma e do líquido intersticial são as mesmas)?

À medida que a concentração de Na^+ no seu líquido extracelular diminuiu, o gradiente eletroquímico para o Na^+ através das células – incluindo as células musculares e cerebrais – também diminuiu como consequência. Como você irá aprender em detalhes nos Capítulos 6 e 9, o gradiente eletroquímico para o Na^+ é parte do processo que regula a função do músculo esquelético e das células cerebrais. Como resultado da ruptura desse gradiente, os músculos e neurônios dessa paciente começaram a sofrer disfunção, explicando, em parte, as cãibras e a confusão mental.

Além disso, no entanto, com base na Figura 4.19, lembre-se do que acontece com as células quando há alteração nas concentrações de solutos não penetrantes através da membrana celular. À medida que o líquido extracelular de nossa paciente se tornou mais diluído do que o intracelular, a água se moveu, por osmose, para dentro das células. Muitos tipos de células, incluindo as do cérebro, são seriamente danificadas quando se intumescem devido

Capítulo 4 Movimento de Solutos e Água Através das Membranas Celulares

ao influxo de água. Esse intumescimento é ainda pior no cérebro do que em qualquer outra parte do corpo, visto que não há espaço para que ele se expanda dentro do crânio. Conforme as células cerebrais se intumescem, a pressão do líquido aumenta, comprimindo os vasos sanguíneos e restringindo o fluxo de sangue. Quando este é reduzido, os níveis de oxigênio e nutrientes diminuem e os produtos da degradação metabólica se acumulam, contribuindo ainda mais para a disfunção das células cerebrais. Assim, a combinação do influxo de água, do aumento da pressão e das alterações no gradiente eletroquímico de Na$^+$ contribuem para os distúrbios mentais e a subsequente perda de consciência dessa paciente.

Em sua opinião, qual seria a maneira apropriada de tratar a HAE? Lembre-se de que a paciente não está desidratada. De fato, um dos melhores preditores de HAE em pacientes como a nossa é o *ganho* de peso durante uma maratona; esses indivíduos, na verdade, apresentam maior peso no final de uma corrida do que no início devido à quantidade de água que ingerem! O tratamento consiste na infusão intravenosa de uma solução isotônica de NaCl para normalizar os níveis totais de Na$^+$ nos líquidos corporais. Ao mesmo tempo, porém, o volume do líquido extracelular deve ser reduzido com um diurético (medicamento que aumenta a quantidade de água excretada na urina). Além disso, os pacientes também podem receber medicamentos para prevenir ou interromper as convulsões. Como você aprenderá nos Capítulos 6 e 8, uma convulsão consiste em atividade elétrica descontrolada e desregulada dos neurônios; uma causa potencial de convulsão é um grande desequilíbrio nas concentrações extracelulares de íons no cérebro. No caso de nossa paciente, a restauração gradual de uma concentração normal de Na$^+$ foi suficiente para salvar sua vida, entretanto foi necessário um monitoramento cuidadoso de sua evolução ao longo de uma permanência de 24 horas.

Ver o Capítulo 19 para estudos de casos clínicos completos e integrados.

TERMOS-CHAVE E TERMOS CLÍNICOS

4.1 Difusão

Canais iônicos
Canais iônicos dependentes de voltagem
Canais iônicos regulados mecanicamente
Canais iônicos regulados por ligantes
Difusão simples
Equilíbrio de difusão

Fluxo
Fluxo resultante
Gradiente eletroquímico
Mecanismo de comporta do canal
Potencial de membrana
Primeira lei da difusão de Fick

4.2 Sistema de transporte mediado

Bomba de Na$^+$/K$^+$ ATPase
Contratransporte
Cotransporte
Difusão facilitada
Transportadores

Transporte ativo
Transporte ativo primário
Transporte ativo secundário
Transporte mediado

4.3 Osmose

Aquaporinas
Hiperosmótica
Hipertônica
Hiposmótica
Hipotônica
Isosmótica
Isotônica

Membrana semipermeável
Osmol
Osmolaridade
Osmose
Pressão osmótica
Solutos não penetrantes
Solutos penetrantes

4.4 Endocitose e exocitose

Clatrina
Cavidade revestida por clatrina
Endocitose
Endocitose de líquido
Endocitose mediada por receptores

Exocitose
Fagocitose
Fagossomos
Pinocitose
Receptores

4.5 Transporte epitelial

Membrana apical
Membrana basolateral

Via paracelular
Via transcelular

Estudo de caso clínico

Hiponatremia associada ao exercício (HAE)

130   Vander | Fisiologia Humana

QUESTÕES DE AVALIAÇÃO | *Relembre e compreenda*

Essas questões testam sua capacidade de recordar detalhes importantes abordados neste capítulo. Elas também ajudam a prepará-lo para o tipo de perguntas encontradas em exames padronizados.

1. Quais propriedades são características dos canais iônicos?
   a. Em geral, consistem em lipídios.
   b. Existem em um lado da membrana plasmática, geralmente o lado intracelular.
   c. Podem abrir e fechar, dependendo da existência de um dos três tipos de "comportas".
   d. Possibilitam o movimento de íons contra gradientes eletroquímicos.
   e. Medeiam a difusão facilitada.

2. Qual dos seguintes processos *não* exige, direta ou indiretamente, uma fonte de energia?
   a. Transporte ativo primário.
   b. Operação da bomba Na^+/K^+ ATPase.
   c. Mecanismo utilizado pelas células para produzir um gradiente de íons cálcio através da membrana plasmática.
   d. Transporte facilitado da glicose através da membrana plasmática.
   e. Transporte ativo secundário.

3. Se uma pequena quantidade de ureia fosse adicionada a uma solução salina isosmótica contendo células, qual seria o resultado?
   a. As células se contrairiam e permaneceriam assim.
   b. As células iriam se contrair inicialmente, mas seu volume normal seria restaurado depois de um breve período.
   c. As células iriam se intumescer e permaneceriam assim.
   d. As células inicialmente iriam se intumescer, mas seu volume normal seria restaurado depois de um breve período.
   e. A ureia não teria efeito, nem mesmo transitoriamente.

4. Qual(is) das afirmativas a seguir é(são) verdadeira(s) quanto às células epiteliais?
   a. Elas somente podem mover moléculas sem carga através de suas superfícies.
   b. Podem desempenhar funções segregadas nas superfícies apical (luminal) e basolateral.
   c. Não conseguem formar zônulas de oclusão.
   d. Dependem da atividade das bombas Na^+/K^+ ATPase para grande parte de suas funções de transporte.
   e. Tanto a afirmativa *b* quanto a afirmativa *d* estão corretas.

5. Qual dessas afirmativas é *incorreta*?
   a. A difusão de um soluto através de uma membrana é consideravelmente mais rápida do que a difusão do mesmo soluto através de uma camada de água de igual espessura.
   b. Um único íon, como o K^+, pode se difundir através de mais de um tipo de canal.
   c. Os solutos lipossolúveis difundem-se mais facilmente através da bicamada fosfolipídica de uma membrana plasmática do que os solutos hidrossolúveis.
   d. A taxa de difusão facilitada de um soluto é limitada pelo número de transportadores na membrana em um determinado momento.
   e. Um exemplo comum de cotransporte é aquele de um íon e uma molécula orgânica.

6. Ao se considerar a difusão de íons através de um canal iônico, que força(s) motriz(es) deve(m) ser considerada(s)?
   a. O gradiente de concentração iônica.
   b. O gradiente elétrico.
   c. A osmose.
   d. A difusão facilitada.
   e. As alternativas *a* e *b*.

7. A diferença entre os fluxos de um soluto que se movem em direções opostas é _____.

8. No(a) _____, as vesículas delimitadas por membrana no citosol de uma célula fundem-se com a membrana plasmática e liberam o seu conteúdo no líquido extracelular.

9. Os canais pelos quais a água atravessa as membranas plasmáticas são denominados _____.

10. _____ é o nome que descreve o processo pelo qual a glicose se move através de uma membrana plasmática.

As respostas estão no Apêndice A.

QUESTÕES DE AVALIAÇÃO | *Aplique, analise e avalie*

Essas questões, elaboradas para serem desafiadoras, exigem que você integre os conceitos abordados neste capítulo para que seja capaz de tirar suas próprias conclusões. Inicialmente, tente responder às perguntas sem utilizar as dicas fornecidas; então, caso tenha alguma dificuldade, consulte as figuras ou seções sugeridas nas dicas.

1. Em dois casos (A e B), as concentrações do soluto X em dois compartimentos de 1 ℓ, separados por uma membrana através da qual X pode se difundir são:

Concentração de X (mM)

Caso	Compartimento 1	Compartimento 2
A	3	5
B	32	30

   a. Em que sentido ocorrerá o fluxo resultante de X no caso A e no caso B?
   b. Quando o equilíbrio de difusão for atingido, qual será a concentração de soluto em cada compartimento no caso A e no caso B?
   c. Irá A atingir o equilíbrio de difusão mais rapidamente, mais lentamente ou na mesma taxa que B? *Dica:* consulte as Figuras 4.1 a 4.3.

2. Se um transportador que medeia o transporte ativo de uma substância tem menor afinidade pela substância transportada na superfície extracelular da membrana plasmática do que na superfície intracelular, em que sentido ocorrerá o transporte resultante da substância através da membrana? *Dica:* consulte a Figura 4.11 e suponha que a taxa de mudança de conformação do transportador seja a mesma em ambos os sentidos.

3. Por que a inibição da síntese de ATP por uma célula eventualmente levaria à redução e, em última análise, à cessação do transporte ativo secundário? *Dica:* consulte as Figuras 4.11 e 4.13 para um lembrete sobre o transporte ativo primário.

4. Dadas as seguintes soluções, qual delas tem a menor concentração de água? Quais duas têm a mesma osmolaridade? *Dica:* consulte as Figuras 4.16 e 4.17.

Concentração de soluto (mM)

Solução	Glicose	Ureia	NaCl	$CaCl_2$
A	20	30	150	10
B	10	100	20	50
C	100	200	10	20
D	30	10	60	100

5. Suponha que uma membrana que separa dois compartimentos seja permeável à ureia, mas não permeável ao NaCl. Se o compartimento 1 contém 200 mmol/ℓ de NaCl e 100 mmol/ℓ de ureia e o compartimento 2 contém 100 mmol/ℓ de NaCl e 300 mmol/ℓ de ureia, qual compartimento terá o seu volume aumentado quando o equilíbrio osmótico for alcançado? *Dica:* consulte a Figura 4.19 e a Tabela 4.3.

Capítulo 4 Movimento de Solutos e Água Através das Membranas Celulares · 131

6. O que acontecerá com o volume de uma célula se ela for colocada em cada uma das seguintes soluções? *Dica:* consulte a Figura 4.19 e a Tabela 4.3.

Concentração de X (mM)

Solução	NaCl (não penetrante)	Ureia (penetrante)
A	150	100
B	100	150
C	200	100
D	100	50

7. Caracterize cada uma das soluções da questão 6 como isotônica, hipotônica, hipertônica, isosmótica, hiposmótica ou hiperosmótica. *Dica:* consulte a Tabela 4.3.

8. Por meio de qual mecanismo um aumento na concentração intracelular de Na^+ pode levar a aumento na exocitose? *Dica:* consulte a Figura 4.15.

As respostas estão no Apêndice A.

QUESTÕES DE AVALIAÇÃO | *Avaliação dos princípios gerais*

Essas questões reforçam o tema fundamental introduzido no Capítulo 1, segundo o qual os princípios gerais de fisiologia podem ser aplicados a todos os níveis de organização e a todos os sistemas orgânicos.

1. Como as informações apresentadas nas Figuras 4.8 a 4.10 e 4.17 ilustram o princípio geral de que *a homeostase é essencial para a saúde e a sobrevivência*?

2. Forneça dois exemplos deste capítulo que ilustrem o princípio geral segundo o qual *uma troca controlada de materiais ocorre entre compartimentos e através das membranas celulares.*

3. Um outro princípio geral afirma que *os processos fisiológicos são determinados pelas leis da química e da física.* Como isso se relaciona com o movimento de solutos através das bicamadas lipídicas e sua dependência de gradientes eletroquímicos? Como o calor está relacionado com o movimento dos solutos?

As respostas estão no Apêndice A.

CAPÍTULO

5

Sinalização Celular na Fisiologia

5.1 Receptores

5.2 Vias de transdução de sinal

Estudo de caso clínico do Capítulo 5

Você aprendeu, no Capítulo 1, como os sistemas de controle homeostático ajudam a manter um equilíbrio normal do ambiente corporal interno. A operação dos sistemas de controle requer que as células sejam capazes de se comunicarem umas com as outras, muitas vezes em longas distâncias. Grande parte dessa comunicação intercelular é mediada por mensageiros químicos. Este capítulo descreve como esses mensageiros interagem com suas células-alvo e como essas interações desencadeiam sinais intracelulares que levam à resposta celular. Ao longo dele, você deve distinguir cuidadosamente a comunicação e os mensageiros químicos *inter*celulares (entre células) e *intra*celulares (dentro de uma célula). O material deste capítulo fornecerá uma base para a compreensão de como os sistemas nervoso, endócrino e outros sistemas orgânicos funcionam. Antes de começar, você deve revisar o material abordado no Capítulo 3 para obter uma base de conhecimento acerca das interações ligante-proteína.

O material deste capítulo ilustra o princípio geral da fisiologia de que o fluxo de informações entre células, tecidos e órgãos é uma característica essencial da homeostase e possibilita a integração de processos fisiológicos. Esses inúmeros e variados processos serão abordados em detalhes a partir do Capítulo 6 e continuarão ao longo do livro, mas os mecanismos de fluxo de informação que ligam diferentes estruturas e processos compartilham muitas características, conforme será descrito a seguir. ■

5.1 Receptores

No Capítulo 1, você aprendeu que várias classes de mensageiros químicos conseguem comunicar um sinal de uma célula para outra. Esses mensageiros incluem moléculas liberadas a partir de neurônios ou células próximas, que podem atingir e agir rapidamente na célula-alvo devido às curtas distâncias que o sinal deve percorrer. Outros mensageiros, como os hormônios, comunicam-se por distâncias maiores e, em alguns casos, mais lentamente. Seja qual for o mensageiro químico, no entanto, a célula que recebe o sinal precisa ter um modo de detectar a presença do sinal. Assim que uma célula o detecta, é necessário um mecanismo para traduzi-lo em uma resposta fisiologicamente significativa, como a resposta de divisão celular para o envio de sinais que promovam o crescimento.

O primeiro passo na ação de qualquer mensageiro químico intercelular é a ligação do mensageiro a proteínas específicas da célula-alvo conhecidas como **receptores** (ou proteínas receptoras). Na linguagem geral do Capítulo 3, um mensageiro químico é um ligante, e o receptor tem um local de ligação para esse ligante. A ligação de um mensageiro a um receptor altera a conformação (estrutura terciária; ver Figura 2.16) do receptor, ativando-o. Isso desencadeia uma sequência de eventos na célula, levando à resposta àquele mensageiro, um processo denominado **transdução de sinal**. O "sinal" é a ativação do receptor, e a "transdução" denota o processo pelo qual um estímulo é transformado em resposta. Nesta seção, consideramos características gerais comuns a muitos receptores, descrevemos interações entre receptores e seus ligantes e fornecemos alguns exemplos de como os receptores são regulados.

Tipos de receptores

Qual é a natureza dos receptores que se ligam aos mensageiros químicos intercelulares? Eles são proteínas ou glicoproteínas localizadas na membrana plasmática da célula ou no interior dela, seja no citosol ou no núcleo. A membrana plasmática é a localização muito mais comum, porque muitos mensageiros são hidrossolúveis, portanto, não podem se difundir através da membrana plasmática rica em lipídios (hidrofóbica). Em contraste, um número muito menor de mensageiros lipossolúveis se difunde através das membranas para se ligarem aos seus receptores localizados no interior da célula.

Receptores da membrana plasmática

Um receptor de membrana plasmática característico é ilustrado na **Figura 5.1A**. Os receptores da membrana plasmática são proteínas transmembranares, ou seja, abrangem a espessura total da membrana. Assim como outras proteínas transmembranares, um receptor de membrana plasmática possui segmentos hidrofóbicos dentro da membrana, um ou mais segmentos hidrofílicos que se estendem da membrana para o líquido extracelular e outros segmentos hidrofílicos que se estendem para o líquido intracelular. Os mensageiros químicos que chegam se ligam às partes extracelulares do receptor; as regiões intracelulares do receptor estão envolvidas em eventos de transdução de sinal.

Receptores intracelulares

Em contraste, os receptores intracelulares não estão localizados nas membranas, mas estão presentes no citosol ou no núcleo da célula e possuem uma estrutura muito diferente (**Figura 5.1B**). À semelhança com os receptores da membrana plasmática, no entanto, apresentam um segmento que se liga ao mensageiro e outros segmentos que atuam como locais regulatórios. Além disso, contêm um segmento que se liga ao DNA, diferentemente dos receptores da membrana plasmática. Essa é uma distinção-chave entre os dois tipos gerais de receptores: os da membrana plasmática podem traduzir sinais sem interagir com o DNA, enquanto todos os intracelulares traduzem sinais por meio de interações com genes.

Interações entre receptores e ligantes

Existem quatro características principais que definem as interações entre os receptores e seus ligantes: especificidade, afinidade, saturação e competição.

Especificidade

A ligação de um mensageiro químico ao seu receptor inicia os eventos que levam à resposta da célula. A existência de receptores explica uma característica muito importante da comunicação intercelular: a **especificidade** (ver **Tabela 5.1** para um glossário de termos relativos a receptores). Conforme descrito no Capítulo 3 (ver Figuras 3.25 e 3.26), uma determinada proteína liga-se a um ligante específico, e não a outros, se seu local de ligação para esse ligante for específico. Geralmente, é o caso de mensageiros químicos e seus receptores. Assim, embora um determinado mensageiro químico possa entrar em contato com muitas células diferentes, ele influencia certos tipos celulares e não outros. Isso ocorre porque as células diferem em relação aos tipos de receptores que elas possuem. Apenas determinados tipos de célula – às vezes apenas um – expressam o receptor específico necessário para ligar um dado mensageiro químico (**Figura 5.2**).

No caso, no entanto, onde muitos diferentes tipos de células contêm receptores para o mesmo mensageiro, as respostas dos vários tipos de células a esse mensageiro podem diferir umas das outras. Por exemplo, o neurotransmissor norepinefrina faz com que as células musculares do coração contraiam-se mais rapidamente, mas, por meio do mesmo tipo de receptor, a epinefrina regula determinados aspectos do comportamento agindo nos neurônios do cérebro. Em essência, então, o receptor funciona como um interruptor molecular que provoca a resposta da célula quando "ligada" pelo mensageiro que a ela se liga. Assim como tipos idênticos de interruptores podem ser utilizados para acender uma luz ou ligar um rádio, um único tipo de receptor pode ser utilizado para produzir diferentes respostas ao mesmo mensageiro químico em diferentes tipos de células.

Afinidade

As três características gerais restantes das interações entre ligante e receptor estão resumidas na **Figura 5.3**. O grau de ligação de um mensageiro particular ao seu receptor é determinado pela **afinidade** do receptor ao mensageiro. Um receptor com alta afinidade se ligará em menores concentrações

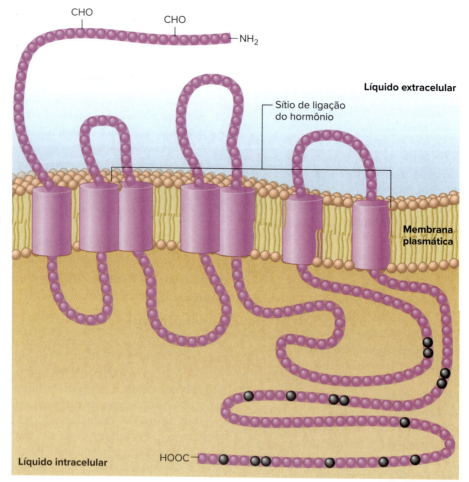

A. Receptor transmembrana para um hormônio

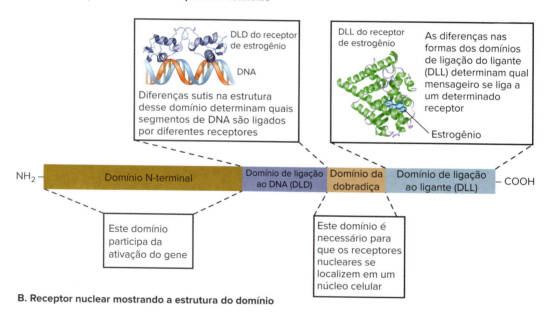

B. Receptor nuclear mostrando a estrutura do domínio

Figura 5.1 As duas principais classes de receptores para mensageiros químicos. **A.** Estrutura de um típico receptor transmembrana. Os sete agrupamentos de aminoácidos incorporados à bicamada fosfolipídica representam porções hidrofóbicas da alfa-hélice da proteína (ilustrada aqui como cilindros). Observe que o sítio de ligação para o hormônio inclui vários dos segmentos que se estendem para o líquido extracelular. As porções dos segmentos extracelulares podem estar ligadas a carboidratos (CHO). Os aminoácidos indicados por círculos pretos representam alguns dos locais nos quais as enzimas intracelulares podem fosforilar e, assim, regular o receptor. **B.** Representação esquemática das características estruturais de um típico receptor nuclear. As estruturas reais para segmentos desses receptores são conhecidas e ilustradas aqui para o receptor de estrogênio humano (um hormônio esteroide). (*Nota:* os segmentos de proteínas – incluindo os de receptores nucleares – que desempenham funções diferentes são conhecidos como "domínios".)

TABELA 5.1	Glossário de termos relativos aos receptores.
Receptor (proteína receptora)	Uma proteína específica na membrana plasmática ou no interior de uma célula-alvo à qual um mensageiro químico se liga, evocando uma resposta biologicamente relevante nessa célula
Especificidade	A capacidade de ligação de um receptor a apenas um tipo ou um número limitado de tipos de mensageiros químicos estruturalmente relacionados. Apenas as células que expressam o receptor correto podem se ligar a um mensageiro específico
Saturação	O grau de ocupação dos receptores pelos mensageiros. Se todos estiverem ocupados, os receptores estarão plenamente saturados; se metade deles estiver ocupada, a saturação é de 50% e assim por diante
Afinidade	A força com que um mensageiro químico se liga ao seu receptor
Competição	A capacidade de diferentes moléculas em competirem com um ligante para ligação ao seu receptor. Os competidores têm, geralmente, estruturas semelhantes às do ligante natural
Antagonista	Uma molécula que compete com um ligante pela ligação ao seu receptor, mas não ativa a sinalização normalmente associada ao ligante natural. Um antagonista impede, portanto, as ações do ligante natural. Determinados tipos de anti-histamínicos são exemplos de antagonistas
Agonista	Um mensageiro químico que se liga a um receptor e desencadeia a resposta celular; refere-se frequentemente a um fármaco que mimetiza uma ação normal do mensageiro. Alguns descongestionantes são exemplos de agonistas
Infrarregulação	Redução no número total de receptores de células-alvo para um determinado mensageiro; pode ocorrer em resposta à concentração extracelular cronicamente elevada do mensageiro
Suprarregulação	Aumento no número total de receptores de células-alvo para um determinado mensageiro; pode ocorrer em resposta a uma concentração extracelular cronicamente baixa do mensageiro
Sensibilidade aumentada	Aumento da capacidade de resposta de uma célula-alvo para um determinado mensageiro; pode resultar da suprarregulação dos receptores

de um mensageiro se comparado a um receptor de baixa afinidade (ver Figura 3.33). Diferenças na afinidade de receptores para seus ligantes têm implicações importantes para o uso de fármacos terapêuticos no tratamento da doença; receptores com alta afinidade para um ligante necessitam muito menos do ligante (i. e., uma dose menor) para se tornarem ativados.

Saturação

O fenômeno da **saturação** do receptor foi descrito no Capítulo 3 para ligação de ligantes aos sítios de ligação nas proteínas e é totalmente aplicável aqui (ver Figura 5.3). A resposta de

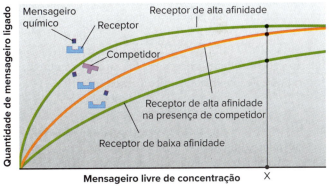

Figura 5.3 Características da ligação dos receptores aos mensageiros. Os receptores com alta afinidade terão mais mensageiro ligado em uma determinada concentração de mensageiro (p. ex., concentração X). A presença de um competidor diminuirá a quantidade do mensageiro ligado até que, em concentrações muito altas, os receptores se tornem saturados com o mensageiro e não consigam se ligar a qualquer mensageiro adicional. Observe, na ilustração, que o receptor de baixa afinidade neste caso tem uma forma ligeiramente diferente em sua região de ligação ao ligante em comparação com o receptor de alta afinidade, o que o torna menos capaz de se ligar ao mensageiro. Note, também, a semelhança em partes dos formatos do mensageiro natural e seu competidor.

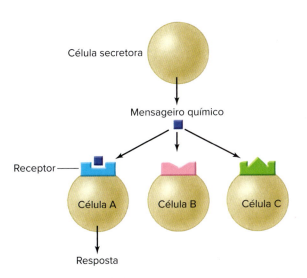

Figura 5.2 Especificidade dos receptores para os mensageiros químicos. Apenas a célula A possui o receptor apropriado para esse mensageiro químico, portanto é a única entre o grupo a ser célula-alvo para o mensageiro.

> **APLICAÇÃO DO CONCEITO: princípio geral da fisiologia**
>
> ■ O princípio geral da fisiologia de que a estrutura é um determinante da função – e coevoluiu com ela – pode ser considerado nos níveis molecular, celular e orgânico. Como esse princípio é ilustrado pela ligação dos mensageiros aos seus receptores?
>
> *A resposta está disponível no Apêndice A.*

uma célula a um mensageiro aumenta à medida que a concentração extracelular do mensageiro se eleva, porque o número de receptores ocupados por moléculas mensageiras aumenta. Há um limite superior para essa capacidade de resposta, no entanto, uma vez que apenas um número finito de receptores está disponível e, em algum momento, eles se tronam totalmente saturados.

Competição

A **competição** refere-se à capacidade de uma molécula para competir com um ligante natural pela ligação ao seu receptor. Ela normalmente ocorre com mensageiros que possuem similaridade em parte de suas estruturas, e também é subjacente à ação de muitos fármacos (ver Figura 5.3). Se os pesquisadores ou médicos desejarem interferir na ação de um determinado mensageiro, eles podem administrar moléculas competitivas que são estruturalmente similares o suficiente aos mensageiros endógenos para se ligarem aos receptores para aquele mensageiro. As moléculas competitivas, no entanto, são suficientemente diferentes em estrutura em relação ao ligante nativo, de modo que, embora se liguem ao receptor, não podem ativá-lo. Isso bloqueia a ligação do mensageiro endógeno, contudo não induz a transdução de sinal ou desencadeia a resposta da célula.

O termo geral para um composto que bloqueia a ação de um mensageiro químico é **antagonista**; quando um antagonista atua competindo com um mensageiro químico pelo seu local de ligação, é conhecido como um antagonista competitivo. Um exemplo é um tipo de fármaco denominado ***bloqueador do receptor beta-adrenérgico*** (também chamado de betabloqueador), que às vezes é utilizado no tratamento da hipertensão e outras doenças. Os betabloqueadores competem com a epinefrina e a norepinefrina na ligação a um de seus receptores – o receptor beta-adrenérgico. Como uma das funções normais da epinefrina e da norepinefrina é aumentar a pressão arterial (ver Capítulo 12), os betabloqueadores tendem a diminuí-la, agindo como antagonistas competitivos. Os ***anti-histamínicos*** são outros exemplos de antagonistas e são úteis no tratamento de sintomas alérgicos causados pelo excesso de secreção de histamina por células conhecidas como mastócitos (ver Capítulo 18). Determinados anti-histamínicos são antagonistas competitivos que bloqueiam a ligação da histamina aos seus receptores nos mastócitos e impedem o desencadeamento de uma resposta alérgica.

Por outro lado, alguns fármacos que competem com ligantes naturais por um tipo específico de receptor o ativam e desencadeiam a resposta celular exatamente como se o verdadeiro mensageiro químico (endógeno) tivesse se combinado com ele. Esses fármacos, conhecidos como **agonistas**, são utilizados terapeuticamente para mimetizar a ação do mensageiro. Por exemplo, os descongestionantes comuns ***fenilefrina*** e ***oximetazolina***, encontrados em muitos tipos de *sprays* nasais, imitam a ação da epinefrina em subtipos de receptores relacionados, mas diferentes, denominados receptores alfa-adrenérgicos, nos vasos sanguíneos. Quando os receptores alfa-adrenérgicos são ativados, os músculos lisos dos vasos sanguíneos dilatados e inflamados no nariz se contraem, resultando no estreitamento de tais vasos, o que ajuda a desobstruir as vias nasais e diminuir o extravasamento de líquido dos vasos sanguíneos.

Regulação dos receptores

Os receptores estão, eles próprios, sujeitos à regulação fisiológica. O número de receptores existentes em uma célula, ou a afinidade dos receptores por seu mensageiro específico, pode ser aumentado ou diminuído em determinados sistemas. Um exemplo importante é o fenômeno de **infrarregulação**. Quando uma alta concentração extracelular de um mensageiro é mantida por algum tempo, o número total de receptores da célula-alvo para aquele mensageiro pode diminuir – isto é, infrarregular-se. A infrarregulação tem o efeito de reduzir a capacidade de resposta das células-alvo à estimulação frequente ou intensa por um mensageiro – isto é, dessensibilizá-las – e, portanto, representa um mecanismo localizado de retroalimentação negativa.

A infrarregulação é possível porque há um processo contínuo de síntese e degradação de receptores. O principal mecanismo de infrarregulação dos receptores da membrana plasmática é a **internalização**. A ligação de um mensageiro a seu receptor pode estimular a internalização do complexo – ou seja, o complexo mensageiro-receptor é levado para dentro da célula por endocitose mediada pelo receptor (ver Capítulo 4). Isso aumenta a taxa de degradação do receptor dentro da célula. Consequentemente, em concentrações elevadas do mensageiro, o número de receptores na membrana plasmática daquele tipo diminui gradualmente durante a infrarregulação.

A alteração no sentido oposto, denominada **suprarregulação**, também ocorre. Células expostas por um período prolongado a concentrações muito baixas de um mensageiro podem vir a ter muito mais receptores para esse mensageiro, desenvolvendo, assim, sensibilidade aumentada a ele. Quanto maior o número de receptores disponíveis para ligar um ligante, maior a probabilidade de que essa ligação ocorra. Por exemplo, quando os nervos para um músculo são danificados, o envio de neurotransmissores a partir desses nervos para o músculo é reduzido ou eliminado. Com o passar do tempo, sob essas condições, o músculo se contrairá em resposta a uma quantidade muito menor de neurotransmissores do que o normal. Isso acontece porque os receptores do neurotransmissor foram suprarregulados, resultando em aumento de sensibilidade.

Uma maneira pela qual a suprarregulação pode ocorrer é pelo recrutamento, para a membrana plasmática, de vesículas intracelulares que contêm, no interior de suas membranas, numerosas proteínas receptoras. As vesículas se fundem com a membrana plasmática, inserindo, desse modo, seus receptores na membrana plasmática. A regulação do receptor em ambas as direções (suprarregulação e infrarregulação) é um excelente exemplo do princípio fisiológico geral da homeostase, porque essa regulação atua para retornar a força do sinal em direção ao normal quando a concentração de moléculas mensageiras varia acima ou abaixo do normal.

Estude e revise 5.1

- **Receptores** para mensageiros químicos são proteínas ou glicoproteínas localizadas no interior da célula ou na membrana plasmática
- **Transdução de sinal:** sequência de eventos dentro de uma célula que se inicia com um receptor ligando um mensageiro químico e termina com a resposta de uma célula a esse mensageiro
- A ligação de um mensageiro a um receptor demonstra **especificidade**, **saturação** e **competição**
  - **Agonistas:** fármacos que mimetizam as ações de um mensageiro ligando-se a e ativando o receptor dele
  - **Antagonistas:** fármacos que impedem as ações de um mensageiro ligando-se e inibindo o receptor dele
- Os receptores estão sujeitos à regulação fisiológica por seus próprios mensageiros
  - **Suprarregulação:** o número de receptores é aumentado pelo seu mensageiro; pode resultar em **sensibilidade aumentada** ao mensageiro
  - **Infrarregulação:** o número de receptores é diminuído pelo seu mensageiro mediante o processo de **internalização**; compensa as concentrações extracelulares cronicamente elevadas de um mensageiro
- Diferentes tipos de células expressam diferentes tipos de receptores
  - Uma única célula pode expressar vários tipos de receptores.

*Questão de revisão: Quais são algumas das vantagens para as células em expressarem receptores para mensageiros extracelulares específicos? (**A resposta está disponível no Apêndice A.**)*

5.2 Vias de transdução de sinal

Quais são as sequências de eventos pelas quais a ligação de um mensageiro químico a um receptor faz com que a célula responda de um modo específico?

A ligação de um mensageiro ao seu receptor provoca uma alteração na conformação (estrutura terciária) desse receptor. Esse evento, conhecido como **ativação do receptor**, é o passo inicial que leva às respostas da célula ao mensageiro. Tais respostas celulares podem assumir a forma de alterações em:

- Permeabilidade, propriedades de transporte ou estado elétrico da membrana plasmática
- Metabolismo
- Atividade secretora
- Taxa de proliferação e diferenciação
- Atividade contrátil ou outras.

Apesar da variedade das respostas, há um denominador comum: todas se devem diretamente a alterações de proteínas celulares específicas. Vamos examinar alguns exemplos de respostas induzidas por mensageiros, todos descritos mais detalhadamente nos capítulos subsequentes. Por exemplo, a geração de sinais elétricos induzida por neurotransmissores em neurônios reflete a conformação alterada de proteínas de membrana (canais iônicos) pelas quais os íons podem se difundir entre o líquido extracelular e o intracelular. Da mesma forma, alterações na taxa de secreção de glicose pelo fígado induzidas pelo hormônio epinefrina refletem a atividade alterada e a concentração de enzimas nas vias metabólicas para a síntese de glicose. Finalmente, a contração muscular induzida pelo neurotransmissor acetilcolina resulta da conformação alterada das proteínas contráteis.

Assim, a ativação do receptor por um mensageiro é apenas o primeiro passo que leva à resposta final da célula (contração, secreção e assim por diante). As diversas sequências de eventos que ligam a ativação do receptor às respostas celulares são denominadas **vias de transdução de sinal**. O termo "vias" refere-se aos mecanismos específicos da célula relacionados a diferentes mensageiros.

As vias de transdução de sinal diferem entre os mensageiros lipossolúveis e hidrossolúveis. Conforme descrito, os receptores para essas duas amplas classes químicas de mensageiros estão em locais diferentes – o primeiro, no interior da célula e o último, na membrana plasmática da célula. O restante deste capítulo descreve as principais características das vias de transdução de sinal que essas duas amplas categorias de mensageiros iniciam.

Vias iniciadas por mensageiros lipossolúveis

Os mensageiros lipossolúveis incluem substâncias hidrofóbicas, como hormônios esteroides e hormônio tireoidiano. Seus receptores pertencem a uma grande família de receptores intracelulares denominados **receptores nucleares**, os quais compartilham estruturas similares (ver Figura 5.1B) e mecanismos de ação. Embora receptores da membrana plasmática para alguns desses mensageiros tenham sido identificados, a maioria dos receptores dessa família é intracelular. Em alguns poucos casos, os receptores inativos estão localizados no citosol e se movem para o núcleo após a ligação com seu ligante. Na maioria dos casos, entretanto, os receptores inativos já residem no núcleo da célula, onde se ligam e são ativados por seus respectivos ligantes. Em ambos os casos, a ativação do receptor leva a taxas alteradas de transcrição de um ou mais genes em uma determinada célula.

No cenário mais comum, o mensageiro se difunde para fora dos capilares, desde o plasma para o líquido intersticial (ver Figura 1.3). A partir daí, o mensageiro difunde-se através das bicamadas lipídicas da membrana plasmática e do envelope nuclear para entrar no núcleo e, ali, ligar-se ao seu receptor (**Figura 5.4**). O complexo receptor ativado, então, funciona no núcleo como um fator de transcrição, definido como uma proteína reguladora que interfere diretamente na transcrição gênica.

O complexo hormônio-receptor se liga ao DNA em uma região reguladora de um gene, um evento que normalmente eleva a taxa de transcrição desse gene em mRNA. As moléculas de mRNA saem do núcleo para regular a síntese, nos ribossomos, da proteína que o gene codifica. O resultado é o aumento da concentração celular da proteína e/ou de sua taxa de secreção, sendo responsável pela resposta final da célula ao mensageiro. Por exemplo, se a proteína codificada pelo gene

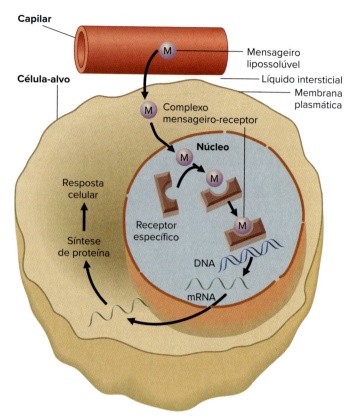

Figura 5.4 Mecanismo de ação dos mensageiros lipossolúveis. Esta figura mostra o receptor (simplificado nesta imagem) para esses mensageiros no núcleo. Em alguns casos, o receptor não ligado está no citosol, e não no núcleo, condição na qual a ligação ocorre no citosol e o complexo receptor-mensageiro ativado, então, desloca-se para o núcleo. Para simplificar, um único mensageiro é mostrado ligando-se a um único receptor. Em muitos casos, entretanto, dois complexos mensageiro-receptor precisam se unir para ativar um gene.

> **APLICAÇÃO DO CONCEITO: princípio geral da fisiologia**
>
> - Como a natureza química dos mensageiros lipossolúveis se relaciona com o princípio geral da fisiologia de que os processos fisiológicos são determinados pelas leis da química e da física?
>
> *A resposta está disponível no Apêndice A.*

é uma enzima, a resposta da célula é um aumento na velocidade da reação catalisada por essa enzima.

Dois outros pontos são importantes. Primeiro, mais de um gene pode estar sujeito ao controle por um único tipo de receptor. Por exemplo, o cortisol, o hormônio da glândula adrenal, age por meio de seu receptor intracelular para ativar vários genes envolvidos no controle coordenado do metabolismo celular e no equilíbrio energético. Em segundo lugar, em alguns casos, a transcrição de um gene ou genes pode ser *diminuída* em vez de aumentada pelo receptor ativado. O cortisol, por exemplo, inibe a transcrição de vários genes cujos produtos proteicos medeiam respostas inflamatórias que ocorrem após lesão ou infecção; por essa razão, o cortisol apresenta importantes efeitos anti-inflamatórios.

Vias iniciadas por mensageiros hidrossolúveis

Mensageiros hidrossolúveis não conseguem entrar com facilidade nas células por difusão através da bicamada lipídica da membrana plasmática. Em vez disso, eles exercem suas ações nas células ligando-se à porção extracelular de proteínas receptoras incorporadas à membrana plasmática. Os mensageiros hidrossolúveis incluem a maioria dos hormônios polipeptídicos, neurotransmissores e compostos parácrinos e autócrinos. Os mecanismos de transdução de sinal iniciados por mensageiros hidrossolúveis podem ser classificados nos tipos ilustrados na **Figura 5.5**.

Algumas observações acerca de terminologia geral são essenciais para esta discussão. Primeiro, os mensageiros químicos extracelulares (como hormônios ou neurotransmissores) que alcançam a célula e se ligam aos seus receptores específicos da membrana plasmática são frequentemente chamados de **primeiros mensageiros**. Os **segundos mensageiros**, por conseguinte, são substâncias que entram ou são geradas no citoplasma como resultado da ativação do receptor pelo primeiro mensageiro. Os segundos mensageiros se difundem por toda a célula para servir como retransmissores químicos desde a membrana plasmática até a maquinaria bioquímica no interior da célula.

Um terceiro termo geral essencial é a **proteinoquinase**, enzima que fosforila outras proteínas, transferindo um grupo fosfato a elas a partir do ATP. A fosforilação de uma proteína modifica alostericamente sua estrutura terciária e, consequentemente, altera a atividade da proteína. Proteínas diferentes respondem de forma diversa à fosforilação; algumas são ativadas e outras são inativadas (inibidas). Existem muitas proteinoquinases diferentes, e cada tipo é capaz de fosforilar apenas proteínas específicas. O ponto importante é que uma variedade de proteinoquinases está envolvida nas vias de transdução de sinal. Essas vias podem envolver uma série de reações nas quais uma proteinoquinase inativa em particular é ativada por fosforilação e, em seguida, catalisa a fosforilação de outra proteinoquinase inativa, e assim por diante. Nas extremidades dessas sequências, a fosforilação final de proteínas-chave, como transportadores, enzimas metabólicas, canais iônicos e proteínas contráteis, está subjacente à resposta da célula ao primeiro mensageiro. Embora todas as células contenham muitas das mesmas proteinoquinase, células diferentes muitas vezes expressam proteínas específicas que não são necessariamente encontradas em outras células. Assim, uma determinada proteinoquinase pode ter diferentes substratos em tipos distintos de células.

Conforme descrito no Capítulo 3, outras enzimas fazem o inverso das proteinoquinase – ou seja, elas desfosforilam proteínas. Essas enzimas, denominadas proteínas fosfatases, também participam das vias de transdução de sinal e podem servir para interromper um sinal uma vez que a resposta da célula tenha ocorrido.

Sinalização por receptores que são canais iônicos dependentes do ligante

Em um tipo de receptor de membrana plasmática para mensageiros hidrossolúveis, a proteína que atua como receptor

Capítulo 5 Sinalização Celular na Fisiologia 139

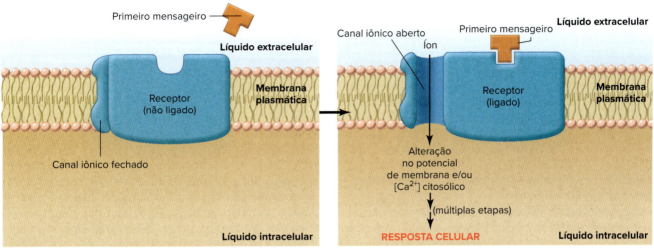

A. Receptor de membrana com canal iônico nas conformações fechada (à esquerda) e aberta (à direita)

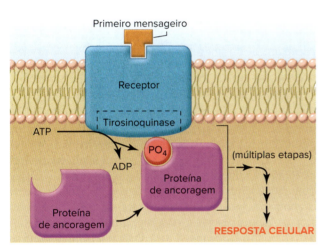

B. Receptor de membrana com atividade enzimática

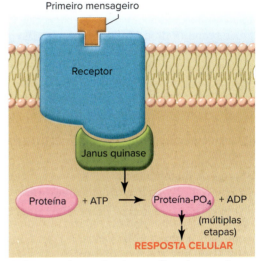

C. Receptor de membrada que ativa a janus quinase

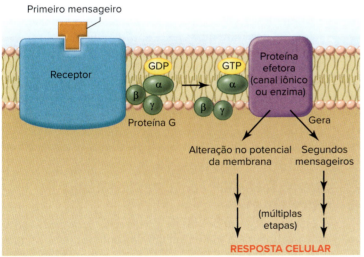

D. Receptor de membrana ligado à proteína G

Figura 5.5 Mecanismos de ação dos mensageiros hidrossolúveis (indicados como "primeiros mensageiros" nesta figura e nas subsequentes). **A.** Mecanismo de transdução de sinal no qual o complexo receptor inclui um canal iônico. Observe que o receptor existe em duas conformações, nos estados não ligado e ligado. É a ligação do primeiro mensageiro ao seu receptor que desencadeia a alteração conformacional que leva à abertura do canal. (*Nota*: as mudanças na conformação também ocorrem nos painéis B-D, mas apenas o estado ligado é mostrado a fim de simplificar.) **B.** Mecanismo de transdução de sinal no qual o próprio receptor funciona como uma enzima, geralmente uma tirosinoquinase. **C.** Mecanismo de transdução de sinal no qual o receptor ativa uma janus quinase no citoplasma. **D.** Mecanismo de transdução de sinal envolvendo proteínas G. Quando a GDP está ligada à subunidade alfa da proteína G, a proteína existe como uma molécula trimérica inativa. A ligação da GTP à subunidade alfa causa a dissociação desta, que, então, ativa a proteína efetora.

APLICAÇÃO DO CONCEITO

- Muitas células expressam mais de um dos quatro tipos de receptores descritos nesta figura. Você consegue pensar em algum benefício que isso poderia conferir em termos de regulação da função celular?

A resposta está disponível no Apêndice A.

também é um canal iônico (ver Figura 4.7). Retomando o conteúdo abordado no Capítulo 3 (ver Figura 3.29), normalmente, quando um ligante se liga a uma proteína, uma alteração de formato é induzida nela. A ativação do receptor por um primeiro mensageiro (o ligante) resulta em uma alteração da conformação do receptor de tal forma que ele forma um canal aberto através da membrana plasmática (**Figura 5.5A**). Visto que a abertura dos canais iônicos é comparada à abertura de um portão em uma cerca, eles são conhecidos como canais iônicos dependentes dos ligantes, conforme descrito no Capítulo 4. Eles são particularmente prevalentes nas membranas plasmáticas de neurônios e de estruturas musculoesqueléticas, como se verá nos Capítulos 6 e 9.

A abertura dos canais iônicos dependentes de ligantes em resposta à ligação de um primeiro mensageiro resulta em aumento na difusão resultante através da membrana plasmática de um ou mais tipos de íons específicos para aquele canal. Conforme apresentado no Capítulo 4 (ver Figura 4.6), essa modificação na difusão de íons resulta em uma mudança na carga elétrica, ou potencial de membrana, de uma célula. Essa alteração no potencial de membrana, então, é a resposta da célula ao mensageiro. Além disso, quando se trata um canal de Ca^{2+}, sua abertura resulta em aumento por difusão na concentração citosólica de Ca^{2+}. O aumento do Ca^{2+} citosólico é outro evento essencial na via de transdução por muitos sistemas de sinalização.

Sinalização por receptores que funcionam como enzimas

Outros receptores da membrana plasmática para mensageiros hidrossolúveis têm atividade enzimática intrínseca. Com uma exceção importante (discutida mais adiante), os diversos receptores que apresentam atividade enzimática intrínseca são proteinoquinases (**Figura 5.5B**). Dessas, a grande maioria fosforila especificamente resíduos de tirosina. Consequentemente, esses receptores são conhecidos como **receptores tirosinoquinases**.

A sequência típica de eventos para receptores com atividade de tirosinoquinase intrínseca ocorre como descrito a seguir. A ligação de um mensageiro específico ao receptor altera a conformação dele, de modo que sua porção enzimática, localizada no lado citoplasmático da membrana plasmática, seja ativada. Isso resulta na autofosforilação do receptor – isto é, o receptor fosforila alguns de seus próprios resíduos de tirosina. As fosfotirosinas recém-criadas na porção citoplasmática do receptor servem, então, como locais de ancoragem para proteínas citoplasmáticas. As proteínas de ancoragem ligadas ligam e ativam outras proteínas, as quais, por sua vez, ativam uma ou mais vias de sinalização no interior da célula. O denominador comum dessas vias é que todas elas envolvem a ativação de proteínas citoplasmáticas por fosforilação.

Há uma exceção fisiologicamente importante para a generalização de que os receptores da membrana plasmática com atividade enzimática inerente funcionam como proteinoquinases. Nessa exceção, o receptor funciona tanto como receptor quanto como uma **guanilil ciclase** para catalisar a formação, no citoplasma, de uma molécula conhecida como **GMP cíclico (cGMP)**. Ele funciona como um segundo mensageiro para ativar uma proteinoquinase, denominada **proteinoquinase dependente de cGMP**. Essa quinase fosforila proteínas específicas que, então, medeiam a resposta da célula ao mensageiro original. Conforme descrito no Capítulo 7, os receptores que funcionam tanto como moléculas de ligação ao ligante quanto como guanilil ciclases são abundantemente expressos na retina do olho, onde são importantes para o processamento de estímulos visuais.

Essa via de transdução de sinal é utilizada apenas por um pequeno número de mensageiros. Além disso, em determinadas células, as enzimas guanilil ciclase estão presentes no citoplasma. Nesses casos, um primeiro mensageiro – o gás óxido nítrico (NO) – se difunde ao citosol da célula e se combina com a guanilil ciclase para desencadear a formação de cGMP. O óxido nítrico é um gás lipossolúvel produzido a partir do aminoácido arginina pela ação de uma enzima chamada óxido nítrico sintase, que está presente em vários tipos de células, incluindo aquelas que revestem o interior dos vasos sanguíneos. Quando liberado dessas células, o NO age localmente de forma parácrina para relaxar o componente do músculo liso de determinados vasos sanguíneos, o que possibilita a dilatação do vaso sanguíneo. Como você aprenderá no Capítulo 12, a capacidade de dilatação de alguns vasos sanguíneos é uma parte importante do controle homeostático da pressão arterial.

Sinalização pelos receptores que interagem com janus quinases citoplasmáticas

Lembre-se de que, na categoria anteriormente descrita, o próprio receptor tem atividade enzimática intrínseca. Na próxima categoria de mecanismos de transdução de sinal para mensageiros hidrossolúveis (**Figura 5.5C**), a atividade enzimática – novamente, a atividade da tirosinoquinase – reside não no receptor, mas em uma família de quinases citoplasmáticas separadas, chamadas **janus quinases (JAKs)**, que estão associadas ao receptor. Nesses casos, ele e sua janus quinase associada funcionam como uma unidade. A ligação de um primeiro mensageiro ao receptor provoca uma alteração na conformação deste que leva à ativação da janus quinase.

Diferentes receptores se associam a diferentes membros da família das janus quinases, e as diferentes janus quinases fosforilam diferentes proteínas-alvo – muitas das quais atuam como fatores de transcrição. O resultado dessas vias é a síntese de novas proteínas, as quais medeiam a resposta celular ao primeiro mensageiro. Um exemplo significativo de sinais mediados primariamente por meio de receptores ligados a janus quinases são os das citocinas – proteínas secretadas por células do sistema imunológico cuja função é essencial nas defesas imunológicas (ver Capítulo 18).

Sinalização por receptores acoplados à proteína G

A quarta categoria de vias de sinalização para mensageiros hidrossolúveis é a maior, incluindo centenas de receptores diferentes (**Figura 5.5D**). Ligado ao receptor inativo, encontra-se um complexo proteico localizado na superfície citosólica da membrana plasmática e pertencente à família de proteínas conhecidas como **proteínas G**. As proteínas G contêm três subunidades, chamadas alfa, beta e gama. A subunidade alfa pode se ligar a difosfato de guanosina (GDP) e trifosfato de guanosina (GTP). As subunidades beta e gama auxiliam no ancoramento da subunidade alfa à membrana.

A ligação de um primeiro mensageiro ao receptor altera a conformação do receptor. Esse receptor ativado aumenta a afinidade da subunidade alfa da proteína G pelo GTP. Quando ligada ao GTP, a subunidade alfa dissocia-se das subunidades beta e gama da proteína G trimérica. Essa dissociação permite que a subunidade alfa ativada se ligue, ainda, a outra proteína da membrana plasmática, seja um canal iônico ou uma enzima – proteínas efetoras que mediam os próximos passos na sequência de eventos que levam à resposta celular.

Em essência, então, uma proteína G serve como um interruptor para acoplar um receptor a um canal iônico ou a uma enzima na membrana plasmática. Consequentemente, esses receptores são conhecidos como **receptores acoplados à proteína G**. A proteína G pode promover a abertura do canal iônico, com consequente alteração nos sinais elétricos ou, no caso dos canais de Ca^{2+}, alterações na concentração citosólica de Ca^{2+}. Alternativamente, a proteína G pode ativar ou inibir a enzima da membrana com a qual interage. Essas enzimas, quando ativadas, provocam a geração de segundos mensageiros no interior da célula.

Uma vez que a subunidade alfa da proteína G ativa sua proteína efetora, uma atividade GTPase inerente à subunidade alfa cliva o GTP em GDP e P_i. Essa clivagem torna a subunidade alfa inativa, possibilitando que ela se recombine com suas subunidades beta e gama.

Existem várias subfamílias de proteínas G na membrana plasmática, cada uma com inúmeros membros distintos, e um único receptor pode estar associado a mais de um tipo de proteína G. Além disso, algumas proteínas G podem se acoplar a mais de um tipo de proteína efetora da membrana plasmática. Dessa forma, um receptor ativado por primeiro mensageiro, por meio de seus acoplamentos de proteína G, pode colocar em ação uma variedade de proteínas da membrana plasmática, como canais iônicos e enzimas. Essas moléculas podem, por sua vez, induzir uma diversidade de eventos celulares.

Para ilustrar alguns dos principais pontos relativos às proteínas G; proteínas efetoras da membrana plasmática; segundos mensageiros; e proteinoquinases, as próximas duas seções descreverão as duas enzimas proteicas efetoras mais comuns reguladas pelas proteínas G – adenilil ciclase e fosfolipase C. Além disso, serão descritas as porções subsequentes das vias de transdução de sinal das quais elas participam.

Principais segundos mensageiros
AMP cíclico

Nessa via (**Figura 5.6**), a ativação do receptor pela ligação do primeiro mensageiro (p. ex., o hormônio epinefrina) permite que o receptor ative sua proteína G associada, neste exemplo conhecida como G_s (o subscrito *s* significa "estimulação"). Isso faz com que a G_s ative sua proteína efetora, a enzima da membrana plasmática chamada **adenilil ciclase** (também conhecida como adenilato ciclase). A adenilil ciclase ativada, com seu sítio catalítico localizado na superfície citosólica da membrana plasmática, catalisa a conversão do ATP citosólico em monofosfato de adenosina 3',5'-cíclico, ou **AMP cíclico (cAMP)** (**Figura 5.7**).

Uma vez formado, o cAMP atua como um segundo mensageiro (ver Figura 5.6). Ele difunde-se através da célula para desencadear a sequência de eventos que levam à resposta

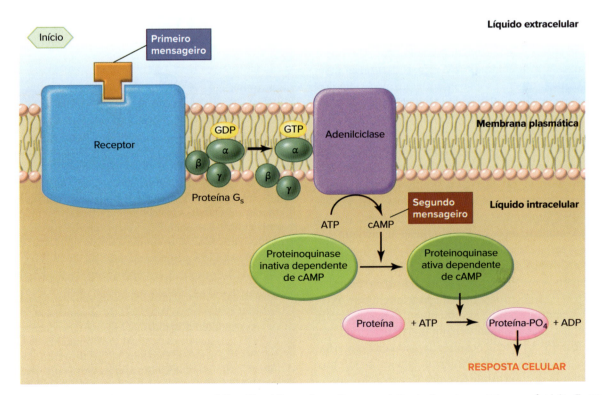

Figura 5.6 Sistema do segundo mensageiro AMP cíclico. Não é ilustrada na figura a existência de outra proteína regulatória, G_i, com a qual alguns receptores podem reagir, provocando a inibição da adenilil ciclase.

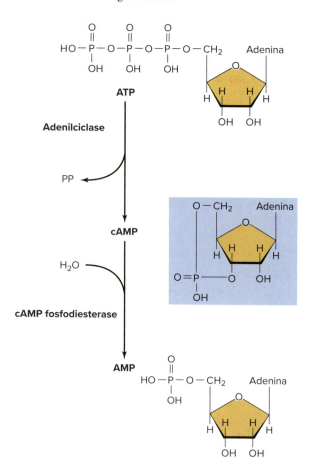

Figura 5.7 Formação e degradação do cAMP. O ATP é convertido em cAMP pela ação da enzima adenilil ciclase da membrana plasmática. O cAMP é inativado pela enzima citosólica cAMP fosfodiesterase, a qual converte o cAMP na forma não cíclica de AMP.

final dela ao primeiro mensageiro. A ação do cAMP eventualmente termina quando ele é degradado para AMP, uma reação catalisada pela enzima **cAMP fosfodiesterase** (ver Figura 5.7), que também está sujeita a controle fisiológico. Assim, a concentração celular de cAMP pode ser modificada alterando-se a taxa de sua síntese mediada por mensageiro ou a taxa de sua degradação mediada por fosfodiesterase. A cafeína e a teofilina, os ingredientes ativos do café e do chá, são estimulantes amplamente consumidos que funcionam, em parte, inibindo a atividade da fosfodiesterase do cAMP, prolongando, consequentemente, as ações do cAMP no interior das células. Em muitas delas, como as do coração, uma concentração aumentada de cAMP desencadeia um aumento na função (p. ex., da frequência cardíaca).

O que o cAMP realmente faz dentro da célula? Ele se liga e ativa uma enzima conhecida como **proteinoquinase dependente de cAMP**, também denominada proteinoquinase A (ver Figura 5.6). Lembre-se de que as proteinoquinases fosforilam outras proteínas – habitualmente enzimas –, transferindo-lhes um grupo fosfato. As alterações na atividade das proteínas fosforiladas pela proteinoquinase dependente de cAMP provocam a resposta de uma célula (secreção, contração e assim por diante). Mais uma vez, lembre-se de que cada uma das várias proteinoquinases que participam das múltiplas vias de transdução de sinal descritas neste capítulo tem seus próprios substratos específicos.

Fundamentalmente, por conseguinte, a ativação da adenilil ciclase pela proteína G_s inicia uma "cascata de amplificação" de eventos que converte, em sequência, formas inativas de proteínas em formas ativas. A **Figura 5.8** ilustra o benefício dessa cascata. Enquanto estiver ativa, uma única molécula de enzima é capaz de transformar em produto não uma, mas muitas moléculas de substrato, digamos 100.

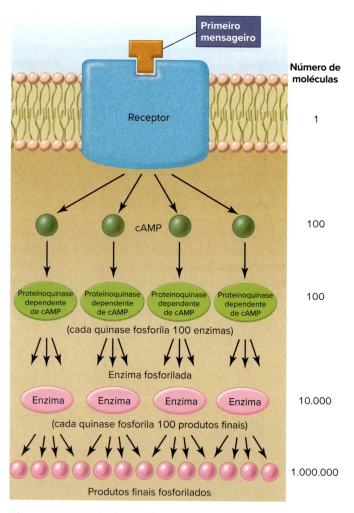

Figura 5.8 Exemplo de amplificação de sinal. Aqui, uma única molécula de um primeiro mensageiro resulta em 1 milhão de produtos finais. Outras vias de segundos mensageiros apresentam processos de amplificação semelhantes. As etapas entre a ativação do receptor e a geração de cAMP são omitidas a fim de simplificar o esquema.

APLICAÇÃO DO CONCEITO

- Quais são as vantagens de haver uma enzima (como a adenilil ciclase) envolvida na resposta inicial à ativação do receptor por um primeiro mensageiro? (*Dica:* lembre-se de uma das principais características das enzimas descritas nas Seções 3.11 a 3.13 do Capítulo 3. Uma determinada enzima ativada catalisa uma reação apenas uma vez ou pode fazê-lo muitas vezes?)

A resposta está disponível no Apêndice A.

Em vista disso, uma molécula ativa de adenilil ciclase é capaz de catalisar a geração de 100 moléculas de cAMP (e, portanto, 100 moléculas de proteinoquinase A dependentes de cAMP ativados). Em cada uma das duas etapas subsequentes de ativação da enzima em nosso exemplo, ocorre outra amplificação de 100 vezes. Portanto, o resultado é que uma única molécula do primeiro mensageiro poderia, neste exemplo, causar a geração de 1 milhão de moléculas do produto. Isso ajuda a explicar como os hormônios e outros mensageiros podem ser efetivos em concentrações extracelulares extremamente baixas. Para dar um exemplo real, uma molécula do hormônio epinefrina pode fazer com que o fígado gere e libere 10^8 moléculas de glicose.

Além disso, a proteinoquinase dependente de cAMP ativada pode se difundir para o interior do núcleo da célula, onde ela pode fosforilar uma proteína que se liga, então, a regiões regulatórias específicas de certos genes. Diz-se que tais genes são responsivos a cAMP. Portanto, os efeitos do cAMP podem ser rápidos e independentes de alterações na atividade gênica, como no exemplo da produção de epinefrina e glicose, ou mais lentos e dependentes da formação de novos produtos gênicos.

Como pode a ativação do cAMP de uma única molécula, proteinoquinase dependente de cAMP, ser comum à grande variedade de sequências bioquímicas e respostas celulares iniciadas por primeiros mensageiros geradores de cAMP? A resposta é que a proteinoquinase dependente de cAMP pode fosforilar muitas proteínas diferentes (**Figura 5.9**). Desta forma, a proteinoquinase dependente de cAMP ativada é capaz de exercer múltiplas funções dentro de uma única célula e funções distintas em células diferentes. Por exemplo, a epinefrina atua por intermédio da via cAMP nas células adiposas para estimular a degradação de triglicerídios, um processo mediado por uma enzima fosforilada específica expressa principalmente nas células adiposas. No fígado, a epinefrina atua via cAMP para estimular tanto a degradação de glicogênio quanto a síntese de glicose, processos mediados por enzimas fosforiladas que diferem daquelas expressas nas células adiposas.

Enquanto a fosforilação mediada pela proteinoquinase dependente de cAMP ativa algumas enzimas, ela inibe outras. Por exemplo, a enzima que catalisa a etapa limitante da velocidade na síntese de glicogênio é inibida por fosforilação. Isso explica como a epinefrina inibe a síntese de glicogênio no fígado ao mesmo tempo que estimula a degradação do glicogênio pela ativação da enzima que catalisa a última resposta.

Não mencionado até agora é o fato de que os receptores para alguns primeiros mensageiros, ao serem ativados por seus mensageiros, *inibem* a adenilil ciclase. Essa inibição resulta em menos, em vez de mais, geração de cAMP. Isso ocorre porque tais receptores estão associados a uma proteína G diferente conhecida como G_i (o subscrito *i* significa "inibitório"). A ativação de G_i provoca a inibição da adenilil ciclase. O resultado é a diminuição da concentração de cAMP na célula e, dessa forma, da fosforilação de proteínas-chave no interior da célula.

Muitas células expressam tanto proteínas G estimulantes como inibitórias em suas membranas, fornecendo um meio de regular, rigidamente, as concentrações de cAMP intracelular. Essa característica celular comum põe em relevo o princípio geral da fisiologia de que a maior parte das funções

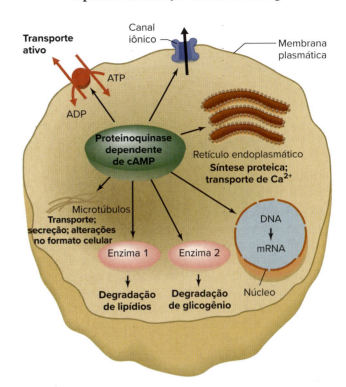

Figura 5.9 A variedade de respostas celulares induzidas pelo cAMP decorre, principalmente, do fato de que a proteinoquinase dependente de cAMP ativado consegue fosforilar muitas proteínas diferentes, ativando ou inibindo-as. Nesta figura, a proteinoquinase é mostrada fosforilando sete proteínas diferentes – uma proteína microtubular; uma ATPase; um canal iônico; uma proteína no retículo endoplasmático; uma proteína envolvida na estimulação da transcrição de um gene em mRNA; e duas enzimas.

APLICAÇÃO DO CONCEITO

- Uma determinada proteinoquinase, como a proteinoquinase dependente de cAMP, fosforila apenas as mesmas proteínas em todas as células nas quais a quinase está presente?

A resposta está disponível no Apêndice A.

fisiológicas é controlada por múltiplos sistemas reguladores, muitas vezes trabalhando em oposição. Ela fornece o ajuste fino das respostas celulares e, em alguns casos, a capacidade de suplantar uma resposta.

Finalmente, conforme indicado na Figura 5.9, a proteinoquinase dependente de cAMP pode fosforilar certos canais iônicos da membrana plasmática, provocando, dessa forma, sua abertura ou fechamento. Como vimos, a sequência de eventos que leva à ativação da proteinoquinase dependente de cAMP prossegue por intermédio da proteína G, portanto, deve ficar claro que a abertura desses canais é indiretamente dependente dessa proteína G. Isso é diferente da ação direta de uma proteína G em um canal iônico, mencionado anteriormente. Para generalizar, a regulação indireta da proteína G dos canais iônicos utiliza uma via de segundo mensageiro para a abertura ou fechamento do canal. A **Tabela 5.2** resume as três formas pelas quais a ativação do receptor por um primeiro mensageiro provoca a abertura ou o fechamento de canais iônicos, causando uma alteração do potencial de membrana.

TABELA 5.2	Resumo dos principais mecanismos pelos quais a ativação do receptor influencia os canais iônicos.
O canal iônico faz parte do receptor
Uma proteína G regula diretamente o canal iônico
Uma proteína G regula o canal iônico indiretamente mediante a produção de um segundo mensageiro, como o cAMP

Fosfolipase C, diacilglicerol e inositol trifosfato

Nesse sistema, uma proteína G denominada G_q é ativada por um receptor ligado a um primeiro mensageiro. A G_q ativada, então, ativa uma enzima efetora da membrana plasmática chamada **fosfolipase C**. Essa enzima catalisa a degradação de um fosfolipídio da membrana plasmática conhecido como fosfatidilinositol bifosfato (PIP_2), em **diacilglicerol (DAG)** e **inositol trifosfato (IP_3)** (**Figura 5.10**). Tanto o DAG quanto o IP_3 funcionam como segundos mensageiros – contudo, de formas muito diferentes.

O DAG ativa membros de uma família de proteinoquinases relacionadas conhecidas coletivamente como **proteinoquinase C**, que, de forma semelhante à proteinoquinase dependente de cAMP, fosforila um grande número de outras proteínas, levando à resposta celular.

O IP_3, ao contrário do DAG, não exerce sua função de segundo mensageiro ativando diretamente uma proteinoquinase. Em vez disso, o IP_3 citosólico se liga a receptores localizados no retículo endoplasmático. Tais receptores são canais de Ca^{2+} regulados por ligantes que se abrem quando ligados ao IP_3. Como a concentração de Ca^{2+} é muito maior no retículo endoplasmático do que no citosol, ele se difunde dessa organela para o citosol, elevando significativamente a sua concentração citosólica. Essa concentração aumentada de Ca^{2+} dá continuidade à sequência de eventos que levam à resposta celular ao primeiro mensageiro. Em breve, retomaremos esse tópico com mais detalhes. No entanto, vale a pena observar que uma das ações do Ca^{2+} é auxiliar a ativação de algumas formas de proteinoquinase C (tal quinase recebeu esse nome – C para "cálcio").

Ca^{2+}

O íon cálcio funciona como um segundo mensageiro em uma grande variedade de respostas celulares a estímulos, tanto químicos quanto elétricos. A fisiologia do Ca^{2+} como segundo mensageiro demanda a análise de duas grandes questões: (1) como os estímulos causam o aumento da concentração citosólica de Ca^{2+}?; e (2) como a concentração elevada de Ca^{2+} provoca as respostas celulares?

Por meio de sistemas de transporte ativo na membrana plasmática e nas membranas de certas organelas celulares, o Ca^{2+} é mantido em uma concentração extremamente baixa no citosol. Consequentemente, há sempre um grande gradiente eletroquímico favorecendo a difusão de Ca^{2+} para o citosol por meio de canais de Ca^{2+} encontrados tanto na membrana plasmática quanto, como mencionado anteriormente, no retículo endoplasmático. Um estímulo para a célula pode alterar esse estado estacionário, influenciando os sistemas de transporte ativo e/ou os canais iônicos e resultando em modificação da

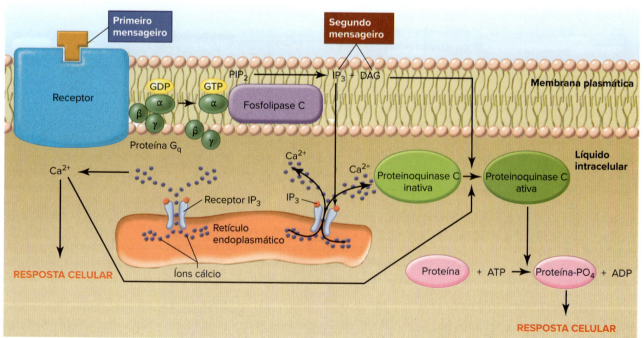

Figura 5.10 Mecanismo pelo qual um receptor ativado estimula a degradação de PIP_2 mediada enzimaticamente para produzir IP_3 e DAG. O IP_3, então, se liga a um receptor no retículo endoplasmático. Esse receptor é um canal iônico controlado por ligante que, quando aberto, possibilita a liberação de Ca^{2+} do retículo endoplasmático para o citosol. Juntamente com o DAG, o Ca^{2+} ativa a proteinoquinase C.

TABELA 5.3	Ca^{2+} como segundo mensageiro.

Mecanismos comuns pelos quais a estimulação de uma célula leva ao aumento na concentração de Ca^{2+} citosólico

I. Ativação do receptor
  A. Os canais de Ca^{2+} da membrana plasmática se abrem em resposta a um primeiro mensageiro; o próprio receptor pode conter o canal ou ativar uma proteína G que abre o canal por meio de um segundo mensageiro
  B. Ca^{2+} é liberado do retículo endoplasmático, o que é habitualmente mediado por IP_3
  C. O transporte ativo de Ca^{2+} para fora da célula é inibido por um segundo mensageiro
II. Abertura de canais de Ca^{2+} dependentes de voltagem

Principais mecanismos pelos quais um aumento na concentração de Ca^{2+} citosólico induz as respostas celulares

I. Ca^{2+} liga-se à calmodulina. Ao se ligar ao Ca^{2+}, a calmodulina altera sua forma e torna-se ativada, o que possibilita a ativação ou inibição de uma grande diversidade de enzimas e outras proteínas. Muitas dessas enzimas são proteinoquinases
II. O Ca^{2+} combina-se com outras proteínas de ligação de Ca^{2+} que não são a calmodulina, alterando suas funções

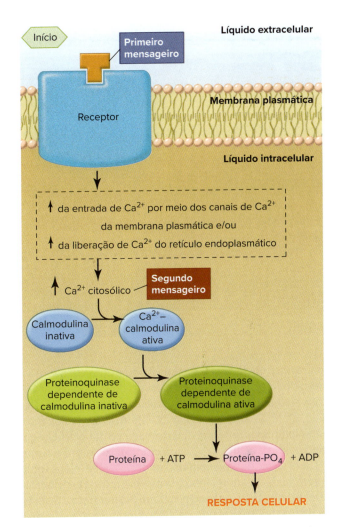

Figura 5.11 Ca^{2+}, calmodulina e o sistema proteinoquinase dependente de calmodulina. (Existem múltiplas proteinoquinases dependentes de calmodulina.) A Tabela 5.3 resume os mecanismos para elevar a concentração de Ca^{2+} citosólico.

concentração de Ca^{2+} citosólico. As vias mais comuns pelas quais a ativação do receptor por um primeiro mensageiro aumenta a concentração citosólica de Ca^{2+} foram, em parte, apresentadas neste capítulo e estão resumidas na parte superior da **Tabela 5.3**.

Agora, nos voltaremos para a questão de como o aumento da concentração de Ca^{2+} citosólico provoca as respostas celulares (ver Tabela 5.3, parte inferior). O denominador comum das ações do Ca^{2+} é sua capacidade de se ligar a várias proteínas citosólicas, alterando sua conformação e, assim, ativando sua função. Uma das mais importantes é uma proteína encontrada em todas as células, conhecida como **calmodulina** (**Figura 5.11**). Ao se ligar ao Ca^{2+}, a calmodulina muda de formato, o que permite que a *Ca^{2+}-calmodulina* ative ou iniba uma grande variedade de enzimas e outras proteínas, muitas delas proteinoquinases. A ativação ou inibição dessas **proteinoquinases dependentes de calmodulina** leva, via fosforilação, à ativação ou inibição de proteínas envolvidas nas respostas finais da célula ao primeiro mensageiro.

A calmodulina não é, no entanto, a única proteína intracelular influenciada pela ligação ao Ca^{2+}. Você aprenderá no Capítulo 9, por exemplo, como o Ca^{2+} se liga a uma proteína chamada troponina em determinados tipos de músculo para iniciar a contração.

Finalmente, para fins de referência, a **Tabela 5.4** resume a produção e as funções dos principais segundos mensageiros descritos neste capítulo.

Outros mensageiros

Em alguns lugares neste texto, você aprenderá sobre mensageiros que não são tão prontamente classificados quanto aqueles já descritos. Entre eles, estão os eicosanoides. Os **eicosanoides** são uma família de moléculas produzidas a partir do ácido graxo poli-insaturado ácido araquidônico, que está presente nos fosfolipídios da membrana plasmática. Os eicosanoides incluem os **endoperóxidos cíclicos**, as **prostaglandinas**, os **tromboxanos** e os **leucotrienos** (**Figura 5.12**). Eles são gerados em variadas células em resposta a diferentes tipos de sinais extracelulares; estes incluem uma variedade de múltiplos fatores de crescimento, moléculas de defesa imunológica e, até mesmo, outros eicosanoides. Assim, os eicosanoides podem atuar como mensageiros extra e intracelulares, dependendo do tipo de célula.

A síntese dos eicosanoides se inicia quando um estímulo apropriado – hormônio, neurotransmissor, substância parácrina, fármaco ou agente tóxico – se liga ao seu receptor e ativa a **fosfolipase A_2**, uma enzima localizada na membrana plasmática da célula estimulada. Conforme ilustrado na Figura 5.12, essa enzima separa o ácido araquidônico a partir dos fosfolipídios da membrana, possibilitando que ele seja, então, metabolizado por duas vias. Uma via é iniciada por uma enzima chamada **ciclo-oxigenase (COX)** e leva à formação de endoperóxidos cíclicos, prostaglandinas e tromboxanos.

TABELA 5.4 — Tabela de referência de segundos mensageiros importantes.

Substância	Fonte	Efeitos
Ca^{2+}	Entra na célula por intermédio dos canais iônicos da membrana plasmática ou é liberado no citosol a partir do retículo endoplasmático	Ativa a proteinoquinase C, a calmodulina e outras proteínas ligadoras de Ca^{2+}; Ca^{2+}-calmodulina ativa proteinoquinases dependentes de calmodulina
AMP cíclico (cAMP)	Uma proteína G ativa a adenilato ciclase na membrana plasmática, que catalisa a formação de cAMP a partir do ATP	Ativa a proteinoquinase dependente de cAMP (proteinoquinase A)
GMP cíclico (cGMP)	Gerado a partir do trifosfato de guanosina em uma reação catalisada por um receptor da membrana plasmática com atividade de guanilato ciclase	Ativa a proteinoquinase dependente de cGMP (proteinoquinase G)
Diacilglicerol (DAG)	Uma proteína G ativa a fosfolipase C da membrana plasmática, que catalisa a geração de DAG e IP_3 a partir do fosfatidilinositol bifosfato da membrana plasmática (PIP_2)	Ativa a proteinoquinase C
Inositol trifosfato (IP_3)	Ver DAG acima	Libera Ca^{2+} do retículo endoplasmático para o citosol

A outra via é iniciada pela enzima **lipo-oxigenase** e leva à formação dos leucotrienos. Dentro dessas duas vias, a síntese de vários eicosanoides específicos é mediada por enzimas. Desse modo, além da fosfolipase A_2, as enzimas da via dos eicosanoides expressas em uma determinada célula definem quais eicosanoides a célula sintetizará em resposta a um estímulo.

Cada uma das principais subdivisões de eicosanoides contém mais de um membro, conforme indicado pelo uso do plural para se referir a eles (p. ex., *prostaglandinas*). Com base nas distinções estruturais, as diferentes moléculas dentro de cada subdivisão são designadas por uma letra – por exemplo, PGA e PGE para prostaglandinas dos tipos A e E, que ainda podem ser subdivididas (p. ex., PGE_2).

Uma vez sintetizados em resposta a um estímulo, os eicosanoides podem, em alguns casos, atuar como mensageiros intracelulares; porém, mais frequentemente são liberados imediatamente e agem localmente. Por essa razão, os eicosanoides são comumente classificados como substâncias parácrinas e autócrinas. Depois de agirem, são rapidamente metabolizados por enzimas locais em formas inativas. Os eicosanoides exercem uma ampla gama de efeitos, particularmente nos vasos sanguíneos e na inflamação. Muitos deles serão descritos nos capítulos subsequentes.

Alguns fármacos influenciam a via dos eicosanoides e estão entre os mais utilizados no mundo atualmente. O *ácido acetilsalicílico*, por exemplo, inibe a ciclo-oxigenase, portanto, bloqueia a síntese de endoperóxidos, prostaglandinas e tromboxanos. Ela e outros fármacos que também bloqueiam a ciclo-oxigenase são denominados *anti-inflamatórios não esteroidais (AINEs)*. Seus principais usos são para reduzir dor, febre e inflamação. O termo *não esteroidais* os distingue dos glicocorticoides sintéticos (análogos dos hormônios esteroides produzidos pelas glândulas suprarrenais), que são utilizados em grandes doses como anti-inflamatórios. Esses esteroides induzem a expressão de uma proteína que inibe a fosfolipase A_2, portanto, bloqueiam a produção de todos os eicosanoides.

Interrupção da atividade nas vias de transdução do sinal

As respostas aos mensageiros frequentemente são eventos transitórios que persistem apenas brevemente e perdem intensidade quando o receptor não está mais ligado ao primeiro mensageiro. Existem inúmeras formas pelas quais isso pode ocorrer. Por exemplo, o primeiro mensageiro pode ser metabolizado por enzimas adjacentes, ou ser captado pelas células e destruído, ou simplesmente se difundir. Quando eventos como esses acontecem, a taxa de produção de segundos mensageiros diminui. A concentração intracelular do segundo mensageiro se reduzirá, então, em decorrência das ações das enzimas de degradação citosólica, como a cAMP-fosfodiesterase, descrita anteriormente. A importância desses eventos é evitar a superestimulação crônica de uma célula por um mensageiro, o que pode ser muito prejudicial.

Além da remoção de um primeiro mensageiro, os receptores podem ser inativados por pelo menos três outras maneiras:

- O receptor torna-se quimicamente alterado (em geral, por fosforilação), o que pode reduzir sua afinidade por um primeiro mensageiro e, assim, o mensageiro é liberado de seu receptor
- A fosforilação do receptor pode impedir a ligação adicional da proteína G ao receptor
- Os receptores da membrana plasmática podem ser removidos quando a combinação do primeiro mensageiro com o receptor é levada para o interior da célula por endocitose.

Os processos aqui descritos são fisiologicamente controlados. Por exemplo, em muitos casos, a fosforilação inibitória de um receptor é mediada por uma proteinoquinase que foi inicialmente ativada em resposta ao primeiro mensageiro. Essa inativação do receptor constitui retroalimentação negativa.

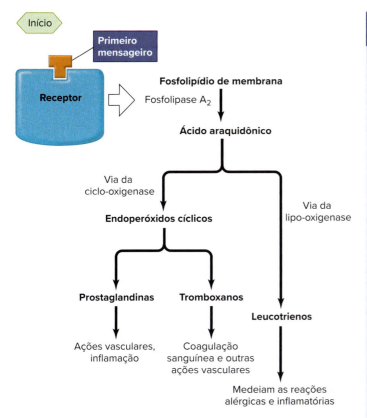

Figura 5.12 Vias para a síntese de eicosanoides e algumas de suas principais funções. A fosfolipase A$_2$ é a enzima comum à formação de todos os eicosanoides. Os esteroides anti-inflamatórios induzem a expressão de uma proteína que inibe a fosfolipase A$_2$. A via mediada pela ciclo-oxigenase é inibida pelo ácido acetilsalicílico e por outros anti-inflamatórios não esteroidais (AINEs). Existem, também, medicamentos disponíveis que inibem a enzima lipo-oxigenase, bloqueando, assim, a formação de leucotrienos. Esses medicamentos podem ser úteis no controle da asma, estando o excesso de leucotrienos nos componentes alérgicos e inflamatórios implicados na doença.

APLICAÇÃO DO CONCEITO

- Com base nas vias mostradas nesta figura, proponha um motivo pela qual as pessoas são aconselhadas a evitar tomar ácido acetilsalicílico ou outros AINEs antes de um procedimento cirúrgico.

A resposta está disponível no Apêndice A.

Isso conclui nossa descrição dos princípios básicos das vias de transdução de sinal. É fundamental reconhecer que essas vias não existem isoladamente, mas podem estar ativas simultaneamente em uma única célula, sofrendo interações complexas. Isso é possível porque um único primeiro mensageiro é capaz de desencadear alterações na atividade de mais de uma via e, muito mais importante, porque vários primeiros mensageiros diferentes podem influenciar simultaneamente uma célula. Além disso, uma grande quantidade de *crosstalk* (comunicações cruzadas) pode ocorrer em um ou mais níveis entre as várias vias de transdução de sinal. Por exemplo, moléculas ativas geradas na via do cAMP podem alterar a atividade de receptores e moléculas sinalizadoras geradas por outras vias.

Estude e revise 5.2

- **Ativação do receptor:** passo inicial que leva à resposta de uma célula a um mensageiro; ocorre em decorrência de uma alteração conformacional no receptor desencadeada pela sua ligação a um mensageiro
- **Vias de transdução de sinal:** as diversas sequências de eventos que ligam a ativação do receptor à resposta final de uma célula a um mensageiro
- **Mensageiros lipossolúveis:** ligam-se a **receptores nucleares** no interior da célula-alvo
  - O receptor ativado atua no núcleo como um fator de transcrição
- **Mensageiros hidrossolúveis:** ligam-se a quatro classes de receptores na membrana plasmática
  - Receptores que também são canais iônicos controlados por ligantes
  - Receptores que também são enzimas
  - Receptores que ativam uma janus quinase citosólica associada a eles
  - Receptores que interagem com uma **proteína G** de membrana plasmática associada (**receptores acoplados à proteína G**)
- **Primeiros mensageiros:** os mensageiros que se ligam aos receptores celulares
- **Segundos mensageiros:** substâncias geradas em uma célula pela ação dos primeiros mensageiros
- **Adenilil ciclase:** enzima de membrana que catalisa a formação do segundo mensageiro **cAMP**
  - O cAMP ativa a **proteinoquinase dependente de cAMP** intracelular, que fosforila proteínas que medeiam as respostas da célula ao primeiro mensageiro
- **Fosfolipase C:** enzima da membrana plasmática que catalisa a formação dos segundos mensageiros **diacilglicerol (DAG)** e **inositol trifosfato (IP$_3$)**
  - O DAG ativa a **proteinoquinase C**; o IP$_3$ provoca a liberação de Ca^{2+} do retículo endoplasmático, elevando, assim, o Ca^{2+} citosólico
- O Ca^{2+} é um segundo mensageiro difundido e ativa moléculas reguladoras como a calmodulina
- **Eicosanoides:** derivados do **ácido araquidônico**, exercem amplos efeitos intracelulares e extracelulares na atividade celular
  - Exemplos incluem **prostaglandinas**, **tromboxanos** e **leucotrienos**
- A interrupção da atividade do receptor ocorre quando a concentração da molécula do primeiro mensageiro diminui ou, no caso de receptores de membrana plasmática, quando o receptor é quimicamente alterado ou internalizado

Questão de revisão: Observa-se que um mensageiro químico recém-descoberto é pouco hidrossolúvel, mas livremente lipossolúvel (óleo). Que classe de mensageiro poderia ser? Você esperaria que ele exercesse seus efeitos mais rapidamente, mais lentamente ou mais ou menos na mesma velocidade que um mensageiro que resulta na síntese de cAMP? (A resposta está disponível no Apêndice A.)

CAPÍTULO 5

Estudo de caso clínico
Uma criança com ganho de peso inexplicado e desequilíbrio do cálcio

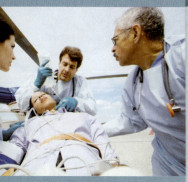
Comstock Images/Getty Images

Uma menina de 3 anos foi examinada por seu pediatra para determinar a causa de ganho de peso recente. Sua altura era normal (95 cm), mas ela pesava 16,5 kg, que é o 92º percentil para sua idade. A mãe da menina – que era muito baixa e apresentava sobrepeso – afirmou que, às vezes, a criança parecia apática e raramente mostrava-se muito ativa. Ela também era propensa a cãibras musculares e queixava-se com a mãe de que seus dedos das mãos e dos pés "pareciam engraçados", o que o pediatra interpretou como sensação de formigamento. A menina exibia um bom apetite, mas não um que parecia incomum ou extremo. O médico suspeitou de que a criança havia desenvolvido uma deficiência na quantidade de hormônio tireoidiano no seu sangue. Esse hormônio é produzido pela glândula tireoide no pescoço (ver Figura 11.21) e é responsável, em parte, pelo metabolismo normal – ou seja, a taxa em que as calorias são gastas. Níveis muito baixos dos hormônios tireoidianos normalmente resultam em ganho ponderal e podem causar fadiga ou falta de energia. Um exame de sangue foi realizado e, de fato, a concentração de hormônio tireoidiano da menina estava baixa. Como existem várias condições que podem resultar em deficiência do hormônio tireoidiano, foi realizado um exame adicional. Durante esse exame, o médico notou que os quartos metacarpos (os ossos na base dos dedos anulares) em cada uma das mãos da menina eram mais curtos do que o normal, e palpou nódulos logo abaixo da pele dela em vários locais do seu corpo. Ele solicitou a determinação dos níveis de Ca^{2+} e de paratormônio (PTH).

O PTH recebe esse nome porque as glândulas que o produzem encontram-se adjacentes (*para*) à glândula tireoide. Esse hormônio habitualmente atua nos rins e nos ossos para manter a homeostase do íon cálcio no sangue.

Reflita e revise 1

- De que maneira o equilíbrio nas concentrações de Ca^{2+} é atingido no sangue? (Ver Seção 1.8 do Capítulo 1 para obter ajuda.)

Se a concentração sanguínea de Ca^{2+} cair por qualquer motivo, a secreção de PTH aumentará e estimulará a liberação de Ca^{2+} desde os ossos para o sangue. O PTH também estimula a retenção de Ca^{2+} pelos rins, de modo que menos Ca^{2+} é perdido pela urina. Esses dois fatores auxiliam a restaurar a concentração normal de Ca^{2+} no sangue – um exemplo clássico de homeostase. O médico suspeitou de que os nódulos encontrados eram depósitos de Ca^{2+} e que os dedos encurtados eram resultado de formação óssea inadequada durante o desenvolvimento devido a um desequilíbrio de Ca^{2+}. Níveis sanguíneos anormalmente baixos de Ca^{2+} também explicariam as cãibras musculares e o formigamento. Isso ocorre porque uma concentração extracelular homeostática de Ca^{2+} também é essencial para a função normal dos músculos e nervos. Os resultados do exame de sangue confirmaram que a concentração de Ca^{2+} estava abaixo do normal. Uma explicação lógica para os baixos níveis de Ca^{2+} seria a baixa concentração de PTH. Paradoxalmente, no entanto, a concentração sanguínea de PTH estava aumentada no sangue da criança. Isso significa que havia PTH suficiente, mas ele, de alguma forma, não conseguia agir em seus alvos – os ossos e os rins – para manter o equilíbrio de Ca^{2+} no sangue. O que poderia impedir o PTH de fazer a sua tarefa? Como isso poderia estar relacionado com o desequilíbrio das concentrações de hormônios tireoidianos que foi responsável pelo ganho de peso?

Uma condição genética na qual a concentração sanguínea de PTH é alta, mas a de Ca^{2+} é baixa, é o **pseudo-hipoparatireoidismo**. O prefixo *hipo*, neste contexto, refere-se a "concentrações inferiores às normais" de PTH no sangue. A condição dessa menina parecia se encaixar no diagnóstico de hipoparatireoidismo, pois sua concentração de Ca^{2+} estava baixa e, consequentemente, ela apresentava vários sintomas característicos de baixo Ca^{2+}. Esses achados sugeriam que não havia PTH suficiente disponível, no entanto, como a concentração de PTH *não* estava baixa – na verdade, acima do normal – a condição é chamada de *pseudo*, ou "falso", hipoparatireoidismo.

Uma amostra de sangue foi colhida da menina e os leucócitos foram submetidos à análise de DNA para testar a possibilidade de existir uma mutação em um gene necessário para a sinalização de PTH.

Reflita e revise 2

- O que é uma mutação e como ela pode resultar em alteração na estrutura primária de uma proteína? (Ver Figuras 2.15 e 2.16 para obter ajuda.)

A análise revelou que a menina era heterozigota para uma mutação no gene *GNAS1*, que codifica a subunidade alfa da proteína G estimuladora (G_s alfa). Lembre-se da Figura 5.6, em que a G_s se acopla a determinados receptores da membrana plasmática para a adenilil ciclase e a produção de cAMP, um importante segundo mensageiro em muitas células. Sabe-se que o PTH age ligando-se a um receptor da membrana plasmática e ativando a adenilil ciclase por meio dessa via. Como a menina apresentava expressão diminuída de G_s alfa normal, suas células foram incapazes de responder adequadamente ao PTH e, consequentemente, sua concentração sanguínea de Ca^{2+} não podia ser mantida dentro da faixa normal, *mesmo ela não sendo deficiente em PTH*.

O PTH, no entanto, não é o único mensageiro no corpo que atua por meio de um receptor acoplado à G_s ligado à produção de cAMP. Como você aprendeu neste capítulo, existem muitas outras moléculas desse tipo. Uma delas é um fator que estimula a produção de hormônio tireoidiano pela glândula tireoide. Isso explica por que a menina apresentava baixa concentração de hormônio tireoidiano, além de seu desequilíbrio PTH/Ca^{2+}.

Capítulo 5 Sinalização Celular na Fisiologia

O pseudo-hipoparatireoidismo é um distúrbio muito raro, todavia, ilustra uma questão clínica maior e extremamente importante denominada resistência de órgãos-alvo. Essas doenças são caracterizadas por concentrações sanguíneas normais ou até aumentadas de moléculas sinalizadoras como o PTH, mas também pela insensibilidade (ou seja, resistência) de um órgão-alvo (ou órgãos-alvo) à molécula (**Tabela 5.5**). Em nossa paciente, a causa da resistência foi ação G_s-alfa insuficiente decorrente de uma mutação herdada; em outros casos, pode resultar de defeitos em outros aspectos das vias de sinalização celular ou na estrutura do receptor. É provável que a menina tenha herdado a mutação de sua mãe, que apresentou alguns sintomas semelhantes.

A menina foi tratada com um comprimido diário do hormônio tireoidiano, pastilhas de cálcio 2 vezes/dia e um derivado de vitamina D (que auxilia na absorção intestinal de Ca^{2+}) 2 vezes/dia. Ela precisará manter esse plano de tratamento para o resto de sua vida. Além disso, será importante que seu médico monitore outras funções fisiológicas mediadas por outros mensageiros químicos que agem por intermédio de G_s alfa.

TABELA 5.5	Mecanismos que levam à resistência do órgão-alvo a mensageiros químicos, como o PTH.		
Mensageiro (p. ex., PTH)	Receptor para o mensageiro (p. ex., receptor de PTH)	Via de sinalização ativada pelo mensageiro (p. ex., cAMP)	Existe resistência do órgão-alvo?
Presente	Presente	Presente	Não
Presente	Ausente/normal	Presente	Sim
Presente	Presente	Ausente/Anormal	Sim (este estudo de caso)

Ver o Capítulo 19 para estudos de casos clínicos completos e integrados.

TERMOS-CHAVE E TERMOS CLÍNICOS

5.1 Receptores

Afinidade
Agonistas
Antagonistas
Anti-histamínicos
Bloqueador do receptor beta-adrenérgico
Competição
Especificidade
Fenilefrina

Infrarregulação
Internalização
Oximetazolina
Receptores
Saturação
Suprarregulação
Transdução de sinal

5.2 Vias de transdução de sinal

Adenilciclase
AMP cíclico (cAMP)
Anti-inflamatórios não esteroidais (AINEs)
Ácido acetilsalicílico
Ativação do receptor
Calmodulina
Ciclo-oxigenase (COX)
Diacilglicerol (DAG)
Eicosanoides
Endoperóxido cíclico
Fosfodiesterase cAMP
Fosfolipase A_2
Fosfolipase C
GMP cíclico (cGMP)
Guanilil ciclase
Inositol trifosfato (IP_3)
Janus quinase (JAKs)

Leucotrienos
Lipo-oxigenase
Primeiros mensageiros
Prostaglandinas
Proteína G
Proteinoquinase
Proteinoquinase C
Proteinoquinase dependente de cAMP
Proteinoquinase dependente de calmodulina
Proteinoquinase dependente de cGMP
Receptores acoplados à proteína G
Receptores nucleares
Receptores tirosinoquinase
Segundos mensageiros
Tromboxanos
Vias de transdução do sinal

Estudo de caso clínico

Pseudo-hipoparatireoidismo

150 Vander | Fisiologia Humana

QUESTÕES DE AVALIAÇÃO | *Relembre e compreenda*

Essas questões testam sua capacidade de recordar detalhes importantes abordados neste capítulo. Elas também ajudam a prepará-lo para o tipo de perguntas encontradas em exames padronizados.

1 a 3: Combine uma característica do receptor (a-e) com cada opção.

1. Define a situação quando todos os locais de ligação ao receptor estão ocupados por um mensageiro.

2. Determina a força da ligação do receptor a um mensageiro.

3. Reflete o fato de que um receptor habitualmente se liga apenas a um único mensageiro.
   Característica do receptor
   a. Afinidade
   b. Saturação
   c. Competição
   d. Infrarregulação
   e. Especificidade

4. Qual das seguintes proteínas intracelulares ou de membrana plasmática necessita de Ca^{2+} para atividade completa?
   a. Calmodulina
   b. Janus quinase (JAK)
   c. Proteinoquinase dependente de cAMP
   d. Guanilil ciclase

5. Qual das alternativas seguintes está correta?
   a. A proteinoquinase dependente de cAMP fosforila os resíduos de tirosina.
   b. A proteinoquinase C é ativada pelo cAMP.
   c. A subunidade das proteínas G_s que ativa a adenilil ciclase é a subunidade beta.
   d. Mensageiros lipossolúveis normalmente agem em receptores no citosol ou no núcleo da célula.

e. O local de ligação de um receptor de membrana plasmática característico para o seu mensageiro está localizado na superfície citosólica do receptor.

6. A inibição de qual(is) enzima(s) impediria a conversão do ácido araquidônico em leucotrienos?
   a. Ciclo-oxigenase
   b. Lipo-oxigenase
   c. Fosfolipase A_2
   d. Adenilil ciclase
   e. *b e c*

7 a 10: Combine cada tipo de molécula com a alternativa correta (a-e); uma determinada opção pode ser utilizada apenas uma vez, mais de uma vez ou não ser utilizada.
   Molécula

7. Segundo mensageiro.

8. Exemplo de primeiro mensageiro.

9. Parte de uma proteína trimérica nas membranas.

10. Enzima.
    Alternativas
    a. Neurotransmissor ou hormônio
    b. Proteinoquinase dependente de cAMP
    c. Calmodulina
    d. Ca^{2+}
    e. Subunidade alfa das proteínas G

As respostas estão no Apêndice A.

QUESTÕES DE AVALIAÇÃO | *Aplique, analise e avalie*

Essas questões, elaboradas para serem desafiadoras, exigem que você integre os conceitos abordados neste capítulo para que seja capaz de tirar suas próprias conclusões. Inicialmente, tente responder às perguntas sem utilizar as dicas fornecidas; então, caso tenha alguma dificuldade, consulte as figuras ou seções sugeridas nas dicas.

1. Ao paciente A é administrado um fármaco que bloqueia a síntese de todos os eicosanoides, enquanto ao paciente B se administra um fármaco que bloqueia a síntese de leucotrienos, mas nenhum dos outros eicosanoides. Quais enzimas esses fármacos provavelmente bloqueiam? *Dica:* reveja as vias mostradas na Figura 5.12.

2. Determinados nervos para o coração liberam o neurotransmissor norepinefrina. Se esses nervos forem removidos em animais experimentais, o coração torna-se extremamente sensível à administração de um fármaco agonista da norepinefrina. Explique por que, em termos de fisiologia do receptor, isso pode ocorrer. *Dica:* consulte "Regulação de receptores" na Seção 5.1.

3. Um determinado hormônio sabidamente induz – completamente pela via do sistema AMP cíclico – seis respostas diferentes em sua célula-alvo. É encontrado um fármaco que elimina uma dessas respostas, mas não as outras cinco. Qual dos seguintes, se houver, poderia estar sendo bloqueado pelo fármaco: os receptores do hormônio, a proteína G_s, a adenilil ciclase ou o AMP cíclico? *Dica:* a via do cAMP é mostrada na Figura 5.6.

4. Caso fosse encontrado um fármaco que bloqueasse todos os canais de Ca^{2+} diretamente ligados às proteínas G, iria isso eliminar a função do Ca^{2+} como segundo mensageiro? Por que ou por que não? *Dica:* consulte a Tabela 5.3 para obter ajuda.

As respostas estão no Apêndice A.

QUESTÕES DE AVALIAÇÃO | *Avaliação dos princípios gerais*

Essas questões reforçam o tema fundamental introduzido no Capítulo 1, segundo o qual os princípios gerais de fisiologia podem ser aplicados a todos os níveis de organização e a todos os sistemas orgânicos.

1. Que exemplos deste capítulo demonstram o princípio geral da fisiologia de que a troca controlada de materiais ocorre entre compartimentos e através das membranas celulares? Especificamente, como isso está relacionado com outro princípio geral da fisiologia segundo o qual *o fluxo de informações entre células, tecidos e órgãos é uma característica essencial da homeostase e possibilita a integração de processos fisiológicos?*

2. Outro princípio geral da fisiologia afirma que *os processos fisiológicos exigem a transferência e o equilíbrio de matéria e energia.* Como o equilíbrio energético está relacionado com a sinalização intracelular?

As respostas estão no Apêndice A.

CAPÍTULO

6

Sinalização Neuronal e Estrutura do Sistema Nervoso

Células do Sistema Nervoso

6.1 Estrutura e manutenção dos neurônios

6.2 Classes funcionais dos neurônios

6.3 Células da glia

6.4 Crescimento e regeneração neurais

Potenciais de Membrana

6.5 Princípios básicos de eletricidade

6.6 Potencial de repouso da membrana

6.7 Potenciais graduados e potenciais de ação

Sinapses

6.8 Anatomia funcional das sinapses

6.9 Mecanismos de liberação do neurotransmissor

6.10 Ativação da célula pós-sináptica

6.11 Integração sináptica

6.12 Intensidade sináptica

6.13 Neurotransmissores e neuromoduladores

6.14 Comunicação neuroefetora

Estrutura do Sistema Nervoso

6.15 Sistema nervoso central: encéfalo

6.16 Sistema nervoso central: medula espinal

6.17 Sistema nervoso periférico

6.18 Sistema nervoso autônomo

6.19 Elementos de proteção associados ao encéfalo

Estudo de caso clínico do Capítulo 6

Os Capítulos 1 a 5 abordaram o princípio fisiológico geral da homeostase, a química básica do corpo e a estrutura e a função geral de todas as células dele. Agora, voltamos nossa atenção para a estrutura e a função de um sistema orgânico específico e suas células – o sistema nervoso. O sistema nervoso é composto por trilhões de células distribuídas, em uma rede, por todo o cérebro, medula espinal e periferia. Esse sistema tem um papel-chave na manutenção da homeostase de praticamente todas as variáveis fisiológicas. Ele o faz mediando o fluxo de informações que coordena a atividade de células, tecidos e órgãos amplamente espalhados pelo corpo, tanto internamente quanto com o ambiente externo. Entre suas inúmeras funções, estão a ativação da contração muscular (ver Capítulos 9 e 10); a integração dos níveis sanguíneos de oxigênio, dióxido de carbono e pH com a atividade do sistema respiratório (ver Capítulo 13); a regulação de volumes e pressões na circulação pela ação sobre elementos do sistema circulatório (ver Capítulo 12) e do sistema urinário (ver Capítulo 14); e modulação da motilidade e a secreção do sistema digestório (ver Capítulo 15). O sistema nervoso é um dos dois principais sistemas de controle do corpo; o outro é o sistema endócrino (ver Capítulo 11). Ao contrário dos sinais relativamente lentos e persistentes do sistema endócrino que são liberados no sangue, o sistema nervoso envia sinais elétricos rápidos que se comunicam diretamente de uma célula para outra. À medida em que você for lendo sobre a estrutura e a função dos neurônios e do sistema nervoso neste capítulo, você encontrará numerosos exemplos dos princípios gerais da fisiologia delineados no Capítulo 1. Por exemplo, a estrutura dos neurônios contribui para suas funções especializadas na mediação do fluxo de informação entre os órgãos, bem como na integração dos processos homeostáticos. A troca controlada de materiais (íons) através das membranas celulares e as leis da química e da física serão apresentadas como princípios-chave subjacentes às propriedades elétricas dos neurônios. Finalmente, o sistema nervoso como um todo ilustra o princípio geral da fisiologia de que a maioria das funções fisiológicas é controlada por múltiplos sistemas regulatórios, muitas vezes, trabalhando em oposição. ■

Células do Sistema Nervoso

6.1 Estrutura e manutenção dos neurônios

As várias estruturas do sistema nervoso estão intimamente interconectadas, entretanto, por conveniência, nós as dividimos em duas partes: (1) **sistema nervoso central (SNC)**, composto pelo encéfalo e pela medula espinal; e (2) **sistema nervoso periférico (SNP)**, composto pelos nervos que conectam o encéfalo e a medula espinal aos músculos, glândulas, órgãos sensoriais e outros tecidos do corpo.

A unidade funcional do sistema nervoso é a célula individual, ou **neurônio**. Os neurônios operam gerando sinais elétricos que se movem de uma parte da célula para outra parte da mesma célula ou para células vizinhas. Na maioria dos neurônios, o sinal elétrico promove a liberação de mensageiros químicos – **neurotransmissores** – para se comunicarem com outras células. A maioria dos neurônios atua como integradores, posto que os sinais que saem deles refletem o equilíbrio dos sinais de entrada que recebem de centenas ou de milhares de outros neurônios.

Os outros principais tipos de células do sistema nervoso são as células não neuronais denominadas **células da glia**. Elas geralmente não participam de modo direto da comunicação elétrica entre as células como fazem os neurônios, porém são muito importantes em várias funções de suporte para os neurônios e serão descritas mais adiante.

Os neurônios ocorrem em uma grande variedade de tamanhos e formas, no entanto, todos compartilham características que possibilitam a comunicação célula a célula. Longas extensões, ou prolongamentos (ou processos), conectam os neurônios entre si e realizam as funções neuronais de receber e enviar estímulos. Conforme mostrado na **Figura 6.1**, a maioria dos neurônios contém um corpo celular e dois tipos de prolongamento – dendritos e axônios.

O **corpo celular** (ou soma) de um neurônio contém o núcleo e os ribossomos e, por isso, possui as informações genéticas e o maquinário necessário para a síntese de proteína. Os **dendritos** são uma série de excrecências altamente ramificadas da célula que recebem informações de outros neurônios. Os dendritos ramificados aumentam a área de superfície da célula – alguns neurônios do SNC podem ter mais de 400 mil dendritos. Protuberâncias semelhantes a botões denominadas **espinhas dendríticas** estendem a área de superfície dos dendritos ainda mais. Assim, a estrutura dos dendritos no SNC aumenta a capacidade da célula de receber sinais de muitos outros neurônios.

O **axônio** é um prolongamento longo que se estende a partir do corpo celular e carreia sinais eferentes para suas células-alvo. Nos humanos, os axônios variam, em extensão, desde alguns micrometros a mais de 1 metro. A região do axônio que emerge do corpo celular é conhecida como **segmento inicial** (ou **proeminência axônica**). O segmento inicial é o local onde, na maioria dos neurônios, os sinais elétricos propagados são gerados. Esses sinais, então, propagam-se para longe do corpo celular ao longo do axônio. O axônio pode ter ramos, denominados **colaterais**. Perto de suas terminações, tanto o axônio quanto seus colaterais sofrem ramificação adicional (ver Figura 6.1). Quanto maior o grau de ramificação do axônio e dos colaterais axônicos, maior a esfera de influência da célula.

Cada ramo termina no **terminal do axônio**, o qual é responsável pela liberação de neurotransmissores desde o axônio. Esses mensageiros químicos difundem-se através de uma fenda extracelular até a célula oposta ao terminal. Alternativamente, alguns neurônios liberam os seus mensageiros químicos a partir de um conjunto de áreas salientes ao longo do axônio, conhecidas como varicosidades.

Os axônios de muitos neurônios são cobertos por bainhas de **mielina** (**Figura 6.2**), as quais geralmente consistem em 20 a 200 camadas de membrana plasmática altamente modificada que envolve o axônio por meio de uma célula de sustentação próxima. No encéfalo e na medula espinal, essas células formadoras de mielina são um tipo de célula da glia denominadas **oligodendrócitos**.

Cada oligodendrócito pode se ramificar para formar mielina em até 40 axônios. No SNP, as células da glia chamadas **células de Schwann** formam bainhas de mielina individuais circundando segmentos de 1 a 1,5 mm de comprimento em intervalos regulares ao longo de alguns axônios. Os espaços

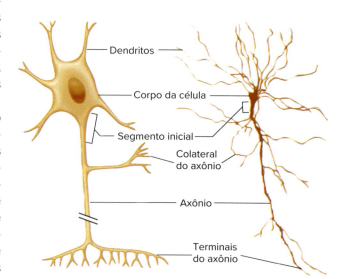

A. Ilustração de um neurônio típico   B. Micrografia de um neurônio

Figura 6.1 A. Representação esquemática de um tipo de neurônio. A interrupção no axônio indica que ele pode se estender por longas distâncias; na verdade, os axônios podem ser 5 a 10 mil vezes mais longos que o corpo da célula. Esse neurônio é um tipo comum, mas há uma grande variedade de morfologias neuronais, algumas das quais não têm axônios. **B.** Um neurônio observado ao microscópio.

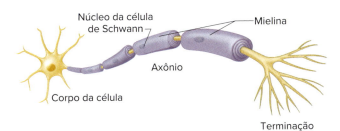

A. Bainha de mielina no SNP

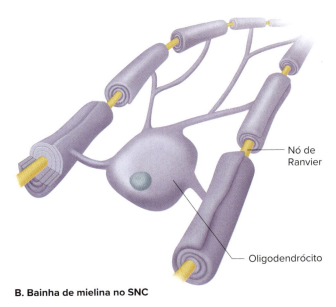

B. Bainha de mielina no SNC

Figura 6.2 A. Mielina formada pelas células de Schwann; e **B.** Oligodendrócitos nos axônios.

retrógrado também é a via pela qual alguns agentes nocivos invadem o SNC, incluindo a toxina tetânica e os herpes-vírus simples, da raiva e da poliomielite.

Estude e revise 6.1

- **Sistema nervoso**: composto pelo **sistema nervoso central** (SNC; encéfalo e medula espinal) e **sistema nervoso periférico** (SNP; neurônios fora do SNC)
- **Neurônio**: a unidade celular básica do sistema nervoso
  - **Corpo celular** e **dendritos** (incluindo **espinhas dendríticas**): regiões que recebem informações de outros neurônios
  - **Axônio**: começa no **segmento inicial** e termina nos **terminais axônicos**; transmite informações para outros neurônios ou células efetoras
- **Células da glia**: células não neuronais que não participam diretamente da sinalização, mas desempenham a função de suporte para os neurônios
- **Mielina**: bainha isolante formada sobre determinados neurônios no SNC e SNP que acelera a transmissão de sinais; feita de membranas de **células de Schwann** (SNP) ou **oligodendrócitos** (SNC) que são interrompidas periodicamente nos **nós de Ranvier**
- **Neurotransmissores**: mediadores químicos liberados por neurônios que atuam como sinais entre neurônios ou entre neurônios e outras células (p. ex., células musculares).

Questão de revisão: Descreva cada uma das principais partes de um neurônio típico, incluindo suas especializações estruturais e funcionais. (A resposta está disponível no Apêndice A.)

entre as secções adjacentes de mielina, onde a membrana plasmática do axônio é exposta ao líquido extracelular, são chamados de **nódulos de Ranvier**. Como você verá, a bainha de mielina acelera a condução dos sinais elétricos ao longo do axônio e poupa energia.

Para manter a estrutura e a função do axônio, várias organelas e outros materiais precisam se mover até cerca de 1 metro entre o corpo celular e as terminações axônicas. Esse movimento, denominado **transporte axonal**, depende de um arcabouço de "trilhos" microtubulares que percorre o comprimento do axônio e de tipos especializados de proteínas motoras conhecidas como cinesinas e dineínas (**Figura 6.3**). Em uma das extremidades, essas proteínas motoras de cabeça dupla se ligam às suas cargas celulares; e a outra extremidade usa a energia derivada da hidrólise do ATP para "caminhar" ao longo dos microtúbulos. O transporte por cinesina ocorre principalmente desde o corpo celular em direção às terminações axônicas (anterógrado) e é importante no movimento de moléculas de nutrientes, enzimas, mitocôndrias, vesículas cheias de neurotransmissores e outras organelas. O movimento da dineína ocorre no sentido oposto (retrógrado), carreando vesículas membranares recicladas, fatores de crescimento e outros sinais químicos que podem afetar a morfologia, bioquímica e conectividade do neurônio. O transporte

6.2 Classes funcionais dos neurônios

Os neurônios podem ser divididos em três classes funcionais (**Figura 6.4A**):

- **Neurônios aferentes** transmitem informações dos tecidos e órgãos do corpo *em direção* ao SNC
- **Neurônios eferentes** conduzem informações *para fora* do SNC para células efetoras dos músculos, glândulas ou outros tipos de células
- **Interneurônios** conectam os neurônios *dentro* do SNC.

Em uma estimativa grosseira, para cada neurônio aferente que entra no SNC, existem aproximadamente 10 neurônios eferentes e 200 mil interneurônios. Assim, a maioria dos neurônios é formada por interneurônios.

Em suas extremidades periféricas (as extremidades mais distantes do SNC), os neurônios aferentes possuem **receptores sensoriais**, que respondem a várias alterações físicas ou químicas em seu ambiente, produzindo sinais elétricos no neurônio. A região receptora pode ser uma área especializada da membrana plasmática ou uma célula separada, intimamente associada à terminação do neurônio. (Lembre-se

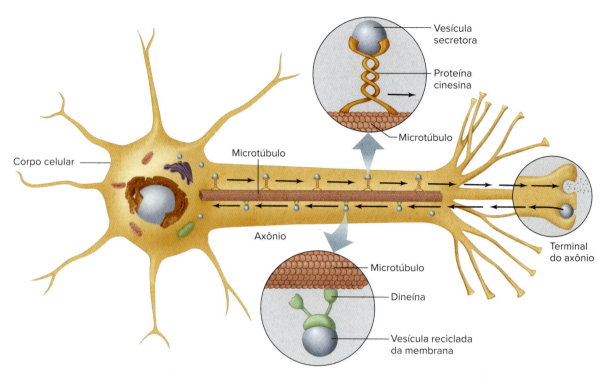

Figura 6.3 Transporte axonal ao longo dos microtúbulos pela dineína e cinesina.

de que o Capítulo 5 informa que o termo *receptor* tem dois significados distintos: um definido aqui e outro referente às proteínas específicas com as quais um mensageiro químico se combina para exercer seus efeitos sobre uma célula-alvo.) Os neurônios aferentes propagam sinais elétricos que partem de seus receptores em direção ao cérebro ou à medula espinal.

Os neurônios aferentes têm uma forma distinta da ilustrada na Figura 6.1, pois possuem apenas um processo associado ao corpo celular, geralmente considerado um axônio. Pouco depois de deixar o corpo celular, o axônio se divide. Um ramo, o processo periférico, começa onde os ramos terminais aferentes convergem a partir das terminações receptoras. O outro ramo, o prolongamento central, entra no SNC para formar junções com outros neurônios. Observe na Figura 6.4 que, para os neurônios aferentes, tanto o corpo celular quanto o longo axônio estão fora do SNC, e apenas uma parte do processo central entra no cérebro ou na medula espinal.

Os neurônios eferentes apresentam a morfologia mostrada na Figura 6.1. Em geral, com algumas exceções, seus corpos celulares e dendritos se encontram dentro do SNC, e os axônios se estendem para a periferia. Grupos de axônios de neurônios aferentes e eferentes, juntamente com mielina, tecido conjuntivo e vasos sanguíneos, formam os **nervos** do SNP (**Figura 6.4B**).

Os interneurônios encontram-se inteiramente dentro do SNC. Eles representam mais de 99% de todos os neurônios e têm uma ampla gama de propriedades, formatos e funções fisiológicas. O número de interneurônios interpostos entre neurônios aferentes e eferentes específicos varia de acordo com a complexidade da ação que eles controlam. O reflexo patelar elicitado pela percussão abaixo da patela ativa, os músculos da coxa predominantemente sem ação dos interneurônios – a maioria dos neurônios aferentes interage diretamente com os neurônios eferentes. Em contraste, quando você ouve uma música ou cheira um determinado perfume que evoca lembranças de alguém que você conhece, milhões de interneurônios podem estar envolvidos.

A **Tabela 6.1** resume as características das três classes funcionais de neurônios.

A junção anatomicamente especializada entre dois neurônios, em que um neurônio altera as atividades elétrica e química de outro neurônio, é denominada **sinapse**. Na maioria das sinapses, o sinal é transmitido de um neurônio para outro por neurotransmissores, um termo que também inclui as substâncias químicas que os neurônios eferentes utilizam para se comunicar com células efetoras (p. ex., uma célula muscular). Os neurotransmissores liberados a partir um neurônio alteram o neurônio receptor pela sua ligação a receptores proteicos específicos presentes na membrana do neurônio receptor. (Mais uma vez, não confunda esse uso do termo *receptor* com os receptores sensoriais nas terminações periféricas dos neurônios aferentes.)

A maioria das sinapses ocorre entre uma terminação axônica de um neurônio e um dendrito ou o corpo celular de um segundo neurônio. O neurônio que conduz um sinal em direção a uma sinapse é chamado de **neurônio pré-sináptico**, enquanto um neurônio que conduz sinais para longe de uma sinapse é um **neurônio pós-sináptico**. A **Figura 6.5** mostra como, em uma via multineuronal, um neurônio pode ser pós-sináptico para uma célula e pré-sináptico para outra. Um neurônio pós-sináptico pode conter milhares de junções sinápticas na superfície de seus dendritos e no corpo celular, de modo que os sinais de muitos neurônios pré-sinápticos podem afetá-lo. Interconectados dessa maneira, os muitos milhões de neurônios no sistema nervoso exemplificam o princípio geral da fisiologia de que o fluxo de informações entre células, tecidos e órgãos é uma característica essencial da homeostase e permite a integração complexa de processos fisiológicos.

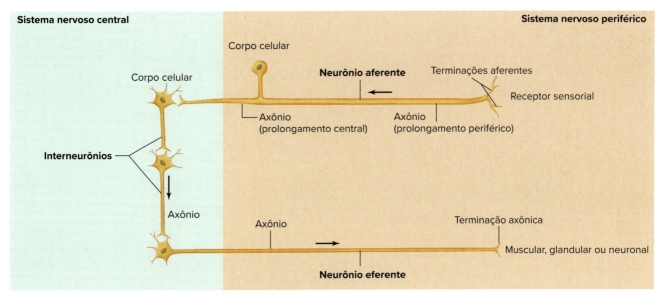

A. Fluxo de informações no sistema nervoso por três tipos de neurônios

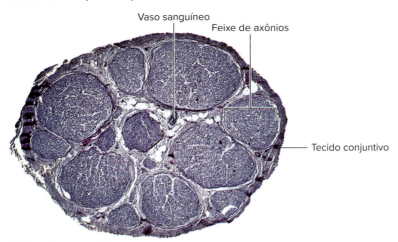

B. Corte transversal de um nervo

Figura 6.4 A. Três classes de neurônios. As setas indicam o sentido da transmissão da atividade neural. Os neurônios aferentes no SNP habitualmente recebem estímulos nos receptores sensoriais (em alguns casos, os próprios ramos terminais aferentes são modificados em um receptor sensorial). Os componentes eferentes do SNP podem terminar em um músculo, glândula, neurônio ou outras células efetoras. Ambos os componentes, aferente e eferente, podem consistir em dois neurônios, e não um como mostrado aqui. **B.** Corte transversal de um nervo na micrografia óptica (ampliação de aproximadamente 50×). Nervo é uma coleção de axônios de neurônios envolvida em tecido conjuntivo e localizada no sistema nervoso periférico. Fonte: (B) Jean-Claude Revy/ISM/Phototake.

TABELA 6.1 Características das três classes de neurônios.

I. Neurônios aferentes
   A. Transmitem informações para o SNC a partir de receptores em suas terminações periféricas
   B. Um prolongamento único do corpo celular se divide em um prolongamento periférico longo (axônio), que se encontra no SNP, e um prolongamento central curto (axônio), que entra no SNC

II. Neurônios eferentes
   A. Transmitem informações que saem do SNC para as células efetoras, particularmente músculos, glândulas, neurônios e outras células
   B. O corpo celular com múltiplos dendritos e um pequeno segmento do axônio estão no SNC; a maior parte do axônio está no SNP

III. Interneurônios
   A. Funcionam como integradores e modificadores de sinal
   B. Integram grupos de neurônios aferentes e eferentes em circuitos reflexos
   C. Encontram-se inteiramente dentro do SNC
   D. Representam > 99% de todos os neurônios

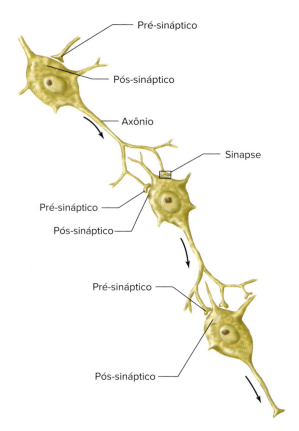

Figura 6.5 Um neurônio pós-sináptico para uma célula pode ser pré-sináptico para outra. As setas indicam a direção da transmissão neural.

Estude e revise 6.2

- **Neurônios aferentes:** transmitem informações para o SNC a partir de receptores em suas terminações periféricas
- **Neurônios eferentes:** transmitem informações para fora do SNC para as células efetoras
- **Interneurônios:** encontram-se inteiramente dentro do SNC; formam circuitos com outros interneurônios ou conectam neurônios aferentes e eferentes
- **Sinapse:** junção especializada entre um neurônio e uma célula-alvo, por meio da qual os sinais são enviados por neurotransmissores
  - **Neurônio pré-sináptico:** neurônio que conduz um sinal na direção de uma sinapse
  - **Neurônio pós-sináptico:** neurônio que conduz um sinal para longe de uma sinapse.

Questão de revisão: Descreva a direção do fluxo de sinais ao longo dos neurônios, começando com uma picada de alfinete em seu dedo e terminando com a retirada do dedo. (A resposta está disponível no Apêndice A.)

6.3 Células da glia

De acordo com análises recentes, os neurônios representam menos da metade das células do SNC humano. Como mencionado, o restante é composto de células da glia (*glia* quer dizer "cola"). As células da glia circundam o axônio e os dendritos dos neurônios e fornecem a ele suporte físico e metabólico. Ao contrário da maioria dos neurônios, as células da glia retêm a capacidade de se dividir ao longo da vida. Consequentemente, muitos tumores do SNC originam-se das células da glia, e não de neurônios (p. ex., a Seção 19.4 no Capítulo 19).

Vários tipos diferentes de células da glia são encontrados no SNC (**Figura 6.6**). Um tipo já discutido é o oligodendrócito, que forma a bainha de mielina dos axônios do SNC.

Um segundo tipo de célula da glia do SNC, o **astrócito**, ajuda a regular a composição do líquido extracelular no SNC, removendo íons potássio e neurotransmissores ao redor das sinapses. Outra função importante dos astrócitos é estimular a formação de zônulas de oclusão (ver Figura 3.8) entre as células que compõem as paredes dos capilares encontrados no SNC. Isso forma a **barreira hematencefálica**, que consiste em um filtro muito mais seletivo para as substâncias trocadas do que aquele existente entre o sangue e a maioria dos outros tecidos. Os astrócitos também sustentam os neurônios metabolicamente – por exemplo, fornecendo glicose e removendo a amônia. Nos embriões, os astrócitos guiam os neurônios do SNC à medida que migram para seu destino e estimulam o crescimento neuronal secretando fatores de crescimento. Além disso, os astrócitos têm muitas características semelhantes às dos neurônios. Por exemplo, eles possuem canais iônicos, receptores para determinados neurotransmissores e as enzimas para processá-los, além da capacidade de gerar respostas elétricas fracas. Assim, ademais de suas funções bem definidas, especula-se que os astrócitos façam parte da sinalização de informações no cérebro.

A **micróglia**, um terceiro tipo de célula da glia do SNC, consiste em células especializadas, semelhantes a macrófagos,

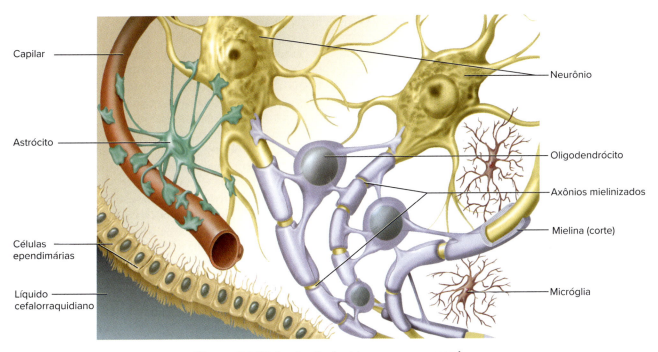

Figura 6.6 Células da glia do sistema nervoso central.

que desempenham funções imunológicas no SNC e contribuem para a remodelação e plasticidade das sinapses. Por último, as **células ependimárias** revestem as cavidades repletas de líquido dentro do cérebro e da medula espinal e regulam a produção e o fluxo do líquido cefalorraquidiano, que será descrito mais adiante.

As células de Schwann, as células da glia do SNP, têm a maioria das propriedades da glia do SNC. Conforme mencionado, as células de Schwann produzem a bainha de mielina dos axônios dos neurônios periféricos.

> **Estude e revise 6.3**
>
> ■ **Células da glia:** células não neuronais do SNC e SNP, incluindo astrócitos, oligodendrócitos, micróglia e células ependimárias
>   - Ajudam a regular a composição do líquido extracelular
>   - Dão sustentação metabólica aos neurônios
>   - Formam **mielina**
>   - Formam a **barreira hematencefálica** (filtro seletivo para materiais que entram no SNC)
>   - Servem como guias para neurônios em desenvolvimento
>   - Fornecem funções imunológicas
>   - Regulam a produção de **líquido cefalorraquidiano**.
>
> *Questão de revisão: Diferencie os vários tipos de células da glia. São neurônios? (A resposta está disponível no Apêndice A.)*

6.4 Crescimento e regeneração neurais

As elaboradas redes de prolongamentos neuronais que caracterizam o sistema nervoso dependem do crescimento de determinados axônios para alvos específicos.

Crescimento e desenvolvimento dos neurônios

O desenvolvimento do sistema nervoso no embrião se inicia com uma série de divisões de células precursoras indiferenciadas (células-tronco) que podem evoluir para neurônios ou glia. Depois da última divisão celular, cada célula-filha neuronal se diferencia, migra para sua localização final e envia prolongamentos que se tornarão seus axônios e dendritos. Uma extensão especializada, o **cone de crescimento**, forma a extremidade de cada axônio em extensão e está envolvida em encontrar o trajeto correto e o alvo final do prolongamento.

À medida que o axônio cresce, ele é guiado ao longo das superfícies de outras células, mais comumente células da glia. A rota a ser seguida pelo axônio depende, em grande parte, das influências de atração, sustentação, deflexão ou inibição exercidas por vários tipos de moléculas. Algumas dessas moléculas, como as de adesão celular, residem nas membranas da glia e dos neurônios embrionários. Outras são fatores neurotróficos solúveis (fatores de crescimento para tecido neural) no líquido extracelular que circunda o cone de crescimento ou seu alvo distante.

Uma vez alcançado o alvo do cone de crescimento, as sinapses se formam. Durante esses estágios iniciais do desenvolvimento neural – que ocorrem durante todos os trimestres da gravidez e na infância – o álcool e outras substâncias, radiação, desnutrição e vírus podem exercer efeitos que causam danos permanentes ao sistema nervoso fetal em desenvolvimento. Por exemplo, alguns bebês de mulheres infectadas pelo *vírus da Zika* durante a gestação nascem com cérebros severamente subdesenvolvidos, uma condição chamada **microcefalia**.

Um aspecto surpreendente do desenvolvimento do sistema nervoso é observado depois do crescimento e da projeção dos axônios. Muitos dos neurônios recém-formados e sinapses se degeneram. Na verdade, cerca de 50 a 70% dos neurônios em desenvolvimento sofrem autodestruição programada, chamada de apoptose, no SNC. O motivo exato desse processo aparentemente desnecessário não é conhecido, embora os neurocientistas especulem que isso refine ou faça a sintonia fina da conectividade no sistema nervoso. Essa é uma provável razão pela qual os seres humanos raramente retêm memórias de eventos que ocorrem antes dos 4 anos.

Ao longo da duração da vida, nosso cérebro tem uma incrível capacidade de modificar sua estrutura e função em resposta a estímulos ou lesões, uma característica conhecida como **plasticidade**. Isso pode envolver a geração de novos neurônios, mas implica particularmente a remodelação das conexões sinápticas. Esses eventos são estimulados pelo exercício e envolvimento em atividades cognitivamente desafiadoras.

O grau de plasticidade neural varia com a idade. Para muitos sistemas neurais, a janela crítica para o desenvolvimento ocorre em idade bastante jovem. Nas vias visuais, por exemplo, regiões do cérebro envolvidas no processamento dos estímulos visuais são permanentemente comprometidas se nenhuma estimulação visual for recebida durante um período crítico, com pico entre 1 e 2 anos. Por outro lado, a capacidade de aprender uma língua sofre mudanças mais lentas e sutis quanto à plasticidade – os humanos aprendem idiomas com relativa facilidade e rapidez até a adolescência, no entanto, o aprendizado se torna mais lento e difícil com a proximidade da idade adulta.

Uma vez constituídas, as formas e localizações básicas dos principais circuitos neuronais no SNC maduro não se modificam. No entanto, a criação e a remoção de contatos sinápticos iniciados durante o desenvolvimento fetal permanecem ao longo da vida como parte do crescimento, aprendizado e envelhecimento normais. Além disso, embora se tenha pensado, anteriormente, que a produção de novos neurônios cessasse na época do nascimento, um corpo crescente de evidências indica, atualmente, que a capacidade de produzir novos neurônios é mantida em algumas regiões do cérebro ao longo da vida. Por exemplo, a estimulação cognitiva e o exercício demonstraram, mesmo em adultos, aumentar o número de neurônios nas regiões do cérebro associadas ao aprendizado. Além disso, demonstrou-se que a eficácia de alguns fármacos antidepressivos depende da produção de novos neurônios em regiões cerebrais envolvidas na emoção e na motivação (ver Capítulo 8).

Regeneração de axônios

Se forem seccionados, os axônios conseguem se autorreparar e restaurar função significativa, desde que o dano ocorra fora do SNC e não afete o corpo da célula neuronal. Depois da lesão, o segmento axônico separado do corpo celular se degenera. A parte do axônio que permanece presa ao corpo celular dá origem a um cone de crescimento, o qual cresce no sentido do órgão efetor, de forma que a função possa ser restaurada. O retorno da função após uma lesão do nervo periférico é demorado porque o crescimento do axônio ocorre a uma velocidade de apenas 1 mm por dia. Assim, por exemplo, se neurônios aferentes partindo do seu polegar forem danificados por uma lesão na área do ombro, a restauração da sensação no seu polegar pode levar 2 anos.

Lesões na coluna normalmente esmagam o tecido, em vez de cortá-lo, deixando os axônios intactos. Nesse caso, um problema primário é a autodestruição (apoptose) dos oligodendrócitos adjacentes. Quando essas células morrem e seus axônios associados perdem sua bainha de mielina, eles não conseguem transmitir informações de forma efetiva. Axônios seccionados dentro do SNC podem desenvolver pequenas novas extensões, mas não ocorre regeneração significativa do axônio através do local danificado e não há relatos bem documentados de retorno significativo da função. A regeneração funcional é impedida por alguma diferença básica dos neurônios do SNC ou por alguma propriedade de seu ambiente, como fatores inibitórios associados à glia adjacente. Presumivelmente, houve pressão seletiva durante a evolução para limitar o crescimento de neurônios no SNC maduro a fim de minimizar a possibilidade de romper a arquitetura precisa das complexas redes neuronais que existem em todo o cérebro.

Os pesquisadores estão tentando diversas maneiras de fornecer um ambiente propício à regeneração axônica no SNC. Eles estão criando tubos que dão suporte ao recrescimento dos axônios seccionados, redirecionando os axônios para regiões da medula espinal que não têm fatores inibitórios de crescimento, evitando a apoptose dos oligodendrócitos para que a mielina possa ser mantida e fornecendo fatores neurotróficos que respaldem a recuperação do tecido danificado.

Pesquisadores médicos também estão tentando restaurar a função de cérebros e medulas espinais danificadas ou doentes por meio da implantação de células-tronco indiferenciadas que se desenvolverão em novos neurônios e substituirão neurotransmissores ou fatores neurotróficos ausentes. A pesquisa inicial com células-tronco se concentrou na utilização de células-tronco embrionárias e fetais, que, embora produzam resultados promissores, suscitam preocupações éticas. Recentemente, no entanto, os pesquisadores desenvolveram técnicas promissoras usando células-tronco isoladas de adultos e células adultas que foram induzidas a reverter para ao estado de célula-tronco.

Estude e revise 6.4

- Neurônios se desenvolvem a partir de células-tronco, migram para seus locais finais e enviam prolongamentos para suas células-alvo
  - **Cone de crescimento:** extensão especializada que forma a extremidade de um axônio e que funciona para direcionar um axônio em crescimento ao seu destino
- A divisão celular, que forma novos neurônios, e a **plasticidade,** que permite a remodelação do tecido neural depois da lesão, diminuem acentuadamente entre o nascimento e a idade adulta
- Neurônios periféricos danificados podem regenerar o axônio para seu órgão-alvo, mas, em geral, a regeneração funcional dos axônios seccionados do SNC não ocorre.

Questão de revisão: O que se entende por "plasticidade"? É constante ao longo da vida? (A resposta está disponível no Apêndice A.)

Potenciais de Membrana

6.5 Princípios básicos de eletricidade

As próximas seções ilustram o princípio geral da fisiologia de que os processos fisiológicos são ditados pelas leis da química e da física, notadamente aquelas que determinam o fluxo resultante de moléculas eletricamente carregadas. Conforme discutido no Capítulo 4, os solutos predominantes no líquido extracelular são os íons sódio e cloreto. O líquido intracelular contém altas concentrações de íons potássio e moléculas ionizadas não penetrantes, particularmente compostos de fosfato e proteínas com cadeias laterais negativamente carregadas. Fenômenos elétricos resultantes da distribuição dessas partículas com carga elétrica ocorrem na membrana plasmática da célula e têm significativa função na integração do sinal e na comunicação célula a célula, as duas principais funções do neurônio.

Um princípio físico fundamental é que cargas do mesmo tipo se repelem – cargas elétricas positivas repelem cargas elétricas positivas e cargas elétricas negativas repelem cargas elétricas negativas. Em contrapartida, substâncias com cargas elétricas opostas se atraem e se aproximam, caso não estejam separadas por alguma barreira (**Figura 6.7**).

Cargas elétricas separadas de sinais opostos têm o potencial de realizar trabalho se a aproximação entre elas for permitida. Esse potencial é chamado de **potencial elétrico**, ou, por ser determinado pela diferença na quantidade de carga elétrica entre dois pontos, uma **diferença de potencial** (muitas vezes, referida simplesmente como potencial). As unidades de potencial elétrico são os volts (V). A carga elétrica total que pode ser separada na maioria dos sistemas biológicos é muito pequena, portanto, as diferenças de potencial são pequenas e medidas em milivolts (1 mV = 0,001 V).

O movimento da carga elétrica é chamado de **corrente**. O potencial elétrico entre as cargas elétricas tende a fazê-las fluir, produzindo uma corrente. Se as cargas elétricas forem opostas, a corrente as aproxima; se as cargas elétricas forem iguais, a corrente aumenta a separação entre elas. A quantidade de carga que se movimenta – em outras palavras, a magnitude da corrente – depende da diferença de potencial entre as cargas elétricas e da natureza do material ou estrutura através da qual elas estão se movendo. O empecilho ao movimento da carga elétrica é conhecida como **resistência**. Se a resistência for alta, o fluxo de corrente será baixo. O efeito da voltagem V e da resistência R na corrente I é expresso na **lei de Ohm**:

$$I = \frac{V}{R}$$

Materiais com alta resistência elétrica reduzem o fluxo de corrente e são conhecidos como isolantes. Materiais com baixa resistência permitem o rápido fluxo da corrente e são chamados de condutores.

A água que contém íons dissolvidos é um condutor de eletricidade relativamente bom porque os íons podem carrear a corrente. Como vimos, os líquidos intracelular e extracelular contêm muitos íons e podem, portanto, transportar corrente. Os lipídios, no entanto, contêm muito poucos grupos carregados e não podem carrear corrente. Sendo assim, as camadas lipídicas da membrana plasmática são regiões de alta resistência elétrica que separam o líquido intracelular e o líquido extracelular, dois compartimentos aquosos de baixa resistência.

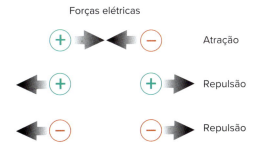

A. Interações entre cargas elétricas positivas e negativas

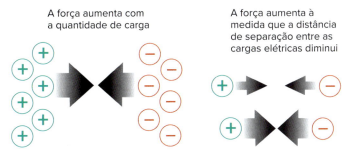

B. Relações entre tipo e quantidade de carga elétrica e distância

Figura 6.7 A. Tipos de interações elétricas. Observe que cargas elétricas iguais se repelem e cargas elétricas opostas se atraem. **B.** Efeitos sobre as forças elétricas de quantidade e distância entre cargas elétricas. Quantidades crescentes de cargas elétricas criam forças maiores (setas maiores). Aproximar as cargas também aumenta as forças entre elas.

Estude e revise 6.5

- Cargas elétricas separadas criam um **potencial elétrico**, o potencial de realizar trabalho
  - O potencial elétrico também é chamado de **diferença de potencial**, posto que se refere à diferença na quantidade de carga elétrica entre dois pontos
- **Corrente:** ocorre quando partículas carregadas fluem em uma direção efetiva
- A bicamada lipídica da membrana plasmática cria **resistência** ao movimento da carga elétrica (ela atua como um isolante que mantém os íons carregados separados)
  - A **lei de Ohm** relaciona o potencial (medido em volts, V) com a resistência (R) e a corrente (I), de modo que $I = V/R$
- A corrente iônica flui prontamente nos líquidos aquosos intracelular e extracelular.

Questão de revisão: Defina "corrente". De acordo com a lei de Ohm, como a corrente e a resistência estão relacionadas? Que parte de uma célula oferece resistência à corrente e por quê?
(A resposta está disponível no Apêndice A.)

6.6 Potencial de repouso da membrana

Em repouso, os neurônios têm uma diferença de potencial em suas membranas plasmáticas, com o interior da célula negativamente carregado em relação ao exterior (**Figura 6.8**). Esse potencial é o **potencial de repouso da membrana** (abreviação V_m).

Por convenção, o líquido extracelular é designado como ponto de referência de voltagem, e a polaridade (positiva ou negativa) do potencial de membrana é dada em função do sinal da carga excessiva no interior da célula por comparação. Por exemplo, se o interior de uma célula apresentar excesso de carga negativa e a diferença de potencial através da membrana tiver uma magnitude de 70 mV, dizemos que o potencial de membrana é –70 mV (interior em comparação com o exterior). Não se esqueça de que volt é a medida da *diferença* de carga elétrica através de uma membrana; um V_m de –70 mV nada diz sobre o número absoluto de cargas elétricas negativas e positivas que existem em ambos os lados de uma membrana.

Natureza e magnitude do potencial de repouso da membrana

A magnitude do potencial de membrana em repouso nos neurônios está, em geral, na faixa de –40 a –90 mV. O potencial de membrana em repouso se mantém estável, a menos que mudanças na corrente elétrica alterem o potencial. Por definição, uma célula sob essas condições não estaria mais "em repouso".

O potencial de repouso da membrana existe em função de minúsculos excessos de íons negativos no interior da célula e íons positivos fora dela. As cargas elétricas negativas em excesso no interior são atraídas eletricamente pelas cargas positivas em excesso fora da célula e vice-versa. Assim, as cargas em excesso (íons) se coletam em uma fina camada coesa contra as superfícies interna e externa da membrana plasmática (**Figura 6.9**), enquanto, na maior parte do líquido intracelular e extracelular, o número de cargas elétricas positivas e negativas é equilibrado. Distintamente da representação ilustrada na Figura 6.9, a quantidade de cargas elétricas positivas e negativas que precisam ser separadas por uma membrana para dar origem ao potencial é, na verdade, uma fração infinitesimal do número total de cargas elétricas nos dois compartimentos.

A **Tabela 6.2** lista as concentrações típicas de íons sódio, potássio e cloreto no líquido extracelular e no líquido intracelular de um neurônio representativo. Cada um desses íons apresenta uma diferença de concentração entre o interior e o exterior da célula de 10 a 30 vezes. Embora essa tabela pareça contradizer nossa afirmação anterior de que a maior parte dos líquidos intracelular e extracelular é eletricamente equilibrada, existem muitos outros íons não listados, incluindo Mg^{2+}, Ca^{2+}, H^+, HCO_3^-, HPO_4^{2-}, SO_4^{2-} e compostos orgânicos ionizados, que incluem aminoácidos e proteínas.

Quando todos os íons são contabilizados, cada solução é, de fato, eletricamente neutra. Dos íons que conseguem fluir através da membrana e influenciar seu potencial elétrico, Na^+,

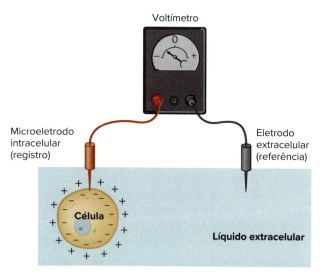

A. Método experimental para registro do potencial da membrana

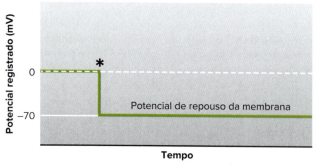

B. Potencial da membrana registrado utilizando-se um voltímetro

Figura 6.8 A. Aparelho para medir potenciais de membrana. O voltímetro registra a diferença entre os eletrodos intra e extracelulares. **B.** Diferença de potencial através de uma membrana plasmática medida por um microeletrodo intracelular. O asterisco indica o momento em que o eletrodo entrou na célula.

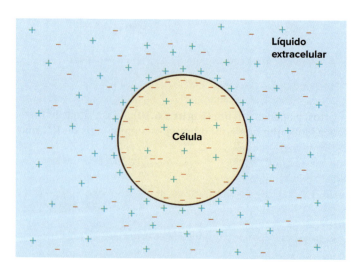

Figura 6.9 O excesso de cargas elétricas positivas fora da célula e o excesso de cargas elétricas negativas no interior dela coletam-se em uma camada coesa contra a membrana plasmática. Na realidade, essas cargas elétricas excessivas são apenas uma fração extremamente pequena da quantidade total de íons dentro e fora da célula.

TABELA 6.2	Distribuição dos principais íons móveis através da membrana plasmática de um neurônio típico.	
	Concentração (mmol/ℓ)	
Íon	Extracelular	Intracelular
Na⁺	145	15
Cl⁻	100	7*
K⁺	5	150

Uma medida mais acurada da força motriz elétrica pode ser obtida utilizando-se uma medida chamada miliequivalentes/ℓ (mEq/ℓ), que leva em consideração a valência iônica. Como todos os íons nesta tabela têm uma valência de 1, o mEq/ℓ é o mesmo que a concentração de mmol/ℓ.

*A concentração intracelular de Cl⁻ varia significativamente entre os neurônios devido às diferenças na expressão de transportadores e canais membranares.

K⁺ e Cl⁻ estão presentes nas concentrações mais altas, e a permeabilidade da membrana para cada um deles é determinada de maneira independente. Em geral, Na⁺ e K⁺ fazem as mais importantes contribuições na geração do potencial de repouso da membrana, entretanto, em algumas células, o Cl⁻ também é um fator. Observe que as concentrações de Na⁺ e Cl⁻ são menores no interior da célula do que fora dela e que a concentração de K⁺ é maior dentro da célula. As diferenças de concentração entre Na⁺ e K⁺ são estabelecidas pela ação da bomba sódio/potássio ATPase (Na⁺/K⁺ ATPase, ver Capítulo 4), que bombeia Na⁺ para fora da célula e K⁺ para dentro dela. A razão para a distribuição de Cl⁻ varia entre os tipos de células, como será descrito mais adiante.

A magnitude do potencial de repouso da membrana depende principalmente de dois fatores: (1) diferenças nas concentrações de íons específicos nos líquidos intracelular e extracelular; e (2) diferenças nas permeabilidades da membrana aos diferentes íons. Esse último reflete a quantidade de canais abertos para os diferentes íons na membrana plasmática. Um terceiro fator, a contribuição direta das bombas de íons, desempenha um papel muito menor. Cada um deles será examinado em detalhes.

Contribuição das diferenças de concentração iônica

Para entender como as diferenças de concentração de Na⁺ e K⁺ criam potenciais de membrana, considere, em primeiro lugar, o que acontece quando a membrana é permeável (tem canais abertos) a apenas um íon (**Figura 6.10**). Nessa situação hipotética, suponha que a membrana contém canais de K⁺, mas nenhum canal de Na⁺ ou Cl⁻. Inicialmente, o compartimento 1 contém 0,15 M de NaCl, o compartimento 2 contém 0,15 M de KCl e nenhum deslocamento de íons ocorre porque os canais estão fechados (etapa ❶, ver **Figura 6.10**). Não há diferença de potencial através da membrana porque os dois compartimentos contêm quantidades iguais de íons positivos e negativos. Os íons positivos são diferentes – Na⁺ *versus* K⁺ –, todavia a quantidade total de íons positivos nos dois compartimentos é a mesma, e cada íon positivo se equilibra com um íon cloreto.

Se, no entanto, os canais de K⁺ forem abertos, o K⁺ se difundirá a favor de seu gradiente de concentração do compartimento 2 para o compartimento 1 (etapa ❷, ver **Figura 6.10**). Os íons sódio não serão capazes de se deslocar através da membrana. Depois que alguns íons potássio se locomoveram para o compartimento 1, esse compartimento terá um excesso de carga elétrica positiva, abandonando um excesso de carga elétrica negativa no compartimento 2. Assim, uma diferença de potencial foi criada através da membrana.

Isso introduz outro importante fator que pode provocar deslocamento resultante de íons através de uma membrana: o potencial elétrico. À medida que o compartimento 1 se torna cada vez mais positivo e o compartimento 2 cada vez mais negativo, a diferença de potencial de membrana começa a influenciar o deslocamento dos íons potássio. A carga elétrica negativa do compartimento 2 tende a atraí-los de volta ao seu compartimento original, e a carga elétrica positiva do compartimento 1 tende a repeli-los do compartimento 1 (etapa ❸, ver **Figura 6.10**).

Em outras palavras, utilizando a terminologia apresentada no Capítulo 4, há um **gradiente eletroquímico** através da membrana para todos os íons. Enquanto o fluxo ou deslocamento de íons devido ao gradiente de concentração de K⁺ for maior que o fluxo devido ao potencial de membrana, o fluxo *resultante* de K⁺ ocorrerá do compartimento 2 para o compartimento 1 (etapa ❸, ver Figura 6.10) e o potencial de membrana aumentará progressivamente.

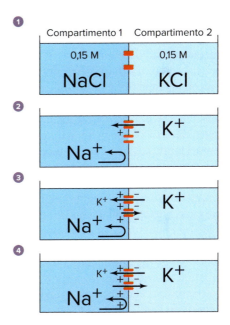

Figura 6.10 Geração de um potencial através de uma membrana devido à difusão de K⁺ através de canais de K⁺ (vermelho). As setas representam os movimentos dos íons; como na Figura 4.3, o comprimento da seta reflete a magnitude do fluxo. Consulte o texto para obter a explicação completa acerca das etapas ❶ a ❹.

APLICAÇÃO DO CONCEITO

- Na organização desse experimento, 0,15 mol de NaCl foi colocado no compartimento 1; 0,15 mol de KCl foi colocado no compartimento 2; e cada compartimento apresenta volume de 1 ℓ. Qual é a concentração aproximada de soluto total em cada compartimento no equilíbrio (ou seja, na etapa ❹)?

A resposta está disponível no Apêndice A.

Eventualmente, no entanto, o potencial de membrana se tornará negativo o suficiente para produzir um fluxo igual, porém oposto ao fluxo produzido pelo gradiente de concentração (etapa ❹, ver **Figura 6.10**). O potencial de membrana no qual esses dois fluxos se tornam iguais em magnitude, contudo em sentido oposto, é chamado de **potencial de equilíbrio** para aquele íon – nesse caso, K⁺. No potencial de equilíbrio para um íon, não há movimento *resultante* do íon porque os fluxos opostos são iguais e o potencial não sofrerá outras alterações. Observe, na Figura 6.10, que, enquanto inicialmente existia um gradiente de concentração e canais abertos para K⁺, um potencial de membrana foi automaticamente gerado. Vale ressaltar que a quantidade de íons que atravessam a membrana para estabelecer esse potencial de equilíbrio é insignificante em comparação à quantidade original presente no compartimento 2, de modo que não há alteração significativa na concentração de K⁺ em qualquer um dos compartimentos entre as etapas ❶ e ❹.

A magnitude do potencial de equilíbrio (em mV) para qualquer tipo de íon depende do gradiente de concentração desse íon através da membrana. Se as concentrações nos dois lados fossem iguais, o fluxo resultante e o potencial de equilíbrio seriam zero. Quanto maior o gradiente de concentração, maior o potencial de equilíbrio, uma vez que um deslocamento iônico maior, eletricamente impulsionado, será necessário para equilibrar o movimento provocado pela diferença de concentração.

Agora, consideremos a situação em que a membrana que separa os dois compartimentos é substituída por uma que contém apenas canais de Na⁺. Uma situação paralela ocorrerá (**Figura 6.11**). Os íons sódio (Na⁺) inicialmente se deslocarão do compartimento 1 para o compartimento 2. Quando o compartimento 2 for positivo em relação ao compartimento 1, a diferença na carga elétrica através da membrana começará a conduzir o Na⁺ do compartimento 2 de volta ao compartimento 1 e, eventualmente, o movimento resultante de Na⁺ cessará. Mais uma vez, no potencial de equilíbrio, o deslocamento dos íons devido ao gradiente de concentração é igual, porém oposto ao deslocamento provocado pelo gradiente elétrico, e uma quantidade insignificante de íons sódio efetivamente se desloca para atingir esse estado.

Assim, o potencial de equilíbrio para um íon pode ser diferente em magnitude *e* sentido do potencial de equilíbrio de outros íons, dependendo dos gradientes de concentração entre os compartimentos intra e extracelular de cada íon.

Existe um modo de prever a força elétrica necessária para equilibrar precisamente a tendência de um íon se difundir a favor do seu gradiente de concentração? Como esses dois fatores estão matematicamente relacionados? Verifica-se que, se o gradiente de concentração de qualquer íon for conhecido, o potencial de equilíbrio daquele íon poderá ser calculado pela equação de Nernst.

A **equação de Nernst** descreve o potencial de equilíbrio de qualquer íon – isto é, o potencial elétrico necessário para equilibrar um determinado gradiente de concentração de íons através de uma membrana de modo que o fluxo resultante do íon seja zero. A equação de Nernst pode ser assim simplificada:

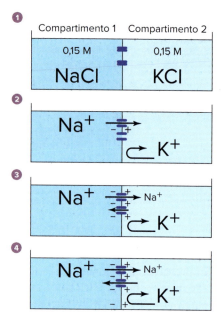

Figura 6.11 Geração de um potencial através de uma membrana devido à difusão de Na⁺ através dos canais de Na⁺ (em azul). As setas representam os movimentos dos íons; como na Figura 4.3, o comprimento da seta indica a magnitude do fluxo. A quantidade de íons sódio que atravessam a membrana é tão pequena que as concentrações de íons não se modificam significativamente da etapa ❶ para a etapa ❹. Veja o texto para uma explanação mais completa.

APLICAÇÃO DO CONCEITO

- Nesse sistema hipotético, quais seriam as concentrações de cada íon no equilíbrio (etapa ❹) se canais abertos para ambos Na⁺ e K⁺ estivessem presentes?

A resposta está disponível no Apêndice A.

$$E_{\text{íon}} = \frac{61}{Z} \log \left(\frac{C_{\text{ext}}}{C_{\text{int}}} \right)$$

Em que
$E_{\text{íon}}$ = potencial de equilíbrio de um determinado íon, em mV
C_{int} = concentração intracelular do íon
C_{ext} = concentração extracelular do íon
Z = valência do íon
61 = um valor constante que leva em consideração a constante universal do gás, a temperatura (37°C em todos os exemplos) e a constante elétrica de Faraday.

Usando-se os gradientes de concentração da Tabela 6.2, os potenciais de equilíbrio de Na⁺ (E_{Na}) e K⁺ (E_{K}) são:

$$E_{\text{Na}} = \frac{61}{+1} \log \left(\frac{145}{15} \right) = +60 \text{ mV}$$

$$E_{\text{K}} = \frac{61}{+1} \log \left(\frac{5}{150} \right) = -90 \text{ mV}$$

Dessa forma, nessas concentrações típicas, o fluxo de Na⁺ pelos canais abertos tende a levar o potencial de membrana para +60 mV, enquanto o fluxo de K⁺ o leva para –90 mV.

Se os gradientes de concentração mudarem, os potenciais de equilíbrio também mudarão.

As situações hipotéticas apresentadas nas Figuras 6.10 e 6.11 são úteis para entender como íons individuais como Na^+ e K^+ influenciam o potencial de membrana, no entanto, lembre-se de que células reais são muito mais complexas. Muitas moléculas carregadas eletricamente contribuem para as propriedades elétricas gerais das membranas celulares. Por exemplo, células reais raramente são permeáveis a apenas um único íon de cada vez, como veremos a seguir.

Contribuição das diferentes permeabilidades iônicas

Quando canais para mais de um tipo de íon estão abertos na membrana ao mesmo tempo, as permeabilidades e os gradientes de concentração para todos os íons precisam ser considerados ao se contabilizar o potencial de membrana. Para um determinado gradiente de concentração, quanto maior for a permeabilidade da membrana a um tipo de íon, maior será a contribuição desse íon para o potencial de membrana. Dados os gradientes de concentração e permeabilidades relativas da membrana (P_{ion}) para Na^+, K^+ e Cl^-, o potencial de repouso de uma membrana (V_m) pode ser calculado pela **equação de Goldman-Hodgkin-Katz (GHK)**:

$$V_m = 61 \log \frac{P_K[K_{ext}] + P_{Na}[Na_{ext}] + P_{Cl}[Cl_{int}]}{P_K[K_{int}] + P_{Na}[Na_{int}] + P_{Cl}[Cl_{ext}]}$$

A equação de GHK é essencialmente uma versão expandida da equação de Nernst que leva em conta as permeabilidades iônicas individuais. Na verdade, definindo as permeabilidades de quaisquer dois íons iguais a zero, define-se o potencial de equilíbrio para o íon restante. Observe que as concentrações de Cl^- são invertidas quando comparadas às de Na^+ e K^+ (a concentração interna está no numerador e a externa, no denominador), porque Cl^- é um ânion e seu movimento tem o efeito oposto sobre o potencial de membrana.

Permeabilidades e gradientes iônicos variam amplamente nas diferentes células excitáveis do corpo humano e de outros animais, contudo, a equação de GHK pode ser utilizada para determinar o potencial de repouso da membrana de qualquer célula se as condições forem conhecidas. Por exemplo, se os valores de permeabilidade relativa de uma célula fossem $P_K = 1$, $P_{Na} = 0,04$ e $P_{Cl} = 0,45$ e as concentrações iônicas fossem iguais às listadas na Tabela 6.2, o potencial de repouso da membrana seria:

$$V_m = 61 \log \frac{(1)(5) + (0,04)(145) + (0,45)(7)}{(1)(150) + (0,04)(15) + (0,45)(100)} = -70 \text{ mV}$$

As contribuições de Na^+, K^+ e Cl^- para o potencial global de membrana são, portanto, uma função de seus gradientes de concentração e permeabilidades relativas. *Os gradientes de concentração determinam seus potenciais de equilíbrio, e a permeabilidade relativa define quão fortemente o potencial de repouso da membrana é influenciado em direção a esses potenciais.* Nos neurônios de mamíferos, a permeabilidade ao K^+ pode ser até 100 vezes maior que para Na^+ e Cl^-, logo, os potenciais de repouso da membrana dos neurônios encontram-se habitualmente bastante próximos do potencial de equilíbrio de K^+ (**Figura 6.12**). O valor do potencial de equilíbrio do Cl^- também está próximo do potencial de repouso da membrana em muitos neurônios, entretanto, por motivos que abordaremos mais adiante, o Cl^- tem, na realidade, importância mínima na determinação dos potenciais de repouso de membrana dos neurônios quando em comparação com o K^+ e o Na^+.

Em resumo, o potencial de repouso é gerado através da membrana plasmática em grande parte devido ao movimento de K^+ para fora da célula a favor de seu gradiente de concentração através de canais de K^+ constitutivamente abertos (chamados **canais passivos** – ou canais de vazamento, ou, ainda, sem comportas – para distingui-los dos canais controlados por comportas). Isso torna o interior da célula negativo em relação ao exterior. Embora o fluxo de K^+ tenha mais impacto sobre o potencial de repouso da membrana do que o fluxo de Na^+, o potencial de repouso da membrana não é *igual* ao potencial de equilíbrio de K^+, porque ter uma pequena quantidade de canais passivos abertos para Na^+ puxa o potencial de membrana ligeiramente em direção ao potencial de equilíbrio do Na^+. Assim, no potencial de repouso da membrana, os canais iônicos permitem o movimento resultante tanto de Na^+ para dentro da célula quanto de K^+ para fora dela.

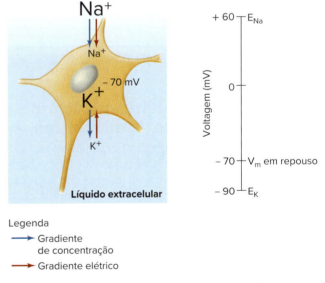

Figura 6.12 Forças que influenciam íons sódio e potássio no potencial de membrana de repouso (V_m). No potencial de repouso da membrana de –70 mV, tanto a concentração quanto os gradientes elétricos favorecem o movimento para dentro do Na^+, enquanto a concentração de K^+ e os gradientes elétricos estão em sentidos opostos (*esquerda*). A maior permeabilidade do K^+ mantém o potencial de repouso da membrana em um valor próximo ao E_K (*direita*).

APLICAÇÃO DO CONCEITO

- Reduzir o líquido intracelular de um neurônio [K^+] em 1 mM teria o mesmo efeito no potencial de repouso da membrana que aumentar o líquido extracelular [K^+] em 1 mM?

A resposta está disponível no Apêndice A.

Ao longo do tempo, as concentrações intracelulares de íons sódio e potássio não se alteram, no entanto, em função da ação da bomba Na⁺/K⁺ ATPase. Em uma célula em repouso, a quantidade de íons que a bomba movimenta é igual à de íons que vazam a favor de seus gradientes eletroquímicos. Enquanto os gradientes de concentração permanecerem estáveis e as permeabilidades iônicas da membrana plasmática não mudarem, o potencial elétrico através da membrana em repouso também permanecerá constante.

Contribuição das bombas iônicas

O vazamento passivo de Na⁺ e K⁺ a favor de seus gradientes eletroquímicos através dos canais iônicos é o principal fator na determinação do potencial de repouso da membrana, mas a bomba Na⁺/K⁺ ATPase é essencial para esse processo porque ela mantém os gradientes de concentração. Além disso, a bomba desempenha um papel direto muito menor na criação de um potencial de repouso negativo, pois, a cada ciclo, ela desloca três Na⁺ para fora da célula para cada dois K⁺ que leva para dentro. Esse transporte desigual de íons positivos torna o interior da célula mais negativo do que a difusão iônica conseguiria sozinha. Quando uma bomba desloca carga elétrica resultante pela membrana e contribui diretamente para o potencial de membrana, ela é conhecida como **bomba eletrogênica**.

Na maioria das células, a contribuição eletrogênica para o potencial de membrana é bastante pequena. Mas, embora a contribuição eletrogênica da bomba Na⁺/K⁺ ATPase seja discreta, a bomba sempre faz uma contribuição *indireta* essencial para o potencial de membrana, porque mantém os gradientes de concentração que resultam em difusão iônica e separação de carga.

Resumo do desenvolvimento de um potencial de repouso da membrana

Quando um potencial de membrana é mantido em um valor de repouso de –70 mV, o vazamento passivo de íons positivos para dentro e para fora deve ser igual, mesmo que haja maior permeabilidade ao K⁺. Como esse estado estacionário se desenvolve? A **Figura 6.13** resume esse processo em três etapas conceituais. Primeiro, a ação da bomba Na⁺/K⁺ ATPase estabelece os gradientes de concentração para Na⁺ e K⁺ (**Figura 6.13A**). Esses gradientes de concentração determinam os potenciais de equilíbrio dos dois íons – ou seja, o valor para o qual cada íon levaria o potencial de membrana se ele fosse o único íon permeante. Simultaneamente, a bomba exerce um pequeno efeito eletrogênico sobre a membrana devido ao fato de que três Na⁺ são bombeados para cada dois K⁺.

A etapa seguinte mostra que, a princípio, há um fluxo maior de K⁺ para fora da célula do que Na⁺ para dentro dela (**Figura 6.13B**), porque, na membrana em repouso, há maior permeabilidade (mais canais passivos) ao K⁺ do que ao Na⁺. Uma vez que há mais efluxo resultante do que influxo de íons positivos durante esta etapa, um significativo potencial de membrana negativo é desenvolvido, com o valor aproximando-se do potencial de equilíbrio de K⁺. No neurônio em repouso estacionário, o fluxo de íons pela membrana atinge um equilíbrio dinâmico no qual o K⁺ é altamente permeável, mas tem um

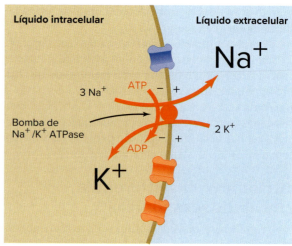

A. O estabelecimento de um gradiente de concentração é obtido pela bomba de íons

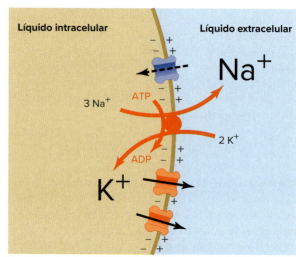

B. Maior efluxo de K⁺ cria diferença de carga

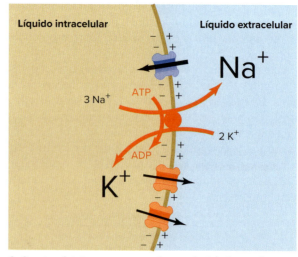

C. O potencial de repouso negativo estável é alcançado

Figura 6.13 Resumo das etapas que explicam o potencial de repouso da membrana. **A.** Uma bomba Na⁺/K⁺ ATPase estabelece os gradientes de concentração e gera um pequeno potencial negativo. **B.** O movimento resultante de K⁺ maior do que de Na⁺ torna o potencial de membrana mais negativo no interior da célula. **C.** No potencial de repouso da membrana negativo constante, os fluxos de íons pelos canais e a bomba equilibram-se um em relação ao outro.

gradiente eletroquímico pequeno, e o Na^+ tem baixa permeabilidade, porém um grande gradiente eletroquímico. Nesse estado, as correntes de entrada e saída são iguais, de modo que o potencial de membrana permanece em um valor estável (**Figura 6.13C**). Visto que o potencial de membrana não é igual ao potencial de equilíbrio de nenhum dos dois íons, há um pequeno, todavia constante, vazamento de Na^+ para dentro da célula e de K^+ para fora dela. Os gradientes de concentração, no entanto, não se dissipam com o tempo, porque o movimento iônico promovido pela bomba Na^+/K^+ ATPase equilibra exatamente a velocidade dos íons no sentido oposto.

Agora, voltemos ao comportamento dos íons cloreto nas células excitáveis. As membranas plasmáticas de muitas células também apresentam canais de Cl^-, mas não contêm bombas de íons cloreto; portanto, nessas células, as concentrações de Cl^- simplesmente se modificam até que o potencial de equilíbrio para Cl^- seja igual ao potencial de repouso da membrana.

Em outras palavras, o potencial de membrana negativo determinado por Na^+ e K^+ desloca Cl^- para fora da célula e a concentração de Cl^- no interior da célula torna-se menor que o do lado externo. Esse gradiente de concentração produz uma difusão de Cl^- de volta para a célula que se opõe diametralmente ao movimento para fora por causa do potencial elétrico.

Por outro lado, algumas células possuem um sistema de transporte ativo não eletrogênico que desloca o Cl^- para fora da célula, gerando um forte gradiente de concentração. Nessas células, o potencial de equilíbrio de Cl^- é negativo em relação ao potencial de repouso da membrana, e a difusão resultante de Cl^- para dentro da célula contribui para o excesso intracelular de carga elétrica negativa – ou seja, a difusão resultante de Cl^- torna o potencial de membrana mais negativo do que ele seria se apenas Na^+ e K^+ estivessem envolvidos.

Estude e revise 6.6

- **Potencial de repouso da membrana:** diferença de potencial elétrico através de uma membrana plasmática de uma célula não estimulada
  - Gerado principalmente por diferenças de concentração iônica através da membrana e permeabilidades relativas da membrana para esses íons
- **Potencial de equilíbrio:** potencial de membrana no qual a concentração e as forças elétricas em um íon têm magnitude igual e sentidos opostos
  - Pode ser calculado para qualquer íon pela **equação de Nernst**, que relaciona o potencial com o logaritmo do gradiente de concentração
- As bombas Na^+/K^+ ATPase da membrana plasmática mantêm baixa concentração intracelular de Na^+ e alta concentração intracelular de K^+ por transporte ativo
- Em repouso, os **canais passivos** na membrana plasmática estão muito mais disponíveis para K^+ do que para Na^+, de modo que o potencial de membrana está próximo do potencial de equilíbrio de K^+
  - O potencial de membrana pode ser calculado pela **equação de GHK**, desde que sejam conhecidas as concentrações de todos os íons capazes de atravessar a membrana pelos canais, bem como suas permeabilidades relativas

---

Estude e revise 6.6 — *continuação*

- As bombas Na^+/K^+ ATPase contribuem diretamente com um pequeno componente do potencial, porque são **eletrogênicas**.

Questão de revisão: Explique as condições que dão origem ao potencial de repouso da membrana. Que efeito a permeabilidade da membrana exerce sobre esse potencial? Quais funções as bombas de membrana Na^+/K^+ ATPase desempenham no potencial de membrana? (A resposta está disponível no Apêndice A.)

6.7 Potenciais graduados e potenciais de ação

Você acabou de aprender que todas as células apresentam um potencial de repouso da membrana devido à existência de bombas iônicas, gradientes de concentração iônica e canais passivos na membrana celular. Para além disso, entretanto, algumas células possuem um outro grupo de canais iônicos que podem ser controlados por comportas que podem ser abertas ou fechadas sob certas condições. Esses canais conferem à célula a capacidade de produzir sinais elétricos capazes de transmitir informações entre as diferentes regiões da membrana. Essa propriedade é conhecida como **excitabilidade**, e essas membranas são chamadas de **membranas excitáveis**. As células desse tipo incluem todos os neurônios e células musculares. Os sinais elétricos ocorrem em duas formas: potenciais graduados e potenciais de ação. Os potenciais graduados são importantes na sinalização de curtas distâncias, enquanto os potenciais de ação são sinais de longa distância particularmente importantes nas membranas das células neuronais e musculares.

Os termos *despolarização*, *repolarização* e *hiperpolarização* são utilizados para descrever a direção das alterações no potencial de membrana em relação ao potencial de repouso em uma célula excitável (**Figura 6.14**). O potencial de membrana em repouso é "polarizado", o que significa que o exterior e o interior de uma célula apresentam uma carga resultante diferente. A membrana é **despolarizada** quando seu potencial se torna menos negativo (mais próximo de zero) do que o nível de repouso. *Overshoot* refere-se a uma inversão da polaridade do potencial de membrana – isto é, quando o interior de uma célula se torna positivo em relação ao exterior. Quando um potencial de membrana que foi despolarizado retorna ao valor de repouso, ele é **repolarizado**. A membrana é **hiperpolarizada** quando o potencial é mais negativo que o nível de repouso.

As alterações no potencial de membrana que o neurônio utiliza como sinais ocorrem devido a mudanças na permeabilidade da membrana celular aos íons. Lembre-se do Capítulo 4, que explica que os canais iônicos com comportas, em uma membrana, podem ser abertos ou fechados por estímulos mecânicos, elétricos ou químicos. Quando um neurônio recebe um sinal químico de um neurônio vizinho, por exemplo, alguns canais com comportas se abrem, permitindo maior corrente iônica pela membrana. O maior deslocamento de

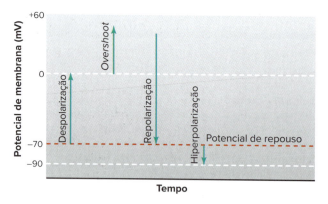

Figura 6.14 Alterações de despolarização, repolarização, hiperpolarização e *overshoot* no potencial de membrana em relação ao potencial de repouso.

TABELA 6.3	Miniglossário dos termos que descrevem o potencial de membrana.
Potencial ou diferença de potencial	A diferença de voltagem entre dois pontos decorrente de cargas elétricas de sinal oposto separadas
Potencial de membrana	Diferença de voltagem entre o interior e o exterior da célula
Potencial de equilíbrio	A diferença de voltagem através de uma membrana que produz o fluxo de uma determinada espécie de íon que é igual, porém oposto ao fluxo devido ao gradiente de concentração desse mesmo íon
Potencial de repouso da membrana	O potencial constante de uma célula não estimulada
Potencial graduado	Mudança do potencial de duração e amplitude variáveis que é conduzida com decremento; não tem limiar ou período refratário
Potencial de ação	Uma breve despolarização tudo ou nada da membrana que inverte a polaridade nos neurônios; apresenta limiar e período refratário e é conduzido sem decremento
Potencial sináptico	Uma alteração graduada de potencial produzida no neurônio pós-sináptico em resposta à liberação de um neurotransmissor por um terminal pré-sináptico; pode ser despolarizante (potencial excitatório pós-sináptico ou PEPS) ou hiperpolarizante (potencial inibitório pós-sináptico ou PIPS)
Potencial receptor	Um potencial graduado produzido nas terminações periféricas de neurônios aferentes (ou em células receptoras separadas) em resposta a um estímulo
Potencial marca-passo	Uma alteração de potencial graduado, de ocorrência espontânea, que acontece em algumas células especializadas
Potencial limiar	O potencial de membrana no qual um potencial de ação é iniciado

íons a favor de seu gradiente eletroquímico altera o potencial de membrana, de modo que ele se torna despolarizado ou hiperpolarizado em relação ao estado de repouso. Veremos que características particulares desses canais iônicos com comportas determinam a natureza do sinal elétrico gerado.

Potenciais graduados

Potenciais graduados são alterações no potencial de membrana que são confinadas a uma região relativamente pequena da membrana plasmática. Em geral, elas são produzidas quando alguma alteração específica no ambiente celular atua em uma região especializada da membrana. Eles são chamados de potenciais graduados simplesmente porque a magnitude da mudança de potencial pode variar (é "graduado"). Os potenciais graduados recebem diversas nomenclaturas relacionadas com a localização do potencial ou a função que desempenham – por exemplo, potencial receptor, potencial sináptico e potencial marca-passo são tipos diferentes de potenciais graduados (**Tabela 6.3**).

Sempre que ocorre um potencial graduado, as cargas se deslocam entre o local de origem desse potencial e as regiões adjacentes da membrana plasmática, as quais ainda se encontram no potencial de repouso. Na **Figura 6.15**, uma pequena região da membrana foi despolarizada pela aplicação transitória de um sinal químico, abrindo brevemente os canais de cátions da membrana e produzindo um potencial menos negativo do que aquele das áreas adjacentes. Cargas elétricas positivas dentro da célula (principalmente íons K^+) se deslocarão através do líquido intracelular para longe da região despolarizada e em direção às regiões de repouso mais negativas da membrana. Simultaneamente, fora da célula, cargas positivas irão se mover desde a região mais positiva da membrana em repouso em direção às regiões menos positivas que a despolarização acabou de criar. Observe que essa corrente local movimenta cargas positivas em direção ao local de despolarização ao longo da parte externa da membrana e para longe do local de despolarização ao longo do interior dela. Assim, a despolarização se espalha para áreas adjacentes ao longo da membrana.

Dependendo do evento iniciador, os potenciais graduados podem ocorrer em direção a uma despolarização ou à uma hiperpolarização (**Figura 6.16A**), e sua magnitude está relacionada à magnitude do evento iniciador (**Figura 6.16B**).

Além do deslocamento de íons no interior e exterior da célula, cargas são perdidas através da membrana porque ela possui canais passivos abertos permeáveis a íons. O resultado disso é que a alteração do potencial de membrana diminui à medida que a distância a partir do local inicial da alteração de potencial aumenta (**Figura 6.16C**). Na verdade, as membranas plasmáticas são tão permeáveis a íons que essas correntes desvanecem quase completamente dentro de poucos milímetros de seu ponto de origem. Por causa disso, a corrente local tem **decremento** – isto é, o fluxo de carga diminui à medida que a distância desde o local de origem do potencial graduado aumenta (**Figura 6.17**).

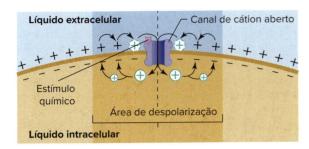

Figura 6.15 Despolarização e potencial graduado provocados por um estímulo químico. A corrente elétrica positiva interna através dos canais catiônicos dependentes de ligantes despolariza uma região da membrana, e correntes locais espalham a despolarização para regiões adjacentes.

APLICAÇÃO DO CONCEITO

- Se o canal iônico dependente de ligante permitisse apenas o deslocamento de K^+, como essa figura seria diferente?

A resposta está disponível no Apêndice A.

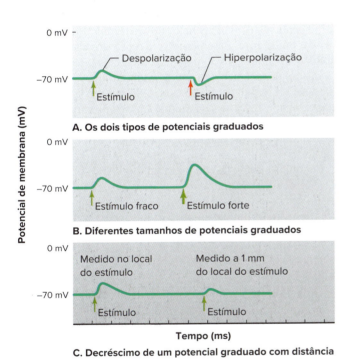

Figura 6.16 Potenciais graduados podem ser registrados em condições experimentais nas quais a força do estímulo pode variar. Esses experimentos mostram que os potenciais graduados **(A)** podem ser despolarizantes ou hiperpolarizantes; **(B)** podem variar em tamanho; e **(C)** são conduzidos com decremento. Nesse exemplo, o potencial de repouso da membrana é –70 mV.

Visto que o sinal elétrico diminui com a distância, os potenciais graduados (e a corrente local que eles geram) podem atuar como sinais apenas por distâncias muito curtas (poucos milímetros). Se estímulos adicionais, no entanto, ocorrerem antes que o potencial graduado tenha se desvanecido, eles podem ser adicionados ao potencial graduado do primeiro estímulo. Esse processo, denominado **somação**, é particularmente importante para a sensibilidade, conforme será

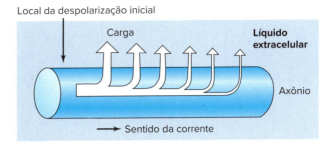

Figura 6.17 O vazamento de cargas (predominantemente K^+) através da membrana plasmática reduz a corrente local em pontos mais distantes ao longo da membrana a partir do local da despolarização inicial.

abordado no Capítulo 7; retornaremos à somação mais adiante neste capítulo. Os potenciais graduados são os únicos meios de comunicação utilizados por alguns neurônios, enquanto, em outros neurônios, os potenciais graduados iniciam um tipo de sinal que percorre distâncias maiores, os quais descreveremos adiante.

Potenciais de ação

Os **potenciais de ação** são muito diferentes dos potenciais graduados. Constituem grandes alterações no potencial de membrana: o potencial de membrana pode variar em até 100 mV. Por exemplo, uma célula pode despolarizar de –70 a +30 mV e, em seguida, repolarizar-se para seu potencial de repouso. Em geral, os potenciais de ação são geralmente muito rápidos (de 1 a 4 milissegundos) e podem se repetir em frequências de várias centenas por segundo. A propagação dos potenciais de ação ao longo do axônio é o mecanismo utilizado pelo sistema nervoso para realizar a comunicação de uma célula a outra no decurso de longas distâncias.

Quais propriedades dos canais iônicos permitem que eles gerem essas grandes e rápidas mudanças no potencial de membrana e como os potenciais de ação são propagados ao longo de uma membrana excitável? Essas perguntas são abordadas nas próximas seções.

Canais iônicos dependentes de voltagem

Conforme apresentado no Capítulo 4, muitos tipos de canais iônicos e vários mecanismos diferentes regulam a abertura desses tipos diferentes de canais. **Canais iônicos dependentes de ligantes** se abrem em resposta à ligação de moléculas de sinalização (como mostrado na Figura 6.15). Os **canais iônicos mecanicamente controlados** se abrem em resposta à deformação física (estiramento) das membranas plasmáticas. Enquanto esses tipos de canais frequentemente medeiam potenciais graduados que podem servir como estímulo inicial para um potencial de ação, são os **canais iônicos dependentes de voltagem** que conferem à membrana a capacidade de sofrer potenciais de ação. Existem dezenas de diferentes tipos de canais iônicos dependentes de voltagem, variando de acordo com o íon que conduzem (p. ex., Na^+, K^+, Ca^{2+} ou Cl^-) e com a maneira como se comportam ante as alterações de voltagem da membrana. Por ora, vamos nos concentrar nos tipos particulares de canais de Na^+ e K^+ dependentes de voltagem que medeiam a maioria dos potenciais de ação neuronais.

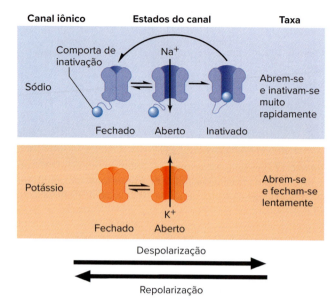

Figura 6.18 Comportamento dos canais de Na⁺ e K⁺ dependentes de voltagem. A despolarização da membrana promove a rápida abertura dos canais de Na⁺, os quais, logo depois, sofrem inativação seguida pela abertura dos canais de K⁺. Quando a membrana se repolariza às voltagens negativas, ambos os canais retornam ao estado fechado.

A **Figura 6.18** resume as características relevantes desses canais. Os canais de Na⁺ e K⁺ são semelhantes por possuírem sequências de resíduos de aminoácidos com cargas elétricas em sua estrutura que fazem com que eles mudem de forma reversivelmente em resposta a modificações no potencial de membrana. Quando a membrana se encontra em um potencial negativo (p. ex., no potencial de repouso da membrana), ambos os tipos de canais tendem a permanecer fechados, enquanto a despolarização da membrana tende a abri-los. Duas diferenças-chave, no entanto, possibilitam que esses canais contribuam distintamente para a produção de potenciais de ação. Primeiro, os canais de Na⁺ dependentes de voltagem respondem mais rapidamente às alterações na voltagem da membrana. Quando uma área da membrana é subitamente despolarizada, os canais de Na⁺ dependentes de voltagem se abrem antes dos canais de K⁺ dependentes de voltagem; e, se a membrana é, então, repolarizada para voltagens negativas, os canais de K⁺ dependentes de voltagem também demoram mais para fechar. A segunda diferença-chave é que os canais de Na⁺ dependentes de voltagem têm uma característica extra em sua estrutura conhecida como **comporta de inativação**. Essa estrutura, muitas vezes visualizada como uma "bola e cadeia", limita o fluxo de Na⁺ pelo bloqueio do canal logo depois de a despolarização abri-lo. Quando a membrana se repolariza, o canal se fecha, forçando a comporta de inativação de volta para fora do poro e possibilitando que o canal retorne ao estado fechado. Integrando essas propriedades do canal com os princípios básicos que governam os potenciais de membrana, agora é possível explicar como ocorrem os potenciais de ação.

Mecanismo do potencial de ação

Em nossa abordagem prévia acerca do potencial de repouso da membrana e potenciais graduados, constatamos que o potencial de membrana depende dos gradientes de concentração e das permeabilidades da membrana de diferentes íons, particularmente Na⁺ e K⁺, o que também vale para o potencial de ação. Durante um potencial de ação, alterações transitórias na permeabilidade da membrana permitem que Na⁺ e K⁺ se desloquem a favor de seus gradientes eletroquímicos. A **Figura 6.19** ilustra as etapas que ocorrem durante um potencial de ação.

Na etapa ❶ da figura, o potencial de repouso da membrana encontra-se próximo do potencial de equilíbrio de K⁺, visto que há mais canais abertos de K⁺ do que canais de Na⁺. Lembre-se de que esses são canais passivos e de que são distintos dos canais iônicos dependentes de voltagem descritos a pouco. Um potencial de ação começa com um estímulo despolarizante – por exemplo, quando um neurotransmissor se liga a um canal iônico específico, dependente de ligante, e permite que o Na⁺ entre na célula (ver Figura 6.15). Essa despolarização inicial estimula a abertura de alguns canais de Na⁺ dependentes de voltagem, e a entrada adicional de Na⁺ por esses canais soma-se à despolarização local da membrana. Quando a membrana atinge um **potencial limiar** crítico (etapa ❷), a despolarização torna-se um ciclo de retroalimentação positiva. A entrada de Na⁺ provoca a despolarização, a qual abre mais canais de Na⁺ dependentes de voltagem, o que causa mais despolarização e assim por diante. Esse processo é representado como uma rápida despolarização do potencial de membrana (etapa ❸), e a despolarização se extrapola, de modo que a membrana torna-se, na realidade, positiva no lado interno e negativa no lado externo. Nessa fase, a membrana se aproxima, mas não chega a atingir o potencial de equilíbrio de Na⁺ (+60 mV) porque os canais de Na⁺ começam a se inativar e os canais de K⁺, a se abrir.

Quando o potencial de membrana alcança o pico de seu valor (etapa ❹), a permeabilidade ao Na⁺ declina abruptamente à medida que as comportas de inativação rompem o ciclo de retroalimentação positiva por meio do bloqueio dos canais de Na⁺ abertos. Enquanto isso, o estado despolarizado da membrana já começou a abrir os canais de K⁺ dependentes de voltagem relativamente vagarosos, e o resultante fluxo aumentado de K⁺ para fora da célula repolariza a membrana em direção ao seu valor de repouso (etapa ❺). O retorno da membrana a um potencial negativo faz com que os canais de Na⁺ dependentes de voltagem passem de seu estado inativado de volta ao estado fechado (sem sofrer abertura, como descrito anteriormente), assim como os canais de K⁺ também retornam ao estado fechado. Uma vez que os canais de K⁺ dependentes de voltagem se fecham de forma relativamente lenta, logo depois de um potencial de ação, há um período em que a permeabilidade de K⁺ permanece acima dos níveis de repouso e a membrana é transitoriamente hiperpolarizada em direção ao potencial de equilíbrio de K⁺ (etapa ❻). Essa parte do potencial de ação é conhecida como **pós-hiperpolarização**. Uma vez que os canais de K⁺ dependentes de voltagem finalmente se fecham, no entanto, o potencial de membrana em repouso é restaurado (etapa ❼). Enquanto os canais de Na⁺ dependentes de voltagem operam em modo de retroalimentação positiva no início de um potencial de ação, os canais de K⁺ dependentes de voltagem encerram o potencial de ação e induzem seu próprio fechamento por meio de um processo de retroalimentação positiva (**Figura 6.20**).

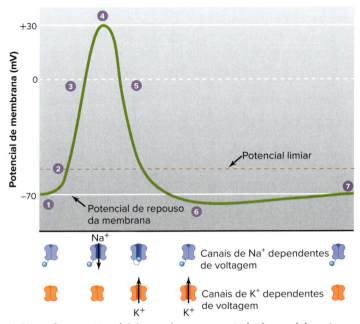

A. Alterações no potencial de membrana e no estado do canal durante o potencial de ação

1. O potencial de repouso da membrana estável está próximo a E_K, $P_K > P_{Na}$ devido à permeabilidade dos canais de K^+
2. A membrana local é levada ao limiar de voltagem por um estímulo despolarizante
3. A corrente que atravessa os canais de Na+ dependentes de voltagem em abertura despolariza rapidamente a membrana, fazendo que mais canais de Na^+ se abram
4. A inativação dos canais de Na^+ e a abertura retardada dos canais de K^+ dependentes de voltagem interrompem a despolarização da membrana
5. A corrente para fora que atravessa os canais abertos de K^+ dependentes de voltagem repolariza a membrana de volta ao potencial negativo
6. A corrente persistente que atravessa os canais de K^+ dependentes de voltagem que fecham lentamente hiperpolariza a membrana em direção a E_K; os canais de Na^+ retornam desde o estado inativo para o estado fechado (sem se abrirem)
7. O fechamento dos canais de K^+ dependentes de voltagem faz que o potencial de membrana retorne ao seu valor de repouso

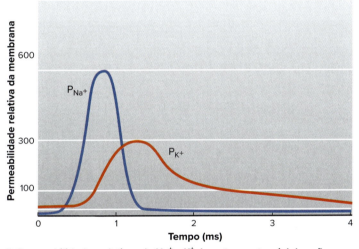

B. Permeabilidades relativas de Na^+ e K^+ durante o potencial de ação

Figura 6.19 As alterações no potencial de membrana **(A)** e na sua permeabilidade (P) membranar relativa **(B)** aos íons sódio e potássio durante um potencial de ação. As etapas ❶ a ❼ estão descritas com mais detalhes no texto.

APLICAÇÃO DO CONCEITO

■ Se a [Na^+] extracelular for aumentada, como o potencial de repouso e o potencial de ação de um neurônio se modificam?

A resposta está disponível no Apêndice A.

Você pode pensar que grandes deslocamentos de íons através da membrana são necessários para produzir alterações tão grandes no potencial de membrana. Na verdade, a quantidade de íons que atravessam a membrana durante um potencial de ação é extremamente pequena em comparação ao número total de íons dentro da célula, produzindo apenas infinitesimais mudanças nas concentrações iônicas intracelulares. Se, no entanto, esse pequeno número de íons adicionais que atravessam a membrana com repetidos potenciais de ação não fosse eventualmente movido de volta através da membrana, os gradientes de concentração de Na^+ e K^+ se dissipariam gradualmente e os potenciais de ação não poderiam mais ser gerados. Conforme mencionado, o acúmulo celular de Na^+ e a perda de K^+ são evitados pela ação contínua das bombas de Na^+/K^+ ATPase da membrana.

Como explicado, nem todas as despolarizações de membrana em células excitáveis desencadeiam o processo de retroalimentação positiva que leva a um potencial de ação. Os potenciais de ação ocorrem apenas quando o estímulo inicial somado à corrente através dos canais de Na^+ que esse

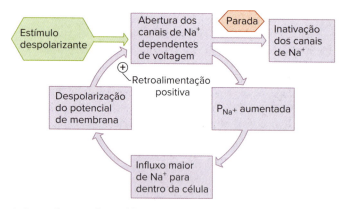

A. Retroalimentação positiva durante o potencial de ação

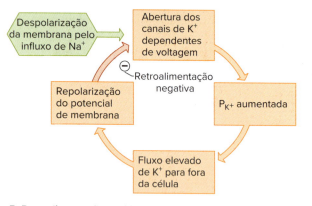

B. Retroalimentação positiva durante um potencial de ação

Figura 6.20 Controle por retroalimentação dos canais iônicos dependentes de voltagem. **A.** Os canais de Na⁺ exercem retroalimentação positiva sobre o potencial de membrana. **B.** Os canais de K⁺ exercem retroalimentação negativa sobre o potencial de membrana.

estímulo abre são suficientes para elevar o potencial de membrana além do potencial limiar. Os estímulos que são fortes o suficiente para despolarizar a membrana a esse nível são denominados **estímulos limiares** (**Figura 6.21**). O limiar da maioria das membranas excitáveis é cerca de 15 mV menos negativo do que o potencial de repouso da membrana. Assim, se o potencial de repouso de um neurônio for −70 mV, o potencial limiar será −55 mV. Nas despolarizações inferiores ao limiar, o ciclo de retroalimentação positiva não pode ser iniciado. Nesses casos, a membrana retornará ao seu nível de repouso assim que o estímulo for removido e nenhum potencial de ação será gerado. Essas despolarizações fracas são chamadas de potenciais sublimiares, e os estímulos que os provocam são estímulos sublimiares.

Estímulos mais fortes do que aqueles necessários para alcançar o limiar elicitam potenciais de ação, contudo, como pode ser observado na Figura 6.21, os potenciais de ação resultantes desses estímulos têm exatamente a mesma amplitude daqueles provocados pelos estímulos limiares. Isso ocorre porque, uma vez que o limiar é atingido, os eventos da membrana não mais dependem da intensidade do estímulo. Em vez disso, a despolarização gera um potencial de ação porque o ciclo de retroalimentação positiva está operando. Os potenciais de ação ou ocorrem maximamente ou não ocorrem. Outra forma de dizer isso é que os potenciais de ação são **tudo** ou **nada**.

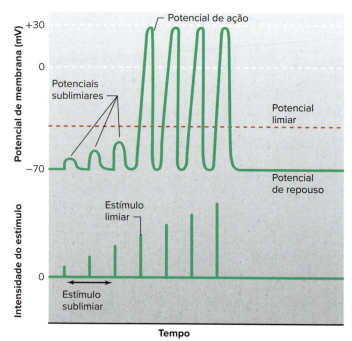

Figura 6.21 Alterações no potencial de membrana com a intensidade crescente do estímulo excitatório. Quando o potencial de membrana alcança o limiar, os potenciais de ação são gerados. O aumento da intensidade do estímulo acima do nível do limiar não produz potenciais de ação maiores. (O valor absoluto do limiar não é indicado porque varia de célula para célula.)

O disparo de uma arma é uma analogia mecânica que mostra o princípio do comportamento tudo ou nada. A magnitude da explosão e a velocidade com que o projétil sai da arma não dependem de quão fortemente o gatilho foi apertado. Ou o gatilho é puxado com força suficiente para disparar a arma ou não; é tudo ou nada.

Como a amplitude de um único potencial de ação não varia proporcionalmente à amplitude do estímulo, um potencial de ação não consegue transmitir informação sobre a magnitude do estímulo que o iniciou. Então, como é possível distinguir entre um ruído alto e um sussurro, um toque leve e um beliscão? Essas informações, como será discutido mais adiante, dependem da quantidade e dos padrões de potenciais de ação transmitidos por unidade de tempo (ou seja, sua frequência), e não de sua magnitude.

A geração de potenciais de ação é evitada por **anestésicos locais**, como a **procaína** e a **lidocaína**, pois essas substâncias bloqueiam os canais de Na⁺ dependentes de voltagem, impedindo-os de se abrirem em resposta à despolarização. Sem potenciais de ação, os sinais graduados gerados nos neurônios sensoriais – em resposta a lesão, por exemplo – não conseguem atingir o cérebro e dar origem à sensação de dor.

Alguns animais produzem toxinas (venenos) que interferem na condução nervosa da mesma forma que os anestésicos locais o fazem. Por exemplo, alguns órgãos do baiacu produzem uma toxina extremamente potente, a **tetrodotoxina**, que se liga a canais de Na⁺ dependentes de voltagem e bloqueia o componente de Na⁺ do potencial de ação. No Japão, os *chefs* que preparam essa iguaria são especialmente treinados para a remoção completa dos órgãos tóxicos antes de preparar o prato chamado *fugu*. Indivíduos que consomem fugu preparado de modo inadequado podem morrer, ainda que apenas uma pequena quantidade de tetrodotoxina seja ingerida.

Períodos refratários

Durante o potencial de ação, um segundo estímulo, por mais forte que seja, não produzirá um segundo potencial de ação (**Figura 6.22**). Diz-se, então, que essa região da membrana está em seu **período refratário absoluto**. Isso ocorre durante o tempo em que os canais de Na⁺ dependentes de voltagem já estão abertos ou passaram para o estado inativado durante o primeiro potencial de ação. A comporta de inativação que bloqueou esses canais precisa ser removida por meio da repolarização da membrana e do fechamento do poro antes que os canais possam reabrir para um segundo estímulo.

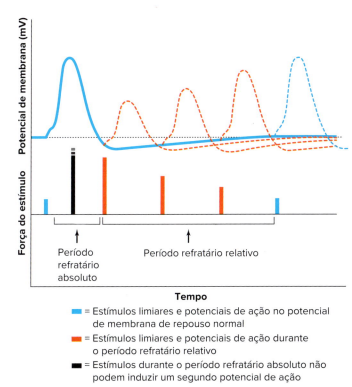

Figura 6.22 Períodos refratários absolutos e relativos do potencial de ação determinados por um protocolo de pulso pareado. Após um estímulo limiar que resulta em um potencial de ação (primeiro estímulo e traço de voltagem sólido), um segundo estímulo fornecido após vários intervalos depois do primeiro pode ser utilizado para determinar os períodos refratários. Todos os estímulos mostrados são do tamanho mínimo necessário para estimular um potencial de ação. Durante o período refratário absoluto, um segundo estímulo (preto), por mais forte que seja, não produzirá um segundo potencial de ação. No período refratário relativo (estímulos e potenciais de ação mostrados em vermelho), um segundo potencial de ação pode ser acionado, mas é necessário um estímulo maior para atingir o limiar. Os potenciais de ação são reduzidos em tamanho durante o período refratário relativo em decorrência tanto da inativação residual de alguns canais de Na⁺ quanto da persistência de alguns canais de K⁺ abertos.

Em seguida ao período refratário absoluto, há um intervalo durante o qual um segundo potencial de ação pode ser produzido – mas somente se a força do estímulo for consideravelmente maior que o normal. Esse é o **período refratário relativo**, que pode durar até 15 ms e coincide aproximadamente com o período de pós-hiperpolarização. Durante o período refratário relativo, alguns, porém não todos, canais de Na⁺ dependentes de voltagem já retornaram ao estado de repouso. Com menos canais de Na⁺ disponíveis, a magnitude do potencial de ação é temporariamente reduzida. Além disso, alguns dos canais de K⁺ que repolarizaram a membrana ainda estão abertos. O fluxo para fora de K⁺ por esses canais se opõe à parte da despolarização produzida pela entrada de Na⁺, tornando mais difícil atingir o limiar, a menos que ocorra um estímulo mais forte. Assim, durante o estado refratário relativo, é possível que um novo estímulo despolarize a membrana acima do potencial limiar, mas somente se o estímulo tiver grande magnitude ou durar mais do que o período refratário relativo.

Os períodos refratários limitam a quantidade de potenciais de ação que uma membrana excitável pode produzir em um determinado período. A maioria dos neurônios responde em frequências de até 100 potenciais de ação por segundo, e alguns podem produzir frequências mais altas por breves períodos. Os períodos refratários contribuem para a separação desses potenciais de ação para que os sinais elétricos individuais passem pelo axônio. Os períodos refratários também são fundamentais na determinação da direção da propagação do potencial de ação, conforme se verá adiante.

Propagação do potencial de ação

O potencial de ação só consegue percorrer a extensão de um neurônio se cada ponto ao longo da membrana for despolarizado ao seu potencial limiar à medida que o potencial de ação se desloca pelo axônio na direção do seu terminal (**Figura 6.23**). Assim como nos potenciais graduados (ver Figura 6.15), a membrana é despolarizada em cada ponto ao longo do caminho em relação às suas partes adjacentes que ainda estão no seu potencial de repouso. A diferença entre os potenciais faz com que a corrente flua, e essa corrente local despolariza a membrana adjacente, onde provoca a abertura dos canais de Na⁺ dependentes de voltagem ali localizados. A corrente que entra durante um potencial de ação é suficiente para despolarizar com facilidade a membrana adjacente ao potencial limiar.

O novo potencial de ação produz, por si só, correntes locais que despolarizam a região adjacente a ele (ver Figura 6.23B), formando, ainda, outro potencial de ação no próximo local, e assim por diante, para promover a **propagação do potencial de ação** ao longo da extensão da membrana. Assim, ocorrem abertura e fechamento sequenciais de canais de Na⁺ e K⁺ dependentes de voltagem ao longo dela. É como acender um rastilho de pólvora – o potencial de ação não se move, mas "dispara" um novo potencial de ação na região do axônio logo adiante dele. Como cada regeneração do potencial de ação depende do ciclo de retroalimentação positiva de um novo grupo de canais de Na⁺ em que o potencial de ação está ocorrendo, o potencial de ação que chega

172 Vander | Fisiologia Humana

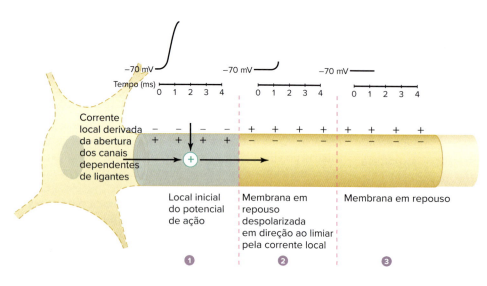

A. Potencial de ação iniciado na região ❶

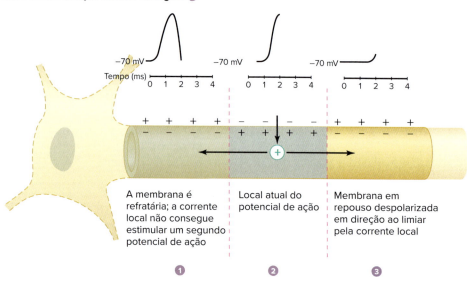

B. Propagação do potencial de ação para a região ❷

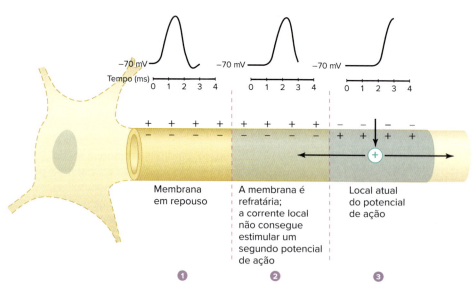

C. Propagação do potencial de ação para a região ❸

Figura 6.23 Propagação unidirecional de um potencial de ação. Em esquema simplificado, os potenciais são mostrados apenas na membrana superior, as correntes locais são ilustradas somente no interior da membrana e as correntes de repolarização não são mostradas. **A.** A corrente local gerada pela abertura de canais iônicos ligados a ligantes no corpo celular e dendritos causa um potencial de ação a ser iniciado na região ❶, e a corrente local despolariza a região ❷. **B.** O potencial de ação na região ❷ gera correntes locais; a região ❸ é despolarizada em direção ao limiar, mas a região ❶ é refratária. **C.** O potencial de ação na região ❸ gera correntes locais, mas a região ❷ é refratária.

APLICAÇÃO DO CONCEITO

- Bater no nervo ulnar do cotovelo contra uma superfície dura inicia potenciais de ação próximo ao ponto médio dos axônios sensoriais e motores que percorrem esse nervo. Em que direção esses potenciais de ação se propagam?

A resposta está disponível no Apêndice A.

ao final da membrana é virtualmente idêntico ao inicial. Assim, os *potenciais de ação não demonstram decremento*; sua magnitude não diminui com a distância, como ocorre com os potenciais graduados.

Como uma área da membrana que acabou de sofrer um potencial de ação é refratária e não pode sofrer outro imediatamente, a única direção da propagação do potencial de ação é para longe de uma região da membrana em que esteve recentemente ativa. Mais uma vez, isso se assemelha a um rastilho de pólvora – o fogo só consegue se espalhar em direção anterógrada, para onde a pólvora está como nova, e não para trás, onde a pólvora já foi queimada.

Se a membrana pela qual o potencial de ação precisa percorrer não está refratária, as membranas excitáveis são capazes de conduzir potenciais de ação em qualquer direção, com a direção de propagação determinada pela localização do estímulo. Por exemplo, os potenciais de ação nas células do músculo esquelético são iniciados próximo ao centro das células e se propagam em direção às duas extremidades. Na maioria dos neurônios, no entanto, os potenciais de ação são iniciados em uma extremidade da célula e se propagam em direção à outra extremidade, como mostrado na Figura 6.23. A propagação cessa quando o potencial de ação alcança a extremidade de um axônio.

A velocidade com que um potencial de ação se propaga ao longo de uma membrana depende do diâmetro da fibra e se ela é ou não mielinizada. Quanto maior for o diâmetro da fibra, mais rápido o potencial de ação se propagará. Isso ocorre porque uma fibra grossa (larga) oferece menos resistência interna à corrente local; mais íons fluem em um determinado tempo, levando regiões adjacentes da membrana ao limiar mais rapidamente.

A mielina é um isolante que dificulta o fluxo de carga entre os compartimentos do líquido intracelular e extracelular. Como há menos "vazamento" de carga através da mielina, uma corrente local pode se espalhar mais ao longo de um axônio. Além disso, a concentração de canais de Na^+ dependentes de voltagem na região mielinizada dos axônios é baixa. Portanto, os potenciais de ação ocorrem apenas nos nódulos de Ranvier, onde o revestimento de mielina é interrompido e a concentração de canais de Na^+ dependentes de voltagem é alta (**Figura 6.24**). Os potenciais de ação parecem saltar de um nó para o próximo à medida que se propagam ao longo de uma fibra mielinizada; por essa razão, essa propagação é chamada de **condução saltatória** (do latim *saltare*, "saltar"). É importante, no entanto, entender que um potencial de ação não salta, de fato, de região para região, mas é regenerado em cada nó.

A propagação por condução saltatória é mais rápida do que a propagação nas fibras não mielinizadas de mesmo diâmetro axônico. Isso ocorre porque menos carga vaza pelas áreas cobertas por mielina da membrana, mais carga chega do nó adjacente ao nó ativo e um potencial de ação é gerado ali antes do que aconteceria se a mielina não estivesse presente. Além disso, como os íons cruzam a membrana principalmente nos nós de Ranvier, as bombas da membrana precisam restaurar menos deles. Os axônios mielinizados são, portanto, metabolicamente mais eficientes do que os não mielinizados. Assim, a mielina aumenta a velocidade, reduz o custo metabólico e economiza espaço no sistema nervoso porque os axônios podem ser mais delgados.

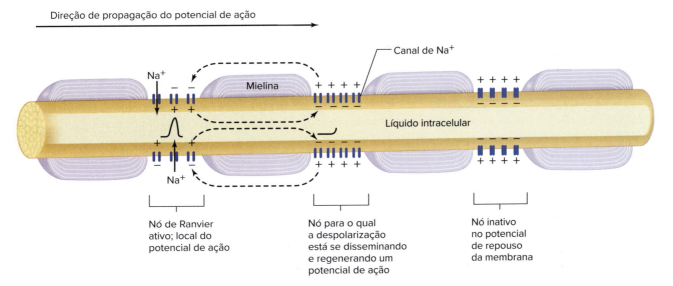

Figura 6.24 Mielinização e condução saltatória dos potenciais de ação. Os canais de K^+ não estão representados (eles estão localizados principalmente na mielina/junções nodais, e ajudam a repolarizar o neurônio). Conforme descrito na Figura 6.15, as cargas elétricas positivas se afastam do local de despolarização no interior da célula e se aproximam dele do lado de fora.

APLICAÇÃO DO CONCEITO: princípio geral da fisiologia

- Um dos princípios gerais da fisiologia afirma que a homeostase é essencial para a saúde e a sobrevivência. De que forma a presença de mielina pode contribuir para a homeostase?

A resposta está disponível no Apêndice A.

Vander | Fisiologia Humana

As velocidades de condução variam de cerca de 0,5 m/s para as fibras não mielinizadas de pequeno diâmetro até cerca de 100 m/s para as fibras mielinizadas e de grande diâmetro. Na velocidade de 0,5 m/s, um potencial de ação percorreria a distância do hálux à medula espinal e ao cérebro de uma pessoa de tamanho médio em cerca de 4 s; a uma velocidade de 100 m/s, seriam necessários apenas 0,02 s. Talvez você já tenha deixado cair um objeto pesado no seu hálux e notado que uma dor imediata e aguda (transmitida por neurônios mielinizados de grosso calibre) ocorre antes do início de uma dor latejante (transmitida ao longo de neurônios não mielinizados de fino calibre).

Geração dos potenciais de ação

Em nossa descrição de potenciais de ação até agora, falamos de "estímulos" como iniciadores de potenciais de ação. Esses estímulos levam a membrana ao potencial limiar, e os canais de Na^+ dependentes de voltagem iniciam o potencial de ação.

Como o potencial limiar é alcançado e como vários tipos de neurônios realmente geram potenciais de ação?

Nos neurônios aferentes, a despolarização inicial até o limiar é alcançada por um potencial graduado – aqui chamado de **potencial receptor**. Os potenciais receptores são gerados nos receptores sensoriais nas extremidades periféricas dos neurônios, as quais são as terminações mais distantes do SNC. Em todos os outros neurônios, a despolarização até o limiar decorre de um potencial graduado gerado por um estímulo sináptico para o neurônio, conhecido como **potencial sináptico**, ou de uma alteração espontânea no potencial de membrana neuronal, conhecido como **potencial marca-passo**. A próxima seção abordará a produção dos potenciais sinápticos. O Capítulo 7 discutirá a produção de potenciais receptores e os Capítulos 12, 13 e 15 considerarão os potenciais de marca-passo em diferentes sistemas orgânicos.

As diferenças entre potenciais graduados e potenciais de ação estão resumidas na **Tabela 6.4**.

TABELA 6.4 Diferenças entre potenciais graduados e potenciais de ação.	
Potencial graduado	**Potencial de ação**
A amplitude varia com o tamanho do evento inicial	Tudo ou nada. Uma vez que a membrana é despolarizada até o limiar, a amplitude independe do tamanho do evento inicial
Pode ser somado	Não pode ser somado
Não tem limiar	Tem um limiar de, normalmente, cerca de 15 mV de despolarização em relação ao potencial de repouso
Não apresenta período refratário	Apresenta período refratário
A amplitude diminui com a distância	É conduzido sem decremento; a despolarização é amplificada para um valor constante em cada ponto ao longo da membrana
A duração varia com as condições iniciais	A duração é constante para um determinado tipo de célula sob condições constantes
Pode ser uma despolarização ou uma hiperpolarização	É somente uma despolarização
Iniciado por estímulos ambientais (receptor), por neurotransmissor (sinapse) ou espontaneamente	Iniciado por um potencial graduado
O mecanismo depende de canais iônicos dependentes de ligantes ou outras mudanças químicas ou físicas	O mecanismo depende de canais iônicos dependentes de voltagem

Estude e revise 6.7

- Os neurônios são excitáveis, ou seja, são capazes de ser eletricamente excitados e gerar potenciais de ação
  - **Despolarização:** alteração para um potencial menos negativo
  - *Overshoot*: inversão na polaridade tal que uma membrana neuronal se torna positiva no interior da célula em relação ao seu exterior
  - **Hiperpolarização:** alteração para um potencial mais negativo
  - **Repolarização:** retorno ao potencial de repouso após uma despolarização
- **Potenciais graduados:** potenciais locais cujas magnitudes podem variar e que desvanecem a 1 ou 2 mm de seu local de origem (i. e., eles são **decrementais**)

Estude e revise 6.7 — *continuação*

- **Potencial de ação:** alteração rápida, tudo ou nada (não graduada), no potencial de membrana durante a qual a membrana despolariza e, em seguida, repolariza-se
  - Promove a transmissão das informações por longa distância pelo sistema nervoso
  - Ocorre em membranas excitáveis, visto que elas contêm muitos **canais dependentes de voltagem**
  - Inicia quando os canais de Na^+ se abrem, movendo o potencial de membrana em direção ao potencial de equilíbrio de Na^+
  - Termina quando os canais de Na^+ se **inativam** e os canais de K^+ se abrem, levando a uma **pós-hiperpolarização** e, à medida que os canais de K^+ se fecham, retorna às condições de repouso

Estude e revise 6.7 — *continuação*

- Pode ser desencadeado por potenciais graduados despolarizantes nos neurônios sensoriais, nas sinapses ou em algumas células por potenciais marca-passo
- **Potencial limiar:** potencial para a iniciação da fase de despolarização de um potencial de ação, quando grande número de canais de Na⁺ dependentes de voltagem se abrem
- **Períodos refratários:** período durante e imediatamente depois de um potencial de ação, quando a membrana é absoluta ou relativamente refratária ao início de um novo potencial de ação
- **Propagação do potencial de ação:** produção de correntes locais geradas por um potencial de ação e que desencadeiam um novo potencial de ação em um local mais distante ao longo de um axônio
- **Condução saltatória:** regeneração de potenciais de ação apenas nos nódulos de Ranvier em toda a extensão de um axônio mielinizado.

Questão de revisão: Descreva as permeabilidades relativas da membrana de Na⁺ e K⁺ em cada estágio de um potencial de ação, incluindo os períodos refratários e os fatores que contribuem para essas alterações. **(A resposta está disponível no Apêndice A.)**

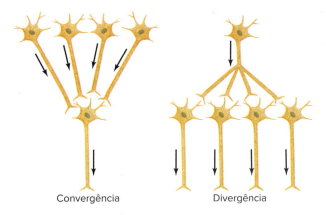

Figura 6.25 Convergência de estímulos neurais provenientes de muitos neurônios para um único neurônio e divergência de estímulos provenientes de um único neurônio para muitos outros. As setas indicam a direção da transmissão da atividade neural.

O nível de excitabilidade de uma célula pós-sináptica em um determinado momento (ou seja, o quão próximo seu potencial de membrana está do limiar) depende da quantidade de sinapses ativas ao mesmo tempo e do número de células excitatórias ou inibitórias. Se a membrana do neurônio pós-sináptico atingir o limiar, ela irá gerar potenciais de ação, os quais são propagados ao longo do seu axônio até as terminações axônicas, que, por sua vez, influenciam a excitabilidade de outras células.

Sinapses

6.8 Anatomia funcional das sinapses

Conforme definido previamente, sinapse é uma junção anatomicamente especializada entre dois neurônios na qual a atividade elétrica do neurônio pré-sináptico influencia a atividade elétrica do neurônio pós-sináptico. Do ponto de vista anatômico, as sinapses incluem partes dos neurônios pré-sinápticos e pós-sinápticos e o espaço extracelular entre essas duas células. De acordo com estimativas recentes, existem mais de 10^{14} (100 trilhões!) sinapses no SNC.

A atividade nas sinapses pode elevar ou reduzir a probabilidade de o neurônio pós-sináptico disparar potenciais de ação pela produção de um potencial graduado breve na membrana pós-sináptica. O potencial de membrana de um neurônio pós-sináptico é levado mais próximo do limiar (despolarizado) em uma **sinapse excitatória**, sendo conduzido para mais longe do limiar (hiperpolarizado) ou estabilizado em seu potencial de repouso em uma **sinapse inibitória**.

Centenas ou milhares de sinapses de muitas células pré-sinápticas diferentes podem afetar uma única célula pós-sináptica (**convergência**), e uma única célula pré-sináptica pode enviar ramificações para influenciar muitas outras células pós-sinápticas (**divergência**, **Figura 6.25**). A convergência permite que informações provenientes de muitas fontes influenciem a atividade de uma célula; a divergência possibilita que uma célula afete múltiplas vias.

Sinapses elétricas

Existem dois tipos de sinapses: elétricas e químicas. Nas **sinapses elétricas**, as membranas plasmáticas das células pré-sinápticas e pós-sinápticas são unidas por junções comunicantes (**Figura 6.26A**; consulte também a Figura 3.8). Essas junções possibilitam que correntes locais resultantes da chegada dos potenciais de ação fluam diretamente pela junção através dos canais que conectam um neurônio ao outro.

Isso despolariza a membrana do segundo neurônio até o limiar, continuando a propagação do potencial de ação. Uma vantagem das sinapses elétricas é que a comunicação entre as células por intermédio dessas sinapses é extremamente rápida. Anteriormente, pensava-se que as sinapses elétricas eram raras no sistema nervoso de mamíferos adultos. No entanto, agora, elas já foram descritas em locais diversificados, e suspeita-se de que tenham funções mais importantes do que se pensava antes. Entre as possíveis funções, estão a sincronização da atividade elétrica de neurônios agrupados em redes locais do SNC e a comunicação entre células da glia e neurônios.

Múltiplas isoformas de proteínas de junção comunicante foram descritas, e a condutância de algumas delas é modulada por fatores como voltagem da membrana, pH intracelular e concentração de Ca^{2+}. Mais pesquisas serão necessárias para que haja uma completa compreensão dessa modulação e de todas as complexas funções das sinapses elétricas no sistema nervoso. Sua função é mais bem compreendida nos tecidos musculares cardíaco e liso, onde também são numerosas (ver Capítulo 9).

Sinapses químicas

A **Figura 6.26B** mostra a estrutura básica de uma típica **sinapse química**. O axônio do neurônio pré-sináptico termina em pequenas intumescências, as terminações axônicas, as quais sustentam as **vesículas sinápticas** que contêm moléculas dos neurotransmissores. A membrana pós-sináptica adjacente à uma terminação axônica apresenta alta densidade de proteínas membranares que compõem uma área especializada chamada **densidade pós-sináptica**. Um espaço extracelular de 10 a 20 nm, a **fenda sináptica**, separa os neurônios pré-sinápticos e pós-sinápticos e evita a propagação *direta* da corrente do neurônio pré-sináptico para a célula pós-sináptica. Em vez disso, os sinais são transmitidos pela fenda sináptica por meio de um mensageiro químico – um neurotransmissor – liberado da terminação axônica pré-sináptica. Às vezes, mais de um neurotransmissor pode ser liberado simultaneamente a partir de um axônio, caso em que o neurotransmissor extra é chamado de cotransmissor. Esses neurotransmissores têm diferentes receptores na célula pós-sináptica. Como veremos brevemente, uma grande vantagem das sinapses químicas é que elas possibilitam a integração de múltiplos sinais que chegam a uma determinada célula.

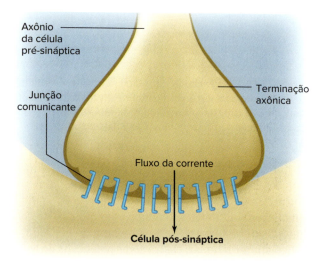

A. Sinapse elétrica

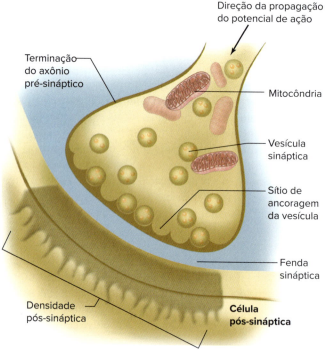

B. Sinapse química

Figura 6.26 A. Sinapse elétrica. Observe que há muito pouco espaço entre as duas células, que estão conectadas por junções comunicantes através das quais os íons se difundem. **B.** Diagrama de uma sinapse química. As vesículas contendo neurotransmissores químicos encontram-se ancoradas na membrana pré-sináptica, prontas para serem liberadas. A membrana pós-sináptica é microscopicamente distinguida pela densidade pós-sináptica, que contém proteínas neurotransmissoras associadas aos receptores.

> ### Estude e revise 6.8
>
> - **Sinapse excitatória:** aproxima a membrana de uma célula pós-sináptica para mais próximo do limiar
> - **Sinapse inibitória:** evita que uma célula pós-sináptica se aproxime do limiar por hiperpolarização ou estabilização do potencial de membrana
> - O disparo de um potencial de ação por uma célula pós-sináptica depende do número de sinapses que estão ativas e se são excitatórias ou inibitórias
> - **Sinapses elétricas:** consistem em junções comunicantes que permitem que a corrente flua entre células adjacentes
> - **Sinapses químicas:** os neurotransmissores armazenados nas vesículas sinápticas são liberados por uma terminação axônica pré-sináptica para a fenda sináptica, onde eles transmitem o sinal de um neurônio pré-sináptico para um neurônio pós-sináptico adjacente em uma região denominada densidade pós-sináptica.
>
> *Questão de revisão: Quais são as respectivas vantagens das sinapses elétricas e das sinapses químicas? (A resposta está disponível no Apêndice A.)*

6.9 Mecanismos de liberação do neurotransmissor

Conforme mostrado em detalhes na **Figura 6.27A**, os neurotransmissores são armazenados em pequenas vesículas com membranas de bicamada lipídica. Antes da ativação, muitas vesículas são ancoradas na membrana pré-sináptica em regiões de liberação conhecidas como **zonas ativas**, enquanto outras estão dispersas dentro da terminação. A liberação do neurotransmissor é iniciada quando um potencial de ação alcança a membrana da terminação pré-sináptica. Uma característica-chave das terminações neuronais nas sinapses químicas é que, além dos canais de Na^+ e K^+ encontrados em outras partes do neurônio, suas membranas também possuem canais de Ca^{2+} dependentes de voltagem. A despolarização durante o potencial de ação abre esses canais e, como o gradiente eletroquímico favorece o influxo de Ca^{2+}, ele flui para a terminação axônica.

Os íons cálcio ativam processos que levam à fusão das vesículas ancoradas com a membrana da terminação sináptica

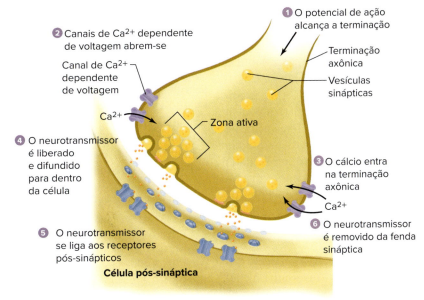

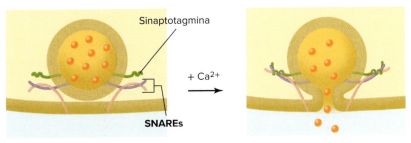

Figura 6.27 A. Mecanismos de sinalização em uma sinapse química. **B.** Visão ampliada mostrando detalhes da liberação do neurotransmissor. Os íons cálcio desencadeiam as proteínas sinaptotagmina e SNARE para induzir a fusão da membrana e a liberação dos neurotransmissores. *SNARE*, receptor proteico solúvel para ligação do fator sensível a N-etilmaleimida.

(**Figura 6.27B**). Antes da chegada de um potencial de ação, as vesículas são frouxamente ancoradas nas zonas ativas pela interação de um grupo de proteínas, algumas das quais estão ancoradas na membrana da vesícula, e outras são encontradas na membrana da terminação.

Essas proteínas são coletivamente conhecidas como **proteínas SNARE** (receptores proteicos solúveis para ligação do fator sensível a N-etilmaleimida). Os íons de cálcio que entram durante a despolarização ligam-se a uma família separada de proteínas associadas à vesícula, as **sinaptotagminas**, desencadeando uma alteração conformacional do complexo SNARE que ocasiona fusão com a membrana e liberação de neurotransmissores. Depois da fusão, as vesículas podem sofrer pelo menos dois possíveis destinos. Em algumas sinapses, as vesículas se fundem completamente com a membrana e são, posteriormente, recicladas por endocitose a partir da membrana em locais fora da zona ativa (ver Figura 4.21). Em outras sinapses, especialmente aquelas nas quais as frequências de disparo do potencial de ação são altas, as vesículas podem se fundir apenas brevemente enquanto liberam seu conteúdo e, em seguida, selam novamente o poro e retornam para a terminação axônica (um mecanismo denominado "fusão beijar e correr").

> **Estude e revise 6.9**
>
> - A despolarização de uma terminação axônica abre canais de Ca^{2+} dependentes de voltagem na membrana
>   - O Ca^{2+} se difunde pelos canais a favor de seu gradiente eletroquímico para o citosol da terminação
>   - O aumento da concentração de Ca^{2+} faz que as proteínas citosólicas **sinaptotagminas** e os **SNAREs** induzam vesículas (ancoradas em **zonas ativas** de um neurônio pré-sináptico) contendo neurotransmissor a se fundirem com a membrana plasmática, liberando, assim, o neurotransmissor na fenda sináptica.
>
> *Questão de revisão: O que provoca entrada do Ca^{2+} no citosol de um axônio? (A resposta está disponível no Apêndice A.)*

6.10 Ativação da célula pós-sináptica

Uma vez que os neurotransmissores são liberados de uma terminação axônica pré-sináptica, eles se difundem através da fenda. Como eles interagem com a célula pós-sináptica?

Ligação dos neurotransmissores aos receptores

Os neurotransmissores ligam-se rápida e reversivelmente aos receptores na membrana plasmática da célula pós-sináptica. Os próprios receptores ativados podem ser canais iônicos, o que os designa como **receptores ionotrópicos** (ver um exemplo na Figura 6.15). Alternativamente, os receptores podem influenciar indiretamente os canais iônicos por intermédio de uma proteína G e/ou um segundo mensageiro, denominado **receptor metabotrópico**. Em ambos os casos, o resultado da ligação do neurotransmissor ao receptor é a abertura ou o fechamento dos canais iônicos específicos dependentes de ligantes na membrana plasmática pós-sináptica, o que, eventualmente, provoca alterações no potencial de membrana daquele neurônio.

Em razão da sequência de eventos envolvidos, ocorre um atraso sináptico muito breve – cerca de 0,2 ms – entre a chegada de um potencial de ação à terminação pré-sináptica e as alterações no potencial de membrana na célula pós-sináptica.

A ligação do neurotransmissor ao receptor é transitória e reversível. Assim como acontece em qualquer local de ligação, o ligante ligado – neste caso, o neurotransmissor – encontra-se em equilíbrio com a forma não ligada. Assim, se a concentração do neurotransmissor não ligado na fenda sináptica diminuir, o número de receptores ocupados se reduzirá. Os canais iônicos na membrana pós-sináptica retornam ao seu estado de repouso quando os neurotransmissores não estão mais ligados.

Remoção do neurotransmissor para fora da sinapse

Os neurotransmissores são, em geral, secretados em grandes quantidades pelas células pré-sinápticas, o que maximiza a probabilidade de ligação a um receptor celular pós-sináptico. No entanto, aqueles neurotransmissores não ligados precisam ser removidos para encerrar o sinal e evitar a difusão do transmissor para fora da sinapse, onde as células vizinhas podem ser afetadas.

Os neurotransmissores não ligados são removidos da fenda sináptica quando:

- São ativamente transportados de volta para a terminação axônica pré-sináptica para reutilização (em um processo denominado **recaptação**)
- São transportados para as células da glia vizinhas, onde são degradados
- Difundem-se para longe do local receptor
- São transformados por enzimas em substâncias inativas, algumas das quais são transportadas de volta à terminação axônica pré-sináptica para que sejam reutilizadas.

As enzimas envolvidas nesse último processo podem estar localizadas na membrana pré ou pós-sináptica, ou no interior da fenda sináptica.

Sinapses químicas excitatórias

Os dois tipos de sinapses químicas – excitatórias e inibitórias – são diferenciados pelos efeitos do neurotransmissor na célula pós-sináptica. O tipo de canal iônico influenciado pelo neurotransmissor quando ele se liga ao seu receptor determinará se o efeito será excitatório ou inibitório.

Em uma sinapse química excitatória, a resposta pós-sináptica ao neurotransmissor é uma despolarização, conduzindo o potencial de membrana para mais próximo do limiar. O efeito usual do receptor ativado na membrana pós-sináptica nessas sinapses é abrir canais não seletivos que são permeáveis a Na^+ e K^+. Esses íons ficam livres, então, para se deslocarem de acordo com seus gradientes de concentração e elétrico através da membrana.

Tanto o gradiente de concentração quanto o elétrico conduzem o Na^+ para dentro da célula, enquanto o gradiente elétrico de K^+ se opõe ao gradiente de concentração (ver Figura 6.12). A abertura dos canais permeáveis a ambos os íons resulta, portanto, no deslocamento simultâneo de uma quantidade relativamente pequena de íons potássio para fora da célula e um número maior de íons sódio para o interior da célula. Assim, o movimento *resultante* de íons positivos é para dentro da célula pós-sináptica, provocando uma leve despolarização. Essa mudança de potencial de membrana é denominada **potencial excitatório pós-sináptico (PEPS)** (Figura 6.28). O PEPS é um potencial graduado despolarizante cuja magnitude diminui à medida que ele se dissemina para longe da sinapse pela corrente local. Sua única função é conduzir o potencial de membrana do neurônio pós-sináptico para mais próximo do limiar.

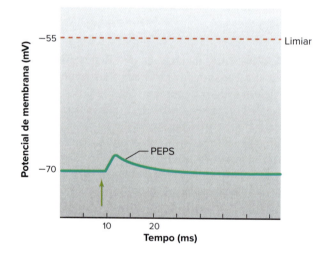

Figura 6.28 Potencial excitatório pós-sináptico (PEPS). A estimulação do neurônio pré-sináptico é marcada pela seta verde. (Desenhada maior que o normal: PEPS típico = 0,5 mV).

APLICAÇÃO DO CONCEITO

- Assumindo um PEPS típico de 0,5 mV, aproximadamente quantos PEPSs simultâneos seriam necessários para levar um neurônio típico ao limiar?

A resposta está disponível no Apêndice A.

Sinapses químicas inibitórias

Nas sinapses químicas inibitórias, a mudança de potencial no neurônio pós-sináptico geralmente consiste em um potencial graduado hiperpolarizante denominado **potencial inibitório pós-sináptico (PIPS)** (**Figura 6.29**). Alternativamente, é possível que não haja PIPS, mas, sim, uma *estabilização* do potencial de membrana em seu valor existente. Em ambos os casos, a ativação de uma sinapse inibitória diminui a probabilidade da célula pós-sináptica em despolarizar até o limiar e de gerar um potencial de ação.

Na sinapse inibitória, os receptores ativados na membrana pós-sináptica abrem canais de Cl^- ou K^+; a permeabilidade ao Na^+ não é afetada. Naquelas células que regulam ativamente as concentrações intracelulares de Cl^- por meio de transporte ativo para fora da célula, o potencial de equilíbrio de Cl^- é mais negativo do que o potencial de repouso. Portanto, à medida que os canais de Cl^- se abrem, o íon Cl^- entra na célula, produzindo uma hiperpolarização – isto é, um PIPS. Nas células que não transportam ativamente Cl^-, o potencial de equilíbrio para ele é igual ao potencial de repouso da membrana. Portanto, um aumento na permeabilidade ao Cl^- não altera o potencial de membrana, mas é capaz de ampliar a influência do cloreto no potencial dela. Se quaisquer cargas positivas entrarem em uma célula, os íons Cl^- também entrarão e neutralizarão seu efeito. Assim, o potencial de membrana é estabilizado próximo ao valor de repouso, tornando mais difícil a sua alteração por estímulos excitatórios provenientes de outras sinapses quando esses canais de cloreto estão simultaneamente abertos (**Figura 6.30**).

O aumento da permeabilidade ao K^+, quando ela ocorre na célula pós-sináptica, também produz um PIPS. Anteriormente, observamos que, se uma membrana celular fosse permeável apenas ao K^+, o potencial de repouso da membrana seria igual ao potencial de equilíbrio do K^+ – ou seja, o potencial de repouso da membrana seria cerca de –90 mV em vez de –70 mV. Assim, com o aumento da permeabilidade ao K^+, mais íons potássio saem da célula e a membrana se aproxima do potencial de equilíbrio do K^+, provocando uma hiperpolarização.

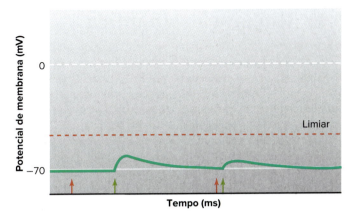

Figura 6.30 Inibição sináptica de células pós-sinápticas, em que E_{Cl} é igual ao potencial de repouso da membrana. A estimulação de um neurônio pré-sináptico liberando um neurotransmissor que abre canais de Cl^- (setas vermelhas) não tem efeito direto sobre o potencial de membrana pós-sináptico. No entanto, quando uma sinapse excitatória é ativada simultaneamente (setas verdes), o movimento de Cl^- para dentro da célula diminui o PEPS (a magnitude dos potenciais foi ampliada para maior clareza).

APLICAÇÃO DO CONCEITO

- Se uma célula pós-sináptica tiver um potencial de equilíbrio de Cl^- de –65 mV, a atividade sináptica que abrirá os canais de Cl^- será excitatória ou inibitória?

A resposta está disponível no Apêndice A.

Estude e revise 6.10

- Os receptores de neurotransmissores de células pós-sinápticas podem ser **ionotrópicos**, os quais contêm um canal iônico em sua estrutura, ou **metabotrópicos**, os quais estão ligados a sistemas de segundos mensageiros e alteram indiretamente os canais iônicos.

- O excesso de neurotransmissores é removido da fenda sináptica por:
  - **Recaptação** na célula pré-sináptica para reutilização
  - Degradação enzimática em fragmentos inativos
  - Transporte para as células da glia

- **Potencial pós-sináptico excitatório (PEPS):** a resposta elétrica (despolarização) de uma célula pós-sináptica em uma sinapse química excitatória
  - Em geral, devido ao fluxo de Na^+ através de canais de cátions inespecíficos que se abrem na célula pós-sináptica

- **Potencial pós-sináptico inibitório (PIPS):** uma hiperpolarização ou uma estabilização do potencial de membrana em uma sinapse química inibitória
  - Habitualmente, devido à abertura de canais para Cl^- ou K^+ na célula pós-sináptica.

Questão de revisão: Por que a abertura de canais K^+ causa um PIPS? Os PEPSs e os PIPSs são diferentes de um potencial de ação? *(A resposta está disponível no Apêndice A.)*

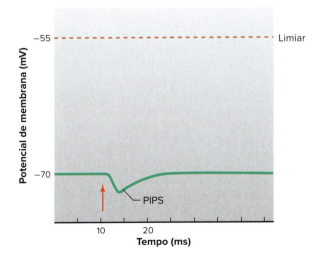

Figura 6.29 Potencial inibitório pós-sináptico (PIPS). A estimulação do neurônio pré-sináptico é indicada pela seta vermelha. (Essa hiperpolarização é desenhada maior do que o PIPS típico.)

6.11 Integração sináptica

Na maioria dos neurônios, um evento sináptico excitatório por si só não é suficiente para alcançar o limiar no neurônio pós-sináptico. Por exemplo, um único PEPS pode ser de apenas 0,5 mV, enquanto alterações de cerca de 15 mV são necessárias para despolarizar a membrana do neurônio até o limiar. Sendo esse o caso, um potencial de ação só pode ser iniciado pelos efeitos combinados de muitas sinapses excitatórias.

Das milhares de sinapses que podem ocorrer em qualquer neurônio, provavelmente centenas delas estão simultaneamente ativas ou próximas o suficiente temporalmente para que os efeitos possam ser somados. O potencial de membrana do neurônio pós-sináptico em qualquer dado momento é, portanto, o resultado de toda a atividade sináptica que o afeta naquele determinado momento. A despolarização da membrana em direção ao limiar ocorre quando o estímulo sináptico excitatório predomina, e a hiperpolarização ou estabilização ocorre quando o estímulo inibitório predomina.

Um experimento simples pode demonstrar como os PEPSs e PIPSs interagem, como mostrado na **Figura 6.31**. Suponhamos que existam três estímulos sinápticos para a célula pós-sináptica. As sinapses dos axônios A e B são excitatórias, e a sinapse do axônio C, inibitória. Há estimuladores nos axônios A, B e C, de forma que cada um possa ser ativado individualmente. Um eletrodo é colocado no corpo celular do neurônio pós-sináptico, que registrará o potencial de membrana. Na parte 1 do experimento, vamos testar a interação de dois PEPSs estimulando o axônio A e, em seguida, depois de um curto período, estimulando-o outra vez. A parte 1 da Figura 6.31 mostra que não ocorre interação entre os dois PEPSs. A razão disso é que a alteração no potencial de membrana associada a um PEPS é de curta duração, como acontece com todos os potenciais graduados. Dentro de alguns milissegundos (quando o axônio A é estimulado pela segunda vez), a célula pós-sináptica retorna à sua condição de repouso.

Na parte 2, estimulamos o axônio A pela segunda vez, antes que o primeiro PEPS tenha se esvanecido; o segundo potencial sináptico se soma ao anterior e cria uma despolarização maior do que aquela produzida a partir de um estímulo isolado. Isso é chamado de **somação temporal**, visto que os sinais chegam da mesma célula pré-sináptica em *tempos* diferentes. Os potenciais se somam porque um influxo extra de íons positivos ocorre antes que os íons que que vazam para fora da membrana a tenham feito retornar ao potencial de repouso.

Na parte 3 da Figura 6.31, o axônio B é primeiramente estimulado sozinho para determinar sua resposta, e, depois disso, os axônios A e B são estimulados ao mesmo tempo. Os PEPSs resultantes do estímulo de dois neurônios separados também se somam no neurônio pós-sináptico, resultando em maior grau de despolarização.

Embora seja objetivamente necessário que as estimulações de A e B ocorram com pouca diferença temporal para que a somação aconteça, esse processo é chamado de **somação espacial** porque os dois estímulos ocorreram em *locais* diferentes na célula. A interação de múltiplos PEPSs mediante a somação espacial e temporal pode aumentar o influxo de íons positivos e trazer a membrana pós-sináptica ao limiar para que os potenciais de ação sejam iniciados (ver a parte 4 da Figura 6.31).

Até agora, testamos apenas os padrões de interação das sinapses excitatórias. Como os PEPSs e os PIPSs são provenientes de correntes locais opostamente direcionadas, um tende a cancelar o outro, e há pouca ou nenhuma alteração no potencial de membrana quando A e C são estimulados (ver Figura 6.31, parte 5). Os potenciais inibitórios também podem apresentar somação espacial e temporal.

Dependendo da resistência da membrana pós-sináptica e da quantidade de carga que se desloca através dos canais iônicos dependentes de ligantes, o potencial sináptico se espalhará em maior ou menor grau pela membrana plasmática da célula.

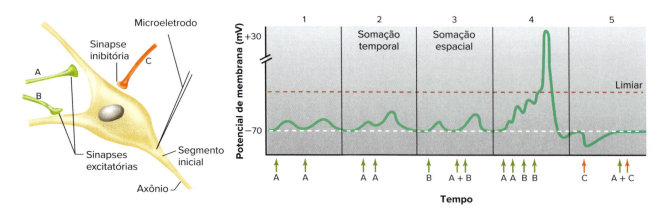

Figura 6.31 Interação de PEPSs e PIPSs no neurônio pós-sináptico. Neurônios pré-sinápticos (A a C) foram estimulados nos tempos indicados pelas setas, e o potencial de membrana resultante foi registrado na célula pós-sináptica por um microeletrodo.

APLICAÇÃO DO CONCEITO

- Como os traços na parte 5 poderiam ser diferentes se a sinapse excitatória (A) estivesse muito mais próxima do segmento do axônio do que a sinapse inibitória (C)?

A resposta está disponível no Apêndice A.

A membrana de uma grande área da célula torna-se levemente despolarizada durante a ativação de uma sinapse excitatória, e ligeiramente hiperpolarizada ou estabilizada durante a ativação de uma sinapse inibitória, embora esses potenciais graduados diminuam com a distância a partir da junção sináptica (**Figura 6.32**). Estímulos provenientes de mais de uma sinapse podem resultar na somação dos potenciais sinápticos, o que pode, então, desencadear um potencial de ação.

Nos exemplos anteriores, referimo-nos ao limiar do neurônio pós-sináptico como se ele fosse o mesmo em todas as partes da célula. No entanto, diferentes partes do neurônio têm diferentes limiares. Em geral, o segmento inicial do axônio tem um limiar mais negativo (ou seja, muito mais próximo do potencial de repouso) do que a membrana do corpo celular e os dendritos. Isso se deve à maior densidade de canais de Na$^+$ dependentes de voltagem nessa região da membrana. O segmento axônico inicial é, portanto, mais responsivo a pequenas modificações no potencial de membrana que ocorrem em resposta a potenciais sinápticos no corpo celular e dendritos, e é a primeira região a alcançar o limiar sempre que PEPSs suficientes se somam. O potencial de ação resultante é, então, propagado a partir desse ponto, em direção ao término do axônio.

O fato de o segmento inicial ter, habitualmente, o limiar mais baixo explica por que a localização das sinapses individuais na célula pós-sináptica são importantes. Uma sinapse localizada perto do segmento inicial produzirá uma mudança de voltagem maior no segmento inicial do que uma sinapse no ramo mais externo de um dendrito, uma vez que o exporá a uma corrente local maior. Em alguns neurônios, no entanto, os sinais dos dendritos podem ser incrementados pela presença de alguns canais de Na$^+$ dependentes de voltagem em partes deles.

Os potenciais pós-sinápticos duram muito mais do que os potenciais de ação. No caso de PEPSs cumulativos manterem o segmento inicial ainda despolarizado ao nível limiar depois do disparo de um potencial de ação e do término do período refratário, um segundo potencial de ação ocorrerá. De fato, enquanto a membrana estiver despolarizada ao nível limiar, os potenciais de ação continuarão a surgir. As respostas neuronais quase sempre ocorrem em salvas de potenciais de ação, e não como eventos isolados únicos.

Estude e revise 6.11

- **Somação temporal:** potencial somado criado por mais de um PEPS e/ou PIPS chegando a uma única sinapse na membrana celular pós-sináptica em rápida sucessão
- **Somação espacial:** potencial somado criado por mais de um PEPS e/ou PIPS chegando juntos em diferentes sinapses na membrana celular pós-sináptica
- Em geral, os potenciais de ação são iniciados pela somação temporal e espacial de muitos PEPSs.

Questão de revisão: Em que partes de um neurônio ocorre a somação? A variação do potencial resultante induzida por múltiplos estímulos pode ser igual a zero? (A resposta está disponível no Apêndice A.)

6.12 Intensidade sináptica

Eventos sinápticos individuais – sejam eles excitatórios ou inibitórios – foram apresentados como se seus efeitos fossem constantes e reprodutíveis. Na verdade, ocorre uma enorme variabilidade nos potenciais pós-sinápticos que seguem um estímulo pré-sináptico. A efetividade ou potência de uma determinada sinapse é influenciada por mecanismos pré-sinápticos e pós-sinápticos.

Mecanismos pré-sinápticos

Uma terminação pré-sináptica não libera uma quantidade constante de neurotransmissor todas as vezes em que é ativada. Uma razão para essa variação envolve a concentração de Ca^{2+}. Os íons cálcio que entraram na terminação durante potenciais de ação anteriores são bombeados para fora da célula ou (temporariamente) para dentro das organelas intracelulares. Se a remoção de Ca^{2+} não acompanhar o ritmo de entrada, como pode ocorrer durante a estimulação de alta frequência, a concentração de Ca^{2+} na terminação e, consequentemente, a quantidade de neurotransmissor liberada na estimulação subsequente serão maiores que o usual. Quanto maior a quantidade, maior o número de canais iônicos abertos na membrana pós-sináptica e maior a amplitude do PEPS ou PIPS na célula pós-sináptica.

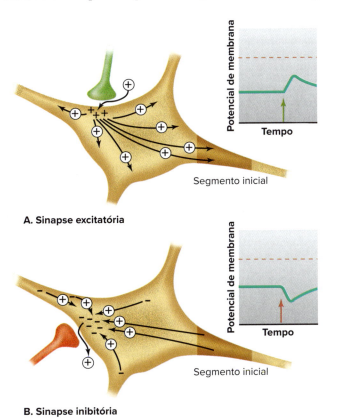

Figura 6.32 Comparação das sinapses excitatórias e inibitórias, mostrando o sentido da corrente pela célula pós-sináptica em seguida ao da ativação sináptica. **A.** A corrente que atravessa a célula pós-sináptica afasta-se da sinapse excitatória, e pode despolarizar o segmento axonal. **B.** A corrente que atravessa a célula pós-sináptica segue em sentido à sinapse inibitória, e pode hiperpolarizar o segmento axônico. A seta no gráfico indica o momento do estímulo.

O efluxo de neurotransmissores de algumas terminações pré-sinápticas também é alterado pela ativação de receptores de membrana nas próprias terminações. A ativação desses receptores pré-sinápticos influencia o influxo de Ca^{2+} na terminal e, portanto, a quantidade de vesículas de neurotransmissores que liberam neurotransmissor na fenda sináptica. Esses receptores pré-sinápticos podem estar associados a uma segunda terminação sináptica conhecida como **sinapse axoaxônica**, na qual a terminação axônica de um neurônio acaba na terminação axônica de outro. Por exemplo, na **Figura 6.33**, o neurotransmissor liberado por A se liga aos receptores em B, resultando em uma alteração da quantidade de neurotransmissor liberada de B em resposta aos potenciais de ação. Assim, o neurônio A não tem efeito direto sobre o neurônio C, mas ele exerce importante influência na capacidade de B de interferir em C. O neurônio A exerce, dessa forma, um efeito pré-sináptico na sinapse entre B e C. Dependendo do tipo de receptor pré-sináptico ativado pelo neurotransmissor do neurônio A, o efeito pré-sináptico pode reduzir a quantidade de neurotransmissor liberada de B (**inibição pré-sináptica**) ou aumentá-la (**facilitação pré-sináptica**).

Sinapses axoaxônicas, como a formada pela terminação A na Figura 6.33, podem alterar a concentração de Ca^{2+} na terminação axônica B ou até mesmo afetar a síntese de neurotransmissores ali. Os mecanismos que provocam esses efeitos variam de sinapse para sinapse. Os receptores na terminação axônica do neurônio B podem ser ionotrópicos, caso em que o potencial de membrana da terminação é rápida e diretamente influenciado pelo neurotransmissor de A.

Alternativamente, eles podem ser metabotrópicos, caso em que a alteração do maquinário sináptico por segundos mensageiros é geralmente mais lenta no início e de duração mais longa. Em ambos os casos, se a concentração de Ca^{2+} na terminação axônica B aumenta, o número de vesículas que liberam neurotransmissores a partir de B também aumenta. A diminuição do Ca^{2+} reduz o número de vesículas que liberam transmissores. As sinapses axoaxônicas são importantes porque controlam seletivamente um dado estímulo específico para o neurônio pós-sináptico C. Esse tipo de sinapse é particularmente comum na modulação do estímulo sensorial, como na modulação das vias da dor (abordada no Capítulo 7).

Alguns receptores nas terminações pré-sinápticas não são associados a sinapses axoaxônicas. Em vez disso, são ativados por neurotransmissores ou outros mensageiros químicos liberados por neurônios vizinhos ou da glia ou, até mesmo, pela própria terminação axônica. No último caso, os receptores são chamados **autorreceptores** (ver Figura 6.33) e fornecem um importante mecanismo de retroalimentação que pode ser utilizada pelo neurônio para regular sua própria extrusão de neurotransmissores. Na maioria dos casos, o neurotransmissor liberado atua em autorreceptores para diminuir sua própria liberação, proporcionando, assim, o controle por retroalimentação negativa.

Mecanismos pós-sinápticos

Também existem mecanismos *pós-sinápticos* para variar a intensidade sináptica. Por exemplo, conforme descrito no Capítulo 5, há muitos tipos e subtipos de receptores para cada tipo de neurotransmissor. Os diferentes tipos de receptores operam por mecanismos distintos de transdução de sinal e podem ter efeitos diferentes – às vezes, até opostos – sobre os mecanismos pós-sinápticos que eles influenciam. Um determinado mecanismo de transdução de sinal pode ser regulado por múltiplos neurotransmissores, e os vários sistemas de segundos mensageiros que afetam um canal podem interagir entre si.

Lembre-se de que, também de acordo com o Capítulo 5, o número de receptores não é constante, variando com a infrarregulação e a suprarregulação, por exemplo. Além disso, a capacidade de um determinado receptor de responder ao seu neurotransmissor pode mudar. Assim, em alguns sistemas, um receptor responde normalmente quando exposto pela primeira vez a um neurotransmissor, mas eventualmente deixa de responder apesar da presença contínua do neurotransmissor do receptor, um fenômeno conhecido como **dessensibilização do receptor**. Isso é parte do motivo pelo qual os dependentes químicos muitas vezes desenvolvem tolerância às substâncias que elevam determinados neurotransmissores cerebrais, forçando-os a aumentar a quantidade da substância para obter o efeito desejado (ver Capítulo 8).

Imagine a complexidade quando um cotransmissor (ou vários cotransmissores) é liberado junto com o neurotransmissor para atuar nos receptores pós-sinápticos e, talvez, também nos receptores pré-sinápticos! Claramente, as possíveis variações na transmissão são grandes até mesmo em uma única sinapse e fornecem mecanismos pelos quais a potência sináptica pode ser alterada em resposta a modificações das condições, parte do fenômeno da *plasticidade* descrito no início deste capítulo.

Modificação da transmissão sináptica por substâncias e doenças

A maioria das substâncias terapêuticas, ilícitas e consideradas recreativas que atuam no sistema nervoso o faz alterando os mecanismos sinápticos e, portanto, a potência sináptica.

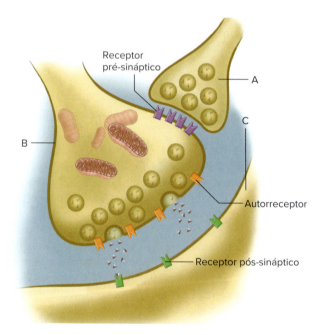

Figura 6.33 Sinapse pré-sináptica (axoaxônica) entre a terminação axônica A e a terminação axônica B. A célula C é pós-sináptica à célula B.

As substâncias agem interferindo ou estimulando processos normais no neurônio envolvidos na síntese, no armazenamento e na liberação de neurotransmissores e na ativação do receptor. Os mecanismos sinápticos marcados na **Figura 6.34** são importantes para a função sináptica e vulneráveis aos efeitos das substâncias.

Lembre-se do Capítulo 5, o qual demonstra que ligantes que se ligam a um receptor e o ativam são chamados de **agonistas**, e aqueles que se ligam a um receptor e inibem sua ativação são **antagonistas**. Ao ocupar os receptores, os antagonistas impedem a ligação dos neurotransmissores normais na sinapse. Agonistas e antagonistas específicos podem afetar os receptores nas membranas pré e pós-sinápticas.

Determinadas toxinas também podem afetar os mecanismos sinápticos. Por exemplo, o distúrbio neurológico tétano é causado pelo bacilo *Clostridium tetani*, que produz uma toxina (**toxina tetânica**). Essa toxina é uma protease que destrói as proteínas SNARE na terminação pré-sináptica, impedindo a fusão das vesículas com a membrana e inibindo a liberação de neurotransmissores. A toxina tetânica afeta especificamente os neurônios inibitórios no SNC, que, normalmente, são importantes na supressão dos neurônios que promovem a ativação do músculo esquelético. A toxina tetânica, portanto, resulta em aumento da contração muscular e paralisia rígida ou espástica. As toxinas do bacilo *Clostridium botulinum*, causador do **botulismo**, também bloqueiam a liberação de neurotransmissores das vesículas sinápticas, pela destruição das proteínas SNARE. Essas toxinas, no entanto, têm como alvo as sinapses excitatórias que ativam os músculos esqueléticos; consequentemente, o botulismo é caracterizado por uma redução da contração muscular, ou uma paralisia flácida. Baixas doses de um tipo de toxina botulínica são injetadas terapeuticamente para tratar uma série de condições relacionadas com contrações musculares excessivas, incluindo rugas faciais, piscar palpebral incontrolável, enxaquecas e outras.

A **Tabela 6.5** resume os fatores que determinam a potência (intensidade) sináptica.

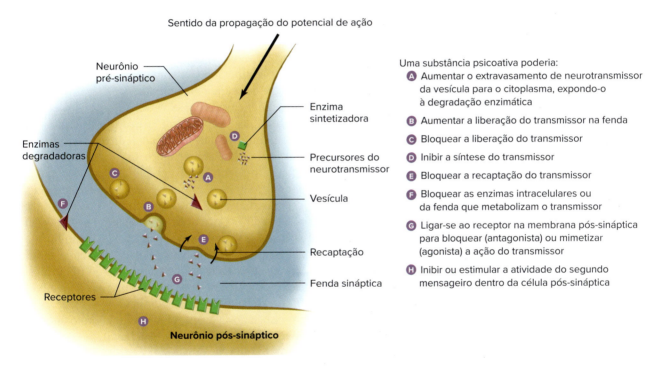

Figura 6.34 Possíveis ações de substâncias psicoativas em uma sinapse.

TABELA 6.5	Fatores que determinam a potência sináptica.

I. Fatores pré-sinápticos
   A. Disponibilidade de neurotransmissor
      1. Disponibilidade de moléculas precursoras
      2. Quantidade (ou atividade) de enzima limitante de velocidade na via da síntese do neurotransmissor
   B. Potencial de membrana da terminação axônica
   C. Ca^{2+} na terminação axônica
   D. Ativação dos receptores membranares na terminação pré-sináptica
      1. Sinapses axoaxônicas
      2. Autorreceptores
      3. Outros receptores
   E. Determinadas substâncias psicoativas e doenças que atuam mediante os mecanismos A-D anteriores

(continua)

184 Vander | Fisiologia Humana

TABELA 6.5 Fatores que determinam a potência sináptica. (*Continuação*)

II. Fatores pós-sinápticos

    A. História pregressa imediata do estado elétrico da membrana pós-sináptica (p. ex., excitação ou inibição causada por somação temporal ou espacial)

    B. Efeitos de outros neurotransmissores ou neuromoduladores atuando no neurônio pós-sináptico

    C. Infrarregulação ou suprarregulação e dessensibilização de receptores

    D. Determinadas substâncias psicoativas e doenças

III. Fatores gerais

    A. Área de contato sináptico

    B. Destruição enzimática de neurotransmissor

    C. Geometria do caminho de difusão

    D. Recaptação de neurotransmissores

Estude e revise 6.12

- **Potência sináptica:** eficácia de uma sinapse; pode ser modificada pré e pós-sinapticamente

- **Inibição pré-sináptica:** ação inibitória produzida por uma terminação axônica de um neurônio diretamente na terminação de outro neurônio; resulta em menor liberação de neurotransmissores

- **Facilitação pré-sináptica:** ação estimulatória produzida pela terminação axônica de um neurônio diretamente no terminal de outro neurônio; resulta em mais liberação de neurotransmissores

- Também pode ocorrer a alteração pós-sináptica da potência sináptica em decorrência, por exemplo, da **dessensibilização** do receptor

- Determinados medicamentos e doenças podem alterar a potência sináptica por vários mecanismos, incluindo alteração da síntese, secreção, degradação ou recaptação de neurotransmissores.

Questão de revisão: De que maneira o conhecimento dos mecanismos pelos quais os neurônios pré e pós-sinápticos interagem ajuda no desenvolvimento de substâncias para tratar distúrbios neurológicos? (A resposta está disponível no Apêndice A.)

6.13 Neurotransmissores e neuromoduladores

Enfatizamos o papel dos neurotransmissores em elicitar PEPSs e PIPSs. No entanto, certos mensageiros químicos provocam respostas complexas que não podem ser descritas como simples PEPSs ou PIPSs. A palavra *modulação* é utilizada para essas respostas complexas, e os mensageiros que as provocam são denominados **neuromoduladores**. As distinções entre neuromoduladores e neurotransmissores nem sempre são claras. De fato, certos neuromoduladores são frequentemente sintetizados pela célula pré-sináptica e coliberados com o neurotransmissor. Para aumentar a complexidade, muitos hormônios, fatores parácrinos e mensageiros utilizados pelo sistema imunológico atuam como neuromoduladores.

Frequentemente, os neuromoduladores modificam a resposta da célula pós-sináptica a neurotransmissores específicos, amplificando ou amortecendo a efetividade da atividade sináptica em andamento. Alternativamente, eles podem alterar a síntese, liberação, recaptação ou metabolismo de um transmissor da célula pré-sináptica. Em outras palavras, alteram a efetividade da sinapse.

Em geral, os receptores de neurotransmissores influenciam canais iônicos que influenciam diretamente a excitação ou inibição da célula pós-sináptica. Esses mecanismos operam dentro de milissegundos. Os receptores para neuromoduladores, por outro lado, mais frequentemente provocam mudanças nos processos metabólicos nos neurônios, muitas vezes por meio de proteínas G acopladas a sistemas de segundos mensageiros. Essas alterações, que podem ocorrer em minutos, horas ou mesmo dias, incluem alterações na atividade enzimática ou, através de influências na transcrição do DNA, na síntese proteica. Assim, os neurotransmissores estão envolvidos na comunicação rápida, enquanto os neuromoduladores tendem a estar associados a eventos mais lentos, como aprendizado, desenvolvimento e estados motivacionais.

A quantidade de substâncias conhecidas por atuarem como neurotransmissores ou neuromoduladores é grande e continua crescendo. A **Tabela 6.6** fornece um esquema geral para categorizar essa lista. Uma gigantesca quantidade de informações já se acumulou acerca da síntese, metabolismo e mecanismos de ação desses mensageiros – material que vai muito além do escopo deste livro. As seções seguintes apresentarão, portanto, apenas algumas generalizações básicas sobre alguns neurotransmissores-chave. Em nome da simplicidade, utilizamos o termo *neurotransmissor* em um sentido geral, percebendo que, algumas vezes, o mensageiro pode ser descrito mais apropriadamente como um neuromodulador.

Uma observação sobre a terminologia também deve ser incluída aqui. Os neurônios são frequentemente referidos pelo sufixo *-érgico*; o prefixo ausente é o tipo de neurotransmissor que o neurônio libera. Por exemplo, *dopaminérgico* se aplica a neurônios que liberam o neurotransmissor dopamina.

	Classes de algumas substâncias químicas conhecidas ou presumidas como sendo neurotransmissores ou neuromoduladores.
TABELA 6.6	

I. Acetilcolina (ACh)

II. Aminas biogênicas
- A. Catecolaminas
  1. Dopamina (DA)
  2. Norepinefrina (NE)
  3. Epinefrina (Epi)
- B. Serotonina (5-hdroxitriptamina, 5-HT)
- C. Histamina

III. Aminoácidos
- A. Aminoácidos excitatórios – por exemplo, glutamato
- B. Aminoácidos inibitórios – por exemplo, ácido gama-aminobutírico (GABA) e glicina

IV. Neuropeptídios
- Por exemplo, opioides endógenos, ocitocina, taquicininas

V. Gases
- Por exemplo, óxido nítrico, monóxido de carbono, sulfeto de hidrogênio

VI. Purinas
- Por exemplo, adenosina e trifosfato de adenosina (ATP)

VII. Lipídios
- Por exemplo, prostaglandinas e endocanabinoides

Acetilcolina

A **acetilcolina (ACh)** é um importante neurotransmissor do SNP na junção neuromuscular (onde o neurônio motor faz contato com a célula do músculo esquelético) (ver Capítulo 9) e no cérebro. Os neurônios que liberam ACh são chamados de neurônios **colinérgicos**. Os corpos celulares dos neurônios colinérgicos cerebrais estão concentrados em relativamente poucas áreas, mas seus axônios estão amplamente distribuídos.

A acetilcolina é sintetizada a partir da colina (um nutriente comum encontrado em muitos alimentos) e da acetilcoenzima A no citoplasma das terminações sinápticas e armazenada nas vesículas sinápticas. Depois de ser liberada e ativar os receptores na membrana pós-sináptica, a concentração de ACh na membrana pós-sináptica diminui (cessando, assim, a ativação do receptor) em decorrência da ação da enzima **acetilcolinesterase**. Essa enzima está localizada nas membranas pré-sinápticas e pós-sinápticas e destrói rapidamente a ACh, liberando colina e acetato. A colina é, então, transportada de volta para as terminações axônicas pré-sinápticas, onde é reutilizada na síntese de nova ACh. Algumas armas químicas, como o gás *Sarin*, inibem a acetilcolinesterase, promovendo um acúmulo de ACh na fenda sináptica. Isso resulta em estimulação excessiva dos receptores de ACh pós-sinápticos, provocando, inicialmente, contrações musculares sem controle, mas que, no fim, levam à dessensibilização e paralisia do receptor.

Existem dois tipos gerais de receptores de ACh, os quais se distinguem por sua capacidade de resposta a dois agentes químicos diferentes.

Receptores nicotínicos de acetilcolina

Lembre-se de que, embora um receptor seja considerado específico para um determinado ligante, como a ACh, a maioria dos receptores reconhecerá compostos naturais ou sintéticos que exibem algum grau de semelhança química com esse ligante. Alguns receptores de ACh respondem não apenas à acetilcolina, mas ao composto nicotina e, portanto, passaram a ser conhecidos como **receptores nicotínicos**. A nicotina é um composto alcaloide vegetal que constitui 1 a 2% dos produtos à base de tabaco. Também está contida em tratamentos contra o tabagismo, como aerossóis nasais, gomas de mascar e adesivos transdérmicos. A estrutura hidrofóbica da nicotina possibilita uma rápida absorção pelos capilares pulmonares, membranas mucosas, pele e barreira hematencefálica. O receptor nicotínico de acetilcolina é um excelente exemplo de receptor que também é um canal iônico (i. e., um canal iônico dependente de ligante). Nesse caso, o canal é permeável aos íons sódio e potássio, porém, como o Na^+ tem a maior força motriz eletroquímica, o efeito final da abertura desses canais é a despolarização decorrente do influxo de Na^+.

Os receptores nicotínicos estão presentes na junção neuromuscular e, como o Capítulo 9 explicará, vários antagonistas dos receptores nicotínicos são toxinas que induzem a paralisia. Os receptores nicotínicos no cérebro são importantes nas funções cognitivas e comportamentais. Por exemplo, um sistema colinérgico que emprega receptores nicotínicos tem importante função na atenção, no aprendizado e na memória, reforçando a capacidade de detectar e responder a estímulos significativos. A presença de receptores nicotínicos em terminações pré-sinápticas nas vias de recompensa do cérebro explica por que os produtos à base de tabaco estão entre as substâncias conhecidas que mais causam dependência.

Receptores muscarínicos de acetilcolina

O outro tipo geral de receptor colinérgico é estimulado não apenas pela acetilcolina, mas também pela muscarina, um veneno contido em alguns cogumelos; por isso, são chamados de **receptores muscarínicos**. Esses receptores são metabotrópicos e se acoplam a proteínas G, que então alteram a atividade de várias enzimas e canais iônicos diferentes. Eles são prevalentes em algumas sinapses colinérgicas no cérebro e em junções onde uma grande divisão do SNP inerva glândulas, tecidos e órgãos periféricos, como glândulas salivares, células musculares lisas e o coração. A *atropina* é um antagonista natural dos receptores muscarínicos com muitos usos clínicos, como em colírios que relaxam os músculos lisos da íris, dilatando as pupilas para a realização de exames oftalmológicos.

Doença de Alzheimer

Muitos neurônios colinérgicos no cérebro sofrem degeneração em pessoas com *doença de Alzheimer*, uma doença cerebral que, em geral, tem relação com a idade e é a causa mais comum de declínio da função intelectual no final da vida. A doença de Alzheimer acomete 10 a 15% das pessoas com mais de 65 anos e 50% daquelas com mais de 85 anos.

Em decorrência da degeneração dos neurônios colinérgicos, essa doença está associada à diminuição da quantidade de ACh em determinadas áreas do cérebro e, até mesmo, à perda dos neurônios pós-sinápticos que normalmente responderiam a ela. Esses defeitos e aqueles de outros sistemas de neurotransmissores afetados pela doença estão relacionados com declínio da linguagem e das habilidades cognitivas, confusão e perda de memória, que caracterizam os indivíduos com doença de Alzheimer. Vários mecanismos genéticos foram identificados como potenciais contribuintes para o maior risco de desenvolvimento da doença de Alzheimer. Um exemplo é um gene no cromossomo 19 que codifica uma proteína envolvida no transporte de colesterol na corrente sanguínea. Mutações genéticas nos cromossomos 1, 14 e 21 estão associadas a concentrações anormalmente aumentadas de *proteína beta-amiloide*, a qual está associada à morte de células neuronais em uma forma grave da doença que pode começar a partir dos 30 anos. Esse quadro emergente de fatores de risco genéticos é complexo e, em alguns casos, parece que há envolvimento simultâneo de inúmeros genes. Algumas pesquisas também sugerem que fatores de estilo de vida, como dieta, atividades físicas, engajamento social e estimulação mental, podem influenciar se haverá perda de neurônios colinérgicos e ocorrerá o desenvolvimento da doença de Alzheimer. Curiosamente, agentes químicos sintéticos que agem como gás dos nervos, mas de maneira não tóxica, são atualmente utilizados para ajudar a retardar a progressão da doença de Alzheimer. Esses medicamentos não restauram as células colinérgicas perdidas, mas ajudam a aumentar a concentração de acetilcolina nas sinapses das células remanescentes, inibindo a atividade da acetilcolinesterase.

Aminas biogênicas

As **aminas biogênicas** são pequenas moléculas com carga elétrica que são sintetizadas a partir de aminoácidos e que contêm um grupo amino (R–NH$_2$). As aminas biogênicas mais comuns são dopamina, norepinefrina, serotonina e histamina. A epinefrina, outra amina biogênica, não é um neurotransmissor comum no SNC, contudo, é o principal *hormônio* secretado pela medula adrenal. A norepinefrina é um importante neurotransmissor nos componentes central e periférico do sistema nervoso.

Catecolaminas

A **dopamina** (**DA**), a **norepinefrina** (**NE**) e a **epinefrina** contêm um anel catecol (anel de seis carbonos com dois grupos hidroxila adjacentes) e um grupo amina, razão pela qual são chamadas de **catecolaminas**. As catecolaminas são formadas a partir do aminoácido tirosina e compartilham as mesmas duas etapas iniciais em sua via sintética (**Figura 6.35**). A síntese de catecolaminas começa com a captação de tirosina pelas terminações axônicas e sua conversão em outro precursor, L-di-hidroxifenilalanina (**L-dopa**), pela enzima limitante de velocidade na via, tirosina hidroxilase. Dependendo das enzimas expressas em um determinado neurônio, qualquer uma das três catecolaminas pode ser liberada como molécula final. Autorreceptores nas terminações pré-sinápticas modulam fortemente a síntese e a liberação das catecolaminas.

Depois da ativação dos receptores na célula pós-sináptica, a concentração de catecolaminas na fenda sináptica diminui, principalmente porque uma proteína transportadora, na membrana, transporta ativamente a catecolamina de volta para dentro da terminação axônica. Os neurotransmissores catecolaminas também são decompostos tanto no líquido extracelular quanto na terminação axônica por enzimas como a **monoamina oxidase** (**MAO**). Substâncias psicoativas, conhecidas como *inibidores da monoamina oxidase (MAO)* aumentam a quantidade de norepinefrina e dopamina em uma sinapse, retardando a sua degradação metabólica. Entre outras coisas, elas são utilizadas no tratamento de transtornos de humor, como alguns tipos de depressão.

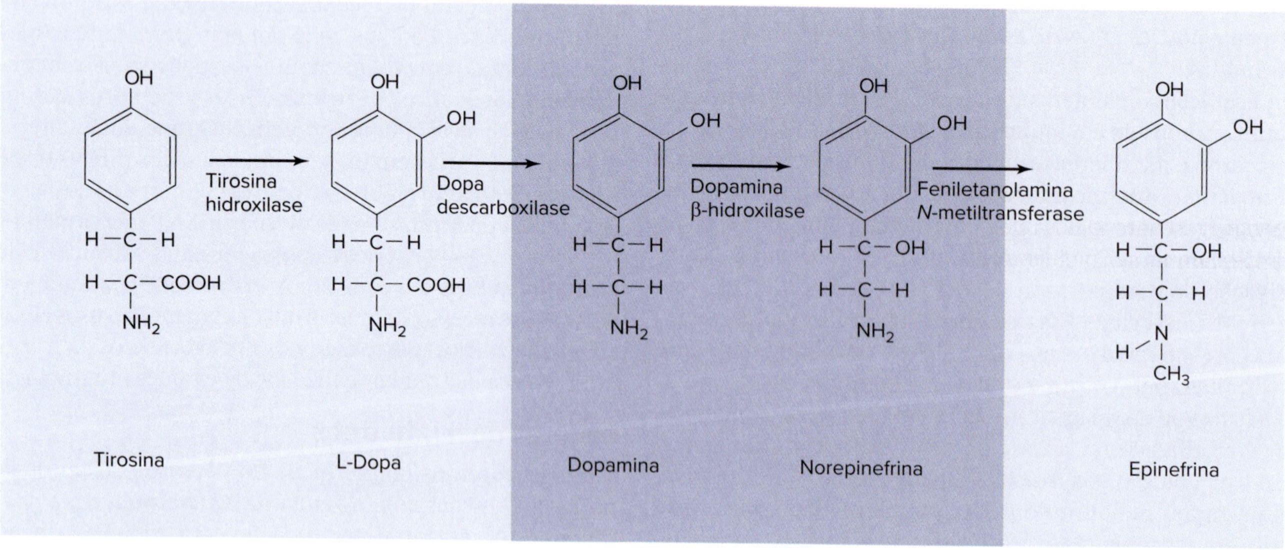

Figura 6.35 Via biossintética de catecolaminas. A tirosina hidroxilase é a enzima taxa-limitante, porém o neurotransmissor liberado, finalmente, pelo neurônio depende de qual das outras três enzimas está presente na célula. O quadro de coloração escura indica os neurotransmissores catecolamínicos mais comuns do SNC. A epinefrina é primariamente um hormônio liberado pelas glândulas suprarrenais.

No interior do SNC, os corpos celulares dos neurônios liberadores de catecolaminas encontram-se no tronco encefálico e no hipotálamo. Embora o número desses neurônios seja relativamente pequeno, seus axônios se ramificam extensamente e vão para virtualmente todas as partes do cérebro e da medula espinal. Esses neurotransmissores têm funções essenciais nos estados de consciência, humor, motivação, atenção direcionada, movimento, regulação da pressão arterial e liberação de hormônios – funções que serão abordadas com mais detalhes nos Capítulos 8, 10, 11 e 12.

A epinefrina e a norepinefrina também são sintetizadas nas glândulas suprarrenais. Por motivos históricos relacionados aos fisiologistas do século XIX, que se referiam às secreções da glândula suprarrenal como "adrenalina", o adjetivo *adrenérgico* é comumente utilizado para descrever neurônios que liberam norepinefrina ou epinefrina e designar os receptores aos quais esses neurotransmissores se ligam. Existem duas classes principais de receptores para norepinefrina e epinefrina: **receptores alfa-adrenérgicos (alfa-adrenorreceptores)** e **receptores beta-adrenérgicos (beta-adrenorreceptores)**. Todos os receptores de catecolaminas são metabotrópicos, portanto, usam segundos mensageiros para transferir um sinal desde a superfície da célula, para o citoplasma. Existem duas subclasses de alfa-adrenorreceptores: α_1 e α_2. Eles atuam na pré-sinapse para inibir a liberação de norepinefrina (α_2) ou pós sinapticamente, para estimular ou inibir a atividade de diferentes tipos de canais de K^+ (α_1). Os beta-adrenorreceptores atuam por intermédio de proteínas G estimulantes para aumentar o cAMP na célula pós-sináptica. Há três subclasses de betarreceptores, β_1, β_2 e β_3, que funcionam de maneiras distintas em diferentes tecidos (como será descrito mais adiante). As subclasses de receptores alfa e beta são distinguidas pelas substâncias que os influenciam e seus sistemas de segundos mensageiros.

Serotonina

A **serotonina** (5-hidroxitriptamina, ou 5-HT) é produzida a partir do triptofano, um aminoácido essencial. Seus efeitos frequentemente têm início lento, indicando que ela funciona como um neuromodulador. Os neurônios serotoninérgicos inervam virtualmente todas as estruturas do cérebro e da medula espinal e operam por meio de, pelo menos, 16 subtipos de receptores diferentes.

Em geral, a serotonina exerce efeito excitatório nas vias envolvidas no controle dos músculos e efeito inibitório nas vias que medeiam as sensações. A atividade dos neurônios serotoninérgicos é mínima ou ausente durante o sono e máxima durante os estados de alerta. Além de suas contribuições para a atividade motora e para o sono, as vias serotoninérgicas também funcionam na regulação da ingestão alimentar, no comportamento reprodutivo e nos estados emocionais, como humor e ansiedade.

Acredita-se que os inibidores seletivos da recaptação de serotonina, como a *paroxetina* e o *escitalopram*, ajudem no tratamento da depressão por inativar o transportador 5-HT da membrana pré-sináptica, que medeia a recaptação de serotonina na célula pré-sináptica. Isso, por sua vez, aumenta a concentração sináptica do neurotransmissor. Curiosamente,

essas substâncias são frequentemente associadas à diminuição do apetite, todavia, paradoxalmente, causam ganho de peso devido à interrupção das vias enzimáticas que regulam o metabolismo energético. Esse é um exemplo de como o uso de inibidores da recaptação de um neurotransmissor específico – algum com ações generalizadas – pode causar efeitos colaterais indesejados. A serotonina é encontrada em células neurais e não neurais, com a maioria localizada fora do SNC. Na realidade, aproximadamente 90% da serotonina total do corpo é encontrada no sistema digestório, 8% nas plaquetas sanguíneas e nas células imunes e apenas 1 a 2% no cérebro.

A substância psicoativa dietilamida do ácido lisérgico (**LSD**) estimula o subtipo 5-HT$_{2A}$ do receptor de serotonina no cérebro. Embora o mecanismo não seja completamente compreendido, a alteração desse complexo receptor promove as intensas alucinações visuais produzidas pela ingestão de LSD.

Neurotransmissores aminoácidos

Além dos neurotransmissores sintetizados a partir de aminoácidos, diversos outros aminoácidos funcionam, eles próprios, como neurotransmissores. Embora os neurotransmissores aminoácidos se encaixem quimicamente na categoria de aminas biogênicas, eles são tradicionalmente incluídos em uma categoria própria. Os neurotransmissores aminoácidos são, de longe, os neurotransmissores mais prevalentes no SNC e afetam praticamente todos os neurônios nesse local.

Glutamato

Existem vários **aminoácidos excitatórios**, entretanto o mais comum é o **glutamato**, que se estima ser o neurotransmissor primário em 50% das sinapses excitatórias no SNC. Como acontece com outros neurotransmissores, a manipulação farmacológica dos receptores de glutamato tem permitido a identificação de subtipos específicos de receptores por sua capacidade de ligar ligantes naturais e sintéticos. Embora existam receptores metabotrópicos de glutamato, a maioria é ionotrópica, com dois subtipos importantes sendo encontrados nas membranas póssinápticas. Eles são designados como **receptores AMPA** (identificados por sua ligação ao ácido α-amino-3-hidroxi-5-metil-4 isoxazolepropiônico) e **receptores NMDA** (que se ligam ao *N*-metil-D-aspartato).

A atividade cooperativa dos receptores AMPA e NMDA tem sido implicada em um tipo de um processo de modulação sináptica chamado **potenciação a longo prazo (PLP)**. Esse mecanismo combina a atividade frequente em uma sinapse com mudanças duradouras na intensidade da sinalização através dessa sinapse, portanto, acredita-se que seja um dos principais processos celulares envolvidos no aprendizado e na memória. A **Figura 6.36** descreve o mecanismo passo a passo. Quando um neurônio pré-sináptico dispara potenciais de ação (etapa ❶), o glutamato é liberado das terminações pré-sinápticas (etapa ❷) e se liga aos receptores AMPA e NMDA nas membranas pós-sinápticas (etapa ❸). Os receptores AMPA funcionam exatamente como os receptores póssinápticos excitatórios discutidos anteriormente – quando o glutamato se liga, o canal se torna permeável tanto ao Na^+ quanto ao K^+, porém a entrada maior de Na^+ cria um PEPS despolarizante da célula pós-sináptica (etapa ❹). Por outro lado, os canais receptores de NMDA também medeiam um fluxo substancial de Ca⁺, mas sua abertura requer mais do que apenas a ligação de glutamato. Um íon magnésio bloqueia os canais NMDA quando a voltagem da membrana está próxima do potencial de repouso negativo, e, para afastá-lo do caminho, a membrana deve sofrer significativa despolarização pela corrente que passa pelos canais AMPA (etapa ❺). Isso explica por que é necessária uma alta frequência de potenciais de ação pré-sinápticos para completar o mecanismo de potenciação a longo prazo. Em baixas frequências, há somação temporal insuficiente de PEPSs do receptor AMPA para fornecer os 20 a 30 mV de despolarização necessários para deslocar o íon magnésio, portanto os receptores NMDA não se abrem. Quando a despolarização é suficiente, entretanto, os receptores NMDA se abrem, permitindo a entrada de Ca^{2+} na célula pós-sináptica (etapa ❻). Os íons cálcio, por sua vez, ativam uma cascata de segundos mensageiros na célula pós-sináptica que inclui ativação persistente de várias proteinoquinases diferentes, estimulação da expressão gênica e síntese de proteínas e, por fim, aumento duradouro da sensibilidade do neurônio pós-sináptico ao glutamato (etapa ❼). Há evidências de que esse sistema de segundo mensageiro também pode ativar a intensificação a longo prazo da liberação pré-sináptica de glutamato por meio de sinais retrógrados que ainda não foram identificados (etapa ❽), no entanto, em alguns casos, a PLP pode ocorrer sem sinais retrógrados.

Após a ocorrência da PLP, cada potencial de ação subsequente que chega por essa célula pré-sináptica promove uma despolarização maior da membrana pós-sináptica. Assim, a ativação repetida e intensa de um padrão específico de disparo sináptico (como você faria ao estudar para uma prova) causa alterações químicas e estruturais que facilitam a atividade futura ao longo dessas mesmas vias (como pode ocorrer ao se lembrar do que aprendeu).

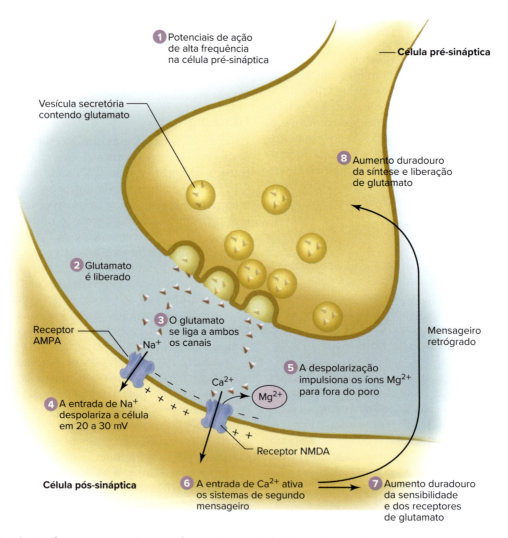

Figura 6.36 Potenciação a longo prazo nas sinapses glutamatérgicas. Episódios de disparos intensos em uma sinapse resultam em alterações estruturais e químicas que amplificam a força da sinalização sináptica durante a ativação subsequente. Consulte o texto para a descrição de cada etapa; os detalhes do mecanismo que liga as etapas ❶ e ❷ foram descritos na Figura 6.27. Observe que os receptores AMPA e NMDA são canais de cátions inespecíficos que também permitem o fluxo de K⁺, entretanto os fluxos resultantes de Na⁺ e Ca^{2+} indicados são mais relevantes para o mecanismo de PLP, conforme descrito no texto.

Os receptores NMDA também vêm sendo implicados na mediação da **excitotoxicidade**, um fenômeno em que a lesão ou morte de algumas células cerebrais (devido, por exemplo, ao bloqueio ou à ruptura de vasos sanguíneos) rapidamente se espalha para regiões adjacentes. Quando as células que contêm glutamato morrem e suas membranas se rompem, a inundação de glutamato estimula excessivamente os receptores AMPA e NMDA nos neurônios próximos. A estimulação excessiva desses neurônios provoca o acúmulo de concentrações tóxicas de Ca^{2+} intracelular, o que, por sua vez, mata esses neurônios e causa *sua* ruptura, e a onda de danos se espalha progressivamente. Experimentos recentes e ensaios clínicos sugerem que a administração de antagonistas do receptor NMDA pode ajudar a minimizar a disseminação da morte celular após lesões encefálicas.

GABA

O **ácido gama-aminobutírico (GABA)** é o principal neurotransmissor inibitório no cérebro. Embora não seja um dos 20 aminoácidos utilizados na formação de proteínas, é classificado com os neurotransmissores de aminoácidos porque é uma forma modificada de glutamato. Com poucas exceções, os neurônios GABA no cérebro são pequenos interneurônios que atenuam a atividade dentro dos circuitos neurais. Póssinapticamente, o GABA pode se ligar a receptores ionotrópicos ou metabotrópicos. O receptor ionotrópico aumenta o fluxo de Cl^- para o interior da célula, resultando em hiperpolarização (um PIPS) da membrana pós-sináptica. Além do local de ligação do GABA, esse receptor apresenta diversos outros sítios de ligação para outros compostos, incluindo esteroides, barbitúricos e benzodiazepínicos. Os benzodiazepínicos como **alprazolam** e **clonazepam** reduzem a ansiedade, protegem contra convulsões e induzem o sono pelo aumento do fluxo de Cl^- por meio do receptor GABA.

As sinapses que usam GABA também se encontram entre os muitos alvos do etanol (álcool etílico) encontrado nas bebidas alcoólicas. O etanol estimula as sinapses do GABA e simultaneamente inibe as sinapses excitatórias do glutamato, com o efeito geral sendo a depressão global da atividade elétrica do cérebro. Assim, à medida que o teor de álcool no sangue de uma pessoa aumenta, há progressiva redução na capacidade cognitiva geral, juntamente com a inibição da percepção sensorial (audição e equilíbrio, em particular), perda da coordenação motora, comprometimento do julgamento, perda de memória e inconsciência. Doses muito elevadas de etanol muitas vezes são fatais em decorrência da supressão dos centros localizados no tronco encefálico responsáveis pela regulação dos sistemas circulatório e respiratório. As vias de sinalização de opioides dopaminérgicos e endógenos também são afetadas pelo etanol, o que resulta em elevação, a curto prazo, do humor ou euforia. O envolvimento dessas vias é a base do desenvolvimento da dependência de álcool a longo prazo em algumas pessoas.

Glicina

A **glicina** é o principal neurotransmissor liberado pelos interneurônios inibitórios na medula espinal e no tronco encefálico. Ela se liga a receptores ionotrópicos em células pós-sinápticas que permitem a entrada de Cl^-, evitando, assim, que elas se aproximem do limiar para disparar potenciais de ação. A função normal dos neurônios glicinérgicos é essencial para manter o equilíbrio das atividades excitatória e inibitória nos centros de integração da medula espinal que regulam a contração do músculo esquelético. Isso se torna aparente em casos de envenenamento pela neurotoxina **estricnina**, um antagonista dos receptores de glicina utilizado muitas vezes para matar roedores. As vítimas experimentam hiperexcitabilidade em todo o sistema nervoso, o que leva a convulsões, contração espástica dos músculos esqueléticos e, finalmente, morte devido ao comprometimento dos músculos da respiração.

Neuropeptídios

Os **neuropeptídios** são compostos por dois ou mais aminoácidos unidos por ligações peptídicas. Cerca de 100 neuropeptídios foram identificados, contudo, suas funções fisiológicas não são todas conhecidas. Parece que a evolução favoreceu os mesmos mensageiros químicos para uso em circunstâncias bastante diferentes, e muitos dos neuropeptídios foram previamente identificados em tecidos não neurais, onde funcionam como hormônios ou substâncias parácrinas. Eles geralmente mantêm o nome que receberam quando foram descobertos no tecido não neural.

Os neuropeptídios são formados de forma diferente de outros neurotransmissores, os quais são sintetizados nos terminais axônicos por muito poucas etapas mediadas por enzimas. Os neuropeptídios, em contraste, são derivados de grandes proteínas precursoras, que têm pouca, se alguma, atividade biológica inerente. A síntese desses precursores, dirigida pelo mRNA, ocorre nos ribossomos, que existem apenas no corpo celular e nos grandes dendritos do neurônio, muitas vezes a uma distância considerável das terminações axônicas ou varicosidades onde os peptídios são liberados.

No corpo celular, a proteína precursora é acondicionada em vesículas, as quais são então movidas por transporte axonal para as terminações ou varicosidades (ver Figura 6.3), onde a proteína é clivada por peptidases específicas. Muitas das proteínas precursoras contêm múltiplos peptídios, que podem ser diferentes cópias de um peptídio. Neurônios que liberam um ou mais dos neurotransmissores peptídicos são chamados coletivamente de **peptidérgicos**. Em muitos casos, os neuropeptídios são cossecretados com outro tipo de neurotransmissor e atuam como neuromoduladores.

A quantidade de neuropeptídio liberado das vesículas nas sinapses é significativamente menor do que o número de neurotransmissores não peptidérgicos, como as catecolaminas. Além disso, os neuropeptídios podem se difundir para longe da sinapse e afetar outros neurônios a alguma distância, caso em que são chamados de neuromoduladores. As ações desses neuromoduladores são mais duradouras (da ordem de várias centenas de milissegundos) do que quando neuropeptídios ou outras moléculas atuam como neurotransmissores. Após liberação, os neuropeptídios podem interagir com receptores ionotrópicos ou metabotrópicos. Eles são eventualmente decompostos por peptidases localizadas nas membranas neuronais.

Os **opioides endógenos** – um grupo de neuropeptídios que inclui a **betaendorfina**, as **dinorfinas** e as **encefalinas** – têm atraído muito interesse porque seus receptores são os locais de ação de opiáceos como a *morfina* e a *codeína*. Os opiáceos são poderosos *analgésicos* (i. e., aliviam a dor sem perda de consciência), e os opioides endógenos indubitavelmente exercem função na regulação da dor. Há também evidências de que os opioides atuem no comportamento alimentar e de ingestão de bebidas, na função do sistema circulatório e no humor e emoção.

Gases

Determinados gases de vida muito curta também atuam como neurotransmissores. O **óxido nítrico** é o mais bem compreendido, mas pesquisas recentes indicam que o **monóxido de carbono** e o **sulfeto de hidrogênio** também são emitidos pelos neurônios como sinais. Os gases não são liberados por exocitose das vesículas pré-sinápticas nem se ligam aos receptores pós-sinápticos da membrana plasmática. Eles são produzidos por enzimas nas terminações axônicas (em resposta à entrada de Ca^{2+}) e simplesmente se difundem a partir de seus locais de origem em uma célula para o líquido intracelular de outros neurônios ou células efetoras, onde se ligam e ativam proteínas. Por exemplo, o óxido nítrico liberado pelos neurônios ativa a guanilil ciclase nas células receptoras. Essa enzima aumenta a concentração do segundo mensageiro GMP cíclico, que, por sua vez, pode alterar a atividade do canal iônico na célula pós-sináptica.

O óxido nítrico atua em uma impressionante variedade de eventos neuralmente mediados– aprendizado, desenvolvimento, tolerância a medicamentos, ereção peniana e clitoriana e modulação sensorial e motora, para citar alguns. Paradoxalmente, também está implicado em danos neurais resultantes, por exemplo, da interrupção do fluxo sanguíneo para o cérebro ou de uma lesão na cabeça. Em capítulos posteriores, veremos que o óxido nítrico é produzido não apenas nos sistemas nervosos central e periférico, mas também por uma variedade de células não neurais – por exemplo, tem importantes funções parácrinas nos sistemas circulatório e imunológico, entre outros.

Purinas

Outros neurotransmissores não tradicionais incluem as purinas, o **ATP** e a **adenosina**, que atuam principalmente como neuromoduladores. O ATP está presente em todas as vesículas pré-sinápticas e é coliberado com um ou mais outros neurotransmissores em resposta ao influxo de Ca^{2+} na terminação. A adenosina é derivada do ATP por meio da atividade enzimática que ocorre no compartimento extracelular. Ambos os receptores, pré-sinápticos e pós-sinápticos, foram descritos para adenosina, e as funções que essas substâncias exercem no sistema nervoso e em outros tecidos são ativas áreas de pesquisa.

Lipídios

Uma série de substâncias derivadas de fosfolipídios de membrana são importantes na sinalização sináptica, mais comumente atuando como neuromoduladores. Muitas delas são membros da família de moléculas eicosanoides derivadas do ácido graxo poli-insaturado ácido araquidônico, como prostaglandinas, tromboxanos e leucotrienos (ver Figura 5.12), bem como **endocanabinoides N-araquidonoiletanolamina (anandamida)** e **2-araquidonoilglicerol**. Os endocanabinoides são gerados em resposta à entrada de Ca^{2+} em algumas células pós-sinápticas e atuam como mensageiros retrógrados ligando-se a receptores específicos nas terminações pré-sinápticas. Os receptores canabinoides são encontrados em locais disseminados por todo o sistema nervoso central e periférico em vias que regulam uma ampla gama de funções fisiológicas, incluindo apetite, sensação de dor, humor, memória e atividade locomotora. Esses receptores são o principal alvo do **tetra-hidrocanabinol (THC)**, o principal constituinte psicoativo das plantas do gênero **Cannabis**.

Estude e revise 6.13

■ Em geral, os neurotransmissores provocam PEPSs e PIPSs, e **neuromoduladores** (como determinados neuropeptídios) exercem, por meio de segundos mensageiros, efeitos metabólicos mais complexos em uma célula pós-sináptica

■ As ações dos neurotransmissores são geralmente mais rápidas do que as dos neuromoduladores

■ Uma substância pode atuar como neurotransmissor em um tipo de receptor e como neuromodulador em outro receptor

■ Principais classes de neurotransmissores:
  • **Acetilcolina**
  • **Aminas biogênicas** (incluindo **catecolaminas** e **serotonina**)
  • Determinados aminoácidos (p. ex., **glutamato**, **GABA**, **glicina**)
  • **Gases**, incluindo **óxido nítrico** e **sulfeto de hidrogênio**
  • **Neuropeptídios** (também atuam como neuromoduladores e incluem os **opioides endógenos**).

Questão de revisão: Cite alguns dos neurotransmissores mais comuns e seus subtipos de receptores, se houver. Quais deles tendem a ser excitatórios em suas funções e quais tendem a ser inibitórios? É possível que um determinado neurotransmissor seja excitatório em um local e inibitório em outro? (A resposta está disponível no Apêndice A.)

6.14 Comunicação neuroefetora

Até agora, descrevemos os efeitos dos neurotransmissores liberados nas sinapses entre os neurônios. Muitos neurônios do SNP terminam, entretanto, não nas sinapses de outros neurônios, mas nas junções neuroefetoras dos músculos, glândulas e outras células. Os neurotransmissores liberados pelas terminações ou varicosidades desses neurônios eferentes fornecem a ligação pela qual a atividade elétrica do sistema nervoso regula a atividade das células efetoras.

Os eventos que ocorrem nas junções neuroefetoras são semelhantes aos das sinapses entre os neurônios. O neurotransmissor é liberado desde o neurônio eferente com a chegada de um potencial de ação nas terminações axônicas ou varicosidades do neurônio. O neurotransmissor então se difunde para a superfície da célula efetora, onde se liga a receptores na membrana plasmática dessa célula.

Os receptores podem estar diretamente sob a terminação axônica ou varicosidade ou a alguma distância, de modo que a via de difusão que o neurotransmissor segue é longa. Os receptores na célula efetora podem ser ionotrópicos ou metabotrópicos. A resposta (como contração muscular alterada ou secreção glandular) da célula efetora será descrita em capítulos posteriores. Como veremos brevemente, os principais neurotransmissores liberados nas junções neuroefetoras são a acetilcolina e a norepinefrina.

Estude e revise 6.14

- **Junção neuroefetora:** a sinapse entre um neurônio e uma célula efetora
- Os eventos em uma junção neuroefetora (liberação do neurotransmissor em um espaço extracelular, difusão do neurotransmissor para a célula efetora e ligação com um receptor na célula efetora) são semelhantes aos das sinapses entre os neurônios.

Questão de revisão: Quais são os dois principais neurotransmissores liberados nas junções neuroefetoras e quais as duas estruturas gerais do corpo envolvidas? (A resposta está disponível no Apêndice A.)

Estrutura do Sistema Nervoso

6.15 Sistema nervoso central: encéfalo

Nós vamos agora explorar, a anatomia e as amplas funções das principais estruturas dos sistemas nervosos central e periférico. A **Figura 6.37** oferece uma visão geral conceitual da organização do sistema nervoso para que você possa consultar enquanto discutimos as várias subdivisões nesta seção e em capítulos subsequentes.

Primeiro, precisamos introduzir algumas terminologias importantes. Lembre-se de que o prolongamento extenso a partir de um único neurônio é chamada de axônio e que o termo *nervo* se refere a um grupo de muitos axônios que viajam juntos a partir do mesmo local e para o mesmo destino no SNP. Não há nervos no SNC. Em vez disso, um grupo de axônios que viajam juntos no SNC é chamado de **via**, **trato** ou, quando liga as metades direita e esquerda do cérebro, **comissura**. Dois tipos gerais de vias ocorrem no SNC. O primeiro, muitas vezes chamado de *vias neurais longas*, consistem em neurônios com axônios relativamente longos que carreiam informações diretamente entre o encéfalo e a medula espinal ou entre grandes regiões do cérebro. O segundo compreende as *vias multissinápticas* e incluem muitos neurônios com axônios ramificados e muitas conexões sinápticas. Como as sinapses são os locais onde novas informações podem ser integradas em mensagens neurais, essas vias realizam processamento neural complexo, enquanto as vias neurais longas transmitem sinais com alterações relativamente menores.

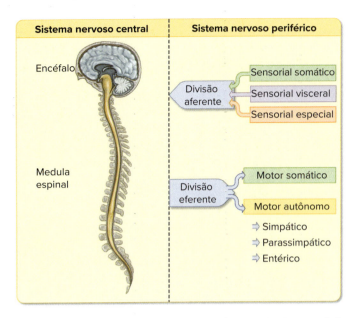

Figura 6.37 Visão geral da organização estrutural e funcional do sistema nervoso.

> **APLICAÇÃO DO CONCEITO: princípio geral da fisiologia**
>
> - Descreva como os sistemas nervosos central e periférico ilustram o princípio geral da fisiologia de que o fluxo de informações entre células, tecidos e órgãos é uma característica essencial da homeostase e permite a integração de processos fisiológicos.
>
> *A resposta está disponível no Apêndice A.*

Os corpos celulares de neurônios com funções semelhantes são frequentemente agrupados. Grupos de corpos celulares neuronais no SNP são chamados de **gânglios**. No SNC, eles são denominados **núcleos**, não devendo ser confundidos com o núcleo celular.

Durante o desenvolvimento, o SNC forma-se a partir de um longo tubo. À medida em que a parte anterior do tubo, a qual se torna o encéfalo, dobra-se durante sua formação contínua, inicialmente três regiões diferentes tornam-se aparentes, as quais identificadas como **prosencéfalo**, **mesencéfalo** e **rombencéfalo** (**Figura 6.38**). Essas regiões continuam a se desenvolver, formando subdivisões. O prosencéfalo se desenvolve em duas subdivisões principais, o **encéfalo** e o **diencéfalo**. O mesencéfalo permanece como uma única grande divisão. O rombencéfalo se desenvolve em três partes: **ponte**, **bulbo** e **cerebelo**. A ponte, o bulbo e o mesencéfalo estão fortemente interconectados e compartilham muitas funções semelhantes; por essa razão e por sua localização anatômica, juntos são considerados o **tronco encefálico**.

O encéfalo também apresenta quatro cavidades interconectadas, os **ventrículos cerebrais**, que são preenchidos com líquido e dão sustentação ao encéfalo.

A visão geral das subdivisões do encéfalo é encontrada aqui e na **Tabela 6.7**, entretanto os detalhes das suas funções são fornecidos com mais detalhes nos Capítulos 7, 8 e 10.

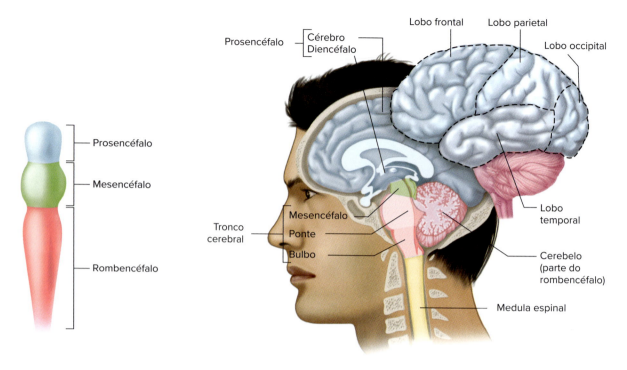

Figura 6.38 Estruturas do cérebro humano. **A.** Desenvolvimento das três maiores partes do encéfalo em um embrião de 4 semanas. **B.** As principais divisões do cérebro adulto mostradas em corte sagital. A superfície externa do cérebro (córtex) é dividida em quatro lobos, conforme mostrado.

TABELA 6.7 Resumo das funções das principais partes do encéfalo.

I. Prosencéfalo
  A. Cérebro
    1. Contém o córtex cerebral, que participa da percepção (ver Capítulo 7), da geração de movimentos habilidosos (ver Capítulo 10), raciocínio, aprendizado e memória (ver Capítulo 8)
    2. Contém núcleos subcorticais, incluindo os núcleos da base que participam da coordenação da atividade do músculo esquelético (ver Capítulo 10) e o sistema límbico, que participa da geração de emoções, comportamento emocional e alguns aspectos da aprendizagem (ver Capítulo 8)
    3. Contém vias axônicas interconectadas
  B. Diencéfalo
    1. Contém o tálamo, que atua como uma estação retransmissora sináptica para as vias sensoriais a caminho do córtex cerebral (ver Capítulo 7); participa do controle da coordenação do músculo esquelético (ver Capítulo 10); e tem uma importante função na consciência (ver Capítulo 8)
    2. Também contém o hipotálamo, que regula a função da adeno-hipófise (ver Capítulo 11); regula o equilíbrio hídrico (ver Capítulo 14); participa da regulação do sistema nervoso autônomo (ver Capítulos 6 e 16); regula o comportamento alimentar e de ingestão de líquidos (ver Capítulo 16); regula o sistema reprodutivo (ver Capítulos 11 e 17); reforça determinados comportamentos (ver Capítulo 8); gera e regula os ritmos circadianos (ver Capítulos 1, 7 e 16); regula a temperatura corporal (ver Capítulo 16); e participa da geração do comportamento emocional (ver Capítulo 8)
II. Cerebelo (parte do rombencéfalo)
  A. Coordena os movimentos, incluindo os de postura e equilíbrio (ver Capítulo 10)
  B. Participa de algumas formas de aprendizado (ver Capítulo 8)
III. Tronco encefálico (mesencéfalo, ponte e bulbo)
  A. Contém todos os axônios neuronais que passam entre a medula espinal, o prosencéfalo e o cerebelo
  B. Contém a formação reticular e seus diversos centros de integração, incluindo aqueles de atividades cardiovascular e respiratória (ver Capítulos 12 e 13)
  C. Contém núcleos dos nervos cranianos III ao XII

Prosencéfalo: o cérebro

O maior componente do prosencéfalo, o cérebro, consiste nos **hemisférios cerebrais** direito e esquerdo, bem como em algumas estruturas associadas na parte inferior do encéfalo.

Os hemisférios cerebrais (**Figura 6.39**) consistem no **córtex cerebral** – uma camada externa de **substância cinzenta** composta principalmente por corpos celulares que dão à área uma aparência cinzenta – e uma camada interna de **substância branca**, composta principalmente por tratos de axônios mielinizados. O córtex cerebral, por sua vez, cobre aglomerados de células, que também são matéria cinzenta e chamados coletivamente de **núcleos subcorticais**. Os tratos consistem em muitos axônios neuronais que levam informações para o cérebro, transmitem informações provenientes dele e conectam diferentes áreas dentro de um hemisfério. As camadas do córtex dos hemisférios cerebrais esquerdo e direito, embora extensamente separadas por uma divisão longitudinal profunda, são conectadas por um feixe maciço de axônios em uma comissura conhecida como **corpo caloso**.

Córtex cerebral

O córtex cerebral de cada hemisfério é dividido em quatro lobos, nomeados de acordo com os ossos do crânio sobrejacentes: **lobos frontal**, **parietal**, **occipital** e **temporal**. Embora a sua espessura média seja de apenas 3 mm, o córtex cerebral é altamente dobrado, o que resulta em uma área contendo neurônios corticais que é quatro vezes maior do que seria sem as dobras, entretanto, sem aumentar consideravelmente o volume cerebral. Esse pregueamento também resulta na característica aparência externa do cérebro humano, com suas cristas sinuosas chamadas de **giros** separadas por ranhuras denominadas **sulcos**.

Os neurônios do córtex cerebral humano estão organizados em seis camadas distintas, compostas por tamanhos e números variados de dois tipos básicos de células: células piramidais (nomeadas de acordo com o formato de seus corpos celulares) e células não piramidais. As células piramidais formam as principais células de saída do córtex cerebral, enviando seus axônios para outras partes do córtex e para outras regiões do SNC.

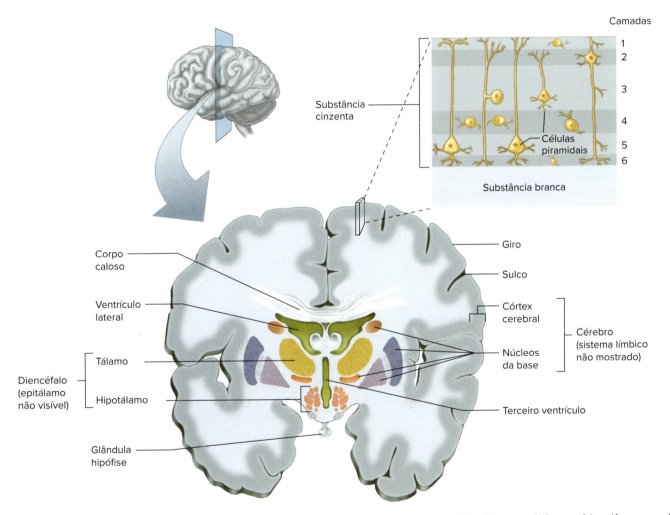

Figura 6.39 Corte frontal dos hemisférios cerebrais mostrando partes do cérebro e diencéfalo subjacente (tálamo e hipotálamo; o epitálamo não é visível neste plano de corte). O sistema límbico é mostrado na Figura 6.40. O corpo caloso é um grande feixe de axônios que conecta os dois hemisférios, os quais são pregueados em giros e sulcos. Alguns dos ventrículos cheios de líquido do cérebro também são indicados, assim como a glândula hipófise. A imagem menor mostra uma representação simplificada da organização de seis camadas do córtex cerebral. O extenso grau de estímulo neuronal que chega às diferentes camadas provenientes de células fora do córtex cerebral não é mostrado.

As células não piramidais estão principalmente envolvidas no recebimento de estímulos para o córtex cerebral e no processamento local das informações. Essa elaboração do córtex cerebral humano em múltiplas camadas celulares, assim como sua estrutura de muitas dobras, possibilita um aumento na quantidade e na integração de neurônios para processamento de sinais. Essa especialização da área de superfície estrutural para aumentar a função dos órgãos em todo o corpo afirma o princípio geral da fisiologia de que estrutura e função estão relacionadas. Isso é respaldado pelo fato de que a quantidade maior de camadas de células no córtex cerebral tem paralelo com o aumento da complexidade comportamental e cognitiva na evolução dos vertebrados. Por exemplo, os répteis têm apenas três camadas no córtex e os golfinhos, cinco. Algumas regiões do cérebro humano com origens evolucionárias ancestrais, como o córtex olfatório, persistem com apenas três camadas de células.

O córtex cerebral é uma das áreas de integração mais complexas do sistema nervoso. É aqui que as informações aferentes básicas são coletadas e processadas em imagens perceptivas significativas, e o controle sobre os sistemas que governam o movimento dos músculos esqueléticos é refinado. Os axônios neuronais entram no córtex cerebral predominantemente a partir do diencéfalo e de áreas do tronco encefálico; há também extensa sinalização entre áreas dentro do córtex cerebral. Alguns dos neurônios aferentes transmitem informações sobre eventos específicos no ambiente, enquanto outros controlam os níveis de excitabilidade cortical, determinam estados de excitação e direcionam a atenção para estímulos específicos.

Núcleos da base

Os núcleos subcorticais são grupos heterogêneos de substância cinzenta que se encontram profundamente nos hemisférios cerebrais. Entre eles, predominam os **núcleos da base** (historicamente, porém menos corretamente, denominados **gânglios da base**), os quais têm importante função no controle do movimento e da postura e em aspectos mais complexos do comportamento.

Sistema límbico

Até agora, foram descritas áreas anatômicas separadas do prosencéfalo. Algumas dessas áreas do prosencéfalo, consistindo tanto cinzenta quanto branca, também são classificadas juntas em um sistema funcional denominado **sistema límbico**. Esse grupo interconectado de estruturas cerebrais inclui partes do córtex do lobo frontal, lobo temporal, tálamo e hipotálamo, bem como as vias de fibras que os conectam (**Figura 6.40**). Além de se conectarem umas com as outras, as partes do sistema límbico se conectam com muitas outras áreas do SNC. As estruturas do sistema límbico estão associadas ao aprendizado, à experiência emocional e ao comportamento, além de a uma grande variedade de funções viscerais e endócrinas (ver Capítulo 8).

Prosencéfalo: o diencéfalo

O diencéfalo, que é dividido em dois pelo estreito terceiro ventrículo cerebral, é o segundo componente do prosencéfalo. Ele contém o tálamo, o hipotálamo e o epitálamo (ver Figura 6.39).

O **tálamo**, uma coleção de vários núcleos grandes que atuam como estações de retransmissão sinápticas e importantes centros de integração para a maioria dos estímulos chegando ao córtex, exerce uma importante função na excitação geral (ver Capítulo 8). Ele também está envolvido na focalização da atenção. Por exemplo, é ele o responsável por filtrar, para fora, informações sensoriais estranhas quando tentamos nos concentrar em uma conversa privada no meio de uma festa barulhenta e lotada.

O **hipotálamo** localiza-se abaixo do tálamo e na superfície inferior do cérebro; assim como o tálamo, contém numerosos núcleos diferentes. Esses núcleos e suas vias formam o centro de comando mestre da coordenação neural e endócrina. Na verdade, o hipotálamo é a área de controle mais importante para a regulação homeostática do ambiente interno. Comportamentos relacionados com a preservação do indivíduo (p. ex., comer e beber) e preservação da espécie (reprodução) estão entre as muitas funções do hipotálamo. O hipotálamo fica diretamente acima da **glândula hipófise**, uma importante estrutura endócrina que o hipotálamo regula, e conecta-se a ela por um pedículo (ver Capítulo 11). Como mencionado, algumas regiões do hipotálamo e do tálamo também são consideradas parte do sistema límbico.

O **epitálamo** é uma pequena massa de tecido que inclui a **glândula pineal**, que participa do controle dos ritmos circadianos mediante a liberação do hormônio melatonina.

Rombencéfalo: o cerebelo

O cerebelo consiste em uma camada externa de células, o córtex cerebelar (não confundir com o córtex cerebral) e vários grupos celulares mais profundos. Embora o cerebelo não inicie movimentos voluntários, é um importante centro para coordenar os movimentos e controlar a postura e o equilíbrio. Para realizar essas funções, o cerebelo recebe informações dos músculos e articulações, da pele, dos olhos, do aparelho vestibular, das vísceras e das regiões do encéfalo envolvidas no controle dos movimentos. Embora a função do cerebelo seja quase exclusivamente motora, pesquisas recentes sugerem fortemente que ele também pode estar envolvido em algumas formas de aprendizado. Os outros componentes do rombencéfalo – a ponte e o bulbo – são considerados juntamente com o mesencéfalo.

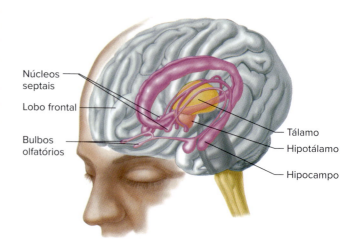

Figura 6.40 As principais estruturas do sistema límbico (áreas destacadas em rosa) e sua relação anatômica com o hipotálamo (vermelho) são observadas nesta imagem parcialmente transparente do encéfalo.

Tronco encefálico: mesencéfalo, ponte e bulbo

Todos os axônios dos neurônios que retransmitem sinais entre o prosencéfalo, o cerebelo e a medula espinal passam através do tronco encefálico. Percorrendo o centro do tronco encefálico e consistindo em núcleos frouxamente organizados entremeados por feixes de axônios, encontra-se a **formação reticular**, uma parte do encéfalo absolutamente essencial para a vida. A formação reticular recebe e integra estímulos de todas as regiões do SNC, além de processar grande quantidade de informações neurais. A formação reticular está envolvida nas funções motoras, no controle cardiovascular e respiratório e nos mecanismos que regulam o sono, o estado de vigília e que focalizam a atenção. A maioria dos neurotransmissores amina biogênicos é liberada de axônios das células na formação reticular. Em decorrência das projeções de longo alcance dessas células, esses neurotransmissores afetam todos os níveis do sistema nervoso.

As vias que levam informações desde a formação reticular para as regiões superiores do encéfalo estimulam o despertar e a vigília. Além disso, eles direcionam a atenção para eventos específicos mediante a estimulação seletiva de neurônios em algumas áreas do encéfalo enquanto inibem outras. As vias neuronais que descem da formação reticular para a medula espinal influenciam a atividade em ambos os neurônios eferentes e aferentes. Uma interação considerável ocorre entre as vias reticulares que sobem para o prosencéfalo, descendo até a medula espinal e o cerebelo. Por exemplo, os três componentes atuam no controle da atividade muscular.

A formação reticular abrange uma grande parte do tronco encefálico, e muitas áreas dentro da formação reticular têm funções distintas. Por exemplo, alguns neurônios da formação reticular são agrupados, formando núcleos do tronco cerebral e centros de integração. Estes incluem os centros cardiovascular, respiratório, de deglutição e do vômito, todos os quais vamos discutir em capítulos posteriores. A formação reticular também possui núcleos importantes no controle do movimento dos olhos e na orientação reflexiva do corpo no espaço.

Além disso, o tronco cerebral contém núcleos envolvidos no processamento de informações para 10 dos 12 pares de **nervos cranianos**. Esses são os nervos periféricos que se conectam diretamente com o encéfalo e inervam os músculos, glândulas e receptores sensoriais da cabeça, bem como muitos órgãos nas cavidades torácica e abdominal.

Estude e revise 6.15

- O cérebro consiste no **prosencéfalo** (cérebro, diencéfalo), **mesencéfalo** e **rombencéfalo** (ponte, bulbo e cerebelo)
  - **Substância branca:** primariamente feixes de axônios mielinizados viajando juntos em via denominadas **tratos**
  - **Substância cinzenta:** composta primariamente por corpos celulares de neurônios
- **Cérebro:** formado pelos hemisférios cerebrais direito e esquerdo e várias estruturas, incluindo:

Estude e revise 6.15 — *continuação*

- **Córtex cerebral:** envoltório externo do cérebro composto pelos **lobos parietal, frontal, occipital** e **temporal**; participa do pensamento consciente, da memória, da percepção, do aprendizado e da geração de movimentos habilidosos
- **Sistema límbico: núcleos subcorticais** associados a aprendizado e emoção
- **Núcleos de base:** núcleos subcorticais envolvidos no controle do movimento e da postura
- O **diencéfalo** é composto por:
  - **Tálamo** (retransmissão sensorial; excitação geral)
  - **Epitálamo** (inclui glândula pineal e ritmos circadianos)
  - **Hipotálamo** (controla diversos aspectos do ambiente interno)
- **Cerebelo:** funções na postura, nos movimentos e em alguns tipos de memória
- **Tronco encefálico:** composto por mesencéfalo, ponte e bulbo; essencial para a vida:
  - Contém a **formação reticular**, que regula os estados de excitação, atenção, controle da função cardíaca e pulmonar, determinadas funções motoras
  - Contém núcleos de 10 dos 12 pares de nervos cranianos.

Questão de revisão: Elabore um gráfico hierárquico começando com todo o encéfalo, continuando até as três principais divisões e terminando com as menores subdivisões abordadas nesta seção. Inclua em sua resposta as seguintes estruturas: encéfalo (inteiro), prosencéfalo, mesencéfalo, rombencéfalo e cada uma de suas principais subdivisões.
(A resposta está disponível no Apêndice A.)

6.16 Sistema nervoso central: medula espinal

A medula espinal encontra-se no interior da coluna vertebral óssea (**Figura 6.41**). Trata-se de um cilindro delgado de tecido mole com espessura aproximada do dedo mínimo. A área central em forma de borboleta (no corte transversal) de substância cinzenta é composta por interneurônios, corpos celulares e dendritos de neurônios eferentes, axônios penetrantes de neurônios aferentes e células da glia. As regiões da substância cinzenta que se projetam para a parte posterior do corpo são chamadas de **cornos dorsais**, enquanto aquelas orientadas para a frente são os **cornos ventrais**.

A substância cinzenta é circundada pela substância branca, que consiste em grupos de axônios mielinizados. Esses tratos percorrem longitudinalmente a medula, alguns descendo para levar informações que vêm *do cérebro para a medula espinal*, outros ascendendo para *transmitir informações para o cérebro*. As vias também *transmitem informações entre os diferentes níveis da medula espinal*.

Grupos de axônios neuronais aferentes que entram na medula espinal a partir dos nervos periféricos entram no lado dorsal da medula pelas **raízes dorsais**. Pequenas saliências nas raízes dorsais, os **gânglios da raiz dorsal**, contêm os corpos celulares desses neurônios aferentes.

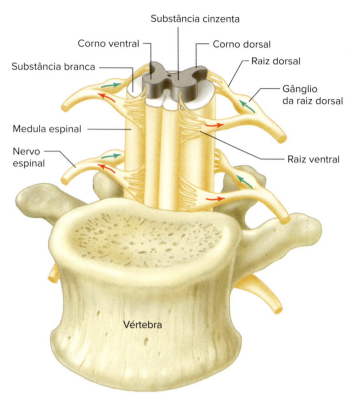

Figura 6.41 Secção da medula espinal, vista ventral. As setas indicam a direção de transmissão da atividade neural.

Os axônios neuronais eferentes deixam a medula espinal no lado ventral através das **raízes ventrais**. A uma curta distância da medula, as raízes dorsais e ventrais do mesmo nível se combinam para formar um **nervo espinal**, um de cada lado da medula espinal, levando informações de aferentes e eferentes bidirecionalmente.

> **Estude e revise 6.16**
>
> - **Medula espinal:** junto com o encéfalo, compreende o SNC; encontra-se na **coluna vertebral**
>   - **Substância cinzenta** central da medula espinal: contém corpos celulares e dendritos
>   - **Substância branca:** envolve a substância cinzenta; contém axônios mielinizados que são organizados em tratos ascendentes ou descendentes
> - Os axônios de neurônios aferentes e eferentes formam os nervos espinais, levando informações bidirecionais para dentro e para fora do SNC por meio de estruturas chamadas **raízes dorsais** e **ventrais**.
>
> **Questão de revisão:** *O que significam os termos informações "ascendentes" e "descendentes"? Em que parte da medula espinal essa informação viaja?* (*A resposta está disponível no Apêndice A.*)

6.17 Sistema nervoso periférico

Os neurônios do SNP transmitem sinais entre o SNC e os receptores e efetores em todas as outras partes do corpo. Como observado, os axônios são agrupados em feixes chamados nervos. O SNP tem 43 pares de nervos: 12 pares de nervos cranianos e 31 pares de nervos espinais que se conectam com a medula espinal. A **Tabela 6.8** fornece uma lista dos nervos cranianos e resume as informações que eles transmitem.

Os 31 pares de nervos espinais são designados pelos níveis vertebrais de onde saem: cervical, torácico, lombar, sacral e coccígeo (**Figura 6.42**). Em geral, os neurônios nos nervos espinais em cada nível se comunicam com estruturas próximas, controlando músculos e glândulas, bem como recebendo informações sensoriais. Os oito pares de nervos cervicais inervam o pescoço, os ombros, os braços e as mãos. Os 12 pares de nervos torácicos inervam o tórax e o abdome superior. Os cinco pares de nervos lombares inervam o abdome inferior, os quadris e as pernas; os cinco pares de nervos sacrais inervam as genitálias e o trato digestório inferior. Um único par de nervos coccígeos associados à pele sobre a região do cóccix eleva o total para 31 pares.

Esses nervos periféricos podem conter axônios neuronais pertencentes à **divisão eferente** ou à **divisão aferente** do SNP (ver Figura 6.37). Todos os nervos espinais contêm fibras aferentes e eferentes, enquanto alguns dos nervos cranianos contêm apenas fibras aferentes (p. ex., os nervos ópticos dos olhos) ou apenas fibras eferentes (p. ex., o nervo hipoglosso para os músculos da língua).

Como observado, os neurônios aferentes veiculam informações provenientes dos receptores sensoriais em suas terminações periféricas, para o SNC. A parte longa do seu axônio está fora do SNC e faz parte do SNP. Neurônios aferentes muitas vezes são chamados de aferentes primários ou neurônios de primeira ordem, pois são as primeiras células que entram no SNC nas cadeias sinápticas de neurônios que lidam com as informações entrantes.

Neurônios eferentes transportam sinais para fora do SNC para músculos, glândulas e outros tecidos. A divisão eferente do SNP é subdividida em **sistema nervoso somático** e **sistema nervoso autônomo**. Esses termos são um tanto enganosos, visto que sugerem a presença de sistemas nervosos adicionais distintos dos sistemas central e periférico. Lembre-se de que, juntos, esses termos compõem a divisão eferente do SNP.

A distinção mais simples entre os sistemas somático e autônomo é que os neurônios da divisão somática inervam o músculo esquelético, enquanto os neurônios autônomos inervam os músculos liso e cardíaco, as glândulas, os neurônios do trato gastrintestinal e outros tecidos. Outras diferenças estão listadas na **Tabela 6.9**.

A parte somática da divisão eferente do SNP é composta por todos os axônios neuronais que vão do SNC para as células musculares esqueléticas. Os corpos celulares desses neurônios estão localizados em grupos no tronco encefálico ou no corno ventral da medula espinal. Seus axônios mielinizados de grande diâmetro deixam o SNC e passam sem quaisquer sinapses para as células musculares esqueléticas. O neurotransmissor que esses neurônios liberam é a acetilcolina. Como a atividade nos neurônios somáticos leva à contração das células musculares esqueléticas inervadas, esses neurônios são chamados de **neurônios motores**. A excitação dos neurônios motores leva apenas à *contração* das células musculares esqueléticas; não há neurônios somáticos que inibam os músculos esqueléticos. O relaxamento muscular envolve a inibição dos neurônios motores na medula espinal.

Capítulo 6 Sinalização Neuronal e Estrutura do Sistema Nervoso **197**

TABELA 6.8 Os nervos cranianos.

Nome	Fibras	Comentários
I. Olfatório	Aferente	Transporta estímulos provenientes de receptores no neuroepitélio olfatório (cheiro)*
II. Óptico	Aferente	Transporta estímulos provenientes de receptores nos olhos*
III. Oculomotor	Eferente	Inerva os músculos esqueléticos que movimentam o globo ocular para cima, para baixo e medialmente e eleva a pálpebra superior; inerva os músculos lisos que contraem a pupila e alteram a forma do cristalino na visão de perto e de longe
	Aferente	Transmite informações provenientes dos receptores presentes nos músculos
IV. Troclear	Eferente	Inerva os músculos esqueléticos que movimentam o globo ocular para baixo e lateralmente
	Aferente	Transmite informações provenientes dos receptores nos músculos
V. Trigêmeo	Eferente	Inerva os músculos esqueléticos da mastigação
	Aferente	Transmite informações provenientes de receptores na pele; músculos esqueléticos da face, nariz e boca; e alvéolos dentários
VI. Abducente	Eferente	Inerva os músculos esqueléticos que movimentam o globo ocular lateralmente
	Aferente	Transmite informações de audição e equilíbrio provenientes dos receptores nos músculos
VII. Facial	Eferente	Inerva os músculos esqueléticos da expressão facial e da deglutição; inerva nariz, palato e glândulas lacrimais e salivares
	Aferente	Transmite informações das papilas gustativas na frente da língua e da boca
VIII. Vestibulococlear	Aferente	Transmite informações de audição e equilíbrio provenientes de receptores na orelha interna
IX. Glossofaríngeo	Eferente	Inerva os músculos esqueléticos envolvidos na deglutição e glândula salivar parótida
	Aferente	Transmite informações das papilas gustativas na parte posterior da língua e receptores na pele da tuba auditiva; também transmite informações dos barorreceptores da artéria carótida (receptores de pressão arterial) e dos quimiorreceptores que detectam alterações nos níveis sanguíneos de gás
X. Vago	Eferente	Inerva os músculos esqueléticos da faringe e laringe, músculo liso e glândulas do tórax e abdome
	Aferente	Transmite informações provenientes dos receptores no tórax e abdome
XI. Acessório	Eferente	Inerva os músculos esternocleidomastóideo e trapézio no pescoço
XII. Hipoglosso	Eferente	Inerva os músculos esqueléticos da língua

*As vias olfatórias e ópticas são estruturas do SNC, portanto, tecnicamente, não são "nervos".

TABELA 6.9 Sistema nervoso periférico: divisões somática e autônoma.

Somática
Consiste em um único neurônio entre o SNC e as células dos músculos esqueléticos
Inerva células musculares esqueléticas
Pode levar apenas à excitação da célula muscular
Autônoma
Apresenta cadeia com dois neurônios (conectados por sinapse) entre o SNC e o órgão efetor
Inerva músculo cardíaco e liso, glândulas, neurônios GI, mas não células musculares esqueléticas
Pode ser excitatório ou inibitório

SNC, sistema nervoso central; *GI*, gastrintestinal.

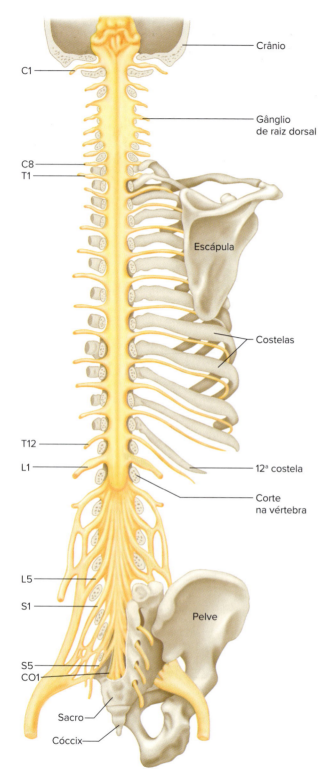

Figura 6.42 Vista dorsal da medula espinal e dos nervos espinais. Partes do crânio e das vértebras foram removidas; as raízes ventrais dos nervos espinais não estão visíveis. Em geral, os oito nervos cervicais (C) controlam os músculos e glândulas e recebem estímulos sensoriais do pescoço, dos ombros, dos braços e das mãos. Os 12 nervos torácicos (T) estão associados aos ombros, tórax e abdome superior. Os cinco nervos lombares (L) estão associados ao abdome inferior, quadris e pernas; e os cinco nervos sacrais (S) estão associados à genitália e ao trato digestório inferior. O nervo coccígeo único (CO1) inerva a região da pele ao redor do cóccix. Fonte: Redesenhada de *Fundamental Neuroanatomy* de Walle J. H. Nauta e Michael Fiertag.

> **Estude e revise 6.17**
>
> - **Sistema nervoso periférico** (SNP): consiste em 43 pares de nervos (12 pares de **nervos cranianos** e 31 pares de **nervos espinais**), bem como neurônios encontrados na parede do trato gastrintestinal
>   - A maioria dos nervos contém axônios tanto de neurônios aferentes como eferentes
> - **Divisão aferente** do SNP: leva informações sensoriais para o SNC
> - **Divisão eferente** do SNP: subdividida em ramos somático e autônomo
>   - **Sistema nervoso somático**: envia **neurônios motores** que inervam as células do músculo esquelético e liberam o neurotransmissor acetilcolina, causando a contração do músculo
>   - **Sistema nervoso autônomo**: inerva células musculares lisas, células glandulares, neurônios do trato intestinal e outros; pode ser excitatório ou inibitório
>
> *Questão de revisão: As ações dos neurônios do ramo somático da divisão eferente do SNP são excitatórias ou inibitórias, ou ambas? (A resposta está disponível no Apêndice A.)*

6.18 Sistema nervoso autônomo

A inervação eferente de outros tecidos que não o músculo esquelético é feita pelo sistema nervoso autônomo. Um caso especial ocorre no trato gastrintestinal do sistema digestório, onde neurônios autônomos inervam uma rede neuronal na parede do trato. Essa rede é chamada de **sistema nervoso entérico** e, embora frequentemente classificada como uma subdivisão do sistema nervoso eferente autônomo, ela também inclui neurônios sensoriais e interneurônios. O Capítulo 15 irá descrever essa rede com mais detalhes no contexto da fisiologia gastrintestinal.

Em contraste com o sistema nervoso somático, o sistema nervoso autônomo é formado por dois neurônios em série que conectam o SNC e as células efetoras (**Figura 6.43**). O primeiro neurônio tem seu corpo celular no SNC. A sinapse entre os dois neurônios está fora do SNC em um grupo de células chamado **gânglio autônomo**. Os neurônios que passam entre o SNC e os gânglios são chamados de **neurônios pré-ganglionares**; aqueles que passam entre os gânglios e as células efetoras são os **neurônios pós-ganglionares**.

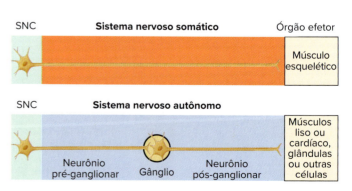

Figura 6.43 Divisão eferente do SNP, incluindo um plano geral dos sistemas nervosos somático e autônomo. *SNC*, sistema nervoso central.

Diferenças anatômicas e fisiológicas dentro do sistema nervoso autônomo são a base para sua separação em **divisões simpática** e **parassimpática** (ver Figura 6.37). Os neurônios das divisões simpática e parassimpática deixam o SNC em diferentes níveis – os neurônios simpáticos que partem das regiões torácica e lombar da medula espinal e os neurônios parassimpáticos, que partem do tronco encefálico e da parte sacral da medula espinal (**Figura 6.44**). A divisão simpática, portanto, também é chamada de divisão toracolombar, e a divisão parassimpática é também chamada de divisão craniossacral.

As duas divisões também diferem quanto à localização dos gânglios. A maioria dos gânglios simpáticos fica próxima à medula espinal e forma as duas cadeias de gânglios – uma de cada lado da medula – conhecidas como **troncos simpáticos** (ver Figura 6.44 e **Figura 6.45**). Outros gânglios simpáticos, chamados gânglios colaterais – os gânglios celíaco, mesentérico superior e mesentérico inferior – estão na cavidade abdominal, mais próximos dos órgãos inervados (ver Figura 6.44). Em contrapartida, os gânglios parassimpáticos encontram-se no interior ou muito próximos aos órgãos inervados pelos neurônios pós-ganglionares.

Os neurônios simpáticos pré-ganglionares deixam a medula espinal apenas entre o primeiro segmento torácico e o segundo segmento lombar, enquanto os *troncos* simpáticos se estendem por toda a extensão da medula, desde os níveis cervicais, no alto do pescoço, para baixo, até os níveis sacrais.

Os gânglios nas extensões extras dos troncos simpáticos recebem neurônios pré-ganglionares das regiões toracolombares, pois alguns dos neurônios pré-ganglionares, uma vez nos troncos simpáticos, curvam-se para viajar para cima ou para baixo por diversos segmentos antes de formar sinapses com neurônios pós-ganglionares (ver Figura 6.45, números 1 e 4). A Figura 6.45, números 2, 3 e 5 mostra outras possíveis vias que as fibras simpáticas podem seguir.

O padrão geral de ativação dentro dos sistemas simpático e parassimpático tende a ser diferente. Na divisão simpática, embora pequenos segmentos sejam ocasionalmente ativados de forma independente, é mais típico que a atividade simpática aumentada ocorra em todo o corpo quando as circunstâncias justificam a ativação. O sistema parassimpático, em contraste, tende a ativar órgãos específicos em um padrão perfeitamente adaptado a cada situação fisiológica.

Em ambas as divisões, simpática e parassimpática, a acetilcolina é o neurotransmissor liberado entre os neurônios pré e pós-ganglionares nos gânglios autônomos, e as células pós-ganglionares contêm receptores de acetilcolina predominantemente nicotínicos (**Figura 6.46**). Na divisão parassimpática, a acetilcolina também é o neurotransmissor entre o neurônio pós-ganglionar e a célula efetora. Na divisão simpática, a norepinefrina em geral é o transmissor entre o neurônio pós-ganglionar e a célula efetora. Dizemos "em geral" porque algumas terminações pós-ganglionares simpáticas liberam acetilcolina (p. ex., vias simpáticas que regulam a sudorese).

Além dos neurotransmissores autônomos clássicos descritos, há uma ampla rede de neurônios pós-ganglionares reconhecidos como não adrenérgicos e não colinérgicos. Esses neurônios utilizam óxido nítrico e outros neurotransmissores para mediar algumas formas de dilatação dos vasos sanguíneos e regular diversas funções gastrintestinais, respiratórias, urinárias e reprodutivas.

Muitos dos fármacos que estimulam ou inibem diversos componentes do sistema nervoso autônomo afetam os receptores de acetilcolina e norepinefrina. Lembre-se de que existem vários tipos de receptores para cada neurotransmissor. A grande maioria dos receptores de acetilcolina nos gânglios autônomos é de receptores nicotínicos. Em contraste, os receptores de acetilcolina em alvos celulares de neurônios autônomos pós-ganglionares são receptores muscarínicos (**Tabela 6.10**). (Os receptores colinérgicos nas fibras musculares esqueléticas, inervados pelos neurônios motores *somáticos*, e não pelos neurônios autônomos, são receptores nicotínicos.)

Um conjunto de neurônios pós-ganglionares na divisão simpática nunca desenvolve axônios. Em vez disso, esses neurônios fazem parte de uma glândula endócrina, a **medula adrenal** (ou **suprarrenal**) (ver Figura 6.46). Pela ativação por axônios simpáticos pré-ganglionares, as células da medula adrenal liberam uma mistura de cerca de 80% de epinefrina e 20% de norepinefrina para o sangue. Essas catecolaminas, apropriadamente denominadas *hormônios* em vez de *neurotransmissores* nessa circunstância, visto que são liberadas no sangue, são transportadas, pela corrente sanguínea, para células efetoras que possuem receptores sensíveis a eles. Os receptores podem ser os mesmos receptores adrenérgicos que estão localizados próximos aos locais de liberação dos neurônios pós-ganglionares simpáticos e são normalmente ativados pela norepinefrina liberada por esses neurônios. Em outros casos, os receptores podem estar localizados em regiões que não são próximas aos neurônios, sendo ativados, portanto, apenas pela epinefrina ou norepinefrina circulantes. O efeito geral dessas duas catecolaminas é ligeiramente diferente devido ao fato de alguns subtipos de receptores adrenérgicos apresentarem maior afinidade pela epinefrina (p. ex., β_2), enquanto outros exibem maior afinidade pela norepinefrina (p. ex., α_1).

A **Tabela 6.11** traz uma lista de referência dos efeitos da atividade do sistema nervoso autônomo, os quais serão descritos nos capítulos posteriores. Observe que o coração e muitas glândulas e músculos lisos são inervados por fibras simpáticas e parassimpáticas, ou seja, recebem **dupla inervação**. Qualquer que seja o efeito que uma divisão exerça sobre as células efetoras, a outra divisão terá, em geral, o efeito oposto.

Além disso, as duas divisões são, em geral, ativadas reciprocamente – ou seja, à medida que a atividade de uma divisão aumenta, a atividade da outra diminui. Imagine uma pessoa que dirige um carro com um pé no freio e o outro no acelerador. Pressionar o freio (parassimpático) ou relaxar o acelerador (simpático), ou ambos, diminuirá a velocidade do carro. A dupla inervação por neurônios que produzem respostas opostas confere um grau muito fino de controle sobre o órgão efetor; esse talvez seja um dos exemplos mais óbvios do princípio geral da fisiologia de que a maioria das funções fisiológicas é controlada por múltiplos sistemas reguladores, muitas vezes, trabalhando em oposição.

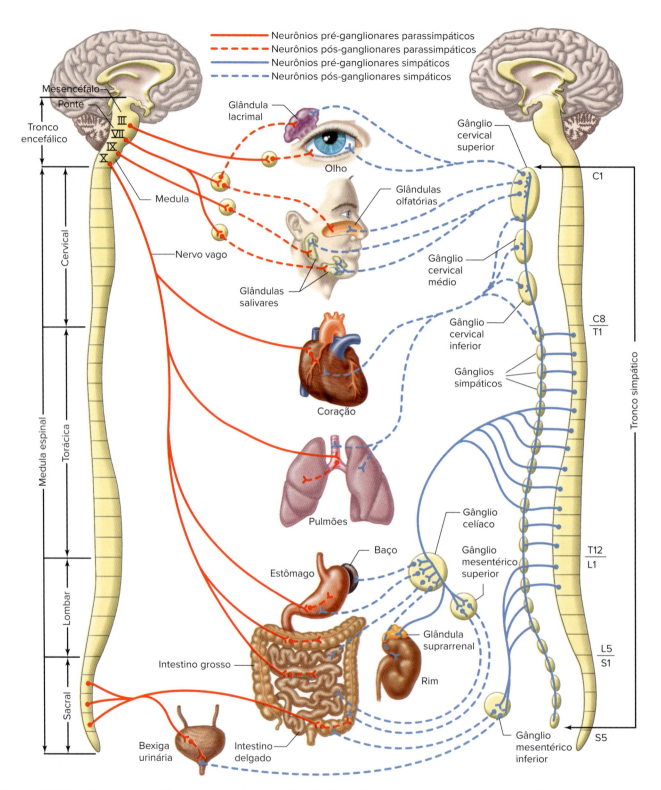

Figura 6.44 Divisões parassimpática (à esquerda) e simpática (à direita) do sistema nervoso autônomo. Embora sejam mostrados nervos únicos deixando o tronco encefálico e a medula espinal, todos representam pares de nervos (esquerda e direita). Apenas um tronco simpático é indicado, embora existam dois, um em cada lado da medula espinal. Os gânglios celíacos, mesentéricos superiores e mesentéricos inferiores são gânglios colaterais. Os neurônios que inervam o fígado, os vasos sanguíneos, a genitália e as glândulas cutâneas não foram representados.

Capítulo 6 Sinalização Neuronal e Estrutura do Sistema Nervoso

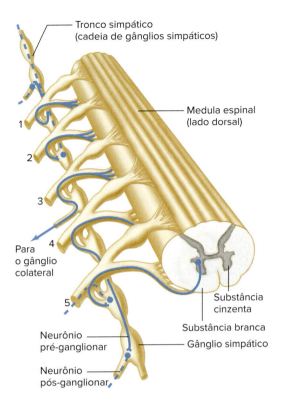

Figura 6.45 Relação entre um tronco simpático e os nervos espinais (1 a 5) com os vários trajetos que os neurônios simpáticos pré-ganglionares (linhas sólidas) fazem pelo tronco simpático. As linhas tracejadas representam neurônios pós-ganglionares. Uma imagem igual a essa existe no lado oposto da medula espinal.

TABELA 6.10	Localizações dos receptores de acetilcolina, norepinefrina e epinefrina.
I. Receptores para acetilcolina
A. Receptores nicotínicos
1. Nos neurônios pós-ganglionares nos gânglios autônomos
2. Nas junções neuromusculares do músculo esquelético
3. Em alguns neurônios do SNC
B. Receptores muscarínicos
1. No músculo liso
2. No músculo cardíaco
3. Nas células de glândulas
4. Em alguns neurônios do SNC
5. Em alguns neurônios dos gânglios autônomos (embora a maior parte dos receptores nesse local seja nicotínica)
II. Receptores para norepinefrina e epinefrina
A. No músculo liso
B. No músculo cardíaca
C. Nas células de glândulas
D. Em outras células teciduais (p. ex., adiposas, ósseas, túbulos renais)
E. Em alguns neurônios do SNC

SNC, sistema nervoso central.

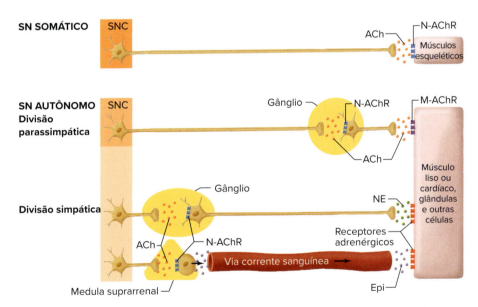

Figura 6.46 Transmissores utilizados nos diversos componentes do sistema nervoso eferente periférico. Observe que o primeiro neurônio que deixa o SNC – seja no sistema nervoso somático ou autônomo – libera acetilcolina. Em pouquíssimos casos, os neurônios simpáticos pós-ganglionares podem liberar um transmissor diferente da norepinefrina. *SN*, sistema nervoso; *SNC*, sistema nervoso central; *ACh*, acetilcolina; *NE*, norepinefrina; *Epi*, epinefrina; *N-AChR*, receptor de acetilcolina nicotínico; *M-AChR*, receptor de acetilcolina muscarínico).

APLICAÇÃO DO CONCEITO

- Como os efeitos entre uma substância que bloqueia os receptores de acetilcolina muscarínicos e uma que bloqueia os receptores de acetilcolina nicotínicos se diferem?

A resposta está disponível no Apêndice A.

TABELA 6.11 Alguns efeitos da atividade do sistema nervoso autônomo.

Órgão efetor	Efeito do sistema nervoso simpático e tipos de receptores*	Efeito do sistema nervoso parassimpático (todos receptores de M-ACh)
Olhos		
Músculo da íris	Contração do músculo radial (alarga a pupila), α_1	Contração do músculo esfincteriano (diminui a pupila)
Músculo ciliar	Relaxamento (achata o cristalino para visão de longe), β_2	Contração (possibilita que o cristalino se torne mais convexo para a visão de perto)
Coração		
Nó SA	Aumento da frequência cardíaca, β_1	Diminuição da frequência cardíaca
Átrios	Aumento da contratilidade, β_1, β_2	Diminuição da contratilidade
Nó AV	Aumento da velocidade de condução, β_1, β_2	Diminuição da velocidade de contração
Ventrículos	Aumento da contratilidade, β_1, β_2	Diminuição discreta da contratilidade
Arteríolas		
Coronárias	Constrição, α_1, α_2	–[†]
	Dilatação, β_2	
Pele	Constrição, α_1, α_2	–
Músculo esquelético	Constrição, α_1	–
	Dilatação, β_2	
Vísceras abdominais	Constrição, α_1	–
Rins	Constrição, α_1	–
Glândulas salivares	Constrição, α_1, α_2	Dilatação
Veias	Constrição, α_1, α_2	–
	Dilatação, β_2	
Pulmões		
Músculo brônquico	Relaxamento, β_2	Contração
Glândulas salivares	Estímulo da secreção, α_1	Estímulo da secreção aquosa
	Estímulo da secreção enzimática, β_1	
Estômago		
Motilidade, tônus	Diminuição, α_1, α_2, β_2	Aumento
Esfíncteres	Contração, α_1	Relaxamento
Secreção	Inibição (?)	Estímulo
Intestino		
Motilidade	Diminuição, α_1, α_2, β_1, β_2	Aumento
Esfíncteres	Contração (em geral), α_1	Relaxamento (em geral)
Secreção	Inibição, α_2	Estímulo
Vesícula biliar	Relaxamento, β_2	Contração
Fígado	Glicogenólise e gliconeogênese, α_1, β_2	–
Pâncreas	Inibição da secreção, α	Estímulo da secreção
Glândulas exócrinas	Inibição da secreção, α_2	–
Glândulas endócrinas	Estímulo da secreção, β_2	–
Adipócitos	Aumento da degradação de gordura, α_2, β_3	–
Rins	Aumento da secreção de renina, β_1	–
Bexiga urinária		
Parede vesical	Relaxamento, β_2	Contração
Esfíncter	Contração, α_1	Relaxamento
Útero	Contração na gravidez, α_1	Variável
	Relaxamento, β_2	
Sistema reprodutivo (masculino)	Ejaculação, α_1	Ereção
Pele		
Músculos que promovem a ereção dos pelos	Contração, α_1	–
Glândulas sudoríparas	Secreção das mãos, pés e axilas, α_1	–
	Secreção diluída, abundante e generalizada, M-AChR	
Glândulas lacrimais	Pequena secreção, α_1	Grande secreção
Glândulas nasofaríngeas	–	Secreção

*Observe que muitos órgãos efetores contêm receptores alfa-adrenérgicos e beta-adrenérgicos. A ativação desses receptores pode produzir efeitos iguais ou opostos. Por simplicidade, exceto para as arteríolas e alguns outros casos, apenas o efeito simpático dominante é apresentado quando os dois receptores se opõem um ao outro.

[†]O traço significa que essas células não são inervadas por esse ramo do sistema nervoso autônomo ou que esses nervos não têm uma função fisiológica significativa.

M-AChR, receptor de acetilcolina muscarínico.

Fonte: Brunton, L. L., Lazo, J. S., e Parker, K. L., eds., *Goodman and Gilman's The Pharmacological Basis of Therapeutics*, 11th ed., New York, NY: The McGraw Hill Companies, Inc., 2006.

Afirmar que o sistema simpático aumenta sua atividade sob condições de estresse físico ou psicológico é uma generalização útil. De fato, a ativação generalizada do sistema simpático é chamada de **resposta de luta ou fuga**, descrevendo a situação de um animal forçado a desafiar um agressor ou fugir dele. Todos os recursos para o esforço físico são ativados: a frequência cardíaca e a pressão arterial se elevam; o fluxo sanguíneo aumenta para os músculos esqueléticos, coração e cérebro; o fígado libera glicose e as pupilas dilatam. Simultaneamente, a atividade do trato gastrintestinal e o fluxo sanguíneo para ele são inibidos pelo disparo simpático. Em contraste, quando o sistema parassimpático é ativado, a pessoa está em **estado de repouso e digestão**, no qual a maioria dos processos citados está invertida ou inativada.

As duas divisões do sistema nervoso autônomo raramente operam de modo independente, e as respostas autônomas em geral representam a interação regulada de ambas as divisões.

Estude e revise 6.18

- O sistema nervoso autônomo inerva os músculos cardíaco e liso, as glândulas, os neurônios do trato gastrintestinal e outros tecidos e órgãos

- Cada via autônoma consiste em um neurônio pré-ganglionar com seu corpo celular no SNC e um neurônio pós-ganglionar com seu corpo celular em um **gânglio autônomo** fora do SNC

- Dividido em componentes simpáticos, parassimpáticos e entéricos

- **Divisão simpática:** regula as respostas de **luta ou fuga** caracterizadas pelo aumento da atividade dos órgãos que medeiam a ampliação da atividade física
  - Os neurônios liberam norepinefrina nas células-alvo
  - **Norepinefrina:** age ligando-se aos receptores alfa ou beta-adrenérgicos
  - **Medula adrenal:** parte secretora de hormônios do sistema nervoso simpático que secreta, principalmente, epinefrina

- **Divisão parassimpática:** medeia o estado de **repouso e digestão** (em geral, as ações opostas da divisão simpática)
  - Os neurônios liberam acetilcolina nas células-alvo
  - **Acetilcolina:** age ligando-se aos receptores muscarínicos nos tecidos-alvo

- **Dupla inervação:** controle de muitos órgãos efetores pelas divisões simpática e parassimpática do sistema nervoso autônomo.

Questão de revisão: Faça uma comparação entre as funções das divisões simpática e parassimpática do sistema nervoso autônomo. Qual é a vantagem do controle duplo sobre muitas funções do corpo? (A resposta está disponível no Apêndice A.)

6.19 Elementos de proteção associados ao encéfalo

Como anteriormente mencionado, o encéfalo encontra-se no interior do crânio e a medula espinal, dentro da coluna vertebral. Como o tecido do SNC é protegido dessas superfícies e como as células do SNC são protegidas de substâncias potencialmente prejudiciais encontradas no sangue?

Meninges e líquido cefalorraquidiano

Entre os tecidos neurais moles e os ossos que os abrigam estão três tipos de revestimentos membranosos denominados **meninges**: a espessa **dura-máter** próxima ao osso, a **aracnoide-máter** no meio e a fina **pia-máter** mais próxima ao tecido nervoso (**Figura 6.47**). O **espaço subaracnóideo** entre a aracnoide-máter e a pia-máter é preenchido com **líquido cefalorraquidiano** (**LCR**). As meninges e suas partes especializadas protegem e sustentam o SNC, além de promoverem a circulação e a absorção do líquido cefalorraquidiano. A **meningite**, infecção das meninges que ocorre no LCR do espaço subaracnóideo, pode resultar em aumento da pressão intracraniana, convulsões e perda de consciência.

As células ependimárias formam uma estrutura epitelial especializada chamada **plexo coroide**, o qual produz LCR a uma frequência que o repõe totalmente cerca de 3 vezes/dia. As setas pretas na Figura 6.47 mostram o fluxo do LCR. Ele circula pelo sistema ventricular interconectado até o tronco encefálico, onde passa por pequenas aberturas para o espaço subaracnóideo que envolve o encéfalo e a medula espinal. Auxiliado por alterações de pressão, de origem circulatória, respiratória e postural, o líquido, por fim, flui para o topo da superfície externa do cérebro, onde a maior parte entra na corrente sanguínea por meio de válvulas unidirecionais nas grandes veias. O LCR pode fornecer importantes informações diagnósticas de doenças do sistema nervoso, incluindo meningite. As amostras de LCR são comumente obtidas mediante a inserção de uma agulha grossa no canal espinal abaixo do nível da segunda vértebra lombar, onde termina a medula espinal (ver Figura 6.42).

Desse modo, o SNC literalmente flutua em uma almofada de líquido cefalorraquidiano. Visto que o encéfalo e a medula espinal são tecidos moles e delicados, eles são protegidos por esse líquido que absorve os movimentos repentinos e impactantes. Se o efluxo for obstruído, o líquido cefalorraquidiano se acumula, causando *hidrocefalia* ("água no cérebro"). Em casos graves e não tratados, a elevação resultante da pressão nos ventrículos ocasiona compressão dos vasos sanguíneos encefálicos, o que pode provocar fluxo inadequado de sangue para os neurônios, danos neuronais e disfunção cognitiva.

Embora existam evidências de que o LCR pode ter algumas funções nutritivas para o encéfalo, o cérebro – assim como todos os tecidos – recebe seus nutrientes a partir do sangue. Sob condições normais, a glicose é o único substrato metabolizado pelo encéfalo para suprir suas demandas energéticas, e a maior parte da energia da degradação oxidativa da glicose é transferida para o ATP. As reservas de glicogênio do encéfalo são insignificantes, por isso, ele depende de um suprimento sanguíneo contínuo de glicose e oxigênio. De fato, a forma mais comum de dano cerebral é provocada pela diminuição do suprimento de sangue para uma região encefálica. Quando os neurônios da região ficam sem suprimento de sangue e privados de glicose e oxigênio por alguns minutos, eles param de funcionar e morrem. Essa morte neuronal, quando resulta de doença vascular, é chamada de **acidente vascular encefálico** (**AVE**).

Embora o encéfalo adulto represente apenas 2% do peso corporal, ele recebe 12 a 15% do suprimento total de sangue, o que sustenta sua elevada utilização de oxigênio. Se o fluxo sanguíneo para uma região do encéfalo for reduzido para 10 a 25% do seu nível normal, as bombas iônicas membranares dependentes de energia começarão a falhar, os gradientes iônicos membranares diminuirão, a concentração extracelular de K^+ aumentará e os potenciais de membrana neuronal se tornarão anormalmente despolarizados.

Barreira hematencefálica

A troca de substâncias entre o sangue e o líquido extracelular no SNC é diferente da difusão mais ou menos irrestrita de substâncias não proteicas do sangue para o líquido extracelular nos outros órgãos do corpo. Um grupo complexo de mecanismos na **barreira hematencefálica** controla rigidamente tanto os tipos de substâncias que penetram no líquido extracelular do cérebro quanto as velocidades em que o fazem. Esses mecanismos minimizam a capacidade de diversas substâncias nocivas de alcançar os neurônios, mas também reduzem o acesso de algumas substâncias terapêuticas potencialmente úteis.

A barreira hematencefálica é formada pelos astrócitos (ver Figura 6.6) e pelas células que revestem os menores vasos sanguíneos no cérebro. Ela apresenta estruturas anatômicas, como zônulas de oclusão, e sistemas de transporte fisiológicos que lidam com diferentes classes de substâncias de maneiras distintas. As substâncias que se dissolvem prontamente nos componentes lipídicos das membranas plasmáticas entram rapidamente no encéfalo. Portanto, o líquido extracelular do encéfalo e da medula espinal é um produto do sangue – porém quimicamente diferente dele.

A barreira hematencefálica também é responsável pelas ações de algumas substâncias, conforme nos mostra o cenário a seguir. A diferença química entre a morfina e a heroína é mínima: a morfina apresenta dois grupos hidroxila, enquanto

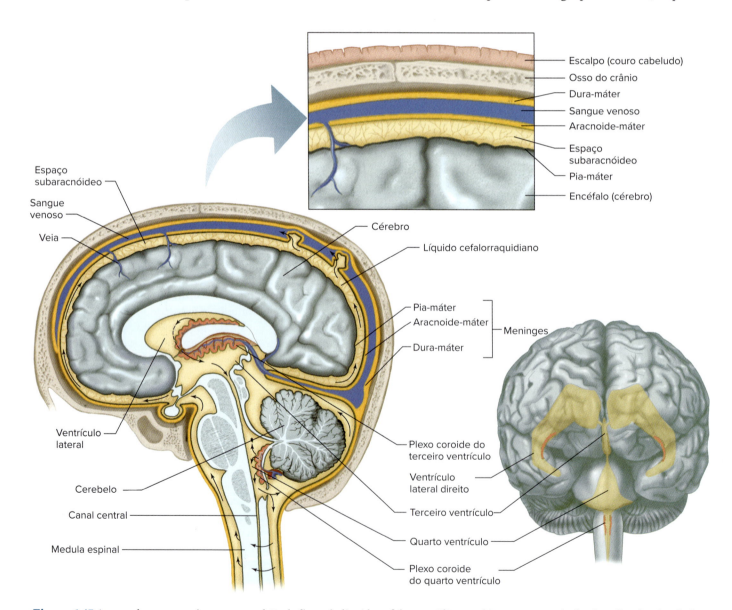

Figura 6.47 As membranas meníngeas e o padrão de fluxo do líquido cefalorraquidiano pelos quatro ventrículos interligados do cérebro. Os ventrículos laterais formam os dois primeiros. O plexo coroide forma o líquido cefalorraquidiano (LCR), o qual flui para fora do sistema ventricular no tronco encefálico (setas).

a heroína exibe dois grupos acetil (–COCH₃). Essa diferença torna a heroína mais lipossolúvel e capaz de atravessar a barreira hematencefálica com mais facilidade do que a morfina. Assim que a heroína entra no encéfalo, no entanto, certas enzimas removem os grupos acetil e transformam a heroína em morfina. A morfina, menos lipossolúvel, é efetivamente retida no encéfalo, onde exerce efeitos prolongados. Outras substâncias cujos efeitos rápidos no SNC são rápidos em decorrência de sua alta lipossolubilidade são os barbitúricos, a nicotina, a cafeína e o álcool.

Muitas substâncias que não se dissolvem facilmente em lipídios, como a glicose e outros substratos importantes do metabolismo encefálico, entram, apesar disso, no encéfalo com bastante rapidez, facilitadas por proteínas de transporte de membrana localizadas nas células que revestem os menores vasos sanguíneos do encéfalo. Sistemas de transporte semelhantes também deslocam substâncias para fora do cérebro e para o sangue, evitando o acúmulo de moléculas que poderiam interferir na função encefálica.

Também existe uma barreira entre o sangue dentro dos capilares dos plexos coroides e o LCR, e, portanto, o LCR é uma secreção seletiva. Por exemplo, as concentrações de K^+ e Ca^{2+} são ligeiramente mais baixas no LCR do que no plasma, enquanto as concentrações de Na^+ e Cl^- são levemente mais altas. As paredes dos vasos do plexo coroide também têm permeabilidade limitada a metais pesados tóxicos, como o chumbo, conferindo, assim, um grau de proteção ao encéfalo.

O LCR e o líquido extracelular do SNC, com o tempo, entram em equilíbrio de difusão. Assim, os mecanismos restritivos e seletivos de barreira nos capilares e plexos coroides regulam o ambiente extracelular dos neurônios do encéfalo e da medula espinal.

Estude e revise 6.19

- **Meninges:** três camadas de coberturas membranosas protetoras em torno do encéfalo e da medula espinal: **dura-máter** (camada externa), **aracnoide-máter** (camada média) e **pia-máter** (camada interna mais próxima da superfície encefálica)
- **Líquido cefalorraquidiano:** líquido produzido pelo **plexo coroide** que circula dentro dos ventrículos cerebrais e espaço subaracnóideo, e funciona como um amortecedor de impactos
- O tecido cerebral depende de um suprimento contínuo de glicose e oxigênio para o metabolismo
- **Barreira hematencefálica:** formada, em parte, por células que revestem os vasos sanguíneos encefálicos
  - As zônulas de oclusão entre as células dos vasos sanguíneos impedem que diversas substâncias penetrem no líquido ao redor dos neurônios
  - Sistemas de transporte específicos possibilitam que determinadas moléculas, porém não outras, se desloquem entre o sangue e o líquido extracelular ao redor dos neurônios
  - Existe também uma barreira entre o sangue e o LCR.

Questão de revisão: Qual é a importância funcional da barreira hematencefálica? (A resposta está disponível no Apêndice A.)

CAPÍTULO 6

Estudo de caso clínico
Uma mulher desenvolve dor, transtornos visuais e formigamento nos membros inferiores

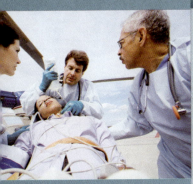
Comstock Images/Getty Images

Uma mulher de 37 anos procurou seu médico em função de dor nas costas e dormência e formigamento nas suas pernas. Os exames sensoriais também mostraram redução na capacidade para sentir tato leve e para sentir picadas de alfinete nas duas pernas. As imagens de raios X não revelaram anormalidades nas vértebras ou no canal espinal que pudessem obstruir ou danificar as vias nervosas. Ela recebeu a prescrição de medicamentos anti-inflamatórios e foi orientada a ir para casa; seus sintomas diminuíram de forma gradativa. Três meses depois, ela voltou à clínica porque seus sintomas haviam retornado. Além das dores nas costas e dos transtornos sensoriais nas suas pernas, entretanto, ela agora também relatava experimentar visão dupla ao olhar para um lado, juntamente com tonturas persistentes. Uma amostra de seu líquido cefalorraquidiano obtida por punção lombar mostrou a presença de uma concentração anormalmente alta de proteínas que combatem doenças chamadas anticorpos (ver Capítulo 18), o que sugeria atividade excessiva do sistema imunológico em seu SNC. Imageamento por ressonância magnética (RM) foi utilizada para visualizar os tecidos do sistema nervoso, e vários pontos anormais, ou lesões, foram observados na medula espinal torácica média, no tronco encefálico e próximo aos ventrículos cerebrais (ver a Figura 19.5 para obter explicação sobre a ressonância magnética).

Reflita e revise 1

- Quais funções essenciais são controladas pelo tronco encefálico?

Sua condição foi provisoriamente diagnosticada como esclerose múltipla, o que foi confirmado quando uma ressonância magnética de acompanhamento realizada 4 meses depois revelou aumento no número e no tamanho das lesões em seu sistema nervoso.

Na doença *esclerose múltipla* (*EM*), ocorre uma perda de mielina em um ou vários locais do sistema nervoso. A esclerose múltipla ocupa o segundo lugar, atrás apenas do traumatismo, entre as causas neurológicas de incapacidade que surgem em adultos jovens e de meia-idade. Tem início, mais comumente, entre 20 e 50 anos, sendo duas vezes mais frequente em mulheres do que em homens. Atualmente, afeta aproximadamente 400 mil norte-americanos e até 3 milhões de pessoas em todo o mundo. A esclerose múltipla é uma condição autoimune na qual as bainhas de mielina que cercam os axônios no SNC são atacadas e destruídas por anticorpos e células do sistema imunológico, com consequente fibrose das regiões acometidas.

Reflita e revise 2

■ Quais são as funções da mielina?

A perda das bainhas de mielina isolantes resulta em aumento do extravasamento de K^+ pelos canais recém-expostos. Isso resulta em hiperpolarização e falha na condução do potencial de ação dos neurônios no encéfalo e na medula espinal. Dependendo da localização dos neurônios afetados, os sintomas podem incluir fraqueza muscular, fadiga, diminuição da coordenação motora, fala arrastada, borramento visual, disfunção da bexiga, dor ou outros distúrbios sensoriais e disfunção cognitiva. Em muitos pacientes, os sintomas pioram acentuadamente quando a temperatura do corpo é elevada – por exemplo, pela prática de atividade física, banho quente ou calor ambiente.

A gravidade e a velocidade de progressão da EM variam enormemente entre os indivíduos, indo desde episódios isolados e com recuperação completa até incapacidade neurológica progressiva. Neste último caso, a EM pode ser fatal, pois os centros do tronco encefálico responsáveis pelas funções respiratória e cardiovascular são destruídos. Devido à variabilidade da apresentação, o diagnóstico de EM pode ser difícil. Uma pessoa com vários desses sintomas em duas ou mais ocasiões diferentes por mais de 1 mês é candidata a investigação diagnóstica adicional. Os testes de condução nervosa conseguem detectar condução lenta ou falha dos potenciais de ação nos sistemas motor, sensorial e visual. A análise do líquido cefalorraquidiano pode revelar a presença de reação imune anormal contra a mielina. A evidência mais definitiva, no entanto, é, em geral, a visualização, por ressonância magnética, de múltiplas áreas cicatriciais (escleróticas) progressivas no encéfalo e na medula espinal, de onde o nome da doença é derivado.

A causa da esclerose múltipla não é conhecida, mas parece resultar de uma combinação de fatores genéticos e ambientais. A doença tende a ocorrer em famílias e é mais comum entre os caucasianos do que entre outros grupos raciais. O envolvimento de desencadeadores ambientais é sugerido por agrupamentos geográficos ocasionais de surtos da doença e pela observação de que a prevalência de EM em pessoas de ascendência japonesa aumenta significativamente quando se mudam para os EUA. Entre os possíveis desencadeadores ambientais está a infecção precoce por um vírus, como aqueles que causam sarampo, herpes labial, catapora ou gripe. Atualmente, não há cura para a esclerose múltipla, mas agentes anti-inflamatórios e substâncias que suprimem a resposta imune comprovadamente reduzem a gravidade e retardam a progressão da doença.

Ver o Capítulo 19 para estudos de casos clínicos completos e integrados.

TERMOS-CHAVE E TERMOS CLÍNICOS

6.1 Estrutura e manutenção dos neurônios

Axônio
Células da glia
Células de Schwann
Corpo celular
Dendritos
Espinhas dendríticas
Mielina
Neurônio
Neurotransmissores

Nós de Ranvier
Oligodendrócitos
Proeminência axônica
Segmento inicial
Sistema nervoso central (SNC)
Sistema nervoso periférico (SNP)
Terminação axônica
Transporte axônico

6.2 Classes funcionais dos neurônios

Interneurônios
Nervos
Neurônio pós-sináptico
Neurônio pré-sináptico

Neurônios aferentes
Neurônios eferentes
Receptores sensoriais
Sinapse

6.3 Células da glia

Astrócito
Barreira hematencefálica

Células ependimárias
Micróglia

6.4 Crescimento e regeneração neurais

Cone de crescimento
Microcefalia

Plasticidade
Zika vírus

TERMOS-CHAVE E TERMOS CLÍNICOS — *continuação*

6.5 Princípios básicos de eletricidade

Corrente
Diferença de potencial
Lei de Ohm

Potencial elétrico
Resistência

6.6 Potencial de repouso da membrana

Bomba eletrogênica
Canais passivos (ou de vazamento)
Equação de Goldman-Hodgkin-Katz (GHK)
Equação de Nernst

Gradiente eletroquímico
Potencial de equilíbrio
Potencial de repouso da membrana

6.7 Potenciais graduados e potenciais de ação

Anestésicos locais
Canais iônicos dependentes de ligantes
Canais iônicos dependentes de voltagem
Canais iônicos mecanicamente controlados
Comporta de inativação
Condução saltatória
Decremento
Despolarizada
Estímulo limiar
Excitabilidade
Hiperpolarizada
Lidocaína
Membranas excitáveis
Overshoot
Período refratário absoluto

Período refratário relativo
Pós-hiperpolarização
Potenciais de ação
Potenciais graduados
Potencial limiar
Potencial marca-passo
Potencial receptor
Potencial sináptico
Procaína
Propagação do potencial de ação
Repolarizada
Somação
Tetrodotoxina
Tudo ou nada

6.8 Anatomia funcional das sinapses

Convergência
Densidade pós-sináptica
Divergência
Fenda sináptica
Sinapse química

Sinapses elétricas
Sinapses excitatórias
Sinapses inibitórias
Vesículas sinápticas

6.9 Mecanismos de liberação do neurotransmissor

Proteínas SNARE
Sinaptotagminas

Zonas ativas

6.10 Ativação da célula pós-sináptica

Potencial excitatório pós-sináptico (PEPS)
Potencial inibitório pós-sináptico (PIPS)
Recaptação

Receptores ionotrópicos
Receptores metabotrópicos

6.11 Integração sináptica

Somação espacial

Somação temporal

6.12 Intensidade sináptica

Agonistas
Antagonistas
Autorreceptores
Botulismo
Dessensibilização do receptor

Facilitação pré-sináptica
Inibição pré-sináptica
Sinapse axoaxônica
Toxina botulínica
Toxina tetânica

6.13 Neurotransmissores e neuromoduladores

2-araquidonoilglicerol
Acetilcolina (ACh)
Acetilcolinesterase
Adenosina
Alprazolam
Aminas biogênicas
Aminoácidos excitatórios
Analgésicos
ATP
Atropina

Betaendorfina
Cannabis
Catecolaminas
Clonazepam
Codeína
Colinérgica
Dinorfinas
Doença de Alzheimer
Dopamina (DA)
Encefalinas

TERMOS-CHAVE E TERMOS CLÍNICOS — *continuação*

Endocanabinoides
Epinefrina
Escitalopram
Estricnina
Excitotoxicidade
GABA (ácido gama-aminobutírico)
Glicina
Glutamato
Inibidores da monoaminaoxidade (IMAO)
L-dopa
LSD
Monoaminaoxidade (MAO)
Monóxido de carbono
Morfina
N-araquidonoiletanolamina (anandamida)
Neuromoduladores
Neuropeptídios

Norepinefrina (NE)
Opioides endógenos
Óxido nítrico
Paroxetina
Peptidérgico
Potenciação a longo prazo (PLP)
Proteína beta-amiloide
Receptores alfa-adrenérgicos (alfarreceptores)
Receptores AMPA
Receptores beta-adrenérgicos (beta-adrenorreceptores)
Receptores muscarínicos
Receptores nicotínicos
Receptores NMDA
Sarin
Serotonina
Sulfeto de hidrogênio
Tetra-hidrocanabinol

6.15 Sistema nervoso central: encéfalo

Bulbo
Cerebelo
Cérebro
Comissura
Corpo caloso
Córtex cerebral
Diencéfalo
Epitálamo
Formação reticular
Gânglio
Gânglio basal
Giro
Glândula pineal
Hemisférios cerebrais
Hipófise
Hipotálamo
Lobo frontal
Lobo occipital
Lobo parietal

Lobo temporal
Mesencéfalo
Nervos cranianos
Núcleo
Núcleo basal
Núcleo subcortical
Ponte
Prosencéfalo
Rombencéfalo
Sistema límbico
Substância branca
Substância cinzenta
Sulco
Tálamo
Trato
Tronco cerebral
Ventrículos cerebrais
Via

6.16 Sistema nervoso central: medula espinal

Cornos dorsais
Cornos ventrais
Gânglios da raiz dorsal

Nervo espinal
Raízes dorsais
Raízes ventrais

6.17 Sistema nervoso periférico

Divisão aferente
Divisão eferente
Neurônios motores

Sistema nervoso autônomo
Sistema nervoso somático

6.18 Sistema nervoso autônomo

Divisão parassimpática
Divisão simpática
Estado de repouso ou digestão
Gânglio autonômico
Inervação dupla
Medula suprarrenal

Neurônios pós-ganglionares
Neurônios pré-ganglionares
Resposta de luta ou fuga
Sistema nervoso entérico
Troncos simpáticos

6.19 Elementos de proteção associados ao encéfalo

Acidente vascular encefálico (AVE)
Aracnoide-máter
Barreira hematencefálica
Dura-máter
Espaço subaracnóideo
Hidrocefalia

Líquido cefalorraquidiano (LCR)
Meninges
Meningite
Pia-máter
Plexo coroide

Estudo de caso clínico

Esclerose múltipla (EM)

Capítulo 6 Sinalização Neuronal e Estrutura do Sistema Nervoso **209**

QUESTÕES DE AVALIAÇÃO | *Relembre e compreenda*

Essas questões testam sua capacidade de recordar detalhes importantes abordados neste capítulo. Elas também ajudam a prepará-lo para o tipo de perguntas encontradas em exames padronizados.

1. Qual alternativa melhor descreve um neurônio aferente?
   a. O corpo celular se encontra no SNC e a terminação axônica periférica está na pele.
   b. O corpo celular se encontra no gânglio da raiz dorsal e a terminação axônica central está na medula espinal.
   c. O corpo celular se encontra no corno ventral da medula espinal e o terminal axônico está no músculo esquelético.
   d. Os terminais aferentes se encontram no SNP e a terminação axônica está na raiz dorsal.
   e. Todas as partes da célula se encontram no SNC.

2. Em qual alternativa se encontra o par *incorreto* de um tipo de célula da glia com sua função associada?
   a. Astrócitos; formação da barreira hematencefálica.
   b. Micróglia; desempenho de função imunológica no SNC.
   c. Oligodendrócitos; formação de bainhas de mielina nos axônios do SNP.
   d. Células ependimárias; regulação da produção do líquido cefalorraquidiano.
   e. Astrócitos; remoção de íons potássio e neurotransmissores a partir do líquido extracelular cerebral.

3. Se a concentração extracelular de Cl^- for 110 mmol/ℓ e um determinado neurônio mantiver a concentração intracelular de Cl^- em 4 mmol/ℓ, em qual potencial de membrana o Cl^- chegaria mais perto do equilíbrio eletroquímico nessa célula?
   a. +80 mV
   b. +60 mV
   c. 0 mV
   d. –86 mV
   e. –100 mV

4. Considere os seguintes cinco experimentos nos quais o gradiente de concentração para o Na^+ foi variado. Em que caso(s) o Na^+ tenderia a se deslocar para fora da célula se o potencial de membrana fosse experimentalmente mantido a +42 mV?

Experimento	Na^+ extracelular (mmol/ℓ)	Na^+ intracelular (mmol/ℓ)
A	50	15
B	60	15
C	70	15
D	80	15
E	90	15

   a. Apenas A
   b. Apenas B
   c. Apenas C
   d. A, B e C
   e. D e E

5. Qual afirmativa é verdadeira sobre o potencial de repouso de membrana no neurônio típico?
   a. O potencial de repouso da membrana é mais próximo do potencial de equilíbrio de Na^+ do que do potencial de equilíbrio de K^+.
   b. A permeabilidade a Cl^- é maior do que para Na^+ ou K^+.
   c. O potencial de repouso da membrana está no potencial de equilíbrio de K^+.
   d. Não há movimento iônico no potencial de repouso da membrana constante.
   e. O movimento iônico causado pela bomba Na^+/K^+ ATPase é igual e oposto ao extravasamento de íons pelos canais de Na^+ e K^+.

6. Se um canal iônico dependente de ligante permeável tanto a Na^+ quanto a K^+ fosse brevemente aberto em um local específico na membrana de um neurônio em repouso típico, o que aconteceria?
   a. As correntes locais no interior da membrana fluiriam para longe daquela região.

   b. As correntes locais no exterior da membrana fluiriam para longe daquela região.
   c. As correntes locais percorreriam sem decremento toda a extensão da célula.
   d. Uma breve hiperpolarização local da membrana ocorreria.
   e. Os fluxos de Na^+ e K^+ seriam iguais, logo não haveria fluxo de corrente local.

7. Qual estado de canal iônico descreve corretamente a fase do potencial de ação com o qual é associado?
   a. Os canais de Na^+ dependentes de voltagem se encontram inativados na membrana neuronal em repouso.
   b. Os canais de K^+ dependentes de voltagem abertos promovem a fase rápida despolarizante do potencial de ação.
   c. Os canais de K^+ dependentes de voltagem abertos causam pós-hiperpolarização.
   d. O extravasamento considerável pelos canais de K^+ dependentes de voltagem determina o valor do potencial de repouso da membrana.
   e. A abertura dos canais de Cl^- dependentes de voltagem é o principal fator que promove a rápida repolarização da membrana ao final de um potencial de ação.

8. Dois neurônios, A e B, fazem sinapse com um terceiro neurônio, C. Se o neurotransmissor de A abre os canais iônicos dependentes de ligantes permeáveis a Na^+ e K^+ e o neurotransmissor de B abre canais de Cl^- dependentes de ligantes, qual das seguintes afirmativas é verdadeira?
   a. Um potencial de ação no neurônio A produz um PEPS despolarizante no neurônio B.
   b. Um potencial de ação no neurônio B produz um PEPS despolarizante no neurônio C.
   c. Potenciais de ação simultâneos em A e B causam a hiperpolarização do neurônio C.
   d. Potenciais de ação simultâneos em A e B irão produzir menos despolarização do neurônio C do que se apenas o neurônio A disparasse um potencial de ação.
   e. Um potencial de ação no neurônio B irá levar o neurônio C para mais perto do seu limiar potencial de ação do que iria um potencial de ação no neurônio A.

9. Qual alternativa corretamente associa o neurotransmissor a uma das suas características?
   a. A dopamina é uma catecolamina sintetizada a partir do aminoácido tirosina.
   b. O glutamato é liberado pela maioria dos interneurônios inibitórios na medula espinal.
   c. A serotonina é um opioide endógeno associado à "euforia do corredor".
   d. GABA é o neurotransmissor que medeia a potenciação a longo prazo.
   e. Os neuropeptídios são sintetizados nas terminações axônicas dos neurônios que os liberam.

10. Qual dessas sinapses *não* tem acetilcolina como neurotransmissor primário?
   a. Sinapse de um neurônio parassimpático pós-ganglionar com uma célula cardíaca.
   b. Sinapse de um neurônio simpático pós-ganglionar com uma célula muscular lisa.
   c. Sinapse de um neurônio simpático pré-ganglionar com um neurônio pós-ganglionar.
   d. Sinapse de um neurônio eferente somático com uma célula muscular esquelética.
   e. Sinapse de um neurônio simpático pré-ganglionar com células da medula suprarrenal.

As respostas estão no Apêndice A.

Capítulo 6 Sinalização Neuronal e Estrutura do Sistema Nervoso

QUESTÕES DE AVALIAÇÃO | *Aplique, analise e avalie*

Essas questões, elaboradas para serem desafiadoras, exigem que você integre os conceitos abordados neste capítulo para que seja capaz de tirar suas próprias conclusões. Inicialmente, tente responder às perguntas sem utilizar as dicas fornecidas; então, caso tenha alguma dificuldade, consulte as figuras ou seções sugeridas nas dicas.

1. Neurônios são tratados com uma substância que de maneira instantânea e permanente interrompe a função das bombas Na^+/K^+ ATPase. Suponha, para esta questão, que as bombas não são eletrogênicas. O que acontece com o potencial de repouso da membrana imediatamente e com o passar do tempo? *Dica*: consulte a Figura 6.13 e pense como os gradientes de concentração são mantidos.

2. A concentração extracelular de K^+ de uma pessoa aumenta sem alteração da concentração intracelular de K^+. O que acontece com o potencial de repouso e com o potencial de ação? *Dica*: lembre-se da relação entre gradientes de concentração e difusão.

3. Uma pessoa recebeu uma pancada forte na cabeça, mas parece que está bem. Ao longo da semana seguinte, no entanto, ela apresenta aumento da sede e perda do apetite e da capacidade sexual, porém sem perda da função motora ou sensorial. Que parte do cérebro você considera que foi danificada? *Dica*: ver Tabela 6.7 para obter uma revisão sobre a função das estruturas cerebrais.

4. Uma pessoa está utilizando uma substância psicoativa que causa, entre outras coisas, ressecamento da boca e aceleração da frequência cardíaca, mas sem comprometimento da capacidade de utilização dos músculos esqueléticos. Que tipo de receptor essa substância provavelmente bloqueou? *Dica*: a Tabela 6.11 o ajudará nesta questão.

5. Algumas células são tratadas com uma substância psicoativa que bloqueia os canais de Cl^-, e o potencial de membrana dessas células se torna discretamente despolarizado (menos negativo). A partir desses fatos, faça uma predição se a membrana plasmática dessas células transporta Cl^- de maneira ativa e, em caso afirmativo, em que sentido. *Dica*: lembre-se, Cl^- tem carga elétrica negativa. Além disso, acesse a Seção 6.10.

6. Se a enzima acetilcolinesterase fosse bloqueada por uma substância psicoativa, quais disfunções ocorreriam no coração e na musculatura esquelética? *Dica*: ver Figura 6.46 e Tabela 6.11.

7. O composto tetraetilamônio (TEA) bloqueia as alterações dependentes de voltagem da permeabilidade ao K^+ que ocorrem durante um potencial de ação. Depois do tratamento experimental de neurônios com TEA, que alterações seriam esperadas no potencial de ação? E na pós-hiperpolarização? *Dica*: consulte a Figura 6.19A e imagine a forma do potencial de ação sem o aumento da permeabilidade ao K^+ mostrado na Figura 6.19B.

8. Um neurônio em repouso apresenta um potencial de membrana de -80 mV (determinado pelos gradientes de Na^+ e K^+), não há bombas de Cl^-, a célula é discretamente permeável ao Cl^- e a $[Cl^-]$ do LEC é de 100 mM. Qual é a $[Cl^-]$ intracelular? *Dica*: se não houver bombas para um íon, como esse íon se distribui através da membrana?

As respostas estão no Apêndice A.

QUESTÕES DE AVALIAÇÃO | *Avaliação dos princípios gerais*

Essas questões reforçam o tema fundamental introduzido no Capítulo 1, segundo o qual os princípios gerais de fisiologia podem ser aplicados a todos os níveis de organização e a todos os sistemas orgânicos.

1. Um dos princípios gerais da fisiologia introduzidos no Capítulo 1 é esse: *a maioria das funções fisiológicas é controlada por múltiplos sistemas regulatórios, muitas vezes trabalhando em oposição*. Como a estrutura e a função do sistema nervoso autônomo demonstram esse princípio?

2. Que princípios gerais da fisiologia são demonstrados pelos mecanismos subjacentes aos potenciais de repouso da membrana dos neurônios?

3. Outro princípio geral da fisiologia diz: *a estrutura é um determinante da função e coevoluiu com ela*. Um tema comum em seres humanos e outros organismos é a elaboração da área de superfície de uma estrutura para maximizar sua capacidade de realizar alguma função. Que estruturas do sistema nervoso humano demonstram esse princípio?

As respostas estão no Apêndice A.

CAPÍTULO

7

Fisiologia do Sistema Sensorial

Princípios Gerais

7.1 Sistemas sensoriais e receptores

7.2 Codificação sensorial primária

7.3 Vias neurais ascendentes nos sistemas sensoriais

7.4 Córtex de associação e processamento perceptual

Sistemas Sensoriais Específicos

7.5 Sensação somática

7.6 Visão

7.7 Audição

7.8 Sistema vestibular

7.9 Sentidos químicos

Estudo de caso clínico do Capítulo 7

O Capítulo 6 forneceu uma visão geral da estrutura e da função do sistema nervoso e explicou em detalhes como os sinais elétricos são gerados e transmitidos por membranas excitáveis. Esse capítulo também descreveu, em termos gerais, duas divisões funcionais do sistema nervoso: a divisão aferente, pela qual o sistema nervoso central (SNC) recebe informações; e a divisão eferente, que transmite comandos de saída. Neste capítulo, você vai aprender, com mais detalhes, a estrutura e a função dos sistemas sensoriais que compõem a divisão aferente do sistema nervoso. Além disso, vai aprender como esses sistemas auxiliam na manutenção da homeostase, fornecendo ao SNC informações sobre as condições nos ambientes externo e interno. Essa informação é comunicada ao SNC a partir da pele, músculos e órgãos internos, bem como por meio dos sistemas sensoriais visual, auditivo, vestibular e químico.

Diversos princípios gerais da fisiologia ficarão evidentes nesta discussão dos sistemas sensoriais. Um deles é que o fluxo de informações entre células, tecidos e órgãos é uma característica essencial da homeostase que permite a integração de processos fisiológicos. Os sistemas sensoriais coletam informações na forma de vários estímulos físicos e químicos e as convertem em potenciais de ação, conduzidos aos centros de integração para processamento. Uma incrível variedade de exemplos da relação entre estrutura e função será evidenciada na forma de receptores especializados que permitem que diferentes sistemas sensoriais detectem tipos específicos de estímulos como pressão, luz ou substâncias químicas suspensas no ar. A compreensão de algumas leis simples da química e da física é importante para avaliar como alguns estímulos são detectados e codificados, como ficará evidente nas discussões sobre como o olho detecta a radiação eletromagnética de determinados comprimentos de onda específicos e como a orelha detecta as ondas sonoras. ■

Princípios Gerais

7.1 Sistemas sensoriais e receptores

O **sistema sensorial** é uma parte do sistema nervoso; consiste em receptores sensoriais que recebem estímulos do ambiente, externo ou interno, pelas vias neurais que conduzem informações dos receptores para o cérebro ou medula espinal e aquelas partes do cérebro que lidam principalmente com o processamento das informações. A informação que um sistema sensorial processa pode ou não resultar na percepção consciente do estímulo. Por exemplo, enquanto você detecta imediatamente a mudança quando sai de uma casa com ar-condicionado em um dia quente de verão, sua pressão arterial pode flutuar de modo significativo sem que você perceba. Independentemente de a informação ser percebida de forma consciente, ela é chamada de **informação sensorial**. Se a informação for detectada conscientemente, também pode ser denominada **sensação**. A conscientização de uma sensação pela pessoa (e, tipicamente, a compreensão do seu significado) é chamada de **percepção**. Por exemplo, sentir dor é uma sensação, mas a consciência de que um dente dói é uma percepção. As sensações e percepções ocorrem depois que o SNC modifica ou processa informações sensoriais. Esse processamento pode acentuar, embotar ou, ainda, filtrar informações sensoriais aferentes.

A etapa inicial do processamento sensorial é a transdução da energia do estímulo, primeiro em potenciais graduados e, depois, em potenciais de ação em neurônios aferentes. O padrão de potenciais de ação em neurônios específicos é um código que fornece informações sobre o estímulo, como sua intensidade, sua localização e o tipo específico de aporte que está sendo sentido. Áreas primárias sensoriais do sistema nervoso central que recebem esse aporte se comunicam com outras regiões do cérebro ou da medula espinal no processamento adicional das informações; isso pode incluir a determinação de respostas reflexas eferentes, percepção, armazenamento na memória, comparação com memórias passadas e atribuição de significado emocional.

As informações sobre o mundo externo e o ambiente interno do corpo existem em diferentes formas – pressão, temperatura, luz, odorantes, ondas sonoras, concentrações químicas e assim por diante. Os **receptores sensoriais** nas extremidades periféricas dos neurônios aferentes transformam essas informações em potenciais graduados que podem iniciar potenciais de ação, os quais viajam para o interior do sistema nervoso central. Os receptores são terminações especializadas dos próprios neurônios aferentes primários (**Figura 7.1A**) ou células receptoras separadas (algumas das quais são realmente neurônios especializados) que sinalizam os neurônios aferentes primários pela liberação de neurotransmissores (**Figura 7.1B**).

Para evitar confusão, esteja ciente de que o termo *receptor* tem dois significados completamente diferentes. Um significado é o de "receptor sensorial", como foi definido há pouco. O segundo uso é para as proteínas individuais na membrana plasmática ou intracelulares que se ligam a mensageiros químicos específicos, deflagrando uma via de transdução de sinal intracelular ou influenciando a transcrição gênica, culminando na resposta da célula (ver Capítulo 5). A potencial confusão entre esses dois significados é ampliada pelo fato de que os estímulos para alguns receptores sensoriais (p. ex., aqueles envolvidos no paladar e no olfato) são substâncias químicas que se ligam a proteínas receptoras na membrana plasmática do receptor sensorial.

A energia ou substância química que incide e ativa um receptor sensorial é conhecida como **estímulo**. Existem muitos tipos de receptores sensoriais, cada qual respondendo muito mais prontamente a uma forma de estímulo do que a outras. O tipo de estímulo ao qual um determinado receptor responde, em funcionamento normal, é conhecido como seu **estímulo adequado**. Além disso, nos limites do tipo geral de estímulo que serve como estímulo adequado para um receptor, um receptor específico pode responder melhor (ou seja, em um limiar mais baixo) a um subconjunto limitado de estímulos. Por exemplo, diferentes receptores sensoriais individuais no olho respondem melhor à luz (o estímulo adequado) de diferentes comprimentos de onda.

A maioria dos receptores sensoriais é extremamente sensível ao seu estímulo adequado específico. Por exemplo, alguns receptores olfatórios podem responder a apenas três ou quatro moléculas odorantes no ar inspirado, e os receptores visuais são capazes de responder a um único fóton, a menor quantidade de luz.

Várias classes gerais de receptores são caracterizadas pelo tipo de estímulo ao qual são sensíveis. Os **mecanorreceptores** respondem a estímulos mecânicos, como pressão ou estiramento, e são responsáveis por muitos tipos de informações

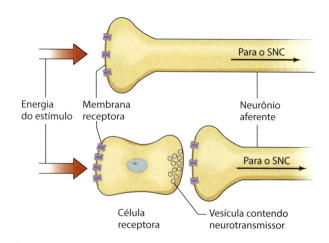

Figura 7.1 Diagrama esquemático de dois tipos de receptores sensoriais. A região sensitiva da membrana que responde a um estímulo é a terminação de um neurônio aferente (em cima) ou uma célula separada adjacente a um neurônio aferente (em baixo). Canais iônicos (mostrados em roxo) na membrana do receptor alteram o fluxo iônico e iniciam a transdução do estímulo. Em alguns casos, o estímulo (setas vermelhas) não atua diretamente nos canais iônicos, mas os ativa indiretamente por meio de mecanismos específicos desse sistema sensorial.

sensoriais, incluindo tato, pressão arterial e tensão muscular. Esses estímulos alteram a permeabilidade dos canais iônicos na membrana do receptor, modificando o potencial da membrana. Os **termorreceptores** detectam sensações de frio ou calor. Os **fotorreceptores** respondem a faixas específicas de comprimentos de onda de luz. Os **quimiorreceptores** respondem à ligação de determinadas substâncias químicas à membrana receptora. Esse tipo de receptor proporciona os sentidos do olfato e paladar, entre outros. Os **nociceptores** são uma categoria geral de detectores que percebem a dor devido a dano tecidual real ou potencial. Eles podem ser ativados por uma variedade de estímulos como calor, estímulos mecânicos como estiramento excessivo, ou substâncias químicas no líquido extracelular de tecidos danificados.

Potencial receptor

Independentemente da forma original do sinal que ativa os receptores sensoriais, a informação deve ser traduzida para a linguagem de potenciais graduados ou potenciais de ação. (Ver Figuras 6.16 e 6.19 e a Tabela 6.4 para revisar as propriedades gerais dos potenciais graduados e de ação.) O processo pelo qual um estímulo – seja um fóton de luz ou o estiramento mecânico de um tecido – é transformado em uma resposta elétrica é conhecido como **transdução sensorial**. O processo de transdução em todos os receptores sensoriais envolve a abertura ou o fechamento de canais iônicos que recebem informações acerca dos ambientes interno e externo, seja diretamente ou por meio de um sistema de segundo mensageiro. Os canais iônicos estão presentes em uma região especializada da membrana receptora localizada na extremidade distal do axônio único da célula ou em células sensoriais especializadas associadas (ver Figura 7.1). O acionamento das comportas desses canais iônicos permite uma alteração no fluxo de íons através da membrana receptora que, por sua vez, produz uma alteração no potencial da membrana. Essa alteração é um potencial graduado denominado **potencial receptor**. Os diferentes mecanismos que afetam os canais iônicos nos vários tipos de receptores sensoriais serão descritos ao longo deste capítulo.

Nos neurônios aferentes com extremidades receptoras especializadas, a região da membrana receptora onde ocorrem as mudanças iniciais do canal iônico não gera potenciais de ação. Em vez disso, a corrente local flui por uma curta distância ao longo do axônio para uma região em que a membrana tem canais iônicos dependentes de voltagem e pode gerar potenciais de ação. Nos neurônios aferentes mielinizados, essa região está, em geral, no primeiro nó de Ranvier. O potencial receptor, assim como o potencial sináptico discutido no Capítulo 6, é uma resposta graduada a diferentes intensidades de estímulo (**Figura 7.2**) e diminui à medida que se desloca pela membrana.

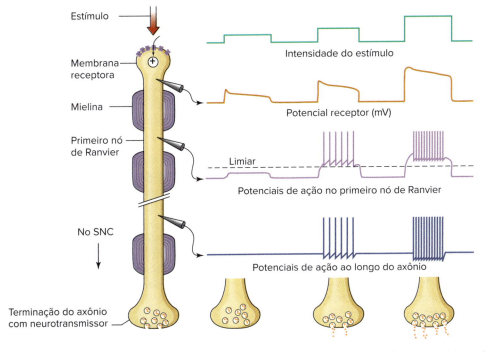

Figura 7.2 Estimulação de um neurônio aferente com uma terminação receptora. Os eletrodos medem potenciais graduados e potenciais de ação em vários pontos em resposta a diferentes intensidades de estímulo. Os potenciais de ação surgem no primeiro nó de Ranvier em resposta a um estímulo supralimiar, e a frequência do potencial de ação e a liberação de neurotransmissores aumentam à medida que o estímulo e o potencial do receptor se tornam maiores. *SNC*, sistema nervoso central.

APLICAÇÃO DO CONCEITO

- Como essa via aferente seria afetada ao expor esse neurônio inteiro a uma substância que bloqueia os canais de Ca^{2+} dependentes de voltagem? (Lembre-se, do Capítulo 6, sobre quais íons estão envolvidos em diferentes aspectos da sinalização neuronal.)

A resposta está disponível no Apêndice A.

Se a membrana receptora estiver em uma célula separada, o potencial receptor, nesse local, altera a liberação do neurotransmissor por essa célula. O neurotransmissor se difunde pela fenda extracelular entre a célula receptora e o neurônio aferente e se liga a proteínas receptoras no neurônio aferente. Desse modo, essa junção é uma sinapse. A combinação do neurotransmissor com seus locais de ligação gera um potencial graduado no neurônio aferente análogo a um potencial pós-sináptico excitatório ou, em alguns casos, a um potencial pós-sináptico inibitório.

Como se aplica a todos os potenciais graduados, a magnitude de um potencial receptor (ou um potencial graduado no axônio adjacente à célula receptora) diminui com a distância a partir de sua origem. Se, no entanto, a quantidade de despolarização no primeiro trecho excitável da membrana no neurônio aferente (p. ex., no primeiro nó de Ranvier) for grande o suficiente para levar a membrana ao limiar, os potenciais de ação são iniciados e se propagam ao longo do neurônio aferente (ver Figura 7.2).

Enquanto o potencial receptor mantiver o neurônio aferente despolarizado em um nível igual ou acima do limiar, os potenciais de ação continuarão a disparar e a se propagar ao longo do neurônio aferente. Além disso, um aumento na magnitude do potencial graduado causa uma ampliação da frequência do potencial de ação no neurônio aferente (até o limite imposto pelo período refratário do neurônio) e aumento na liberação de neurotransmissores na terminação central axônica do neurônio aferente (ver Figura 7.2). Embora a magnitude do potencial receptor determine a *frequência* dos potenciais de ação, ela não determina a *amplitude* desses potenciais de ação. Os fatores que controlam a magnitude do potencial receptor incluem a intensidade do estímulo, a taxa de mudança da intensidade do estímulo, a somação temporal dos sucessivos potenciais do receptor (ver Figura 6.31) e um processo denominado adaptação.

Adaptação é uma redução na sensibilidade do receptor, a qual resulta em uma diminuição na frequência do potencial de ação em um neurônio aferente apesar da persistência de um estímulo. Os graus de adaptação variam amplamente entre os diferentes tipos de receptores sensoriais (**Figura 7.3**). Os **receptores de adaptação lenta**, muitas vezes chamados de receptores "tônicos", mantêm um potencial receptor persistente ou com decaimento lento durante um estímulo constante, iniciando os potenciais de ação em neurônios aferentes enquanto o estímulo durar. Esses receptores são comuns em sistemas de detecção de parâmetros que precisam ser constantemente monitorados, como receptores articulares e musculares que participam da manutenção de posturas estáveis. Por outro lado, os **receptores de adaptação rápida**, às vezes chamados de receptores "fásicos", geram um potencial receptor e potenciais de ação no início de um estímulo, mas rapidamente param de responder. A adaptação pode ser tão rápida, que apenas um único potencial de ação é gerado. Alguns receptores de adaptação rápida iniciam potenciais de ação apenas no início de um estímulo – a assim chamado "em resposta" –, enquanto outros respondem com uma salva no início do estímulo e novamente após sua remoção – as chamadas "respostas liga-desliga". Receptores de adaptação rápida são importantes para monitorar estímulos sensoriais

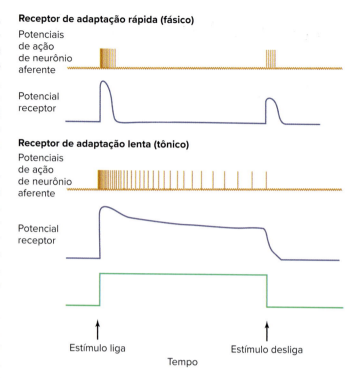

Figura 7.3 Respostas dos receptores de adaptação lenta e rápida a um estímulo prolongado e constante. Os receptores de adaptação rápida respondem apenas brevemente antes de se adaptarem a um estímulo constante, enquanto os receptores de adaptação lenta têm potenciais receptores persistentes e potenciais de ação neuronais aferentes. O receptor de adaptação rápida mostrado tem uma "resposta desliga" ao final do estímulo, o que nem sempre acontece.

que se movimentam ou alteram rapidamente (como receptores na pele que detectam vibração) e aqueles que persistem, mas não precisam ser monitorados de perto (como receptores que detectam a pressão de uma cadeira quando se senta pela primeira vez).

Estude e revise 7.1

- **Sistema sensorial:** parte do sistema nervoso que consiste em receptores sensoriais, vias neurais que conduzem informações dos receptores para o cérebro ou medula espinal e as partes do cérebro que processam as informações
  - **Informação sensorial:** pode ou não atingir o nível de consciência; se isso acontecer, é denominada **sensação**; consciência e compreensão de uma sensação são chamadas de **percepção**
- **Processamento sensorial:** transformação da energia do estímulo em potenciais graduados e, depois, em potenciais de ação nos neurônios
- **Receptores sensoriais:** traduzem informações de ambientes externos e internos em potenciais graduados
  - Consistem em terminações especializadas de neurônios aferentes ou células separadas que formam sinapses com os neurônios aferentes
  - Respondem melhor a um tipo de estímulo, chamado **estímulo adequado**, mas podem responder a outras formas se a intensidade do estímulo for anormalmente alta

> **Estude e revise 7.1 —** *continuação*
>
> - A ativação do receptor sensorial pode levar à percepção de apenas um tipo de sensação; nem todas as ativações de receptores levam a sensações conscientes
> - Incluem **mecanorreceptores** (tato, pressão, estiramento); **termorreceptores** (temperatura); **fotorreceptores** (luz); **quimiorreceptores** (olfato, paladar); **nociceptores** (dor)
> - **Transdução sensorial:** envolve – direta ou indiretamente – a abertura ou o fechamento de canais iônicos no receptor sensorial, originando um **potencial receptor**
>   - A magnitude do potencial receptor e a frequência do potencial de ação aumentam à medida que a intensidade do estímulo é ampliada
>   - A magnitude do potencial receptor varia com a intensidade do estímulo, a taxa de mudança de aplicação do estímulo, a somação temporal dos sucessivos potenciais do receptor e a **adaptação** (redução da sensibilidade do receptor).
>
> *Questão de revisão: Cite as principais classes de receptores para estímulos sensoriais e os estímulos aos quais eles respondem melhor. (A resposta está disponível no Apêndice A.)*

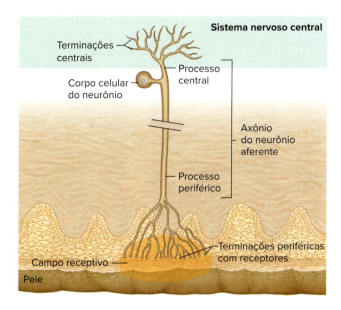

Figura 7.4 Uma unidade sensorial incluindo a localização dos receptores sensoriais, os processos axônicos que alcançam periférica e centralmente a partir do corpo celular e as terminações no SNC. O campo receptivo desse neurônio também é mostrado. Os corpos celulares dos neurônios aferentes estão localizados nos gânglios da raiz dorsal da medula espinal para as entradas sensoriais que partem do corpo e nos gânglios dos nervos cranianos para entradas sensoriais a partir da cabeça.

7.2 Codificação sensorial primária

A **codificação** é a conversão da energia do estímulo em um sinal que transmite a informação sensorial relevante para o sistema nervoso central. Características importantes de um estímulo incluem o tipo de entrada que ele representa, sua intensidade e o local do corpo que ele afeta. A codificação se inicia nos neurônios receptivos no sistema nervoso periférico.

Um único neurônio aferente com todas as suas terminações receptoras forma uma **unidade sensorial** (**Figura 7.4**). Em poucos casos, o neurônio aferente tem um único receptor, todavia, em geral, a extremidade periférica de um neurônio aferente se divide em muitas ramificações finas, cada uma terminando com um receptor.

A área do corpo que leva à atividade um determinado neurônio aferente quando estimulada é chamada de **campo receptivo** para esse neurônio (ver Figura 7.4). Os campos receptivos dos neurônios aferentes vizinhos habitualmente se sobrepõem, de modo que a estimulação de um único ponto ativa várias unidades sensoriais. Assim, quase nunca ocorre a ativação de uma única unidade sensorial. Como veremos, o grau de sobreposição varia em diferentes partes do corpo.

Tipo de estímulo

Outro termo para o tipo de estímulo (p. ex., calor, frio, som ou pressão) é **modalidade** de estímulo. As modalidades podem ser divididas em submodalidades. Frio e quente são submodalidades de temperatura, enquanto salgado e doce são submodalidades de paladar. O tipo de receptor sensorial ativado por um estímulo é o principal fator na codificação da modalidade do estímulo.

Como já mencionado, um determinado tipo de receptor é particularmente sensível a uma modalidade – o estímulo adequado – devido aos mecanismos de transdução de sinal e canais iônicos incorporados na membrana plasmática do receptor. Por exemplo, os receptores para visão contêm moléculas de pigmento cujos formatos são transformados pela luz, o que, por sua vez, altera a atividade dos canais iônicos da membrana e gera um potencial receptor. Em contrapartida, os receptores na pele não têm moléculas de pigmento sensíveis à luz, de modo que não podem responder a ela.

Todos os receptores de um único neurônio aferente são preferencialmente sensíveis ao mesmo tipo de estímulo – por exemplo, todos são sensíveis ao frio ou todos à pressão. As unidades sensoriais adjacentes, no entanto, podem ser sensíveis a tipos de estímulos distintos. Como os campos receptivos de diferentes modalidades se sobrepõem, um único estímulo, como um cubo de gelo sobre a pele, pode, simultaneamente, dar origem às sensações de tato e temperatura.

Intensidade do estímulo

Como distinguimos um estímulo forte de um fraco quando a informação sobre ambos nos é veiculada por potenciais de ação que têm a mesma amplitude? A frequência dos potenciais de ação em um único neurônio aferente é uma resposta, porque o aumento da intensidade do estímulo significa um potencial receptor maior, e isso, por sua vez, leva a potenciais de ação mais frequentes (ver Figura 7.2).

À medida que a intensidade de um estímulo local aumenta, os receptores nas ramificações adjacentes de um neurônio aferente são ativados, resultando em uma somação de suas correntes locais. A **Figura 7.5** ilustra um experimento no qual o aumento da intensidade do estímulo para os receptores de uma unidade sensorial se reflete na elevação da frequência do potencial de ação em seu neurônio aferente.

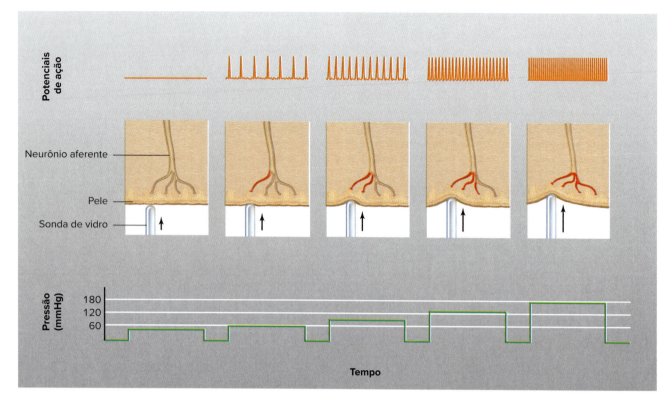

Figura 7.5 Os potenciais de ação em uma fibra aferente que se origina dos receptores de pressão de uma unidade sensorial única de adaptação lenta aumentam em frequência à medida que mais ramificações do neurônio aferente são estimuladas por pressões de magnitude crescente.

Além de aumentar a frequência de disparo em um único neurônio aferente, estímulos mais fortes comumente afetam uma área maior e ativam receptores semelhantes nas terminações de *outros* neurônios aferentes. Por exemplo, quando você toca levemente uma superfície com um dedo, a área da pele em contato com a superfície é pequena e apenas os receptores dessa área são estimulados. Pressionar firmemente aumenta a área de pele estimulada. Essa "chamada" de receptores nos neurônios aferentes adicionais é conhecida como **recrutamento**.

Localização do estímulo

Uma terceira característica da codificação é a localização do estímulo – em outras palavras, em que local o estímulo está sendo aplicado. Deve-se notar que, na visão, na audição e no olfato, a localização do estímulo é interpretada como proveniente do local em que o estímulo se originou, e não do local do corpo em que o estímulo foi realmente aplicado. Por exemplo, interpretamos a imagem e o som de um cachorro latindo como decorrentes do cachorro no quintal, e não de uma região específica de nossos olhos e ouvidos. Comentaremos mais sobre esse assunto adiante; aqui, tratamos dos sentidos nos quais o estímulo está situado em um local do corpo.

A localização do estímulo é codificada pelo local de um receptor estimulado, bem como pelo fato de que os potenciais de ação de cada receptor se deslocam por vias singulares para uma região específica do SNC associada apenas a essa modalidade específica e localização corporal. Essas vias anatômicas distintas muitas vezes são chamadas de linhas rotuladas. A precisão, ou **acuidade**, com a qual podemos localizar e discernir um estímulo de um adjacente depende da quantidade de convergência do aporte neuronal (ver Figura 6.25) nas vias específicas. Quanto maior a convergência, menor a acuidade. Outros fatores que afetam a acuidade são o tamanho do campo receptivo coberto por uma única unidade sensorial (**Figura 7.6A**), a densidade das unidades sensoriais e a quantidade de sobreposição em campos receptivos próximos. Por exemplo, é fácil discriminar entre dois estímulos adjacentes (discriminação de dois pontos) aplicados na pele dos lábios, em que as unidades sensoriais são pequenas e numerosas, porém é mais difícil fazê-lo no dorso, no qual as relativamente poucas unidades sensoriais são grandes e amplamente espaçadas (**Figura 7.6B**). A localização das sensações vindas dos órgãos internos é menos precisa do que as provenientes da pele porque há menos neurônios aferentes nos órgãos internos e cada um tem um campo receptivo maior.

Está claro por que um estímulo para um neurônio que tem um pequeno campo receptivo pode ser localizado com mais precisão do que um estímulo para um neurônio com um campo receptivo grande (ver Figura 7.6). Também existem, no entanto, mecanismos mais sutis que permitem localizar estímulos distintos dentro do campo receptivo de um único neurônio. Em alguns casos, a sobreposição do campo receptivo auxilia na localização do estímulo, embora, intuitivamente, a sobreposição pareça deixar "turva" a imagem. A seguir, examinaremos como isso funciona.

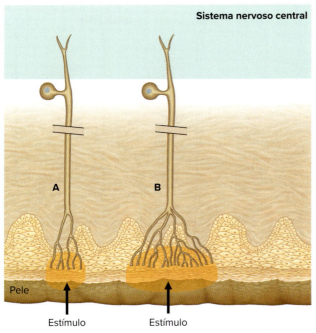
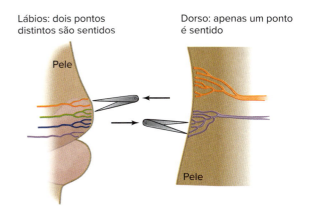

A. Diferentes tamanhos de campos receptivos e localização de estímulos

B. Dependência da discriminação de dois pontos no tamanho e número do campo receptivo

Figura 7.6 A influência do tamanho da unidade sensorial e da densidade na acuidade. **A.** A informação a partir do neurônio A indica a localização do estímulo com mais precisão do que a do neurônio B porque o campo receptivo de A é menor. **B.** A discriminação de dois pontos é mais precisa nos lábios do que no dorso graças às numerosas unidades sensoriais dos lábios com pequenos campos receptivos.

APLICAÇÃO DO CONCEITO
- Referindo-se à parte **B** da figura, faça uma previsão sobre o tamanho relativo da região do cérebro dedicada ao processamento das sensações dos lábios em comparação com a região encefálica que processa as sensações da pele do seu dorso.

A resposta está disponível no Apêndice A.

Importância da sobreposição de campo receptivo

Um neurônio aferente responde mais vigorosamente a estímulos aplicados no centro de seu campo receptivo porque a densidade do receptor – ou seja, o número de suas terminações receptoras em uma determinada área – é maior ali. A resposta diminui à medida que o estímulo é afastado para a periferia do campo receptivo.

Assim, um estímulo ativa mais terminais receptores e gera mais potenciais de ação em seu neurônio aferente associado se isso ocorrer no centro do campo receptivo (ponto A na **Figura 7.7**). A frequência de disparo do neurônio aferente também está relacionada com a intensidade do estímulo. Desse modo, uma alta frequência de impulsos na única fibra nervosa aferente da Figura 7.7 poderia significar que um estímulo moderadamente intenso foi aplicado ao centro no ponto A ou que um estímulo mais forte foi aplicado próximo à periferia no ponto B. Portanto, nem a intensidade nem a localização do estímulo podem ser detectadas com precisão por um único neurônio aferente.

Como, no entanto, as terminações receptoras de diferentes neurônios aferentes se sobrepõem, um estímulo desencadeará atividade em mais de uma unidade sensorial. Na **Figura 7.8**, os neurônios A e C, estimulados próximos às margens de seus campos receptivos, nos quais a densidade de receptores

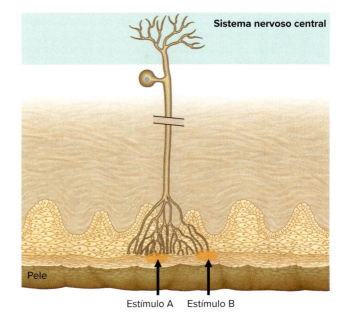

Figura 7.7 Dois pontos de estímulo, A e B, no campo receptivo de um único neurônio aferente. A densidade dos terminais receptores em torno da área A é maior do que em torno de B, de modo que a frequência de potenciais de ação em resposta a um estímulo na área A será maior do que a resposta a um estímulo semelhante em B.

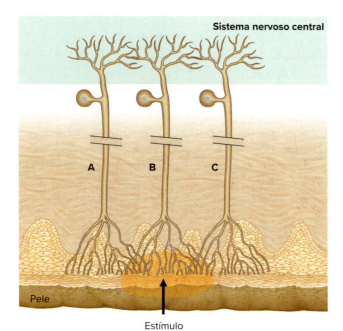

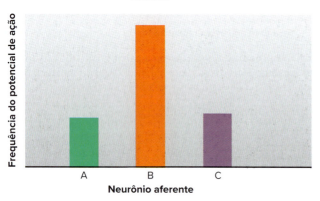

Figura 7.8 (Acima) Um ponto de estímulo cai dentro dos campos receptivos sobrepostos de três neurônios aferentes. (Abaixo) Observe a diferença na resposta do receptor (ou seja, a frequência do potencial de ação nos três neurônios) devido à diferença na distribuição das terminações do receptor sob o estímulo (menos para A e C do que para B).

é baixa, disparam potenciais de ação com menos frequência do que o neurônio B, estimulado no centro de seu campo receptivo. Uma alta frequência de potencial de ação no neurônio B ocorrendo simultaneamente com frequências mais baixas em A e C fornece ao cérebro uma localização mais precisa do estímulo próximo ao centro do campo receptivo do neurônio B. Uma vez que essa localização é conhecida, o cérebro pode interpretar a frequência de disparo do neurônio B para determinar a intensidade do estímulo.

Inibição lateral

O fenômeno da **inibição lateral** é outro mecanismo importante que possibilita a localização de um sítio de estímulo por alguns sistemas sensoriais. Na inibição lateral, a informação proveniente de neurônios aferentes com receptores na margem de um estímulo é fortemente inibida em comparação com a informação dos neurônios aferentes no centro. A **Figura 7.9** mostra um arranjo neuronal que realiza a inibição lateral. O neurônio aferente no centro (B) tem uma frequência de disparo inicial mais alta do que os neurônios de ambos os lados (A e C).

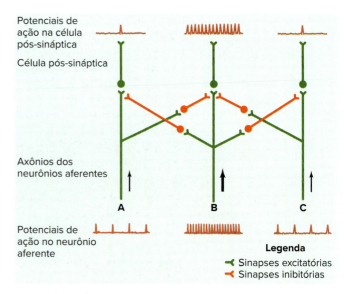

Figura 7.9 Vias aferentes mostrando inibição lateral. Três unidades sensoriais têm campos receptivos sobrepostos. Como o neurônio central B no início da via (parte inferior da figura) está disparando na frequência mais alta, ele inibe os neurônios laterais (via interneurônios inibitórios, mostrados em vermelho) em maior grau do que os neurônios laterais inibem a via central.

O número de potenciais de ação transmitidos nas vias laterais é reduzido ainda mais por entradas inibitórias de interneurônios inibitórios estimulados pelo neurônio central. Embora os neurônios aferentes laterais (A e C) também exerçam inibição na via central, sua frequência de disparo inicial mais baixa tem um efeito inibitório menor sobre a via central. Assim, a inibição lateral acentua o **contraste** entre o centro e a periferia de uma região estimulada, aumentando, dessa forma, a capacidade do cérebro em localizar uma entrada sensorial.

A inibição lateral pode ser demonstrada pressionando a ponta de um lápis contra o seu dedo. Com os olhos fechados, você é capaz de localizar a ponta do lápis com precisão, mesmo que a região ao redor também esteja recuada, ativando mecanorreceptores nessa região (**Figura 7.10**). A localização exata é possível porque a inibição lateral remove a informação das regiões periféricas.

A inibição lateral é utilizada em maior grau nas vias que fornecem a localização mais exata. Por exemplo, a inibição lateral dentro da retina dos olhos cria uma acuidade visual incrivelmente nítida, e os movimentos dos pelos da pele também são bem localizados devido à inibição lateral entre vias paralelas que ascendem ao cérebro. Por outro lado, as vias neuronais que transportam as informações sobre temperatura e dor não têm inibição lateral significativa, de modo que a localização desses estímulos é relativamente pobre.

Controle central da informação aferente

Todos os sinais sensoriais estão sujeitos a extensa modificação nas várias sinapses ao longo das vias sensoriais antes de alcançarem níveis mais elevados do sistema nervoso central. A inibição de colaterais de outros neurônios ascendentes (p. ex., inibição lateral) reduz ou até elimina grande parte da informação recebida, assim como as vias inibitórias que descem dos centros superiores do cérebro. A formação reticular e o córtex cerebral (ver Capítulo 6), em particular, controlam a entrada de informações aferentes por meio de vias descendentes. Os controles inibitórios podem ser exercidos diretamente, por sinapses nas terminações axônicas dos neurônios aferentes primários (um exemplo de inibição pré-sináptica), ou indiretamente, por meio de interneurônios que afetam outros neurônios nas vias sensoriais (**Figura 7.11**).

Em alguns casos – por exemplo, nas vias da dor – a entrada aferente é continuamente inibida em algum grau. Isso fornece a flexibilidade de remover a inibição, de modo a permitir um grau maior de transmissão do sinal, ou de aumentar a inibição, de forma a bloquear o sinal mais completamente.

A informação sensorial que chega ao cérebro é, portanto, significativamente modificada a partir do sinal básico originalmente convertido em potenciais de ação nos receptores sensoriais. As vias neurais nas quais essas modificações ocorrem serão descritas a seguir.

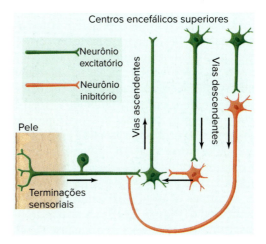

Figura 7.11 As vias descendentes podem influenciar a informação sensorial inibindo diretamente os terminais centrais do neurônio aferente (um exemplo de inibição pré-sináptica) ou por intermédio de um interneurônio que afeta a via ascendente por meio de sinapses inibitórias. As setas indicam o sentido da transmissão do potencial de ação.

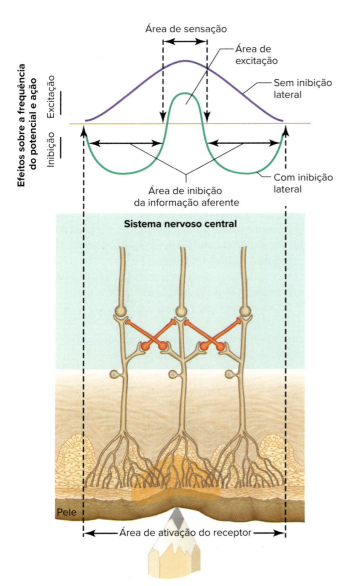

Figura 7.10 A ponta de um lápis pressionada contra a pele ativa os receptores sob a ponta e no tecido adjacente. A unidade sensorial sob a ponta do lápis inibe as unidades estimuladas adicionais na margem da área estimulada por meio da ativação de interneurônios inibitórios (vermelho). A inibição lateral produz uma área central de excitação cercada por uma região na qual a informação aferente é inibida. A sensação está localizada em uma zona mais restrita do que aquela em que as três unidades são de fato estimuladas.

Estude e revise 7.2

- **Codificação:** conversão da energia do estímulo em um sinal que transmite a informação sensorial relevante para o SNC
- **Unidade sensorial:** um único neurônio aferente com todos os seus receptores
- **Campo receptivo** para um neurônio: área do corpo que ativa um neurônio aferente
- O tipo de estímulo (ou **modalidade**) percebido é determinado, em parte, pelo tipo de receptor ativado. Todos os receptores de uma determinada unidade sensorial respondem à mesma modalidade
- **Intensidade do estímulo:** codificada (1) pela frequência de disparo de unidades sensoriais individuais e (2) pelo número de unidades sensoriais ativadas (**recrutamento**)
- A **localização** de um estímulo depende do(da):
  - Tamanho do campo receptivo coberto por uma única unidade sensorial
  - Grau de sobreposição de campos receptivos próximos
  - **Inibição lateral**, pela qual os receptores na margem de um estímulo são inibidos
  - Região específica do SNC na qual as entradas das unidades sensoriais terminam
- As informações que chegam ao sistema nervoso estão sujeitas a modificações por vias ascendentes e descendentes.

Questão de revisão: Uma pessoa, por acidente, sofre um corte profundo no polegar por uma faca afiada enquanto prepara sua comida. Na consulta médica, é constatado que ela ainda consegue sentir objetos pressionados em seu polegar, mas não é mais capaz de discriminar dois pontos próximos à lesão. O que poderia explicar esse achado? Quais fatores são importantes na localização do estímulo? (A resposta está disponível no Apêndice A.)

7.3 Vias neurais ascendentes nos sistemas sensoriais

As **vias sensoriais** aferentes são formadas, em geral, por cadeias de três ou mais neurônios conectados por sinapses. Essas cadeias de neurônios se deslocam em feixes de vias paralelas que transportam informações para o sistema nervoso central. Algumas vias terminam em partes do córtex cerebral responsáveis pelo reconhecimento consciente da informação recebida; outras carreiam informações não percebidas conscientemente. As vias sensoriais também são chamadas de **vias ascendentes** porque se projetam "subindo" para o cérebro.

Os prolongamentos centrais dos neurônios aferentes entram no cérebro ou na medula espinal e fazem sinapse com os interneurônios desse local. Os prolongamentos centrais podem divergir e terminar em vários ou muitos interneurônios (**Figura 7.12A**) ou convergir de forma que os prolongamentos de muitos neurônios aferentes terminem em um único interneurônio (**Figura 7.12B**). Os interneurônios sobre os quais os neurônios aferentes fazem sinapse são chamados de neurônios de segunda ordem, os quais, por sua vez, fazem sinapse com neurônios de terceira ordem, e assim por diante, até que a informação (potenciais de ação codificados) alcance o córtex cerebral.

A maioria das vias sensoriais transmite informações sobre um único tipo de informação sensorial. Por exemplo, uma via transmite informações apenas de mecanorreceptores, enquanto outra é influenciada por informações somente de termorreceptores. Isso permite que o cérebro seja capaz de distinguir os diferentes tipos de informações sensoriais, mesmo que todas estejam sendo transmitidas essencialmente pelo mesmo sinal, o potencial de ação.

As vias ascendentes na medula espinal e no cérebro que transportam informações sobre tipos únicos de estímulos são conhecidas como **vias ascendentes específicas**. As vias ascendentes específicas passam para o tronco encefálico e o tálamo, e os neurônios finais nas vias vão dessa área para regiões sensoriais específicas do córtex cerebral (**Figura 7.13**). (As vias olfatórias não emitem vias para o tálamo; em vez disso, enviam algumas ramificações diretamente para o córtex olfatório e outras para o sistema límbico.) Na maioria das vezes, as vias específicas cruzam para o lado do sistema nervoso central oposto à localização de seus receptores sensoriais. Assim, as informações dos receptores do lado direito do corpo são transmitidas para o hemisfério cerebral esquerdo e vice-versa.

As vias ascendentes específicas que transmitem informações vindas dos receptores somáticos se projetam para o córtex somatossensorial. Os **receptores somáticos** são aqueles que transportam informações da pele, dos músculos esqueléticos, dos ossos, dos tendões e das articulações. O **córtex somatossensorial** é uma faixa do córtex localizada no lobo parietal do cérebro, imediatamente posterior ao sulco central, que separa os lobos parietal e frontal (ver Figura 7.13). As vias ascendentes específicas dos olhos se conectam com uma área cortical primária receptora diferente, o **córtex visual**, que está no lobo occipital. As vias ascendentes específicas dos ouvidos vão para o **córtex auditivo**, que está no lobo temporal. Vias ascendentes específicas dos botões gustativos passam para o **córtex gustativo** adjacente à região do córtex somatossensorial, na qual as informações da face são processadas. As vias que servem o olfato projetam-se para porções do sistema límbico e para o **córtex olfatório**, localizado na superfície inferior dos lobos frontal e temporal. Por fim, o processamento da informação aferente não termina nas áreas receptoras corticais primárias, mas continua, a partir dessas regiões, para as áreas de associação no córtex cerebral, no qual ocorre a integração complexa.

Em contraste com as vias ascendentes específicas, os neurônios nas **vias ascendentes inespecíficas** são ativados por unidades sensoriais de diferentes tipos, portanto sinalizam

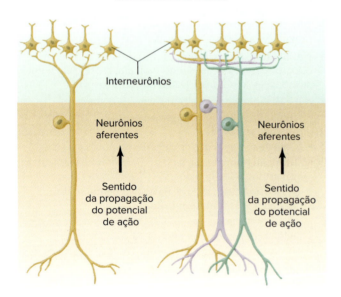

Figura 7.12 A. Divergência de um neurônio aferente para muitos interneurônios. **B.** Convergência do aporte de vários neurônios aferentes para interneurônios únicos.

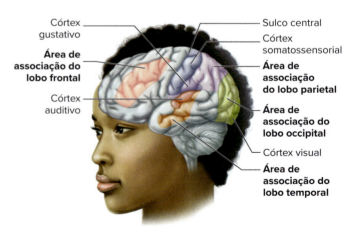

Figura 7.13 Áreas sensoriais primárias e áreas de associação do córtex. O córtex olfatório está no sentido da linha média da superfície inferior dos lobos frontais (não visível nesta imagem). As áreas de associação não fazem parte das vias sensoriais, mas exercem funções relacionadas descritas brevemente.

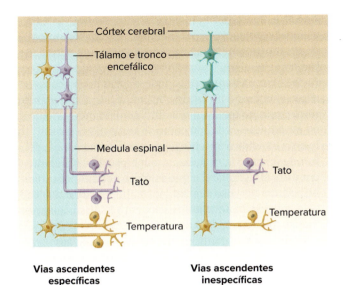

Figura 7.14 Representação esquemática de duas vias sensoriais ascendentes específicas e uma via sensorial ascendente inespecífica.

informações gerais (**Figura 7.14**). Em outras palavras, eles indicam que *algo* está acontecendo, sem especificar exatamente o que ou onde. Um determinado neurônio ascendente em uma via ascendente inespecífica pode responder, por exemplo, ao aporte de vários neurônios aferentes, cada um ativado por um estímulo diferente, como manter a pressão, o aquecimento e o resfriamento da pele. Esses neurônios da via são chamados de **neurônios polimodais**. As vias ascendentes inespecíficas, bem como as colaterais a partir das vias ascendentes específicas, terminam na formação reticular do tronco encefálico e regiões do tálamo e do córtex cerebral que não são altamente discriminativas, contudo, são importantes para o controle dos estados de alerta e excitação.

Estude e revise 7.3

- **Vias sensoriais:** cadeias de três ou mais neurônios conectados por sinapses
  - Neurônios aferentes: primeiros neurônios nas vias sensoriais
  - Neurônios aferentes fazem sinapse com interneurônios no SNC; os sinais ascendem para diferentes partes do cérebro
- **Vias ascendentes específicas** transmitem informações sobre apenas um tipo de estímulo (p. ex., tato, temperatura) para regiões específicas do cérebro que processam essa modalidade e localização
  - **Córtex somatossensorial:** recebe informações de receptores somáticos na pele, nos ossos, nos tendões, nas articulações e nos músculos esqueléticos
  - **Córtex visual:** localizado nos lobos occipitais; recebe informações dos olhos
  - **Córtex auditivo:** localizado nos lobos temporais; recebe informações dos ouvidos
  - **Córtex gustatório:** localizado adjacente ao córtex somatossensorial; recebe informações dos botões gustativos na língua

Estude e revise 7.3 — *continuação*

- **Córtex olfatório:** localizado em partes dos lobos frontal e temporal; recebe informações de receptores olfatórios no nariz
- As **vias ascendentes inespecíficas** transmitem informações vindas de mais de um tipo de unidade sensorial para a formação reticular do tronco cerebral e regiões do tálamo; a convergência dessas vias sinaliza que um evento estimulatório ocorreu em uma parte do corpo, contudo não fornece informações específicas sobre o estímulo.

Questão de revisão: O que significa o termo via ascendente? Por que algumas vias são consideradas "específicas" ou "inespecíficas"? (*A resposta está disponível no Apêndice A.*)

7.4 Córtex de associação e processamento perceptual

As **áreas de associação cortical** apresentadas na Figura 7.13 situam-se fora das áreas sensoriais ou motoras corticais primárias, mas são adjacentes a elas. As áreas de associação cortical não são consideradas partes das vias sensoriais, mas exercem algumas funções na análise progressivamente mais complexa das informações recebidas.

Embora os neurônios nos estágios iniciais das vias sensoriais sejam necessários para a percepção, as informações procedentes das áreas corticais sensoriais primárias sofrem processamento adicional após serem retransmitidas para uma área de associação cortical. A região de associação do córtex mais próxima da área cortical sensorial primária processa as informações de maneira bastante simples e cumpre funções básicas relacionadas com a parte sensorial. Regiões mais distantes das áreas sensoriais primárias processam a informação de maneiras mais complicadas. Isso inclui, por exemplo, maiores contribuições de áreas do cérebro que servem ao alerta, atenção, memória e linguagem. Alguns dos neurônios nestas últimas regiões também integram aferências relativas a dois ou mais tipos de estímulos sensoriais. Assim, um neurônio da área de associação que recebe aferências tanto do córtex visual como da região do "pescoço" do córtex somatossensorial pode integrar informações visuais com informações sensoriais sobre a posição da cabeça. Dessa forma, por exemplo, um observador entende que uma árvore está na vertical mesmo que sua cabeça esteja inclinada para o lado.

Os axônios que partem de neurônios dos lobos parietal e temporal vão para as áreas de associação nos lobos frontais e outras partes do sistema límbico. Por meio dessas conexões, a informação sensorial pode ser investida de significância emocional e motivacional.

Fatores que afetam a percepção

Depositamos muita confiança em nossos processos de percepção sensorial, apesar de sabermos das inevitáveis modificações realizadas pelo sistema nervoso. Vários fatores são conhecidos por afetar nossas percepções do mundo real:

- Mecanismos de receptores sensoriais (p. ex., adaptação) e processamento da informação ao longo das vias aferentes podem influenciar a informação aferente

- Fatores como emoções, personalidade e experiência podem influenciar as percepções de modo que duas pessoas podem ser expostas aos mesmos estímulos e, ainda assim, percebê-los de forma diferente
- Nem todas as informações que entram no sistema nervoso central dão origem à sensação consciente. Na verdade, isso é muito bom, porque inúmeros sinais indesejados são gerados pela extrema sensibilidade de nossos receptores sensoriais. Por exemplo, as células sensoriais da orelha podem detectar vibrações com uma amplitude menor do que as causadas pelo sangue fluindo pelos vasos sanguíneos da orelha e conseguem até detectar moléculas em movimento aleatório se chocando contra o tímpano. É possível detectar um potencial de ação gerado por determinado tipo de mecanorreceptor. Embora esses receptores sejam capazes de dar origem a sensações, muitas de suas informações é cancelada por receptores ou mecanismos centrais que serão discutidos posteriormente. Em outras vias aferentes, a informação não é cancelada – ela simplesmente não é veiculada para partes do cérebro que dão origem a uma percepção consciente. Por exemplo, os receptores de estiramento nas paredes de alguns dos maiores vasos sanguíneos monitoram a pressão sanguínea como parte da regulação reflexa dessa pressão, contudo, em geral, as pessoas não têm uma percepção consciente de sua pressão sanguínea.

- Não temos receptores adequados para muitos tipos de estímulos potenciais. Por exemplo, não conseguimos detectar diretamente radiação ionizante ou ondas de rádio
- Redes neurais danificadas podem gerar percepções incorretas, como no fenômeno conhecido como *membro fantasma*, no qual um membro perdido por acidente ou amputação é sentido como se ainda estivesse no lugar. O membro ausente é percebido como o local de formigamento, tato, pressão, calor, prurido, umidade, dor e até fadiga. Parece que as redes neurais sensoriais no sistema nervoso central, normalmente desencadeadas pela ativação de receptores, são, em vez disso, ativadas independentemente do aporte periférico. As redes neurais ativadas continuam a gerar as sensações habituais, que o cérebro percebe como decorrentes dos receptores ausentes
- Algumas substâncias alteram as percepções. Na realidade, os exemplos mais contundentes da clara diferença entre o mundo real e nosso mundo perceptivo podem ser encontrados nas alucinações induzidas por substâncias psicoativas
- Vários tipos de doenças mentais podem alterar as percepções do mundo, como as alucinações auditivas que costumam ocorrer na *esquizofrenia* (abordada em detalhes no Capítulo 8).

TABELA 7.1	Resumo dos princípios gerais do processamento dos estímulos sensoriais.
Característica do estímulo	**Processamento do estímulo**
Modalidade	A estrutura dos tipos específicos de receptor sensorial permite que eles detectem melhor algumas modalidades e submodalidades. As classes gerais de tipos de receptor incluem mecanorreceptores, termorreceptores, fotorreceptores e quimiorreceptores. O tipo de estímulo que ativa especificamente um dado receptor é chamado de estímulo adequado para o receptor. As informações nas vias sensoriais são organizadas de forma que o processamento cortical inicial de várias modalidades ocorre em diferentes partes do cérebro
Duração	A detecção da duração do estímulo ocorre em duas formas gerais, determinadas por uma propriedade do receptor chamada adaptação. Alguns receptores sensoriais respondem e geram potenciais receptores o tempo todo em que um estímulo é aplicado (de adaptação lenta ou receptores tônicos), enquanto outros respondem apenas brevemente quando um estímulo é aplicado primeiro e, às vezes, de novo quando o estímulo é removido (receptores de adaptação rápida ou receptores fásicos)
Intensidade	A amplitude do potencial do receptor sensorial tende a ser graduada de acordo com o tamanho do estímulo aplicado, mas a amplitude do potencial de ação não muda com a intensidade do estímulo. Em vez disso, a intensidade crescente do estímulo é codificada pela ativação de números crescentes de neurônios sensoriais (recrutamento) e por um aumento na frequência dos potenciais de ação propagados ao longo das vias sensoriais
Localização	Os estímulos de uma dada modalidade, oriundos de uma região específica do corpo, em geral se deslocam ao longo de vias neurais dedicadas, específicas, direcionadas ao cérebro, chamadas de linhas rotuladas
	A acuidade com a qual um estímulo pode ser localizado depende do tamanho e da densidade dos campos receptivos em cada região do corpo. Um mecanismo de processamento sináptico chamado inibição lateral acentua a localização à medida que os sinais sensoriais viajam pelo SNC. As vias ascendentes mais específicas fazem sinapses no tálamo em seu caminho para o córtex cerebral após cruzarem a linha média, de modo que a informação sensorial do lado direito do corpo é geralmente processada no lado esquerdo do cérebro e vice-versa
Sensação e percepção	Um estímulo percebido conscientemente é chamado de sensação e a conscientização de um estímulo combinada com a compreensão de seu significado é chamada de percepção. Esse processamento superior da informação sensorial ocorre em áreas de associação do córtex cerebral

Em resumo, para que ocorra a percepção, não pode haver separação dos três processos envolvidos – transdução de estímulos em potenciais de ação pelo receptor, transmissão de informações através do sistema nervoso e interpretação desses estímulos.

Concluímos nossa introdução às vias e à codificação do sistema sensorial com um resumo dos princípios gerais do processamento de estímulos sensoriais (**Tabela 7.1**). Nas próximas seções, examinaremos detalhadamente os mecanismos envolvidos em sistemas sensoriais específicos.

Estude e revise 7.4

- **Áreas de associação cortical:** regiões do córtex cerebral nas quais a informação das áreas corticais sensoriais primárias é retransmitida para posterior processamento
  - A área cortical sensorial primária e a região de associação do córtex mais próxima a ela processam informações de maneira simples e cumprem funções sensoriais básicas

---

Estude e revise 7.4 — *continuação*

- Regiões do córtex de associação mais distantes das áreas sensoriais primárias processam informações sensoriais de maneiras mais complexas, como a integração de dois ou mais tipos de estímulos sensoriais
- O processamento no córtex de associação inclui informações de áreas do cérebro como aquelas relacionadas com alerta, atenção, memória, linguagem e emoções
- As percepções dos estímulos podem ser modificadas por emoções, experiência, personalidade, adaptação de receptores, danos às redes neurais, determinadas substâncias e algumas doenças mentais.

*Questão de revisão: Um dado estímulo sensorial é necessariamente percebido da mesma forma por todas as pessoas em todos os momentos? Como as percepções podem ser modificadas? (**A resposta está disponível no Apêndice A.**)*

Sistemas Sensoriais Específicos

7.5 Sensação somática

A sensação a partir da pele, dos músculos esqueléticos, dos ossos, dos tendões e das articulações – **sensação somática** – é iniciada por uma variedade de receptores sensoriais coletivamente denominados receptores somáticos. Alguns desses receptores respondem à estimulação mecânica da pele, dos pelos e tecidos subjacentes, enquanto outros respondem às mudanças químicas ou de temperatura. A ativação dos receptores somáticos dá origem às sensações de tato, pressão, consciência da posição das partes do corpo e seu movimento, temperatura, dor e prurido.

Os receptores para as sensações viscerais, que surgem em determinados órgãos das cavidades torácica e abdominal, são do mesmo tipo que os receptores que dão origem às sensações somáticas. Alguns órgãos, como o fígado, não dispõem, absolutamente, de receptores sensoriais. Cada sensação está associada a um tipo específico de receptor. Em outras palavras, existem receptores distintos para calor, frio, tato, pressão, posição ou movimento do membro, dor e prurido.

Tato e pressão

A estimulação de diferentes tipos de mecanorreceptores na pele (**Figura 7.15**) leva a uma ampla gama de experiências de tato e pressão – movimento dos pelos, pressão profunda, vibrações e tato superficial, por exemplo. Esses mecanorreceptores são terminações neuronais altamente especializadas encapsuladas em elaboradas estruturas celulares. Os detalhes dos mecanorreceptores variam, mas, em geral, as terminações dos neurônios estão ligadas a redes de fibras de colágeno dentro de uma cápsula que muitas vezes é preenchida com líquido. Essas redes transmitem a tensão mecânica na cápsula preenchida com líquido para os canais iônicos nas terminações dos neurônios e as ativam.

Os mecanorreceptores da pele se adaptam em diferentes velocidades. Cerca de metade deles se adapta rapidamente, disparando apenas quando o estímulo está mudando. Outros tipos de mecanorreceptores se adaptam mais lentamente. A ativação de receptores de adaptação rápida dá origem às sensações de tato, movimento e vibração, enquanto os receptores de adaptação lenta dão origem à sensação de pressão.

Em ambas as categorias, alguns receptores têm campos receptivos pequenos e bem definidos e podem fornecer informações precisas sobre os contornos dos objetos pressionados sobre a pele. Como seria de esperar, esses receptores estão concentrados na ponta dos dedos das mãos. Por outro lado, outros receptores têm grandes campos receptivos com fronteiras mal definidas, às vezes cobrindo todo um dedo ou uma grande parte da palma. Esses receptores não estão envolvidos na discriminação espacial detalhada, contudo sinalizam informações sobre o estiramento da pele e o movimento das articulações.

Postura e movimento

Os principais receptores responsáveis por esses sentidos são os receptores de estiramento do fuso muscular e os órgãos de Golgi dos tendões. Esses mecanorreceptores ocorrem nos músculos esqueléticos e nos tendões fibrosos que os conectam ao osso. Os receptores de estiramento do fuso muscular respondem tanto à magnitude absoluta do estiramento muscular quanto à velocidade do estiramento, e os órgãos de Golgi dos tendões monitoram a tensão muscular (ambos os receptores são descritos no Capítulo 10, no contexto do controle motor). A visão e os órgãos vestibulares (os órgãos dos sentidos do equilíbrio) também contribuem aos sentidos da postura e do movimento. Os mecanorreceptores nas articulações, nos tendões, nos ligamentos e na pele também exercem uma função. O termo **cinestesia** refere-se à percepção de movimento em uma articulação.

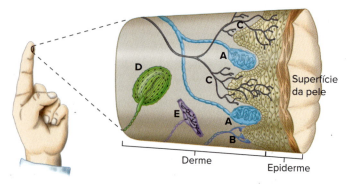

A. Corpúsculo de Meissner – mecanorreceptor de adaptação rápida, tato e pressão
B. Corpúsculo de Merkel – mecanorreceptor de adaptação lenta, tato e pressão
C. Terminação neuronal livre – adaptação lenta, incluindo nociceptores, receptores de prurido, termorreceptores e mecanorreceptores
D. Corpúsculos de Pacini – mecanorreceptores de adaptação rápida, vibração e pressão profunda
E. Corpúsculo de Ruffini – mecanorreceptor de adaptação lenta, estiramento da pele

Figura 7.15 Receptores da pele, uma classe de receptores somáticos. Alguns neurônios têm terminações livres não relacionadas com qualquer estrutura receptora aparente. Outros terminam em receptores que contam com uma estrutura complexa. Não desenhado em escala – por exemplo, os corpúsculos de Pacini são, na verdade, quatro a cinco vezes maiores que os corpúsculos de Meissner. Na pele com pelos (como o dorso da mão), existem receptores formados por terminações de neurônios livres em torno dos folículos pilosos e não há corpúsculos de Meissner.

APLICAÇÃO DO CONCEITO

- A aplicação de um estímulo de pressão à cápsula preenchida de líquido de um corpúsculo de Pacini isolado provoca uma breve salva de potenciais de ação no neurônio aferente, que termina quando a pressão é removida; nesse momento, ocorre outra salva de potenciais de ação. Se a cápsula for removida e aplicar-se pressão diretamente na terminação do neurônio aferente, os potenciais de ação serão continuamente disparados durante o estímulo. Explique esses resultados no contexto da adaptação.

A resposta está disponível no Apêndice A.

Temperatura

A informação sobre a temperatura é transmitida ao longo de neurônios aferentes de pequeno diâmetro com pouca ou nenhuma mielinização. Como mencionado, esses neurônios são chamados de termorreceptores; eles se originam nos tecidos na forma de terminações de neurônios livres – ou seja, não têm as elaboradas terminações capsulares comumente observadas em receptores táteis. Os sensores de temperatura propriamente ditos são canais iônicos nas membranas plasmáticas das terminações axônicas que pertencem a uma família de proteínas chamadas **proteínas de potencial receptor transitório** (**RPT**). Diferentes isoformas de canais RPT têm comportas que se abrem em diferentes faixas de temperatura. Quando ativados, todos esses tipos de canais permitem o fluxo de uma corrente de cátions inespecífica que é dominada por um influxo despolarizante de Ca^{2+} e Na^+. O potencial receptor resultante inicia potenciais de ação no neurônio aferente, os quais se deslocam ao longo de linhas rotuladas para o cérebro, no qual o estímulo de temperatura é percebido. Os diferentes canais têm faixas de temperatura sobrepostas, o que é algo análogo aos campos receptivos sobrepostos dos receptores táteis (ver Figura 7.8).

Curiosamente, algumas das proteínas RPT podem ser abertas por ligantes químicos. Isso explica por que a capsaicina (uma substância química encontrada na pimenta) e o etanol são percebidos como quentes quando ingeridos e o mentol parece ser frio quando aplicado sobre a pele. Alguns neurônios aferentes, especialmente aqueles estimulados nos extremos de temperatura, contam com proteínas em suas terminações receptoras que também respondem a estímulos dolorosos. Esses neurônios polivalentes estão, portanto, incluídos entre os neurônios polimodais descritos anteriormente em relação às vias ascendentes inespecíficas e são parcialmente responsáveis pela percepção da dor em temperaturas extremas. Esses neurônios representam apenas um subconjunto dos receptores de dor, os quais serão descritos a seguir.

Dor e prurido

A maioria dos estímulos que causam ou poderiam provocar danos nos tecidos provocam uma sensação de dor. Os receptores para esses estímulos são conhecidos como nociceptores. Os nociceptores, assim como os termorreceptores, são terminações axônicas livres que pertencem a neurônios aferentes de pequeno diâmetro com pouca ou nenhuma mielinização. Eles respondem a intensa deformação mecânica, temperaturas extremas e diversas substâncias químicas como o H^+ (ácido), transmissores neuropeptídicos, bradicinina, histamina, citocinas e prostaglandinas, vários dos quais são liberados por células danificadas. Algumas dessas substâncias químicas são secretadas por células do sistema imunológico (ver Capítulo 18) que se deslocaram para a área lesionada. Essas substâncias atuam ligando-se a canais iônicos controlados por ligantes específicos na membrana plasmática do nociceptor.

Os aferentes primários com terminações nociceptoras fazem sinapse nos neurônios ascendentes após entrarem no sistema nervoso central (**Figura 7.16**). O glutamato e um neuropeptídio chamado substância P estão entre os neurotransmissores liberados nessas sinapses.

Dor referida e hiperalgesia

A ativação dos interneurônios pelos aferentes nociceptivos pode desencadear o fenômeno da ***dor referida***, em que a sensação de dor é experimentada em um local diferente daquele do tecido lesionado ou doente. Por exemplo, durante um infarto do miocárdio, a pessoa frequentemente sente dor e pressão em várias regiões do corpo que, tipicamente, incluem tórax, parte superior do dorso, ombros, braços (mais comumente o esquerdo), mandíbula ou estômago. A dor referida ocorre porque os aferentes viscerais e somáticos, muitas vezes, convergem para os mesmos neurônios da medula espinal (**Figura 7.17**).

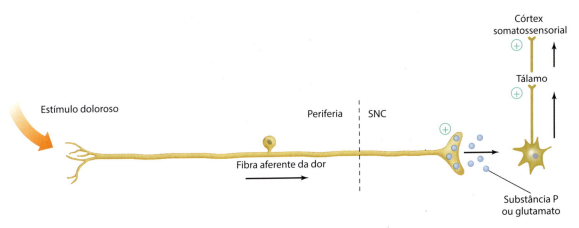

Figura 7.16 Vias celulares de transmissão da dor. O estímulo doloroso libera substância P ou glutamato a partir das fibras aferentes localizadas no corno dorsal da medula espinal. A partir daí, os sinais são retransmitidos para o córtex somatossensorial. *SNC*, sistema nervoso central.

APLICAÇÃO DO CONCEITO

- Uma classe de medicamentos conhecida como anti-inflamatórios não esteroidais (AINEs), que inclui ácido acetilsalicílico e ibuprofeno, inibe a atividade das enzimas ciclo-oxigenase (COX). Por que isso os tornaria eficazes como analgésicos? (*Dica*: ver Figura 5.12.)

A resposta está disponível no Apêndice A.

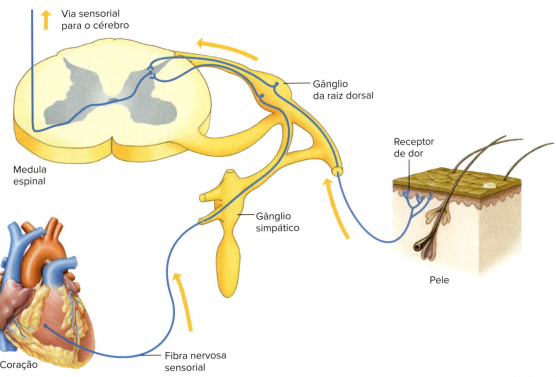

Figura 7.17 A convergência de neurônios aferentes viscerais e somáticos em vias ascendentes produz o fenômeno da dor referida.

A excitação das fibras somáticas aferentes é a origem mais comum de descarga aferente, por isso referimos o local da ativação do receptor como a origem somática, embora, no caso da dor visceral, a percepção seja incorreta. A **Figura 7.18** mostra a distribuição de dor referida característica dos órgãos viscerais.

A dor difere significativamente das outras modalidades somatossensoriais. Após a transdução de um primeiro estímulo nocivo em potenciais de ação no neurônio aferente, uma série de mudanças pode ocorrer nos componentes da via da dor – incluindo os canais iônicos nos próprios nociceptores – que alteram o modo pelo qual esses componentes respondem a estímulos subsequentes. Tanto o aumento quanto a diminuição da sensibilidade a estímulos dolorosos podem ocorrer. Quando essas alterações resultam em sensibilidade

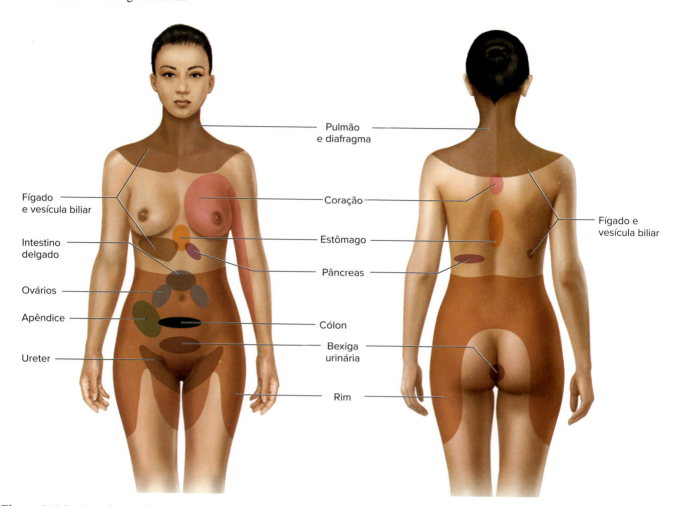

Figura 7.18 Regiões da superfície corporal nas quais normalmente é percebida a dor referida de órgãos viscerais. A distribuição regional exata varia entre os indivíduos.

> **APLICAÇÃO DO CONCEITO**
>
> ■ Uma mulher está com o pescoço dolorido há alguns dias. Por que um médico poderia auscultar atentamente seu tórax e a parte superior do dorso com um estetoscópio durante o exame?
>
> *A resposta está disponível no Apêndice A.*

aumentada a estímulos dolorosos, conhecida como **hiperalgesia**, a dor pode durar horas após o desaparecimento do estímulo original. Portanto, a dor experimentada, em resposta a estímulos que ocorrem mesmo pouco tempo depois do estímulo original (e as reações a essa dor) pode ser mais intensa do que a dor inicial. Esse tipo de resposta à dor é comum nas lesões graves por queimaduras. Além disso, provavelmente mais do que qualquer outro tipo de sensação, a dor pode ser alterada por experiências passadas, sugestões, emoções (particularmente ansiedade) e a ativação simultânea de outras modalidades sensoriais. Desse modo, o nível de dor percebida não é unicamente uma propriedade física do estímulo.

Inibição da dor

Analgesia é a supressão seletiva da dor sem efeitos sobre o nível de consciência ou outras sensações. A estimulação elétrica de áreas específicas do sistema nervoso central pode produzir significativa redução da dor – um fenômeno chamado *analgesia provocada por estimulação* – por inibir as vias da dor. Isso ocorre porque as vias descendentes que se originam nessas áreas cerebrais inibem seletivamente a transmissão de informações provenientes dos nociceptores (**Figura 7.19**). Os axônios descendentes terminam na parte inferior do tronco encefálico e, na coluna vertebral, em interneurônios localizados nas vias da dor, e inibem a transmissão sináptica entre os neurônios nociceptores aferentes e os neurônios ascendentes secundários. Alguns dos neurônios nessas vias inibitórias liberam opioides endógenos semelhantes à morfina (ver Capítulo 6). Esses opioides impedem a propagação do estímulo pelos níveis mais altos do sistema da dor. Assim, o tratamento de um paciente com morfina pode proporcionar alívio em muitos casos de dor intratável pela ligação e ativação dessa substância a receptores opioides no nível de entrada dos neurônios nociceptores ativos. Isso é diferente do efeito da morfina sobre o cérebro.

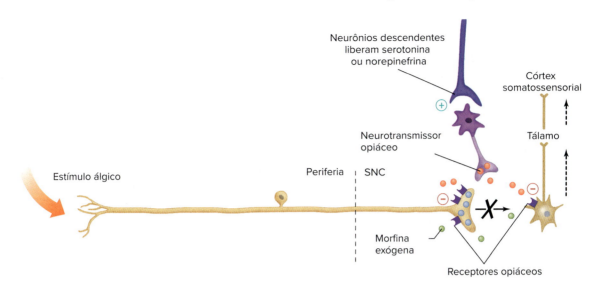

Figura 7.19 Aportes descendentes do tronco cerebral estimulam os interneurônios do corno dorsal para liberar neurotransmissores opiáceos endógenos. Os receptores opiáceos pré-sinápticos inibem a liberação de neurotransmissores das fibras aferentes da dor e os receptores pós-sinápticos inibem os neurônios ascendentes. A morfina inibe a dor de maneira semelhante. Em alguns casos, os neurônios descendentes fazem sinapse diretamente e inibem os neurônios ascendentes. *SNC*, sistema nervoso central.

Os sistemas endógeno-opioides também medeiam outros fenômenos conhecidos por aliviar a dor. Em estudos clínicos, 55 a 85% dos pacientes sentiram alívio da dor quando tratados com **acupuntura**, uma antiga terapia chinesa que envolve a inserção de agulhas em locais específicos da pele. Essa taxa de sucesso foi semelhante à observada quando os pacientes foram tratados com morfina (70%). Em estudos comparando a morfina com **placebo** (injeções de açúcar que os pacientes *acreditavam* ser a medicação), até 35% daqueles que receberam placebo experimentaram alívio da dor. Acredita-se que a acupuntura ative os neurônios aferentes que conduzem à medula espinal e aos centros do mesencéfalo que liberam opioides endógenos e outros neurotransmissores implicados no alívio da dor. É possível que vias descendentes do córtex ativem essas mesmas regiões para exercer o efeito placebo (embora deva ser observado que o próprio efeito placebo ainda é controverso). Assim, explorar os mecanismos de analgesia que fazem parte do corpo pode ser um meio eficaz de controlar a dor.

Outro método útil para diminuir a dor é a **neuroestimulação elétrica transcutânea** (**TENS**, do inglês *transcutaneous electrical nerve stimulation*), na qual o próprio local doloroso ou os nervos do local são estimulados por eletrodos posicionados na superfície cutânea. A TENS funciona porque a estimulação de fibras aferentes de baixo limiar e que não carreiam a sensação de dor (p. ex., fibras dos receptores de tato) resulta na inibição dos neurônios nas vias dolorosas. Você executa uma versão *low-tech* dessa técnica quando fricciona vigorosamente seu couro cabeludo no local de uma pancada dolorosa na cabeça.

Prurido

Há muitas evidências de que o **prurido** é uma sensação somática com mecanismos distintos das vias de sinalização da dor. Embora essa sensação possa ser uma consequência do funcionamento anormal dos neurônios no SNC, ela também pode ser decorrente da estimulação de receptores sensoriais da pele. Esses receptores podem ser ativados por estimulação mecânica ou por mediadores químicos, como histamina e várias substâncias químicas derivadas de plantas.

O prurido pode ser uma sensação aguda, como aquela associada a uma picada de mosquito, ou persistente, associada a condições inflamatórias da pele, como **eczema**. A transdução e a sinalização do prurido não são, até o momento, completamente compreendidas, visto que se sobrepõem de maneiras complexas aos mecanismos nociceptores.

Vias neurais do sistema somatossensorial

Depois de entrar no sistema nervoso central, as fibras nervosas aferentes dos receptores somáticos fazem sinapse em neurônios que formam as vias ascendentes específicas, que se projetam primariamente para o córtex somatossensorial via tronco encefálico e tálamo. Elas também fazem sinapse em interneurônios que dão origem a vias ascendentes inespecíficas. Existem dois tipos principais de vias somatossensoriais do corpo; essas vias são organizadas de forma diferente umas das outras na medula espinal e no cérebro (**Figura 7.20**). A **via anterolateral** ascendente, também chamada de via espinotalâmica, faz sua primeira sinapse entre o neurônio receptor sensorial e um segundo neurônio localizado na substância cinzenta da medula espinal (**Figura 7.20A**). Esse segundo neurônio cruza imediatamente para o lado oposto da medula espinal e, então, sobe pela coluna anterolateral da medula até o tálamo, onde faz sinapses em neurônios com projeções corticais. A via anterolateral processa informações de dor e temperatura.

A segunda principal via para a sensação somática é a **via da coluna dorsal** (**Figura 7.20B**), assim nomeada por causa da seção da substância branca (as colunas dorsais da medula espinal) por meio da qual os neurônios

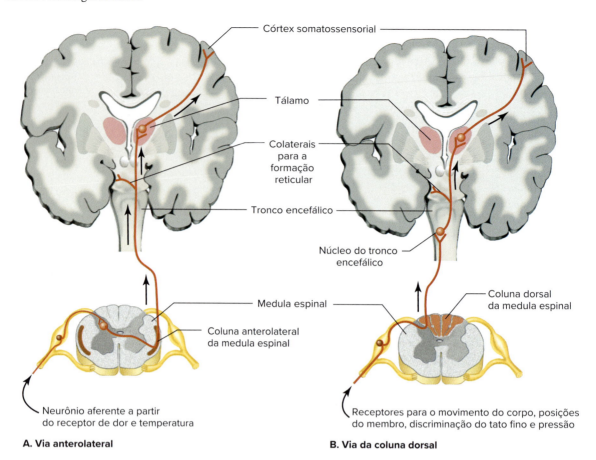

Figura 7.20 A. Via anterolateral. **B.** Via da coluna dorsal. As informações transportadas pelos colaterais para a formação reticular em (**A**) e (**B**) contribuem para os mecanismos de alerta e despertar.

APLICAÇÃO DO CONCEITO

- Se um acidente cortasse a metade esquerda da medula espinal de uma pessoa no nível médio-torácico, mas a metade direita permanecesse intacta, qual padrão de déficits sensoriais ocorreria?

A resposta está disponível no Apêndice A.

---

receptores sensoriais se projetam. Na via da coluna dorsal, os neurônios sensoriais não cruzam ou fazem sinapse imediatamente ao entrarem na medula espinal. Em vez disso, eles ascendem do mesmo lado da medula e fazem a primeira sinapse no tronco cerebral. O neurônio secundário, então, cruza o tronco cerebral à medida que ascende. Assim como na via anterolateral, a segunda sinapse é feita no tálamo, de onde as projeções são enviadas para o córtex somatossensorial.

Observe que ambas as vias cruzam o lado em que os neurônios aferentes entram no sistema nervoso central para o lado oposto, seja na medula espinal (sistema anterolateral) ou no tronco encefálico (sistema da coluna dorsal). Consequentemente, as vias sensoriais dos receptores somáticos do lado esquerdo do corpo terminam no córtex somatossensorial do hemisfério cerebral direito. As informações somatossensoriais provenientes da cabeça e da face não chegam ao cérebro por dentro dessas duas vias da medula espinal; elas entram no tronco encefálico diretamente pelos nervos cranianos (ver Tabela 6.8).

No córtex somatossensorial, as terminações dos axônios das vias somáticas específicas são agrupadas de acordo com a localização periférica dos receptores que dão entrada às vias (**Figura 7.21**). As partes do corpo mais densamente inervadas – dedos, polegar e face – são representadas pelas maiores áreas do córtex somatossensorial. Há qualificações, no entanto, para essa imagem aparentemente precisa. Existe uma sobreposição considerável das representações das partes do corpo, e os tamanhos das áreas podem sofrer alterações com a experiência sensorial. O fenômeno do membro fantasma, descrito anteriormente, é um bom exemplo da natureza dinâmica do córtex somatossensorial. Estudos com pessoas que tiveram membros superiores amputados mostraram que áreas corticais anteriormente responsáveis por um braço e uma mão ausentes são comumente "reinervadas" para responder a estímulos sensoriais originados na face (observe a proximidade das regiões corticais que representam essas áreas na Figura 7.21). À medida que o córtex somatossensorial sofre essa reorganização, um estímulo tátil na bochecha da pessoa pode ser percebido como um toque no seu braço ausente.

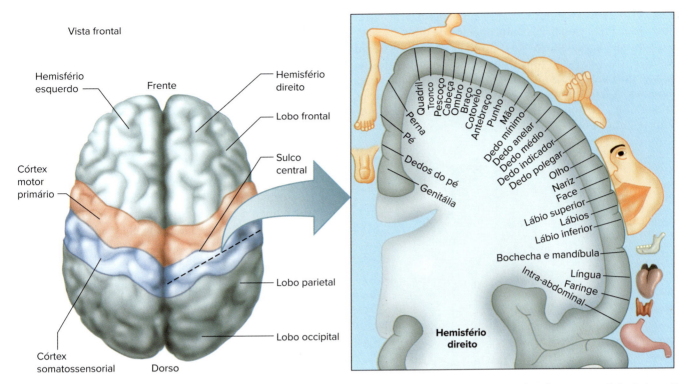

Figura 7.21 Localização das terminações de vias para diferentes partes do corpo no córtex somatossensorial, embora, na verdade, haja muita sobreposição entre as regiões corticais. A metade esquerda do corpo é representada no hemisfério direito do cérebro, e a metade direita, no hemisfério esquerdo, que não é apresentado aqui. Os tamanhos das partes do corpo estão representados, grosseiramente, em escala para a quantidade de área cortical dedicada a elas.

Estude e revise 7.5

- Uma variedade de receptores sensíveis a um ou alguns tipos de estímulos provê função sensorial à pele e aos tecidos subjacentes
- As informações sobre a sensação somática entram tanto nas vias ascendentes específicas como nas inespecíficas. As vias específicas cruzam para o lado oposto do cérebro
- **Sensações somáticas:** tato, pressão, postura e movimento, temperatura, dor e prurido
  - Mecanorreceptores cutâneos de **adaptação rápida**: sensações de vibração, tato e movimento
  - Mecanorreceptores de **adaptação lenta**: sensação de pressão
- Os receptores cutâneos com campos receptivos pequenos estão envolvidos na discriminação espacial fina; receptores com campos receptivos maiores sinalizam sensações de tato ou pressão espacialmente menos precisas
- **Receptor de estiramento do fuso muscular:** principal tipo de receptor responsável pelos sentidos de postura e **cinestesia** (a percepção de movimento em uma articulação)
- Os receptores de frio são sensíveis à queda da temperatura; os receptores de calor sinalizam informações sobre a elevação da temperatura
  - Sensores de temperatura são canais iônicos pertencentes a uma família de proteínas chamada **proteínas de potencial receptor transitório** (RPT)
- Danos nos tecidos e células imunes liberam agentes químicos que estimulam receptores específicos que dão origem à sensação de dor

Estude e revise 7.5 — *continuação*

- Analgesia produzida por estimulação, neuroestimulação elétrica transcutânea (TENS) e acupuntura controlam a dor mediante o bloqueio à transmissão nas vias dolorosas.

Questão de revisão: Quais são alguns dos estímulos que se enquadram na categoria de sensação somática? Para onde a informação desses estímulos é transportada depois de deixar um receptor sensorial? (A resposta está disponível no Apêndice A.)

7.6 Visão

A visão talvez seja o sentido mais importante para as atividades diárias dos seres humanos. Perceber um sinal visual exige um órgão – o olho – capaz de focalizar e responder à luz e às vias e estruturas neurais apropriadas para interpretar o sinal. Começaremos com um apanhado geral da energia da luz e da estrutura do olho.

Luz

Os receptores do olho são sensíveis apenas àquela pequena porção do vasto espectro de radiação eletromagnética que chamamos de luz visível (**Figura 7.22A**). A energia radiante é descrita em termos de comprimentos de onda e frequências. O **comprimento de onda** é a distância entre dois picos de onda sucessivos da radiação eletromagnética (**Figura 7.22B**). Os comprimentos de onda variam desde muitos quilômetros na extremidade do rádio de ondas longas (baixa energia) do espectro a trilionésimos de metro (alta energia) na extremidade dos raios gama. Os comprimentos de onda capazes de estimular os receptores do olho – o **espectro visível** – estão entre 400 e 750 nm. Diferentes comprimentos de onda de luz dentro dessa banda são percebidos como cores diferentes. A **frequência** (em Hertz, Hz, o número de ciclos por segundo) da onda de radiação varia inversamente ao comprimento de onda.

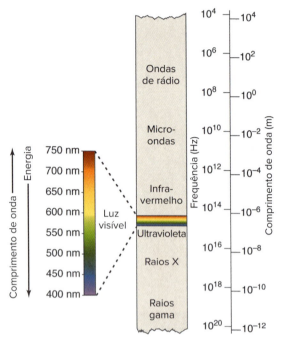

A. Feixe de luz visível no espectro eletromagnético

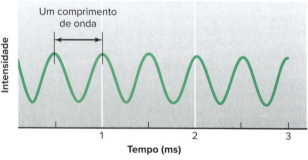

B. Relação entre comprimento de onda e frequência

Figura 7.22 Espectro eletromagnético. **A.** A luz visível varia no comprimento de onda de 400 a 750 nm (1 nm = 1 bilionésimo de metro). **B.** O comprimento de onda é o inverso da frequência – o número de ciclos por unidade de tempo (tipicamente 1 segundo).

> **APLICAÇÃO DO CONCEITO: princípio geral da fisiologia**
>
> ■ Lembre-se que um princípio geral da fisiologia afirma que os processos fisiológicos são determinados pelas leis da química e da física (ver Capítulo 1). Como esse princípio é evidente aqui? Qual é a frequência da onda eletromagnética mostrada no painel B? Seria visível ao olho humano?
>
> *A resposta está disponível no Apêndice A.*

Visão geral da anatomia do olho

O olho é uma bola de três camadas, preenchida por líquido e dividida em duas câmaras (**Figura 7.23**). A camada externa, conhecida como **esclera**, forma uma cápsula de tecido conjuntivo branco ao redor do olho, exceto em sua superfície anterior, onde é especializada na clara e densa **córnea**. A resistente e fibrosa esclera serve como ponto de inserção para os músculos externos que movem o globo ocular dentro de seus soquetes.

A camada abaixo da esclera é chamada de **coroide**. Parte da camada coroide é composta por pigmento escuro para absorver os raios de luz na parte de trás do globo ocular. Na frente, a camada coroide é especializada formando a **íris** (a estrutura que dá cor aos olhos), **músculo ciliar** e **fibras zonulares**, que são coletivamente chamadas de ligamento suspensor. Fibras do músculo liso circular e radial da íris determinam o diâmetro da **pupila**, a abertura anterior que permite a entrada de luz no olho. A atividade do músculo ciliar e a tensão resultante nas fibras zonulares determinam o formato e, consequentemente, o poder de amplificação do **cristalino** logo atrás da íris.

A terceira camada principal do olho é a **retina**, formada a partir de uma extensão do cérebro em desenvolvimento na vida embrionária. Ele forma a superfície interna e posterior do olho, contendo numerosos tipos de neurônios, incluindo as células sensoriais dos olhos, denominadas **fotorreceptores**. As características da retina podem ser vistas através da pupila com um *oftalmoscópio*, dispositivo portátil que utiliza uma fonte de luz e lentes para iluminar e ampliar a imagem do fundo do olho. Essas características incluem:

■ **Mácula lútea** (do latim, que significa "mancha amarela"), pequena região próxima ao centro da retina sem vasos sanguíneos
■ **Fóvea central**, cavidade rasa, central, dentro da mácula, contendo uma alta densidade de cones, porém relativamente poucos neurônios retinianos obstruindo a passagem da luz – essa região é especializada em fornecer a mais alta acuidade visual
■ **Disco óptico**, região circular bem definida na direção do lado nasal da retina, na qual os neurônios que carreiam informações partindo dos fotorreceptores saem do olho na forma do **nervo óptico**
■ Vasos sanguíneos que entram no olho no local do disco óptico e se ramificam extensamente sobre a superfície interna da retina.

O olho é dividido em dois espaços cheios de líquido que fornecem suporte. A câmara anterior do olho, entre a íris e a córnea, é preenchida com um líquido claro chamado **humor aquoso**. A câmara posterior do olho, entre o cristalino e a retina, é preenchida com uma substância viscosa e gelatinosa conhecida como **humor vítreo**.

Óptica da visão

Um raio de luz pode ser representado por uma linha traçada na direção em que a onda luminosa está se propagando. As ondas de luz divergem em todas as direções a partir de cada ponto de um objeto visível. Quando uma onda de luz passa do ar para um meio mais denso como vidro ou água, ela muda

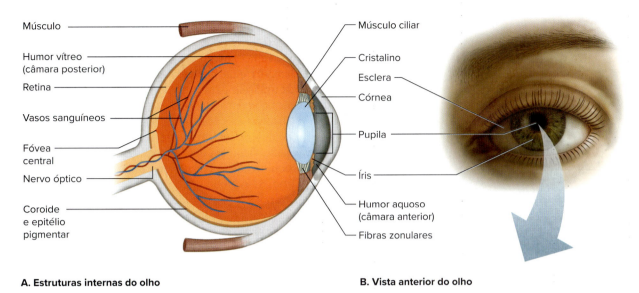

A. Estruturas internas do olho

B. Vista anterior do olho

Figura 7.23 O olho humano. **A.** Corte transversal da vista lateral mostrando a estrutura interna. **B.** Vista anterior. Os vasos sanguíneos representados correm ao longo da parte de trás do olho, na superfície da retina.

de direção em um ângulo que depende da densidade do meio e do ângulo com o qual atinge a superfície (**Figura 7.24A**). Esse desvio das ondas de luz, denominado **refração**, é o mecanismo que nos permite focalizar a imagem acurada de um objeto na retina.

Quando as ondas de luz divergentes de um ponto em um objeto passam do ar para as superfícies curvas da córnea e do cristalino do olho, elas são refratadas para dentro, convergindo de volta para um ponto na retina (**Figura 7.24B**). A córnea tem uma função quantitativa maior do que a do cristalino na focalização das ondas de luz. Isso ocorre porque as ondas são mais refratadas ao passar do ar para o ambiente muito mais denso da córnea do que ao passar entre os espaços líquidos do olho e do cristalino, que têm densidades semelhantes. Objetos no centro do campo de visão são focados na fóvea central, com a imagem formada de cabeça para baixo e invertida da direita para a esquerda em relação à fonte original. Uma das características fascinantes do cérebro, no entanto, é que ele restaura nossa *percepção* da imagem à sua orientação adequada.

As ondas de luz partindo de objetos próximos ao olho atingem a córnea em ângulos maiores e devem ser mais refratadas para convergir na retina. Embora, como observado anteriormente, a córnea realize a maior parte da focalização quantitativa de uma imagem na retina, todos os *ajustes* de distância são feitos por mudanças no formato da lente (ou cristalino). Essas mudanças fazem parte do processo conhecido como **acomodação**.

O formato do cristalino é controlado pelo músculo ciliar e pela tensão que ele aplica às fibras zonulares, que prendem o músculo ciliar ao cristalino (**Figura 7.25A**). O músculo ciliar, que é estimulado pelos nervos parassimpáticos, é circular, de modo que se aproxima da lente central à medida que se contrai. Conforme o músculo ciliar se contrai, afrouxa a tensão nas fibras zonulares. Por outro lado, quando o músculo ciliar relaxa o diâmetro do anel do músculo aumenta, assim como a tensão nas fibras zonulares. O formato do cristalino é, portanto, alterado pela contração e pelo relaxamento do músculo

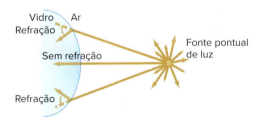

A. Refração da luz por um meio denso

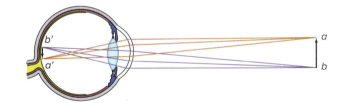

B. Refração da luz pelas estruturas oculares

Figura 7.24 Focalização de fontes pontuais de luz. **A.** Quando raios de luz divergentes entram em um meio denso em um ângulo com sua superfície convexa, a refração os desvia para dentro. **B.** Refração da luz pelo sistema de lentes do olho. Para simplificar, mostramos a refração da luz apenas na superfície da córnea, na qual ocorre a maior refração. A refração também ocorre no cristalino e em outros locais do olho. A luz que chega de a (acima) e b (abaixo) é desviada em direções opostas, resultando em b' acima de a' na retina.

ciliar. Para focalizar objetos distantes, o músculo ciliar relaxa e as fibras zonulares puxam o cristalino para um formato oval achatado. A contração dos músculos ciliares foca o olho em objetos próximos ao liberar a tensão nas fibras zonulares, o que permite que a elasticidade natural do cristalino o retorne para um formato mais esférico (**Figura 7.25B a D**). O formato do cristalino determina em que grau as ondas de luz são refratadas e como elas se projetam na retina. A constrição da pupila também ocorre quando o músculo ciliar se contrai, o que ajuda a tornar a imagem mais nítida.

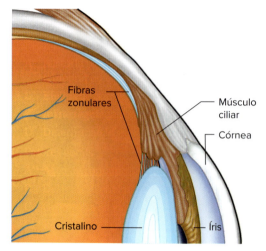

A. Elementos estruturais do olho envolvidos na acomodação

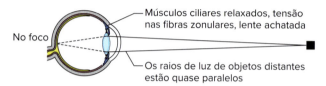

B. Acomodação a objeto distante

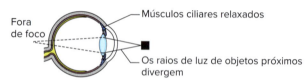

C. Má acomodação com músculos ciliares relaxados

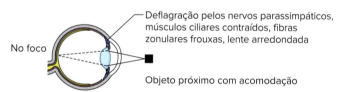

D. Acomodação ao objeto próximo

Figura 7.25 A. Músculo ciliar, fibras zonulares (coletivamente chamadas de ligamento suspensor) e cristalino do olho. **B-D.** Acomodação para visão de perto. **B.** Os raios de luz de objetos distantes estão mais paralelos e são focalizados na retina quando a lente está menos curvada. **C.** Raios de luz divergentes de objetos próximos não são focalizados na retina quando os músculos ciliares estão relaxados. **D.** A acomodação aumenta a curvatura da lente, focando a imagem de objetos próximos na retina.

À medida que as pessoas envelhecem, o cristalino tende a perder elasticidade, reduzindo sua capacidade de assumir um formato esférico. O resultado é um declínio progressivo da capacidade de acomodar a visão para perto. Essa condição, conhecida como **presbiopia**, é parte normal do processo de envelhecimento e é a razão pela qual pessoas por volta dos 45 anos podem ter de usar óculos para leitura ou bifocais, de modo a focalizar os objetos próximos.

As células que compõem a maior parte do cristalino perdem suas organelas membranosas internas no início da vida, por isso são transparentes, mas perdem a capacidade de se replicar. As únicas células do cristalino que retêm a capacidade de se dividir são as da superfície do cristalino e, à medida que novas células se formam, as células mais velhas passam a ficar em maior profundidade dentro do cristalino. Com o envelhecimento, a parte central do cristalino torna-se mais densa e rígida, podendo adquirir uma coloração que progride de amarelo para preto, dificultando a visualização em condições de pouca luz.

O formato da córnea e do cristalino, e o comprimento do globo ocular determinam o ponto em que os raios de luz convergem. Ocorrem defeitos na visão se o comprimento do globo ocular não corresponder ao poder de focalização do cristalino. Se o globo ocular for muito longo ou a refração muito grande, as imagens de objetos distantes são focalizadas em um ponto na frente da retina (**Figura 7.26A**). Esse olho **míope (ou de vista curta)** é incapaz de ver objetos distantes com clareza. Os objetos próximos estão claros para uma pessoa com essa condição, mas sem o arredondamento normal do cristalino que ocorre pela acomodação. A incidência de

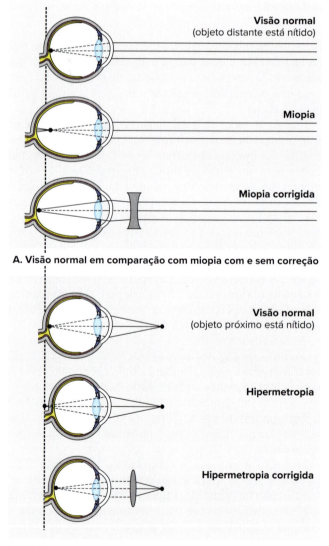

Figura 7.26 Correção de defeitos de visão. **A.** Miopia. **B.** Hipermetropia (ou hiperopia).

miopia aumentou significativamente nas últimas décadas, e pesquisas sugerem que a causa mais provável é o desenvolvimento anormal do globo ocular resultante do aumento do tempo gasto em ambientes fechados sob iluminação artificial durante a infância.

Por outro lado, se o olho for muito curto para o cristalino, as imagens de objetos próximos são focalizadas atrás da retina (**Figura 7.26B**). Esse olho é *ipermetrope (ou hiperópico)*; embora uma pessoa com essa condição tenha uma visão de perto ruim, objetos distantes podem ser vistos se o reflexo de acomodação for ativado para aumentar a curvatura do cristalino. Esses defeitos visuais são facilmente corrigíveis pela manipulação da refração da luz que penetra no olho. O uso de lentes corretivas (como óculos ou lentes de contato) para miopia e hipermetropia é mostrado na Figura 7.26. Nos últimos anos, grandes avanços na cirurgia refrativa envolveram a remodelação da córnea com o uso de *laser*.

Também ocorrem defeitos na visão quando o cristalino ou a córnea não têm uma superfície esférica lisa, uma condição conhecida como *astigmatismo*. As lentes corretivas geralmente compensam essas imperfeições da superfície.

Assim como a abertura de uma câmera pode ser variada para alterar a quantidade de luz que entra, a íris regula o diâmetro da pupila. A cor da íris não é importante desde que o tecido seja suficientemente opaco para impedir a passagem da luz. A íris é composta por duas camadas de músculo liso inervadas por nervos autônomos. A estimulação dos nervos simpáticos para a íris dilata a pupila ao fazer que as fibras musculares dispostas radialmente se contraiam. A estimulação de fibras parassimpáticas para a íris reduz o diâmetro da pupila ao fazer que outras fibras musculares que circundam a pupila se contraiam.

Essas alterações induzidas neuralmente ocorrem em resposta a reflexos sensíveis à luz integrados no mesencéfalo. A luz brilhante provoca a diminuição do diâmetro pupilar, o que reduz a quantidade de luz que entra no olho e restringe a luz à parte central do cristalino para uma visão mais acurada. A contração da pupila também protege a retina de danos induzidos por luz muito brilhante, como raios solares diretos. Em contrapartida, a pupila dilata em luz fraca, quando é necessária a entrada máxima de luz. Também ocorrem alterações resultantes de emoção ou dor. Por exemplo, a ativação do sistema nervoso simpático dilata as pupilas de uma pessoa que está com raiva (ver Tabela 6.11). A resposta anormal ou ausente da pupila às mudanças na luz pode indicar danos ao mesencéfalo por traumatismo ou tumores.

Células fotorreceptoras e fototransdução

A retina, uma extensão do sistema nervoso central, contém fotorreceptores e vários outros tipos de células que atuam na transdução de ondas de luz em informação visual (**Figura 7.27**).

Estrutura dos fotorreceptores

As células fotorreceptoras têm uma extremidade, ou **segmento externo**, composta por camadas sobrepostas de membrana chamadas **discos**. Os discos abrigam o maquinário molecular que responde à luz. Os fotorreceptores também têm um **segmento interno**, que contém mitocôndrias e outras organelas, bem como uma terminação sináptica que conecta o fotorreceptor a outros neurônios da retina. Os dois tipos de fotorreceptores são chamados de **bastonetes** e **cones** por causa do formato de seus segmentos externos fotossensíveis. Nos cones, os discos fotossensíveis são formados a partir de dobras internas da membrana plasmática da superfície, enquanto nos bastonetes, as membranas dos discos são estruturas intracelulares. Os bastonetes são extremamente sensíveis e respondem a níveis muito baixos de iluminação, enquanto os cones são consideravelmente menos sensíveis e respondem apenas à luz brilhante.

Observe, na Figura 7.27, que as partes sensíveis à luz das células fotorreceptoras estão voltadas *opostamente* à luz que chega e esta deve passar por todas as camadas celulares da retina antes de alcançar e estimular os fotorreceptores. Uma extraordinária especialização da retina dos vertebrados evita que os raios de luz sejam bloqueados ou dispersados à proporção que passam por essas camadas. Aproximadamente 20% do volume da retina são constituídos por células gliais denominadas **células de Müller** (não representadas na Figura 7.27). Essas células alongadas e afuniladas abrangem a distância da superfície interna da retina diretamente até os fotorreceptores, com uma abundância estimada de 1:1 para cones e 1:10 para bastonetes. Além de fornecer suporte metabólico para os neurônios da retina e mediar a degradação do neurotransmissor, parecem atuar de forma similar a cabos de fibra óptica ao levar raios de luz através das camadas da retina diretamente para as células fotorreceptoras.

Duas camadas pigmentadas, a coroide e o **epitélio pigmentar** da parte posterior da retina, absorvem os raios de luz que contornam os fotorreceptores. Essas camadas evitam a reflexão e a dispersão de fótons de volta pelos bastonetes e cones, o que deixaria a imagem borrada.

Absorção da luz pelos fotorreceptores

Os fotorreceptores contêm moléculas chamadas **fotopigmentos**, os quais absorvem luz. A **rodopsina** é um fotopigmento único na retina para os bastonetes, e também existem fotopigmentos exclusivos para cada um dos três diferentes tipos de cones. Os fotopigmentos consistem em proteínas ligadas à membrana chamadas **opsinas**, as quais se ligam a uma molécula **cromófora**. O cromóforo, em todos os tipos de fotopigmento, é o **retinal**, um derivado da vitamina A. Essa é a parte do fotopigmento fotossensível. A opsina, em cada um dos fotopigmentos, é diferente e se liga ao cromóforo de maneira distinta. Em decorrência disso, cada fotopigmento absorve luz mais efetivamente em uma parte específica do espectro visível. Por exemplo, o fotopigmento encontrado em um tipo de cone absorve a luz de forma mais efetiva em comprimentos de onda longos (designados como cones "vermelhos"), enquanto outro absorve comprimentos de onda curtos (cones "azuis").

Os discos membranosos do segmento externo são sobrepostos perpendicularmente ao trajeto dos raios de luz incidentes. Esse arranjo em camadas maximiza a área de superfície da membrana, uma relação entre estrutura e função que é um princípio geral da fisiologia observável em muitos sistemas orgânicos. Na verdade, cada fotorreceptor contém mais de um bilhão de moléculas de fotopigmento, constituindo, assim, uma armadilha extremamente eficaz para a luz.

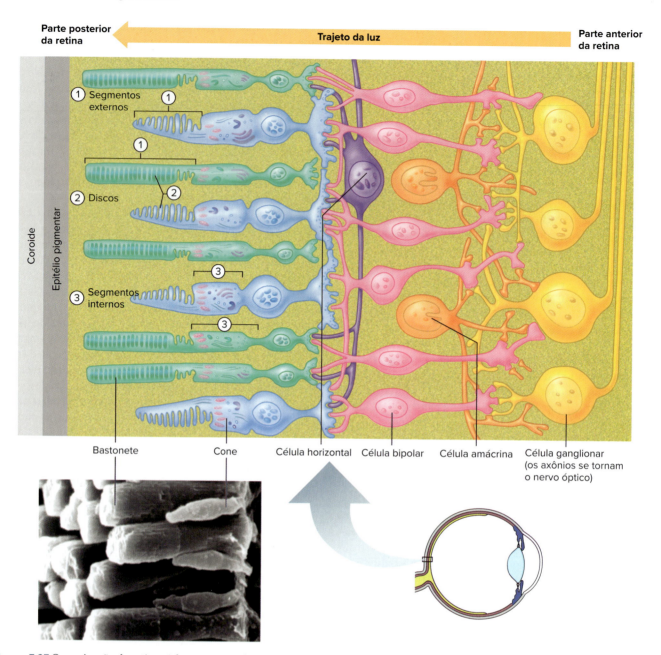

Figura 7.27 Organização da retina. A luz penetra pela córnea e passa pelo humor aquoso, pupila, humor vítreo e superfície frontal da retina antes de atingir as células fotorreceptoras. As membranas que contêm as proteínas fotossensíveis formam discos discretos nos bastonetes, mas são contínuas com a membrana plasmática nos cones, o que explica a aparência de pente dessas últimas células. As células horizontais e amácrinas, representadas aqui em roxo e laranja, fornecem integração lateral entre os neurônios da retina. Não estão representadas aqui as células de Müller, células gliais afuniladas que atuam como vias de fibra óptica para a luz a partir da superfície frontal da retina até os fotorreceptores. No canto inferior esquerdo está uma micrografia eletrônica de varredura de bastonetes e cones. Fonte: Arte redesenhada de Dowling e Boycott; Foto de Dr. David Copenhagen/Beckman Vision Center na UCSF School of Medicine.

Transdução sensorial nos fotorreceptores

O fotorreceptor é uma exceção ao processo de transdução sensorial típico porque é o único tipo de célula sensorial que está relativamente *despolarizado* (cerca de –35 mV) quando em repouso (ou seja, no escuro) e *hiperpolarizado* (cerca de –70 mV) quando exposto ao seu estímulo adequado. Os mecanismos envolvidos na mediação dessas alterações de potencial de membrana são mostrados na **Figura 7.28**. Na ausência de luz, a ação da enzima **guanilil ciclase** converte GTP em uma concentração intracelular elevada da molécula do segundo mensageiro, GMP cíclico (cGMP). O cGMP mantém, no estado aberto, os canais de cátion acionados por ligante do segmento externo e ocorre um influxo persistente de Na^+ e Ca^{2+}. Assim, no escuro, as concentrações de cGMP são elevadas e a célula fotorreceptora é mantida em um estado relativamente despolarizado.

Quando a luz de um comprimento de onda adequado atinge uma célula fotorreceptora, uma cascata de eventos resulta em hiperpolarização da membrana do fotorreceptor. As moléculas de retinal, na membrana do disco, assumem

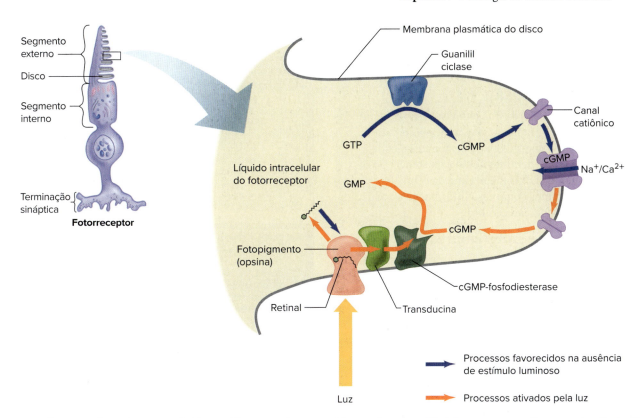

Figura 7.28 Fototransdução em uma célula cone. No escuro (setas azuis), a enzima guanilil ciclase gera uma alta concentração de cGMP, que atua como ligante para um canal catiônico não específico. O fluxo de entrada de Na$^+$ e Ca^{2+} mantém a membrana despolarizada. Ativado pela luz (setas laranja), o retinal se dissocia da opsina e desencadeia a ativação da fosfodiesterase cGMP. Esta enzima degrada o cGMP, provocando o fechamento do canal de cátions e possibilitando que a célula se torne hiperpolarizada para um potencial de membrana mais negativo. A fototransdução nos bastonetes é basicamente idêntica, exceto que os discos membranosos estão totalmente contidos no citosol da célula (ver Figura 7.27) e os canais iônicos controlados por cGMP estão na membrana superficial em vez de nas membranas do disco.

APLICAÇÃO DO CONCEITO

- Explique por que um dos primeiros sintomas da deficiência de vitamina A é o comprometimento da visão noturna (frequentemente chamada de cegueira noturna).

A resposta está disponível no Apêndice A.

---

uma nova conformação induzidas pela absorção de energia dos fótons e se dissociam da opsina. A dissociação do retinal, por sua vez, altera o formato da proteína opsina e promove a interação entre a opsina e uma proteína chamada **transducina**, que pertence à família das proteínas G (ver Capítulo 5). A transducina ativa a enzima **cGMP-fosfodiesterase**, que degrada rapidamente o cGMP. A diminuição da concentração de cGMP citoplasmático permite que os canais de cátions se fechem, e a perda da corrente despolarizante possibilita que o potencial de membrana se hiperpolarize em direção ao potencial de equilíbrio para K$^+$ (ver Capítulo 6). Após sua ativação pela luz, a molécula do retinal retorna ao seu formato de repouso e é reassociada à opsina por um mecanismo mediado por enzimas.

Adaptação dos fotorreceptores

Se você se deslocar de um local com luz solar intensa para um ambiente escuro, ocorrerá uma "cegueira" temporária até que os fotorreceptores apresentem **adaptação ao escuro**.

Nos níveis baixos de iluminação do ambiente escuro, a visão só pode ser fornecida pelos bastonetes, que têm maior sensibilidade que os cones. Durante a exposição à luz clara, no entanto, a rodopsina nos bastonetes é completamente ativada e o retinal dissocia-se da opsina, tornando os bastonetes insensíveis a outros estímulos luminosos. A rodopsina não consegue responder plenamente até que seja restaurada ao seu estado de repouso por reassociação enzimática do retinal com a opsina, um processo que exige vários minutos. A obtenção de vitamina A suficiente na dieta é essencial para uma boa visão noturna, pois fornece o cromóforo retinal para a rodopsina.

A **adaptação à luz** ocorre quando você passa de um lugar escuro para um lugar claro. Inicialmente, o olho é extremamente sensível à luz, pois os bastonetes estão intensamente ativados, a imagem visual é clara demais e o contraste não é bom. A rodopsina, no entanto, é logo inativada (ou "branqueada") à medida que o retinal se dissocia da rodopsina. Enquanto você permanecer sob a forte iluminação, os bastonetes são irresponsivos, de modo que apenas os cones menos sensíveis atuam, a imagem é nítida e não é excessivamente brilhante.

Vias neurais da visão

As características distintas da imagem visual são transmitidas pelo sistema visual por meio de vias múltiplas e paralelas. A via neural da visão começa com os bastonetes e cones. Acabamos de descrever em detalhes como a existência ou não de luz influencia o potencial da membrana da célula fotorreceptora; agora analisaremos como essa informação é codificada, processada e transmitida ao cérebro.

Células bipolares e ganglionares

Os sinais luminosos são convertidos em potenciais de ação mediante a interação de fotorreceptores com as **células bipolares** e as **células ganglionares**. Os fotorreceptores e as células bipolares sofrem apenas respostas graduadas porque não têm os canais iônicos dependentes de voltagem que medeiam os potenciais de ação em outros tipos de neurônios (ver Figura 6.19). As células ganglionares, no entanto, dispõem desses canais iônicos e são, portanto, as primeiras células na via onde os potenciais de ação podem ser iniciados.

Os fotorreceptores interagem com as células bipolares e ganglionares de duas maneiras distintas, designadas "vias LIGA" e "vias DESLIGA". Em ambas as vias, os fotorreceptores são despolarizados na ausência de luz, fazendo que o neurotransmissor glutamato seja liberado nas células bipolares. A luz que atinge os fotorreceptores em qualquer das vias hiperpolariza os fotorreceptores, resultando na diminuição da liberação de glutamato nas células bipolares. Duas diferenças chave nas duas vias são: (1) as células bipolares da via LIGA despolarizam-se espontaneamente na ausência de estímulos, enquanto as células bipolares da via DESLIGA se hiperpolarizam na ausência de estímulos; e (2) os receptores de glutamato de células bipolares da via LIGA são inibitórios, enquanto os receptores de glutamato de células bipolares de via DESLIGA são excitatórios. O resultado final é que as duas vias respondem exatamente de modo oposto na presença e na ausência de luz (**Figura 7.29**).

O glutamato liberado para as células bipolares da via LIGA se une a receptores metabotrópicos que provocam a degradação enzimática do cGMP, a qual hiperpolariza as células bipolares por meio de um mecanismo semelhante ao que ocorre quando a luz atinge uma célula fotorreceptora. Quando hiperpolarizadas, as células bipolares são impedidas de liberar neurotransmissor excitatório em suas células ganglionares associadas. Assim, na ausência de luz, as células ganglionares da via LIGA não são estimuladas a disparar potenciais de ação. Esses processos se invertem, no entanto, quando a luz atinge os fotorreceptores: a liberação de glutamato dos fotorreceptores diminui, as células bipolares LIGA se despolarizam, o neurotransmissor excitatório é liberado, as células ganglionares são despolarizadas e uma frequência aumentada de potenciais de ação se propaga para o cérebro.

As células bipolares da via DESLIGA têm receptores ionotrópicos de glutamato, que são canais catiônicos não seletivos,

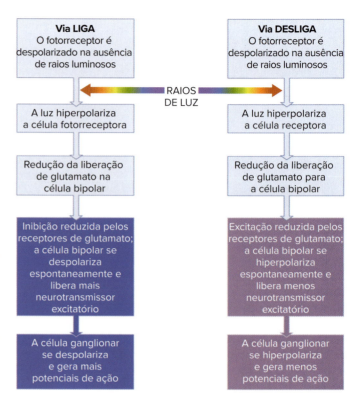

Figura 7.29 Efeitos da luz na sinalização das células ganglionares da via LIGA e das células ganglionares da via DESLIGA.

os quais despolarizam as células bipolares quando o glutamato se liga. A despolarização dessas células bipolares as estimula a liberar neurotransmissores excitatórios para suas células ganglionares associadas, estimulando-as a disparar potenciais de ação. Assim, a via DESLIGA gera potenciais de ação na ausência de luz e a reversão desses processos inibe os potenciais de ação quando a luz atinge os fotorreceptores. A coexistência dessas vias LIGA e DESLIGA em cada região da retina melhora muito a resolução da imagem por aumentar a capacidade do cérebro de perceber o contraste nas margens ou bordas.

Processamento dos sinais pela retina

A estimulação das células ganglionares é, na realidade, muito mais complexa do que o que foi descrito aqui – uma parte significativa de processamento de sinal ocorre na retina antes de os potenciais de ação se deslocarem até o cérebro. As sinapses entre fotorreceptores, células bipolares e células ganglionares são interconectadas por uma camada de **células horizontais** e uma camada de **células amácrinas**, que passam informações entre as áreas adjacentes da retina (ver Figura 7.27). Isso permite que a retina processe informações como formas básicas e direção do movimento. Além disso, a retina é caracterizada por uma grande extensão de convergência; muitos fotorreceptores podem fazer sinapse em cada célula bipolar, e muitas células bipolares fazem sinapse em uma única célula ganglionar. A intensidade de convergência varia de acordo com o tipo de fotorreceptor e a região da retina. Cerca de 100 bastonetes convergem para uma única célula bipolar nas regiões periféricas da retina, enquanto, na região da fóvea, apenas um ou alguns cones fazem sinapse em uma célula bipolar. Como resultado desse processamento de sinal na retina, as células ganglionares individuais respondem de forma diferenciada às várias características das imagens visuais como cor, intensidade, forma e movimento.

Campos receptivos das células ganglionares

A convergência dos aportes provenientes de fotorreceptores e das interconexões complexas de células na retina significam que cada célula ganglionar carreia informações codificadas oriundas de um campo receptivo dentro da retina. Os campos receptivos na retina têm características que diferem daquelas do sistema somatossensorial. Se você projetasse pontos de luz na retina e, ao mesmo tempo, se fizesse um registro em uma célula ganglionar, descobriria que o campo receptivo dessa célula é redondo. Além disso, a resposta da célula ganglionar poderia demonstrar uma frequência de potencial de ação aumentada ou diminuída, dependendo da localização do estímulo dentro daquele único campo. Por causa dos diferentes estímulos que partem das vias da célula bipolar para a célula ganglionar, cada campo receptivo tem um núcleo interno ("centro") que responde de forma distinta da área que o circunda (o "entorno"). Pode haver células ganglionares do tipo "centro LIGA/entorno DESLIGA" ou "centro DESLIGA/entorno LIGA", assim chamadas porque as respostas são despolarização (LIGA) ou hiperpolarização (DESLIGA) nas duas áreas do campo (**Figura 7.30**). Esse é um exemplo de inibição lateral, e a utilidade dessa organização é que a existência de uma clara margem entre as áreas "LIGA" e "DESLIGA" do campo receptivo amplia o contraste entre a área que está recebendo luz e a área circundante, aumentando a acuidade visual. Como resultado, boa parte do processamento de informações ocorre nesse estágio inicial da via sensorial.

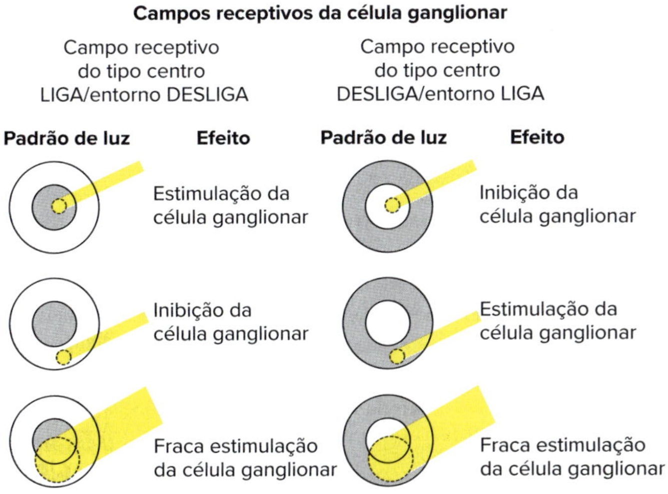

Campos receptivos da célula ganglionar

Campo receptivo do tipo centro LIGA/entorno DESLIGA

Campo receptivo do tipo centro DESLIGA/entorno LIGA

Padrão de luz — Efeito — Padrão de luz — Efeito

Estimulação da célula ganglionar

Inibição da célula ganglionar

Inibição da célula ganglionar

Estimulação da célula ganglionar

Fraca estimulação da célula ganglionar

Fraca estimulação da célula ganglionar

Figura 7.30 Tipos de campos receptivos de células ganglionares. As células ganglionares do tipo centro LIGA/entorno DESLIGA são estimuladas quando um ponto de luz alcança o centro do campo receptivo e são inibidas quando a luz atinge a área circundante. O oposto ocorre nas células centro DESLIGA/entorno LIGA. Nos dois casos, a luz que atinge ambas as regiões resulta na ativação intermediária devido a influências de compensação. Isso é um exemplo de inibição lateral e acentua a detecção das margens de um estímulo visual, aumentando, assim, a acuidade visual.

Eferência das células ganglionares

Os axônios das células ganglionares formam a eferência da retina – o nervo óptico, que é o II nervo craniano (**Figura 7.31A**). Os dois nervos ópticos se encontram na base do crânio para formar o **quiasma óptico**, no qual alguns dos axônios se cruzam e viajam dentro dos **tratos ópticos** para o lado oposto do cérebro, fornecendo a ambos os hemisférios cerebrais informações de cada olho. Com ambos os olhos abertos, as regiões externas do nosso campo visual total são percebidas por apenas um olho (zonas da **visão monocular**). Na parte central, os campos dos dois olhos se sobrepõem (zona da **visão binocular**) (**Figura 7.31B**). A capacidade de comparar informações superpostas oriundas dos dois olhos, nessa região central, permite a percepção de profundidade e melhora a capacidade de julgar as distâncias.

O processamento paralelo de informações continua durante todo o trajeto até o córtex cerebral e até os mais altos estágios das redes neurais visuais. As células nessa via respondem a sinais elétricos gerados inicialmente pela resposta dos fotorreceptores à luz. As fibras do nervo óptico se projetam para várias estruturas no cérebro, com a maior parte passando para o tálamo (especificamente ao núcleo geniculado lateral do tálamo) (ver Figura 7.31), no qual as informações (cor, intensidade, forma, movimento etc.) de diferentes tipos de células ganglionares são mantidas em separado. Além do aporte da retina, muitos neurônios do núcleo geniculado lateral também recebem aporte da formação reticular do tronco cerebral e informações retransmitidas do córtex visual (a área visual primária do córtex cerebral). Esses aportes não retinianos conseguem controlar a transmissão de informações desde a retina para o córtex visual e estariam envolvidos em nossa capacidade de mudar a atenção entre a visão e as outras modalidades sensoriais.

O núcleo geniculado lateral envia potenciais de ação para o córtex visual (ver Figura 7.31). Diferentes aspectos da informação visual continuam ao longo das vias paralelas codificadas pelas células ganglionares, que depois são processadas simultaneamente em várias vias independentes em partes distintas do córtex cerebral antes de serem reintegradas para produzir a sensação consciente da visão e as percepções associadas a ela. As células das vias visuais são organizadas para lidarem com informações sobre linha, contraste, movimento e cor, no entanto, não formam uma imagem no cérebro, mas apenas geram um padrão espacial e temporal de atividade elétrica que é *percebido* como uma imagem visual.

Mencionamos, anteriormente, que alguns neurônios da via visual se projetam para outras regiões do cérebro que não o córtex visual. Por exemplo, uma classe de células ganglionares, recentemente descoberta, contendo um pigmento semelhante à opsina chamado **melanopsina**, leva informações visuais para um núcleo no hipotálamo chamado **núcleo supraquiasmático**, situado logo acima do quiasma óptico e que funciona como parte do "relógio biológico". Parece que as informações sobre o ciclo diário de intensidade de luz a partir dessas células ganglionares são utilizadas para ajustar esse relógio neuronal para um dia de 24 horas – o ritmo circadiano (ver Figura 1.11). Outras informações visuais passam para o tronco cerebral e o cerebelo, nos quais são utilizadas para a coordenação dos movimentos dos olhos e da cabeça, na fixação do olhar e na mudança do tamanho da pupila.

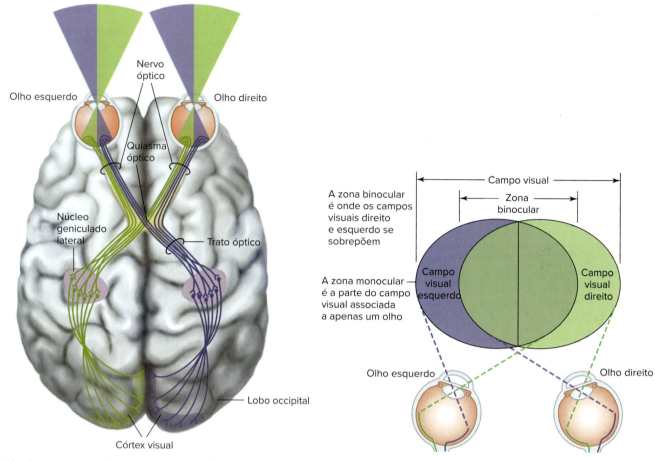

A. Direcionamento do estímulo visual para o córtex visual
B. Mecanismo da visão binocular

Figura 7.31 Vias e campos visuais. **A.** As vias visuais vistas por cima mostram como a informação visual de cada campo ocular é distribuída para o córtex visual de ambos os lobos occipitais. **B.** A sobreposição dos campos visuais dos dois olhos cria uma zona de visão binocular, o que possibilita a percepção de profundidade e distância.

APLICAÇÃO DO CONCEITO

- Três pacientes sofreram destruição de diferentes partes de sua via visual. O paciente 1 perdeu o trato óptico direito; o paciente 2, perdeu as fibras nervosas que cruzam no quiasma óptico; e o paciente 3 perdeu o lobo occipital esquerdo. Faça um desenho daquilo que cada pessoa perceberia por cada olho quando fitasse uma parede branca.

A resposta está disponível no Apêndice A.

Visão a cores

As cores que percebemos estão relacionadas com os comprimentos de onda da luz que os pigmentos nos objetos do nosso mundo visual refletem, absorvem ou transmitem. Por exemplo, um objeto parece vermelho porque absorve comprimentos de onda mais curtos (azul) enquanto simultaneamente reflete os comprimentos de onda mais longos (vermelho). A luz percebida como branca é uma mistura de todos os comprimentos de onda, e o preto é a ausência de toda luz.

A visão a cores se inicia com a ativação dos fotopigmentos nos cones fotorreceptores. A retina humana tem três tipos de cones – um respondendo idealmente aos comprimentos de onda longos (cones "L" ou "vermelhos"), um aos comprimentos de onda médios (cones "M" ou "verdes") e o outro mais bem estimulado em comprimentos de onda curtos (cones "S" ou "azuis"). Cada tipo de cone é excitado em uma faixa de comprimentos de onda, com a maior resposta ocorrendo próximo ao centro dessa faixa. Para qualquer dado comprimento de onda da luz, os três tipos de cone são excitados em diferentes graus (**Figura 7.32A**). Por exemplo, em resposta à luz do comprimento de onda de 531 nm, os cones verdes respondem maximamente, os cones vermelhos menos e os azuis não respondem. Nossa sensação do tom de verde nesse comprimento de onda depende da potência relativa desses três tipos de cone e da comparação feita por células de hierarquia superior no sistema visual. A resposta, independente dos três tipos de cone, pode ser demonstrada por experimentos em que os cones são inativados (branqueados) de formas distintas por exposição prolongada a comprimentos de onda de luz específicos. Consulte a **Figura 7.32B** e a questão fisiológica associada para um exemplo.

Capítulo 7 Fisiologia do Sistema Sensorial 239

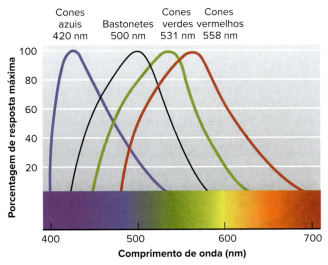

A. Espectro de absorção de bastonetes e cones

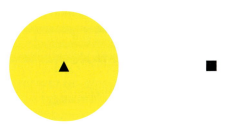

B. Fadiga do cone

Figura 7.32 Sensibilidade dos fotopigmentos na retina humana normal. **A.** A frequência dos potenciais de ação no nervo óptico está diretamente relacionada com a absorção de luz de um fotopigmento. Sob condições de intensa luminosidade, os três tipos de cone respondem em diferentes faixas de frequência. Na penumbra, apenas os bastonetes respondem. **B.** Demonstração da fadiga dos cones e pós-imagem. Fique imóvel e olhe para o triângulo dentro do círculo amarelo por 30 segundos. Em seguida, desvie seu olhar para o quadrado e aguarde que a imagem surja ao redor dele.

APLICAÇÃO DO CONCEITO

- Qual era a cor da imagem que você viu enquanto olhava para o quadrado? Por que você percebeu essa cor em particular?

A resposta está disponível no Apêndice A.

As vias para a visão colorida seguem aquelas descritas na Figura 7.31. As células ganglionares de um tipo respondem a uma ampla faixa de comprimentos de onda. Em outras palavras, elas recebem estímulos dos três tipos de cone e não sinalizam uma cor específica, mas, sim, o brilho geral. As células ganglionares de um segundo tipo codificam cores específicas. Essas últimas células também são chamadas de **células de cor oponente**, visto que apresentam estímulo excitatório partindo de um tipo de receptor de cone e um estímulo inibitório de outro receptor. Por exemplo, a célula ganglionar mostrada na **Figura 7.33** sofre um aumento na frequência de potenciais de ação (picos de grande amplitude) quando estimulada por cones ativados por luz azul, contudo os potenciais de ação cessam quando a célula ganglionar é inibida por cones ativados

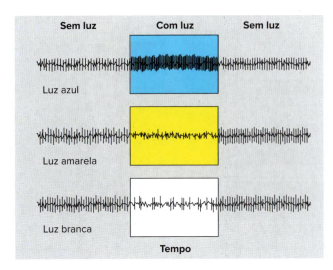

Figura 7.33 Resposta idealizada de uma única célula ganglionar de cor oponente às luzes azul, amarela e branca.

por luz amarela. A célula apresenta baixa frequência de potenciais de ação quando estimulada com luz branca porque essa luz contém comprimentos de onda azul e amarelo.

Nossa capacidade de discriminar cores também depende da *intensidade* da luz que alcança a retina. Em condições de muita luminosidade, a resposta diferencial dos cones permite uma boa visão das cores. Com pouca luminosidade, no entanto, apenas os bastonetes altamente sensíveis são capazes de responder. Embora os bastonetes sejam ativados em uma faixa de comprimentos de onda que se sobrepõem àqueles que ativam os cones (ver Figura 7.32), não há mecanismo para distinguir entre as frequências. Dessa forma, os objetos que aparecem com cores vivas à luz do dia são percebidos em tons de cinza à medida que a noite cai e a iluminação se torna tão fraca, que apenas os bastonetes conseguem responder.

Cegueira para cores

Em altas intensidades de luz, como na visão à luz do dia, a maioria das pessoas – 92% da população masculina e mais de 99% da população feminina – têm visão colorida normal. Existem, no entanto, vários tipos de defeitos na visão colorida resultantes de mutações nos pigmentos do cone. A forma mais comum de **cegueira para cores**,[a] é a cegueira para cores verde-vermelho, está predominantemente presente em homens, afetando 1 em cada 12. A cegueira para cores em mulheres é muito mais rara (1 em 200). Homens com cegueira para cores verde-vermelho carecem inteiramente dos pigmentos de cone vermelho ou verde, ou têm uma forma anormal deles. Em decorrência disso, a discriminação entre os tons dessas cores é ruim.

A cegueira para cores é consequente de uma mutação recessiva em um ou mais genes que codificam os pigmentos do cone. Os genes que codificam os pigmentos dos cones vermelho e verde estão localizados muito próximos um do outro no cromossomo X, enquanto o gene que codifica o cromóforo azul está localizado no cromossomo 7. Devido a essa estreita

---

[a]N.R.T.: Também conhecida, em termos gerais, por **daltonismo**.

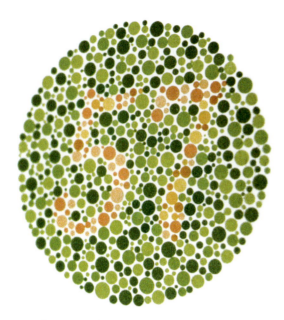

Figura 7.34 Imagem utilizada para testar a visão colorida vermelho-verde. Com a visão colorida normal, o número 57 é visível, porém nenhum número é aparente para os daltônicos das cores vermelho-verde. Fonte: GARO/Phanie/Alamy Stock Photo.

associação dos genes vermelho e verde no cromossomo X há maior probabilidade de que uma recombinação genética ocorra durante a meiose (ver Capítulo 17, Seção 17.1), eliminando ou alterando as características espectrais dos pigmentos vermelhos e verdes produzidos. Isso, em parte, explica o fato de os defeitos vermelho-verde não serem sempre completos e por que alguns indivíduos cegos a cores conseguem, sob determinadas condições, distinguir tons de vermelho ou verde. Nos machos, a presença de um único cromossomo X significa que um único alelo recessivo da mãe resultará em cegueira para cores, ainda que a própria mãe tenha visão colorida normal por contar com um cromossomo X normal. Isso também significa que 50% da prole masculina dessa mãe terá cegueira para cores. Indivíduos com cegueira para cores vermelho-verde não são capazes de ver o número na **Figura 7.34**.

Movimentos dos olhos

A região da mácula lútea da retina, dentro da qual a fóvea central está localizada, é especializada de várias formas para fornecer a mais alta acuidade visual. Ela é composta por cones densamente acondicionados com mínima convergência através das camadas de células bipolares e ganglionares. Além disso, os raios de luz estão menos dispersos no trajeto para o segmento mais externo desses cones do que em outras regiões da retina, porque as camadas de interneurônios e os vasos sanguíneos estão deslocados para as margens.

Para focar o ponto mais importante da imagem visual (o ponto de fixação) na fóvea e mantê-lo ali, o globo ocular deve ser capaz de se mover. Seis músculos esqueléticos conectados à parte externa de cada globo ocular (identificados na **Figura 7.35**) controlam seu movimento. Esses músculos realizam dois movimentos básicos: rápido e lento.

Os movimentos rápidos, chamados de **sacádicos**, são pequenas movimentações bruscas que rapidamente trazem o olho de um ponto de fixação para outro a fim de permitir a busca do campo visual. Além disso, os movimentos sacádicos deslocam a imagem visual sobre os receptores, evitando, assim, a adaptação que resultaria do fotobranqueamento persistente dos fotorreceptores em uma determinada região da retina. Os movimentos sacádicos também ocorrem durante certos períodos de sono, quando ocorrem os sonhos, embora se acredite que esses movimentos não estejam envolvidos na "observação" das imagens dos sonhos.

Movimentos oculares lentos estão envolvidos no rastreamento de objetos visuais, tanto enquanto eles se movem pelo campo visual como durante a compensação dos movimentos da cabeça. Os centros de controle desses movimentos compensatórios obtêm suas informações sobre o movimento da cabeça a partir do sistema vestibular, que será descrito mais adiante. Os sistemas de controle para os outros movimentos lentos dos olhos exigem o *feedback* contínuo da informação visual sobre o objeto em movimento.

Doenças comuns dos olhos

Das inúmeras doenças dos olhos, três são responsáveis por grande porcentagem de todos os problemas graves relacionados com visão humana, principalmente à medida que se envelhece. A primeira é conhecida como **catarata**, uma opacidade (turvação) do cristalino consequente do acúmulo de proteínas precipitadas no tecido do cristalino. As cataratas são extremamente comuns após os 65 anos. À medida que a opacidade do cristalino progride, ocorrem significativo embaçamento, perda da visão noturna e dificuldade para focar objetos próximos. As cataratas estão associadas a tabagismo, traumatismo, alguns medicamentos, hereditariedade e doenças como diabetes. Como a exposição prolongada à radiação ultravioleta também pode ter efeito, muitos especialistas recomendam o uso de óculos de sol para retardar o início da doença. A lente (cristalino) opaca pode ser removida cirurgicamente. Com o auxílio de uma lente artificial implantada ou lentes corretivas de compensação, a visão efetiva pode ser restaurada.

Uma segunda causa importante de dano ocular é o **glaucoma**, no qual as células da retina são danificadas como resultado de pressão intraocular aumentada. O tamanho e o formato do olho de uma pessoa, com o passar do tempo, dependem, em parte, do volume do humor aquoso e do humor vítreo. Esses dois líquidos são incolores e permitem a transmissão da luz da frente do olho para a retina. O humor aquoso é constantemente formado por tecido vascular especializado que recobre o músculo ciliar e drena para um canal na frente da íris, na margem da córnea. Em alguns casos, o humor aquoso se forma mais rápido do que é removido, o que resulta em aumento da pressão intraocular. O glaucoma é uma causa significativa de cegueira irreversível, mas pode ser tratado com medicamentos que reduzem a produção de humor aquoso ou com cirurgia a *laser* que remodela as estruturas de drenagem do olho, melhorando a remoção do humor aquoso. Suas causas são, em muitos casos, desconhecidas, mas o glaucoma tem sido associado a diabetes, alguns medicamentos, traumatismo físico no olho e genética.

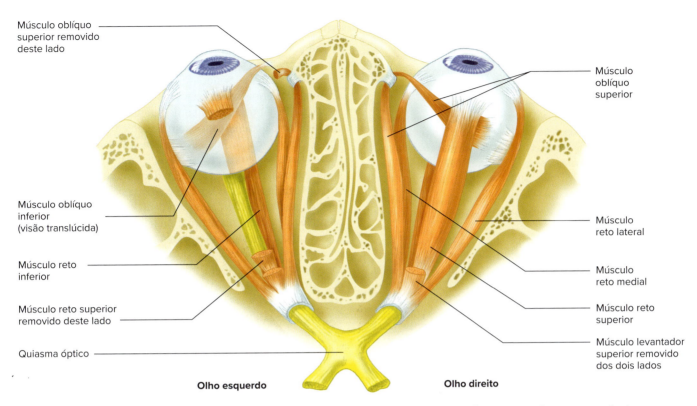

Figura 7.35 Vista superior dos músculos que movem os olhos para direcionar o olhar e proporcionar convergência.

Em uma terceira doença ocular importante, a região da mácula lútea da retina torna-se comprometida, condição conhecida como **degeneração macular**, resultando em um defeito caracterizado pela perda de visão no centro do campo visual. A forma mais comum dessa doença piora com a idade, ocorrendo em aproximadamente 30% dos indivíduos com mais de 75 anos, sendo, portanto, referida como **degeneração macular relacionada à idade (DMRI)**. As causas da DMRI ainda são desconhecidas, todavia, em alguns casos, é hereditária. Como a mácula lútea contém a fóvea e o acúmulo mais denso de cones, a DMRI está associada a perda da acuidade visual e da visão a cores. Os tratamentos para a DMRI são, principalmente, experimentais até momento e têm se mostrado difíceis.

Estude e revise 7.6

- O **comprimento** de onda e a **frequência** da luz variam inversamente; o **espectro visível** está aproximadamente na faixa de comprimentos de onda de 400 a 750 nm
- **Olho**: as principais estruturas incluem **esclera, coroide, córnea, íris, pupila, cristalino, retina, músculos ciliares** e **humores aquoso** e **vítreo**
  - **Retina**: contém regiões localizadas, incluindo **mácula lútea** (próximo ao centro da retina, relativamente desprovida de vasos sanguíneos), **fóvea central** (região de maior acuidade visual) e **disco óptico** (local de saída do nervo óptico)
- A luz que alcança a retina é desviada (**refratada**) e focalizada pela córnea e pelo cristalino
  - **Miopia**: provocada por um globo ocular muito longo em relação à potência de foco do cristalino e da córnea

Estude e revise 7.6 — *continuação*

- **Hipermetropia**: provocada por um globo ocular muito curto em relação à potência de foco do cristalino e da córnea
- **Acomodação**: alteração do formato do cristalino para possibilitar a visualização de imagens próximas ou distantes para que elas permaneçam focalizadas na retina
  - A **presbiopia**, (enrijecimento) do cristalino com o envelhecimento, interfere na acomodação
- **Fotopigmentos**: moléculas fotossensíveis formadas por uma proteína (**opsina**) e um cromóforo (**retinal**) localizadas nos **fotorreceptores** (**bastonetes** e **cones**)
  - Cada tipo de fotorreceptor tem uma opsina diferente, o que torna cada um dos quatro tipos de receptores sensíveis a diferentes faixas de comprimentos de onda da luz
  - **Fotorreceptores**: hiperpolarizados na luz, despolarizados no escuro
  - **Fototransdução**: a absorção da energia da luz pela retina deflagra uma cadeia de eventos que levam a ativação da **transducina** e da **fosfodiesterase cGMP**, decréscimo do cGMP citosólico, fechamento dos canais de cátion e hiperpolarização
- Bastonetes e cones fazem sinapse em **células bipolares**, que fazem sinapse em **células ganglionares**, cujos axônios formam os **nervos ópticos**
  - Os neurônios dos nervos ópticos terminam nos núcleos geniculados laterais do tálamo, o qual envia fibras para o córtex visual
  - Os fotorreceptores também enviam informações para áreas do cérebro que regulam os ritmos biológicos
- A codificação do sistema visual ocorre ao longo de vias paralelas nas quais diferentes aspectos da informação visual, como cor, forma, movimento e profundidade, são mantidos separados uns dos outros

Estude e revise 7.6 — *continuação*

- **Visão colorida:** relacionada com o comprimento de onda da luz. Os três fotopigmentos do cone variam na potência de sua resposta à luz em diferentes faixas de comprimentos de onda
  - Nossa percepção da cor depende das eferências das várias células de cores oponentes e do processamento desse estímulo pelas áreas do cérebro envolvidas na visão colorida
  - A **cegueira para cores** é decorrente de anormalidades nos pigmentos do cone resultantes de mutações genéticas
- Músculos esqueléticos controlam o movimento dos olhos para:
  - Fazer a varredura do campo visual para focalizar objetos de interesse
  - Manter o ponto de fixação na **fóvea central** apesar dos movimentos do objeto ou da cabeça
  - Evitar a adaptação dos fotorreceptores.

Questão de revisão: Descreva a sequência de eventos moleculares e celulares envolvidos na transdução de um fóton de luz em um potencial de ação que sai do olho. Qual é a principal característica que distingue os quatro tipos de fotorreceptores uns dos outros?
(A resposta está disponível no Apêndice A.)

7.7 Audição

O sentido da **audição** (escuta) baseia-se na física do som e na fisiologia das orelhas externa, média e interna. Além disso, existe um processamento neural complexo ao longo das vias para o cérebro e dentro de regiões cerebrais envolvidas na sensação e percepção da informação acústica.

Som

A energia sonora é transmitida através de um meio gasoso, líquido ou sólido pelo estabelecimento de uma vibração das moléculas do meio, sendo o ar o meio mais comum no qual se ouve a energia sonora. Quando não há moléculas, como no vácuo, não pode existir som. Qualquer coisa capaz de perturbar as moléculas – por exemplo, objetos vibrantes – pode servir como fonte de som. A **Figura 7.36A a D** demonstra o mecanismo básico de produção de som usando um diapasão como exemplo. Quando tocado, o diapasão vibra, criando perturbações nas moléculas de ar que compõem a onda sonora. A onda sonora consiste em zonas de compressão, nas quais as moléculas estão mais próximas e a pressão é aumentada, alternando com zonas de rarefação, nas quais as moléculas estão mais afastadas e a pressão é menor. À medida que as moléculas de ar colidem umas com as outras, as zonas de compressão e rarefação ondulam para fora e a onda sonora é transmitida à distância.

Uma onda sonora medida no tempo (**Figura 7.36E**) consiste em pressões de alternação rápida que variam continuamente desde uma elevação durante a compressão das moléculas até uma queda durante a rarefação, repetindo-se o processo. A diferença entre a pressão das moléculas nas zonas de compressão e rarefação determina a amplitude da onda, que está relacionada com a intensidade do som: quanto maior a amplitude, mais intenso o som. A orelha humana pode detectar variações de volume em uma grande faixa, desde o som de uma pessoa respirando na sala até um jato decolando nas proximidades. Devido a essa incrível faixa de valores, a intensidade do som é medida em decibéis (dB), que são uma

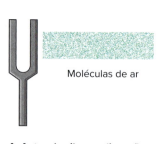

A. Antes de vibrar o diapasão

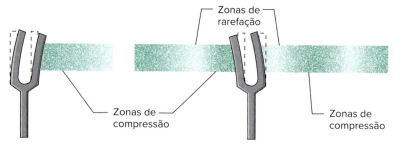

B. Vibração em uma direção   C. Vibração em direção oposta

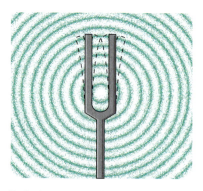

D. Ondas compressão e rarefação em alternação

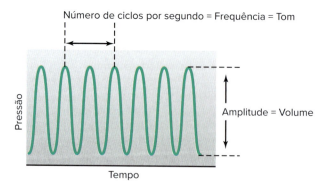

E. Ondas sonoras medidas no tempo

Figura 7.36 Formação das ondas sonoras a partir de um diapasão vibrando.

função logarítmica da pressão sonora. Atribui-se um valor de 0 dB para o limiar da audição humana, e um acréscimo de 30 dB, por exemplo, representaria um aumento de 1.000 vezes na pressão sonora. (Por vários motivos, a pressão sonora e o volume do som não têm uma relação linear. Um aumento de 1.000 vezes na pressão sonora cria um som que percebemos como mais intenso, mas isso nem se aproxima de um aumento de 1.000 vezes no volume.)

A frequência de vibração da fonte sonora (o número de zonas de compressão ou rarefação em um dado intervalo de tempo) determina a altura do som que ouvimos: quanto mais rápida for a vibração, mais alto será o som. Os sons mais bem ouvidos pelos seres humanos são aqueles cujas fontes vibram em frequências entre 1.000 e 4.000 Hz, porém toda a faixa de frequências audíveis para os seres humanos se estende de 20 a 20.000 Hz. A maioria dos sons não é de tons puros, mas misturas de tons de diversas frequências. As sequências de tons puros de frequências variáveis são geralmente percebidas como musicais. O acréscimo de outras frequências, chamadas de sobretons, a uma onda sonora de tom puro confere ao som sua característica ou timbre.

Transmissão do som na orelha

As estruturas anatômicas envolvidas na transmissão do som encontram-se representadas na **Figura 7.37**. A primeira etapa, na audição, é a entrada de ondas sonoras no **meato acústico externo**. Os formatos da orelha externa (o pavilhão auricular) e do meato acústico externo ajudam a amplificar e direcionar o som. As ondas sonoras reverberam das laterais e da extremidade do meato acústico externo, preenchendo-o com as vibrações contínuas das ondas de pressão.

A **membrana timpânica** (tímpano) estende-se através da extremidade do meato acústico externo e, à medida que as moléculas de ar se chocam com essa membrana, forçam a sua vibração na mesma frequência que a onda sonora. Sob maior pressão, durante uma zona de compressão, a membrana timpânica abaúla para dentro. A distância pela qual a membrana se move, embora seja sempre pequena, é uma função da intensidade com que as moléculas de ar a atingem e está relacionada com a pressão sonora, portanto, com sua intensidade. Durante a zona subsequente de rarefação, a membrana abaúla para fora; quando o som cessa, ela retorna para uma posição intermediária. A membrana timpânica, extremamente sensível, responde a todas as diferentes pressões das ondas sonoras, vibrando lentamente em resposta a sons de baixa frequência e rapidamente em resposta a sons de alta frequência.

Orelhas média e interna

A membrana timpânica separa o meato acústico externo da **orelha média**, uma cavidade repleta de ar no osso temporal do crânio. As pressões no meato acústico externo e na cavidade da orelha média são, em geral, iguais à pressão atmosférica. A cavidade da orelha média é exposta à pressão atmosférica por meio da **tuba auditiva**, que conecta a

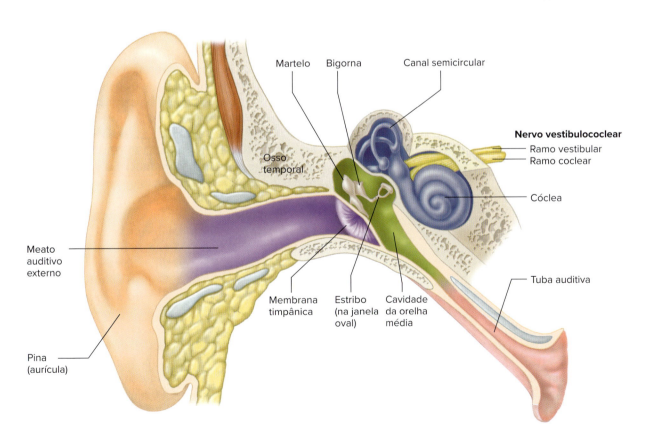

Figura 7.37 Orelha humana. Nesta e nas duas figuras seguintes, a cor roxo indica a orelha externa; o verde, a orelha média; e o azul, a orelha interna. O martelo, a bigorna e o estribo são ossículos da audição e componentes do compartimento da orelha média. A tuba auditiva está geralmente fechada, exceto durante os movimentos da faringe, como deglutição ou bocejo.

orelha média à faringe. A extremidade, semelhante a uma fenda desse tubo na faringe, está normalmente fechada, mas os movimentos musculares abrem o tubo durante o bocejo, a deglutição ou o espirro. Uma diferença na pressão pode ser produzida com mudanças súbitas de altitude (como em um elevador ou avião subindo ou descendo). Quando as pressões fora da orelha e no meato acústico mudam, a pressão na orelha média inicialmente permanece constante porque a tuba auditiva está fechada. Essa diferença de pressão pode distender a membrana timpânica e provocar dor, problema aliviado ao se bocejar ou deglutir voluntariamente, o que abre a tuba auditiva e permite que a pressão na orelha média se equilibre com a nova pressão atmosférica.

A segunda etapa na audição é a transmissão da energia sonora, a partir da membrana timpânica, pela cavidade da orelha média para a **orelha interna** preenchida por líquido. Como o líquido é mais difícil de se mover do que o ar, a pressão sonora transmitida à orelha interna deve ser amplificada, o que é obtido por uma cadeia móvel de três pequenos ossos da orelha média, o **martelo**, a **bigorna** e o **estribo** (ver Figura 7.37). Esses ossos atuam como um pistão e acoplam as vibrações da membrana timpânica à **janela oval**, uma abertura revestida por membrana que separa as orelhas média e interna.

A força total de uma onda sonora aplicada à membrana timpânica é transferida para a janela oval; entretanto, como a janela oval é muito menor que a membrana timpânica, a força por unidade de área (i. e., a pressão) é aumentada 15 a 20 vezes. Vantagem adicional é obtida pela ação de alavanca dos ossos da orelha média. A quantidade de energia transmitida para a orelha interna pode ser reduzida pela contração de dois pequenos músculos esqueléticos na orelha média. O **músculo tensor do tímpano** se prende ao martelo e a contração desse músculo amortece o movimento do osso. O **estapédio** se prende ao estribo e também controla sua mobilidade. Esses músculos se contraem reflexivamente para proteger o delicado aparato receptor da orelha interna de sons altos e contínuos. Eles não podem, no entanto, proteger contra sons altos repentinos e intermitentes, razão pela qual é essencial que as pessoas utilizem proteção auricular em ambientes em que esses sons podem ocorrer. Esses músculos também se contraem reflexivamente quando você vocaliza para reduzir a percepção do volume de sua própria voz e otimizar a audição em determinadas faixas de frequência.

Cóclea

As próximas etapas da audição envolvem a transmissão de ondas de pressão através da orelha interna. A parte da orelha interna envolvida na transmissão do som é chamada de **cóclea**, um espaço em forma de espiral e preenchido com líquido, no osso temporal (ver Figura 7.37). A cóclea é quase completamente dividida longitudinalmente por um tubo membranoso denominado **ducto coclear**, que contém os receptores sensoriais do sistema auditivo (**Figura 7.38**). O ducto coclear é preenchido por um líquido conhecido como **endolinfa**, um líquido extracelular com alta concentração de K^+ e baixa concentração de Na^+, o oposto do líquido extracelular característico. Em cada lado do ducto coclear há compartimentos preenchidos com um líquido chamado **perilinfa**,

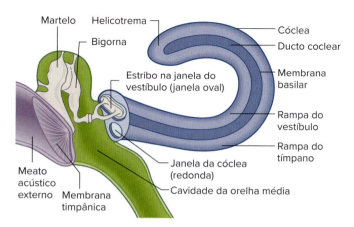

Figura 7.38 Os espaços da cóclea preenchidos por líquido. A janela oval conecta-se à rampa do vestíbulo, e a janela redonda conecta-se à rampa do tímpano. Ambos os espaços são preenchidos com um líquido denominado perilinfa e eles são contínuos no lado distal da cóclea, no helicotrema. Entre esses espaços está o ducto coclear, um espaço preenchido com um líquido denominado endolinfa. A cóclea é apresentada desenrolada por clareza. Fonte: Adaptada de Kandel e Schwartz.

cuja composição é semelhante à do líquido cefalorraquidiano (ver Figura 6.47). A **rampa do vestíbulo** está acima do ducto coclear e começa na janela oval; a **rampa do tímpano** está abaixo do ducto coclear e se conecta com a orelha média em uma segunda abertura revestida por membrana, a **janela redonda**. A rampa do vestíbulo e a rampa do tímpano são contínuas na extremidade do ducto coclear no **helicotrema** (ver Figura 7.38).

O lado do ducto coclear mais próximo da rampa do tímpano é formado pela **membrana basilar** (**Figura 7.39**), sobre a qual está o **órgão de Corti**, que contém as células receptoras sensíveis da orelha (chamadas células ciliadas, conforme descrito adiante).

O trajeto percorrido pelas ondas sonoras para dentro e através da cóclea é mostrado na **Figura 7.40**. Ondas sonoras no meato acústico provocam movimento para dentro e para fora da membrana timpânica, o que move a cadeia de ossos da orelha média contra a membrana que reveste a janela oval, fazendo que ela se abaúle para dentro da rampa do vestíbulo e volte para fora. Esse movimento cria ondas de pressão na rampa do vestíbulo. A parede da rampa do vestíbulo é, em grande parte, óssea, e existem apenas duas vias pelas quais as ondas de pressão podem se dissipar. Uma é para o helicotrema, no qual as ondas passam ao redor da extremidade do ducto coclear para dentro da rampa do tímpano. A outra via é diretamente pelo ducto coclear até a rampa do tímpano. Ondas de pressão transmitidas pelo ducto coclear provocam vibrações da membrana basilar que ativam as células receptoras do órgão de Corti. A região de deslocamento máximo da membrana basilar vibratória varia com a frequência da fonte sonora. Mais próxima da orelha média, a membrana basilar é relativamente estreita e rígida, o que a predispõe a vibrar com mais facilidade – ou seja, ela sofre o maior movimento – em resposta a tons de alta frequência (agudos). A membrana basilar torna-se progressivamente mais larga e menos rígida na extremidade distal.

Capítulo 7 Fisiologia do Sistema Sensorial   245

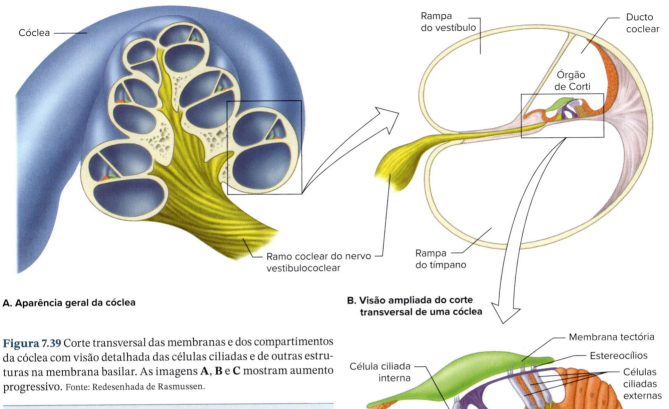

A. Aparência geral da cóclea

B. Visão ampliada do corte transversal de uma cóclea

Figura 7.39 Corte transversal das membranas e dos compartimentos da cóclea com visão detalhada das células ciliadas e de outras estruturas na membrana basilar. As imagens **A**, **B** e **C** mostram aumento progressivo. Fonte: Redesenhada de Rasmussen.

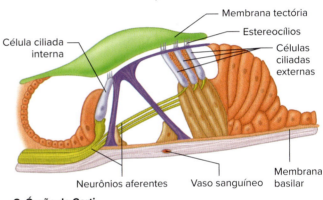

C. Órgão de Corti

> **APLICAÇÃO DO CONCEITO: princípio geral da fisiologia**
>
> ■ Considere as Figuras 7.37 a 7.40. De que maneira o processo da audição ilustra o princípio geral da fisiologia de que os processos fisiológicos exigem a transferência e o equilíbrio de matéria e energia?
>
> *A resposta está disponível no Apêndice A.*

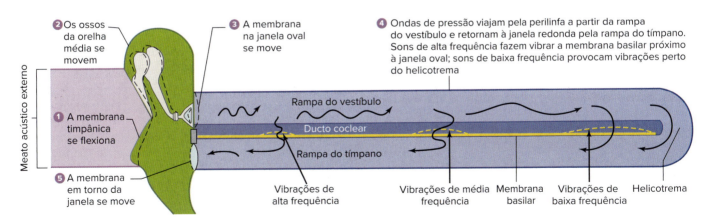

Figura 7.40 Transmissão de vibrações sonoras pela orelha média e interna. A cóclea é mostrada estendida para maior clareza.

> **APLICAÇÃO DO CONCEITO**
>
> ■ Como emitir um tom de aviso de 80 dB antes do disparo de uma arma de artilharia (140 dB) pode reduzir os danos à audição?
>
> *A resposta está disponível no Apêndice A.*

Assim, à medida que a frequência das ondas sonoras recebidas é reduzida, o ponto de movimento vibracional máximo ocorre progressivamente mais longe, ao longo da membrana, na direção do helicotrema. A membrana basilar é, portanto, uma espécie de mapa de análise de frequência, com os agudos sendo detectados mais próximos da orelha média e os sons graves, no sentido da extremidade distal. Finalmente, as ondas de pressão que alcançam a rampa do tímpano, por qualquer das vias, são dissipadas pelos movimentos da membrana dentro da janela redonda.

Células ciliadas do órgão de Corti

As células receptoras do órgão de Corti são chamadas de **células ciliadas**. Essas células são mecanorreceptores que têm **estereocílios** que se projetam de uma extremidade (ver Figura 7.39C). Existem dois grupos anatomicamente separados de células ciliadas, uma única fileira de **células ciliadas internas** e três fileiras de **células ciliadas externas**. Os estereocílios das células ciliadas internas se estendem para dentro do líquido da endolinfa e convertem as ondas de pressão provocadas pelo movimento do líquido no ducto coclear em potenciais receptores. Os estereocílios das células ciliadas externas estão integrados a uma **membrana tectória** sobrejacente e alteram mecanicamente seu movimento de uma forma complexa que aguça a sintonia de frequência em cada ponto ao longo da membrana basilar.

A membrana tectória reveste o órgão de Corti. À medida que as ondas de pressão deslocam a membrana basilar, as células ciliadas se movem em relação à membrana tectória estacionária e, consequentemente, os estereocílios se curvam. Quando os estereocílios se curvam na direção do membro mais alto de um feixe, conexões fibrosas chamadas **ligações apicais** abrem canais de cátions cujas comportas são ativadas mecanicamente. O influxo de carga elétrica resultante, vindo do líquido da endolinfa rico em K^+, despolariza a membrana (**Figura 7.41**). Observe que esse mecanismo é completamente oposto ao observado na maioria das células excitáveis, em que o K^+ sai e hiperpolariza as membranas celulares (ver Capítulo 6). A despolarização abre canais de Ca^{2+} dependentes de voltagem próximo à base da célula, o que desencadeia a liberação de neurotransmissor. A inclinação das células ciliares na direção oposta afrouxa as ligações apicais, fechando os canais e permitindo que a célula rapidamente se repolarize. Assim, à medida que as ondas sonoras vibram a membrana basilar, os estereocílios são inclinados alternadamente, o potencial de membrana das células ciliadas oscila rapidamente e salvas de neurotransmissores são liberadas nos neurônios aferentes.

O neurotransmissor liberado de cada célula ciliada é o glutamato (exatamente como nas células fotorreceptoras), que se conecta e ativa sítios de ligação de proteínas nas terminações de até 30 neurônios aferentes. Isso provoca a geração de potenciais de ação nos neurônios, cujos axônios se unem para formar o ramo coclear do **nervo vestibulococlear** (VIII nervo craniano). Quanto maior a energia (intensidade) da onda sonora, maior a frequência dos potenciais de ação gerados nas fibras nervosas aferentes. Devido à sua posição na membrana basilar, cada célula ciliada responde a uma faixa limitada de frequências sonoras, com uma frequência específica estimulando-a mais fortemente.

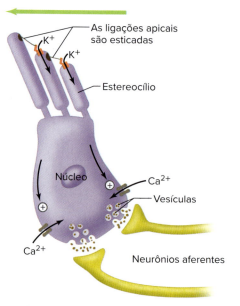

A. Mecanismo de liberação de neurotransmissores a partir da célula ciliada

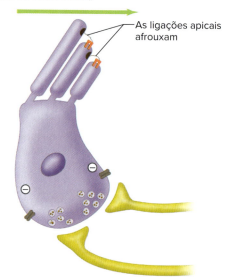

B. A célula ciliada inclinada na direção oposta sofre repolarização

Figura 7.41 Mecanismo para liberação de neurotransmissores em uma célula ciliada do sistema auditivo. **A.** Estereocílio inclinado em uma dada direção despolariza a célula e estimula a liberação do neurotransmissor. **B.** A inclinação na direção oposta repolariza a célula e interrompe a liberação. Fonte: (B)Adaptada de Ed Reschke.

> ### APLICAÇÃO DO CONCEITO
>
> - A furosemida é comumente utilizada para tratar a hipertensão porque aumenta a produção de urina (é um diurético), o que, por sua vez, reduz o volume de líquido no corpo. Ela age nos rins, inibindo uma proteína de membrana responsável por bombear K^+, Na^+ e Cl^- através de uma membrana epitelial. Essa proteína também está presente nas células epiteliais que circundam o ducto coclear. Com base nessas informações, proponha um mecanismo que explique por que um dos efeitos colaterais desse fármaco é a perda auditiva.
>
> *A resposta está disponível no Apêndice A.*

Além dos reflexos de proteção que envolvem os músculos tensor do tímpano e estapédio, fibras nervosas eferentes, partindo do tronco encefálico, regulam a atividade das células ciliadas externas e amortecem sua resposta, o que também as protege. Apesar desses mecanismos de proteção, as células ciliadas são facilmente danificadas ou até destruídas pela exposição a sons de alta intensidade, como os gerados por alto-falantes de *shows*, motores de aviões a jato e equipamentos de construção. Níveis mais baixos de ruído também causam danos se a exposição for prolongada. Acredita-se que o mecanismo geral de lesão às células ciliadas induzido por som alto seja devido à ruptura das delicadas pontas dos estereocílios causada por movimentos de alta amplitude da membrana basilar. O comprometimento auditivo pode ser temporário em níveis intermediários de exposição porque as pontas dos estereocílios conseguem se regenerar; se, no entanto, o som for excessivamente alto ou prolongado, as próprias células ciliadas morrem e não são substituídas. Tanto na perda auditiva temporária como na permanente, é comum que a pessoa experimente **tinido**, ou "zumbido no ouvido", em decorrência da ativação persistente e inapropriada de neurônios cocleares aferentes após dano ou perda de células ciliadas. A **Tabela 7.2** lista o volume dos sons comuns e seus efeitos sobre a audição.

Vias neurais na audição

As fibras nervosas cocleares entram no tronco encefálico e fazem sinapse com os interneurônios ali localizados. As fibras provenientes de ambas as orelhas convergem no mesmo neurônio. Muitos desses interneurônios são influenciados pelos diferentes tempos de chegada e intensidades do aporte das duas orelhas. Os tempos distintos de chegada dos sons de baixa frequência e as diferentes intensidades dos sons de alta frequência são utilizados para determinar a direção da fonte sonora. Se, por exemplo, um som é mais alto na orelha direita ou chega antes à orelha direita do que à esquerda, considera-se que a fonte sonora está à direita. O formato da orelha externa (a pina ou pavilhão auricular; ver Figura 7.37) e os movimentos da cabeça também são importantes para localizar a fonte sonora.

A partir do tronco cerebral, a informação é transmitida por uma via polissináptica para o tálamo e para o córtex auditivo no lobo temporal (ver Figura 7.13). Os neurônios que respondem a diferentes tons (frequências) são mapeados ao longo do córtex auditivo de uma forma que corresponde às regiões ao longo da membrana basilar, assim como os estímulos de diferentes regiões do corpo são representados em diferentes locais no córtex somatossensorial. Diferentes áreas do sistema auditivo são ainda mais especializadas; alguns neurônios respondem melhor a sons complexos, como os utilizados na comunicação verbal. Outros sinalizam localização, movimento, duração ou intensidade de um som. As influências descendentes nas vias do nervo auditivo modulam a percepção do som de formas complexas, permitindo que nos concentremos seletivamente em sons específicos. Por exemplo, podemos nos concentrar nos esforços de um solista no acompanhamento de uma orquestra e suprimir seletivamente os ecos de um som das paredes e do chão ao tentar localizar a fonte sonora.

TABELA 7.2	Níveis de decibel de sons comuns e seus efeitos.	
Fonte sonora	**Nível de decibel**	**Efeitos**
Respiração	10	Apenas audível
Folhas farfalhando	20	
Sussurro	30	Muito quieto
Zumbido do refrigerador	40	
Conversa tranquila em escritório	50 a 60	Nível auditivo confortável abaixo de 60 dB
Aspirador de pó, secador de cabelo	70	Atrapalha, interfere na conversa
Trânsito na cidade, caminhão de lixo	80	Irritante; a exposição constante pode danificar a audição
Máquina de cortar grama, liquidificador	90	Acima de 85 dB, 8 h de exposição provocam dano à audição
Trator de fazenda	100	Para evitar a perda da audição, a recomendação é menos de 15 min de exposição sem proteção
Motosserra	110	A exposição regular por mais de 1 min implica risco de perda auditiva permanente
Concerto de *rock*	110 a 140	O limiar de dor começa em torno de 125 dB
Explosão de espingarda, decolagem de jato (distância de 61 m)	130	Provável perda permanente da audição
Decolagem de jato (distância de 23 m)	150	Ruptura da membrana timpânica, dano permanente

Fonte: Adaptada de National Institute on Deafness and Other Communication Disorders, National Institutes of Health, www.nidcd.nih.gov.

Dispositivos eletrônicos podem ajudar a compensar danos à intrincada orelha média, à cóclea ou às estruturas neurais. Os **aparelhos auditivos** amplificam os sons que chegam e, então, passam pelo meato acústico pelos mesmos mecanismos cocleares utilizados para o som normal. Quando, no entanto, ocorrem danos substanciais e os aparelhos auditivos não conseguem corrigir a surdez, dispositivos eletrônicos conhecidos como **implantes cocleares** podem, em alguns casos, restaurar parcialmente a audição funcional. Em resposta ao som, os implantes cocleares estimulam diretamente o nervo coclear com pequenas correntes elétricas de modo que os sinais sonoros são transmitidos diretamente para as vias auditivas, contornando a cóclea.

Estude e revise 7.7

- Energia sonora: transmitida por ondas de pressão
  - *Pitch* (ou altura): determinado pela frequência da onda sonora
  - *Intensidade*: determinado pela amplitude da onda sonora
- Sequência de transmissão do som:
  - As ondas sonoras entram no **meato acústico externo** e fazem vibrar a **membrana timpânica**
  - A membrana vibrante provoca o movimento dos três pequenos ossos da orelha média (**martelo**, **bigorna** e **estribo**); o estribo vibra contra a membrana da **janela oval**
  - Os movimentos da membrana na janela oval estabelecem ondas de pressão na **rampa do vestíbulo** preenchida por líquido, que provocam vibrações na parede do **ducto coclear**, estabelecendo ondas de pressão no líquido (**perilinfa**) nesse local
  - Essas ondas de pressão produzem vibrações na **membrana basilar**, que está localizada em um dos lados do ducto coclear
  - À medida que a membrana basilar vibra, células receptoras chamadas **células ciliadas** localizadas no **órgão de Corti** se movem em relação à **membrana tectória**. As células ciliadas têm **estereocílios** com **ligações apicais** que se projetam a partir de sua superfície e que se ligam à membrana tectória
  - Os movimentos dos estereocílios abrem os canais iônicos mecanicamente controlados nas ligações apicais, o que estimula as células ciliadas a liberar glutamato; o glutamato ativa os receptores nas extremidades periféricas dos neurônios aferentes
- Partes separadas da membrana basilar vibram maximamente em resposta a determinadas frequências sonoras; a alta frequência é detectada perto da janela oval e a baixa frequência, na extremidade mais distante do ducto coclear.

Questão de revisão: Que aspectos da audição ocorrem na orelha média? E na orelha interna? Quais são as três principais regiões do cérebro que recebem sequências de informações auditivas? (A resposta está disponível no Apêndice A.)

7.8 Sistema vestibular

As células ciliadas também são encontradas no **aparelho vestibular** da orelha interna. O aparelho vestibular é composto por uma série de tubos membranosos preenchidos com endolinfa, que também se conectam com o ducto coclear (**Figura 7.42**). As células ciliadas detectam mudanças no movimento e na posição da cabeça por meio de um mecanismo de transdução de estereocílios semelhante ao que foi discutido para as células ciliadas cocleares. O aparelho vestibular consiste em três **canais semicirculares** membranosos e duas dilatações saculares, o **utrículo** e o **sáculo**, todos localizados em túneis no osso temporal em cada lado da cabeça. Os túneis ósseos da orelha interna, que abrigam o aparelho vestibular e a cóclea, têm um formato tão complexo que, às vezes, são chamados de **labirinto**.

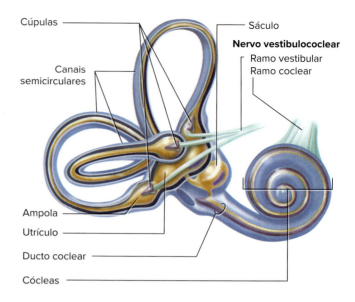

Figura 7.42 Um túnel no osso temporal contém um sistema de ductos membranosos preenchidos com líquido. Os canais semicirculares, o utrículo e o sáculo compõem o aparelho vestibular. Esse sistema está conectado ao ducto coclear. As estruturas em roxo, dentro da ampola, são as cúpulas, que contêm as células ciliadas (receptoras).
Fonte: Redesenhada de Hudspeth.

Canais semicirculares

Os canais semicirculares detectam a aceleração angular durante a *rotação* da cabeça ao longo de três eixos perpendiculares. Os três eixos dos canais semicirculares são aqueles ativados durante a rotação em torno do eixo horizontal (como um aceno com a cabeça para expressar "sim"), rotação em torno do eixo vertical (como balançar a cabeça para expressar "não") e rotação em torno do eixo anteroposterior (como inclinar a cabeça de forma que a orelha encoste no ombro) (**Figura 7.43**).

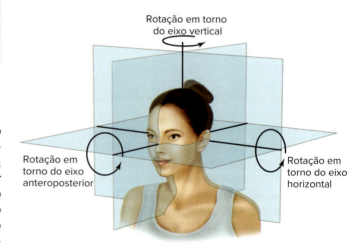

Figura 7.43 Planos de aceleração angular detectados pelos canais semicirculares. A rotação do eixo anteroposterior é como inclinar a cabeça de forma que a orelha encoste no ombro; a rotação no eixo vertical é como balançar a cabeça para expressar "não"; e a rotação no eixo horizontal é como acenar com a cabeça para expressar "sim".

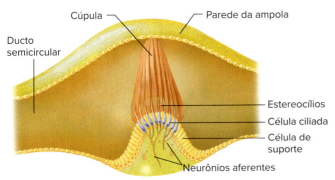

A. Estruturas do ducto semicircular

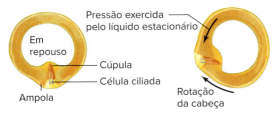

B. Cúpula e ampola durante o movimento da cabeça

Figura 7.44 A. Organização de cúpula e ampola. **B.** A relação da cúpula com a ampola quando a cabeça está em repouso e quando está acelerando.

As células receptoras dos canais semicirculares, como as do órgão de Corti, contêm estereocílios. Esses estereocílios estão encapsulados dentro de uma massa gelatinosa, a **cúpula**, que se estende pelo lúmen de cada canal semicircular na **ampola**, um discreto abaulamento na parede de cada ducto (**Figura 7.44**). Sempre que a cabeça se move, o canal semicircular em seu invólucro ósseo e os corpos anexados das células ciliadas se movem com ela. O líquido que preenche o ducto, entretanto, não está conectado ao crânio e, por causa da inércia, tende a permanecer em sua posição original. Assim, a ampola em movimento é empurrada contra o líquido estacionário, provocando inclinação dos estereocílios e alteração na taxa de liberação do neurotransmissor pelas células ciliadas. Esse neurotransmissor cruza a sinapse e ativa os neurônios aferentes associados às células ciliadas, dando início à propagação dos potenciais de ação em direção ao cérebro.

A direção dos movimentos de rotação da cabeça determina o sentido da inclinação dos estereocílios e quais células ciliares são estimuladas. O movimento desses mecanorreceptores provoca alterações no potencial de membrana da célula ciliada e a liberação de neurotransmissores por um mecanismo semelhante ao das células ciliadas da cóclea (ver Figura 7.41). Algum neurotransmissor sempre é liberado pelas células ciliadas em repouso, e a liberação aumenta ou diminui a partir dessa taxa de repouso de acordo com o sentido de inclinação dos cílios. Cada receptor de célula ciliada tem um sentido de liberação máxima do neurotransmissor; quando seus estereocílios são inclinados nesse sentido, a célula receptora se despolariza (**Figura 7.45**). Quando os estereocílios são inclinados no sentido oposto, a célula se hiperpolariza. A frequência dos potenciais de ação nos neurônios aferentes que fazem sinapse com as células ciliadas está relacionada tanto com a quantidade de força que inclina os estereocílios sobre as células receptoras quanto com o sentido de aplicação da força.

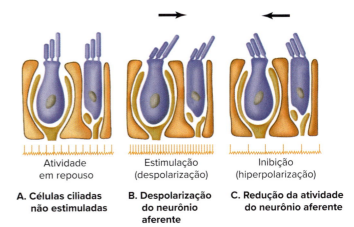

Taxa de descarga do nervo vestibular

Figura 7.45 Relação entre a posição dos cílios na ampola e o disparo do potencial de ação em neurônios aferentes. **A.** Atividade em repouso. **B.** O movimento ciliar em uma direção aumenta a frequência do potencial de ação no neurônio aferente ativado pela célula ciliada. **C.** O movimento na direção oposta diminui a taxa relativa ao estado de repouso.

Quando a cabeça gira de forma contínua a uma velocidade constante (como a cabeça de uma patinadora artística durante um giro), o líquido do duto começa a se mover na mesma velocidade que o resto da cabeça e os estereocílios retornam lentamente à sua posição de repouso e param de responder à rotação. Por esse motivo, as células ciliadas dos canais semicirculares são estimuladas apenas durante as alterações na velocidade de rotação da cabeça.

Utrículo e sáculo

O utrículo e o sáculo (ver Figura 7.42) fornecem informações sobre a aceleração *linear* da cabeça e sobre as mudanças na posição da cabeça em relação às forças da gravidade. Aqui também, as células receptoras são mecanorreceptores sensíveis ao deslocamento dos pelos que se projetam. As células ciliadas no utrículo apontam quase diretamente para cima quando você está em pé e elas respondem quando você inclina a cabeça a partir do plano horizontal ou na presença de acelerações lineares no plano horizontal. No sáculo, as células ciliadas se projetam formando ângulos retos com aquelas do utrículo e elas respondem aos efeitos gravitacionais quando você se move desde uma posição deitada para a posição em pé ou respondem a acelerações verticais como as produzidas quando você pula em um trampolim.

O utrículo e o sáculo são ligeiramente mais complexos que a ampola. Os estereocílios que se projetam a partir das células ciliadas são revestidos por uma substância gelatinosa na qual estão incrustados minúsculos cristais, ou **otólitos**. Os otólitos, que são cristais de carbonato de cálcio, tornam a substância gelatinosa mais pesada que o líquido circundante. Em resposta à aceleração linear ou a uma mudança de posição em relação à gravidade, o material otolítico gelatinoso empurra contra as células ciliadas de modo que os estereocílios nessas células se inclinem e as células receptoras sejam estimuladas. A **Figura 7.46** demonstra como os órgãos otólitos são estimulados por uma mudança na posição da cabeça.

Informações vestibulares e vias

A informação vestibular é utilizada de três maneiras. Uma é para controlar os músculos oculares de forma que, apesar das mudanças na posição da cabeça, os olhos possam permanecer fixos no mesmo ponto. O ***nistagmo*** é um grande movimento espasmódico de vaivém dos olhos que pode ocorrer em resposta a estímulos vestibulares incomuns em pessoas saudáveis; mas também pode ser um sinal de patologia. O nistagmo é perceptível quando uma pessoa roda em uma cadeira giratória por cerca de 20 segundos e para abruptamente. Por um curto período, após a cessação do movimento, o líquido nos canais semicirculares continua a girar e os olhos da pessoa se movem involuntariamente como se tentassem acompanhar os objetos que giravam no campo de visão. Altas concentrações de álcool no sangue interferem no funcionamento do aparelho vestibular, levando a um tipo de nistagmo que os policiais de trânsito costumam usar como evidência de dirigir embriagado.

O segundo uso das informações vestibulares se refere aos mecanismos reflexos para a manutenção da postura vertical e do equilíbrio. O aparelho vestibular atua no suporte da cabeça durante o movimento, na orientação da cabeça no espaço e nos reflexos que acompanham a locomoção. Pouquíssimos reflexos posturais, no entanto, dependem exclusivamente do estímulo ao sistema vestibular, apesar do fato de os órgãos vestibulares serem, por vezes, chamados de órgãos sensoriais do equilíbrio. A Seção 7.5 e o Capítulo 10 descrevem outras informações sensoriais importantes para manter a postura e o equilíbrio.

O terceiro uso das informações vestibulares é fornecer percepção consciente da posição e da aceleração do corpo, percepção do espaço ao redor do corpo e memória da informação espacial.

As informações sobre a estimulação das células ciliadas são retransmitidas desde o aparelho vestibular para os núcleos do tronco encefálico por meio do ramo vestibular do nervo vestibulococlear. A informação é transmitida por uma via polissináptica através do tálamo para um sistema de centros vestibulares no lobo parietal do córtex cerebral. Projeções descendentes também são enviadas dos núcleos do tronco encefálico para a medula espinal para influenciar os reflexos posturais. As informações vestibulares são integradas às informações sensoriais provenientes dos olhos, das articulações, dos tendões e da pele, levando à sensação de postura (**propriocepção**) e movimento. Um bom exemplo desse fenômeno ocorre quando você tenta manter a postura enquanto está em um trem ou metrô em movimento.

Um desencontro nas informações oriundas dos vários sistemas sensoriais pode criar sensações de náusea e tontura. Por exemplo, muitos parques de diversões oferecem passeios virtuais emocionantes (*widescreen*) nos quais os olhos criam a sensação de um passeio vertiginoso de helicóptero, enquanto o sistema vestibular sinaliza que a pessoa não está se movendo. A ***cinetose (ou enjoo marítimo)***, também envolve o sistema vestibular e ocorre quando se experimentam padrões não familiares de aceleração linear e rotacional quando ainda não houve a adaptação a esses movimentos.

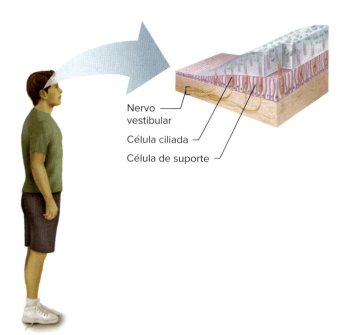

A. Células ciliadas não inclinadas

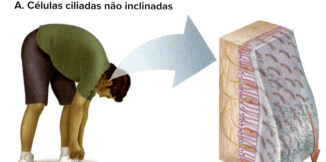

B. Células ciliadas inclinadas devido à gravidade

Figura 7.46 Efeito da posição da cabeça sobre o órgão otolítico do utrículo. **A.** Posição vertical: as células ciliadas não se inclinam. **B.** A gravidade inclina as células ciliadas quando a cabeça é inclinada para frente; isso informa ao cérebro sobre a posição da cabeça no espaço. A mesma resposta ocorre durante a desaceleração linear da cabeça, como quando um carro é freado.

Estude e revise 7.8

- **Aparelho vestibular:** situa-se no osso temporal, na orelha interna, de cada lado da cabeça; é composto por três canais semicirculares, um utrículo e um sáculo
- **Canais semicirculares:** detectam a **aceleração angular** durante a rotação da cabeça em qualquer dos três planos, o que provoca a inclinação dos estereocílios nas células ciliadas
- **Otólitos** são cristais existentes na substância gelatinosa do **utrículo** e do **sáculo**
  - Movem-se em resposta a mudanças na **aceleração linear** e na posição da cabeça em relação à gravidade
  - Estimulam os estereocílios nas células ciliadas
- A informação das estruturas vestibulares é transmitida por meio do nervo vestibulococlear para o tronco encefálico, o tálamo e o lobo parietal
  - Essa informação é integrada às informações sensoriais provenientes das articulações, dos tendões, dos olhos e da pele para produzir uma sensação de postura e movimento (**propriocepção**)

Questão de revisão: Quais são os três planos de movimento detectados pelos canais semicirculares? Como o tipo de movimento detectado pelos canais difere daquele percebido pelo utrículo e pelo sáculo? (**A resposta está disponível no Apêndice A.**)

7.9 Sentidos químicos

Lembre-se de que os receptores sensíveis a substâncias químicas específicas são chamados de quimiorreceptores. Alguns deles respondem a alterações químicas no ambiente interno; dois exemplos são os receptores que detectam a concentração sanguínea de oxigênio e íons hidrogênio (os quais serão mais detalhados no Capítulo 13). Outros respondem a mudanças químicas externas. Nessa categoria estão os receptores de paladar e cheiro, que afetam o apetite, o fluxo de saliva, as secreções gástricas, além de evitarem substâncias prejudiciais.

Paladar

Os órgãos sensoriais especializados para o **paladar** são os cerca de 10 mil **botões gustativos** encontrados na boca e na garganta, a maior parte nas superfícies superior e laterais da língua. Os botões gustativos são pequenos grupos de células organizadas como fatias de laranja ao redor de um poro gustativo oco e são encontrados nas paredes de estruturas visíveis denominadas **papilas linguais** (Figura 7.47). Algumas das células atuam principalmente como células de suporte, mas outras são células epiteliais especializadas que atuam como receptores para várias substâncias químicas nos alimentos que ingerimos. Pequenas microvilosidades piliformes aumentam a área de superfície das células receptoras de paladar e contêm proteínas integrais de membrana que convertem uma determinada substância química em um potencial receptor. Na parte inferior dos botões gustativos estão as **células basais**, que se dividem e se diferenciam para substituir continuamente as células receptoras do paladar danificadas no ambiente ocasionalmente violento da boca.

Para penetrar nos poros dos botões gustativos e entrar em contato com as células receptoras do paladar, as moléculas dos alimentos precisam ser dissolvidas em líquido – seja ingerido ou fornecido pelas secreções das glândulas salivares. Tente colocar açúcar ou sal em sua língua depois de secá-la completamente; pouca ou nenhuma sensação gustativa ocorrerá até que a saliva comece a fluir e dissolva a substância.

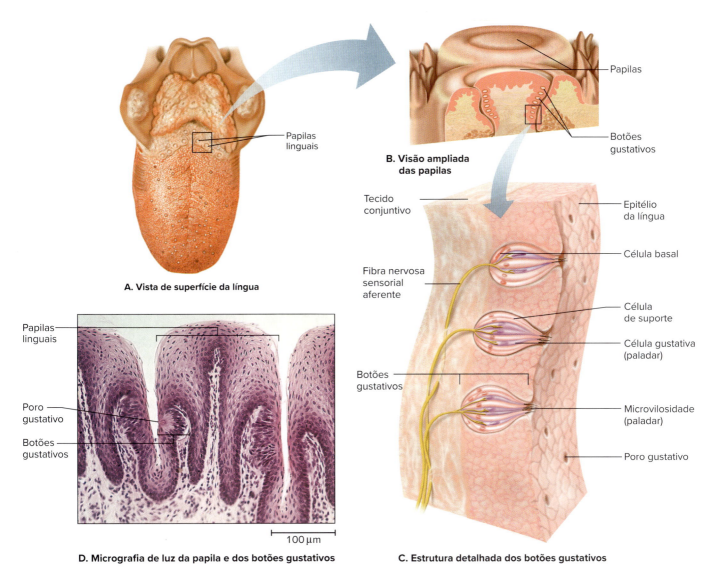

Figura 7.47 Receptores de paladar. **A.** Visão superior da língua mostrando as papilas linguais. **B.** Corte transversal de um tipo de papila com os botões gustativos. **C.** Os poros, nas laterais das papilas, se abrem nos botões gustativos compostos por células de suporte, células gustativas receptoras (paladar) e células basais. **D.** Micrografia de luz de uma parte da língua humana. Fonte: Adaptada de Ed Reschke.

Muitas substâncias químicas diferentes podem produzir a sensação de gosto ao ativar de forma diferente alguns tipos básicos de receptores de paladar. As submodalidades de paladar, em geral, se enquadram em cinco categorias distintas de acordo com o tipo de receptor mais fortemente ativado: doce, azedo, salgado, amargo e umami. Esta última categoria recebe o nome derivado da palavra japonesa que pode ser aproximadamente traduzida como "delicioso". Esse sabor, que está associado ao sabor do glutamato e de aminoácidos semelhantes, por vezes é descrito como transmitindo a sensação de saboroso ou pleno de sabor. O glutamato (ou glutamato monossódico [MSG, do inglês *monosodium glutamate*]) é um aditivo comumente utilizado para acentuar o sabor de alimentos na cozinha tradicional asiática.

Além desses receptores de paladar conhecidos, é provável que ainda existam outros a serem descobertos. Por exemplo, experimentos recentes sugerem que uma proteína de transporte de ácidos graxos identificada pela primeira vez nas papilas linguais de roedores pode, em breve, ser adicionada à lista. A pesquisa mostrou que o bloqueio desses transportadores inibe a preferência pelo sabor de alimentos com alto teor de gordura e reduz a produção de enzimas que digerem a gordura pelo sistema digestório. Se for confirmado em seres humanos, esse transportador de ácidos graxos pode se tornar o sexto membro da família de receptores de paladar e desempenhar importantes funções na regulação da ingestão e do metabolismo de alimentos ricos em calorias e gorduras.

Cada grupo de sabores tem um mecanismo distinto de transdução de sinal. O sabor salgado é detectado por um mecanismo simples no qual os íons sódio ingeridos entram em canais na membrana da célula receptora, despolarizando a célula e estimulando a produção de potenciais de ação no neurônio sensorial associado. O sabor azedo é estimulado por alimentos com alto teor de ácido, como limões, que contêm ácido cítrico. Os íons hidrogênio bloqueiam os canais de K^+ nos receptores azedos, e a perda da corrente hiperpolarizante de extravasamento de K^+ despolariza a célula receptora. Os receptores para o sabor doce têm proteínas integrais de membrana que se ligam a açúcares naturais como glicose, assim como a moléculas de adoçantes artificiais como sacarina e aspartame. A ligação dos açúcares a esses receptores ativa uma via de segundo mensageiro acoplada à proteína G (ver Capítulo 5) que, por fim, bloqueia os canais de K^+ e gera, assim, um potencial receptor despolarizante. O sabor amargo está associado a muitas substâncias venenosas, especialmente determinados elementos como o arsênico e alcaloides de plantas, como a estricnina. Há uma clara vantagem evolutiva em reconhecer uma ampla gama de substâncias venenosas, portanto existem muitas variedades de receptores para amargo. Todos esses tipos, no entanto, geram potenciais receptores por meio de vias de segundo mensageiro mediadas pela proteína G e, por fim, evocam a sensação negativa do sabor amargo. As células receptoras umami também se despolarizam por meio de um mecanismo de receptor acoplado à proteína G.

Cada neurônio aferente faz sinapse com mais de uma célula receptora, e o sistema gustativo é organizado em vias codificadas independentes no sistema nervoso central. As células receptoras individuais, no entanto, respondem em graus variados a substâncias que se enquadram em mais de uma categoria de paladar. Essa propriedade é análoga às sensibilidades sobrepostas dos fotorreceptores a diferentes comprimentos de onda.

A consciência do sabor específico de uma substância depende também do padrão de disparo em outros tipos de neurônios sensoriais. Por exemplo, sensações de dor (temperos picantes), textura e temperatura contribuem para o paladar. As vias para o paladar no sistema nervoso central projetam-se para o córtex gustativo, próximo à região que corresponde à "boca", no córtex somatossensorial (ver Figura 7.13).

Olfato

A principal parte do paladar dos alimentos é, na verdade, fornecida pelo sentido do cheiro ou **olfato**. Esse fenômeno é ilustrado pela experiência comum de que a comida não tem sabor quando um resfriado bloqueia as vias nasais. O odor de uma substância está diretamente relacionado com sua estrutura química. Milhares de odores diferentes podem ser reconhecidos e identificados com grande precisão. Dessa forma, os circuitos neurais que lidam com o olfato devem codificar informações acerca de diferentes estruturas químicas, armazenar (aprender) os diferentes padrões de código que representam as diferentes estruturas e, por último, reconhecer um código neural específico para identificar o odor.

Os neurônios receptores olfatórios, que são as primeiras células nas vias que dão origem ao sentido do olfato, encontram-se em uma pequena região do epitélio denominada **epitélio olfatório** na parte superior da cavidade nasal (**Figura 7.48A**). Os neurônios receptores olfatórios sobrevivem por cerca de 2 meses apenas, sendo constantemente substituídos por novas células produzidas a partir de células-tronco no epitélio olfatório. As células maduras são neurônios aferentes especializados que contam com um único dendrito aumentado que se estende em direção à superfície do epitélio. Vários cílios longos e não móveis se estendem da espícula do dendrito e permanecem ao longo da superfície do epitélio olfatório (**Figura 7.48B**), no qual são banhados em muco. Os cílios contêm as proteínas receptoras que fornecem os locais de ligação para as moléculas odoríferas. Os axônios dos neurônios formam o nervo olfatório, que é o I nervo craniano.

Para detectarmos uma substância odorífera (**odorante**), as moléculas da substância devem, primeiro, se difundir no ar e passar pelo nariz até a região do epitélio olfatório. Uma vez nessa região, elas se dissolvem no muco que cobre o epitélio e, então, se ligam a receptores odorantes específicos nos cílios. Os receptores odorantes estimulados ativam uma via mediada pela proteína G que aumenta o cAMP, o qual, por sua vez, abre canais catiônicos não seletivos e despolariza a célula.

Embora existam muitos milhares de células receptoras olfatórias, cada uma contém apenas um dos cerca de 400 tipos diferentes de receptores olfatórios da membrana plasmática. Por sua vez, cada um desses tipos responde apenas a um grupo específico quimicamente relacionado de moléculas odorantes. Cada odorante dispõe de grupos químicos característicos que o distinguem de outros odorantes, e cada um desses grupos ativa um tipo diferente de receptor odorante da membrana plasmática. Assim, a identidade de um odorante particular é determinada pela ativação de uma

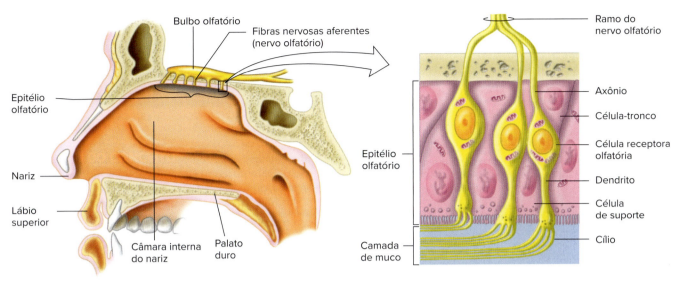

Figura 7.48 A. Localização. **B.** Aumento de uma parte do epitélio olfatório mostrando a estrutura das células receptoras olfatórias. Além dessas células, o epitélio olfatório contém células-tronco, que dão origem a novos receptores e células de suporte.

combinação precisa de receptores da membrana plasmática, cada um dos quais está contido em um grupo distinto de células receptoras olfatórias.

Os axônios das células receptoras olfatórias fazem sinapse em um par de estruturas cerebrais conhecidas como **bulbos olfatórios**, que se encontram na superfície inferior dos lobos frontais. Axônios de células receptoras olfatórias, que compartilham uma especificidade de receptor comum, fazem sinapse em certos neurônios do bulbo olfatório, mantendo, dessa forma, a especificidade do estímulo original. Em outras palavras, células receptoras odorantes específicas ativam apenas certos neurônios do bulbo olfatório, possibilitando que o cérebro determine quais receptores foram estimulados. Os códigos utilizados para transmitir informações olfatórias provavelmente usam tanto componentes espaciais (quais neurônios específicos estão disparando) como temporais (a frequência dos potenciais de ação em cada neurônio).

O sistema olfatório é o único sistema sensorial que não faz sinapse no tálamo antes de alcançar o córtex. A informação passa dos bulbos olfatórios diretamente para o córtex olfatório e partes do sistema límbico. O sistema límbico e as estruturas hipotalâmicas associadas estão envolvidos em comportamentos emocionais, alimentares e sexuais; a conexão direta do sistema olfatório explica por que o olfato exerce tão importante influência nessas atividades. Algumas áreas do córtex olfatório enviam projeções para outras regiões do córtex frontal. Diferentes odores provocam diferentes padrões de atividade elétrica em várias áreas corticais, possibilitando que os seres humanos discriminem entre pelo menos 10 mil odorantes diferentes, ainda que os humanos tenham apenas cerca de 400 tipos de receptores olfatórios diferentes. Na realidade, evidências recentes sugerem que os humanos podem, pelo menos teoricamente, distinguir até um trilhão ou mais de odores distintos!

A discriminação olfatória varia com a atenção, a fome (a sensibilidade é maior em pessoas com fome), o sexo (em geral, as mulheres têm sensibilidade olfatória mais aguçada do que os homens), o tabagismo (a sensibilidade diminuída vem sendo repetidamente associada ao tabagismo), a idade (a capacidade de identificar odores diminui com idade, e uma grande porcentagem de idosos não consegue detectar quaisquer odores) e o estado da mucosa olfatória (como mencionado, o olfato diminui quando a mucosa nasal está congestionada, como em um resfriado). Algumas pessoas nascem com defeitos genéticos que resultam em total falta de olfato (**anosmia**). Por exemplo, defeitos em genes no cromossomo X, bem como nos cromossomos 8 e 20, podem provocar a **síndrome de Kallmann**, condição na qual, entre outras coisas, os bulbos olfatórios não conseguem se formar.

Estude e revise 7.9

- **Botões gustativos:** localizam-se na língua e em outras partes dos receptores do paladar (**gustação**). Diferentes tipos de receptores gustativos têm mecanismos distintos de transdução sensorial
- **Receptores olfatórios:** parte dos neurônios olfatórios aferentes; situam-se na cavidade nasal superior (**epitélio olfatório**) e medeiam o **olfato**, o sentido do cheiro
- **Moléculas odorantes:** substâncias que podem ser cheiradas
  - Dissolvem-se no muco que banha os receptores olfatórios
  - Ligam-se a receptores específicos (sítios de ligação de proteínas)
  - Cada célula receptora olfatória tem um ou, no máximo, alguns dos diferentes tipos de receptores
- As vias olfatórias vão diretamente para o **córtex olfatório** e para o sistema límbico, em vez de irem para o tálamo.

Questão de revisão: De que forma os sistemas sensoriais de paladar e olfato são semelhantes? De que maneiras eles são diferentes? (A resposta está disponível no Apêndice A.)

CAPÍTULO 7

Estudo de caso clínico
Crises graves de tontura em um fazendeiro de 65 anos, saudável

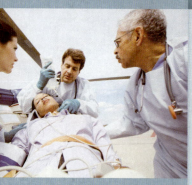
Comstock Images/Getty Images

Pouco depois das 6 horas da manhã de um domingo, um homem de grande porte vestindo macacão entrou cambaleando no setor de emergência apoiando-se no ombro de sua esposa. Ele comprimia uma toalha ensanguentada no lado direito de sua cabeça e sua pele estava pálida e suada. A toalha foi removida, revelando uma laceração de 2,5 cm no couro cabeludo acima de sua orelha direita. Enquanto o médico da emergência limpava e suturava o ferimento, o homem e sua esposa explicaram o que havia acontecido. Sendo criador de gado leiteiro, levantara-se para fazer suas tarefas naquela manhã quando ficou tonto, caiu e bateu com a cabeça na cômoda. Quando o médico comentou que não era incomum que uma queda transitória da pressão arterial causasse desmaios quando se levanta muito rapidamente, a esposa contou que o ocorrido havia sido diferente. Nos últimos 3 meses, ele havia apresentado alguns episódios de tontura súbita. Essas crises de tontura nem sempre estavam associadas a ficar de pé; na verdade, às vezes aconteciam mesmo quando ele estava deitado; durando de alguns segundos a poucas horas, os episódios, às vezes, eram acompanhados de cefaleia, náuseas e vômitos. Não sendo do tipo queixoso, o homem não havia procurado tratamento anteriormente. Como, no entanto, esses poderiam ser sinais de uma grave doença subjacente, o médico optou por fazer um exame mais completo.

O paciente tinha 65 anos e aparentava ser relativamente musculoso e em boa condição física para sua idade. Durante o exame, apresentou dificuldade para sentar-se ou levantar-se sem apoio e relatou sentir tontura e náuseas. Seu único problema clínico crônico conhecido era alta pressão sanguínea, diagnosticada 10 anos antes e bem controlada com medicamentos desde então. Quando questionados sobre o consumo de bebidas alcoólicas, ele e sua esposa garantiram ao médico que ele bebia apenas uma ou duas cervejas de cada vez e somente nos finais de semana.

Uma das primeiras questões que o médico precisa determinar é se o paciente sofria de tontura ou "cabeça leve". A tontura (vertigem) é um dos sintomas mais comumente relatados por pacientes que procuram assistência médica, mas essa descrição genérica não diferencia os reais mecanismos subjacentes envolvidos na sensação e suas causas. A "cabeça leve" é uma sensação de início de perda da consciência (sensação de desmaio, também chamada de **pré-síncope**). A perda real de consciência é denominada **síncope**. A interrupção do fluxo sanguíneo para o cérebro pode provocar uma sensação de "cabeça leve" porque as células cerebrais privadas de oxigênio ou nutrientes, mesmo por curtos períodos, começam a apresentar mau funcionamento. Esse efeito é a causa do fenômeno comumente observado no qual uma pessoa pode sentir "cabeça leve" logo após ficar de pé. Quando a pessoa está deitada, o cérebro está no nível do coração e o aporte de sangue exige menos trabalho, enquanto na posição em pé, o coração precisa bombear com mais intensidade para manter o fluxo sanguíneo para o cérebro, contra a gravidade. Mesmo um leve atraso no aumento da intensidade de contração cardíaca, ao ficar de pé, pode ser suficiente para reduzir o fluxo de sangue para o cérebro e provocar tontura.

O fluxo sanguíneo reduzido para o cérebro também pode ser causado por desidratação, baixa pressão sanguínea, interrupção do ritmo cardíaco normal e bloqueio de artérias do pescoço que transportam o sangue para o cérebro. Mesmo que o fluxo sanguíneo cerebral seja adequado, as células cerebrais também podem não funcionar direito e provocar tonturas se as concentrações sanguíneas de oxigênio ou glicose estiverem abaixo do normal. Uma avaliação completa, no entanto, da função do sistema circulatório, das concentrações sanguíneas de oxigênio e de glicose do fazendeiro não mostrou anormalidades. Esses resultados, combinados com o fato de que os sintomas do paciente nem sempre estavam relacionados com a passagem súbita para a posição vertical, pareciam indicar que a sensação de vertigem (tontura) relatada pelo paciente provavelmente não era "cabeça leve" devida a um problema no suprimento de sangue para o seu cérebro.

A **vertigem** é uma sensação de movimento do ambiente quando a pessoa está deitada, sentada, ou em pé, imóvel (p. ex., a sensação de que a sala está girando) e resulta de um desarranjo dos sistemas vestibulares, mas não comumente do desarranjo do aporte sanguíneo cerebral. Em seguida, o médico examinou os olhos, as orelhas, o nariz e a garganta do paciente. Não havia evidência de infecção de nariz, garganta ou membranas timpânicas do homem. Esse quadro sugeria que ele não estava sofrendo de uma infecção que pudesse causar pressão no seio da face ou acúmulo de líquido na orelha média, ambos podendo estar associados à cefaleia, vertigem e náuseas. Examinadas com um oftalmoscópio, suas retinas também pareciam normais. Nos casos em que os pacientes têm tumores cerebrais de rápido crescimento, que aumentam a pressão intracraniana e provocam vertigem e desorientação, por vezes observa-se que os discos ópticos se abaúlam para fora da superfície da retina. Quando lhe foi solicitado focar no dedo do médico enquanto ele era mantido em diferentes posições no seu campo visual (extrema esquerda, para cima, para baixo), os olhos do paciente permaneceram fixos sem anormalidades, mas desenvolveram movimentos rápidos, rítmicos e espasmódicos quando o dedo era levado à extrema direita do paciente. Esse padrão de movimento ocular é chamado nistagmo e está frequentemente associado a anormalidades do aparelho vestibular da orelha interna ou das vias neurais envolvidas na integração reflexiva da cabeça e movimentos dos olhos. O consumo excessivo de etanol pode prejudicar a função vestibular e provocar nistagmo, mas as evidências não sugeriam que essa fosse a causa nesse caso.

Reflita e revise 1

- Quais são as estruturas do aparelho vestibular e onde estão localizadas?

Capítulo 7 Fisiologia do Sistema Sensorial 255

Uma condição que leva à disfunção do sistema vestibular é a **doença de Ménière**, na qual um acúmulo anormal na pressão na orelha interna desarranja a função da cóclea e dos canais semicirculares. Essa doença se manifesta como episódios periódicos de vertigem e perda de equilíbrio, acompanhados de náuseas e vômitos; cada episódio pode durar de alguns segundos a várias horas. Como a cóclea também está envolvida, essa condição, às vezes, também resulta em sintomas auditivos, incluindo tinido ("zumbido nos ouvidos") e/ou audição diminuída. A ausência de sintomas auditivos nesse caso levou o médico a fazer mais perguntas ao paciente; quando questionado com mais detalhes sobre o que ele acreditava desencadear seus episódios de vertigem, o paciente disse que a tendência era a ocorrer apenas depois de movimentos rápidos da cabeça, especialmente quando girava sua cabeça para a direita. Essa declaração foi um indício essencial que levou ao diagnóstico correto.

O homem estava sofrendo de **vertigem posicional paroxística benigna** (**VPPB**), a qual envolve o desarranjo da função do aparelho vestibular ou de suas vias neurais. Esse tipo específico de vertigem, como sugere a palavra *benigna*, não está relacionado a dano grave ou permanente, ocorre de forma esporádica, embora frequentemente com intensidade, e está associado a mudanças na posição da cabeça. Pode ocorrer em qualquer idade, mas acomete pessoas idosas, com mais frequência, o que representa um motivo de grande preocupação em razão da probabilidade de queda durante a tontura e da fragilidade dos ossos em muitos idosos. Embora a causa da VPPB não esteja clara na maioria dos casos, uma hipótese é que os cristais de carbonato de cálcio (otólitos) soltos, associados ao aparelho vestibular, flutuem nos canais semicirculares e interrompam o movimento normal do líquido. Os otólitos podem ser deslocados por lesão ou infecção na cabeça ou graças à degeneração própria do envelhecimento.

Um tratamento que obteve algum sucesso na redução dos sintomas da VPPB consiste em uma série de manipulações cuidadosamente coreografadas da posição da cabeça, denominada **manobra de Epley** (Figura 7.49). Os movimentos da cabeça são projetados para usar a força da gravidade para deslocar os otólitos soltos dos canais semicirculares e movê-los de volta para as membranas gelatinosas do utrículo e do sáculo. Os pacientes submetidos a essa ou a manipulações semelhantes, às vezes, são curados da VPPB, pelo menos temporariamente. Depois de ser submetido duas vezes ao procedimento, a vertigem do fazendeiro desapareceu e ele conseguiu ficar em pé sozinho. Como, em alguns casos, são necessários múltiplos tratamentos, ele recebeu instruções sobre a autoadministração de uma manobra de Epley modificada, em casa; depois de 3 semanas, sua vertigem desapareceu.

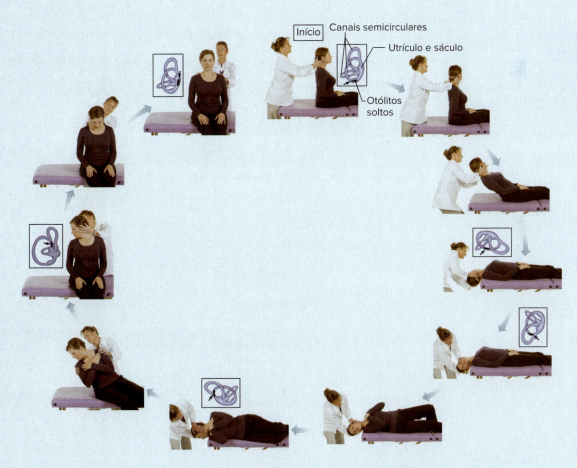

Figura 7.49 Manobra de Epley. Esse procedimento com múltiplas etapas ajuda a restaurar os otólitos soltos às suas posições normais no utrículo e no sáculo da orelha interna, aliviando, assim, a vertigem. Fonte: Adaptada de David A. Tietz/Imagem Editorial, LLC.

Ver o Capítulo 19 para estudos de casos clínicos completos e integrados.

TERMOS-CHAVE E TERMOS CLÍNICOS

7.1 Sistemas sensoriais e receptores

Adaptação
Estímulo
Estímulo adequado
Fotorreceptores
Informação sensorial
Mecanorreceptores
Nociceptores
Percepção
Potencial do receptor

Quimiorreceptores
Receptores de adaptação lenta
Receptores de adaptação rápida
Receptores sensoriais
Sensação
Sistema sensorial
Termorreceptores
Transdução sensorial

7.2 Codificação sensorial primária

Acuidade
Campo receptivo
Codificação
Inibição lateral

Modalidade
Recrutamento
Unidade sensorial

7.3 Vias neurais ascendentes nos sistemas sensoriais

Córtex auditivo
Córtex gustativo
Córtex olfatório
Córtex somatossensorial
Córtex visual
Neurônios polimodais

Receptores somáticos
Vias ascendentes
Vias ascendentes específicas
Vias ascendentes inespecíficas
Vias sensoriais

7.4 Córtex de associação e processamento perceptual

Áreas de associação cortical
Esquizofrenia

Membro fantasma

7.5 Sensação somática

Acupuntura
Analgesia
Analgesia produzida por estimulação
Cinestesia
Dor referida
Eczema
Hiperalgesia

Neuroestimulação elétrica transcutânea (TENS)
Placebo
Proteínas receptoras de potencial transitório (RPT)
Prurido
Sensação somática
Via anterolateral
Via da coluna dorsal

7.6 Visão

Acomodação
Adaptação à luz
Adaptação ao escuro
Astigmatismo
Bastonetes
Catarata
Células amácrinas
Células bipolares
Células de cores oponentes
Células de Müller
Células ganglionares
Células horizontais
Comprimento de onda
Cones
Córnea
Coroide
Cristalino
Cromóforo
Cegueira para cores
Degeneração macular
Degeneração macular relacionada à idade (DMRI)
Disco óptico
Discos
Epitélio pigmentar

Esclera
Espectro visível
Fibras zonulares
Fosfodiesterase cGMP
Fotopigmentos
Fotorreceptores
Fóvea central
Frequência
Glaucoma
Guanilil ciclase
Hipermetropia
Hipermetrópico
Humor aquoso
Humor vítreo
Íris
Mácula lútea
Melanopsina
Miopia
Músculo ciliar
Nervo óptico
Núcleo supraquiasmático
Oftalmoscópio
Opsinas
Presbiopia

Capítulo 7 Fisiologia do Sistema Sensorial **257**

TERMOS-CHAVE E TERMOS CLÍNICOS — *continuação*

Pupila
Quiasma óptico
Refração
Retina
Retinal
Rodopsina
Sacadas (Sacádicos)

Segmento externo
Segmento interno
Transducina
Tratos ópticos
Visão binocular
Visão monocular

7.7 Audição

Aparelhos auditivos
Audição
Bigorna
Células ciliadas
Células ciliadas externas
Células ciliadas internas
Cóclea
Ducto coclear
Endolinfa
Estapédio
Estereocílio
Estribo
Helicotrema
Implantes cocleares
Janela oval
Janela redonda

Ligações apicais
Martelo
Meato acústico externo
Membrana basilar
Membrana do tímpano
Membrana tectória
Músculo tensor do tímpano
Nervo vestibulococlear
Orelha interna
Orelha média
Órgão de Corti
Perilinfa
Rampa do tímpano
Rampa do vestíbulo
Tinido
Tuba auditiva

7.8 Sistema vestibular

Ampola
Aparelho vestibular
Canais semicirculares
Cinetose (enjoo marítimo)
Cúpula
Labirinto

Nistagmo
Otólitos
Propriocepção
Sáculo
Utrículo

7.9 Sentidos químicos

Anosmia
Botões gustativos
Bulbos olfatórios
Células basais
Epitélio olfatório

Odorante
Olfato
Paladar
Papilas linguais
Síndrome de Kallmann

Estudo de caso clínico

Doença de Ménière
Manobra de Epley
Pré-síncope

Síncope
Vertigem
Vertigem posicional paroxística benigna (VPPB)

QUESTÕES DE AVALIAÇÃO | *Relembre e compreenda*

Essas questões testam sua capacidade de recordar detalhes importantes abordados neste capítulo. Elas também ajudam a prepará-lo para o tipo de perguntas encontradas em exames padronizados.

1. Escolha a afirmativa *verdadeira*:
   a. A modalidade de energia à qual um dado receptor sensorial responde no funcionamento normal é conhecida como "estímulo adequado" para esse receptor.
   b. Os potenciais receptores são do tipo "tudo ou nada", ou seja, têm a mesma magnitude independente da força do estímulo.
   c. Quando a frequência dos potenciais de ação ao longo dos neurônios sensoriais é constante durante um estímulo, é chamada de "adaptação".
   d. Quando as unidades sensoriais têm grandes campos receptivos, a acuidade da percepção é maior.
   e. A "modalidade" refere-se à intensidade de um dado estímulo.

2. Usando um único eletrodo de registro intracelular, em qual parte de um neurônio sensorial você poderia registrar simultaneamente os potenciais receptores e os potenciais de ação?

   a. No corpo celular.
   b. No nó de Ranvier mais próximo da extremidade periférica.
   c. Na proeminência axônica, na qual o axônio encontra o corpo celular.
   d. Nas terminações axônicas centrais no SNC.
   e. Não existe um ponto único em que ambos possam ser medidos.

3. Qual opção melhor descreve a "inibição lateral" no processamento sensorial?
   a. As sinapses pré-sinápticas axoaxonais reduzem a liberação do neurotransmissor nas sinapses excitatórias.
   b. Quando um estímulo é mantido por longo tempo, a frequência dos potenciais de ação dos receptores sensoriais diminui com o passar do tempo.
   c. Aportes descendentes provenientes do tronco encefálico inibem as vias de dor aferentes na medula espinal.

258 Vander | Fisiologia Humana

d. Interneurônios inibitórios reduzem os potenciais de ação provenientes de receptores na periferia de uma região estimulada.
e. Os potenciais receptores aumentam em magnitude com a força de um estímulo.

4. Qual região do cérebro contém o córtex visual primário?
a. Lobo occipital.
b. Lobo frontal.
c. Lobo temporal.
d. Córtex somatossensorial.
e. Área de associação do lobo parietal.

5. Qual tipo de receptor *não* codifica uma sensação somática?
a. Receptor de estiramento de fuso muscular.
b. Nociceptor.
c. Corpúsculo de Pacini.
d. Termorreceptor.
e. Célula ciliada coclear.

6. Qual opção melhor descreve a visão de uma pessoa com miopia não corrigida?
a. O globo ocular é muito longo; os objetos distantes são focalizados na retina quando o músculo ciliar se contrai.
b. O globo ocular é muito longo; os objetos próximos são focalizados na retina quando o músculo ciliar está relaxado.
c. O globo ocular é muito longo; os objetos próximos não podem ser focalizados na retina.
d. O globo ocular é muito curto; os objetos distantes não podem ser focalizados na retina.
e. O globo ocular é muito curto; os objetos próximos são focalizados na retina quando o músculo ciliar está relaxado.

7. Se um paciente sofre um acidente vascular encefálico que destrói o trato óptico no lado direito do cérebro, qual dos defeitos visuais a seguir ocorrerá?
a. Ocorrerá cegueira completa.
b. Não haverá visão no olho esquerdo, mas a visão será normal no olho direito.
c. O paciente não perceberá as imagens de objetos que atingem a metade esquerda da retina no olho esquerdo.
d. O paciente não perceberá as imagens de objetos que atingem a metade direita da retina no olho direito.
e. Nenhum dos olhos perceberá objetos no lado direito do campo visual do paciente.

8. Qual opção descreve corretamente uma etapa na transdução do sinal auditivo?
a. O deslocamento da membrana basilar em relação à membrana tectória estimula os estereocílios nas células ciliadas.
b. As ondas de pressão na janela oval provocam vibrações do martelo, que são transferidas via estribo para a janela redonda.
c. O movimento do estribo provoca oscilações na membrana timpânica, que está em contato com a endolinfa.
d. As oscilações do estribo contra a janela oval ativam ondas de pressão nos canais semicirculares.
e. O martelo, a bigorna e o estribo estão localizados na orelha interna, dentro da cóclea.

9. Uma pessoa na posição em pé e olhando por sobre seu ombro esquerdo subitamente gira a cabeça para olhar por sobre seu ombro direito. Como o sistema vestibular detecta esse movimento?
a. O utrículo vai de uma posição vertical para horizontal e os otólitos estimulam os estereocílios.
b. Os receptores de estiramento nos músculos do pescoço enviam potenciais de ação para o aparelho vestibular, que os retransmite para o cérebro.
c. O líquido dentro dos canais semicirculares permanece imóvel, dobrando a cúpula e os estereocílios à medida que a cabeça gira.
d. O movimento faz a endolinfa na cóclea girar da direita para a esquerda, estimulando as células ciliadas internas.
e. A contrarrotação do humor aquoso ativa uma resposta de nistagmo.

10. Qual categoria de células receptoras de paladar o MSG (glutamato monossódico) estimula com maior intensidade?
a. Salgado
b. Amargo
c. Doce
d. Umami
e. Azedo

As respostas estão no Apêndice A.

QUESTÕES DE AVALIAÇÃO | *Aplique, analise e avalie*

Essas questões, elaboradas para serem desafiadoras, exigem que você integre os conceitos abordados neste capítulo para que seja capaz de tirar suas próprias conclusões. Inicialmente, tente responder às perguntas sem utilizar as dicas fornecidas; então, caso tenha alguma dificuldade, consulte as figuras ou seções sugeridas nas dicas.

1. Descreva vários mecanismos pelos quais a dor poderia, teoricamente, ser controlada medicamente ou cirurgicamente. *Dica*: ver as Figuras 7.16 e 7.20 e também consultar a Figura 6.34 se for necessário.

2. Quais os dois locais com lesões no SNC interfeririam na percepção de que calor está sendo aplicado no lado direito do corpo? Qual o único local em que uma lesão no SNC interferiria na percepção de que está sendo aplicado calor em qualquer dos lados do corpo? *Dica*: ver Figura 7.20A para ajuda.

3. Qual seria a visão de um indivíduo após uma substância ter destruído todos os cones na retina? *Dica*: pense mais do que apenas cor.

4. Dano a quais partes do córtex cerebral poderia explicar os comportamentos a seguir? (a) Uma pessoa esbarra em uma cadeira colocada em seu caminho. (b) A pessoa não esbarra na cadeira, mas não sabe para que serve a cadeira. *Dica*: ver Figura 7.13.

5. Como o conceito de dor referida poderia complicar a avaliação clínica da origem da dor somática de um paciente? *Dica*: ver Figuras 7.17 e 7.18.

As respostas estão no Apêndice A.

QUESTÕES DE AVALIAÇÃO | *Avaliação dos princípios gerais*

Essas questões reforçam o tema fundamental introduzido no Capítulo 1, segundo o qual os princípios gerais de fisiologia podem ser aplicados a todos os níveis de organização e a todos os sistemas orgânicos.

1. Um princípio geral fundamental da fisiologia é que a *homeostase é essencial para a saúde e a sobrevida*. Como os receptores sensoriais responsáveis por detectar estímulos dolorosos (nociceptores) poderiam contribuir para a homeostase?

2. Como o mecanismo de transdução sensorial nos sistemas vestibular e auditivo demonstra a importância do princípio geral da fisiologia de que a *troca controlada de materiais ocorre entre compartimentos e através das membranas celulares*?

3. A elaboração da área superficial para maximizar a capacidade funcional é um tema comum no corpo, ilustrando o princípio geral de fisiologia de que *a estrutura é um determinante da função e coevoluiu com ela*. Cite um exemplo deste capítulo.

As respostas estão no Apêndice A.

CAPÍTULO

8

Consciência, Cérebro e Comportamento

8.1 **Estados de consciência**
8.2 **Experiências conscientes**
8.3 **Motivação e emoção**
8.4 **Estados alterados de consciência**
8.5 **Aprendizagem e memória**
8.6 **Dominância cerebral e linguagem**
Estudo de caso clínico do Capítulo 8

Os Capítulos 6 e 7 apresentaram alguns dos mecanismos fundamentais subjacentes ao processamento de informações no sistema nervoso. O foco foi a transmissão de informações no interior dos neurônios, entre neurônios e desde o sistema nervoso periférico (SNP) para o sistema nervoso central (SNC). Neste capítulo, você aprenderá sobre as funções de ordem superior e sobre o processamento mais complexo de informações que ocorre no SNC. Discutiremos o fenômeno geral da consciência e seus estados variáveis de existência, assim como alguns dos importantes mecanismos neurais envolvidos no processamento de nossas experiências. Embora os avanços nas técnicas eletrofisiológicas e de imageamento cerebral estejam produzindo descobertas fascinantes, ainda há muito que não sabemos sobre esses tópicos. Se você for capaz de imaginar que, para qualquer neurônio específico, podem existir até 200 mil outros neurônios que se conectam a ele por meio de sinapses, você será capaz de começar a apreciar a complexidade de sistemas que controlam até mesmo os mais simples comportamentos.

O princípio geral de fisiologia mais claramente apresentado neste capítulo é o de que o fluxo de informações entre células, tecidos e órgãos é uma característica essencial da homeostase e permite a integração de processos fisiológicos. As "informações" do sistema nervoso, discutidas previamente, envolviam fenômenos como gradientes químicos e elétricos, potenciais graduados e potenciais de ação, ou seja, os blocos fisiológicos estruturais essenciais para os processos de ordem superior discutidos neste capítulo, que incluem nossas capacidades de, conscientemente, prestar atenção, estar motivados, aprender, lembrar e se comunicar com os outros. Essas competências são determinantes essenciais de muitos comportamentos complexos que nos ajudam a manter a homeostase. ■

8.1 Estados de consciência

O termo *consciência* inclui dois conceitos distintos: **estados de consciência** e **experiências conscientes**. O primeiro conceito se refere aos níveis de estado de alerta, como estar acordado, sonolento ou dormindo. O segundo se refere às experiências das quais uma pessoa está ciente – pensamentos, sentimentos, percepções, ideias, sonhos, raciocínio – em qualquer dos estados de consciência.

O estado de consciência de um indivíduo é definido de duas maneiras: (1) pelo comportamento, abrangendo o espectro que vai da máxima atenção ao estado comatoso; (2) pelo padrão de atividade cerebral que pode ser registrado eletricamente. Esse registro, conhecido como **eletroencefalograma (EEG)**, retrata a diferença de potencial elétrico entre diferentes pontos da superfície do couro cabeludo. O EEG é uma ferramenta tão útil na identificação dos distintos estados de consciência que começaremos por ele.

Eletroencefalograma

A atividade neural se manifesta por sinais elétricos conhecidos como potenciais graduados e potenciais de ação (ver Capítulo 6). É possível registrar a atividade elétrica nos neurônios cerebrais – particularmente aqueles no córtex próximos à superfície do cérebro – a partir do exterior da cabeça. Os eletrodos, que são fios presos à cabeça por uma pasta salina que conduz eletricidade, captam sinais elétricos gerados no cérebro e os transmitem para um computador, que os registra na forma de EEG.

Embora muitas vezes pensemos em atividade elétrica nos neurônios em termos de potenciais de ação, estes, geralmente, não contribuem de forma direta para o EEG. Os potenciais de ação em neurônios individuais são também pequenos demais para serem detectados em um registro de EEG. Em vez disso, os padrões de EEG derivam, em grande parte, dos potenciais graduados sincrônicos – nesse caso, potenciais pós-sinápticos somados (ver Capítulo 6) de muitas centenas de milhares de neurônios cerebrais que se situam sob os eletrodos de registro. A maior parte dos sinais elétricos registrados no EEG tem origem nas células piramidais do córtex (ver Figura 6.39). As projeções dessas grandes células se encontram próximas e perpendiculares à superfície cerebral, e o EEG registra os potenciais pós-sinápticos em seus dendritos.

Os padrões de EEG são formas de ondas complexas com grandes variações, tanto em amplitude quanto em frequência (**Figura 8.1**). (As propriedades de uma onda são resumidas na Figura 7.22.) A amplitude da onda, medida em microvolts (μV), indica o nível de atividade elétrica de um tipo semelhante que está ocorrendo sob os eletrodos de registro em um determinado momento. Uma grande amplitude indica que muitos neurônios estão sendo ativados simultaneamente. Em outras palavras, ela indica o grau de disparo sincrônico dos neurônios que estão gerando a atividade sináptica. Por outro lado, uma amplitude pequena indica que esses neurônios estão menos ativados ou estão disparando de forma assincrônica. A amplitude normalmente varia de 0,5 a 100 μV – uma amplitude até mil vezes menor que a de um potencial de ação.

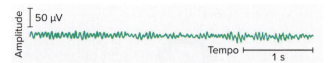

Figura 8.1 Os padrões de EEG ocorrem em forma de ondas. A imagem representa um EEG típico registrado a partir do lobo parietal ou occipital de um indivíduo acordado e relaxado, com frequência de aproximadamente 20 Hz e amplitude média de 20 μV.

> **APLICAÇÃO DO CONCEITO**
>
> ■ Qual é a duração aproximada de cada onda nesse registro?
>
> *A resposta está disponível no Apêndice A.*

A frequência da onda indica quão frequentemente ela oscila da amplitude máxima à mínima e, de volta, da mínima à máxima. A frequência é medida em hertz (Hz, ou ciclos por segundo) e pode variar de 0,5 a 40 Hz ou mais. Quatro faixas de frequência distintas, que definem diferentes estados de consciência, são características dos padrões de EEG. Geralmente, as frequências mais baixas do EEG indicam estados menos responsivos, como o sono, enquanto as frequências mais altas indicam estado de alerta elevado. Como veremos, um dos estágios do sono representa uma exceção a essa regra geral.

As redes neuronais subjacentes às oscilações ondulatórias no EEG e o modo como elas funcionam ainda não são totalmente compreendidos. Os padrões de onda variam em função do estado de consciência, da idade e do local em que são registrados no couro cabeludo. A concepção atual é de que agrupamentos de neurônios no tálamo são particularmente importantes. Eles produzem um efluxo (*output*) flutuante da frequência dos potenciais de ação, por meio de neurônios que se dirigem ao córtex. Esse efluxo, por sua vez, causa um padrão rítmico de atividade sináptica nos neurônios piramidais do córtex. Como observado, a atividade sináptica cortical – não a atividade das estruturas talâmicas profundas – compreende a maior parte do sinal registrado em um EEG. A sincronicidade da atividade sináptica cortical (em outras palavras, a amplitude do EEG) reflete o grau de disparo sincronizado dos agrupamentos neuronais talâmicos que estão gerando o EEG. Esses agrupamentos, por sua vez, recebem o influxo (*input*) de áreas do cérebro envolvidas no controle do estado consciente. Pesquisas também estão começando a identificar e medir as ondas de atividade coordenada do EEG que se espalham por determinadas regiões do córtex somatossensorial e motor em resposta ao influxo sensorial e durante o desempenho de tarefas motoras.

O EEG é clinicamente útil no monitoramento da atividade cerebral de pacientes cirúrgicos sob anestesia, no diagnóstico de doenças neurológicas e no diagnóstico de coma e morte cerebral. O EEG era, inicialmente, utilizado também na detecção de áreas cerebrais danificadas por tumores, coágulos sanguíneos ou hemorragia. No entanto, nesses casos, a resolução espacial muito maior das técnicas modernas de imagem, como a **tomografia por emissão de pósitrons** (***PET***, do inglês *positron emission tomography*) e a **ressonância magnética** (***RM***), as tornam muito superiores para a detecção e a localização das áreas do cérebro danificadas (ver Figuras 19.6 e 19.7).

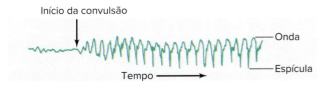

Figura 8.2 Padrão espícula-e-onda em EEG de paciente durante crise epiléptica. A escala é a mesma da Figura 8.1.

> **APLICAÇÃO DO CONCEITO**
>
> ■ Suponha que o paciente do qual esse registro foi feito tenha uma forma branda de epilepsia, com um único sintoma de alucinações visuais intensas. Em qual região da cabeça foi, provavelmente, realizada a medição?
>
> *A resposta está disponível no Apêndice A.*

A alteração de um padrão menos sincronizado de atividade elétrica (EEG de pequena amplitude) para um padrão altamente sincronizado pode ser o prelúdio da "tempestade elétrica" que significa uma crise epiléptica. A **epilepsia** é uma doença neurológica comum, ocorrendo em cerca de 1% da população. Manifesta-se em formas leves, intermediárias e graves e está associada a descargas anormalmente sincronizadas dos neurônios cerebrais. Essas descargas se refletem no EEG como ondas recorrentes com grandes amplitudes distintivas (até 1.000 μV) e espículas (*spikes*) individuais ou combinações de espículas e ondas (**Figura 8.2**). A epilepsia também está associada a alterações comportamentais que variam de acordo com a gravidade da doença e com a parte do cérebro afetada, podendo incluir contração muscular involuntária e perda temporária da consciência. Na maioria dos casos, a causa da epilepsia não pode ser determinada. Entre os deflagradores conhecidos estão lesão cerebral traumática, desenvolvimento encefálico pré-natal anormal, doenças que alteram o fluxo sanguíneo no cérebro, consumo abusivo de álcool e drogas ilícitas, doenças infecciosas como meningite e encefalite viral, estresse extremo, privação de sono e exposição a toxinas ambientais, como chumbo ou monóxido de carbono.

Estado de vigília

Do ponto de vista comportamental, o estado de vigília está longe de ser homogêneo, refletindo a ampla variedade de atividades nas quais você pode estar engajado em qualquer dado momento. O padrão de ondas mais proeminente no EEG de indivíduos adultos acordados, relaxados e cujos olhos estão fechados, conhecido como **ritmo alfa** (**Figura 8.3A**), é uma oscilação de 8 a 12 Hz. O ritmo alfa é mais bem registrado nos lobos parietal e occipital e está associado a níveis de atenção reduzidos. Quando os ritmos alfa são gerados, as pessoas costumam relatar que se sentem relaxadas e felizes. No entanto, indivíduos que normalmente apresentam mais ritmo alfa do que o usual não demonstraram ser psicologicamente diferentes daqueles com menos ritmo alfa.

Quando as pessoas estão atentas a um estímulo externo ou estão pensando seriamente sobre algo, o ritmo alfa é substituído por oscilações de menor amplitude e frequência mais alta (> 12 Hz), o **ritmo beta** (**Figura 8.3B**). Essa transformação,

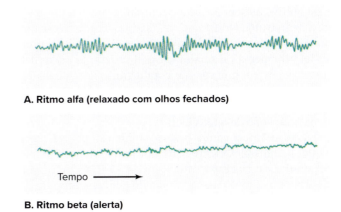

A. Ritmo alfa (relaxado com olhos fechados)

B. Ritmo beta (alerta)

Figura 8.3 Registros dos ritmos alfa (**A**) e beta (**B**) no EEG. As ondas alfa variam de 8 a 12 Hz aproximadamente e têm amplitudes maiores que as ondas beta, as quais apresentam frequências iguais ou superiores a 13 Hz. A escala é a mesma da Figura 8.1. Ondas de frequência mais altas no EEG, conhecidas como ondas gama (30 a 100 Hz), não são mostradas na figura. Elas foram observadas em indivíduos acordados processando influxos sensoriais.

conhecida como o **despertar do EEG**, está associada ao ato de prestar atenção a um estímulo, e não ao ato da percepção em si. Por exemplo, se a pessoa abre os olhos em um quarto completamente escuro e tenta enxergar, o despertar do EEG ocorre mesmo que ela não perceba nenhum influxo visual. Com a atenção reduzida a estímulos repetitivos, o padrão do EEG é revertido para o ritmo alfa.

Uma pesquisa recente descreveu outro padrão de EEG, conhecido como **ritmo gama**. Estas são oscilações de alta frequência (30 a 100 Hz) que se disseminam por grandes regiões do córtex e que parecem, em alguns casos, emanar do tálamo. Muitas vezes, coincidem com a ocorrência de combinações de estímulos como ouvir sons e ver objetos, e acredita-se que sejam evidência da atividade de um grande número de neurônios no cérebro, ligando ativamente partes díspares de uma cena ou evento vivenciado.

Sono

O padrão do EEG muda profundamente durante o sono, conforme demonstrado na **Figura 8.4**. À medida que uma pessoa fica cada vez mais sonolenta, seu padrão de onda faz a transição do ritmo beta para um ritmo predominantemente alfa. Quando o sono efetivamente tem início, o EEG desloca-se em direção a padrões de onda de frequência mais baixa e amplitude maior, conhecidos como **ritmo teta** (4 a 8 Hz) e **ritmo delta** (mais lento do que 4 Hz). O relaxamento da postura, a diminuição da facilidade de despertar, o aumento do limiar para estímulos sensoriais e a redução das eferências dos neurônios motores acompanham essas alterações no EEG.

Existem duas fases principais do sono, cujos nomes dependem de os olhos se moverem ou não por trás das pálpebras fechadas: **sono NREM** (do inglês *non-rapid eye movement*, ou movimento não rápido dos olhos) e **sono REM** (do inglês *rapid eye movement*, ou movimento rápido dos olhos). A fase inicial do sono, NREM, se subdivide em três estágios. Cada estágio sucessivo se caracteriza por um padrão de EEG com frequência mais baixa e amplitude maior que o anterior.

No estágio N1 do sono, as ondas teta começam a se intercalar com o padrão alfa. No estágio N2, "salvas" de alta frequência, denominadas fusos do sono, e complexos K de grande amplitude interrompem ocasionalmente o ritmo teta. As ondas delta surgem primeiro, juntamente com o ritmo teta, no estágio N3 do sono. À medida que esse estágio tem prosseguimento, o padrão dominante torna-se o ritmo delta, algumas vezes chamado de sono de ondas lentas.

O sono se inicia com a progressão do estágio N1 para o estágio N3 do sono NREM, que normalmente leva de 30 a 45 minutos. O processo, então, muda. O EEG finalmente reassume um padrão assincrônico de pequena amplitude e alta frequência, que parece muito semelhante ao do estado de vigília alerta (ver Figura 8.4, traçado inferior). Em vez de a pessoa acordar, contudo, as características comportamentais do sono se mantêm nesse momento, mas esse sono também inclui movimentos rápidos dos olhos (REM).

O sono REM também é denominado **sono paradoxal**, pois, mesmo que a pessoa esteja adormecida e tenha dificuldade para despertar, seu padrão de EEG mostra atividade intensa, semelhante à observada no estado de vigília alerta. Na verdade, o consumo cerebral de O_2 é mais elevado durante o sono REM do que durante o NREM ou durante estados de vigília. Quando acordado durante o sono REM, o indivíduo frequentemente relata que estava sonhando. Isso vale mesmo para pessoas que geralmente não se lembram de que estavam sonhando quando despertam sozinhas.

Se ininterruptos, os estágios do sono ocorrem de modo cíclico, tendendo a se mover do estágio N1 do NREM para o N2 e o N3, retornando, em seguida, ao N2 e, depois, a um episódio de sono REM. Registros contínuos em adultos mostram que o sono noturno total compreende, em média, quatro ou cinco desses ciclos, cada um durando de 90 a 100 minutos (**Figura 8.5**). Uma quantidade significativamente maior de tempo é gasta em NREM durante os primeiros ciclos, mas o tempo gasto no sono REM aumenta ao longo de uma noite sem perturbação. Em adultos jovens, o sono REM constitui de 20 a 25% do tempo total de sono, percentual que tende a declinar progressivamente com a idade.

Inicialmente, à medida que você transita da sonolência para o estágio N1 do sono, há um considerável tensionamento dos músculos posturais e, às vezes, ocorrem breves contrações musculares denominadas espasmos hípnicos. À medida que o sono NREM progride, os músculos ficam cada vez mais relaxados. Indivíduos adormecidos que são acordados durante o sono NREM relatam que estavam sonhando com menor frequência do que aqueles despertados durante o sono REM. Os sonhos REM também tendem a parecer mais "reais" e a ser mais emocionalmente intensos do que aqueles que ocorrem no sono NREM.

Com diversas exceções, a tensão nos músculos esqueléticos, já reduzida durante o sono NREM, é marcadamente inibida durante o sono REM. As exceções incluem os músculos dos olhos, que sofrem rápidas salvas de contrações, provocando os rápidos movimentos de varredura dos olhos que dão nome a esse estágio do sono. O significado desses movimentos oculares não é compreendido. Experimentos sugerem que eles não parecem estar rigorosamente correlacionados com o conteúdo dos sonhos, ou seja, o que o indivíduo adormecido está "vendo" no sonho não parece afetar os movimentos oculares.

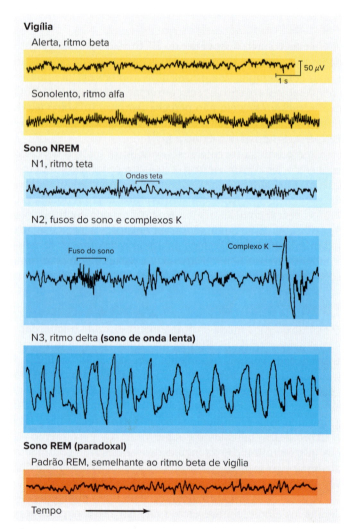

Figura 8.4 Registro do EEG de indivíduo, passando desde o estado de vigília até o sono, percorrendo os vários estágios. As ondas delta de grande amplitude do sono de ondas lentas demonstram o padrão de atividade sincrônica dos neurônios corticais. O padrão assincrônico durante o sono REM é semelhante ao observado em indivíduos acordados.

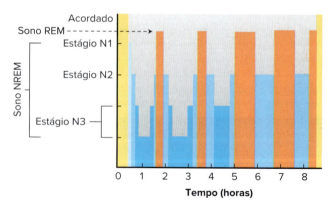

Figura 8.5 Representação esquemática da cronologia dos estágios do sono em um adulto jovem. As cores das colunas correspondem aos traçados do EEG da Figura 8.4.

Além disso, os movimentos oculares durante o sono REM também ocorrem em animais e em humanos que são cegos desde o nascimento e não têm experiência em acompanhar objetos com movimentos oculares.

Outro grupo de músculos ativo durante o sono REM é o dos músculos respiratórios – na verdade, a frequência respiratória é comumente mais alta do que durante o estado de vigília relaxada. Em uma forma da doença conhecida como **apneia do sono**, contudo, a estimulação dos músculos respiratórios cessa temporariamente – em alguns casos, centenas de vezes durante uma noite. A consequente redução nos níveis de oxigênio desperta, repetidamente, o indivíduo acometido pela apneia, que é privado tanto do sono de ondas lentas quanto do sono REM. Como resultado, a apneia do sono está associada a uma excessiva – e algumas vezes perigosa – sonolência durante o dia (ver Capítulo 13 para uma discussão mais completa sobre a doença).

Durante o ciclo do sono, além da alteração da tensão muscular, muitas outras alterações ocorrem por todo o corpo, proporcionando um excelente exemplo do princípio geral da fisiologia segundo o qual as funções dos sistemas de órgãos se coordenam umas com as outras. Durante o sono NREM, por exemplo, há liberações pulsáteis de hormônios provenientes da glândula pituitária anterior, como o hormônio do crescimento e as gonadotrofinas (ver Capítulo 11). Dessa forma, um sono adequado é essencial para o crescimento normal em crianças e para a regulação da função reprodutiva em adultos. Durante o sono NREM, também ocorre diminuição da pressão sanguínea e das frequências cardíaca e respiratória. O sono REM está associado à elevação e a irregularidades da pressão sanguínea e das frequências cardíaca e respiratória.

Embora passemos cerca de um terço de nossas vidas dormindo, as funções do sono não são completamente compreendidas. Muitas linhas de pesquisa, contudo, sugerem que o sono é uma necessidade fundamental de um sistema nervoso complexo. O sono, ou algum estado similar, é uma característica observada em todo o reino animal, incluindo insetos, répteis, aves, mamíferos e outras espécies. Estudos sobre privação de sono em humanos e em outros animais sugerem que o sono é uma exigência homeostática, semelhante à necessidade de água e comida. A privação de sono prejudica o sistema imune, causa deficiências cognitivas e de memória e, em última instância, leva à psicose e até mesmo à morte. Parte do mecanismo restaurador do sono pode ter origem na eliminação de resíduos, neurotransmissores e fragmentos de proteínas que se acumulam em decorrência da atividade cerebral durante o estado de vigília.

Grande parte das pesquisas sobre o sono em seres humanos se concentrou em sua importância para a aprendizagem e a formação de memória. Os estudos de EEG mostram que, durante o sono, o cérebro passa por uma reativação das vias neurais estimuladas durante o estado de vigília prévio e que indivíduos privados de sono apresentam retenção menos eficaz de memória. Com base nesses e em outros achados, muitos cientistas acreditam que parte do valor restaurador do sono está em facilitar as alterações químicas e estruturais responsáveis por amortecer a atividade global nas redes neurais do cérebro e em, ao mesmo tempo, conservar e fortalecer as sinapses nas vias associadas a informações cujos aprendizado e memorização são importantes.

A **Tabela 8.1** resume os estados do sono.

TABELA 8.1 Estágios de sono-vigília.		
Estágio	**Comportamento**	**EEG (ver Figuras 8.3 e 8.4)**
Vigília alerta	Acordado, alerta, com os olhos abertos	Ritmo beta (> 12 Hz)
Vigília relaxada	Acordado, relaxado, com os olhos fechados	Principalmente ritmo alfa (8 a 12 Hz) nos lobos parietal e occipital. Mudanças para o ritmo beta em resposta a estímulos internos ou externos
Sonolência relaxada	Fatigado, cansado ou entediado; as pálpebras podem se estreitar e fechar; a cabeça pode começar a se inclinar; lapsos momentâneos dos níveis de atenção e alerta. Sonolento, mas não adormecido	Diminuição de amplitude e frequência das ondas alfa
Sono NREM (onda lenta)		
Estágio N1	Sono leve; facilmente desperto por estímulos moderados ou até por espasmos musculares do pescoço desencadeados por receptores de estiramento quando a cabeça se inclina; contínua falta de atenção	Ondas alfa reduzidas em frequência, amplitude e percentual de tempo; lacunas no ritmo alfa preenchidas por atividade teta (4 a 8 Hz) e delta (< 4 Hz)
Estágio N2	Perda adicional de sensibilidade para a ativação e o despertar	Ondas alfa substituídas por ondas aleatórias de maior amplitude
Estágio N3	Sono profundo; no estágio N3, a ativação e o despertar ocorrem apenas com estimulação vigorosa	Grande atividade teta e delta; aumento progressivo da quantidade de delta
Sono REM (paradoxal)	Máximo relaxamento muscular e dificuldade de despertar; começa 50 a 90 min após o início do sono; episódios se repetem a intervalos de 60 a 90 min, cada episódio com duração aproximada de 10 min; sonhos ocorrem com frequência, movimentos rápidos dos olhos por trás das pálpebras fechadas; aumento acentuado do consumo cerebral de O_2	O EEG é semelhante ao do estado de vigília alerta

Substratos neurais dos estados de consciência

Períodos de sono e vigília se alternam cerca de 1 vez/dia, ou seja, manifestam um ritmo circadiano que consiste, em média, em 8 horas dormindo e 16 horas acordado. No período de sono desse ciclo circadiano, os sonos NREM e REM se alternam, como vimos. Conforme transitamos do estado de vigília, por meio do sono NREM, para o sono REM, a atenção é desviada para estímulos gerados internamente (sonhos), de modo que nos tornamos, em grande medida, insensíveis a estímulos externos. Embora o sono facilite nossa capacidade de guardar memórias de experiências vividas durante o estado de vigília, os sonhos são, em geral, esquecidos de forma relativamente rápida. As rígidas regras para determinação da realidade também se encontram relaxadas durante os sonhos, permitindo, às vezes, a ocorrência de sonhos bizarros.

Quais processos fisiológicos regem essas alterações cíclicas dos estados de consciência? Núcleos do tronco encefálico e do hipotálamo estão envolvidos.

Recordando o Capítulo 6, uma rede divergente de núcleos do tronco encefálico denominada "formação reticular" conecta o tronco encefálico com amplas regiões do cérebro e da medula espinal. Essa rede é essencial para a vida e integra um grande número de funções fisiológicas, incluindo o controle motor e os controles cardiovascular e respiratório, além dos estados de consciência – o que é relevante para a atual discussão. A formação reticular do tronco encefálico e todos os outros componentes envolvidos na regulação da consciência são, algumas vezes, chamados de **sistema de ativação reticular** (SAR). Esse sistema consiste em agrupamentos de neurônios e vias neurais que se originam no tronco encefálico e no hipotálamo, distinguindo-se tanto por sua distribuição anatômica quanto pelos neurotransmissores que liberam (**Figura 8.6**). Os neurônios do SAR se projetam amplamente pelo córtex, assim como para áreas do tálamo que influenciam o EEG. A variação da ativação e inibição de grupos distintos desses neurônios é responsável por mediar as transições entre os estados de vigília e de sono.

O estado de vigília se caracteriza pela ativação generalizada do córtex e do tálamo por vias ascendentes do SAR (ver Figura 8.6). Neurônios originários do tronco encefálico liberam os neurotransmissores monoaminérgicos norepinefrina, serotonina e histamina, que, nesse caso, funcionam principalmente como neuromoduladores (ver Capítulo 6). Seus terminais axônicos se distribuem amplamente por todo o cérebro, onde intensificam a atividade sináptica excitatória. A sonolência observada em pessoas que utilizam determinados anti-histamínicos pode ser resultante do bloqueio dos influxos histaminérgicos desse sistema. Além disso, a acetilcolina originaria de neurônios na ponte e no prosencéfalo basal facilita a transmissão de informação sensorial ascendente por meio do tálamo e amplia a comunicação entre o tálamo e o córtex.

Neuropeptídios descobertos recentemente, denominados **orexinas** (nome que significa "estimular o apetite"), também têm uma importante contribuição para a manutenção do estado de vigília. As orexinas são produzidas por neurônios hipotalâmicos que têm amplas projeções por todo o córtex e o tálamo. (Alguns cientistas também se referem a esses neuropeptídios como **hipocretinas**, porque eles são produzidos no *hipo*tálamo e compartilham alguma semelhança na sequência de aminoácidos com o hormônio *secretina*.) Os neurônios secretores de orexina também inervam densamente e estimulam o disparo de potenciais de ação pelos neurônios monoaminérgicos do SAR. Animais em experimentos e humanos que não têm orexinas ou seus receptores sofrem de ***narcolepsia***, uma condição caracterizada por ataques súbitos e imprevisíveis de sonolência durante o período de vigília normal. Recentemente, experimentos confirmaram a importância das orexinas na vigília, ao demonstrar que o sono é induzido em indivíduos que ingerem um fármaco que bloqueia a ligação das orexinas aos seus receptores.

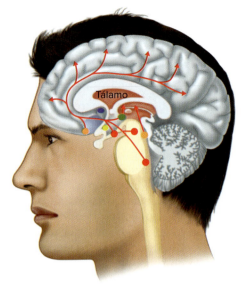

- Núcleo supraquiasmático (NSQ)
- Núcleos monoaminérgicos do SAR
- Neurônios secretores de orexina
- Neurônios secretores de acetilcolina
- Centro do sono (neurônios GABAérgicos)

Figura 8.6 Regiões cerebrais envolvidas na regulação dos estados de consciência. As setas vermelhas indicam as vias principais de ativação ascendente do tálamo e do córtex, pelo sistema de ativação reticular (SAR), durante o estado de vigília. Vias adicionais importantes para a manutenção da estimulação cortical – não mostradas na figura – incluem os influxos excitatórios de neurônios orexinérgicos para os núcleos monoaminérgicos do SAR e os influxos inibitórios para o centro do sono a partir dos núcleos monoaminérgicos do SAR. As monoaminas dos núcleos do SAR incluem histamina, norepinefrina e serotonina. Os neurônios de orexina e os neurônios GABAérgicos do centro do sono são núcleos hipotalâmicos, e os neurônios de acetilcolina se encontram no prosencéfalo basal e na ponte.

APLICAÇÃO DO CONCEITO

- Explique por que alguns fármacos prescritos para o tratamento de reações alérgicas provocam sonolência como efeito adverso.

A resposta está disponível no Apêndice A.

O sono se caracteriza por um padrão acentuadamente distinto de atividade neuronal e liberação de neurotransmissores. O disparo ativo de neurônios no "centro do sono", um conjunto de neurônios no núcleo pré-óptico ventrolateral do hipotálamo (ver Figura 8.6) tem importância fundamental. Esses neurônios liberam o neurotransmissor inibitório ácido gama-aminobutírico (GABA) para neurônios de todo o tronco encefálico e o hipotálamo, incluindo aqueles que secretam orexinas e monoaminas. A inibição dessas regiões reduz os níveis de orexina, norepinefrina, serotonina e histamina em todo o cérebro. Cada uma dessas substâncias está associada ao estado de alerta e excitação, portanto a inibição de sua secreção pelo GABA tende a induzir o sono. Isso explica os efeitos indutores do sono de **benzodiazepínicos** como o **diazepam** e o **alprazolam**, que são agonistas GABAérgicos utilizados no tratamento da ansiedade e da insônia em alguns indivíduos.

O padrão de liberação da acetilcolina varia nos diferentes estágios do sono. A liberação é reduzida no sono NREM, mas se eleva no sono REM até níveis semelhantes aos observados no estado de vigília. O aumento da acetilcolina durante o sono REM facilita a comunicação entre o tálamo e o córtex e aumenta a atividade cortical e o sonho que ocorrem nesse estado.

A **Figura 8.7** mostra um modelo dos fatores envolvidos na regulação da transição entre os estados de vigília e de sono. A transição para o estado de vigília é facilitada por três principais influxos para as células secretoras de orexina:

- Disparo de potenciais de ação a partir do núcleo supraquiasmático (NSQ)
- Indicadores de balanço energético negativo
- Estados emocionais excitatórios sinalizados pelo sistema límbico (ver Figura 6.40 e Seção 8.3 deste capítulo).

O NSQ é o principal marca-passo circadiano do corpo (ver Capítulo 1). Atrelado a um ciclo de 24 horas pela luz e por outros estímulos diários, ele ativa as células orexígenas pela manhã. O NSQ também desencadeia, no período noturno, a secreção de melatonina pela glândula pineal, no cérebro. Embora a melatonina seja utilizada como uma substância "natural" no tratamento da insônia e da síndrome do *jet lag*, ela ainda não demonstrou, de modo inequívoco, ser eficaz como "pílula para dormir". Entretanto, ela demonstrou induzir a diminuição da temperatura corporal, um evento-chave para que se adormeça.

Os influxos metabólicos e do sistema límbico para os neurônios orexinérgicos proporcionam flexibilidade comportamental adaptativa para a iniciação da vigília, de modo que, em circunstâncias especiais, nosso sono e nossos padrões de vigília podem variar entre o padrão típico de dormir à noite e ficar acordado durante o dia. Indicadores metabólicos de balanço energético negativo resultante de jejum prolongado incluem diminuição da glicose sanguínea, aumento das concentrações plasmáticas de um hormônio estimulante do apetite chamado grelina e concentrações diminuídas do hormônio supressor do apetite denominado leptina (ver Capítulo 16 para a descrição desses hormônios). Todas essas condições estimulam a liberação de orexina, o que pode ser um processo adaptativo porque

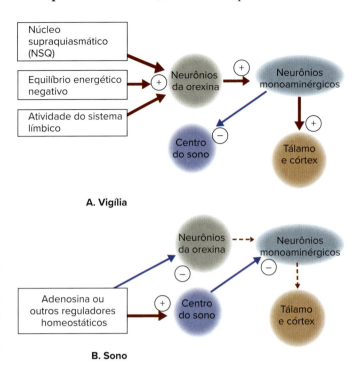

Figura 8.7 Modelo de regulação das transições para os estados de vigília (**A**) e sono (**B**). As setas vermelhas e os sinais de "+" indicam influências estimulantes; as setas azuis e os sinais de "−" indicam vias inibitórias. Os neurônios da orexina e o centro do sono se encontram no hipotálamo. Os neurônios monoaminérgicos liberam norepinefrina, serotonina e histamina. Fonte: Adaptada de Sakurai, Takeshi. Nature Reviews, *Neuroscience*, vol. 8, March 2007, pp. 171-181.

APLICAÇÃO DO CONCEITO

- Como mencionado no texto, a interleucina-1, uma citocina indutora de febre cujas concentrações na circulação aumentam durante infecções, induz o estado de sono. Especule sobre algumas possíveis vantagens adaptativas desse mecanismo.

A resposta está disponível no Apêndice A.

o estado de alerta resultante permitiria a busca de alimentos em momentos nos quais o indivíduo estaria, normalmente, dormindo. Essa ligação entre metabolismo e vigília é um excelente exemplo do princípio geral da fisiologia segundo o qual as funções dos sistemas de órgãos – nesse caso, os sistemas nervoso e endócrino – se coordenam umas com as outras. Influxos do sistema límbico, codificando fortes emoções, como medo ou raiva, também estimulam os neurônios da orexina. Isso pode ser adaptativo, ao interromper o sono em momentos nos quais precisamos responder a situações que afetam nosso bem-estar e nossa sobrevivência.

Os fatores que ativam o centro do sono não são completamente compreendidos, mas se acredita que a regulação homeostática, por uma ou mais substâncias químicas, esteja envolvida nesse processo. A necessidade de sono parece se assemelhar a outras demandas homeostáticas do corpo. Indivíduos privados de sono por longo período experimentarão, subsequentemente, acessos prolongados de "recuperação" do sono, como se o corpo precisasse se livrar de alguns produtos químicos que se acumularam. A adenosina (um metabólito do trifosfato de adenosina) é um provável candidato. Sua concentração no cérebro é aumentada após um período prolongado de vigília, e já foi demonstrado que ela reduz o disparo dos neurônios orexinérgicos. Isso explica, em parte, o efeito estimulante da cafeína, que bloqueia os receptores de adenosina. O acúmulo de adenosina ou de outros reguladores homeostáticos também pode facilitar a transição para o estado de sono em períodos nos quais o indivíduo estaria normalmente acordado, como quando você cochila à tarde depois de ficar estudando até de madrugada para uma prova. Outro potencial candidato químico a indutor do sono é a interleucina-1, citocina pertencente a uma família de mensageiros intercelulares com importantes funções no sistema imune (ver Capítulo 18). A interleucina-1 flutua em paralelo com os ciclos normais de sono e vigília, e também já foi demonstrado que ela facilita o estado de sono. Alguns anestésicos inalatórios utilizados na indução da perda de consciência durante cirurgias ativam neurônios no centro do sono do hipotálamo, embora a atividade geral do cérebro sob anestesia seja bem diferente daquela observada durante o sono.

Coma e morte cerebral

O termo *coma* descreve uma redução extrema na função mental decorrente de comprometimento estrutural, fisiológico ou metabólico do cérebro. Uma pessoa em coma apresenta perda persistente da capacidade para despertar mesmo em resposta à estimulação vigorosa. Não há expressão comportamental exterior de qualquer função mental, os olhos geralmente estão fechados e os ciclos de sono-vigília desaparecem. O coma pode resultar de dano extenso ao córtex cerebral ou ao tálamo; dano nos mecanismos de alerta do tronco encefálico; interrupções das conexões entre o tronco encefálico e áreas corticais; disfunções metabólicas; infecções cerebrais; ou superdosagem de alguns medicamentos – como sedativos e pílulas para dormir –, narcóticos ou etanol. Os comas podem ser reversíveis ou irreversíveis, dependendo do tipo, da localização e da gravidade do dano cerebral. Experimentos em alguns pacientes em coma, utilizando matrizes de alta densidade no EEG, sugerem que, ainda que esses pacientes não exibam exteriormente comportamentos ou respostas a estímulos, eles podem ter algum nível de consciência.

Muitas vezes, pacientes em coma irreversível entram em *estado vegetativo persistente*, no qual os ciclos de sono-vigília estão presentes mesmo que o indivíduo não tenha ciência do seu entorno. Pacientes em estado vegetativo persistente podem sorrir, chorar ou parecer reagir a elementos do ambiente. No entanto, não há evidências definitivas de que eles possam compreender esses comportamentos.

O coma, mesmo quando irreversível, não é equivalente à morte. Ficamos, então, com a seguinte questão: quando uma pessoa está realmente morta? Essa questão tem, muitas vezes, consequências médicas, legais e sociais urgentes. Por exemplo: com a necessidade de tecidos viáveis para o transplante de órgãos, torna-se importante saber exatamente quando o doador está morto do ponto de vista legal, para que os órgãos possam ser retirados o mais rápido possível após a morte.

A *morte cerebral* é, atualmente, aceita, pelas instituições médicas e jurídicas, como critério para atestar a morte, independentemente da viabilidade de outros órgãos. A morte cerebral ocorre quando o cérebro já não funciona e parece não ter possibilidade de funcionar novamente.

O problema, então, se torna prático. Como sabemos quando uma pessoa (p. ex., alguém em coma) tem morte cerebral? Embora haja algum grau de variação na forma como os diferentes hospitais e médicos determinam a morte cerebral, os critérios listados na **Tabela 8.2** representam os padrões geralmente consensuais. Observe que a causa do coma tem de ser conhecida, porque comas decorrentes de intoxicação por fármacos ou outras condições são frequentemente reversíveis. Além disso, os critérios especificam que não haja evidências de tecidos neurais funcionais acima da medula espinal, porque fragmentos de reflexos espinais podem persistir por várias horas ou mais após a morte do cérebro (ver Capítulo 10 para exemplos de reflexos espinais). O critério para ausência de respiração espontânea (apneia) precisa ser avaliado com cuidado. Máquinas que fornecem respiração artificial têm de ser desligadas e os níveis de gases sanguíneos devem ser monitorados cuidadosamente. (Ver Figura 13.21 e Tabela 13.6). Embora os níveis de dióxido de carbono arterial aceitos devam aumentar acima de um ponto crítico para o teste ser válido, logicamente não é aconselhável permitir que os níveis de oxigênio arterial diminuam demais devido ao perigo de dano cerebral adicional. Portanto, testes de apneia são normalmente limitados a uma duração de 8 a 10 minutos.

TABELA 8.2	Critérios para morte cerebral.
I.	A natureza e a duração do coma têm de ser conhecidas
	A. Dano estrutural conhecido no cérebro ou doença metabólica sistêmica irreversível
	B. Nenhuma possibilidade de intoxicação por fármacos, principalmente por agentes paralisantes ou sedativos
	C. Ausência de distúrbio eletrolítico, acidobásico ou endócrino grave que possa ser revertido
	D. Paciente não deve estar sofrendo de hipotermia
II.	Função cerebral e do tronco encefálico estão ausentes
	A. Sem resposta a estímulos dolorosos, exceto os reflexos da medula espinal
	B. Pupilas não responsivas à luz
	C. Sem movimento ocular em resposta à estimulação do reflexo vestibular ou ao toque da córnea
	D. Apneia (ausência de respiração espontânea) por 8 a 10 min quando o respirador é retirado e se permite que os níveis arteriais de dióxido de carbono ultrapassem 60 mmHg
	E. Reflexos de engasgo e tosse ausentes; reflexos puramente espinais podem ser conservados
	F. Exame neurológico confirmatório após 6 h
III.	Critérios suplementares (opcionais)
	A. EEG achatado durante 30 min (amplitudes de onda < 2 μV)
	B. Respostas ausentes em estruturas vitais do tronco encefálico
	C. Circulação cerebral intensamente reduzida

Fonte: Adaptada de American Academy of Neurology, *Neurology*, vol. 74, 2010, pp. 1911-1918.

Estude e revise 8.1

- **Estados de consciência:** níveis de alerta (adormecido, sonolento, acordado e alerta)
- **Experiências conscientes:** aquelas de que o indivíduo está ciente, como pensamentos e sentimentos
- **Eletroencefalograma (EEG):** registro da atividade elétrica do cérebro que proporciona um meio de definir os estados de consciência
  - Reflete principalmente a soma dos potenciais póssinápticos no córtex cerebral
  - Frequências de onda mais baixas no EEG estão correlacionadas com comportamentos menos responsivos
  - Existem geradores de ritmo no tálamo, responsáveis pela natureza ondulatória do EEG
  - Pode ser utilizado no diagnóstico de dano e doença cerebrais
- Estado de vigília: caracterizado por **ritmos alfa** nos períodos de relaxamento e por **ritmos beta** nos períodos de atenção ativa
- Estado de sono: caracterizado pelos ritmos de baixa frequência **teta** e **delta**; redução do efluxo (*output*) motor; diminuição da facilidade de despertar
- **Sono NREM** (do inglês *non-rapid eye movement*, ou **movimento não rápido dos olhos**): progride do estágio N1 (ritmo teta), por meio dos **fusos do sono** de alta frequência do estágio N2, para o estágio N3 (ritmo delta), fazendo, em seguida, o percurso inverso
- **Sono REM** (do inglês *rapid eye movement*, ou **movimento rápido dos olhos**): episódios intermitentes de atividade intensa no EEG, apesar de o indivíduo estar profundamente adormecido (por isso, também conhecido como **sono paradoxal**); associado aos sonhos
- Estado de alerta: regulado por grupos de neurônios do tronco encefálico e do hipotálamo que, ao liberar diversos transmissores e neuropeptídios, ativam o alerta cortical. Um centro do sono no hipotálamo libera GABA e inibe esses centros ativadores
- Danos extensos aos mecanismos de alerta do córtex cerebral ou do tronco encefálico podem resultar em coma, estado vegetativo persistente ou morte cerebral.

Questão de revisão: Por que o sono REM é também chamado de sono paradoxal? Em um típico período de 8 h de sono, podem-se esperar, aproximadamente, quantos episódios de sono REM? (**A resposta está disponível no Apêndice A.**)

8.2 Experiências conscientes

As experiências conscientes são aquelas em que nós estamos cientes do que ocorre – tanto em nosso interior, como uma ideia, quanto no exterior, como um a existência de um objeto ou evento. O aspecto mais evidente desse fenômeno é a consciência sensorial, mas também temos ciência de estados interiores, como fadiga, sede e felicidade. Nós estamos cientes da passagem do tempo, do que estamos pensando em dado momento e de recordações conscientes de fatos aprendidos no passado. Nós estamos cientes do raciocínio e do exercício do autocontrole, e também de direcionar a nossa atenção para eventos específicos. Não menos importante, estamos conscientes do "ego".

A base para o conceito de experiência consciente é a questão da atenção seletiva.

Atenção seletiva

O termo **atenção seletiva** significa a capacidade de evitar distrações por estímulos irrelevantes, ao mesmo tempo em que se buscam e se focam estímulos que são momentaneamente importantes. Tanto mecanismos voluntários quanto mecanismos reflexos afetam a atenção seletiva. Um exemplo de controle voluntário da atenção seletiva, familiar a estudantes, consiste em ignorar eventos que os distraiam em uma biblioteca movimentada enquanto estudam.

Outro exemplo de atenção seletiva ocorre quando um estímulo diferente é apresentado para um indivíduo relaxado com padrão alfa no EEG. Isso provoca uma modificação do EEG para o ritmo beta. Se o estímulo for significativo para o indivíduo, alterações comportamentais também ocorrem. A pessoa interrompe o que estiver fazendo, escuta atentamente e se volta para a fonte do estímulo, um comportamento chamado de **resposta orientadora**. Se a pessoa estiver altamente concentrada em outra tarefa e não se distrair com o estímulo diferente, a resposta orientadora não ocorre. Também é possível concentrar a atenção em um estímulo particular sem produzir qualquer resposta comportamental.

Para que a atenção seja direcionada apenas a estímulos significativos, o sistema nervoso precisa ter meios para avaliar a importância das informações sensoriais recebidas. Portanto, antes mesmo de darmos atenção a um objeto em nosso mundo sensorial e nos tornarmos conscientes disso, algum grau de processamento já ocorreu. Esse é o chamado **processamento pré-atentivo**, que direciona nossa atenção para a parte do mundo sensorial que é de especial interesse e prepara os processos cerebrais de percepção para ela.

Se um estímulo se repetir, mas for considerado irrelevante, a resposta comportamental a ele diminui progressivamente, um processo conhecido como **habituação**. Por exemplo, quando um sino barulhento soa pela primeira vez, ele pode evocar uma resposta orientadora porque o indivíduo pode se assustar ou ficar curioso sobre o novo estímulo. Após várias badaladas, contudo, o indivíduo tem uma resposta gradativamente menor e pode acabar ignorando o sino por completo. Um estímulo exterior de outro tipo ou o mesmo estímulo com uma intensidade diferente podem restaurar a resposta orientadora.

A habituação implica redução da transmissão sináptica na via envolvida, relacionada, possivelmente, com a inativação prolongada dos canais de Ca^{2+} nos terminais axônicos présinápticos. Essa inativação resulta em diminuição do influxo de Ca^{2+} durante a despolarização, portanto, em uma diminuição da quantidade de neurotransmissores liberada por um terminal em resposta aos potenciais de ação.

Mecanismos neurais da atenção seletiva

Direcionar nossa atenção para um objeto envolve vários processos neurológicos distintos. Em primeiro lugar, nossa atenção tem de ser desengajada do seu foco atual. A atenção, então, tem de ser deslocada para o novo foco. Em seguida, a atenção precisa ser engajada ao novo foco. Por fim, é necessário haver um aumento dos níveis de vigília que produza atenção prolongada ao novo foco.

Uma área que tem importante função na orientação e na atenção seletiva está localizada no tronco encefálico, no qual a interação de diversas modalidades sensoriais em células individuais pode ser detectada experimentalmente. Os campos receptores das diferentes modalidades se sobrepõem. Por exemplo, um influxo visual e outro auditivo advindos da mesma localização espacial incrementam significativamente as taxas de disparo de algumas dessas células, que são denominadas multissensoriais, enquanto os mesmos tipos de estímulo, se oriundos de diferentes locais, têm pouco efeito em sua resposta, podendo até mesmo inibi-la. Assim, pistas fracas podem se somar para realçar a significância uma da outra, de modo a prestarmos atenção ao evento, enquanto possamos ignorar uma pista pequena e isolada.

O *locus ceruleus* é um dos núcleos monoaminérgicos do SAR. Localizado na ponte, ele se projeta para o córtex parietal e para muitas outras partes do sistema nervoso central, além de também estar envolvido na atenção seletiva. O sistema de fibras proveniente do *locus ceruleus* ajuda a determinar qual área do cérebro ganhará predominância temporária no fluxo contínuo da experiência consciente. Esses neurônios liberam norepinefrina, que age como um neuromodulador, intensificando os sinais transmitidos por determinados influxos sensoriais. O efeito é para aumentar diferença entre os influxos sensoriais e outros sinais mais fracos. Desse modo, os neurônios do *locus ceruleus* melhoram o processamento de informações durante períodos de atenção seletiva.

O tálamo é outra região do cérebro envolvida na atenção seletiva. Ele é uma estação de retransmissão sináptica para a maioria das vias sensoriais ascendentes (ver Figura 7.20). Influxos vindos de regiões do córtex cerebral e do tronco encefálico podem modular a atividade sináptica no tálamo, tornando-o um filtro capaz de influir, seletivamente, na transmissão das informações sensoriais.

Existem também neurônios multissensoriais em áreas associativas do córtex cerebral (ver Figura 7.13). Enquanto os neurônios do tronco encefálico lidam com os movimentos orientadores relacionados com o processo de prestar atenção em um estímulo específico, os neurônios corticais multissensoriais estão mais envolvidos na percepção do estímulo. Os pesquisadores estão apenas começando a compreender como interagem as diversas áreas do sistema de atenção.

Alguns vislumbres sobre os mecanismos neurais da atenção seletiva estão sendo obtidos a partir de estudos com indivíduos diagnosticados com **transtorno do déficit de atenção com hiperatividade** (**TDAH**). Essa condição se manifesta tipicamente no início da infância, sendo o transtorno neurocomportamental mais comum entre crianças em idade escolar (cerca de 11% de incidência). O TDAH se caracteriza por dificuldade de manter a atenção seletiva e/ou por impulsividade e hiperatividade. As investigações ainda não revelaram claramente as causas ambientais, mas há alguma evidência de base genética, porque o TDAH tende a ter ocorrência familiar. Estudos funcionais de imagem dos cérebros de crianças com TDAH indicaram disfunção de regiões cerebrais nas quais a sinalização de catecolaminas é predominante, incluindo os núcleos basais e o córtex pré-frontal. Em suporte dessa ideia, o medicamento mais eficaz para o tratamento do TDAH é o **metilfenidato**, que aumenta as concentrações sinápticas de norepinefrina (e dopamina).

Mecanismos neurais das experiências conscientes

As experiências conscientes são popularmente atribuídas ao funcionamento da "mente", uma palavra que evoca a imagem de um "eu" não neural, um fantasma interposto entre os impulsos aferentes e eferentes. A implicação disso é que a mente consiste em algo mais do que atividade neural. A mente representa um somatório da atividade neural em um dado momento, não exigindo nada mais. No entanto, os cientistas estão apenas começando a entender os mecanismos que dão origem às experiências conscientes.

Nesta seção, vamos especular sobre esse problema. O raciocínio parte do pressuposto de que a experiência consciente demanda processos neurais – sejam potenciais graduados ou potenciais de ação – em algum local do cérebro. Em qualquer dado momento, alguns desses processos se correlacionam com a percepção consciente, enquanto outros não. Uma questão-chave aqui é: o que é diferente em relação aos processos de que estamos cientes?

Outro pressuposto é o de que a atividade neural que corresponde a uma experiência consciente reside não em um único agrupamento anatômico de "neurônios da consciência", mas em um conjunto de neurônios que funcionam temporariamente juntos de uma maneira específica. Como podemos estar conscientes de muitas coisas diferentes, também supomos que esse agrupamento de neurônios pode variar – oscilando, por exemplo, entre partes do cérebro que lidam com estímulos visuais ou auditivos, memórias ou novas ideias, emoções ou a linguagem.

Considere a percepção visual de um objeto. Diferentes aspectos de algo que vemos são processados por diferentes áreas do córtex visual – a cor do objeto por uma parte, seu movimento por outra, sua localização no campo visual por outra e sua forma por outra –, mas vemos *um* objeto. Não apenas percebemos o objeto, podemos também ter conhecimento de seu nome e sua função. Além disso, ao vermos um objeto, podemos também, às vezes, escutá-lo ou sentir seu cheiro, o que requer a participação de áreas do cérebro além do córtex visual.

Também no sistema olfatório, se pode inferir a participação simultânea de diferentes grupos de neurônios em uma experiência consciente. Odores repulsivos ou atraentes evocam diferentes reações, embora todos sejam processados na via olfatória. Neurônios envolvidos na emoção também estão claramente implicados nesse tipo de percepção.

Neurônios provenientes de diversas partes do cérebro e que processam simultaneamente diferentes informações relacionadas a um objeto que vemos formam um "conjunto temporário" de neurônios. Sugere-se que a atividade sincronizada dos neurônios do conjunto temporário leve à percepção consciente desse objeto que vemos.

À medida que tomamos consciência de outros eventos – talvez uma memória relacionada ao objeto –, o conjunto de neurônios envolvidos na atividade sincrônica muda, e um conjunto temporário diferente se forma. Em outras palavras, sugere-se que neurônios relevantes específicos, em muitas áreas do cérebro, funcionem em conjunto para formar a atividade unificada que corresponde à consciência.

Quais partes do cérebro estariam envolvidas nesse conjunto neuronal temporário? Claramente, o córtex cerebral está envolvido. A remoção de áreas específicas do córtex extingue apenas tipos específicos de consciência. Em uma síndrome denominada ***negligência sensorial***, por exemplo, lesões em áreas associativas do córtex parietal fazem com que o indivíduo negligencie partes de seu corpo ou de seu campo visual, como se elas não existissem. Muitas vezes, pacientes que sofreram acidente vascular cerebral com lesão do lobo parietal não reconhecem, frequentemente, a parte paralisada do corpo ou são incapazes de descrever todos os elementos de seu campo visual, descrevendo apenas alguns deles. A **Figura 8.8** traz um exemplo de negligência sensorial, conforme demonstrado em desenhos feitos por um paciente com lesão no lobo parietal, no lado direito do cérebro. Pacientes como o do exemplo não têm nenhuma consciência da parte esquerda da imagem. Áreas subcorticais, como o tálamo e os núcleos basais, também podem estar diretamente envolvidas na experiência consciente, mas parece que o hipocampo e o cerebelo não estão.

Dizer que utilizamos um conjunto de neurônios e que, em um momento posterior, passamos a utilizar um novo conjunto equivale a dizer que podemos concentrar nossa atenção em um objeto ou evento – ou seja, podemos trazê-los para a percepção consciente – e, em seguida, podemos mudar nosso foco de atenção para outro objeto ou evento. Portanto, os mecanismos de percepção consciente e de atenção estão intimamente relacionados.

> ### Estude e revise 8.2
>
> ■ **Atenção seletiva:** evitar distrações oriundas de estímulos irrelevantes e, ao mesmo tempo, se concentrar em estímulos que têm importância imediata
> - Normalmente, envolve a **resposta orientadora** (atenção dirigida a um novo estímulo; transição para os ritmos beta), o **processamento pré-atentivo** (processamento de estímulos pelo SNC que antecede a percepção consciente) e a **habituação** (resposta reduzida a estímulos irrelevantes repetidos)
> - As estruturas cerebrais envolvidas na atenção seletiva determinam quais áreas do cérebro ganharão predominância temporária no fluxo contínuo da experiência consciente
> - Os transtornos de atenção podem ser tratados com fármacos que aumentem as concentrações sinápticas de dopamina e norepinefrina
> ■ As experiências conscientes podem ocorrer porque um conjunto de neurônios funciona temporariamente conjuntamente, e os neurônios que compõem o conjunto vão mudando conforme muda o foco de atenção.
>
> *Questão de revisão: Descreva brevemente um mecanismo neural determinante dos estados de consciência. Quais são alguns dos diversos exemplos cotidianos de atenção seletiva? (A resposta está disponível no Apêndice A.)*

8.3 Motivação e emoção

A motivação é um componente da maioria, se não de todos, os comportamentos, e as emoções acompanham muitas de nossas experiências conscientes. Os comportamentos motivados, como os sexuais, estão envolvidos no controle de grande parte dos nossos comportamentos cotidianos, e as emoções podem nos ajudar a alcançar as metas que estabelecemos para nós mesmos, bem como a expressar nossos sentimentos.

Motivação

Os processos responsáveis pela qualidade do comportamento voltada para um objetivo são **motivações**, ou "impulsos", para esse comportamento. A motivação pode levar a respostas hormonais, autônomas e comportamentais. O **comportamento motivado primário** é aquele relacionado diretamente com a homeostase – ou seja, com a manutenção de um ambiente interno relativamente estável, como obter algo para beber quando se está com sede. Nesse comportamento homeostático voltado para um objetivo, "necessidades" específicas do corpo são satisfeitas. Assim, em nosso exemplo, a percepção de necessidade pode resultar de uma diminuição da hidratação total do corpo, e o correlato da satisfação da necessidade é o retorno da hidratação corporal aos níveis normais. Discutiremos adiante a integração neurofisiológica de grande parte dos comportamentos homeostáticos voltados para um objetivo (sede e ingestão de líquidos, ver Capítulo 14; ingestão de alimentos e regulação da temperatura, ver Capítulo 16).

Em muitos tipos de comportamento, porém, a relação entre o comportamento e o objetivo principal é indireta. Por exemplo, a escolha de um determinado sabor de bebida tem pouca

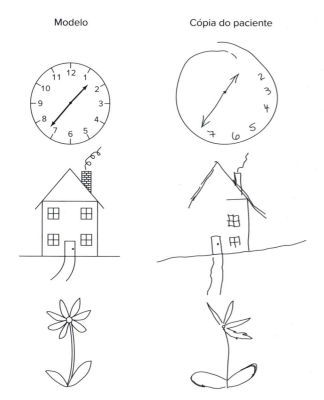

Figura 8.8 Negligência visual unilateral em paciente com lesão no lobo parietal direito. Embora pacientes como esses não tenham comprometimento visual, eles não percebem parte do seu mundo visual. Os desenhos à direita são cópias feitas pelo paciente a partir dos modelos apresentados à esquerda.

ou nenhuma relação aparente com a homeostase. A motivação, nesse caso, é secundária. Grande parte dos comportamentos humanos se enquadra nessa última categoria, sendo influenciada por hábitos, aprendizado, intelecto e emoções – fatores que podem ser agrupados sob o termo "incentivos". Muitas vezes, é difícil distinguir entre objetivos primários e secundários. Por exemplo, embora algum sal na dieta seja necessário para a sobrevivência, a maior parte do impulso para consumi-lo é hedonística (por prazer).

Os conceitos de recompensa e punição são inseparáveis da motivação. Recompensas são coisas pelas quais os organismos trabalham ou coisas que fazem com que o comportamento que conduz até elas ocorra com maior frequência – em outras palavras, reforço positivo. As punições são o oposto.

Vias neurais

O sistema neural subjacente à recompensa e à punição é parte do sistema de ativação reticular que, como você deve lembrar, tem origem no tronco encefálico e engloba vários componentes. As **vias mesolímbica** e **mesocortical da dopamina**, que se originam no mesencéfalo, são vias neuronais que liberam dopamina em regiões do cérebro que processam emoções, incluindo o córtex pré-frontal e partes do sistema límbico, como o núcleo *accumbens* (**Figura 8.9**). Essas vias estão implicadas em avaliar a disponibilidade de incentivos e reforços (p. ex., perguntando: "Vale a pena?") e em traduzir a avaliação em ação.

Grande parte das informações disponíveis sobre os substratos neurais de motivação foi obtida em estudos sobre a resposta comportamental de animais a estímulos de recompensa ou punição. Uma das formas de fazer isso é com a utilização da técnica de **autoestimulação cerebral**. Nessa técnica, um animal modelo, acordado, controla a taxa de transmissão de estímulos elétricos emitidos por eletrodos implantados em áreas distintas do cérebro. As pequenas cargas elétricas enviadas ao cérebro provocam despolarização dos neurônios locais, mimetizando, assim, o que poderia acontecer se esses neurônios disparassem espontaneamente. O animal experimental é colocado em uma caixa com uma alavanca que ele pode pressionar (**Figura 8.10**). Se nenhum estímulo for transmitido ao cérebro quando a barra é pressionada, o animal costuma pressioná-la ocasionalmente e de modo aleatório.

Se, no entanto, um estímulo for transmitido ao cérebro em resposta à pressão na barra, diferentes comportamentos são observados, dependendo da localização dos eletrodos. Se o animal aumentar o ritmo de pressão da barra até acima dos níveis de pressão aleatórios, o estímulo elétrico é, por definição, recompensador. Se o animal diminuir o ritmo de pressão até abaixo dos níveis aleatórios, o estímulo será de punição. Assim, o ritmo de pressão da barra, com o eletrodo em diferentes áreas do cérebro, é tomada como uma medida da eficácia da recompensa ou da punição. São observados diferentes ritmos de pressão para diferentes regiões cerebrais.

Os cientistas esperavam que o hipotálamo tivesse uma função na motivação, porque nele estão localizados os centros neurais que regulam a ingestão de alimentos e líquidos, o controle da temperatura e o comportamento sexual. De fato, verificou-se que a autoestimulação cerebral das regiões laterais do hipotálamo oferece uma recompensa positiva. Sabe-se que animais com eletrodos nessas áreas pressionam a barra para estimular seus cérebros 2 mil vezes por hora, continuamente, por 24 horas, até que entrem em colapso por exaustão. Na verdade, a estimulação elétrica do hipotálamo lateral é mais gratificante do que as recompensas externas. Ratos com fome, por exemplo, frequentemente ignoram o alimento disponível, preferindo estimular seus cérebros naquela região.

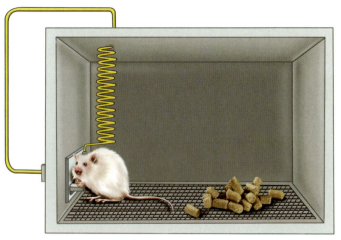

Figura 8.10 Dispositivo para experimentos de autoestimulação. Ratos como o da figura não parecem se incomodar com o eletrodo implantado. Na verdade, eles trabalham arduamente para obter a estimulação elétrica, muitas vezes ignorando a comida, mesmo com fome.

APLICAÇÃO DO CONCEITO

- Segundo um princípio geral da fisiologia, os processos fisiológicos são ditados pelas leis da química e da física. Como isso é exemplificado no experimento representado na figura?

A resposta está disponível no Apêndice A.

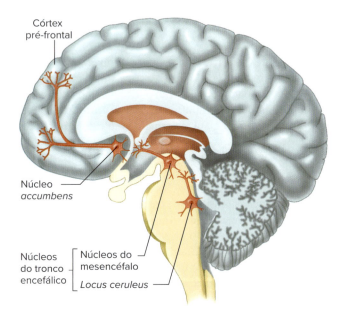

Figura 8.9 Desenho esquemático das vias mesolímbica e mesocortical da dopamina. Acredita-se que diversas substâncias psicoativas atuem nessas áreas para aumentar a recompensa cerebral.

Embora os locais de recompensa – particularmente aqueles para o comportamento motivado primário – estejam mais densamente agrupados no hipotálamo lateral do que em qualquer outra região do cérebro, a autoestimulação pode ocorrer em um grande número de áreas cerebrais. Os comportamentos motivados baseados na aprendizagem também envolvem centros integrativos adicionais, incluindo o córtex, o sistema límbico, o tronco encefálico e a medula espinal – em outras palavras, todos os níveis do sistema nervoso podem estar implicados.

Recentemente, cientistas demonstraram que o comportamento de um animal pode ser alterado pela manipulação elétrica das vias de recompensa de seu cérebro. Por exemplo, os cientistas conseguiram alterar se um rato escolheria um comportamento arriscado ou seguro, ao estimular ou inibir as vias de recompensa no momento da escolha do comportamento. Isso influenciava o comportamento futuro do rato, de tal forma que ele passava a dar preferência a qualquer tipo de comportamento para o qual os pesquisadores oferecessem uma recompensa elétrica.

Mediadores químicos

A dopamina é um importante neurotransmissor da via que medeia os sistemas de recompensa do cérebro e a motivação. Por esse motivo, fármacos que aumentam a atividade sináptica nas vias da dopamina elevam as taxas de autoestimulação – ou seja, promovem reforço positivo. As anfetaminas são um exemplo desse tipo de fármaco, porque elas aumentam a liberação pré-sináptica de dopamina. Por outro lado, fármacos como a clorpromazina, um antipsicótico que bloqueia os receptores da dopamina e diminui a atividade nas vias da catecolamina, promovem reforço negativo. As catecolaminas, como veremos, também estão implicadas nas vias que envolvem a aprendizagem.

Emoção

A emoção pode ser vista como uma relação entre o indivíduo e o ambiente, baseada na avaliação do ambiente pelo indivíduo (é agradável ou hostil?), na disposição em relação ao ambiente (estou feliz e atraído pelo ambiente ou sinto medo dele?) e na resposta física real a ele. Ao analisar as bases fisiológicas da emoção, é útil distinguir: (1) os sítios anatômicos nos quais o valor emocional de um estímulo é determinado; (2) as expressões e manifestações hormonais, autônomas e exteriores em resposta ao estímulo (o chamado **comportamento emocional**); e (3) as experiências conscientes, ou **emoções interiores**, como sentimentos de medo, amor, raiva, alegria, ansiedade, esperança e assim por diante.

O comportamento emocional pode ser estudado mais facilmente do que os sistemas anatômicos ou as emoções interiores, pois engloba respostas que podem ser aferidas externamente (em termos de comportamento). Por exemplo, a estimulação de determinadas regiões do hipotálamo lateral faz com que um animal experimental arqueie o dorso, erice os pelos da cauda, sibile, rosne, mostre as garras e os dentes, abaixe as orelhas e ataque. Simultaneamente, ocorre elevação da frequência cardíaca, da pressão sanguínea, da respiração, da salivação e das concentrações plasmáticas de epinefrina e ácidos graxos. Claramente, esse comportamento é típico de um animal enfurecido ou ameaçado. Além disso, o comportamento do animal pode ser modificado de selvagem para dócil, e vice-versa, simplesmente ativando diferentes áreas do sistema límbico (**Figura 8.11**).

Um dos primeiros estudos de caso que lançou luz sobre as estruturas neurológicas envolvidas no comportamento emocional foi o de um paciente conhecido como S.M. Esse paciente sofria de uma desordem rara (**doença de Urbach-Wiethe**), na qual a amígdala estava destruída bilateralmente. A inteligência e a formação da memória permaneceram intactas. No entanto, esse paciente não era capaz de expressar medo nas situações apropriadas e não conseguia reconhecer expressões de temor no rosto de outras pessoas, o que demonstrou a importância da amígdala para a emoção do medo em humanos.

O comportamento emocional inclui comportamentos tão complexos quanto a defesa apaixonada de uma ideologia política e ações tão simples quanto rir, suar, chorar e enrubescer. O comportamento emocional é consumado pelos sistemas nervosos autônomo e somático, sob a influência de centros de integração como os que acabamos de mencionar, e fornece um sinal exterior de que os "sistemas emocionais" do cérebro estão ativados.

O córtex cerebral tem uma importante função importante no direcionamento de muitas das respostas motoras durante o comportamento emocional (p. ex., se você aproxima-se ou evita uma situação). Além disso, as estruturas do prosencéfalo, incluindo o córtex cerebral, são responsáveis pela modulação, o direcionamento, a compreensão ou mesmo a inibição de comportamentos emocionais.

Embora áreas límbicas do cérebro pareçam se ocupar das emoções interiores, não existe um "sistema emocional" único. A amígdala (ver Figura 8.11) e a região do córtex associativo

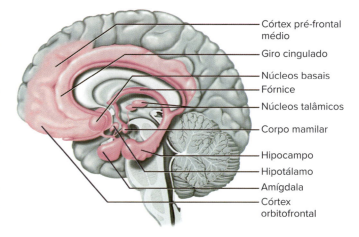

Figura 8.11 Estruturas cerebrais, incluindo elementos do sistema límbico envolvidos na emoção, na motivação e nos transtornos afetivos. Os núcleos basais não são mostrados individualmente nesse recorte.

APLICAÇÃO DO CONCEITO

- O que poderia ter favorecido a evolução das emoções?

A resposta está disponível no Apêndice A.

na superfície inferior do lobo frontal, porém, são centrais para a maioria dos estados emocionais. A amígdala, além de ser responsável pela emoção do medo, interage com outras partes do cérebro por meio de extensas conexões recíprocas, que podem influenciar emoções relativas a estímulos externos, tomada de decisão, memória, atenção, processos homeostáticos e respostas comportamentais. Por exemplo, a amígdala envia informação para o hipotálamo, que tem papel central nos processos homeostáticos autônomos e hormonais.

Durante cirurgias neurológicas em seres humanos acordados, as áreas límbicas do cérebro dos pacientes foram estimuladas. Esses pacientes relataram sentimentos vagos de medo ou ansiedade durante períodos de estimulação de determinadas áreas. O estímulo de outras regiões induziu sensações prazerosas, que os indivíduos consideravam difíceis de definir com precisão. Durante seu funcionamento normal, o córtex cerebral nos permite conectar essas emoções interiores com as experiências ou os pensamentos específicos que as despertam.

> ### Estude e revise 8.3
>
> - **Comportamentos motivados primários:** comportamentos que sustentam a homeostase. Comportamentos não relacionados à homeostase são resultado de motivação secundária
>   - Repetir um comportamento indica que ele é recompensador; evitar um comportamento indica que ele é punitivo
>   - **Vias mesolímbica e mesocortical da dopamina:** enviam sinais para o córtex pré-frontal e o sistema límbico; medeiam as emoções e as motivações
>   - A dopamina é o principal neurotransmissor da via cerebral que medeia as motivações e a recompensa
> - Três aspectos das emoções incluem:
>   - Sítios anatômicos nos quais o valor emocional de um estímulo é determinado
>   - **Comportamento emocional:** expressões hormonais, autônomas e exteriores em resposta a um estímulo
>   - **Emoções interiores:** experiências conscientes, como os sentimentos de medo, amor, ansiedade e alegria. O sistema límbico integra as emoções interiores ao comportamento.
>
> *Questão de revisão: Como as motivações e as emoções se relacionam? (A resposta está disponível no Apêndice A.)*

8.4 Estados alterados de consciência

Os estados de consciência podem diferir dos normalmente experimentados, como a vigília e a sonolência. Outras sensações, mais incomuns, como aquelas que ocorrem com a hipnose, por substâncias psicoativas e por determinadas doenças, são conhecidas como *estados alterados de consciência*. Esses estados alterados também são característicos de doenças psiquiátricas.

Esquizofrenia

Uma das doenças que induzem estados alterados de consciência é a *esquizofrenia*, na qual as informações não são adequadamente reguladas no cérebro. Os sintomas incrivelmente

diversos da esquizofrenia incluem alucinações, especialmente "ouvir" vozes, e delusões, como a crença de ter sido escolhido para uma missão especial ou a de estar sendo perseguido. Os indivíduos com esquizofenia podem se tornar retraídos, ser emocionalmente não responsivos e exibir humores inapropriados. Também é possível que apresentem comportamento motor anormal, o qual pode incluir imobilização total (*catatonia*). Os sintomas variam de pessoa para pessoa.

As causas da esquizofrenia permanecem incertas. Estudos sugerem que ela reflete um transtorno de desenvolvimento no qual os neurônios migram ou amadurecem de modo anormal durante a formação cerebral. A anormalidade pode se dever a uma predisposição genética ou a múltiplos fatores ambientais, como infecções virais e desnutrição durante a vida fetal ou a primeira infância. As anormalidades cerebrais envolvem diversos circuitos neurais e sistemas de neurotransmissores que regulam processos cognitivos básicos. Uma explicação amplamente aceita para a esquizofrenia sugere que determinadas vias mesocorticais da dopamina são hiperativas. Essa hipótese encontra respaldo no fato de que fármacos do tipo anfetamina, que intensificam a sinalização da dopamina, pioram os sintomas da doença, bem como no fato de que os fármacos com maiores benefícios terapêuticos no tratamento da esquizofrenia agem, pelo menos em parte, bloqueando os receptores de dopamina.

A esquizofrenia afeta aproximadamente 1% dos maiores de 18 anos, com a idade típica de início da doença sendo o fim da adolescência e o início da terceira década de vida, quando o processo de desenvolvimento do cérebro está perto de se concluir. Atualmente, não existe prevenção ou cura para a doença, embora os fármacos consigam, muitas vezes, controlar os sintomas.

Transtornos do humor: depressão e transtornos bipolares

O termo **humor** se refere a uma emoção interior generalizada e persistente que afeta a percepção que o indivíduo tem do mundo. Além de o humor ser parte da experiência consciente de uma pessoa, outras pessoas podem observá-lo. Em indivíduos sadios, o humor pode ser normal, elevado ou depressivo, e as pessoas geralmente sentem que têm algum grau de controle sobre o próprio humor. Essa sensação de controle é perdida, contudo, nos *transtornos de humor*, que incluem transtornos depressivos e transtornos bipolares. Juntamente com a esquizofrenia, os transtornos do humor constituem as principais doenças psiquiátricas.

Depressão

Algumas das principais características do *transtorno depressivo (depressão)* são: um sentimento pervasivo de vazio ou tristeza; uma perda de energia, interesse ou prazer; ansiedade; irritabilidade; aumento ou diminuição do apetite; distúrbios do sono; e pensamentos de morte ou suicídio. A depressão pode ocorrer por conta própria, independentemente de qualquer outra doença, ou pode surgir secundariamente a outras patologias. Ela está associada à diminuição da atividade neuronal e do metabolismo na parte anterior do sistema límbico e nas proximidades do córtex pré-frontal.

Embora os principais neurotransmissores das aminas biogênicas (norepinefrina, dopamina e serotonina) e a acetilcolina estejam envolvidos, as causas dos transtornos do humor são desconhecidas.

O tratamento atual dos transtornos depressivos enfatiza o emprego de fármacos e psicoterapia. Os fármacos antidepressivos clássicos são de três tipos:

- Os *antidepressivos tricíclicos*, como a *amitriptilina*, a *desipramina* e a *doxepina*, interferem na recaptação de serotonina e/ou norepinefrina pelas terminações pré-sinápticas
- Os *inibidores da monoaminoxidase* (*IMAOs*) interferem na enzima responsável pela degradação desses mesmos dois neurotransmissores
- Os *inibidores seletivos da recaptação de serotonina* (*ISRSs*) incluem os antidepressivos mais amplamente utilizados, como *escitalopram*, *fluoxetina*, *paroxetina* e *sertralina*.

Como o próprio nome dessa terceira classe de fármacos sugere, eles inibem seletivamente a recaptação de serotonina pelos terminais pré-sinápticos. Nas três classes, o resultado é o aumento da concentração de serotonina ou norepinefrina no líquido extracelular nas sinapses. Uma nova classe de fármacos – um exemplo é a *duloxetina* – evita a recaptação da serotonina e da norepinefrina. Pesquisas recentes sugerem que a combinação de psicoterapia com tratamento medicamentoso proporciona máximo benefício para a maioria dos pacientes com depressão.

Embora os efeitos bioquímicos dos medicamentos antidepressivos sejam imediatos, os efeitos antidepressivos benéficos só costumam aparecer após várias semanas de tratamento. Portanto, o efeito bioquímico conhecido deve ser apenas um primeiro passo na sequência complexa que leva ao efeito terapêutico desses fármacos. Em acordo com a longa latência do efeito antidepressivo, está a evidência recente de que esses fármacos podem acabar por estimular o crescimento de novos neurônios no hipocampo. O estresse crônico, um conhecido gatilho da depressão em alguns indivíduos, demonstrou, também, inibir a neurogênese no hipocampo em animais. Além disso, medições criteriosas do hipocampo em pacientes cronicamente deprimidos mostram que ele tende a ser menor do que em indivíduos controle, não deprimidos. Por fim, embora os medicamentos antidepressivos normalmente tenham efeitos mensuráveis no comportamento de modelos animais de depressão, demonstrou-se recentemente que esses efeitos desaparecem por completo quando são tomadas medidas para impedir a neurogênese.

Tratamentos alternativos, utilizados quando a terapia medicamentosa e a psicoterapia não são eficazes, incluem a estimulação elétrica do cérebro. Um desses tratamentos é a *eletroconvulsoterapia* (*ECT*). Como o próprio nome sugere, pulsos de corrente elétrica aplicados no crânio são utilizados para ativar um grande número de neurônios cerebrais simultaneamente, induzindo, assim, uma convulsão. O paciente é anestesiado e preparado com um relaxante muscular, de modo a minimizar os efeitos da convulsão no sistema musculoesquelético. Acredita-se que uma série de sessões de ECT promova modificações na função neurotransmissora,

ao causar alterações na sensibilidade de determinados receptores pós-sinápticos adrenérgicos e da serotonina. Apesar de evidências confiáveis de que a ECT pode ser um tratamento eficaz, ela tende a ser utilizada como último recurso em pacientes com depressão que não respondem aos medicamentos.

Uma alternativa recente à terapia medicamentosa para tratamento da depressão é a *estimulação magnética transcraniana repetitiva* (*EMTr*), que estimula o cérebro com eletroímãs. Na EMTr, bobinas metálicas circulares ou em formato de oito são posicionadas contra o crânio, acima de regiões específicas do cérebro. Correntes elétricas potentes são, então, aplicadas, em frequências de 1 a 25 pulsos por segundo. O campo magnético resultante induz um fluxo de corrente através das redes neuronais corticais diretamente abaixo da bobina. O efeito imediato é semelhante ao da ECT: a atividade neural é temporariamente desordenada ou, em algumas ocasiões, silenciada naquela região cerebral. Entretanto, não é necessária anestesia e não há dor, convulsão ou perda de memória. Dependendo da frequência aplicada e do regime de tratamento adotado, os efeitos duradouros da EMTr podem ser aumento ou diminuição da atividade geral na área-alvo. Em ensaios clínicos recentes, 2 a 4 semanas de EMTr diária do córtex pré-frontal esquerdo resultaram em acentuada melhora de pacientes com depressão profunda sem resposta a medicamentos. No entanto, a EMTr ainda não demonstrou o mesmo nível de eficácia clínica que a ECT. Os cientistas médicos estão esperançosos de que, no futuro, o aprimoramento das técnicas de EMTr possa levar a avanços no tratamento do transtorno obsessivo-compulsivo, da mania, da esquizofrenia e de outras doenças psiquiátricas.

Transtorno bipolar

O termo *transtorno bipolar* descreve oscilações entre mania e depressão. Os episódios de *mania* se caracterizam por um humor anormalmente e persistentemente elevado, às vezes com euforia (ou seja, uma sensação exagerada e irrealista de bem-estar), pensamentos acelerados, energia excessiva, excesso de confiança, impulsividade, tempo de sono significativamente reduzido e irritabilidade.

Um dos principais fármacos utilizados no tratamento de pacientes com transtorno bipolar é o elemento químico *lítio*, às vezes administrado em combinação com medicamentos anticonvulsivantes. Altamente específico, o lítio normaliza os humores maníaco e depressivo, além de desacelerar os pensamentos e o comportamento motor, sem causar sedação. O lítio também diminui a gravidade das oscilações entre mania e depressão que ocorrem nos transtornos bipolares. Em alguns casos, o lítio é eficaz até mesmo nas depressões não associadas à mania. Embora venha sendo utilizado há mais de 50 anos, os mecanismos de ação do lítio não são inteiramente compreendidos. O lítio pode ser útil por interferir na formação de moléculas de sinalização da família do fosfato de inositol (ver Capítulo 5), diminuindo, assim, a resposta de neurônios pós-sinápticos aos neurotransmissores que utilizam essa via de transdução de sinal. Descobriu-se, também, que o lítio aumenta cronicamente a taxa de recaptação do glutamato em sinapses excitatórias, o que, conforme esperado, reduziria a atividade excessiva do sistema nervoso durante episódios maníacos.

Substâncias psicoativas, tolerância e transtornos relacionados com o uso de substâncias

Nas seções anteriores, mencionamos diversos fármacos utilizados no combate aos estados alterados de consciência. Substâncias psicoativas são utilizadas também como "recreativas", em uma tentativa deliberada de elevar o humor e produzir estados incomuns de consciência, que variam de estados meditativos a alucinações. Praticamente todas as substâncias psicoativas exercem suas ações, direta ou indiretamente, ao alterar as interações neurotransmissor-receptor nas vias das aminas biogênicas, em particular da dopamina e da serotonina. Por exemplo, o principal efeito da cocaína vem de sua capacidade de bloquear a recaptação de dopamina no terminal axônico pré-sináptico. As substâncias psicoativas são, muitas vezes, quimicamente semelhantes a neurotransmissores, como a dopamina, a serotonina e a norepinefrina, e interagem com os receptores ativados por esses transmissores (**Figura 8.12**).

Tolerância

A *tolerância* a uma substância ocorre quando doses crescentes dessa substância são necessárias para que se alcancem efeitos inicialmente obtidos em resposta a doses menores – ou seja, é preciso mais da substância para fazer o mesmo "serviço". Além disso, pode-se desenvolver tolerância a outra substância como resultado do consumo da substância inicial, um fenômeno chamado **tolerância cruzada**. A tolerância cruzada pode se desenvolver caso as ações fisiológicas das duas substâncias sejam semelhantes. A tolerância e a tolerância cruzada podem ocorrer com muitas classes de substâncias, não apenas com as substâncias psicoativas.

A tolerância pode se desenvolver porque a presença da substância estimula a síntese de enzimas que a degradam. Com o uso persistente de uma substância, as concentrações dessas enzimas aumentam, logo, maior quantidade da substância precisa ser administrada para que se alcancem as mesmas concentrações plasmáticas e, portanto, o mesmo efeito inicial.

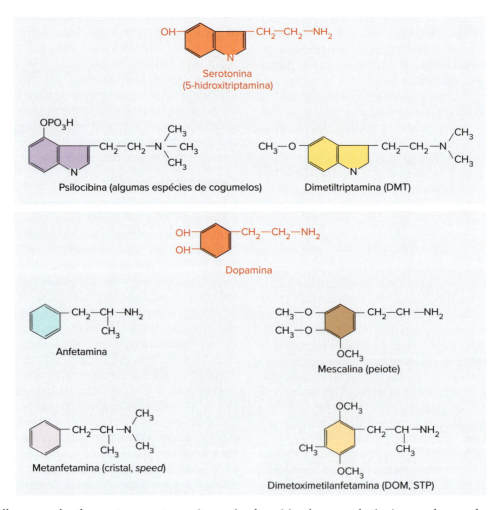

Figura 8.12 Semelhanças moleculares entre neurotransmissores (em laranja) e algumas substâncias que elevam o humor. Em altas doses, essas substâncias podem provocar alucinações.

APLICAÇÃO DO CONCEITO

- Como a dimetiltriptamina (DMT) pode afetar o comportamento do sono?

A resposta está disponível no Apêndice A.

A tolerância também pode se desenvolver como resultado de alterações no número e/ou na sensibilidade dos receptores que respondem à substância, na quantidade ou na atividade das enzimas envolvidas na síntese do neurotransmissor, na atividade das moléculas transportadoras responsáveis pela recaptação ou nas vias de transdução de sinais na célula póssináptica. Quando indivíduos que desenvolveram tolerância a uma substância interrompem subitamente seu uso, eles costumam sofrer de uma ampla gama de sintomas psicológicos e fisiológicos desagradáveis chamados, em conjunto, de *síndrome de abstinência*.

Transtornos do uso de substâncias psicoativas

Algumas vezes, faz-se mau uso das substâncias psicoativas, de modo que isso resulta em diagnósticos de transtornos clínicos. Esses problemas, antes conhecidos como vício ou dependência, são hoje classificados como ***transtornos do uso de substâncias***. Eles se enquadram nas categorias leve, moderada e grave, dependendo do número de critérios diagnósticos que o indivíduo preenche (**Tabela 8.3**). Algumas das classes de substâncias psicoativas mais comumente associadas aos transtornos relacionados ao uso são álcool, tabaco, *cannabis* (maconha), opioides (como a heroína) e estimulantes (como cocaína e anfetaminas).

TABELA 8.3	Critérios diagnósticos para classificação dos transtornos do uso de substâncias.

Na presença de dois ou três dos critérios a seguir, o transtorno é classificado como leve; quatro ou cinco, como moderado; e seis ou mais, como grave

Dificuldade de controle, conforme evidenciado por:
- Uso da substância por períodos mais longos e em maior quantidade do que se pretendia
- Vontade de reduzir o uso, sem sucesso em fazê-lo
- Gasto excessivo de tempo com a obtenção, o uso e a recuperação pós-uso da substância
- Desejos tão intensos que tornam difícil pensar em outras coisas.

Prejuízos sociais, conforme evidenciados por:
- O uso da substância causa problemas no trabalho, na escola ou em compromissos sociais
- Uso persistente apesar de isso provocar conflitos interpessoais com a família e os amigos
- Abandono ou redução das atividades sociais ou recreativas devido ao uso da substância.

Uso arriscado da substância, conforme evidenciado por:
- Uso repetido da substância em situações fisicamente perigosas, como dirigir sob influência da substância
- Uso continuado apesar de isso estar trazendo danos físicos e psicológicos.

Indicadores fisiológicos de adaptação, conforme evidenciados por:
- Desenvolvimento de tolerância à substância, necessitando o consumo de doses mais altas para a obtenção dos efeitos desejados
- Síndrome de abstinência – conjunto de sintomas, variando desde os desagradáveis aos fatais, que ocorrem quando o uso da substância é subitamente interrompido.

Fonte: Adaptada de *The Diagnostic and Statistical Manual of Mental Disorders*, 5th ed. Arlington, VA: American Psychiatric Association, 2013.

Diversos sistemas neuronais estão envolvidos nos transtornos do uso de substâncias, mas a maioria das substâncias psicoativas age nas vias mesolímbica e mesocortical da dopamina (ver Figura 8.9). Além das ações desse sistema, mencionadas anteriormente no contexto da motivação e da emoção, as vias da dopamina propiciam que o indivíduo sinta prazer em resposta a eventos agradáveis ou em resposta a determinadas substâncias. Embora a dopamina seja o principal neurotransmissor implicado nos transtornos do uso de substâncias, outros neurotransmissores, como GABA, encefalina, serotonina e glutamato, também podem estar envolvidos.

Estude e revise 8.4

- **Estados alterados de consciência:** frequentemente, são consequência de determinadas doenças ou do uso de substâncias
- A hiperatividade em um sistema dopaminérgico do cérebro está implicada na **esquizofrenia**
- **Transtornos do humor:** incluem depressão e transtornos bipolares
  - Podem ser causados por distúrbios de transmissão nas sinapses cerebrais mediadas por dopamina, norepinefrina, serotonina e acetilcolina
- Muitas substâncias psicoativas, que são, com frequência, quimicamente relacionadas a neurotransmissores, resultam em transtornos do uso de substâncias, síndrome de abstinência e tolerância. A via dopaminérgica mesolímbica está implicada no uso abusivo de substâncias.

Questão de revisão: *Cite os principais transmissores envolvidos na esquizofrenia e nos transtornos do humor. Com base nisso, quais são alguns dos mecanismos utilizados no tratamento desses transtornos?* **(A resposta está disponível no Apêndice A.)**

8.5 Aprendizagem e memória

A **aprendizagem** é a aquisição e armazenamento de informação como consequência da experiência. É medida pelo aumento da probabilidade de uma determinada resposta comportamental a um estímulo. Em geral, recompensas ou punições são ingredientes cruciais da aprendizagem, assim como o contato com o ambiente e sua manipulação. A **memória** é a forma de armazenamento relativamente permanente das informações aprendidas, embora não seja, como veremos, um fenômeno isolado e unitário. Em vez disso, o cérebro processa, armazena e recupera informações de diferentes maneiras para atender a diferentes necessidades.

Memória

O termo **codificação da memória** define os processos neurais que transformam determinada experiência na memória dessa experiência – em outras palavras, os eventos fisiológicos que levam à formação da memória. Esta seção aborda três questões. Primeira: existem diferentes tipos de memória? Segunda: onde elas ocorrem no cérebro? Terceira: o que acontece fisiologicamente para que elas ocorram?

Novos dados científicos sobre a memória vêm sendo gerados em um ritmo alucinante. Não há, até agora, uma teoria unificada sobre como a memória é codificada, armazenada e acessada. No entanto, a memória pode ser observada a partir de duas grandes categorias: memória declarativa e memória procedural. A **memória declarativa** (às vezes, também chamada de memória explícita) é a retenção e recordação de experiências conscientes que podem ser traduzidas em palavras (declaradas). Um exemplo é a memória de haver percebido um objeto ou evento e, portanto, reconhecê-lo como familiar, talvez até mesmo tendo conhecimento do tempo e do local específicos em que a memória se originou. Um segundo exemplo seria o conhecimento geral do mundo, com seus nomes e fatos. O hipocampo, a amígdala e outras partes do sistema límbico são necessários para a formação de memórias declarativas.

A segunda grande categoria é a da **memória procedural**, que pode ser definida como "a memória de como fazer as coisas" (às vezes, também chamada de memória implícita ou reflexiva). Essa é a memória para comportamentos qualificados independentes da compreensão consciente, por exemplo, andar de bicicleta. Os indivíduos podem ter graves déficits na memória declarativa, mas ter a memória procedural intacta. Um estudo de caso descreve um pianista que aprendeu uma nova peça para acompanhar um cantor em um concerto, mas não se lembrava, na manhã seguinte, de ter executado a composição. Ele conseguia se lembrar de como tocar a música, mas não de ter feito isso na véspera. A memória procedural também inclui respostas emocionais aprendidas, como o medo de aranhas, além do exemplo clássico dos cães de Pavlov, que aprenderam a salivar ao som de um sino, após o som ter sido previamente associado à comida. As principais áreas do cérebro envolvidas na memória procedural são regiões do córtex sensorimotor, dos núcleos basais e do cerebelo.

Outra maneira de classificar a memória é em termos de duração: ela perdura por muito ou por pouco tempo? A **memória de curto prazo** registra e guarda informações por curtos períodos – uma questão de segundos a minutos – após elas serem recebidas. Em outras palavras, é a memória que usamos quando mantemos conscientemente a informação "em mente". Por exemplo, você pode ouvir um número de telefone em um anúncio de rádio e lembrar-se dele apenas pelo tempo suficiente para pegar seu telefone e digitá-lo. A memória de curto prazo, torna possível uma impressão temporária do ambiente presente em um formato prontamente acessível, e é um ingrediente essencial de diversas formas de atividade mental mais elevada. Quando a memória de curto prazo é utilizada em um contexto como o da realização de uma tarefa cognitiva, ela é frequentemente chamada de memória de trabalho. As distinções entre a memória de curto prazo e a memória de trabalho estão em constante evolução, à medida que os neurocientistas aprendem mais sobre elas. Nós simplesmente vamos nos referir a todas essas memórias como de curto prazo. As memórias de curto prazo podem se converter em **memórias de longo prazo**, que podem ser armazenadas por dias a anos e ser evocadas mais tarde. O processo pelo qual as memórias de curto prazo se tornam memórias de longo prazo é denominado **consolidação**.

Concentrar a atenção é essencial para muitas habilidades baseadas na memória. Quanto mais longo for o alcance de atenção na memória de curto prazo, melhor o jogador de xadrez, maior a capacidade de raciocínio e melhor o aluno compreende frases complicadas e tira conclusões dos textos. Na verdade, há uma forte correlação entre a memória de curto prazo e medidas padrão de inteligência. Por outro lado, o déficit específico de memória que ocorre nos estágios iniciais da **doença de Alzheimer**, uma condição caracterizada por demência e grave perda de memória, pode se encontrar nesse componente de atenção-concentração da memória de curto prazo.

Bases neurais da aprendizagem e da memória

Os mecanismos neurais e as partes do cérebro envolvidos nos diferentes tipos de memória variam. A codificação a curto prazo e o armazenamento a longo prazo, tanto nas memórias declarativas quanto nas procedurais, ocorrem em áreas cerebrais diferentes (**Figura 8.13**).

O que acontece em nível celular durante a formação das memórias? Condições como coma, anestesia profunda, choques eletroconvulsivos e fornecimento insuficiente de sangue ao cérebro, que interferem na atividade elétrica do cérebro, interferem também na memória de curto prazo. Pressupõe-se, desse modo, que a memória de curto prazo exija potenciais de ação ou potenciais graduados contínuos. A memória de curto prazo é interrompida quando o indivíduo perde a consciência em decorrência de um golpe na cabeça, e as memórias de tudo o que aconteceu por um período variável de tempo antes

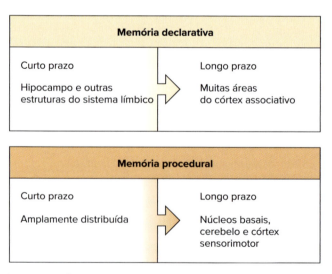

Figura 8.13 Áreas cerebrais envolvidas na codificação e no armazenamento de memórias declarativas e procedurais.

APLICAÇÃO DO CONCEITO

- Após um breve encontro, é mais provável que você se lembre do nome de alguém por quem sentiu forte atração do que do nome de alguém que não lhe despertou sentimentos. Proponha um mecanismo.

A resposta está disponível no Apêndice A.

do traumatismo são abolidas, uma condição denominada **amnésia retrógrada** (**amnésia** é o termo geral para perda de memória). A memória de curto prazo também é suscetível a interferências externas, tais como tentativas de aprender informações conflitantes. Por outro lado, a memória de longo prazo consegue sobreviver a traumatismos, anestesia profunda e choques eletroconvulsivos, eventos que interrompem os padrões normais de condução neural no cérebro. Portanto, a memória de curto prazo exige atividade elétrica nos neurônios.

Outro tipo de amnésia, chamado de **amnésia anterógrada**, resulta de danos ao sistema límbico e estruturas associadas, incluindo o hipocampo, o tálamo e o hipotálamo. Pacientes com essa condição perdem a capacidade de consolidar memórias declarativas de curto prazo para memórias de longo prazo. Esses pacientes são capazes de se lembrar de informações armazenadas e de eventos anteriores à lesão cerebral, mas, após a lesão, eles só conseguem reter as informações enquanto elas existem na memória de curto prazo.

O caso de um paciente conhecido como H.M. serve para ilustrar que a formação de memórias declarativas e procedurais envolve processos neurais distintos e que as estruturas do sistema límbico são essenciais para a consolidação das memórias declarativas. Em 1953, H.M. foi submetido à retirada bilateral da amígdala e de grandes porções do hipocampo para tratamento de uma epilepsia persistente e debilitante. Embora a sua condição epiléptica tenha melhorado, a cirurgia resultou em amnésia anterógrada. O paciente ainda tinha inteligência e memória de curto prazo normais. Ele podia reter informações por minutos, contanto que não fosse distraído, mas não conseguia formar memórias de longo prazo. Se ele fosse apresentado a alguém em um dia, no dia seguinte não se lembrava de já ter encontrado aquela pessoa. Tampouco se lembrava de qualquer acontecimento posterior à cirurgia, embora sua memória dos eventos anteriores se mantivesse intacta. Curiosamente, H.M. tinha memória procedural normal, sendo capaz de aprender a montar novos quebra-cabeças e a executar novas tarefas motoras tão facilmente quanto indivíduos sem histórico de transtornos de memória. Esse caso foi o primeiro a chamar atenção a respeito da importância fundamental das estruturas do lobo temporal do sistema límbico para a consolidação de memórias declarativas de curto prazo em memórias de longo prazo. Desde então, outros casos demonstraram que o hipocampo é a principal estrutura envolvida nesse processo. Como H.M. reteve as memórias de antes da cirurgia, seu caso demonstrou que o hipocampo não está envolvido no *armazenamento* de memórias declarativas.

O problema de como, exatamente, as memórias são armazenadas no cérebro ainda não foi solucionado, mas algumas das peças do enigma estão se encaixando. Um modelo para a memória é a **potenciação de longo prazo** (**PLP**), na qual determinadas sinapses sofrem um aumento duradouro de sua eficiência quando intensamente utilizadas. (Ver Figura 6.36, que detalha como isso ocorre nas sinapses glutamatérgicas.) Um processo análogo, a **depressão de longo prazo** (**DLP**), *diminui* a eficiência dos contatos sinápticos entre os neurônios. O mecanismo dessa supressão de atividade parece se dar, principalmente, por meio de alterações nos canais iônicos da membrana pós-sináptica.

É geralmente aceito que a formação de memórias de longo prazo envolve processos que alteram a expressão gênica (p. ex., pelo acréscimo de grupos metil a porções específicas do DNA). Isso é obtido por uma cascata de segundos mensageiros e fatores de transcrição que leva, por fim, à produção de novas proteínas celulares. Essas novas proteínas podem estar envolvidas no aumento do número de sinapses que foi demonstrado após a formação de memórias de longo prazo. As novas proteínas também podem estar implicadas em mudanças estruturais de sinapses individuais (p. ex., por um aumento no número de receptores na membrana pós-sináptica). Essa capacidade do tecido neural de se modificar devido à ativação é conhecida como **plasticidade**.

Estude e revise 8.5

- **Aprendizagem:** aquisição e armazenamento de informações como consequência da experiência
- **Codificação da memória:** as alterações celulares e moleculares que levam à formação de memórias
  - **Memórias declarativas:** recordar fatos e eventos
  - **Memórias procedurais:** memória de como fazer as coisas
- **Memórias de curto prazo:** retenção de informações por segundos ou minutos após serem recebidas
  - Convertidas em memórias de longo prazo pelo processo de **consolidação**
- **Memórias de longo prazo:** memórias que podem ser armazenadas e evocadas dias ou anos mais tarde
  - A formação de memórias de longo prazo provavelmente envolve alterações nos sistemas do segundo mensageiro, na expressão gênica e na síntese de proteínas (**potenciação de longo prazo**)
  - O córtex pré-frontal e regiões límbicas do lobo temporal são áreas cerebrais importantes para alguns tipos de memória.

Questão de revisão: Quais são os diferentes tipos de memória? Um adulto não tem dificuldade de se lembrar dos seus tempos de escola, mas precisa se esforçar para guardar informações recém-aprendidas, tais como as regras de um jogo de cartas, o novo endereço ou número de telefone de um amigo ou mesmo o que planejava fazer poucos minutos atrás. Que deficiência(s) de memória esse indivíduo apresenta? (A resposta está disponível no Apêndice A.)

8.6 Dominância cerebral e linguagem

Os dois hemisférios cerebrais parecem ser quase simétricos, mas cada um tem especializações anatômicas, químicas e funcionais. Já mencionamos que o hemisfério esquerdo lida com as funções somatossensoriais e motoras do lado direito do corpo, e vice-versa. Além disso, aspectos específicos do uso da linguagem tendem a ser controlados predominantemente por um hemisfério cerebral ou pelo outro. Em 90% da população, o hemisfério esquerdo é especializado em controlar tarefas específicas envolvidas na produção e na compreensão da linguagem: a conceituação das palavras que você quer dizer ou escrever, o controle neural do ato de falar ou escrever e a memória verbal recente. Isso é verdadeiro até mesmo para a linguagem de sinais, utilizada por pessoas com deficiência auditiva. Por outro lado, o hemisfério direito do cérebro tende a ser dominante, na maioria das pessoas, para determinar a capacidade de compreender e expressar aspectos afetivos, ou emocionais da linguagem.

A linguagem é um código complexo que inclui os atos de ouvir, ver, ler, falar e expressar emoções. Os principais centros para aspectos técnicos da função da linguagem estão no hemisfério esquerdo, localizados nos córtices temporal, parietal e frontal, junto ao sulco lateral (fissura de Sylvius), que separa o lobo temporal dos lobos frontal e parietal (**Figura 8.14**). Cada uma das várias regiões lida com um aspecto diverso da linguagem. Por exemplo, áreas distintas são especializadas em ouvir, ver, falar ou gerar palavras (**Figura 8.15**). Existem, inclusive, redes cerebrais distintas para diferentes categorias de objetos, como "animais" e "ferramentas". Embora as regiões responsáveis pelos componentes afetivos da linguagem não tenham sido mapeadas com tanta especificidade, parece que elas se encontram na mesma região geral do hemisfério cerebral direito. O processamento regional da linguagem varia entre indivíduos, e algumas pesquisas sugerem, inclusive, que homens e mulheres podem processar a linguagem de forma ligeiramente diferente. Nas fêmeas, é mais provável que áreas dos dois hemisférios participem de algumas tarefas da linguagem, enquanto os machos, em geral, apresentam atividade principalmente no lado esquerdo.

Muito do nosso conhecimento sobre como a linguagem é produzida foi obtido de pacientes que sofreram lesões cerebrais e, como resultado, passaram a apresentar uma ou mais deficiências de linguagem, incluindo *afasia* (do grego: "mudez") e *aprosódia* (**prosódia** inclui aspectos da comunicação, como entonação, ritmo, tom e ênfase, além do gestual e das expressões faciais que os acompanham; logo, o termo *aprosódia* se refere à ausência desses aspectos).

As deficiências específicas que ocorrem variam de acordo com a região do cérebro que está sofrendo dano. Por exemplo, danos à região temporal esquerda conhecida como **área de Wernicke** (ver Figura 8.14) costumam resultar em afasias que são mais estreitamente relacionadas com a *compreensão*. Os indivíduos afetados têm dificuldade em compreender a linguagem falada ou escrita, apesar de sua audição e sua visão estarem intactas. Embora sua fala possa ser fluente, eles embaralham as palavras, de modo que suas frases não fazem sentido, muitas vezes com acréscimo de palavras desnecessárias ou mesmo com criação de palavras. Por exemplo, eles podem ter a intenção de convidar alguém para sair, mas dizem: "Se quando indo filme por *flaco* porque tem que assistir iria". Com frequência, eles não estão cientes de que suas frases não são claras.

Em contrapartida, dano à **área de Broca**, área da linguagem no córtex frontal responsável pela articulação da fala, podem causar afasias *expressivas*. Indivíduos com essa condição têm dificuldade de coordenar os movimentos respiratórios e orais necessários à linguagem, embora sejam capazes de mover os lábios e a língua. Eles entendem a linguagem falada e sabem o que querem dizer, mas têm problemas para formar palavras e frases. Por exemplo, em vez de dizerem com fluência: "Eu tenho duas irmãs", eles podem dizer com hesitação: "Duas... irmã...irmã". Pacientes com lesões na área de Broca podem se sentir frustrados, porque, geralmente, eles estão cientes de que suas palavras não transmitem com exatidão seus pensamentos. As aprosódias resultam de danos nas áreas

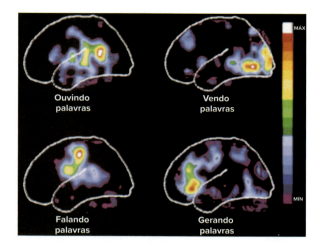

Figura 8.15 Tomografias por emissão de pósitrons (PET) revelam áreas com aumento de fluxo sanguíneo em partes específicas dos lobos temporal, occipital, parietal e frontal durante diversas atividades baseadas na linguagem. Cortesia de Dr. Marcus E. Raichle.

> **APLICAÇÃO DO CONCEITO: princípio geral da fisiologia**
>
> ■ Observe as diversas áreas do cérebro com aumento de atividade metabólica reveladas pela tomografia PET na figura. De que forma isso reflete o princípio geral da fisiologia segundo o qual o fluxo de informação entre células, tecidos e órgãos é um aspecto essencial da homeostase e permite a integração de processos fisiológicos?
>
> *A resposta está disponível no Apêndice A.*

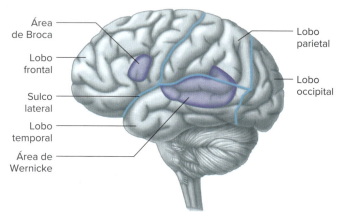

Figura 8.14 Áreas do hemisfério cerebral esquerdo que demonstraram, clinicamente, estar envolvidas na compreensão (área de Wernicke) e nos aspectos motores (área de Broca) da linguagem. As linhas azuis indicam a divisão do córtex nos lobos frontal, parietal, temporal e occipital. Regiões semelhantes no lado direito do cérebro estão envolvidas na compreensão e na expressão de aspectos afetivos (emocionais) da linguagem.

da linguagem no hemisfério direito do cérebro ou em vias neurais que conectam os hemisférios esquerdo e direito. Embora indivíduos com essas condições consigam formar e compreender palavras e frases, eles têm sua capacidade comprometida em interpretar ou expressar emoções. Como resultado, suas interações sociais são consideravelmente afetadas. Por exemplo, eles podem ser incapazes de distinguir se uma pessoa que diz "muito obrigado" está agradecendo sinceramente um elogio ou dando uma resposta sarcástica por se sentir insultada.

O potencial para o desenvolvimento de mecanismos específicos da linguagem já existe, nos dois hemisférios, no momento do nascimento, mas a atribuição das funções da linguagem a áreas específicas do cérebro é bastante flexível nos primeiros anos de vida. Assim, por exemplo, danos nas áreas da linguagem do hemisfério esquerdo durante a infância ou nos primeiros anos de vida causam prejuízos pequenos e temporários à linguagem, até que o hemisfério direito consiga assumir o controle. Contudo, danos semelhantes adquiridos na vida adulta costumam provocar déficits de linguagem graves e permanentes. Na puberdade, a transferência das funções da linguagem de um hemisfério cerebral para outro é menos bem-sucedida e, muitas vezes, as habilidades linguísticas são perdidas de forma permanente.

Em geral, as diferenças entre os dois hemisférios são mascaradas pela integração que ocorre por meio do corpo caloso e de outras vias que conectam os dois lados do cérebro. No entanto, as funções distintas dos hemisférios esquerdo e direito vêm sendo reveladas por estudos com pacientes cujos hemisférios foram separados cirurgicamente para o tratamento de epilepsia grave. Esses, assim chamados de **pacientes com cérebro dividido**, participaram de estudos nos quais se solicitava que segurassem um objeto, como uma bola, na mão esquerda ou na direita e identificassem o objeto por trás de uma barreira que os impedia de vê-lo. Pacientes que seguravam a bola com a mão direita eram capazes de dizer que se tratava de uma bola, mas aqueles que seguravam com a mão esquerda não eram capazes de dizer o nome do objeto. Como o processamento das informações sensoriais ocorre no lado do cérebro oposto ao da sensação, esses resultados demonstraram, de modo conclusivo, que o hemisfério esquerdo contém um centro de linguagem que não está presente no hemisfério direito.

Estude e revise 8.6

- Os dois hemisférios cerebrais são anatômica, química e funcionalmente diferentes
- Em 90% da população, o hemisfério esquerdo domina os aspectos técnicos da produção e da compreensão da linguagem, tais como o significado das palavras e a estrutura das frases, enquanto o hemisfério direito domina a mediação do conteúdo emocional da linguagem
- O desenvolvimento das funções da linguagem ocorre, principalmente, durante um período crítico, que se encerra logo depois da puberdade
- Após o hemisfério dominante sofrer um dano, o hemisfério oposto pode adquirir algumas funções da linguagem – quanto mais jovem o paciente, maior a transferência de funções
- **Área de Wernicke**: região do hemisfério esquerdo envolvida na compreensão da linguagem
- **Área de Broca**: região do lobo frontal necessária para a articulação da fala.

Questão de revisão: Quais são as principais regiões do cérebro envolvidas na compreensão e nos aspectos motores da linguagem? (A resposta está disponível no Apêndice A.)

CAPÍTULO 8

Estudo de caso clínico
Traumatismo craniano em uma adolescente jogadora de futebol

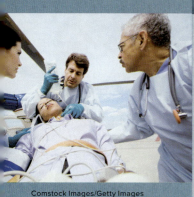
Comstock Images/Getty Images

No último minuto da decisão do campeonato estadual do ensino médio, com o placar empatado em 1 a 1, o chute de escanteio voou em direção à segunda trave. Saltando para cabecear pela vitória, a meio-campista de 17 anos foi atingida por um forte chute no lado direito da cabeça, dado pela defensora adversária. Ela caiu no chão e permaneceu imóvel. O médico da equipe correu para o campo, onde a garota estava deitada de costas e de olhos fechados. Ela respirava normalmente, mas não respondia ao ser chamada pelo nome nem ao ser tocada no braço. Uma ambulância foi imediatamente chamada. Após alguns momentos, seus olhos se abriram e ela olhou para o médico e para suas companheiras de time com uma expressão confusa no rosto. Ao ser questionada sobre como estava se sentindo, ela disse que "bem" e tentou se sentar, mas se encolheu de dor e levou a mão à cabeça, enquanto o médico lhe dizia para permanecer deitada. O fato de os quatro membros e os músculos do tronco da adolescente terem se movido normalmente na sua tentativa de se sentar foi um sinal encorajador, sugerindo que ela não havia sofrido uma lesão grave na medula espinal.

O médico, então, fez a ela uma série de perguntas. Ela se lembrava de como havia se machucado? A adolescente respondeu com um olhar vazio e um discreto movimento de negação com a cabeça. Ela sabia que dia era aquele e onde ela estava? Após uma longa pausa e de olhar em redor, a adolescente respondeu que era sábado e que aquela era a decisão do campeonato de futebol. Quanto tempo ainda restava de jogo e qual era o placar? Depois de outra longa pausa: "É quase intervalo, e o jogo está zero a zero". Antes que o médico pudesse fazer a pergunta seguinte, os olhos da adolescente se reviraram nas órbitas e seu corpo se enrijeceu por vários segundos. Em seguida, ela mais uma vez olhou em redor com uma expressão confusa.

Reflita e revise 1

■ Quais são os dois tipos gerais de amnésia e qual deles essa adolescente parecia ter?

Esses sinais sugeriam que ela havia sofrido uma lesão no seu cérebro e devia ser submetida a um exame neurológico completo. Quando a ambulância chegou, a adolescente foi colocada em uma maca rígida com a cabeça apoiada e contida e, em seguida, foi levada a um hospital para avaliação e observação.

Na chegada à unidade de emergência, a adolescente estava menos desorientada e não sentia náuseas, mas ainda se queixava de dor de cabeça. A pressão sanguínea e a frequência cardíaca estavam normais. Uma série de testes neurológicos foi realizada. Quando uma luz foi aplicada em seus olhos, ambas as pupilas se contraíram igualmente, o que é normal. Ela também foi capaz de acompanhar facilmente um objeto em movimento com o olhar. Seu senso de equilíbrio estava bom, e ela foi capaz de sentir a vibração de um diapasão, leves picadas de agulha e objetos quentes e frios na pele dos quatro membros. O tônus, a força e os reflexos musculares também estavam normais. Questionada novamente sobre o choque, ela ainda não tinha certeza do que havia acontecido. No entanto, endireitando-se subitamente na cadeira, disse: "Espere! O jogo estava quase no fim e empatado em 1 a 1. Nós ganhamos?".

O golpe na cabeça dessa jogadora resultou em uma **concussão**, uma lesão sofrida por mais de 300 mil atletas a cada ano nos EUA (um número até 5 a 10 vezes maior do que na população em geral). A concussão, que ocorre após alguma forma de traumatismo craniano causa, frequentemente, mas não sempre, uma breve perda de consciência. Algumas vezes, provoca amnésia retrógrada temporária – cuja magnitude varia de acordo com a gravidade da lesão – e também breves crises epileptiformes. Acredita-se que os mecanismos da perda de consciência, da amnésia e das convulsões se deem por uma disfunção eletrofisiológica temporária do sistema de ativação reticular no mesencéfalo superior, causada pela rotação dos hemisférios cerebrais em relação ao tronco encefálico, comparativamente fixo. O tamanho relativamente grande e a inércia dos cérebros de seres humanos e de outros primatas os tornam especialmente suscetíveis a essas lesões. Para efeito de comparação, animais adaptados a impactos cranianos, como cabras, carneiros e pica-paus, conseguem suportar forças 100 vezes maiores que os seres humanos, sem sofrer lesões. A tomografia computadorizada e a ressonância magnética da maioria das vítimas de concussão não mostram inchaço anormal nem lesão vascular no cérebro. Contudo, os relatos generalizados de problemas persistentes de memória e concentração aumentam cada vez mais a preocupação de que, em alguns casos, a concussão possa causar danos duradouros, na forma de lesões cerebrais microscópicas por cisalhamento.

Mais séria do que a concussão é a **hemorragia intracraniana**, que resulta de danos a vasos sanguíneos no cérebro e em torno dele. Essas hemorragias podem estar relacionadas com fratura craniana, vibrações violentas e forças de aceleração súbitas, como as que resultam de acidentes automobilísticos.

Reflita e revise 2

■ Lembre-se de que o cérebro está localizado dentro da caixa craniana (ver Figura 6.47). Considerando essa característica anatômica, explique por que a hemorragia cerebral é uma condição tão grave.

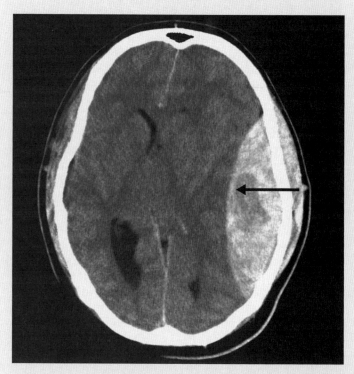

Figura 8.16 Imagem por tomografia computadorizada de um grande hematoma epidural no lado esquerdo do cérebro. O hematoma é resultado de um acidente de moto em que o piloto não usava capacete. A seta mostra o local onde o sangue acumulado no crânio está comprimindo o tecido cerebral. O lado esquerdo do paciente se encontra no lado direito da imagem. Cortesia de Lee Faucher, MD, School of Medicine and Public Health, University of Wisconsin.

O sangue pode se acumular entre o crânio e a dura-máter (**hematoma epidural**, **Figura 8.16**) e entre a aracnoide-máter e as meninges circundantes, ou no cérebro (**hematoma subdural**). Muitas vezes, as hemorragias intracranianas ocorrem sem perda de consciência. Sintomas como náuseas, dor de cabeça, disfunção motora e perda dos reflexos pupilares podem surgir somente após várias horas ou dias. Por estar encapsulado em membranas rígidas e cercado por ossos, o sangue hemorrágico não tem por onde "vazar". Desse modo, o excesso de líquido comprime o tecido cerebral, o que pode causar danos sérios e possivelmente permanentes ao cérebro. Portanto, um motivo importante para acompanhar de perto, por algum tempo após a lesão, a condição de uma vítima de concussão é a possibilidade de identificar se o trauma inicial causou uma hemorragia intracraniana.

As lesões por concussões nos esportes vêm recebendo cada vez maior atenção. Alguns neurologistas suspeitam de que as concussões têm o potencial de causar alterações físicas, cognitivas e psicológicas a longo prazo e de que o risco é amplificado nas vítimas de repetidas concussões. As suspeitas têm sido fomentadas por casos famosos de pugilistas profissionais que desenvolveram sintomas semelhantes aos observados nas doenças neurodegenerativas de Parkinson (ver Capítulo 10) e Alzheimer (ver Capítulo 6). Estudos histológicos recentes dos cérebros de jogadores profissionais de futebol americano falecidos demonstraram danos microscópicos significativos naqueles que sofreram múltiplas concussões. Ainda mais impactantes são os achados recentes, entre jogadores adolescentes de futebol americano, de que golpes mais leves e repetitivos na cabeça, mesmo não atendendo aos critérios clínicos

Capítulo 8 Consciência, Cérebro e Comportamento **281**

de concussão, também podem levar a danos cerebrais duradouros. Para abordar questões como essas há, em curso, pesquisas para avaliar a amplitude de atenção, a memória, a velocidade de processamento e o tempo de reação de atletas – antes e depois de sofrerem concussões. Outras iniciativas incluem: desenvolver exames diagnósticos mais sensíveis; criar diretrizes sobre quando permitir que os atletas voltem a competir após lesões na cabeça; e aprimorar os capacetes de proteção.

A jogadora de futebol deste caso recebeu medicação para a dor e passou a noite no hospital para observação. A adolescente se submeteu a uma tomografia computadorizada da cabeça, cujo resultado foi normal. Ela não sofreu mais convulsões e não mostrou sinais de hemorragia. Pela manhã, sua memória havia voltado completamente, e os resultados de outros testes neurológicos foram normais. Ela foi mandada para casa com instruções de retornar para um exame de acompanhamento na semana seguinte – ou antes, caso a dor de cabeça não melhorasse gradativamente. A adolescente também foi aconselhada a evitar competições por um período mínimo de 2 semanas. Indivíduos que sofrem um segundo golpe na cabeça antes da cura completa da primeira concussão correm risco elevado de desenvolver edema cerebral potencialmente fatal.

Ver o Capítulo 19 para estudos de casos clínicos completos e integrados.

TERMOS-CHAVE E TERMOS CLÍNICOS

8.1 Estados de consciência

Alprazolam
Apneia do sono
Benzodiazepínicos
Coma
Despertar do EEG
Diazepam
Eletroencefalograma (EEG)
Epilepsia
Estado vegetativo persistente
Estados de consciência
Experiências conscientes
Hipocretinas
Morte cerebral

Narcolepsia
Orexinas
Imageamento por Ressonância Magnética (IRM)
Ritmo alfa
Ritmo beta
Ritmo delta
Ritmo gama
Ritmo teta
Sistema de ativação reticular (SAR)
Sono NREM
Sono paradoxal
Sono REM
Tomografia por emissão de pósitrons (PET)

8.2 Experiências conscientes

Atenção seletiva
Habituação
Metilfenidato
Negligência hemiespacial

Processamento pré-atentivo
Resposta orientadora
Transtorno do déficit de atenção com hiperatividade (TDAH)

8.3 Motivação e emoção

Autoestimulação cerebral
Comportamento emocional
Comportamento motivado primário
Doença de Urbach-Wiethe

Emoções interiores
Motivações
Via mesocortical da dopamina
Via mesolímbica da dopamina

8.4 Estados alterados de consciência

Amitriptilina
Antidepressivos tricíclicos
Catatonia
Desipramina
Doxepina
Duloxetina
Eletroconvulsoterapia (ECT)
Escitalopram
Esquizofrenia
Estados alterados de consciência
Estimulação magnética transcraniana repetitiva (EMTr)
Fluoxetina
Humor
Inibidores da monoaminoxidase (IMAOs)

Inibidores seletivos da recaptação de serotonina (ISRSs)
Lítio
Mania
Paroxetina
Sertralina
Síndrome de abstinência
Tolerância
Tolerância cruzada
Transtorno bipolar
Transtorno depressivo (depressão)
Transtornos do humor
Transtornos relacionados ao uso de substâncias

282 Vander | Fisiologia Humana

TERMOS-CHAVE E TERMOS CLÍNICOS — *continuação*

8.5 Aprendizagem e memória

Amnésia
Amnésia anterógrada
Amnésia retrógrada
Aprendizagem
Codificação da memória
Consolidação
Depressão de longo prazo (DLP)
Doença de Alzheimer

Memória
Memória de curto prazo
Memória declarativa
Memória procedural
Memórias de longo prazo
Plasticidade
Potenciação de longo prazo (PLP)

8.6 Dominância cerebral e linguagem

Afasia
Aprosódia
Área de Broca

Área de Wernicke
Cérebro dividido
Prosódia

Estudo de caso clínico

Concussão
Hematoma epidural

Hematoma subdural
Hemorragia intracraniana

QUESTÕES DE AVALIAÇÃO | *Relembre e compreenda*

Essas questões testam sua capacidade de recordar detalhes importantes abordados neste capítulo. Elas também ajudam a prepará-lo para o tipo de perguntas encontradas em exames padronizados.

1 a 4. Faça a correspondência entre o estado de consciência (a a d) e o padrão de eletroencefalograma correto (use cada opção uma vez).

Estado de consciência:
   a. Relaxado, acordado, olhos fechados
   b. Estágio N3 do sono NREM (movimento não rápido dos olhos)
   c. Sono REM (movimento rápido dos olhos)
   d. Crise epiléptica

Padrão de eletroencefalograma:
   1. Ondas recorrentes e de amplitude muito grande, associadas a espículas (*spikes*)
   2. Ondas de pequena amplitude e alta frequência, semelhantes às do estado de vigília e atenção
   3. Irregular, baixa frequência, grande amplitude, ritmo "alfa"
   4. Regular, frequência muito baixa, amplitude muito grande, ritmo "delta"
   5. Qual padrão de atividade dos neurotransmissores é mais consistente com o estado de vigília?
      a. Histamina, orexinas e GABA elevados; norepinefrina reduzida
      b. Norepinefrina, histamina e serotonina elevadas; orexinas reduzidas
      c. Histamina e serotonina elevadas; GABA e orexinas reduzidos
      d. Histamina, GABA e orexinas elevados; serotonina reduzida
      e. Orexinas, histamina e norepinefrina elevadas; GABA reduzido
   6. Qual das alternativas melhor descreve a "habituação"?
      a. Buscar e focar em estímulos momentaneamente importantes
      b. Diminuição da resposta comportamental a estímulos irrelevantes persistentes
      c. Interrupção da atividade que está sendo realizada e orientação para um novo estímulo
      d. Avaliação da importância dos estímulos sensoriais que ocorrem antes da concentração da atenção
      e. Fortalecimento das sinapses que são estimuladas de forma repetida durante a aprendizagem
   7. A via mesolímbica da dopamina está mais estreitamente relacionada com:

   a. Transição entre os estados de consciência
   b. Comportamento emocional
   c. Motivação e comportamentos de recompensa
   d. Percepção do medo
   e. Percepção visual primária
   8. Qual neurotransmissor é o alvo mais comum dos medicamentos antidepressivos?
      a. Acetilcolina
      b. Dopamina
      c. Histamina
      d. Serotonina
      e. Glutamato
   9. Qual das seguintes afirmações sobre memória é verdadeira?
      a. A consolidação converte memórias de curto prazo em memórias de longo prazo
      b. A memória de curto prazo armazena a informação por anos, talvez indefinidamente
      c. Na amnésia retrógrada, a capacidade para formar novas memórias é perdida
      d. O cerebelo é um importante sítio de armazenamento da memória declarativa
      e. A destruição do hipocampo apaga todas as memórias previamente armazenadas
   10. Sobre a área de Broca, é correto afirmar que:
      a. Está localizada no córtex associativo parietal e é responsável pela compreensão da linguagem
      b. Está localizada no lobo frontal direito e é responsável pela formação de memória
      c. Está localizada no lobo frontal esquerdo e é responsável pela articulação da fala
      d. Está localizada no lobo occipital e é responsável pela interpretação da linguagem corporal
      e. Faz parte do sistema límbico e é responsável pela percepção do medo

As respostas estão no Apêndice A.

Capítulo 8 Consciência, Cérebro e Comportamento 283

QUESTÕES DE AVALIAÇÃO | *Aplique, analise e avalie*

Essas questões, elaboradas para serem desafiadoras, exigem que você integre os conceitos abordados neste capítulo para que seja capaz de tirar suas próprias conclusões. Inicialmente, tente responder às perguntas sem utilizar as dicas fornecidas; então, caso tenha alguma dificuldade, consulte as figuras ou seções sugeridas nas dicas.

1. Explique por que, algumas vezes, pacientes que recebem medicação para tratar a doença de Parkinson (ver Capítulo 6) desenvolvem sintomas semelhantes aos da esquizofrenia. *Dica:* lembre-se do papel da dopamina nesses transtornos.

2. Explique como a observação clínica de indivíduos com diversos tipos de afasia ajuda os fisiologistas a compreender a base neural da linguagem. *Dica:* sobre afasias, reveja a Seção 8.6.

As respostas estão no Apêndice A.

QUESTÕES DE AVALIAÇÃO | *Avaliação dos princípios gerais*

Essas questões reforçam o tema fundamental introduzido no Capítulo 1, segundo o qual os princípios gerais de fisiologia podem ser aplicados a todos os níveis de organização e a todos os sistemas orgânicos.

1. Reveja os princípios gerais da fisiologia apresentados no Capítulo 1. Qual dos oito princípios é mais bem demonstrado pelas duas partes da Figura 8.7? Por quê?

2. Como a regulação do sono exemplifica o princípio geral da fisiologia segundo o qual *a homeostase é essencial para a saúde e a sobrevivência*?

As respostas estão no Apêndice A.

CAPÍTULO

9

Músculo Esquelético

9.1 Estrutura

9.2 Mecanismos moleculares de contração do músculo esquelético

9.3 Mecânica da contração da fibra unitária

9.4 Metabolismo energético do músculo esquelético

9.5 Tipos de fibras musculares esqueléticas

9.6 Contração do músculo como um todo

9.7 Afecções musculoesqueléticas

Músculo Liso e Músculo Cardíaco

9.8 Estrutura do músculo liso

9.9 Contração do músculo liso e seu controle

9.10 Músculo cardíaco

Estudo de caso clínico do Capítulo 9

Músculo

O músculo foi apresentado no Capítulo 1 como um dos quatro tipos de tecido que compõem o corpo humano. A capacidade de captar a energia química para produzir força e movimento é encontrada de forma limitada na maioria das células, no entanto, nas células musculares, ela é dominante. Os músculos geram força e movimentos utilizados para regular o ambiente interno e também produzem movimentos do corpo em relação ao ambiente externo.

Três tipos de tecido muscular podem ser identificados com base na estrutura, nas propriedades contráteis e nos mecanismos de controle: músculo esquelético, músculo liso e músculo cardíaco. A maior parte do músculo esquelético, como sugere seu nome, está ligada ao osso, e sua contração é responsável pela sustentação e pelo movimento do esqueleto. Conforme descrito no Capítulo 6, a contração do músculo esquelético é iniciada por potenciais de ação nos neurônios da divisão motora somática do sistema nervoso periférico e encontra-se, habitualmente, sob controle voluntário.

Camadas de músculo liso circundam vários órgãos ocos e tubos, incluindo o estômago, os intestinos, a bexiga urinária, o útero, os vasos sanguíneos e as vias respiratórias nos pulmões. A contração do músculo liso pode propelir o conteúdo luminal através dos órgãos ocos ou regular o fluxo interno ao modificar o diâmetro do tubo. Além disso, a contração das células musculares lisas produz ereção dos pelos da pele e mudança no diâmetro da pupila do olho. Em contraste com o músculo esquelético, a contração do músculo liso normalmente não está sob controle voluntário, ocorrendo de forma autônoma em alguns casos. Com mais frequência, entretanto, ocorre em resposta a sinais do sistema nervoso autônomo, de hormônios e de sinais autócrinos ou parácrinos.

O músculo cardíaco é o músculo do coração. Sua contração produz a pressão que propele o sangue pelo sistema circulatório. À semelhança do músculo liso, o músculo cardíaco é regulado pelo sistema nervoso autônomo, por hormônios e por sinais autócrino ou parácrino. Além disso, pode sofrer contrações espontâneas.

Vários dos princípios gerais da fisiologia descritos no Capítulo 1 são demonstrados neste capítulo. Um deles, segundo o qual a estrutura é um determinante da função e coevoluiu com ela, torna-se evidente na especialização elaborada das células musculares e dos músculos como um todo, o que possibilita produzir força e movimento. O princípio geral da fisiologia consoante no qual ocorre a troca controlada de materiais entre os compartimentos e através das membranas celulares é exemplificado pelos movimentos do Ca^{2+} subjacente ao mecanismo de ativação e relaxamento do músculo. As leis da química e da física são fundamentais para o mecanismo molecular pelo qual as células musculares convertem a energia química em força, bem como para a mecânica que comanda os sistemas de alavanca osso-músculo. Por fim, a transferência e o equilíbrio de matéria e energia são demonstrados pela capacidade das células musculares de gerar, armazenar e utilizar energia por meio de diversas vias metabólicas.

Este capítulo descreverá inicialmente o músculo esquelético, seguido pelos músculos liso e cardíaco. O músculo cardíaco, que combina algumas das propriedades dos músculos esquelético e liso, será descrito com mais detalhes no Capítulo 12, em associação com suas funções no sistema circulatório. ■

Músculo Esquelético

9.1 Estrutura

A característica mais significativa quando se examina o **músculo esquelético** ao microscópio consiste em uma série distinta de bandas claras e escuras alternadas e perpendiculares ao eixo longitudinal. Em decorrência da semelhança desse padrão listrado característico, o músculo esquelético também é chamado de **músculo estriado**.

Estrutura celular

Em função de sua forma alongada e da presença de múltiplos núcleos, uma célula muscular esquelética é também denominada **fibra muscular**. Cada fibra muscular é formada, durante o desenvolvimento, pela fusão de várias células mononucleadas indiferenciadas, conhecidas como **mioblastos**, em uma única célula multinucleada cilíndrica. A diferenciação do músculo esquelético é concluída na época do nascimento, e essas fibras diferenciadas continuam a aumentar de tamanho desde a infância até a idade adulta. Em comparação com outros tipos de células, as fibras musculares esqueléticas são extremamente grandes. As fibras musculares esqueléticas adultas têm diâmetros entre 10 e 100 μm e comprimentos que podem se estender até 20 cm. A retenção dos núcleos dos mioblastos originais é fundamental para a manutenção e a função dessas grandes células. Espalhados por toda a extensão da fibra muscular, cada um participa da regulação da expressão gênica e da síntese proteica dentro de seu domínio local.

Se as fibras musculares esqueléticas forem danificadas ou destruídas após o nascimento como resultado de uma lesão, elas passam por um processo de reparo envolvendo uma população de células-tronco indiferenciadas conhecidas como **células satélites**. As células satélites são normalmente quiescentes, localizadas entre a membrana plasmática e a membrana basal circundante ao longo do comprimento das fibras musculares. Em resposta a tensão ou lesão, elas se tornam ativas e sofrem proliferação mitótica. As células-filhas, então, diferenciam-se em mioblastos, que podem se fundir para formar novas fibras ou fundir-se com fibras musculares estressadas ou danificadas para reforçá-las e repará-las. A capacidade de formar novas fibras musculares esqueléticas é considerável, entretanto não pode restaurar um músculo que sofreu grave lesão ao número original de fibras musculares. Parte da compensação pela perda de tecido muscular também ocorre por meio de uma **hipertrofia** (aumento de tamanho) das fibras musculares remanescentes mediada por células satélites. A hipertrofia muscular também ocorre em resposta a exercícios físicos vigorosos. Evidências sugerem que isso ocorre por intermédio de uma combinação de hipertrofia e divisão das fibras existentes e proliferação, diferenciação e fusão das células satélites. Muitos hormônios e fatores de crescimento estão envolvidos na regulação desses processos, como o hormônio do crescimento, o fator de crescimento semelhante à insulina e os hormônios sexuais.

Estrutura do tecido conjuntivo

O termo **músculo** refere-se a um certo número de fibras musculares esqueléticas unidas entre si por tecido conjuntivo (**Figura 9.1**). Os músculos esqueléticos estão geralmente ligados aos ossos por feixes de tecido conjuntivo que consistem em fibras de colágeno conhecidas como **tendões**.

Em alguns músculos, as fibras individuais se estendem por todo o comprimento do músculo, entretanto, na maioria, as fibras são mais curtas, frequentemente orientadas em um ângulo em relação ao eixo longitudinal do músculo. A transmissão da força do músculo ao osso é semelhante a várias pessoas puxando uma corda, em que cada pessoa corresponde a uma única fibra muscular e a corda corresponde ao tecido conjuntivo e aos tendões.

Alguns tendões são muito longos, e o local onde se fixam ao osso é muito distante da extremidade do músculo. Por exemplo, alguns dos músculos que movimentam os dedos estão localizados no antebraço (mexa os dedos e sinta o movimento dos músculos logo abaixo do cotovelo). Esses músculos estão ligados aos dedos por longos tendões.

Estrutura dos filamentos

O padrão estriado no músculo esquelético resulta da disposição das proteínas citosólicas organizadas em dois tipos de filamentos, os quais se diferenciam por seu tamanho e composição proteica. Os maiores são os **filamentos espessos** e os menores, os **filamentos finos**. Esses filamentos estão dispostos em feixes cilíndricos chamados **miofibrilas**, que têm aproximadamente 1 a 2 μm de diâmetro (ver Figura 9.1). A maior parte do citoplasma de uma fibra é preenchida com miofibrilas, cada uma das quais estendendo-se de uma extremidade à outra da fibra e ligada aos tendões nas extremidades da fibra.

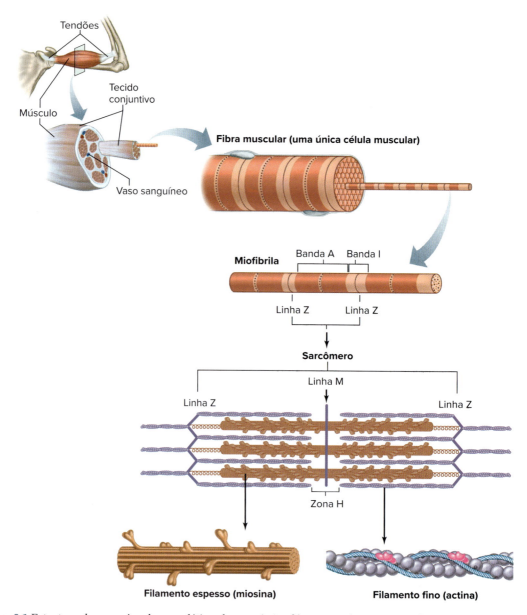

Figura 9.1 Estrutura de um músculo esquelético, de uma única fibra muscular e suas miofibrilas constituintes.

A estrutura dos filamentos espessos e finos é mostrada na **Figura 9.2**. Os filamentos espessos são compostos principalmente pela proteína **miosina**. A molécula de miosina é composta por duas grandes **cadeias pesadas** polipeptídicas e quatro **cadeias leves** menores. Esses polipeptídios se combinam para formar uma molécula que consiste em duas cabeças globulares (contendo cadeias pesadas e leves) e uma cauda longa formada pelas duas cadeias pesadas entrelaçadas. A cauda de cada molécula de miosina situa-se ao longo do eixo do filamento espesso, e as duas cabeças globulares se estendem para os lados, formando **pontes cruzadas**, que estabelecem contato com o filamento fino e exercem força durante a contração muscular. Cada cabeça globular contém dois locais de ligação, um para se fixar ao filamento fino e outro para o ATP. O local de ligação do ATP também atua como enzima (denominada **miosina-ATPase**), que hidrolisa o ATP ligado, aproveitando sua energia para a contração.

Os filamentos finos (que têm cerca de metade do diâmetro dos filamentos espessos) são compostos principalmente pela proteína **actina**, bem como por uma proteína chamada nebulina, que atua na montagem dos filamentos finos, e duas outras proteínas – **troponina** e **tropomiosina** – que desempenham importantes funções na regulação da contração. Uma molécula de actina é uma proteína globular composta por um polipeptídio simples (um monômero), que sofre polimerização com outros monômeros de actina para formar um polímero constituído de duas cadeias helicoidais entrelaçadas. Essas cadeias compõem a parte central do filamento fino. Cada molécula de actina contém um local de ligação para a miosina.

Estrutura do sarcômero

Os filamentos espessos e finos estão dispostos de maneira ordenada e paralela, sendo essa disposição aparente ao exame microscópico do músculo esquelético (**Figura 9.3**).

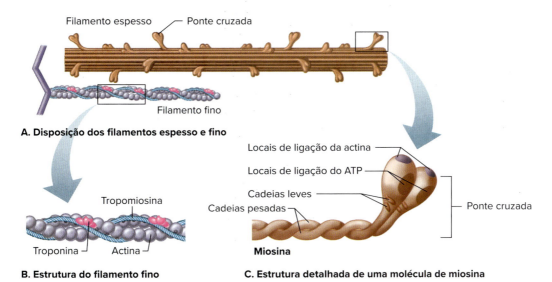

Figura 9.2 A. As cadeias pesadas das moléculas de miosina formam o centro de um filamento espesso. As moléculas de miosina estão orientadas em sentidos opostos em cada uma das metades de um filamento espesso. **B.** Estrutura do filamento fino. Os locais de ligação das pontes cruzadas na actina estão cobertos pela tropomiosina. **C.** Estrutura de uma molécula de miosina. As duas cabeças globulares de cada molécula de miosina se estendem desde as laterais de um filamento espesso, formando uma ponte cruzada.

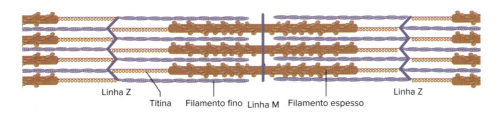

Figura 9.3 Ilustração detalhada da estrutura do sarcômero. Visão esquemática dos filamentos espessos e finos alinhados com o sarcômero. Os nomes das bandas I e A provêm de *isotropia* e *anisotropia*, termos da física que indicam que a banda I tem aparência uniforme em todas as direções e a banda A, aparência não uniforme em diferentes direções. Os nomes da linha Z, linha M e zona H provêm de suas descrições iniciais em alemão: *zwischen* ("entre"), *mittel* ("meio") e *heller* ("claro"). (Não mostrado: ligação da titina à linha M.)

Uma unidade desse padrão repetitivo de filamentos espessos e finos é conhecida como **sarcômero** (do grego *sarco*, "músculo", e *mer*, "parte"). Os filamentos espessos estão localizados no meio de cada sarcômero, onde produzem uma banda larga e escura conhecida como **banda A**.

Cada sarcômero contém dois conjuntos de filamentos finos, um em cada extremidade. Uma extremidade de cada filamento fino está ancorada a uma rede de proteínas interconectadas conhecida como **linha Z**, enquanto a outra extremidade se sobrepõe a uma parte dos filamentos grossos. Duas linhas Z sucessivas definem os limites de um sarcômero. Assim, filamentos finos de dois sarcômeros adjacentes estão ancorados aos dois lados de cada linha Z. (O termo *linha* refere-se à aparência dessas estruturas em duas dimensões. Como as miofibrilas são cilíndricas, é mais realista considerá-las *discos Z*.)

Uma banda clara conhecida como **banda I** situa-se entre as extremidades das bandas A de dois sarcômeros adjacentes e contém aquelas partes dos filamentos finos que não se sobrepõem aos filamentos espessos. A banda I é bissectada pela linha Z.

Duas regiões adicionais estão presentes na região da banda A de cada sarcômero. A **zona H** é uma banda estreita e clara no centro da banda A. Corresponde ao espaço entre as extremidades opostas dos dois conjuntos de filamentos finos em cada sarcômero. Uma banda estreita e escura no centro da zona H, conhecida como **linha M** (que, tecnicamente, também é um disco), corresponde a proteínas que unem a região central dos filamentos espessos adjacentes. Além disso, os filamentos compostos pela proteína elástica **titina** se estendem da linha Z à linha M e estão ligados tanto às proteínas da linha M quanto aos filamentos espessos. Tanto a ligação da linha M entre os filamentos espessos quanto os filamentos de titina atuam para manter o alinhamento dos filamentos espessos no centro de cada sarcômero.

Um corte transversal nas bandas A (**Figura 9.4**) mostra a disposição regular dos filamentos espessos e finos sobrepostos. Cada filamento espesso é circundado por um conjunto hexagonal de seis filamentos finos, e cada filamento fino é circundado por um conjunto triangular de três filamentos espessos. Ao todo, há duas vezes mais filamentos finos do que espessos na região de sobreposição dos filamentos.

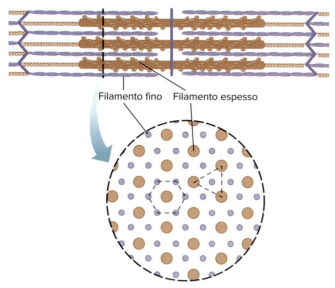

Figura 9.4 Conjuntos hexagonais dos filamentos espesso e fino na região de sobreposição em uma única miofibrila. Seis filamentos finos cercam cada filamento espesso, e três filamentos espessos cercam cada filamento fino. Filamentos de titina e pontes cruzadas não são mostrados.

APLICAÇÃO DO CONCEITO

- Faça um diagrama em corte transversal como o mostrado para uma fatia obtida (1) na zona H, (2) na banda I, (3) na linha M e (4) na linha Z (ignore a titina).

A resposta está disponível no Apêndice A.

Outras estruturas miofibrilares

Além dos mecanismos geradores de força, as fibras musculares esqueléticas possuem um elaborado sistema de membranas que participam da ativação da contração (**Figura 9.5**). O **retículo sarcoplasmático** em uma fibra muscular é homólogo ao retículo endoplasmático encontrado na maioria das células. Essa estrutura forma uma série de segmentos semelhantes a bainhas ao redor de cada miofibrila. Na extremidade de cada segmento existem duas regiões dilatadas, conhecidas como **cisternas terminais** (às vezes também chamadas de "sacos laterais"), que estão conectadas entre si por uma série de elementos tubulares menores. A presença da proteína de ligação ao Ca^{2+} calsequestrina nas cisternas terminais permite o armazenamento de uma grande quantidade de Ca^{2+} sem que seja necessário transportá-lo contra um grande gradiente de concentração.

Uma estrutura tubular separada, o **túbulo transverso** (**túbulo T**), situa-se diretamente entre as cisternas terminais dos segmentos adjacentes do retículo sarcoplasmático e está intimamente associado a elas. Os túbulos T e as cisternas terminais circundam as miofibrilas na região dos sarcômeros, onde as bandas A e I se encontram. Os túbulos T são contínuos com a membrana plasmática (que, nas células musculares, também é denominada **sarcolema**), e os potenciais de ação que se propagam ao longo da membrana superficial também o fazem no interior da fibra muscular por meio dos túbulos T. O lúmen do túbulo T é contínuo com o líquido extracelular que circunda a fibra muscular.

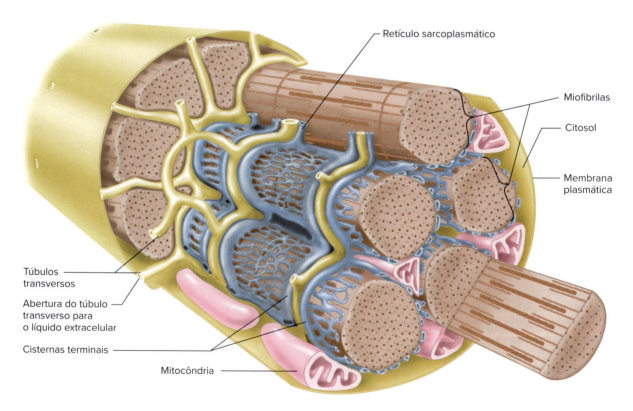

Figura 9.5 Túbulos transversos e retículo sarcoplasmático em uma única fibra muscular esquelética.

Estude e revise 9.1

- **Músculos esqueléticos:** compostos por **fibras musculares** (células) cilíndricas e multinucleadas derivadas de **mioblastos**
  - Ligados aos ossos por **tendões** em cada extremidade do músculo
  - **Células-satélites:** células-tronco indiferenciadas que se proliferam e se diferenciam em mioblastos em resposta ao dano de um músculo
  - **Hipertrofia:** um aumento do tamanho das fibras musculares que pode ocorrer em resposta a lesão ou ao exercício físico
- **Sarcômeros:** padrão repetitivo e estriado de faixas claras e escuras observado nas fibras musculares esqueléticas ao exame microscópico
  - O padrão estriado é devido à organização dos filamentos espessos e finos dispostos em bandas (**miofibrilas**); forma as bandas A e I, as linhas Z e M e a zona H
  - **Filamentos finos:** contêm **actina**, **troponina** e **tropomiosina**; ancorado às **linhas Z** em cada extremidade de um sarcômero; as extremidades livres se sobrepõem parcialmente aos filamentos espessos que contêm miosina na **banda A** no centro do sarcômero
  - **Filamento espesso:** formado por moléculas de **miosina** com extensões denominadas **pontes cruzadas**, as quais atravessam o espaço entre os filamentos espessos e finos
  - Cada ponte cruzada tem duas cabeças globulares que contêm um local de ligação para a actina e um local enzimático (**miosina-ATPase**) que hidrolisa o ATP
- Ativação elétrica das fibras musculares esqueléticas: transmitida por meio de elaborações da membrana plasmática (**sarcolema**) chamadas **túbulos transversais** (**túbulos T**)
  - Os túbulos T interagem com as **cisternas terminais** do **retículo sarcoplasmático** para liberar o Ca^{2+} armazenado no citosol.

Questão de revisão: Descreva a disposição dos filamentos espessos e finos em um sarcômero. Inclua em sua resposta uma descrição das proteínas que compõem cada filamento e como essas proteínas estão dispostas. (A resposta está disponível no Apêndice A.)

9.2 Mecanismos moleculares de contração do músculo esquelético

O termo **contração**, como utilizado na fisiologia muscular, não significa necessariamente "encurtamento". Ele se refere simplesmente à ativação dos sítios geradores de força dentro das fibras musculares – as pontes cruzadas. Por exemplo, o ato de segurar um haltere imóvel com o cotovelo dobrado exige uma contração muscular, mas não o encurtamento muscular. Após a contração, os mecanismos geradores de força são desligados e a tensão diminui, possibilitando o **relaxamento** das fibras musculares. Começamos nossa explicação sobre como os músculos esqueléticos se contraem descrevendo inicialmente o mecanismo pelo qual eles são ativados pelos neurônios. (Pode ser útil revisar a base elétrica da função neuronal consultando o Capítulo 6.)

Excitação da membrana: junção neuromuscular

A estimulação dos neurônios de um músculo esquelético é o único mecanismo pelo qual os potenciais de ação são iniciados nesse tipo de músculo. Nas seções subsequentes, você verá os mecanismos adicionais para ativar a contração dos músculos cardíaco e liso.

Os neurônios cujos axônios inervam as fibras musculares esqueléticas são conhecidos como **neurônios motores alfa** (ou simplesmente neurônios motores), e seus corpos celulares estão localizados no tronco encefálico e na medula espinal. Os axônios dos neurônios motores são mielinizados (ver Figura 6.2) e são os axônios de maior diâmetro do corpo. Eles são, portanto, capazes de propagar potenciais de ação em altas velocidades, possibilitando a transmissão de sinais do sistema nervoso central para as fibras musculares esqueléticas com mínimo retardo (ver Figura 6.24).

Ao alcançar um músculo, o axônio de um neurônio motor se divide em numerosos ramos, cada um dos quais formando uma única sinapse com uma fibra muscular. Um único neurônio motor inerva muitas fibras musculares, porém cada fibra muscular é controlada por um ramo de apenas um neurônio motor. Em conjunto, um neurônio motor e as fibras musculares que ele inerva são denominados **unidade motora** (**Figura 9.6A**). As fibras musculares em uma única unidade motora estão localizadas em um músculo, entretanto elas estão distribuídas por todo o músculo e não estão necessariamente adjacentes umas às outras (**Figura 9.6B**). Quando ocorre um potencial de ação em um neurônio motor, todas as fibras musculares em sua unidade motora são estimuladas a se contrair.

A bainha de mielina que circunda o axônio de cada neurônio motor termina próximo à superfície de uma fibra muscular, e o axônio se divide em diversos prolongamentos curtos, que se encontram inseridos em sulcos na superfície da fibra muscular. As terminações axônicas de um neurônio motor contêm vesículas semelhantes àquelas encontradas nas junções sinápticas entre dois neurônios. As vesículas contêm o neurotransmissor **acetilcolina** (**ACh**). A região da membrana plasmática da fibra muscular que se localiza diretamente sob a parte terminal do axônio é conhecida como **placa motora terminal**, sendo ela a região em que estão localizados os receptores de acetilcolina. A área de superfície da placa motora é aumentada por elaborações conhecidas como dobras juncionais. A junção de uma terminação axônica com a placa motora é conhecida como **junção neuromuscular** (**Figura 9.7**).

A **Figura 9.8** mostra os eventos que ocorrem na junção neuromuscular. Quando um potencial de ação em um neurônio motor alcança a terminação axônica, ele despolariza a membrana plasmática, abrindo canais de Ca^{2+} sensíveis à voltagem e possibilitando a difusão dos íons cálcio para dentro da terminação axônica a partir do líquido extracelular. Esse Ca^{2+} liga-se a proteínas que possibilitam a fusão das membranas das vesículas contendo ACh com a membrana plasmática neuronal (ver Figura 6.27), liberando, assim, ACh na fenda extracelular que separa a terminação axônica da placa motora.

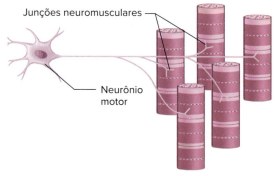

A. Uma única unidade motora

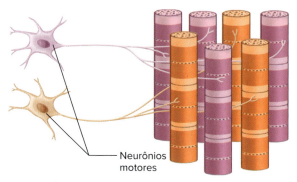

B. Duas unidades motoras

Figura 9.6 A. Uma única unidade motora consiste em um neurônio motor e as fibras musculares que ele inerva. **B.** Duas unidades motoras e suas fibras entrelaçadas em um músculo.

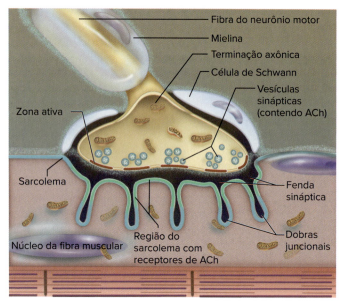

Figura 9.7 Ilustração detalhada do corte transversal de uma junção neuromuscular. Estrutura mostrando as dobras juncionais da placa motora terminal.

APLICAÇÃO DO CONCEITO

- De que maneira a junção neuromuscular ilustra o princípio geral da fisiologia segundo o qual as funções dos sistemas orgânicos são coordenadas entre si?

A resposta está disponível no Apêndice A.

A ACh se difunde a partir da terminação axônica para a placa motora, na qual se liga a receptores ionotrópicos do tipo nicotínico (ver Capítulo 6, Seção 6.10). A ligação da ACh abre um canal iônico em cada proteína receptora; tanto os íons sódio quanto os íons potássio podem passar através desses canais. Devido às diferenças nos gradientes eletroquímicos através da membrana plasmática (ver Figura 6.12), maior quantidade de Na^+ move-se para dentro do que K^+ para fora, produzindo uma despolarização local da placa motora conhecida como **potencial de placa motora** (**PPM**). Por conseguinte, um PPM é análogo a um potencial excitatório pós-sináptico (PEPS) em uma sinapse neurônio-neurônio (ver Figura 6.28).

A magnitude de um único PPM é, no entanto, muito maior do que a de um PEPS, visto que o neurotransmissor é liberado sobre uma área de superfície maior, ligando-se a uma quantidade muito maior de receptores e abrindo muito mais canais iônicos. Por essa razão, um PPM é, normalmente, mais do que suficiente para despolarizar a membrana plasmática muscular adjacente à membrana da placa motora para o seu potencial limiar, iniciando um potencial de ação. Esse potencial de ação é, então, propagado sobre a superfície da fibra muscular e para o interior dos túbulos T pelo mesmo mecanismo mostrado na Figura 6.23 para a propagação de potenciais de ação ao longo das membranas axônicas não mielinizadas. A maioria das junções neuromusculares está localizada próximo ao centro de uma fibra muscular, e potenciais de ação muscular recém-gerados se propagam dessa região em ambas as direções rumo à extremidades da fibra.

Todo potencial de ação em um neurônio motor, normalmente, produz um potencial de ação em cada fibra muscular de sua unidade motora. Isso é bem diferente das junções sinápticas entre os neurônios, em que é necessária a ocorrência de múltiplos PEPSs para que o limiar seja alcançado e um potencial de ação seja desencadeado na membrana pós-sináptica.

Há uma outra diferença entre as sinapses interneuronais e as junções neuromusculares. Como vimos no Capítulo 6, os potenciais pós-sinápticos inibitórios (PIPs) são produzidos em algumas junções sinápticas. Eles hiperpolarizam ou estabilizam a membrana pós-sináptica e diminuem a probabilidade de ela disparar um potencial de ação. Em contrapartida, os potenciais inibitórios não ocorrem no músculo esquelético humano; *todas as junções neuromusculares são excitatórias.*

Além dos receptores para ACh, a junção sináptica contém a enzima **acetilcolinesterase**, que degrada a ACh, exatamente como ela faz nas sinapses mediadas por ACh no sistema nervoso. A colina é, então, transportada de volta para as terminações axônicas, onde é reutilizada na síntese de nova ACh. A ACh ligada aos receptores está em equilíbrio com a ACh livre na fenda entre as membranas neuronal e muscular. À medida que a concentração de ACh livre diminui em decorrência de sua degradação pela acetilcolinesterase, menor quantidade de ACh se torna disponível para se ligar aos receptores. Quando os receptores não contêm mais ACh ligada, os canais iônicos da placa motora se fecham. A placa motora despolarizada retorna ao seu potencial de repouso e pode responder à chegada subsequente de ACh liberada por outro potencial de ação neuronal.

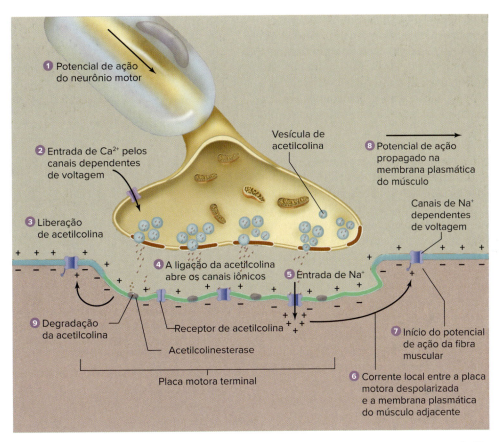

Figura 9.8 Eventos na junção neuromuscular que conduzem a um potencial de ação na membrana plasmática da fibra muscular. Embora também ocorra a saída do K⁺ da célula muscular quando os receptores de ACh estão abertos, a entrada de Na⁺ e a despolarização predominam, como ilustrado aqui.

APLICAÇÃO DO CONCEITO

- Se o canal receptor de ACh é igualmente permeável a Na⁺ e K⁺, por que o influxo de Na⁺ predomina? (*Dica:* ver Figura 6.12.)

A resposta está disponível no Apêndice A.

Interrupção da sinalização neuromuscular

Existem muitas maneiras pelas quais doenças ou substâncias podem modificar os eventos na junção neuromuscular. Por exemplo, o ***curare***, um veneno mortal colocado nas pontas das flechas ainda é utilizado por alguns povos indígenas da América do Sul, liga-se fortemente aos receptores nicotínicos de ACh; no entanto, não abre seus canais iônicos e é resistente à destruição pela acetilcolinesterase. Quando um receptor é ocupado pelo curare, a ACh não consegue se ligar ao receptor. Portanto, embora os neurônios motores ainda conduzam potenciais de ação normais e liberem ACh, não há PPM resultante na placa motora nem ocorre contração. Tendo em vista que os músculos esqueléticos responsáveis pela respiração, assim como todos os músculos esqueléticos, dependem da transmissão neuromuscular para iniciar sua contração, o envenenamento por curare pode causar morte por asfixia.

A transmissão neuromuscular também pode ser bloqueada pela inibição da acetilcolinesterase. Alguns organofosforados, que são os principais ingredientes de alguns pesticidas e "gases dos nervos" (estes últimos originalmente desenvolvidos como inseticidas e, mais tarde, para guerra química), inibem essa enzima. Na presença dessas substâncias químicas, a ACh é liberada normalmente após a chegada de um potencial de ação na terminação axônica e liga-se aos receptores da placa motora. A ACh não é destruída, entretanto, porque a acetilcolinesterase é inibida. Inicialmente, os canais iônicos na placa motora permanecem abertos, produzindo uma despolarização mantida da placa motora e da membrana plasmática muscular adjacente a ela. A membrana muscular esquelética mantida em estado despolarizado não pode gerar potenciais de ação porque os canais de Na⁺ dependentes de voltagem na membrana tornam-se inativos, o que exige repolarização para reverter o processo, exatamente como acontece nos neurônios.

Após exposição prolongada à ACh, ocorre um segundo efeito. Os receptores da placa motora tornam-se dessensibilizados a ela e a corrente deixa de entrar na placa motora. Embora isso interrompa o bloqueio de despolarização da membrana da célula muscular, a perda da responsividade do receptor à ACh provoca paralisia do músculo esquelético e morte por asfixia. Os gases dos nervos também provocam acúmulo de ACh nas sinapses muscarínicas (ver Capítulo 6, Seção 6.13)

– por exemplo, onde os neurônios parassimpáticos inibem as células do marca-passo cardíaco. Isso pode resultar em desaceleração extrema do ritmo do coração, praticamente interrompendo o fluxo sanguíneo pelo corpo. O antídoto para exposição a organofosforados e aos gases dos nervos inclui a **pralidoxima**, um fármaco que reativa a acetilcolinesterase, e a **atropina**, um antagonista do receptor muscarínico descrito no Capítulo 6.

Fármacos que bloqueiam a transmissão neuromuscular muitas vezes são utilizados em pequenas quantidades para impedir contrações musculares durante determinados tipos de procedimentos cirúrgicos, quando é necessário imobilizar o campo cirúrgico. Um exemplo é a **succinilcolina**, que, na verdade, atua como agonista dos receptores de ACh e produz um bloqueio despolarizante/dessensibilizante semelhante aos inibidores da acetilcolinesterase. Também são utilizados agentes bloqueadores de junções neuromusculares não despolarizantes, que atuam de modo semelhante ao curare e têm duração mais longa, como o **rocurônio** e o **vecurônio**. O uso desses agentes paralisantes em cirurgias reduz a dose necessária de anestésico geral, possibilitando uma recuperação mais rápida do paciente e menos complicações. Os pacientes devem ser ventilados artificialmente, no entanto, para manter a respiração até que as substâncias sejam removidas do corpo.

Outro grupo de substâncias, incluindo a toxina produzida pela bactéria *Clostridium botulinum*, bloqueia a liberação de acetilcolina das terminações axônicas. A toxina botulínica é uma enzima que degrada as proteínas do complexo SNARE, que são necessárias para a ligação e a fusão das vesículas de ACh com a membrana plasmática da terminação axônica (ver Figura 6.27). Essa toxina, que provoca o envenenamento alimentar denominado **botulismo**, é um dos venenos mais potentes conhecidos. A aplicação de toxina botulínica para bloquear a liberação de ACh nas junções neuromusculares e em outros locais está sendo cada vez mais utilizada para procedimentos clínicos e cosméticos, incluindo a inibição de músculos extraoculares hiperativos, prevenção da atividade excessiva das glândulas sudoríparas, tratamento das dores de cabeça do tipo migrânea e redução das rugas cutâneas relacionadas com o envelhecimento.

Depois de descrever como os potenciais de ação nos neurônios motores iniciam potenciais de ação nas células musculares esqueléticas, vamos, agora, examinar como essa excitação resulta na contração muscular.

Acoplamento excitação-contração

O **acoplamento excitação-contração** refere-se à sequência de eventos pelos quais um potencial de ação na membrana plasmática ativa os mecanismos geradores de força. O potencial de ação em uma fibra muscular esquelética dura 1 a 2 ms e é concluído antes do início de qualquer sinal de atividade mecânica (**Figura 9.9**). Uma vez iniciada, a atividade mecânica, em sequência a um potencial de ação, pode durar 100 ms ou mais. A atividade elétrica na membrana plasmática não atua diretamente sobre as proteínas contráteis, contudo, em vez disso, produz um estado de concentração citosólica aumentada de Ca^{2+}, que continua a ativar o aparelho contrátil muito tempo depois de cessada a atividade elétrica na membrana.

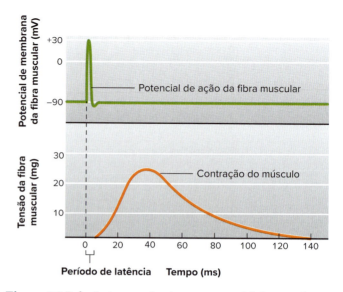

Figura 9.9 Relação temporal entre um potencial de ação de uma fibra muscular esquelética e a contração e o relaxamento resultantes da fibra muscular. O período de latência é o atraso entre o início do potencial de ação e o aumento inicial da tensão.

Função do Ca^{2+} na formação das pontes cruzadas

Como a presença de Ca^{2+} no citoplasma inicia a geração de força pelos filamentos espessos e finos? A resposta exige um olhar mais detalhado das proteínas dos filamentos finos, a troponina e a tropomiosina (**Figura 9.10**). A tropomiosina é uma molécula em forma de bastonete composta por dois polipeptídios entrelaçados e cujo comprimento é semelhante ao de sete monômeros de actina. As cadeias de moléculas de

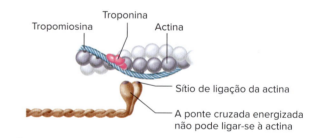

A. Baixa concentração citosólica de Ca^{2+}, músculo relaxado

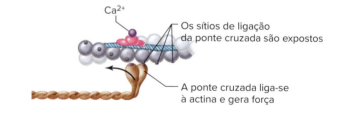

B. Alta concentração citosólica de Ca^{2+}, músculo ativado

Figura 9.10 Ativação do ciclo das pontes cruzadas por Ca^{2+}. **A.** Sem a ligação dos íons cálcio, a troponina retém a tropomiosina sobre os sítios de ligação das pontes cruzadas na actina. **B.** Quando o Ca^{2+} liga-se à troponina, a tropomiosina fica livre para se afastar dos sítios de ligação das pontes cruzadas na actina e essas pontes cruzadas podem se ligar à actina.

tropomiosina estão dispostas de extremidade a extremidade ao longo do filamento fino de actina. Essas moléculas de tropomiosina cobrem parcialmente o sítio de ligação da miosina em cada monômero de actina, impedindo, assim, que as pontes cruzadas façam contato com a actina. Cada molécula de tropomiosina é mantida nessa posição de bloqueio pela proteína globular menor, a troponina. A troponina, que interage tanto com a actina quanto com a tropomiosina, é constituída por três subunidades designadas pelas letras I (inibitória), T (ligação da tropomiosina) e C (ligação do Ca^{2+}). Uma molécula de troponina se liga a cada molécula de tropomiosina e regula o acesso aos sítios de ligação da miosina nos sete monômeros de actina em contato com a tropomiosina. Esse é o estado de uma fibra muscular em repouso; a troponina e a tropomiosina bloqueiam cooperativamente a interação das pontes cruzadas com o filamento fino.

Para possibilitar que as pontes cruzadas que partem do filamento espesso se liguem ao filamento fino, as moléculas de tropomiosina precisam se afastar de suas posições de bloqueio na actina. Isso acontece quando o Ca^{2+} se liga a sítios de ligação específicos na subunidade de ligação ao Ca^{2+} da troponina. A ligação do Ca^{2+} provoca uma mudança no formato da troponina (i. e., sua estrutura terciária), que relaxa sua ação inibitória e permite que a tropomiosina mova-se para fora do sítio de ligação da miosina em cada molécula de actina. Por outro lado, a remoção do Ca^{2+} desde a troponina reverte o processo, desligando a atividade contrátil. Assim, a concentração citosólica de Ca^{2+} determina o número de sítios de troponina ocupados pelo Ca^{2+}, o que, por sua vez, determina o número de sítios de actina disponíveis para a ligação das pontes cruzadas.

A regulação do movimento do Ca^{2+} na ativação das células musculares é um excelente exemplo de troca controlada de materiais entre os compartimentos e através das membranas, que constitui um princípio geral da fisiologia (ver Capítulo 1). Em uma fibra muscular em repouso, a concentração de Ca^{2+} ionizado livre no citosol que circunda os filamentos espessos e finos é muito baixa, apenas cerca de 10^{-7} mol/ℓ. Nessa baixa concentração de Ca^{2+}, muito poucos sítios de ligação de Ca^{2+} na troponina estão ocupados, portanto a atividade das pontes cruzadas é, em grande parte, bloqueada pela tropomiosina. Seguindo-se a um potencial de ação, há um rápido aumento na concentração citosólica de Ca^{2+}, e o Ca^{2+} liga-se à troponina, removendo o efeito bloqueador da tropomiosina e possibilitando a ligação das pontes cruzadas de miosina à actina. A fonte para o aumento do Ca^{2+} citosólico é o retículo sarcoplasmático dentro da fibra muscular.

Mecanismo de aumento citosólico do Ca^{2+}

Um mecanismo especializado acopla os potenciais de ação dos túbulos T com a liberação de Ca^{2+} desde o retículo sarcoplasmático (**Figura 9.11**, etapas **1** e **2**). Os túbulos T estão em contato com as cisternas terminais do retículo sarcoplasmático, conectadas por estruturas conhecidas como pedicelos juncionais ou processos podocitários. Essa junção envolve duas proteínas integrais de membrana, uma na membrana do túbulo T e outra na membrana do retículo sarcoplasmático.

A proteína do túbulo T é um canal de Ca^{2+} sensível à voltagem modificado, conhecido como **receptor de di-hidropiridina** (**DHP**), assim chamado porque se liga à classe de substâncias denominadas di-hidropiridinas. A principal função do receptor de DHP, no entanto, não consiste em conduzir Ca^{2+}, mas, em vez disso, atua como sensor de voltagem. A proteína inserida na membrana do retículo sarcoplasmático é conhecida como **receptor de rianodina** porque ela é capaz de se ligar ao alcaloide vegetal rianodina. Essa grande molécula não inclui somente o processo podocitário que se conecta ao receptor de DHP, mas também forma um canal de Ca^{2+}. Durante um potencial de ação do túbulo T, os resíduos de aminoácidos com carga elétrica dentro da proteína do receptor de DHP induzem uma mudança de conformação, que atua por meio do processo podocitário para abrir o canal do receptor de rianodina. Em seguida, o Ca^{2+} é liberado a partir das cisternas terminais do retículo sarcoplasmático para dentro do citosol, onde pode se ligar à troponina, permitindo, assim, a ligação cruzada (etapas **3** e **4** na Figura 9.11). O aumento do Ca^{2+} citosólico em resposta a um único potencial de ação é normalmente suficiente para saturar brevemente todos os sítios de ligação da troponina nos filamentos finos.

A contração é finalizada pela remoção do Ca^{2+} da troponina, o que é obtido pela redução da concentração de Ca^{2+} no citosol de volta ao seu nível de pré-liberação. As membranas do retículo sarcoplasmático contêm proteínas de transporte ativo primário – Ca^{2+} ATPases – que bombeiam íons cálcio do citosol de volta para o lúmen do retículo (etapa **5** na Figura 9.11). Como acabamos de ver, o Ca^{2+} é liberado do retículo quando começa um potencial de ação no túbulo T, porém o bombeamento do Ca^{2+} liberado de volta para dentro do retículo exige um tempo muito maior. Portanto, a concentração citosólica de Ca^{2+}, permanece elevada e a contração continua por algum tempo após um único potencial de ação.

Para reiterar, assim como a contração resulta da liberação de Ca^{2+} armazenado no retículo sarcoplasmático, a contração termina e o relaxamento começa quando o Ca^{2+} é bombeado de volta para o retículo (ver Figura 9.11). O ATP é necessário para fornecer a energia para a bomba de Ca^{2+}.

Mecanismo dos filamentos deslizantes

Quando a geração de força produz encurtamento de uma fibra muscular esquelética, os filamentos espessos e finos sobrepostos em cada sarcômero movem-se uns sobre os outros, impulsionados pelos movimentos das pontes cruzadas. Durante esse encurtamento dos sarcômeros, não há alteração no comprimento dos filamentos espessos ou finos. Esse processo é conhecido como **mecanismo dos filamentos deslizantes** da contração muscular.

Durante o encurtamento, cada ponte cruzada de miosina ligada a uma molécula de filamento fino de actina se move em um arco muito semelhante a um remo em um barco. Esse movimento angular de muitas pontes cruzadas força os filamentos finos fixados a linhas Z sucessivas para movê-las em direção ao centro do sarcômero, encurtando-o (**Figura 9.12**). Um único movimento angular de uma ponte cruzada produz apenas um deslocamento muito pequeno de um filamento fino em relação a um filamento espesso.

294 Vander | Fisiologia Humana

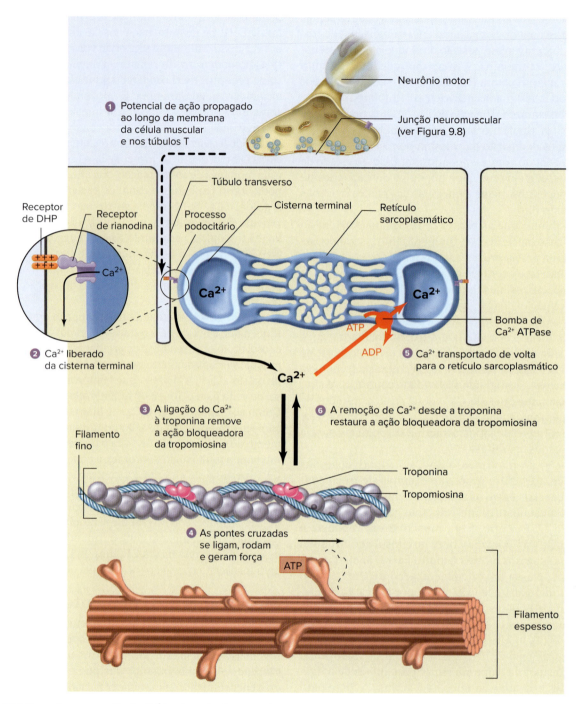

Figura 9.11 Liberação e captação de Ca^{2+} pelo retículo sarcoplasmático durante a contração e o relaxamento de uma fibra muscular esquelética.

APLICAÇÃO DO CONCEITO

- Altas concentrações da proteína de ligação ao Ca^{2+} calsequestrina são encontradas nas cisternas terminais. De que maneiras isso pode intensificar o processo de acoplamento excitação-contração?

A resposta está disponível no Apêndice A.

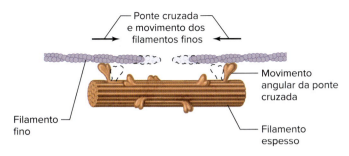

Figura 9.12 As pontes cruzadas nos filamentos espessos ligam-se à actina nos filamentos finos e sofrem mudança de conformação que propele os filamentos finos em direção ao centro de um sarcômero. (Apenas algumas das aproximadamente 200 pontes cruzadas em cada filamento espesso são mostradas.)

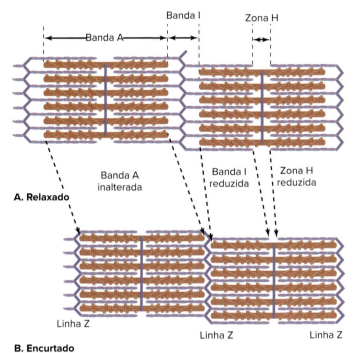

Figura 9.13 O deslizamento dos filamentos espessos, passando sobrepostos aos filamentos finos, encurta o sarcômero sem alterar o comprimento dos filamentos espessos ou finos. A banda I e a zona H são reduzidas.

APLICAÇÃO DO CONCEITO

- Os músculos esfincterianos são circulares e, em geral, não estão fixados a ossos. Como esse diagrama seria diferente se os sarcômeros mostrados fossem parte de um músculo esfincteriano?

A resposta está disponível no Apêndice A.

Entretanto, enquanto os sítios de ligação na actina permanecem expostos, cada ponte cruzada repete seu movimento angular, resultando, muitas vezes, em grandes deslocamentos dos filamentos. É interessante assinalar que um padrão comum de encurtamento muscular envolve a permanência de uma extremidade do músculo em uma posição fixa enquanto a outra extremidade encurta em direção a ela. Nesse caso, à medida que os filamentos deslizam e cada sarcômero sofre encurtamento interno, o centro de cada sarcômero também desliza em direção à extremidade fixa do músculo (**Figura 9.13**).

A sequência de eventos que ocorre entre o momento em que uma ponte cruzada se liga a um filamento fino, move-se e, em seguida, repete o processo é conhecida como **ciclo das pontes cruzadas** (**Figura 9.14**). Cada ponte cruzada realiza seu próprio ciclo de movimento, independentemente de outras pontes cruzadas. Em qualquer instante durante a contração, apenas algumas das pontes cruzadas estão fixadas aos filamentos finos, produzindo tensão, enquanto outras estão simultaneamente na parte não ligada de seus ciclos.

Um princípio geral da fisiologia afirma que os processos fisiológicos são ditados pelas leis da química e da física, e os detalhes do mecanismo de ponte cruzada são um excelente exemplo. Em uma fibra muscular em repouso, as pontes cruzadas encontram-se em um estado energizado resultante da quebra do ATP, com os produtos da hidrólise, ADP e fosfato inorgânico (P_i), ainda ligados à miosina (na representação química, os elementos ligados são separados por um ponto, enquanto os elementos destacados são separados por um sinal de mais). Esse armazenamento de energia na miosina é análogo ao armazenamento da energia potencial em uma mola esticada.

As quatro etapas que compreendem um ciclo de pontes cruzadas (ver Figura 9.14) são iniciadas quando o mecanismo de acoplamento excitação-contração aumenta a concentração de Ca^{2+} citosólico e os sítios de ligação na actina são expostos. O ciclo começa com a ligação de uma ponte cruzada de miosina (M) energizada a uma molécula de actina (A) do filamento fino:

Etapa ❶ $\quad A + M \cdot ADP \cdot P_i \xrightarrow[\text{Ligação de actina}]{} A \cdot M \cdot ADP \cdot P_i$

A ligação da miosina energizada à actina desencadeia a liberação da conformação tensa da ponte cruzada energizada, a qual produz o movimento da ponte cruzada ligada (algumas vezes chamada de **movimento de força**) e a liberação de P_i e ADP:

Etapa ❷ $\quad A \cdot M \cdot ADP \cdot P_i \xrightarrow[\text{Movimento da ponte cruzada}]{} A \cdot M + ADP + P_i$

Essa sequência de armazenamento e liberação de energia pela miosina é análoga à operação de uma ratoeira: a energia é armazenada na armadilha ao armar a mola (hidrólise de ATP) e liberada depois de destravar a armadilha (ligação à actina).

Durante o movimento da ponte cruzada, a miosina está ligada muito firmemente à actina, contudo essa ligação precisa ser rompida para possibilitar a reenergização da ponte cruzada e a repetição do ciclo. A ligação de uma nova molécula de ATP à miosina rompe a ligação entre a actina e a miosina:

Etapa ❸ $\quad A \cdot M + ATP \xrightarrow[\text{Dissociação da ponte cruzada da actina}]{} A + M \cdot ATP$

A dissociação da actina e da miosina pelo ATP é um exemplo de regulação alostérica da atividade proteica (ver Figura 3.29A).

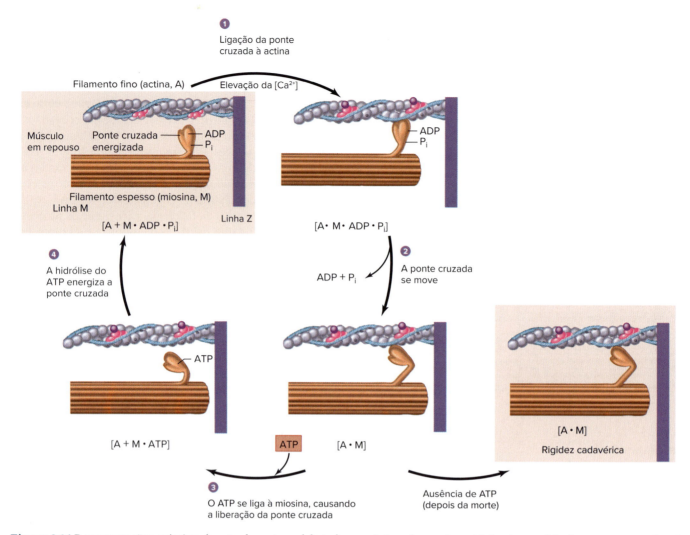

Figura 9.14 Representações químicas (mostradas entre colchetes) e mecânicas dos quatro estágios de um ciclo das pontes cruzadas. As pontes cruzadas permanecem no estado de repouso (boxe cor-de-rosa à esquerda) quando a concentração de Ca²⁺ permanece baixa. No estado de rigidez cadavérica (boxe cor-de-rosa à direita), as pontes cruzadas permanecem rigidamente ligadas na ausência de ATP. Na representação química, A = actina, M = miosina, os pontos estão entre os componentes ligados e os sinais de adição, entre os componentes separados.

APLICAÇÃO DO CONCEITO

- Sob determinadas condições experimentais, é possível remover a proteína troponina de uma fibra muscular esquelética. Faça uma previsão de como o ciclo de pontes cruzadas em uma fibra muscular esquelética seria afetado na ausência de troponina.

A resposta está disponível no Apêndice A.

A ligação do ATP em um sítio na miosina diminui a afinidade da miosina pela actina ligada a outro sítio. Observe que o ATP não é degradado nessa etapa, ou seja, ele não está atuando como fonte de energia, mas apenas como um modulador alostérico da cabeça da miosina, que enfraquece a ligação da miosina à actina.

Seguindo-se a dissociação da actina e da miosina, o ATP ligado à miosina é hidrolisado pela miosina-ATPase, restaurando, assim, o estado energizado da miosina e a posição das pontes cruzadas em pré-movimento de força:

Etapa ④ $A + M \cdot ATP \longrightarrow A + M \cdot ADP \cdot P_i$
Hidrólise do ATP

Observe que a hidrólise do ATP (etapa ④) e o movimento da ponte cruzada (etapa ②) não são eventos simultâneos. Se os sítios de ligação na actina ainda estiverem expostos após o término de seu ciclo, a ponte cruzada pode, novamente, se fixar a um novo monômero de actina no filamento fino, e o ciclo da ponte cruzada se repete. (Caso o músculo esteja gerando força sem efetivamente se encurtar, a ponte cruzada se fixará novamente à mesma molécula de actina do ciclo anterior.)

Assim, além de ser utilizado para manter a excitabilidade da membrana e regular o Ca²⁺ citosólico, o ATP desempenha duas funções distintas no ciclo das pontes cruzadas:

- A energia liberada a partir da *hidrólise* do ATP fornece a energia para o movimento das pontes cruzadas

- A *ligação* do ATP (e não a hidrólise) à miosina rompe a ligação formada entre a actina e a miosina durante o ciclo, possibilitando o início do próximo ciclo.

A **Tabela 9.1** resume as funções do ATP na contração do músculo esquelético.

A importância do ATP na dissociação da actina e da miosina durante a etapa ❸ do ciclo das pontes cruzadas é ilustrada pela **rigidez cadavérica**, ou seja, o enrijecimento gradual dos músculos esqueléticos que começa várias horas após a morte e atinge seu máximo grau depois de aproximadamente 12 horas. A concentração de ATP nas células, incluindo as células musculares, declina após a morte, porque os nutrientes e o oxigênio necessários para a formação do ATP pelas vias metabólicas para a contração não são mais supridos pela circulação. Na ausência de ATP, o Ca^{2+} extravasa para fora do retículo sarcoplasmático e não pode ser bombeado de volta, de modo que os sítios de ligação na actina são expostos e as pontes cruzadas se ligam e sofrem seu movimento de força (etapas ❶ e ❷); no entanto a ruptura da ligação entre a actina e a miosina não ocorre (ver Figura 9.14). Os filamentos espessos e finos permanecem ligados uns aos outros por pontes cruzadas imobilizadas, produzindo uma condição rígida na qual os filamentos espessos e finos não podem ser separados uns dos outros. A rigidez cadavérica, à medida que o tecido muscular se decompõe, desaparece aproximadamente 48 a 60 horas após a morte.

A **Tabela 9.2** fornece um resumo da sequência de eventos que levam desde um potencial de ação em um neurônio motor até a contração e o relaxamento de uma fibra muscular esquelética.

TABELA 9.1	Funções do ATP na contração do músculo esquelético.
A hidrólise do ATP pela Na^+/K^+ ATPase na membrana plasmática mantém os gradientes de Na^+ e K^+, o que possibilita que a membrana produza e propague potenciais de ação (ver Figura 6.13)	
A hidrólise do ATP pela Ca^{2+} ATPase no retículo sarcoplasmático fornece a energia para o transporte ativo de íons cálcio até o interior do retículo, diminuindo a concentração citosólica de Ca^{2+} para níveis de pré-liberação, finalizando a contração e possibilitando o relaxamento da fibra muscular	
A hidrólise do ATP pela miosina-ATPase energiza as pontes cruzadas, fornecendo a energia para a geração de força	
A ligação do ATP à miosina dissocia as pontes cruzadas ligadas à actina, permitindo que as pontes repitam seu ciclo de atividade	

ATP, trifosfato de adenosina.

TABELA 9.2	Sequência de eventos entre um potencial de ação de um neurônio motor e a contração da fibra muscular esquelética.
1.	O potencial de ação é iniciado e se propaga para as terminações axônicas do neurônio motor
2.	O Ca^{2+} entra nas terminações axônicas por meio dos canais de Ca^{2+} dependentes de voltagem

(*continua*)

TABELA 9.2	Sequência de eventos entre um potencial de ação de um neurônio motor e a contração da fibra muscular esquelética. (*Continuação*)
3.	A entrada de Ca^{2+} desencadeia a liberação de ACh das terminações axônicas
4.	A ACh difunde-se a partir das terminações axônicas para a placa motora na fibra muscular
5.	A ACh liga-se a receptores nicotínicos na placa motora, aumentando a sua permeabilidade ao Na^+ e ao K^+
6.	Maior quantidade de Na^+ move-se para o interior da fibra na placa motora em comparação com a saída de K^+, despolarizando a membrana e produzindo o potencial de placa motora (PPM)
7.	As correntes locais despolarizam a membrana plasmática das células musculares adjacentes para o seu potencial limiar, gerando um potencial de ação que se propaga sobre a superfície da fibra muscular e para dentro da fibra ao longo dos túbulos T
8.	O potencial de ação nos túbulos T induz os receptores de DHP a abrir os canais receptores de rianodina, possibilitando a liberação de Ca^{2+} das cisternas terminais do retículo sarcoplasmático
9.	O Ca^{2+} liga-se à troponina nos filamentos finos, provocando o afastamento da tropomiosina de sua posição de bloqueio, com consequente exposição dos sítios de ligação das pontes cruzadas na actina
10.	As pontes cruzadas de miosina energizadas nos filamentos espessos ligam-se à actina: $$A + M \cdot ADP \cdot P_i \rightarrow A \cdot M \cdot ADP \cdot P_i$$
11.	A ligação das pontes cruzadas desencadeia a liberação dos produtos de hidrólise do ATP desde a miosina, produzindo um movimento angular de cada ponte cruzada: $$A \cdot M \cdot ADP \cdot P_i \rightarrow A \cdot M + ADP + P_i$$
12.	O ATP liga-se à miosina, rompendo a ligação entre a actina e a miosina e, assim, possibilitando a dissociação das pontes cruzadas da actina: $$A \cdot M + ATP \rightarrow A + M \cdot ATP$$
13.	O ATP ligado à miosina é clivado, energizando a ponte cruzada de miosina: $$A + M \cdot ATP \rightarrow A + M \cdot ADP \cdot P_i$$
14.	As pontes cruzadas repetem as etapas 10 a 13, produzindo o movimento (deslizamento) dos filamentos finos sobre os filamentos espessos. Os ciclos de movimento das pontes cruzadas continuam enquanto o Ca^{2+} permanece ligado à troponina
15.	A concentração citosólica de Ca^{2+} diminui à medida que a Ca^{2+} ATPase transporta ativamente o Ca^{2+} para o interior do retículo sarcoplasmático
16.	A remoção do Ca^{2+} a partir da troponina restaura a ação bloqueadora da tropomiosina, o ciclo das pontes cruzadas cessa e a fibra muscular relaxa

Estude e revise 9.2

- **Contração:** ativação da geração de força em uma fibra muscular; **relaxamento** refere-se ao desligamento dos mecanismos geradores de força e permite a redução da tensão
- **Neurônios motores alfa:** neurônios que inervam as fibras musculares esqueléticas; um neurônio motor inerva muitas fibras musculares, formando uma **unidade motora**
- **Junção neuromuscular:** formada por ramos do axônio de um neurônio motor que entram em contato com uma fibra muscular em uma região da fibra denominada **placa motora terminal**
  - A acetilcolina é o neurotransmissor liberado pelos neurônios motores; ela se liga a receptores na placa motora da membrana muscular, provocando despolarização (**potencial da placa motora**)
  - Um único potencial de ação em um neurônio motor é suficiente para produzir um potencial de ação em uma fibra muscular esquelética
  - A sinalização na junção neuromuscular pode ser interrompida por várias toxinas, fármacos e doenças; a superestimulação é habitualmente evitada pela **acetilcolinesterase**
- **Acoplamento excitação-contração:** sequência de eventos iniciada com potenciais de ação resultando na contração de uma fibra muscular esquelética:
  - A concentração citosólica de Ca^{2+} aumenta após a excitação elétrica de uma fibra
  - O Ca^{2+} liga-se à **troponina**, fazendo que a **tropomiosina** se afaste (desbloqueie) dos locais de ligação da miosina na actina
  - As pontes cruzadas ligam-se aos filamentos finos
  - O relaxamento ocorre quando o Ca^{2+} é bombeado de volta para o retículo sarcoplasmático, permitindo que a troponina e a tropomiosina retomem sua ação bloqueadora
- **Mecanismo de filamentos deslizantes:** os filamentos finos são impulsionados em direção ao centro do sarcômero por movimentos das pontes cruzadas de miosina que se ligam à actina, encurtando, assim, a fibra
- As pontes cruzadas sofrem ciclos repetidos durante uma contração, cada um dos quais produzindo apenas um pequeno incremento no movimento
- O **ATP** tem dois papéis no ciclo das pontes cruzadas:
  - Função alostérica, que induz as pontes cruzadas a se separarem da actina
  - Fornecimento de energia para o movimento das pontes cruzadas.

Questão de revisão: Descreva as quatro etapas de um ciclo das pontes cruzadas. Em quais etapas o ATP atua e de que maneiras? Que evento, em uma célula muscular, deve preceder a contração? (A resposta está disponível no Apêndice A.)

9.3 Mecânica da contração da fibra unitária

A força exercida sobre um objeto por um músculo em contração é conhecida como **tensão** muscular, e a força exercida sobre o músculo por um objeto (geralmente o seu peso) é a **carga**. A tensão muscular e a carga são forças opostas.

O encurtamento de uma fibra depende das magnitudes relativas da tensão e da carga. Para que as fibras musculares se encurtem e movam uma carga, a tensão muscular deve ser maior do que a carga oponente.

Quando um músculo desenvolve tensão, mas não se encurta nem se alonga, a contração é denominada **contração isométrica** (comprimento constante). Essas contrações ocorrem quando o músculo suporta uma carga em uma posição constante ou tenta mover uma carga já sustentada que é maior do que a tensão desenvolvida por ele. Uma contração na qual o músculo muda de comprimento enquanto a carga sobre ele permanece constante é uma **contração isotônica** (tensão constante).

Dependendo das magnitudes relativas da tensão muscular e da carga oponente, as contrações isotônicas podem estar associadas a um encurtamento ou alongamento de um músculo. Quando a tensão excede a carga, ocorre encurtamento, e a contração é denominada **contração concêntrica**. Quando uma carga não sustentada é maior que a tensão gerada pelas pontes cruzadas, o resultado é uma **contração excêntrica**. Nessa situação, a carga traciona o músculo até um comprimento maior, apesar da força oponente produzida pelas pontes cruzadas. Por exemplo, os músculos extensores na região anterior das coxas sofrem contrações concêntricas e estendem os joelhos quando ficamos em pé, ao nos levantarmos de uma cadeira, mas se contraem excentricamente quando abaixamos o corpo de volta à posição sentada. É preciso ressaltar que as fibras musculares ativadas podem se alongar apenas como consequência de forças externas a elas aplicadas. Na ausência de forças externas de alongamento, uma fibra apenas se *encurtará* quando estimulada. Os três tipos de contração – isométrica, concêntrica e excêntrica – ocorrem no curso natural das atividades da vida diária.

Durante cada tipo de contração, as pontes cruzadas passam repetidamente pelas quatro etapas do ciclo das pontes cruzadas ilustradas na Figura 9.14. Durante a etapa ❷ de uma contração isotônica concêntrica, as pontes cruzadas ligadas à actina sofrem rotação em seu movimento de força, causando encurtamento dos sarcômeros. Em contrapartida, durante uma contração isométrica, as pontes cruzadas ligadas exercem força sobre os filamentos finos, porém são incapazes de movê-los. Em vez do deslizamento dos filamentos, a rotação durante o movimento de força é absorvida por elementos elásticos dentro do sarcômero e do músculo. Se a contração isométrica for prolongada, as pontes cruzadas, durante o ciclo, religam-se repetidamente à mesma molécula de actina. Durante uma contração de alongamento, a carga traciona as pontes cruzadas na etapa ❷ de volta às linhas Z, enquanto elas ainda estão ligadas à actina e exercendo força. Os eventos das etapas ❶, ❸ e ❹ são os mesmos em todos os três tipos de contração. Desse modo, as alterações químicas nas proteínas contráteis durante cada tipo de contração são as mesmas. O resultado final (encurtamento, ausência de alteração no comprimento ou alongamento) é determinado pela magnitude da carga sobre o músculo.

A terminologia da contração se aplica tanto a fibras isoladas quanto aos músculos como um todo. Nesta seção, descrevemos a mecânica das contrações de uma única fibra. Posteriormente, discutiremos os fatores que controlam a mecânica da contração de todo o músculo.

Contrações de abalo

A resposta mecânica de uma fibra muscular a um único potencial de ação é conhecida como **abalo muscular**. A **Figura 9.15A** mostra as principais características de um abalo muscular isométrico. Seguindo-se ao potencial de ação, há um intervalo de alguns milissegundos conhecido como **período latente** antes que a tensão na fibra muscular comece a aumentar. Durante esse período latente, estão ocorrendo os processos associados ao acoplamento excitação-contração. O intervalo de tempo desde o início do desenvolvimento da tensão no final do período latente até a tensão máxima é o **tempo de contração**.

Nem todas as fibras musculares esqueléticas apresentam o mesmo tempo de contração por abalo. As **fibras rápidas** têm tempos de contração curtos de 10 ms, enquanto as **fibras lentas** podem levar 100 ms ou mais. A duração total de uma contração depende, em parte, do tempo durante o qual o Ca^{2+} citosólico permanece elevado para que as pontes cruzadas possam continuar a realizar o seu ciclo. Isso está estreitamente relacionado com a atividade da Ca^{2+} ATPase no retículo sarcoplasmático; a atividade é maior nas fibras de contração rápida e menor nas fibras de contração lenta. A duração do abalo muscular também depende de quanto tempo leva para as pontes cruzadas completarem seu ciclo e se desprenderem após a remoção do Ca^{2+} do citosol. Esse tempo varia em função do tipo específico de miosina que a fibra contém (ver Seção 9.5).

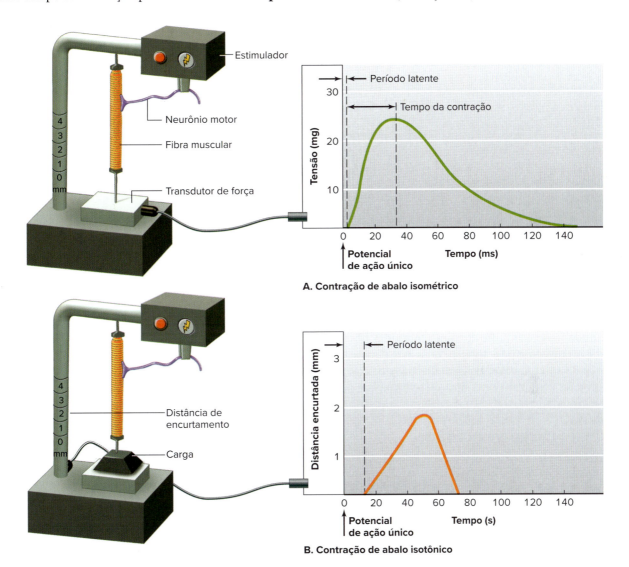

Figura 9.15 A. Medida da tensão durante um único abalo isométrico de uma fibra muscular esquelética. **B.** Medida do encurtamento durante um único abalo isotônico de uma fibra muscular esquelética. No abalo isotônico, após o acoplamento excitação-contração, ocorre um breve período de contração isométrica durante o período latente até que a geração de tensão seja suficiente para levantar a carga.

> **APLICAÇÃO DO CONCEITO**
>
> - Supondo que a mesma fibra muscular seja utilizada nesses dois experimentos, calcule a magnitude da carga (em mg) que está sendo levantada no experimento isotônico.
>
> *A resposta está disponível no Apêndice A.*

Comparando os abalos isotônicos e isométricos na mesma fibra muscular, você pode ver, na **Figura 9.15B**, que o período latente em uma contração isotônica é mais longo do que em uma contração isométrica. No entanto, a duração do evento mecânico – encurtamento – é mais breve em um abalo isotônico do que a duração da geração de força em um abalo isométrico. A razão para essas diferenças é mais facilmente explicada considerando-se os dispositivos de medição mostrados na Figura 9.15. No experimento de contração isométrica, a tensão começa a aumentar assim que a primeira ponte cruzada se fixa, de modo que o período latente é decorrente apenas do atraso do acoplamento excitação-contração. Em contraste, no experimento de contração isotônica, o período latente inclui tanto o tempo para o acoplamento excitação-contração quanto um breve período de contração isométrica durante o qual pontes cruzadas em quantidade suficiente se fixam para permitir que a fibra levante a carga da plataforma.

Além disso, as características de um abalo isotônico dependem da magnitude da carga que está sendo levantada (**Figura 9.16**). Em cargas mais pesadas:

- O período latente é mais longo
- A velocidade de encurtamento (distância encurtada por unidade de tempo) é mais lenta
- A distância encurtada é menor.

Um exame mais atento da sequência de eventos em uma contração isotônica explica esse comportamento dependente da carga. Como acabamos de explicar, o encurtamento não se inicia até que uma quantidade suficiente de pontes cruzadas tenha se fixado e a tensão muscular exceda a carga sobre a fibra. Quanto mais pesada for a carga, mais tempo será necessário para a tensão aumentar até o valor da carga, quando o encurtamento começará. Se a carga sobre uma fibra for aumentada, eventualmente é atingida uma carga que a fibra é incapaz de levantar, a velocidade e a distância de encurtamento diminuem para zero e a contração se torna completamente isométrica.

Relação de carga-velocidade

É comum a experiência em que objetos leves podem ser movidos mais rapidamente do que objetos pesados. Os experimentos de contração isotônica ilustrados na Figura 9.16 demonstram que esse fenômeno surge, em parte, no nível de fibras musculares individuais. Quando a velocidade de encurtamento inicial (coeficiente angular) de uma série de abalos isotônicos é representada graficamente em função da carga sobre uma única fibra, o resultado é uma curva hiperbólica (**Figura 9.17**). A velocidade de encurtamento é máxima quando não há carga e é igual a zero quando a carga é idêntica à tensão isométrica máxima. Com cargas maiores do que a tensão isométrica máxima, a fibra se *alongará* em uma velocidade que aumenta com a carga.

A velocidade de encurtamento sem carga é determinada pela taxa temporal na qual cada ponte cruzada realiza sua atividade cíclica, que é uma função da taxa intrínseca máxima

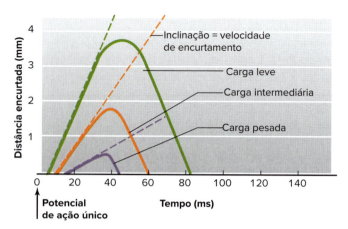

Figura 9.16 Abalos contráteis isotônicos com diferentes cargas. A distância encurtada, a velocidade de encurtamento e a duração do encurtamento diminuem com o aumento da carga, enquanto o tempo entre a estimulação e o início do encurtamento aumenta com o aumento da carga.

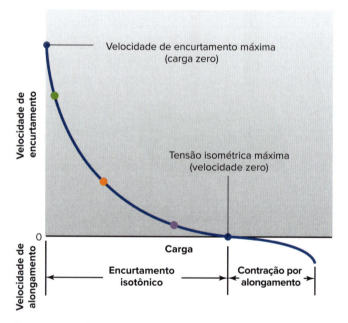

Figura 9.17 Velocidade de encurtamento e alongamento da fibra muscular esquelética em função da carga. Observe que a força nas pontes cruzadas durante uma contração por alongamento é maior do que a tensão isométrica máxima. Os três pontos centrais correspondem à taxa de encurtamento (inclinação) das curvas na Figura 9.16.

APICAÇÃO DO CONCEITO

- A velocidade de encurtamento com carga zero terá o mesmo valor para todos os tipos de fibras musculares?

A resposta está disponível no Apêndice A.

da enzima miosina-ATPase. O aumento da carga sobre uma ponte cruzada, no entanto, reduz seu movimento anterógrado durante o movimento de força. Isso reduz a taxa global de hidrólise do ATP, portanto, diminui a velocidade de encurtamento.

Relação frequência-tensão

Como um único potencial de ação em uma fibra muscular esquelética tem duração de apenas 1 a 2 ms, mas o abalo contrátil pode durar 100 ms ou mais, é possível que um segundo potencial de ação seja iniciado durante o período de atividade mecânica. A **Figura 9.18** ilustra a tensão gerada durante as contrações isométricas de uma fibra muscular em resposta a múltiplos estímulos. A contração isométrica após o primeiro estímulo, S_1, dura 150 ms. O segundo estímulo, S_2, aplicado à fibra muscular 200 ms após S_1, quando a fibra está completamente relaxada, produz um segundo abalo contrátil idêntico. Quando um estímulo é aplicado antes de uma fibra estar completamente relaxada do abalo contrátil anterior, ele induz uma resposta contrátil com tensão de pico maior do que aquela produzida em um único abalo contrátil (S_3 e S_4). Se o intervalo entre os estímulos for ainda mais reduzido, a tensão de pico resultante será ainda maior (S_5 e S_6). De fato, a resposta mecânica a S_6 é uma continuação uniforme da resposta mecânica já induzida por S_5.

O aumento da tensão muscular decorrente de potenciais de ação sucessivos que ocorrem durante a fase de atividade mecânica é conhecido como **somação**. É necessário não confundir essa somação com a somação dos potenciais pós-sinápticos neuronais descritos no Capítulo 6. A somação dos potenciais pós-sinápticos envolve efeitos de voltagem aditivos sobre a membrana, enquanto aqui estamos observando o efeito de pontes cruzadas adicionais fixadas. Uma contração mantida em resposta à estimulação repetitiva é conhecida como **tétano** (contração tetânica). Com baixas frequências de estimulação, a tensão pode oscilar à medida que a fibra muscular relaxa parcialmente entre os estímulos, produzindo um **tétano não fundido**. Um **tétano fundido**, sem oscilações, é produzido com maiores frequências de estimulação (**Figura 9.19**).

À medida que a frequência dos potenciais de ação aumenta, o nível de tensão se eleva por somação até que uma tensão tetânica fundida máxima seja alcançada, além da qual a tensão não aumentará mais, mesmo com aumentos adicionais na frequência de estimulação. Essa tensão tetânica máxima é cerca de três a cinco vezes maior que a tensão de abalo contrátil isométrico. Diferentes fibras musculares têm diferentes tempos de contração, portanto a frequência do estímulo que produzirá a tensão tetânica máxima difere de uma fibra para outra. As contrações tetânicas são benéficas quando é necessário um trabalho sustentado máximo, como manter um objeto

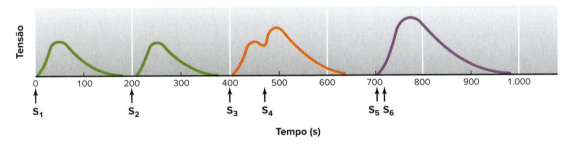

Figura 9.18 Somação das contrações isométricas produzidas pela redução do tempo entre os estímulos.

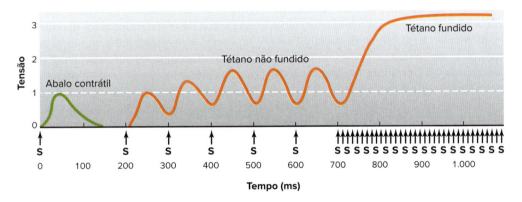

Figura 9.19 Contrações isométricas produzidas por múltiplos estímulos (S), com 10 estímulos por segundo (tétano não fundido) e 100 estímulos por segundo (tétano fundido), em comparação com um único abalo contrátil.

APLIACAÇÃO DO CONCEITO

- As contrações tetânicas ocorrem regularmente no músculo esquelético. O músculo cardíaco, a respeito do qual você aprenderá mais adiante neste capítulo e no Capítulo 12, compartilha muitas semelhanças com o músculo esquelético. Na sua opinião, o músculo cardíaco também seria capaz de ter contrações tetânicas como a representada nessa figura? Por que ou por que não? (Considere que o coração precisa ser preenchido com sangue depois de cada batimento cardíaco.)

A resposta está disponível no Apêndice A.

pesado no lugar; elas também são responsáveis por grande parte de nossa capacidade de manter a postura.

Por que a tensão tetânica é muito maior que a tensão do abalo contrátil?

Podemos explicar a somação da tensão, em parte, ao considerarmos a sincronia relativa entre a disponibilidade de Ca^{2+} e a ligação das pontes cruzadas. A tensão isométrica produzida por uma fibra muscular em qualquer momento depende principalmente do número total de pontes cruzadas ligadas à actina e submetidas ao movimento de força do ciclo das pontes cruzadas. Lembre-se de que um único potencial de ação em uma fibra muscular esquelética libera brevemente Ca^{2+} suficiente para saturar a troponina, portanto todos os sítios de ligação da miosina nos filamentos finos estão *inicialmente* disponíveis. A ligação das pontes cruzadas energizadas a esses sítios (etapa **1** do ciclo das pontes cruzadas), no entanto, leva tempo, ao passo que o Ca^{2+} liberado no citosol começa a ser bombeado de volta para o retículo sarcoplasmático quase imediatamente. Assim, depois de um único potencial de ação, a concentração de Ca^{2+} começa a diminuir e o complexo troponina-tropomiosina volta a bloquear muitos locais de ligação antes que as pontes cruzadas tenham tempo de se fixar a eles.

Por outro lado, durante uma contração tetânica, cada um dos potenciais de ação sucessivos libera Ca^{2+} do retículo sarcoplasmático antes que todo o Ca^{2+} do potencial de ação anterior tenha sido bombeado de volta para o retículo sarcoplasmático. Isso resulta em uma elevação persistente da concentração citosólica de Ca^{2+}, o que previne um declínio no número de sítios de ligação disponíveis nos filamentos finos. Sob essas condições, mais sítios de ligação permanecem disponíveis e muito mais pontes cruzadas se ligam aos filamentos finos.

Outras causas para a menor tensão observada em um único abalo contrátil incluem as estruturas elásticas, como tendões musculares e a proteína titina, que retardam a transmissão da força das pontes cruzadas para as extremidades de uma fibra. Como um único abalo contrátil é tão breve, a atividade das pontes cruzadas já está diminuindo antes que a força tenha sido totalmente transmitida por essas estruturas. Isso é um fator de menor relevância durante a estimulação tetânica devido à duração muito mais longa da atividade das pontes cruzadas e da geração de força.

Relação de comprimento-tensão

A propriedade elástica da proteína titina (ver Figura 9.3), que está fixada à linha Z em uma extremidade e aos filamentos espessos na outra, é responsável pela maioria das propriedades elásticas *passivas* das fibras musculares relaxadas. Com o aumento do estiramento, a tensão passiva em uma fibra relaxada aumenta (**Figura 9.20**), não em decorrência dos movimentos ativos das pontes cruzadas, mas em virtude do alongamento dos filamentos de titina. Se a fibra estirada for liberada, ela retornará a um comprimento de equilíbrio, de forma muito semelhante ao que ocorre quando se solta uma tira de borracha esticada. Por meio de um mecanismo

diferente, a quantidade de tensão *ativa* que uma fibra muscular desenvolve durante a contração também pode ser alterada modificando-se o comprimento da fibra. Se você esticar uma fibra muscular em vários comprimentos e estimulá-la tetanicamente em cada um deles, a magnitude da tensão ativa variará de acordo com o comprimento, como mostra a Figura 9.20. O comprimento no qual a fibra desenvolve a maior tensão ativa isométrica máxima é denominado **comprimento ótimo (L_o)**.

Quando o comprimento de uma fibra muscular é 60% de L_o ou menor, a fibra não desenvolve tensão quando estimulada. À medida que o comprimento aumenta a partir desse ponto, a tensão isométrica ativa em cada comprimento aumentará até um valor máximo em L_o. Qualquer estiramento adicional levará a uma *diminuição* da tensão ativa. Em comprimentos de 175% de L_o ou maiores, a fibra não desenvolve tensão ativa quando estimulada (embora a tensão elástica passiva seja bastante alta quando estirada nessa extensão).

Quando as fibras musculares esqueléticas estão, em sua maioria, relaxadas, as propriedades elásticas passivas mantêm seu comprimento próximo a L_o, portanto próximo ao comprimento ideal para a geração de força. O comprimento de uma fibra relaxada pode ser alterado pela carga sobre o músculo ou pela contração de outros músculos que estiram as fibras relaxadas, contudo a extensão para a qual o comprimento relaxado mudará é limitada pelas inserções do músculo aos ossos. Ela raramente excede uma alteração de 30% de L_o e, com frequência, é muito menor. Nessa faixa de comprimentos, a capacidade de desenvolver tensão nunca diminui abaixo da metade da tensão que pode ser desenvolvida em L_o (ver a região sombreada em azul na Figura 9.20B).

Podemos explicar parcialmente a relação entre o comprimento de uma fibra e a capacidade dessa fibra de desenvolver tensão ativa durante a contração em termos do mecanismo de filamentos deslizantes. O estiramento de uma fibra muscular relaxada traciona os filamentos finos em relação aos filamentos espessos, modificando a quantidade de sobreposição entre eles. O estiramento de uma fibra até 175% do L_o traciona os filamentos até o ponto em que não haja mais sobreposição. Nesse ponto, não pode haver ligação das pontes cruzadas à actina nem desenvolvimento de tensão. À medida que a fibra encurta em direção a L_o, ocorre sobreposição de mais e mais filamentos e a tensão desenvolvida na estimulação aumenta proporcionalmente ao aumento do número de pontes cruzadas na região de sobreposição. A sobreposição de filamentos é ideal em L_o, possibilitando a ligação do número máximo de pontes cruzadas aos filamentos finos, com consequente produção de tensão máxima.

O declínio da tensão em comprimentos inferiores a L_o é o resultado de diversos fatores, por exemplo: (1) o conjunto de filamentos finos sobrepostos a partir de extremidades opostas do sarcômero pode interferir na capacidade das pontes cruzadas de ligarem e exercerem força e (2) em comprimentos muito curtos, as linhas Z colidem com as extremidades dos filamentos espessos relativamente rígidos, criando uma resistência interna ao encurtamento do sarcômero.

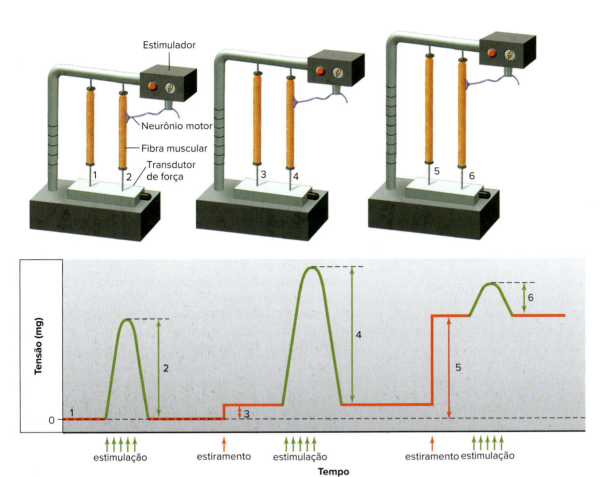

A. Ilustração do experimento comprimento-tensão

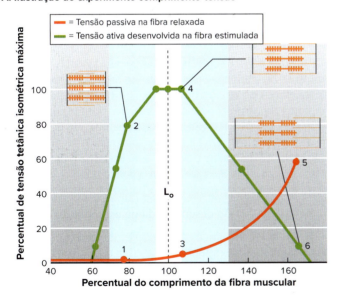

B. Quantificação da relação comprimento-tensão

Figura 9.20 Medida da tensão passiva (elástica) e ativa em uma fibra muscular esquelética. **A.** Uma fibra é mantida constante em três comprimentos diferentes e a força elástica passiva é determinada (curva vermelha, medidas 1, 3 e 5). Em cada um desses comprimentos, um estímulo tetânico fundido é aplicado e a tensão ativa é determinada (curva verde, medidas 2, 4 e 6). **B.** As forças passiva e ativa são representadas em função do comprimento da fibra como percentual da tensão isométrica máxima. Os pontos numerados de 1 a 6 correspondem às medidas mostradas na parte **A**. A faixa azul representa a taxa aproximada de mudanças de comprimento que podem ocorrer normalmente no corpo. Os diagramas inseridos mostram a sobreposição de filamentos espessos e finos.

APLICAÇÃO DO CONCEITO

- Se essa fibra muscular for estirada até 150% do comprimento do músculo e, em seguida, estimulada tetanicamente, qual será a força *total* medida (como percentual da tensão isométrica máxima)?

A resposta está disponível no Apêndice A.

Vander | Fisiologia Humana

Estude e revise 9.3

- **Contração:** refere-se apenas à ativação do ciclo das pontes cruzadas
- **Tensão:** força exercida sobre um objeto por um músculo em contração
- **Carga:** força exercida sobre um músculo por um objeto (seu peso)
- Alterações concomitantes no comprimento do músculo dependem das forças externas que agem sobre ele
- Tipos de contração:
  - **Contração isométrica:** o músculo gera tensão, mas não altera o comprimento
  - **Contração isotônica:** o músculo se encurta (**contração concêntrica**) ou se estira (**contração excêntrica**) enquanto move uma carga que permanece constante
- **Abalo contrátil:** resposta mecânica de uma fibra muscular a um único potencial de ação
  - **Período latente:** breve intervalo entre um potencial de ação e o aumento da tensão em uma fibra muscular durante o qual os eventos de acoplamento excitação-contração se iniciam
  - **Tipos de fibras: fibras de contração rápida** têm **tempos de contração** muito curtos (intervalo desde o início do período latente até o momento do desenvolvimento da tensão máxima); **fibras de contração lenta** têm tempos de contração mais longos
- Elevar a frequência dos potenciais de ação em uma fibra muscular aumenta a resposta mecânica (tensão ou encurtamento) até o nível de tensão **tetânica** máxima (contração mantida em resposta à estimulação repetitiva)
- Tensão tetânica isométrica máxima: produzida no **comprimento ótimo (L_o)** de um sarcômero
  - Estirar uma fibra além de L_o ou reduzi-la abaixo de L_o diminui a tensão gerada como consequência do acesso reduzido da ponte cruzada a filamentos finos em comprimentos de sarcômero curtos e longos
- A velocidade de encurtamento da fibra muscular diminui com o aumento da carga. A velocidade máxima ocorre com carga zero.

Questão de revisão: Diferencie contrações isométricas, concêntricas e excêntricas. De que maneira o comprimento da fibra está relacionado com sua capacidade de gerar tensão isométrica máxima? (A resposta está disponível no Apêndice A.)

9.4 Metabolismo energético do músculo esquelético

Como vimos, o ATP desempenha quatro funções relacionadas com a contração e o relaxamento das fibras musculares (ver Tabela 9.1). Em nenhum outro tipo de célula a velocidade de degradação de ATP aumenta tanto de um momento para o outro quanto em uma fibra muscular esquelética quando ela passa do estado de repouso para um estado de atividade contrátil. A velocidade de degradação do ATP pode variar de 20 a várias centenas de vezes, dependendo do tipo de fibra muscular. O pequeno suprimento de ATP pré-formado que existe no início da atividade contrátil sustentaria apenas alguns abalos contráteis. Se uma fibra tiver que sustentar a atividade contrátil, o metabolismo precisa produzir moléculas de ATP tão rapidamente quanto elas são degradadas durante o processo de contração. O mecanismo pelo qual os músculos mantêm as concentrações de ATP, apesar de grandes variações na intensidade e no tempo da atividade, é um exemplo clássico do princípio geral da fisiologia segundo o qual os processos fisiológicos necessitam da transferência e do equilíbrio de matéria e energia.

Existem três maneiras pelas quais uma fibra muscular pode formar ATP (**Figura 9.21**):

- Fosforilação do ADP pelo **fosfato de creatina** (uma pequena molécula produzida a partir de três aminoácidos e capaz de atuar como doadora de fosfato)
- Fosforilação oxidativa do ADP na mitocôndria
- Fosforilação do ADP pela via glicolítica no citosol.

Fosfato de creatina

A fosforilação do ADP pelo fosfato de creatina (CP, do inglês *creatine phosphate*) fornece um meio muito rápido de produzir ATP no início da atividade contrátil. Quando a ligação química entre a creatina (C) e o fosfato é rompida, a quantidade de energia liberada é aproximadamente a mesma que aquela liberada quando a ligação de fosfato terminal no ATP é rompida. Essa energia, juntamente com o grupo fosfato, pode ser transferida para o ADP para formar ATP em uma reação reversível catalisada pela enzima creatinoquinase:

$$\text{CP} + \text{ADP} \overset{\text{creatinoquinase}}{\rightleftharpoons} \text{C} + \text{ATP}$$

Durante períodos de repouso, as fibras musculares acumulam uma concentração de fosfato de creatina aproximadamente cinco vezes maior que a do ATP. No início da contração, quando a concentração de ATP começa a diminuir e a de ADP aumentar, em decorrência da taxa aumentada de degradação do ATP pela miosina, a lei da ação das massas favorece a formação de ATP a partir do fosfato de creatina. Essa transferência de energia é tão rápida, que a concentração de ATP em uma fibra muscular muda muito pouco no início da contração, enquanto a concentração de fosfato de creatina diminui rapidamente.

Embora a formação de ATP a partir do fosfato de creatina seja muito rápida, exigindo apenas uma reação enzimática, a quantidade de ATP que pode ser formada por esse processo é limitada pela concentração inicial de fosfato de creatina na célula. Se, entretanto, a atividade contrátil continuar por mais de alguns segundos, o músculo precisará ser capaz de formar ATP a partir das outras duas fontes citadas anteriormente. O uso de fosfato de creatina no início da atividade contrátil fornece os poucos segundos necessários para que as vias multienzimáticas mais lentas da fosforilação oxidativa e da glicólise aumentem as suas taxas de formação de ATP para níveis que acompanhem as velocidades de degradação do ATP.

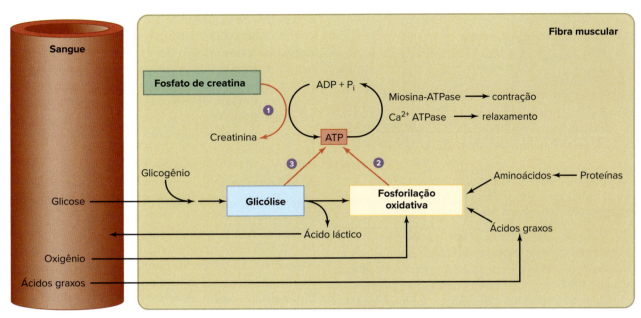

Figura 9.21 As três fontes de produção de ATP durante a contração muscular: ① fosfato de creatina, ② fosforilação oxidativa e ③ glicólise.

Fosforilação oxidativa

Em níveis moderados de atividade muscular, a maior parte do ATP utilizado para a contração muscular é formada pela fosforilação oxidativa (ver Figura 3.43). Durante os primeiros 5 a 10 minutos de exercício moderado, a degradação do glicogênio muscular em glicose fornece o principal combustível que contribui para a fosforilação oxidativa. Nos próximos 30 minutos, mais ou menos, os combustíveis existentes no sangue tornam-se predominantes, e a glicose e os ácidos graxos sanguíneos contribuem de modo aproximadamente igual. Depois desse período, os ácidos graxos tornam-se progressivamente mais importantes e a utilização de glicose pelo músculo diminui.

Glicólise

Se a intensidade do exercício ultrapassar cerca de 70% da velocidade máxima de degradação do ATP, a fosforilação oxidativa é máxima e a glicólise passa a contribuir com uma fração cada vez mais significativa do total do ATP gerado pelo músculo. A via glicolítica, embora produza apenas pequenas quantidades de ATP a partir de cada molécula de glicose metabolizada, pode produzir ATP rapidamente quando estão disponíveis enzimas e substratos em quantidades suficientes, e pode fazê-lo sem a necessidade de oxigênio. A glicose utilizada para a glicólise pode ser obtida de duas fontes: (1) o sangue ou (2) as reservas de glicogênio dentro das fibras musculares em contração. À medida que a intensidade da atividade muscular se eleva, ocorre a formação de maior fração da produção total de ATP pela glicólise. Isso está associado a um aumento correspondente na produção de ácido láctico (ver Figura 3.39).

No final da atividade muscular, as concentrações de fosfato de creatina e glicogênio no músculo encontram-se diminuídas. Para que uma fibra muscular retorne ao seu estado original, é necessária a reposição desses compostos de armazenamento de energia. Ambos os processos necessitam de energia, de maneira que um músculo continua a consumir quantidades crescentes de oxigênio por algum tempo depois de ter cessado a contração. Além disso, é necessária uma quantidade extra de oxigênio para metabolizar o lactato acumulado e fazer que a concentração de oxigênio no líquido intersticial retorne aos valores anteriores ao exercício. Esses processos são evidenciados pelo fato de que você continua a respirar profunda e rapidamente por um período imediatamente seguinte a um exercício intenso. Esse consumo aumentado de oxigênio depois do exercício restitui o **débito de oxigênio** – ou seja, a produção aumentada de ATP pela fosforilação oxidativa que ocorre após o exercício é utilizada para restaurar as reservas de energia na forma de fosfato de creatina e glicogênio.

Fadiga muscular

Quando uma fibra muscular esquelética é repetidamente estimulada, a tensão desenvolvida pela fibra eventualmente diminui, apesar de o estímulo continuar (**Figura 9.22**). Esse declínio na tensão muscular em consequência de atividade contrátil prévia é conhecido como **fadiga muscular**. Outras características da fadiga muscular incluem diminuição da velocidade de encurtamento e menor velocidade de relaxamento. O início da fadiga e sua velocidade de desenvolvimento dependem do tipo de fibra muscular esquelética que está ativa, da intensidade e da duração da atividade contrátil, e do grau de condicionamento físico do indivíduo.

Quando se deixa um músculo em repouso após o início da fadiga, ele pode recuperar sua capacidade de contração ao ser reestimulado; se, no entanto, o intervalo de repouso for muito curto, o início da fadiga ocorrerá mais cedo com ativações subsequentes (ver Figura 9.22). A velocidade de recuperação também depende da duração e da intensidade da atividade anterior. Algumas fibras musculares sofrem fadiga

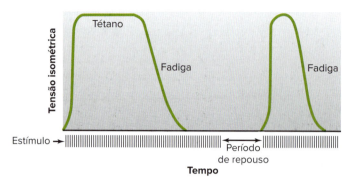

Figura 9.22 Fadiga muscular durante um tétano isométrico sustentado e recuperação depois de um curto período de repouso.

rapidamente se forem estimuladas de modo contínuo, entretanto, também se recuperam rapidamente depois de apenas alguns segundos de repouso. Esse tipo de fadiga acompanha exercícios de alta intensidade e curta duração, como levantar e sustentar, de modo contínuo, uma carga muito pesada pelo maior tempo possível. Durante esse tipo de atividade, o fluxo sanguíneo através dos músculos pode cessar como consequência da compressão dos vasos sanguíneos.

Em contraste, a fadiga se desenvolve mais lentamente com exercícios de baixa intensidade e longa duração, como corridas de longa distância, que incluem períodos cíclicos de contração e relaxamento. A recuperação da fadiga após essas atividades repetitivas pode levar de minutos a horas. Após exercícios de extrema duração, como correr uma maratona, pode levar dias ou semanas até que os músculos alcancem a recuperação completa, provavelmente devido a uma combinação de fadiga e dano muscular.

As causas da fadiga muscular aguda, após vários tipos de contrações em diferentes tipos de células musculares, têm sido objeto de muita pesquisa, no entanto a nossa compreensão ainda é incompleta. As alterações metabólicas que ocorrem nas células musculares ativas incluem uma diminuição na concentração de ATP e aumentos nas concentrações de ADP, P_i, Mg^{2+}, H^+ (a partir do ácido láctico) e radicais livres de oxigênio. Individualmente e em combinação, essas alterações metabólicas demonstraram:

- Diminuir a velocidade de liberação, recaptação e armazenamento do Ca^{2+} pelo retículo sarcoplasmático
- Diminuir a sensibilidade das proteínas dos filamentos finos à ativação pelo Ca^{2+}
- Inibir diretamente a ligação e o movimento de força das pontes cruzadas de miosina.

Todos esses mecanismos demonstraram ser importantes sob condições experimentais particulares, contudo suas contribuições relativas exatas para a fadiga aguda no músculo humano intacto ainda têm de ser resolvidas.

Diversos processos diferentes estão implicados na fadiga persistente que se segue a exercícios de baixa intensidade e longa duração. Os efeitos agudos anteriormente citados também podem desempenhar funções de menor importância nesse tipo de exercício, porém acredita-se que pelo menos dois outros mecanismos sejam mais importantes. Um deles envolve alterações na regulação dos canais receptores de rianodina pelos quais o Ca^{2+} sai do retículo sarcoplasmático. Durante o exercício prolongado, esses canais tornam-se vazantes ao Ca^{2+}, e a elevação persistente do Ca^{2+} citosólico ativa proteases que degradam as proteínas contráteis. O resultado consiste em dor muscular e fraqueza que duram até que a síntese de novas proteínas possa substituir aquelas que foram danificadas.

Parece que a depleção de substratos energéticos também pode contribuir para a fadiga que ocorre durante o exercício de longa duração. A depleção de ATP não parece ser uma causa direta desse tipo de fadiga, mas uma diminuição no glicogênio muscular, que fornece grande parte da energia para a contração, correlaciona-se estreitamente com o início da fadiga. Além disso, foi demonstrado que a presença de baixos níveis de glicose no sangue (hipoglicemia) e a desidratação aumentam a fadiga. Assim, pode ser necessário um certo nível de metabolismo de carboidratos para prevenir a fadiga durante o exercício de baixa intensidade, no entanto o mecanismo dessa necessidade é desconhecido.

Outro tipo de fadiga bem diferente da fadiga muscular ocorre quando as regiões apropriadas do córtex cerebral são incapazes de enviar sinais excitatórios aos neurônios motores. Essa fadiga é denominada **fadiga do comando central** e pode fazer que uma pessoa interrompa o exercício, ainda que os músculos não estejam fatigados. O desempenho de um atleta depende não apenas do estado físico dos músculos apropriados, mas também da capacidade mental de iniciar comandos centrais para os músculos durante um período de sensações cada vez mais aflitivas. Curiosamente, experimentos recentes revelaram uma conexão entre o estado energético e os mecanismos de comando central. Indivíduos que enxáguam a boca com soluções de carboidratos são capazes de exercitar-se por um tempo significativamente maior antes da exaustão do que aqueles que enxáguam a boca apenas com água. Isso pode representar um mecanismo de alimentação-avante (*feedforward*), em que a fadiga de comando central é inibida quando sensores de carboidratos na boca notificam os centros cerebrais envolvidos na motivação de que mais energia está a caminho.

> ### Estude e revise 9.4
>
> - As fibras musculares formam ATP por três mecanismos:
>   - Transferência de fosfato a partir do **fosfato de creatina** para o ADP
>   - **Fosforilação oxidativa** do ADP na mitocôndria
>   - Fosforilação do ADP na via glicolítica
> - O combustível consumido pelo músculo esquelético muda com a duração da atividade durante exercícios de baixa intensidade
>   - Início do exercício: o glicogênio muscular é o principal combustível consumido
>   - Exercício contínuo: glicose e ácidos graxos do sangue fornecem a maior parte do combustível

> ## Estude e revise 9.4 — *continuação*
>
> - Exercício prolongado: os ácidos graxos tornam-se progressivamente mais importantes
> - ■ Quando a intensidade do exercício é suficientemente alta, a glicólise começa a contribuir com uma fração cada vez maior da produção total de ATP
> - ■ A **fadiga muscular** é resultante de vários fatores:
>   - Diminuição na concentração de ATP
>   - Aumentos nas concentrações celulares de ADP, P_i, Mg^{2+}, H^+ e radicais livres de oxigênio
>   - Essas alterações têm efeitos como redução da captação e do armazenamento de Ca^{2+} pelo retículo sarcoplasmático, diminuição da sensibilidade dos filamentos finos ao Ca^{2+} e inibição da ligação e do movimento de força das pontes cruzadas.
>
> *Questão de revisão: Quais moléculas de combustível são metabolizadas para fornecer ATP durante a atividade do músculo esquelético? Como o fosfato de creatina contribui para a homeostase do ATP em uma célula muscular? (A resposta está disponível no Apêndice A.)*

9.5 Tipos de fibras musculares esqueléticas

Nem todas as fibras musculares esqueléticas têm as mesmas características mecânicas e metabólicas. Os diferentes tipos de fibras podem ser classificados com base (1) nas suas velocidades máximas de encurtamento – abalo de contração rápida ou lenta – e (2) na principal via que utilizam para formar ATP – oxidativa ou glicolítica.

As fibras rápidas e as fibras lentas contêm formas de miosina que diferem nas velocidades máximas com que utilizam o ATP, além de diferenças em relação às proteínas que afetam a velocidade de excitação da membrana, acoplamento de contração-excitação e mecanismos de produção de ATP. O subtipo de miosina em cada fibra determina a velocidade máxima do ciclo das pontes cruzadas, portanto a velocidade máxima de encurtamento. As fibras de abalo contrátil lento (também conhecidas como fibras tipo 1) contêm miosina com baixa atividade de ATPase. As fibras de abalo de contração rápido (ou fibras tipo 2) contêm miosina com atividade de ATPase aproximadamente quatro vezes maior. Diversos subtipos de miosina rápida podem ser distinguidos com base em pequenas variações em sua estrutura. Os dois subtipos principais são designados tipo 2A e tipo 2X, sendo 2X o mais rápido dos dois (um terceiro subtipo denominado 2B é encontrado nos músculos de muitos outros mamíferos e, embora os humanos tenham o gene miosina 2B, a proteína não é expressa).

A segunda maneira de classificar as fibras musculares esqueléticas é baseada na abundância dos diferentes tipos da maquinaria enzimática disponíveis para a síntese de ATP. Algumas fibras contêm numerosas mitocôndrias, portanto apresentam alta capacidade de fosforilação oxidativa. Essas fibras são classificadas como **fibras oxidativas**. A maior parte do ATP produzido por essas fibras depende do fluxo sanguíneo para o suprimento de oxigênio e de moléculas combustíveis ao músculo. Não é de surpreender, portanto, que essas fibras sejam circundadas por numerosos vasos sanguíneos de pequeno calibre. Além disso, elas contêm grandes quantidades de uma proteína de ligação ao oxigênio conhecida como **mioglobina**, que aumenta a velocidade de difusão de oxigênio para dentro da fibra e proporciona uma pequena reserva de oxigênio. As grandes quantidades de mioglobina presentes nas fibras oxidativas lhes conferem uma coloração vermelha-escura; desse modo, as fibras oxidativas são frequentemente designadas como **fibras musculares vermelhas**. A mioglobina compartilha alguma semelhança com a hemoglobina na sua estrutura e função (ver Figuras 2.18 e 13.25).

Por outro lado, as **fibras glicolíticas** têm poucas mitocôndrias, mas têm alta concentração de enzimas glicolíticas e uma grande reserva de glicogênio. Essas fibras, de acordo com a sua utilização limitada de oxigênio, são circundadas por uma quantidade relativamente pequena de vasos sanguíneos e contêm pouca mioglobina. A falta de mioglobina é responsável pela cor pálida das fibras glicolíticas e por sua designação como **fibras musculares brancas**.

Com base nessas duas características, podem-se distinguir três tipos principais de fibras musculares esqueléticas:

- ■ As **fibras oxidativas lentas** (tipo 1) combinam uma baixa atividade de miosina-ATPase com alta capacidade oxidativa
- ■ As **fibras oxidativo-glicolíticas rápidas** (tipo 2A) combinam alta atividade de miosina-ATPase com alta capacidade oxidativa e capacidade glicolítica intermediária
- ■ As **fibras glicolíticas rápidas** (tipo 2X) combinam uma alta atividade de miosina-ATPase com alta capacidade glicolítica.

Além das diferenças na taxa da ATPase da miosina e da velocidade de contração, diferentes tipos de fibras geram diferentes quantidades de tensão isométrica. As fibras oxidativas lentas geram a menor tensão, as fibras oxidativo-glicolíticas rápidas são intermediárias e as fibras glicolíticas rápidas geram a maior tensão. Isso se deve, em parte, às diferenças no diâmetro da fibra – as fibras lentas têm diâmetros menores do que as fibras rápidas. O número de filamentos espessos e finos por unidade de área transversal é aproximadamente o mesmo, de modo que as fibras rápidas, de diâmetro maior, têm mais pontes cruzadas totais disponíveis em paralelo para produzir força. Além disso, a proporção do total de pontes cruzadas que se ligam durante a contração e a quantidade de força gerada por cada ponte cruzada variam de acordo com o tipo de fibra, sendo menor nas fibras oxidativas lentas e a maior nas fibras glicolíticas rápidas.

Esses três tipos de fibras também diferem em sua capacidade de resistir à fadiga. As fibras glicolíticas rápidas fadigam-se rapidamente, enquanto as fibras oxidativas lentas são muito resistentes à fadiga, o que lhes permite manter a atividade contrátil por longos períodos com pouca perda de tensão. Fibras oxidativo-glicolíticas rápidas têm uma capacidade intermediária para resistir à fadiga (**Figura 9.23**).

A **Tabela 9.3** apresenta um resumo das características dos três tipos de fibras musculares esqueléticas comumente encontradas nos músculos dos membros e do tronco.

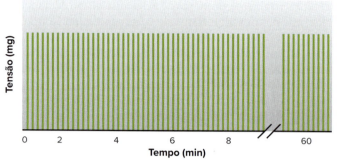
A. Fibras oxidativas lentas

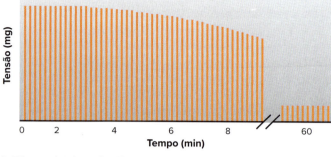
B. Fibras oxidativo-glicolíticas rápidas

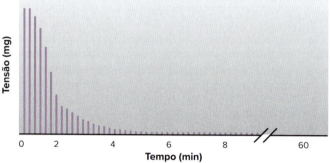
C. Fibras glicolíticas rápidas

Figura 9.23 A velocidade de desenvolvimento de fadiga nos três tipos de fibra. Cada linha vertical representa a resposta contrátil a um breve estímulo tetânico e relaxamento. As respostas contráteis que ocorrem entre aproximadamente 9 e 60 minutos não são mostradas na figura.

> **APLICAÇÃO DO CONCEITO**
>
> ■ Por que é lógico que não existam fibras musculares classificadas como glicolíticas lentas?
>
> *A resposta está disponível no Apêndice A.*

TABELA 9.3 Características dos três tipos de fibras musculares esqueléticas.

	Fibras oxidativas lentas (Tipo 1)	Fibras oxidativo-glicolíticas rápidas (Tipo 2A)	Fibras glicolíticas rápidas (Tipo 2X)*
Principal fonte de produção de ATP	Fosforilação oxidativa	Fosforilação oxidativa	Glicólise
Mitocôndrias	Muitas	Intermediária	Poucas
Capilares	Muitos	Muitos	Poucos
Conteúdo de mioglobina	Alto (músculo vermelho)	Alto (músculo vermelho)	Baixa (músculo branco)
Atividade enzimática glicolítica	Baixa	Intermediária	Alta
Conteúdo de glicogênio	Baixo	Intermediário	Alto
Velocidade de fadiga	Lenta	Intermediária	Rápida
Atividade da miosina-ATPase	Baixa	Intermediária	Alta
Velocidade de contração	Lenta	Rápida	Mais rápida
Diâmetro da fibra	Pequeno	Grande	Grande
Tamanho do neurônio motor que inerva a fibra	Pequeno	Intermediário	Grande

*Algumas fibras musculares encontradas na cabeça e no pescoço não se encaixam perfeitamente nessas categorias, incluindo algumas que controlam os movimentos do olho, os ossos da orelha média, a laringe e a mandíbula.

> **Estude e revise 9.5**
>
> ■ Três tipos de fibras musculares esqueléticas podem ser distinguidos por suas velocidades máximas de encurtamento e pela via predominante que utilizam para a formação de ATP:
>   • Fibras oxidativas lentas (tipo 1)
>   • Fibras oxidativo-glicolíticas rápidas (tipo 2A)
>   • Fibras glicolíticas rápidas (tipo 2X)

> **Estude e revise 9.5 — *continuação***
>
> ■ As diferenças nas velocidades máximas de encurtamento são devidas a diferentes enzimas de miosina com alta ou baixa atividade de ATPase, dando origem a fibras rápidas e lentas
>
> ■ As fibras oxidativas têm muitas mitocôndrias e têm uma grande quantidade da proteína de ligação ao oxigênio **mioglobina**

> **Estude e revise 9.5 — *continuação***
>
> - As fibras glicolíticas dispõem de poucas mitocôndrias, mas apresentam alta concentração de enzimas glicolíticas e pouca ou nenhuma mioglobina
> - As fibras glicolíticas rápidas têm diâmetro médio maior do que as fibras oxidativas, portanto produzem maior tensão, porém sofrem fadiga mais rapidamente
> - Todas as fibras musculares em uma única unidade motora pertencem ao mesmo tipo de fibra; a maioria dos músculos contém os três tipos.
>
> ***Questão de revisão:*** *Quais são as principais características dos três tipos de fibras musculares esqueléticas?* **(A resposta está disponível no Apêndice A.)**

9.6 Contração do músculo como um todo

Conforme descrito, os músculos são compostos, como um todo, de muitas fibras musculares organizadas em unidades motoras. Todas as fibras musculares em uma única unidade motora são do mesmo tipo. Assim, você pode aplicar a designação de fibra à unidade motora e referir-se a unidades motoras oxidativas lentas, unidades motoras oxidativo-glicolíticas rápidas e unidades motoras glicolíticas rápidas.

A maioria dos músculos esqueléticos é composta pelos três tipos de unidades motoras intercaladas entre si (**Figura 9.24**). Nenhum músculo tem apenas um único tipo de fibra. Dependendo das proporções dos tipos de fibras presentes, os músculos podem diferir consideravelmente em sua velocidade máxima de contração, força e fatigabilidade. Por exemplo, os músculos da região dorsal, que devem ser capazes de manter a sua atividade por longos períodos sem fadiga enquanto sustentam a postura erecta, contêm grande número de fibras oxidativas lentas. Em contrapartida, os músculos dos braços, que são solicitados a produzir grandes quantidades de tensão por um curto período, como quando um boxeador dá um soco, apresentam maior proporção de fibras glicolíticas rápidas. Os músculos da perna utilizados para correr rapidamente por distâncias intermediárias normalmente têm alta proporção de fibras oxidativo-glicolíticas rápidas. Ocorre, no entanto, variação significativa entre os indivíduos. Por exemplo, os corredores de elite de longa distância apresentam, em média, mais de 75% de fibras de contração lenta no músculo gastrocnêmio da perna, enquanto os velocistas de elite exibem 75% das fibras de contração rápida no mesmo músculo.

A seguir, usaremos as características das fibras isoladas para descrever a contração do músculo inteiro e seu controle.

Controle da tensão muscular

A tensão total que um músculo pode desenvolver depende de dois fatores: (1) do grau de tensão desenvolvido por cada fibra e (2) do número de fibras que contraem em qualquer momento. Pelo controle desses dois fatores, o sistema nervoso regula a tensão do músculo inteiro, bem como a velocidade de seu encurtamento. As condições que determinam o grau de tensão desenvolvido em uma única fibra foram discutidas anteriormente e estão resumidas na **Tabela 9.4**.

O número de fibras que sofrem contração a qualquer momento depende (1) da quantidade de fibras em cada unidade motora (tamanho da unidade motora) e (2) do número de unidades motoras ativas.

O tamanho da unidade motora varia consideravelmente de um músculo para outro. Os músculos nas mãos e nos olhos,

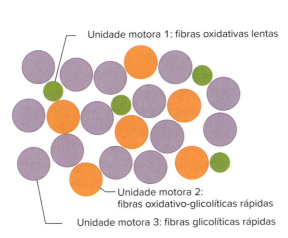

A. Ilustração do corte transversal de um músculo mostrando as unidades motoras

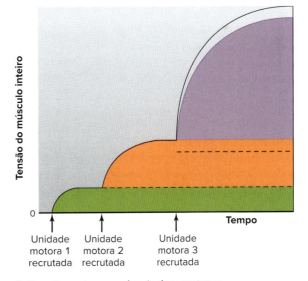

B. Recrutamento sucessivo de tipos motores

Figura 9.24 A. Diagrama de um corte transversal feito através de um músculo composto por três tipos de unidades motoras. **B.** Tensão muscular tetânica resultante do recrutamento sucessivo dos três tipos de unidades motoras. Observe que a unidade motora 3, que é composta por fibras glicolíticas rápidas, produz o maior aumento de tensão, visto que é constituída por fibras de grande diâmetro, com o maior número de fibras por unidade motora.

TABELA 9.4 — Fatores que determinam a tensão muscular.

I. Tensão desenvolvida por cada fibra
  A. Frequência dos potenciais de ação (relação frequência-tensão)
  B. Comprimento da fibra (relação comprimento-tensão)
  C. Diâmetro da fibra
  D. Tipo da fibra
  E. Fadiga

II. Número de fibras ativas
  A. Número de fibras por unidade motora
  B. Número de unidades motoras ativas

que produzem movimentos muito delicados, contêm unidades motoras pequenas. Por exemplo, um neurônio motor inerva apenas cerca de 13 fibras em um músculo ocular. Em contraste, nos músculos das pernas, que são controlados de maneira mais grosseira, cada unidade motora é grande, contendo centenas e, em alguns casos, vários milhares de fibras. Quando um músculo é composto de pequenas unidades motoras, a tensão total que o músculo produz pode ser aumentada em pequenas etapas mediante a ativação de unidades motoras adicionais. Se as unidades motoras forem grandes, ocorrerão grandes aumentos na tensão à medida que cada unidade motora adicional for ativada. Assim, um controle mais preciso da tensão muscular é possível em músculos com unidades motoras pequenas.

A força produzida por uma única fibra, como vimos, depende, em parte, do seu diâmetro – quanto maior o diâmetro, maior a força. Também observamos que as fibras glicolíticas rápidas têm os maiores diâmetros. Assim, uma unidade motora composta por 100 fibras glicolíticas rápidas produz mais força do que uma unidade motora constituída por 100 fibras oxidativas lentas. Além disso, as unidades motoras glicolíticas rápidas tendem a apresentar mais fibras musculares. Por essas duas razões, ativar uma unidade motora glicolítica rápida produzirá mais força do que ativar uma unidade motora oxidativa lenta.

O processo de aumentar o número de unidades motoras que estão ativas em um músculo em um determinado momento é chamado de **recrutamento**. Ele é alcançado pela ativação de impulsos sinápticos excitatórios para um maior número de neurônios motores. Quanto maior o número de neurônios motores ativos, maior a quantidade de unidades motoras recrutadas e maior a tensão muscular.

O tamanho dos neurônios motores é importante no recrutamento das unidades motoras. O tamanho de um neurônio motor refere-se ao diâmetro do corpo celular do neurônio, que habitualmente se correlaciona com o diâmetro de seu axônio. Tendo em vista o mesmo número de íons sódio que entram em uma célula em uma única sinapse excitatória, em um neurônio motor grande e em outro pequeno, o neurônio pequeno sofrerá maior despolarização porque esses íons estarão distribuídos sobre uma área de superfície de membrana menor. Da mesma forma, dado o mesmo nível de aporte sináptico, os neurônios

menores serão recrutados em primeiro lugar, ou seja, serão os primeiros a começar a gerar potenciais de ação. Os neurônios maiores serão recrutados apenas quando o nível do aporte sináptico aumentar. Como os neurônios motores menores inervam as unidades motoras oxidativas lentas (ver Tabela 9.3), essas unidades motoras são recrutadas em primeiro lugar, seguidas pelas unidades motoras oxidativo-glicolíticas rápidas e, por fim, durante contrações muito fortes, por unidades motoras glicolíticas rápidas (ver Figura 9.24).

Assim, durante contrações de força moderada, como as que ocorrem na maioria dos tipos de exercícios de *endurance* ou resiliência, relativamente poucas unidades motoras glicolíticas rápidas são recrutadas, e a maior parte da atividade ocorre nas fibras oxidativas mais resistentes à fadiga. As grandes unidades motoras glicolíticas rápidas, que sofrem fadiga rapidamente, começam a ser recrutadas quando a intensidade da contração ultrapassa cerca de 40% da tensão máxima que pode ser produzida pelo músculo.

Em resumo, o controle neural da tensão do músculo inteiro envolve: (1) a frequência dos potenciais de ação nas unidades motoras individuais (para variar a tensão gerada pelas fibras naquela unidade) e (2) o recrutamento de unidades motoras (para variar o número de fibras ativas). A maior parte da atividade do neurônio motor ocorre em rajadas de potenciais de ação, que produzem contrações tetânicas das unidades motoras individuais, em vez de abalos contráteis unitários. Lembre-se de que a tensão de uma única fibra aumenta apenas três a cinco vezes quando passa de uma contração por abalo para uma contração tetânica máxima (ver Figura 9.19). Variar, portanto, a frequência dos potenciais de ação nos neurônios que suprem a unidade motora fornece uma maneira de realizar ajustes de apenas três a cinco vezes na tensão das unidades motoras recrutadas. A força exercida por um músculo inteiro pode variar dentro de uma faixa muito mais ampla do que essa, desde movimentos muito delicados até contrações extremamente poderosas, por meio do recrutamento de unidades motoras. Assim, o recrutamento fornece o mecanismo primário para variar a tensão de todo um músculo. O recrutamento é controlado pelos comandos centrais que partem de centros motores do encéfalo para os vários neurônios motores, como será descrito no Capítulo 10.

Controle da velocidade de encurtamento

Como visto anteriormente, a velocidade na qual uma única fibra muscular encurta-se é determinada (1) pela carga sobre a fibra e (2) pela velocidade do tipo de miosina expressa na fibra. Traduzidas para o músculo inteiro, essas características tornam-se (1) a carga sobre o músculo inteiro e (2) os tipos de unidades motoras presentes no músculo. Para o músculo inteiro, no entanto, o recrutamento torna-se um terceiro fator muito importante, que explica como a velocidade de encurtamento pode variar desde muito rápida até muito lenta, mesmo quando a carga sobre o músculo permanece constante. Considere, a título de ilustração, um músculo constituído de apenas duas unidades motoras do mesmo tamanho e do mesmo tipo de fibra. Uma unidade motora, levantará, por si, uma carga de 4 g mais lentamente do que uma carga de 2 g, porque a velocidade de encurtamento diminui com o aumento da carga. Quando ambas as unidades estão ativas e uma carga de 4 g é levantada, cada unidade motora sustenta apenas metade da carga e suas fibras se encurtam como se estivessem levantando uma carga de apenas 2 g. Em outras palavras, o músculo levantará a carga de 4 g em uma velocidade maior quando ambas as unidades motoras estiverem ativas. O recrutamento de unidades motoras, portanto, leva a aumentos tanto na força quanto na velocidade.

Adaptação do músculo ao exercício

A regularidade com que um músculo é utilizado – bem como a duração e a intensidade de sua atividade – afeta as suas propriedades. Se os neurônios que inervam um músculo esquelético forem destruídos ou as junções neuromusculares se tornarem não funcionais, as fibras musculares desnervadas terão diâmetros progressivamente menores e a quantidade de proteínas contráteis que contêm se reduzirá. Essa condição é conhecida como **atrofia por desnervação**. Um músculo também pode sofrer atrofia com seu suprimento nervoso intacto se não for utilizado por muito tempo, como depois de imobilização, em gesso, de um braço ou perna fraturados. Essa condição é conhecida como **atrofia por desuso**.

Em contraste à diminuição da massa muscular que resulta da falta de estimulação neural, o aumento da atividade contrátil – em outras palavras, o exercício físico – pode produzir um aumento no tamanho (hipertrofia) das fibras musculares, bem como alterações em sua capacidade de produção de ATP e no subtipo de miosina que expressam.

Exercício de baixa intensidade

O exercício físico de intensidade relativamente baixa, porém de longa duração (popularmente chamado de "exercício aeróbico"), como a corrida de longa distância, produz alterações nas fibras musculares que aumentam a proficiência nesse tipo de atividade, incluindo aumento no número de mitocôndrias em todas as fibras musculares e uma mudança na composição da miosina das fibras rápidas do tipo 2X para o tipo 2A. Além disso, o número de capilares ao redor dessas fibras também aumenta. Todas essas modificações levam a uma elevação na capacidade de sustentar a contração muscular por meio do metabolismo oxidativo e, assim, aumentar a capacidade de atividade de resiliência com um mínimo de fadiga. Como veremos em capítulos posteriores, o exercício de resiliência produz mudanças não apenas nos músculos esqueléticos, mas também nos sistemas respiratório e circulatório, alterações que melhoram o aporte de oxigênio e de moléculas de combustível para o músculo.

Exercício de alta intensidade

Em exercícios de curta duração e alta intensidade (popularmente chamados de "treinamento de força"), como o levantamento de peso, são recrutadas principalmente as fibras de contração espasmódica rápida. Essas fibras sofrem aumento de diâmetro (hipertrofia) devido à ativação das células-satélites e à síntese aumentada de filamentos de actina e miosina, que formam mais miofibrilas. A miosina, expressa em fibras rápidas, transforma-se do tipo 2A para o tipo 2X com mais rapidez e potência. Além disso, a atividade glicolítica se eleva em virtude de um aumento da síntese das enzimas glicolíticas. O resultado desse exercício de alta intensidade consiste em aumento da força muscular e aumento de volume dos músculos de um levantador de peso condicionado. Esses músculos, embora muito poderosos, têm pouca capacidade de resiliência e se fadigam rapidamente.

Convém assinalar que nem todos os ganhos de força com exercícios de resistência são devidos à hipertrofia muscular. Tem sido frequentemente observado, particularmente nas mulheres, que a força pode ser quase duplicada com o treinamento sem haver hipertrofia muscular mensurável. Os mecanismos mais prováveis consistem em modificações das vias neurais envolvidas no controle motor. Acredita-se, por exemplo, que o treinamento regular com pesos produza aumento da sincronização no recrutamento das unidades motoras, capacidade aumentada de recrutar neurônios motores glicolíticos rápidos e redução dos impulsos aferentes inibitórios dos receptores sensoriais tendíneos (descritos no Capítulo 10).

O exercício produz uma mudança limitada nas proporções de fibras rápidas e lentas em um músculo. As pesquisas sugerem que, mesmo com um treinamento físico extremo, a mudança na proporção entre tipos de miosina lentos e rápidos nas fibras musculares é inferior a 10%. Conforme descrito, no entanto, o exercício altera a proporção de fibras oxidativo-glicolíticas rápidas (2A) e glicolíticas rápidas (2X) dentro de um músculo. Com o treinamento de resiliência, observam-se diminuição no número de fibras glicolíticas rápidas e aumento na quantidade de fibras oxidativo-glicolíticas rápidas. O inverso ocorre com o treinamento de força.

Visto que diferentes tipos de treinamento físico produzem mudanças bastante diferentes na força e na capacidade de resiliência de um músculo, um indivíduo que pratica exercícios regulares para melhorar o desempenho muscular deve escolher um tipo de exercício compatível com o tipo de atividade que deseja realizar. Por exemplo, o levantamento de peso não melhorará a resiliência de um corredor de longa distância, e correr não produzirá o aumento de força que um levantador de peso deseja alcançar. A maioria dos tipos de exercício, no entanto, produz algum efeito tanto na força quanto na resiliência. Essas alterações no músculo em resposta a períodos repetidos de exercício ocorrem lentamente durante um período de semanas. Se o exercício regular cessar, os músculos lentamente retornarão ao seu estado não exercitado.

Moléculas reguladoras que medeiam alterações induzidas pelo exercício no músculo

Os sinais responsáveis por todas essas mudanças no músculo com diferentes tipos de atividade estão apenas começando a ser compreendidos. Estão relacionados com a frequência e a intensidade da atividade contrátil nas fibras musculares, portanto, ao padrão de potenciais de ação, sinalização intracelular de Ca^{2+} e tensão produzida no músculo por um tempo prolongado. Embora múltiplos fatores neurais e químicos provavelmente estejam envolvidos, há evidências crescentes de que o fator de crescimento semelhante à insulina-1 produzido localmente (descrito mais detalhadamente no Capítulo 11) pode desempenhar uma importante função. Os esteroides (andrógenios) anabolizantes também exercem influência sobre a força e o crescimento do músculo, o que será discutido no Capítulo 17.

Uma proteína reguladora chamada **miostatina** é produzida pelas células musculares esqueléticas e liga-se a receptores nessas mesmas células. Ela parece exercer um efeito de retroalimentação negativa para prevenir a hipertrofia muscular excessiva. Seres humanos e outros mamíferos com mutações genéticas que levam a deficiências de miostatina ou de seus receptores apresentam um crescimento muscular excepcional. Atualmente, os pesquisadores estão buscando meios de bloquear a atividade da miostatina para tratar doenças que provocam atrofia muscular, como a distrofia muscular (discutida na Seção 9.7). Desencadeados por sinais químicos extracelulares ou por alterações no padrão de estimulação por neurônios motores alfa, diversos fatores de transcrição e outras vias regulatórias são ativados, modificando a expressão da miosina e de muitas outras proteínas celulares quando as células dos músculos se adaptam ao exercício.

Efeito do envelhecimento

A força máxima gerada por um músculo diminui em 30 a 40% entre os 30 e os 80 anos. Essa redução na capacidade de geração de tensão deve-se principalmente a uma diminuição no diâmetro médio das fibras. Parte dessa alteração resulta simplesmente da diminuição da atividade física e pode ser evitada por meio de exercício regular; entretanto, a capacidade de um músculo se adaptar ao exercício diminui com a idade. A mesma intensidade e a mesma duração dos exercícios em um indivíduo idoso não produzirão o mesmo grau de mudança em uma pessoa mais jovem.

Esse efeito do envelhecimento, porém, é apenas parcial; não há dúvida de que, mesmo em pessoas idosas, o aumento do exercício pode produzir uma adaptação significativa. O treinamento aeróbico tem recebido grande atenção em decorrência dos efeitos benéficos sobre a função cardiovascular (ver Capítulo 12). O treinamento de força, mesmo em um grau moderado, pode evitar parcialmente a perda de tecido muscular que ocorre com o envelhecimento. Além disso, ajuda a manter os ossos e as articulações mais fortes.

Dor muscular induzida pelo exercício

O exercício de longa duração praticado por um indivíduo cujos músculos não têm sido utilizados na realização desse tipo específico de exercício leva a dores musculares no dia seguinte. Acredita-se que essa dor seja resultado de dano estrutural às células musculares e suas membranas, o que ativa a resposta inflamatória (ver Capítulo 18). Como parte dessa resposta, determinadas substâncias, como a histamina, liberadas pelas células do sistema imunológico, ativam as terminações dos neurônios de dor no músculo. A dor, em geral, resulta de contrações excêntricas, indicando que o alongamento de uma fibra muscular por uma força externa produz maior dano muscular do que o encurtamento ou a contração isométrica. Isso explica um fenômeno bem conhecido dos treinadores de atletismo: as contrações de encurtamento dos músculos das pernas utilizados para *subir* escadas resultam em muito menos dor do que as contrações excêntricas utilizadas para *descer*. Curiosamente, foi demonstrado que a maior parte do ganho de força durante o levantamento de peso se deve à porção excêntrica do movimento. Parece, portanto, que os mecanismos subjacentes à dor muscular e à adaptação muscular ao exercício estão relacionados.

Ação de alavanca dos músculos e dos ossos

Um músculo em contração exerce uma força sobre os ossos por meio de seus tendões de conexão. Quando a força é grande o suficiente, o osso se move à medida que o músculo se encurta. Um músculo em contração exerce apenas uma força de tração, de modo que, à medida que o músculo se encurta, os ossos aos quais está ligado são tracionados um em direção ao outro. A **flexão** refere-se ao *dobramento* de um membro em uma articulação, enquanto a **extensão** é o *endireitamento* de um membro (**Figura 9.25**). Esses movimentos opostos exigem pelo menos dois músculos: um para produzir a flexão e o outro para realizar a extensão. Os grupos de músculos que produzem movimentos em sentidos opostos em uma articulação são conhecidos como **antagonistas**. Por exemplo, na Figura 9.25, pode-se observar que a contração do bíceps produz a flexão do braço no cotovelo, enquanto a contração do músculo antagonista, o tríceps, provoca a extensão do braço. Ambos os músculos exercem apenas uma força de tração sobre o antebraço quando se contraem. Um padrão de ativação comumente utilizado é ativar simultaneamente grupos musculares antagonistas para enrijecer vigorosamente uma articulação em um determinado ângulo.

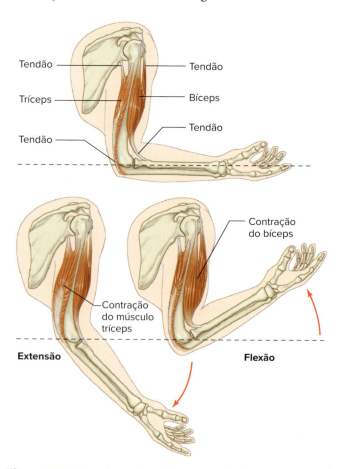

Figura 9.25 Músculos antagonistas para a flexão e a extensão do antebraço.

São necessários conjuntos de músculos antagonistas não apenas para flexão-extensão, mas também para movimentos laterais ou de rotação de um membro. A contração de alguns músculos leva a dois tipos de movimento do membro, dependendo do estado de contração de outros músculos que atuam no mesmo membro. Por exemplo, a contração do músculo gastrocnêmio na panturrilha produz flexão da perna no joelho, como ocorre ao andar (**Figura 9.26**). A contração do músculo gastrocnêmio com a contração simultânea do quadríceps femoral (que produz a extensão da parte inferior da perna, portanto, é um antagonista do gastrocnêmio na articulação do joelho) impede, no entanto, que a articulação do joelho se dobre. Isso permite uma segunda ação do gastrocnêmio – a extensão do pé na articulação do tornozelo e o corpo eleva-se na ponta dos pés.

Os músculos, ossos e as articulações do corpo estão dispostos em sistemas de alavanca – um bom exemplo do princípio geral da fisiologia segundo o qual os processos fisiológicos são determinados pelas leis da química e da física. O princípio básico de uma alavanca é ilustrado pela flexão do braço pelo músculo bíceps (**Figura 9.27**), que exerce uma tensão de tração para cima sobre o antebraço a cerca de 5 cm de distância da articulação do cotovelo. Nesse exemplo, um peso de 10 kg sustentado na mão exerce uma força de 10 kg para baixo a cerca de 35 cm do cotovelo. De acordo com uma lei da física, o antebraço está em equilíbrio mecânico quando o produto da carga para baixo (10 kg) e sua distância do cotovelo (35 cm) é igual ao produto da tensão isométrica exercida pelo músculo (X) e sua distância do cotovelo (5 cm) – ou seja, $10 \times 35 = X \times 5$. Portanto, $X = 70$ kg. O importante é que esse sistema está trabalhando em desvantagem mecânica porque a tensão exercida pelo músculo (70 kg) é consideravelmente maior que a carga (10 kg) que ele está sustentando.

Entretanto, a desvantagem mecânica sob a qual a maioria dos sistemas de alavanca muscular opera é compensada pelo aumento da capacidade de manobra. Conforme ilustrado na **Figura 9.28**, quando o músculo bíceps se encurta 1 cm, a mão se move por uma distância de 7 cm. Como o músculo se encurta 1 cm no mesmo espaço de tempo que a mão se move 7 cm, a velocidade na qual a mão se move é sete vezes maior que a velocidade de encurtamento do músculo. O sistema de alavanca amplifica a velocidade de encurtamento do músculo,

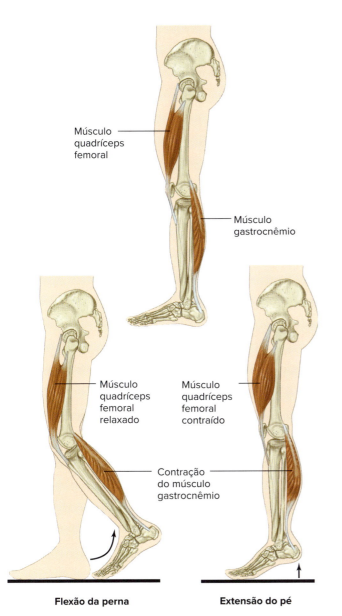

Figura 9.26 A contração do músculo gastrocnêmio na panturrilha pode levar ou à flexão da perna, se o músculo quadríceps femoral estiver relaxado, ou à extensão do pé, se o músculo quadríceps estiver se contraindo.

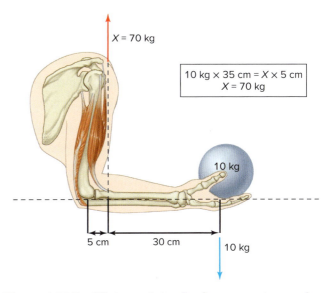

Figura 9.27 Equilíbrio mecânico das forças que atuam sobre o antebraço enquanto sustenta uma carga de 10 kg. Para simplificar, utiliza-se aqui a massa como medida da força, em vez de newtons, que são as unidades científicas padrão de força.

APLICAÇÃO DO CONCEITO

- Descreva o que aconteceria se uma pessoa segurasse esse peso enquanto ele estivesse fixado em um bastão que o movesse 10 cm para mais longe do cotovelo e a tensão gerada pelo músculo fosse aumentada para 85 kg.

A resposta está disponível no Apêndice A.

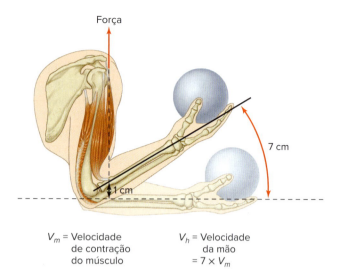

Figura 9.28 O sistema de alavanca do braço amplifica a velocidade do músculo bíceps, produzindo maior velocidade da mão. A amplitude de movimento também é amplificada (1 cm de encurtamento do músculo produz 7 cm de movimento da mão).

> **APLICAÇÃO DO CONCEITO**
>
> - Se a inserção do músculo bíceps de um indivíduo fosse a uma distância de 5 cm da articulação do cotovelo (como mostrado na Figura 9.27) e o centro da mão estivesse a 45 cm da articulação do cotovelo, com que velocidade um objeto se moveria se o músculo bíceps fosse encurtado a 2 cm/s?
>
> *A resposta está disponível no Apêndice A.*

de modo que os movimentos curtos e relativamente lentos do músculo produzem movimentos mais rápidos da mão. Assim, um arremessador pode lançar uma bola de beisebol a uma velocidade de 90 a 160 km/h, ainda que os músculos de seu braço se encurtem apenas uma pequena fração dessa velocidade.

> **Estude e revise 9.6**
>
> - A tensão produzida pela contração do músculo todo depende da quantidade de tensão que cada fibra desenvolve e do número de fibras ativas no músculo
> - Os músculos que produzem movimentos delicados contam com um pequeno número de fibras por unidade motora; músculos grandes e poderosos têm unidades motoras muito maiores
> - As unidades motoras glicolíticas rápidas não apenas têm fibras de grande diâmetro, mas também tendem a ter um grande número de fibras por unidade motora
> - **Recrutamento**: processo pelo qual o aumento da tensão muscular é controlado principalmente pela elevação da quantidade de unidades motoras ativas em um músculo
>   - Ordem de recrutamento: unidades motoras oxidativas lentas, unidades motoras oxidativo-glicolíticas rápidas e unidades motoras glicolíticas rápidas (somente durante contrações muito fortes)

> **Estude e revise 9.6 — *continuação***
>
> - Ampliar o recrutamento de unidades motoras aumenta a velocidade na qual um músculo moverá uma determinada carga
> - O exercício pode alterar a força de um músculo e a suscetibilidade à fadiga
> - O movimento em torno de uma articulação comumente envolve grupos de **músculos antagonistas**; alguns flexionam um membro na articulação (**flexão**) e outros estendem o membro (**extensão**)
> - A **ação de alavanca** de músculos e ossos geralmente exige tensão muscular muito maior do que a carga para sustentar um peso em uma contração isométrica, porém o sistema de alavanca produz uma velocidade de encurtamento no final do braço de alavanca que é maior do que a velocidade de encurtamento do músculo.
>
> *Questão de revisão:* O que significa o termo recrutamento na fisiologia muscular? Como ele se relaciona à velocidade com a qual um músculo pode mover uma carga? Como a velocidade de encurtamento é afetada pelo sistema de alavanca dos músculos e ossos? *(A resposta está disponível no Apêndice A.)*

9.7 Afecções musculoesqueléticas

Várias condições e doenças podem afetar a contração dos músculos esqueléticos. Muitas delas são causadas por defeitos nas partes do sistema nervoso que controlam a contração das fibras musculares em vez de defeitos nas próprias fibras musculares. Assim, por exemplo, a **poliomielite** é uma doença viral, outrora comum, que pode destruir neurônios motores, levando à paralisia do músculo esquelético que pode resultar em morte por insuficiência respiratória.

Cãibras musculares

A contração tetânica involuntária dos músculos esqueléticos provoca **cãibras musculares**. Durante as cãibras, potenciais de ação disparam em frequências anormalmente altas, a uma taxa muito acima das que ocorrem durante a contração voluntária máxima. A causa específica dessa alta atividade permanece incerta, mas pode estar parcialmente relacionada com desequilíbrios eletrolíticos no líquido extracelular que circunda tanto as fibras musculares quanto as fibras nervosas. Esses desequilíbrios podem surgir de exercício excessivo, por desidratação persistente ou podem induzir diretamente potenciais de ação nos neurônios motores (e nas fibras musculares). Outra possibilidade é que os desequilíbrios químicos dentro do músculo estimulem os receptores sensoriais no músculo e os neurônios motores da área sejam ativados por reflexo quando esses sinais atingem a medula espinal.

Além do excesso de exercícios, determinadas condições, como desequilíbrios hormonais e uso de medicamentos para reduzir os níveis sanguíneos de colesterol, também têm sido associadas a uma incidência aumentada de cãibras. Curiosamente, pesquisas recentes mostraram que as substâncias químicas encontradas em alimentos condimentados reduzem significativamente a incidência de cãibras musculares. Ao estimular receptores em neurônios sensoriais da boca, da garganta e do estômago (ver Seção 7.5), elas ativam vias neurais que reduzem o disparo excessivo de neurônios motores alfa que provocam as cãibras musculares.

Tetania hipocalcêmica

A *tetania hipocalcêmica* é a contração tetânica involuntária dos músculos esqueléticos que ocorre quando a concentração extracelular de Ca^{2+} diminui para cerca de 40% do seu valor normal. Isso pode parecer surpreendente, já que verificamos que o Ca^{2+} é necessário para o acoplamento excitação-contração. Lembre-se, no entanto, de que esse Ca^{2+} é Ca^{2+} do retículo sarcoplasmático, e não o Ca^{2+} extracelular. O efeito das alterações no Ca^{2+} extracelular não é exercido sobre o Ca^{2+} do retículo sarcoplasmático, mas diretamente na membrana plasmática. A baixa concentração extracelular de Ca^{2+} (**hipocalcemia**) aumenta a abertura de canais de Na^+ nas membranas excitáveis, levando à despolarização da membrana e ao disparo espontâneo de potenciais de ação. Isso causa o aumento das contrações musculares, que são semelhantes às cãibras musculares. O Capítulo 11 discute os mecanismos que controlam a concentração extracelular de íons cálcio.

Distrofia muscular

A *distrofia muscular* é uma doença genética relativamente comum que acomete cerca de um em cada 3.500 homens (porém muito menos mulheres). Ela está associada à degeneração progressiva das fibras musculares esqueléticas e cardíacas, enfraquecendo os músculos e, por fim, levando à morte por insuficiência respiratória ou cardíaca.

A distrofia muscular é causada pela ausência ou por defeito de uma ou mais proteínas que compõem os costâmeros no músculo estriado. Os **costâmeros** são grupos de proteínas estruturais e reguladoras que ligam os discos Z das miofibrilas mais externas ao sarcolema e à matriz extracelular (**Figura 9.29**). As proteínas dos costâmeros desempenham múltiplas funções, incluindo transmissão lateral de força dos sarcômeros para a matriz extracelular e as fibras musculares adjacentes, estabilização do sarcolema contra forças físicas durante a contração ou o estiramento da fibra muscular e iniciação de sinais intracelulares que ligam a atividade contrátil com a regulação da remodelação das células musculares. Foi demonstrado que a ocorrência de defeitos em várias das proteínas específicas dos costâmeros provoca diversos tipos de distrofia muscular.

A *distrofia muscular de Duchenne* é um distúrbio recessivo ligado ao sexo, causado por uma mutação em um gene no cromossomo X que codifica a proteína **distrofina**. A distrofina foi a primeira proteína de costâmeros descoberta como proteína relacionada com uma distrofia muscular, razão pela qual recebeu esse nome. Conforme descrito no Capítulo 17, as mulheres têm dois cromossomos X e os homens, apenas um. Consequentemente, uma mulher com um cromossomo X anormal e outro normal geralmente não desenvolverá a doença, enquanto os homens com um cromossomo X anormal sempre a desenvolverão. O gene defeituoso pode resultar em uma

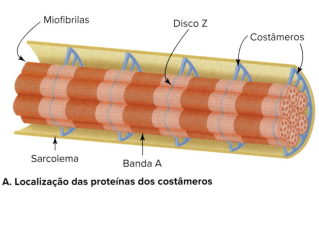

A. Localização das proteínas dos costâmeros

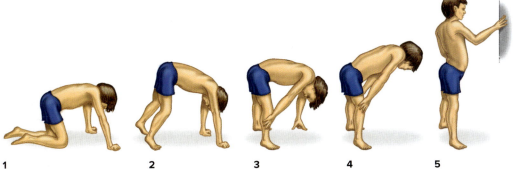

B. Menino com distrofia muscular de Duchenne assumindo a posição vertical

Figura 9.29 A. Diagrama esquemático mostrando as proteínas dos costâmeros que ligam os discos Z com proteínas da membrana e da matriz extracelular. **B.** Menino com distrofia muscular de Duchenne. Os músculos da cintura pélvica e do tronco são os primeiros a enfraquecer, exigindo que o indivíduo utilize os braços para "escalar" as pernas de modo a passar da posição deitada para a posição em pé.

proteína não funcional ou ausente. A distrofina é uma proteína extremamente grande, que normalmente forma uma ligação entre o filamento contrátil de actina e as proteínas inseridas no sarcolema sobrejacente. Na sua ausência, as fibras submetidas a repetidas deformações estruturais durante a contração são suscetíveis a ruptura da membrana e morte celular. Portanto, a condição progride com o uso dos músculos e a idade. Os sintomas de fraqueza nos músculos dos quadris e do tronco tornam-se evidentes por volta dos 2 a 6 anos (ver Figura 9.29B), e a maioria dos indivíduos afetados não sobrevive muito além dos 20 anos. Estão sendo realizadas tentativas preliminares para tratar a doença com a inserção do gene normal nas células musculares distróficas.

Miastenia *gravis*

A **miastenia gravis** é um distúrbio neuromuscular caracterizado por fadiga e fraqueza musculares que se agravam progressivamente à medida que o músculo é utilizado. A miastenia *gravis* afeta cerca de um em cada 7.500 norte-americanos, ocorrendo com mais frequência em mulheres do que em homens. A causa mais comum é a destruição das proteínas dos receptores nicotínicos de ACh na placa motora, mediada por anticorpos do próprio sistema imune do indivíduo (consulte o Capítulo 18 para uma descrição das doenças autoimunes). A liberação de ACh a partir das terminações axônicas é normal, contudo, a magnitude do potencial da placa motora está acentuadamente reduzida devido à reduzida disponibilidade de receptores. Praticamente qualquer músculo esquelético pode ser afetado, principalmente os músculos dos olhos e da face, os músculos da deglutição e músculos respiratórios, entre outros.

Atualmente, várias abordagens são utilizadas para o tratamento da doença. Uma delas consiste na administração de inibidores da acetilcolinesterase (p. ex., **piridostigmina**). Isso pode compensar parcialmente a redução nos receptores de ACh disponíveis ao prolongar o tempo durante o qual a acetilcolina está disponível na sinapse. Outras terapias visam a atenuar a resposta imune. O tratamento com glicocorticoides é uma forma de suprimir a função imune (ver Capítulo 11). A remoção do timo (**timectomia**) reduz a produção de anticorpos e reverte os sintomas em cerca de 50% dos pacientes. A **plasmaférese** é um tratamento que envolve a substituição da fração líquida do sangue (plasma) que contém os anticorpos agressores. Uma combinação desses tratamentos tem reduzido acentuadamente a taxa de mortalidade da miastenia *gravis*.

Estude e revise 9.7

- **Cãibras musculares:** contrações tetânicas involuntárias relacionadas com exercícios pesados; pode ser decorrente de desidratação e desbalanços eletrolíticos no líquido que circunda as fibras musculares e nervosas
- **Tetania hipocalcêmica:** contrações musculares excessivas causadas quando a concentração de Ca^{2+} extracelular diminui abaixo do normal, abrindo espontaneamente os canais de Na^+ dos nervos e músculos
- **Distrofia muscular:** distúrbio genético que resulta de defeitos nas proteínas estabilizadoras da membrana muscular, como a **distrofina**. Os músculos de indivíduos com **distrofia muscular de Duchenne** sofrem progressiva degeneração com a sua utilização

---

Estude e revise 9.7 — *continuação*

- **Miastenia *gravis*:** distúrbio autoimune no qual a destruição dos receptores de ACh da placa motora provoca perda progressiva da capacidade de ativar os músculos esqueléticos.

Questão de revisão: *Descreva alguns dos principais distúrbios ou doenças do músculo esquelético mencionados neste capítulo (cãibras, tetania hipocalcêmica, distrofias musculares, miastenia gravis), incluindo os mecanismos de qualquer defeito e proponha, se possível, um mecanismo pelo qual o defeito pode ser tratado ou aliviado.* **(A resposta está disponível no Apêndice A.)**

Músculo Liso e Músculo Cardíaco

9.8 Estrutura do músculo liso

Agora voltaremos nossa atenção para os outros tipos de músculos, começando com o **músculo liso**. Todos os músculos lisos apresentam duas características em comum. Eles não têm o padrão de bandas estriadas transversais encontrado nas fibras esqueléticas e cardíacas (o que os faz parecer "lisos"), e os nervos que os suprem pertencem à divisão autônoma do sistema nervoso, e não à divisão somática. Dessa forma, o músculo liso normalmente não está sob controle voluntário direto.

O músculo liso, à semelhança com o músculo esquelético, utiliza movimentos das pontes cruzadas entre os filamentos de actina e de miosina para gerar força e íons cálcio que controlam a atividade das pontes cruzadas. A organização dos filamentos contráteis e o processo de acoplamento excitação-contração são, no entanto, bastante diferentes no músculo liso. Além disso, existe uma considerável diversidade entre os músculos lisos no que se refere ao mecanismo de acoplamento excitação-contração.

Cada célula muscular lisa é fusiforme e tem um diâmetro entre 2 e 10 µm, com comprimento que varia de 50 a 400 µm. As células musculares lisas são muito menores do que as fibras musculares esqueléticas, que medem 10 a 100 µm de largura e podem ter dezenas de centímetros de comprimento. As fibras musculares esqueléticas, algumas vezes, são grandes o suficiente para se estender por todo o comprimento dos músculos em que se encontram, enquanto muitas células musculares lisas individuais geralmente são interconectadas para formar camadas de células semelhantes a lâminas. As fibras musculares esqueléticas são células multinucleadas que têm capacidade limitada de sofrer divisão depois de sua diferenciação; as células musculares lisas têm um único núcleo e têm a capacidade de se dividir ao longo da vida do indivíduo. Inúmeros fatores parácrinos podem estimular a divisão das células musculares lisas, muitas vezes em resposta à lesão tecidual.

À semelhança das fibras musculares esqueléticas, as células musculares lisas contam com filamentos espessos que contêm miosina e filamentos finos que contêm actina. Embora a tropomiosina esteja presente nos filamentos finos, sua função é incerta e a proteína reguladora troponina está ausente. Os filamentos finos também se associam a uma proteína chamada caldesmona; em alguns tipos de músculo liso, ela pode atuar na regulação da contração. Os filamentos finos estão ancorados ou à membrana plásmática ou a estruturas citoplasmáticas conhecidas como **corpos densos**, que são funcionalmente semelhantes às linhas Z nas fibras musculares esqueléticas. Observe, na **Figura 9.30**, que os filamentos estão orientados diagonalmente ao eixo mais longo da célula. Quando a fibra se encurta, as regiões da membrana plasmática entre os pontos nos quais a actina está fixada à membrana sofrem abaulamento. Os filamentos espessos e finos não estão organizados em miofibrilas, como ocorre nos músculos estriados, e não há alinhamento regular desses filamentos em sarcômeros, o que explica a ausência de um padrão em bandas. Apesar disso, a contração do músculo liso ocorre por meio de um mecanismo de deslizamento de filamentos.

A concentração de miosina no músculo liso é apenas cerca de um terço daquela observada no músculo estriado, enquanto o conteúdo de actina pode ser duas vezes maior. Apesar dessas diferenças, a tensão máxima por unidade de área transversal desenvolvida pelos músculos lisos é semelhante àquela desenvolvida pelo músculo esquelético.

A tensão isométrica produzida pelas fibras musculares lisas varia com o comprimento da fibra de maneira qualitativamente semelhante àquela observada no músculo esquelético – o desenvolvimento da tensão é maior com comprimentos intermediários e menor com comprimentos mais curtos ou mais longos. No músculo liso, no entanto, uma força significativa é gerada em uma faixa relativamente ampla de comprimentos dos músculos em comparação com o músculo esquelético. Essa propriedade é altamente adaptativa, uma vez que a maioria dos músculos lisos circunda estruturas e órgãos ocos que sofrem alterações de volume acompanhadas de alterações nos comprimentos das fibras musculares lisas em suas paredes. Mesmo com aumentos relativamente grandes de volume, conforme observado durante o acúmulo de grandes quantidades de urina na bexiga, as fibras musculares lisas na parede retêm alguma capacidade de desenvolver tensão, enquanto essa distorção poderia estirar as fibras musculares esqueléticas além do ponto de sobreposição dos filamentos espessos e finos.

> **Estude e revise 9.8**
>
> ■ **Células musculares lisas:** células fusiformes, não estriadas, com um único núcleo e capazes de realizar divisão celular
>
> ■ Contêm filamentos de actina e miosina, mas não sarcômeros, e se contraem por um mecanismo de deslizamento dos filamentos
>
> ■ **Corpos densos:** estruturas citoplasmáticas funcionalmente semelhantes às linhas Z nas fibras musculares esqueléticas; ancoram os filamentos finos
>
> ■ A tensão isométrica desenvolvida pelas fibras musculares lisas varia com o comprimento da fibra, como acontece no músculo esquelético, contudo a tensão máxima é gerada em uma faixa mais ampla.
>
> *Questão de revisão: Como a organização dos filamentos espessos e finos nas fibras musculares lisas difere daquelas das fibras musculares estriadas? Como se assemelha?* **(A resposta está disponível no Apêndice A.)**

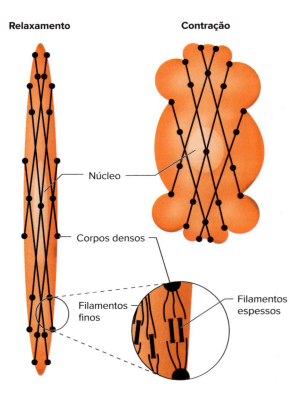

Figura 9.30 Os filamentos espessos e finos no músculo liso estão dispostos em cadeias diagonais ancoradas à membrana plasmática ou aos corpos densos dentro do citoplasma. Quando ativados, os filamentos espessos e finos deslizam uns sobre os outros, provocando o encurtamento e o espessamento da fibra muscular lisa.

9.9 Contração do músculo liso e seu controle

Alterações na concentração citosólica de Ca^{2+} controlam a atividade contrátil nas fibras musculares lisas, assim como no músculo esquelético; no entanto, existem diferenças significativas na forma como o Ca^{2+} ativa o ciclo das pontes cruzadas e nos mecanismos pelos quais a estimulação leva a alterações na concentração de Ca^{2+}.

Ativação das pontes cruzadas

Como o músculo liso carece da troponina, proteína de ligação ao Ca^{2+}, a tropomiosina nunca é mantida em uma posição capaz de bloquear o acesso das pontes cruzadas à actina. Por consequência, o filamento fino não é a principal chave interruptora para regular o ciclo das pontes cruzadas. *Em vez disso, o ciclo das pontes cruzadas no músculo liso é controlado por uma enzima regulada pelo Ca^{2+}, que fosforila a miosina.* Somente a forma fosforilada da miosina do músculo liso pode se ligar à actina e sofrer o ciclo das pontes cruzadas.

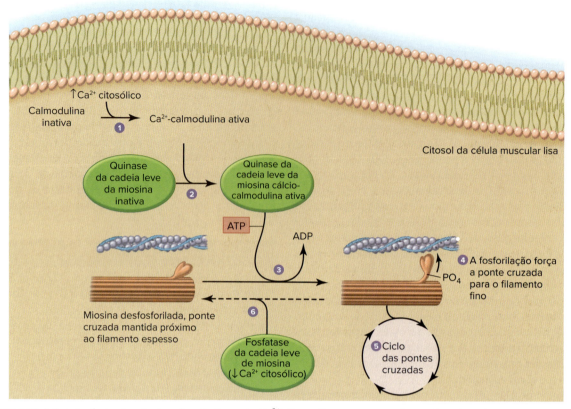

Figura 9.31 Ativação da contração do músculo liso pelo Ca^{2+}. Consulte o texto para obter a descrição das etapas numeradas.

A seguinte sequência de eventos ocorre após elevação da concentração citosólica de Ca^{2+} na fibra muscular lisa (**Figura 9.31**):

1. O Ca^{2+} liga-se à calmodulina, uma proteína de ligação do Ca^{2+} que está presente no citosol de todas as células (ver Capítulo 5) e cuja estrutura está relacionada com a da troponina
2. O complexo Ca^{2+}-calmodulina liga-se a outra proteína citosólica, a **quinase de cadeia leve de miosina**, ativando, assim, a enzima
3. Em seguida, a quinase de cadeia leve de miosina ativada utiliza o ATP para fosforilar as cadeias leves de miosina na cabeça globular da miosina
4. A fosforilação da miosina impulsiona a ponte cruzada para longe da estrutura do filamento espesso, possibilitando sua ligação à actina
5. Enquanto as cadeias leves de miosina estiverem fosforiladas, as pontes cruzadas sofrerão ciclos repetidos de geração de força.

Uma diferença chave aqui é o fato de que as alterações nos filamentos espessos mediadas por Ca^{2+} acionam a atividade das pontes cruzadas no músculo liso, ao passo que, no músculo esquelético, o Ca^{2+} medeia as alterações nos filamentos finos. Pesquisas recentes, no entanto, sugerem que, em alguns tipos de músculo liso, também pode haver alguma regulação do filamento fino dependente de Ca^{2+} mediada pela proteína caldesmona.

A forma da miosina do músculo liso apresenta uma taxa muito baixa de atividade de ATPase, da ordem de 10 a 100 vezes menor que a da miosina do músculo esquelético. Como a taxa de hidrólise do ATP determina a taxa do ciclo das pontes cruzadas, o encurtamento do músculo liso é muito mais lento do que o do músculo esquelético. Devido a essa baixa taxa de utilização de energia, o músculo liso não sofre fadiga durante períodos prolongados de atividade. Observe a distinção entre as duas funções do ATP no músculo liso: a hidrólise de uma molécula de ATP, para transferir um fosfato para uma cadeia leve de miosina (*fosforilação*), inicia um ciclo das pontes cruzadas, após o qual uma molécula de ATP por ciclo é hidrolisada para fornecer a energia necessária para a geração de força.

Para relaxar um músculo liso contraído, a miosina precisa ser desfosforilada porque desse modo é incapaz de se ligar à actina. Essa desfosforilação é mediada pela enzima **fosfatase de cadeia leve de miosina**, que está continuamente ativa no músculo liso durante períodos de repouso e de contração (etapa 6 na Figura 9.31). Quando a concentração citosólica de Ca^{2+} aumenta, a velocidade de fosforilação da miosina pela quinase ativada ultrapassa a velocidade de desfosforilação pela fosfatase e a quantidade de miosina fosforilada na célula aumenta, produzindo elevação da tensão. Quando a concentração citosólica de Ca^{2+} diminui, a velocidade de fosforilação decresce abaixo da desfosforilação e a quantidade de miosina fosforilada é reduzida, produzindo relaxamento.

Em alguns músculos lisos, quando a estimulação é persistente e a concentração citosólica de Ca^{2+} permanece elevada, a taxa de hidrólise do ATP pelas pontes cruzadas diminui, embora a tensão isométrica seja mantida. Essa condição é conhecida como **estado travado**, e um músculo liso nesse estado é capaz de manter a sua tensão em um estado semelhante à rigidez, sem movimento.

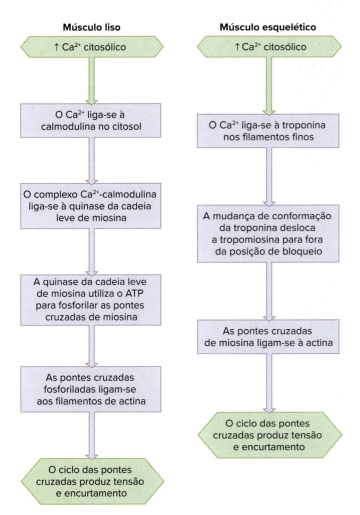

Figura 9.32 Vias que conduzem desde o aumento da concentração citosólica de Ca^{2+} até o ciclo das pontes cruzadas nas fibras musculares lisas e esqueléticas.

A dissociação das pontes cruzadas da actina ocorre no estado travado, porém em uma velocidade muito mais lenta. O resultado final é a capacidade de manter a tensão por longos períodos de tempo com uma taxa muito baixa de consumo de ATP. Um bom exemplo da utilidade desse mecanismo é observado nos músculos esfincterianos do trato gastrintestinal, nos quais o músculo liso precisa manter um estado de contração por períodos prolongados. A **Figura 9.32** compara a ativação dos músculos liso e esquelético.

Fontes de Ca^{2+} citosólico

Duas fontes de Ca^{2+} contribuem para o aumento da concentração citosólica de Ca^{2+} que inicia a contração do músculo liso: (1) o retículo sarcoplasmático e (2) o Ca^{2+} extracelular que entra na célula pelos canais de Ca^{2+} da membrana plasmática. A quantidade de Ca^{2+} com que cada uma dessas duas fontes contribui difere entre os vários músculos lisos.

Em primeiro lugar, examinaremos a função do retículo sarcoplasmático. A quantidade total dessa organela presente no músculo liso é menor do que no músculo esquelético, e ela não exibe um padrão específico de organização em relação aos filamentos espessos e finos. Além disso, não existem túbulos T contínuos com a membrana plasmática no músculo liso. O pequeno diâmetro das células e a velocidade lenta de contração não necessitam de um mecanismo tão rápido para obter um sinal excitatório na célula muscular. Partes do retículo sarcoplasmático estão localizadas próximas à membrana plasmática, no entanto, formando associações semelhantes à relação entre os túbulos T e as cisternas terminais no músculo esquelético. Os potenciais de ação na membrana plasmática podem ser acoplados à liberação de Ca^{2+} do retículo sarcoplasmático nesses locais. Em alguns tipos de músculo liso, os potenciais de ação não são necessários para a liberação de Ca^{2+}. Em vez disso, os segundos mensageiros liberados da membrana plasmática, ou produzidos no citosol em resposta à ligação de mensageiros químicos extracelulares a receptores da membrana plasmática, podem desencadear a liberação de Ca^{2+} do retículo sarcoplasmático de localização mais central (ver Figura 5.10 para um exemplo geral).

O que ocorre com o Ca^{2+} extracelular no acoplamento excitação-contração? Existem canais de Ca^{2+} sensíveis à voltagem nas membranas plasmáticas das células musculares lisas, bem como canais de Ca^{2+} controlados por mensageiros químicos extracelulares. A concentração de Ca^{2+} no líquido extracelular é 10 mil vezes maior que a do citosol; consequentemente, a abertura de canais de Ca^{2+} na membrana plasmática resulta em aumento do fluxo de Ca^{2+} para dentro da célula. Em virtude do pequeno tamanho da célula, o Ca^{2+} que entra não precisa se difundir a uma grande distância para alcançar os locais de ligação no interior da célula.

A remoção de Ca^{2+} a partir do citosol para produzir o relaxamento é obtida pelo transporte ativo do Ca^{2+} de volta para o retículo sarcoplasmático, bem como para fora da célula através da membrana plasmática. A taxa de remoção de Ca^{2+} no músculo liso é muito mais lenta que a do músculo esquelético, de forma que um único abalo contrátil dura vários segundos no músculo liso em comparação com uma fração de segundo no músculo esquelético.

O grau de ativação também difere entre os tipos de músculos. No músculo esquelético, um único potencial de ação libera Ca^{2+} suficiente para saturar todos os locais da troponina nos filamentos finos, enquanto apenas uma parte das pontes cruzadas é ativada em uma fibra muscular lisa em resposta à maioria dos estímulos. A tensão gerada por uma célula muscular lisa pode, portanto, ser *graduada* pela variação da concentração citosólica de Ca^{2+}. Quanto maior o aumento da concentração de Ca^{2+}, maior o número de pontes cruzadas ativadas e maior a tensão.

Em alguns músculos lisos, a concentração citosólica de Ca^{2+} é suficiente para manter um baixo nível de atividade basal das pontes cruzadas na ausência de estímulos externos. Essa atividade é conhecida como **tônus do músculo liso**. Os fatores que alteram a concentração citosólica de Ca^{2+} também variam a intensidade do tônus da musculatura lisa.

Ativação da membrana

Muitos impulsos para a membrana plasmática do músculo liso podem alterar a atividade contrátil do músculo (**Tabela 9.5**). Isso contrasta com o músculo esquelético, no qual a ativação da membrana depende apenas de impulsos sinápticos

TABELA 9.5	Impulsos que influenciam a atividade contrátil do músculo liso.
Atividade elétrica espontânea da membrana plasmática da célula muscular	
Neurotransmissores liberados por neurônios autônomos	
Hormônios	
Alterações induzidas localmente na composição química (fatores parácrinos, acidez, oxigênio, osmolaridade e concentrações iônicas) do líquido extracelular que circunda a célula	
Estiramento	

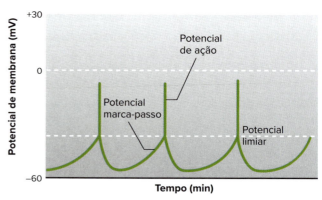

A. Potenciais marca-passo a intervalos regulares nas células musculares lisas

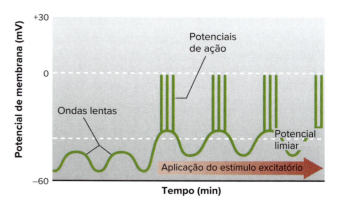

B. Potenciais marca-passo com padrão de onda lenta

Figura 9.33 Geração de potenciais de ação em fibras musculares lisas. **A.** Algumas células musculares lisas têm potenciais marca-passo que são deslocados para o limiar a intervalos regulares. **B.** Células marca-passo com padrão de ondas lentas deslocam-se periodicamente em direção ao limiar; estímulos excitatórios podem despolarizar a célula para alcançar o limiar e disparar potenciais de ação.

dos neurônios somáticos. Alguns impulsos para o músculo liso aumentam a contração, enquanto outros a inibem. Além disso, a qualquer momento, a membrana plasmática do músculo liso pode receber múltiplos impulsos e o estado contrátil do músculo depende da intensidade relativa dos vários estímulos inibitórios e excitatórios. Todos esses impulsos influenciam a atividade contrátil, alterando a concentração citosólica de Ca^{2+}, conforme descrito na seção anterior.

Alguns músculos lisos se contraem em resposta à despolarização da membrana, enquanto outros podem se contrair na ausência de qualquer alteração no potencial de membrana. Curiosamente, nos músculos lisos em que ocorrem potenciais de ação, os íons cálcio, e não os íons sódio, transportam uma carga positiva para dentro da célula durante a fase de elevação do potencial de ação – isto é, a despolarização da membrana abre canais de Ca^{2+} dependentes de voltagem, produzindo potenciais de ação mediados pelo Ca^{2+} em vez de mediados pelo Na^+.

O músculo liso é diferente do músculo esquelético em outro aspecto importante com relação à atividade elétrica e à concentração citosólica de Ca^{2+}. A concentração citosólica de Ca^{2+} no músculo liso pode ser aumentada (ou diminuída) por despolarizações graduais (ou hiperpolarizações) no potencial de membrana, que aumentam ou diminuem o número de canais de Ca^{2+} abertos.

Atividade elétrica espontânea

Alguns tipos de células musculares lisas geram potenciais de ação espontaneamente na ausência de qualquer estímulo neural ou hormonal. As membranas plasmáticas dessas células não mantêm um potencial de repouso constante. Em vez disso, elas se despolarizam gradualmente até alcançarem o potencial limiar e produzirem um potencial de ação. Após a repolarização, a membrana novamente começa a se despolarizar (**Figura 9.33A**), de modo que ocorre uma sequência de potenciais de ação, produzindo um estado rítmico de atividade contrátil. A alteração do potencial de membrana que ocorre durante a despolarização espontânea até o limiar é conhecida como **potencial marca-passo**.

Outras células marca-passo de músculo liso exibem um padrão de atividade ligeiramente diferente. O potencial de membrana varia para cima e para baixo em decorrência da variação regular no fluxo de íons através da membrana. Essas flutuações periódicas são denominadas **ondas lentas** (**Figura 9.33B**). Quando ocorre superposição de um estímulo excitatório, as ondas lentas são despolarizadas acima do limiar e potenciais de ação levam à contração do músculo liso.

As células marca-passo são encontradas em todo o trato gastrintestinal, no qual auxiliam a mistura rítmica de alimentos com líquidos e enzimas digestivas. Algumas células musculares cardíacas e alguns neurônios no sistema nervoso central também têm potenciais marca-passo e podem gerar espontaneamente potenciais de ação na ausência de estímulos externos.

Nervos e hormônios

A atividade contrátil dos músculos lisos é influenciada por neurotransmissores liberados por terminações de neurônios autônomos. Ao contrário das fibras musculares esqueléticas, as células musculares lisas não têm uma região de placa motora especializada. À medida que o axônio de um neurônio autônomo pós-ganglionar entra na região das células musculares lisas, ele se divide em muitos ramos, cada um dos quais contendo uma série de regiões intumescidas conhecidas como **varicosidades** (**Figura 9.34**). Cada varicosidade contém inúmeras vesículas preenchidas com neurotransmissores, algumas das quais são liberadas quando um potencial de ação passa por ela.

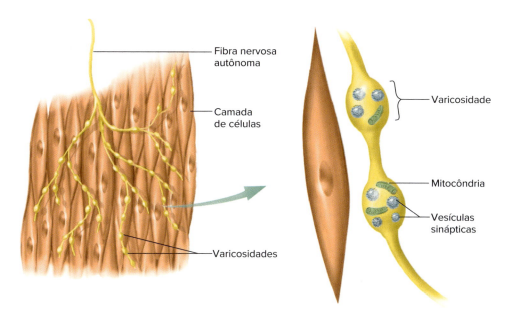

Figura 9.34 Inervação do músculo liso por um neurônio autonômico pós-ganglionar. O neurotransmissor, liberado de varicosidades ao longo do axônio ramificado, difunde-se para receptores nas membranas plasmáticas das células musculares. Tanto neurônios simpáticos quanto parassimpáticos seguem esse padrão, muitas vezes sobrepondo-se em sua distribuição. Observe que o tamanho das varicosidades está exagerado em comparação com a célula à direita.

As varicosidades de um único axônio podem estar localizadas ao longo de várias células musculares, e uma única célula muscular pode estar localizada próximo a varicosidades pertencentes a fibras pós-ganglionares de neurônios simpáticos e parassimpáticos. Diversas células musculares lisas, portanto, são influenciadas pelos neurotransmissores liberados por um único neurônio, e uma única célula muscular lisa pode ser influenciada por neurotransmissores de mais de um neurônio.

Enquanto alguns neurotransmissores aumentam a atividade contrátil, outros diminuem essa atividade. Isso difere do músculo esquelético, que recebe apenas impulsos excitatórios de seus neurônios motores; a tensão do músculo liso pode ser aumentada ou diminuída pela atividade neural.

Além disso, um determinado sinal químico pode produzir efeitos opostos em diferentes tecidos musculares lisos. Por exemplo, a epinefrina aumenta a contração da maioria dos músculos lisos vasculares ao atuar nos receptores α_1-adrenérgicos, mas produz relaxamento do músculo liso das vias respiratórias (bronquiolares) ao atuar nos receptores β_2-adrenérgicos. Assim, o tipo de resposta (excitatória ou inibitória) não depende do mensageiro químico, por si, mas dos receptores aos quais o mensageiro químico se liga na membrana e dos mecanismos de sinalização intracelular ativados por esses receptores.

Além dos receptores para neurotransmissores, as membranas plasmáticas do músculo liso contêm receptores para uma variedade de hormônios. A ligação de um hormônio ao seu receptor pode levar ao aumento ou à diminuição da atividade contrátil.

Embora as alterações na atividade contrátil do músculo liso sejam frequentemente induzidas por mensageiros químicos, nem sempre esse é o caso. Os segundos mensageiros – por exemplo, trifosfato de inositol – podem causar a liberação de Ca^{2+} do retículo sarcoplasmático, produzindo uma contração sem qualquer alteração no potencial de membrana (ver Figura 5.10).

Fatores locais

Fatores locais, incluindo sinais parácrinos, acidez, concentração de oxigênio e dióxido de carbono, osmolaridade e composição iônica do líquido extracelular, também podem alterar a tensão do músculo liso. As respostas a fatores locais fornecem um meio para alterar a contração do músculo liso em resposta a mudanças no ambiente interno imediato do músculo, o que pode levar a uma regulação independente de sinais de longa distância de nervos e hormônios.

Muitos desses fatores locais induzem o relaxamento do músculo liso. O óxido nítrico (NO) é um dos compostos parácrinos, mais comumente encontrados, que produz relaxamento do músculo liso. O NO é liberado de algumas terminações axônicas, bem como por uma variedade de células epiteliais e endoteliais (dos vasos sanguíneos). Devido à sobrevida curta dessa molécula reativa, ela influencia apenas as células que estão muito próximas de seu local de liberação.

Alguns músculos lisos também podem responder por meio de sua contração quando são estirados. O estiramento abre canais iônicos controlados mecanicamente, levando à despolarização da membrana. A contração resultante se opõe às forças que atuam para estirar o músculo.

Em algum momento, as células musculares lisas do corpo recebem numerosos sinais simultâneos. O estado de atividade contrátil resultante depende da magnitude somada dos sinais que promovem a contração *versus* aqueles que promovem o relaxamento. Esse é um exemplo clássico do princípio geral da fisiologia segundo o qual a maioria das funções fisiológicas é controlada por múltiplos sistemas reguladores, muitas vezes trabalhando de modo oposto.

Tipos de músculo liso

O músculo liso não forma um "músculo" do mesmo modo que faz o músculo esquelético (ver Figura 9.1). Em vez disso, as células musculares lisas estão dispostas de várias maneiras, muitas vezes formando extensas camadas de tecido muscular dentro de um órgão, como o estômago, a bexiga urinária e muitos outros. Usaremos, no entanto, o termo convencional *músculo liso* ao longo deste livro. A grande diversidade de fatores que podem influenciar a atividade contrátil dos músculos lisos em vários órgãos tem dificultado a classificação das fibras musculares lisas. Muitos músculos lisos podem ser divididos, no entanto, em dois grupos, com base nas características elétricas de sua membrana plasmática: **músculos lisos unitários** e **músculos lisos multiunitários**.

Músculo liso unitário

As células musculares no músculo liso unitário sofrem atividade sincrônica, tanto elétrica quanto mecânica – isto é, todo o tecido muscular responde à estimulação como uma única unidade. Isso ocorre porque cada célula muscular está ligada às fibras adjacentes por junções comunicantes, que possibilitam que os potenciais de ação que ocorrem em uma célula se propaguem para outras células por correntes locais. Portanto, a atividade elétrica, que ocorre em qualquer parte dentro de um grupo de células musculares lisas unitárias pode ser conduzida para todas as outras células conectadas (**Figura 9.35**).

Algumas das células do músculo liso unitário são células marca-passo, que geram espontaneamente potenciais de ação. Esses potenciais de ação são conduzidos por meio de junções comunicantes para o restante das células, a maioria das quais não é capaz de produzir atividade marca-passo.

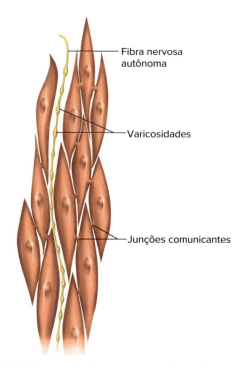

Figura 9.35 A inervação de um músculo liso unitário é, frequentemente, restrita a apenas algumas células no tecido. A atividade elétrica é conduzida de célula para célula em todo o tecido por meio das junções comunicantes existentes entre as células.

Os nervos, hormônios e fatores locais podem alterar a atividade contrátil dos músculos lisos unitários utilizando a variedade de mecanismos previamente descritos para os músculos lisos em geral. A extensão da inervação desses tecidos musculares varia consideravelmente em diferentes órgãos. As terminações axônicas são frequentemente restritas às regiões do tecido muscular que contêm células marca-passo. A atividade de todo o tecido muscular pode ser controlada mediante a regulação da frequência dos potenciais de ação das células marca-passo.

Uma característica adicional dos músculos lisos unitários é que uma resposta contrátil pode, frequentemente, ser induzida pelo estiramento do tecido muscular. Em vários órgãos ocos – o estômago, por exemplo – o estiramento dos músculos lisos nas paredes do órgão, como resultado do aumento do volume de material no lúmen, inicia uma resposta contrátil.

Os músculos lisos do trato intestinal, do útero e dos vasos sanguíneos de pequeno calibre são exemplos de músculos lisos unitários.

Músculo liso multiunitário

Os músculos lisos multiunitários apresentam poucas junções comunicantes ou nenhuma. Cada célula responde de forma independente e o tecido muscular se comporta como unidades múltiplas. Músculos lisos multiunitários são ricamente inervados por ramos do sistema nervoso autônomo. A resposta contrátil de todo o tecido muscular depende do número de células musculares que são ativadas e da frequência da estimulação nervosa. Embora a estimulação do tecido muscular por neurônios leve a algum grau de despolarização e a uma resposta contrátil, potenciais de ação não ocorrem nas células da maioria dos músculos lisos multiunitários. Os hormônios circulantes podem aumentar ou diminuir a atividade contrátil no músculo liso multiunitário, mas o estiramento não induz a contração nesse tipo de músculo. Os músculos lisos das grandes vias respiratórias para os pulmões, das artérias de grande calibre e aqueles ligados aos pelos cutâneos são músculos lisos multiunitários.

> **Estude e revise 9.9**
>
> - Um aumento no Ca^{2+} citosólico leva a uma cadeia de eventos que resulta na fosforilação das cadeias leves da miosina do músculo liso pela **quinase da cadeia leve da miosina**
>   - Somente a miosina fosforilada pode se ligar à actina e sofrer os ciclos das pontes cruzadas
> - Duas fontes de íons cálcio citosólicos que iniciam a contração do músculo liso são o retículo sarcoplasmático e o Ca^{2+} extracelular
>   - **Tônus do músculo liso:** um baixo nível de atividade basal das pontes cruzadas em repouso e baixas concentrações de Ca^{2+} citosólico na ausência de estímulos externos
> - A força da contração do músculo liso varia com o aumento da concentração do Ca^{2+} citosólico e é influenciada por múltiplos estímulos, incluindo:
>   - Hormônios
>   - Neurotransmissores autônomos

Estude e revise 9.9 — *continuação*

- Condições metabólicas locais
- Estiramento
- Atividade elétrica espontânea na membrana plasmática

■ A maioria das células musculares lisas pode gerar potenciais de ação na membrana plasmática após a despolarização da membrana

- A fase ascendente do potencial de ação do músculo liso se deve ao influxo de íons cálcio para o interior da célula pelos canais de Ca^{2+} dependentes de voltagem

■ **Potenciais marca-passo:** potenciais de ação gerados espontaneamente na ausência de qualquer estímulo externo; ocorrem em algumas células musculares lisas

- As **ondas lentas** são um padrão de despolarizações periódicas e espontâneas do potencial de membrana observadas em algumas células marca-passo do músculo liso, particularmente no trato gastrintestinal

■ As células musculares lisas não têm uma região de placa terminal especializada

■ Múltiplas células musculares lisas podem ser influenciadas por neurotransmissores liberados de uma única terminação neuronal, e uma única célula muscular lisa pode ser influenciada por neurotransmissores de mais de um neurônio

■ Os neurotransmissores podem ter efeitos excitatórios ou inibitórios na contração do músculo liso, aumentando ou diminuindo a concentração de Ca^{2+} citosólico

■ Os músculos lisos podem ser classificados, de modo amplo, como **músculos lisos unitários** ou **músculos lisos multiunitários**

- Unitários: as células sofrem atividade sincrônica ligada ao marca-passo devido às conexões das junções comunicantes; sensíveis ao estiramento, como o que ocorre em órgãos ocos expansíveis, como o estômago
- Multiunitários: cada fibra responde independentemente em decorrência das poucas junções comunicantes ou nenhuma, ligando-as; ricamente inervados por nervos autônomos.

Questão de revisão: O que é um potencial marca-passo e que efeito ele exerce sobre uma célula muscular lisa? De que maneiras o controle neural da atividade do músculo liso difere daquele do músculo esquelético? (A resposta está disponível no Apêndice A.)

9.10 Músculo cardíaco

O terceiro tipo geral de músculo, o **músculo cardíaco**, é encontrado apenas no coração. Embora muitos detalhes sobre o músculo cardíaco sejam discutidos no contexto do sistema circulatório, no Capítulo 12, uma breve explicação de sua função e de como ele pode ser comparado com o músculo esquelético e o músculo liso será apresentada aqui.

Estrutura celular do músculo cardíaco

O músculo cardíaco combina propriedades tanto do músculo esquelético quanto do músculo liso. À semelhança do músculo esquelético, o músculo cardíaco é um tipo de músculo estriado com sarcômeros regularmente repetidos, compostos por filamentos espessos contendo miosina que se interdigitam com filamentos finos contendo actina. A troponina e a tropomiosina também estão presentes no filamento fino e exercem as mesmas funções que têm no músculo esquelético. As membranas celulares incluem um sistema de túbulos T e um retículo sarcoplasmático associado, carregado de Ca^{2+}. Contudo, o mecanismo pelo qual essas membranas interagem para liberar Ca^{2+} é diferente do que ocorre no músculo esquelético, como será discutido em breve.

Assim como as células musculares lisas, cada célula muscular cardíaca é relativamente pequena (100 µm de comprimento e 20 µm de diâmetro) e geralmente contém um único núcleo. As células adjacentes estão unidas pelas suas extremidades por estruturas denominadas **discos intercalares**, no interior dos quais estão os desmossomos (ver Figura 3.8), que mantêm as células unidas e aos quais estão fixadas as miofibrilas. No interior dos discos intercalares também são encontradas junções comunicantes semelhantes às encontradas no músculo liso unitário. As células musculares cardíacas também estão dispostas em camadas e circundam cavidades ocas – nesse caso, as câmaras cardíacas cheias de sangue. Quando o músculo nas paredes das câmaras cardíacas se contrai, ele atua como um punho se fechando e exerce pressão sobre o sangue dentro dele.

Acoplamento excitação-contração no músculo cardíaco

Semelhante ao que ocorre no músculo esquelético, a contração das células musculares cardíacas acontece em resposta a um potencial de ação da membrana que se propaga por meio dos túbulos T, todavia os mecanismos que ligam essa excitação à geração de força exibem características tanto dos músculos esqueléticos quanto dos lisos (**Figura 9.36**). A despolarização durante os potenciais de ação das células musculares cardíacas se deve, em parte, a um influxo de Ca^{2+} por meio de canais de Ca^{2+} especializados, dependentes de voltagem. Esses canais de Ca^{2+}, são conhecidos como canais de **Ca^{2+} do tipo L** (assim nomeados por sua corrente de longa duração), e são versões modificadas dos receptores de di-hidropiridina (DHP) que atuam como o sensor de voltagem no acoplamento excitação-contração da célula muscular esquelética. Essa entrada de Ca^{2+} não apenas participa da despolarização da membrana plasmática e provoca um pequeno aumento na concentração citosólica de Ca^{2+}, como também atua como deflagrador para a liberação de uma quantidade muito maior de Ca^{2+} do retículo sarcoplasmático. Isso ocorre porque os receptores de rianodina nas cisternas terminais do retículo sarcoplasmático cardíaco são canais de Ca^{2+}; no entanto, em vez de serem abertos diretamente pela voltagem, como no músculo esquelético, eles são abertos pela ligação com o Ca^{2+} desencadeante no citosol. Esse mecanismo de ativação é, algumas vezes, referido como "liberação de cálcio induzida por cálcio". Uma vez que a concentração citosólica de Ca^{2+} tenha se elevado, a ativação dos filamentos finos, o ciclo das pontes cruzadas e a geração de força ocorrem pelos mesmos mecanismos básicos descritos para o músculo esquelético (ver Figuras 9.10 e 9.14).

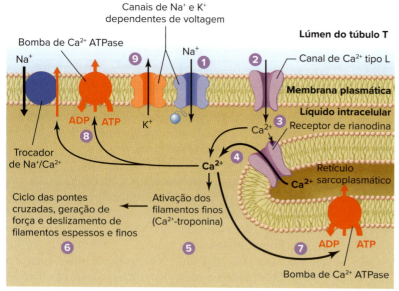

Figura 9.36 Acoplamento excitação-contração no músculo cardíaco.

Dessa forma, embora a maior parte do Ca^{2+} que inicia a contração do músculo cardíaco provenha do retículo sarcoplasmático, o processo – ao contrário do que ocorre no músculo esquelético – depende do movimento do Ca^{2+} extracelular para dentro do citosol. A contração termina quando a concentração citosólica de Ca^{2+} é restaurada ao seu valor de repouso original, extremamente baixo, por meio de bombas ativas primárias de Ca^{2+} ATPase no retículo sarcoplasmático e sarcolema e por contratransportadores de Na^+/Ca^{2+} no sarcolema. Com o tempo, a quantidade de Ca^{2+} que retorna ao líquido extracelular e ao retículo sarcoplasmático balanceia exatamente as quantidades que entraram no citosol durante a excitação. Durante uma única contração do músculo cardíaco, em um indivíduo em repouso, a quantidade de Ca^{2+} que entra no citosol é apenas suficiente para expor cerca de 30% dos locais de ligação das pontes cruzadas sobre os filamentos finos. Conforme será descrito no Capítulo 12, no entanto, a quantidade de Ca^{2+} liberada durante o acoplamento excitação-contração é modulada por hormônios e neurotransmissores do sistema nervoso autônomo, permitindo que a força das contrações do músculo cardíaco possa ser variada. As contrações do músculo cardíaco são, portanto, graduadas de maneira semelhante às contrações do músculo liso.

A duração prolongada da corrente do canal de Ca^{2+} do tipo L é a base de uma característica importante desse tipo de músculo – o músculo cardíaco não pode sofrer contrações tetânicas. Ao contrário do músculo esquelético, no qual o potencial de ação da membrana é extremamente breve (1 a 2 ms) e a geração de força dura muito mais (20 a 100 ms), o potencial de ação e o abalo contrátil no músculo cardíaco estão prolongados em virtude do Ca^{2+} de longa duração (**Figura 9.37**). Como a membrana plasmática permanece refratária a estímulos adicionais enquanto estiver despolarizada (ver Figura 6.22), não é possível iniciar múltiplos potenciais de ação cardíacos durante o tempo de um único abalo contrátil. Isso é crítico para o funcionamento do coração como uma bomba oscilante,

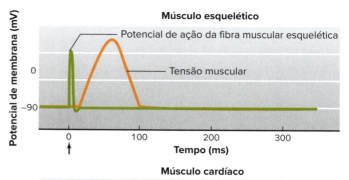

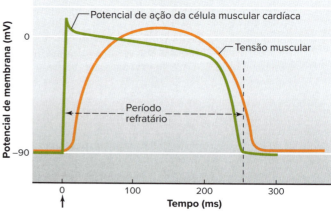

Figura 9.37 Sincronização dos potenciais de ação e da tensão do abalo contrátil nos músculos esquelético e cardíaco. A tensão muscular (unidades não são mostradas) não está representada na escala.

APLICAÇÃO DO CONCEITO

- Experimentos de abalo contrátil de uma única fibra mostrados aqui foram gerados pela estimulação das membranas das células musculares, até o limiar, com um eletrodo, e medindo o potencial de ação e a força resultantes. Como os resultados difeririam se o Ca^{2+} fosse removido da solução extracelular imediatamente antes da aplicação do estímulo elétrico?

A resposta está disponível no Apêndice A.

Capítulo 9 Músculo **325**

visto que ele precisa alternar entre o estado de relaxamento – e enchimento de sangue – e o estado de contração para a ejeção do sangue.

O que inicia os potenciais de ação no músculo cardíaco? Determinadas células musculares cardíacas especializadas exibem potenciais marca-passo que geram potenciais de ação espontaneamente, de forma semelhante ao mecanismo descrito para o músculo liso na Figura 9.33A. Como as células cardíacas estão unidas por meio de junções comunicantes,

quando um potencial de ação é iniciado por uma célula marca-passo, ele se propaga rapidamente por todo o coração. Além de descrever a modulação da liberação de Ca^{2+} e a força da contração, o Capítulo 12 também abordará como os hormônios e os neurotransmissores autonômicos modificam a frequência da despolarização das células marca-passo cardíacas e, assim, variam a frequência cardíaca.

A **Tabela 9.6** fornece um resumo e a comparação das propriedades dos diferentes tipos de músculos.

TABELA 9.6	Características das células musculares.			
	Músculo esquelético	**Músculo liso**		**Músculo cardíaco**
Característica		**Unitário**	**Multiunitário**	
Filamentos espessos e finos	Sim	Sim	Sim	Sim
Sarcômeros – padrão em bandas	Sim	Não	Não	Sim
Túbulos transversos	Sim	Não	Não	Sim
Retículo sarcoplasmático (RS)*	++++	+	+	++
Junções comunicantes entre as células	Não	Sim	Poucas	Sim
Fonte do Ca^{2+} ativador	RS	RS e extracelular	RS e extracelular	RS e extracelular
Sítio de regulação pelo Ca^{2+}	Troponina	Calmodulina	Calmodulina	Troponina
Velocidade de contração	Rápida-lenta	Muito lenta	Muito lenta	Lenta
Potenciais marca-passo	Não	Sim	Não	Apenas em algumas células especializadas
Tônus	Não	Sim	Não	Não
Efeito da estimulação nervosa (excitação, E; inibição, I)	E	E ou I	E ou I	E ou I
Efeitos fisiológicos dos hormônios na excitabilidade e na contração	Não	Sim	Sim	Sim
O estiramento da célula produz contração	Não	Sim	Não	Não

*O número de sinais (+) indica a quantidade relativa de retículo sarcoplasmático presente em um determinado tipo de músculo.

Estude e revise 9.10

- O **músculo cardíaco** combina características tanto do músculo esquelético quanto do músculo liso, incluindo:
  - Ser estriado
  - Ser constituído de miofibrilas com sarcômeros repetitivos
  - Conter troponina associada aos seus filamentos finos
  - Conter túbulos T que conduzem potenciais de ação
  - Conter cisternas terminais do retículo sarcoplasmático que armazenam Ca^{2+}
- As células estão dispostas em camadas ao redor de cavidades ocas e conectadas por junções comunicantes em **discos intercalares**
- O acoplamento excitação-contração do músculo cardíaco envolve:

Estude e revise 9.10 — *continuação*

- A entrada de uma pequena quantidade de Ca^{2+} pelos **canais de Ca^{2+} tipo L** desencadeia a abertura de receptores de rianodina que liberam uma quantidade maior de Ca^{2+} do retículo sarcoplasmático
- Assim como acontece no músculo esquelético, o Ca^{2+} ativa o filamento fino e o ciclo das pontes cruzadas
- As contrações cardíacas e os potenciais de ação são prolongados, a tetania não ocorre e tanto a força quanto a frequência da contração são moduladas por neurotransmissores autônomos e hormônios.

Questão de revisão: Compare os mecanismos pelos quais um aumento na concentração citosólica de Ca^{2+} inicia a atividade contrátil em células musculares esqueléticas, lisas e cardíacas. **(A resposta está disponível no Apêndice A.)**

CAPÍTULO 9 — Estudo de caso clínico
Aumento perigoso da temperatura corporal em um adolescente durante a cirurgia

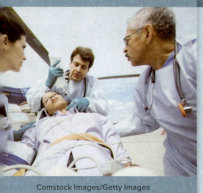

Um rapaz de 17 anos estava em uma mesa de cirurgia sendo submetido a um procedimento para reparar a mandíbula fraturada. Além de receber o anestésico local **lidocaína** (que bloqueia os canais de Na^+ dependentes de voltagem e a propagação do potencial de ação neuronal), ele respirava **sevoflurano**, um anestésico geral inalatório que induz à inconsciência. Após 1 hora de procedimento, o anestesiologista percebeu, subitamente, que a face do paciente estava vermelha, com formação de gotas de suor na fronte. Os monitores revelaram que sua frequência cardíaca havia quase duplicado desde o início do procedimento, e que havia ocorrido elevação significativa da temperatura corporal e da concentração de dióxido de carbono no ar exalado. O cirurgião oral relatou que os músculos da mandíbula do paciente haviam se tornado rígidos. O paciente exibia todos os sinais de uma condição rara, porém fatal, denominada **hipertermia maligna**, exigindo uma rápida intervenção para salvar-lhe a vida.

Reflita e revise 1
- Que alterações celulares podem ter levado à rigidez do músculo esquelético? (Consulte a Figura 9.14 para obter ajuda.)

A maioria dos pacientes que sofrem de hipertermia maligna herda uma mutação autossômica dominante de um gene encontrado no cromossomo 19. Esse gene codifica os receptores de rianodina — os canais iônicos envolvidos na liberação de íons cálcio do retículo sarcoplasmático no músculo esquelético. Embora os canais iônicos funcionem normalmente na maioria das circunstâncias, eles sofrem disfunção quando expostos a alguns tipos de anestésicos inalatórios ou a fármacos que despolarizam e bloqueiam as junções neuromusculares do músculo esquelético (como a succinilcolina). Em alguns casos, a disfunção só ocorre com a segunda exposição ao agente desencadeante.

Reflita e revise 2
- Que mecanismos normalizam a concentração citosólica do Ca^{2+} após a estimulação do músculo?

O mecanismo da hipertermia maligna está resumido na **Figura 9.38**; ele envolve uma abertura excessiva do canal receptor de rianodina, com liberação maciça de Ca^{2+} a partir do retículo sarcoplasmático para o citosol das células musculares esqueléticas. A taxa de liberação de Ca^{2+} é tão grande, que as bombas de Ca^{2+} ATPase do retículo sarcoplasmático são incapazes de trabalhar rápido o suficiente para sequestrá-lo novamente. O excesso de Ca^{2+} resulta em ativação persistente do ciclo das pontes cruzadas e contração muscular e também estimula as proteases ativadas por

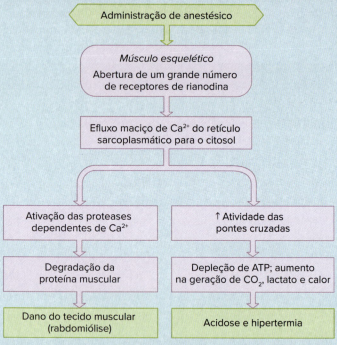

Figura 9.38 Sequência de eventos que levam à hipertermia maligna e lesão muscular.

Ca^{2+}, que degradam as proteínas musculares. O metabolismo do ATP pelas células musculares aumenta enormemente durante um episódio, com diversas consequências, algumas das quais serão discutidas com mais detalhes em capítulos posteriores:

1. Ocorre depleção do ATP, fazendo que as pontes cruzadas entrem no estado de rigidez; em consequência, desenvolve-se a rigidez muscular
2. As células musculares precisam recorrer mais ao metabolismo anaeróbico para produzir ATP, porque o oxigênio não pode ser liberado aos músculos com rapidez suficiente para manter a produção aeróbica de ATP; portanto os pacientes desenvolvem acidose láctica (acidificação do sangue decorrente do acúmulo de ácido láctico; ver o Capítulo 3)
3. Como resultado do metabolismo aumentado, a produção de CO_2 se eleva, produzindo ácido carbônico, o que contribui para a acidose (ver Capítulo 13)
4. Os músculos geram uma enorme quantidade de calor como subproduto da degradação e produção de ATP, provocando a hipertermia que caracteriza essa condição
5. O impulso para manter a homeostase da temperatura corporal, o pH e os níveis de oxigênio e dióxido de carbono desencadeia um aumento na frequência cardíaca para sustentar um aumento na velocidade da circulação sanguínea (ver Capítulo 12)
6. Ocorrem rubor da pele (dilatação dos vasos sanguíneos cutâneos) e sudorese para ajudar a dissipar o excesso de calor (ver Capítulo 16).

O anestesiologista interrompeu imediatamente o procedimento cirúrgico e, em seguida, substituiu o sevoflurano por oxigênio a 100% no tubo de respiração do paciente. A administração de uma alta concentração de oxigênio inspirado aumenta o aporte de oxigênio no sangue para auxiliar os músculos a restabelecer a produção aeróbica de ATP. O paciente foi, em seguida, hiperventilado para ajudar a eliminar o excesso de CO_2 do corpo, e foram colocadas bolsas de gelo sobre seu corpo para impedir qualquer elevação adicional da temperatura. Foram também administradas múltiplas injeções de dantroleno até que se observasse melhora em sua condição. O **dantroleno**, um fármaco originalmente desenvolvido como relaxante muscular, bloqueia o fluxo de Ca^{2+} por meio do receptor de rianodina. Desde a sua introdução como tratamento, a taxa de mortalidade por hipertermia maligna diminuiu de mais de 70% para aproximadamente 5%.

O rapaz foi transferido para a unidade de terapia intensiva e sua condição foi rigorosamente monitorada. Os exames laboratoriais revelaram concentrações sanguíneas elevadas de H^+, K^+, Ca^{2+}, creatinoquinase e mioglobina, todos liberados durante a rápida degradação do tecido muscular (uma condição denominada **rabdomiólise**). Entre os perigos enfrentados por esses pacientes destacam-se a disfunção das células cardíacas e de outras células excitáveis, devido a níveis anormais de pH e eletrólitos e insuficiência renal resultante da carga maciça de produtos de degradação liberados pelas células musculares lesionadas. Por vários dias seguintes, houve melhora da condição do paciente e normalização da bioquímica do sangue. Devido ao rápido reconhecimento e às medidas tomadas pela equipe médica, o paciente apresentou apenas dores musculares nas semanas seguintes e não houve danos permanentes em órgãos vitais.

A hipertermia maligna apresenta uma incidência relativamente baixa: cerca de uma em 15 mil crianças e um em 50 mil adultos. Devido à sua natureza potencialmente letal, no entanto, tornou-se prática comum avaliar o risco de determinado paciente desenvolver essa condição. Embora a prova definitiva de hipertermia maligna possa ser determinada por meio de uma biopsia muscular e avaliação de sua resposta aos anestésicos, o teste é invasivo e está disponível apenas em alguns laboratórios clínicos, de modo que ele não é habitualmente realizado. O risco é mais comumente avaliado por meio de uma história detalhada que inclui saber se o paciente ou um parente genético já sofreu, alguma vez, uma reação adversa a anestésicos. Mesmo que o histórico familiar seja negativo, a equipe cirúrgica precisa dispor de dantroleno e estar preparada. Com os avanços na compreensão da base genética dessa doença, é provável que, algum dia, seja desenvolvido um teste de triagem genética confiável para hipertermia maligna.

Ver o Capítulo 19 para estudos de casos clínicos completos e integrados.

TERMOS-CHAVE E TERMOS CLÍNICOS

9.1 Estrutura

Actina
Banda A
Banda I
Cadeias leves
Cadeias pesadas
Células-satélite
Cisternas terminais
Fibra muscular
Filamentos espessos
Filamentos finos
Hipertrofia
Linha M
Linha Z
Mioblastos
Miofibrilas

Miosina
Miosina-ATPase
Músculo
Músculo esquelético
Músculo estriado
Pontes cruzadas
Retículo sarcoplasmático
Sarcolema
Sarcômero
Tendões
Titina
Tropomiosina
Troponina
Túbulo transverso (túbulo T)
Zona H

9.2 Mecanismos moleculares de contração do músculo esquelético

Acetilcolina (ACh)
Acetilcolinesterase
Acoplamento excitação-contração
Atropina
Botulismo
Ciclo das pontes cruzadas
Contração
Curare
Junção neuromuscular
Mecanismo dos filamentos deslizantes
Movimento de força
Neurônios motores alfa

Placa motora terminal
Potencial de placa motora (PPM)
Pralidoxima
Receptor de di-hidropiridina (DHP)
Receptor de rianodina
Relaxamento
Rigidez cadavérica
Rocurônio
Succinilcolina
Unidade motora
Vecurônio

328 Vander | Fisiologia Humana

TERMOS-CHAVE E TERMOS CLÍNICOS — *continuação*

9.3 Mecânica da contração da fibra unitária

Carga
Comprimento ótimo (L_o)
Contração concêntrica
Contração excêntrica
Contração isométrica
Contração isotônica
Contração muscular
Fibras de contração lenta

Fibras de contração rápida
Período latente
Somação
Tempo de contração
Tensão
Tétano
Tétano fundido
Tétano não fundido

9.4 Metabolismo energético do músculo esquelético

Débito de oxigênio
Fadiga de comando central

Fadiga muscular
Fosfato de creatina

9.5 Tipos de fibras musculares esqueléticas

Fibras glicolíticas
Fibras glicolíticas rápidas
Fibras musculares brancas
Fibras musculares vermelhas

Fibras oxidativas
Fibras oxidativas lentas
Fibras oxidativo-glicolíticas rápidas
Mioglobina

9.6 Contração do músculo como um todo

Antagonistas
Atrofia por denervação
Atrofia por desuso
Extensão

Flexão
Miostatina
Recrutamento

9.7 Afecções musculoesqueléticas

Cãibras musculares
Costâmeros
Distrofia muscular
Distrofia muscular de Duchenne
Distrofina
Hipocalcemia

Miastenia gravis
Piridostigmina
Plasmaférese
Poliomielite
Tetania hipocalcêmica
Timectomia

9.8 Estrutura do músculo liso

Corpos densos

Músculo liso

9.9 Contração do músculo liso e seu controle

Estado bloqueado
Fosfatase da cadeia leve de miosina
Músculos lisos multiunitários
Músculos lisos unitários
Ondas lentas

Potencial marca-passo
Quinase da cadeia leve de miosina
Tônus do músculo liso
Varicosidades

9.10 Músculo cardíaco

Canais de Ca^{2+} do tipo L
Discos intercalares

Músculo cardíaco

Estudo de caso clínico

Dantroleno
Hipertermia maligna
Lidocaína

Rabdomiólise
Sevoflurano

QUESTÕES DE AVALIAÇÃO | *Relembre e compreenda*

Essas questões testam sua capacidade de recordar detalhes importantes abordados neste capítulo. Elas também ajudam a prepará-lo para o tipo de perguntas encontradas em exames padronizados.

1. Qual é a afirmativa *falsa* sobre a estrutura do músculo esquelético?
   a. Uma miofibrila é composta de múltiplas fibras musculares.
   b. Os músculos esqueléticos são, em sua maioria, inseridos nos ossos por meio de tendões de tecido conjuntivo.
   c. Cada extremidade de um filamento espesso é circundada por seis filamentos finos.
   d. Uma ponte cruzada é uma parte da molécula de miosina.
   e. Os filamentos finos contêm actina, tropomiosina e troponina.

Capítulo 9 Músculo 329

2. Qual é a opção *correta* sobre um sarcômero do músculo esquelético?
   a. São encontradas linhas M no centro da banda I.
   b. A banda I é o espaço entre uma linha Z e a seguinte.
   c. A zona H é a região onde ocorre sobreposição dos filamentos espessos e finos.
   d. As linhas Z são encontradas no centro da banda A.
   e. A largura da banda A é igual ao comprimento de um filamento espesso.

3. Quando uma fibra muscular esquelética sofre contração isotônica concêntrica,
   a. As linhas M permanecem afastadas na mesma distância.
   b. As linhas Z aproximam-se das extremidades das bandas A.
   c. As bandas A tornam-se mais curtas.
   d. As bandas I tornam-se mais largas.
   e. As linhas M movem-se mais próximo da extremidade da banda A.

4. Durante o acoplamento excitação-contração em uma fibra muscular esquelética,
   a. A Ca^{2+} ATPase bombeia Ca^{2+} para dentro do túbulo T.
   b. Os potenciais de ação propagam-se ao longo da membrana do retículo sarcoplasmático.
   c. O Ca^{2+} inunda o citosol por meio dos receptores de di-hidropiridina (DHP).
   d. Os receptores de DHP desencadeiam a abertura de canais de Ca^{2+} receptores de rianodina nas cisternas terminais.
   e. A acetilcolina abre o canal receptor de DHP.

5. Por que o período de latência é mais longo durante um abalo contrátil isotônico de uma fibra muscular esquelética do que durante um abalo contrátil isométrico?
   a. O acoplamento excitação-contração é mais lento durante um abalo contrátil isotônico.
   b. Os potenciais de ação propagam-se mais lentamente quando a fibra está se encurtando, de modo que é necessário um período adicional para ativar toda a fibra.
   c. Além do tempo necessário para o acoplamento excitação-contração, é necessário um tempo adicional para a fixação de um número suficiente de pontes cruzadas de modo que a tensão na fibra muscular seja maior do que a carga.
   d. A fadiga se estabelece muito mais rapidamente durante as contrações isotônicas e, quando o músculo está fatigado, as pontes cruzadas movem-se muito mais lentamente.
   e. O período de latência é mais longo porque os abalos contráteis isotônicos só ocorrem nas fibras musculares lentas (tipo I).

6. O que impede a queda da concentração de ATP na fibra muscular durante os primeiros segundos de uma contração intensa?
   a. Como as pontes cruzadas estão pré-energizadas, não há necessidade de ATP até que vários ciclos das pontes cruzadas tenham sido completados.
   b. O ADP é rapidamente convertido de volta em ATP pelo fosfato de creatina.
   c. A glicose é metabolizada na glicólise, produzindo grandes quantidades de ATP.

   d. As mitocôndrias começam imediatamente a fosforilação oxidativa.
   e. Os ácidos graxos são rapidamente convertidos em ATP pela glicólise oxidativa.

7. O que caracteriza corretamente um tipo de fibra muscular esquelética "oxidativo-glicolítica rápida"?
   a. Poucas mitocôndrias e um alto conteúdo de glicogênio.
   b. Uma baixa taxa de miosina-ATPase e poucos capilares circundantes.
   c. Baixa atividade das enzimas glicolíticas e velocidade de contração intermediária.
   d. Alto conteúdo de mioglobina e atividade intermediária das enzimas glicolíticas.
   e. Pequeno diâmetro das fibras e início rápido da fadiga.

8. O que é verdade em relação à estrutura do músculo liso?
   a. O filamento fino inclui a proteína reguladora troponina.
   b. Os filamentos espessos e finos estão organizados em sarcômeros.
   c. Os filamentos finos estão ancorados aos corpos densos, em lugar das linhas Z.
   d. As células contam com múltiplos núcleos.
   e. Os músculos lisos unitários não têm junções comunicantes que conectam as células individuais.

9. A função da quinase da cadeia leve da miosina no músculo liso consiste em:
   a. Ligar-se aos íons cálcio para iniciar o acoplamento excitação-contração.
   b. Fosforilar as pontes cruzadas, impulsionando, assim, a sua ligação ao filamento fino.
   c. Clivar o ATP para fornecer a energia para a movimento de força do ciclo das pontes cruzadas.
   d. Desfosforilar as cadeias leves de miosina da ponte cruzada, relaxando, assim, o músculo.
   e. Bombear o Ca^{2+} do citosol de volta ao retículo sarcoplasmático.

10. O músculo liso unitário difere do músculo liso multiunitário porque:
    a. A velocidade de contração do músculo unitário é lenta, enquanto a do músculo multiunitário é rápida.
    b. O músculo unitário conta com túbulos T, o que não ocorre com o músculo multiunitário.
    c. Os músculos unitários não são inervados por nervos autônomos.
    d. O músculo unitário se contrai quando estirado, o que não ocorre com o músculo multiunitário.
    e. O músculo unitário não produz potenciais de ação de modo espontâneo, o que ocorre com o músculo multiunitário.

11. Qual das seguintes afirmativas descreve uma semelhança entre as células musculares cardíacas e lisas?
    a. Um potencial de ação sempre precede a contração.
    b. A maior parte do Ca^{2+} que ativa a contração provém do líquido extracelular.
    c. Os potenciais de ação são gerados por ondas lentas.
    d. Existe um sistema extenso dos túbulos T.
    e. A liberação de Ca^{2+} e a força da contração são graduadas.

As respostas estão no Apêndice A.

QUESTÕES DE AVALIAÇÃO | *Aplique, analise e avalie*

Essas questões, elaboradas para serem desafiadoras, exigem que você integre os conceitos abordados neste capítulo para que seja capaz de tirar suas próprias conclusões. Inicialmente, tente responder às perguntas sem utilizar as dicas fornecidas; então, caso tenha alguma dificuldade, consulte as figuras ou seções sugeridas nas dicas.

1. Qual das seguintes opções corresponde ao estado da miosina (M) em condições de repouso e na rigidez cadavérica?
   (a) $M \cdot ATP$ (b) $M \cdot ADP \cdot P_i$
   (c) $A \cdot M \cdot ADP \cdot P_i$ (d) $A \cdot M$
   Dica: consulte a Figura 9.14 para orientação.

2. Quando uma pequena carga é aplicada a um músculo esquelético que, em seguida, é estimulado tetanicamente, o músculo levanta a carga em contração isotônica por uma determinada distância, porém logo para de se encurtar e entra em um estado de contração isométrica. Com uma carga mais pesada, a distância encurtada antes de entrar em uma contração isométrica é mais curta. Explique esses limites de encurtamento em termos da relação comprimento-tensão do músculo.
   Dica: consulte a Figura 9.20.

3. Que condições produzirão a tensão máxima em uma fibra muscular esquelética? *Dica:* consulte as Figuras 9.19 e 9.20.

4. Um músculo esquelético frequentemente pode manter um nível moderado de tensão ativa por longos períodos, embora muitas de suas fibras se tornem fatigadas. Explique. *Dica:* considere como novas unidades motoras são recrutadas.

5. Se o fluxo sanguíneo para um músculo esquelético fosse acentuadamente reduzido, que tipos de unidades motoras sofreriam mais rapidamente uma redução acentuada em sua capacidade de produzir ATP para a contração muscular? Por quê? *Dica:* considere os três tipos de fibras musculares esqueléticas descritas na Figura 9.23.

6. Em consequência de um acidente automobilístico, 50% das fibras musculares do músculo bíceps de um paciente foram destruídos. Dez meses depois, o músculo bíceps era capaz de gerar 80% de sua força original. Descreva as alterações que ocorreram no músculo lesionado que possibilitaram a sua recuperação. *Dica:* consulte a Seção 9.6, "Adaptação dos músculos ao exercício".

7. No laboratório, se um músculo esquelético isolado for colocado em uma solução que não contenha íons cálcio, o músculo se contrairá quando for estimulado (a) diretamente pela despolarização de sua membrana ou (b) pela estimulação do nervo que vai ao músculo? O que aconteceria se fosse um músculo liso? *Dica:* lembre-se do papel desempenhado pelo Ca^{2+} na liberação de neurotransmissores.

8. Alguns tumores endócrinos secretam um hormônio que leva ao aumento das concentrações de Ca^{2+} no líquido extracelular. Como isso afeta o músculo cardíaco? *Dica:* considere os canais de Ca^{2+} e a relação entre Ca^{2+} e despolarização nas células musculares cardíacas.

9. Se um único abalo contrátil de uma fibra muscular esquelética durar 40 ms, que frequência de estimulação do potencial de ação (em potenciais de ação por segundo) precisa ser excedida para produzir um tétano não fundido? *Dica:* considere quantos ciclos de contração por segundo ocorreriam nessa fibra.

10. Você conecta uma célula muscular esquelética a um transdutor de força e mede a tensão isométrica total durante a estimulação em uma série de diferentes comprimentos de células, desde as curtas até as muito longas. Desenhe um gráfico mostrando como a tensão total varia com o comprimento da célula. *Dica:* você pode utilizar o formato da Figura 9.20.

As respostas estão no Apêndice A.

QUESTÕES DE AVALIAÇÃO | *Avaliação dos princípios gerais*

Essas questões reforçam o tema fundamental introduzido no Capítulo 1, segundo o qual os princípios gerais de fisiologia podem ser aplicados a todos os níveis de organização e a todos os sistemas orgânicos.

1. Algumas células musculares cardíacas são especializadas para atuar como células marca-passo que geram potenciais de ação a intervalos regulares. A estimulação por neurotransmissores simpáticos aumenta a frequência dos potenciais de ação gerados, enquanto a estimulação parassimpática reduz a frequência. Qual dos princípios gerais da fisiologia, descritos no Capítulo 1, é mais bem demonstrado por essas ações?

2. Um dos princípios gerais da fisiologia estabelece que *os processos fisiológicos são determinados pelas leis da química e da física*. A lei

química de ação das massas nos conta que a velocidade de uma reação química diminuirá quando houver aumento na concentração dos produtos da reação. Como esse princípio pode ser aplicado como um fator contribuinte para a fadiga muscular?

3. Explique como o processo de acoplamento excitação-contração do músculo esquelético demonstra o princípio geral da fisiologia segundo o qual *ocorre a troca controlada de materiais entre os compartimentos e por meio das membranas celulares*.

As respostas estão no Apêndice A.

CAPÍTULO

10

Controle do Movimento do Corpo

10.1 Hierarquia do controle motor

10.2 Controle local dos neurônios motores

10.3 Centros motores do encéfalo e as vias descendentes que eles controlam

10.4 Tônus muscular

10.5 Manutenção da postura ereta e equilíbrio

10.6 Deambulação

Estudo de caso clínico do Capítulo 10

Os capítulos anteriores descreveram a estrutura e as funções complexas do sistema nervoso (ver Capítulos 6 a 8) e dos músculos esqueléticos (ver Capítulo 9). Neste capítulo, você aprenderá como esses sistemas interagem uns com os outros na iniciação e no controle dos movimentos do corpo. Considere os eventos associados a alcançar e segurar um objeto. O tronco é inclinado em direção ao objeto, o punho, o cotovelo e o ombro são estendidos (retificados) e estabilizados para suportar o peso do braço e da mão, bem como o objeto. Os dedos da mão são estendidos para alcançar o objeto e, em seguida, flexionados para segurá-lo. O grau de extensão dependerá do tamanho do objeto, e a força de flexão dependerá do seu peso e consistência (p. ex., você seguraria um ovo com menos força do que uma pedra). Durante todos esses eventos, o corpo mantém a postura vertical e o equilíbrio, apesar de sua mudança contínua de posição.

Conforme descrito no Capítulo 9, os blocos de construção para esses movimentos – como para todos os movimentos – são unidades motoras, cada uma compreendendo um neurônio motor juntamente com todas as fibras musculares esqueléticas inervadas por esse neurônio. Os neurônios motores são a via final comum para fora do sistema nervoso central porque todas as influências neurais no músculo esquelético convergem para os neurônios motores e podem afetar apenas o músculo esquelético por meio deles. Todos os neurônios motores que suprem determinado músculo constituem o bloco de neurônios motores para o músculo em questão. Os corpos celulares do bloco para um determinado músculo estão próximos uns dos outros, seja no corno ventral da medula espinal ou no tronco encefálico.

Dentro do tronco encefálico ou da medula espinal, os terminais axonais de muitos neurônios fazem sinapse em um neurônio motor para controlar sua atividade. A precisão e a velocidade de ações normalmente coordenadas são produzidas por um equilíbrio entre impulsos excitatórios e inibitórios aos neurônios motores. Por exemplo, se o impulso sináptico inibitório para um determinado neurônio motor for removido, o impulso excitatório para esse neurônio não sofrerá oposição, e o disparo do neurônio motor aumentará, resultando em contração aumentada. É importante perceber que os movimentos – até mesmo movimentos simples, como a flexão de um dedo da mão – raramente são realizados apenas por um único músculo. Os movimentos do corpo são alcançados pela ativação, em uma sequência precisa, de muitas unidades motoras em vários músculos.

Este capítulo trata dos impulsos neurais inter-relacionados que convergem sobre os neurônios motores para controlar sua atividade, e apresenta vários dos princípios gerais de fisiologia descritos no Capítulo 1. No decorrer deste capítulo, a sinalização ao longo de neurônios individuais e dentro de redes neurais complexas demonstra o princípio geral da fisiologia de que o fluxo de informação entre células, tecidos e órgãos é uma característica essencial da homeostase e permite a integração de processos fisiológicos. Os aportes para os neurônios motores podem ser excitatórios ou inibitórios, um bom exemplo do princípio geral da fisiologia de que a maioria das funções fisiológicas são controladas por vários sistemas regulatórios, muitas vezes trabalhando em oposição. Por fim, o desafio de manter a postura e o equilíbrio contra a gravidade está relacionado ao princípio geral da fisiologia de que os processos fisiológicos são ditados pelas leis da química e da física. Primeiro, apresentamos um modelo geral de como o sistema motor funciona e, em seguida, descrevemos cada componente do modelo em detalhes. Tenha em mente que muitas das contrações que os músculos esqueléticos executam – particularmente os músculos envolvidos no suporte postural – são isométricos (ver Capítulo 9). Essas contrações isométricas servem para estabilizar as partes do corpo em vez de movê-las, mas são incluídas na discussão porque são essenciais no controle geral dos movimentos corporais. ■

10.1 Hierarquia do controle motor

Pode-se considerar que os neurônios envolvidos no controle dos músculos esqueléticos são organizados de maneira hierárquica, em que cada nível da hierarquia tem uma determinada tarefa no controle motor (**Figura 10.1**). Para iniciar um movimento conscientemente planejado, uma intenção geral, como "pegar um casaco" ou "assinar um documento" ou "atender o telefone" é gerada no mais alto nível da hierarquia do controle motor.

Esses centros superiores incluem muitas regiões do cérebro (descritas em detalhes posteriormente), incluindo áreas corticais e subcorticais envolvidas na memória, emoções e motivação.

As informações são transmitidas desses neurônios de "comando" nos centros superiores para partes do cérebro que compõem o segundo nível, ou nível intermediário, da hierarquia do controle motor. As estruturas de nível intermediário especificam as posturas e os movimentos individuais necessários para realizar a ação planejada. Em nosso exemplo de pegar um casaco, as estruturas do nível hierárquico intermediário coordenam os comandos que inclinam o corpo e estendem o braço e a mão em direção ao casaco e deslocam o peso do corpo para manter o equilíbrio. As estruturas hierárquicas de nível intermediário estão localizadas nas regiões sensoriais e motoras do córtex cerebral, bem como no cerebelo, núcleos subcorticais e tronco encefálico (ver Figura 10.1 e **Figura 10.2**). Essas estruturas dispõem de interconexões extensas, como indicam as setas da Figura 10.1.

À medida que os neurônios no nível intermediário da hierarquia recebem informações dos neurônios de comando, eles recebem, simultaneamente, informações aferentes de receptores nos músculos, tendões, articulações e pele, bem como do aparelho vestibular e olhos. Utilizando esse impulso aferente, os neurônios de nível intermediário constroem um modelo interno do padrão de atividade neural que será necessário para realizar um movimento; esse padrão, às vezes, é referido como um **programa motor**. O modelo integra informações sobre a posição inicial das partes do corpo, a natureza do espaço pelo qual elas se moverão e os elementos ambientais com os quais elas interagirão (como um cabide no qual um casaco pode estar pendurado). A importância das vias sensoriais no planejamento dos movimentos é demonstrada pelo fato de que, quando essas vias estão comprometidas, o indivíduo apresenta não apenas déficits sensoriais, mas também movimentos voluntários lentos e descoordenados.

A informação determinada pelo programa motor é transmitida por meio de **vias descendentes** para o terceiro nível local de hierarquia do controle motor. Nesse local, os axônios dos neurônios motores que se projetam para os músculos saem do tronco encefálico ou da medula espinal. O nível local da hierarquia inclui neurônios aferentes, neurônios motores e interneurônios. Os neurônios do nível local determinam

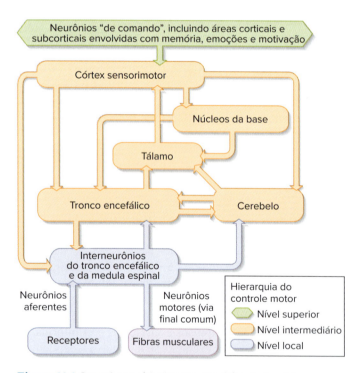

Figura 10.1 Organização hierárquica simplificada dos sistemas neurais que controlam o movimento corporal. Os neurônios motores controlam todos os músculos esqueléticos do corpo. O córtex sensorimotor inclui as partes do córtex cerebral que atuam em conjunto para controlar a atividade do músculo esquelético. O nível intermediário da hierarquia também recebe impulsos do aparelho vestibular e dos olhos (não mostrados na figura).

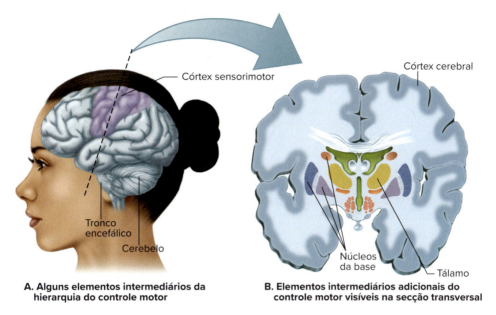

Figura 10.2 A. Vista lateral do encéfalo mostrando três dos cinco componentes do nível intermediário da hierarquia do controle motor. (A Figura 10.9 mostra detalhes do córtex sensorimotor.) **B.** Secção transversal do cérebro mostrando o córtex cerebral, tálamo e núcleos da base.

exatamente quais neurônios motores serão ativados para alcançar a ação desejada e quando isso acontecerá. Observe na Figura 10.1 que as vias descendentes para o nível local surgem apenas no córtex sensorimotor e no tronco encefálico. O termo **córtex sensorimotor** é utilizado para descrever as regiões generalizadas dos lobos frontais e parietais que atuam em conjunto para controlar o movimento muscular. Outras áreas do encéfalo, notavelmente os núcleos da base (também conhecidos como gânglios da base), tálamo e cerebelo, exercem seus efeitos no nível local apenas indiretamente por meio das vias descendentes do córtex cerebral e do tronco encefálico.

Os programas motores são continuamente ajustados durante o decurso da maioria dos movimentos. Quando o programa motor inicial começa e a ação passa a ser executada, regiões do encéfalo no nível intermediário da hierarquia continuam recebendo uma corrente constante de informações aferentes atualizadas sobre os movimentos que estão ocorrendo. Informações aferentes sobre a posição do corpo e suas partes no espaço são chamadas **propriocepção**. Digamos, por exemplo, que o casaco que você está pegando está molhado e mais pesado do que você esperava, de modo que a força inicialmente determinada da contração muscular não seja suficiente para levantá-lo. Quaisquer discrepâncias entre os movimentos pretendidos e aqueles reais são detectadas, as correções do programa são determinadas e retransmitidas para o nível local da hierarquia e dos neurônios motores. Circuitos de reflexos atuando inteiramente no nível local também são importantes no refinamento de movimentos contínuos. Desse modo, alguns impulsos proprioceptivos são processados e influenciam os movimentos em andamento sem jamais atingir o nível de percepção consciente.

Se um movimento complexo é repetido com frequência, a aprendizagem ocorre e o movimento torna-se uma habilidade. Nesse caso, a informação inicial proveniente do nível hierárquico intermediário torna-se mais exata, e é preciso fazer menos correções.

Movimentos realizados em alta velocidade sem preocupação com o controle fino são executados exclusivamente de acordo com o programa motor inicial.

A **Tabela 10.1** resume as estruturas e funções da hierarquia do controle motor.

TABELA 10.1	Hierarquia conceitual do controle motor para movimentos voluntários.
I. Centros superiores	
	A. Função: forma planos complexos de acordo com a intenção do indivíduo e se comunica com o nível médio por meio de neurônios de comando
	B. Estruturas: áreas envolvidas com memória, emoções e motivação, e córtex sensorimotor. Todas essas estruturas recebem e correlacionam aportes de muitas outras estruturas do encéfalo
II. Nível intermediário	
	A. Função: converte planos recebidos dos centros superiores em uma série de programas motores menores que determinam o padrão de ativação neural necessário para realizar o movimento. Estes programas são divididos em subprogramas que determinam os movimentos das articulações individuais. Os programas e subprogramas são transmitidos por meio de vias descendentes para o nível de controle local
	B. Estruturas: córtex sensorimotor, cerebelo, partes dos núcleos da base, alguns núcleos do tronco encefálico e o tálamo
III. Nível local	
	A. Função: especifica a tensão de músculos particulares e o ângulo de articulações específicas em momentos específicos necessários para realizar os programas e subprogramas transmitidos a partir dos níveis de controle intermediário
	B. Estruturas: interneurônios do tronco encefálico ou da medula espinal, neurônios aferentes, neurônios motores

Ações voluntárias e involuntárias

Tendo em vista essa base neuroanatômica altamente interconectada e complicada para o sistema motor, é difícil utilizar a expressão **movimento voluntário** com qualquer precisão real. Entretanto, essa expressão será utilizada com relação às ações que apresentam as seguintes características: (1) O movimento é acompanhado por uma percepção consciente do que estamos fazendo e por que estamos fazendo e (2) nossa atenção é direcionada para a ação ou seu propósito.

Por outro lado, o termo *involuntário* descreve ações que não têm essas características. Os termos *inconsciente, automático* e *reflexo* muitas vezes servem como sinônimos para involuntário, embora, no sistema motor, o termo *reflexo* tenha um significado mais preciso.

Apesar de nossas tentativas de distinguir entre ações voluntárias e involuntárias, quase todo o comportamento motor envolve ambos os componentes, e não é fácil fazer uma distinção entre os dois. Por exemplo, alguns atos altamente conscientes com natureza repetitiva, como caminhar, são iniciados por circuitos geradores de padrões pré-programados no encéfalo e na medula espinal. O padrão alternante de contração dos músculos ativados por esses circuitos é então subconscientemente variado em resposta a situações únicas, como pode ocorrer quando você encontra obstáculos ou um terreno irregular durante a caminhada.

A maior parte do comportamento motor, portanto, não é puramente voluntária nem puramente involuntária, mas tem elementos de ambos. Além disso, as ações mudam ao longo desse *continuum* de acordo com a frequência com que são realizadas. Quando uma pessoa aprende a dirigir um carro com uma transmissão manual, por exemplo, a mudança de marcha requer muita atenção consciente. Com a prática, essas mesmas ações tornam-se automáticas. Por outro lado, comportamentos reflexos que geralmente são involuntários podem, com esforço especial, ser algumas vezes voluntariamente modificados ou até mesmo evitados.

Agora analisaremos cada um dos componentes do sistema de controle motor. Começaremos com os mecanismos de controle local porque sua atividade serve como uma base sobre a qual as vias descendentes exercem sua influência. Durante todas essas descrições, é preciso ter em mente que os neurônios motores sempre formam a via comum final para os músculos.

Estude e revise 10.1

- Conjunto de neurônios motores: todos os neurônios motores que suprem um determinado músculo
- Os sistemas neurais que controlam os movimentos corporais podem ser conceituados como dispostos em uma **hierarquia do controle motor**
  - **Nível superior:** determina a intenção geral de uma ação
  - **Nível intermediário:** estabelece um **programa motor** e especifica as posturas e movimentos necessários para realizar a ação pretendida, levando em consideração informações sensoriais que indicam a posição do corpo

---

Estude e revise 10.1 — *continuação*

- **Nível local:** inclui neurônios aferentes, neurônios motores e interneurônios; recebe informações sobre o programa motor das **vias descendentes** e ajusta a atividade da unidade motora para se adaptar a obstáculos inesperados e estímulos dolorosos; em última análise, determina quais neurônios motores serão ativados
- À medida que o movimento avança, as informações sobre o que os músculos estão fazendo retornam aos centros de controle motor, que fazem correções no programa
- Quase todas as ações têm componentes voluntários e involuntários.

Questão de revisão: Descreva o controle motor em termos da hierarquia conceitual do controle motor. Use os seguintes termos: níveis superior, intermediário e local; programa motor; vias descendentes; e neurônios motores. (A resposta está disponível no Apêndice A.)

10.2 Controle local dos neurônios motores

Os sistemas de controle local são os pontos de retransmissão para instruções aos neurônios motores que partem de centros superiores na hierarquia do controle motor. Além disso, os sistemas de controle local são muito importantes para ajustar a atividade da unidade motora a obstáculos inesperados ao movimento e a estímulos dolorosos no ambiente circundante.

Para realizar esses ajustes, os sistemas de controle local utilizam informações transportadas por fibras aferentes de receptores sensoriais nos músculos, tendões, articulações e pele das partes do corpo a serem movimentadas. Como observado, as fibras aferentes também transmitem informações para níveis superiores da hierarquia.

Interneurônios

A maior parte dos impulsos sinápticos para os neurônios motores que partem das vias descendentes e neurônios aferentes não vai diretamente para os neurônios motores, mas sim para interneurônios que fazem sinapse com eles. Os interneurônios compreendem cerca de 90% dos neurônios da medula espinal e são de vários tipos. Alguns estão perto do neurônio motor com o qual fazem sinapse, portanto, são denominados interneurônios locais. Outros têm processos que se estendem para cima ou para baixo a curtas distâncias na medula espinal e no tronco encefálico, ou mesmo por grande parte da extensão do sistema nervoso central. Os interneurônios com processos mais longos são importantes para integrar movimentos complexos, como dar um passo para a frente com o seu pé esquerdo enquanto arremessa uma bola de beisebol com o seu braço direito.

Os interneurônios são elementos importantes do nível local da hierarquia do controle motor, integrando impulsos não apenas de centros superiores e receptores periféricos, mas também de outros interneurônios (**Figura 10.3**). Eles são cruciais para determinar quais músculos são ativados e quando.

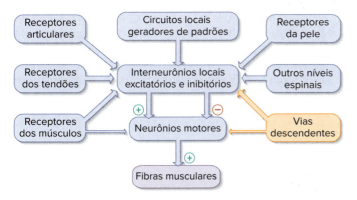

Figura 10.3 Impulsos convergentes para interneurônios locais que controlam a atividade do neurônio motor. O sinal de mais indica sinapses excitatórias e o sinal de menos indica uma sinapse inibitória. Além daqueles mostrados, os neurônios podem fazer sinapse diretamente em neurônios motores.

> **APLICAÇÃO DO CONCEITO**
>
> ■ Muitos interneurônios da medula espinal liberam o neurotransmissor glicina, que abre canais de íons cloreto nas membranas celulares pós-sinápticas. Tendo em vista que uma substância química de origem vegetal, a estricnina, bloqueia receptores de glicina, preveja os sintomas do envenenamento por estricnina.
>
> *A resposta está disponível no Apêndice A.*

Isso é especialmente importante na coordenação de atividades repetitivas e rítmicas, como caminhar ou correr, para as quais os interneurônios da medula espinal codificam circuitos geradores de padrões responsáveis por ativar e inibir os movimentos dos membros em uma sequência alternada. Além disso, os interneurônios podem atuar como "interruptores" que permitem que um movimento seja "ligado" ou "desligado" sob o comando dos centros motores superiores. Por exemplo, se você pegar um prato quente, um arco reflexo local será iniciado por receptores de dor na pele de suas mãos, fazendo com que, normalmente, você deixe cair o prato. Entretanto, se esse prato contém o seu jantar, os comandos descendentes podem inibir a atividade local, e você poderá segurar o prato até que possa depositá-lo de modo seguro. A integração de vários aportes por interneurônios locais fornece um excelente exemplo do princípio geral de fisiologia segundo o qual as funções fisiológicas são controladas, em sua maioria, por múltiplos sistemas reguladores, que frequentemente atuam em oposição.

Aporte aferente local

Como observado anteriormente, as fibras aferentes às vezes impingem sobre os interneurônios locais (em um caso que será discutido brevemente, elas fazem sinapse diretamente nos neurônios motores). As fibras aferentes carregam informações de receptores sensoriais localizados em três locais:

- Músculos esqueléticos controlados pelos neurônios motores
- Outros músculos, como aqueles com ações antagônicas
- Tendões, articulações e pele das partes do corpo afetadas pela ação do músculo.

Esses receptores monitoram o comprimento e a tensão dos músculos, o movimento das articulações e o efeito dos movimentos na pele sobrejacente. Em outras palavras, os próprios movimentos dão origem a impulsos aferentes que, por sua vez, influenciam o modo como o movimento é executado. Como veremos a seguir, seus impulsos, algumas vezes, proporcionam um controle sobre os músculos por retroalimentação negativa e também contribuem para a percepção consciente da posição dos membros e do corpo.

Sistemas de monitoramento do comprimento

Os receptores de estiramento incorporados nos músculos monitoram o comprimento muscular e a taxa de mudança no comprimento muscular. Esses receptores consistem em terminações periféricas de fibras nervosas aferentes envolvidas em torno de fibras musculares modificadas, várias das quais estão envolvidas em uma cápsula de tecido conjuntivo. O aparelho inteiro é coletivamente chamado de **fuso muscular** (**Figura 10.4**). As fibras musculares modificadas dentro do fuso são conhecidas como **fibras intrafusais**. As fibras musculares esqueléticas que formam a maior parte do músculo e geram sua força e movimento (que foram o foco do Capítulo 9) são as **fibras extrafusais**.

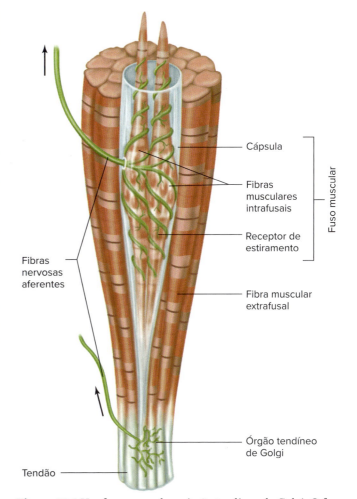

Figura 10.4 Um fuso muscular e órgão tendíneo de Golgi. O fuso muscular é exagerado em tamanho, comparado às fibras musculares extrafusais. O órgão tendíneo de Golgi será discutido mais adiante neste capítulo.

Dentro de um determinado fuso existem dois tipos de receptores de estiramento. Um deles, a fibra da cadeia nuclear, responde melhor ao grau de estiramento do músculo, ao passo que o outro, a fibra do saco nuclear, responde tanto à magnitude de um estiramento quanto à velocidade com que ele ocorre. Embora os dois tipos de receptores de estiramento sejam entidades separadas, vamos nos referir a eles coletivamente como os **receptores de estiramento do fuso muscular**.

Os fusos musculares estão fixados por tecido conjuntivo paralelamente às fibras extrafusais. Por conseguinte, uma força externa que produza estiramento do músculo também tracionará as fibras intrafusais, alongando-as e ativando suas terminações receptoras (**Figura 10.5A**). Quanto maior e mais rápido o estiramento do músculo, maior a taxa de disparo do receptor.

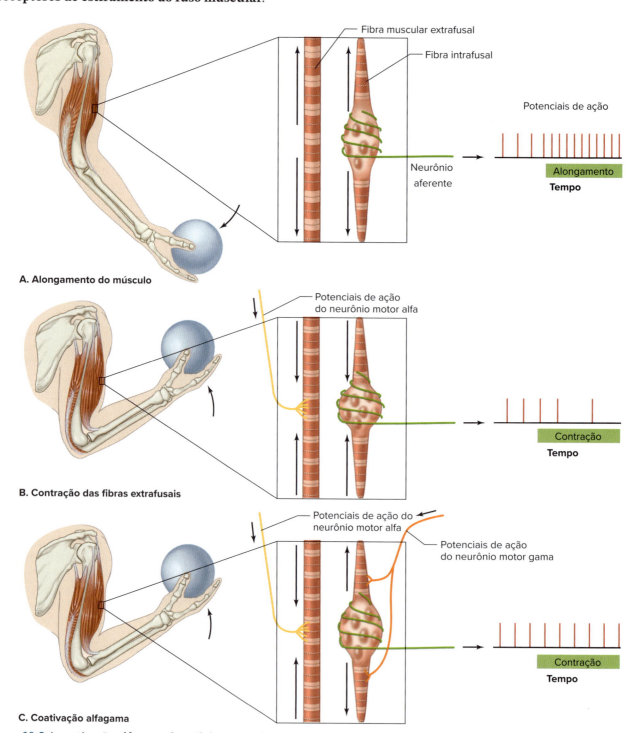

Figura 10.5 A coativação alfagama das células musculares mantém a sensibilidade do fuso muscular ao comprimento do músculo. **A.** O estiramento passivo do músculo por uma carga externa ativa os receptores de estiramento do fuso e causa um aumento da taxa de potenciais de ação no nervo aferente. **B.** A contração das fibras extrafusais remove a tensão nos receptores de estiramento e diminui a taxa de disparo dos potenciais de ação. **C.** A ativação simultânea dos neurônios motores alfa e gama resulta em estiramento mantido da região central das fibras intrafusais, e informações aferentes sobre o comprimento muscular continuam a atingir o sistema nervoso central.

As fibras extrafusais de um músculo são ativadas por neurônios motores de grande diâmetro chamados **neurônios motores alfa**. Se os potenciais de ação, ao longo dos neurônios motores alfa, causarem contração das fibras extrafusais, o encurtamento resultante do músculo remove a tensão no fuso e diminui a taxa de disparo no receptor de estiramento (**Figura 10.5B**).

Entretanto, se os músculos fossem sempre ativados, como mostrado na Figura 10.5B, o afrouxamento dos fusos musculares reduziria as informações sensoriais disponíveis sobre o comprimento muscular durante as contenções de encurtamento rápido. Um mecanismo chamado **coativação alfagama** previne essa perda de informação. As duas extremidades das fibras musculares intrafusais são ativadas por neurônios de menor diâmetro chamados **neurônios motores gama** (**Figura 10.5C**). Os corpos celulares, dos neurônios motores alfa e gama, de um determinado músculo estão próximos entre si na medula espinal ou no tronco encefálico. Ambos os tipos são ativados por interneurônios em sua vizinhança imediata e, às vezes, diretamente pelos neurônios das vias descendentes. As extremidades contráteis das fibras intrafusais não são grandes ou fortes o suficiente para contribuir para a força ou encurtamento do músculo como um todo. No entanto, elas podem manter tensão e estiramento na região central do receptor das fibras intrafusais. A ativação apenas dos neurônios motores gama aumenta, portanto, a sensibilidade de um músculo ao estiramento. A coativação dos neurônios motores gama e alfa impede o afrouxamento da região central do fuso muscular durante uma contração com encurtamento (ver Figura 10.5C). Isso garante a contínua disponibilidade de informação sobre o comprimento do músculo, de modo a proporcionar um ajuste durante ações contínuas, planejar e programar futuros movimentos.

Reflexo de estiramento

Quando as fibras aferentes que partem do fuso muscular entram no sistema nervoso central, elas se dividem em ramos que seguem vias diferentes. Na **Figura 10.6**, a via A faz sinapses excitatórias diretamente nos neurônios motores que retornam ao músculo que foi estirado, completando, assim, um arco reflexo conhecido como **reflexo de estiramento**.

Esse reflexo é importante para manter o equilíbrio e a postura, e provavelmente é mais conhecido na forma do **reflexo patelar**, parte de um exame médico de rotina. O examinador percute o tendão patelar (ver Figura 10.6), que passa sobre o joelho e conecta os músculos extensores da coxa com a tíbia, na perna. Quando o tendão é empurrado pela percussão, os músculos da coxa aos quais ele está inserido são alongados, e todos os receptores de estiramento dentro desses músculos são ativados. Isso estimula uma rajada de potenciais de ação nas fibras nervosas aferentes que partem dos receptores de estiramento, e esses potenciais de ação ativam sinapses excitatórias nos neurônios motores que controlam esses mesmos músculos. As unidades motoras são estimuladas, os músculos da coxa sofrem contração, e ocorre extensão da perna do paciente. O desempenho correto do reflexo patelar indica ao médico que as fibras aferentes, o equilíbrio dos impulsos sinápticos

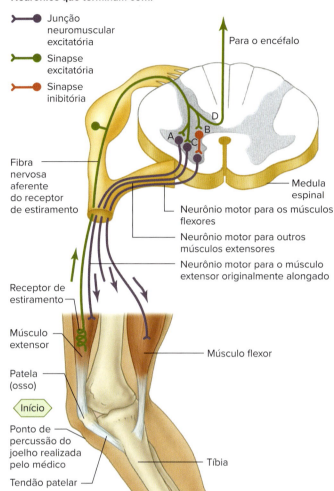

Figura 10.6 Vias neurais envolvidas no reflexo patelar. A percussão da tensão patelar provoca alongamento do músculo extensor, causando contração compensatória (vias A e C) desse músculo e de outros músculos extensores, relaxamento dos músculos flexores (via B) e informação sobre o comprimento do músculo (via D) a ser transmitida ao encéfalo. As setas indicam o sentido de propagação dos potenciais de ação.

> **APLICAÇÃO DO CONCEITO**
>
> ■ Com base nessa figura e na Figura 10.5, formule uma hipótese sobre o que poderia acontecer se você estimulasse subitamente os neurônios motores gama para músculos flexores das pernas em um indivíduo em repouso.
>
> *A resposta está disponível no Apêndice A.*

para os neurônios motores, os neurônios motores, as junções neuromusculares e os próprios músculos estão funcionando normalmente.

Como as fibras nervosas aferentes no músculo alongado fazem sinapse diretamente nos neurônios motores desses músculos, sem qualquer interneurônio, esse tipo de reflexo é denominado **reflexo monossináptico**. Os reflexos de estiramento dispõem dos únicos arcos reflexos monossinápticos conhecidos. Todos os outros arcos reflexos são **reflexos**

polissinápticos, ou seja, eles têm pelo menos um interneurônio – e, habitualmente, muitos deles – entre os neurônios aferente e eferente.

Na via B da Figura 10.6, os ramos das fibras nervosas aferentes dos receptores de estiramento terminam em interneurônios inibitórios. Quando ativados, esses interneurônios inibem os neurônios motores que controlam músculos antagonistas, cuja contração interferiria na resposta reflexa. Por exemplo, no reflexo patelar, os neurônios para os músculos que flexionam o joelho são inibidos. Esse componente do reflexo de estiramento é polissináptico. A divergência das vias neuronais para influenciar os músculos agonistas e antagonistas de um determinado movimento corporal é denominada **inervação recíproca**. Isso é característico de muitos movimentos, não apenas do reflexo de estiramento, e em algumas circunstâncias, os grupos musculares antagonistas são simultaneamente contraídos para enrijecer a articulação de um membro.

A via C da Figura 10.6 ativa neurônios motores de **músculos sinergistas** – ou seja, músculos cuja contração assiste no movimento pretendido. No exemplo do reflexo patelar, isso deve incluir outros músculos que produzem extensão da perna.

A via D da Figura 10.6 não faz parte explicitamente do reflexo de estiramento; ela demonstra que a informação sobre mudanças no comprimento do músculo ascende para os centros superiores. O axônio do neurônio aferente continua até o tronco encefálico, no qual faz sinapse com interneurônios que formam a ligação seguinte na via transmissora da informação sobre o comprimento muscular para áreas do encéfalo que tratam do controle motor. Essa informação é particularmente importante durante os movimentos controlados e lentos, como na execução de uma ação não habitual. Vias ascendentes também fornecem informações que contribuem para a percepção consciente da posição de um membro.

Sistemas de monitoramento da tensão

Qualquer conjunto de impulsos para um determinado conjunto de neurônios motores pode levar a vários graus de tensão nos músculos que eles inervam. A tensão depende do comprimento do músculo, da carga exercida sobre os músculos e do grau de fadiga muscular. Portanto, é necessária uma retroalimentação para informar os sistemas de controle motor sobre a tensão efetivamente alcançada.

Parte dessa retroalimentação é fornecida pela visão (você pode ver se está levantando ou abaixando um objeto), assim como por impulsos aferentes provenientes dos receptores da pele, dos músculos e das articulações. Um tipo de receptor adicional monitora especificamente o alongamento dos tendões musculares, o qual está relacionado à quantidade de tensão que as unidades motoras em contração estão exercendo e às forças externas que atuam no músculo.

Os receptores empregados nesse sistema de monitoramento da tensão são os **órgãos tendíneos de Golgi**, os quais são terminações de fibras nervosas aferentes envolvidas em torno de feixes de colágeno nos tendões próximos à sua junção com o músculo (ver Figura 10.4). Esses feixes de colágeno são ligeiramente abaulados no estado de repouso.

Quando o músculo é alongado ou ocorre contração das fibras musculares extrafusais nele fixadas, uma tensão é exercida sobre o tendão. Essa tensão retifica os feixes de colágeno e distorce as terminações dos receptores, ativando-as. Tipicamente, o tendão é alongado muito mais por uma contração ativa do músculo do que pelo alongamento passivo de todo o músculo (**Figura 10.7**). Quando ativados, os órgãos tendíneos de Golgi iniciam potenciais de ação que são transmitidos ao sistema nervoso central.

Ramos dos neurônios aferentes que partem dos órgãos tendíneos de Golgi ascendem ao encéfalo para fornecer percepção consciente da força muscular, e essa informação pode ser utilizada para modificar um programa motor em andamento. Os ramos também se projetam amplamente para interneurônios na medula espinal, nos quais contribuem para o controle reflexivo dos músculos. Os músculos afetados podem incluir não apenas aquele associado a um determinado órgão tendíneo, mas também músculos que movem outras articulações de um membro. A combinação de informações de tensão muscular dos órgãos tendíneos de Golgi com informações de comprimento muscular que partem dos fusos musculares permite a coordenação reflexiva da flexão, extensão e rigidez dos membros durante a caminhada e a corrida.

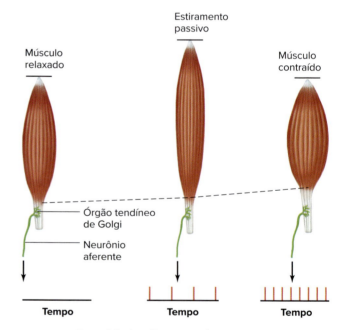

Figura 10.7 Ativação dos órgãos tendíneos de Golgi. Em comparação a quando um músculo está se contraindo, o estiramento passivo do músculo relaxado produz menos alongamento do tendão e menor número de potenciais de ação do órgão tendíneo de Golgi.

APLICAÇÃO DO CONCEITO

- Qual dessas condições resultaria na maior frequência dos potenciais de ação em neurônios aferentes de receptores de fusos musculares?

A resposta está disponível no Apêndice A.

Reflexo de retirada

Além da informação aferente proveniente dos receptores de estiramento do fuso e dos órgãos tendíneos de Golgi do músculo ativado, outro impulso é transmitido aos sistemas locais de controle motor. Por exemplo, a estimulação dolorosa da pele, como a que ocorre ao pisar sobre uma tachinha, ativa os músculos flexores e inibe os músculos extensores ipsilaterais (do mesmo lado do corpo) da perna. A ação resultante afasta o membro afetado do estímulo nocivo e, por isso, é conhecida como **reflexo de retirada** (Figura 10.8). O mesmo estímulo causa exatamente a resposta oposta na perna contralateral (no lado oposto do corpo em relação ao estímulo); os neurônios motores dos músculos extensores são ativados, enquanto os dos músculos flexores são inibidos. Esse **reflexo extensor cruzado** permite que a perna contralateral sustente o peso do corpo quando o pé lesionado é elevado do solo por flexão (ver Figura 10.8).

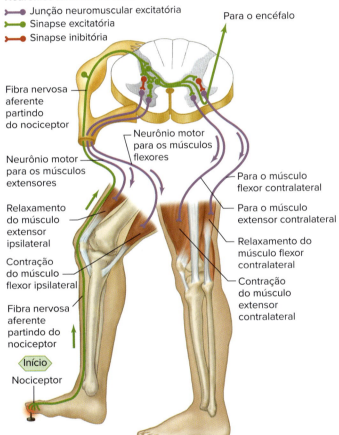

Figura 10.8 Em resposta à dor detectada pelos nociceptores (ver Capítulo 7), o neurônio motor do músculo flexor ipsilateral é estimulado (reflexo de retirada). No caso ilustrado, o membro oposto é estendido (reflexo extensor cruzado) para sustentar o peso do corpo. As setas indicam o sentido da propagação dos potenciais de ação.

APLICAÇÃO DO CONCEITO

- Enquanto engatinha pelo chão, uma criança coloca, acidentalmente, a mão direita sobre um pedaço de vidro quebrado. Como os músculos flexores do braço esquerdo responderão?

A resposta está disponível no Apêndice A.

Estude e revise 10.2

- A maioria dos impulsos diretos para os neurônios motores vem de interneurônios locais, os quais recebem impulsos de:
  - Receptores periféricos
  - Vias descendentes
  - Outros interneurônios
- **Receptores de estiramento do fuso muscular:** fibras musculares modificadas chamadas de **fibras intrafusais**, ligadas em paralelo às fibras musculares contráteis (**fibras extrafusais**)
  - Monitoram o *comprimento* do músculo e a velocidade em que ocorrem mudanças no comprimento
  - A tensão nos receptores de estiramento é mantida durante a contração muscular pela ativação de **neurônios motores gama** para as fibras musculares intrafusais do fuso
  - Os neurônios motores alfa e gama são, geralmente, coativados (**coativação alfagama**)
  - **Reflexo de estiramento** (p. ex., **reflexo patelar**): ativado por receptores de estiramento do fuso muscular; inibe os neurônios motores dos antagonistas ipsilaterais e ativa os do músculo estirado e seus **sinergistas**; isso fornece controle do comprimento do músculo por retroalimentação negativa e é importante no equilíbrio e na postura
- **Órgãos tendíneos de Golgi:** monitoram a **tensão** muscular
  - Juntamente com informações de comprimento muscular dos fusos musculares, ajudam a coordenar a posição dos membros e a rigidez durante movimentos complexos, como andar e correr
  - Fornecem informações ascendentes para percepção consciente da força muscular
- **Reflexo de retirada:** um estímulo doloroso excita os músculos flexores ipsilaterais e inibe os extensores ipsilaterais
- **Reflexo extensor cruzado:** excita os músculos extensores contralaterais e inibe os músculos flexores contralaterais durante um reflexo de retirada.

Questão de revisão: Quais são as diferenças entre um fuso muscular e um órgão tendíneo de Golgi, tanto em termos de suas estruturas quanto de suas funções? (A resposta está disponível no Apêndice A.)

10.3 Centros motores do encéfalo e as vias descendentes que eles controlam

Focaremos, agora, nossa atenção para os centros motores do encéfalo e as vias descendentes que dirigem o sistema de controle local (ver Figura 10.1).

Córtex cerebral

Uma rede de neurônios conectados nos lobos frontal e parietal do córtex cerebral tem uma função crítica no planejamento e no controle dos movimentos voluntários em curso, funcionando tanto nos níveis mais altos como intermediários da hierarquia do controle motor. Um grande número de neurônios que dão origem às vias descendentes para o controle motor provêm de duas áreas do córtex sensorimotor na parte posterior do lobo frontal: o **córtex motor primário** (algumas vezes denominado simplesmente córtex motor) e a **área pré-motora** (**Figura 10.9**).

Outras áreas do córtex sensorimotor mostradas na Figura 10.9 incluem o **córtex motor suplementar** (localizado principalmente na superfície do lobo frontal, no qual o córtex se dobra para baixo entre os dois hemisférios), o **córtex somatossensorial** e partes do **córtex associativo do lobo parietal**. Os neurônios do córtex motor que controlam grupos musculares em várias partes do corpo estão dispostos anatomicamente em um **mapa somatotrópico** (**Figura 10.10**), semelhante ao observado no córtex somatossensorial (ver Figura 7.21).

Embora essas áreas do córtex sejam distintas do ponto de vista anatômico e funcional, elas são densamente interconectadas, e cada músculo ou movimento individual está representado em múltiplos locais. Assim, os neurônios corticais que controlam o movimento formam uma rede neural, o que significa que muitos neurônios participam em cada movimento individual. Além disso, qualquer neurônio pode atuar em mais de um movimento. As redes neurais podem estar distribuídas em múltiplos locais nos córtices parietal e frontal, incluindo os locais designados nos dois parágrafos anteriores. As interações dos neurônios dentro das redes são flexíveis, de modo que os neurônios são capazes de responder diferentemente sob diferentes circunstâncias. Essa adaptabilidade intensifica a possibilidade de integração dos sinais neurais aferentes provenientes de diversas origens, e a coordenação final de muitas partes em um movimento voluntário suave. É provável que isso também seja responsável pela notável variedade de maneiras pelas quais podemos alcançar uma meta. Por exemplo, você pode pentear os cabelos com a mão direita ou com a esquerda, começar por trás ou pela frente da cabeça. Essa mesma adaptabilidade também é responsável por parte da aprendizagem que ocorre em todos os aspectos do comportamento motor.

Descrevemos as diversas áreas do córtex sensorimotor que dão origem, direta ou indiretamente, à vias descendentes para os neurônios motores. Todavia, outras áreas do encéfalo estão envolvidas na iniciação dos movimentos intencionais, como os núcleos da base, o cerebelo, e as áreas envolvidas na memória, na emoção e na motivação.

As áreas de associação do córtex cerebral também desempenham outras funções no controle motor. Assim, por exemplo, os neurônios do córtex associativo do lobo parietal são importantes no controle visual para alcançar e segurar algo. Esses neurônios contribuem para associar sinais motores relativos ao padrão de ação das mãos com os sinais provenientes do sistema visual sobre as características tridimensionais dos objetos a serem segurados. Imagine um copo de água à sua frente, sobre a sua escrivaninha – você pode alcançá-lo e pegá-lo com muito mais facilidade com os olhos acompanhando os movimentos de seu braço e de sua mão do que com os olhos fechados.

Durante a ativação das áreas corticais envolvidas no controle motor, os mecanismos subcorticais também se tornam ativos. Consideraremos, agora, essas áreas do sistema de controle motor.

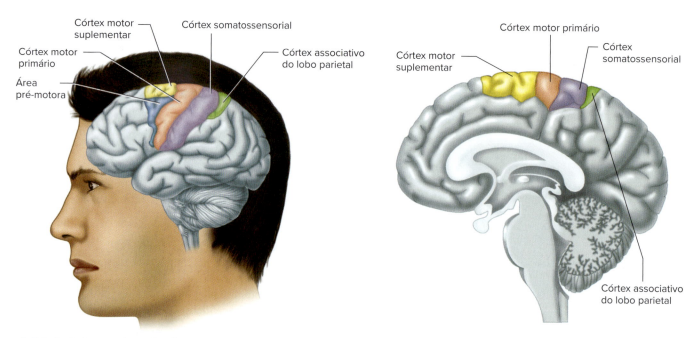

A. Principais áreas motoras do córtex

B. Alguns componentes do córtex sensorimotor

Figura 10.9 A. As principais áreas motoras do córtex cerebral. **B.** Vista mediana do lado direito do encéfalo, mostrando o córtex motor suplementar, localizado na parte do córtex cerebral que se dobra para dentro entre os dois hemisférios cerebrais. Outras áreas motoras corticais também se estendem para essa área. Os córtices pré-motor, motor suplementar, motor primário, somatossensorial e associativo do lobo parietal constituem, juntos, o córtex sensorimotor.

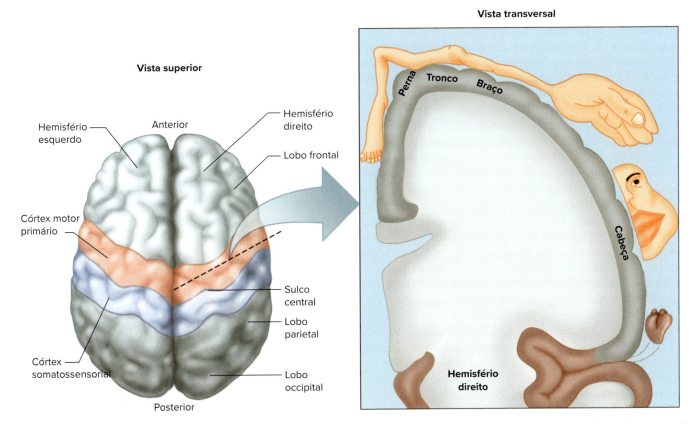

Figura 10.10 Mapa somatotópico das principais áreas do corpo no córtex motor primário. Dentro das áreas amplas, nenhuma área controla exclusivamente o movimento de uma única região do corpo, e há muita sobreposição e duplicação da representação cortical. Os tamanhos relativos das estruturas corporais são proporcionais ao número de neurônios dedicados a seu controle motor. Apenas o córtex motor direito, que controla principalmente os músculos do lado esquerdo do corpo, é mostrado.

APLICAÇÃO DO CONCEITO: princípio geral da fisiologia

■ Quais características estruturais do mapa somatotópico do córtex motor primário refletem o princípio geral da fisiologia de que a estrutura é um determinante – e coevoluiu com ela?

A resposta está disponível no Apêndice A.

Núcleos subcorticais e do tronco encefálico

Numerosas estruturas altamente interconectadas estão localizadas no tronco encefálico e dentro do cérebro, abaixo do córtex, com o qual interagem para controlar os movimentos. Sua influência é transmitida indiretamente para os neurônios motores tanto por vias que ascendem ao córtex cerebral quanto por vias que descem a partir de alguns dos núcleos do tronco encefálico.

Essas estruturas podem desempenhar um papel menor na motivação e na iniciação de movimentos, mas definitivamente são muito importantes no planejamento e monitoramento delas. Sua função consiste em estabelecer os programas que determinam a sequência específica dos movimentos necessários para a realização de uma ação desejada. Os núcleos subcorticais e do tronco encefálico também são importantes na aprendizagem dos movimentos que exigem habilidade.

Os **núcleos da base** em pares (ver Figura 10.2B) são proeminentes entre os núcleos subcorticais e consistem em um grupo estreitamente relacionado de núcleos separados.

Conforme descrito no Capítulo 6, essas estruturas são frequentemente designadas como gânglios da base, porém sua presença dentro do sistema nervoso central faz com que o termo *núcleos* seja mais correto do ponto de vista anatômico. Eles formam uma ligação em alguns dos circuitos paralelos em alça por meio dos quais a atividade no sistema motor é transmitida de uma região específica do córtex sensorimotor para os núcleos da base, daí para o hipotálamo e, em seguida, de volta à área cortical, na qual começou o circuito (ver Figura 10.1). Alguns desses circuitos facilitam os movimentos, enquanto outros os suprimem. Isso explica por que o dano cerebral aos núcleos subcorticais após um acidente vascular encefálico ou traumatismo pode resultar em hipercontração dos músculos ou paralisia flácida – dependendo dos circuitos específicos lesionados. A importância dos núcleos da base é particularmente evidente em determinadas doenças, conforme discutiremos a seguir.

Doença de Parkinson

Na **doença de Parkinson**, os impulsos para os núcleos da base estão diminuídos, a interação dos circuitos facilitadores e inibidores está desequilibrada e a ativação do córtex motor (por meio do ramo dos núcleos da base-tálamo do circuito já mencionado) está reduzida. Clinicamente, a doença de Parkinson caracteriza-se por uma redução na quantidade de movimento (**acinesia**), por movimentos lentos (**bradicinesia**), por rigidez muscular e tremor em repouso. Outras anormalidades motoras e não motoras podem estar também presentes. Por exemplo, um conjunto comum de sintomas inclui alteração na expressão facial, resultando em uma aparência sem emoção, semelhante a uma máscara, marcha arrastada com perda do balanço dos braços, postura encurvada e instável. Alguns pacientes também desenvolvem demência leve a moderada à medida que a doença progride.

Embora os sintomas da doença de Parkinson possam refletir um funcionamento inadequado dos núcleos da base, uma grande parte do defeito inicial surge nos neurônios da **substância negra**, um núcleo do tronco encefálico que deve o seu nome ao pigmento escuro existente em suas células. Esses neurônios, normalmente, se projetam para os núcleos da base, nos quais liberam dopamina a partir de suas terminações axônicas; a dopamina geralmente atua como um "freio" na atividade que ocorre nesse local. Os neurônios da substância negra degeneram na doença de Parkinson, e a quantidade de dopamina que liberam para os núcleos da base encontra-se reduzida. Outros neurotransmissores no cérebro também podem ser afetados, possivelmente de modo secundário, devido ao declínio da dopamina. Evidências recentes, por exemplo, revelaram que as quantidades de acetilcolina em certas regiões do encéfalo diminuem em casos avançados de doença de Parkinson.

Atualmente, não se sabe o que causa a degeneração dos neurônios da substância negra e o desenvolvimento da doença de Parkinson. Em uma pequena fração de casos, há evidências de que a doença possa ter uma causa genética, com base nas alterações observadas na função dos genes associados à função mitocondrial, proteção contra o estresse oxidativo e remoção de proteínas celulares que se tornaram alvo de degradação metabólica. Os cientistas suspeitam de que a exposição a toxinas ambientais como manganês, monóxido de carbono e alguns pesticidas, também possa constituir um fator que contribui para o desenvolvimento da doença. Uma substância química claramente ligada à destruição da substância negra é a **MPTP** (**1-metil-4-fenil-1,2,3,6-tetra-hidropiridina**). A MPTP é uma impureza, algumas vezes criada durante a fabricação de um opioide sintético, semelhante à heroína, que, quando injetado, leva a uma síndrome semelhante à doença de Parkinson.

Os fármacos utilizados no tratamento da doença de Parkinson destinam-se, principalmente, a restaurar a atividade da dopamina nos núcleos da base. Eles são classificados em três categorias principais:

- Agonistas (estimuladores) dos receptores de dopamina
- Inibidores das enzimas que metabolizam a dopamina nas sinapses
- Precursores da própria dopamina.

O fármaco mais amplamente receitado é a **levodopa (L-dopa)**, que está incluída na terceira categoria. A L-dopa entra na corrente sanguínea, atravessa a barreira hematencefálica e é convertida em dopamina nos neurônios (a própria dopamina não é utilizada como medicação, visto que não é capaz de atravessar a barreira hematencefálica e apresenta inúmeros efeitos colaterais sistêmicos). A dopamina recém-formada ativa os receptores nos núcleos da base e melhora os sintomas da doença. Os efeitos colaterais que algumas vezes ocorrem com o uso da L-dopa incluem alucinações semelhantes àquelas observadas em indivíduos com esquizofrenia que têm atividade excessiva da dopamina (ver Capítulo 8) e atividade motora anormal espontânea.

Outras terapias para a doença de Parkinson incluem a lesão (destruição) das áreas hiperativas dos núcleos de base e **estimulação cerebral profunda**. Essa última é realizada por meio de eletrodos cirurgicamente implantados em regiões dos núcleos da base; os eletrodos são conectados a um gerador de pulsos elétricos semelhante a um marca-passo cardíaco artificial (ver Capítulo 12). Embora em muitos casos alivie os sintomas, o mecanismo não é compreendido. A injeção de células-tronco indiferenciadas, capazes de produzir dopamina, também está sendo explorada como um possível tratamento.

Os problemas cognitivos leves que alguns pacientes desenvolvem com a doença de Parkinson são frequentemente tratados com um fármaco que aumenta os níveis cerebrais, não de dopamina, mas de acetilcolina. Um medicamento amplamente utilizado é a **rivastigmina**, que pertence à mesma classe de medicamentos utilizados para tratar a demência em pacientes com doença de Alzheimer, também associada a uma perda de atividade colinérgica.

Cerebelo

O cerebelo é localizado dorsalmente ao tronco encefálico (ver Figura 10.2A e Capítulo 6). Ele influencia indiretamente a postura e o movimento por meio de impulsos para os núcleos do tronco encefálico e (por meio do tálamo) para regiões do córtex sensorimotor que dão origem a vias que descem até os neurônios motores. O cerebelo recebe informações do córtex sensorimotor, bem como do sistema vestibular, dos olhos, da pele, dos músculos, das articulações e dos tendões – ou seja, de alguns dos próprios receptores sensíveis ao movimento.

Uma das funções do cerebelo, no funcionamento motor, é fornecer sinais de sincronização ao córtex cerebral e à medula espinal para a execução precisa das diferentes fases de um programa motor, em particular a sincronia dos componentes agonistas/antagonistas de um movimento. O cerebelo ajuda também a coordenar os movimentos que envolvem diversas articulações e armazena as memórias desses movimentos, de modo que possam ser facilmente executados da próxima vez que forem tentados.

O cerebelo também participa no planejamento dos movimentos – integrando a informação sobre a natureza de um movimento pretendido com a informação acerca do espaço circundante. O cerebelo, então, fornece esses dados como sinal de alimentação-avante (*feedforward*) (ver Capítulo 1) para as áreas do encéfalo responsáveis pelo refinamento do programa motor. Além disso, durante o curso do movimento, o cerebelo compara as informações sobre o que os músculos *deveriam* estar fazendo com a informação sobre o que eles realmente *estão* fazendo. Se surgir alguma discrepância entre o movimento pretendido e o movimento real, o cerebelo envia um sinal de erro ao córtex motor e aos centros subcorticais

A importância do cerebelo na programação dos movimentos pode ser mais bem-apreciada ao observar sua ausência em indivíduos com **doença cerebelar**. Tipicamente, esses indivíduos não conseguem realizar movimentos oculares ou dos membros de modo suave e movem-se com um tremor – o denominado **tremor intencional**, que aumenta à medida que o movimento se aproxima de seu destino final. Eles diferem dos pacientes com doença de Parkinson, que apresentam tremor em repouso. Os indivíduos com doença cerebelar tampouco conseguem combinar os movimentos de várias articulações em um único movimento coordenado e suave. O papel do cerebelo na precisão e na sincronização dos movimentos pode ser apreciado quando consideramos as tarefas complexas que ele nos ajuda a realizar. Por exemplo, um jogador de tênis vê a bola voando sobre a rede, antecipa o trajeto de voo, corre ao longo de uma via de intersecção e balança a raquete em um arco que irá interceptar a bola com a velocidade e a força necessárias para que ela retorne ao outro lado da quadra. Os indivíduos com lesão cerebelar são incapazes de alcançar esse nível de movimento aprendido, coordenado e preciso.

A postura instável e a marcha desajeitada são dois outros sintomas característicos da doença cerebelar. Por exemplo, os indivíduos com lesão cerebelar caminham com os pés bem afastados e têm tanta dificuldade em manter o equilíbrio que sua marcha se assemelha à observada em indivíduos alcoolizados. Os impulsos visuais ajudam a compensar parte da perda da coordenação motora – os pacientes podem permanecer em pé, sobre apenas um dos pés com os olhos abertos, mas não com os olhos fechados. Um último sintoma envolve a dificuldade em aprender novas habilidades motoras. Os indivíduos com doença cerebelar têm dificuldade em modificar os movimentos em resposta a novas situações. Diferentemente da lesão de áreas do córtex sensorimotor, a lesão cerebelar, habitualmente, não está associada a paralisia ou fraqueza.

Vias descendentes

A influência exercida pelas várias regiões do encéfalo sobre a postura e o movimento ocorre por meio de vias descendentes para os neurônios motores e os interneurônios que os afetam. Existem dois tipos de vias: as **vias corticospinais** que, como o próprio nome sugere, originam-se do córtex cerebral; e um segundo grupo que vamos chamar de **vias do tronco encefálico**, as quais têm origem no tronco encefálico.

Os neurônios de ambos os tipos de vias descendentes terminam em sinapses nos neurônios motores alfa e gama ou nos interneurônios que os afetam. Algumas vezes, esses são os mesmos interneurônios que funcionam nos arcos reflexos locais, assegurando, assim, que os sinais descendentes sejam totalmente integrados com a informação local antes da alteração da atividade dos neurônios motores. Em outros casos, os interneurônios fazem parte das redes neurais envolvidas na postura ou na locomoção. O efeito final das vias descendentes sobre os neurônios motores alfa pode ser excitatório ou inibitório.

É importante ressaltar que algumas das fibras descendentes afetam os sistemas *aferentes*. Elas fazem isso por meio de (1) sinapses pré-sinápticas nas terminações de neurônios aferentes, quando essas fibras entram no sistema nervoso central, ou (2) sinapses em interneurônios das vias ascendentes. O efeito global desses impulsos descendentes para os sistemas aferentes consiste em regular a sua influência sobre áreas de controle motor local ou cerebral, alterando, assim, a importância de uma parte específica da informação aferente ou melhorando o seu foco. Por exemplo, para a execução de uma tarefa excepcionalmente delicada ou complicada, como uma cirurgia realizada por um médico, os impulsos descendentes podem facilitar a sinalização em vias aferentes que transportam impulsos proprioceptivos, monitorando os movimentos das mãos e dos dedos das mãos. Esse controle descendente (motor) sobre a informação ascendente (sensorial) fornece outro exemplo para mostrar que não existe nenhuma separação funcional real entre os sistemas motor e sensorial.

Via corticospinal

As fibras nervosas das vias corticospinais têm os corpos celulares no córtex sensorimotor e terminam na medula espinal. As vias corticospinais também são denominadas **tratos piramidais** ou **sistema piramidal**, em virtude de sua forma triangular quando passam ao longo da superfície ventral do bulbo. No bulbo, próximo à junção da medula espinal e do tronco encefálico, a maior parte das fibras corticospinais cruza (o que é conhecido como decussação) para descer no lado oposto (**Figura 10.11**). Os músculos esqueléticos do lado esquerdo do corpo são, portanto, controlados em grande parte por neurônios na metade direita do cérebro e vice-versa.

À medida que as fibras corticospinais descem pelo encéfalo a partir do córtex cerebral, elas são acompanhadas por fibras da **via corticobulbar** (*bulbar* significa "pertencente ao tronco encefálico"), uma via que começa no córtex sensorimotor e que termina no tronco encefálico. As fibras corticobulbares controlam, direta ou indiretamente, por meio de interneurônios, os neurônios motores que inervam os músculos dos olhos, da face, da língua e da garganta. Essas fibras proporcionam a principal fonte de controle para os movimentos voluntários dos músculos da cabeça e do pescoço, enquanto as fibras corticospinais controlam os movimentos voluntários das extremidades distais. Por conveniência, incluiremos a via corticobulbar no termo geral *vias corticospinais*.

A convergência e a divergência são características fundamentais da via corticospinal. Por exemplo, um grande número de diferentes fontes neurais converge sobre os neurônios do córtex sensorimotor, o que não é surpreendente se considerarmos os numerosos fatores passíveis de afetar o comportamento motor. Quanto às vias descendentes, os neurônios de grandes áreas do córtex sensorimotor convergem para neurônios motores isolados em nível local, de modo que músculos isolados são habitualmente controlados por múltiplas áreas cerebrais. Além disso, os axônios de neurônios corticospinais únicos divergem acentuadamente para fazer sinapse com várias populações diferentes de neurônios motores em diversos níveis da medula espinal, assegurando, assim, a capacidade do córtex motor de coordenar muitos componentes diferentes de um movimento.

Essa aparente "indefinição" do controle é surpreendente quando pensamos na delicadeza com que você pode mover a ponta de um dedo da mão, visto que as vias corticospinais controlam os movimentos finos e rápidos das extremidades

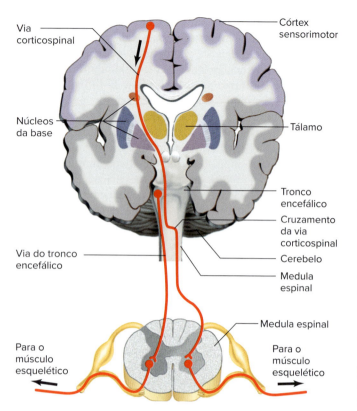

Figura 10.11 Vias corticospinais e do tronco encefálico. A maior parte das fibras corticospinais cruza no tronco encefálico para descer no lado oposto da medula espinal, enquanto as vias do tronco encefálico, em sua maioria, não cruzam. Para simplificar, os neurônios descendentes são mostrados fazendo sinapse diretamente em neurônios motores da medula espinal; todavia, eles comumente fazem sinapse em interneurônios locais.

Os axônios da maioria das vias do tronco encefálico permanecem sem cruzar e afetam os músculos no mesmo lado do corpo (ver Figura 10.11), embora alguns cruzem para influenciar os músculos contralaterais. Na medula espinal, as fibras das vias do tronco encefálico descem como grupamentos distintos, designados de acordo com os seus locais de origem. Por exemplo, a via vestibuloespinal desce para a medula espinal a partir dos núcleos vestibulares no tronco encefálico, enquanto a via reticuloespinal desce a partir de neurônios na formação reticular do tronco encefálico.

Conforme assinalado anteriormente, os neurônios corticospinais geralmente exercem sua maior influência sobre neurônios motores que controlam os músculos envolvidos nos movimentos finos e isolados, particularmente os das mãos e seus dedos. Por outro lado, as vias descendentes do tronco encefálico estão mais envolvidas com a coordenação dos grandes grupos musculares utilizados na manutenção da postura ereta, na locomoção e nos movimentos da cabeça e do corpo quando eles se voltam em direção a um estímulo específico.

Existe, entretanto, muita interação entre as vias descendentes. Por exemplo, algumas fibras da via corticospinal terminam em interneurônios que desempenham importantes funções na postura, enquanto as fibras das vias descendentes do tronco encefálico, algumas vezes, terminam diretamente nos neurônios motores alfa para controlar movimentos musculares ligeiros. Em virtude dessa redundância, um sistema pode compensar a perda de função em consequência de lesão do outro sistema, embora a compensação geralmente não seja completa.

As distinções entre as vias descendentes corticospinais e do tronco encefálico não são claramente definidas. Todos os movimentos, sejam eles automáticos ou voluntários, exigem a interação coordenada contínua de ambos os tipos de vias.

APLICAÇÃO DO CONCEITO

- Se um coágulo sanguíneo causasse obstrução de um vaso sanguíneo cerebral que supre uma pequena região do córtex cerebral direito, exatamente em frente do sulco central, na ranhura profunda entre os hemisférios, que sintomas poderiam ocorrer? (*Dica:* consulte também a Figura 10.10.)

A resposta está disponível no Apêndice A.

Estude e revise 10.3

- Os neurônios no córtex motor são anatomicamente dispostos em um **mapa somatotópico**
- Diferentes áreas do **córtex sensorimotor** têm funções diferentes, mas se sobrepõem na atividade
  - As áreas incluem o córtex motor primário, córtex pré-motor, córtex motor suplementar, córtex somatossensorial e córtex associativo do lobo parietal
- **Núcleos da base:** núcleos subcorticais que formam um elo em um circuito que se origina e retorna ao córtex sensorimotor; facilitam alguns comportamentos motores e inibem outros
- **Cerebelo:** coordena postura e movimento e participa da aprendizagem motora
- **Vias corticospinais:** sinais que surgem no córtex sensorimotor e viajam em vias diretamente para neurônios motores na medula espinal (ou tronco encefálico, no caso das vias corticobulbares) ou, mais comumente, para interneurônios próximos aos neurônios motores
  - Os neurônios de um lado do cérebro normalmente controlam os músculos do outro lado do corpo
  - As vias corticospinais controlam movimentos finos e precisos das extremidades distais
  - Algumas fibras corticospinais afetam a transmissão de informações em vias aferentes

---

distais, como os movimentos que você realiza ao manipular um objeto com os seus dedos. Após ocorrer um dano às vias corticospinais, os movimentos tornam-se mais lentos e mais fracos, os movimentos individuais dos dedos das mãos estão ausentes, e é difícil relaxar o aperto em um objeto que seguramos.

Vias do tronco encefálico

Os axônios de neurônios no tronco encefálico também formam vias que descem para a medula espinal, de modo a influenciar neurônios motores. Algumas vezes, essas vias são designadas como **sistema extrapiramidal**, ou vias indiretas, para distingui-las das vias corticospinais (piramidais). Entretanto, nenhum termo geral está amplamente aceito para referir-se a essas vias, e, por conveniência, iremos designá-las coletivamente como vias do tronco encefálico.

> **Estude e revise 10.3 — _continuação_**
>
> - Outras vias descendentes surgem no tronco encefálico (**vias do tronco encefálico**) controlam os músculos do mesmo lado do corpo e estão envolvidas, principalmente, na coordenação de grandes grupos de músculos utilizados na postura e locomoção.
>
> **_Questão de revisão:_** _Faça a distinção entre as seguintes áreas do córtex cerebral: sensorimotora, motora primária, pré-motora e motora suplementar. Quais áreas cerebrais fora do córtex cerebral funcionam no controle motor?_ (**_A resposta está disponível no Apêndice A._**)

10.4 Tônus muscular

Até mesmo com o músculo esquelético relaxado, existe uma resistência leve e uniforme quando ele é alongado por uma força externa. Essa resistência é conhecida como **tônus muscular** e pode constituir um importante instrumento de diagnóstico para o médico na avaliação da função neuromuscular de um paciente.

O tônus muscular intrínseco no músculo liso é devido a um nível basal de Ca^{2+} no citosol que causa atividade de baixo nível de ligações cruzadas geradoras de tensão. Em contraste, o tônus muscular nos músculos esqueléticos resulta tanto das propriedades elásticas passivas dos músculos e das articulações como do grau de atividade dos neurônios motores alfa, que está em andamento. Quando o indivíduo está muito relaxado, a atividade dos neurônios motores alfa não contribui de modo significativo para a resistência ao estiramento. Todavia, à medida que o indivíduo torna-se cada vez mais alerta, ocorre mais ativação dos neurônios motores alfa, e o tônus muscular aumenta.

Tônus muscular anormal

O tônus muscular anormalmente alto, denominado **_hipertonia_**, acompanha diversas doenças e é observado muito claramente quando uma articulação é movida passivamente em alta velocidade. O aumento de resistência deve-se a um nível aumentado de atividade dos neurônios motores alfa, que mantêm um músculo contraído, apesar da tentativa de relaxá-lo. A hipertonia ocorre, habitualmente, em distúrbios das vias descendentes que normalmente inibem os neurônios motores.

Do ponto de vista clínico, as vias descendentes e os neurônios do córtex motor são frequentemente designados como **neurônios motores superiores** (uma designação incorreta e confusa, visto que eles não são realmente neurônios motores). Por conseguinte, as anormalidades devidas à sua disfunção são classificadas como **_distúrbios de neurônio motor superior_**. Por conseguinte, a hipertonia indica, habitualmente, um distúrbio de neurônio motor superior. Nessa classificação clínica, os neurônios motores alfa – os verdadeiros neurônios motores – são denominados **neurônios motores inferiores**.

A **_espasticidade_** é uma forma de hipertonia em que os músculos não desenvolvem aumento do tônus até que sejam ligeiramente estirados; depois de um breve aumento do tônus, a contração cede por um curto período. O período de "ceder", que ocorre depois de um período de resistência, é denominado **_fenômeno do canivete de mola_**. (Quando um examinador flexiona o membro de um paciente com esse distúrbio, é como se ele dobrasse um canivete de bolso – inicialmente, a mola resiste ao movimento de curvatura; todavia, uma vez iniciada a curvatura, o canivete fecha-se com facilidade.) A espasticidade pode ser acompanhada de aumento das respostas dos reflexos motores, como o reflexo patelar, e por uma diminuição da coordenação e da força das ações voluntárias. A **_rigidez_** é uma forma de hipertonia em que a contração muscular aumentada é contínua e a resistência ao estiramento passivo é constante (conforme observado no tétano, uma doença descrita detalhadamente no Estudo de caso clínico ao fim deste capítulo). Duas outras formas de hipertonia que podem ocorrer subitamente em músculos individuais ou múltiplos podem originar-se de problemas nas células musculares ou nas vias neurais: os **_espasmos_** musculares são contrações involuntárias breves, que podem ou não ser dolorosas, e as **_cãibras_** musculares que são contrações prolongadas, involuntárias e dolorosas (ver Capítulo 9).

A **_hipotonia_** é uma condição de tônus muscular anormalmente baixo, acompanhada de fraqueza, atrofia (diminuição da massa muscular) e redução ou ausência das respostas reflexas. A destreza e a coordenação são geralmente preservadas, a não ser que haja fraqueza profunda. Embora a hipotonia possa se desenvolver após uma doença cerebelar, ela acompanha mais frequentemente distúrbios dos neurônios motores alfa (neurônios motores superiores), das junções neuromusculares ou dos próprios músculos. O termo **_flácido_**, que significa "fraco" ou "mole", é frequentemente utilizado para descrever músculos hipotônicos.

Esclerose lateral amiotrófica

A **_esclerose lateral amiotrófica_** (**_ELA_**) é uma condição do neurônio motor inferior na qual a degeneração progressiva dos neurônios motores alfa causa hipotonia e atrofia dos músculos esqueléticos. Muitas vezes é detectada pela primeira vez como uma fraqueza dos músculos dos membros e do tronco, mas o envolvimento dos músculos utilizados na respiração e na deglutição é, geralmente, o que torna a condição fatal. Normalmente diagnosticada na meia-idade, sua progressão geralmente é rápida, com a expectativa de vida média após o diagnóstico de 3 a 5 anos. Esse foi o caso de um famoso jogador de beisebol que sofria de ELA, motivo pelo qual a doença também é denominada como **_doença de Lou Gehrig_**. A condição é mais comum em homens do que em mulheres, e cerca de 5.600 novos casos ocorrem a cada ano nos EUA. Na maioria dos casos, as causas não são conhecidas, mas podem incluir vírus, neurotoxinas, metais pesados, anormalidades do sistema imunológico ou anormalidades enzimáticas. Aproximadamente 5 a 10% dos casos são herdados, e cerca de metade deles é causada por defeito em um gene que codifica uma enzima que protege os neurônios dos radicais livres gerados durante o estresse oxidativo (ver Capítulo 2). Atualmente, não há cura para a ELA; o tratamento consiste em medicamentos e terapias respiratórias, ocupacionais e físicas que proporcionam alívio dos sintomas e mantêm o conforto e a independência o maior tempo possível.

Estude e revise 10.4

- **Tônus muscular:** a leve resistência ao alongamento de um músculo, mesmo no estado relaxado
- **Hipertonia:** tônus muscular anormalmente alto observado na **espasticidade** e **rigidez**
  - Geralmente ocorre com distúrbios dos neurônios nas vias descendentes e de integração do Sistema Nervoso Central (SNC)
  - Genericamente é referida como **distúrbios do neurônio motor superior**
- **Hipotonia:** tônus muscular anormalmente baixo (**flácido**) acompanhado de fraqueza, atrofia ou perda de reflexos
  - Pode ser vista com doença cerebelar ou, mais comumente, com doença dos neurônios motores alfa (também chamados de **neurônios motores inferiores**) ou células musculares
  - A **ELA** é um exemplo de hipotonia causada pela degeneração dos neurônios motores alfa.

Questão de revisão: Explique como a hipertonia pode resultar da doença das vias descendentes e a hipotonia pode resultar da doença dos neurônios motores inferiores. *(A resposta está disponível no Apêndice A.)*

10.5 Manutenção da postura ereta e equilíbrio

O esqueleto que sustenta o corpo é um sistema de ossos longos e de uma coluna constituída de numerosas articulações que não podem permanecer eretas contra as forças da gravidade sem a sustentação proporcionada pela atividade muscular coordenada. Os músculos que mantêm a postura ereta – ou seja, a sustentação do peso do corpo contra a gravidade – são controlados pelo encéfalo e por mecanismos reflexos "conectados" nas redes neurais do tronco encefálico e da medula espinal. Muitas das vias reflexas previamente introduzidas (p. ex., os reflexos de estiramento e extensor cruzado) são ativas no controle da postura.

Além do problema de manter a postura ereta, existe também o problema da manutenção do equilíbrio. O ser humano é uma estrutura alta, equilibrada sobre uma base relativamente pequena, cujo centro de gravidade está bastante alto, logo acima da pelve. Para haver estabilidade, o centro de gravidade precisa ser mantido dentro da base de sustentação fornecida pelos pés (**Figura 10.12**). Quando o centro de gravidade ultrapassa essa base, o corpo cairá, a não ser que um dos pés seja deslocado para ampliar a base de apoio. No entanto, as pessoas podem operar em condições de equilíbrio instável, em virtude de **reflexos posturais** de interação complexa que mantêm o seu equilíbrio.

As vias aferentes dos reflexos posturais provêm de três origens: os olhos, o aparelho vestibular e os receptores envolvidos na propriocepção (p. ex., receptores articulares, musculares e de tato). As vias eferentes são constituídas pelos neurônios motores alfa para os músculos esqueléticos, e os centros de integração consistem nas redes de neurônios no tronco encefálico e na medula espinal.

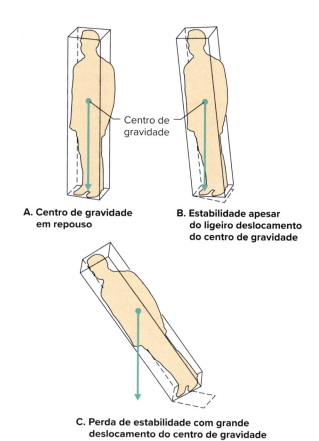

A. Centro de gravidade em repouso
B. Estabilidade apesar do ligeiro deslocamento do centro de gravidade
C. Perda de estabilidade com grande deslocamento do centro de gravidade

Figura 10.12 O centro de gravidade é o ponto em um objeto no qual, se uma corda fosse fixada e tracionada, toda a força para baixo em virtude da gravidade estaria exatamente equilibrada. **A.** O centro de gravidade deve permanecer dentro das projeções verticais superiores da base do objeto (a caixa alta desenhada) para que a estabilidade possa ser mantida. **B.** Condições estáveis. A caixa está ligeiramente inclinada, porém o centro de gravidade permanece dentro da área da base – o retângulo tracejado no solo –, de modo que a caixa pode retornar à sua posição vertical. **C.** Condições instáveis. A caixa está tão inclinada que seu centro de gravidade não está mais acima de qualquer parte da base, de modo que ele cairá.

APLICAÇÃO DO CONCEITO: princípio geral da fisiologia

- O efeito da gravidade sobre a postura estável reflete o princípio geral de fisiologia segundo o qual os processos fisiológicos são determinados pelas leis da química e da física. Cite outras maneiras pelas quais a gravidade influenciará as funções fisiológicas, incluindo, entre outras, a função motora.

A resposta está disponível no Apêndice A.

Além desses centros de integração, existem centros no encéfalo que formam uma representação interna da geometria do corpo, de suas condições de apoio e de sua orientação em relação ao eixo vertical. Essa representação interna serve a dois propósitos: (1) fornece uma estrutura de referência para a percepção da posição do corpo e sua orientação no espaço e para o planejamento das ações; e (2) contribui para a estabilidade por meio dos controles motores envolvidos na manutenção da postura ereta.

Existem muitos exemplos familiares do uso dos reflexos para manter a postura ereta; um deles é o reflexo extensor cruzado. Quando uma perna é flexionada e elevada do solo, a outra é estendida mais fortemente para sustentar o peso do corpo, e as posições das várias partes do corpo são deslocadas para mover o centro de gravidade sobre a única perna de sustentação do peso. Esse deslocamento do centro de gravidade constitui um importante componente no mecanismo de passada da locomoção.

Conforme descrito anteriormente, aportes aferentes dos olhos, aparelho vestibular e receptores somáticos de propriocepção são integrados para ajustes posturais ideais. No entanto, a perda de visão ou impulsos vestibulares por si só não fazem com que uma pessoa caia. As pessoas cegas mantêm o seu equilíbrio muito bem com apenas uma ligeira perda de precisão, e os indivíduos cujos mecanismos vestibulares foram destruídos podem, com extensa reabilitação, ter uma incapacidade muito pequena na vida diária, contanto que o seu sistema visual e os receptores somáticos estejam funcionando. Por outro lado, a perda de impulsos proprioceptivos aferentes, como ocorre em uma condição chamada **neuropatia sensorial de fibras grandes**, tem efeitos extremamente debilitantes na postura e no equilíbrio. Indivíduos com esse transtorno precisam monitorar visualmente a localização de partes do corpo no espaço o tempo todo para manter sua postura e equilíbrio.

Estude e revise 10.5

- A manutenção da postura e do equilíbrio depende de:
  - Impulsos partindo dos olhos
  - Aparelho vestibular
  - Proprioceptores somáticos (p. ex., fusos musculares e órgãos tendíneos de Golgi)
- Para manter o equilíbrio, o **centro de gravidade** do corpo deve ser mantido sobre a base do corpo
- O reflexo de estiramento e o reflexo extensor cruzado são **reflexos posturais** que ajudam a manter o equilíbrio.

Questão de revisão: Descreva os vários mecanismos que funcionam juntos para manter uma postura estável.
(As respostas estão disponíveis no Apêndice A.)

10.6 Deambulação

A deambulação exige a coordenação de numerosos músculos, cada um deles ativado no grau preciso e no momento exato. Nós iniciamos o caminhar ao deixar que o corpo se projete para frente até uma posição instável e, em seguida, ao mover uma das pernas para frente para fornecer apoio. Quando os músculos extensores são ativados no lado de apoio do corpo para sustentar o peso corporal, os músculos extensores contralaterais são inibidos por inervação recíproca, permitindo que o membro que não está sustentando o corpo seja flexionado e levado para a frente. Os movimentos alternados e cíclicos do caminhar são produzidos, em grande parte, por redes centrais geradoras de padrões, formadas por interneurônios na medula espinal, ao nível local. As redes de interneurônios coordenam as saídas dos impulsos que partem dos vários grupos de neurônios motores que controlam os músculos apropriados dos braços, dos ombros, do tronco, dos quadris, das pernas e dos pés.

A rede de neurônios depende tanto das propriedades de marca-passo espontâneo das membranas plasmáticas quanto da atividade sináptica padronizada para estabelecer seus ritmos. Todavia, ao mesmo tempo, as redes são notavelmente adaptáveis, e uma única rede pode gerar inúmeros padrões diferentes de atividade neural, dependendo de seus impulsos aferentes. Esses impulsos provêm de outros interneurônios locais, de fibras aferentes e de vias descendentes.

Essas complexas redes neurais da medula espinal podem até produzir o movimento rítmico dos membros na ausência de impulsos de comando provenientes das vias descendentes ou da retroalimentação sensorial. Isso foi demonstrado em experimentos clássicos envolvendo animais cujos cérebros foram cirurgicamente separados da medula espinal, exatamente acima do tronco encefálico. Apesar da ausência completa de movimento voluntário, ações de deambulação e corrida normais poderiam ser iniciadas ativando circuitos geradores de padrões e vias reflexas na medula espinal. Isso demonstra que os impulsos aferentes e as redes neurais locais da medula espinal contribuem de modo substancial para a coordenação da locomoção.

Em condições normais, ocorre ativação neural no córtex cerebral, no cerebelo e no tronco encefálico, bem como na medula espinal, durante a locomoção. Além disso, os níveis intermediários e superiores da hierarquia do controle motor são necessários para o controle postural, os comandos de predomínio voluntário (como frear os passos para saltar sobre uma poça de água) e adaptações ao ambiente (como atravessar um riacho sobre pedras irregularmente espaçadas). Danos de até mesmo pequenas áreas do córtex sensorimotor podem causar distúrbios pronunciados da marcha, o que demonstra sua importância no controle locomotor.

Estude e revise 10.6

- As redes centrais de interneurônios geradores de padrões na medula espinal provocam movimentos cíclicos e alternados de locomoção
  - As redes controlam vários conjuntos de neurônios motores que controlam músculos particulares dos membros
  - Os ritmos são estabelecidos pelos potenciais do marca-passo e pela atividade sináptica padronizada
- Os geradores de padrões são controlados por vias descendentes corticospinais e do tronco encefálico, e afetados por retroalimentação (p. ex., de neurônios aferentes sensoriais e do cerebelo) e programas motores
  - Os níveis superior e intermediário da hierarquia do controle motor contribuem para a postura, comandos de sobreposição voluntária e adaptações ao ambiente.

Questão de revisão: Qual é a função das redes neuronais na caminhada? (A resposta está disponível no Apêndice A.)

CAPÍTULO 10

Estudo de caso clínico
Uma mulher desenvolve rigidez dos músculos da mandíbula após uma ferida puntiforme

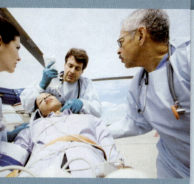
Comstock Images/Getty Images

Uma mulher de 55 anos, com queixas de dor muscular, foi levada pelo seu marido a uma clínica de cuidados de urgência. A mulher tinha dificuldade em falar, de modo que o marido explicou que, nos últimos 3 dias, os músculos das costas e da mandíbula dela haviam se tornado gradualmente mais rígidos e mais dolorosos. Na ocasião de sua chegada à clínica, a paciente mal conseguia abrir a boca o suficiente para beber com um canudo.

Até aquela semana, ela estava em perfeita saúde, não tinha nenhum histórico de alergias ou intervenções cirúrgicas e não estava fazendo uso regular de nenhum medicamento. No momento do exame, a sua pressão arterial era 122/70 mmHg e a sua temperatura, 36,9°C. A não ser a rigidez da mandíbula, os achados no exame de cabeça e pescoço mostraram-se normais sob os demais aspectos, os sons pulmonares estavam limpos e as bulhas cardíacas, normais.

Ao avaliar os membros da paciente, o médico percebeu que a perna direita estava enfaixada logo abaixo do joelho. Pouco mais de 1 semana antes dessa visita, a mulher estava trabalhando em seu jardim, tropeçou e caiu sobre um ancinho, perfurando sua pele. A ferida não sangrou muito, de modo que ela mesma lavou o local e colocou um curativo em faixa.

A retirada da faixa revelou uma área eritematosa (avermelhada) elevada, de 5 cm de largura, ao redor de uma ferida puntiforme de 0,5 cm recoberta por uma crosta. O médico fez, então, a pergunta-chave: quando ela havia recebido pela última vez a vacina antitetânica de reforço? Havia tanto tempo que nem a mulher nem o marido conseguiram lembrar exatamente da data – mais de 20 anos, acreditavam. Essa informação específica, juntamente com a ferida na perna e os sintomas, levou o médico a concluir que a mulher tinha contraído tétano. Tendo em vista que o tétano é uma condição potencialmente fatal, a mulher foi internada no hospital.

Reflita e revise 1
- Quais são as duas maneiras básicas pelas quais os neurônios motores alfa são controlados no nível da medula espinal?

O **tétano** é um distúrbio neurológico que resulta da diminuição dos impulsos inibitórios para os neurônios motores alfa. Ocorre quando os esporos de *Clostridium tetani*, uma bactéria comumente encontrada em solos adubados por estrume, invadem uma ferida pouco oxigenada. A proliferação da bactéria em condições anaeróbicas a induz a secretar uma neurotoxina, denominada **tetanospasmina** (algumas vezes designada como toxina tetânica ou neurotoxina tetânica; ver Capítulo 6), que penetra nos neurônios motores alfa e, em seguida, é transportada de modo retrógrado para o Sistema Nervoso Central (SNC). Uma vez no SNC, a tetanospasmina é liberada em interneurônios inibitórios no tronco encefálico e na medula espinal. A toxina bloqueia a liberação do neurotransmissor inibitório desses interneurônios. Isso permite que os impulsos excitatórios normais passem a dominar o controle dos neurônios motores alfa, resultando em disparo de potenciais de ação de alta frequência que provoca aumento do tônus muscular e espasmos.

Como a toxina ataca os interneurônios ao seguir um trajeto retrógrado ao longo dos axônios dos neurônios motores alfa, os músculos com neurônios motores curtos são os primeiros afetados. Os músculos da cabeça estão incluídos nessa categoria, em particular os que movem a mandíbula. A mandíbula permanece rigidamente fechada, visto que os músculos que a fecham são muito mais fortes do que os que a abrem. O aparecimento precoce desse sintoma no processo da doença explica o nome comum desse distúrbio, **trismo** ("trava-queixo"). O tétano sem tratamento é fatal, visto que a contração espástica progressiva de todos os músculos esqueléticos acaba afetando os músculos envolvidos na respiração, com consequente asfixia. O tratamento do tétano inclui: (1) a limpeza e a esterilização das feridas; (2) a administração de antibióticos para matar as bactérias; (3) a injeção de anticorpos, conhecidos como **imunoglobulina antitetânica** (**TIG**), que se ligam à toxina; (4) a administração de agentes bloqueadores neuromusculares para relaxar e/ou paralisar os músculos espásticos; e (5) ventilação mecânica dos pulmões para manter o fluxo de ar apesar de os músculos respiratórios estarem espásticos ou paralisados. Com tratamento imediato, 80 a 90% das vítimas de tétano recuperam-se por completo. Entretanto, podem ser necessários vários meses, visto que as terminações axônicas inibitórias lesionadas pela toxina precisam crescer novamente.

Nesse caso, a paciente teve sorte de ter tido uma imunidade parcial com as vacinas administradas anteriormente na sua vida e ter recebido tratamento imediato. Em consequência, sua doença foi relativamente leve e não exigiu várias semanas de hospitalização, com paralisia induzida farmacologicamente e ventilação, como é necessário nos casos mais graves. A paciente recebeu imediatamente injeções intramusculares de TIG, bem como uma combinação de antibióticos potentes para tomar nos próximos 10 dias. A ferida na perna foi cirurgicamente aberta, totalmente limpa e monitorada rigorosamente durante a semana seguinte, à medida que a vermelhidão e o edema foram desaparecendo de modo gradual. Em 2 dias, os músculos da sua mandíbula e das costas já estavam relaxados. A paciente recebeu alta com prescrição para continuar o ciclo completo de antibióticos e retornar imediatamente em caso de reaparecimento de qualquer sintoma muscular. No momento da alta, ela também foi vacinada para estimular a produção de seus próprios anticorpos contra a toxina tetânica e foi aconselhada a receber um reforço contra o tétano pelo menos a cada 10 anos.

Ver o Capítulo 19 para estudos de casos clínicos completos e integrados.

Capítulo 10 Controle do Movimento do Corpo **349**

TERMOS-CHAVE E TERMOS CLÍNICOS

10.1 Hierarquia do controle motor

Córtex sensorimotor
Movimento voluntário
Programa motor

Propriocepção
Vias descendentes

10.2 Controle local dos neurônios motores

Coativação alfagama
Fibras extrafusais
Fibras intrafusais
Fuso muscular
Inervação recíproca
Músculos sinergistas
Neurônios motores alfa
Neurônios motores gama

Órgãos tendíneos de Golgi
Polissináptico
Receptores de estiramento do fuso muscular
Reflexo de estiramento
Reflexo de retirada
Reflexo extensor cruzado
Reflexo monossináptico
Reflexo patelar

10.3 Centros motores do encéfalo e as vias descendentes que eles controlam

Acinesia
Área pré-motora
Bradicinesia
Córtex associativo do lobo parietal
Córtex motor
Córtex motor primário
Córtex motor suplementar
Córtex somatossensorial
Doença cerebelar
Doença de Parkinson
Estimulação cerebral profunda
Levodopa (L-dopa)

Mapa somatotrópico
MPTP (1-metil-4-fenil-1,2,3,6-tetra-hidropiridina)
Núcleos da base
Rivastigmina
Sistema extrapiramidal
Sistema piramidal
Substância negra
Tratos piramidais
Tremor intencional
Via corticobulbar
Vias corticospinais
Vias do tronco encefálico

10.4 Tônus muscular

Cãibras
Distúrbios do neurônio motor superior
Doença de Lou Gehrig
Esclerose lateral amiotrófica (ELA)
Espasmos
Espasticidade
Fenômeno do canivete de mola

Flácido
Hipertonia
Hipotonia
Neurônios motores inferiores
Neurônios motores superiores
Rigidez
Tônus muscular

10.5 Manutenção da postura ereta e equilíbrio

Neuropatia sensorial de grandes fibras

Reflexos posturais

Estudo de caso clínico

Imunoglobulina antitetânica (TIG)
Tétano

Tetanoespasmina
Trava-queixo

QUESTÕES DE AVALIAÇÃO | *Relembre e compreenda*

Essas questões testam sua capacidade de recordar detalhes importantes abordados neste capítulo. Elas também ajudam a prepará-lo para o tipo de perguntas encontradas em exames padronizados.

1. Qual é a afirmativa correta sobre a organização hierárquica do controle motor?
   a. A contração dos músculos esqueléticos só pode ser iniciada por neurônios no córtex cerebral.
   b. Os núcleos da base participam na criação de um programa motor, que especifica o padrão de atividade neural necessária para um movimento voluntário.
   c. Os neurônios do cerebelo dispõem de axônios longos que fazem sinapse diretamente em neurônios motores alfa no corno ventral da medula espinal.

   d. Os corpos celulares dos neurônios motores alfa são encontrados na região motora primária do córtex cerebral.
   e. Os neurônios com corpos celulares localizados nos núcleos da base podem formar sinapses excitatórias ou inibitórias sobre as células musculares esqueléticas.

2. No reflexo de estiramento
   a. Os órgãos tendíneos de Golgi ativam a contração nas fibras musculares extrafusais conectadas a esse tendão.
   b. O alongamento dos receptores do fuso muscular em um músculo leva à contração de um músculo antagonista.

350 Vander | Fisiologia Humana

c. Os potenciais de ação dos receptores do fuso muscular em um músculo formam sinapses excitatórias monossinápticas em neurônios motores para fibras extrafusais dentro dos mesmos músculos.
d. O afrouxamento das fibras intrafusais dentro de um músculo ativa os neurônios motores gama que formam sinapses excitatórias com fibras extrafusais dentro do mesmo músculo.
e. Os neurônios aferentes para o córtex sensorimotor estimulam a contração do músculo agonista e inibem o músculo antagonista.

3. O que pode resultar em contração reflexa dos músculos extensores da perna direita?
a. Pisar uma tacha com o pé esquerdo.
b. Alongar os músculos flexores da perna direita.
c. Deixar cair um martelo sobre o hálux direito.
d. Potenciais de ação dos órgãos tendíneos de Golgi nos músculos extensores da perna direita.
e. Potenciais de ação dos receptores do fuso muscular nos flexores da perna direita.

4. Se eletrodos implantados fossem utilizados para estimular potenciais de ação nos neurônios motores gama para os músculos flexores do braço esquerdo, qual seria o resultado mais provável?
a. Inibição dos músculos flexores do braço esquerdo.
b. Diminuição dos potenciais de ação dos receptores do fuso muscular no braço esquerdo.
c. Diminuição dos potenciais de ação dos órgãos tendíneos de Golgi no braço esquerdo.

d. Aumento dos potenciais de ação ao longo dos neurônios motores alfa para os músculos flexores do braço esquerdo.
e. Contração dos músculos flexores no braço direito.

5. Onde se localiza o córtex motor primário?
a. No cerebelo.
b. No lobo occipital do cérebro.
c. Entre o córtex somatossensorial e a área pré-motora do cérebro.
d. No corno ventral da medula espinal.
e. Imediatamente posterior ao córtex associativo do lobo parietal.

Verdadeiro ou Falso

6. Os neurônios no córtex motor primário do hemisfério cerebral direito controlam principalmente os músculos no lado esquerdo do corpo.

7. Os pacientes com distúrbios do neurônio motor superior geralmente apresentam uma redução do tônus muscular e paralisia flácida.

8. Os neurônios que descem na via corticospinal controlam principalmente a musculatura do tronco e os reflexos posturais, enquanto os neurônios das vias do tronco encefálico controlam os movimentos motores finos das extremidades distais.

9. Em pacientes com doença de Parkinson, um excesso de dopamina dos neurônios da substância negra provoca tremores intencionais quando o indivíduo executa movimentos voluntários.

10. A doença tétano ocorre quando uma toxina bacteriana bloqueia a liberação do neurotransmissor inibitório.

As respostas estão no Apêndice A.

QUESTÕES DE AVALIAÇÃO | *Aplique, analise e avalie*

Essas questões, elaboradas para serem desafiadoras, exigem que você integre os conceitos abordados neste capítulo para que seja capaz de tirar suas próprias conclusões. Inicialmente, tente responder às perguntas sem utilizar as dicas fornecidas; então, caso tenha alguma dificuldade, consulte as figuras ou seções sugeridas nas dicas.

1. Que alterações ocorreriam no reflexo patelar após a destruição dos neurônios motores gama? *Dica:* raciocinar se as fibras intrafusais estão distendidas ou flácidas quando esse teste é realizado.

2. Que alterações devem ocorrer no reflexo patelar após a destruição dos neurônios motores alfa? *Dica:* consulte a Figura 10.5; quais são as funções dos neurônios motores alfa?

3. Desenhe um corte transversal da medula espinal e uma parte da coxa (de modo semelhante à Figura 10.6); "conecte" e ative os neurônios, de modo que a perna se transforme em um pilar rígido, ou seja, de modo que não haja flexão do joelho. *Dica:* lembrar-se de incluir os músculos tanto extensores quanto flexores.

4. A hipertonia é habitualmente considerada um sinal de doença das vias motoras descendentes. Como ela também poderia resultar de uma função anormal dos neurônios motores alfa? *Dica:* considerar as sinapses inibitórias.

5. Que neurotransmissores/receptores poderiam constituir alvos efetivos para fármacos utilizados na prevenção dos espasmos musculares característicos do tétano? *Dica:* considerar os conceitos de agonistas e antagonistas descritos no Capítulo 6.

As respostas estão no Apêndice A.

QUESTÕES DE AVALIAÇÃO | *Avaliação dos princípios gerais*

Essas questões reforçam o tema fundamental introduzido no Capítulo 1, segundo o qual os princípios gerais de fisiologia podem ser aplicados a todos os níveis de organização e a todos os sistemas orgânicos.

1. Um dos princípios gerais de fisiologia introduzidos no Capítulo 1 estabelece que as *funções fisiológicas são controladas, em sua maioria, por múltiplos sistemas reguladores, que frequentemente atuam em oposição.* Entretanto, as células musculares esqueléticas são inervadas apenas por neurônios motores alfa, que sempre liberam acetilcolina e sempre excitam a sua contração. Qual é o mecanismo que induz relaxamento dos músculos esqueléticos?

2. Outro princípio geral de fisiologia estabelece que a *homeostasia é essencial para a saúde e a sobrevivência.* De que maneira o reflexo de retirada (ver Figura 10.8) contribui para a manutenção da homeostasia?

As respostas estão no Apêndice A.

CAPÍTULO

11

Sistema Endócrino

Princípios Gerais dos Hormônios e dos Sistemas de Controle Hormonal

11.1 Hormônios e glândulas endócrinas

11.2 Estruturas e síntese dos hormônios

11.3 Transporte dos hormônios no sangue

11.4 Metabolismo e excreção dos hormônios

11.5 Mecanismos de ação dos hormônios

11.6 Estímulos que controlam a secreção dos hormônios

11.7 Tipos de distúrbios endócrinos

Hipotálamo e Hipófise

11.8 Sistemas de controle envolvendo o hipotálamo e a hipófise

Glândula Tireoide

11.9 Síntese do hormônio tireoidiano

11.10 Controle da função da tireoide

11.11 Ações do hormônio tireoidiano

11.12 Hipotireoidismo e hipertireoidismo

Resposta Endócrina ao Estresse

11.13 Funções fisiológicas do cortisol

11.14 Funções do cortisol no estresse

11.15 Insuficiência suprarrenal e síndrome de Cushing

11.16 Outros hormônios liberados durante o estresse

Controle Endócrino do Crescimento

11.17 Crescimento do osso

11.18 Fatores ambientais que influenciam o crescimento

11.19 Influências hormonais sobre o crescimento

Controle Endócrino da Homeostasia do Ca^{2+}

11.20 Locais efetores para a homeostasia do Ca^{2+}

11.21 Controles hormonais

11.22 Doenças ósseas metabólicas

Estudo de caso clínico do Capítulo 11

Nos Capítulos 6 a 8 e no Capítulo 10, você aprendeu que o sistema nervoso constitui um dos dois principais sistemas de controle do corpo, e, agora, voltaremos a nossa atenção ao outro sistema – o sistema endócrino. O **sistema endócrino** é constituído por glândulas sem ductos, denominadas **glândulas endócrinas**, que secretam hormônios, bem como por células secretoras de hormônios localizadas em diversos órgãos, como o encéfalo, o coração, os rins, o fígado e o estômago. No Capítulo 15, você irá aprender sobre as glândulas exócrinas (que possuem ductos). Os **hormônios** são mensageiros químicos que entram no sangue, o qual os transporta de seus locais de secreção até as células sobre as quais atuam. As células influenciadas por determinado hormônio são conhecidas como células-alvo dele. Este capítulo tem por objetivo apresentar inicialmente um panorama detalhado da endocrinologia – isto é, uma análise estrutural e funcional das características gerais dos hormônios, seguido de uma análise mais detalhada de vários sistemas hormonais importantes. Antes de prosseguir, você deve rever os princípios das interações entre ligantes e receptores e da sinalização celular, que foram descritos nos Capítulos 3 e 5 –, visto que estão relacionados com os mecanismos pelos quais os hormônios exercem suas ações.

Os hormônios estabelecem uma ligação funcional entre vários sistemas de órgãos. Assim, vários dos princípios gerais de fisiologia inicialmente introduzidos no Capítulo 1 aplicam-se ao estudo do sistema endócrino, incluindo o princípio de que as funções dos sistemas orgânicos estão coordenadas umas com as outras. Essa coordenação é fundamental para a manutenção da homeostasia, que é importante para a saúde e a sobrevivência, constituindo outro princípio geral importante de fisiologia, que será discutido em seções subsequentes deste capítulo. Em muitos casos, as ações de determinado hormônio podem ser potencializadas, inibidas ou contrabalançadas pelas ações de outro hormônio. Isso ilustra o princípio geral de fisiologia segundo o qual as funções fisiológicas são controladas, em sua maioria, por múltiplos sistemas reguladores, que, com frequência, atuam em oposição, o que será particularmente relevante nas seções dedicadas ao controle endócrino do metabolismo e ao controle da função da hipófise. A ligação dos hormônios às suas proteínas carreadoras e aos receptores ilustra o princípio geral de fisiologia segundo o qual os processos fisiológicos são determinados pelas leis da química e da física. A anatomia da conexão entre o hipotálamo e a hipófise anterior demonstra que a estrutura constitui um determinante da função – e coevoluiu com ela – (controle hipotalâmico da função da hipófise anterior). A captação regulada de iodo pelas células da glândula tireoide que sintetizam os hormônios tireoidianos demonstra o princípio geral da fisiologia por meio do qual ocorre troca controlada de materiais entre compartimentos e através das membranas celulares. Por fim, este capítulo ilustra o princípio geral de fisiologia segundo o qual o fluxo de informação entre células, tecidos e órgãos constitui uma característica essencial da homeostasia e possibilita a integração dos processos fisiológicos. ■

Princípios Gerais dos Hormônios e dos Sistemas de Controle Hormonal

11.1 Hormônios e glândulas endócrinas

As glândulas endócrinas distinguem-se de outro tipo de glândulas no corpo, denominadas glândulas exócrinas. As glândulas exócrinas secretam seus produtos em um ducto, a partir do qual as secreções saem do corpo (na forma de suor) ou entram no lúmen de outro órgão, como os intestinos. Em contrapartida, as glândulas endócrinas não possuem ductos e liberam seus hormônios no sangue (**Figura 11.1**). Na verdade, os hormônios são inicialmente liberados no líquido intersticial, a partir do qual se difundem para o sangue; entretanto, para simplificar, omitiremos frequentemente a etapa do líquido intersticial em nossa discussão.

A **Figura 11.2** fornece um resumo da maioria das glândulas endócrinas e de outros órgãos secretores de hormônios, dos hormônios secretados e de algumas das principais funções que esses hormônios controlam. O sistema endócrino difere da maioria dos outros sistemas orgânicos do corpo, no sentido de que os diversos componentes não apresentam conexão anatômica; entretanto, eles formam um sistema no sentido funcional. Você poderá ficar intrigado ao perceber que alguns órgãos – por exemplo, o coração –, que claramente desempenham outras funções, estão, entretanto, incluídos como parte do sistema endócrino. A explicação é que, além das células que desempenham outras funções, o órgão também contém células que secretam hormônios.

Observe também que, na Figura 11.2, o hipotálamo, que constitui parte do encéfalo, é considerado como componente do sistema endócrino. Isso se deve ao fato de que os mensageiros químicos liberados por determinadas terminações axônicas, tanto no hipotálamo quanto na sua extensão, a neuro-hipófise, não funcionam como neurotransmissores, afetando células adjacentes, mas entram, na verdade, na corrente sanguínea como hormônios. Em seguida, o sangue os transporta até seus locais de ação.

A Figura 11.2 demonstra a existência de um grande número de glândulas endócrinas e hormônios. Este capítulo não é totalmente abrangente. Alguns dos hormônios listados na Figura 11.2 são mais bem considerados no contexto dos sistemas de controle nos quais participam. Por exemplo, os hormônios pancreáticos (a insulina e o glucagon) são descritos no Capítulo 16, no contexto do metabolismo orgânico, enquanto os hormônios reprodutores são discutidos de maneira extensa no Capítulo 17.

A partir da Figura 11.2, fica também evidente o fato de que uma única glândula é capaz de secretar diversos hormônios. Nesses casos, o padrão habitual é que um único tipo de célula secrete apenas um hormônio, de modo que a secreção de múltiplos hormônios reflete a presença de diferentes tipos de células endócrinas na mesma glândula.

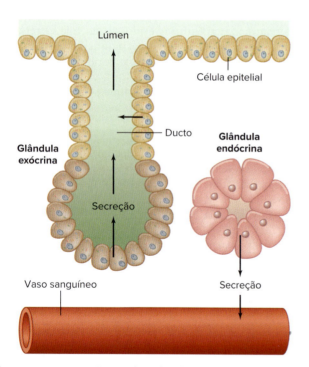

Figura 11.1 As secreções das glândulas exócrinas entram em ductos, a partir dos quais saem do corpo ou, conforme ilustrado aqui, conectam-se ao lúmen de uma estrutura, como os intestinos, ou à superfície da pele. Em contraste, as glândulas endócrinas secretam hormônios que entram no líquido intersticial e sofrem difusão para o sangue, a partir do qual podem alcançar células-alvo distantes.

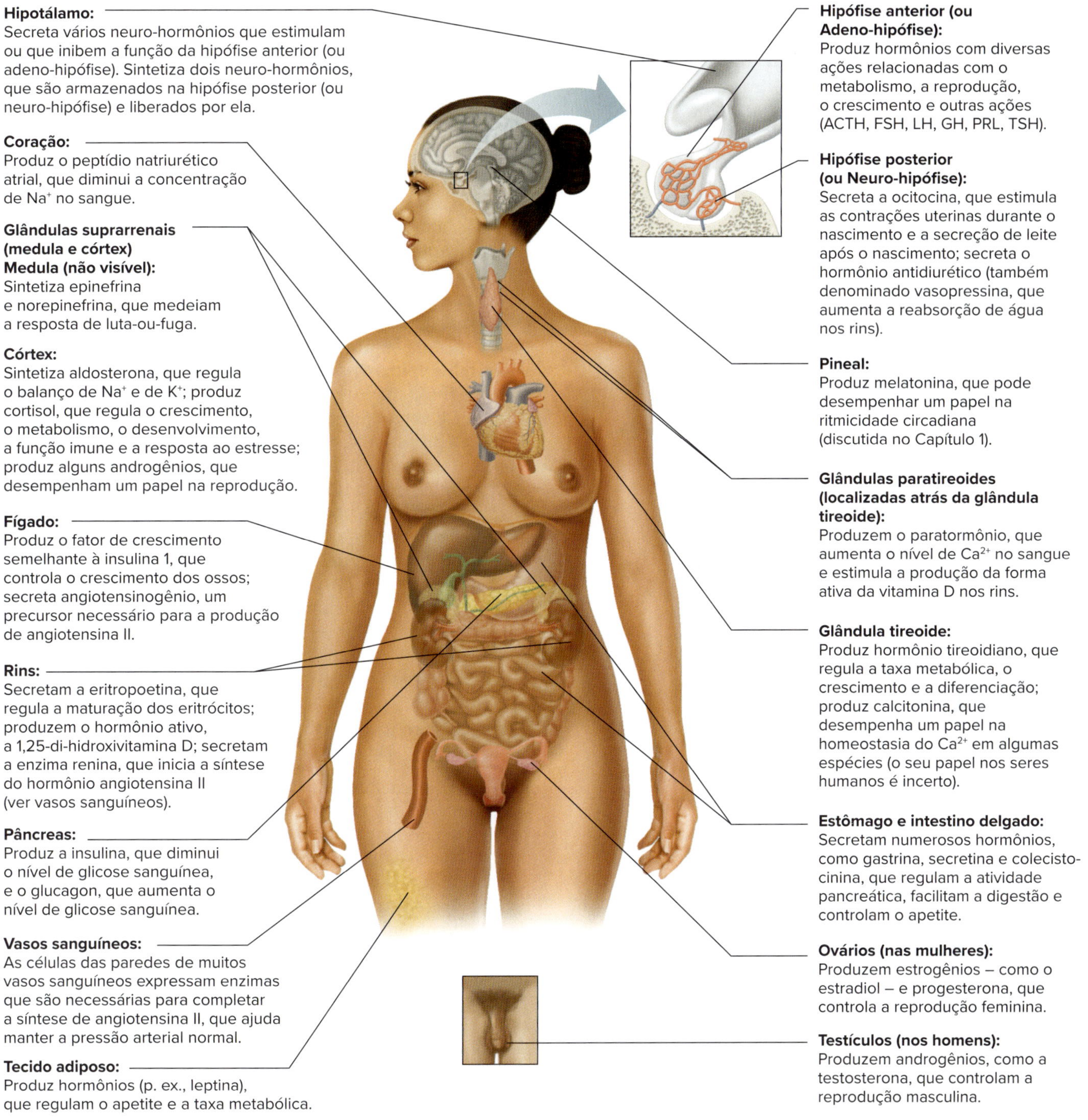

Capítulo 11 Sistema Endócrino **353**

Hipotálamo:
Secreta vários neuro-hormônios que estimulam ou que inibem a função da hipófise anterior (ou adeno-hipófise). Sintetiza dois neuro-hormônios, que são armazenados na hipófise posterior (ou neuro-hipófise) e liberados por ela.

Coração:
Produz o peptídio natriurético atrial, que diminui a concentração de Na^+ no sangue.

Glândulas suprarrenais (medula e córtex)
Medula (não visível):
Sintetiza epinefrina e norepinefrina, que medeiam a resposta de luta-ou-fuga.

Córtex:
Sintetiza aldosterona, que regula o balanço de Na^+ e de K^+; produz cortisol, que regula o crescimento, o metabolismo, o desenvolvimento, a função imune e a resposta ao estresse; produz alguns androgênios, que desempenham um papel na reprodução.

Fígado:
Produz o fator de crescimento semelhante à insulina 1, que controla o crescimento dos ossos; secreta angiotensinogênio, um precursor necessário para a produção de angiotensina II.

Rins:
Secretam a eritropoetina, que regula a maturação dos eritrócitos; produzem o hormônio ativo, a 1,25-di-hidroxivitamina D; secretam a enzima renina, que inicia a síntese do hormônio angiotensina II (ver vasos sanguíneos).

Pâncreas:
Produz a insulina, que diminui o nível de glicose sanguínea, e o glucagon, que aumenta o nível de glicose sanguínea.

Vasos sanguíneos:
As células das paredes de muitos vasos sanguíneos expressam enzimas que são necessárias para completar a síntese de angiotensina II, que ajuda manter a pressão arterial normal.

Tecido adiposo:
Produz hormônios (p. ex., leptina), que regulam o apetite e a taxa metabólica.

Hipófise anterior (ou Adeno-hipófise):
Produz hormônios com diversas ações relacionadas com o metabolismo, a reprodução, o crescimento e outras ações (ACTH, FSH, LH, GH, PRL, TSH).

Hipófise posterior (ou Neuro-hipófise):
Secreta a ocitocina, que estimula as contrações uterinas durante o nascimento e a secreção de leite após o nascimento; secreta o hormônio antidiurético (também denominado vasopressina, que aumenta a reabsorção de água nos rins).

Pineal:
Produz melatonina, que pode desempenhar um papel na ritmicidade circadiana (discutida no Capítulo 1).

Glândulas paratireoides (localizadas atrás da glândula tireoide):
Produzem o paratormônio, que aumenta o nível de Ca^{2+} no sangue e estimula a produção da forma ativa da vitamina D nos rins.

Glândula tireoide:
Produz hormônio tireoidiano, que regula a taxa metabólica, o crescimento e a diferenciação; produz calcitonina, que desempenha um papel na homeostasia do Ca^{2+} em algumas espécies (o seu papel nos seres humanos é incerto).

Estômago e intestino delgado:
Secretam numerosos hormônios, como gastrina, secretina e colecisto-cinina, que regulam a atividade pancreática, facilitam a digestão e controlam o apetite.

Ovários (nas mulheres):
Produzem estrogênios – como o estradiol – e progesterona, que controla a reprodução feminina.

Testículos (nos homens):
Produzem androgênios, como a testosterona, que controlam a reprodução masculina.

Figura 11.2 Visão geral dos principais hormônios e seus locais de produção, juntamente com algumas de suas funções importantes.

Todavia, em alguns poucos casos, uma única célula pode secretar mais de um hormônio ou diferentes formas do mesmo hormônio.

Por fim, em alguns casos, um hormônio secretado por uma célula de determinada glândula endócrina também pode ser secretado por outros tipos de células, atuando, nesses outros locais, como neurotransmissor ou como substância parácrina ou autócrina. Por exemplo, a somatostatina, um hormônio produzido por neurônios no hipotálamo, também é secretada por células do estômago e do pâncreas, onde exerce ações parácrinas locais.

Estude e revise 11.1

- **Glândulas endócrinas:** órgãos sem ductos ou grupos de células que secretam hormônios diretamente na corrente sanguínea ou em outros líquidos orgânicos
  - Uma única glândula pode secretar diversos hormônios.

Questão de revisão: Forneça um exemplo de uma glândula endócrina e de uma glândula exócrina e explique a principal característica anatômica que as distingue. Que órgão contém glândulas tanto endócrinas quanto exócrinas? (**A resposta está disponível no Apêndice A.**)

11.2 Estruturas e síntese dos hormônios

Os hormônios são divididos em três grandes classes estruturais:

- Aminas
- Peptídios e proteínas
- Esteroides.

Hormônios amínicos

Os **hormônios amínicos** são derivados do aminoácido tirosina. Incluem os **hormônios tireoidianos** (produzidos pela glândula tireoide) e as catecolaminas **epinefrina** e **norepinefrina** (sintetizadas pela medula da glândula suprarrenal) e **dopamina** (sintetizada pelo hipotálamo). A estrutura e a síntese dos hormônios tireoidianos que contêm iodo serão descritas de forma detalhada na Seção 11.9 deste capítulo. Por enquanto, suas estruturas são apresentadas na **Figura 11.3**.

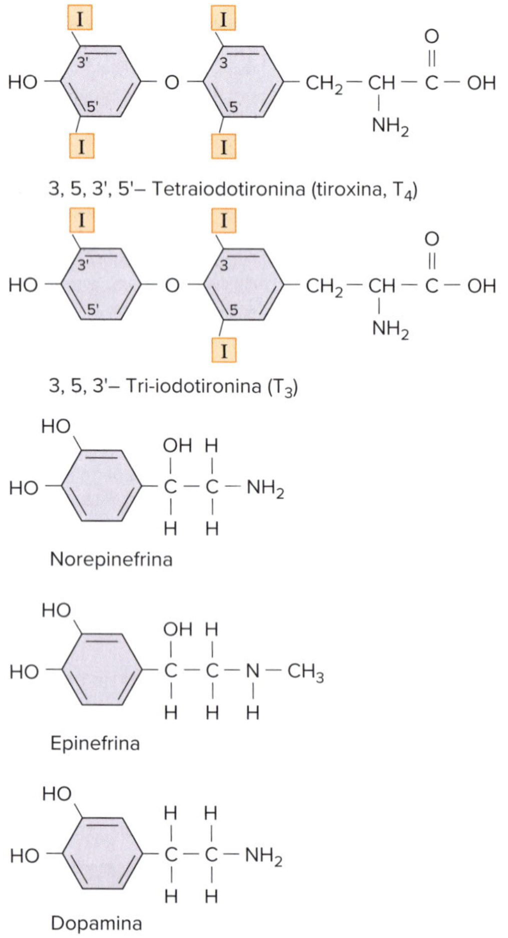

Figura 11.3 Estruturas químicas dos hormônios amínicos: tiroxina e tri-iodotironina (hormônios tireoidianos) e norepinefrina, epinefrina e dopamina (catecolaminas). Os dois hormônios da tireoide diferem apenas por um átomo de iodo, uma diferença indicada nas abreviaturas T_3 e T_4. A posição dos átomos de carbono nos dois anéis de T_3 e de T_4 são numeradas; isso proporciona a base para os nomes completos da T_3 e da T_4, conforme mostrado na figura. A T_4 constitui o principal produto secretor da glândula tireoide, porém é ativada na T_3 muito mais potente nos tecidos-alvo.

O Capítulo 6 descreveu as estruturas das catecolaminas e as etapas envolvidas na sua síntese; suas estruturas são reproduzidas, aqui, na Figura 11.3.

Existem duas glândulas suprarrenais, uma em cima de cada rim. Cada **glândula suprarrenal** é composta por uma **medula suprarrenal** interna, que secreta catecolaminas, e por um **córtex suprarrenal** circundante, que secreta hormônios esteroides. A medula suprarrenal consiste, na realidade, em um gânglio simpático modificado, cujos corpos celulares não possuem axônios. Em vez disso, eles liberam suas secreções na corrente sanguínea, preenchendo, assim, um dos critérios para glândula endócrina.

A medula suprarrenal secreta principalmente duas catecolaminas, a epinefrina e a norepinefrina. Nos seres humanos, a medula suprarrenal secreta aproximadamente quatro vezes mais epinefrina do que norepinefrina. Isso se deve ao fato de que a medula suprarrenal expressa grandes quantidades de uma enzima denominada feniletanolamina-N-metiltransferase (PNMT), que catalisa a reação que converte a norepinefrina em epinefrina (ver Figura 6.35). A epinefrina e a norepinefrina exercem ações semelhantes àquelas dos nervos simpáticos, que, por não expressarem a PNMT, produzem apenas norepinefrina. Essas ações são descritas em vários capítulos e estão resumidas na Seção 11.16 deste capítulo.

A dopamina, o outro hormônio catecolamínico, é sintetizada por neurônios no hipotálamo. A dopamina é liberada em um sistema circulatório especial, denominado sistema porta (ver Seção 11.8), que transporta o hormônio até a hipófise, onde atua para inibir a atividade de certas células endócrinas.

Hormônios peptídicos e proteicos

Os hormônios são, em sua maioria, polipeptídios. Os polipeptídios curtos com função conhecida são, com frequência, simplesmente designados como peptídios, enquanto os polipeptídios mais longos, com estrutura terciária e função conhecida são denominados proteínas. Os hormônios que pertencem a essa classe variam de tamanho, desde pequenos peptídios com apenas três aminoácidos até grandes proteínas, algumas das quais contêm carboidratos e, portanto, são glicoproteínas. Por conveniência, todos esses hormônios serão simplesmente referidos como **hormônios peptídicos**.

Em muitos casos, os hormônios peptídicos são inicialmente sintetizados nos ribossomos das células endócrinas na forma de moléculas maiores, conhecidas como pré-pró-hormônios, que, em seguida, são clivados em **pró-hormônios** por enzimas proteolíticas presentes no retículo endoplasmático rugoso (**Figura 11.4A**). Em seguida, o pró-hormônio é acondicionado em vesículas secretoras pelo aparelho de Golgi. Nesse processo (denominado **modificação pós-traducional**), o pró-hormônio é clivado para produzir o hormônio ativo e outras cadeias peptídicas encontradas no pró-hormônio. Por conseguinte, quando a célula é estimulada a liberar o conteúdo das vesículas secretoras por exocitose, os outros peptídios são secretados juntamente com o hormônio. Em certos casos, esses outros peptídios também podem exercer efeitos hormonais. Em outras palavras, em vez de apenas um hormônio peptídico, a célula pode secretar múltiplos hormônios peptídicos – derivados do mesmo pró-hormônio –, diferindo, cada um deles, nos efeitos exercidos sobre as células-alvo. Um exemplo bem estudado disso é a síntese de insulina no pâncreas (**Figura 11.4B**). A insulina é sintetizada na forma de

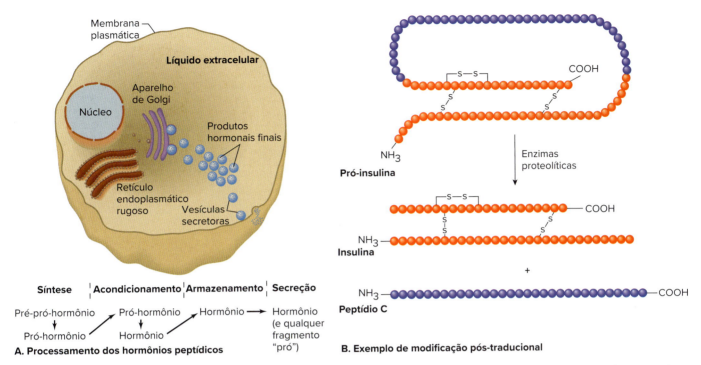

Figura 11.4 Síntese e secreção típicas dos hormônios peptídicos. **A.** Os hormônios peptídicos normalmente são processados por enzimas a partir de pré-pró-hormônios, que contêm um peptídio-sinal, dando origem a pró-hormônios. O processamento subsequente resulta em um ou mais hormônios ativos, que são armazenados em vesículas secretoras. A secreção das vesículas secretoras armazenadas ocorre pelo processo de exocitose. **B.** Exemplo de síntese de hormônio peptídico. A insulina é sintetizada na forma de pré-pró-hormônio (não mostrado), que é clivado, dando origem ao pró-hormônio ilustrado aqui. Cada esfera representa um aminoácido. A ação das enzimas proteolíticas cliva o pró-hormônio em insulina e peptídio C (mais quatro aminoácidos, que são removidos; não ilustrados). Observe que essa clivagem resulta em duas cadeias de insulina, que estão conectadas por pontes de dissulfeto.

APLICAÇÃO DO CONCEITO

- Qual é a vantagem do acondicionamento dos hormônios peptídicos em vesículas secretoras?

A resposta está disponível no Apêndice A.

---

pré-pró-hormônio polipeptídico, que, em seguida, é processado em pró-hormônio. As enzimas cortam para fora uma parte do pró-hormônio, resultando em insulina e em outro produto, denominado peptídio C. Tanto a insulina quanto o peptídio C são secretados na circulação em quantidades aproximadamente equimolares. A insulina é um regulador chave do metabolismo, enquanto o peptídio C pode desempenhar várias ações em uma variedade de tipos celulares.

Hormônios esteroides

Os **hormônios esteroides** constituem a terceira família de hormônios. A **Figura 11.5** fornece alguns exemplos de hormônios esteroides, cuja estrutura semelhante a anel foi descrita no Capítulo 2. Os hormônios esteroides são produzidos principalmente pelo córtex suprarrenal e pelas **gônadas** (testículos e ovários), bem como pela placenta durante a gravidez. Além disso, a vitamina D é enzimaticamente convertida no corpo a um hormônio esteroide ativo, como veremos na Seção 11.21.

O processo geral de síntese dos hormônios esteroides está ilustrado na **Figura 11.6A**. Tanto nas gônadas quanto no córtex suprarrenal, as células produtoras de hormônios são estimuladas pela ligação de um hormônio da adeno-hipófise a seu receptor na membrana plasmática. Esses receptores estão ligados a proteínas G_s (ver Figura 5.6), as quais ativam a adenilil ciclase e a produção de cAMP. A ativação subsequente da proteinoquinase A pelo cAMP resulta em fosforilação de numerosas proteínas intracelulares, o que facilita as etapas subsequentes do processo.

Todos os hormônios esteroides derivam do colesterol, que é captado a partir do líquido extracelular pelas células ou que é sintetizado por enzimas intracelulares. O produto hormonal esteroide final depende do tipo celular, bem como dos tipos e das quantidades das enzimas expressas. Por exemplo, as células do ovário expressam grandes quantidades da enzima necessária para converter a testosterona em estradiol, enquanto as células dos testículos não expressam quantidades significativas dessa enzima e, portanto, sintetizam primariamente a testosterona.

Uma vez formados, os hormônios esteroides não são armazenados no citosol em vesículas delimitadas por membrana, uma vez que a natureza lipofílica dos esteroides permite que eles difundam-se livremente através das bicamadas lipídicas. Em consequência, uma vez sintetizados, os hormônios esteroides sofrem difusão através da membrana plasmática para

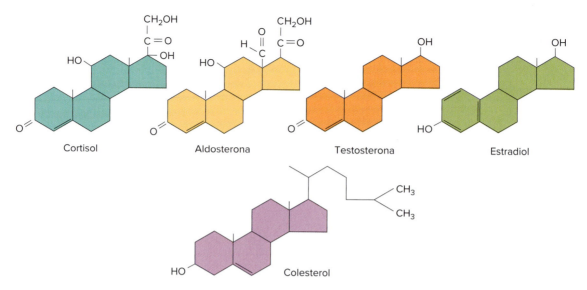

Figura 11.5 Estruturas dos hormônios esteroides representativos e a sua relação estrutural com o colesterol.

a circulação. Devido à sua natureza lipídica, os hormônios esteroides não são altamente solúveis no sangue. Consequentemente, os hormônios esteroides em sua maioria ligam-se de modo reversível no plasma a proteínas carreadoras, como a albumina e várias outras proteínas específicas.

As seções seguintes descrevem as vias de síntese de esteroides no córtex suprarrenal e nas gônadas. As vias encontradas na placenta são um tanto incomuns e serão discutidas de modo sucinto no Capítulo 17.

Hormônios do córtex suprarrenal

Os cinco hormônios principais secretados pelo córtex suprarrenal são a aldosterona, o cortisol, a corticosterona, a desidroepiandrosterona (DHEA) e a androstenediona (**Figura 11.6B**). A **aldosterona** é conhecida como **mineralocorticoide**, em virtude de seus efeitos sobre o balanço de sais (minerais), principalmente sobre o processamento renal de íons sódio, potássio e hidrogênio. Suas ações são descritas de modo detalhado no Capítulo 14. De maneira sucinta, a produção de aldosterona é controlada por outro hormônio, denominado **angiotensina II**, que se liga a receptores da membrana plasmática no córtex suprarrenal, ativando a via do segundo mensageiro, o trifosfato de inositol (ver Capítulo 5). Isso difere do mecanismo mais comum mediado pelo cAMP, por meio do qual ocorre produção da maioria dos hormônios esteroides, conforme descrito anteriormente. Uma vez sintetizada, a aldosterona entra na circulação e atua sobre células dos rins para estimular a retenção de Na^+ e H_2O e a excreção de K^+ e H^+ na urina.

O **cortisol** e o esteroide relacionado, porém menos funcional, a corticosterona são denominados **glicocorticoides**, devido a seus efeitos importantes sobre o metabolismo da glicose e de outros nutrientes orgânicos. Nos seres humanos, o cortisol é o glicocorticoide predominante, de modo que é o único que iremos discutir. Além de seus efeitos sobre o metabolismo orgânico, o cortisol exerce muitos outros efeitos, como facilitação das respostas do corpo ao estresse e regulação do sistema imune (ver Seção 11.14).

A desidroepiandrosterona (DHEA) e a androstenediona pertencem à classe dos hormônios esteroides conhecidos como **androgênios**. Essa classe também inclui o principal esteroide sexual masculino, a **testosterona**, que é produzida pelos testículos. Os androgênios suprarrenais são muito menos potentes do que a testosterona e habitualmente têm pouco significado fisiológico no homem adulto. Entretanto, desempenham funções na mulher adulta e, em ambos os sexos, no feto e na **puberdade**, conforme descrito no Capítulo 17.

O córtex suprarrenal é composto de três camadas distintas (**Figura 11.7**). As células da camada mais externa – a zona glomerulosa – expressam as enzimas necessárias para a síntese da corticosterona e, em seguida, convertê-la em aldosterona (ver Figura 11.6B), porém *não* expressam os genes que codificam as enzimas necessárias para a formação de cortisol e de androgênios. Por conseguinte, essa camada sintetiza e secreta aldosterona, mas não os outros hormônios adrenocorticais principais. Por ouro lado, a zona fasciculada e a zona reticular possuem um perfil enzimático oposto. Elas não secretam aldosterona, mas secretam cortisol e androgênios. Nos seres humanos, a zona fasciculada produz primariamente cortisol, enquanto a zona reticular sintetiza primariamente androgênios.

Em certas doenças, o córtex suprarrenal pode secretar quantidades diminuídas ou aumentadas de vários esteroides. Por exemplo, a ausência de uma enzima necessária para a síntese de cortisol pelo córtex suprarrenal pode resultar em desvio dos precursores do cortisol para a via dos androgênios. (Examine a Figura 11.6B e imagine como isso poderia ocorrer.) Um exemplo desse tipo de doença hereditária é a **hiperplasia suprarrenal congênita** (**HSRC**) (ver Capítulo 17 para mais detalhes). Na HSRC, a produção excessiva de androgênios suprarrenais resulta em virilização dos órgãos genitais dos fetos do sexo feminino; ao nascimento, pode não ser óbvio se o lactente é fenotipicamente do sexo masculino ou do feminino. Felizmente, a forma mais comum dessa doença é rotineiramente rastreada de modo rotineiro por ocasião do nascimento em muitos países, e podem-se iniciar imediatamente medidas terapêuticas adequadas.

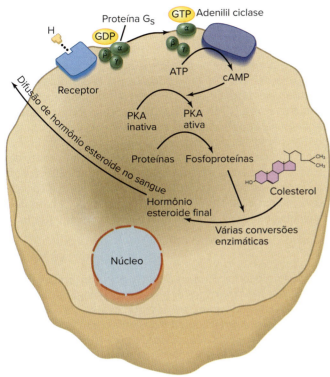

A. Eventos gerais na síntese e secreção de hormônios esteroides

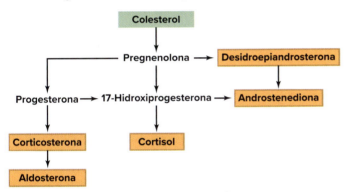

B. Principais hormônios esteroides suprarrenais

Figura 11.6 A. Visão geral esquemática das etapas envolvidas na síntese de esteroides. **B.** Os cinco hormônios indicados nos boxes são os principais hormônios secretados pelo córtex suprarrenal. A desidroepiandrosterona (DHEA) e a androstenediona são androgênios – isto é, hormônios semelhantes à testosterona. O cortisol e a corticosterona são glicocorticoides, enquanto a aldosterona é um mineralocorticoide que é produzido por apenas uma parte do córtex suprarrenal. *Nota:* para maior simplicidade, nem todas as etapas enzimáticas estão indicadas.

APLICAÇÃO DO CONCEITO

- Por que os hormônios esteroides não são acondicionados em vesículas secretoras, como aquelas ilustradas na Figura 11.4?

A resposta está disponível no Apêndice A

Hormônios das gônadas

Em comparação com o córtex suprarrenal, as gônadas expressam diferentes enzimas em suas vias dos esteroides. As células endócrinas dos testículos e dos ovários não expressam as enzimas necessárias para produzir aldosterona e cortisol.

Capítulo 11 Sistema Endócrino 357

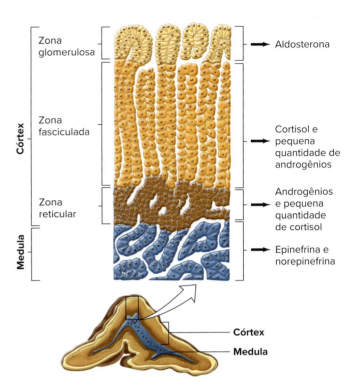

Figura 11.7 Corte através de uma glândula suprarrenal, mostrando a medula e as zonas do córtex, bem como os hormônios que elas secretam.

Possuem altas concentrações de enzimas das vias dos androgênios, levando à síntese de androstenediona, como no córtex suprarrenal. Além disso, as células endócrinas nos testículos contêm grandes quantidades de uma enzima que converte a androstenediona em testosterona, que é o principal androgênio secretado pelos testículos (**Figura 11.8**). As células endócrinas dos ovários sintetizam os hormônios sexuais femininos, que são coletivamente conhecidos como **estrogênios** (principalmente estradiol e estrona). O **estradiol** é o estrogênio predominante encontrado durante o tempo de vida de uma mulher. As células endócrinas do ovário expressam grandes quantidades da enzima aromatase, que catalisa a conversão dos androgênios em estrogênios (ver Figura 11.8). Em consequência, o estradiol – e não a testosterona – constitui o principal hormônio esteroide secretado pelos ovários.

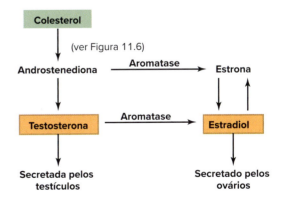

Figura 11.8 Produção de esteroides pelas gônadas. Apenas os ovários possuem altas concentrações da enzima (aromatase) necessária para a produção dos estrogênios estrona e estradiol.

Vander | Fisiologia Humana

Entretanto, quantidades muito pequenas de testosterona difundem-se para fora das células endócrinas dos ovários, enquanto quantidades muito pequenas de estradiol são produzidas a partir da testosterona nos testículos. Além disso, após a sua liberação no sangue pelas gônadas e pelo córtex suprarrenal, os hormônios esteroides podem sofrer conversão adicional em outros órgãos. Por exemplo, a testosterona é convertida em estradiol em algumas de suas células-alvo. Consequentemente, os principais hormônios sexuais masculino e feminino – a testosterona e o estradiol, respectivamente – não são exclusivos dos machos e das fêmeas. Entretanto, a relação das concentrações desses hormônios é muito diferente em ambos os sexos.

Por fim, as células endócrinas do corpo lúteo, uma estrutura ovariana que surge depois de cada ovulação, secretam outro hormônio esteroide importante, a **progesterona**. Esse esteroide é de importância crítica na maturação da gravidez (ver Capítulo 17). A progesterona também é sintetizada em outras partes do corpo – notavelmente na placenta, em mulheres grávidas, e no córtex suprarrenal tanto de homens quanto de mulheres.

Estude e revise 11.2

- **Hormônios amínicos:** derivados de aminoácidos
  - **Hormônios tireoidianos** que contêm iodo
  - **Catecolaminas:** secretadas pela medula suprarrenal e pelo hipotálamo
- **Peptídios e proteínas:** cadeias de aminoácidos
  - Normalmente sintetizados como moléculas maiores (inativas), que são clivadas em fragmentos ativos por **modificação pós-traducional**
- **Hormônios esteroides:** produzidos a partir do colesterol pelo córtex suprarrenal e pelas gônadas e a partir de precursores esteroides pela placenta
  - **O córtex suprarrenal** produz o mineralocorticoide aldosterona; o glicocorticoide cortisol; e dois androgênios, a DHEA e a androstenediona
  - Os **ovários** produzem principalmente estradiol e progesterona
  - Os **testículos** produzem principalmente testosterona.
- *Questão de revisão: Quais são as três classes químicas gerais de hormônios? Dê exemplos de cada uma e sua glândula de origem. (A resposta está disponível no Apêndice A.)*

11.3 Transporte dos hormônios no sangue

A maioria dos hormônios peptídicos e todas as catecolaminas são hidrossolúveis. Por conseguinte, com exceção de alguns peptídios, esses hormônios são transportados simplesmente dissolvidos no plasma (**Tabela 11.1**). Em contrapartida, os hormônios esteroides e os hormônios tireoidianos são pouco solúveis; consequentemente, eles circulam no sangue ligados, em grande parte, a proteínas plasmáticas. Embora os hormônios esteroides e tireoidianos sejam encontrados no plasma principalmente em sua forma ligada a grandes proteínas, existem pequenas concentrações desses hormônios dissolvidas no plasma. O hormônio dissolvido ou livre está em balanço com o hormônio ligado:

Hormônio livre + Proteína de ligação $\rightleftharpoons$ Complexo hormônio-proteína

Essa reação fornece um excelente exemplo do princípio geral de fisiologia, segundo o qual os processos fisiológicos são determinados pelas leis da química e da física. Esse balanço sofre deslocamento para a direita quando a glândula endócrina secreta uma maior quantidade de hormônio livre e para a esquerda na glândula-alvo quando o hormônio se dissocia de sua proteína de ligação no plasma e difunde-se para dentro da célula-alvo glandular. A concentração total de hormônio no plasma é a soma dos hormônios livre e ligado. Entretanto, apenas o hormônio *livre* pode se difundir para fora dos capilares e encontrar as células-alvo. Por conseguinte, a concentração do hormônio livre é a que é biologicamente importante, e não a concentração do hormônio total, cuja maior parte está na forma ligada. Como veremos adiante, o grau de ligação às proteínas também influencia a taxa do metabolismo e a excreção do hormônio.

Estude e revise 11.3

- **Hormônios peptídicos** e **catecolaminas:** solúveis no plasma
- **Hormônios esteroides** e **hormônios tireoidianos:** pouco solúveis; principalmente ligados às proteínas plasmáticas.

Questão de revisão: Que classes de hormônios são transportadas no sangue principalmente como hormônio não ligado e dissolvido? Principalmente ligado a proteínas plasmáticas? O que explica as diferenças? (A resposta está disponível no Apêndice A.)

TABELA 11.1   Categorias de hormônios.

Classe química	Principal forma no plasma	Localização dos receptores	Mecanismos de sinalização mais comuns*	Taxa de excreção/ metabolismo
Peptídios e catecolaminas	Livres (não ligados)	Membrana plasmática	1. Segundos mensageiros (p. ex., cAMP, Ca^{2+}, IP_3) 2. Ativação enzimática pelo receptor (p. ex., JAK) 3. Atividade enzimática intrínseca do receptor (p. ex., autofosforilação da tirosina)	Rápida (minutos)
Esteroides e hormônio tireoidiano	Ligados às proteínas	Intracelular	Os receptores intracelulares alteram diretamente a transcrição gênica	Lenta (horas a dias)

*Os diversos mecanismos de ação dos mensageiros químicos, como hormônios, foram discutidos de modo detalhado no Capítulo 5.

11.4 Metabolismo e excreção dos hormônios

Uma vez que um hormônio tenha sido sintetizado e secretado no sangue, ter exercido a sua ação sobre um tecido-alvo e a sua atividade aumentada não ser mais necessária, a sua concentração no sangue geralmente retorna a seus valores normais. Esse processo é necessário para evitar os efeitos excessivos e possivelmente prejudiciais da exposição prolongada das células-alvo aos hormônios. A concentração de um hormônio no plasma depende de:

- Sua taxa de secreção pela glândula endócrina
- Sua taxa de remoção do sangue.

A remoção ou "depuração" do hormônio ocorre por meio de excreção ou transformação metabólica. O fígado e os rins constituem os principais órgãos que metabolizam ou excretam os hormônios. Uma explicação mais detalhada da depuração pode ser encontrada no Capítulo 14, Seção 14.4.

Entretanto, o fígado e os rins não constituem as únicas vias para a eliminação dos hormônios. Algumas vezes, um hormônio é metabolizado pelas células sobre as quais ele atua. Por exemplo, no caso de alguns hormônios peptídicos, a endocitose dos complexos hormônio-receptor nas membranas plasmáticas permite que as células removam rapidamente os hormônios de suas superfícies e os catabolizem no meio intracelular. Em seguida, os receptores são, frequentemente, reciclados para a membrana plasmática.

Além disso, enzimas no sangue e nos tecidos degradam rapidamente as catecolaminas e os hormônios peptídicos. Por conseguinte, esses hormônios tendem a permanecer na corrente sanguínea apenas por um breve período de tempo – alguns minutos a uma hora. Em contrapartida, os hormônios ligados às proteínas são protegidos da excreção e de seu metabolismo pelas enzimas enquanto permanecerem ligados. Dessa maneira, a remoção dos hormônios esteroides e tireoidianos circulantes em geral leva mais tempo, frequentemente várias horas a dias.

Em alguns casos, o metabolismo de um hormônio *ativa* o hormônio, em vez de inativá-lo. Em outras palavras, o hormônio secretado pode ser relativamente inativo até sofrer transformação pelo metabolismo. Um exemplo é a T_4 produzida pela glândula tireoide, que é convertida no hormônio muito mais ativo, a T_3, no interior da célula-alvo.

A **Figura 11.9** fornece um resumo dos possíveis destinos dos hormônios após a sua secreção.

Estude e revise 11.4

- O **fígado** e os **rins** removem os hormônios do plasma por meio de seu metabolismo e excreção
  - Os **hormônios peptídicos** e as **catecolaminas** são rapidamente removidos do sangue
  - Os **hormônios esteroides** e os **hormônios tireoidianos** são removidos mais lentamente, em grande parte porque circulam ligados às proteínas plasmáticas
- Alguns hormônios são metabolizados a moléculas mais ativas nas células-alvo e em outros órgãos.

Questão de revisão: *Além do fígado e dos rins, de que outra forma um hormônio pode ser metabolizado e eliminado da circulação? (A resposta está disponível no Apêndice A.)*

11.5 Mecanismos de ação dos hormônios

Receptores de hormônios

Por serem transportados no sangue, os hormônios podem alcançar todos os tecidos. Contudo, a resposta a determinado hormônio é altamente específica e envolvendo apenas as células-alvo desse hormônio. A capacidade de responder depende da presença de receptores específicos para esses hormônios nas células-alvo ou no seu interior.

Conforme ressaltado no Capítulo 5, a resposta de uma célula-alvo a um mensageiro químico constitui o evento final em uma sequência que começa quando o mensageiro se liga a receptores celulares específicos. Conforme descrito naquele capítulo, os receptores para mensageiros químicos hidrossolúveis, como os hormônios peptídicos e as catecolaminas, são proteínas localizadas nas membranas plasmáticas das células-alvo. Em contrapartida, os receptores de mensageiros químicos lipossolúveis, como os hormônios esteroides e tireoidianos, são proteínas localizadas principalmente *dentro* das células-alvo.

Os hormônios podem influenciar a resposta das células-alvo por meio da regulação de receptores de hormônios. Mais uma vez, no Capítulo 5, foram descritos os conceitos básicos de modulação dos receptores, como suprarregulação e a infrarregulação. No contexto dos hormônios, a **suprarregulação** refere-se a um aumento no número de receptores de um hormônio em uma célula, resultando frequentemente de uma exposição prolongada a uma baixa concentração do hormônio. Isso tem o efeito de aumentar a responsividade da célula-alvo ao hormônio. A **infrarregulação** refere-se a uma diminuição no número de receptores, frequentemente em decorrência da exposição a altas concentrações do hormônio. Isso diminui temporariamente a responsividade das células-alvo ao hormônio, impedindo, assim, uma estimulação excessiva.

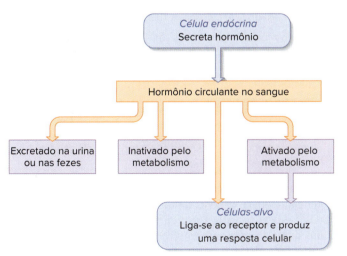

Figura 11.9 Possíveis destinos e ações de um hormônio após a sua secreção por uma célula endócrina. Nem todas as vias aplicam-se a todos os hormônios. Muitos hormônios são ativados pelo seu metabolismo no interior das células-alvo.

Em alguns casos, os hormônios podem infrarregular ou suprarregular não apenas seus próprios receptores, mas também os receptores de outros hormônios. Se um hormônio induzir a infrarregulação dos receptores de um segundo hormônio, o resultado será uma redução na efetividade do segundo hormônio. Por outro lado, um hormônio pode induzir um aumento no número de receptores para um segundo hormônio. Neste caso, a efetividade do segundo hormônio é aumentada. Em alguns casos, este último fenômeno está na base de uma importante interação hormônio-hormônio, conhecida como permissividade.

Em termos gerais, a **permissividade** significa que o hormônio A precisa estar presente para que o hormônio B exerça o seu efeito total. Uma baixa concentração do hormônio A é, em geral, tudo o que é necessário para esse efeito permissivo, o que pode ser devido à capacidade do hormônio A de suprarregular os receptores do hormônio B. Por exemplo, a epinefrina estimula a liberação de ácidos graxos a partir dos adipócitos para a corrente sanguínea, o que representa uma importante função em época de aumento das necessidades energéticas. Entretanto, a epinefrina não consegue exercer esse efeito efetivamente na ausência de quantidades permissivas dos hormônios tireoidianos (**Figura 11.10**). Uma razão é a de que os hormônios tireoidianos estimulam a síntese de receptores beta-adrenérgicos para a epinefrina no tecido adiposo; como resultado, o tecido torna-se muito mais sensível à epinefrina. Entretanto, a suprarregulação dos receptores não explica todos os casos de permissividade. Algumas vezes, o efeito pode decorrer de alterações na via de sinalização que medeia as ações de determinado hormônio.

Eventos desencadeados pela ligação hormônio-receptor

Os eventos iniciados quando um hormônio se liga a seu receptor – isto é, os mecanismos pelos quais o hormônio desencadeia uma resposta celular – constituem uma ou mais das vias de transdução de sinais que se aplicam a todos os mensageiros químicos, conforme descrito no Capítulo 5. Em outras palavras, não há nada exclusivo a respeito dos mecanismos iniciados pelos hormônios em comparação com aqueles utilizados por neurotransmissores e por substâncias parácrinas ou autócrinas, de modo que, aqui, serão analisados apenas de maneira sucinta (ver Tabela 11.1).

Efeitos dos hormônios peptídicos e das catecolaminas

Conforme assinalado anteriormente, os receptores dos hormônios peptídicos e das catecolaminas estão localizados na superfície extracelular da membrana plasmática das células-alvo. Essa localização é importante, visto que esses hormônios são demasiado hidrofílicos para sofrer difusão através da membrana plasmática. Quando ativados pela ligação de um hormônio, os receptores desencadeiam uma ou mais das vias de transdução de sinais para os receptores de membrana plasmática descritos no Capítulo 5. Ou seja, os receptores ativados influenciam diretamente:

- A atividade enzimática que faz parte do receptor

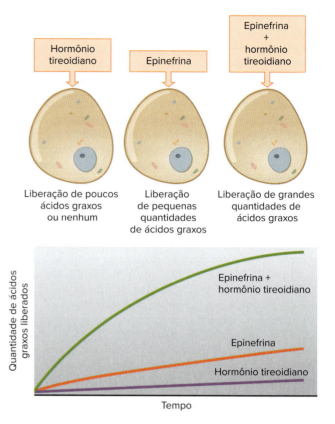

Figura 11.10 Capacidade do hormônio tireoidiano de "permitir" a liberação induzida pela epinefrina de ácidos graxos das células do tecido adiposo. O hormônio tireoidiano exerce esse efeito ao produzir um aumento no número de receptores beta-adrenérgicos na superfície da célula. O hormônio tireoidiano por si só estimula apenas a liberação de uma pequena quantidade de ácidos graxos.

APLICAÇÃO DO CONCEITO

- Observa-se que um paciente apresenta sintomas compatíveis com concentrações elevadas de epinefrina no sangue, incluindo frequência cardíaca rápida, ansiedade e níveis elevados de ácidos graxos. Entretanto, as concentrações circulantes de epinefrina são medidas e apresentam-se na faixa normal. O que poderia explicar isso?

A resposta está disponível no Apêndice A.

- A atividade das janus quinases citoplasmáticas associadas ao receptor
- As proteínas G acopladas na membrana plasmática às proteínas efetoras – canais iônicos e enzimas –, que geram segundos mensageiros, como o cAMP e o Ca^{2+} (ver Figura 11.6A como exemplo).

A abertura ou o fechamento dos canais iônicos modifica o potencial elétrico através da membrana. Quando um canal de Ca^{2+} está envolvido, a concentração citosólica desse importante segundo mensageiro iônico é alterada. As mudanças na atividade enzimática são, em geral, muito rápidas (p. ex., devido à fosforilação) e produzem alterações na atividade de várias proteínas celulares. Em alguns casos, as vias de transdução de sinais também levam à ativação ou inibição de determinados genes, causando uma mudança na taxa de síntese das proteínas codificadas por esses genes. Por conseguinte, os hormônios peptídicos e as catecolaminas podem exercer ações tanto rápidas (não genômicas) quanto mais lentas (transcrição gênica) sobre a mesma célula-alvo.

Efeitos dos hormônios esteroides e dos hormônios tireoidianos

Os hormônios esteroides e o hormônio tireoidiano são lipofílicos, e seus receptores, que são intracelulares, são membros da superfamília de receptores nucleares. Conforme descrito para os mensageiros lipossolúveis no Capítulo 5, a ligação do hormônio a seu receptor leva à ativação (ou, em alguns casos, à inibição) da transcrição de determinados genes, causando uma alteração na taxa de síntese das proteínas codificadas por esses genes. O resultado das alterações nas concentrações dessas proteínas consiste em intensificação ou inibição de determinados processos realizados pela célula ou em uma alteração na taxa de secreção de proteínas dessa célula. Existem evidências de receptores de membrana plasmática para esses hormônios, porém a sua importância fisiológica ainda não foi estabelecida nos seres humanos.

Efeitos farmacológicos dos hormônios

A administração de quantidades muito grandes de determinado hormônio para fins médicos pode ter efeitos sobre o indivíduo, que habitualmente não são observados em concentrações fisiológicas. Esses *efeitos farmacológicos* também podem ocorrer em doenças que envolvem a secreção de quantidades excessivas de hormônios. Os efeitos farmacológicos são de grande importância na medicina, visto que os hormônios frequentemente são utilizados em grandes doses como agentes terapêuticos. Talvez o exemplo mais comum seja o de formas sintéticas muito potentes do cortisol, como a prednisona, que é administrada para suprimir as reações alérgicas e inflamatórias. Nessas situações, podem-se observar numerosos efeitos indesejáveis (conforme descrito na Seção 11.15).

> **Estude e revise 11.5**
>
> - **Receptores:** ligam-se a hormônios e exercem uma ação
>   - **Esteroides** e **hormônios tireoidianos:** no interior das células-alvo
>   - **Hormônios peptídicos** e **catecolaminas:** na membrana plasmática
>   - **Suprarregulação** e **infrarregulação:** aumenta ou diminui a efetividade do hormônio, respectivamente.
>
> *Questão de revisão: Compare as localizações celulares e o mecanismo e a velocidade de ação dos receptores para as várias classes de hormônios. (A resposta está disponível no Apêndice A.)*

11.6 Estímulos que controlam a secreção dos hormônios

A secreção dos hormônios está principalmente sob o controle de três tipos de estímulos para as células endócrinas (**Figura 11.11**):

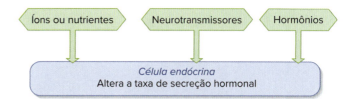

Figura 11.11 Estímulos que atuam diretamente sobre as células das glândulas endócrinas para estimular ou inibir a secreção hormonal.

- Alterações nas concentrações plasmáticas de íons minerais ou nutrientes orgânicos
- Neurotransmissores liberados a partir de neurônios que terminam na célula endócrina
- Outro hormônio (ou, em alguns casos, uma substância parácrina) que atua sobre a célula endócrina.

Antes de analisarmos mais detalhadamente cada categoria, precisamos ressaltar que mais de um estímulo pode influenciar a secreção dos hormônios. Por exemplo, a secreção de insulina é estimulada pelas concentrações extracelulares de glicose e de outros nutrientes e é estimulada ou inibida por diferentes ramos do sistema nervoso autônomo. Assim, o controle das células endócrinas ilustra o princípio geral de fisiologia segundo o qual as funções fisiológicas são, em sua maioria, controladas por múltiplos sistemas reguladores, que frequentemente atuam em oposição. A resposta resultante – a taxa de secreção hormonal – depende das quantidades relativas de impulsos estimuladores e inibidores.

O termo *secreção* aplicado a um hormônio refere-se à sua liberação da célula, por meio da exocitose. Em alguns casos, os hormônios, como os esteroides, não são secretados em si, porém difundem-se através da membrana plasmática da célula para o espaço extracelular. A secreção ou liberação por difusão é algumas vezes acompanhada de aumento na síntese do hormônio. Para maior simplicidade, neste capítulo e no restante do livro, não faremos em geral nenhuma distinção entre essas possibilidades quando tratarmos da estimulação ou da inibição da "secreção" de um hormônio.

Controle pelas concentrações plasmáticas de íons minerais ou nutrientes orgânicos

A secreção de vários hormônios é controlada diretamente – pelo menos em parte – pelas concentrações plasmáticas de íons minerais ou nutrientes orgânicos específicos. Em cada caso, uma importante função do hormônio consiste em regular, por meio de retroalimentação negativa (ver Capítulo 1, Seção 1.5), a concentração plasmática do íon ou do nutriente que controla a sua secreção. Por exemplo, a secreção de insulina é estimulada por um aumento na concentração plasmática de glicose. Por sua vez, a insulina atua sobre o músculo esquelético e o tecido adiposo para promover a difusão facilitada da glicose através das membranas plasmáticas para dentro do citosol. Consequentemente, a ação da insulina restaura a normalidade das concentrações plasmáticas de glicose (**Figura 11.12**). Outro exemplo é a regulação do

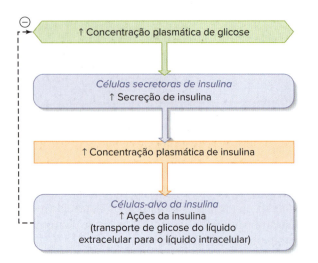

Figura 11.12 Exemplo de como o controle direto da secreção hormonal pela concentração plasmática de uma substância – neste caso, um nutriente orgânico – resulta em controle da concentração plasmática da substância por retroalimentação negativa. Em outros casos, a substância plasmática regulada pode ser um íon, como o Ca^{2+}.

balanço de íons cálcio pelo paratormônio (PTH), conforme descrito de modo detalhado na Seção 11.21. Esse hormônio é produzido por células das glândulas paratireoides que, como o próprio nome sugere, estão localizadas em estreita proximidade da glândula tireoide. A secreção de PTH é diretamente estimulada por uma diminuição na concentração plasmática de Ca^{2+}. Em seguida, o PTH exerce várias ações sobre o osso e outros tecidos, que aumentam a liberação de cálcio no sangue, restaurando, assim, a concentração plasmática de Ca^{2+} para valores normais.

Controle por neurônios

Conforme já assinalado, a medula suprarrenal é um gânglio simpático modificado e, portanto, é estimulada por fibras pré-ganglionares simpáticas (consulte o Capítulo 6 para uma discussão do sistema nervoso autônomo). Além de controlar a medula suprarrenal, o sistema nervoso autônomo influencia outras glândulas endócrinas (**Figura 11.13**). Podem ocorrer impulsos tanto parassimpáticos quanto simpáticos para essas outras glândulas, alguns deles inibitórios e outros estimuladores. Entre os exemplos, destacam-se as secreções de insulina e dos hormônios gastrintestinais, que são estimuladas por neurônios do sistema nervoso parassimpático e inibidas por neurônios simpáticos.

Um grande grupo de hormônios – aqueles secretados pelo hipotálamo e pela neuro-hipófise – está sob o controle direto dos neurônios no próprio encéfalo (ver Figura 11.13). Essa categoria será descrita de modo detalhado na Seção 11.8.

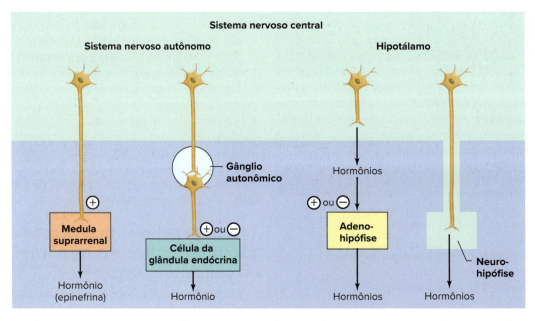

Figura 11.13 Vias pelas quais o sistema nervoso influencia a secreção hormonal. O sistema nervoso autônomo controla a secreção de hormônios pela medula suprarrenal e por muitas outras glândulas endócrinas. Certos neurônios no hipotálamo, alguns dos quais terminam na neuro-hipófise, secretam hormônios. A secreção de hormônios hipotalâmicos pela neuro-hipófise e os efeitos de outros hormônios do hipotálamo sobre a adeno-hipófise são descritos posteriormente neste capítulo. Os símbolos ⊕ e ⊖ indicam ações estimuladoras e inibidoras, respectivamente.

APLICAÇÃO DO CONCEITO: princípio geral de fisiologia

- Liste as várias maneiras pelas quais esta figura ilustra o princípio geral de fisiologia descrito no Capítulo 1, segundo o qual o fluxo de informação entre células, tecidos e órgãos constitui uma característica essencial da homeostasia, que possibilita a integração dos processos fisiológicos.

A resposta está disponível no Apêndice A.

Controle por outros hormônios

Em muitos casos, a secreção de determinado hormônio é diretamente controlada pela concentração sanguínea de outro hormônio. Com frequência, a única função do primeiro hormônio em uma sequência consiste em estimular diretamente a secreção do hormônio seguinte. Um hormônio que estimula a secreção de outro hormônio é frequentemente designado como **hormônio trópico**. Em geral, os hormônios trópicos estimulam não apenas a secreção, mas também o crescimento da glândula estimulada. (Quando nos referimos especificamente às ações de promoção do crescimento, o termo *trófico* é utilizado com frequência; entretanto, para maior simplicidade, utilizaremos habitualmente apenas o termo geral *trópico*.) Esses tipos de sequências hormonais são discutidos de modo detalhado na Seção 11.8. Todavia, além das ações estimuladoras, alguns hormônios, como aqueles em uma sequência de diversos hormônios, inibem a secreção de outros hormônios.

> ### Estude e revise 11.6
>
> - **Secreção der hormônios:** controlada por diferentes estímulos:
>   - **Íons** ou **nutrientes** que o hormônio regula
>   - **Impulso neural** para as células endócrinas
>   - Um ou mais outros hormônios
> - O **sistema nervoso autônomo** controla a secreção de muitos hormônios
>   - Os neurônios dos sistemas nervosos simpático e parassimpático terminam diretamente nas células dentro de algumas glândulas endócrinas, regulando, assim, a secreção de hormônios.
> - ***Questão de revisão:*** *Quais são os três estímulos diretos para as glândulas endócrinas que controlam a secreção de hormônios? Dê um ou mais exemplos específicos de cada um deles.* **(A resposta está disponível no Apêndice A.)**

11.7 Tipos de distúrbios endócrinos

Tendo em vista a existência de uma variedade tão grande de hormônios e de glândulas endócrinas, as características dos distúrbios do sistema endócrino podem variar de forma considerável. Assim, por exemplo, a doença endócrina pode se manifestar como um desbalanço do metabolismo, levando a um ganho ou perda de peso, como uma falha do crescimento ou do desenvolvimento normais no início da vida; como uma pressão arterial anormalmente alta ou baixa; como perda da fertilidade reprodutiva; ou como alterações mentais e emocionais, para citar apenas algumas. Apesar dessas características variadas, que dependem do hormônio específico afetado, essencialmente todas as doenças endócrinas podem ser classificadas em uma de quatro maneiras:

- Hormônio em quantidade insuficiente (***hipossecreção***)
- Hormônio em quantidade excessiva (***hipersecreção***)
- Diminuição da responsividade das células-alvo ao hormônio (***hiporresponsividade***)
- Aumento da responsividade das células-alvo ao hormônio (***hiper-responsividade***).

Hipossecreção

Uma glândula endócrina pode secretar muito pouco hormônio, porque a glândula não está funcionando normalmente, uma condição denominada ***hipossecreção primária***. Os exemplos incluem:

- Destruição parcial ou total de uma glândula, levando a uma diminuição da secreção de hormônio
- Deficiência enzimática, que resulta em síntese diminuída do hormônio
- Deficiência dietética de iodo, levando, especificamente, a uma secreção diminuída de hormônios tireoidianos.

Muitas outras causas, como infecções e exposição a substâncias químicas tóxicas possuem o denominador comum de causar dano à glândula endócrina ou de reduzir a sua capacidade de síntese ou secreção de hormônios.

A outra causa importante de hipossecreção é a ***hipossecreção secundária***. Neste caso, a glândula endócrina não está danificada (pelo menos inicialmente), porém está recebendo uma estimulação insuficiente pelo seu hormônio trópico ou, raramente, quantidades excessivas de um hormônio inibitório. Isso pode ocorrer, por exemplo, se o hormônio trópico estava sendo sintetizado e liberado em uma taxa anormalmente baixa. A longo prazo, a falta de ação trófica dos hormônios trópicos leva invariavelmente à atrofia da glândula-alvo, que pode ser revertida com o passar do tempo se a concentração do hormônio trópico no sangue retornar a seu valor normal.

Para distinguir entre hipossecreção primária e secundária, mede-se a concentração do hormônio trópico no sangue. Se estiver aumentada, a causa é primária; se não estiver elevada ou se estiver abaixo do normal, a causa é secundária.

A maneira mais comum de tratar a hipossecreção hormonal consiste em administrar o hormônio ausente ou um análogo sintético do hormônio. Isso normalmente é feito por administração oral (comprimido), tópica (gel aplicado à pele) ou injeção. Tipicamente, a via de administração depende da natureza química do hormônio de reposição. Por exemplo, indivíduos com baixos níveis de hormônio tireoidiano tomam um comprimido diariamente para normalizar as concentrações hormonais, visto que o hormônio tireoidiano é prontamente absorvido pelo intestino. Em contrapartida, os indivíduos com diabetes melito que necessitam de insulina normalmente obtêm o hormônio por injeção; a insulina é um peptídio que seria digerido pelas enzimas do trato gastrintestinal se fosse ingerida.

Hipersecreção

Um hormônio também pode apresentar ***hipersecreção primária*** (a glândula secreta quantidades excessivas do hormônio por sua própria conta) ou ***hipersecreção secundária*** (estimulação excessiva da glândula pelo seu hormônio trópico). Uma das causas de hipersecreção primária ou secundária consiste na presença de tumor de células endócrinas secretor de hormônio. Com frequência, esses tumores são benignos (i. e., são cânceres não malignos) e tendem a produzir continuamente seus hormônios em uma taxa elevada, mesmo na ausência de estimulação ou na presença de aumento de retroalimentação negativa.

364 Vander | Fisiologia Humana

Quando um tumor endócrino provoca hipersecreção, o tumor pode, com frequência, ser retirado cirurgicamente ou destruído por radioterapia se for limitado a uma pequena área. Esses procedimentos também são úteis em certos casos, quando ocorre hipersecreção de uma glândula endócrina por motivos não relacionadas com a presença de tumor. Por exemplo, ambos os procedimentos podem ser utilizados no tratamento da hipersecreção de uma glândula tireoide hiperativa (ver Seção 11.12). Em muitos casos, os fármacos que inibem a síntese de um hormônio podem bloquear a hipersecreção. Como alternativa, a situação pode ser tratada com fármacos que não alteram a secreção do hormônio, mas que bloqueiam as suas ações sobre as células-alvo (antagonistas dos receptores).

Hiporresponsividade e hiper-responsividade

Em alguns casos, um componente do sistema endócrino pode não estar funcionando normalmente, embora não haja nada errado com a secreção hormonal. O problema reside no fato de que as células-alvo não respondem normalmente ao hormônio, uma condição denominada hiporresponsividade ou resistência ao hormônio. Um exemplo importante de uma doença que resulta de hiporresponsividade consiste na forma mais comum de diabetes melito (denominado *diabetes melito tipo 2*), em que as células-alvo do hormônio insulina são hiporresponsivas a esse hormônio.

A hiporresponsividade pode resultar de deficiência ou de perda da função dos receptores para o hormônio. Por exemplo, alguns indivíduos que são geneticamente do sexo masculino apresentam um defeito que se manifesta pela ausência de receptores de androgênios. Consequentemente, suas células-alvo são incapazes de ligar os androgênios, e o resultado consiste na ausência de desenvolvimento de certas características masculinas, como se os hormônios não fossem produzidos (ver Capítulo 17 para mais detalhes).

Em um segundo tipo de hiporresponsividade, os receptores para determinado hormônio podem estar normais, porém pode haver um defeito em algum evento de sinalização que ocorre dentro da célula após a ligação do hormônio a seu receptor. Por exemplo, o receptor ativado pode ser incapaz de estimular a formação de AMP cíclico ou de outro componente da via de sinalização desse hormônio.

Uma terceira causa de hiporresponsividade aplica-se a hormônios que exigem ativação metabólica por algum outro tecido após a sua secreção. Pode ocorrer uma deficiência das enzimas que catalisam a ativação. Por exemplo, alguns homens secretam testosterona (o principal androgênio circulante) normalmente e possuem receptores normais para androgênios. Entretanto, esses homens carecem da enzima intracelular que converte a testosterona em di-hidrotestosterona, um potente metabólito da testosterona que se liga aos receptores de androgênios e que medeia algumas das ações da testosterona sobre as características sexuais secundárias, como crescimento dos pelos faciais e corporais.

Em contrapartida, pode ocorrer também hiper-responsividade a um hormônio, causando problemas. Por exemplo, como você aprendeu antes, o hormônio tireoidiano provoca suprarregulação de receptores beta-adrenérgicos para epinefrina; portanto, a hipersecreção de hormônio tireoidiano causa, por sua vez, hiper-responsividade das células-alvo à epinefrina. Um resultado disso é o aumento da frequência cardíaca típica de indivíduos com níveis plasmáticos elevados de hormônio tireoidiano.

Estude e revise 11.7

- **Classes:** hipossecreção, hipersecreção e hiporresponsividade ou hiper-responsividade das células-alvo
  - **Primária:** defeito nas células que secretam o hormônio
  - **Secundária:** hormônio trópico/trófico em quantidade excessiva ou deficiente
  - **Hiporresponsividade:** diminuição da sensibilidade a um estímulo
  - **Hiper-responsividade:** aumento da sensibilidade a um estímulo.

Questão de revisão: Como você poderia distinguir entre hipossecreção primária e secundária de um hormônio?
(A resposta está disponível no Apêndice A.)

Hipotálamo e Hipófise

11.8 Sistemas de controle envolvendo o hipotálamo e a hipófise

A **hipófise** (do grego, "crescer embaixo de") localiza-se em uma bolsa (denominada sela túrcica) do osso esfenoide, na base do encéfalo (**Figura 11.14**), imediatamente abaixo do **hipotálamo.** A hipófise está conectada ao hipotálamo pelo **infundíbulo** ou haste hipofisária, que contém axônios de neurônios localizados no hipotálamo e pequenos vasos sanguíneos. Nos seres humanos, a hipófise é composta principalmente por dois lobos adjacentes, denominados *lobo anterior* – habitualmente designado como **adeno-hipófise** – e o *lobo posterior* – habitualmente denominado **neuro-hipófise**. A adeno-hipófise origina-se, embriologicamente, de uma invaginação da faringe, denominada bolsa de Rathke, enquanto a neuro-hipófise não é verdadeiramente uma glândula, porém uma extensão dos componentes neurais do hipotálamo.

Os axônios de dois agrupamentos bem definidos de neurônios do hipotálamo (os núcleos supraóptico e paraventricular) descem pelo infundíbulo e terminam dentro da neuro-hipófise, em estreita proximidade com os capilares (pequenos vasos sanguíneos onde ocorre troca de solutos entre o sangue e o interstício) (ver Figura 11.14B). Por conseguinte, esses neurônios não formam uma sinapse com outros neurônios. Na verdade, suas terminações acabam diretamente em capilares. As terminações liberam hormônios nesses capilares os quais, em seguida, drenam para as veias e a circulação geral.

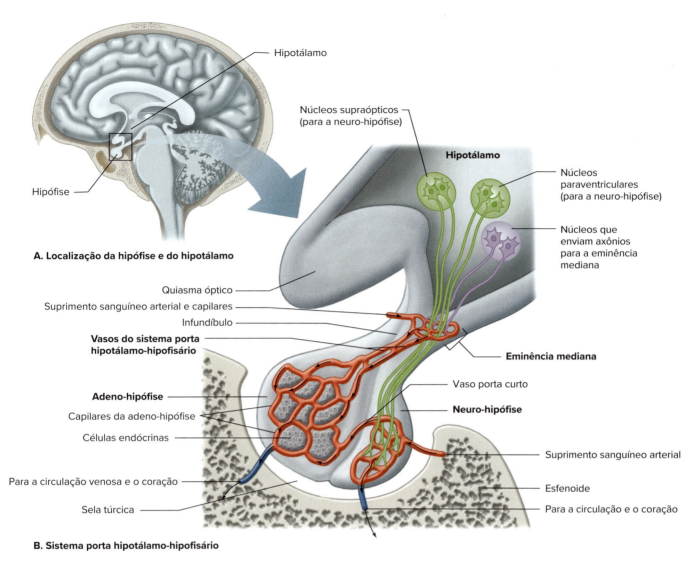

Figura 11.14 A. Relação da hipófise com o encéfalo e o hipotálamo. **B.** Conexões neurais e vasculares entre o hipotálamo e a hipófise. Os neurônios hipotalâmicos dos núcleos paraventriculares e supraópticos seguem o seu trajeto pelo infundíbulo para terminar na neuro-hipófise, enquanto outros (mostrados, para maior simplicidade, como um único núcleo, porém constituídos, na realidade, por vários núcleos, incluindo algumas células dos núcleos paraventriculares) terminam na eminência mediana. Quase todo suprimento sanguíneo para a adeno-hipófise provém dos vasos porta hipotálamo-hipofisários, que se originam na eminência mediana. Os vasos porta longos conectam os capilares na eminência mediana com os da adeno-hipófise. (Os vasos porta curtos, que se originam na neuro-hipófise, transportam apenas uma pequena fração do sangue que deixa a neuro-hipófise e suprem apenas uma pequena fração do sangue recebido pela adeno-hipófise.) As *setas* indicam a direção do fluxo sanguíneo.

> **APLICAÇÃO DO CONCEITO**
>
> ▪ Por que apenas são necessárias quantidades muito pequenas de hormônios hipofisiotrópicos para alcançar concentrações resultantes na regulação da secreção dos hormônios da adeno-hipófise?
>
> *A resposta está disponível no Apêndice A.*

Diferentemente das conexões neurais entre o hipotálamo e a neuro-hipófise, não existem conexões neurais importantes entre o hipotálamo e a adeno-hipófise. Entretanto, existe um tipo especial de conexão vascular (ver Figura 11.14B). A junção do hipotálamo com o infundíbulo é conhecida como **eminência mediana**. Os capilares na eminência mediana recombinam-se para formar os **vasos do sistema porta hipotálamo-hipofisário** (ou veias porta). O termo *porta* denota veias que conectam dois conjuntos de capilares; normalmente, como veremos no Capítulo 12, os capilares drenam para veias que retornam o sangue para o coração. Somente nos sistemas porta é que um conjunto de capilares drena em veias que, em seguida, formam um *segundo* conjunto de capilares antes de desaguar finalmente em veias que retornam ao coração.

Os vasos do sistema porta hipotálamo-hipofisário passam ao longo do infundíbulo e entram na adeno-hipófise, onde drenam em um segundo conjunto de capilares, os capilares da adeno-hipófise. Assim, os vasos do sistema porta hipotálamo-hipofisário oferecem uma via local para o fluxo de sangue diretamente da eminência mediana para as células da adeno-hipófise. Como logo veremos, esse sistema sanguíneo local proporciona um mecanismo para que os hormônios sintetizados nos corpos celulares do hipotálamo possam alterar diretamente a atividade das células da adeno-hipófise, passando ao lado da circulação geral e, assim, regulando de maneira eficiente e específica a liberação de hormônios dessa glândula.

Começaremos a nossa prospecção dos hormônios hipofisários e suas principais ações fisiológicas com os dois hormônios da neuro-hipófise.

Hormônios da neuro-hipófise

Ressaltamos que a neuro-hipófise representa, na realidade, uma extensão neural do hipotálamo (ver Figura 11.14). Os hormônios não são sintetizados na própria neuro-hipófise, mas no hipotálamo – especificamente, nos corpos celulares dos núcleos supraópticos e paraventriculares, cujos axônios passam ao longo do infundíbulo e terminam na neuro-hipófise. O hormônio, contido em pequenas vesículas, é transportado ao longo dos axônios para se acumular nos terminais axônicos da neuro-hipófise. Vários estímulos ativam impulsos para esses neurônios, gerando potenciais de ação que se propagam até os terminais axônicos e que desencadeiam a liberação do hormônio armazenado, por exocitose. Em seguida, o hormônio entra nos capilares para ser transportado pelo sangue que retorna ao coração. Dessa maneira, o encéfalo pode receber estímulos e responder como se ele fosse um órgão endócrino. Ao liberar seus hormônios na circulação geral, a neuro-hipófise pode modificar as funções de órgãos distantes.

Os dois hormônios da neuro-hipófise são os peptídios **ocitocina** e **vasopressina**. A ocitocina está envolvida em dois reflexos relacionados com a reprodução. Em um dos casos, a ocitocina estimula a contração das células musculares lisas das mamas, o que resulta em ejeção do leite durante a lactação. Isso ocorre em resposta à estimulação dos mamilos durante a amamentação do lactente. As células sensitivas nos mamilos enviam sinais neurais estimuladores ao encéfalo, que terminam nas células hipotalâmicas sintetizadoras de ocitocina, causando a sua ativação e, portanto, a liberação do hormônio.

Em um segundo reflexo, que ocorre durante o trabalho de parto em uma mulher grávida, os receptores de estiramento existentes no colo do útero enviam sinais neurais de volta ao hipotálamo, que em resposta libera ocitocina. A ocitocina então estimula a contração das células musculares lisas do útero até finalmente ocorrer o nascimento do lactente (ver Capítulo 17 para maiores detalhes). Embora a ocitocina também seja encontrada nos machos, suas funções endócrinas sistêmicas no macho permanecem incertas. Pesquisas recentes sugerem que a ocitocina pode estar envolvida em vários aspectos da memória e do comportamento em mamíferos de ambos os sexos, incluindo, possivelmente, os seres humanos. Essas ações incluem, por exemplo, união de casais, comportamento materno e emoções, como amor. Se isso for verdadeiro nos seres humanos, deve-se, provavelmente, a neurônios que contêm ocitocina em outras partes do encéfalo, visto que é incerto se a ocitocina sistêmica pode atravessar a barreira hematencefálica e entrar no encéfalo.

A vasopressina, o outro hormônio da neuro-hipófise, atua sobre as células musculares lisas ao redor dos vasos sanguíneos, causando a sua contração, o que provoca constrição dos vasos sanguíneos e, portanto, elevação da pressão arterial. Isso pode ocorrer, por exemplo, em resposta a uma diminuição da pressão arterial em decorrência da perda de sangue devido a uma lesão. A vasopressina também atua nos rins para diminuir a excreção de água na urina, com consequente retenção de líquido no corpo, o que ajuda a manter o volume sanguíneo. Isso poderia ocorrer se um indivíduo se tornasse desidratado. Em virtude de sua função sobre os rins, a vasopressina é também conhecida como **hormônio antidiurético (ADH)**. (Um aumento no volume de água excretada na urina é conhecido como *diurese*; como a vasopressina diminui a perda de água na urina, ela possui propriedades *anti*diuréticas.) As ações da vasopressina serão discutidas no contexto do controle circulatório (ver Capítulo 12, Seção 12.10) e balanço hídrico (ver Capítulo 14, Seção 14.7).

Hormônios da adeno-hipófise e o hipotálamo

Outros núcleos de neurônios hipotalâmicos secretam hormônios que controlam a secreção de todos os hormônios da adeno-hipófise. Para maior simplicidade, a Figura 11.14 mostra esses neurônios como se surgindo de um único núcleo; todavia, na verdade, vários núcleos hipotalâmicos enviam axônios, cujas terminações acabam na eminência mediana. Os hormônios hipotalâmicos que regulam a função da adeno-hipófise são coletivamente denominados **hormônios hipofisiotrópicos**; esses hormônios também são comumente denominados hormônios hipotalâmicos liberadores ou inibidores.

Com uma exceção (a dopamina), cada um dos hormônios hipofisiotrópicos é o primeiro de uma sequência de três hormônios (**Figura 11.15**):

1. Um hormônio hipofisiotrópico controla a secreção de
2. Um hormônio da adeno-hipófise, que controla a secreção de
3. Um hormônio de alguma outra glândula endócrina.

Em seguida, este último hormônio atua sobre suas células-alvo. O valor adaptativo dessas sequências é que elas permitem uma variedade de tipos de retroalimentação hormonal importante (descritas de forma detalhada posteriormente neste capítulo). Além disso, possibilitam a amplificação de uma resposta de um pequeno número de neurônios hipotalâmicos para um grande sinal hormonal periférico. Começaremos a descrição dessas sequências pelo meio – isto é, com os hormônios da adeno-hipófise –, visto que os nomes dos hormônios hipofisiotrópicos baseiam-se, em sua maior parte, nos nomes dos hormônios da adeno-hipófise.

Visão geral dos hormônios da adeno-hipófise

Conforme ilustrado na **Figura 11.16**, a adeno-hipófise secreta pelo menos seis hormônios que desempenham funções bem estabelecidas nos seres humanos. Esses seis hormônios – todos eles peptídios – são o **hormônio foliculoestimulante (FSH)**, o **hormônio luteinizante (LH)**, o **hormônio do crescimento (GH**, também conhecido como *somatotropina*), o **hormônio tireoestimulante (TSH**, também conhecido

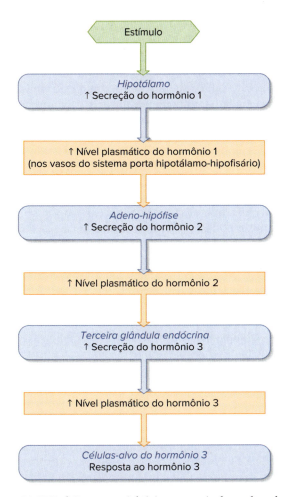

Figura 11.15 Padrão sequencial típico por meio do qual um hormônio hipofisiotrópico (hormônio 1 do hipotálamo) controla a secreção de um hormônio da adeno-hipófise (hormônio 2), que, por sua vez, controla a secreção de um hormônio por uma terceira glândula endócrina (hormônio 3). Os vasos do sistema porta hipotálamo-hipofisário, estão ilustrados na Figura 11.14.

como *tireotropina*), a **prolactina** e o **hormônio adrenocorticotrófico** (**ACTH**, também conhecido como *corticotropina*). Cada um destes últimos quatro hormônios é secretado por um tipo distinto de célula na adeno-hipófise, enquanto o FSH e o LH, coletivamente denominados **hormônios gonadotrópicos** (ou gonadotropinas), devido à sua propriedade de estimularem as gônadas, são frequentemente secretados pelas mesmas células.

Dois outros peptídios – a **betalipotropina** e a **betaendorfina** – originam-se, ambos, do mesmo pró-hormônio do ACTH, porém suas funções fisiológicas nos seres humanos não estão bem definidas. Todavia, em estudos realizados em animais, foi mostrado que a betaendorfina exerce efeitos analgésicos, enquanto a betalipotropina pode mobilizar a gordura na circulação para fornecer uma fonte de energia. Ambas as funções podem contribuir para a capacidade de enfrentar desafios estressantes.

A Figura 11.16 fornece um resumo dos órgãos-alvo e das principais funções dos seis hormônios clássicos da adeno-hipófise. Observe que a única função importante de dois dos seis hormônios consiste em estimular suas células-alvo a sintetizar e secretar outros hormônios (e a manter o crescimento e a função dessas células). O hormônio tireoestimulante induz a glândula tireoide a secretar tiroxina e tri-iodotironina. O hormônio adrenocorticotrófico estimula o córtex suprarrenal a secretar cortisol.

Três outros hormônios da adeno-hipófise também estimulam a secreção de um outro hormônio, porém também exercem outras funções. O hormônio do crescimento estimula o fígado a secretar um hormônio peptídico de promoção do crescimento, conhecido como **fator de crescimento semelhante à insulina 1 (IGF-1)** e, além disso, exerce efeitos diretos sobre o osso e o metabolismo (ver Seção 11.19). O hormônio folículo-estimulante e o hormônio luteinizante estimulam as gônadas a secretar os hormônios sexuais – o estradiol e a progesterona pelos ovários ou a testosterona pelos testículos; todavia, além disso, esses hormônios regulam o crescimento e o desenvolvimento dos óvulos e dos espermatozoides. As ações do FSH e do LH são descritas de modo detalhado no Capítulo 17 e, portanto, não são discutidas aqui de forma mais detalhada.

A prolactina é singular entre os seis hormônios clássicos da adeno-hipófise, pelo fato de que a sua principal função não consiste em exercer controle sobre a secreção de um hormônio por outra glândula endócrina. Sua ação mais importante consiste em estimular o desenvolvimento das glândulas mamárias durante a gestação e a produção de leite durante a lactação; isso ocorre por meio de efeitos diretos sobre as células glandulares das mamas. Durante a lactação, a prolactina exerce uma ação secundária para inibir a secreção de gonadotropinas,

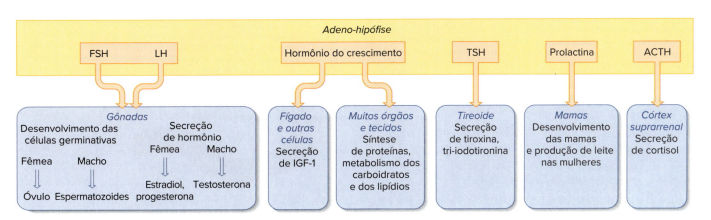

Figura 11.16 Alvos e principais funções dos seis hormônios clássicos da adeno-hipófise.

dessa forma diminuindo a fertilidade quando a mulher está amamentando. No macho, as funções fisiológicas da prolactina ainda estão em fase de investigação.

Hormônios hipofisiotrópicos

Conforme já assinalado, a secreção dos hormônios da adeno-hipófise é regulada, em grande parte, por hormônios produzidos pelo hipotálamo e coletivamente denominados hormônios hipofisiotrópicos. Esses hormônios são secretados por neurônios que se originam em núcleos distintos do hipotálamo e que terminam na eminência mediana, ao redor dos capilares que constituem a origem dos vasos do sistema porta hipotálamo-hipofisário. A geração de potenciais de ação nesses neurônios os causa a secretarem os seus hormônios por exocitose, à semelhança dos potenciais de ação que induzem outros neurônios a liberar neurotransmissores por exocitose. Entretanto, os hormônios hipotalâmicos entram nos capilares da eminência mediana e são transportados pelos vasos do sistema porta hipotálamo-hipofisário até a adeno-hipófise (**Figura 11.17**). Na adeno-hipófise, difundem-se para fora dos capilares da glândula e para dentro do líquido intersticial que circunda as várias células da adeno-hipófise. Ao ligarem-se a receptores específicos ligados à membrana, os hormônios hipotalâmicos atuam para estimular ou inibir a secreção dos diferentes hormônios da adeno-hipófise.

Esses neurônios hipotalâmicos secretam hormônios de maneira idêntica àquela descrita anteriormente para os neurônios hipotalâmicos cujos axônios terminam na neuro-hipófise. Em ambos os casos, os hormônios são sintetizados nos corpos celulares dos neurônios hipotalâmicos, passam pelos axônios até alcançar os terminais neuronais e são então liberados em resposta a potenciais de ação nos neurônios. Entretanto, os dois sistemas distinguem-se por duas diferenças cruciais.

Em primeiro lugar, os axônios dos neurônios hipotalâmicos que secretam os hormônios da neuro-hipófise deixam o hipotálamo e terminam na neuro-hipófise, enquanto os que secretam os hormônios hipofisiotrópicos são muito mais curtos e permanecem no hipotálamo, terminando em capilares na eminência mediana. Em segundo lugar, os capilares nos quais são secretados os hormônios da neuro-hipófise drenam, em sua maioria, imediatamente na circulação geral, que transporta os hormônios até o coração para a sua distribuição por todo o corpo. Em contrapartida, os hormônios hipofisiotrópicos entram nos capilares da eminência mediana do hipotálamo, que não se unem diretamente à corrente sanguínea principal, mas que deságuam nos vasos do sistema porta hipotálamo-hipofisário, que os transportam até as células da adeno-hipófise.

Quando um hormônio da adeno-hipófise é secretado, ele se difunde para os mesmos capilares que transportaram o hormônio hipofisiotrópico. Em seguida, esses capilares drenam em veias que entram na circulação sanguínea geral, a partir da qual os hormônios da adeno-hipófise entram em contato com suas células-alvo. O sistema circulatório porta assegura que os hormônios hipofisiotrópicos possam alcançar as células da adeno-hipófise em uma alta concentração e com muito pouco atraso. O fluxo sanguíneo total pequeno nas veias porta permite que quantidades extremamente pequenas dos hormônios hipofisiotrópicos de um número relativamente pequeno de neurônios hipotalâmicos possam controlar a secreção dos hormônios da adeno-hipófise, sem diluição na circulação sistêmica. Esta é uma excelente ilustração do princípio geral de fisiologia, segundo o qual a estrutura é um determinante da função – e coevoluiu com ela. Como os fatores hipofisiotrópicos são liberados em um número relativamente pequeno

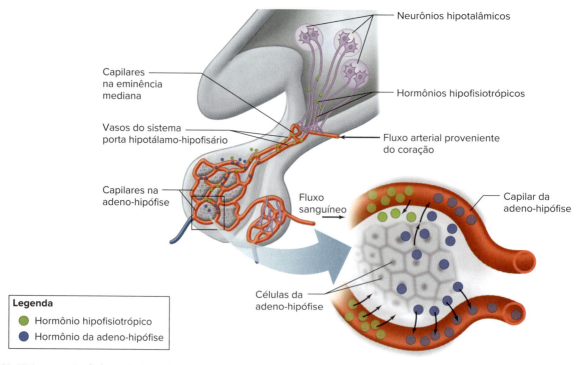

Figura 11.17 A secreção de hormônios pela adeno-hipófise é controlada por hormônios hipofisiotrópicos liberados pelos neurônios hipotalâmicos, que alcançam a adeno-hipófise por meio dos vasos do sistema porta hipotálamo-hipofisário. Os hormônios hipofisiotrópicos estimulam as células da adeno-hipófise, que então liberam seus hormônios na circulação geral.

de veias com baixo fluxo sanguíneo total, a concentração desses fatores pode aumentar rapidamente, levando a um maior aumento na liberação dos hormônios da adeno-hipófise (amplificação). Além disso, a quantidade total de hormônios hipofisiotrópicos que entra na circulação geral é muito baixa, o que impede que esses hormônios exerçam efeitos não pretendidos no restante do corpo.

Existem múltiplos hormônios hipofisiotrópicos, e cada um deles influencia a liberação de um ou, em pelo menos um caso, de dois dos hormônios da adeno-hipófise. Para maior simplicidade, a **Figura 11.18** e o texto deste capítulo fornecem um resumo apenas dos hormônios hipofisiotrópicos que desempenham funções fisiológicas claramente documentadas nos seres humanos.

Os nomes de vários dos hormônios hipofisiotrópicos originam-se do nome do hormônio da adeno-hipófise cuja secreção eles controlam. Assim, a secreção de ACTH (corticotropina) é estimulada pelo **hormônio liberador da corticotropina (CRH)**, a secreção de hormônio do crescimento é estimulada pelo **hormônio liberador do hormônio do crescimento (GHRH)**, a secreção do hormônio tireoestimulante (tireotropina) é estimulada pelo **hormônio liberador da tireotropina (TRH)**, e a secreção do hormônio luteinizante e do hormônio foliculoestimulante (as gonadotropinas) é estimulada pelo **hormônio liberador das gonadotropinas (GnRH)**.

Entretanto, observe que, na Figura 11.18, dois dos hormônios hipofisiotrópicos não *estimulam* a liberação de um hormônio da adeno-hipófise, mas, em vez disso, a *inibem*. Um deles, a **somatostatina (SST)**, inibe a secreção do hormônio do crescimento. O outro, a **dopamina (DA)**, inibe a secreção de prolactina.

Como mostra a Figura 11.18, o hormônio do crescimento é controlado por *dois* hormônios hipofisiotrópicos – a somatostatina, que inibe a sua liberação, e o hormônio liberador do hormônio do crescimento, que a estimula. A taxa de secreção do hormônio do crescimento depende, portanto, das quantidades relativas dos hormônios de ação oposta liberados pelos neurônios hipotalâmicos, bem como das sensibilidades relativas das células produtoras de GH da adeno-hipófise a esses hormônios. Este é um exemplo fundamental do princípio geral de fisiologia, segundo o qual as funções fisiológicas são controladas, em sua maioria, por múltiplos sistemas reguladores, que frequentemente atuam em oposição. Esses controles duplos também podem existir para outros hormônios da adeno-hipófise. Isso é particularmente verdadeiro no caso da prolactina, para a qual há evidências razoavelmente fortes de um hormônio liberador da prolactina em animais de laboratório (a importância desse controle fisiológico da prolactina nos seres humanos, se houver, continua incerta).

A **Figura 11.19** fornece um resumo das informações apresentadas nas Figuras 11.16 e 11.18 para ilustrar toda a sequência de controle hipotalâmico da função endócrina.

Tendo em vista que os hormônios hipofisiotrópicos controlam a função da adeno-hipófise, precisamos agora formular a seguinte pergunta: o que controla a secreção dos próprios hormônios hipofisiotrópicos? Alguns dos neurônios que secretam hormônios hipofisiotrópicos podem possuir atividade espontânea, porém a descarga da maioria deles exige impulsos neurais e hormonais.

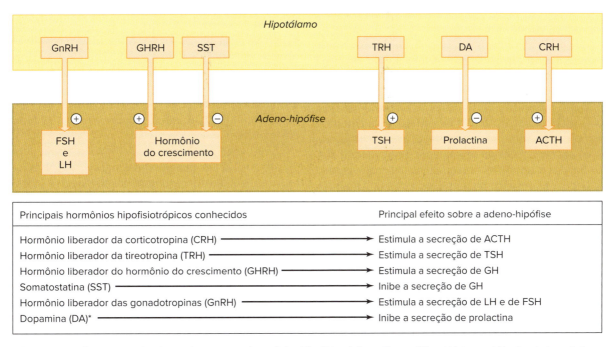

*A dopamina é uma catecolamina; todos os outros hormônios hipofisiotrópicos são peptídios. Existem evidências de hormônios liberadores da prolactina (PRL), porém eles não foram identificados de modo inequívoco nos seres humanos. Uma possibilidade é a de que o TRH possa desempenhar esse papel, além de suas ações sobre o TSH.

Figura 11.18 Os efeitos dos hormônios hipofisiotrópicos definitivamente estabelecidos sobre a adeno-hipófise. Os hormônios hipofisiotrópicos alcançam a adeno-hipófise por meio dos vasos do sistema porta hipotálamo-hipofisário. Os símbolos ⊕ e ⊖ indicam ações estimuladoras e inibidoras, respectivamente.

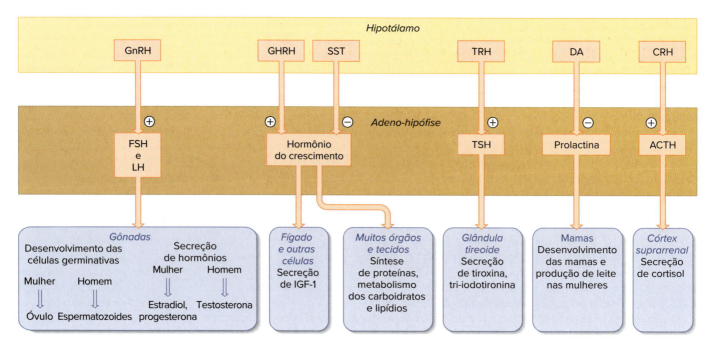

Figura 11.19 Combinação das Figuras 11.16 e 11.18 para um resumo do sistema hipotálamo-adeno-hipófise. Os símbolos ⊕ e ⊖ indicam ações estimuladoras e inibidoras, respectivamente.

Controle neural dos hormônios hipofisiotrópicos

Os neurônios do hipotálamo recebem impulsos sinápticos estimuladores e inibidores de praticamente todas as áreas do sistema nervoso central, e a secreção de cada hormônio hipofisiotrópico é influenciada por vias neurais específicas. Numerosos neurotransmissores, como as catecolaminas e a serotonina, são liberados em sinapses dos neurônios hipotalâmicos que produzem hormônios hipofisiotrópicos. Não é surpreendente que os fármacos que influenciam esses neurotransmissores possam alterar a secreção dos hormônios hipofisiotrópicos.

Além disso, existe uma forte influência circadiana (ver Capítulo 1) sobre a secreção de determinados hormônios hipofisiotrópicos. Os impulsos neurais para essas células originam-se de outras regiões do hipotálamo, as quais, por sua vez, estão ligadas a impulsos provenientes das vias visuais, que reconhecem a presença ou a ausência de luz. Um bom exemplo desse tipo de controle neuronal é o do CRH, cuja secreção está atrelada ao ciclo de dia/noite nos mamíferos. Esse padrão resulta em concentrações de ACTH e de cortisol no sangue que começam a aumentar nas horas que antecedem imediatamente o despertar.

Controle do hipotálamo e da adeno-hipófise por retroalimentação hormonal

Uma característica proeminente de cada uma das sequências hormonais iniciadas por um hormônio hipofisiotrópico consiste na retroalimentação negativa exercida sobre o sistema hipotálamo-hipófise por um ou mais dos hormônios em sua sequência. A retroalimentação negativa constitui um componente fundamental da maioria dos sistemas de controle homeostático, conforme descrito no Capítulo 1. Neste caso, mostra-se efetiva na atenuação das respostas hormonais – isto é, na limitação dos extremos das taxas de secreção hormonal. Por exemplo, quando um estímulo estressante desencadeia um aumento na secreção sequencial de CRH, ACTH e cortisol, a consequente elevação da concentração plasmática de cortisol exerce um efeito de retroalimentação e inibe os neurônios secretores de CRH do hipotálamo e as células secretoras de ACTH da adeno-hipófise. Por conseguinte, a secreção de cortisol não aumenta tanto quanto ocorreria na ausência de retroalimentação negativa. A retroalimentação negativa do cortisol também é de importância crítica para interromper a resposta do ACTH ao estresse. Como você verá na Seção 11.15, isso é importante, devido aos efeitos potencialmente prejudiciais do excesso de cortisol sobre a função imune e sobre as reações metabólicas, entre outros.

A situação descrita para o cortisol, em que o hormônio secretado pela terceira glândula endócrina em uma sequência exerce um efeito de retroalimentação negativa sobre a adeno-hipófise e/ou o hipotálamo, é conhecida como **retroalimentação negativa de alça longa** (**Figura 11.20**).

A retroalimentação de alça longa não existe para a prolactina, visto que se trata de um hormônio da adeno-hipófise, que não exerce controle significativo sobre outra glândula endócrina – ou seja, a prolactina não participa de uma sequência de três hormônios. Entretanto, existe uma retroalimentação negativa no sistema da prolactina, visto que o próprio hormônio atua sobre o hipotálamo para *estimular* a secreção de dopamina, que então *inibe* a secreção de prolactina. A influência de um hormônio da adeno-hipófise sobre o hipotálamo é conhecida como **retroalimentação negativa de alça curta** (ver Figura 11.20). À semelhança da prolactina, vários outros hormônios da adeno-hipófise, incluindo o hormônio do crescimento, também exercem esse tipo de retroalimentação sobre o hipotálamo.

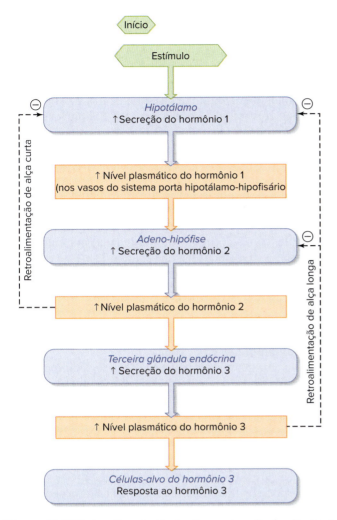

Figura 11.20 Retroalimentação de alça curta e de alça longa. A retroalimentação de alça longa é exercida sobre o hipotálamo e/ou a adeno-hipófise pelo terceiro hormônio da sequência. A retroalimentação de alça curta é exercida pelo hormônio da adeno-hipófise sobre o hipotálamo.

O papel dos hormônios "sem sequência" sobre o hipotálamo e a adeno-hipófise

Existem muitas influências hormonais de estimulação e inibição sobre o hipotálamo e/ou a adeno-hipófise, além daquelas que seguem os padrões de retroalimentação anteriormente descritos. Em outras palavras, um hormônio que não se encontra em determinada sequência hormonal pode, entretanto, exercer influências importantes sobre a secreção dos hormônios hipofisiotrópicos ou adeno-hipofisários nessa sequência. Por exemplo, o estradiol aumenta acentuadamente a secreção de prolactina pela adeno-hipófise, mesmo embora a secreção de estradiol normalmente não seja controlada pela prolactina. Assim, as sequências que descrevemos não devem ser consideradas como unidades isoladas.

Estude e revise 11.8

- **Hipófise:** adeno-hipófise e neuro-hipófise
  - Conectada ao **hipotálamo** por uma haste ou infundíbulo (que contém os axônios dos neurônios e vasos sanguíneos, denominados **veias porta**)
- Axônios com corpos celulares localizados no hipotálamo
  - Terminam na neuro-hipófise
  - Liberam **ocitocina** e **vasopressina** (**hormônio antidiurético**) no sangue (mas não na circulação porta)
- A **adeno-hipófise** secreta:
  - **Hormônio do crescimento** (GH)
  - **Hormônio tireoestimulante** (TSH)
  - **Hormônio adrenocorticotrófico** (ACTH)
  - **Prolactina** (PRL)
  - **Hormônio foliculoestimulante** (FSH) e **hormônio luteinizante** (LH) (**gonadotropinas**)
- Os hormônios da adeno-hipófise controlam:
  - Os **hormônios hipofisiotrópicos:** hormônios estimuladores ou inibidores secretados para o interior dos capilares na eminência mediana do hipotálamo e que alcançam a adeno-hipófise por meio dos vasos porta
  - Retroalimentação hormonal (normalmente retroalimentação negativa)
  - Controle dos **hormônios hipofisiotrópicos:** impulsos neuronais e hormonais para os neurônios do hipotálamo
- **Sequências de dois e três hormônios**
  - **Retroalimentação negativa de alça longa:** o hormônio da "glândula-alvo" exerce retroalimentação negativa sobre a secreção do hormônio hipotalâmico e/ou adeno-hipofisário na via
  - **Retroalimentação negativa de alça curta:** um hormônio específico da adeno-hipófise inibe o(s) hormônio(s) hipofisiotrópico(s) que controla(m) a sua secreção.

Questão de revisão: Compare e estabeleça a diferença entre retroalimentação negativa de alça longa e de alça curta. Dê um exemplo de cada uma. (A resposta está disponível no Apêndice A.)

Glândula Tireoide

11.9 Síntese do hormônio tireoidiano

O hormônio tireoidiano exerce diversos efeitos na maior parte do corpo. As ações desse hormônio são tão disseminadas – e as consequências de desbalanços em sua concentração, tão significativas – que é importante examinar detalhadamente a função da glândula tireoide.

Conforme assinalado anteriormente, a glândula tireoide produz duas moléculas que contêm iodo de importância fisiológica: a **tiroxina** (denominada T_4, visto que contém quatro iodos) e a **tri-iodotironina** (T_3, três iodos; rever a

Figura 11.3). Uma considerável parte da T_4 é convertida em T_3 nos tecidos-alvo por enzimas conhecidas como desiodinases. Por esse motivo, consideraremos a T_3 o principal hormônio tireoidiano, embora a concentração de T_4 no sangue seja habitualmente maior que a da T_3. (Você pode imaginar o T_4 como uma espécie de reservatório para uma quantidade adicional de T_3.) Em virtude de sua menor taxa de depuração, a T_4 normalmente é prescrita em situações nas quais, por alguma razão, a função da tireoide encontra-se diminuída em uma pessoa.

A glândula tireoide está localizada no pescoço, na frente da traqueia e apoiada nela como uma sela (**Figura 11.21A**). Torna-se funcional pela primeira vez no início da vida fetal. Dentro da glândula tireoide, existem numerosos **folículos**, compostos, cada um deles, por uma esfera fechada de células epiteliais envolvendo um núcleo contendo um material rico em proteína, denominado **coloide** (**Figura 11.21B**). As células epiteliais foliculares participam de quase todas as fases de síntese e secreção dos hormônios tireoidianos. A síntese começa quando o iodeto circulante é ativamente cotransportado com íons sódio através das membranas basolaterais das células epiteliais (etapa ❶ na **Figura 11.22**), um processo conhecido como **sequestro do iodeto**. O Na^+ é bombeado de volta para fora da célula por Na^+/K^+ ATPases.

Os íons iodeto de carga negativa sofrem difusão para a membrana apical das células epiteliais foliculares e são transportados para dentro do coloide por uma proteína de membrana integral, denominada **pendrina** (etapa ❷). A pendrina é um transportador de cloreto/iodeto independente de sódio. O coloide dos folículos contém grandes quantidades de uma proteína denominada **tireoglobulina**. Uma vez no coloide, o iodeto sofre rápida oxidação na superfície luminal das células epiteliais foliculares, produzindo iodo, que é então fixado aos anéis fenólicos de resíduos de tirosina dentro da tireoglobulina (etapa ❸). Esse processo é denominado **organificação** do iodo. A própria tireoglobulina é sintetizada pelas células epiteliais foliculares e secretada por exocitose para o interior do coloide.

A enzima responsável pela oxidação dos iodetos e sua fixação às tirosinas da tireoglobulina no coloide é denominada **tireoide peroxidase**. Essa enzima também é sintetizada pelas células epiteliais foliculares. O iodo pode ser adicionado a qualquer uma de duas posições em determinada tirosina dentro da tireoglobulina. Uma tirosina com um iodo fixado é denominada monoiodotirosina (MIT); quando há dois iodos fixados, o produto é denominado di-iodotirosina (DIT). Em seguida, o anel fenólico de uma molécula de MIT ou de DIT é removido do restante de sua tirosina e acoplado a outra DIT na molécula de tireoglobulina (etapa ❹). Essa reação também pode ser mediada pela tireoide peroxidase. Se duas moléculas de DIT forem acopladas, o resultado é a tiroxina (T_4). Se houver acoplamento de uma MIT e de uma DIT, o resultado é a T_3. Por conseguinte, a síntese de T_4 e de T_3 é singular, visto que ela ocorre, na realidade, no espaço extracelular (coloidal) dentro dos folículos da tireoide.

Por fim, para que o hormônio tireoidiano seja secretado no sangue, extensões das membranas das células epiteliais foliculares voltadas para o coloide englobam partes do coloide (com sua tireoglobulina iodada) por endocitose (etapa ❺). A tireoglobulina, que contém T_4 e T_3, é colocada em contato com lisossomos no interior das células (etapa ❻). A proteólise da tireoglobulina libera a T_4 e a T_3, as quais, em seguida, difundem-se para fora da célula epitelial folicular (provavelmente com a ajuda de transportadores ligados à membrana) para dentro do líquido intersticial e, em seguida, para o sangue (etapa ❼).

Existe uma quantidade suficiente de tireoglobulina iodada armazenada dentro dos folículos da glândula tireoide para fornecer hormônio tireoidiano durante várias semanas, mesmo na ausência de iodo da dieta. Essa capacidade de armazenamento torna a glândula tireoide singular entre as outras glândulas endócrinas, mas representa uma adaptação essencial, tendo em vista o aporte imprevisível de iodo na alimentação da maioria dos animais.

Os processos ilustrados na Figura 11.22 fornecem um importante exemplo do princípio geral de fisiologia, segundo o qual ocorre troca controlada de materiais entre compartimentos e através das membranas celulares. Há necessidade de uma bomba para o transporte de iodeto a partir do espaço intersticial contra um gradiente de concentração através da membrana celular para dentro do citosol da célula folicular, e a pendrina é necessária para mediar o efluxo de iodeto do citoplasma para dentro do espaço coloidal. Esses processos podem ser explorados clinicamente por meio da administração de doses muito baixas de iodo radioativo a um paciente com suspeita de doença da tireoide. O iodo radioativo concentra-se na glândula tireoide, o que possibilita a sua visualização por meio de um escaneamento por medicina nuclear.

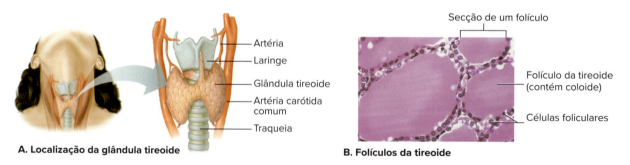

Figura 11.21 A. Localização da glândula tireoide bilobada. **B.** Secção transversal através de vários folículos adjacentes repletos de coloide.
Fonte: (B) Biophoto Associates/Science.

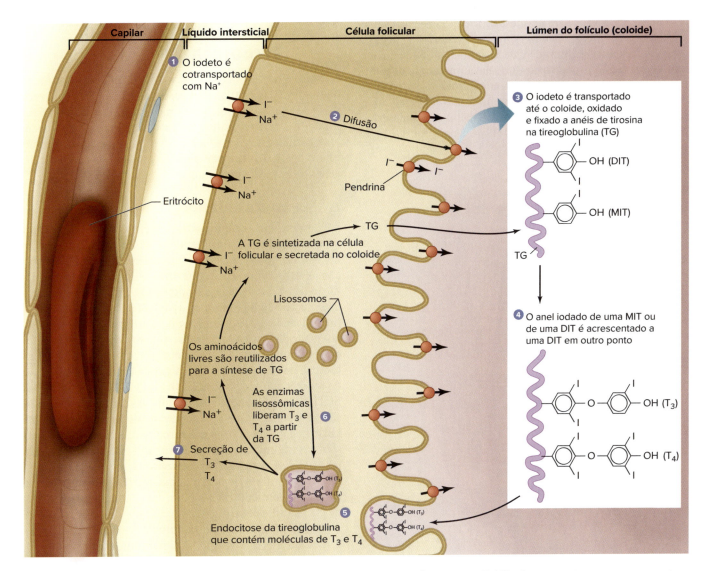

Figura 11.22 Etapas envolvidas na formação da T_3 e da T_4. As etapas estão numeradas no texto. Evidências crescentes sugerem que a etapa final (7) exige uma ou mais proteínas transportadoras, que não são mostradas aqui.

APLICAÇÃO DO CONCEITO

- Qual é o benefício do armazenamento da tireoglobulina iodada no coloide?

A resposta está disponível no Apêndice A.

Estude e revise 11.9

- **Hormônios tireoidianos (T_3 e T_4):**
  - Adições sequenciais de iodo (catalisadas pela **tireoide peroxidase**) às tirosinas na sequência da molécula de **tireoglobulina** no lúmen do **folículo da tireoide** (**coloide**), um processo denominado **organificação** do iodo
  - As tirosinas iodadas na tireoglobulina são acopladas para produzir T_3 ou T_4
  - T_4: principal produto secretor
  - T_3: hormônio ativo; produzida a partir da T_4 no tecido-alvo.

Questão de revisão: De que maneira você poderia diminuir a ação da T_4 no corpo, sem alterar diretamente a função da tireoide? (A resposta está disponível no Apêndice A.)

11.10 Controle da função da tireoide

Praticamente todas as ações das células epiteliais foliculares que acabamos de descrever são estimuladas pelo TSH, que, como já assinalamos, é estimulado pelo TRH. O mecanismo básico de controle da produção de TSH consiste na ação da T_3 e da T_4 por retroalimentação negativa sobre a adeno-hipófise e, em menor grau, sobre o hipotálamo (**Figura 11.23**). Entretanto, o TSH exerce mais ações do que apenas estimular a produção de T_3 e de T_4. O TSH também aumenta a síntese de proteína nas células epiteliais foliculares, aumenta a replicação do DNA e a divisão celular e também aumenta a quantidade de retículo endoplasmático rugoso e outros maquinismos celulares necessários para a síntese de proteínas pelas células epiteliais foliculares. Por conseguinte, se as células da tireoide forem expostas a concentrações de TSH maiores do que o normal, elas sofrerão **hipertrofia** – ou seja, aumentarão de tamanho. O aumento de tamanho da glândula tireoide de qualquer etiologia é denominado *bócio*. Existem várias outras maneiras pelas quais o bócio pode ocorrer, e essas causas serão descritas na Seção 11.12 e em um dos casos clínicos no Capítulo 19.

11.11 Ações do hormônio tireoidiano

Existem receptores para o hormônio tireoidiano nos núcleos da maioria das células do corpo, diferentemente dos receptores de muitos outros hormônios, cuja distribuição é mais limitada. Por conseguinte, as ações da T_3 são disseminadas e afetam muitos órgãos e tecidos. À semelhança dos hormônios esteroides, a T_3 atua por meio da indução da transcrição de genes e síntese de proteínas.

Ações metabólicas

A T_3 exerce vários efeitos sobre o metabolismo dos carboidratos e dos lipídios, embora sem a extensão observada de outros hormônios, como a insulina. Entretanto, a T_3 estimula a absorção de carboidratos pelo intestino delgado e aumenta a liberação de ácidos graxos dos adipócitos. Essas ações fornecem energia que ajuda a manter o metabolismo em uma elevada taxa. Grande parte dessa energia é utilizada para sustentar a atividade das Na^+/K^+ ATPases em todo o corpo; essas enzimas são estimuladas pela T_3. A concentração celular de ATP, portanto, é de importância crítica para a capacidade das células de manter a atividade da Na^+/K^+ ATPase em resposta à estimulação pelo hormônio tireoidiano. As concentrações de ATP são controladas, em parte, por um mecanismo de retroalimentação negativa; o ATP exerce uma retroalimentação negativa sobre as enzimas glicolíticas dentro das células que participam na produção de ATP. Por conseguinte, uma diminuição nas reservas celulares de ATP libera a retroalimentação e desencadeia um aumento da glicólise, resultando em metabolismo de glicose adicional, que restaura as concentrações de ATP.

O calor é um dos subprodutos desses processos. Assim, à medida em que o ATP é consumido nas células pelas Na^+/K^+ ATPases em uma elevada taxa, devido à estimulação pela T_3, as reservas celulares de ATP precisam ser mantidas por um aumento no metabolismo dos combustíveis. Essa ação calorigênica da T_3 representa uma fração significativa do calor total produzido diariamente por um indivíduo típico. Essa ação é essencial para a homeostasia da temperatura corporal, constituindo apenas uma das muitas maneiras pelas quais as ações do hormônio tireoidiano demonstram o princípio geral de fisiologia, segundo o qual a homeostasia é essencial para a saúde e a sobrevivência. Na ausência de hormônio tireoidiano, haveria uma diminuição na produção de calor, e a temperatura corporal (bem como a maioria dos processos fisiológicos) estaria comprometida.

Ações permissivas

Algumas das ações da T_3 são atribuíveis a seus efeitos permissivos sobre as ações das catecolaminas. A T_3 suprarregula os receptores beta-adrenérgicos em muitos tecidos, notavelmente o coração e o sistema nervoso. Portanto, não deve ser surpreendente que os sintomas da concentração excessiva de hormônio tireoidiano assemelham-se estreitamente a alguns dos sintomas de excesso de epinefrina e norepinefrina (atividade do sistema nervoso simpático). Isso se deve ao fato de que o aumento da T_3 potencializa as ações das catecolaminas,

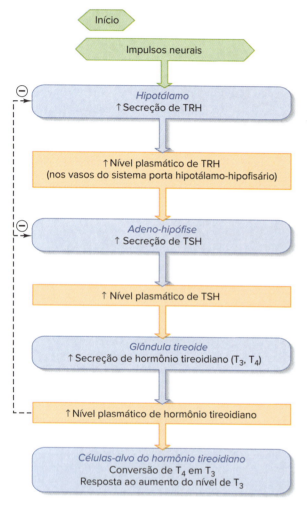

Figura 11.23 Sequência de TRH-TSH-hormônio tireoidiano. A T_3 e a T_4 inibem a secreção de TSH e de TRH por retroalimentação negativa, indicada pelo símbolo ⊖.

Estude e revise 11.10

- Síntese de **hormônio tireoidiano** e captação de iodo pela tireoide (sequestrado no folículo) estimuladas pelo TSH
  - **Retroalimentação negativa:** os hormônios tireoidianos inibem o TSH (e o TRH)
  - O TSH produz crescimento da tireoide (hipertrofia)
- **Bócio:** aumento de tamanho da glândula tireoide por qualquer causa.

Questão de revisão: Por que a deficiência de iodo leva ao desenvolvimento de bócio? **(A resposta está disponível no Apêndice A.)**

embora estas últimas estejam dentro dos níveis normais. Em virtude desse efeito potencializador, os indivíduos com excesso de T_3 frequentemente são tratados com fármacos que bloqueiam os receptores beta-adrenérgicos, de modo a aliviar a ansiedade, o nervosismo e a taquicardia associados a uma atividade simpática excessiva.

Crescimento e desenvolvimento

A T_3 é necessária para a produção normal de hormônio do crescimento pela adeno-hipófise. Por conseguinte, quando os níveis de T_3 estão muito baixos, ocorre redução do crescimento em crianças. Além disso, a T_3 é um hormônio do desenvolvimento muito importante para o sistema nervoso. A T_3 exerce muitos efeitos sobre o sistema nervoso central durante o desenvolvimento, incluindo a formação de terminações axônicas e a produção de sinapses, o crescimento de dendritos e extensões dendríticas (denominadas "espinhos") e a formação de mielina. A ausência de T_3 resulta na síndrome denominada *hipotireoidismo congênito*. Essa síndrome caracteriza-se pelo desenvolvimento deficiente do sistema nervoso e por grave comprometimento da função intelectual (retardo mental). Nos EUA, a causa mais comum consiste na incapacidade de desenvolvimento normal da glândula tireoide. Por meio de rastreamento neonatal, o hipotireoidismo congênito pode ser tratado com T_4 ao nascimento, o que impede o comprometimento a longo prazo do crescimento e do desenvolvimento mental.

A causa mais comum de hipotireoidismo congênito no mundo inteiro (apesar de rara nos EUA) consiste na deficiência nutricional de iodo na mãe. Se estiver ausente em sua dieta, não haverá iodo disponível para o feto. Em consequência, embora a glândula tireoide fetal possa ser normal, ela é incapaz de sintetizar hormônio tireoidiano em quantidade suficiente. Se a condição for detectada e corrigida com a administração de iodo e de hormônio tireoidiano pouco depois do nascimento, é possível minimizar as anormalidades mentais e físicas. Se o tratamento não for iniciado no período neonatal, o comprometimento intelectual resultante do hipotireoidismo congênito não pode ser revertido. A disponibilidade de produtos com sal iodado eliminou praticamente o hipotireoidismo congênito em muitos países; todavia, continua sendo um distúrbio comum em algumas partes do mundo onde não há disponibilidade de sal iodado.

Os efeitos da T_3 sobre a função do sistema nervoso não são limitados à vida fetal e neonatal. Por exemplo, a T_3 é necessária para os reflexos nervosos e musculares apropriados, bem como para a cognição normal em adultos.

Estude e revise 11.11

- ■ Efeitos do **hormônio tireoidiano:**
  - • Aumenta a taxa metabólica (**efeito calorigênico**) e, portanto, a produção de calor
  - • Exerce **ações permissivas:** aumenta a efetividade das ações do sistema nervoso simpático
  - • Importante para o crescimento e o desenvolvimento normais durante a vida fetal e a infância.

Questão de revisão: Por que os sintomas de excesso de hormônio tireoidiano podem ser confundidos com o aumento da atividade do sistema nervoso simpático? (A resposta está disponível no Apêndice A.)

11.12 Hipotireoidismo e hipertireoidismo

Qualquer condição caracterizada por concentrações plasmáticas de hormônios tireoidianos cronicamente abaixo do normal é conhecida como *hipotireoidismo*. A maioria dos casos de hipotireoidismo é causada por defeitos primários, que resultam de dano ou de perda do tecido tireoidiano funcional ou do consumo inadequado de iodo.

Na deficiência de iodo, a síntese de hormônio tireoidiano está comprometida, o que leva a uma diminuição dos níveis plasmáticos desse hormônio. Isso, por sua vez, libera a inibição do hipotálamo e da adeno-hipófise por retroalimentação negativa. Esse efeito leva a um aumento da concentração de TRH na circulação porta que drena para a adeno-hipófise. Os níveis plasmáticos de TSH estão aumentados, devido ao aumento do TRH e à perda da retroalimentação negativa do hormônio tireoidiano sobre a adeno-hipófise. A consequente estimulação excessiva da glândula tireoide pode produzir bócio, que pode alcançar um tamanho impressionante se não for tratado. Essa forma de hipotireoidismo é reversível quando se acrescenta iodo à dieta. Nos EUA, essa forma é rara, devido ao uso generalizado do sal iodado, em que uma pequena fração de moléculas de NaCl é substituída por NaI.

Nos EUA, a causa mais comum de hipotireoidismo consiste em ruptura autoimune da função normal da glândula tireoide, uma condição conhecida como *tireoidite autoimune*. Uma forma de tireoidite autoimune resulta da *doença de Hashimoto*, em que as células do sistema imune atacam o tecido da tireoide. À semelhança de muitas outras doenças autoimunes, a doença de Hashimoto é mais comum em mulheres e pode progredir lentamente com a idade. À medida que o nível de hormônio tireoidiano começa a diminuir, devido a uma redução da função da tireoide como resultado da inflamação da glândula, as concentrações de TSH aumentam, devido à diminuição da retroalimentação negativa. A consequente estimulação excessiva da glândula tireoide resulta em hipertrofia celular, e pode haver desenvolvimento de bócio.

O tratamento habitual para a tireoidite autoimune consiste em reposição diária com comprimidos que contêm T_4. Esse tratamento leva a uma redução da concentração de TSH para valores normais, devido à retroalimentação negativa. Pode ocorrer outra causa de hipotireoidismo quando a liberação de TSH pela adeno-hipófise é inadequada por longos períodos. Essa condição, é denominada hipotireoidismo secundário e pode levar à atrofia da glândula tireoide, em virtude da perda prolongada dos efeitos tróficos do TSH.

Nos adultos, as manifestações do hipotireoidismo podem ser leves ou graves, dependendo do grau de deficiência hormonal. Incluem aumento da sensibilidade ao frio (*intolerância ao frio*) e tendência ao ganho de peso. Ambos os sintomas estão relacionados com a diminuição das ações calorigênicas normalmente produzidas pelo hormônio tireoidiano. Muitos dos outros sintomas parecem ser difusos e inespecíficos, como fadiga e alterações na tonalidade da pele, nos cabelos, apetite, função gastrintestinal e função neurológica (p. ex., depressão). A base desse último efeito nos seres humanos é incerta; contudo, a partir de pesquisas realizadas em animais de laboratório, ficou claro que o hormônio tireoidiano possui efeitos generalizados sobre o cérebro do mamífero adulto.

376 Vander | Fisiologia Humana

No hipotireoidismo grave e não tratado, ocorre acúmulo de determinados polímeros hidrofílicos, denominados glicosaminoglicanos, no espaço intersticial em regiões dispersas do corpo. Em condições normais, o hormônio tireoidiano atua ao prevenir a hiperexpressão desses compostos extracelulares, que são secretados por células do tecido conjuntivo. Portanto, quando o nível de T_3 está muito baixo, essas moléculas hidrofílicas acumulam-se, e a água tende a ser retida com elas. Essa combinação provoca uma inchação característica da face e de outras regiões, conhecida como *mixedema*.

Assim como no caso do hipotireoidismo, existe uma variedade de maneiras pelas quais pode ocorrer desenvolvimento de *hipertireoidismo* ou *tireotoxicose*. Entre elas, destacam-se os tumores secretores de hormônio da glândula tireoide (raros); entretanto, a forma mais comum de hipertireoidismo é uma doença autoimune, denominada *doença de Graves*. Essa doença caracteriza-se pela produção de anticorpos, que se ligam aos receptores de TSH nas células da glândula tireoide e os ativam, resultando em estimulação excessiva e crônica do crescimento e a atividade da glândula tireoide (ver o Capítulo 19 para um caso clínico relacionado com essa doença).

Os sinais e sintomas de tireotoxicose podem ser previstos, em parte, pela discussão precedente sobre o hipotireoidismo. Os pacientes com hipertireoidismo tendem a apresentar *intolerância ao calor*, perda de peso e aumento do apetite e, com frequência, exibem sinais de aumento da atividade do sistema nervoso simpático (ansiedade, tremores, nervosismo, aumento da frequência cardíaca).

O hipertireoidismo pode ser muito grave, em particular devido a seus efeitos sobre o sistema cardiovascular (em grande parte secundários às suas ações permissivas sobre as catecolaminas). Pode ser tratado com fármacos que inibem a síntese de hormônio tireoidiano, pela retirada cirúrgica da glândula tireoide ou pela destruição de parte da glândula tireoide com o uso de iodo radioativo. Neste último caso, o iodo radioativo é ingerido. Como a glândula tireoide constitui a principal região de captação de iodo no corpo, a maior parte do iodo radioativo aparece dentro da glândula, onde a radiação de alta energia destrói, em parte, o tecido.

Estude e revise 11.12

- **Hipotireoidismo:** diminuição da função da tireoide
  - Resulta da destruição autoimune da glândula tireoide (p. ex., **doença de Hashimoto**) ou de deficiência de iodo
  - Caracteriza-se por ganho de peso, fadiga, intolerância ao frio e alterações na cognição e tonalidade da pele
  - Bócio devido à inflamação e/ou aumento do TSH
- **Hipertireoidismo:** aumento da função da tireoide
  - Quase sempre causado por doença autoimune (**doença de Graves**), em que o receptor de TSH é cronicamente ativado por imunoglobulinas
  - Caracteriza-se por perda de peso, intolerância ao calor, irritabilidade e ansiedade
  - Resulta em bócio se não for tratado: devido à estimulação imunológica da função da tireoide (independente de TSH).

Questão de revisão: O que ocorrerá com a concentração de TSH no sangue no hipotireoidismo primário (destruição autoimune da glândula tireoide) e por quê? (A resposta está disponível no Apêndice A.)

Resposta Endócrina ao Estresse

11.13 Funções fisiológicas do cortisol

Grande parte deste livro trata da resposta do corpo ao **estresse** em seu significado mais amplo, como uma ameaça real ou percebida à homeostasia. Assim, qualquer mudança da temperatura externa, do aporte de água ou de outros fatores homeostáticos desencadeia respostas destinadas a minimizar uma alteração significativa em alguma variável fisiológica. Esta seção descreve a resposta endócrina básica ao estresse. Essas ameaças à homeostasia compreendem um grande número de situações, incluindo trauma físico, exposição prolongada ao frio, exercício intenso prolongado, infecção, choque, diminuição do suprimento de oxigênio, privação de sono, dor e estresses emocionais.

Pode parecer óbvio que a resposta fisiológica à exposição ao frio deva ser muito diferente daquela à infecção ou a estresses emocionais, como medo; entretanto, em um aspecto, a resposta a todas essas situações é a mesma: invariavelmente, ocorre aumento na secreção do hormônio glicocorticoide, o cortisol, pelo córtex suprarrenal. A atividade do sistema nervoso simpático, incluindo a liberação do hormônio epinefrina pela medula suprarrenal, também aumenta em resposta a muitos tipos de estresse.

O aumento da secreção de cortisol durante o estresse é mediado pelo sistema hipotálamo-adeno-hipófise descrito anteriormente. Conforme ilustrado na **Figura 11.24**, o impulso neural para o hipotálamo, proveniente de partes do sistema nervoso que respondem a determinado estresse, induz a secreção de CRH. Esse hormônio, por sua vez, é transportado pelos vasos do sistema porta hipotálamo-hipofisário até a adeno-hipófise, onde estimula a secreção de ACTH. Por sua vez, o ACTH circula pelo sangue, alcança o córtex suprarrenal e estimula a liberação de cortisol.

A secreção de ACTH e, consequentemente, de cortisol, também é estimulada, em menor grau, pela vasopressina, que habitualmente aumenta em resposta ao estresse e que pode alcançar a adeno-hipófise a partir da circulação geral ou pelos vasos porta curtos mostrados na Figura 11.14. Algumas das citocinas (secretadas por células que compreendem o sistema imune, ver Capítulo 18) também estimulam a secreção de ACTH tanto diretamente quanto pela estimulação da secreção de CRH. Essas citocinas fornecem um meio de desencadear uma resposta endócrina ao estresse quando o sistema imune é estimulado, como, por exemplo, na presença de infecção sistêmica. O possível significado dessa relação para a função imune é descrito a seguir e de forma mais detalhada no Capítulo 18.

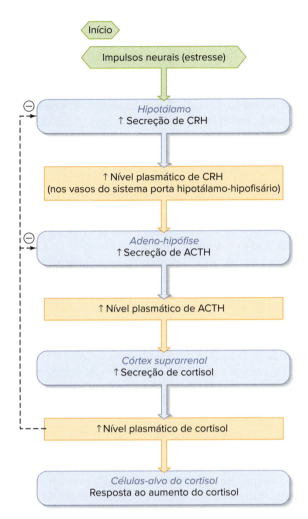

Figura 11.24 Via do CRH-ACTH-cortisol. Os impulsos neurais incluem aqueles relacionados com estímulos estressantes e estímulos não estressantes, como os ritmos circadianos. O cortisol exerce um controle por retroalimentação negativa (símbolos ⊖) sobre o sistema ao atuar sobre (1) o hipotálamo para inibir a síntese e a secreção de CRH e (2) a adeno-hipófise para inibir a produção de ACTH.

APLICAÇÃO DO CONCEITO

- Que alterações hormonais nessa via seriam esperadas se um paciente desenvolvesse um tumor benigno do córtex suprarrenal esquerdo, que secretasse quantidades extremamente grandes de cortisol na ausência de estimulação externa? O que poderia ocorrer com o córtex suprarrenal direito?

A resposta está disponível no Apêndice A.

Embora os efeitos do cortisol sejam mais bem ilustrados durante a resposta ao estresse, esse hormônio é sempre produzido pelo córtex suprarrenal e exerce muitas ações importantes, mesmo em situações sem estresse. Por exemplo, o cortisol possui ações permissivas sobre a responsividade à epinefrina e à norepinefrina das células musculares lisas que circundam o lúmen dos vasos sanguíneos, como as arteríolas. Por essa razão, em parte, o cortisol ajuda a manter a pressão arterial normal; quando a secreção de cortisol está acentuadamente diminuída, pode ocorrer pressão arterial baixa. De modo semelhante, o cortisol é necessário para manter as concentrações celulares de determinadas enzimas envolvidas na homeostasia metabólica. Essas enzimas estão expressas principalmente no fígado e atuam para aumentar a produção hepática de glicose entre as refeições, impedindo, assim, uma diminuição da concentração plasmática de glicose significativamente abaixo dos valores normais.

Duas ações sistêmicas importantes do cortisol são as suas funções anti-inflamatórias e anti-imunes. Os mecanismos pelos quais o cortisol inibe a função do sistema imune são numerosos e complexos. O cortisol inibe a produção de leucotrienos e de prostaglandinas, ambos envolvidos na inflamação. O cortisol também estabiliza as membranas lisossômicas nas células danificadas, impedindo a liberação de seu conteúdo proteolítico. Além disso, o cortisol diminui a permeabilidade capilar em áreas lesionadas (reduzindo, assim, o extravasamento de líquido para o interstício) e suprime o crescimento e a função de determinadas células imunes fundamentais, como os linfócitos. Por conseguinte, o cortisol pode atuar como "freio" sobre o sistema imune, que poderia reagir excessivamente a infecções menores na ausência de cortisol.

Durante a vida fetal e neonatal, o cortisol também é um importante hormônio envolvido no desenvolvimento. O cortisol tem sido implicado na diferenciação apropriada de numerosos tecidos e glândulas, incluindo várias partes do encéfalo, medula suprarrenal, intestino e pulmões. Neste último caso, o cortisol é muito importante na produção do surfactante, uma substância que diminui a tensão superficial dos pulmões, facilitando, assim, a insuflação dos pulmões (ver Capítulo 13).

Por conseguinte, embora seja comum definir as ações do cortisol no contexto da resposta ao estresse, convém lembrar que a manutenção da homeostasia na ausência de estresse externo também constitui uma função de importância crítica do cortisol.

Estude e revise 11.13

- **Cortisol:** hormônio esteroide sintetizado no córtex suprarrenal
  - Estimulado pelo **ACTH** originário da adeno-hipófise
  - O ACTH é estimulado pelo **hormônio liberador de corticotropina (CRH)** do hipotálamo
  - **Retroalimentação negativa:** inibe a liberação de ACTH e d CRH
- **Cortisol:** funções fisiológicas (selecionadas)
  - Mantém a responsividade das células-alvo à epinefrina e à norepinefrina
  - "Verifica" o **sistema imune**
  - Homeostasia da energia
  - Diferenciação dos tecidos fetais.

Questão de revisão: O que ocorreria com a síntese de CRH no hipotálamo e com a resposta vascular à norepinefrina se o córtex suprarrenal de ambas as glândulas suprarrenais não fosse funcional (p. ex., em consequência de doença)?
(A resposta está disponível no Apêndice A.)

11.14 Funções do cortisol no estresse

A **Tabela 11.2** fornece um resumo dos principais efeitos da concentração plasmática aumentada de cortisol durante o estresse. Os efeitos sobre o metabolismo orgânico consistem em mobilizar as fontes de energia para aumentar as concentrações plasmáticas de aminoácidos, glicose, glicerol e ácidos graxos livres. Esses efeitos são idealmente apropriados para enfrentar uma situação de estresse. Em primeiro lugar, um animal que se depara com uma ameaça potencial frequentemente é forçado a deixar de se alimentar, tornando essas alterações metabólicas adaptativas para enfrentar o estresse durante o jejum. Em segundo lugar, os aminoácidos liberados pelo catabolismo das proteínas corporais não apenas fornecem uma fonte potencial de glicose, por meio da gliconeogênese hepática, como também constituem uma fonte potencial de aminoácidos para reparo tecidual, caso ocorra alguma lesão.

O cortisol possui efeitos importantes durante o estresse, além daqueles exercidos sobre o metabolismo orgânico. Por exemplo, ele aumenta a capacidade de concentração do músculo liso vascular em resposta à norepinefrina, com consequente melhora do desempenho cardiovascular.

Conforme assinalado no item III da Tabela 11.2, ainda não conhecemos as outras razões pelas quais o aumento do cortisol é tão importante para a resposta ideal do organismo ao estresse. O que está bem definido é o fato de que um indivíduo exposto a um estresse intenso pode morrer, habitualmente por falência circulatória, se a concentração plasmática de cortisol estiver anormalmente baixa; a ausência completa de cortisol é fatal.

O efeito IV apresentado na Tabela 11.2 reflete o fato de que a administração de grandes quantidades de cortisol ou de seus análogos sintéticos reduz profundamente a resposta inflamatória à lesão ou à infecção. Devido a esse efeito, os análogos sintéticos do cortisol são úteis no tratamento da alergia, da artrite (inflamação das articulações), de outras doenças inflamatórias e da rejeição de enxerto (todas as quais são discutidas de modo detalhado no Capítulo 18). Isso é demonstrado pelo uso de doses muito altas de dexametasona, um potente análogo sintético do cortisol, no tratamento dos efeitos inflamatórios da infecção do pulmão por covid-19. Esses efeitos anti-inflamatórios e anti-imunes foram classificados como efeitos farmacológicos do cortisol, visto que se pressupõe que eles possam ser produzidos apenas por grandes doses de glicocorticoides administrados.

Ficou claro, atualmente, que os efeitos anti-inflamatórios e anti-imunes também ocorrem, ainda que em menor grau, nas concentrações plasmáticas de cortisol alcançadas durante o estresse. Assim, o aumento dos níveis plasmáticos de cortisol, que é típico da infecção ou do trauma, exerce um efeito atenuador sobre as respostas imunes do organismo, protegendo-o contra um possível dano da inflamação excessiva. Esse efeito explica a importância do fato, mencionado anteriormente, de que determinadas citocinas (secreções das células imunes) estimulam a secreção de ACTH e, portanto, de cortisol. Essa estimulação faz parte de um sistema de retroalimentação negativa, em que o nível aumentado de cortisol inibe parcialmente os processos inflamatórios nos quais participam as citocinas. Além disso, o cortisol normalmente atenua a febre causada por uma infecção.

Enquanto as respostas agudas do cortisol ao estresse são adaptativas, é claro atualmente, que o estresse crônico, incluindo o estresse emocional, pode ter efeitos deletérios sobre o corpo. Em alguns estudos, foi demonstrado que o estresse crônico resulta em elevações mantidas na secreção de cortisol. Nesse caso, as concentrações anormalmente altas de cortisol podem diminuir o suficiente a atividade do sistema imune para reduzir a resistência do organismo à infecção. Além disso, o cortisol pode agravar os sintomas do diabetes melito, devido a seus efeitos sobre os níveis de glicemia e, possivelmente, pode causar um aumento na taxa de mortalidade de determinados neurônios no cérebro. Por fim, o estresse crônico pode estar associado a uma diminuição da fertilidade reprodutiva, puberdade tardia e supressão do crescimento durante a infância e a adolescência. Alguns desses efeitos, mas nem todos, estão ligados às ações catabólicas dos glicocorticoides.

Em resumo, o estresse é uma situação amplamente definida, na qual existe uma ameaça real ou potencial à homeostasia. Nesse cenário, é importante manter a pressão arterial, fornecer fontes adicionais de energia ao sangue e reduzir temporariamente as funções não essenciais. O cortisol é o hormônio mais importante que executa essas atividades. O cortisol aumenta a reatividade vascular, cataboliza as proteínas e as gorduras para fornecer energia e inibe o crescimento e a reprodução. O preço pago pelo corpo durante o estresse é que o cortisol é fortemente catabólico. Dessa maneira, as células do sistema imune, os ossos, os músculos, a pele e numerosos outros tecidos sofrem catabolismo para fornecer substratos para a gliconeogênese. A curto prazo, essa situação não tem nenhuma consequência grave. Entretanto, o estresse crônico pode levar a uma grave diminuição na densidade óssea, função imune e fertilidade reprodutiva.

TABELA 11.2	Efeitos do aumento da concentração plasmática de cortisol durante o estresse.
I.	Efeitos sobre o metabolismo orgânico
	A. Estimulação do catabolismo das proteínas no osso, na linfa, no músculo e em outras partes
	B. Estimulação da captação hepática de aminoácidos e da sua conversão em glicose (gliconeogênese)
	C. Manutenção das concentrações plasmáticas de glicose
	D. Estimulação do catabolismo dos triglicerídios no tecido adiposo, com liberação de glicerol e ácidos graxos no sangue
II.	Intensificação da reatividade vascular (aumento da capacidade de manter a vasoconstrição em resposta à norepinefrina e outros estímulos)
III.	Efeitos protetores não identificados contra as influências danosas do estresse
IV.	Inibição da inflamação e das respostas imunes específicas
V.	Inibição das funções não essenciais (p. ex., crescimento e reprodução)

Estude e revise 11.14

- **Estresse:** ruptura da homeostasia; o aumento do cortisol constitui uma resposta fundamental
  - O aumento do cortisol medeia a **gliconeogênese**, a **lipólise** e a **inibição das ações da insulina**, e todos esses efeitos liberam as fontes de energia (glicose, ácidos graxos) necessárias para enfrentar o estresse
  - O cortisol inibe processos "não essenciais" durante o estresse (p. ex., reprodução, função imune).

Questão de revisão: Imagine uma resposta ao cortisol que seria benéfica durante o estresse crônico e uma resposta que seria prejudicial. (A resposta está disponível no Apêndice A.)

11.15 Insuficiência suprarrenal e síndrome de Cushing

O cortisol é um dos vários hormônios essenciais à vida. A ausência de cortisol leva a uma incapacidade do organismo de manter a homeostasia, particularmente quando o indivíduo se defronta com um estresse, como infecção, que habitualmente é fatal dentro de poucos dias na ausência de cortisol. A *insuficiência suprarrenal* é o termo geral empregado para referir-se a qualquer situação em que as concentrações plasmáticas de cortisol estão cronicamente abaixo do normal. Os pacientes com insuficiência suprarrenal apresentam um conjunto difuso de sintomas, dependendo da gravidade e da causa da doença. Normalmente, esses pacientes queixam-se de fraqueza, fadiga e perda de apetite e de peso. O exame pode revelar baixa pressão arterial (em parte, devido à necessidade do cortisol para permitir toda a extensão das ações cardiovasculares da epinefrina) e baixo nível de glicemia, particularmente após o jejum (devido à perda das ações metabólicas normais do cortisol).

A insuficiência suprarrenal tem várias causas. A *insuficiência suprarrenal primária* é causada por uma perda da função adrenocortical, como a que pode ocorrer raramente – por exemplo, quando doenças infecciosas, como a *tuberculose*, infiltram as glândulas suprarrenais e as destroem. As glândulas suprarrenais também podem ser destruídas (raramente) por tumores invasivos. Entretanto, com mais frequência, a síndrome decorre de um ataque autoimune, em que o sistema imune reconhece incorretamente algum componente das células do próprio córtex suprarrenal do indivíduo como "estranho". A reação imune resultante provoca inflamação e, por fim, destruição de muitas das células do córtex suprarrenal. Em consequência, todas as zonas do córtex suprarrenal são afetadas. Por conseguinte, não apenas os níveis de cortisol, mas também os de aldosterona e de androgênios suprarrenais, estão diminuídos abaixo dos valores normais na insuficiência suprarrenal primária. Essa diminuição que ocorre na concentração de aldosterona cria o problema adicional de desbalanço de Na^+, K^+ e água no sangue, visto que a aldosterona é um regulador essencial dessas variáveis. A perda de sal e do balanço hídrico pode levar à *hipotensão* (pressão arterial baixa). A insuficiência suprarrenal primária decorrente da destruição do córtex suprarrenal por qualquer uma dessas causas também é conhecida como **doença de Addison**, em homenagem ao médico do século XIX que descreveu essa síndrome pela primeira vez.

O diagnóstico de insuficiência suprarrenal primária é estabelecido pela determinação da concentração plasmática de cortisol. Na insuficiência suprarrenal primária, os níveis de cortisol estão bem abaixo dos valores normais, enquanto a concentração de ACTH está acentuadamente elevada, em virtude da perda das ações de retroalimentação negativa do cortisol. O tratamento dessa doença exige a administração oral diária de glicocorticoides e de mineralocorticoides, cujas doses precisam ser aumentadas durante períodos de estresse (p. ex., infecção). Além disso, o paciente precisa monitorar cuidadosamente a sua dieta, de modo a assegurar um consumo adequado de carboidratos e um aporte controlado de K^+ e Na^+.

A insuficiência suprarrenal também pode ser causada por secreção inadequada de ACTH, constituindo a *insuficiência suprarrenal secundária*, que pode surgir em consequência de doença da hipófise. Com frequência, seus sintomas são menos dramáticos que os da insuficiência suprarrenal primária, visto que a secreção de aldosterona, que não depende do ACTH, é mantida por outros mecanismos (discutidos de forma detalhada no Capítulo 14, Seção 14.8).

A insuficiência suprarrenal pode ser potencialmente fatal se não for tratada de modo agressivo. O lado oposto desse distúrbio – o *excesso* de glicocorticoides – em geral não é tão perigoso imediatamente, mas também pode ser muito grave. Na *síndrome de Cushing*, até mesmo o indivíduo não estressado apresenta um excesso de cortisol no sangue. A causa pode residir em um defeito primário (p. ex., tumor secretor de cortisol da glândula suprarrenal) ou pode ser secundária (geralmente devido a um tumor secretor de ACTH da adenohipófise). Nesse último caso, a condição é conhecida como *doença de Cushing*, que responde pela maioria dos casos de síndrome de Cushing. A concentração elevada de cortisol no sangue, particularmente à noite, quando o cortisol geralmente está baixo, promovem o catabolismo descontrolado do osso, do músculo, da pele e de outros órgãos. Como consequência, a resistência do osso diminui, o que pode até mesmo levar ao desenvolvimento de *osteoporose* (perda da massa óssea), os músculos enfraquecem, e a pele torna-se fina e sofre facilmente equimoses. O aumento do catabolismo pode produzir uma quantidade tão grande de precursores para a gliconeogênese hepática que o nível de glicemia aumenta para valores observados no diabetes melito. Por essa razão, o indivíduo com síndrome de Cushing pode exibir alguns dos mesmos sintomas de um paciente com diabetes melito.

Igualmente problemática é a possibilidade de *imunossupressão*, que pode ser produzida pelas ações anti-imunes do cortisol. Com frequência, a síndrome de Cushing está associada a uma perda da massa de gordura dos membros e a uma redistribuição da gordura para o tronco, a face e a região posterior do pescoço. Em associação a um aumento do apetite, frequentemente desencadeado pelas altas concentrações de cortisol, isso resulta em obesidade (particularmente abdominal) e na aparência facial característica observada em muitos pacientes. Outro problema associado à síndrome de Cushing é a possibilidade de desenvolvimento de *hipertensão* (pressão arterial elevada).

380 Vander | Fisiologia Humana

Isso não decorre de um aumento na produção de aldosterona, mas dos efeitos farmacológicos do cortisol, visto que, em altas concentrações, o cortisol exerce ações semelhantes às da aldosterona sobre os rins, resultando em retenção de íons e de água, o que contribui para a hipertensão.

O tratamento da síndrome de Cushing depende de sua etiologia. Por exemplo, na doença de Cushing, a retirada cirúrgica do tumor hipofisário, se possível, constitui a melhor alternativa.

É importante ressaltar o fato de que os glicocorticoides são, com frequência, utilizados terapeuticamente no tratamento da inflamação, doença pulmonar e outros distúrbios. Se os glicocorticoides forem administrados em doses altas o suficiente por longos períodos, o efeito colateral desse tratamento pode consistir no desenvolvimento da síndrome de Cushing.

Estude e revise 11.15

- **Insuficiência suprarrenal:** produção inadequada de cortisol
  - **Insuficiência suprarrenal primária:** destruição da glândula suprarrenal (doença de Addison)
  - **Insuficiência suprarrenal secundária:** secreção inadequada de ACTH, causando atrofia das glândulas suprarrenais
  - Diminuição da capacidade de manter a pressão arterial e o nível de glicemia
- **Síndrome de Cushing:** aumento crônico do cortisol endógeno ou administração de glicocorticoides exógenos
  - **Doença de Cushing:** tumor hipofisário secretor de ACTH, levando a um aumento na secreção de cortisol
  - Caracteriza-se por hipertensão, nível elevado de glicemia, redistribuição da gordura corporal, obesidade, fraqueza muscular e óssea e imunossupressão.

Questão de revisão: O que ocorrerá com a secreção de ACTH em um paciente ao qual são administradas altas doses de um agonista do receptor de glicocorticoides ou de um antagonista do receptor de glicocorticoides? (A resposta está disponível no Apêndice A.)

11.16 Outros hormônios liberados durante o estresse

Outros hormônios que habitualmente são liberados durante muitos tipos de estresse incluem a aldosterona, a vasopressina, o hormônio do crescimento, o glucagon e a betaendorfina (que é coliberada da adeno-hipófise com o ACTH). Em geral, a secreção de insulina diminui. A vasopressina e a aldosterona atuam na retenção de água e de Na^+ dentro do corpo, constituindo uma importante resposta em caso de perdas potenciais por desidratação, hemorragia ou sudorese. Os efeitos globais das alterações no hormônio do crescimento, no glucagon e na insulina, à semelhança daqueles do cortisol e da epinefrina, consistem em mobilizar as reservas de energia e em aumentar a concentração plasmática de glicose. Nos seres humanos, a função da betaendorfina no estresse, se houver alguma, pode estar relacionada com seus efeitos analgésicos.

Além disso, o sistema nervoso simpático desempenha uma função essencial na resposta ao estresse. A ativação do sistema nervoso simpático durante o estresse é frequentemente denominada resposta de luta-ou-fuga, conforme descrito no

TABELA 11.3	Ações do sistema nervoso simpático, incluindo a epinefrina secretada pela medula suprarrenal, durante o estresse.
Aumento da glicogenólise hepática e muscular (que fornece uma rápida fonte de glicose)	
Aumento da degradação dos triglicerídios do tecido adiposo (que fornece um suprimento de glicerol para a gliconeogênese e de ácidos graxos para a oxidação)	
Aumento da função cardíaca (p. ex., aumento da frequência cardíaca)	
Desvio de sangue das vísceras para os músculos esqueléticos por meio de vasoconstrição nas vísceras e vasodilatação nos músculos esqueléticos	
Aumento da ventilação pulmonar ao estimular os centros respiratórios do encéfalo e ao dilatar as vias respiratórias	

Capítulo 6. Uma lista dos principais efeitos do aumento da atividade simpática, incluindo a secreção de epinefrina pela medula suprarrenal, constitui quase um guia sobre como enfrentar emergências nas quais a atividade física pode ser necessária e pode ocorrer lesão corporal (**Tabela 11.3**).

Essa descrição de hormônios cujas taxas de secreção são alteradas pelo estresse não é de modo algum completa. É provável que a secreção de quase todos os hormônios conhecidos possa ser influenciada pelo estresse. Por exemplo, ocorre aumento dos níveis de prolactina, embora a importância adaptativa dessa alteração não esteja bem definida. Em contrapartida, as gonadotropinas hipofisárias e os esteroides sexuais estão diminuídos. Conforme já assinalado, a reprodução não constitui uma função essencial durante uma crise.

A resposta ao estresse é um exemplo clássico do princípio geral de fisiologia, segundo o qual as funções dos sistemas orgânicos estão coordenadas umas com as outras. Os órgãos-alvo desse extenso número de hormônios precisam responder de maneira coordenada para manter a homeostasia.

Estude e revise 11.16

- **Vasopressina:** aumento da retenção renal de água (antidiurese)
- **Aldosterona**, **hormônio do crescimento** e **glucagon:** regulam vários aspectos do balanço de íons e metabolismo
- **Betaendorfina:** pode reduzir a dor
- Diminuição da secreção de **insulina** (mantém um nível de glicemia suficiente para a função do SNC)
- **Catecolaminas:**
  - **Epinefrina:** secretada pela **medula suprarrenal** em resposta à estimulação do sistema nervoso simpático
  - **Norepinefrina:** secretada principalmente pelas terminações neuronais simpáticas
  - Aumento na frequência cardíaca e força de bombeamento do coração, na frequência respiratória, no desvio de sangue para o músculo esquelético e nas fontes de energia liberadas no sangue.

Questão de revisão: Por que um aumento da vasopressina seria útil em resposta a alguns estressores? (A resposta está disponível no Apêndice A.)

Controle Endócrino do Crescimento

11.17 Crescimento do osso

Uma das principais funções do sistema endócrino consiste em controlar o crescimento. Pelo menos 12 hormônios desempenham, direta ou indiretamente, funções importantes na estimulação ou na inibição do crescimento. Esse processo complexo também é influenciado pela genética e por uma variedade de fatores ambientais, como a nutrição, e fornece uma ilustração do princípio geral de fisiologia, segundo o qual as funções fisiológicas são controladas, em sua maioria, por múltiplos sistemas reguladores, que frequentemente atuam em oposição. O processo do crescimento envolve a divisão celular e a síntese resultante de proteínas em todo o corpo. Entretanto, a altura de uma pessoa é determinada, especificamente, pelo crescimento dos ossos, em particular da coluna vertebral e dos membros inferiores. Em primeiro lugar, forneceremos uma visão geral do osso e do processo de crescimento antes de descrever as funções dos hormônios na determinação das taxas de crescimento.

O osso é um tecido vivo e metabolicamente ativo, que consiste em uma matriz de proteína (colágeno) sobre a qual se depositam sais de cálcio, particularmente fosfatos de cálcio. Um osso longo em crescimento é dividido, para fins descritivos, em extremidades ou **epífises**, e em sua parte restante, a **diáfise (ou haste)**. A parte de cada epífise em contato com a diáfise é uma lâmina de cartilagem em proliferação ativa (tecido conjuntivo composto de colágeno e de outras proteínas fibrosas), denominada **lâmina epifisial de crescimento** (**Figura 11.25**). Os **osteoblastos**, as células formadoras de osso localizadas na borda da diáfise da lâmina epifisial de crescimento, convertem o tecido cartilaginoso nessa borda em osso, enquanto células denominadas **condrócitos** depositam simultaneamente uma nova cartilagem no interior da lâmina. Dessa maneira, a lâmina epifisial de crescimento alarga-se e é gradualmente afastada do centro da diáfise do osso, à medida que a diáfise se alonga.

O crescimento linear da diáfise pode prosseguir enquanto existir a lâmina epifisial de crescimento, porém cessa quando as próprias lâminas de crescimento são convertidas em osso, como resultado de outras influências hormonais no final da puberdade. Esse processo é conhecido como **fechamento epifisial** e ocorre em diferentes momentos em diferentes ossos. Dessa maneira, a **idade óssea** de um indivíduo pode ser determinada pela radiografia dos ossos e determinação daqueles que sofreram fechamento epifisial.

Como mostra a **Figura 11.26**, as crianças passam por dois períodos de rápido aumento na altura: o primeiro, durante os primeiros 2 anos de vida, e o segundo, durante a puberdade. Observe que o aumento na altura não está necessariamente correlacionado com as taxas de crescimento de órgãos específicos.

O **estirão de crescimento** puberal dura vários anos em ambos os sexos, porém o crescimento durante esse período é maior nos meninos. Além disso, os meninos crescem mais

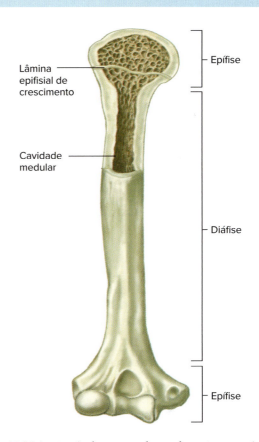

Figura 11.25 Anatomia de um osso longo durante o crescimento.

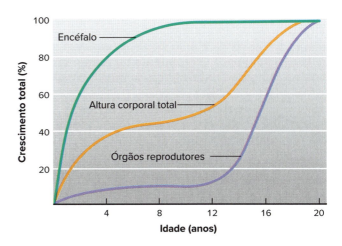

Figura 11.26 Crescimento relativo do encéfalo, altura corporal total (uma medida do crescimento dos ossos longos e das vértebras) e dos órgãos reprodutores. Observe que o crescimento do encéfalo é quase completo aos 5 anos, enquanto a altura máxima (alongamento máximo dos ossos) e o tamanho dos órgãos reprodutores são alcançados até os 20 anos.

antes do início da puberdade, visto que eles entram na puberdade aproximadamente 2 anos depois das meninas. Esses fatores explicam as diferenças na altura média entre homens e mulheres.

382 Vander | Fisiologia Humana

Estude e revise 11.17

- **Osteoblastos:** produzem cartilagem
- **Lâminas epifisiais de crescimento:** convertem a cartilagem em osso
- O crescimento cessa quando as placas epifisiais são totalmente convertidas em osso.

Questão de revisão: Compare e diferencie as funções dos osteoblastos e dos condrócitos. (A resposta está disponível no Apêndice A.)

11.18 Fatores ambientais que influenciam o crescimento

Uma nutrição adequada e uma boa saúde constituem os principais fatores ambientais que influenciam o crescimento. A falta de quantidades suficientes de proteínas, ácidos graxos, vitaminas ou minerais interfere no crescimento.

Os efeitos da desnutrição sobre a inibição do crescimento podem ser observados em qualquer momento do desenvolvimento, porém são mais profundos quando ocorrem no início da vida. Por esse motivo, a desnutrição materna pode causar retardo do crescimento no feto. Como o baixo peso ao nascer está fortemente associado a um aumento da mortalidade nos lactentes, a desnutrição pré-natal é responsável por um número aumentado de mortes pré-natais e pós-natais precoces. Além disso, a parada irreversível de desenvolvimento do encéfalo pode ser causada por desnutrição pré-natal. Durante a lactância e a infância, a desnutrição também pode interferir no desenvolvimento intelectual e no crescimento corporal total.

Depois de um período temporário de parada do crescimento, devido à desnutrição ou ocorrência de doença, e com o fornecimento de uma nutrição adequada e recuperação da doença, a criança pode manifestar um notável estirão de crescimento, denominado **crescimento de recuperação**, que a leva a alcançar a faixa de altura normal esperada para a sua idade. Os mecanismos responsáveis por esse crescimento acelerado não são conhecidos; todavia, evidências recentes sugerem que ele pode estar relacionado com a taxa de diferenciação das células-tronco dentro das lâminas de crescimento.

Estude e revise 11.18

- Nutrição e doença
  - A **desnutrição materna** durante a **gravidez** pode produzir parada irreversível do crescimento e deficiência mental no lactente.

Questão de revisão: Por que poderia ser vantajoso reduzir a taxa de crescimento do feto em uma mulher desnutrida? (A resposta está disponível no Apêndice A.)

11.19 Influências hormonais sobre o crescimento

Os hormônios mais importantes para o crescimento humano são o hormônio do crescimento, o fator de crescimento semelhante à insulina 1 e o fator de crescimento semelhante à insulina 2, a T_3, a insulina, a testosterona e o estradiol, todos eles com efeitos generalizados. Além de todos esses hormônios, um grande grupo de fatores de crescimento peptídicos também exerce efeitos, atuando, em sua maioria, de maneira parácrina ou autócrina para estimular a diferenciação e/ou divisão celular de certos tipos de células. As moléculas que estimulam a divisão celular são denominadas mitógenos.

Nem todos os vários hormônios e fatores de crescimento estimulam o crescimento nos mesmos períodos da vida. Por exemplo, o crescimento fetal depende menos do hormônio do crescimento, do hormônio tireoidiano e dos esteroides sexuais do que os períodos de crescimento que ocorrem durante a infância e a adolescência.

Hormônio do crescimento e fatores de crescimento semelhantes à insulina

O hormônio do crescimento, que é secretado pela adeno-hipófise, exerce pouco efeito sobre o crescimento do feto, porém constitui o hormônio mais importante para o crescimento depois de 1 a 2 anos. Seu principal efeito de promoção do crescimento consiste na estimulação da divisão celular em muitos tecidos-alvo. Assim, o hormônio do crescimento promove o alongamento dos ossos ao estimular a maturação e a divisão celular dos condrócitos nas lâminas epifisiais, com consequente alargamento contínuo das lâminas e fornecimento de mais material cartilaginoso para a formação do osso.

É importante ressaltar que o hormônio do crescimento exerce a maior parte de seu efeito mitogênico não *diretamente* sobre as células, porém *indiretamente* por meio da mediação do hormônio mitogênico, o IGF-1, cuja síntese e liberação pelo fígado são induzidas pelo hormônio do crescimento. Apesar de algumas semelhanças estruturais com a insulina (o que explica o seu nome), esse mensageiro exerce seus próprios efeitos singulares, que são distintos daqueles da insulina. Sob a influência do hormônio do crescimento, o IGF-1 é secretado pelo fígado, entra na corrente sanguínea e atua como hormônio. Além disso, o hormônio do crescimento estimula muitos outros tipos de células, incluindo o osso, a secretar IGF-1, onde atua como substância autócrina ou parácrina.

Os conceitos atuais sobre o modo pelo qual o hormônio do crescimento e o IGF-1 interagem nas lâminas epifisiais do osso são os seguintes:

1. O hormônio do crescimento estimula as células precursoras dos condrócitos (pré-condrócitos) e/ou os condrócitos jovens em diferenciação nas lâminas epifisiais a sofrer diferenciação em condrócitos
2. Durante esse processo de diferenciação, as células começam a secretar IGF-1 e a se tornar responsivas a ele
3. Em seguida, o IGF-1 atua como substância autócrina ou parácrina (juntamente com o IGF-1 transportado no sangue) para estimular a divisão celular dos condrócitos em diferenciação.

A importância do IGF-1 na mediação do principal efeito de promoção do crescimento do hormônio do crescimento é ilustrada pelo fato de que a *baixa estatura* pode ser causada não apenas por uma diminuição na secreção de hormônio do crescimento, mas também pela produção diminuída de IGF-1 ou pela incapacidade dos tecidos de responder a esse fator.

Por exemplo, uma forma rara de baixa estatura (denominada *síndrome de insensibilidade ao hormônio do crescimento*) deve-se a uma mutação genética que provoca uma alteração no receptor do hormônio do crescimento, de modo que este deixa de responder ao hormônio (um exemplo de hiporresponsividade). O resultado é uma incapacidade de produzir IGF-1 em resposta ao hormônio do crescimento, com consequente diminuição da velocidade de crescimento da criança.

A secreção e a atividade do IGF-1 podem ser influenciadas pelo estado nutricional do indivíduo e por muitos hormônios, além do hormônio do crescimento. Por exemplo, a desnutrição durante a infância pode inibir a produção de IGF-1, mesmo se a concentração plasmática de hormônio do crescimento estiver elevada.

Além de seu efeito específico de promoção do crescimento sobre a divisão celular por meio do IGF-1, o hormônio do crescimento estimula diretamente a síntese de proteínas em vários tecidos e órgãos, particularmente no músculo. Ele exerce esse efeito por meio de um aumento na captação de aminoácidos, bem como na síntese e na atividade dos ribossomos. Todos esses eventos são essenciais para a síntese de proteínas. Esse efeito anabólico sobre o metabolismo das proteínas facilita a capacidade de aumento de tamanho dos tecidos e dos órgãos. O hormônio do crescimento também contribui para o controle da homeostasia da energia. Ele desempenha essa função, em parte, ao facilitar a degradação dos triglicerídios armazenados nas células adiposas, que, em seguida, liberam ácidos graxos no sangue. O hormônio do crescimento também estimula a gliconeogênese no fígado e inibe a capacidade da insulina de promover o transporte de glicose para dentro das células. Portanto, o hormônio do crescimento tende a aumentar as fontes de energia circulantes. Por conseguinte, não é surpreendente que determinadas situações, como exercício, estresse ou jejum, para as quais é benéfico dispor de um aumento de energia, resultem em estimulação da secreção de hormônio do crescimento na corrente sanguínea. Os efeitos metabólicos do hormônio do crescimento são importantes durante toda a vida e continuam na idade adulta, muito tempo depois da cessação do crescimento ósseo. A **Tabela 11.4** fornece um resumo de alguns dos principais efeitos do hormônio do crescimento.

TABELA 11.4	Principais efeitos do hormônio do crescimento.
I.	Promove o crescimento: induz as células precursoras no osso e em outros tecidos a sofrer diferenciação e a secretar o fator de crescimento semelhante à insulina 1 (IGF-1), que estimula a divisão celular. Estimula também a secreção de IGF-1 pelo fígado
II.	Estimula a síntese de proteínas, predominantemente no músculo
III.	Efeitos anti-insulina (particularmente em altas concentrações)
	A. Torna os adipócitos mais responsivos a estímulos que induzem a degradação dos triglicerídios, com consequente liberação de ácidos graxos na corrente sanguínea
	B. Estimula a gliconeogênese
	C. Reduz a capacidade da insulina de estimular a captação de glicose pelas células adiposas e musculares, resultando em níveis mais altos de glicose sanguínea

A **Figura 11.27** mostra o controle da secreção do hormônio do crescimento. De forma resumida, o sistema de controle começa com dois dos hormônios secretados pelo hipotálamo. A secreção de hormônio do crescimento é estimulada pelo hormônio liberador do hormônio do crescimento (GHRH) e inibida pela somatostatina (SST). Como resultado de alterações nesses dois sinais, que geralmente estão defasados um em relação ao outro (i. e., um deles está elevado quando o outro está baixo), a secreção de hormônio do crescimento ocorre em surtos episódicos e manifesta um notável ritmo diário. Durante a maior parte do dia, ocorre pouca ou nenhuma secreção de hormônio do crescimento, embora determinados estímulos, como o exercício, possam desencadear surtos de secreção. Em contrapartida, 1 a 2 horas após o indivíduo adormecer, podem ocorrer um ou mais surtos maiores e prolongados de secreção. Os controles de retroalimentação negativa exercidos pelo hormônio do crescimento e pelo IGF-1 sobre o hipotálamo e a adeno-hipófise estão resumidos na Figura 11.27.

Além dos controles hipotalâmicos, a secreção do hormônio do crescimento é influenciada por uma variedade de hormônios – notavelmente, os esteroides sexuais, a insulina e os hormônios tireoidianos. A soma final de todos esses impulsos é que a taxa de secreção do hormônio do crescimento é a maior durante a adolescência (o período de crescimento mais rápido), em segundo lugar, em crianças e a mais baixa nos adultos. A diminuição da secreção de hormônio do crescimento associada ao envelhecimento é responsável, em parte, pela diminuição da massa corporal magra e da massa óssea, pela expansão do tecido adiposo e pelo adelgaçamento da pele que ocorre à medida que o indivíduo envelhece.

A disponibilidade de hormônio do crescimento humano produzido pela tecnologia do DNA recombinante facilitou enormemente o tratamento de crianças com baixa estatura em decorrência da deficiência de hormônio do crescimento. Atualmente, há controvérsias sobre a administração de hormônio do crescimento a crianças de baixa estatura que não apresentam deficiência desse hormônio, a atletas, na tentativa de aumentar a massa muscular, e a idosos, para reverter as alterações do envelhecimento relacionadas com o hormônio do crescimento. Ao examinar a Tabela 11.4, fica evidente que a administração de GH a um indivíduo saudável nos demais aspectos (como um atleta) pode levar a efeitos colaterais graves. Nessas situações, o abuso de GH pode levar a sintomas semelhantes aos do diabetes melito, bem como a numerosos outros problemas. As consequências de um aumento crônico nas concentrações de hormônio do crescimento são dramaticamente ilustradas na doença denominada acromegalia (descrita adiante, neste capítulo).

Conforme já assinalado, o papel do GH no crescimento fetal, embora ainda esteja em fase de investigação, não parece ser tão significativo quanto nos estágios da vida pós-natal. Entretanto, o IGF-1 é necessário para o crescimento corporal total normal do feto e, especificamente, para a maturação normal do sistema nervoso fetal. O principal estímulo para a secreção de IGF-1 durante a vida pré-natal parece ser o lactogênio placentário, um hormônio liberado por células da placenta, que compartilha uma semelhança de sequência com o hormônio do crescimento.

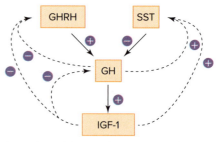

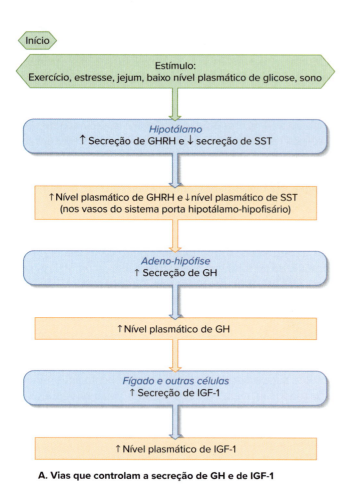

Figura 11.27 Vias hormonais que controlam a secreção do hormônio do crescimento (GH) e do fator de crescimento semelhante à insulina 1 (IGF-1). **A.** Diversos estímulos podem aumentar as concentrações de GH e de IGF-1 por aumentar a secreção de GHRH e diminuir a secreção de SST. **B.** O controle da secreção de GH e de IGF-1 por retroalimentação é obtido por inibição (símbolo ⊖) do GHRH e do GH e por estimulação (símbolo ⊕) da SST. A existência de uma inibição de alça curta do GHRH pelo GH não está totalmente estabelecida nos seres humanos. A figura não mostra que vários hormônios que não estão na sequência (p. ex., hormônio tireoidiano e cortisol) influenciam a secreção do hormônio do crescimento por meio de efeitos sobre o hipotálamo e/ou a adeno-hipófise.

> **APLICAÇÃO DO CONCEITO**
>
> ■ O que poderia ocorrer com as concentrações plasmáticas de GH em um indivíduo ao qual foi administrada uma infusão intravenosa de uma solução contendo uma alta concentração de glicose, resultando em elevação significativa das concentrações plasmáticas de glicose?
>
> *A resposta está disponível no Apêndice A.*

Por fim, convém assinalar que existe outro mensageiro – o **fator de crescimento semelhante à insulina 2 (IGF-2)** –, que está estreitamente relacionado com o IGF-1. O IGF-2, cuja secreção é *independente* do hormônio do crescimento, também é um mitógeno crucial durante o período pré-natal. Continua sendo secretado durante toda a vida, porém a sua função pós-natal não é definitivamente conhecida. Evidências recentes sugerem a existência de uma ligação entre as concentrações de IGF-2 e a manutenção da massa e da resistência do músculo esquelético em indivíduos idosos.

Hormônio tireoidiano

O hormônio tireoidiano é essencial para o crescimento normal, porque ele facilita a síntese de hormônio do crescimento. A T_3 também possui ações diretas sobre o osso, no qual estimula a diferenciação dos condrócitos, o crescimento de novos vasos sanguíneos no osso em desenvolvimento e a responsividade das células ósseas a outros fatores de crescimento, como o fator de crescimento dos fibroblastos. Em consequência, os lactentes e as crianças com hipotireoidismo apresentam taxas de crescimento mais lentas do que o previsto.

Insulina

As principais ações da insulina são descritas no Capítulo 16. A insulina é um hormônio anabólico, que promove o transporte da glicose e dos aminoácidos a partir do líquido extracelular para o tecido adiposo e para as células musculares esqueléticas e cardíacas. A insulina estimula o armazenamento de gordura e inibe a degradação de proteínas. Por conseguinte, não é surpreendente que sejam necessárias quantidades adequadas de insulina para o crescimento normal. Seu efeito inibitório sobre a degradação de proteínas é particularmente importante em relação ao crescimento. Entretanto, além desse efeito anabólico geral, a insulina exerce efeitos diretos de promoção do crescimento sobre a diferenciação das células e a divisão celular durante a vida fetal e, possivelmente, durante a infância.

Esteroides sexuais

Conforme será explicado no Capítulo 17, a secreção dos esteroides sexuais (testosterona no macho e estradiol na fêmea) começa a aumentar entre 8 e 10 anos e alcança um platô nos 5 a 10 anos seguintes. Um estirão do crescimento puberal normal, que reflete o crescimento dos ossos longos e das vértebras, exige esse aumento na produção dos esteroides sexuais. O principal efeito de promoção do crescimento dos esteroides sexuais consiste em estimular a secreção de hormônio do crescimento e do IGF-1.

Entretanto, diferentemente do hormônio do crescimento, os esteroides sexuais não apenas *estimulam* o crescimento do osso, como também finalmente o *interrompem* ao induzir o fechamento das epífises. Os efeitos duplos dos esteroides sexuais explicam o padrão observado na adolescência: rápido aumento no comprimento dos ossos, que culmina na cessação completa do crescimento durante a vida.

Além desses efeitos duplos sobre o osso, a testosterona exerce um efeito anabólico direto sobre a síntese de proteínas em muitos órgãos e tecidos não reprodutivos do corpo. Isso explica, pelo menos em parte, o aumento da massa muscular nos homens, em comparação com as mulheres. Esse efeito da testosterona também é a razão pela qual os atletas algumas vezes usam androgênios, denominados ***esteroides anabolizantes***, na tentativa de aumentar a massa e a força musculares. Esses esteroides incluem a testosterona, os androgênios sintéticos e os hormônios desidroepiandrosterona (DHEA) e androstenediona. Todavia, esses esteroides possuem múltiplos efeitos colaterais tóxicos potenciais, como dano ao fígado, risco aumentado de câncer de próstata, infertilidade e alterações no comportamento e nas emoções. Além disso, nas mulheres, podem produzir virilização.

Cortisol

O cortisol, principal hormônio secretado pelo córtex suprarrenal em resposta ao estresse, pode exercer efeitos *anticrescimento* poderosos em determinadas condições. Quando presente em altas concentrações, o cortisol inibe a síntese de DNA e estimula o catabolismo das proteínas em muitos órgãos, além de inibir o crescimento ósseo. Além disso, degrada o osso e inibe a secreção de hormônio do crescimento e do IGF-1. Por todos esses motivos, em crianças, o aumento dos níveis plasmáticos de cortisol que acompanha infecções e outros estressores é, pelo menos em parte, responsável pela redução do crescimento que ocorre na presença de doença crônica. Uma das características essenciais da síndrome de Cushing em crianças consiste em uma acentuada redução na taxa de crescimento linear. Além disso, a administração de terapia farmacológica com glicocorticoides para a asma ou outros distúrbios pode diminuir o crescimento linear de crianças de modo relacionado com a dose. Isso completa nosso estudo dos principais hormônios que afetam o crescimento. A **Tabela 11.5** fornece um resumo de suas ações.

TABELA 11.5	Principais hormônios que influenciam o crescimento.
Hormônio	**Principais ações**
Hormônio do crescimento	Principal estímulo para o crescimento pós-natal: induz as células precursoras a se diferenciarem e a secretarem fator de crescimento semelhante à insulina 1 (IGF-1), que estimula a divisão celular
	Estimula o fígado a secretar IGF-1
	Estimula a síntese de proteínas
Insulina	Estimula o crescimento do feto
	Estimula o crescimento pós-natal por estimular a secreção de IGF-1
	Estimula a síntese de proteínas
Hormônio tireoidiano	Permissivo para a secreção e as ações do hormônio do crescimento
	Permissivo para o desenvolvimento do sistema nervoso central

(continua)

TABELA 11.5	Principais hormônios que influenciam o crescimento. (*Continuação*)
Testosterona	Estimula o crescimento na puberdade, em grande parte pela estimulação da secreção do hormônio do crescimento
	Causa o fechamento final das epífises
	Estimula a síntese de proteínas no sexo masculino
Estradiol	Estimula a secreção de hormônio do crescimento na puberdade
	Causa o fechamento final das epífises
Cortisol	Inibe o crescimento
	Estimula o catabolismo das proteínas

Estude e revise 11.19

- **Hormônio do crescimento:** principal estímulo para o crescimento pós-natal
  - Estimula a liberação de **IGF-1** pelo fígado, que, por sua vez, estimula a divisão celular no osso
  - Atua diretamente sobre muitas células, como as células musculares, para estimular a captação de proteínas
  - Secreção máxima durante a **puberdade** (período de rápido crescimento)
- **Hormônio tireoidiano:** estimula a síntese de hormônio do crescimento e possui muitos efeitos de promoção do crescimento
  - Essencial para o crescimento normal durante a infância e a adolescência (puberdade)
  - Permissivo para o desenvolvimento do cérebro durante a lactância
- **Insulina:** estimula o crescimento principalmente durante a vida fetal
- **Testosterona** e **estrogênio:** promovem o crescimento do osso durante a puberdade (**estirão do crescimento**), bem como o fechamento das epífises (interrompem o estirão do crescimento puberal)
- **Cortisol** (aumenta durante o estresse): inibe o crescimento.

*Questão de revisão: Quais são as duas maneiras pelas quais o hipotálamo pode aumentar a secreção de hormônio do crescimento pela adeno-hipófise? (**A resposta está disponível no Apêndice A.**)*

Controle Endócrino da Homeostasia do Ca^{2+}

Muitos dos hormônios do corpo controlam funções que, apesar de sua importância, não são necessariamente vitais para a sobrevivência, como o crescimento. Em contrapartida, alguns hormônios controlam funções tão vitais que a sua ausência seria catastrófica e até mesmo potencialmente fatal. Uma dessas funções é a homeostasia do cálcio. O cálcio está presente nos líquidos corporais em sua forma ionizada (Ca^{2+}) solúvel e ligado às proteínas. Para maior simplicidade neste capítulo, iremos nos referir, daqui em diante, à forma iônica fisiologicamente ativa do Ca^{2+}.

Normalmente, a concentração extracelular de Ca^{2+} permanece dentro de uma estreita faixa homeostática. A ocorrência de grandes desvios em qualquer direção pode perturbar a atividade neurológica e muscular, entre outros processos. Por exemplo, uma baixa concentração plasmática de Ca^{2+} aumenta a excitabilidade das membranas plasmáticas dos neurônios e dos músculos. Uma concentração plasmática elevada de Ca^{2+} provoca arritmias cardíacas e depressão da excitabilidade neuromuscular por meio de efeitos sobre o potencial de membrana. Nesta seção, discutiremos os mecanismos pelos quais a homeostasia do Ca^{2+} é alcançada e mantida pelas ações de determinados hormônios.

11.20 Locais efetores para a homeostasia do Ca^{2+}

A homeostasia do Ca^{2+} depende da interação entre o osso, os rins e o trato gastrintestinal. As atividades do trato gastrintestinal e dos rins determinam o aporte e a eliminação resultantes do Ca^{2+} de todo o corpo e, portanto, o balanço global do Ca^{2+}. Em contrapartida, as trocas de Ca^{2+} entre o líquido extracelular e o osso não alteram o balanço corporal total, porém modificam a *distribuição* do Ca^{2+} dentro do corpo. Por conseguinte, começaremos com uma discussão sobre a composição celular e mineral do osso.

Osso

Cerca de 99% do cálcio corporal total estão contidos nos ossos. Por conseguinte, o movimento de Ca^{2+} para dentro e para fora do osso é de importância crítica no controle da concentração plasmática de Ca^{2+}.

O osso é um tecido conjuntivo constituído de vários tipos de células circundadas por uma matriz de colágeno, denominada **osteoide**, sobre a qual se depositam minerais, em particular os cristais de íons cálcio, fosfato e hidroxila, conhecidos como **hidroxiapatita**. Em alguns casos, os ossos possuem cavidades medulares centrais, onde ocorre a formação das células sanguíneas. Cerca de um terço do osso, por peso, consiste em osteoide, enquanto dois terços são constituídos de mineral (as células ósseas contribuem de modo insignificante para o peso).

Os três tipos de células ósseas envolvidas na formação e na degradação do osso são os osteoblastos, os osteócitos e os osteoclastos (**Figura 11.28**). Conforme descrito na Seção 11.17, os osteoblastos são as células formadoras de osso. Essas células secretam colágeno para formar uma matriz circundante que, em seguida, sofre calcificação em um processo denominado **mineralização**. Uma vez circundados pela matriz calcificada, os osteoblastos são denominados **osteócitos**. Os osteócitos possuem longos prolongamentos citoplasmáticos, que se estendem por todo o osso e formam zônulas de oclusão (junções firmes) com outros osteócitos. Os **osteoclastos** são grandes células multinucleadas, que degradam (reabsorvem) o osso previamente formado pela secreção de íons hidrogênio, que dissolvem os cristais e por enzimas hidrolíticas, que digerem o osteoide.

Durante toda a vida, o osso sofre remodelação constante pelos osteoblastos (e osteócitos) e pelos osteoclastos que trabalham em conjunto. Os osteoclastos reabsorvem o osso velho e, em seguida, os osteoblastos migram para a área e

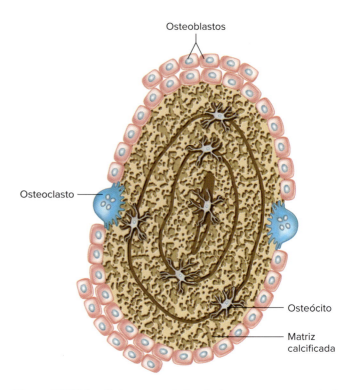

Figura 11.28 Secção transversal através de uma pequena parte do osso. A área castanha consiste em osteoide mineralizado. Os osteócitos possuem longos prolongamentos, que se estendem através de pequenos canais e se conectam entre si e com os osteoblastos por meio de zônulas de oclusão (não mostradas).

depositam nova matriz, que se torna mineralizada. Esse processo depende, em parte, dos estresses impostos pela gravidade e pela tensão muscular sobre os ossos, o que estimula a atividade osteoblástica. Muitos hormônios, que estão resumidos na **Tabela 11.6**, e uma variedade de fatores de crescimento autócrinos ou parácrinos produzidos localmente no osso também desempenham funções. Entre os hormônios listados, apenas o paratormônio (descrito adiante) é controlado principalmente pela concentração plasmática de Ca^{2+}. Entretanto, a ocorrência de alterações nos outros hormônios listados exerce influências importantes sobre a massa óssea e a concentração plasmática de Ca^{2+}.

TABELA 11.6	Resumo das principais influências hormonais sobre a massa óssea.

Hormônios que favorecem a formação do osso e o aumento da massa óssea
- Insulina
- Hormônio do crescimento
- Fator de crescimento semelhante à insulina 1 (IGF-1)
- Estrogênio
- Testosterona
- Calcitonina (função fisiológica incerta nos seres humanos)

Hormônios que favorecem o aumento da reabsorção óssea e diminuição da massa óssea
- Paratormônio (aumentos crônicos)
- Cortisol
- Hormônio tireoidiano T_3

Rins

Conforme descrito no Capítulo 14, os rins filtram o sangue e eliminam os resíduos solúveis. Nesse processo, as células dos túbulos que compõem as unidades funcionais dos rins reabsorvem a maior parte dos solutos necessários que foram filtrados, o que reduz ao máximo a sua perda na urina. Por conseguinte, a excreção urinária de Ca^{2+} é a diferença entre a quantidade filtrada para os túbulos e a quantidade reabsorvida e que retorna ao sangue. O controle da excreção de Ca^{2+} é exercido principalmente sobre a reabsorção. A reabsorção diminui quando a concentração plasmática de Ca^{2+} aumenta, e ela aumenta quando o nível plasmático de Ca^{2+} diminui.

Os controladores hormonais do Ca^{2+} também regulam o balanço de íons fosfato. Os íons fosfato também estão sujeitos a uma combinação de filtração e reabsorção, sendo esta última sob controle hormonal.

Trato gastrintestinal

A absorção de solutos, como Na^+ e K^+, desde o trato gastrintestinal para o sangue normalmente alcança cerca de 100%. Em contrapartida, uma quantidade considerável do Ca^{2+} ingerido não é absorvida pelo intestino delgado e deixa o corpo juntamente com as fezes. Além disso, o sistema de transporte ativo que realiza a absorção de Ca^{2+} a partir do intestino delgado está sob controle hormonal. Assim, podem ocorrer grandes elevações ou reduções reguladas na quantidade de Ca^{2+} absorvida da dieta. O controle hormonal desse processo de absorção constitui o principal mecanismo de regulação do balanço do cálcio corporal total, como veremos em seguida.

Estude e revise 11.20

- O osso, o trato gastrintestinal e os rins constituem os principais locais de homeostasia do Ca^{2+}
  - Cerca de 99% do Ca^{2+} corporal total estão presentes no osso na forma de minerais, em uma matriz de colágeno
- O osso sofre **remodelação** constante
  - Interação dos **osteoblastos** e **osteoclastos** – determina a massa óssea e ajuda a regular a concentração plasmática de Ca^{2+}
- Ca^{2+}: absorvido pelo trato gastrintestinal sob controle hormonal
- Excreção de Ca^{2+}: diferença entre o Ca^{2+} filtrado e o Ca^{2+} absorvido
  - A **reabsorção de Ca^{2+}** está sob controle hormonal.

Questão de revisão: Quais são os principais locais de homeostasia do Ca^{2+}? (A resposta está disponível no Apêndice A.)

11.21 Controles hormonais

Os dois principais hormônios que regulam a concentração plasmática de Ca^{2+} são o paratormônio e a 1,25-di-hidroxivitamina D. Um terceiro hormônio, a calcitonina, desempenha uma função muito limitada, se houver, nos seres humanos.

Paratormônio

O osso, os rins e o trato gastrintestinal estão sujeitos, direta ou indiretamente, ao controle de um hormônio proteico denominado **paratormônio** (**PTH**), que é produzido pelas **glândulas paratireoides**. Essas glândulas endócrinas estão localizadas no pescoço, inseridas na face posterior da glândula tireoide, porém distintas dela (**Figura 11.29**). A produção de PTH é controlada pelo Ca^{2+} extracelular, que atua diretamente sobre as células secretoras por meio de um receptor de Ca^{2+} da membrana plasmática. Uma *redução* da concentração plasmática de Ca^{2+} *estimula* a secreção de PTH, enquanto um *aumento* na concentração plasmática de Ca^{2+} exerce exatamente o efeito oposto.

O PTH exerce múltiplas ações, que aumentam a concentração extracelular de Ca^{2+}, compensando, dessa maneira, a diminuição da concentração que originalmente estimulou a secreção desse hormônio (**Figura 11.30**):

- Aumenta diretamente a reabsorção do osso pelos osteoclastos, o que resulta em movimento de íons cálcio (e fosfato) desde o osso para o líquido extracelular
- Estimula diretamente a formação renal de 1,25-di-hidroxivitamina D (descrita de modo detalhado mais adiante), a qual, em seguida, aumenta a absorção intestinal de íons cálcio (e fosfato). Por conseguinte, o efeito do PTH sobre o intestino é indireto
- Aumenta diretamente a reabsorção de Ca^{2+} nos rins, com consequente diminuição da excreção urinária de Ca^{2+}
- Diminui diretamente a reabsorção de íons fosfato nos rins, aumentando, dessa forma, sua excreção na urina. Isso impede o aumento da concentração plasmática de íons fosfato quando o PTH causa aumento na absorção de íons tanto cálcio quanto fosfato do osso, bem como produção aumentada de 1,25-di-hidroxivitamina D, levando a um aumento da absorção intestinal de íons cálcio e fosfato.

1,25-Di-hidroxivitamina D

O termo **vitamina D** refere-se a um grupo de compostos esteroides estreitamente relacionados. A **vitamina D_3** (**colecalciferol**) é formada pela ação da radiação ultravioleta da luz solar sobre um derivado do colesterol (7-desidrocolesterol)

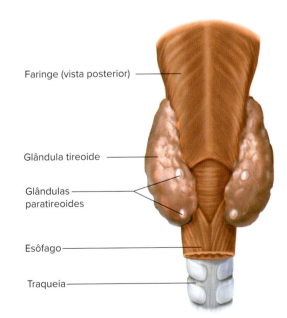

Figura 11.29 Glândulas paratireoides. Em geral, existem quatro glândulas paratireoides inseridas na face posterior da glândula tireoide.

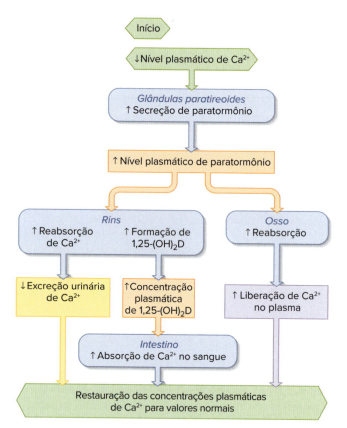

Figura 11.30 Mecanismos que permitem ao paratormônio reverter a redução da concentração plasmática de Ca²⁺. Ver a Figura 11.31 para uma descrição mais completa da 1,25-(OH)₂D (1,25-di-hidroxivitamina D). O paratormônio e a 1,25-(OH)₂D também estão envolvidos no controle das concentrações de íons fosfato.

> **APLICAÇÃO DO CONCEITO: princípio geral de fisiologia**
>
> - Explique como esta figura ilustra o princípio geral de fisiologia delineado no Capítulo 1, segundo o qual as funções dos sistemas orgânicos estão coordenadas entre si.
>
> *A resposta está disponível no Apêndice A.*

na pele. A **vitamina D₂** (**ergocalciferol**) deriva das plantas. Ambas podem ser encontradas em comprimidos de vitaminas e em alimentos enriquecidos e são coletivamente denominadas vitamina D.

Como resultado do uso de roupas, do clima e de outros fatores, os indivíduos frequentemente dependem da vitamina D da dieta. Por essa razão, ela foi originalmente classificada como vitamina. Independentemente de sua fonte, a vitamina D é metabolizada pela adição de grupos hidroxila, inicialmente no fígado pela enzima 25-hidroxilase e, em seguida, em determinadas células renais, pela 1-hidroxilase (**Figura 11.31**). O resultado dessas alterações é a **1,25-di-hidroxivitamina D** [abreviada **1,25-(OH)₂D**], a forma hormonal ativa da vitamina D.

A principal ação da 1,25-(OH)₂D consiste em estimular a absorção intestinal de Ca²⁺. Por conseguinte, a principal consequência da deficiência de vitamina D consiste em diminuição da absorção intestinal de Ca²⁺, com consequente diminuição dos níveis plasmáticos de Ca²⁺.

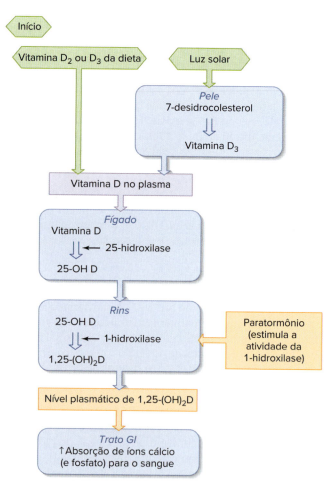

Figura 11.31 Metabolismo da vitamina D à sua forma ativa, a 1,25-(OH)₂D.

> **APLICAÇÃO DO CONCEITO**
>
> - A sarcoidose é uma doença que afeta uma variedade de órgãos (habitualmente os pulmões). Caracteriza-se pelo desenvolvimento de nódulos de tecido inflamado, conhecidos como granulomas. Esses granulomas podem expressar uma atividade significativa de 1-hidroxilase, que não é controlada pelo paratormônio. O que ocorrerá com as concentrações plasmáticas de Ca²⁺ e de paratormônio nessas circunstâncias?
>
> *A resposta está disponível no Apêndice A.*

A concentração sanguínea de 1,25-(OH)₂D está sujeita a controle fisiológico. O principal ponto de controle é a segunda etapa de hidroxilação, que ocorre principalmente nos rins pela ação da 1-hidroxilase e que é estimulada pelo PTH. Como a presença de uma baixa concentração plasmática de Ca²⁺ estimula a secreção de PTH, a produção de 1,25(OH)₂D também aumenta nessas condições. Ambos os hormônios atuam em conjunto para restaurar a normalidade do Ca²⁺ plasmático.

Calcitonina

A **calcitonina** é um hormônio peptídico secretado por células denominadas células parafoliculares, que estão localizadas dentro da glândula tireoide, mas que são distintas dos folículos tireoidianos. A calcitonina diminui a concentração plasmática de Ca^{2+}, principalmente por meio da inibição dos osteoclastos, com consequente redução da reabsorção óssea. Sua secreção é estimulada pelo aumento das concentrações plasmáticas de Ca^{2+}, que é exatamente o oposto do estímulo para o PTH. Entretanto, diferentemente do PTH e da 1,25-$(OH)_2D$, a calcitonina não desempenha nenhuma função na regulação diária normal da concentração plasmática de Ca^{2+} nos seres humanos. Pode constituir um fator na diminuição da reabsorção óssea, quando a concentração plasmática de Ca^{2+} está muito elevada.

Estude e revise 11.21

- **Paratormônio (PTH):** influencia todos os locais efetores por meio da estimulação de:
  - **Reabsorção renal** de Ca^{2+}
  - **Reabsorção óssea:** libera Ca^{2+} para o sangue
  - Síntese de **1,25-di-hidroxivitamina D** [1,25-$(OH)_2D$]: estimula a absorção de Ca^{2+} pelo trato GI
- O **PTH** também inibe a reabsorção renal de **íons fosfato** (com aumento da excreção de fosfato)
- **Vitamina D:** liberada das células da pele na corrente sanguínea ou ingerida e absorvida pelo trato GI
  - Hidroxilada no fígado e, em seguida, nos rins
  - A síntese renal de 1,25-di-hidroxivitamina D (metabólito ativo) é estimulada pelo PTH.

Questão de revisão: Quais são os três principais mecanismos pelos quais o PTH aumenta a concentração plasmática de Ca^{2+}? (A resposta está disponível no Apêndice A.)

11.22 Doenças ósseas metabólicas

Várias doenças refletem anormalidades no metabolismo do osso. O *raquitismo* (em crianças) e a *osteomalacia* (em adultos) são condições nas quais a mineralização da matriz óssea está deficiente, causando amolecimento dos ossos, que são facilmente fraturados. Além disso, a criança que sofre de raquitismo normalmente apresenta um acentuado arqueamento das pernas, devido à sustentação do peso pelos ossos da perna em desenvolvimento e enfraquecidos. A deficiência de vitamina D constitui uma importante causa de raquitismo e de osteomalacia.

Diferentemente dessas doenças, na osteoporose, ocorre perda tanto da matriz quanto dos minerais como resultado de um desbalanço entre a reabsorção e a formação ósseas. A consequente diminuição da massa e da resistência ósseas leva a um aumento da fragilidade do osso e da incidência de fraturas. Pode ocorrer osteoporose em indivíduos imobilizados ("osteoporose por desuso"), em pessoas com concentração plasmática *excessiva* de um hormônio que favorece a reabsorção óssea e em indivíduos que apresentam concentrações plasmáticas *deficientes* de um hormônio que favorece a formação óssea (ver Tabela 11.6). Todavia, a osteoporose é observada mais comumente com o envelhecimento. Todas as pessoas perdem osso durante o processo de envelhecimento, porém a osteoporose é mais comum em mulheres idosas do que nos homens. A principal razão disso é que a menopausa remove o efeito antirreabsortivo do estrogênio.

A prevenção constitui o foco de atenção para a osteoporose. O tratamento de mulheres na pós-menopausa com estrogênio ou seus análogos sintéticos mostra-se efetivo para reduzir a taxa de perda óssea, porém a reposição de estrogênio a longo prazo pode ter graves consequências em algumas mulheres (p. ex., aumento da probabilidade de câncer de mama). Um programa de exercício físico regular de sustentação de peso, como caminhada rápida e subir escadas, também é útil. Um aporte nutricional adequado de Ca^{2+} e um aporte de vitamina D durante toda a vida são importantes para construir e manter a massa óssea. Diversas substâncias também proporcionam uma terapia efetiva uma vez estabelecida a osteoporose. O mais proeminente é um grupo de fármacos, denominados **bifosfonatos**, que interferem na reabsorção do osso pelos osteoclastos. Outras substâncias antirreabsortivas incluem a calcitonina e os **moduladores seletivos dos receptores de estrogênio** (**MSRE**), que, como o próprio nome sugere, atuam por meio de sua interação com os receptores de estrogênio (e sua ativação), compensando, assim, os baixos níveis de estrogênio depois da menopausa.

Vários distúrbios fisiopatológicos levam a concentrações plasmáticas anormalmente altas ou baixas de Ca^{2+} – *hipercalcemia* ou *hipocalcemia*, respectivamente –, conforme descrito em seguida.

Hipercalcemia

O **hiperparatireoidismo primário** constitui uma causa relativamente comum de **hipercalcemia**. Em geral, é causada por um tumor benigno (conhecido como adenoma) de uma das quatro glândulas paratireoides. Esses tumores são compostos de células anormais, que não são adequadamente suprimidas pelo Ca^{2+} extracelular. Em consequência, o adenoma secreta PTH em excesso, o que leva a um aumento da reabsorção de Ca^{2+} a partir do osso, aumento da reabsorção renal de Ca^{2+} e aumento na produção de 1,25-$(OH)_2D$ pelos rins. O aumento da 1,25-$(OH)_2D$ resulta em aumento da reabsorção de Ca^{2+} pelo intestino delgado. O hiperparatireoidismo primário é tratado de maneira mais efetiva pela retirada cirúrgica do tumor das paratireoides.

Certos tipos de câncer podem levar à **hipercalcemia humoral da malignidade**. Com frequência, a causa da hipercalcemia consiste na liberação de uma molécula que se assemelha estruturalmente ao PTH, denominada **peptídio relacionado com o PTH (PTHrp)**, que exerce efeitos semelhantes aos do PTH. Esse peptídio é produzido por certos tipos de células cancerosas (p. ex., algumas células do câncer de mama). Todavia, a liberação de PTH autêntico das glândulas paratireoides normais está diminuída, devido à supressão da função das glândulas paratireoides pela hipercalcemia causada pela liberação de PTHrp das células cancerosas. O tratamento mais efetivo da hipercalcemia humoral da malignidade consiste no tratamento do câncer que libera PTHrp. Além disso, certos fármacos, como os bifosfonatos, que diminuem a reabsorção óssea, também podem proporcionar um tratamento efetivo.

Por fim, a ingestão excessiva de vitamina D pode levar à hipercalcemia, como pode ocorrer em alguns indivíduos que consomem suplementos de vitamina D bem acima das quantidades necessárias.

Independente de sua etiologia, a hipercalcemia provoca sintomas significativos, principalmente em virtude de seus efeitos sobre os tecidos excitáveis. Entre esses sintomas, destacam-se o cansaço e a letargia com fraqueza muscular, bem como náuseas e vômitos (devido aos efeitos sobre o trato GI).

Hipocalcemia

A *hipocalcemia* pode resultar de uma perda da função das glândulas paratireoides (*hipoparatireoidismo primário*). Uma das causas consiste na retirada das glândulas paratireoides, que pode ocorrer (embora raramente) quando um paciente com doença da tireoide é submetido à retirada cirúrgica da glândula tireoide. Como a concentração de PTH está baixa, a produção renal de 1,25-$(OH)_2$D também é diminuída. As diminuições de ambos os hormônios levam a uma redução da reabsorção óssea, da reabsorção renal de Ca^{2+} e da absorção intestinal de Ca^{2+}.

A resistência aos efeitos do PTH no tecido-alvo (hiporresponsividade) também pode levar aos sintomas de hipoparatireoidismo, embora, nesses casos, as concentrações de PTH no sangue tenham tendência a estar elevadas. Essa condição é denominada *pseudo-hipoparatireoidismo* (ver o caso clínico do Capítulo 5).

Outro estado hipocalcêmico interessante é o *hiperparatireoidismo secundário*. A incapacidade de absorção da vitamina D pelo intestino ou a produção renal diminuída de 1,25-$(OH)_2$D, que pode ocorrer na presença de doença renal, podem levar ao desenvolvimento de hiperparatireoidismo secundário. A diminuição da concentração plasmática de Ca^{2+}, que resulta de sua absorção intestinal diminuída, leva à estimulação das glândulas paratireoides. Embora a concentração aumentada de PTH atue para restaurar os níveis plasmáticos normais de Ca^{2+}, isso ocorre à custa de uma perda significativa de Ca^{2+} a partir do osso e aceleração da doença óssea metabólica.

Os sintomas de hipocalcemia também resultam de seus efeitos sobre o tecido excitável. A hipocalcemia aumenta a excitabilidade dos nervos e dos músculos, o que pode levar a efeitos sobre o SNC (convulsões), espasmos musculares (*tetania hipocalcêmica*) e excitabilidade neuronal. O tratamento do hipoparatireoidismo a longo prazo envolve a administração de sais de cálcio e de 1,25-$(OH)_2$D ou vitamina D.

Estude e revise 11.22

- **Osteomalacia** (em adultos) e **raquitismo** (em crianças): deficiência na mineralização do osso
  - Causadas por aporte, absorção ou ativação inadequados de vitamina D

Estude e revise 11.22 — *continuação*

- **Osteoporose:** diminuição da densidade óssea (perda de matriz e de minerais)
  - A reabsorção óssea excede a formação
  - Comum em mulheres na pós-menopausa (com deficiência de estrogênio)
  - Prevenção/tratamento com exercício físico, aporte adequado de Ca^{2+} e vitamina D e medicamentos
- **Hipercalcemia:** elevação crônica da concentração plasmática de Ca^{2+}
  - **Hiperparatireoidismo primário:** o adenoma produtor de PTH provoca hipercalcemia por meio de aumento na reabsorção óssea de Ca^{2+}, aumento da reabsorção renal de Ca^{2+} e aumento na produção renal de 1,25-$(OH)_2$D, que aumenta a absorção de Ca^{2+} no intestino
  - **Hipercalcemia humoral da malignidade:** pode ser causada pelo **peptídio relacionado com PTH (PTHrp)** secretado pelas células cancerosas; o PTHrp atua de forma semelhante ao PTH
  - **Intoxicação por vitamina D:** devido ao aporte muito excessivo de vitamina D
- **Hipocalcemia:** diminuição crônica das concentrações plasmáticas de Ca^{2+}
  - **Hipoparatireoidismo primário:** a perda da função das glândulas paratireoides causa diminuição da reabsorção óssea de Ca^{2+}, diminuição da reabsorção urinária de Ca^{2+} e redução na produção renal de 1,25-$(OH)_2$D
  - **Pseudo-hipoparatireoidismo:** resistência dos órgãos-alvo à ação do PTH
  - **Hiperparatireoidismo secundário:** deficiência de vitamina D devido ao aporte ou absorção inadequados ou à produção diminuída de 1,25-$(OH)_2$D, devido à presença de doença renal; provoca aumento reflexo na secreção de PTH em decorrência da hipocalcemia.

Questão de revisão: Qual a única medição que poderia diferenciar a hipercalcemia causada pelo hiperparatireoidismo primário da hipercalcemia da malignidade? (A resposta está disponível no Apêndice A.)

CAPÍTULO 11 — Estudo de caso clínico
Dor na boca, apneia do sono e aumento de tamanho das mãos em um homem de 35 anos

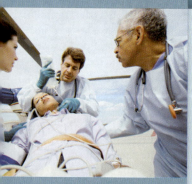
Comstock Images/Getty Images

Um homem de 35 anos visitou um dentista com queixa de dor crônica na boca e dores de cabeça. Após examinar o paciente, o dentista concluiu que a mandíbula do paciente estava aumentada, com aumento do espaço entre os dentes, e que a língua estava espessa e grande. O dentista encaminhou o paciente a um médico. Por sua vez, o médico constatou um aumento de tamanho da mandíbula e da língua, aumento dos dedos das mãos e dos pés e voz muito grave. O paciente reconheceu que a sua voz parecia ter se tornado mais grave nos últimos anos, e que ele não conseguia mais usar a sua aliança, visto que estava muito apertada. A altura e o peso do paciente estavam dentro de suas respectivas faixas normais. A pressão arterial estava mais alta do que o normal, assim como a concentração plasmática de glicose em jejum. O paciente também mencionou que a sua esposa não conseguia mais dormir no mesmo quarto, devido a seu ronco alto e apneia do sono. Com base nesses sinais e sintomas, o médico encaminhou o paciente a um endocrinologista, que solicitou uma série de exames para elucidar melhor a causa dos diversos sintomas.

O aumento dos ossos e os traços faciais sugeriram a possibilidade de **acromegalia** (do grego *akros*, "extremo" ou "extremidade" e *megalos*, "grande"), uma doença caracterizada por concentrações excessivas de hormônio do crescimento e de IGF-1 no sangue. O diagnóstico foi confirmado com um exame de sangue, que revelou concentrações elevadas de ambos os hormônios. Com base nesses resultados, foi solicitada uma RM para investigar a possibilidade de tumor da adeno-hipófise. Foi detectada uma massa de 1,5 cm na sela túrcica, compatível com a possibilidade de tumor secretor de hormônio do crescimento. Devido à altura normal do paciente, foi concluído que o tumor surgiu algum momento depois da puberdade, quando o crescimento linear já tinha sido interrompido devido ao fechamento das lâminas epifisiais. Se o tumor tivesse se desenvolvido antes da puberdade, o homem estaria bem acima da altura normal, devido às ações de promoção do crescimento do hormônio do crescimento e do IGF-1. Esses indivíduos são conhecidos como gigantes hipofisários e apresentam uma condição denominada **gigantismo**. Em muitos casos, o indivíduo afetado desenvolve gigantismo e, posteriormente, acromegalia.

A acromegalia e o gigantismo surgem quando ocorre secreção crônica de quantidades excessivas de hormônio do crescimento no sangue. Em quase todos os casos, a acromegalia e o gigantismo são causados por tumores benignos (não cancerosos) (adenomas) da adeno-hipófise, que secretam hormônio do crescimento em taxas muito altas, o que, por sua vez, resulta em aumento das concentrações de IGF-1 no sangue (**Figura 11.32**). Como esses tumores são constituídos por tecido anormal, eles não são suprimidos adequadamente por inibidores normais de retroalimentação negativa, como o IGF-1, de modo que as concentrações de hormônio do crescimento permanecem elevadas. Normalmente, esses tumores são de crescimento muito lento, e, se surgem depois da puberdade, podem passar anos antes que o indivíduo perceba que existe algo errado com ele. No caso de nosso paciente, as alterações na sua aparência foram graduais o suficiente para que ele as atribuísse simplesmente ao "envelhecimento", apesar de sua idade relativamente jovem.

Reflita e revise 1

- Embora não seja possível medir os níveis de GHRH e de SST no sangue porta de um indivíduo, quais as concentrações desses hormônios você esperaria encontrar em um indivíduo com perda da função da adeno-hipófise (somatotropos)? (*Dica:* consulte a Figura 11.32.)

Mesmo quando o crescimento linear não é mais possível (após a fusão das lâminas de crescimento), a ocorrência de concentrações plasmáticas muito altas de hormônio do crescimento e de IGF-1 resulta em espessamento de muitos ossos do corpo, mais notavelmente os das mãos, dos pés e da cabeça. A mandíbula, em particular, aumenta, produzindo o aspecto facial característico denominado **prognatismo** (do grego, *pro*, "para a frente"; e *gnathos*, "mandíbula"), associado à acromegalia. Esta foi provavelmente a causa da dor crônica na boca desse paciente. O aumento dos seios da face em decorrência do espessamento dos ossos do crânio pode ter sido responsável, em parte, pelas suas dores de cabeça. Além disso, muitos órgãos internos – como o coração

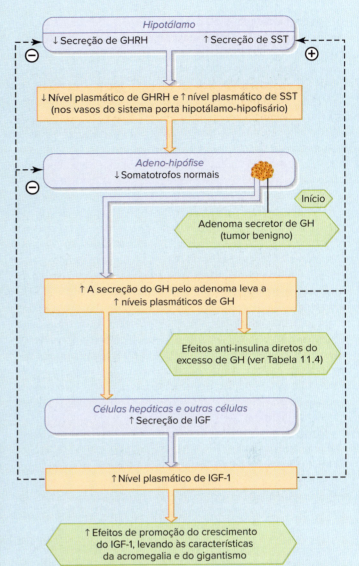

Figura 11.32 Um tumor secretor do hormônio do crescimento causa as manifestações de acromegalia e gigantismo por meio de efeitos diretos do GH e aumentos do IGF-1 induzidos pelo GH. O aumento dos níveis de GH e de IGF-1 leva à supressão dos somatotrofos hipofisários normais (retroalimentação negativa). As células tumorais secretoras de hormônio do crescimento são menos sensíveis à inibição por retroalimentação pelo GH e IGF-1.

– também aumentam de tamanho, devido à hipertrofia induzida pelo hormônio do crescimento e pelo IGF-1, e, isso, pode interferir na sua capacidade de funcionamento normal. Em alguns indivíduos com acromegalia, os tecidos que compõem a laringe aumentam, resultando em voz mais grave, como a de nosso paciente. O aumento e a deformação da língua provavelmente foram um fator que contribuiu para a apneia do sono e o ronco relatados pelo paciente; essa condição é denominada apneia obstrutiva do sono, visto que a base da língua enfraquece e, em consequência, a língua provoca obstrução das vias respiratórias superiores (ver o Capítulo 13 para uma discussão sobre apneia do sono). Por fim, cerca da metade de todos os indivíduos com acromegalia apresenta pressão arterial elevada (hipertensão). A causa da hipertensão é incerta, porém constitui uma condição clínica grave, que exige tratamento com fármacos anti-hipertensivos.

Vander | Fisiologia Humana

Conforme descrito anteriormente, os adultos continuam produzindo e secretando hormônio do crescimento, mesmo após cessar o crescimento. Isso se deve às ações metabólicas do hormônio do crescimento, além de seus efeitos sobre o crescimento. As principais ações do hormônio do crescimento sobre o metabolismo consistem em aumentar as concentrações de glicose e de ácidos graxos no sangue e em diminuir a sensibilidade do músculo esquelético e do tecido adiposo à insulina. Portanto, não é surpreendente que um dos estímulos que aumentam as concentrações de hormônio do crescimento no adulto saudável seja uma diminuição dos níveis sanguíneos de glicose ou de ácidos graxos. Todavia, a secreção de hormônio do crescimento durante essas crises metabólicas é transitória; uma vez restauradas as concentrações normais de glicose ou de ácidos graxos, os níveis de hormônio do crescimento diminuem para seus valores basais. Entretanto, na acromegalia, as concentrações de hormônio do crescimento quase sempre estão elevadas. Em consequência, a acromegalia frequentemente está associada a um aumento das concentrações plasmáticas de glicose e de ácidos graxos, podendo até mesmo alcançar, em alguns casos, os níveis observados no diabetes melito. À semelhança da síndrome de Cushing (aumento dos níveis de cortisol, conforme descrito na Seção 11.15), a presença de elevações crônicas das concentrações de hormônio do crescimento pode resultar em sintomas que se assemelham aos do diabetes melito. Isso explica por que nosso paciente apresentou níveis plasmáticos elevados de glicose em jejum.

Nosso paciente teve o privilégio de ter um diagnóstico rapidamente estabelecido. Esse estudo de caso ilustra uma das características de confusão dos distúrbios endócrinos. A raridade de algumas doenças endócrinas (p. ex., a acromegalia ocorre em aproximadamente 4 indivíduos por milhão), juntamente com o fato de que os sintomas de determinada doença endócrina podem ser variados e de início insidioso, leva com frequência, a um atraso no estabelecimento do diagnóstico. Isso significa que, em muitos casos, um paciente é submetido a numerosos exames para doenças mais comuns antes que se estabeleça um diagnóstico de doença endócrina.

Em geral, o tratamento do gigantismo e da acromegalia começa com a retirada cirúrgica do tumor hipofisário. O tecido hipofisário normal residual é então suficiente para manter concentrações basais de hormônio do crescimento. Se o tratamento cirúrgico não for possível ou não for bem-sucedido, o tratamento com análogos da somatostatina de ação longa é algumas vezes necessário. (Com base na Figura 11.32, convém lembrar que a somatostatina é o hormônio hipotalâmico que inibe a secreção de GH.)

Reflita e revise 2

■ Que outro medicamento poderia ser utilizado para diminuir os efeitos do excesso de GH? (*Dica:* analise a parte inferior da Figura 11.32.)

Nosso paciente decidiu se submeter à cirurgia. Essa operação resultou em redução das concentrações plasmáticas de hormônio do crescimento e de IGF-1. Com o passar do tempo, vários dos sintomas foram reduzidos, inclusive os níveis plasmáticos elevados de glicose. Entretanto, dentro de 2 anos, as concentrações de hormônio do crescimento e de IGF-1 estavam três vezes acima da faixa normal para a idade do paciente, e uma RM de acompanhamento revelou novo crescimento do tumor. Não desejando uma segunda cirurgia, o paciente foi tratado com radioterapia focalizada sobre o tumor hipofisário, seguida de administração regular de um análogo da somatostatina. Esse tratamento diminuiu, porém não normalizou por completo as concentrações hormonais. A pressão arterial permaneceu mais alta do que o normal e foi tratada com dois medicamentos anti-hipertensivos diferentes (ver Capítulo 12).

Ver o Capítulo 19 para estudos de casos clínicos completos e integrados.

TERMOS-CHAVE E TERMOS CLÍNICOS

11.1 Hormônios e glândulas endócrinas

Glândulas endócrinas
Hormônios

Sistema endócrino

11.2 Estruturas e síntese dos hormônios

Aldosterona
Androgênios
Angiotensina II
Córtex suprarrenal
Cortisol
Dopamina
Epinefrina
Estradiol
Estrogênios
Glicocorticoides
Glândula suprarrenal
Gônadas
Hiperplasia suprarrenal congênita (HSRC)

Hormônios amínicos
Hormônios esteroides
Hormônios peptídicos
Hormônios tireoidianos
Medula suprarrenal
Mineralocorticoides
Modificação pós-traducional
Norepinefrina
Progesterona
Pró-hormônios
Puberdade
Sistema endócrino
Testosterona

Capítulo 11 Sistema Endócrino 393

TERMOS-CHAVE E TERMOS CLÍNICOS — *continuação*

11.5 Mecanismos de ação dos hormônios

Efeitos farmacológicos
Infrarregulação

Permissividade
Suprarregulação

11.6 Estímulos que controlam a secreção dos hormônios

Hormônio trópico

11.7 Tipos de distúrbios endócrinos

Diabetes melito tipo 2
Hiper-responsividade
Hipersecreção
Hipersecreção primária
Hipersecreção secundária

Hiporresponsividade
Hipossecreção
Hipossecreção primária
Hipossecreção secundária

11.8 Sistemas de controle envolvendo o hipotálamo e a hipófise

Adeno-hipófise
Betaendorfina
Betalipotropina
Dopamina (DA)
Eminência mediana
Fator de crescimento semelhante à insulina (IGF-1)
Hipófise
Hipotálamo
Hormônio adrenocorticotrófico (ACTH)
Hormônio antidiurético (ADH)
Hormônio do crescimento (GH)
Hormônio foliculoestimulante (FSH)
Hormônio liberador da corticotropina (CRH)
Hormônio liberador da tireotropina (TRH)
Hormônio liberador de gonadotropinas (GnRH)

Hormônio liberador do hormônio do crescimento (GHRH)
Hormônio luteinizante (LH)
Hormônio tireoestimulante (TSH)
Hormônios gonadotrópicos
Hormônios hipofisiotrópicos
Infundíbulo
Neuro-hipófise
Ocitocina
Prolactina
Retroalimentação negativa de alça curta
Retroalimentação negativa de alça longa
Somatostatina (SST)
Vasopressina
Vasos do sistema porta hipotálamo-hipofisário

11.9 Síntese de hormônio tireoidiano

Coloide
Folículos
Organificação
Pendrina
Sequestro do iodeto

Tireoide peroxidase
Tireoglobulina
Tiroxina (T4)
Tri-iodotironina (T3)

11.10 Controle da função da tireoide

Bócio

Hipertrofia

11.11 Ações do hormônio tireoidiano

Hipotireoidismo congênito

11.12 Hipotireoidismo e hipertireoidismo

Doença de Graves
Doença de Hashimoto
Hipertireoidismo
Hipotireoidismo
Intolerância ao calor

Intolerância ao frio
Mixedema
Tireoidite autoimune
Tireotoxicose

11.13 Funções fisiológicas do cortisol

Estresse

11.15 Insuficiência suprarrenal e síndrome de Cushing

Doença de Addison
Doença de Cushing
Hipertensão
Hipotensão
Imunossupressão
Insuficiência suprarrenal

Insuficiência suprarrenal primária
Insuficiência suprarrenal secundária
Osteoporose
Síndrome de Cushing
Tuberculose

TERMOS-CHAVE E TERMOS CLÍNICOS — *continuação*

11.17 Crescimento do osso

Condrócitos
Diáfise
Epífises
Estirão do crescimento
Fechamento epifisial
Idade óssea
Lâmina epifisial de crescimento
Osteoblastos

11.18 Fatores ambientais que influenciam o crescimento

Crescimento de recuperação

11.19 Influências hormonais sobre o crescimento

Baixa estatura
Esteroides anabolizantes
Fator de crescimento semelhante à insulina 2 (IGF-2)
Puberdade
Síndrome de insensibilidade ao hormônio do crescimento

11.20 Locais efetores para a homeostasia do Ca^{2+}

Hidroxiapatita
Mineralização
Osteoclastos
Osteócitos
Osteoide

11.21 Controles hormonais

Calcitonina
1,25-di-hidroxivitamina D [1,25-$(OH)_2$D]
Glândulas paratireoides
Paratormônio (PTH)
Vitamina D
Vitamina D_2 (ergocalciferol)
Vitamina D_3 (colecalciferol)

11.22 Doenças ósseas metabólicas

Bifosfonatos
Hipercalcemia
Hipercalcemia humoral da malignidade
Hiperparatireoidismo primário
Hiperparatireoidismo secundário
Hipocalcemia
Hipoparatireoidismo primário
Moduladores seletivos dos receptores de estrogênio (MSRE)
Osteomalacia
Peptídio relacionado com o PTH (PTHrp)
Pseudo-hipoparatireoidismo
Raquitismo
Tetania hipocalcêmica

Estudo de caso clínico

Acromegalia
Gigantismo
Prognatismo

QUESTÕES DE AVALIAÇÃO | *Relembre e compreenda*

Essas questões testam sua capacidade de recordar detalhes importantes abordados neste capítulo. Elas também ajudam a prepará-lo para o tipo de perguntas encontradas em exames padronizados.

1 a 5: Correlacione o hormônio com a sua função ou características (opções a–e).

Hormônio:
1. Vasopressina
2. ACTH
3. Ocitocina
4. Prolactina
5. Hormônio luteinizante

Função:
a. Trópico para o córtex suprarrenal
b. É controlado por um hormônio do hipotálamo derivado de aminas
c. Antidiurese
d. Estimulação da produção de testosterona
e. Estimulação das contrações uterinas durante o trabalho de parto

6. Na figura seguinte, que hormônio (A ou B) liga-se ao receptor X com maior afinidade?

7. O que *não* constitui um sintoma da doença de Cushing?
a. Pressão arterial elevada

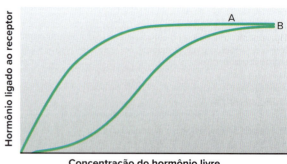

b. Perda óssea
c. Supressão da função imune
d. Bócio
e. Hiperglicemia (aumento do nível da glicose sanguínea)

8. Tremores, nervosismo e aumento da frequência cardíaca podem ser sintomas de:
a. Aumento da ativação do sistema nervoso simpático.

b. Secreção excessiva de epinefrina pela medula suprarrenal.
c. Hipertireoidismo.
d. Hipotireoidismo.
e. Respostas a, b e c (todas corretas).

9. Qual das seguintes opções pode teoricamente resultar em baixa estatura?
   a. Tumor hipofisário produzindo hormônio tireoestimulante em excesso.
   b. Mutações que resultam em receptores inativos de IGF-1.
   c. Início tardio da puberdade.
   d. Diminuição das concentrações hipotalâmicas de somatostatina.
   e. Nível plasmático normal de GH, porém com diminuição da retroalimentação do GH sobre o GHRH.

10. Escolha a afirmativa correta.
    a. Durante épocas de estresse, o cortisol atua como hormônio anabólico no músculo e no tecido adiposo.
    b. Uma deficiência de hormônio tireoidiano resultaria em aumento das concentrações celulares das bombas de Na^+/K^+ ATPase nos tecidos-alvo.
    c. A neuro-hipófise está conectada ao hipotálamo por meio de vasos porta longos.
    d. A insuficiência suprarrenal frequentemente resulta em elevação da pressão arterial e concentrações plasmáticas aumentadas de glicose.

e. A falta de iodo na dieta não terá efeito significativo sobre a concentração de hormônio tireoidiano circulante durante pelo menos várias semanas.

11. Uma concentração plasmática de Ca^{2+} mais baixa do que o normal provoca
    a. Aumento da 25-OH D mediado pelo PTH.
    b. Diminuição na atividade da 1-hidroxilase renal.
    c. Diminuição na excreção urinária de Ca^{2+}.
    d. Diminuição da reabsorção óssea.
    e. Aumento da liberação de vitamina D a partir da pele.

12. Qual das seguintes opções *não* é compatível com hiperparatireoidismo primário?
    a. Hipercalcemia.
    b. Níveis plasmáticos aumentados de 1,25-$(OH)_2$D.
    c. Aumento da excreção urinária de íons fosfato.
    d. Diminuição da reabsorção óssea de Ca^{2+}.
    e. Aumento da reabsorção de Ca^{2+} nos rins.

Verdadeiro ou falso

13. A T_4 constitui a principal forma circulante de hormônio tireoidiano, porém é menos ativa do que a T_3.

14. A acromegalia geralmente está associada a hipoglicemia e hipotensão.

15. O hormônio tireoidiano e o cortisol são ambos permissivos para as ações da epinefrina.

As respostas estão no Apêndice A.

QUESTÕES DE AVALIAÇÃO | *Aplique, analise e avalie*

Essas questões, elaboradas para serem desafiadoras, exigem que você integre os conceitos abordados neste capítulo para que seja capaz de tirar suas próprias conclusões. Inicialmente, tente responder às perguntas sem utilizar as dicas fornecidas; então, caso tenha alguma dificuldade, consulte as figuras ou seções sugeridas nas dicas.

1. Em um animal de laboratório, são seccionadas as fibras pré-ganglionares simpáticas para a medula suprarrenal. O que ocorre com a concentração plasmática de epinefrina em repouso e durante o estresse? *Dica:* consultar a Figura 11.13 para ajuda.

2. Durante a gravidez, ocorre aumento na produção hepática e, consequentemente, na concentração plasmática da principal proteína plasmática de ligação do hormônio tireoidiano. Isso provoca uma sequência de eventos envolvendo retroalimentação, que resulta em aumento das concentrações plasmáticas de T_3, porém sem qualquer evidência de hipertireoidismo. Descreva a sequência de eventos. *Dica:* consultar a equação na Seção 11.3 e a Figura 11.23.

3. Uma criança apresenta os seguintes sintomas: deficiência de crescimento, ausência de desenvolvimento sexual, diminuição da capacidade de responder ao estresse. Qual é a causa mais provável de todos esses sintomas? *Dica:* consultar a Figura 11.16.

4. Se todas as conexões neurais entre o hipotálamo e a glândula hipófise abaixo da eminência mediana fossem interrompidas, que hormônios hipofisários teriam a sua secreção afetada? Que hormônios hipofisários *não* seriam afetados? *Dica:* partir da pressuposição de que as veias porta não estejam lesionadas e consultar as Figuras 11.13, 11.14 e 11.18.

5. Tipicamente, um anticorpo contra determinado peptídio combina-se com ele, tornando-o não funcional. Se fosse administrado um anticorpo contra a somatostatina a um animal, qual hormônio da adeno-hipófise teria a sua secreção alterada e em que direção? *Dica:* ver Figura 11.27.

6. Um paciente teve que sofrer a retirada de um grande segmento do intestino delgado, devido à doença inflamatória intestinal. O que você espera que possa ocorrer com a secreção de PTH nessa circunstância? *Dica:* consultar a Figura 11.30.

7. Uma mulher está recebendo doses muito altas de um glicocorticoide sintético para tratamento de sua artrite. O que ocorre com a sua secreção de cortisol? *Dica:* ver Figura 11.24.

8. Foi constatado que um indivíduo com sintomas de hipotireoidismo (i. e., lentidão e intolerância ao frio) apresenta concentrações plasmáticas anormalmente baixas de T_4, T_3 e TSH. Após uma injeção de TRH, ocorre aumento nas concentrações plasmáticas de todos os três hormônios. Qual é o local do defeito que leva ao hipotireoidismo? *Dica:* consultar a Figura 11.23.

9. Um recém-nascido a termo é anormalmente pequeno. Isso se deve mais provavelmente a uma deficiência de hormônio do crescimento, a uma deficiência dos hormônios tireoidianos ou a uma nutrição deficiente durante a vida fetal? *Dica:* consultar as Seções 11.19 e 11.20. Lembrar que o controle do crescimento fetal é muito diferente do controle do estirão de crescimento na puberdade.

10. Por que a administração de androgênios para estimular o crescimento em um menino de 12 anos com baixa estatura poderia ser contraproducente? *Dica:* consultar a Tabela 11.5.

As respostas estão no Apêndice A.

QUESTÕES DE AVALIAÇÃO | *Avaliação dos princípios gerais*

Essas questões reforçam o tema fundamental introduzido no Capítulo 1, segundo o qual os princípios gerais de fisiologia podem ser aplicados a todos os níveis de organização e a todos os sistemas orgânicos.

1. Com referência às Tabelas 11.2, 11.3 e 11.4, explique como determinadas ações da epinefrina, do cortisol e do hormônio do crescimento ilustram, em parte, o princípio geral de fisiologia, segundo o qual as *funções fisiológicas são controladas, em sua maioria, por múltiplos sistemas reguladores, que frequentemente atuam em oposição.*

2. Outro princípio geral de fisiologia afirma que a *estrutura é um determinante da função – e coevoluiu com ela.* A estrutura da glândula

tireoide é muito diferente daquela de outras glândulas endócrinas. De que maneira a estrutura dessa glândula está relacionada com a sua função?

3. A *homeostasia é essencial para a saúde e a sobrevivência.* De que maneira o paratormônio, o ADH e o hormônio tireoidiano contribuem para a homeostasia? Qual poderia ser a consequência de ter uma produção insuficiente de cada um desses hormônios?

As respostas estão no Apêndice A.

CAPÍTULO

12

Fisiologia Cardiovascular

Princípios Gerais do Sistema Circulatório

12.1 Componentes do sistema circulatório

12.2 Pressão, fluxo e resistência

Coração

12.3 Anatomia

12.4 Coordenação dos batimentos cardíacos

12.5 Eventos mecânicos do ciclo cardíaco

12.6 Débito cardíaco

12.7 Medida da função cardíaca

Sistema Vascular

12.8 Visão geral do sistema vascular

12.9 Artérias

12.10 Arteríolas

12.11 Capilares

12.12 Vênulas e veias

12.13 Sistema linfático

Integração da Função Cardiovascular – Regulação da Pressão Arterial Sistêmica

12.14 Visão geral da regulação da pressão arterial sistêmica

12.15 Reflexos barorreceptores

12.16 Volume sanguíneo e regulação a longo prazo da pressão arterial

12.17 Outros reflexos e respostas cardiovasculares

Padrões Cardiovasculares na Saúde e na Doença

12.18 Hemorragia e outras causas de hipotensão

12.19 Postura ereta

12.20 Exercício

12.21 Hipertensão

12.22 Insuficiência (falência) cardíaca

12.23 Cardiomiopatia hipertrófica

12.24 Doença arterial coronariana e ataques cardíacos (infarto do miocárdio)

Hemostasia: Prevenção da Perda de Sangue

12.25 Visão geral da hemóstase

12.26 Formação do tampão plaquetário

12.27 Coagulação sanguínea: formação do coágulo

12.28 Sistemas anticoagulantes

12.29 Fármacos anticoagulantes

Estudo de caso clínico do Capítulo 12

Princípios Gerais do Sistema Circulatório

12.1 Componentes do sistema circulatório

Quando uma distância de alguns diâmetros celulares é ultrapassada, o movimento aleatório de substâncias de uma região de maior concentração para outra de menor concentração (difusão) é demasiado lento para atender às necessidades metabólicas das células. Em decorrência disso, os grandes corpos multicelulares requerem um sistema de órgãos para transportar moléculas e outras substâncias rapidamente por longas distâncias entre células, tecidos e órgãos. Esse processo é realizado pelo **sistema circulatório** (também conhecido como **sistema cardiovascular**), composto de uma bomba (o **coração**), um conjunto de tubos interconectados (**vasos sanguíneos** ou **sistema vascular**) e um tecido conjuntivo líquido que contém água, solutos e células, e que preenche esses tubos (o **sangue**). No Capítulo 9, foram descritos os mecanismos detalhados pelos quais as células cardíacas e as células musculares lisas encontradas no coração e nas paredes dos vasos sanguíneos, respectivamente, sofrem contração e geram força. Neste capítulo, aprenderemos como essas contrações criam pressões e movem o sangue dentro do sistema circulatório.

Os princípios gerais da fisiologia descritos no Capítulo 1 são abundantemente representados neste capítulo. Na Seção 12.2, você aprenderá sobre as relações entre pressão arterial, fluxo sanguíneo e resistência ao fluxo sanguíneo, uma ilustração clássica do princípio geral de fisiologia segundo o qual os processos fisiológicos são determinados pelas leis da química e da física. O princípio geral de fisiologia segundo o qual a estrutura é um determinante da função – e coevoluiu com ela – é evidente ao longo do capítulo; veremos, por exemplo, na seção sobre o sistema vascular, como as estruturas dos diferentes tipos de vasos sanguíneos determinam sua participação na troca de líquidos, regulam a pressão arterial ou fornecem um reservatório de sangue.

O princípio geral de fisiologia segundo o qual a maioria das funções fisiológicas é controlada por múltiplos sistemas reguladores, muitas vezes trabalhando em oposição, é exemplificado pela regulação hormonal e neural do diâmetro dos vasos sanguíneos e do volume sanguíneo (seções sobre o sistema vascular e a integração da função cardiovascular), bem como pelos mecanismos opostos que criam e dissolvem coágulos sanguíneos (seção sobre hemostasia). As seções sobre a integração da função cardiovascular e dos padrões cardiovasculares na saúde e na doença explicam como a regulação da pressão arterial é um exemplo de que a homeostase é essencial para a saúde e a sobrevivência, outro princípio geral de fisiologia. Por fim, vários exemplos demonstram o princípio geral de fisiologia segundo o qual as funções dos sistemas de órgãos são coordenadas umas com as outras – por exemplo, os sistemas circulatório e urinário trabalham juntos para controlar a pressão arterial, o volume sanguíneo e o equilíbrio de sódio.

Iniciaremos com uma visão geral dos componentes do sistema circulatório e uma discussão acerca de alguns dos fatores físicos que determinam sua função.

Sangue

O sangue é composto por **elementos figurados** (células e fragmentos celulares) suspensos em um líquido denominado **plasma**. Dissolvido no plasma está um grande número de proteínas, nutrientes, resíduos metabólicos e outras moléculas transportadas entre os sistemas de órgãos. As células são os **eritrócitos** (glóbulos vermelhos) e os **leucócitos** (glóbulos brancos), e os fragmentos celulares são as **plaquetas**. Mais de 99% das células sanguíneas são eritrócitos que transportam oxigênio para os tecidos e dióxido de carbono a partir dos tecidos. Os leucócitos protegem contra infecções e câncer, enquanto as plaquetas atuam na coagulação sanguínea. O movimento constante do sangue mantém as células dispersas por todo o plasma.

O **hematócrito** é definido como a porcentagem do volume de sangue ocupada pelos eritrócitos. O hematócrito é medido pela centrifugação (rotação em alta velocidade) de uma amostra de sangue. Os eritrócitos são forçados para o fundo do tubo da centrífuga, o plasma permanece na parte superior e os leucócitos e as plaquetas formam uma camada muito fina entre eles chamada de creme leucocitário (**Figura 12.1**). O hematócrito normal é de aproximadamente 45% nos homens e 42% nas mulheres.

O volume de sangue em um indivíduo de 70 kg é de, aproximadamente, 5,5 ℓ. Se considerarmos o hematócrito de 45%, então:

$$\text{Volume eritrocitário} = 0{,}45 \times 5{,}5\ \ell = 2{,}5\ \ell$$

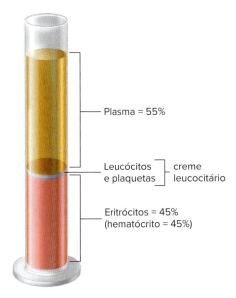

Figura 12.1 Determinação do hematócrito por centrifugação. Os valores apresentados são típicos de um homem saudável. Devido à presença de uma fina camada de leucócitos e plaquetas entre o plasma e os eritrócitos, o valor para o plasma é, na verdade, ligeiramente inferior a 55%.

APLICAÇÃO DO CONCEITO

- Estime o hematócrito de uma pessoa com um volume de plasma de 3 ℓ e um volume de sangue total de 4,5 ℓ.

A resposta está disponível no Apêndice A.

Como o volume ocupado por leucócitos e plaquetas é, geralmente, insignificante, o volume plasmático é igual à diferença entre o volume sanguíneo e o volume eritrocitário; portanto, em nosso indivíduo de 70 kg:

$$\text{Volume plasmático} = 5,5\,\ell - 2,5\,\ell = 3\,\ell$$

Plasma

O plasma consiste em um grande número de substâncias orgânicas e inorgânicas dissolvidas em água. A maior parte (> 90%) do plasma é água. Uma lista das principais substâncias dissolvidas no plasma, com suas concentrações típicas, pode ser encontrada no Apêndice C.

As **proteínas plasmáticas** constituem a maior parte dos solutos plasmáticos em peso. Seu papel, que consiste em exercer uma pressão osmótica para favorecer a absorção do líquido extracelular nos capilares, será descrito na Seção 12.11 deste capítulo. As proteínas plasmáticas podem ser classificadas em três grandes grupos: **albuminas**, **globulinas** e **fibrinogênio**. As duas primeiras desempenham muitas funções que se sobrepõem, que serão discutidas em várias seções ao longo deste livro. As albuminas são as proteínas plasmáticas mais abundantes dos três grupos e são sintetizadas pelo fígado. As funções do fibrinogênio na coagulação são discutidas em detalhes nas Seções 12.26 e 12.27 deste capítulo. O **soro** refere-se ao plasma do qual são removidos o fibrinogênio e outras proteínas envolvidas na coagulação. Além das proteínas, o plasma contém nutrientes, resíduos metabólicos, hormônios e uma variedade de eletrólitos minerais, incluindo Na^+, K^+, Cl^-, entre outros.

Células sanguíneas

Todas as células sanguíneas são provenientes de uma única população de células denominadas **células-tronco hematopoéticas pluripotentes**, que são células indiferenciadas capazes de dar origem a precursores (progenitores) de qualquer uma das diferentes células sanguíneas (**Figura 12.2**).

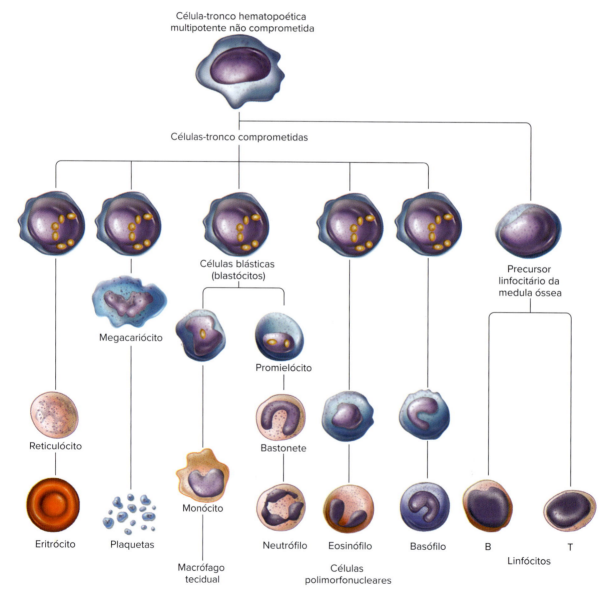

Figura 12.2 Produção das células sanguíneas pela medula óssea. Os nomes e as funções de vários tipos de células são descritos no Capítulo 18.

Quando uma célula-tronco pluripotente se divide, a primeira ramificação produz ou células precursoras dos linfócitos da medula óssea, as quais dão origem aos linfócitos, ou células-tronco "comprometidas", os progenitores de todas as outras variedades. As células-tronco comprometidas se diferenciam ao longo de uma única via – por exemplo, em eritrócitos (hemácias).

Eritrócitos

A principal função dos eritrócitos é o transporte de gases; essas células transportam o oxigênio absorvido pelos pulmões e o dióxido de carbono produzido pelas células. Os eritrócitos contêm grandes quantidades da proteína **hemoglobina**, com a qual o oxigênio e o dióxido de carbono se combinam de forma reversível. O oxigênio liga-se aos átomos de ferro (Fe^{2+}) nas moléculas de hemoglobina. A concentração média de hemoglobina é de 14 g/100 m ℓ de sangue em mulheres e 15,5 g/100 m ℓ em homens. O Capítulo 13 descreve com mais detalhes a estrutura e as funções da hemoglobina.

Os eritrócitos são um excelente exemplo do princípio geral de fisiologia segundo o qual a estrutura é um determinante da função – e coevoluiu com ela. Essas células têm o formato de um disco bicôncavo – ou seja, um disco mais espesso nas bordas do que no centro, lembrando uma rosquinha com uma cavidade central em cada lado, em vez de um furo. Esse formato e o seu pequeno tamanho (7 µm de diâmetro) conferem aos eritrócitos uma razão elevada entre área de superfície e volume, de modo que o oxigênio e o dióxido de carbono podem sofrer difusão rápida para dentro e para fora da célula.

Os eritrócitos são produzidos na parte interna de consistência mole de determinados ossos denominada **medula óssea**, especificamente, medula óssea vermelha. Com a diferenciação, os precursores eritrocitários produzem hemoglobina, mas acabam perdendo seus núcleos e organelas – os elementos envolvidos na síntese de proteínas (ver Figura 12.2). Os eritrócitos jovens na medula óssea ainda contêm alguns ribossomos, que produzem uma aparência semelhante a uma rede (reticular) quando tratados com corantes especiais, motivo pelo qual são denominados **reticulócitos**. Normalmente, os eritrócitos perdem esses ribossomos cerca de um dia após deixarem a medula óssea, de modo que os reticulócitos constituem apenas cerca de 1% dos eritrócitos circulantes. Na presença de produção de eritrócitos anormalmente rápida, no entanto, muito mais reticulócitos podem ser encontrados no sangue, achado que pode ser clinicamente útil.

Como os eritrócitos carecem de núcleos e da maioria das organelas, eles não conseguem nem se reproduzir, nem manter sua estrutura normal por muito tempo. O tempo médio de vida de um eritrócito é de aproximadamente 120 dias, o que significa que quase 1% dos eritrócitos é destruído e deve ser substituído todos os dias. Isso equivale a 250 bilhões de células por dia! A destruição de eritrócitos danificados ou morrendo ocorre normalmente no baço e no fígado. Conforme descreveremos mais adiante, a maior parte do ferro liberado no processo é conservada. O principal produto da degradação da hemoglobina é a **bilirrubina**, que retorna à circulação e confere ao plasma sua cor amarelada característica (o Capítulo 15 descreverá o destino da bilirrubina).

Várias substâncias são necessárias para a produção de eritrócitos saudáveis, incluindo ferro, vitaminas e hormônios.

Ferro O oxigênio se liga ao elemento ferro em uma molécula de hemoglobina dentro de um eritrócito. Pequenas quantidades de ferro são perdidas do corpo por meio da urina, das fezes, do suor e das células descamadas da pele. As mulheres perdem uma quantidade adicional pelo sangue menstrual. Para manter o equilíbrio do ferro, a quantidade perdida do corpo deve ser reposta pela ingestão de alimentos que contenham ferro. Fontes particularmente ricas em ferro são carne, fígado, marisco, gema de ovo, feijão, nozes e cereais. Uma alteração significativa no equilíbrio de ferro pode resultar ou em ***deficiência de ferro***, levando à produção inadequada de hemoglobina, ou em excesso de ferro no corpo (***hemocromatose***), que resulta em depósitos anormais de ferro e danos em vários órgãos, incluindo fígado, coração, hipófise, pâncreas e articulações.

O controle homeostático do equilíbrio de ferro reside, principalmente, no epitélio intestinal, que absorve ativamente o ferro dos alimentos ingeridos. Em condições normais, apenas uma pequena fração do ferro ingerido é absorvida, no entanto essa fração é aumentada ou diminuída mediante um processo de retroalimentação negativa, dependendo do estado de equilíbrio do ferro do corpo – quanto mais ferro no corpo, menor a absorção do ferro ingerido (esse mecanismo será descrito no Capítulo 15).

O corpo conta com uma considerável reserva de ferro, principalmente no fígado, no qual se encontra ligado a uma proteína chamada **ferritina**. A ferritina atua como um tampão contra a deficiência de ferro. Cerca de 50% do ferro corporal total encontram-se na hemoglobina, enquanto 25%, em outras proteínas contendo heme (principalmente os citocromos) nas células do corpo e 25%, na ferritina hepática.

A reciclagem do ferro é muito eficiente. À medida que os eritrócitos velhos são destruídos no baço (e no fígado), seu ferro é liberado no plasma e ligado a uma proteína plasmática de transporte de ferro denominada **transferrina**. A transferrina fornece quase todo esse ferro à medula óssea para que seja incorporado a novos eritrócitos. A recirculação do ferro eritrocitário é muito importante porque envolve 20 vezes mais ferro por dia do que aquele absorvido e excretado pelo corpo.

Ácido fólico e vitamina B_{12} O **ácido fólico**, uma vitamina encontrada em grandes quantidades em vegetais folhosos, leveduras e fígado, é necessário para a síntese da base nucleotídica timina, sendo, portanto, essencial para a formação do DNA e a divisão celular normal. Quando essa vitamina não está presente em quantidades adequadas, ocorre o comprometimento da divisão celular em todo o corpo, contudo, de modo mais pronunciado, nas células de proliferação rápida, incluindo os precursores eritrocitários. Como resultado, menos eritrócitos são produzidos quando há deficiência de ácido fólico.

A produção de números normais de eritrócitos também exige quantidades extremamente pequenas (um milionésimo de grama por dia) de uma molécula contendo cobalto, a **vitamina B_{12}** (também chamada de cobalamina), porque essa vitamina é necessária para a ação do ácido fólico. A vitamina B_{12} é encontrada apenas em produtos de origem animal, e dietas estritamente vegetarianas podem ser deficientes dessa vitamina. Além disso, a absorção da vitamina B_{12} pelo sistema gastrintestinal requer uma proteína denominada **fator intrínseco**, que é secretada pelo estômago (ver Capítulo 15). A falta dessa proteína, portanto, causa deficiência de vitamina B_{12}, e a deficiência eritrocitária resultante é conhecida como **anemia perniciosa**.

Hormônios Em uma pessoa saudável, o volume total de eritrócitos circulantes permanece notavelmente constante devido aos mecanismos de controle de retroalimentação que regulam a produção dessas células pela medula óssea. Na seção anterior, vimos que o ferro, o ácido fólico e a vitamina B_{12} precisam estar presentes para que ocorra a produção normal de eritrócitos ou **eritropoese**, no entanto nenhuma dessas substâncias constitui o sinal que regula a taxa de produção.

O controle direto da eritropoese é exercido primariamente por um hormônio chamado **eritropoetina**, secretado no sangue principalmente por um grupo específico de células secretoras de hormônio do tecido conjuntivo nos rins. A eritropoetina atua na medula óssea para estimular a proliferação de células progenitoras de eritrócitos e sua diferenciação em eritrócitos maduros.

Em condições normais, a eritropoetina é secretada em pequenas quantidades que estimulam a medula óssea a produzir eritrócitos em uma taxa adequada para repor a perda habitual. A taxa de secreção de eritropoetina aumenta acentuadamente acima dos valores basais quando há diminuição do fornecimento de oxigênio aos rins. As situações em que isso ocorre incluem bombeamento insuficiente de sangue pelo coração, doença pulmonar, anemia (redução do número de eritrócitos ou da concentração de hemoglobina), exercício físico prolongado e exposição a grandes altitudes. Como resultado do aumento da secreção de eritropoetina, a sua concentração plasmática, a produção de eritrócitos e a capacidade de transporte de oxigênio do sangue aumentam, restaurando, portanto, o aporte de oxigênio aos tecidos (**Figura 12.3**). A testosterona, o hormônio sexual masculino, também estimula a liberação de eritropoetina, o que explica, em parte, o hematócrito mais elevado em homens do que em mulheres.

Anemia Trata-se da diminuição da capacidade do sangue de transportar oxigênio devido a:

- Diminuição do número total de eritrócitos, tendo, cada um deles, uma quantidade normal de hemoglobina
- Concentração diminuída de hemoglobina por eritrócito
- Combinação de ambos os casos.

A anemia tem uma ampla variedade de causas, algumas das quais encontram-se listadas na **Tabela 12.1**.

A ***doença falciforme*** (também chamada de *anemia falciforme*) é provocada por uma mutação genética que altera um aminoácido na cadeia da hemoglobina. Nos baixos níveis de oxigênio existentes em muitos capilares (os vasos sanguíneos menores), as moléculas de hemoglobina anormais interagem umas com as outras para formar polímeros semelhantes a fibras que distorcem a membrana do eritrócito e fazem com que a célula assuma o formato falciforme ou outras formas incomuns. Isso causa tanto o bloqueio dos capilares, com consequente dano tecidual e dor, quanto a destruição dos eritrócitos deformados, com consequente anemia.

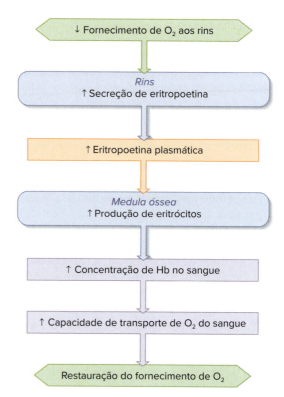

Figura 12.3 A redução do fornecimento de oxigênio aos rins eleva a produção de eritrócitos por meio do aumento da secreção de eritropoetina.

TABELA 12.1	Principais causas de anemia.
Deficiências dietéticas de ferro (***anemia ferropriva***, ou por deficiência de ferro), vitamina B_{12} ou ácido fólico
Insuficiência da medula óssea devido a agentes tóxicos ou câncer
Perda de sangue do corpo (hemorragia)
Secreção inadequada de eritropoetina na doença renal
Destruição excessiva dos eritrócitos (p. ex., doença falciforme)

A anemia falciforme é um exemplo de doença que se manifesta plenamente apenas em indivíduos homozigotos para o gene que sofreu mutação (ou seja, esses indivíduos dispõem de duas cópias do gene com mutação, uma de cada progenitor). Nos heterozigotos (uma cópia com mutação e um gene normal), indivíduos considerados portadores do traço falciforme, o gene normal codifica a hemoglobina normal, enquanto o gene com mutação codifica a hemoglobina anormal. Os eritrócitos, nesse caso, contêm ambos os tipos de hemoglobina, mas os sintomas são observados apenas quando o nível de oxigênio é anormalmente baixo, como em grandes altitudes. A persistência da mutação falciforme em humanos ao longo de gerações se deve ao fato de os heterozigotos serem mais resistentes à **malária**, infecção sanguínea provocada por um protozoário parasita disseminado por mosquitos em regiões tropicais. Veja o Estudo de caso clínico do Capítulo 2 para uma discussão do traço falciforme.

Por fim, também existem condições em que há mais eritrócitos do que o normal, uma condição denominada *policitemia*. Um exemplo, que será descrito no Capítulo 13, é a policitemia que ocorre em residentes de grandes altitudes. Nesse caso, o aumento do número de eritrócitos é uma resposta adaptativa porque eleva a capacidade de transporte de oxigênio do sangue. Como discutido posteriormente, no entanto, a elevação do hematócrito aumenta a viscosidade do sangue. Isso dificulta o fluxo de sangue pelos vasos sanguíneos e sobrecarrega o coração. O abuso de eritropoetina sintética e a subsequente policitemia resultaram na morte de ciclistas competitivos – uma das razões pelas quais esse "*doping* de sangue" é proibido nos esportes.

Leucócitos

Os leucócitos ou glóbulos brancos circulam no sangue e estão entremeados em vários tecidos (ver Figura 12.2). Os leucócitos estão envolvidos nas defesas imunológicas e incluem neutrófilos, eosinófilos, monócitos, macrófagos, basófilos e linfócitos. A seguir, uma breve descrição de suas funções, as quais serão descritas com mais detalhes no Capítulo 18.

- Os **neutrófilos**, que são fagócitos, constituem os leucócitos mais abundantes. Eles são encontrados no sangue, porém deixam os capilares e entram nos tecidos durante a inflamação. Depois que os neutrófilos incorporam os micróbios, como bactérias, por fagocitose, essas bactérias são destruídas dentro de vacúolos endocíticos por proteases, compostos oxidantes e proteínas antibacterianas chamadas **defensinas**. A produção e a liberação de neutrófilos a partir da medula óssea são acentuadamente estimuladas durante o curso de uma infecção
- Os **eosinófilos** são encontrados no sangue e nas superfícies mucosas que revestem os sistemas gastrintestinal, respiratório e urinário, nos quais combatem invasões por parasitas eucarióticos. Em alguns casos, os eosinófilos atuam liberando produtos químicos tóxicos que matam os parasitas e, em outros casos, por fagocitose
- Os **monócitos** são fagócitos que circulam no sangue por um curto período, após o qual migram para os tecidos e órgãos e se desenvolvem em macrófagos
- Os **macrófagos** estão estrategicamente localizados em áreas nas quais encontrarão invasores, incluindo epitélios em contato com o meio externo como a pele e os revestimentos dos sistemas respiratório e digestório. Os macrófagos são grandes fagócitos capazes de incorporar vírus e bactérias

- Os **basófilos** secretam um fator anticoagulante chamado heparina no local de uma infecção, o que ajuda a circulação a limpar o local infectado. Os basófilos também secretam histamina, a qual atrai células de combate à infecção e proteínas para o local
- Os **linfócitos** compreendem os linfócitos T e B (ver Figura 12.2). Eles protegem contra patógenos específicos, incluindo vírus, bactérias, toxinas e células cancerosas. Alguns linfócitos matam diretamente os patógenos e outros secretam anticorpos na circulação, os quais se ligam a moléculas estranhas e iniciam o processo de sua destruição.

Plaquetas

As plaquetas circulantes são fragmentos celulares incolores e não nucleados que contêm numerosos grânulos e são muito menores que os eritrócitos. As plaquetas são produzidas quando porções citoplasmáticas de grandes células da medula óssea, denominadas **megacariócitos**, desprendem-se e entram na circulação (ver Figura 12.2). As funções das plaquetas na coagulação do sangue são descritas na Seção 12.26 deste capítulo.

Regulação da produção de células sanguíneas

Em crianças, a medula da maioria dos ossos produz células sanguíneas. Na idade adulta, no entanto, apenas os ossos do tórax, a base do crânio, as vértebras da coluna vertebral, a pelve e as extremidades dos ossos dos membros permanecem ativos. A medula óssea em um adulto pesa quase tanto quanto o fígado e produz células a uma enorme velocidade.

A proliferação e a diferenciação das várias células progenitoras é estimulada, em múltiplos pontos, por um grande número de hormônios proteicos e agentes parácrinos denominados coletivamente **fatores de crescimento hematopoético** (**HGFs**, do inglês *hematopoietic growth factors*). A eritropoetina é um exemplo de HGF, e outros estão listados para referência na **Tabela 12.2**. (A nomenclatura pode ser confusa nessa área porque os HGFs pertencem a uma família geral ainda maior de mensageiros denominados citocinas, descritos no Capítulo 18.)

A fisiologia dos HGFs é muito complexa porque:

- Existem inúmeros tipos
- Qualquer HGF determinado é frequentemente produzido por uma variedade de tipos de células em todo o corpo
- Os HGFs, geralmente, exercem outras funções além de estimular a produção de células sanguíneas.

TABELA 12.2	Tabela de referência dos principais fatores de crescimento hematopoético (HGFs).
Nome	**Estimula células progenitoras levando a**
Eritropoetina	Eritrócitos
Fatores de estimulação de colônias (CSFs) (p. ex., CSF dos granulócitos)	Granulócitos e monócitos
Interleucinas (p. ex., interleucina 3)	Vários leucócitos
Trombopoetina	Plaquetas (dos megacariócitos)
Fator de células-tronco	Muitos tipos de células sanguíneas

Além disso, existem muitas interações dos HGFs em células e processos específicos da medula óssea. Por exemplo, embora a eritropoetina seja o principal estimulador da eritropoese, pelo menos 10 outros HGFs cooperam no processo. Por fim, em vários casos, os HGFs não só estimulam a diferenciação e a proliferação de células progenitoras como também inibem a habitual morte programada (apoptose) dessas células.

A administração de HGFs específicos está provando ser de considerável importância clínica. Exemplos são o uso de eritropoetina em indivíduos com deficiência desse hormônio devido a doença renal e a utilização do fator estimulador de colônias de granulócitos (G-CSF, do inglês *granulocyte colony-stimulating factor*) para estimular a produção de granulócitos em indivíduos cuja medula óssea foi danificada por fármacos anticancerígenos.

Fluxo sanguíneo

O rápido fluxo de sangue por todo o corpo é produzido por pressões criadas pela ação de bombeamento do coração. Esse tipo de fluxo é conhecido como **fluxo de massa** porque todos os constituintes do sangue se movem juntos. O extraordinário grau de ramificação dos vasos sanguíneos garante que quase todas as células do corpo estejam pelo menos a uma distância de algumas poucas células de pelo menos um dos ramos menores: os capilares. Os nutrientes e os produtos metabólicos finais movem-se entre o sangue capilar e o líquido intersticial por difusão. Os movimentos entre o líquido intersticial e o interior da célula são realizados tanto por difusão quanto por transporte mediado através da membrana plasmática.

Em determinado momento, apenas cerca de 5% do sangue circulante total está realmente nos capilares, no entanto são esses 5% que desempenham as funções fundamentais de todo o sistema circulatório: o suprimento de nutrientes, oxigênio e sinais hormonais e a remoção de produtos metabólicos finais e outros produtos celulares. Todos os outros componentes do sistema têm a função global de proporcionar um fluxo sanguíneo adequado através dos capilares.

Circulação

O sistema circulatório forma um circuito fechado, de modo que o sangue bombeado para fora do coração por um grupo de vasos retorna ao coração por um grupo diferente. Na verdade, existem dois circuitos (**Figura 12.4**), ambos originando-se e terminando no coração, que é dividido longitudinalmente em duas metades funcionais. Cada metade do coração contém duas câmaras: uma câmara superior – o **átrio** – e uma câmara inferior – o **ventrículo**. O átrio de cada lado se esvazia no ventrículo do mesmo lado, mas, em geral, não há fluxo sanguíneo direto entre os dois átrios ou entre os dois ventrículos no coração de um adulto saudável.

A **circulação pulmonar** inclui o sangue bombeado desde o ventrículo direito através dos pulmões e, em seguida, para o átrio esquerdo. O sangue é, então, bombeado por meio da **circulação sistêmica** a partir do ventrículo esquerdo para todos os órgãos e tecidos do corpo – exceto os pulmões – e, então, para o átrio direito. Em ambos os circuitos, os vasos que transportam o sangue para fora do coração são denominados **artérias**; aqueles que transportam sangue de órgãos e tecidos do corpo de volta para o coração são denominados **veias**.

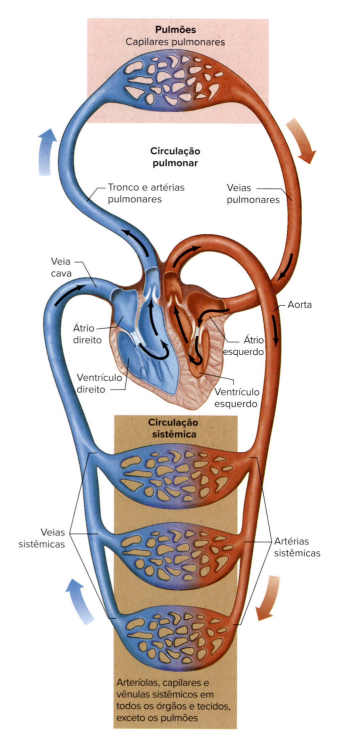

Figura 12.4 As circulações sistêmica e pulmonar. Conforme representado pela mudança de cor de azul para vermelho, o sangue é oxigenado (vermelho) à medida que flui pelos pulmões e, em seguida, perde um pouco de oxigênio (vermelho para azul) à medida que flui pelos outros órgãos e tecidos. Por convenção, o sangue desoxigenado é mostrado em azul ao longo deste livro. Na realidade, sua coloração é um vermelho mais escuro ou púrpura. As veias aparecem em azul sob a pele apenas porque a luz vermelha de comprimento de onda longo é absorvida pelas células da pele e gordura subcutânea, enquanto a luz azul de comprimento de onda curto é transmitida. Para simplificar, as artérias e veias que saem e entram no coração são representadas como vasos únicos; na realidade, isso é verdadeiro para as artérias, mas existem múltiplas veias pulmonares e duas veias cavas (ver Figura 12.7).

No circuito sistêmico, o sangue deixa o ventrículo esquerdo por uma única grande artéria, a **aorta** (ver Figura 12.4). As artérias da circulação sistêmica se ramificam da aorta, dividindo-se em vasos progressivamente menores. As menores artérias se ramificam em **arteríolas**, as quais se ramificam em um grande número (estimado em 10 bilhões) de vasos muito pequenos, os **capilares**, que se unem para formar vasos de maior diâmetro, as **vênulas**. As arteríolas, os capilares e as vênulas são denominados, conjuntamente, de **microcirculação**.

Na circulação sistêmica, as vênulas, então, unem-se para formar vasos maiores: as veias. As veias dos vários órgãos e tecidos periféricos se unem para formar duas grandes veias, a **veia cava inferior**, que coleta o sangue que vem de baixo do coração, e a **veia cava superior**, que coleta o sangue que vem de cima do coração (para simplificar, elas são representadas como um único vaso na Figura 12.4). Essas duas veias conduzem o sangue de volta ao átrio direito.

A circulação pulmonar é composta por um circuito semelhante. O sangue deixa o ventrículo direito por uma única grande artéria, o **tronco pulmonar**, que se divide em duas **artérias pulmonares**, uma suprindo o pulmão direito e a outra, o esquerdo. Nos pulmões, as artérias continuam a se ramificar e se conectam às arteríolas, levando a capilares que se unem em vênulas e, depois, em veias. O sangue deixa os pulmões por intermédio de quatro **veias pulmonares**, que deságuam no átrio esquerdo.

À medida que o sangue flui pelos capilares pulmonares, ele capta o oxigênio fornecido aos pulmões pela respiração. O sangue nas veias pulmonares, no lado esquerdo do coração e nas artérias sistêmicas apresenta, por conseguinte, alto teor de oxigênio. Conforme esse sangue flui pelos capilares dos tecidos e órgãos periféricos, parte desse oxigênio se difunde para fora do sangue para ser utilizado pelas células, resultando em menor teor de oxigênio no sangue venoso sistêmico e no sangue arterial pulmonar.

Como ilustrado na Figura 12.4, o sangue pode passar das veias sistêmicas para as artérias sistêmicas apenas sendo primeiramente bombeado pelos pulmões. Portanto, o sangue que retorna dos órgãos e tecidos periféricos do corpo por intermédio das veias sistêmicas é oxigenado antes de ser bombeado de volta para eles.

Observe que os pulmões recebem todo o sangue bombeado pelo lado direito do coração, ao passo que a ramificação das artérias sistêmicas resulta em um padrão paralelo, de modo que cada um dos órgãos e tecidos periféricos recebe uma fração do sangue bombeado pelo ventrículo esquerdo (ver os três leitos capilares mostrados na Figura 12.4). Essa disposição:

- Assegura que os tecidos sistêmicos recebam sangue recém-oxigenado
- Possibilita a regulação independente do fluxo sanguíneo através de diferentes tecidos à medida que suas atividades metabólicas mudam.

Por fim, existem algumas exceções ao padrão anatômico usual descrito nesta seção para a circulação sistêmica – por exemplo, o fígado e a adeno-hipófise. Nesses órgãos, o sangue passa de um leito capilar para as veias, para um segundo leito capilar e, depois, para as veias, que retornam o sangue ao coração. Conforme descrito nos Capítulos 11 e 15, esse padrão é conhecido como **sistema porta**.

Estude e revise 12.1

- **Sistema circulatório:** componentes
  - Coração, vasos sanguíneos e sangue
- **Plasma:** composição
  - Água, proteínas, nutrientes, produtos finais do metabolismo, hormônios e eletrólitos inorgânicos (íons)
- **Proteínas plasmáticas**
  - Sintetizadas no fígado
  - Muitas funções no sangue (p. ex., pressão osmótica e coagulação)
- **Células sanguíneas**
  - **Eritrócitos:** constituem 99% das células sanguíneas; transportam oxigênio ligado ao ferro dentro da hemoglobina; sua produção é aumentada pela estimulação da **eritropoetina** da medula óssea
  - **Leucócitos:** neutrófilos, eosinófilos, basófilos, monócitos e linfócitos; estão envolvidos na resposta imune a lesão e infecções
  - **Plaquetas:** fragmentos de células essenciais para a coagulação do sangue
- **Circulação sistêmica:** ventrículo esquerdo → órgãos/tecidos periféricos → átrio direito
  - **Artérias:** levam o sangue para fora do coração
  - **Veias:** levam o sangue de volta ao coração
  - **Aorta:** é a grande artéria que sai do ventrículo esquerdo
  - **Veias cavas superior e inferior:** grandes veias que deságuam no átrio direito
- **Circulação pulmonar:** ventrículo direito → pulmões → átrio esquerdo
  - **Tronco pulmonar:** divide-se para formar as **artérias pulmonares**, que transportam sangue para os pulmões a partir do ventrículo direito
  - **Quatro veias pulmonares:** retornam o sangue dos pulmões para o átrio direito
- **Microcirculação:** vasos sanguíneos entre artérias e veias (arteríolas → capilares → vênulas)
  - Onde ocorre a troca de gases, substratos e produtos residuais entre o sangue e o líquido extracelular.

Questão de revisão: Descreva a via que um eritrócito percorre por meio do sistema circulatório, desde o lado direito do coração, retornando a esse mesmo lado. Suponha o que está acontecendo com a quantidade de oxigênio transportada dentro dessa célula. **(A resposta está disponível no Apêndice A.)**

12.2 Pressão, fluxo e resistência

Uma importante característica do sistema circulatório é a relação entre a pressão do sangue, o fluxo sanguíneo e a resistência ao fluxo sanguíneo. Quando aplicados ao sangue, esses fatores são referidos, em conjunto, como **hemodinâmica** e eles demonstram o princípio geral de fisiologia segundo o qual os processos fisiológicos são determinados pelas leis da química e da física. Em todas as partes do sistema, o fluxo sanguíneo (F) ocorre sempre de uma região de maior pressão para outra de menor pressão. A pressão exercida por qualquer líquido é chamada de **pressão hidrostática**, mas essa designação habitualmente é reduzida simplesmente a "pressão" nas descrições do sistema circulatório e denota a força exercida pelo sangue. Essa força é gerada pela contração do coração, e sua magnitude varia ao longo do sistema por motivos que serão descritos mais adiante. As unidades para a taxa de fluxo são volume por unidade de tempo, geralmente litros por minuto (ℓ/min). As unidades para a diferença de pressão (ΔP) que impulsiona o fluxo são milímetros de mercúrio (mmHg) porque, historicamente, a pressão sanguínea era medida pela determinação da altura atingida por uma coluna de mercúrio ao ser forçada pela pressão sanguínea. Não é a pressão absoluta em qualquer ponto do sistema circulatório que determina a taxa de fluxo, mas a diferença de pressão entre os pontos relevantes (**Figura 12.5**).

Conhecer apenas a diferença de pressão entre dois pontos não indicará; entretanto, a taxa do fluxo. Para isso é necessário saber a **resistência (R)** ao fluxo, ou seja, a dificuldade que o sangue tem para fluir entre dois pontos em qualquer diferença de pressão. A resistência é a medida do atrito que impede o fluxo. A equação básica que relaciona essas variáveis é a seguinte:

$$F = \Delta P/R \quad (12.1)$$

A taxa de fluxo é diretamente proporcional à diferença de pressão entre dois pontos e inversamente proporcional à resistência. Essa equação se aplica não apenas ao sistema circulatório, mas a qualquer sistema no qual o líquido ou o ar se movem por fluxo de massa (p. ex., nos sistemas urinário e respiratório).

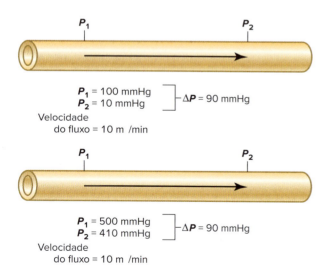

Figura 12.5 O fluxo entre dois pontos dentro de um tubo é proporcional à diferença de pressão entre os pontos. Os fluxos nesses dois tubos idênticos são os mesmos (10 mℓ/min), porque as *diferenças* de pressão são as mesmas. As setas mostram a direção do fluxo sanguíneo.

A resistência não pode ser medida diretamente, contudo pode ser calculada a partir da medida direta de F e ΔP. Por exemplo, na Figura 12.5, a resistência em ambos os tubos pode ser calculada da seguinte maneira:

$$90 \text{ mmHg} \div 10 \text{ m}\ell/\text{min} = 9 \text{ mmHg/m}\ell/\text{min}$$

Esse exemplo ilustra como a resistência pode ser calculada; entretanto, o que realmente determina a resistência? Um determinante da resistência é a propriedade dos líquidos conhecida como **viscosidade**, que é uma função do atrito entre as moléculas de um líquido; quanto maior o atrito, maior a viscosidade. Os outros determinantes da resistência são o comprimento e o raio do tubo através do qual o líquido corre, posto que essas características afetam a área da superfície dentro do tubo, portanto, determinam a extensão do contato entre o líquido em movimento e a parede imóvel do tubo. A seguinte equação (uma modificação da **lei de Poiseuille**) define as contribuições desses três determinantes:

$$R = \frac{8L\eta}{\pi r^4} \quad (12.2)$$

Em que η = viscosidade do líquido
L = comprimento do tubo
r = raio interno do tubo
$8/\pi$ = uma constante matemática

Em outras palavras, a resistência é diretamente proporcional à viscosidade do líquido e ao comprimento do vaso e inversamente proporcional à quarta potência do raio do vaso.

A viscosidade do sangue não é fixa, porém aumenta à medida que o hematócrito se eleva. Alterações no hematócrito, portanto, podem ter efeitos significativos na resistência ao fluxo em determinadas situações. Na desidratação extrema, por exemplo, a redução da água corporal leva a um aumento relativo do hematócrito e, portanto, da viscosidade do sangue. Na anemia (diminuição do hematócrito), a viscosidade pode diminuir. Na maioria das condições fisiológicas, no entanto, o hematócrito – e, portanto, a viscosidade do sangue – não varia muito e não está envolvido no controle da resistência vascular.

Da mesma forma, considerando-se que os comprimentos dos vasos sanguíneos permanecem constantes no corpo, o comprimento também não é um fator no controle da resistência ao longo desses vasos. Em contrapartida, os raios dos vasos sanguíneos não permanecem constantes; portanto o raio do vaso – o termo "$1/r^4$" na equação 12.2 – é o determinante mais importante das alterações na resistência ao longo dos vasos sanguíneos. A **Figura 12.6** demonstra como o raio influencia a resistência e, consequentemente, o fluxo de líquido através de um tubo. Diminuir o raio de um tubo duas vezes aumenta sua resistência em 16 vezes. Se ΔP for mantido constante nesse exemplo, o fluxo através do tubo diminuirá 16 vezes, visto que $F = \Delta P/R$.

A equação que relaciona pressão, fluxo e resistência se aplica não apenas ao fluxo através dos vasos sanguíneos, mas também aos fluxos para dentro e para fora das várias câmaras cardíacas. Esses fluxos ocorrem através de valvas, e a resistência de uma abertura valvular determina o fluxo através dela em qualquer diferença de pressão determinada.

Enquanto você estiver lendo, lembre-se de que a *função fundamental do sistema circulatório é assegurar o fluxo sanguíneo adequado através dos capilares de vários órgãos*. Consulte o resumo na **Tabela 12.3** à medida que você lê a descrição de cada componente para analisar atentamente como cada um deles contribui para esse objetivo.

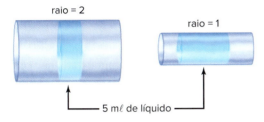

A. Efeito do diâmetro do tubo na resistência

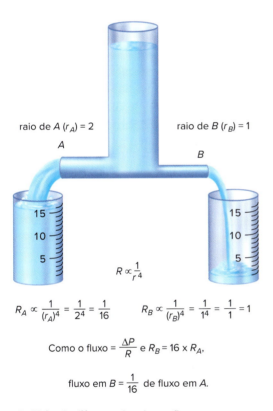

B. Efeito do diâmetro do tubo no fluxo

Figura 12.6 Efeito do raio (*r*) de um tubo sobre a resistência (*R*) e o fluxo. **A.** Um determinado volume de líquido é exposto a área de superfície da parede e a uma resistência de atrito ao fluxo sanguíneo muito maior em um tubo menor. **B.** Considerando-se o mesmo gradiente de pressão, o fluxo através de um tubo é 16 vezes menor quando o raio é reduzido à metade.

APLICAÇÃO DO CONCEITO

- Se a saída *B* na Figura 12.6B tivesse dois tubos de saída separados, cada um deles com um raio de 1, o fluxo seria igual ao do lado *A*? (*Dica*: lembre-se das fórmulas para a circunferência e a área de um círculo.)

A resposta está disponível no Apêndice A.

TABELA 12.3	O sistema circulatório.
Componente	**Função**
Coração	
Átrios	Câmaras através das quais o sangue flui das veias para os ventrículos. A contração atrial aumenta o enchimento ventricular, contudo não é essencial para ele
Ventrículos	Câmaras cujas contrações produzem as pressões que impulsionam o sangue através dos sistemas vasculares pulmonar e sistêmico e de volta ao coração
Sistema vascular	
Artérias	Vasos de baixa resistência que conduzem o sangue para os vários órgãos com pouca perda de pressão. Atuam também como reservatórios de pressão para a manutenção do fluxo sanguíneo durante o relaxamento ventricular
Arteríolas	Principais locais de resistência ao fluxo; responsáveis pela regulação do padrão de distribuição do fluxo sanguíneo para os vários órgãos; participam da regulação da pressão de sangue nas artérias
Capilares	Principais locais de troca de nutrientes, gases, produtos finais do metabolismo e líquido entre o sangue e os tecidos
Vênulas	Vasos de capacitância que são locais de migração de leucócitos do sangue para os tecidos durante a inflamação e a infecção
Veias	Vasos de baixa resistência e alta capacitância que transportam sangue de volta ao coração. Sua capacidade sanguínea é ajustada para facilitar esse fluxo
Sangue	
Plasma	Porção líquida do sangue que contém nutrientes, íons, produtos de degradação, gases e outras substâncias dissolvidos. Sua composição equilibra-se com a do líquido intersticial nos capilares
Células	Incluem os eritrócitos, que atuam principalmente no transporte de gases, os leucócitos, que funcionam nas defesas imunes, e as plaquetas (fragmentos celulares), para a coagulação sanguínea

Estude e revise 12.2

- **Fluxo sanguíneo entre dois pontos:** análogo à corrente elétrica na **lei de Ohm**, que descreve circuitos elétricos
  - Diretamente proporcional à diferença de pressão
  - Inversamente proporcional à resistência
- **Resistência**
  - Diretamente proporcional à **viscosidade** do sangue e ao comprimento do vaso sanguíneo
  - Inversamente proporcional à quarta potência do raio do vaso (determinante mais importante de resistência e fluxo sanguíneo para cada órgão).

Questão de revisão: Quais são os três determinantes da resistência ao fluxo e qual varia fisiologicamente para alterar o fluxo sanguíneo? (A resposta está disponível no Apêndice A.)

Coração

12.3 Anatomia

O coração é um órgão muscular envolvido por um saco fibroso protetor, o **pericárdio**, e localizado no tórax (**Figura 12.7**). Uma camada fibrosa denominada **epicárdio** também está estreitamente afixada ao coração. O espaço extremamente estreito entre o pericárdio e o epicárdio é preenchido por um líquido aquoso que atua como lubrificante quando o coração se move dentro do saco.

A parede do coração, o **miocárdio**, é composta primariamente por células musculares cardíacas. A superfície interna das câmaras cardíacas, bem como a parede interna de todos os vasos sanguíneos, é revestida por uma fina camada de células conhecidas como **células endoteliais**, ou **endotélio**.

Conforme observado, o coração humano é dividido em metades direita e esquerda, cada uma consistindo em um átrio e um ventrículo. Os dois ventrículos são separados por uma parede muscular, o **septo interventricular**. Localizadas entre o átrio e o ventrículo em cada metade do coração estão as **valvas atrioventriculares** (**AV**) de sentido único, que possibilitam que o sangue flua do átrio para o ventrículo, mas não em sentido oposto, do ventrículo para o átrio. A valva AV direita é denominada **valva tricúspide**, visto que tem três cúspides fibrosas ou valvas (**Figura 12.8**). A valva AV esquerda conta com dois folhetos (duas cúspides); portanto, é chamada de **valva bicúspide**. Sua semelhança com o chapéu de bispo ("mitra") rendeu à valva AV esquerda outro nome comumente utilizado, **valva mitral**.

A abertura e o fechamento das valvas AVs são processos passivos resultantes das diferenças de pressão entre as valvas. Quando a pressão arterial em um átrio é maior do que no ventrículo correspondente, a valva é empurrada para abertura e o sangue flui do átrio para o ventrículo. Em contrapartida, quando um ventrículo em contração atinge uma pressão interna maior que a pressão em seu átrio conectado, a valva AV entre eles é forçada a se fechar. Portanto, o sangue normalmente não retorna aos átrios, mas é forçado para o tronco pulmonar, a partir do ventrículo direito, e para a aorta, a partir do ventrículo esquerdo.

Para impedir que as valvas AVs sejam empurradas para cima e se abram para dentro dos átrios quando os ventrículos estão se contraindo (uma condição denominada *prolapso*), as valvas são fixadas a projeções musculares (**músculos papilares**) das paredes ventriculares por intermédio de filamentos fibrosos (**cordas tendíneas**). Os músculos papilares não abrem nem fecham as valvas, atuando apenas para limitar os movimentos das valvas e impedir o fluxo retrógrado do sangue. Lesão e doenças desses tendões ou músculos podem levar ao prolapso da valva.

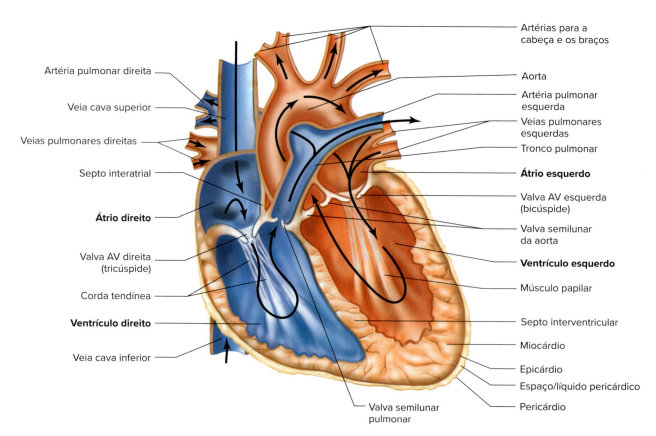

Figura 12.7 Corte esquemático do coração. As setas indicam a direção do fluxo sanguíneo.

bombeia uma quantidade muito pequena de sangue de volta às veias porque a contração atrial provoca constrição dos locais de entrada das veias nos átrios, aumentando acentuadamente a resistência ao fluxo retrógrado (na realidade, ocorre a ejeção de um pouco de sangue de volta às veias, o que explica o pulso venoso que frequentemente pode ser observado nas veias do pescoço quando os átrios estão se contraindo).

A **Figura 12.9** apresenta um resumo do percurso do fluxo sanguíneo por todo o sistema circulatório.

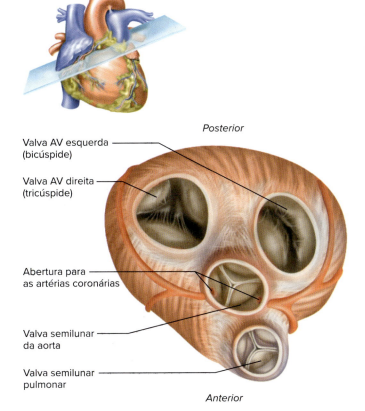

Figura 12.8 Vista superior do coração com os átrios removidos, mostrando as valvas cardíacas. A valva AV esquerda é frequentemente denominada valva mitral. Observe que as artérias coronárias, que perfundem o miocárdio, saem do coração para fora da valva aórtica.

As aberturas do ventrículo direito no tronco pulmonar e do ventrículo esquerdo na aorta também contêm valvas, as **valvas pulmonar** e **aórtica**, respectivamente (ver Figuras 12.7 e 12.8). Essas valvas são também chamadas de valvas semilunares, devido ao formato de meia-lua das cúspides. Elas possibilitam que o sangue flua para as artérias durante a contração ventricular, no entanto impedem que o sangue se mova na direção oposta durante o relaxamento ventricular. Assim como as valvas AVs, elas atuam de forma passiva. A sua abertura ou o seu fechamento depende das diferenças de pressão entre elas.

Outro aspecto importante em relação às valvas cardíacas é que, quando abertas, oferecem pouquíssima resistência ao fluxo. Consequentemente, diferenças de pressão muito pequenas entre elas produzem grandes fluxos. Em condições de doença, no entanto, uma valva pode se estreitar ou não se abrir completamente, de modo que oferece uma alta resistência ao fluxo mesmo quando aberta. Nesse estado, a contração da câmara cardíaca precisa produzir uma pressão anormalmente alta para que ocorra fluxo através da valva.

Não há valvas nas entradas das veias cavas superior e inferior para dentro do átrio direito nem nas veias pulmonares para dentro do átrio esquerdo. No entanto, a contração atrial

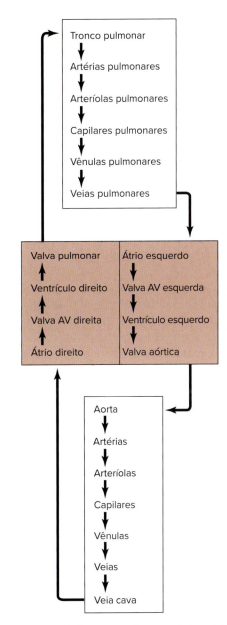

Figura 12.9 Percurso do fluxo sanguíneo por todo o sistema circulatório. Todas as estruturas dentro do boxe colorido estão localizadas no coração.

APLICAÇÃO DO CONCEITO

- Como esse diagrama seria diferente se fosse incluído um vaso porta sistêmico?

A resposta está disponível no Apêndice A.

Músculo cardíaco

A maior parte do coração consiste em células musculares especializadas com incríveis resiliência e resistência. As células musculares cardíacas do miocárdio estão dispostas em camadas fortemente unidas e envolvem completamente as câmaras preenchidas de sangue. Quando as paredes de uma câmara se contraem, elas se aproximam como um punho que se cerra espremendo um balão cheio de líquido e exercem pressão sobre o sangue que elas envolvem. Ao contrário das células musculares esqueléticas, que podem permanecer em repouso por períodos prolongados, e das quais apenas uma fração é ativada em determinado músculo durante a maioria das contrações, cada célula cardíaca se contrai a cada batimento do coração. As células musculares cardíacas, que batem cerca de uma vez a cada segundo, podem se contrair quase 3 bilhões de vezes sem repouso durante um tempo médio de vida! Notavelmente, apesar dessa enorme carga de trabalho, o coração humano tem uma capacidade limitada de repor suas células musculares. Acredita-se que apenas cerca de 1% das células do músculo cardíaco sofre reposição a cada ano.

Nos demais aspectos, o músculo cardíaco é semelhante ao músculo liso e ao músculo esquelético. Trata-se de um tecido eletricamente excitável que converte a energia química armazenada nas ligações do ATP em geração de força. Os potenciais de ação se propagam ao longo das membranas celulares, o Ca^{2+} entra no citosol e o ciclo das pontes cruzadas geradoras de força é ativado. Alguns detalhes da estrutura celular e da função do músculo cardíaco foram discutidos no Capítulo 9.

Aproximadamente 1% das células cardíacas não funciona em contração, mas têm características especializadas que são essenciais para a excitação cardíaca normal. Essas células constituem uma rede conhecida como **sistema de condução** do coração e estão em contato elétrico com as células musculares cardíacas por meio de junções comunicantes. O sistema de condução inicia o batimento cardíaco e ajuda a disseminar um potencial de ação rapidamente por todo o coração.

Inervação

O coração recebe um rico suprimento de fibras nervosas simpáticas e parassimpáticas, estando essas últimas contidas nos nervos vagos (**Figura 12.10**). As fibras pós-ganglionares simpáticas inervam todo o coração e liberam norepinefrina, enquanto as fibras parassimpáticas terminam principalmente em células especiais encontradas nos átrios e liberam essencialmente acetilcolina. Os receptores de norepinefrina no músculo cardíaco são principalmente beta-adrenérgicos. Embora não discutido em detalhes neste capítulo, existem subtipos de receptores beta-adrenérgicos no tecido-alvo que variam em sua localização anatômica e afinidade por catecolaminas (ver Tabela 6.11). O hormônio epinefrina, da medula adrenal, liga-se aos mesmos receptores da norepinefrina e exerce as mesmas ações sobre o coração. Os receptores de acetilcolina são do tipo muscarínico. Os detalhes sobre o sistema nervoso autônomo e seus receptores foram discutidos no Capítulo 6.

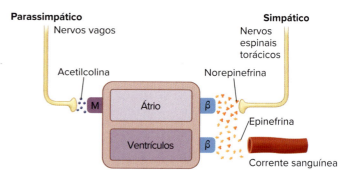

Figura 12.10 Inervação autônoma do coração. Os neurônios mostrados representam neurônios pós-ganglionares nas vias. M, receptor de acetilcolina do tipo muscarínico; β, receptor beta-adrenérgico.

Suprimento sanguíneo

O sangue que está sendo bombeado pelas câmaras cardíacas não efetua troca de nutrientes nem de produtos finais do metabolismo com as células miocárdicas. Assim como as células de todos os outros órgãos, essas células recebem o seu suprimento sanguíneo pelas artérias que se ramificam a partir da aorta. As artérias que suprem o miocárdio são as **artérias coronárias**, e o sangue que flui através delas é o **fluxo sanguíneo coronário**. As artérias coronárias saem da parte posterior das cúspides da valva aórtica, na parte inicial da aorta (ver Figura 12.8) e dão origem a uma rede ramificada de pequenas artérias, arteríolas, capilares, vênulas e veias semelhantes às encontradas em outros órgãos. A maioria das veias cardíacas drena em uma única veia de grande calibre, o seio coronário, que deságua no átrio direito.

> ### Estude e revise 12.3
>
> - **Valvas cardíacas**: impedem o fluxo retrógrado
>   - **Valvas atrioventriculares (AV)**: impedem o fluxo retrógrado dos ventrículos para os átrios
>   - **Valva pulmonar**: impede o fluxo retrógrado do tronco pulmonar para o ventrículo direito
>   - **Valva aórtica**: impede o fluxo retrógrado da aorta para o ventrículo esquerdo
> - **Músculo cardíaco (miocárdio)**
>   - **Células musculares cardíacas**: unidas por junções comunicantes que possibilitam a condução de potenciais de ação de uma célula para outra
>   - **Sistema de condução**: células não contráteis especializadas que iniciam os potenciais de ação cardíacos e regulam sua disseminação pelo coração
>   - Perfundido pelas **artérias coronárias**
>   - **Inervação**: sistema nervoso autônomo (divisões simpática e parassimpática).
>
> *Questão de revisão:* Qual é o percurso de um eritrócito através do coração (câmaras e valvas), partindo da veia cava e terminando na aorta? *(A resposta está disponível no Apêndice A.)*

12.4 Coordenação dos batimentos cardíacos

O coração é uma bomba dupla em que os lados esquerdo e direito do coração bombeiam sangue separadamente – porém simultaneamente – para dentro dos vasos sistêmicos e pulmonares.

O bombeamento eficiente do sangue exige a contração inicial dos átrios, seguida quase imediatamente pela contração dos ventrículos. A contração do músculo cardíaco, assim como a do músculo esquelético e de muitos músculos lisos, é desencadeada pela despolarização da membrana plasmática. As junções comunicantes interconectam as células miocárdicas e possibilitam a propagação dos potenciais de ação de uma célula para outra. A excitação inicial de uma célula cardíaca eventualmente resulta na excitação de todas as células cardíacas. Essa despolarização inicial normalmente surge em um pequeno grupo de células do sistema de condução denominado **nó (nodo) sinoatrial (SA)**, localizado no átrio direito, próximo à entrada da veia cava superior (**Figura 12.11**). Em seguida, o potencial de ação se propaga do nó SA para os átrios e, depois, para os ventrículos. Isso suscita duas questões:

- Qual é a via de propagação da excitação?
- De que maneira o nó SA inicia um potencial de ação?

Inicialmente, trataremos da primeira questão e, em seguida, retornaremos à segunda pergunta na próxima seção.

Sequência da excitação

O nó SA é, normalmente, o marca-passo para todo o coração. Sua despolarização gera o potencial de ação que leva à despolarização de todas as outras células musculares cardíacas. Como veremos mais adiante, a excitação elétrica do coração está acoplada à contração do músculo cardíaco; portanto, a frequência de descarga do nó SA determina a **frequência cardíaca**, ou seja, o número de vezes que o coração se contrai por minuto.

O potencial de ação iniciado no nó SA se propaga por todo o miocárdio, passando de uma célula para outra por meio de

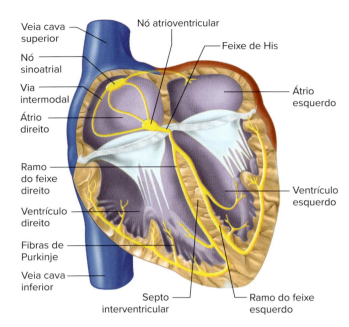

Figura 12.11 Sistema de condução do coração (mostrado em amarelo).

junções comunicantes. A despolarização se propaga primeiramente através das células musculares dos átrios, com condução rápida o suficiente para que os átrios direito e esquerdo se contraiam praticamente ao mesmo tempo.

A propagação do potencial de ação para os ventrículos envolve um sistema de condução mais complicado (ver Figura 12.11 e **Figura 12.12**), que consiste em células cardíacas modificadas que perderam a capacidade de contração, mas que conduzem potenciais de ação com baixa resistência elétrica. A ligação entre a despolarização atrial e a despolarização

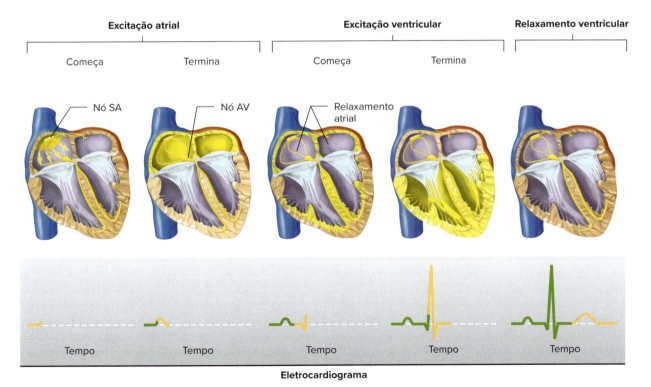

Figura 12.12 Sequência da excitação cardíaca. A cor amarela indica áreas que se encontram despolarizadas. O eletrocardiograma monitora a propagação do sinal.

ventricular é uma porção do sistema de condução chamada **nó atrioventricular (AV)**, o qual está localizado na base do átrio direito. O potencial de ação é conduzido de forma relativamente rápida do nó SA para o nó AV pelas **vias internodais**. O nó AV é uma estrutura alongada com uma característica particularmente importante: *a propagação dos potenciais de ação através do nó AV é relativamente lenta* (exigindo aproximadamente 0,1 segundo). Esse retardo permite que a contração atrial seja completada antes que ocorra a excitação ventricular.

Depois que o nó AV sofre excitação, o potencial de ação se propaga pelo septo interventricular. Essa via dispõe de fibras do sistema de condução denominadas **feixe de His** ou feixe atrioventricular. O nó AV e o feixe de His constituem a única conexão elétrica entre os átrios e os ventrículos. Com exceção dessa via, os átrios são separados dos ventrículos por uma camada de tecido conjuntivo não condutor.

Dentro do septo interventricular, o feixe de His se divide em ramos direito e esquerdo, que se separam na parte inferior (ápice) do coração e entram nas paredes de ambos os ventrículos. Essas vias são compostas por **fibras de Purkinje**, que são células de grande diâmetro e condução rápida conectadas por junções comunicantes de baixa resistência. A rede ramificada das fibras de Purkinje conduz rapidamente o potencial de ação para os miócitos ao longo dos ventrículos.

A condução rápida ao longo das fibras de Purkinje e a distribuição difusa dessas fibras causam a despolarização das células ventriculares direita e esquerda quase simultaneamente e asseguram uma única contração coordenada. Na realidade, porém, a despolarização e a contração começam um pouco mais cedo no ápice dos ventrículos e, em seguida, propagam-se para cima. O resultado é uma contração eficiente que move o sangue em direção às valvas de saída, como quando se espreme um tubo de pasta de dente da base para cima.

Potenciais de ação cardíacos e excitação do nó SA

O mecanismo pelo qual os potenciais de ação são conduzidos ao longo das membranas das células cardíacas é semelhante ao de outros tecidos excitáveis, como neurônios e células musculares esqueléticas. Conforme descrito nos Capítulos 6 e 9, esse mecanismo envolve a troca controlada de materiais (íons) através das membranas celulares, o que é um dos princípios gerais de fisiologia apresentados no Capítulo 1. Diferentes tipos de células cardíacas, no entanto, expressam combinações únicas de canais iônicos que produzem diferentes formas de potencial de ação. Dessa maneira, são especializadas para determinadas funções na propagação da excitação pelo coração.

Potenciais de ação das células miocárdicas

A **Figura 12.13A** ilustra um potencial de ação idealizado de uma célula miocárdica ventricular. As alterações na permeabilidade da membrana plasmática, subjacentes a ele, são mostradas na **Figura 12.13B**. Como ocorre nas células musculares esqueléticas e nos neurônios, a membrana em repouso é muito mais permeável ao K^+ do que ao Na^+; portanto, o potencial de repouso da membrana está muito mais próximo do potencial de equilíbrio do K^+ (–90 mV) do que do potencial de equilíbrio do Na^+ (+60 mV). Da mesma forma, a fase de despolarização do potencial de ação se deve principalmente à abertura

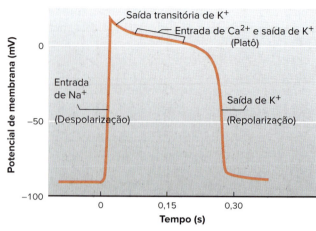

A. Potencial de ação das células ventriculares

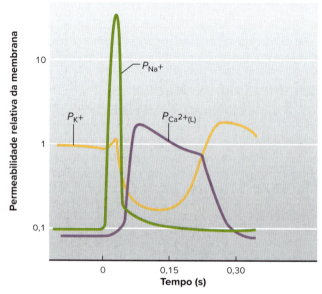

B. Permeabilidade da membrana celular ventricular

Figura 12.13 A. Registro do potencial de ação da membrana de uma célula muscular ventricular. Os dísticos indicam os movimentos iônicos fundamentais em cada fase. **B.** Permeabilidades (P) simultaneamente medidas para K^+, Na^+ e Ca^{2+} durante o potencial de ação de (**A**). Vários subtipos de canais de K^+ contribuem para a P_{K^+}.

> **APLICAÇÃO DO CONCEITO**
>
> - Durante o platô de um potencial de ação, a corrente devida ao movimento do K^+ para fora é quase igual à corrente devida ao movimento para dentro do Ca^{2+}. Apesar disso, a permeabilidade da membrana ao Ca^{2+} é muito maior. Como as correntes podem ser semelhantes apesar da diferença de permeabilidade?
>
> *A resposta está disponível no Apêndice A.*

dos canais de Na^+ dependentes de voltagem. A entrada do íon sódio despolariza a célula e mantém a abertura de mais canais de Na^+ por meio de retroalimentação positiva.

Além disso, assim como nas células musculares esqueléticas e nos neurônios, o aumento da permeabilidade ao Na^+ é muito transitório, visto que os canais de Na^+ são inativados rapidamente. Ao contrário, no entanto, de outros tecidos excitáveis, a redução da permeabilidade ao Na⁺ no músculo cardíaco não é acompanhada por repolarização imediata da membrana para níveis do repouso. Em vez disso, há uma repolarização parcial causada por uma classe especial de canais de K⁺ transitoriamente abertos e, em seguida, a membrana permanece despolarizada em um platô de cerca de 0 mV (ver Figura 12.13A) por um período prolongado. As razões para essa despolarização contínua são as seguintes:

- A permeabilidade ao K⁺ declina abaixo do valor de repouso devido ao fechamento dos canais de K⁺ que estavam abertos no estado de repouso
- Ocorre um acentuado aumento na permeabilidade da membrana celular ao Ca²⁺.

Esse segundo mecanismo não ocorre no músculo esquelético, e a explicação para isso é a seguinte.

Nas células miocárdicas, a despolarização da membrana provoca a abertura de canais de Ca²⁺ dependentes de voltagem na membrana plasmática, o que resulta em um fluxo de íons Ca²⁺ a favor de seu gradiente eletroquímico para o interior da célula. Esses canais se abrem muito mais lentamente do que os canais de Na⁺ e, como permanecem abertos por um período prolongado, costumam ser chamados de **canais de Ca²⁺ do tipo L** (L = longa duração). Esses canais também são chamados de **canais de di-hidropiridina (DHP)**, visto que são versões modificadas dos receptores de DHP que atuam como sensores de voltagem no acoplamento excitação-contração do músculo esquelético (ver Figura 9.11). O fluxo de íons cálcio positivos para o interior da célula balanceia exatamente o fluxo de íons potássio positivos para fora da célula e mantém a membrana despolarizada no valor de platô.

Por fim, a repolarização ocorre devido à eventual inativação dos canais de Ca²⁺ do tipo L e à abertura de outro subtipo de canais de K⁺. Esses canais de K⁺ são semelhantes aos descritos em neurônios e músculos esqueléticos; eles se abrem em resposta à despolarização (mas após um retardo) e se fecham quando a corrente de K⁺ repolariza a membrana para valores negativos.

Os potenciais de ação das células musculares atriais têm formato semelhante ao dos recém-descritos para as células ventriculares, contudo a duração de sua fase de platô é mais curta.

Potenciais de ação das células nodais

Existem importantes diferenças entre os potenciais de ação das células musculares cardíacas e os das células nodais do sistema de condução. A **Figura 12.14A** ilustra o potencial de ação de uma célula do nó SA. Observe que a célula do nó SA não apresenta um potencial de repouso estável, mas, em vez disso, sofre uma despolarização lenta. Essa despolarização gradual, conhecida como **potencial marca-passo**, leva o potencial de membrana ao limiar, ponto no qual ocorre um potencial de ação.

Três mecanismos de canais iônicos, mostrados na **Figura 12.14B**, contribuem para o potencial marca-passo. O primeiro é uma redução progressiva da permeabilidade ao K⁺. Os canais de K⁺ que se abriram durante a fase de repolarização do potencial de ação anterior se fecham gradativamente devido ao retorno da membrana aos potenciais negativos. No segundo mecanismo, as células marca-passo têm um conjunto único de canais que, ao contrário da maioria dos canais iônicos

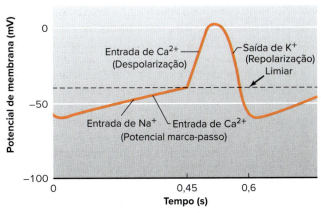

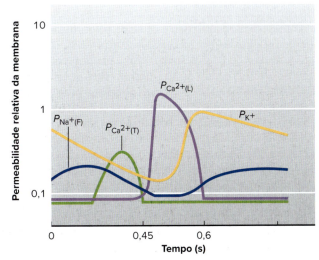

Figura 12.14 A. Registro do potencial de membrana de uma célula nodal cardíaca. Os dísticos indicam os movimentos iônicos fundamentais em cada fase. Uma redução gradual na permeabilidade ao K⁺ também contribui para o potencial marca-passo (ver Figura 12.14B), e a entrada de Na⁺ nessa fase ocorre por meio de canais catiônicos inespecíficos. **B.** Permeabilidades medidas simultaneamente por meio de quatro canais iônicos diferentes durante o potencial de ação mostrado em **A**. Observe que as letras entre parênteses (F, T e L) identificam os tipos de canais iônicos descritos no texto. Ao contrário dos múltiplos canais de K⁺ envolvidos no potencial de membrana do músculo ventricular na Figura 12.13B, existe um subtipo específico de canal de K⁺ que controla a P_{K^+} nas células nodais.

APLICAÇÃO DO CONCEITO

- As células condutoras (Purkinje) dos ventrículos contêm todos os tipos de canais iônicos encontrados nas células do músculo cardíaco e nas células nodais. Faça um gráfico do potencial de membrana *versus* tempo (como na Figura 12.13A) mostrando o potencial de ação das células de Purkinje.

A resposta está disponível no Apêndice A.

dependentes de voltagem, abre-se quando o potencial de membrana está em valores *negativos*. Esses canais catiônicos inespecíficos conduzem, principalmente, uma corrente interna e despolarizante de Na⁺ e, em virtude de seu comportamento incomum de controle por comporta, foram os denominados canais *funny* ou **canais do tipo F** (também conhecidos como **canais controlados por nucleotídios cíclicos ativados por hiperpolarização** [HCN, do inglês *hyperpolarization-activated cyclic nucleotide-gated*]). O terceiro canal marca-passo é um tipo de canal de Ca^{2+} que se abre apenas brevemente, mas que contribui para a corrente de entrada de Ca^{2+} e um importante impulso despolarizante final para o potencial marca-passo. Esses canais são denominados **canais de Ca^{2+} do tipo T** (T = transitório). Embora os potenciais de ação do nó SA e do nó AV sejam basicamente semelhantes na sua forma, as correntes marca-passo das células do nó SA os levam ao limiar mais rapidamente do que as células do nó AV, razão pela qual as células do nó SA normalmente iniciam os potenciais de ação e determinam o ritmo do coração.

Uma vez que os mecanismos de marca-passo tenham conduzido uma célula nodal ao limiar, ocorre um potencial de ação. A fase de despolarização não é causada pelo influxo de Na^+, mas pelo influxo de Ca^{2+} através dos canais de Ca^{2+} do tipo L. Essas correntes de Ca^{2+} despolarizam a membrana mais lentamente do que os canais de Na^+ dependentes por voltagem, e um dos resultados é que os potenciais de ação se propagam mais lentamente ao longo das membranas das células nodais do que em outras células cardíacas. Isso explica a transmissão lenta da excitação cardíaca através do nó AV. Assim como ocorre nas células do músculo cardíaco, os canais de Ca^{2+} do tipo L de longa duração prolongam o potencial de ação nodal, mas eventualmente se fecham, os canais de K^+ se abrem e a membrana é repolarizada. O retorno aos potenciais negativos ativa novamente os mecanismos de marca-passo e o ciclo se repete.

Assim, o potencial marca-passo fornece **automaticidade** ao nó SA, ou seja, a capacidade de autoexcitação rítmica e espontânea. A inclinação do potencial marca-passo – isto é, a rapidez com que o potencial de membrana muda por unidade de tempo – determina a rapidez com a qual o limiar é atingido e o próximo potencial de ação é desencadeado. A frequência inerente do nó SA – a frequência exibida na ausência de qualquer entrada neural ou hormonal para o nó – é de aproximadamente 100 despolarizações por minuto (discutiremos mais adiante por que a frequência cardíaca em repouso é geralmente mais lenta do que isso em humanos).

Tendo em vista que outras células do sistema de condução têm frequências de marca-passo inerentes mais lentas, elas normalmente são impulsionadas até o limiar por potenciais de ação vindos do nó SA e não manifestam seu próprio ritmo; no entanto podem fazê-lo em determinadas circunstâncias, sendo denominadas *marca-passos ectópicos*. Lembre-se de que a excitação segue um trajeto partindo do nó SA para ambos os ventrículos apenas através do nó AV; portanto, o mau funcionamento do nó AV induzido por fármacos ou por doença pode reduzir ou eliminar completamente a transmissão de potenciais de ação dos átrios para os ventrículos. Essa circunstância é conhecida como *distúrbio de condução AV*. Se isso ocorrer, as células autorrítmicas no feixe de His e na rede de Purkinje, não mais acionadas pelo nó SA, iniciam a excitação em sua própria frequência inerente e se transformam no marca-passo para os ventrículos. Sua frequência é bastante lenta, geralmente de 25 a 40 bpm; portanto, quando há perturbação do nó AV, os ventrículos se contraem totalmente fora de sincronia com os átrios, que permanecem na frequência mais elevada do nó SA. Nessas condições, os átrios são menos efetivos, já que frequentemente se contraem quando as valvas AV estão fechadas. Felizmente, o bombeamento atrial é relativamente desprovido de importância para a função cardíaca, exceto durante exercícios físicos extenuantes.

O tratamento atual dos distúrbios graves de condução AV, bem como de muitos outros ritmos anormais, é a implantação cirúrgica permanente de um *marca-passo artificial*, que estimula eletricamente as células ventriculares em uma frequência normal.

Eletrocardiograma

O **eletrocardiograma** (**ECG** ou **EKG**, do alemão *elektrokardiogramm*) é uma ferramenta para avaliar os eventos elétricos no interior do coração. Quando os potenciais de ação ocorrem simultaneamente em muitas células miocárdicas individuais (contráteis), as correntes são conduzidas pelos líquidos corporais ao redor do coração e podem ser detectadas por eletrodos de registro na superfície cutânea. A **Figura 12.15A**

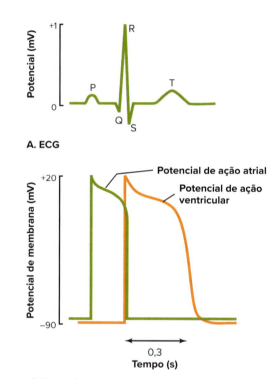

Figura 12.15 A. Eletrocardiograma idealizado registrado a partir de eletrodos colocados nos punhos. **B.** Potenciais de ação registrados a partir de uma única célula muscular atrial e uma única célula muscular ventricular, sincronizados com o traçado de ECG no painel (**A**). Observe a correspondência da onda P com a despolarização atrial, do complexo QRS com a despolarização ventricular e da onda T com a repolarização ventricular.

APLICAÇÃO DO CONCEITO

- Como a sequência temporal das ondas em (**A**) seria modificada por um fármaco que reduzisse a corrente de Ca^{2+} tipo L nas células do nó AV?

A resposta está disponível no Apêndice A.

ilustra um ECG normal idealizado registrado como a diferença de potencial entre os punhos direito e esquerdo (ver Figura 12.12 para uma ilustração de como essa forma de onda corresponde cronologicamente à propagação de um potencial de ação pelo coração).

A primeira deflexão, a **onda P**, corresponde ao fluxo de corrente durante a despolarização atrial. A segunda deflexão, o **complexo QRS**, que ocorre aproximadamente 0,15 s depois, é o resultado da despolarização ventricular. Trata-se de uma deflexão complexa, pois os caminhos percorridos pela onda de despolarização através das espessas paredes ventriculares diferem de instante a instante, e as correntes geradas nos líquidos corporais mudam, consequentemente, de direção. Qualquer que seja a sua forma (p. ex., as porções Q e/ou S podem estar ausentes), a deflexão continua sendo chamada de complexo QRS. A deflexão final, a **onda T**, é o resultado da repolarização ventricular. A repolarização atrial geralmente não é evidente no ECG porque ocorre ao mesmo tempo que o complexo QRS.

Um ECG típico utiliza várias combinações de localizações de registro nos membros e no tórax (denominadas **derivações do ECG**) para a obtenção do máximo possível de informações sobre as diferentes áreas do coração. As formas e os tamanhos da onda P, do complexo QRS e da onda T variam de acordo com a localização dos eletrodos. Para referência, consulte a **Figura 12.16** e a **Tabela 12.4**, que descrevem o posicionamento dos eletrodos para as diferentes derivações do ECG.

Para reiterar, o ECG não é um registro direto das alterações no potencial de membrana de cada célula do músculo cardíaco. Em vez disso, trata-se uma medida das correntes geradas no líquido extracelular pelas alterações que ocorrem simultaneamente em muitas células cardíacas. Para ressaltar esse aspecto, a **Figura 12.15B** mostra as mudanças simultâneas no potencial de membrana em cada célula muscular atrial e ventricular.

Tendo-se em vista que muitos defeitos do miocárdio alteram a propagação normal do potencial de ação e, portanto, as formas e a sequência das ondas, o ECG é uma poderosa ferramenta para o diagnóstico de determinados tipos de doença cardíaca. A **Figura 12.17** fornece um exemplo. Observe, no entanto, que o ECG oferece informações apenas sobre a atividade elétrica do coração. Se algo estiver errado com a atividade mecânica do coração e esse defeito não resultar em alteração da atividade elétrica, o ECG terá valor diagnóstico limitado.

Acoplamento excitação-contração

Os mecanismos que ligam os potenciais de ação das células musculares cardíacas à contração foram descritos em detalhes no capítulo sobre fisiologia muscular (ver Capítulo 9; Figura 9.36). A pequena quantidade de Ca^{2+} extracelular que entra pelos canais de Ca^{2+} tipo L durante o platô do potencial de ação desencadeia a liberação de maior quantidade de Ca^{2+} a partir do retículo sarcoplasmático através dos canais receptores

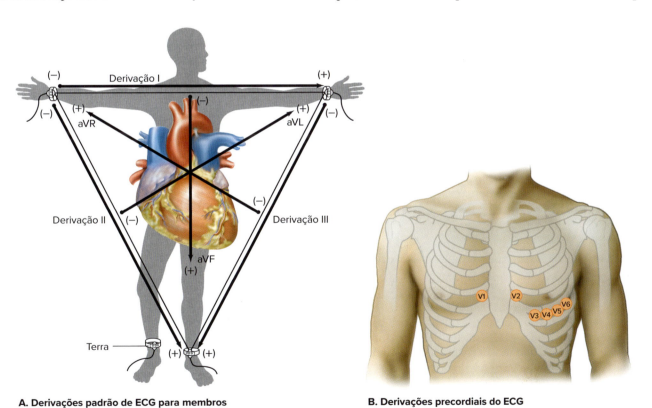

A. Derivações padrão de ECG para membros

B. Derivações precordiais do ECG

Figura 12.16 Posicionamento dos eletrodos no eletrocardiograma. Cada uma das 12 derivações utiliza uma combinação diferente de eletrodos de referência (polo negativo) e de registro (polo positivo), proporcionando, assim, ângulos diferentes para "visualizar" a atividade elétrica do coração. **A.** As derivações padrão dos membros (I, II e III) formam um triângulo entre os eletrodos nos punhos e na perna esquerda (a perna direita é um eletrodo terra). As derivações aumentadas bisseccionam os ângulos do triângulo ao combinar dois eletrodos como referência (p. ex., para a derivação aVL, o punho e o pé direitos são combinados como polo negativo, criando um ponto de referência ao longo da linha entre eles, apontando para o eletrodo de registro no punho esquerdo). **B.** As derivações precordiais (V1-V6) são eletrodos de registro colocados sobre o tórax, conforme demonstrado, com as derivações dos membros combinadas em um ponto de referência no centro do coração.

TABELA 12.4	Derivações eletrocardiográficas.	
Nome da derivação	**Posicionamento do eletrodo**	
Derivações padrão dos membros	*Eletrodo de referência (−)*	*Eletrodo de registro (+)*
Derivação I	Braço direito	Braço esquerdo
Derivação II	Braço direito	Perna esquerda
Derivação III	Braço esquerdo	Perna esquerda
Derivações aumentadas dos membros		
aVR	Braço esquerdo e perna esquerda	Braço direito
aVL	Braço direito e perna esquerda	Braço esquerdo
aVF	Braço direito e braço esquerdo	Perna esquerda
Derivações precordiais (tórax)		
V1	Derivações dos membros combinadas	4º espaço intercostal, à direita do esterno
V2	Derivações dos membros combinadas	4º espaço intercostal, à esquerda do esterno
V3	Derivações dos membros combinadas	5º espaço intercostal, à esquerda do esterno
V4	Derivações dos membros combinadas	5º espaço intercostal, centrado na clavícula
V5	Derivações dos membros combinadas	5º espaço intercostal, à esquerda de V4
V6	Derivações dos membros combinadas	5º espaço intercostal, sob o braço esquerdo

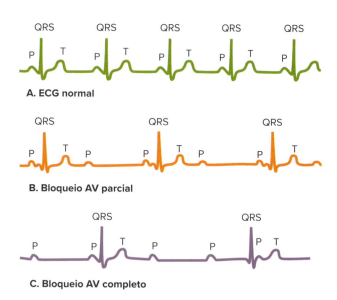

Figura 12.17 Eletrocardiogramas de um indivíduo saudável e de dois outros com bloqueio atrioventricular. **A.** ECG normal. **B.** Bloqueio AV parcial. O dano ao nó AV possibilita apenas a transmissão de impulsos atriais alternados aos ventrículos. Observe que cada segunda onda P não é seguida por QRS e T. **C.** Bloqueio AV completo. Não há sincronia entre as atividades elétricas atrial e ventricular, e os ventrículos estão sendo impulsionados por uma célula marca-passo muito lenta no feixe de His.

> **APLICAÇÃO DO CONCEITO**
>
> ■ Alguns indivíduos apresentam um defeito potencialmente letal do músculo ventricular, em que a corrente através dos canais de K^+ dependentes de voltagem responsáveis pela repolarização é retardada e reduzida. Como esse defeito poderia ser detectado nos registros de ECG?
>
> *A resposta está disponível no Apêndice A.*

de rianodina. A ativação dos filamentos finos pelo Ca^{2+} e o ciclo das pontes cruzadas levam, então, à geração de força, exatamente como acontece no músculo esquelético (ver Figuras 9.10 e 9.14). A contração termina quando o Ca^{2+} é devolvido ao retículo sarcoplasmático e ao líquido extracelular pelas bombas de Ca^{2+} ATPase e pelos contratransportadores de Na^+/Ca^{2+}.

A quantidade em que a concentração citosólica de Ca^{2+} aumenta durante a excitação é um grande determinante da força de contração do músculo cardíaco. Lembre-se de que, no músculo esquelético, um único potencial de ação libera Ca^{2+} suficiente para saturar totalmente os sítios de troponina que ativam a contração. Em contrapartida, a quantidade de Ca^{2+} liberada pelo retículo sarcoplasmático no músculo cardíaco durante um batimento cardíaco em repouso não costuma ser suficiente para saturar todos os sítios da troponina; portanto, o número de pontes cruzadas ativas – e, assim, a força da contração – pode ser aumentado se mais Ca^{2+} for liberado a partir do retículo sarcoplasmático (como ocorreria, por exemplo, durante o exercício físico). Os mecanismos que variam a concentração citosólica de Ca^{2+} serão discutidos mais adiante.

Período refratário do coração

O músculo cardíaco é incapaz de experimentar a somação das contrações como a que ocorre no músculo esquelético (ver Figura 9.18), e isso é muito bom. Se uma contração tetânica prolongada ocorresse no coração, ele deixaria de funcionar como uma bomba, posto que os ventrículos só podem se encher adequadamente de sangue apenas enquanto estão relaxados. A incapacidade do coração gerar contrações tetânicas é o resultado do longo **período refratário absoluto** do músculo cardíaco, definido como o período durante e após um potencial de ação quando uma membrana excitável não pode ser reexcitada. Assim como no caso dos neurônios e das fibras musculares esqueléticas, o principal mecanismo consiste na inativação dos canais de Na⁺. O período refratário absoluto do músculo esquelético é muito mais curto (2 a 4 ms) do que a duração da contração (20 a 100 ms), de modo que um segundo potencial de ação pode ser gerado enquanto a contração resultante do primeiro potencial de ação ainda está ocorrendo (ver Figura 9.9). Por outro lado, devido ao platô despolarizado prolongado no potencial de ação do músculo cardíaco, o período refratário absoluto desse músculo dura quase tanto quanto a contração (aproximadamente 250 ms), e o músculo não pode ser reexcitado várias vezes durante uma contração (**Figura 12.18**; ver também Figura 9.37).

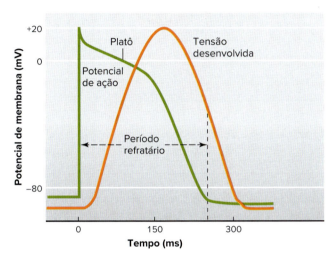

Figura 12.18 Relação entre as alterações do potencial de membrana e a contração em uma célula muscular ventricular. O período refratário dura quase tanto quanto a contração. Escala de tensão não é mostrada.

Estude e revise 12.4

- **Potenciais de ação:** ocorrem em todas as células cardíacas
  - Rápida **despolarização** das células musculares atriais e ventriculares; retroalimentação positiva em decorrência do aumento da permeabilidade ao Na⁺
  - As células permanecem despolarizadas (fase de platô) durante a contração devido à entrada prolongada de Ca²⁺ na célula pelos **canais de Ca²⁺ tipo L** da membrana plasmática
- **Nó sinoatrial (SA):** gera, de modo espontâneo, potenciais de ação que levam à despolarização das células cardíacas
  - **Potencial marca-passo: canais catiônicos tipo F** e **canais de Ca²⁺ tipo T** → potencial de membrana despolariza até o limiar → inicia um potencial de ação
  - Via de condução elétrica: nó SA → átrios → nó AV (pequeno retardo) → **feixe de His** → **ramos** direito e esquerdo do **feixe** → **fibras de Purkinje** → células musculares ventriculares
- **Ca²⁺** proveniente do retículo sarcoplasmático (RS) → contração cardíaca (combinando com a **troponina**)
  - O sinal fundamental para a liberação de Ca²⁺ do RS é o Ca²⁺ extracelular → canais de Ca²⁺ do tipo L dependentes de voltagem → aumento do Ca²⁺ intracelular

Estude e revise 12.4 — *continuação*

- O Ca²⁺ "disparador" abre os **canais de Ca²⁺ do receptor de rianodina** na membrana do RS
- Ca²⁺ → sítios de ligação da troponina que não estão saturados → a quantidade de pontes cruzadas ativas pode se elevar caso o Ca²⁺ citosólico aumente ainda mais

- O músculo cardíaco não pode sofrer **contrações tetânicas** devido ao longo período refratário

- **Eletrocardiograma (ECG):** detecção da propagação da despolarização e da repolarização das células cardíacas a partir da superfície corporal
  - Os potenciais de ação criam correntes elétricas que são transmitidas pelo líquido corporal; a medida é a somação de muitos potenciais de células cardíacas detectados por eletrodos colocados nos membros e no tórax
  - **Onda P:** despolarização atrial
  - **Complexo QRS:** despolarização ventricular
  - **Onda T:** repolarização ventricular

- **Acoplamento excitação-contração:** conecta os potenciais de ação à contração muscular (semelhante ao músculo esquelético; ver Figura 9.36)
  - Liberação de Ca²⁺ induzida por Ca²⁺: a entrada de Ca²⁺ no citosol por meio de canais de Ca²⁺ tipo L libera Ca²⁺ a partir do RS por intermédio de receptores de rianodina, o qual inicia a formação de pontes cruzadas

- **Período refratário:** previne tetania
  - Em virtude da inativação dos canais de Na⁺ e do prolongado platô despolarizado.

Questões de revisão: O que é um potencial marca-passo no nó SA? Quais são os mecanismos iônicos para sua função e como ele difere do nó AV? (*A resposta está disponível no Apêndice A.*)

12.5 Eventos mecânicos do ciclo cardíaco

O processo ordenado de despolarização descrito nas seções anteriores desencadeia um **ciclo cardíaco** recorrente de contrações e relaxamentos atriais e ventriculares (**Figura 12.19**). Em primeiro lugar, apresentaremos uma visão global do ciclo, designando as fases e os principais eventos. Em seguida, será realizada uma análise mais atenta do ciclo, com uma discussão sobre as alterações de pressão e volume que provocam os eventos.

O ciclo é dividido em duas fases principais, ambas denominadas por eventos nos ventrículos: o período de contração ventricular e ejeção de sangue, designado **sístole**, e o período alternado de relaxamento ventricular e enchimento de sangue, a **diástole**. Para uma frequência cardíaca típica de 72 bpm, cada ciclo cardíaco tem uma duração de aproximadamente 0,8 s, sendo 0,3 s na sístole e 0,5 s na diástole.

Como ilustra a Figura 12.19, tanto a sístole quanto a diástole podem ser subdivididas em dois períodos discretos. Durante a primeira parte da sístole, os ventrículos estão se contraindo, mas todas as valvas do coração estão fechadas; portanto, nenhum sangue pode ser ejetado. Esse período é denominado **contração ventricular isovolumétrica** porque o volume ventricular é constante (*iso* significa "igual" ou, neste

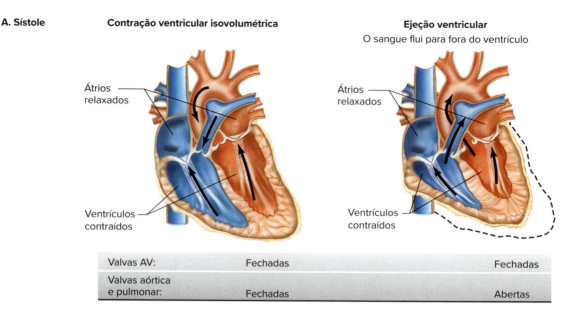

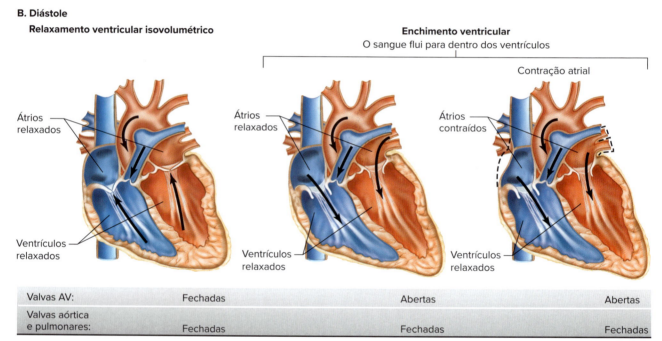

Figura 12.19 Divisões do ciclo cardíaco. **A.** Sístole. **B.** Diástole. As fases do ciclo são idênticas em ambas as metades do coração. O sentido no qual a diferença de pressão *favorece* o fluxo está indicado por uma seta; observe, no entanto, que o fluxo não ocorrerá de fato se for impedido por uma valva.

contexto, "imutável"). As paredes ventriculares estão desenvolvendo tensão e espremendo o sangue em seu interior, com consequente elevação da pressão arterial ventricular. Como, no entanto, o volume de sangue nos ventrículos é constante e o sangue, assim como a água, é essencialmente não compressível, as fibras musculares ventriculares não conseguem se encurtar. Desse modo, a contração ventricular isovolumétrica é análoga a uma contração isométrica do músculo esquelético; o músculo desenvolve tensão, contudo não se encurta.

Uma vez que a pressão crescente nos ventrículos excede a da aorta e do tronco pulmonar, as valvas aórtica e do tronco pulmonar se abrem e ocorre o período de **ejeção ventricular** da sístole. O sangue é forçado para dentro da aorta e do tronco pulmonar à medida que as fibras musculares ventriculares em contração se encurtam. O volume de sangue ejetado de cada ventrículo durante a sístole é denominado **volume sistólico (VS)**.

Durante a primeira parte da diástole, os ventrículos começam a relaxar e ocorre o fechamento das valvas aórtica e pulmonar (a linha divisória entre a sístole e a diástole é objeto de debate; conforme apresentado aqui, a linha divisória é o ponto no qual a contração ventricular cessa e as valvas do tronco pulmonar e da aorta se fecham). Nesse momento, as valvas AV também se encontram fechadas; portanto, não há entrada nem saída de sangue dos ventrículos. O volume ventricular não está se modificando, e esse período é denominado **relaxamento ventricular isovolumétrico**. Observe, então, que os únicos momentos durante o ciclo cardíaco em que todas as valvas estão fechadas são os períodos de contração e relaxamento ventriculares isovolumétricos.

Em seguida, as valvas AV se abrem e o **enchimento ventricular** ocorre à medida que o sangue flui a partir dos átrios. A contração atrial ocorre no final da diástole, depois de ocorrida a maior parte do enchimento ventricular. O ventrículo recebe sangue durante quase toda a diástole, e não apenas quando ocorre a contração do átrio. De fato, em um indivíduo em repouso, aproximadamente 80% do enchimento ventricular ocorre antes da contração atrial.

Isso completa a orientação básica. Utilizando a **Figura 12.20**, podemos agora analisar as alterações de pressão e volume que ocorrem no átrio esquerdo, ventrículo esquerdo e na aorta durante o ciclo cardíaco. Os eventos no lado direito do coração são muito semelhantes, exceto pelas pressões absolutas.

Diástole intermediária à diástole final

Nossa análise dos eventos no átrio e no ventrículo esquerdos, e na aorta, começa no lado extremo esquerdo da Figura 12.20 com os eventos do meio ao final da diástole. Os números que se seguem correspondem aos eventos numerados apresentados na figura.

1. O átrio e o ventrículo esquerdos estão, ambos, relaxados, todavia a pressão atrial é ligeiramente mais alta que a pressão ventricular, já que o átrio está se enchendo do sangue que está retornando das veias para o coração.
2. A valva AV é mantida aberta por essa diferença de pressão, e o sangue proveniente das veias pulmonares que entra no átrio continua seu trajeto para dentro do ventrículo.

Para reenfatizar um ponto, todas as valvas do coração oferecem muito pouca resistência quando abertas; portanto, são necessárias diferenças de pressão muito pequenas para produzir fluxos relativamente grandes.

3. Observe que, nesse momento e durante toda a diástole, a valva aórtica está fechada, pois a pressão aórtica é maior que a pressão ventricular.
4. Durante a diástole, a pressão aórtica diminui lentamente porque o sangue está saindo das artérias e passando pelo sistema vascular.
5. Em contrapartida, a pressão ventricular está aumentando ligeiramente porque o sangue proveniente do átrio está entrando no ventrículo relaxado, expandindo, assim, o volume ventricular.
6. Próximo ao final da diástole, o nó SA dispara e ocorre a despolarização dos átrios, conforme representado pela onda P do ECG.
7. A contração do átrio provoca aumento da pressão atrial.
8. O aumento da pressão atrial força um pequeno volume adicional de sangue para o ventrículo, algumas vezes chamado de "pontapé atrial".
9. Isso nos leva ao final da diástole ventricular, de modo que a quantidade de sangue existente no ventrículo nesse momento é denominada **volume diastólico final (VDF)**.

Sístole

Até agora, o ventrículo encontrava-se relaxado à medida que se enchia de sangue. Entretanto, imediatamente após a contração atrial, os ventrículos começam a se contrair.

10. A partir do nó AV, a onda de despolarização passa para dentro e através do tecido ventricular – conforme representado pelo complexo QRS do ECG – e isso desencadeia a contração ventricular.
11. À medida que o ventrículo se contrai, a pressão ventricular aumenta rapidamente; quase imediatamente, essa pressão excede a pressão atrial.
12. Essa alteração do gradiente de pressão força o fechamento da valva AV, o que evita o fluxo retrógrado de sangue para o átrio.
13. Como a pressão aórtica ainda excede a pressão ventricular nesse momento, a valva aórtica permanece fechada e o ventrículo não pode se esvaziar, apesar de sua contração. Por um breve período, então, todas as valvas são fechadas durante essa fase de contração ventricular isovolumétrica. A protrusão retrógrada das valvas AV fechadas causa uma pequena deflexão ascendente na onda de pressão atrial.
14. Essa breve fase termina quando a pressão ventricular, aumentando rapidamente, excede a pressão aórtica.
15. O gradiente de pressão agora força a abertura da valva aórtica e começa a ejeção ventricular.
16. A curva do volume ventricular mostra que a ejeção é rápida no início e, em seguida, é desacelerada.
17. A quantidade de sangue que permanece no ventrículo após a ejeção é denominada **volume sistólico final (VSF)**.

Observe que o ventrículo não se esvazia completamente. A quantidade de sangue que sai durante cada ciclo é a diferença entre o que o ventrículo continha no final da diástole e o que permanece no final da sístole. Portanto:

$$\text{Volume sistólico} = \text{volume diastólico final} - \text{volume sistólico final}$$
$$VS \qquad\qquad VDF \qquad\qquad VSF$$

Como mostra a Figura 12.20, os valores típicos para um adulto em repouso são os seguintes: volume diastólico final = 135 mℓ, volume sistólico final = 65 mℓ e volume sistólico = 70 mℓ.

18. À medida que o sangue flui para dentro da aorta, a pressão aórtica aumenta juntamente com a pressão ventricular. Durante toda a ejeção, existem diferenças de pressão muito pequenas entre o ventrículo e a aorta porque a valva aórtica aberta oferece pouca resistência ao fluxo.
19. Observe que o pico das pressões ventriculares e aórticas é atingido antes do final da ejeção ventricular – ou seja, essas pressões começam a diminuir durante a parte final da sístole, apesar da contração ventricular continuada. Isso ocorre porque a força da contração ventricular diminui durante a parte final da sístole.
20. Essa redução de força é demonstrada pela redução da velocidade de ejeção do sangue durante a parte final da sístole.
21. O volume e a pressão na aorta diminuem à medida que a taxa de ejeção de sangue dos ventrículos se torna mais lenta do que a taxa na qual o sangue drena das artérias para os tecidos.

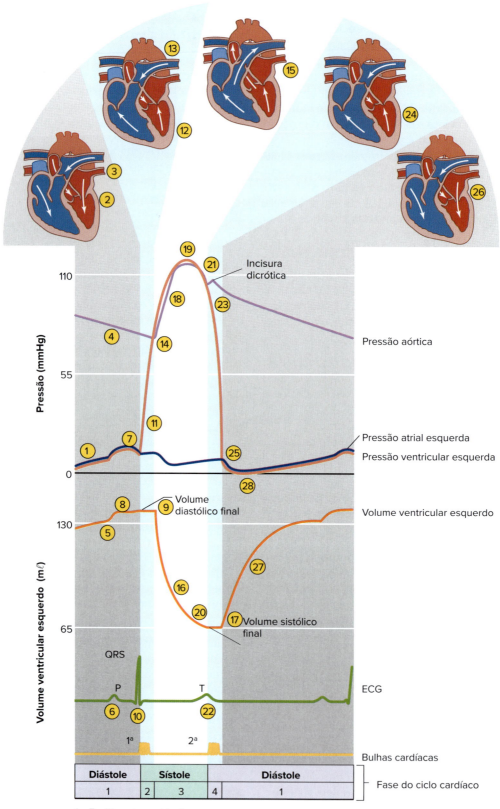

Figura 12.20 Resumo dos eventos no átrio esquerdo, no ventrículo esquerdo e na aorta durante o ciclo cardíaco (algumas vezes denominado diagrama de "Wiggers"). Consulte o texto para obter a descrição das etapas numeradas.

Diástole inicial

Essa fase da diástole começa quando o músculo ventricular relaxa e a ejeção chega ao seu final.

(22) Lembre-se de que a onda T do ECG corresponde à repolarização ventricular.
(23) À medida que os ventrículos relaxam, a pressão ventricular diminui abaixo da pressão aórtica, a qual permanece significativamente elevada devido ao volume de sangue que acabou de entrar. A mudança no gradiente de pressão força o fechamento da valva aórtica. A combinação de retração elástica da aorta e rebote do sangue contra a valva provoca um rebote da pressão aórtica denominado **incisura dicrótica**.
(24) A valva AV também permanece fechada porque a pressão ventricular ainda é maior que a pressão atrial. Por um breve período, então, todas as valvas são novamente fechadas durante essa fase de relaxamento ventricular isovolumétrico.
(25) Essa fase termina quando a pressão ventricular, em rápido declínio, diminui abaixo da pressão atrial.
(26) Essa alteração no gradiente de pressão resulta na abertura da valva AV.
(27) O sangue venoso que se acumulou no átrio desde o fechamento da valva AV flui rapidamente para dentro dos ventrículos.
(28) A velocidade do fluxo sanguíneo aumenta durante essa fase de enchimento inicial devido a uma rápida diminuição da pressão ventricular. Isso ocorre porque a contração anterior do ventrículo comprimiu os elementos elásticos da câmara de tal forma, que o ventrículo, na verdade, tende a se rebater para fora uma vez que a sístole tenha terminado. Essa expansão, por sua vez, reduz a pressão ventricular mais rapidamente do que ocorreria de outro modo e pode até criar uma pressão negativa (subatmosférica). Assim, alguma energia é armazenada dentro do miocárdio durante a contração e sua liberação durante o relaxamento subsequente auxilia o enchimento.

O fato de que a maior parte do enchimento ventricular é concluída durante o início da diástole é de grande importância. Isso assegura que o enchimento não seja gravemente comprometido durante períodos em que o coração bate muito rapidamente, e a duração da diástole e, portanto, o tempo total de enchimento estão reduzidos. Quando, no entanto, são atingidas frequências cardíacas de aproximadamente 200 bpm ou mais, o tempo de enchimento torna-se inadequado e o volume de sangue bombeado durante cada batimento diminui.

O enchimento ventricular inicial também explica por que os defeitos de condução que eliminam os átrios como bombas efetivas não comprometem seriamente o enchimento ventricular, pelo menos em indivíduos em repouso e saudáveis nos demais aspectos. Isso é verdadeiro, por exemplo, durante a **fibrilação atrial**, um estado no qual as células dos átrios sofrem contração de maneira completamente descoordenada, de modo que os átrios não conseguem trabalhar como bombas efetivas.

Pressões da circulação pulmonar

As alterações de pressão no ventrículo direito e nas artérias pulmonares (**Figura 12.21**) são qualitativamente semelhantes àquelas descritas para o ventrículo esquerdo e a aorta. Existem, no entanto, diferenças quantitativas relevantes. As pressões arteriais pulmonares sistólica e diastólica típicas são de 25 e 10 mmHg, respectivamente, em comparação com as pressões arteriais sistêmicas de 120 e 80 mmHg; portanto, a circulação pulmonar é um sistema de baixa pressão, por motivos que serão descritos mais adiante. Essa diferença é claramente refletida na anatomia ventricular – a parede do ventrículo direito é muito mais fina que a do ventrículo esquerdo. Apesar da diferença de pressão durante a contração; entretanto, os volumes sistólicos de ambos os ventrículos são idênticos.

Bulhas cardíacas

Duas **bulhas cardíacas** resultantes da contração cardíaca são normalmente ouvidas por intermédio de um estetoscópio posicionado sobre a parede torácica. A primeira bulha, um *lub* suave e grave, está associada ao fechamento das valvas AV; a segunda bulha, um *dup* mais alto, está associada ao fechamento das valvas pulmonar e aórtica. Observe, na Figura 12.20, que o *lub* marca o início da sístole, enquanto o *dup* ocorre no início da diástole. Esses sons, que resultam de vibrações causadas pelo fechamento das valvas, são normais, contudo, outros sons, conhecidos como **sopros cardíacos**, podem ser um sinal de doença cardíaca.

Os sopros podem ser produzidos por defeitos cardíacos que provocam turbulência do fluxo sanguíneo. Normalmente, o fluxo sanguíneo através das valvas e dos vasos é um **fluxo laminar** – ou seja, flui em camadas concêntricas

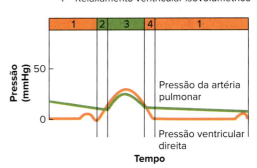

Figura 12.21 Pressões no ventrículo direito e na artéria pulmonar durante o ciclo cardíaco. Observe que as pressões são mais baixas do que no ventrículo esquerdo e na aorta.

> **APLICAÇÃO DO CONCEITO**
>
> ■ Se um indivíduo tiver um orifício no septo interventricular, o sangue ejetado na aorta apresentará níveis de oxigênio abaixo do normal?
>
> *A resposta está disponível no Apêndice A.*

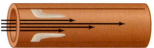
A. Normal (aberta) — Fluxo laminar = silencioso

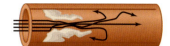
C. Estenose — Estreitamento da valva / Fluxo turbulento = sopro

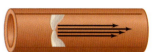
B. Normal (fechada) — Ausência de fluxo = silencioso

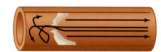
D. Insuficiência — Valva com vazamento / Fluxo retrógrado turbulento = sopro

Figura 12.22 Defeitos das valvas cardíacas causando fluxo sanguíneo turbulento e sopros. **A.** e **B.** As valvas normais permitem um fluxo sanguíneo laminar suave (liso) de sangue na direção anterógrada quando abertas e impedem o fluxo retrógrado quando fechadas. Nenhum som é audível em ambos os estados. **C.** Valvas estenóticas causam rápido fluxo anterógrado turbulento de sangue, produzindo um sopro agudo e sibilante. **D.** A insuficiência valvar resulta em fluxo retrógrado turbulento quando a valva deveria estar fechada, causando um sopro gorgolejante de baixa frequência.

APLICAÇÃO DO CONCEITO

- Que defeito(s) valvar(es) seria(m) indicado(s) pela seguinte sequência de bulhas cardíacas: *lub-sibilante-dup-gorgolejo*?

A resposta está disponível no Apêndice A.

---

lisas (**Figura 12.22**). O fluxo turbulento pode ser causado pelo rápido fluxo de sangue no sentido habitual através de uma valva anormalmente estreitada (***estenose***); pelo fluxo retrógrado do sangue por uma valva permeável danificada (***insuficiência***); ou pelo fluxo de sangue entre os dois átrios ou dois ventrículos através de um pequeno orifício na parede que os separa (denominado **comunicação interatrial** ou **interventricular**).

O momento e a localização exatos do sopro fornecem ao médico um importante indício diagnóstico. Por exemplo, um sopro audível durante a sístole sugere estenose da valva do tronco pulmonar ou da aorta, uma insuficiência da valva AV ou um orifício no septo interventricular. Por outro lado, um sopro audível durante a diástole sugere estenose da valva AV ou insuficiência da valva do tronco pulmonar ou da aorta.

Estude e revise 12.5

- **Ciclo cardíaco: sístole** (contração ventricular) e **diástole** (relaxamento ventricular)
  - **Contração ventricular isovolumétrica** (*início da sístole*): a pressão ventricular excede rapidamente a pressão atrial → as valvas AV se fecham (as valvas aórtica e pulmonar ainda não estão abertas; portanto, não há ejeção de sangue)
  - **Fase de ejeção da sístole**: as pressões ventriculares excedem as pressões do tronco pulmonar e da aorta → as valvas aórtica e pulmonar se abrem → os ventrículos ejetam sangue

---

Estude e revise 12.5 — *continuação*

- **Relaxamento ventricular isovolumétrico** (*início da diástole*): os ventrículos relaxam → as pressões ventriculares diminuem abaixo das pressões da aorta e do tronco pulmonar → as valvas do tronco pulmonar e da aorta se fecham; as valvas AV também estão fechadas; portanto, não ocorre alteração no volume ventricular
- **Fase de enchimento da diástole**: as pressões ventriculares diminuem abaixo das pressões atriais → as valvas AV se abrem → os ventrículos se enchem de sangue
- O enchimento ocorre rapidamente: a contração atrial (no final da diástole) adiciona um pouco de sangue aos ventrículos
- **Volumes e pressões ventriculares**
  - **Volume diastólico final**: quantidade de sangue imediatamente antes da sístole
  - **Volume sistólico final**: quantidade de sangue após a ejeção
  - **Volume sistólico**: quantidade de sangue ejetado do coração com uma única contração
  - Os padrões de alteração de pressão nas circulações sistêmica e pulmonar são semelhantes, mas as pressões pulmonares são mais baixas (menor resistência vascular)
- **Bulhas cardíacas**
  - Primeira bulha: fechamento das valvas AV; segunda bulha: fechamento das valvas do tronco pulmonar e da aorta
  - **Sopros**: decorrentes do estreitamento ou das valvas com vazamento; orifícios no septo interventricular; criam fluxo turbulento (em vez de fluxo laminar normal).

Questão de revisão: Compare e contraste as pressões no ventrículo esquerdo e na aorta durante um ciclo cardíaco. *(A resposta está disponível no Apêndice A.)*

12.6 Débito cardíaco

O volume de sangue bombeado por cada ventrículo, em função do tempo, habitualmente expresso em litros por minuto, é denominado **débito cardíaco (DC)**. No estado estacionário, o débito cardíaco que flui pelos circuitos sistêmico e pulmonar é o mesmo.

O débito cardíaco pode ser calculado multiplicando-se a frequência cardíaca (*FC*) – o número de batimentos por minuto – pelo volume sistólico (*VS*) – o volume de sangue ejetado por cada ventrículo a cada batimento:

$$DC = FC \times VS$$

Por exemplo, se cada ventrículo tiver uma frequência de 72 bpm e ejetar 70 mℓ de sangue a cada batimento, o débito cardíaco será:

$$DC = 72 \text{ bpm} \times 0{,}07 \text{ ℓ/batimento} = 5 \text{ ℓ/min}$$

Esses valores são típicos de um adulto de constituição média em repouso. Tendo em vista que o volume total médio de sangue é de cerca de 5,5 ℓ, quase todo o sangue é bombeado pelo circuito uma vez a cada minuto. Durante períodos de exercício físico extenuante, o débito cardíaco em atletas bem treinados pode alcançar 35 ℓ/min; todo o volume de sangue é bombeado pelo circuito quase sete vezes por minuto! Até mesmo os indivíduos sedentários não treinados podem atingir débitos cardíacos de 20 a 25 ℓ/min durante o exercício físico.

A descrição, a seguir, dos fatores que alteram os dois determinantes utilizados para calcular o débito cardíaco – frequência cardíaca e volume sistólico – aplica-se em todos os casos tanto do lado direito como do esquerdo do coração, posto que o volume sistólico e a frequência cardíaca são os mesmos para ambos em condições de equilíbrio dinâmico. A frequência cardíaca e o volume sistólico nem sempre se modificam no mesmo sentido. Por exemplo, o volume sistólico diminui após uma perda de sangue, enquanto a frequência cardíaca aumenta. Essas alterações produzem efeitos opostos sobre o débito cardíaco.

Controle da frequência cardíaca

O batimento cardíaco rítmico a uma frequência de aproximadamente 100 bpm ocorrerá na ausência completa de quaisquer influências nervosas ou hormonais no nó SA. Essa é a frequência de descarga autônoma inerente do nó SA. A frequência cardíaca pode, no entanto, ser mais lenta ou mais rápida do que esse valor, pois o nó SA, normalmente, encontra-se sob a influência constante dos nervos e dos hormônios.

Uma grande quantidade de neurônios pós-ganglionares simpáticos e parassimpáticos terminam no nó SA. A atividade dos neurônios parassimpáticos (que seguem seu trajeto nos nervos vagos) provoca a diminuição da frequência cardíaca, enquanto a atividade nos neurônios simpáticos produz um aumento – são os efeitos **cronotrópicos**. No estado de repouso, a atividade parassimpática para o coração é consideravelmente maior do que simpática, de modo que a frequência cardíaca normal em repouso, de cerca de 70 a 75 bpm, está bem abaixo da frequência inerente de 100 bpm.

A **Figura 12.23** ilustra como as atividades simpática e parassimpática influenciam a função do nó SA. A estimulação simpática aumenta a inclinação do potencial marca-passo, aumentando a permeabilidade dos canais tipo F. Como a principal corrente através desses canais é o Na$^+$ que entra na célula, ocorre uma despolarização mais rápida. Consequentemente, as células do nó SA alcançam o limiar mais rapidamente e a frequência cardíaca se eleva. O aumento dos impulsos parassimpáticos exerce o efeito oposto – a inclinação do potencial marca-passo diminui em decorrência de uma redução na corrente de influxo. O limiar é, portanto, alcançado mais lentamente e a frequência cardíaca diminui. A estimulação parassimpática também hiperpolariza as membranas plasmáticas das células do nó SA, aumentando sua permeabilidade ao K$^+$, de modo que o potencial marca-passo começa a partir de um valor mais negativo (mais próximo do potencial de equilíbrio do K$^+$) e apresenta uma inclinação reduzida.

Outros fatores, além dos nervos cardíacos, também podem alterar a frequência cardíaca. A epinefrina, o principal hormônio secretado na circulação sistêmica pela medula

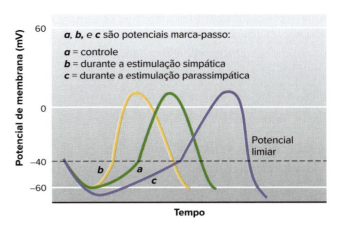

Figura 12.23 Efeitos da estimulação nervosa simpática e parassimpática sobre a inclinação do potencial marca-passo de uma célula do nó SA. Observe que a estimulação parassimpática não apenas reduz a inclinação do potencial marca-passo, mas também faz que o potencial de membrana seja mais negativo antes do início do potencial marca-passo. Fonte: Adaptada de Hoffman, B. F., e Cranefield, P. E., *Electrophysiology of the Heart*. Nova York, NY: McGraw Hill, 1960.

APLICAÇÃO DO CONCEITO

- A estimulação parassimpática também aumenta o retardo entre as contrações atriais e ventriculares. Qual é o mecanismo iônico?

A resposta está disponível no Apêndice A.

suprarrenal, acelera o coração ao atuar nos mesmos receptores beta-adrenérgicos no nó SA que a norepinefrina liberada pelos neurônios. A frequência cardíaca também é sensível a alterações na temperatura corporal, concentrações plasmáticas de eletrólitos, outros hormônios além da epinefrina e da adenosina – um metabólito produzido pelas células miocárdicas. Esses fatores não são tão importantes quanto o aporte dos nervos cardíacos. A **Figura 12.24** resume os principais determinantes da frequência cardíaca.

Além do nó SA, os neurônios simpáticos e parassimpáticos inervam outras partes do sistema de condução. A estimulação simpática aumenta a velocidade de condução por todo o sistema de condução cardíaco, enquanto a estimulação

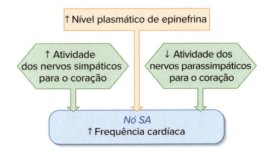

Figura 12.24 Principais fatores que influenciam a frequência cardíaca. Todos os efeitos são exercidos sobre o nó SA. A figura mostra como a frequência cardíaca é aumentada; a inversão de todas as setas nos boxes ilustra como a frequência cardíaca pode ser diminuída.

parassimpática diminui a velocidade de propagação da excitação por intermédio dos átrios e do nó AV. Esses efeitos são denominados **dromotrópicos**. A regulação autonômica da frequência cardíaca é um dos melhores exemplos do princípio geral de fisiologia segundo o qual a maioria das funções fisiológicas é controlada por múltiplos sistemas reguladores que, frequentemente, atuam em oposição.

Controle do volume sistólico

A variável mais importante que determina o débito cardíaco é o volume sistólico – o volume de sangue ejetado por cada ventrículo durante cada contração. Lembre-se de que os ventrículos não se esvaziam por completo durante a contração; portanto, uma contração mais forte pode produzir aumento no volume sistólico por causar maior esvaziamento. Diversos fatores podem produzir alterações da força durante a ejeção do volume sistólico, mas três são predominantes na maioria das condições fisiológicas e fisiopatológicas:

- Alterações no volume diastólico final (o volume de sangue nos ventrículos imediatamente antes da contração, às vezes referido como **pré-carga**)
- Alterações na magnitude do impulso do sistema nervoso simpático para os ventrículos
- Mudanças na **pós-carga** (ou seja, as pressões arteriais contra as quais os ventrículos bombeiam).

Relação entre o volume diastólico final ventricular e o volume sistólico: o mecanismo de Frank-Starling

As propriedades mecânicas do músculo cardíaco formam a base de um mecanismo inerente para alterar a força da contração e o volume sistólico; o ventrículo se contrai com mais força durante a sístole quando teve maior grau de enchimento durante a diástole. Em outras palavras, estando todos os outros fatores iguais, o volume sistólico aumenta à medida que o volume diastólico final aumenta. Isso é ilustrado graficamente como uma **curva de função ventricular** (**Figura 12.25**).

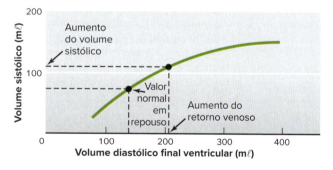

Figura 12.25 Curva da função ventricular que expressa a relação entre o volume ventricular diastólico final e o volume sistólico (mecanismo de Frank-Starling). O eixo horizontal poderia ter sido classificado como "comprimento do sarcômero" e o vertical, como "força contrátil". Em outras palavras, trata-se de uma curva de comprimento-tensão análoga àquela do músculo esquelético (ver Figura 9.20). Não é mostrado na figura que, com volumes muito altos, a força (e, portanto, o volume sistólico) declina, conforme ocorre no músculo esquelético.

Essa relação entre o volume sistólico e o volume diastólico final é conhecida como **mecanismo de Frank-Starling** (também denominado *lei de Starling do coração*) em homenagem aos dois fisiologistas que o identificaram.

O que explica o mecanismo de Frank-Starling? Trata-se, essencialmente, de uma relação de comprimento-tensão, conforme descrito para o músculo esquelético na Figura 9.20, pois o volume diastólico final é um importante determinante do grau de estiramento dos sarcômeros ventriculares imediatamente antes da contração: quanto maior o volume diastólico final, maior o estiramento e mais forte a contração. Uma comparação entre a Figura 12.25 e a Figura 9.20 revela, no entanto, uma diferença importante na relação de comprimento-tensão entre o músculo esquelético e o músculo cardíaco. O ponto normal para o músculo cardíaco em um indivíduo em repouso não está em seu comprimento ideal para a contração, como ocorre na maioria dos músculos esqueléticos em repouso, porém está localizado na fase de elevação da curva. Por esse motivo, um maior enchimento provoca estiramento adicional das fibras musculares cardíacas e aumenta a força de contração.

Os mecanismos que ligam as mudanças no comprimento do músculo às mudanças na força muscular são mais complexos no músculo cardíaco do que no músculo esquelético. Além de alterar a sobreposição dos filamentos espessos e finos, o alongamento das células musculares cardíacas em direção ao seu comprimento ideal diminui o espaço entre os filamentos espessos e finos (possibilitando a ligação de mais pontes cruzadas durante uma contração), aumenta a sensibilidade da troponina para a ligação de Ca^{2+} e, também, aumenta a liberação de Ca^{2+} a partir do retículo sarcoplasmático.

O significado do mecanismo de Frank-Starling é o seguinte: em qualquer frequência cardíaca, um aumento do **retorno venoso** – o fluxo de sangue proveniente das veias para o coração –, automaticamente força uma elevação no débito cardíaco ao aumentar o volume diastólico final, portanto, o volume de ejeção. Uma função importante dessa relação é manter a igualdade dos débitos cardíacos direito e esquerdo. Por exemplo, se o lado direito do coração subitamente começar a bombear mais sangue do que o lado esquerdo, o aumento do fluxo sanguíneo que retorna para o ventrículo esquerdo produzirá, automaticamente, um aumento no débito ventricular esquerdo. Isso garante que não haverá acúmulo de sangue na circulação pulmonar.

Regulação simpática

Os nervos simpáticos estão distribuídos por todo o miocárdio. O neurotransmissor simpático, a norepinefrina atua sobre os receptores beta-adrenérgicos para aumentar a **contratilidade** ventricular, definida como a força de contração em *qualquer volume diastólico final*. Não confunda contratilidade com contração, que é o processo de geração de força no músculo. A ação da epinefrina plasmática nesses receptores também aumenta a contratilidade miocárdica. Assim, o aumento tanto da força de contração quanto do volume sistólico resultantes da estimulação nervosa simpática ou da epinefrina circulante são independentes de uma alteração no volume ventricular diastólico final. O mecanismo de Frank-Starling, portanto, *não* reflete o aumento da contratilidade, que é especificamente definido como uma força de contração aumentada em *qualquer* volume diastólico final. Fatores extrínsecos que elevam a força de contração em um determinado volume diastólico final são considerados fatores possuidores de efeitos **inotrópicos**.

A distinção entre o mecanismo de Frank-Starling e a estimulação simpática é ilustrada na **Figura 12.26A**. A curva da função ventricular, em verde, é a mesma mostrada na Figura 12.25. A curva da função ventricular na cor laranja foi obtida do mesmo coração durante a estimulação nervosa simpática. O mecanismo de Frank-Starling ainda se aplica, contudo, durante a estimulação simpática, o volume sistólico é maior em qualquer volume diastólico final. Em outras palavras, o aumento da contratilidade leva a uma ejeção mais completa do volume diastólico final ventricular.

Uma forma de quantificar a contratilidade é mediante a **fração de ejeção (FE)**, definida como a razão entre o volume sistólico (*VS*) e o volume diastólico final (*VDF*):

$$FE = VS/VDF$$

Quando expressa em porcentagem, a fração de ejeção situa-se, em média, entre 50 e 75% em condições de repouso no coração saudável. O aumento da contratilidade provoca a elevação da fração de ejeção.

A estimulação simpática aumentada do miocárdio não apenas produz uma contração mais poderosa, mas também faz que a contração e o relaxamento dos ventrículos ocorram mais rapidamente (**Figura 12.26B**). Esses últimos efeitos são bastante importantes porque, conforme descrito, o aumento da atividade simpática para o coração também eleva a frequência cardíaca. À medida que a frequência cardíaca aumenta, o tempo disponível para enchimento diastólico diminui, porém a contração e o relaxamento mais rápidos induzidos simultaneamente pelos neurônios simpáticos compensam parcialmente esse problema, permitindo que uma fração maior do ciclo cardíaco esteja disponível para enchimento.

Os mecanismos celulares envolvidos na regulação simpática da contratilidade miocárdica são mostrados na **Figura 12.27**. Os receptores adrenérgicos ativam uma cascata acoplada à proteína G que inclui a produção de cAMP e a ativação de uma proteinoquinase. Várias proteínas envolvidas no acoplamento excitação-contração são fosforiladas pela quinase, o que aumenta a contratilidade. Essas proteínas incluem o seguinte (números indicados na figura):

① Canais de Ca^{2+} tipo L na membrana plasmática
② O receptor de rianodina e proteínas associadas na membrana do retículo sarcoplasmático
③ Proteínas de filamentos finos – em particular, a troponina
④ Proteínas de filamentos espessos associadas às pontes cruzadas
⑤ Proteínas envolvidas no bombeamento de Ca^{2+} de volta para o retículo sarcoplasmático.

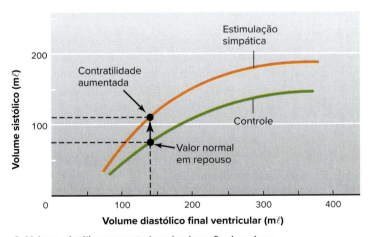

A. Volume sistólico aumentado pela elevação do volume diastólico final e pela estimulação simpática

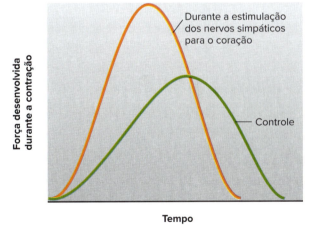

B. Efeito da estimulação simpática no desenvolvimento da força ventricular

Figura 12.26 A estimulação simpática provoca o aumento da contratilidade do músculo ventricular. **A.** O volume sistólico está aumentado em qualquer volume diastólico final. **B.** Tanto a velocidade de desenvolvimento da força quanto a velocidade de relaxamento aumentam, assim como a força máxima desenvolvida.

APLICAÇÃO DO CONCEITO

- Estime a fração de ejeção e o volume sistólico final em condições de controle e de estimulação simpática com um volume diastólico final de 140 mℓ.

A resposta está disponível no Apêndice A.

Devido a essas alterações, a concentração citosólica de Ca^{2+} aumenta mais rapidamente e alcança um valor maior durante a excitação; o Ca^{2+} retorna ao seu valor pré-excitação mais rapidamente após a excitação; as velocidades de ativação e ciclagem das pontes cruzadas são aceleradas. O resultado final é a contração mais forte e rápida observada durante a ativação simpática do coração.

Há pouca inervação parassimpática dos ventrículos, de modo que o sistema parassimpático normalmente exerce um efeito direto insignificante sobre a contratilidade ventricular.

A **Tabela 12.5** apresenta um resumo dos efeitos dos nervos autônomos sobre a função cardíaca.

Pós-carga

Um aumento na pressão arterial tende a reduzir o volume sistólico. Isso ocorre porque, à semelhança de um músculo esquelético que levanta um peso, a pressão arterial representa uma "carga" contra a qual o músculo ventricular em contração deve trabalhar quando está ejetando sangue. Um termo utilizado para descrever o quão duramente o coração deve trabalhar para ejetar sangue é *pós-carga*. Quanto maior a carga, menos as fibras contráteis musculares podem se encurtar a uma determinada contratilidade (ver Figura 9.16). Esse fator não será mais abordado porque, no coração normal, vários ajustes inerentes minimizam a influência global da pressão arterial sobre o volume sistólico. Nas seções sobre hipertensão arterial e insuficiência cardíaca; entretanto, veremos que alterações na resistência vascular e aumentos a longo prazo da pressão arterial podem enfraquecer o coração e, assim, influenciar o volume sistólico.

A **Figura 12.28** integra os fatores que determinam o volume sistólico e a frequência cardíaca, fornecendo um resumo do controle do débito cardíaco.

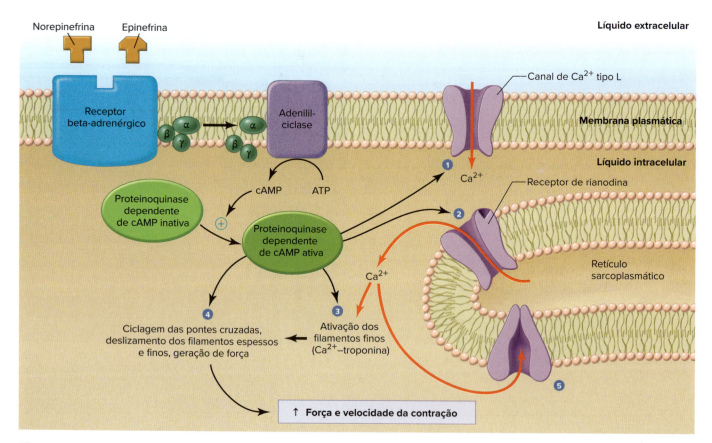

Figura 12.27 Mecanismos dos efeitos simpáticos sobre a contratilidade das células musculares cardíacas. Em algumas das vias, a quinase fosforila proteínas acessórias que não são mostradas.

TABELA 12.5	Efeito dos nervos autônomos sobre o coração.	
Área afetada	Nervos simpáticos (norepinefrina nos receptores beta-adrenérgicos)	Nervos parassimpáticos (ACh nos receptores muscarínicos)
Nó SA	Aumento da frequência cardíaca	Diminuição da frequência cardíaca
Nó AV	Aumento da velocidade de condução	Diminuição da velocidade de condução
Músculo atrial	Aumento da contratilidade	Diminuição da contratilidade
Músculo ventricular	Aumento da contratilidade	Sem efeito significativo

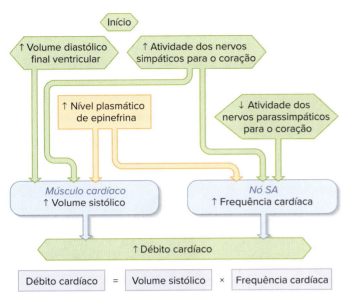

Figura 12.28 Principais fatores envolvidos no aumento do débito cardíaco. A inversão de todas as setas nos boxes ilustraria como o débito cardíaco pode ser diminuído.

APLICAÇÃO DO CONCEITO

- Lembre-se, consultando a Figura 12.10, que os nervos parassimpáticos não inervam os ventrículos. Isso torna impossível existir uma influência da atividade parassimpática sobre o volume sistólico?

A resposta está disponível no Apêndice A.

Estude e revise 12.6

- **Débito cardíaco (DC):** volume de sangue que cada ventrículo bombeia por unidade de tempo (p. ex., ℓ/min)
  - DC = frequência cardíaca (FC) × volume sistólico (VS)
- **Controle da frequência cardíaca**
  - Aumentada pelo aporte simpático para o nó SA e pelo nível plasmático de epinefrina (ação **cronotrópica**)
  - Diminuída pelo aporte parassimpático para o nó SA
- **Volume sistólico:** volume de sangue ejetado por ciclo cardíaco
  - Elevado pelo aumento do volume diastólico final (**pré-carga**) por meio do **mecanismo de Frank-Starling**
  - Aumentado pela elevação da **contratilidade**: força de contração para um determinado volume diastólico final (aumento da estimulação simpática ou do nível de epinefrina)
  - Quantificado pela **fração de ejeção**, que é a razão entre o volume sistólico e o volume diastólico final
  - Contratilidade aumentada por estímulo simpático/catecolaminérgico via aumento de Ca^{2+} citosólico no miocárdio
- **Pós-carga:** força ventricular necessária para abrir as valvas semilunares durante a sístole; proporcional à pressão aórtica para o ventrículo esquerdo e à pressão da artéria pulmonar para o ventrículo direito; o aumento da pós-carga pode reduzir o volume de ejeção (em determinadas situações).

Questão de revisão: Quais fatores podem aumentar o débito cardíaco e como eles são controlados? (A resposta está disponível no Apêndice A.)

12.7 Medida da função cardíaca

Nos seres humanos, o débito cardíaco e a função cardíaca podem ser medidos por uma variedade de métodos. Por exemplo, a ***ecocardiografia* (ECG)** pode ser utilizada para a obtenção de imagens bidimensionais e tridimensionais do coração durante todo o ciclo cardíaco. Nesse procedimento, ondas ultrassônicas são enviadas para o coração e os ecos que retornam são plotados eletronicamente pelo computador para produzir imagens contínuas do coração. Essa técnica é capaz de detectar o funcionamento anormal das valvas cardíacas ou contrações anormais das paredes cardíacas, além de poder ser utilizada para medir a fração de ejeção.

A ECG é uma técnica não invasiva, visto que todos os componentes utilizados permanecem fora do corpo. Outras técnicas de visualização são invasivas. Uma delas, a ***angiografia cardíaca***, exige a introdução temporária de um tubo fino e flexível denominado cateter através de uma artéria ou veia até o coração. Em seguida, injeta-se um líquido contendo material de contraste radiopaco através do cateter durante a videografia de raios X de alta velocidade. Essa técnica é útil não apenas para avaliar a função cardíaca, mas também para identificar a ocorrência de estreitamento ou bloqueio total das artérias coronárias (patência).

Estude e revise 12.7

- **Ecocardiografia (ECG):** avalia o funcionamento das valvas e paredes cardíacas
- **Angiografia cardíaca:** avalia a permeabilidade da artéria coronária e o fluxo sanguíneo.

Questão de revisão: O ECG avalia a "função" cardíaca? (A resposta está disponível no Apêndice A.)

Sistema Vascular

12.8 Visão geral do sistema vascular

Embora a ação do coração como músculo forneça a força propulsora geral para o movimento do sangue, o sistema vascular desempenha importante função na regulação da pressão arterial e na distribuição do fluxo sanguíneo para os vários tecidos. Uma ramificação elaborada e especializações regionais dos vasos sanguíneos permitem uma adequação eficiente do fluxo sanguíneo às demandas metabólicas individuais dos tecidos. Esta seção enfatizará, repetidamente, o princípio geral de fisiologia segundo o qual a estrutura é um determinante da função à medida que examinarmos a especialização dos diferentes tipos de vasos que compõem o sistema vascular.

As características estruturais dos vasos sanguíneos variam de acordo com a região, conforme mostrado na **Figura 12.29**; no entanto, todo o sistema circulatório, desde o coração até

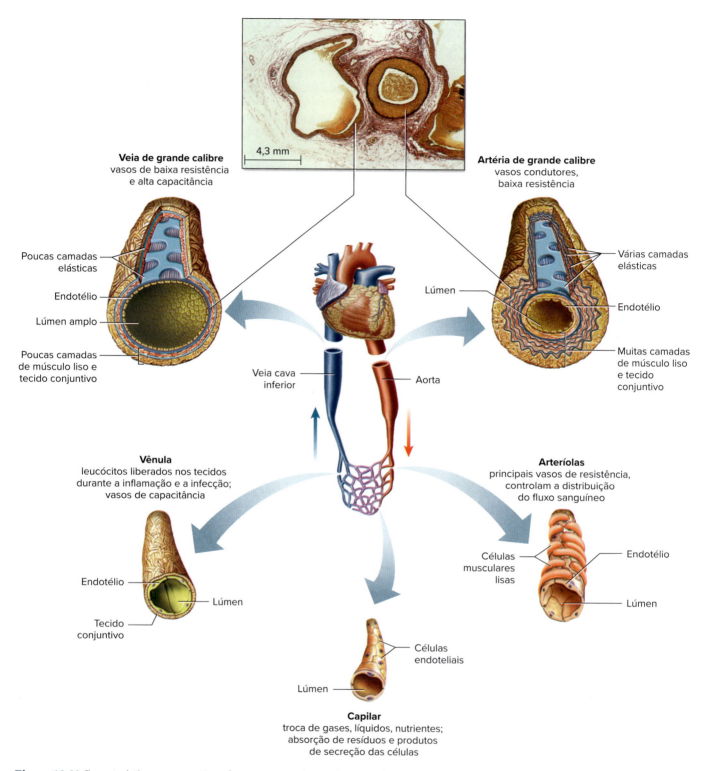

Figura 12.29 Características comparativas dos vasos sanguíneos. Os tamanhos não são apresentados em escala. *Detalhe*: micrografia óptica (aumento de quatro vezes) de uma artéria de tamanho médio próximo a uma veia. Observe a diferença entre os dois vasos na espessura da parede e no diâmetro do lúmen. Consulte a Tabela 12.3 para mais detalhes sobre a função. Fonte: Biophoto Associates/Science.

os menores capilares, tem um componente estrutural em comum: uma camada unicelular lisa (revestimento) de células endoteliais (endotélio) que está em contato com o sangue fluindo. Os capilares consistem apenas em endotélio e membrana basal extracelular associada, enquanto todos os outros vasos apresentam uma ou mais camadas de tecido conjuntivo e músculo liso. As células endoteliais apresentam um grande número de funções, as quais estão resumidas, para referência, na **Tabela 12.6,** e são descritas nas seções relevantes deste e de outros capítulos.

TABELA 12.6	Funções das células endoteliais.
Servem como revestimento físico no coração e nos vasos sanguíneos ao qual as células sanguíneas normalmente não aderem
Atuam como barreira de permeabilidade para troca de nutrientes, produtos metabólicos finais e líquidos entre o plasma e o líquido intersticial; regulam o transporte de macromoléculas e outras substâncias
Secretam agentes parácrinos que atuam sobre as células musculares lisas vasculares adjacentes, incluindo vasodilatadores, como prostaciclina e óxido nítrico (fator de relaxamento derivado do endotélio [EDRF]), e vasoconstritores, como a endotelina-1
Medeiam a angiogênese (crescimento de novos capilares)
Desempenham uma função central na remodelagem vascular ao detectar sinais e liberar agentes parácrinos que atuam sobre células adjacentes na parede dos vasos sanguíneos
Contribuem para a formação e a manutenção da matriz extracelular
Produzem fatores de crescimento em resposta à dano
Secretam substâncias que regulam a agregação plaquetária, a coagulação e a anticoagulação
Sintetizam hormônios ativos a partir de precursores inativos (ver Capítulo 14)
Extraem ou degradam hormônios e outros mediadores (ver Capítulos 11, 13)
Secretam citocinas durante as respostas imunes (ver Capítulo 18)
Influenciam a proliferação do músculo liso vascular na doença aterosclerótica (ver Seção 12.24)

Descrevemos anteriormente as pressões na aorta e nas artérias pulmonares durante o ciclo cardíaco. A **Figura 12.30** ilustra as alterações de pressão que ocorrem ao longo do restante dos circuitos sistêmico e pulmonar. As seções que tratam de cada segmento vascular descrevem as razões dessas mudanças na pressão. Por enquanto, observe apenas que, quando o sangue completa seu trajeto de volta ao átrio em cada circuito, a maior parte da pressão originalmente gerada pela contração ventricular já se dissipou. A razão pela qual a pressão média em qualquer ponto nos circuitos pulmonar e sistêmico é mais baixa do que proximalmente em direção ao coração é que os vasos sanguíneos oferecem resistência ao fluxo de um ponto para o outro (ver Figura 12.6).

Estude e revise 12.8

- **Endotélio:** camada unicelular lisa de células endoteliais em contato com o sangue fluindo em todos os vasos sanguíneos e nas câmaras cardíacas
  - Capilares: endotélio e **membrana basal** extracelular associada
  - Todos os outros vasos têm pelo menos uma camada de tecido conjuntivo e músculo liso (além de um revestimento de células endoteliais)
  - Grande número de funções (ver Tabela 12.6)
- **Pressões arteriais**
  - Pressão arterial **sistêmica** superior à pressão arterial **pulmonar**; esta última apresenta menor resistência vascular
  - As pressões decaem à medida que o sangue flui dos ventrículos através dos leitos capilares para os átrios devido à resistência ao fluxo (dissipação da pressão gerada pelos ventrículos).

Questão de revisão: O que são células endoteliais? Resuma suas principais funções. **(A resposta está disponível no Apêndice A.)**

12.9 Artérias

A aorta e outras artérias sistêmicas têm paredes espessas contendo grandes quantidades de tecido elástico (ver Figura 12.29). Embora também tenham músculo liso, as artérias podem ser, mais apropriadamente, consideradas tubos elásticos. Os grandes raios das artérias atendem à sua principal função de atuar como tubos de baixa resistência para a condução do sangue até os vários órgãos. A sua segunda grande função, que está relacionada com sua elasticidade, é atuar como "reservatório de pressão" para manter o fluxo sanguíneo através dos tecidos durante a diástole, conforme descrito adiante.

Pressão sanguínea arterial

Quais são os fatores que determinam a pressão dentro de um recipiente elástico, como um balão cheio de água? A pressão dentro do balão depende:

- Do volume de água
- Da facilidade com que o balão pode se expandir.

Se o balão for fino e distensível, grandes quantidades de água podem ser acrescentadas com apenas um pequeno aumento da pressão. Por outro lado, mesmo a adição de uma pequena quantidade de água provocará uma grande elevação da pressão em um balão espesso e difícil de estirar. O termo empregado para indicar a facilidade com que uma estrutura sofre estiramento é **complacência**:

$$\text{Complacência} = \Delta\text{Volume}/\Delta\text{Pressão}$$

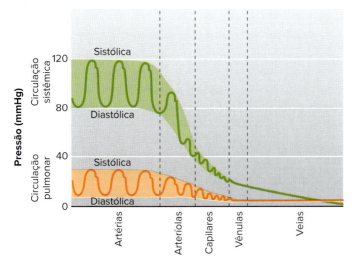

Figura 12.30 Pressões nos vasos sistêmicos e pulmonares.

Quanto maior for a complacência de uma estrutura, mais facilmente ela poderá ser estirada. Como você verá no Capítulo 13, a complacência também é um fator essencial na função pulmonar.

Esses princípios se aplicam a uma análise da pressão arterial. A contração dos ventrículos ejeta sangue para o interior das artérias durante a sístole. Se uma quantidade igual de sangue tivesse que fluir simultaneamente das artérias para as arteríolas durante a sístole, o volume total de sangue nas artérias permaneceria constante e não haveria alteração na pressão arterial. Este; entretanto, não é o caso. Conforme ilustrado na **Figura 12.31**, um volume de sangue igual a apenas cerca de um terço do volume sistólico deixa as artérias durante a sístole. O restante do volume sistólico permanece nas artérias durante a sístole, distendendo-as e elevando a pressão arterial. Quando a contração ventricular termina, as paredes arteriais distendidas sofrem retração passiva, como um balão que se esvazia, e o sangue continua sendo impulsionado para dentro das arteríolas durante a diástole. À medida que o sangue deixa as artérias, o volume e a pressão arteriais diminuem lentamente. A próxima contração ventricular ocorre enquanto as paredes das artérias ainda estão distendidas pelo sangue remanescente. A pressão arterial, portanto, não cai para zero.

O padrão de pressão aórtica mostrado na **Figura 12.32A** é característico das mudanças de pressão que ocorrem em todas as artérias sistêmicas de grande calibre. A pressão arterial máxima alcançada durante o pico de ejeção ventricular é denominada **pressão arterial sistólica (PAS)**. A pressão arterial mínima ocorre imediatamente antes do início da ejeção ventricular e é denominada **pressão arterial diastólica (PAD)**. Em geral, a pressão arterial é registrada como sistólica/diastólica, que, no exemplo apresentado, seria 120/80 mmHg. Consulte a **Figura 12.32B** para os valores médios observados em diferentes idades na população dos EUA. A pressão sistólica e a pressão diastólica são, em média, cerca de 10 mmHg mais baixas nas mulheres do que nos homens.

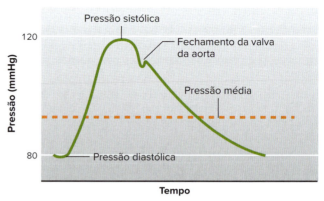

A. Pressão arterial durante um ciclo cardíaco

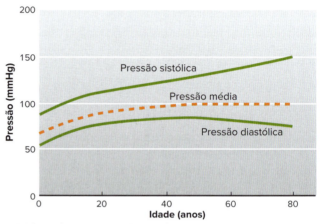

B. Efeito da idade na pressão arterial

Figura 12.32 A. Flutuações características da pressão arterial durante o ciclo cardíaco em um homem adulto jovem. As pressões são, em média, cerca de 10 mmHg mais baixas nas mulheres. **B.** Alterações da pressão arterial com a idade na população dos EUA. Fonte: Adaptada da publicação do National Institutes of Health nº 04-5230, agosto de 2004.

APLICAÇÃO DO CONCEITO

- Com uma frequência cardíaca elevada, o tempo decorrido na diástole é reduzido mais do que o tempo gasto na sístole. Como você calcularia a pressão arterial média (a partir das pressões sistólica e diastólica) em uma frequência cardíaca na qual os tempos gastos na sístole e na diástole são aproximadamente iguais?

A resposta está disponível no Apêndice A.

A diferença entre a pressão sistólica e a pressão diastólica (120 – 80 = 40 mmHg, como no exemplo), denominada **pressão de pulso**, pode ser sentida como uma pulsação ou latejamento nas artérias do punho ou do pescoço, a cada batimento cardíaco. Durante a diástole, nada é sentido sobre a artéria, porém a rápida elevação da pressão na sístole seguinte empurra a parede da artéria para fora; é essa expansão do vaso que produz a pulsação detectável.

Os fatores mais importantes que determinam a magnitude da pressão de pulso são:

- O volume sistólico
- A velocidade de ejeção do volume sistólico
- A complacência arterial.

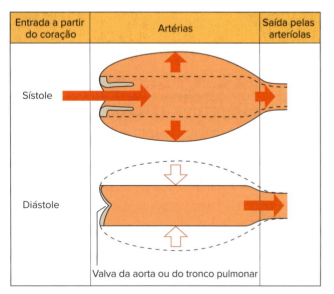

Figura 12.31 Movimento do sangue para dentro e para fora das artérias durante o ciclo cardíaco. Os comprimentos das setas indicam os volumes relativos fluindo para dentro e para fora das artérias e que permanecem nelas.

Especicamente, a pressão de pulso produzida por uma ejeção ventricular é maior se o volume de sangue ejetado estiver aumentado, se a velocidade de ejeção aumenta ou se as artérias forem menos complacentes (ou seja, mais rígidas). Esse último fenômeno ocorre na *arteriosclerose*, um enrijecimento das paredes arteriais que progride com a idade e é responsável pelo aumento da pressão sistólica e pela diminuição da pressão diastólica, além da consequente e crescente pressão de pulso que ocorre, em geral, depois dos 40 anos (ver Figura 12.32B).

Observando a Figura 12.32A, torna-se evidente que a pressão arterial muda continuamente ao longo do ciclo cardíaco. A pressão média durante o ciclo, conhecida como **pressão arterial média (*PAM*)**, não é meramente o valor intermediário entre a pressão sistólica e a pressão diastólica já que a diástole dura cerca de duas vezes mais do que a sístole. A pressão arterial média pode ser calculada com precisão por métodos computacionais complexos, contudo, com uma frequência cardíaca típica em repouso, é aproximadamente igual à pressão diastólica mais um terço da pressão de pulso:

$$PAM = PAD + \frac{1}{3}(PAS - PAD)$$

Em vista disso, na Figura 12.32A,

$$PAM = 80 + \frac{1}{3}(40) = 93 \text{ mmHg}$$

A *PAM* é um importante parâmetro porque é a pressão média que impulsiona o sangue aos tecidos durante todo o ciclo cardíaco. Pode-se dizer que é a pressão "arterial" média sem especificar a artéria à qual estamos nos referindo, visto que a aorta e outras artérias de grande calibre têm diâmetros tão grandes que oferecem uma resistência insignificante ao fluxo e as pressões médias são, portanto, semelhantes em toda a extensão das artérias de grande calibre de um indivíduo deitado (efeitos gravitacionais na posição ereta serão considerados na Seção 12.19).

Outro aspecto significativo deve ser destacado: embora a complacência arterial seja um importante determinante da pressão de pulso, ela normalmente não exerce grande influência sobre a pressão arterial média. À medida que a complacência muda, as pressões sistólica e diastólica também se modificam, mas em sentidos opostos. Por exemplo, um indivíduo com baixa complacência arterial (devido à arteriosclerose), no entanto com um sistema circulatório normal, terá uma grande pressão de pulso devido à pressão sistólica aumentada e à pressão diastólica reduzida. O resultado final, no entanto, é uma pressão arterial média próxima do normal. A pressão de pulso, portanto, é, em geral, um melhor indicador diagnóstico de arteriosclerose do que a pressão arterial média. Os determinantes da pressão arterial média são descritos na Seção 12.14. O método para medir a pressão arterial é descrito a seguir.

Medida da pressão arterial sistêmica

Tanto a pressão arterial sistólica quanto a diastólica são em geral medidas em seres humanos com o uso de um dispositivo chamado *esfigmomanômetro*. Um manguito inflável contendo um manômetro é envolto em torno do braço e um estetoscópio é posicionado sobre a artéria braquial, exatamente abaixo do manguito.

O manguito é, então, insuflado com ar até uma pressão maior que a pressão arterial sistólica (**Figura 12.33**). A pressão elevada no manguito é transmitida através do tecido do braço e comprime totalmente a artéria sob o manguito, impedindo, assim, o fluxo sanguíneo através da artéria. O ar no manguito é liberado lentamente, resultando em diminuição da pressão do manguito e sobre a artéria. Quando a pressão do manguito diminui para um valor logo abaixo da pressão sistólica, a artéria se abre ligeiramente e permite o fluxo sanguíneo por um breve período no pico da sístole. Durante esse intervalo, o fluxo sanguíneo pela artéria parcialmente comprimida ocorre em uma velocidade muito alta devido à pequena abertura e à grande diferença de pressão na abertura. O fluxo sanguíneo de alta velocidade é turbulento; portanto, produz vibrações denominadas **sons de Korotkoff**, que podem ser ouvidos com o estetoscópio. A pressão na qual os sons são ouvidos pela primeira vez à medida que a pressão do manguito diminui é identificada como pressão arterial sistólica.

À medida que a pressão no manguito diminui ainda mais, a duração do fluxo sanguíneo através da artéria em cada ciclo torna-se mais longa. Quando a pressão do manguito alcança a pressão arterial diastólica, o som é interrompido, porque o fluxo está contínuo e não turbulento através da artéria aberta. A pressão diastólica é identificada, portanto, como a pressão do manguito na qual os sons desaparecem.

Deve ficar claro, a partir dessa descrição, que os sons ouvidos durante a medição da pressão arterial não são os mesmos que as bulhas cardíacas descritas anteriormente, decorrentes do fechamento das valvas cardíacas. Monitores de pressão arterial automatizados para uso doméstico estão disponíveis e contam com precisão adequada para que os indivíduos avaliem sua própria pressão arterial.

Estude e revise 12.9

- **Artérias:** principais funções:
  - Atuam como condutos de baixa resistência
  - Servem como um reservatório de pressão que mantêm o fluxo sanguíneo para os tecidos durante o relaxamento ventricular devido à contração elástica das paredes arteriais espessas
- **Pressão de pulso:** pressão arterial máxima (pressão sistólica) menos pressão arterial mínima (pressão diastólica) durante um ciclo cardíaco
  - É determinada pelo volume sistólico, pela complacência do vaso e pela velocidade de ejeção de um volume sistólico
- **Pressão arterial média (*PAM*):** calculada como **pressão diastólica** mais um terço da pressão de pulso
- **Medida da pressão arterial**
  - **Esfigmomanometria:** detecção dos **sons de Korotkoff** (audíveis por meio do estetoscópio [colocado sobre uma artéria] quando a pressão no manguito é desinsuflada).

Questão de revisão: Supondo que a frequência cardíaca é normal, quais serão a pressão de pulso e a pressão arterial média se as pressões sistólica e diastólica estiverem elevadas (p. ex., 14/90 mmHg)? Qual é o significado da pressão de pulso e da PAM? (A resposta está disponível no Apêndice A.)

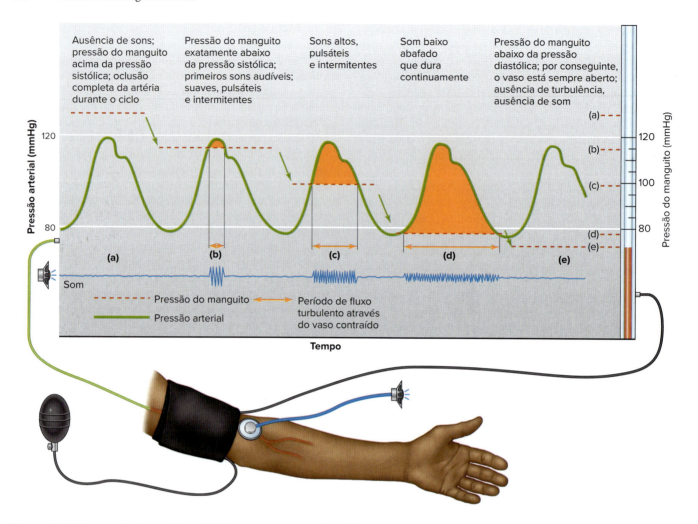

Figura 12.33 Sons audíveis por intermédio de um estetoscópio à medida que a pressão do manguito de um esfigmomanômetro é gradualmente reduzida. Os sons são ouvidos pela primeira vez quando a pressão do manguito cai logo abaixo da pressão sistólica e cessam quando a pressão do manguito cai abaixo da pressão diastólica. Os sons cardíacos também são conhecidos como sons de Korotkoff.

12.10 Arteríolas

As arteríolas desempenham duas importantes funções:

- São responsáveis por determinar os fluxos sanguíneos de cada órgão em cada determinada pressão arterial média
- Em conjunto, são o principal fator na determinação da própria pressão arterial média.

A primeira função será descrita nesta seção e a segunda, na Seção 12.14.

A **Figura 12.34** ilustra os princípios determinantes da distribuição do fluxo sanguíneo com base em um modelo simples: um tanque cheio de líquido com uma série de tubos de saída compressíveis. O que determina a taxa de fluxo através de cada tubo de saída? Conforme assinalado na Seção 12.2, o fluxo (F) é uma função do gradiente de pressão (ΔP) e da resistência ao fluxo (R):

$$F = \Delta P / R$$

Como a pressão propulsora (a altura da coluna de líquido no tanque) é idêntica para cada tubo, as diferenças no fluxo são determinadas pelas diferenças na resistência ao fluxo oferecida por cada tubo. Os comprimentos dos tubos são os mesmos e a viscosidade do líquido é constante; portanto, as diferenças na resistência são devidas apenas às diferenças nos raios dos tubos. Os tubos mais largos apresentam a menor resistência; portanto, os maiores fluxos. Se o raio de cada tubo puder ser alterado independentemente, o fluxo sanguíneo através de cada um deles será controlado de maneira independente.

Essa análise pode, agora, ser aplicada ao sistema circulatório. O tanque é análogo às artérias de grande calibre, que atuam como um reservatório de pressão, no entanto são tão grandes que pouco contribuem para a resistência ao fluxo. Todas as grandes artérias do corpo podem, portanto, ser consideradas um único reservatório de pressão.

As artérias se ramificam no interior de cada órgão em artérias progressivamente menores que, então, se ramificam em arteríolas. As artérias menores são estreitas o suficiente para oferecer resistência significativa ao fluxo, contudo as arteríolas, ainda mais estreitas, são os principais locais de resistência na árvore vascular, sendo, portanto, análogas aos tubos de saída no modelo apresentado. Isso explica a grande redução na pressão média – de cerca de 90 mmHg para 35 mmHg – à medida que o sangue flui pelas arteríolas (ver Figura 12.30).

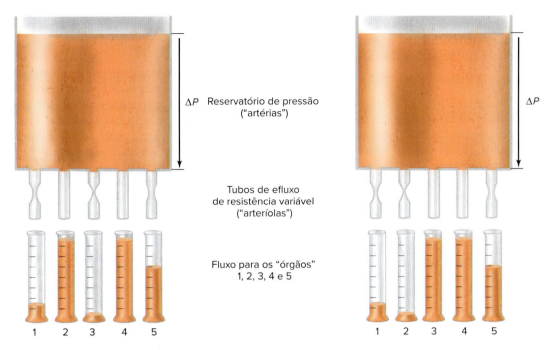

Figura 12.34 Modelo físico da relação entre a pressão arterial, o raio arteriolar em diferentes órgãos e a distribuição do fluxo sanguíneo. No painel esquerdo, o fluxo sanguíneo é alto no tubo 2 e baixo no tubo 3, enquanto ocorre o oposto no painel direito. Essa mudança do fluxo sanguíneo foi obtida pela constrição do tubo 2 e pela dilatação do tubo 3. Lembre-se de que o fluxo sanguíneo está em unidades de volume por tempo (habitualmente mℓ/min).

APLICAÇÃO DO CONCEITO

- Partindo do pressuposto de que o reservatório é reabastecido a uma velocidade constante, como os fluxos demonstrados no painel direito seriam diferentes se o tubo 2 permanecesse na mesma condição que tinha no painel esquerdo?

A resposta está disponível no Apêndice A.

A pressão de pulso também diminui nas arteríolas, de modo que o fluxo é menos pulsátil nos capilares distais, nas vênulas e nas veias.

Assim como os tubos de saída do modelo descrito (ver Figura 12.34), os raios das arteríolas em cada órgão estão sujeitos a ajustes independentes. O fluxo sanguíneo (F) através de qualquer órgão é representado pela seguinte equação:

$$F_{\text{órgão}} = (PAM - \text{Pressão venosa})/\text{Resistência}_{\text{órgão}}$$

Normalmente, a pressão venosa é próxima de zero, então:

$$F_{\text{órgão}} = PAM/\text{Resistência}_{\text{órgão}}$$

Como a *PAM* é idêntica em todo o corpo, as diferenças no fluxo entre os órgãos dependem das resistências relativas de suas respectivas arteríolas. As arteríolas contêm músculo liso, que pode relaxar e provocar o aumento do raio do vaso (**vasodilatação**) ou contrair e diminuir o raio do vaso (**vasoconstrição**). Sendo assim, o padrão de *distribuição* do fluxo sanguíneo depende do grau de contração do músculo liso arteriolar dentro de cada órgão e tecido. A distribuição dos fluxos sanguíneos em repouso é decorrente de diferentes resistências nos vários órgãos. Essa distribuição pode sofrer alteração acentuada quando as várias resistências são modificadas, como ocorre durante o exercício físico (abordado na Seção 12.20).

Como a resistência pode ser alterada? O músculo liso arteriolar apresenta um alto grau de atividade espontânea (ou seja, contração independente de qualquer estímulo neural, hormonal ou parácrino). Essa atividade contrátil espontânea é denominada **tônus intrínseco** (também chamado de tônus basal). Ele estabelece um nível basal de contração que pode ser aumentado ou diminuído por sinais externos, como neurotransmissores e hormônios circulantes. Esses sinais atuam induzindo alterações na concentração citosólica de Ca^{2+} das células musculares lisas vasculares (consulte o Capítulo 9 para obter uma descrição do acoplamento excitação-contração no músculo liso). Um aumento da força contrátil acima do tônus intrínseco provoca vasoconstrição, enquanto uma diminuição da força contrátil causa vasodilatação. Os mecanismos que controlam a vasoconstrição e a vasodilatação nas arteríolas se dividem em duas categorias gerais:

- Controles locais
- Controles extrínsecos (ou reflexos).

Controles locais

O termo **controles locais** denota mecanismos independentes dos nervos ou hormônios circulantes pelos quais os órgãos e os tecidos alteram suas próprias resistências arteriolares, autorregulando, assim, seus fluxos sanguíneos. Isso inclui alterações provocadas por agentes autócrinos e parácrinos. Essa autorregulação é aparente em fenômenos como a hiperemia ativa, a autorregulação do fluxo, a hiperemia reativa e a resposta local à lesão, que serão descritos adiante.

Hiperemia ativa

A maioria dos órgãos e tecidos manifesta um aumento do fluxo sanguíneo (**hiperemia**) quando sua atividade metabólica é aumentada (Figura 12.35A), processo que se denomina **hiperemia ativa**. Por exemplo, o fluxo sanguíneo para o músculo esquelético em exercício aumenta em proporção direta ao aumento da atividade do músculo. A hiperemia ativa é o resultado direto da dilatação arteriolar no órgão ou tecido mais ativo.

Os fatores que causam o relaxamento do músculo liso arteriolar na hiperemia ativa consistem em alterações químicas locais no líquido extracelular que circunda as arteríolas. Essas alterações resultam da elevada atividade metabólica nas células próximas às arteríolas. As contribuições relativas dos diferentes fatores implicados variam, dependendo dos órgãos envolvidos e da duração da atividade aumentada. Citaremos, sem, no entanto, tentar quantificar, as alterações químicas locais que ocorrem no líquido extracelular.

Talvez, a alteração mais óbvia que ocorre quando os tecidos se tornam mais ativos seja uma diminuição da concentração local de oxigênio, o qual é utilizado na produção de ATP pela fosforilação oxidativa. Vários outros fatores químicos *aumentam* quando o metabolismo aumenta, incluindo:

- Dióxido de carbono, um produto final do metabolismo oxidativo
- Íons hidrogênio (diminuição do pH), por exemplo, do ácido láctico
- Adenosina, um produto da degradação do ATP
- Íons K^+, os quais se acumulam em consequência da repolarização repetida dos potenciais de ação
- Eicosanoides, produtos da degradação dos fosfolipídios da membrana
- Produtos osmoticamente ativos provenientes da degradação de substâncias de alto peso molecular
- **Bradicinina**, um peptídio produzido localmente a partir de uma proteína circulante denominada **cininogênio** pela ação de uma enzima, a **calicreína**, produzida localmente e no plasma a partir de seu precursor, a **pré-calicreína**, secretada pelo fígado
- **Óxido nítrico**, um gás liberado pelas células endoteliais, o qual atua no músculo liso vascular imediatamente adjacente; sua ação será discutida em uma seção posterior.

Foi demonstrado que alterações locais em todos esses fatores químicos provoca dilatação arteriolar sob condições experimentais controladas, e eles todos provavelmente contribuem para a resposta de hiperemia ativa em um ou mais órgãos. Além disso, é provável que outros fatores locais importantes ainda sejam descobertos. Todas essas alterações químicas no líquido extracelular atuam localmente sobre o músculo liso arteriolar, produzindo seu relaxamento. Nenhum nervo ou hormônio está diretamente envolvido.

Não deveria ser muito surpreendente que a hiperemia ativa esteja mais intensamente desenvolvida no músculo esquelético, no músculo cardíaco e nas glândulas – tecidos que mostram a mais ampla gama de atividades metabólicas normais no corpo. A capacidade de cada leito vascular de regular seu próprio fluxo sanguíneo localmente é uma forma altamente eficiente de distribuir o fluxo sanguíneo para os tecidos que precisam dele (p. ex., aqueles com atividade metabólica local e consumo de oxigênio elevados).

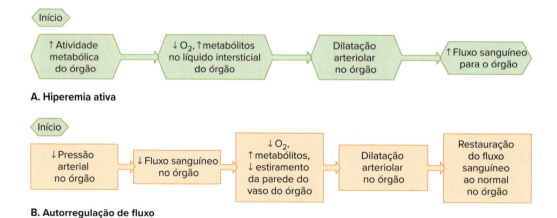

Figura 12.35 Controle local do fluxo sanguíneo dos órgãos em resposta a (**A**) aumentos da atividade metabólica e (**B**) reduções da pressão sanguínea. Diminuições da atividade metabólica ou aumentos da pressão arterial produziriam alterações opostas às mostradas aqui.

APLICAÇÃO DO CONCEITO

- Um experimento no qual se mede o fluxo sanguíneo através de uma única arteríola é realizado. No início, a pressão arterial e o fluxo através da arteríola são constantes, porém, em seguida, a pressão arterial é experimentalmente elevada e mantida em um nível mais alto. Como será a alteração do fluxo sanguíneo através da arteríola nos minutos que se seguem ao aumento da pressão arterial?

A resposta está disponível no Apêndice A.

Autorregulação do fluxo

Durante a hiperemia ativa, o aumento da atividade metabólica do tecido ou do órgão é o evento inicial que leva à vasodilatação local; entretanto, também podem ocorrer alterações localmente mediadas na resistência arteriolar quando um tecido ou órgão experimenta uma mudança em seu suprimento sanguíneo resultante de uma modificação na pressão arterial (**Figura 12.35B**). A alteração na resistência ocorre no sentido de manter o fluxo sanguíneo quase constante a despeito da mudança de pressão sendo, portanto, denominada **autorregulação do fluxo**. Por exemplo, se a pressão arterial em um determinado órgão for reduzida em decorrência de um bloqueio parcial da artéria que irriga o órgão, o fluxo sanguíneo será reduzido. Em resposta, os controles locais produzem vasodilatação arteriolar, o que diminui a resistência ao fluxo e restabelece o fluxo sanguíneo de volta aos seus níveis normais.

Qual é o mecanismo de autorregulação do fluxo? Um dos mecanismos compreende os mesmos fatores metabólicos descritos para a hiperemia ativa. Quando uma diminuição da pressão arterial reduz o fluxo sanguíneo para determinado órgão, o suprimento de oxigênio para esse órgão diminui e a concentração de oxigênio extracelular local reduz. Simultaneamente, as concentrações extracelulares de dióxido de carbono, íons hidrogênio e metabólitos aumentam, pois o sangue não consegue removê-los tão rapidamente quanto são produzidos; portanto, as alterações metabólicas locais que ocorrem durante suprimento sanguíneo reduzido, a uma atividade metabólica constante, são semelhantes àquelas verificadas durante uma atividade metabólica aumentada. Isso se deve ao fato de que, em ambas as situações, há um desequilíbrio entre o suprimento sanguíneo e o nível de atividade metabólica celular. Desse modo, a vasodilatação da hiperemia ativa e da autorregulação do fluxo em resposta à baixa pressão arterial envolvem os mesmos mecanismos metabólicos, embora tenham eventos iniciadores diferentes.

A autorregulação do fluxo não se limita às circunstâncias em que ocorre a redução da pressão arterial. Os eventos opostos são observados quando, por vários motivos, a pressão arterial se eleva: o aumento inicial do fluxo decorrente da elevação da pressão remove os fatores químicos vasodilatadores locais mais rapidamente do que são produzidos e também aumenta a concentração local de oxigênio. Isso provoca a constrição das arteríolas, mantendo, assim, um fluxo local relativamente constante, apesar da pressão elevada.

Embora nossa descrição tenha enfatizado o papel de fatores químicos locais na mediação da autorregulação do fluxo, outro mecanismo também participa desse fenômeno em determinados tecidos e órgãos. O músculo liso arteriolar também responde diretamente, contraindo-se quando a elevação da pressão arterial provoca aumento do estiramento da parede. Por outro lado, a diminuição do estiramento devido à redução da pressão arterial provoca a diminuição do tônus desse músculo liso vascular. Essas respostas diretas do músculo liso arteriolar ao estiramento são denominadas **respostas miogênicas**. Elas são causadas por alterações no movimento do Ca^{2+} para o interior das células musculares lisas através dos canais de Ca^{2+} na membrana plasmática.

Hiperemia reativa

Quando um órgão ou tecido tem seu suprimento sanguíneo completamente obstruído, ocorre um aumento transitório e profundo de seu fluxo sanguíneo se o fluxo for restabelecido. Esse fenômeno, conhecido como **hiperemia reativa**, é essencialmente uma forma extrema de autorregulação do fluxo. Durante o período de ausência de fluxo sanguíneo, as arteríolas do órgão ou tecido afetado sofrem dilatação em consequência dos fatores locais descritos anteriormente. Tão logo a oclusão do fluxo arterial seja removida, o fluxo sanguíneo aumenta consideravelmente através dessas arteríolas muito abertas. Você pode ter experimentado esse efeito ao remover um curativo adesivo que envolvia, apertadamente, um dedo. Quando ele foi removido, o dedo tornou-se vermelho vivo devido ao aumento do fluxo sanguíneo.

Resposta à lesão

A lesão tecidual desencadeia a liberação local de eicosanoides e de uma variedade de outras substâncias liberadas, localmente, a partir das células ou geradas a partir de precursores plasmáticos. Essas substâncias provocam relaxamento do músculo liso arteriolar e causam vasodilatação em uma área injuriada. Esse fenômeno, que é parte do processo geral conhecido como inflamação, será descrito em detalhes no Capítulo 18.

Controles extrínsecos
Neurônios simpáticos

A maior parte das arteríolas é ricamente inervada por neurônios pós-ganglionares simpáticos. Esses neurônios liberam principalmente norepinefrina, que se liga a receptores alfa-adrenérgicos no músculo liso vascular, causando vasoconstrição.

Em contrapartida, lembre-se de que os receptores de norepinefrina no músculo cardíaco, incluindo o sistema de condução, são principalmente beta-adrenérgicos. Isso possibilita a utilização farmacológica de antagonistas beta-adrenérgicos para bloquear as ações da norepinefrina no coração, mas não nas arteríolas, e vice-versa para os antagonistas alfa-adrenérgicos.

O controle dos neurônios simpáticos para as arteríolas também pode ser utilizado para produzir vasodilatação. Como os neurônios simpáticos raramente estão totalmente quiescentes, porém disparam com certa frequência intermediária que varia de um órgão para outro, eles estão sempre causando algum grau de constrição tônica, somando-se ao tônus intrínseco dos vasos. A dilatação pode ser obtida diminuindo a frequência de atividade simpática abaixo desse nível basal.

A pele oferece um excelente exemplo de regulação simpática. Em temperatura ambiente, as arteríolas da pele já estão sob a influência de uma frequência moderada de descarga simpática. Um estímulo apropriado – frio, medo ou perda de sangue, por exemplo – causa uma intensificação reflexa dessa descarga simpática, resultando em maior constrição das arteríolas. Por outro lado, um aumento da temperatura corporal inibe de maneira reflexa os impulsos simpáticos para a pele, as arteríolas se dilatam e o calor é dissipado através da pele, por radiação.

Em contraste à hiperemia ativa e à autorregulação do fluxo, as funções primárias dos neurônios simpáticos para os vasos sanguíneos não estão relacionadas com a coordenação das demandas metabólicas locais e do fluxo sanguíneo, mas com reflexos que atendem às necessidades de todo o corpo. O reflexo mais comum que emprega essas vias é aquele que regula a pressão arterial ao influenciar a resistência arteriolar em todo o corpo (discutido em detalhes na próxima seção). Outros reflexos redistribuem o fluxo sanguíneo para obter uma função específica (como no exemplo anterior, para aumentar a perda de calor através da pele).

Neurônios parassimpáticos

Com poucas exceções, há pequena ou nenhuma inervação parassimpática importante das arteríolas. Em outras palavras, a maioria dos vasos sanguíneos recebe estímulos simpáticos, mas não parassimpáticos. Isso contrasta com o padrão de inervação autonômica dupla da maior parte dos tecidos.

Neurônios autônomos não colinérgicos, não adrenérgicos

Conforme descrito no Capítulo 6, existe uma população de neurônios pós-ganglionares autônomos que são referidos como neurônios não colinérgicos não adrenérgicos por não liberarem nem acetilcolina nem norepinefrina. Em vez disso, esses neurônios liberam outras substâncias vasodilatadoras – óxido nítrico, em particular. Esses neurônios são particularmente proeminentes no sistema nervoso entérico, o que contribui significativamente para o controle dos vasos sanguíneos do sistema gastrintestinal (ver Capítulo 15).

Esses neurônios também inervam as arteríolas em outros locais como no pênis e no clitóris, nos quais medeiam a ereção. Alguns fármacos utilizados para tratar a disfunção erétil nos homens, incluindo a **sildenafila** e a **tadalafila**, atuam intensificando a via de sinalização do óxido nítrico, facilitando, assim, a vasodilatação.

Hormônios

A epinefrina, assim como a norepinefrina liberada pelos neurônios simpáticos, pode ligar-se a receptores alfa-adrenérgicos no músculo liso arteriolar e provocar vasoconstrição. A história é mais complexa, no entanto, porque muitas células musculares lisas arteriolares contam com o subtipo β_2 de receptores adrenérgicos, bem como receptores alfa-adrenérgicos, e a ligação da epinefrina aos receptores β_2 provoca o relaxamento das células musculares, e não sua contração (**Figura 12.36**).

Na maioria dos leitos vasculares, a existência de receptores β_2-adrenérgicos no músculo liso vascular é de pouca ou nenhuma importância, posto que os receptores alfa-adrenérgicos ocorrem em número muito maior. As arteríolas no músculo esquelético são, no entanto, uma importante exceção. Como elas dispõem de uma quantidade significativa de receptores β_2-adrenérgicos, a epinefrina circulante pode contribuir para a vasodilatação nos leitos vasculares musculares.

Outro hormônio importante para o controle arteriolar é a **angiotensina II**, que provoca constrição na maioria das arteríolas. Esse peptídeo faz parte do sistema renina-angiotensina, e os fármacos que impedem sua ação ou produção constituem uma importante terapia no tratamento da

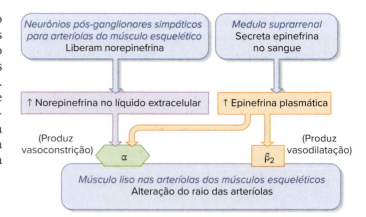

Figura 12.36 Efeitos dos nervos simpáticos e da epinefrina plasmática nas arteríolas do músculo esquelético. Após sua liberação desde as terminações neuronais, a norepinefrina se difunde para as arteríolas, enquanto a epinefrina, um hormônio, é transportada pelo sangue. Observe que a ativação dos receptores alfa-adrenérgicos e dos receptores β_2-adrenérgicos produz efeitos opostos. Para simplificar, a norepinefrina é mostrada ligando-se apenas aos receptores alfa-adrenérgicos; ela também pode se ligar a receptores β_2-adrenérgicos nas arteríolas, porém essa ligação ocorre em menor grau.

hipertensão arterial. Outro hormônio que causa constrição arteriolar é a **vasopressina**, que é liberada no sangue pela neuro-hipófise em resposta a uma diminuição da pressão arterial (ver Capítulo 11). Os controladores e as funções da vasopressina e da angiotensina II serão descritos com mais detalhes no Capítulo 14.

Por fim, um hormônio secretado pelos átrios cardíacos – o **peptídio natriurético atrial** – é um vasodilatador. Ainda não foi estabelecida a importância desse efeito no controle fisiológico global das arteríolas; no entanto, o peptídio natriurético atrial influencia a pressão arterial ao regular o equilíbrio do Na^+ e o volume sanguíneo, conforme também descrito no Capítulo 14.

Células endoteliais e músculo liso vascular

Deve restar claro, a partir das seções anteriores, que muitas substâncias são capazes de induzir a contração ou o relaxamento do músculo liso vascular. Muitas dessas substâncias atuam diretamente no músculo liso arteriolar, contudo outras agem indiretamente por meio das células endoteliais adjacentes ao músculo liso. As células endoteliais, em resposta a essas últimas substâncias, bem como a determinados estímulos mecânicos, secretam vários agentes parácrinos que se difundem para o músculo liso vascular adjacente e induzem relaxamento ou contração, resultando em vasodilatação ou vasoconstrição, respectivamente.

O óxido nítrico é um vasodilatador parácrino muito importante liberado pelas células endoteliais. (*Nota:* isso se refere ao óxido nítrico liberado a partir das células endoteliais, e não das terminações neuronais, como descrito anteriormente. Antes que a identidade do fator parácrino vasodilatador liberado pelo endotélio fosse determinada como óxido nítrico, ele era chamado de fator de relaxamento derivado do endotélio [EDRF, do inglês *endothelium-derived relaxing factor*], e esse nome ainda é frequentemente utilizado porque outras substâncias além do óxido nítrico também podem se encaixar nessa definição geral.) O óxido nítrico é liberado continuamente em quantidades significativas pelas células endoteliais nas arteríolas e contribui para a vasodilatação arteriolar no estado basal. Além disso, sua secreção aumenta rápida e acentuadamente em resposta a um grande número de mediadores químicos envolvidos no controle tanto reflexo quanto local das arteríolas. Por exemplo, a liberação de óxido nítrico é estimulada pela bradicinina e pela histamina, substâncias produzidas localmente durante a inflamação.

Outro vasodilatador liberado pelas células endoteliais é o eicosanoide **prostaciclina** (também chamado de **prostaglandina I$_2$ [PGI$_2$]**). Ao contrário do caso do óxido nítrico, há pouca secreção basal de PGI$_2$, mas essa secreção pode aumentar acentuadamente em resposta a vários estímulos. Os papéis da PGI$_2$ nas respostas vasculares à coagulação sanguínea são descritos na Seção 12.26.

Um dos importantes agentes parácrinos *vasoconstritores* liberados pelas células endoteliais em resposta a determinados estímulos mecânicos e químicos é a **endotelina-1 (ET-1)**. A ET-1 apresenta não só ações parácrinas, como também, sob certas circunstâncias, pode alcançar concentrações altas o suficiente no sangue para atuar como um hormônio, causando vasoconstrição arteriolar disseminada.

Controle arteriolar em órgãos específicos

A **Figura 12.37** fornece um resumo dos fatores que determinam o raio arteriolar. A importância dos controles locais e reflexos varia de um órgão para outro, e a **Tabela 12.7** fornece uma lista como referência das principais características do controle arteriolar em órgãos específicos. A variedade de influências sobre o raio arteriolar e sua importância em várias circunstâncias demonstram o princípio geral de fisiologia segundo o qual a maioria das funções fisiológicas é controlada por múltiplos sistemas reguladores, que muitas vezes atuam em oposição.

Estude e revise 12.10

- **Arteríolas:** principais funções:
  - Fonte da maior parte da resistência ao fluxo no sistema vascular
  - Principais determinantes da *PAM*
  - Determinante da distribuição do fluxo sanguíneo para órgãos e tecidos (controle local)
- **Resistência:** determinada por fatores locais e informações neurais e hormonais; controla o fluxo sanguíneo local
- **Controles intrínsecos: fatores locais**
  - Aumento da **atividade metabólica** (a vasodilatação arteriolar causa aumento do fluxo durante a **hiperemia ativa**)
  - **Autorregulação do fluxo:** fatores metabólicos locais e **respostas miogênicas** arteriolares ao estiramento → Δ resistência arteriolar → fluxo sanguíneo constante com alterações na *PAM*
  - **Hiperemia reativa:** aumento do fluxo quando o fluxo local é restabelecido após a oclusão completa
  - **Agentes parácrinos:** vasodilatadores ou vasoconstritores liberados pelas células endoteliais e atuam no músculo liso adjacente (p. ex., **óxido nítrico**, **prostaciclina** e **endotelina-1**)
- **Controles extrínsecos: neural**
  - **Inervação simpática** → vasoconstrição via receptores alfa-adrenérgicos
  - **Neurônios não colinérgicos e não adrenérgicos** liberam óxido nítrico ou outros vasodilatadores
- **Controles extrínsecos: hormonal**
  - **Epinefrina plasmática** pode causar vasoconstrição ou vasodilatação; isso depende da proporção de receptores alfa-adrenérgicos e β$_2$-adrenérgicos, respectivamente
  - **Angiotensina II** e **vasopressina**: vasoconstritores.

Questão de revisão: O que poderia ser uma causa intrínseca e extrínseca de um aumento no fluxo para um órgão?
(A resposta está disponível no Apêndice A.)

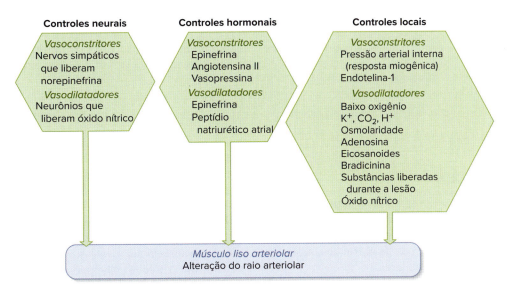

Figura 12.37 Principais fatores que afetam o raio arteriolar. Observe que a epinefrina pode atuar como vasodilatador ou vasoconstritor, dependendo do subtipo de receptor adrenérgico presente.

TABELA 12.7 Resumo de referência do controle arteriolar em órgãos específicos.

Coração

Tônus intrínseco elevado; a extração de oxigênio é muito alta em repouso, de modo que o fluxo precisa aumentar quando o consumo de oxigênio aumenta para manter um suprimento adequado de oxigênio

Controlado principalmente por fatores metabólicos locais, particularmente a adenosina, e autorregulação do fluxo; as influências simpáticas diretas são menores e normalmente superadas pelos fatores locais

Durante a sístole, as valvas semilunares da aorta bloqueiam as entradas para as artérias coronárias e os vasos dentro da parede muscular são comprimidos; em consequência, o fluxo coronário ocorre principalmente durante a diástole

Músculo esquelético

Controlado por fatores metabólicos locais durante o exercício

A ativação simpática provoca vasoconstrição (mediada por receptores alfa-adrenérgicos) em resposta reflexa à diminuição da pressão arterial

A epinefrina provoca vasodilatação por meio dos receptores β_2-adrenérgicos, quando presente em baixa concentração, e vasoconstrição por meio dos receptores alfa-adrenérgicos quando presente em alta concentração

Sistema gastrintestinal, baço, pâncreas e fígado ("órgãos esplâncnicos")

Na verdade, dois leitos capilares parcialmente em série um com o outro; o sangue vindo dos capilares do sistema gastrintestinal, do baço e do pâncreas flui através da veia porta para o fígado. Além disso, o fígado recebe um suprimento sanguíneo arterial separado

A ativação simpática causa vasoconstrição, que é mediada por receptores alfa-adrenérgicos, em resposta reflexa a uma redução da pressão arterial e na presença de estresse. Além disso, a constrição venosa provoca o deslocamento de um grande volume de sangue vindo do fígado para as veias do tórax

Ocorre aumento do fluxo sanguíneo após a ingestão de uma refeição, mediado por fatores metabólicos locais, neurônios e hormônios secretados pelo sistema gastrintestinal

Rins

A autorregulação do fluxo é um importante fator

A estimulação simpática provoca vasoconstrição, mediada pelos receptores alfa-adrenérgicos, em resposta reflexa a uma redução da pressão arterial e na presença de estresse. A angiotensina II também constitui um importante vasoconstritor. Esses reflexos ajudam a conservar o sódio e a água

Encéfalo

Excelente autorregulação do fluxo

A distribuição do sangue dentro do encéfalo é controlada por fatores metabólicos locais

Ocorre vasodilatação em resposta a um aumento da concentração de dióxido de carbono no sangue arterial

Relativamente pouco influenciado pelo sistema nervoso autônomo

Pele

Controlada principalmente por nervos simpáticos, mediados por receptores alfa-adrenérgicos; ocorre vasoconstrição reflexa em resposta a uma redução da pressão arterial e ao frio, enquanto ocorre vasodilatação em resposta ao calor

As substâncias liberadas pelas glândulas sudoríparas e neurônios não colinérgicos não adrenérgicos também causam vasodilatação

O plexo venoso contém grandes volumes de sangue, o que contribui para a coloração da pele

Pulmões

Resistência muito baixa em comparação com a circulação sistêmica

Controlados principalmente pelas forças da gravidade e forças físicas passivas dentro do pulmão

A constrição é mediada por fatores locais em resposta a uma baixa concentração de oxigênio – exatamente o oposto do que ocorre na circulação sistêmica

12.11 Capilares

Conforme mencionado na Seção 12.1, em qualquer momento, aproximadamente 5% do sangue circulante total flui pelos capilares. São esses 5% que realizam o principal propósito de todo o sistema circulatório – a troca de nutrientes, produtos metabólicos finais e secreções celulares.

Os capilares permeiam todos os tecidos do corpo, com exceção da córnea, a estrutura transparente que possibilita a entrada de luz no olho (ver Capítulo 7). Tendo-se em vista que a maioria das células não se encontra a uma distância de mais de 0,1 mm (a largura de apenas algumas células) de um capilar, as distâncias de difusão são muito pequenas e a troca é altamente eficiente. Um adulto tem cerca de 40 mil km de capilares, tendo, cada capilar, apenas cerca de 1 mm de comprimento, com diâmetro interno de aproximadamente 8 µm, largo apenas o suficiente para que um eritrócito possa passar por ele. (Para comparação, um fio de cabelo humano tem cerca de 100 µm de diâmetro.)

O papel essencial dos capilares na função tecidual tem suscitado muitas questões sobre como os capilares se desenvolvem e crescem (**angiogênese**). Por exemplo, o que ativa a angiogênese durante a cicatrização de feridas e como os cânceres estimulam o crescimento dos novos vasos sanguíneos necessários para o crescimento continuado do tumor? Sabe-se que as células endoteliais vasculares estão essencialmente envolvidas na construção de uma nova rede capilar mediante a locomoção e a divisão celulares. Essas células são estimuladas a desempenhar essa função por uma variedade de **fatores angiogênicos** (p. ex., fator de crescimento endotelial vascular [VEGF, do inglês *vascular endothelial growth factor*]), que são secretados localmente por várias células teciduais, como fibroblastos, e pelas próprias células endoteliais.

As células cancerosas também secretam fatores angiogênicos. O desenvolvimento de terapias para interferir na secreção ou na ação desses fatores é uma área de pesquisa promissora na terapia contra o câncer. Por exemplo, a ***angiostatina*** é um peptídio que ocorre naturalmente no corpo e inibe o crescimento dos vasos sanguíneos. Verificou-se que a administração de angiostatina exógena reduz o tamanho dos tumores em camundongos. Como outro exemplo, um fármaco utilizado para o tratamento do câncer colorretal é um anticorpo que se liga ao VEGF e o sequestra na corrente sanguínea, reduzindo, assim, sua capacidade de sustentar a angiogênese.

Anatomia da rede capilar

A estrutura capilar varia de órgão para órgão, contudo o capilar típico (**Figura 12.38**) é um tubo de paredes finas formado por uma única camada de células endoteliais repousando sobre uma membrana basal, sem qualquer músculo liso ou tecido elástico circundante (ver Figura 12.29). Em vários órgãos, os capilares (p. ex., o cérebro) podem exibir um segundo conjunto de células que circundam a membrana basal e restringem a capacidade de difusão das substâncias pela parede capilar.

As células planas que constituem a parede endotelial de um capilar não estão firmemente aderidas umas às outras, mas são separadas por espaços estreitos, preenchidos por água, denominados **fendas intercelulares**. As células endoteliais geralmente contêm grande número de vesículas endocitóticas e exocitóticas que, algumas vezes, fundem-se para formar **canais de vesículas fundidas** contínuos através da célula (**Figura 12.38A**).

O fluxo sanguíneo através dos capilares depende, em grande parte, do estado dos outros vasos que constituem a microcirculação (**Figura 12.39**). Por exemplo, a vasodilatação das arteríolas que irrigam os capilares provoca aumento do fluxo capilar, enquanto a vasoconstrição arteriolar reduz o fluxo capilar.

Além disso, em alguns tecidos e órgãos, o sangue não entra nos capilares diretamente a partir das arteríolas, mas de vasos chamados **metarteríolas**, que conectam as arteríolas com as vênulas. As metarteríolas, assim como as arteríolas, contêm células musculares lisas esparsas. O local no qual um capilar sai de uma metarteríola é circundado por um anel de músculo liso, o **esfíncter pré-capilar**, que sofre relaxamento ou contração em resposta a fatores metabólicos locais. Quando contraído, o esfíncter pré-capilar bloqueia completamente a entrada para o capilar. Quanto mais ativo o tecido, mais esfíncteres pré-capilares estão abertos a qualquer momento e mais capilares na rede estão recebendo sangue. Podem existir esfíncteres pré-capilares também no local em que os capilares saem das arteríolas.

Velocidade do fluxo sanguíneo capilar

A **Figura 12.40A** mostra um modelo mecânico simples que ilustra como a ramificação de uma estrutura tubular influencia a velocidade do fluxo de líquido. Uma série de bolas de 1 cm

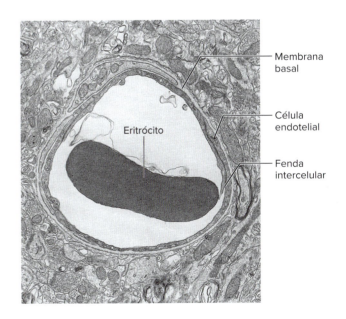

Figura 12.38 A. Diagrama de um corte transversal de um capilar. Existem duas células endoteliais na figura, entretanto o núcleo de apenas uma delas é visualizado porque o outro está fora do plano de corte. O canal de vesículas fundidas faz parte da célula endotelial 2. **B.** Micrografia eletrônica de um capilar contendo um único eritrócito; nenhum núcleo é mostrado nesse corte. A maior dimensão da célula sanguínea é de aproximadamente 7 μm. Fonte: Michael Noel Hart, MD, Universidade de Wisconsin, Madison.

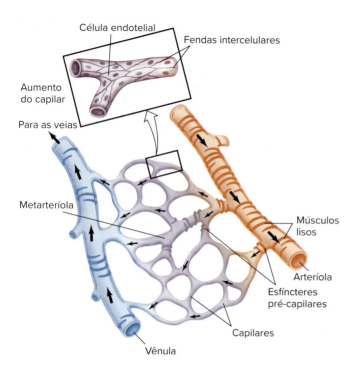

Figura 12.39 Diagrama de microcirculação. Observe a ausência de músculo liso nos capilares.

Esse exemplo ilustra o seguinte princípio importante: quando uma corrente contínua se move através de conjuntos consecutivos de tubos dispostos em paralelo, a velocidade do fluxo diminui à medida que a soma das áreas das secções transversais dos tubos aumenta. Esse é precisamente o caso do sistema circulatório (**Figura 12.40B**). A velocidade do fluxo sanguíneo é rápida na aorta, diminui progressivamente nas artérias e arteríolas e, depois, diminui acentuadamente à medida que o sangue passa pela enorme área da secção transversal dos capilares. O fluxo progressivo lento através dos capilares maximiza o tempo disponível para a troca de substâncias entre o sangue e o líquido intersticial. A velocidade do fluxo sanguíneo, então, aumenta progressivamente nas vênulas e nas veias, porque a área de corte transversal diminui. Para ressaltar, mais uma vez, a velocidade do fluxo de sangue não depende da proximidade do coração, mas, sim, da área transversal total do tipo de vaso.

Difusão através da parede capilar: trocas de nutrientes e de produtos finais do metabolismo

O movimento extremamente lento do sangue através dos capilares maximiza o tempo para a troca de substâncias através da parede capilar. Três mecanismos básicos permitem que as substâncias se movimentem entre o líquido intersticial e o plasma: a difusão, o transporte vesicular e o fluxo em massa. O transporte mediado (ver Capítulo 4) constitui um quarto mecanismo nos capilares de alguns tecidos, incluindo o encéfalo. A difusão e o transporte por vesículas são descritos nesta seção, enquanto o fluxo de massa será descrito na seção seguinte.

Em todos os capilares, excluindo os do encéfalo, a difusão é o único meio importante pelo qual ocorre o movimento efetivo de nutrientes, oxigênio e produtos finais do metabolismo através das paredes dos capilares. A importância da difusão na troca

de diâmetro está sendo empurrada para baixo de um único tubo que se ramifica em seis tubos mais estreitos. Embora cada tubo tributário individual tenha uma secção transversal menor do que o tubo largo, a soma das secções transversais dos tributários é maior que a do tubo largo. No tubo largo, cada bola se movimenta na velocidade de 3 cm/min, no entanto, como a área da secção transversal total dos tubos pequenos é três vezes maior, o movimento anterógrado tem velocidade apenas um terço mais rápida, ou seja, 1 cm/min.

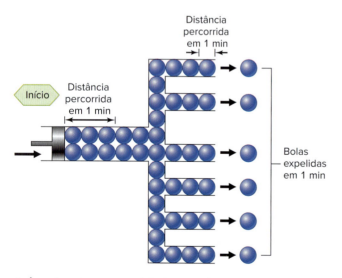

A. Área do corte transversal de 1 tubo maior *versus* 6 tubos menores

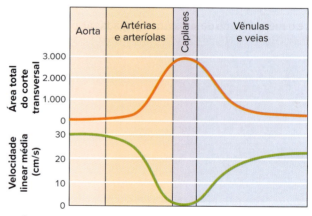

B. Área do corte transversal e velocidade do fluxo

Figura 12.40 Relação entre a área total da secção transversal e a velocidade do fluxo. **A.** A área total do corte transversal dos tubos pequenos é três vezes maior que a do tubo grande. Consequentemente, a velocidade do fluxo é um terço maior nos tubos pequenos. **B.** Área de secção transversal e velocidade do fluxo na circulação sistêmica.

de substâncias entre o sangue e as células ilustra o princípio geral de fisiologia segundo o qual os processos fisiológicos são determinados pelas leis da química e da física. Conforme descrito na próxima seção, ocorre algum movimento dessas substâncias por fluxo de massa, mas a quantidade é insignificante.

No Capítulo 4, foram descritos os fatores que determinam as velocidades de difusão. As substâncias lipossolúveis, incluindo o oxigênio e o dióxido de carbono, difundem-se facilmente através das membranas plasmáticas das células endoteliais dos capilares. Em contraste, os íons e outras moléculas polares são pouco solúveis em lipídios e precisam passar por pequenos canais preenchidos de água no revestimento endotelial.

A presença de canais preenchidos por água nas paredes capilares permite que a velocidade de movimento de íons e de pequenas moléculas polares através da parede seja bastante alta, embora não tanto quanto a das moléculas lipossolúveis. Um dos locais em que esses canais são encontrados é nas fendas intercelulares – ou seja, os espaços estreitos e preenchidos por água entre células adjacentes. Os canais de vesículas fundidas que penetram nas células endoteliais fornecem outro conjunto de canais preenchidos por água.

Os canais preenchidos por água permitem a difusão de apenas quantidades pequenas de proteína através deles. Pequenas quantidades de proteínas específicas – alguns hormônios, por exemplo – também podem atravessar as células endoteliais por meio de transporte por vesículas (endocitose do plasma na borda luminal e exocitose da vesícula endocitótica no lado intersticial).

As variações no tamanho dos canais preenchidos por água são responsáveis por grandes diferenças na "permeabilidade" dos capilares em diferentes órgãos. Em um dos extremos estão os capilares "fechados" do encéfalo, que não têm fendas intercelulares, mas apenas zônulas de oclusão. As substâncias hidrossolúveis, portanto, mesmo aquelas de baixo peso molecular, podem entrar ou sair do espaço intersticial do encéfalo apenas por transporte mediado por carreadores através da barreira hematencefálica (ver Capítulo 6).

No outro extremo do espectro estão os capilares hepáticos, que dispõem de grandes fendas intercelulares, bem como grandes canais de vesículas fundidas através das células endoteliais, de modo que até mesmo as moléculas de proteína podem atravessá-los facilmente. Isso é importante porque duas das grandes funções do fígado são a síntese de proteínas plasmáticas e o metabolismo de substâncias ligadas às proteínas plasmáticas. Na maioria dos órgãos e tecidos, a permeabilidade dos capilares situa-se entre esses extremos dos capilares do encéfalo e do fígado.

Gradientes de difusão transcapilar para o oxigênio e os nutrientes ocorrem como resultado da utilização celular dessa substância. Aqueles gradientes para os produtos finais do metabolismo surgem em consequência da produção celular da substância. Considere três exemplos: a glicose, o oxigênio e o dióxido de carbono no músculo (**Figura 12.41**). A glicose é continuamente transportada desde o líquido intersticial para dentro da célula muscular por intermédio de mecanismos de transporte mediados por carreadores, enquanto o oxigênio se move por difusão no mesmo sentido. A remoção de glicose e oxigênio do líquido intersticial reduz as concentrações do líquido intersticial abaixo daquelas existentes no plasma capilar e cria o gradiente para a sua difusão desde o capilar para dentro do líquido intersticial.

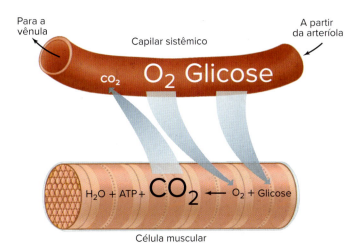

Figura 12.41 Gradientes de difusão em um capilar sistêmico.

APLICAÇÃO DO CONCEITO

- Se o metabolismo celular não for alterado, mas o fluxo sanguíneo através dos capilares de um tecido for reduzido, como o sangue venoso que deixa esse tecido diferiria em comparação com o sangue antes da redução do fluxo?

A resposta está disponível no Apêndice A.

Simultaneamente, o dióxido de carbono é continuamente produzido pelas células musculares e se difunde para o líquido intersticial. Isso faz que a concentração de dióxido de carbono no líquido intersticial seja mais alta do que no plasma capilar, produzindo um gradiente para a difusão do dióxido de carbono do líquido intersticial para dentro do capilar.

Observe que, para substâncias que se movem em ambos os sentidos, a taxa metabólica local estabelece os gradientes de difusão transcapilar.

Se um tecido aumentar sua taxa metabólica, ele precisará obter mais nutrientes a partir do sangue e eliminar mais produtos finais do metabolismo. Um mecanismo para isso é a hiperemia ativa. O segundo mecanismo importante é o aumento dos gradientes de difusão entre o plasma e o tecido; o aumento da utilização celular de oxigênio e de nutrientes reduz suas concentrações teciduais, enquanto a produção elevada de dióxido de carbono e de outros produtos finais aumenta suas concentrações teciduais. Em ambos os casos, a diferença de concentração transcapilar da substância aumenta, o que também eleva a velocidade de difusão.

Fluxo de massa através da parede capilar: distribuição do líquido extracelular

Ao mesmo tempo em que ocorre a troca de nutrientes, oxigênio e produtos do metabolismo por difusão através dos capilares, outro processo completamente distinto também está ocorrendo através do capilar – o fluxo em massa do plasma sem proteínas. A função desse processo não é a troca de nutrientes e produtos finais do metabolismo, mas, sim, a distribuição do volume de líquido extracelular (**Figura 12.42**). Lembre-se de que o líquido extracelular inclui o plasma e o líquido intersticial.

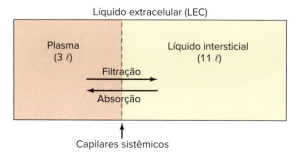

Figura 12.42 Distribuição do líquido extracelular por fluxo de massa.

Em condições normais, há quase quatro vezes mais líquido intersticial do que plasma – 11 ℓ *versus* 3 ℓ – em um indivíduo de 70 kg. Essa distribuição; entretanto, não é fixa e o líquido intersticial funciona como um reservatório capaz de suprir líquido para o plasma ou receber líquido vindo do plasma.

Filtração

Conforme descrito na seção anterior, a maioria das paredes capilares é altamente permeável à água e a quase todos os solutos do plasma, exceto às proteínas plasmáticas. Na presença, portanto, de uma diferença de pressão hidrostática através dela, a parede capilar se comporta como um filtro poroso, possibilitando que o plasma sem proteína se mova, por fluxo de massa, do plasma capilar para o líquido intersticial através dos canais preenchidos por água (esse processo é tecnicamente denominado *ultrafiltração*, contudo nos referiremos a ele simplesmente como *filtração*). *As concentrações de todos os solutos no plasma, exceto as proteínas, são praticamente as mesmas no líquido filtrado e no plasma.*

A magnitude do fluxo de massa é determinada, em parte, pela diferença entre a pressão sanguínea capilar e a pressão hidrostática do líquido intersticial. Em condições normais, a primeira é muito mais alta do que o segunda; portanto, existe uma considerável diferença de pressão hidrostática para filtrar o plasma livre de proteínas para fora dos capilares e para dentro do líquido intersticial, permanecendo a proteína no plasma.

Por que todo o plasma não é filtrado para dentro do espaço intersticial? A explicação é que a diferença de pressão hidrostática que favorece a filtração é compensada por uma força osmótica que se opõe à filtração. Para compreender esse processo, precisamos rever o princípio da osmose.

Osmose

No Capítulo 4, descrevemos como ocorre um movimento efetivo de água através de uma membrana semipermeável, desde uma solução com alta concentração de água para uma solução com baixa concentração de água. Em outras palavras, a água se move de uma região com baixa concentração de solutos não penetrantes para uma região com alta concentração de solutos não penetrantes. Além disso, esse fluxo osmótico de água "arrasta" consigo os solutos que podem penetrar na membrana. Assim, uma diferença na concentração de água secundária a diferentes concentrações de soluto não penetrante em ambos lados de uma membrana pode resultar no movimento de uma solução contendo tanto água quanto solutos penetrantes de maneira semelhante ao fluxo de massa produzido por uma diferença de pressão hidrostática. Unidades de pressão (mmHg) são utilizadas para expressar essa força osmótica através de uma membrana, assim como para as pressões hidrostáticas.

Efeito dos solutos

Essa análise pode, agora, ser aplicada ao fluxo osmoticamente induzido através dos capilares. O plasma dentro do capilar e o líquido intersticial fora dele contêm grandes quantidades de solutos de baixo peso molecular (também denominados **cristaloides**) que penetram facilmente nos poros capilares. Exemplos incluem Na^+, Cl^- e K^+. Como esses cristaloides atravessam facilmente a parede capilar, suas concentrações são idênticas no plasma e no líquido intersticial. Consequentemente, a presença dos cristaloides não causa diferença significativa na concentração de água.

Por outro lado, as proteínas plasmáticas (também denominadas **coloides**) são incapazes de se mover através dos poros capilares (não penetrantes) e apresentam uma concentração muito baixa no líquido intersticial. A diferença na concentração de proteínas entre o plasma e o líquido intersticial significa que a concentração de água do plasma é ligeiramente mais baixa (em cerca de 0,5%) que a do líquido intersticial, criando uma força osmótica que tende a causar o fluxo de água do compartimento intersticial para dentro do capilar. Como os cristaloides no líquido intersticial se movem junto com a água, o fluxo que é impulsionado pelas pressões osmótica ou hidrostática através da parede capilar não altera as concentrações de cristaloides no plasma ou no líquido intersticial.

Uma palavra-chave nessa última frase é *concentração*. Contudo, a quantidade de água (o volume) e a quantidade de cristaloides nas duas localizações se modificam; portanto, um aumento na filtração de líquido desde o plasma para o líquido intersticial aumenta o volume do líquido intersticial e diminui o volume do plasma, embora não ocorram alterações nas concentrações de cristaloides.

Forças de Starling

Em resumo, forças opostas atuam para mover o líquido através da parede capilar (**Figura 12.43A**):

- A diferença entre a pressão hidrostática do sangue capilar e a pressão hidrostática do líquido intersticial favorece a filtração para fora do capilar
- A diferença de concentração de água entre o plasma e o líquido intersticial, que resulta da diferença na concentração de proteínas, favorece a **absorção** do líquido intersticial para dentro do capilar.

Portanto, a **pressão de filtração efetiva (*PFE*)** depende diretamente da soma algébrica de quatro variáveis: a pressão hidrostática capilar, P_c (que favorece o movimento do líquido para fora do capilar); a pressão hidrostática intersticial, P_{FI} (que favorece o movimento do líquido para dentro do capilar); a força osmótica devida à concentração de proteínas plasmáticas, π_c (que favorece o movimento do líquido para dentro do capilar); e a força osmótica devida à concentração de proteínas no líquido intersticial, π_{FI} (que favorece o movimento do líquido para fora do capilar). Expresso matematicamente,

$$PFE = P_c + \pi_{FI} - P_{FI} - \pi_c$$

Observe que atribuímos arbitrariamente um valor positivo às forças direcionadas para fora do capilar e valores negativos às forças direcionadas para dentro dele. Os quatro fatores que determinam a pressão de filtração efetiva são denominados **forças de Starling**, visto que Starling, o mesmo fisiologista que auxiliou na elucidação do mecanismo de Frank-Starling do coração, foi o primeiro a descrever essas forças.

Podemos agora considerar esse movimento do ponto de vista quantitativo na circulação sistêmica (**Figura 12.43B**). Grande parte da pressão arterial já foi dissipada à medida que o sangue flui pelas arteríolas, de modo que a pressão hidrostática que tende a empurrar o líquido para fora da extremidade arterial de um capilar típico é de apenas cerca de 35 mmHg. A concentração de proteína do líquido intersticial nessa extremidade do capilar produziria um fluxo de líquido para fora do capilar equivalente a uma pressão hidrostática de 3 mmHg. Como a pressão hidrostática do líquido intersticial é praticamente zero, a única pressão direcionada para dentro nessa extremidade do capilar é a pressão osmótica devido às proteínas plasmáticas, cujo valor é de 28 mmHg. Na extremidade arterial do capilar, portanto, a pressão efetiva para fora excede a pressão para dentro em 10 mmHg, de modo que ocorrerá a filtração de massa de líquido.

A única diferença substancial nas forças de Starling na extremidade venosa do capilar é que a pressão arterial hidrostática (P_c) diminuiu de 35 para aproximadamente 15 mmHg devido à resistência encontrada quando o sangue fluiu ao longo da parede capilar. As outras três forças são virtualmente as mesmas que na extremidade arterial, de modo que a pressão efetiva para dentro é cerca de 10 mmHg maior do que a pressão dirigida para fora, e ocorrerá absorção de massa de líquido nos capilares. Assim, o movimento efetivo de líquido do plasma para o espaço intersticial na extremidade arterial dos capilares tende a ser balanceado pelo fluxo de líquido no sentido oposto, na extremidade venosa dos capilares. Com efeito, para o agregado de capilares no corpo, a força efetiva para fora é, em condições normais, ligeiramente maior do que a força para dentro, de maneira que há uma filtração efetiva de aproximadamente 4 ℓ/dia (esse valor não inclui os capilares nos rins). O destino desse líquido será descrito na seção sobre o sistema linfático.

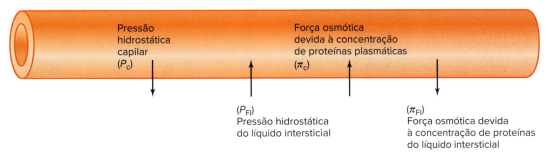

A. Forças de Starling – quatro fatores

Pressão de filtração efetiva = $P_c + \pi_{FI} - P_{FI} - \pi_c$

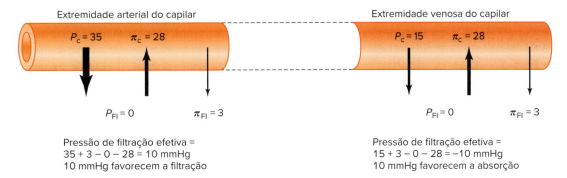

B. Forças de Starling – quantificação

Figura 12.43 Forças de Starling. **A.** Os quatro fatores que determinam o movimento do líquido através dos capilares. **B.** Quantificação das forças que produzem filtração na extremidade arterial do capilar e absorção na extremidade venosa. Forças para fora são arbitrariamente atribuídas com valores positivos, de modo que uma pressão de filtração efetiva positiva favorece a filtração, enquanto uma pressão negativa indica que ocorrerá absorção efetiva de líquido. As setas em **B** indicam a magnitude das forças. Nenhuma seta é mostrada para pressão hidrostática do líquido intersticial (P_{FI}) em **B**, visto que ela é aproximadamente igual a zero.

APLICAÇÃO DO CONCEITO

- Se uma vítima de acidente perde 1 ℓ de sangue, por que uma infusão intravenosa de 1 ℓ de plasma seria mais efetiva para a reposição do volume perdido do que a infusão de 1 ℓ de uma solução cristaloide igualmente concentrada (p. ex., cloreto de sódio)?

A resposta está disponível no Apêndice A.

Diferenças regionais na pressão capilar

Em nosso exemplo, assumimos uma pressão hidrostática capilar típica que varia de 35 mmHg para 15 mmHg. Na realidade, as pressões hidrostáticas capilares variam em diferentes regiões do corpo e, como será descrito em seção posterior, são fortemente influenciadas pela posição do indivíduo em decúbito, sentado ou em posição ereta. Além disso, a pressão hidrostática capilar em qualquer região está sujeita à regulação fisiológica, que é mediada principalmente por mudanças na resistência das arteríolas naquela região. Como mostra a **Figura 12.44**, a dilatação das arteríolas em um determinado tecido aumenta a pressão hidrostática capilar naquela região, já que menos pressão é perdida, para superar a resistência entre as artérias e os capilares. Em decorrência do aumento da pressão hidrostática capilar, a filtração é aumentada e mais líquido sem proteínas é transferido para o líquido intersticial. Em contraste, a constrição arteriolar acentuada produz diminuição da pressão hidrostática capilar e favorece o movimento efetivo do líquido intersticial para dentro do compartimento vascular. De fato, as arteríolas que suprem um grupo de capilares podem estar tão dilatadas ou tão contraídas, que os capilares manifestam apenas filtração ou apenas absorção, respectivamente, ao longo de toda a sua extensão.

Para reiterar um aspecto importante, a filtração e a absorção capilares desempenham uma pequena função na troca de nutrientes e produtos finais do metabolismo entre os capilares e os tecidos. A razão é que a quantidade total de uma substância, como a glicose ou o dióxido de carbono, movendo-se para dentro ou para fora de um capilar em decorrência do fluxo de massa efetivo é extremamente pequena em comparação com as quantidades que se movem por difusão efetiva.

Por fim, essa análise da dinâmica dos líquidos capilares considerou apenas a circulação sistêmica. As mesmas forças de Starling se aplicam aos capilares da circulação pulmonar, mas os valores relativos das quatro variáveis diferem. Em particular, como a circulação pulmonar é um circuito de baixa resistência e baixa pressão, a pressão hidrostática normal dos capilares pulmonares – a principal força que favorece o movimento do líquido para fora dos capilares pulmonares em direção ao interstício – alcança, em média, apenas 7 mmHg. Isso é compensado por um acúmulo maior de proteínas no líquido intersticial pulmonar do que em outros tecidos. Em geral, as forças de Starling nos pulmões favorecem ligeiramente a filtração como em outros tecidos, mas a drenagem linfática extensa e ativa impede o acúmulo de líquido extracelular nos espaços intersticiais e nas vias respiratórias.

Edema

Em algumas circunstâncias fisiopatológicas, desequilíbrios nas forças de Starling podem levar à formação de **edema** – um acúmulo anormal de líquido nos espaços intersticiais. A insuficiência cardíaca (discutida em detalhes na Seção 12.22) é uma condição na qual a pressão venosa elevada reduz o fluxo sanguíneo para fora dos capilares e o aumento da pressão hidrostática capilar (P_c) provoca filtração excessiva e acúmulo de líquido intersticial. O edema resultante pode ocorrer nos tecidos sistêmicos ou pulmonares.

Uma experiência mais comum é o edema que ocorre com a lesão – por exemplo, quando você torce um tornozelo. A histamina e outros fatores químicos liberados localmente em resposta à lesão dilatam as arteríolas; portanto, elevam a pressão capilar e a filtração (consulte as Figuras 12.43 e 12.44). Além disso, as substâncias químicas liberadas no tecido lesionado causam distorção nas células endoteliais, aumentando o tamanho das fendas intercelulares e possibilitando o escape de proteínas plasmáticas da corrente sanguínea mais facilmente. Isso aumenta a força osmótica da proteína no líquido intersticial (π_{FI}), contribuindo para a tendência à filtração e formação de edema. Por fim, uma diminuição anormal da concentração de proteínas plasmáticas também pode resultar em edema. Essa condição reduz a principal força de absorção nos capilares (π_c), possibilitando, assim, um aumento da filtração efetiva. A concentração plasmática de proteína pode ser reduzida pela doença hepática (diminuição da produção de proteínas plasmáticas) ou por doença renal (perda de proteína na urina). Além disso, assim como na doença hepática, a desnutrição proteica (**kwashiorkor**) compromete a produção de proteínas plasmáticas. O edema resultante é particularmente pronunciado nos espaços intersticiais dentro da cavidade abdominal, produzindo a aparência de barriga inchada comumente observada em pessoas com proteína insuficiente em suas dietas.

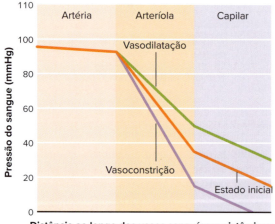

Figura 12.44 Efeitos da vasodilatação ou vasoconstrição arteriolar na pressão arterial capilar em um único órgão (sob condições de pressão arterial constante).

> ### Estude e revise 12.11
>
> - **Capilares: nutrientes** e **produtos finais do metabolismo** são trocados entre o sangue e os tecidos
> - **Fluxo de sangue** nos capilares
>   - Lento em virtude da enorme área transversal total
>   - Determinado pela resistência do suprimento arteriolar e pelo número de **esfíncteres pré-capilares** abertos
> - Principais locais de **difusão**: as substâncias se difundem em ambos os sentidos entre os capilares e o líquido intersticial
>   - **Substâncias lipossolúveis:** difundem-se facilmente através das células endoteliais

Estude e revise 12.11 — *continuação*

- **Íons** e **moléculas polares:** difundem-se através de fendas intercelulares preenchidas por água ou canais de vesículas fundidas
- **Proteínas do plasma:** movimentam-se principalmente por transporte vesicular
- **Gradiente de difusão:** aumentado pelo metabolismo de um soluto em difusão; isso, por sua vez, aumenta a taxa de difusão desse soluto

- **Osmose:** movimento da água através da membrana semipermeável (ou seja, membrana da célula endotelial) de uma concentração de soluto mais baixa para uma concentração de soluto mais alta
- **Fluxo de massa:** movimento de plasma sem proteínas ou líquido intersticial através dos capilares
  - Determina a distribuição do líquido extracelular entre esses dois compartimentos de líquido
- **Filtração e absorção:** troca de líquidos nos capilares
  - **Forças de Starling:** pressão efetiva de filtração é igual a (pressão hidrostática capilar mais pressão osmótica da proteína) menos (pressão hidrostática intersticial mais pressão osmótica da proteína plasmática)
  - A pressão hidrostática capilar e a pressão osmótica da proteína intersticial favorecem a filtração
  - A pressão hidrostática intersticial e a concentração de proteínas plasmáticas favorecem a absorção
  - As concentrações de **cristaloides** (solutos de baixo peso molecular) no plasma e no líquido intersticial não são alteradas; elas se movimentam com a água
  - Normalmente há um pequeno excesso de filtração sobre a absorção; o excesso de líquido é devolvido à corrente sanguínea por meio dos **vasos linfáticos**
- **Edema:** acúmulo anormal de líquido nos espaços intersticiais que pode ser decorrente de condições que provocam alterações nas forças de Starling (p. ex., insuficiência cardíaca, lesão tecidual, doença hepática, doença renal e desnutrição proteica).

Questão de revisão: Como a diminuição da concentração de albumina no sangue pode levar à formação de edema tecidual? (A resposta está disponível no Apêndice A.)

12.12 Vênulas e veias

O sangue flui dos capilares para as vênulas e, depois, para as veias. Algumas trocas de materiais ocorrem entre o líquido intersticial e as vênulas, assim como nos capilares. De fato, a permeabilidade a macromoléculas é frequentemente maior para vênulas do que para os capilares, particularmente em áreas danificadas. As vênulas têm grande capacidade para sangue, ou seja, elas são **vasos de capacitância**. Elas também são um local de migração de leucócitos para os tecidos durante a inflamação e a infecção.

As veias são o último conjunto de tubos através dos quais o sangue flui em seu trajeto de volta ao coração. Na circulação sistêmica, a força que impulsiona esse retorno venoso é a diferença de pressão entre as veias periféricas e o átrio direito. A pressão na primeira porção das veias periféricas é geralmente muito baixa – apenas 10 a 15 mmHg –, pois a maior parte da pressão transferida ao sangue pelo coração é dissipada pela resistência à medida que o sangue flui através das arteríolas, dos capilares e das vênulas. A pressão atrial direita é normalmente próxima a 0 mmHg; portanto, a força propulsora total para o fluxo das **veias periféricas** para o átrio direito é de apenas 10 a 15 mmHg em média. (As veias periféricas incluem todas as veias não contidas dentro da cavidade torácica.) Essa diferença de pressão é adequada em virtude da baixa resistência ao fluxo oferecida pelas veias, que apresentam grandes calibres. Assim, uma das principais funções das veias é atuar como vasos de baixa resistência para o fluxo sanguíneo dos tecidos até o coração. As veias periféricas dos braços e das pernas contêm válvulas que possibilitam o fluxo apenas em direção ao coração.

Além de sua função como condutos de baixa resistência, as veias desempenham uma segunda função importante: seus diâmetros são alterados reflexamente em resposta a mudanças no volume sanguíneo, mantendo, assim, a pressão venosa periférica e o retorno venoso ao coração. Em uma seção anterior, enfatizamos que a taxa do retorno venoso ao coração é um importante determinante do volume ventricular diastólico final e, portanto, do volume sistólico. Vemos, agora, que a pressão venosa periférica é um importante determinante do volume sistólico. A seguir, descrevemos como a pressão venosa é determinada.

Determinantes da pressão venosa

Os fatores que determinam a pressão em qualquer tubo elástico são o volume de líquido em seu interior e a complacência de suas paredes. Consequentemente, o volume total de sangue é um importante determinante da pressão venosa porque, como veremos, a maior parte do sangue encontra-se nas veias. Além disso, as paredes das veias são mais finas e muito mais complacentes do que aquelas das artérias (ver Figura 12.29); portanto, as veias são capazes de acomodar grandes volumes de sangue com um aumento relativamente pequeno da pressão hidrostática. Dessa forma, sua capacidade de reter o sangue é alta, portanto, elas, assim como as vênulas, são vasos capacitivos. Aproximadamente 60% do volume total de sangue está presente nas vênulas e veias sistêmicas (**Figura 12.45**), todavia a pressão venosa é de apenas cerca de 10 mmHg em média (em contraste, as artérias sistêmicas contêm menos de 15% do sangue, a uma pressão de quase 100 mmHg).

As paredes das veias contêm músculo liso inervado por neurônios simpáticos. A estimulação desses neurônios libera norepinefrina, que provoca contração do músculo liso venoso, diminuindo o diâmetro e a complacência dos vasos e aumentando a pressão dentro deles. O aumento da pressão venosa impulsiona maior quantidade de sangue, desde as veias em direção ao lado direito do coração. Observe o efeito diferente da constrição venosa em comparação com a das arteríolas: quando as arteríolas sofrem contração, a constrição *reduz* o fluxo anterógrado através do circuito sistêmico, enquanto a

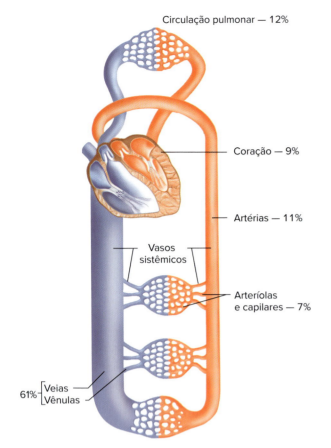

Figura 12.45 Distribuição do volume total de sangue em diferentes partes do sistema circulatório.

APLICAÇÃO DO CONCEITO

- A Figura 12.45 mostra a distribuição característica do sangue em um indivíduo saudável em repouso. Como as porcentagens se modificariam durante o exercício físico extenuante?

A resposta está disponível no Apêndice A.

constrição das veias *aumenta* o fluxo anterógrado. Embora os neurônios simpáticos sejam o impulso aferente mais importante, o músculo liso venoso, assim como o músculo liso arteriolar, também responde a vasodilatadores e vasoconstritores hormonais e parácrinos.

Dois outros mecanismos, além da contração do músculo liso venoso, podem aumentar a pressão venosa e facilitar o retorno venoso. Esses mecanismos são a **bomba do músculo esquelético** e a **bomba respiratória**. Durante a contração do músculo esquelético, as veias que passam pelo músculo são parcialmente comprimidas, o que reduz seu diâmetro e força mais sangue de volta ao coração. Agora podemos descrever uma das principais funções das valvas das veias periféricas: quando a bomba do músculo esquelético aumenta a pressão venosa local, as valvas permitem o fluxo de sangue apenas em direção ao coração e impedem o seu fluxo retrógrado aos capilares (**Figura 12.46**).

A bomba respiratória é mais difícil de ser visualizada. Conforme descrito no Capítulo 13, na base da cavidade

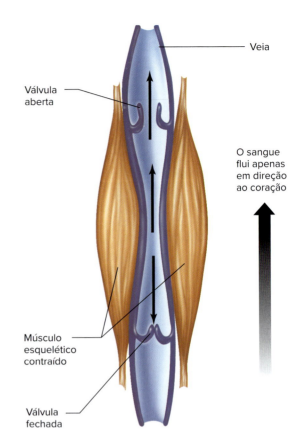

Figura 12.46 A bomba do músculo esquelético. Durante a contração muscular, o diâmetro venoso diminui e a pressão venosa aumenta. A elevação da pressão força o fluxo apenas em direção ao coração, já que a pressão retrógrada força o fechamento das válvulas nas veias.

torácica (tórax) há um grande músculo denominado diafragma que separa o tórax do abdome. Durante a inspiração de ar, o diafragma desce, empurrando o conteúdo abdominal e aumentando a pressão abdominal. Esse aumento de pressão é transmitido passivamente para as veias intra-abdominais. Simultaneamente, a pressão no tórax diminui, reduzindo, assim, a pressão nas veias intratorácicas e no átrio direito. O efeito final das alterações de pressão no abdome e no tórax é aumentar a diferença de pressão entre as veias periféricas e o coração. Desse modo, o retorno venoso é aumentado durante a inspiração (a expiração reverteria esse efeito se não fosse pela presença das valvas venosas), e a respiração profunda e frequente, como no exercício físico, ajuda o sangue a fluir em direção ao coração.

Com base nessas descrições, você poderia ter a impressão incorreta de que o retorno venoso e o débito cardíaco são entidades independentes. Em vez disso, qualquer alteração no retorno venoso quase imediatamente provoca alterações equivalentes no débito cardíaco, em grande parte por meio do mecanismo de Frank-Starling. *O retorno venoso e o débito cardíaco são os mesmos, exceto por diferenças transitórias por breves períodos de tempo.*

Em resumo (**Figura 12.47**), a contração do músculo liso venoso, a bomba do músculo esquelético e a bomba respiratória atuam para facilitar o retorno venoso e, assim, aumentar o débito cardíaco na mesma proporção.

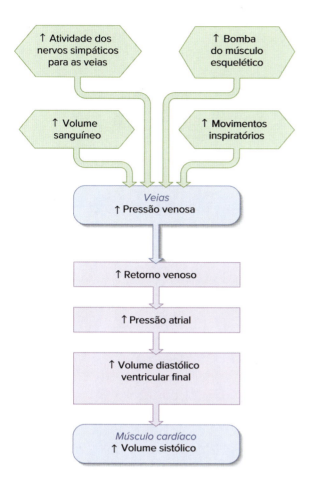

Figura 12.47 Principais fatores que determinam a pressão venosa periférica, o retorno venoso e o volume sistólico. A inversão das setas nos boxes indicaria como esses fatores podem diminuir. Os efeitos do aumento da inspiração sobre o volume diastólico ventricular final são bastante complexos, contudo, para simplificar, são mostrados aqui apenas como elevação da pressão venosa.

Estude e revise 12.12

- **Fluxo sanguíneo venoso:** capilares → vênulas → veias → átrios cardíacos
- **Vasos de capacitância:** alta complacência; vênulas e veias têm paredes mais finas do que as artérias e arteríolas
- **Condutos de baixa resistência** para retorno venoso; contêm a maior parte do sangue no sistema vascular
- **Impulso simpático:** reduz o diâmetro venoso (compressão do reservatório de sangue venoso) → aumenta o retorno venoso e o débito cardíaco (pelo mecanismo de Frank-Starling) e mantém a *PAM*
- **Bomba do músculo esquelético:** eleva a pressão venosa → aumenta o retorno venoso
- **Bomba respiratória:** reduz a pressão torácica e a pressão atrial direita; aumenta o gradiente de pressão desde as veias extratorácicas para o coração → aumenta o retorno venoso
- **Valvas (válvulas):** permitem que o sangue venoso flua apenas em direção ao coração

Questão de revisão: Que fatores facilitam o aumento do retorno venoso durante o exercício físico? (A resposta está disponível no Apêndice A.)

12.13 Sistema linfático

O **sistema linfático** é uma rede de pequenos órgãos (linfonodos) e tubos (**vasos linfáticos** ou, simplesmente, "linfáticos") por meio dos quais a **linfa** – um líquido derivado do líquido intersticial – flui. Tecnicamente, o sistema linfático não faz parte do sistema circulatório, porém é descrito neste capítulo porque seus vasos proporcionam uma rota para o movimento do líquido intersticial ao sistema circulatório (**Figura 12.48A**).

No interstício de praticamente todos os órgãos e tecidos, existem numerosos **capilares linfáticos**, que são completamente distintos dos capilares dos vasos sanguíneos. À semelhança desses últimos, eles são tubos constituídos por apenas uma única camada de células endoteliais que repousam sobre uma membrana basal, mas eles contam com grandes canais repletos de água que são permeáveis a todos os constituintes do líquido intersticial, incluindo as proteínas. Os capilares linfáticos são os primeiros dos vasos linfáticos, pois, ao contrário dos capilares sanguíneos, nenhum tubo desemboca neles.

Pequenas quantidades de líquido intersticial entram continuamente nos capilares linfáticos por fluxo de massa. Esse líquido linfático flui desde os capilares linfáticos para o próximo conjunto de vasos linfáticos, os quais convergem para formar vasos linfáticos cada vez maiores. Em vários pontos do corpo – em particular no pescoço, nas axilas, nas virilhas e ao redor do intestino –, a linfa flui através dos linfonodos (**Figura 12.48B**), que fazem parte do sistema imunológico (descrito no Capítulo 18). Por fim, toda a rede termina em dois grandes ductos linfáticos que drenam para as veias próximo à junção das veias jugular e subclávia, na parte superior do tórax. Válvulas, nessas junções, possibilitam apenas o fluxo unidirecional desde os ductos linfáticos para as veias; portanto, os vasos linfáticos transportam líquido intersticial para o sistema circulatório.

O movimento de líquido intersticial, desde os vasos linfáticos para o sistema circulatório é muito importante porque, como observado anteriormente, a quantidade de líquido filtrado para fora de todos os capilares dos vasos sanguíneos (exceto os dos rins) excede aquele absorvido em aproximadamente 4 ℓ por dia. Esses 4 ℓ retornam ao sangue por intermédio do sistema linfático. Nesse processo, pequenas quantidades de proteína que podem extravasar dos capilares sanguíneos para o líquido intersticial também retornam ao sistema circulatório.

Em algumas circunstâncias, o sistema linfático pode tornar-se danificado ou ocluído, levando ao acúmulo excessivo de líquido intersticial (*linfedema*). Isso é passível de ocorrer com a remoção cirúrgica de gânglios linfáticos e da ruptura de vasos linfáticos durante o tratamento do câncer de mama, o que pode possibilitar o acúmulo de líquido intersticial nos tecidos afetados.

Além da drenagem do líquido intersticial em excesso, o sistema linfático proporciona a via pela qual a gordura absorvida desde o sistema gastrintestinal alcança o sangue (ver Capítulo 15). Os vasos linfáticos também podem ser a rota pela qual as células cancerosas se disseminam de sua área de origem para outras partes do corpo (razão pela qual o tratamento do câncer algumas vezes inclui a retirada dos gânglios linfáticos).

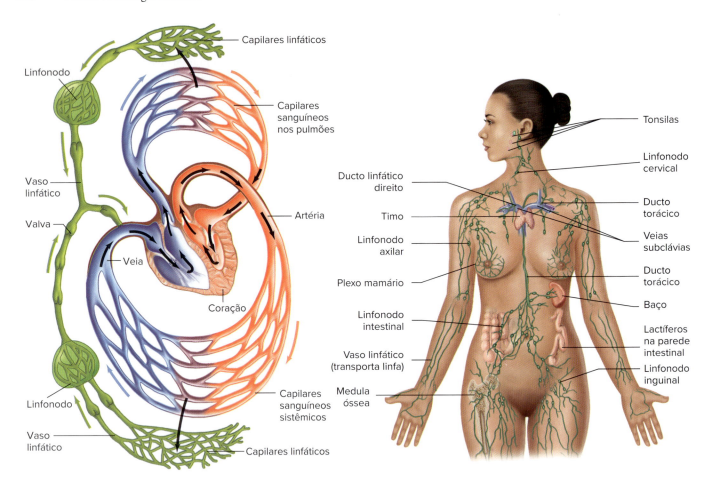

A. Drenagem linfática para o sistema circulatório

B. Anatomia dos vasos linfáticos

Figura 12.48 O sistema linfático (verde) em relação ao sistema circulatório (azul e vermelho). **A.** O sistema linfático é um sistema unidirecional desde o líquido intersticial para o sistema circulatório. **B.** Antes de reentrar ao sangue, pelas veias subclávias, a linfa flui através dos linfonodos no pescoço, nas axilas e nas virilhas e ao redor do intestino.

APLICAÇÃO DO CONCEITO

- Como se pode esperar que a ingestão periódica de líquidos extra aumente o fluxo de linfa?

A resposta está disponível no Apêndice A.

Mecanismo do fluxo linfático

Em grande parte, os vasos linfáticos, além dos capilares linfáticos, propelem a linfa em seu interior mediante suas próprias contrações. O músculo liso na parede dos vasos linfáticos exerce ação semelhante à de uma bomba por meio de contrações rítmicas inerentes. Como os vasos linfáticos têm válvulas semelhantes às das veias, essas contrações produzem um fluxo unidirecional dirigido ao ponto em que os vasos linfáticos entram no sistema circulatório. O músculo liso do vaso linfático é responsivo ao estiramento, de modo que, quando não há acúmulo de líquido intersticial, portanto não há entrada de linfa nos vasos linfáticos, o músculo liso se torna inativo. Quando, no entanto, ocorre aumento da filtração de líquido para fora dos capilares, a quantidade aumentada de líquido que entra nos vasos linfáticos distende as paredes e desencadeia contrações rítmicas do músculo liso. Isso constitui um mecanismo de retroalimentação negativa para ajustar a velocidade do fluxo linfático à velocidade de formação de linfa e, assim, impede a formação de edema.

Além disso, o músculo liso dos vasos linfáticos é inervado por neurônios simpáticos, e a excitação desses neurônios em vários estados fisiológicos, como o exercício físico, pode contribuir para o aumento do fluxo linfático. Forças externas aos vasos linfáticos também intensificam o fluxo de linfa. Estas, incluem as mesmas forças externas que nós descrevemos para as veias – a bomba do músculo esquelético e a bomba respiratória.

Estude e revise 12.13

- **Vasos linfáticos:** via unidirecional para o retorno do líquido linfático (intersticial) desde os tecidos para o sistema circulatório
    - Desembocam para o sangue por meio de dutcos na junção das veias jugular e subclávia, na parte superior do tórax

Estude e revise 12.13 — *continuação*

- Cerca de 4 ℓ de líquido por dia retornam ao sangue, impedindo a formação de edema
- **Capilares linfáticos:** camada única de células endoteliais que repousam sobre uma membrana basal
  - Grandes canais repletos de água; permeáveis a todos os componentes do líquido intersticial (incluindo as proteínas)
  - Início da circulação linfática; ao contrário dos capilares sanguíneos, nenhum tubo flui para eles
- **Linfa:** líquido derivado a partir do líquido intersticial
  - Retorna o excesso de líquido intersticial filtrado a partir dos capilares (forças de Starling)
  - Retorna as proteínas extravasadas dos capilares
- **Fluxo linfático:** fatores que aumentam o fluxo linfático incluem
  - Contração do músculo liso nos vasos linfáticos (efeito principal)
  - Bomba do músculo esquelético e bomba respiratória (efeito menor).

Questão de revisão: Como a oclusão do ducto que drena a linfa para o sangue pode causar a formação de edema?
(A resposta está disponível no Apêndice A.)

Integração da Função Cardiovascular – Regulação da Pressão Arterial Sistêmica

12.14 Visão geral da regulação da pressão arterial sistêmica

No Capítulo 1, foram descritos os componentes fundamentais dos sistemas de controle homeostático, os quais ocorrem na seguinte sequência:

1. Uma variável no ambiente interno mantida dentro de uma faixa relativamente estreita
2. Receptores sensíveis a alterações nessa variável
3. Vias aferentes oriundas dos receptores
4. Um centro integrador que recebe e integra os impulsos aferentes
5. Vias eferentes oriundas do centro integrador
6. Efetores que atuam para modificar a variável quando os sinais chegam ao longo das vias eferentes.

O controle e a integração da função cardiovascular serão descritos nesses termos.

A principal variável cardiovascular a ser regulada é a pressão arterial média da circulação sistêmica. Isso não deveria ser surpreendente, visto que essa pressão é a força propulsora para o fluxo sanguíneo por todos os órgãos, exceto os pulmões. A sua manutenção é um pré-requisito para assegurar um fluxo sanguíneo adequado para esses órgãos. A importância de manter a pressão arterial dentro de uma faixa normal demonstra o princípio geral de fisiologia segundo o qual a homeostase é essencial para a saúde e a sobrevivência. Sem um sistema de controle homeostático operando para manter a pressão arterial, os tecidos do corpo rapidamente morreriam se a pressão fosse significativamente diminuída.

A pressão arterial sistêmica média é o produto aritmético de dois fatores:

- Débito cardíaco
- **Resistência periférica total (*RPT*)**, que é a resistência combinada ao fluxo de todos os vasos sanguíneos sistêmicos.

Por esse motivo, a *RPT* também é conhecida como **resistência vascular sistêmica (*RVS*)**.

$$\begin{array}{ccc} \text{Pressão arterial} & \text{Débito} & \text{Resistência} \\ \text{sistêmica média} = \text{cardíaco} \times & \text{periférica total} \\ (PAM) & (DC) & (RPT) \end{array}$$

O débito cardíaco e a resistência periférica total estabelecem a pressão arterial sistêmica média, pois determinam o volume médio de sangue nas artérias sistêmicas ao longo do tempo; é esse volume de sangue que produz a pressão. Nunca é demais enfatizar essa relação: *todas as alterações na pressão arterial média devem resultar de mudanças no débito cardíaco e/ou da resistência periférica total*.

Tenha em mente que a pressão arterial média só se modificará caso haja mudança no produto aritmético do débito cardíaco e da resistência periférica total. Por exemplo, se o débito cardíaco dobrar e a resistência periférica total diminuir pela metade, a pressão arterial média não será alterada porque o produto do débito cardíaco pela resistência periférica total não mudou. Como o débito cardíaco é o volume de sangue bombeado nas artérias por unidade de tempo, é intuitivo que ele deva ser um dos dois determinantes do volume arterial médio e da pressão arterial média. A contribuição da resistência periférica total para a pressão arterial média é menos óbvia, mas pode ser ilustrada com o modelo apresentado anteriormente na Figura 12.34.

Conforme mostrado na **Figura 12.49**, uma bomba empurra líquido para dentro de um recipiente a uma velocidade de 1 ℓ/min. No estado de equilíbrio dinâmico, o líquido deixa o recipiente pelos tubos de saída a uma velocidade total de 1 ℓ/min, portanto a altura da coluna de líquido (ΔP), que é a pressão propulsora para o efluxo, permanece estável. Em seguida, alteramos o estado de equilíbrio dinâmico ao dilatar o tubo de saída 1, ampliando, assim, o seu raio, reduzindo sua resistência e aumentando seu fluxo. O efluxo total para o sistema torna-se imediatamente superior a 1 ℓ/min, e mais quantidade de líquido deixa o reservatório em comparação com a quantidade que entra pela bomba. O volume e a altura da coluna de líquido começam, portanto, a diminuir até que seja alcançado um novo estado de equilíbrio dinâmico entre o influxo e o efluxo. Em outras palavras, em qualquer

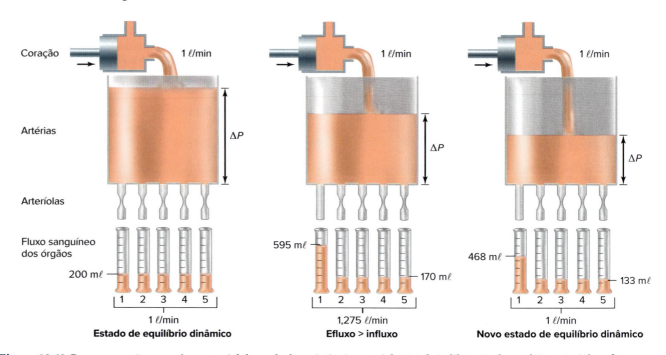

Figura 12.49 Como a pressão sanguínea arterial depende da resistência arteriolar total. A dilatação de um leito arteriolar afeta a pressão arterial e o fluxo sanguíneo dos órgãos se não houver ajustes compensatórios. O painel do meio indica um estado transitório antes que ocorra o novo estado de equilíbrio dinâmico.

influxo da bomba, a mudança na resistência total do efluxo deve produzir alterações no volume e na altura (pressão) no reservatório.

Essa análise pode ser aplicada ao sistema circulatório, igualando novamente a bomba com o coração, o reservatório com as artérias e os tubos de saída com vários leitos arteriolares. Conforme descrito anteriormente, os principais locais de resistência no circuito sistêmico são as arteríolas. Além disso, alterações na resistência total são normalmente devidas a mudanças na resistência das arteríolas; portanto, a resistência periférica total é determinada pela resistência arteriolar total.

O exercício é uma analogia fisiológica para a abertura do tubo de saída 1. Durante o exercício, as arteríolas do músculo esquelético se dilatam, diminuindo, assim, a resistência. Se o débito cardíaco e os diâmetros arteriolares de todos os outros leitos vasculares permanecessem inalterados, o aumento do efluxo pelas arteríolas do músculo esquelético causaria diminuição da pressão arterial sistêmica.

É necessário enfatizar, novamente, que é a resistência arteriolar *total* que influencia a pressão arterial sistêmica. A distribuição das resistências entre os órgãos é irrelevante a esse respeito, o que é ilustrado pela **Figura 12.50**. À direita, o tubo de saída 1 foi aberto, como no exemplo anterior, enquanto os tubos 2 a 4 foram simultaneamente submetidos a constrição. O aumento da resistência nos tubos 2 a 4 compensa a diminuição da resistência no tubo 1; portanto, a resistência total e a pressão do reservatório permanecem inalteradas. O efluxo total permanece 1 ℓ/min, embora a distribuição dos fluxos seja tal que o fluxo através do tubo 1 aumenta, o fluxo através dos tubos 2 a 4 diminui e o fluxo através do tubo 5 permanece inalterado. Isso é análogo à alteração das resistências vasculares sistêmicas que ocorre durante o exercício. Quando as arteríolas do músculo esquelético (tubo 1) se dilatam, a resistência total da circulação sistêmica ainda pode ser mantida se as arteríolas se contraírem em outros órgãos como rins, estômago e intestino (tubos 2 a 4). Em contrapartida, as arteríolas cerebrais (tubo 5) permanecem inalteradas, assegurando um suprimento sanguíneo cerebral constante.

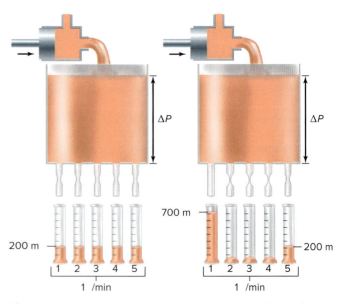

Figura 12.50 Compensação para a dilatação em um leito pela constrição em outros. Quando o tubo de saída 1 é aberto, os tubos de saída 2 a 4 são simultaneamente estreitados, de modo que a resistência total ao efluxo, a velocidade total de efluxo e a pressão do reservatório permaneçam constantes.

Esse tipo de jogo entre resistências pode manter a resistência total apenas dentro de determinados limites. Obviamente, se o tubo 1 abrir-se demais na largura, até mesmo o fechamento completo dos outros tubos pode não impedir que a resistência total ao efluxo diminua. Nessa situação, o débito cardíaco deve aumentar para manter a pressão nas artérias. Veremos que esse é efetivamente o caso durante o exercício físico.

Até o momento, explicamos de forma intuitiva por que o débito cardíaco (DC) e a resistência periférica total (RPT) são as duas variáveis que determinam a pressão arterial sistêmica média. Essa abordagem intuitiva, no entanto, não explica especificamente por que a PAM é o produto aritmético do DC pela RPT. Essa relação pode ser derivada formalmente da equação básica que relaciona o fluxo, a pressão e a resistência:

$$F = \Delta P/R$$

Com um rearranjo algébrico dos termos, temos:

$$\Delta P = F \times R$$

Como o sistema vascular sistêmico é uma série contínua de tubos, essa equação vale para todo o sistema, ou seja, desde as artérias até ao átrio direito. O termo ΔP, portanto, é a pressão arterial sistêmica média (PAM) menos a pressão no átrio direito, F é o débito cardíaco (DC) e R é a resistência periférica total (RPT):

$$PAM - \text{Pressão atrial direita} = DC \times RPT$$

Como a pressão no átrio direito é próxima de zero, podemos descartar esse termo e ficamos com a equação apresentada anteriormente:

$$PAM = DC \times RPT$$

Esta é a equação fundamental da fisiologia cardiovascular. Uma equação análoga também pode ser aplicada à circulação pulmonar:

$$\frac{\text{Pressão arterial}}{\text{pulmonar média}} = DC \times \frac{\text{Resistência vascular}}{\text{pulmonar total}}$$

Essas equações fornecem um modo de integrar as informações apresentadas neste capítulo. Agora podemos explicar, por exemplo, por que a pressão arterial pulmonar média é muito menor do que a pressão arterial sistêmica média (**Tabela 12.8**). O fluxo sanguíneo (ou seja, o débito cardíaco) através das artérias pulmonares e sistêmicas é o mesmo, portanto as pressões podem diferir apenas se as resistências diferirem. Podemos deduzir que os vasos pulmonares oferecem muito menos resistência ao fluxo do que os vasos sistêmicos. Em outras palavras, a resistência vascular pulmonar total é menor que a resistência periférica total. Como mencionado anteriormente, a resistência periférica total também é denominada resistência vascular sistêmica para diferenciá-la da resistência vascular pulmonar.

A **Figura 12.51** apresenta o grande esquema dos fatores que determinam a pressão arterial sistêmica média. Nenhuma dessas informações é nova – todas já foram apresentadas em figuras anteriores. Uma alteração em apenas uma única variável produzirá mudança na pressão arterial sistêmica média, alterando o débito cardíaco ou a resistência periférica total. Por exemplo, a **Figura 12.52** ilustra como o sangramento que resulta em perda significativa de sangue (*hemorragia*) leva à diminuição da pressão arterial média. Por outro lado, qualquer desvio na pressão arterial média, como o que ocorre durante uma hemorragia, provocará reflexos homeostáticos, de modo que o débito cardíaco e/ou a resistência periférica total mudarão na direção necessária para minimizar a alteração inicial na pressão arterial.

A curto prazo – segundos a horas –, esses ajustes homeostáticos da pressão arterial média são provocados por reflexos chamados *reflexos barorreceptores*. Os efetores são, principalmente, alterações na atividade dos neurônios autônomos que suprem o coração e os vasos sanguíneos, bem como alterações na secreção dos hormônios que influenciam essas estruturas (epinefrina, angiotensina II e vasopressina). Por períodos mais longos, os reflexos barorreceptores tornam-se menos importantes e os fatores que controlam o volume sanguíneo são predominantes na determinação da pressão arterial. As próximas duas seções descreverão esses fenômenos.

TABELA 12.8	Comparação da hemodinâmica nos circuitos sistêmico e pulmonar.	
	Circulação sistêmica	**Circulação pulmonar**
Débito cardíaco (ℓ/min)	5	5
Pressão sistólica (mmHg)	120	25
Pressão diastólica (mmHg)	80	10
Pressão arterial média (mmHg)	93	15

APLICAÇÃO DO CONCEITO

■ Calcule a magnitude da diferença na resistência total entre os circuitos sistêmico e pulmonar.

A resposta está disponível no Apêndice A.

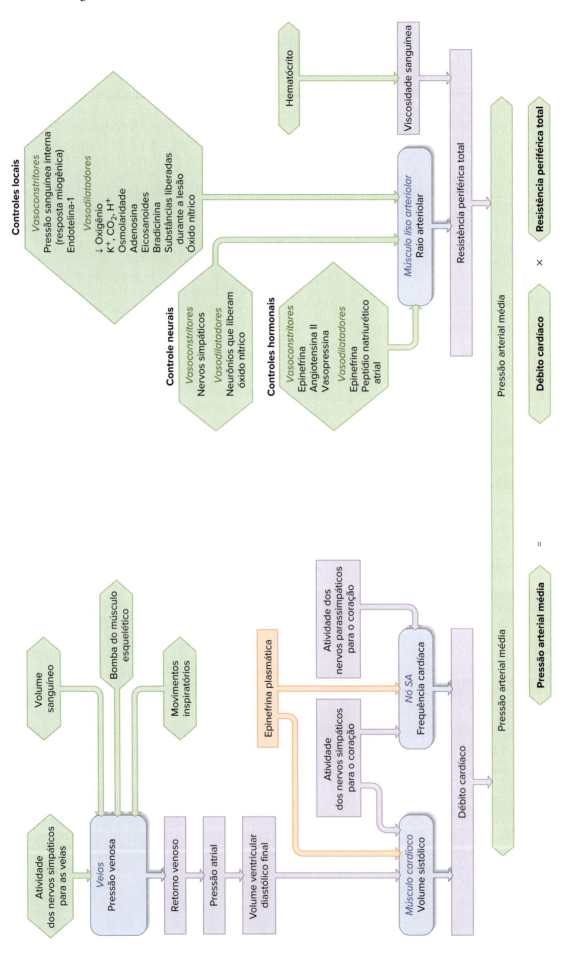

Figura 12.51 Resumo dos fatores que determinam a pressão arterial sistêmica, uma combinação das Figuras 12.28, 12.37 e 12.47, com a adição do efeito do hematócrito sobre a resistência.

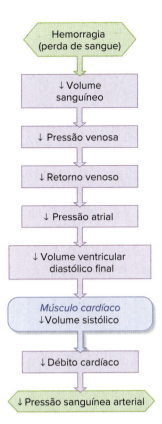

Figura 12.52 Sequência de eventos pelos quais uma diminuição no volume sanguíneo leva à redução da pressão arterial média.

Estude e revise 12.14

- **Pressão arterial média:** variável primária regulada pelo sistema cardiovascular
  - = débito cardíaco (*DC*) × resistência periférica total (*RPT*)
  - Os fatores que determinam o *DC* incluem a frequência cardíaca (dentro de limites estreitos) e os fatores que afetam o volume sistólico por meio do retorno venoso (impulso simpático para as veias, aumento do retorno venoso, volume sanguíneo, bomba muscular esquelética e bomba respiratória)
  - Os fatores que determinam a *RPT* incluem controles locais, impulsos neurais, controles hormonais e hematócrito
- **Hemorragia:** perda de sangue → diminuição do volume sanguíneo → diminuição do retorno venoso → diminuição do volume diastólico final → diminuição do *DC* → diminuição da *PAM*.

Questão de revisão: Como uma infusão rápida de 2 ℓ de sangue por via intravenosa pode aumentar agudamente a pressão arterial? (A resposta está disponível no Apêndice A.)

12.15 Reflexos barorreceptores

Barorreceptores arteriais

Os reflexos que regulam homeostaticamente a pressão arterial originam-se principalmente de receptores arteriais que respondem a alterações na pressão. Dois desses receptores são encontrados onde as artérias carótidas comuns esquerda e direita se dividem em duas artérias menores que suprem a cabeça com

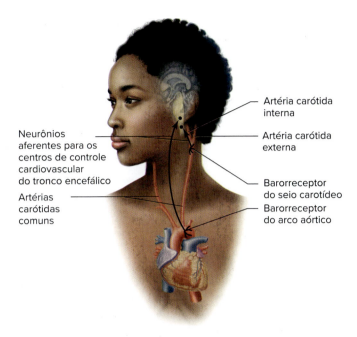

Figura 12.53 Localização dos barorreceptores arteriais.

APLICAÇÃO DO CONCEITO

- Quando você fica de pé pela primeira vez depois de levantar-se da cama, como a pressão detectada pelos barorreceptores carotídeos se modifica?

A resposta está disponível no Apêndice A.

sangue (**Figura 12.53**). Nessa divisão, a parede da artéria é mais fina do que o habitual e contém um grande número de prolongamentos neuronais sensitivos ramificados. Essa parte da artéria é chamada de seio carotídeo (o termo *seio* denota um recesso, espaço ou canal dilatado), e os neurônios sensoriais são altamente sensíveis ao estiramento ou à distorção. O grau de estiramento da parede está diretamente relacionado com a pressão dentro da artéria; portanto, os seios carotídeos atuam como sensores de pressão ou **barorreceptores**.

Uma área funcionalmente semelhante aos seios carotídeos, denominada **barorreceptor do arco aórtico,** é encontrada no arco da aorta. Os dois seios carotídeos e o barorreceptor do arco aórtico constituem os **barorreceptores arteriais**. Neurônios aferentes partem deles para o tronco encefálico, fornecendo impulsos aos neurônios dos centros de controle cardiovascular ali localizados.

Potenciais de ação registrados em neurônios unitários aferentes do seio carotídeo demonstram o padrão de resposta do barorreceptor (**Figura 12.54A**). Nesse experimento, a pressão no seio carotídeo é controlada artificialmente, de modo que a pressão seja constante e não pulsátil (ou seja, não variando como de costume entre as pressões sistólica e diastólica). Em uma determinada pressão constante – por exemplo, 100 mmHg –, há uma determinada frequência de descarga do neurônio. Essa frequência pode ser aumentada pela elevação da pressão arterial ou diminuída pela redução da pressão. A frequência de descarga do seio carotídeo é, portanto, diretamente proporcional à pressão arterial média.

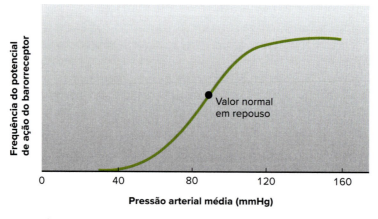

A. Relação entre PAM e disparo de barorreceptores

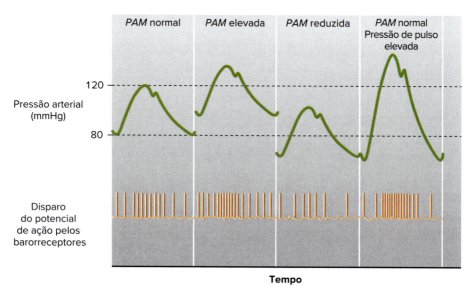

B. Efeito das pressões arterial e de pulso no disparo dos barorreceptores

Figura 12.54 A frequência de disparo dos barorreceptores muda com as alterações na pressão sanguínea. **A.** Efeito da alteração da pressão arterial média (*PAM*) no disparo de potenciais de ação por neurônios aferentes do seio carotídeo. Esse experimento é realizado mediante o bombeamento de sangue de maneira não pulsátil através de um seio carotídeo isolado, de modo a ajustar a pressão dentro dele em qualquer valor desejado. **B.** A frequência de disparo do potencial de ação do barorreceptor flutua com a pressão. O aumento na pressão de pulso eleva a frequência global do potencial de ação, mesmo com *PAM* normal.

APLICAÇÃO DO CONCEITO

- Observe que, em **A**, o valor normal em repouso nessa curva de pressão-frequência está na parte central mais inclinada da curva. Qual é o significado fisiológico disso?

A resposta está disponível no Apêndice A.

Se o experimento é repetido utilizando-se as mesmas pressões médias de antes, porém permitindo pulsações de pressão (**Figura 12.54B**), verifica-se que, em qualquer pressão média dada, quanto maior a pressão de pulso, mais rápida a frequência de disparo pelo seio carotídeo. Essa responsividade à pressão de pulso acrescenta mais um elemento de informação à regulação da pressão arterial, visto que pequenas modificações em fatores, como o volume de sangue, são capazes de provocar alterações na pressão de pulso arterial com pouca ou nenhuma alteração na pressão arterial média.

Centro cardiovascular medular

O centro integrador primário dos reflexos barorreceptores é uma rede difusa de neurônios altamente interconectados denominada **centro cardiovascular medular**, localizado no bulbo. Nesse centro, os neurônios recebem impulsos provenientes dos vários barorreceptores. Esses impulsos determinam a frequência dos potenciais de ação que partem do centro cardiovascular ao longo das vias neurais que terminam nos corpos celulares e dendritos dos neurônios do vago (parassimpático) para o coração e dos neurônios simpáticos

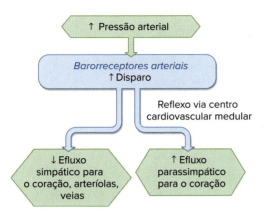

Figura 12.55 Componentes neurais do reflexo barorreceptor arterial. Se a alteração inicial fosse uma diminuição da pressão arterial, todas as setas nos boxes estariam invertidas.

para o coração, as arteríolas e as veias. Quando os barorreceptores arteriais aumentam sua frequência de descarga, o resultado é uma diminuição da atividade neuronal simpática e um aumento na atividade neuronal parassimpática (**Figura 12.55**). O padrão oposto é produzido por uma diminuição na frequência de disparo dos barorreceptores.

A geração de angiotensina II e a secreção de vasopressina também são alteradas pela atividade dos barorreceptores e ajudam a restaurar a pressão arterial. A diminuição da pressão arterial provoca aumento das concentrações plasmáticas de ambos hormônios, os quais elevam a pressão arterial pela constrição das arteríolas.

Modo de operação do reflexo barorreceptor arterial

Nossa descrição do reflexo barorreceptor arterial agora está completa. Se a pressão arterial diminuir, como durante uma hemorragia (**Figura 12.56**), a frequência de descarga dos barorreceptores arteriais também se reduz. Menos potenciais de ação se propagam pelos nervos aferentes até o centro cardiovascular medular, e isso induz:

- Elevação da frequência cardíaca em decorrência do aumento da atividade simpática e da diminuição da atividade parassimpática do coração
- Aumento da contratilidade ventricular devido ao aumento da atividade simpática para o miocárdio ventricular
- Constrição arteriolar em virtude do aumento da atividade simpática para as arteríolas (e da elevação das concentrações plasmáticas de angiotensina II e vasopressina)
- Aumento da constrição venosa devido à elevação da atividade simpática para as veias.

O resultado global é um aumento do débito cardíaco (elevação da frequência cardíaca e do volume sistólico), aumento da resistência periférica total (constrição arteriolar) e retorno da pressão arterial ao normal. Por outro lado, uma elevação da pressão arterial, por qualquer motivo, provoca o aumento do disparo dos barorreceptores arteriais, o que induz reflexamente reduções compensatórias no débito cardíaco e na resistência periférica total.

Uma vez ressaltada a importância do reflexo barorreceptor arterial, precisamos acrescentar uma qualificação igualmente importante. O reflexo barorreceptor funciona primariamente como um regulador a curto prazo da pressão arterial. Ele é ativado instantaneamente por qualquer mudança na pressão sanguínea e atua para rapidamente restaurá-la a seus valores normais. Se, no entanto, a pressão arterial permanecer acima de seu ponto de ajuste normal por mais de alguns dias, os barorreceptores arteriais se adaptam a essa nova pressão e diminuem sua frequência de disparo dos potenciais de ação a qualquer pressão dada; portanto, em pacientes com elevação crônica da pressão arterial, os barorreceptores arteriais continuam a se opor, minuto a minuto, às mudanças da pressão arterial, porém em um ponto de ajuste mais alto.

Outros barorreceptores

As grandes veias sistêmicas, os vasos pulmonares e as paredes do coração também contêm barorreceptores, a maior parte dos quais atuam de maneira análoga aos barorreceptores arteriais. Ao manter os centros de controle cardiovascular do cérebro constantemente informados sobre mudanças nas pressões venosa, pulmonar, atrial e ventricular sistêmicas, esses outros barorreceptores proporcionam um grau adicional de sensibilidade reguladora. Em essência, eles contribuem com um componente de controle da pressão arterial por alimentação-avante (*feedforward*). Por exemplo, uma discreta redução da pressão ventricular aumenta reflexamente a atividade do sistema nervoso simpático mesmo antes que a alteração diminua o débito cardíaco e a pressão arterial o suficiente para ser detectada pelos barorreceptores arteriais.

Estude e revise 12.15

- **Barorreceptores:** detectores de pressão que incluem:
  - **Barorreceptores arteriais:** dois **seios carotídeos** e o **arco aórtico**
  - Outros barorreceptores localizados em veias sistêmicas, vasos sanguíneos pulmonares e paredes do coração
- **Frequência de disparo dos barorreceptores arteriais:** proporcional à pressão arterial média e à pressão de pulso
- **Aumento da frequência de disparo dos barorreceptores arteriais:** decorrente do aumento da pressão; sequencialmente resulta em:
  - Impulso ao centro cardiovascular medular
  - Aumento do efluxo parassimpático para o coração
  - Diminuição do efluxo simpático para o coração, as arteríolas e as veias
  - Redução do débito cardíaco, da resistência periférica total e da pressão arterial média
  - O oposto ocorre quando a alteração inicial é uma diminuição da pressão arterial.

Questão de revisão: Retorne à Questão de revisão 12.14. Explique o mecanismo pelo qual os reflexos barorreceptores restauram rapidamente a PAM aos níveis pré-infusão.
(A resposta está disponível no Apêndice A.)

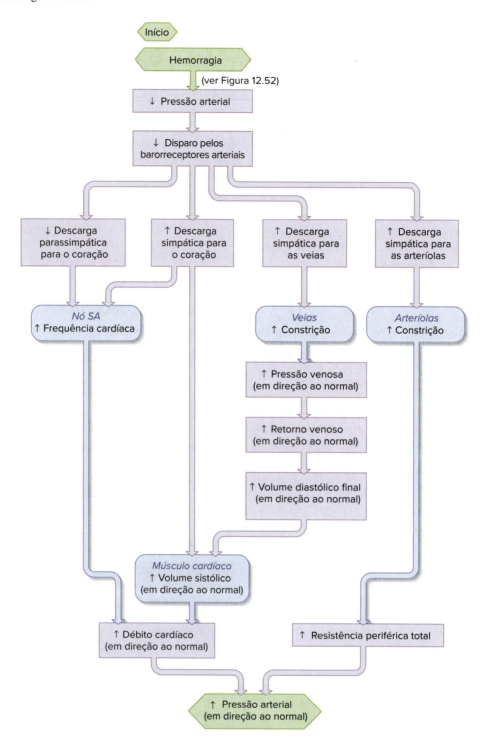

Figura 12.56 Compensação reflexa dos barorreceptores arteriais para a hemorragia. Os mecanismos compensatórios não restauram por completo a pressão arterial aos seus valores normais. Os aumentos designados como "em direção ao normal" estão relacionados com os valores pré-hemorrágicos; por exemplo, o volume sistólico é aumentado reflexamente "em direção ao normal" em relação ao ponto baixo causado pela hemorragia (ou seja, antes da ocorrência do reflexo), mas não alcança o nível de antes da hemorragia. Para simplificar, a figura não mostra o fato de que os níveis de angiotensina II e vasopressina plasmáticas também são aumentados reflexamente e ajudam a produzir a constrição das arteríolas.

APLICAÇÃO DO CONCEITO: princípio geral de fisiologia

- Ocasionalmente, durante o processo de parto, a mulher pode sofrer uma hemorragia com risco de morte. Explique como os mecanismos mostrados na figura exemplificam o princípio geral de fisiologia descrito no Capítulo 1 segundo o qual a homeostase é essencial para a saúde e a sobrevivência.

A resposta está disponível no Apêndice A.

12.16 Volume sanguíneo e regulação a longo prazo da pressão arterial

O fato de os barorreceptores arteriais (e também outros barorreceptores) se adaptarem a mudanças prolongadas na pressão significa que os reflexos barorreceptores não conseguem estabelecer a pressão arterial a longo prazo. O grande mecanismo de regulação a longo prazo ocorre por meio do volume sanguíneo. Conforme descrito anteriormente, o volume sanguíneo é o principal determinante da pressão arterial porque influencia a pressão venosa, o retorno venoso, o volume diastólico final, o volume sistólico e o débito cardíaco. Desse modo, o aumento do volume sanguíneo eleva a pressão arterial. Também existe, no entanto, a cadeia causal oposta – o aumento da pressão arterial reduz o volume de sangue (mais especificamente, o componente plasmático do volume de sangue), aumentando a excreção renal de sal e água, como será descrito no Capítulo 14.

A **Figura 12.57** ilustra como essas duas cadeias causais constituem alças de retroalimentação negativa que determinam tanto o volume sanguíneo quanto a pressão arterial. Um aumento na pressão arterial, por qualquer motivo, provoca uma diminuição do volume sanguíneo, o que tende reduzir a pressão arterial. Um aumento no volume de sangue, por qualquer motivo, eleva a pressão sanguínea, o que tende a reduzir o volume de sangue. O ponto importante é o seguinte: como a pressão arterial influencia o volume de sangue, mas este também influencia a pressão arterial, a pressão arterial pode se estabilizar, a longo prazo, apenas em um valor no qual o volume de sangue também esteja estável. Consequentemente, as alterações no volume sanguíneo estacionário são o determinante mais importante da pressão arterial a longo prazo. A cooperação dos sistemas urinário e circulatório na manutenção do volume e da pressão sanguínea é um excelente exemplo de como as funções dos sistemas orgânicos são coordenadas entre si – um dos princípios gerais de fisiologia apresentados no Capítulo 1.

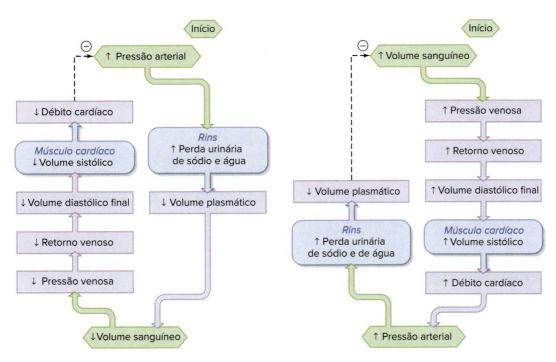

A. Efeito do aumento da *PAM* sobre o volume sanguíneo
B. Efeito do aumento do volume de sangue sobre a *PAM*

Figura 12.57 Relações causais entre pressão arterial e volume sanguíneo. **A.** Uma elevação na pressão arterial decorrente, por exemplo, de um aumento do débito cardíaco induz diminuição do volume sanguíneo ao promover a excreção de líquido pelos rins, o que tende a restaurar a pressão arterial ao seu valor original. **B.** Um aumento no volume sanguíneo devido, por exemplo, à ingestão aumentada de líquidos induz elevação da pressão arterial, que tende a restaurar o volume sanguíneo ao seu valor original, promovendo a excreção de líquidos pelos rins. Em virtude dessas relações, o volume sanguíneo é o principal determinante da pressão arterial.

Estude e revise 12.16

- **Reflexos barorreceptores:** reguladores a curto prazo da pressão arterial
  - Adaptam-se para minimizar as alterações na pressão arterial
- **Volume sanguíneo:** o mais importante regulador a longo prazo da pressão arterial

Estude e revise 12.16 — *continuação*

- **Rins:** regulam a quantidade de perda urinária de Na^+ e água
  - Mecanismo essencial para controlar o volume de sangue
- ***Questão de revisão:*** *Qual o papel do volume sanguíneo na regulação a longo prazo da pressão arterial?* (**A resposta está disponível no Apêndice A.**)

12.17 Outros reflexos e respostas cardiovasculares

Estímulos que atuam sobre outros receptores além dos barorreceptores podem iniciar reflexos que causam alterações na pressão arterial. Por exemplo, todos os seguintes estímulos induzem um aumento na pressão arterial: diminuição da concentração arterial de oxigênio, elevação da concentração arterial de dióxido de carbono, redução do fluxo sanguíneo para o cérebro e dor que se origina na pele. Por outro lado, a dor cuja origem é nas vísceras ou nas articulações pode provocar *redução* da pressão arterial.

Muitos estados fisiológicos, como alimentação e atividade sexual, também estão associados a alterações na pressão arterial. Por exemplo, a participação em uma reunião de negócios estressante pode elevar a pressão arterial média em até 20 mmHg, a caminhada a aumenta em 10 mmHg e o sono a diminui em 10 mmHg. O humor também exerce um significativo efeito na pressão sanguínea, que tende a ser mais baixa quando as pessoas relatam felicidade do que quando estão com raiva ou ansiosas.

Essas alterações são desencadeadas por impulsos provenientes de receptores ou de centros cerebrais superiores para o centro cardiovascular medular ou, em alguns casos, para vias distintas desses centros. Por exemplo, as fibras de determinados neurônios cujos corpos celulares estão no córtex cerebral e no hipotálamo fazem sinapse diretamente com os neurônios simpáticos da medula espinal, passando ao lado do centro medular.

O fenômeno de Cushing (que não deve ser confundido com a síndrome e a doença de Cushing, que são distúrbios endócrinos discutidos no Capítulo 11), é uma importante situação clínica que envolve os reflexos que regulam a pressão arterial. O ***fenômeno de Cushing*** é uma condição em que a pressão intracraniana elevada provoca um aumento dramático na pressão arterial média. Diversas circunstâncias diferentes podem elevar a pressão encefálica, incluindo a presença de tumor canceroso de crescimento rápido ou um traumatismo cranioencefálico, que desencadeia hemorragia interna ou edema.

O que distingue essas situações de problemas semelhantes em outras partes do corpo é o fato de que o crânio, por ser uma estrutura fechada, não permite a formação de edema físico para o exterior, de modo que a pressão é dirigida para dentro. Essa pressão interna exerce uma força colapsante na vasculatura intracraniana, e a redução no raio aumenta acentuadamente a resistência ao fluxo sanguíneo (lembre-se de que a resistência aumenta na quarta potência de uma diminuição do raio). O fluxo sanguíneo é reduzido abaixo do nível necessário para atender às necessidades metabólicas, a concentração cerebral de oxigênio diminui e aumentam o dióxido de carbono e outros produtos de degradação metabólica. Os metabólitos acumulados no líquido intersticial cerebral estimulam poderosamente os neurônios simpáticos que controlam as arteríolas sistêmicas, resultando em um grande aumento da *RTP* e, consequentemente, da pressão arterial média ($PAM = DC \times RTP$). Em princípio, esse aumento da pressão sistêmica é adaptativo, na medida em que pode superar as pressões

em colapso e forçar o sangue a fluir novamente pelo cérebro. Se, no entanto, o problema original for uma hemorragia intracraniana, restaurar o fluxo sanguíneo para o cérebro pode provocar mais sangramento e exacerbar o problema. Para restaurar o fluxo sanguíneo cerebral em uma pressão arterial média normal, o tumor cerebral ou o líquido intracraniano acumulado deve ser removido.

Estude e revise 12.17

- **Pressão arterial:** influenciada por fatores além do volume sanguíneo
  - Níveis de gasometria arterial (O_2 e CO_2), dor, emoções e atividade sexual
  - Atuam por meio de centros cerebrais dentro e fora da medula
- **Fenômeno de Cushing:** pressão intracraniana elevada (p. ex., como consequência de edema cerebral provocado por trauma)
  - Resulta em redução do fluxo sanguíneo cerebral → elevação dos níveis de CO_2 no líquido intersticial cerebral → aumento de impulsos simpáticos para a vasculatura → aumento da *RTP* → acentuada elevação da pressão arterial.

Questão de revisão: *Quais são os resultados adaptativos e desadaptativos do fenômeno de Cushing? (**A resposta está disponível no Apêndice A.**)*

Padrões Cardiovasculares na Saúde e na Doença

12.18 Hemorragia e outras causas de hipotensão

O termo ***hipotensão*** refere-se a uma pressão sanguínea arterial baixa, independentemente de sua causa. Uma das causas da hipotensão é a perda significativa de volume sanguíneo, como a que ocorre em uma hemorragia, que produz hipotensão pela sequência de eventos mostrados anteriormente na Figura 12.52. A mais grave consequência da hipotensão é a redução do fluxo sanguíneo para o cérebro e o músculo cardíaco. A contrarresposta imediata à hemorragia é o reflexo barorreceptor arterial, conforme resumido na Figura 12.56.

A **Figura 12.58** mostra como cinco variáveis alteram-se ao longo do tempo quando o volume de sangue diminui, e contribui com grau adicional de esclarecimento para a Figura 12.56. Os valores dos fatores alterados como resultado direto da hemorragia – volume sistólico, débito cardíaco e pressão arterial média – são restaurados pelos reflexos barorreceptores em direção aos valores normais, mas não completamente. Em contraste, os valores não alterados diretamente pela hemorragia, mas apenas pela resposta reflexa à hemorragia – frequência cardíaca e resistência periférica total –, aumentam acima de seus valores pré-hemorrágicos. A elevação da resistência periférica resulta do aumento do impulso

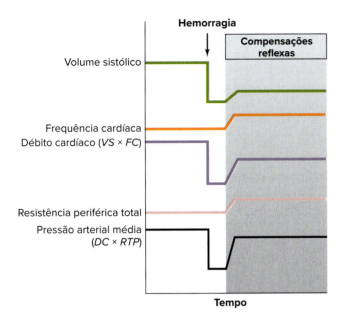

Figura 12.58 O decurso temporal dos efeitos cardiovasculares da hemorragia. Observe que a redução da pressão arterial que ocorre imediatamente após a hemorragia é secundária a uma redução do volume sistólico e, portanto, do débito cardíaco. Essa figura enfatiza as proporções relativas das setas de "aumento" e "diminuição" da Figura 12.56. Todas as variáveis mostradas estão aumentadas em relação ao estado observado imediatamente após a hemorragia, mas nem todas estão mais elevadas do que antes da hemorragia.

simpático para as arteríolas em muitos leitos vasculares (mas não no coração e nem cérebro). Assim, o fluxo sanguíneo da pele pode diminuir consideravelmente devido à vasoconstrição arteriolar; é por isso que a pele pode tornar-se pálida e fria após uma hemorragia significativa. O fluxo sanguíneo renal e o intestinal também diminuem, visto que as funções habituais desses órgãos não são imediatamente essenciais para a vida.

Um segundo tipo importante de mecanismo compensatório (não mostrado na Figura 12.56) envolve o movimento do líquido intersticial para os capilares. Isso ocorre porque tanto a diminuição da pressão arterial quanto o aumento da constrição arteriolar reduzem a pressão hidrostática capilar, favorecendo a absorção do líquido intersticial (**Figura 12.59**). Assim, os eventos iniciais – perda de sangue e diminuição do volume sanguíneo – são, em parte, compensados pelo movimento do líquido intersticial para o sistema vascular. Esse mecanismo, conhecido como *autotransfusão*, pode restaurar o volume sanguíneo a níveis praticamente normais dentro de 12 a 24 horas após uma hemorragia moderada (**Tabela 12.9**). Nesse momento, toda a restauração do volume sanguíneo se deve à expansão do volume plasmático; em consequência, o hematócrito, na realidade, diminui.

Os mecanismos compensatórios iniciais da hemorragia (os reflexos barorreceptores e a absorção de líquido intersticial) são altamente eficientes, de modo que a ocorrência de perdas de até 30% do volume total de sangue podem ser sustentadas por meio apenas de discretas reduções da pressão arterial média ou do débito cardíaco.

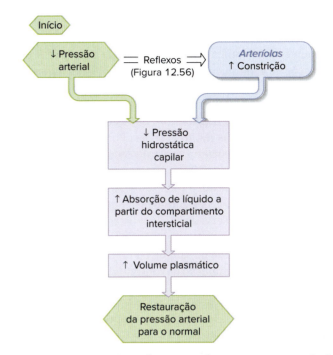

Figura 12.59 O mecanismo de autotransfusão compensa a perda de sangue, causando o movimento de líquido intersticial para dentro dos capilares.

TABELA 12.9 Deslocamento de líquidos depois da hemorragia.

	Normal	Imediatamente após a hemorragia	18 h após a hemorragia
Volume total de sangue (mℓ)	5.000	4.000	4.900
Volume eritrocitário (mℓ)	2.300	1.840	1.840
Volume plasmático (mℓ)	2.700	2.160	3.060

APLICAÇÃO DO CONCEITO

- Calcule o hematócrito antes e 18 horas depois da hemorragia, e explique as alterações observadas.

A resposta está disponível no Apêndice A.

Devemos enfatizar que a absorção do líquido intersticial apenas *redistribui* o líquido extracelular. A restauração definitiva do volume sanguíneo envolve o aumento da ingestão de líquidos e a minimização da perda de água renal. Essas compensações de ação mais lenta incluem aumento da sede e redução na excreção de sal e água na urina. Elas são mediadas por hormônios e outros fatores circulantes, incluindo renina, angiotensina e aldosterona, e são descritas no Capítulo 14. A substituição dos eritrócitos perdidos, que requer o hormônio eritropoetina para estimular a eritropoese (maturação de eritrócitos imaturos), foi descrita na Seção 12.1. Esses processos de substituição exigem dias ou semanas, em contraste com as compensações reflexas, que ocorrem rapidamente, ilustradas na Figura 12.59.

A hemorragia é um relevante exemplo de hipotensão consequente à diminuição do volume sanguíneo. Há outras maneiras pelas quais a hipotensão pode ocorrer devido à depleção de volume, não resultante da perda de sangue total. Pode ocorrer por meio da pele, como na sudorese intensa ou queimaduras graves; por meio do sistema gastrintestinal, como na diarreia ou nos vômitos; ou, ainda, pelos rins, como nas perdas urinárias muito grandes. Por intermédio dessas várias vias, pode ocorrer a depleção corporal de água e íons como Na^+, Cl^-, K^+, H^+ e HCO_3^-. Independentemente da via, a perda de líquido diminui o volume sanguíneo e pode resultar em sintomas e alterações cardiovasculares compensatórias semelhantes aos observados na hemorragia.

A hipotensão também pode ser provocada por outros eventos além da perda de sangue ou líquidos. Uma das principais causas é a diminuição da contratilidade cardíaca (p. ex., durante um ataque do coração). Outra causa é a forte emoção que, em casos raros, pode ocasionar hipotensão e desmaios. Os centros cerebrais superiores envolvidos com as emoções inibem a atividade simpática dirigida ao sistema circulatório e aumentam a atividade parassimpática ao coração, resultando em acentuada diminuição da pressão arterial e do fluxo sanguíneo cerebral. Esse processo, conhecido como *síncope vasovagal* é, em geral, transitório. É necessário assinalar que o desmaio que algumas vezes ocorre no indivíduo que doa sangue é habitualmente devido à hipotensão provocada pela emoção, e não à perda de sangue, visto que uma doação gradual de 0,5 ℓ de sangue, normalmente, não provoca hipotensão grave. A liberação maciça de substâncias endógenas que relaxam o músculo liso arteriolar também pode causar hipotensão por reduzir a resistência periférica total. Um exemplo importante é a hipotensão que ocorre durante reações alérgicas graves (ver Capítulo 18).

Choque

O termo *choque* refere-se a qualquer situação na qual a diminuição do fluxo sanguíneo a órgãos ou tecidos cause danos a eles. A pressão arterial geralmente está diminuída no choque. O *choque hipovolêmico* é provocado por uma redução no volume sanguíneo secundária a hemorragia ou perda de líquido que não seja sangue. O *choque de baixa resistência* é subsequente à diminuição da resistência periférica total secundária à liberação excessiva de vasodilatadores, como na alergia e na infecção. O *choque cardiogênico* é motivado pela diminuição extrema no débito cardíaco em consequência de uma variedade de fatores (p. ex., durante um ataque cardíaco).

O sistema circulatório, especialmente o coração, sofre danos se o choque for prolongado. À medida que o coração se deteriora, o débito cardíaco diminui ainda mais e o choque sofre piora progressiva. Por fim, o choque pode se tornar irreversível, ainda que as transfusões de sangue e outras terapias apropriadas consigam restaurar temporariamente a pressão arterial. Veja o Capítulo 19 para um estudo de caso de um indivíduo que sofre choque.

Estude e revise 12.18

- ■ Respostas fisiológicas à hemorragia:
  - • Diminuição do débito cardíaco em virtude da diminuição do volume sistólico
  - • **Barorreceptores** induzem o aumento do impulso simpático para o coração (aumento da frequência cardíaca), as arteríolas (elevação da resistência periférica total) e as veias (aumento do retorno venoso) enquanto diminuem a entrada parassimpática para o coração (elevação da frequência cardíaca)
  - • **Autotransfusão:** a diminuição da pressão hidrostática capilar favorece a absorção de líquidos a partir do compartimento intersticial, aumentando, assim, o volume plasmático
- ■ **Hipotensão:** redução da pressão arterial provocada por:
  - • Perda de líquidos corporais (tipicamente sangue), disfunção cardíaca, agentes químicos vasodilatadores (p. ex., óxido nítrico liberado pelos leucócitos durante a infecção)
  - • **Síncope vasovagal:** a redução da atividade nervosa simpática e o aumento da atividade nervosa parassimpática levam à diminuição repentina da frequência cardíaca e da pressão arterial → redução do fluxo sanguíneo para o cérebro → perda de consciência
- ■ **Choque:** hipotensão que provoca a redução do fluxo de sangue para os tecidos
  - • Diversas origens: hipovolêmico (p. ex., hemorragia); baixa *RTP* (p. ex., liberação de vasodilatadores em reações alérgicas e infecções); cardiogênico (p. ex., diminuição de *DC* durante um infarto agudo do miocárdio).

*Questão de revisão: Como se poderia tratar o choque subsequente a uma infecção? (**A resposta está disponível no Apêndice A.**)*

12.19 Postura ereta

Ocorre diminuição do volume sanguíneo circulante efetivo no sistema circulatório quando um indivíduo passa de uma posição deitada, horizontal, para uma posição em pé, vertical. Para entender o motivo dessa alteração é preciso compreender a ação da gravidade sobre as longas e contínuas colunas de sangue nos vasos entre o coração e os pés.

As pressões descritas nas seções anteriores deste capítulo são para um indivíduo na posição horizontal, na qual todos os vasos sanguíneos estão praticamente no mesmo nível do coração. Nessa posição, o peso do sangue produz uma pressão desprezível. Por outro lado, quando o indivíduo está em pé, a pressão intravascular em todos os lugares torna-se igual à pressão produzida pela contração cardíaca mais uma pressão adicional igual ao peso de uma coluna de sangue desde o coração até o ponto de medida. Em um adulto médio, por exemplo, o peso de uma coluna de sangue que se estende do coração aos pés seria de 80 mmHg. Em um capilar do pé, portanto, a pressão poderia potencialmente aumentar de 25 (a pressão capilar média resultante da contração cardíaca) para 105 mmHg, sendo os 80 mmHg extras devido ao peso da coluna de sangue.

Capítulo 12 Fisiologia Cardiovascular 459

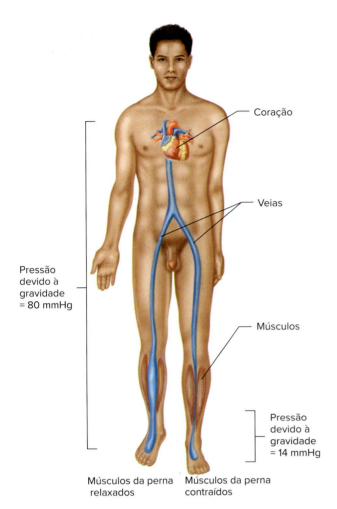

Figura 12.60 Papel da contração dos músculos esqueléticos das pernas na redução da pressão capilar e filtração na posição vertical. A contração dos músculos esqueléticos comprime as veias, causando esvaziamento intermitente, de modo que as colunas de sangue são interrompidas.

Esse aumento de pressão decorrente da gravidade influencia o volume efetivo de sangue circulante de variadas formas. Em primeiro lugar, o aumento da pressão hidrostática que ocorre nas pernas (assim como nas nádegas e na área pélvica) quando uma pessoa está em pé, empurra para fora as paredes altamente distensíveis das veias, provocando acentuada distensão. O resultado é o acúmulo de sangue nas veias – ou seja, parte do sangue que sai dos capilares simplesmente vai expandir as veias em vez de retornar ao coração. Simultaneamente, o aumento da pressão capilar desencadeado pela força gravitacional produz aumento da filtração de líquido dos capilares para dentro do espaço intersticial. Essa é a razão pela qual nossos pés podem se tornar inchados durante a permanência prolongada na posição em pé. Os efeitos combinados do acúmulo venoso e do aumento da filtração capilar reduzem o volume sanguíneo circulante efetivo de maneira muito semelhante aos efeitos provocados por uma hemorragia leve.

O acúmulo venoso explica por que algumas vezes uma pessoa pode ter sensação de desmaio ao, subitamente, ficar em pé. O retorno venoso reduzido leva à diminuição transitória do volume diastólico final, reduzindo, portanto, o estiramento dos ventrículos. Isso diminui o volume sistólico, o que, por sua vez, reduz o débito cardíaco e a pressão arterial. Entretanto, essa sensação é normalmente muito transitória porque a diminuição da pressão arterial causa imediatamente ajustes compensatórios mediados por reflexos barorreceptores semelhantes aos mostrados na Figura 12.56 para a hemorragia.

Os efeitos da gravidade podem ser compensados pela contração dos músculos esqueléticos das pernas. Mesmo contrações suaves dos músculos da perna sem movimento produzem esvaziamento completo e intermitente das veias profundas das pernas, de modo que colunas ininterruptas de sangue venoso do coração até os pés deixam de existir (**Figura 12.60**). O resultado é a diminuição tanto da distensão venosa quanto do acúmulo, além de uma redução significativa da pressão hidrostática capilar e da filtração de líquido para fora dos capilares. Esse fenômeno é ilustrado pelo fato de que os soldados podem desmaiar enquanto permanecem em posição de sentido por longos períodos devido às contrações mínimas dos músculos das pernas. O desmaio, nessa circunstância, pode ser considerado adaptativo, pois as alterações das pressões venosa e capilar induzidas pela gravidade são eliminadas. Quando o indivíduo que desmaiou fica em posição horizontal, o sangue venoso acumulado é mobilizado e o líquido é absorvido de volta para os capilares a partir do líquido intersticial das pernas e dos pés. Em consequência disso, é um erro manter de pé uma pessoa que desmaiou.

Estude e revise 12.19

- **Gravidade:** atua nas colunas ininterruptas de sangue
  - Reduz o retorno venoso dos capilares e veias abaixo do nível do coração
  - Distende as veias, o que leva a acúmulo venoso e aumento da filtração capilar para fora dos capilares
  - Os efeitos são minimizados pela contração dos músculos esqueléticos nas pernas.

Questão de revisão: Por que é recomendado contrair os músculos da panturrilha ao se fazer uma longa viagem de avião (revise as forças de Starling na Figura 12.43)?
(A resposta está disponível no Apêndice A.)

12.20 Exercício

Durante o exercício, o débito cardíaco pode aumentar de um valor de repouso de cerca de 5 ℓ/min para um valor máximo aproximadamente de 35 ℓ/min em atletas treinados. A **Figura 12.61** ilustra a distribuição do débito cardíaco durante o exercício vigoroso. Conforme esperado, a maior parte do aumento do débito cardíaco vai para os músculos em exercício. Também ocorrem, no entanto, aumentos no fluxo para o coração, de modo a suprir o aumento do metabolismo e da carga de trabalho à medida que o débito cardíaco se eleva, e para a pele, caso seja necessário dissipar o calor gerado pelo metabolismo. Os aumentos do fluxo por intermédio desses três leitos vasculares são o resultado da vasodilatação arteriolar que ocorre neles. Tanto no músculo esquelético quanto no cardíaco, fatores metabólicos locais mediam a vasodilatação, enquanto a vasodilatação na pele é obtida principalmente por uma diminuição no disparo de neurônios simpáticos para a pele. Ao mesmo tempo em que está ocorrendo vasodilatação arteriolar nesses três leitos, vasoconstrição arteriolar está

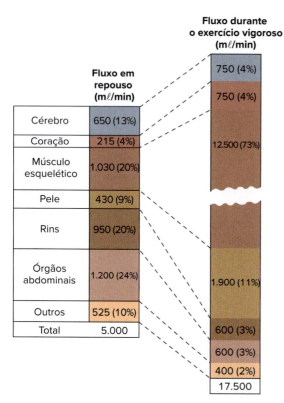

Figura 12.61 Distribuição do débito cardíaco sistêmico em repouso e durante o exercício vigoroso. Fonte: Adaptada de Chapman, C. B., e Mitchell, J. H. "The Physiology of Exercise". *Scientific American* 212, nº 5 (1965): 88-99.

APLICAÇÃO DO CONCEITO

- Por que o exercício físico pode, em um dia muito quente, resultar em desmaio?

A resposta está disponível no Apêndice A.

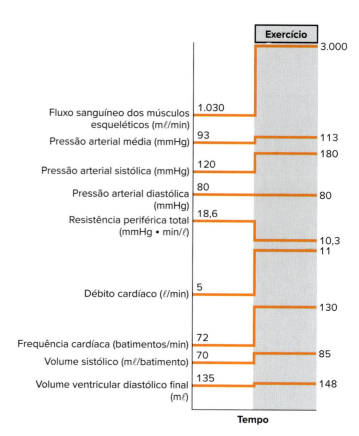

Figura 12.62 Resumo das alterações cardiovasculares durante exercício de baixa intensidade como corrida moderada. O indivíduo estava sentado tranquilamente antes do exercício. A resistência periférica total foi calculada a partir da pressão arterial média e do débito cardíaco.

---

ocorrendo nos rins e nos órgãos gastrintestinais. Essa vasoconstrição é causada pelo aumento da atividade dos neurônios simpáticos e se manifesta como diminuição do fluxo sanguíneo, conforme percebido na Figura 12.61.

A vasodilatação das arteríolas no músculo esquelético, no músculo cardíaco e na pele causa uma diminuição da resistência periférica total ao fluxo sanguíneo. Esse decréscimo é parcialmente compensado pela vasoconstrição das arteríolas em outros órgãos. Essa mudança compensatória na resistência, no entanto, não é capaz de compensar a grande dilatação das arteríolas musculares, e o resultado efetivo é a diminuição da resistência periférica total.

O que acontece com a pressão arterial durante o exercício? Como sempre, a pressão arterial média é simplesmente o produto aritmético do débito cardíaco e da resistência periférica total. Durante a maioria das formas de exercício (a **Figura 12.62** ilustra o caso de exercício leve), o débito cardíaco tende a aumentar um pouco mais do que a resistência periférica total diminui, de modo que a pressão arterial média habitualmente sofre uma modesta elevação. Em contrapartida, a pressão de pulso eleva-se significativamente, porque um aumento tanto no volume sistólico quanto na velocidade de ejeção do volume sistólico aumenta significativamente a pressão sistólica. Convém assinalar que por "exercício" estamos nos referindo à contração e relaxamento cíclicos dos músculos ocorrendo durante um período de tempo, como a corrida moderada. Uma única e intensa contração isométrica dos músculos tem um efeito muito diferente na pressão sanguínea e será descrita mais adiante.

O aumento do débito cardíaco durante o exercício é sustentado por uma grande elevação na frequência cardíaca e pequeno aumento no volume sistólico. A elevação da frequência cardíaca é causada por uma combinação de diminuição da atividade parassimpática ao nó SA e aumento da atividade simpática. O volume sistólico aumentado deve-se, principalmente, a um aumento da contratilidade ventricular, manifestado por uma elevação da fração de ejeção e mediado pelos neurônios simpáticos para o miocárdio ventricular.

Observe que, na Figura 12.62; entretanto, há um pequeno aumento (cerca de 10%) no volume ventricular diastólico final. Em virtude desse enchimento aumentado, o mecanismo de Frank-Starling também contribui para o aumento do volume sistólico, embora não no mesmo grau que o aumento da contratilidade.

Nossa atenção foi direcionada para fatores que atuam diretamente sobre o coração para alterar o débito cardíaco durante o exercício. Por si sós, porém, esses fatores são insuficientes para explicar o aumento do débito cardíaco. O fato é que o débito cardíaco pode aumentar para níveis elevados apenas se os processos periféricos que favorecem o retorno venoso ao coração forem simultaneamente ativados no mesmo grau. Caso contrário, o tempo de enchimento encurtado resultante da alta frequência cardíaca diminuiria o volume diastólico final e, portanto, o volume sistólico (pelo mecanismo de Frank-Starling).

Os fatores que promovem o retorno venoso durante o exercício são:

- Aumento da atividade da bomba do músculo esquelético
- Aumento da profundidade e da frequência de inspiração (a bomba respiratória)
- Aumento do tônus venoso mediado simpaticamente
- Maior facilidade de fluxo sanguíneo desde as artérias para as veias por meio das arteríolas dilatadas do músculo esquelético.

A **Figura 12.63** oferece um resumo dos mecanismos de controle que provocam as alterações cardiovasculares durante o exercício. Conforme descrito anteriormente, a vasodilatação das arteríolas nos músculos esqueléticos e cardíaco, uma vez que o exercício está em curso, representa uma hiperemia ativa consequente de fatores metabólicos locais dentro do músculo.

O que impulsiona o aumento do efluxo simpático para a maioria das outras arteríolas, para o coração e para as veias e a diminuição do efluxo parassimpático para o coração? O controle desse efluxo autonômico durante o exercício é um excelente exemplo de um padrão pré-programado, modificado por impulsos aferentes contínuos. Um ou mais centros de controle distintos no cérebro são ativados durante o exercício por impulsos vindos do córtex cerebral, e as vias descendentes que partem desses centros para os neurônios pré-ganglionares autônomos apropriados desencadeiam o padrão de disparo característico do exercício. Esses centros tornam-se ativos e ocorrem alterações nas funções cardíaca e vascular antes mesmo do início do exercício. Por conseguinte, isso constitui um sistema de alimentação-avante (*feedforward*).

Uma vez que o exercício esteja em curso, se o fluxo sanguíneo e as demandas metabólicas não estiverem compatíveis entre si, podem surgir alterações químicas locais no músculo, principalmente durante o exercício intenso. Essas mudanças ativam os quimiorreceptores no músculo. Impulsos aferentes partindo desses receptores vão para o centro cardiovascular medular e facilitam os impulsos de saída que alcançam os neurônios autônomos dos centros cerebrais superiores. O resultado é um aumento adicional da frequência cardíaca, da contratilidade miocárdica e da resistência vascular nos órgãos não ativos. Esse sistema possibilita um grau preciso de correspondência entre o bombeamento cardíaco e as quantidades totais de oxigênio e nutrientes demandadas para os músculos em exercício. Os mecanorreceptores nos músculos em exercício também são estimulados e fornecem impulsos ao centro cardiovascular medular.

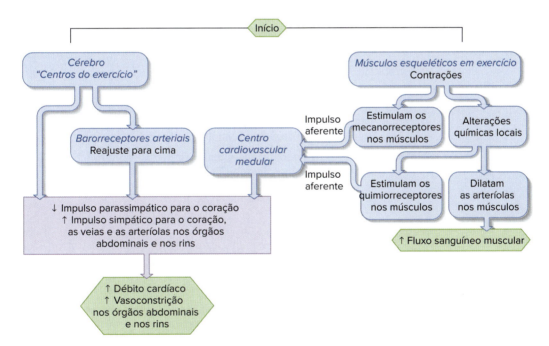

Figura 12.63 Controle do sistema cardiovascular durante o exercício. O efluxo primário para os neurônios simpáticos e parassimpáticos ocorre por meio de vias dos "centros do exercício" no cérebro. Os impulsos aferentes que partem dos mecanorreceptores e dos quimiorreceptores nos músculos em exercício e dos barorreceptores arteriais de reajuste também influenciam os neurônios autônomos por meio do centro cardiovascular medular.

APLICAÇÃO DO CONCEITO: princípio geral de fisiologia

- De que maneira as respostas homeostáticas durante o exercício ressaltam o princípio geral de fisiologia descrito no Capítulo 1 segundo o qual as funções dos sistemas orgânicos são coordenadas entre si?

A resposta está disponível no Apêndice A.

Por fim, os barorreceptores arteriais também desempenham uma função no efluxo autonômico alterado. Tendo em vista que as pressões média e pulsátil aumentam durante o exercício, pode-se presumir logicamente que os barorreceptores arteriais responderão a essas pressões aumentadas e sinalizarão para um aumento do fluxo parassimpático e diminuição do fluxo simpático, um padrão destinado a se contrapor à elevação da pressão arterial. Na realidade, porém, ocorre exatamente o oposto: os barorreceptores arteriais estão envolvidos na *elevação* da pressão arterial acima do valor em repouso. A razão disso é que um componente neural dos impulsos que partem do comando central segue o seu trajeto até os barorreceptores arteriais e os "reajusta" para cima quando o exercício começa. Esse reajuste faz que os barorreceptores respondam como se a pressão arterial tivesse diminuído, e seu efluxo (diminuição da frequência do potencial de ação) sinaliza uma diminuição do efluxo parassimpático e aumento do efluxo simpático. A **Tabela 12.10** fornece um resumo das alterações que ocorrem durante o exercício moderado – ou seja, exercícios (como corrida leve, natação ou caminhada rápida) que envolvem grandes grupos musculares por um período prolongado.

Para encerrar, retornamos à outra categoria principal de exercício, que envolve a manutenção de uma grande força e contrações com velocidade de encurtamento lenta, como levantamento de peso. Nesse caso também, o débito cardíaco e a pressão arterial aumentam, e as arteríolas nos músculos em exercício sofrem vasodilatação devido a fatores metabólicos locais. Há, no entanto, uma diferença crucial. Durante as contrações sustentadas, uma vez que os músculos em contração excedem 10 a 15% de sua força máxima, o fluxo sanguíneo para o músculo é bastante reduzido, visto que os músculos estão comprimindo fisicamente os vasos sanguíneos que os percorrem. Em outras palavras, a vasodilatação arteriolar é superada pela compressão física dos vasos sanguíneos. As alterações cardiovasculares são, portanto, ineficazes para promover aumento do fluxo sanguíneo para os músculos, e essas contrações só podem ser mantidas por um breve período antes que se estabeleça a fadiga. Além disso, devido à compressão dos vasos sanguíneos, a resistência periférica total pode se elevar de forma considerável (em vez de diminuir, como ocorre no exercício de resistência), contribuindo para um grande aumento da pressão arterial média durante a contração. A exposição frequente do coração a apenas esse tipo de exercício pode provocar alterações deletérias no ventrículo esquerdo, incluindo hipertrofia da parede e diminuição do volume das câmaras.

Consumo máximo de oxigênio e treinamento

À medida que a intensidade de qualquer exercício de resistência é aumentada, o consumo de oxigênio também aumenta de forma proporcional até alcançar um ponto em que ele não consegue mais aumentar, apesar de um aumento adicional na carga de trabalho. Isso é conhecido como **consumo máximo**

TABELA 12.10	Alterações cardiovasculares durante o exercício moderado.	
Variável	**Alteração**	**Explicação**
Débito cardíaco	Aumenta	Tanto a frequência cardíaca quanto o volume sistólico aumentam, sendo o aumento da frequência cardíaca muito maior
Frequência cardíaca	Aumenta	A estimulação simpática do nó SA aumenta, enquanto a estimulação parassimpática diminui
Volume sistólico	Aumenta	A contratilidade aumenta em virtude do aumento da estimulação simpática do miocárdio ventricular; o aumento do volume diastólico final ventricular também contribui para o aumento do volume sistólico pelo mecanismo de Frank-Starling
Resistência periférica total	Diminui	A resistência no coração e nos músculos esqueléticos diminui mais do que o aumento da resistência em outros leitos vasculares
Pressão arterial média	Aumenta	O débito cardíaco aumenta mais do que a diminuição da resistência periférica total
Pressão de pulso	Aumenta	O volume sistólico e a velocidade de ejeção do volume sistólico aumentam
Volume diastólico final	Aumenta	O tempo de enchimento é reduzido pela alta frequência cardíaca, porém os fatores que favorecem o retorno venoso – venoconstrição, bomba muscular esquelética e aumento dos movimentos inspiratórios – compensam mais que o necessário
Fluxo sanguíneo para o coração e o músculo esquelético	Aumenta	Ocorre hiperemia ativa em ambos os leitos vasculares, mediada por fatores metabólicos locais
Fluxo sanguíneo para a pele	Aumenta	A ativação simpática dos vasos sanguíneos da pele é inibida de modo reflexo pelo aumento da temperatura corporal
Fluxo sanguíneo para as vísceras	Diminui	A ativação simpática para os vasos sanguíneos dos órgãos abdominais e dos rins é aumentada
Fluxo sanguíneo para o cérebro	Leve aumento	A autorregulação das arteríolas cerebrais mantém o fluxo constante, apesar do aumento da pressão arterial média

de oxigênio ($\dot{V}_{O_2}$ máx). Depois de alcançado esse ponto, o trabalho pode ser aumentado e sustentado por apenas um breve período pelo metabolismo anaeróbico nos músculos exercitados.

Teoricamente, o $\dot{V}_{O_2}$ máx. poderia ser limitado:

- Pelo débito cardíaco
- Pela capacidade do sistema respiratório fornecer oxigênio ao sangue
- Pela capacidade dos músculos em exercício utilizarem o oxigênio.

De fato, em pessoas saudáveis típicas (exceto atletas altamente treinados), o débito cardíaco é o fator que determina $\dot{V}_{O_2}$ máx. Com o aumento da carga de trabalho (**Figura 12.64**), a frequência cardíaca aumenta progressivamente até atingir um valor máximo. O volume sistólico aumenta muito menos e tende a se estabilizar em 75% do $\dot{V}_{O_2}$ máx. Os principais fatores responsáveis por limitar o aumento do volume sistólico, portanto, do débito cardíaco são:

- A frequência cardíaca muito rápida, o que diminui o tempo de enchimento diastólico
- Incapacidade dos fatores periféricos que favorecem o retorno venoso (bomba muscular esquelética, bomba respiratória, vasoconstrição venosa, vasodilatação arteriolar) em aumentar ainda mais o enchimento ventricular durante o período muito curto disponível.

O $\dot{V}_{O_2}$ máx. de um indivíduo não é fixo em qualquer valor dado, mas pode ser alterado pelo nível habitual de atividade física. Por exemplo, o repouso prolongado no leito pode diminuir o $\dot{V}_{O_2}$ máx. em 15 a 25%, enquanto o treinamento físico intenso e a longo prazo pode aumentá-lo em grau semelhante. Para ser efetivo, o treinamento deve consistir em exercício de resistência e precisa alcançar determinados níveis mínimos de duração, frequência e intensidade. Por exemplo, uma corrida de 20 a 30 min 3 vezes/semana, em uma velocidade de 8 a 13 km/h produz um efeito de treinamento significativo na maioria das pessoas.

Em repouso, em comparação com os valores anteriores ao treinamento, o indivíduo treinado apresenta uma elevação do volume sistólico e diminuição da frequência cardíaca sem alteração no débito cardíaco (ver Figura 12.64). No $\dot{V}_{O_2}$ máx., o débito cardíaco é aumentado em comparação com os valores pré-treinamento, e isso se deve a um aumento do volume sistólico máximo, visto que o treinamento não altera a frequência cardíaca máxima (ver Figura 12.64). O aumento do volume sistólico é proveniente da uma combinação de:

- Efeitos no coração (a remodelação das paredes ventriculares produz hipertrofia moderada e aumento do tamanho das câmaras)
- Efeitos periféricos, incluindo aumento do volume sanguíneo e do número de vasos sanguíneos no músculo esquelético, o que permite aumento do fluxo sanguíneo muscular e retorno venoso.

O treinamento também eleva a concentração de enzimas oxidativas e mitocôndrias nos músculos exercitados. Essas mudanças aumentam a velocidade e a eficiência das reações metabólicas nos músculos e permitem aumentos de 200 a 300% na resistência do exercício, mas não aumentam o $\dot{V}_{O_2}$ máx., visto que não o estavam limitando nos indivíduos não treinados.

O envelhecimento está associado a alterações significativas no desempenho do coração durante o exercício. O mais impressionante é uma diminuição na frequência cardíaca máxima (e, portanto, no débito cardíaco) possível de ser alcançada. Isso resulta, em particular, do aumento da rigidez do coração, que diminui a sua capacidade de enchimento rápido durante a diástole.

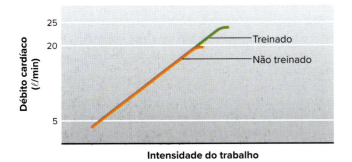
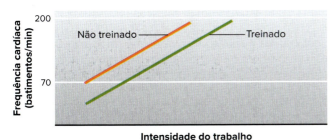
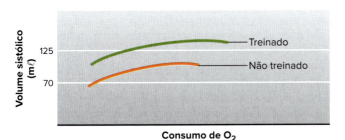

Figura 12.64 Alterações do débito cardíaco, da frequência cardíaca e do volume sistólico com o aumento da carga de trabalho em indivíduos treinados e não treinados.

Estude e revise 12.20

- **Alterações cardiovasculares durante o exercício:** frequência cardíaca aumenta (efeito cronotrópico) força muscular ventricular aumenta (efeito ionotrópico), aumentando o débito cardíaco e o fluxo sanguíneo para os músculos em exercício
  - Hiperemia ativa no exercício de músculos esqueléticos e cardíacos
  - Aumento do fluxo simpático para o coração, as arteríolas e as veias
  - Diminuição do fluxo parassimpático para o coração
  - O débito cardíaco também depende de fatores que aumentam o retorno venoso

Estude e revise 12.20 — *continuação*

- **Controle central** por meio de centros cardiovasculares medulares
  - Barorreceptores arteriais reajustados para uma pressão mais alta
  - Impulso aferente de **mecanorreceptores** e **quimiorreceptores** no músculo produz as alterações na função autonômica citadas anteriormente
- **Treinamento:** aumento do consumo máximo de oxigênio
  - Aumenta o volume sistólico máximo que, por sua vez, eleva o débito cardíaco máximo
  - Outros efeitos do treinamento incluem melhora do desempenho dos músculos esquelético e cardíaco e vascularização do músculo (aumenta o fluxo sanguíneo e o retorno venoso).

Questão de revisão: Por que o estilo de vida sedentário leva à diminuição da capacidade de se exercitar? (A resposta está disponível no Apêndice A.)

12.21 Hipertensão

A **hipertensão**, definida como o aumento crônico da pressão arterial sistêmica (acima de 140/90 mmHg), é um grave problema de saúde pública. Estima-se que mais de 1 bilhão de pessoas em todo o mundo (26% da população adulta), incluindo pelo menos 76 milhões (34%) na população dos EUA, sofram dessa condição. A hipertensão contribui para algumas das principais causas de incapacidade e morte. O coração é um dos órgãos mais afetados. Como o ventrículo esquerdo em um indivíduo hipertenso precisa bombear cronicamente contra uma pressão arterial aumentada (pós-carga), ele desenvolve um aumento adaptativo de massa muscular, denominado **hipertrofia ventricular esquerda**. Nas fases iniciais da doença, essa hipertrofia ajuda a manter o funcionamento do coração como bomba. Com o tempo, porém, ocorrem alterações na organização e nas propriedades das células miocárdicas, resultando em diminuição da função contrátil e insuficiência cardíaca.

A presença de hipertensão também aumenta o possível desenvolvimento de aterosclerose e ataques cardíacos, lesão renal e **acidente vascular encefálico** (**AVE**) – o bloqueio ou ruptura de um vaso sanguíneo cerebral que causa dano cerebral localizado. Dados a longo prazo sobre a ligação entre pressão arterial e saúde mostram que para cada aumento de 20 mmHg na pressão sistólica e cada aumento de 10 mmHg na pressão diastólica, o risco de doença cardíaca e AVE duplica.

A hipertensão é categorizada de acordo com suas causas. A hipertensão de etiologia incerta é diagnosticada como **hipertensão primária** (anteriormente denominada hipertensão essencial). A **hipertensão secundária** é o termo utilizado quando há causas identificadas. A etiologia mais comum é a hipertensão primária.

Por definição, as causas da hipertensão primária são desconhecidas, embora haja a suspeita de que vários fatores genéticos e ambientais estejam envolvidos. Nos casos em que a condição parece ser hereditária, diversos genes foram implicados, incluindo alguns que codificam enzimas envolvidas no sistema renina-angiotensina-aldosterona (ver Capítulo 14) e outros envolvidos na regulação da função das células endoteliais e na contração do músculo liso arteriolar. Embora, teoricamente, a hipertensão possa resultar de um aumento do débito cardíaco ou da resistência periférica total, parece que, na maioria dos casos de hipertensão primária bem estabelecida, o aumento da resistência periférica total provocado pela redução do raio arteriolar é o fator mais significativo.

Vários fatores de risco ambientais contribuem para o desenvolvimento da hipertensão primária. Mudanças no estilo de vida que reduzam esses fatores resultam na redução da pressão arterial, tanto em hipertensos quanto em indivíduos saudáveis. A obesidade e a resistência à insulina frequentemente associada (discutida no Capítulo 16) são fatores de risco, e a perda de peso reduz significativamente a pressão arterial na maioria das pessoas. A ingestão elevada e crônica de sal também está associada à hipertensão, e pesquisas recentes revelaram mecanismos pelos quais mesmo pequenas elevações nos níveis plasmáticos de Na^+ levam a superestimulação crônica do sistema nervoso simpático, constrição das arteríolas e estreitamento do lúmen das artérias. Essas alterações vasculares são a "marca registrada", em muitos casos de hipertensão primária. Além da obesidade e da ingestão excessiva de sal, outros fatores ambientais que supostamente contribuem para a hipertensão primária incluem tabagismo, consumo excessivo de álcool, dietas pobres em frutas, vegetais e grãos integrais, dietas pobres em vitamina D e cálcio, falta de exercício, estresse crônico, consumo excessivo de cafeína, tabagismo materno, baixo peso ao nascimento e ausência de amamentação na infância.

Existem diversas causas bem caracterizadas de hipertensão secundária. A lesão aos rins ou ao seu suprimento sanguíneo pode levar à **hipertensão renal**, na qual a liberação aumentada de renina leva a concentrações excessivas do potente vasoconstritor angiotensina II e a uma produção inadequadamente reduzida de urina pelos rins, resultando em volume excessivo de líquido extracelular. Alguns indivíduos são geneticamente predispostos à reabsorção renal excessiva de Na^+. Esses pacientes respondem bem a uma dieta com baixo teor de sódio ou a fármacos denominados diuréticos, os quais provocam aumento da perda de Na^+ e água pela urina (ver Capítulo 14). Vários distúrbios endócrinos resultam em hipertensão, como síndromes envolvendo hipersecreção de cortisol, aldosterona, epinefrina ou hormônio tireoidiano (ver Capítulos 11 e 14). Por fim, foi estabelecida uma ligação entre a hipertensão e o padrão de respiração noturna anormal, a apneia do sono (ver Capítulo 13).

As principais categorias de fármacos utilizados para tratar a hipertensão estão resumidas na **Tabela 12.11**. Esses fármacos diminuem o volume sanguíneo, o débito cardíaco e/ou a resistência periférica total. Nas seções subsequentes deste capítulo, notaremos que a maioria desses mesmos fármacos também é utilizada para tratar a insuficiência cardíaca, tanto na prevenção quanto no tratamento de ataques cardíacos. Uma razão para essa sobreposição é que essas doenças exibem uma inter-relação causal. Por exemplo, conforme observado nesta seção, a hipertensão é um importante fator de risco para o desenvolvimento de doenças cardíacas.

TABELA 12.11 Fármacos utilizados para tratar a hipertensão.

Diuréticos

- Aumentam a excreção urinária de sódio e de água para reduzir o volume sanguíneo e a pressão (ver Capítulo 14)

Antagonistas dos receptores beta-adrenérgicos (betabloqueadores)

- Diminuem o débito cardíaco

Bloqueadores do canal de cálcio

- Reduzem a entrada de Ca^{2+} nas células musculares lisas vasculares, levando à vasodilatação e diminuição da resistência periférica total (vascular sistêmica)

Inibidores/antagonistas do sistema renina-angiotensina-aldosterona (ver Capítulo 14)

- **Inibidores da enzima conversora da angiotensina (IECAs):** diminuem a produção de angiotensina II, levando à vasodilatação/diminuição da resistência periférica total; também reduzem a aldosterona, possibilitando que mais sódio e água sejam excretados
- **Bloqueadores dos receptores da angiotensina (BRAs):** reduzem a ligação da angiotensina II aos seus receptores, levando à diminuição da resistência periférica total; também provocam a diminuição da aldosterona, promovendo maior excreção de sódio e de água
- **Antagonistas dos receptores mineralocorticoides (RM):** diminuem a ligação da aldosterona aos seus receptores nos rins, possibilitando excreção aumentada de sódio e água
- **Inibidores diretos da renina:** inibem a produção de angiotensina I, levando a uma diminuição da angiotensina II (ver IECAs)

Moduladores do sistema nervoso simpático

- **Agonistas dos receptores alfa centrais:** atuam em alvos no interior do cérebro para reduzir o fluxo simpático
- **Antagonistas dos receptores alfa periféricos:** relaxam o músculo liso vascular, resultando na diminuição da resistência periférica total

---

Estude e revise 12.21

- A causa mais comum de **hipertensão** é o aumento da **resistência periférica total** (elevação da vasoconstrição arteriolar)
  - Pode provocar **hipertrofia ventricular esquerda**: massa ventricular aumentada devido à elevação da pressão aórtica (pós-carga)
- **Hipertensão primária:** tipo mais comum de hipertensão; a causa do aumento da vasoconstrição arteriolar é desconhecida
  - Fatores que contribuem: obesidade, ingestão excessiva de sal e fatores ambientais
- **Hipertensão secundária:** a etiologia é identificada (p. ex., **hipertensão renal** decorrente de aumento da renina → aumento da angiotensina II e aldosterona levando a secreção insuficiente de urina e retenção de Na^+ → aumento do volume de líquido extracelular)

Estude e revise 12.21 — *continuação*

- **Tratamentos medicamentosos**
  - **Diuréticos:** fármacos que aumentam a excreção de Na^+ e a perda de água pela urina; utilizados para tratar as hipertensões primária e secundária
  - Outros fármacos: **antagonistas dos receptores beta-adrenérgicos** (**betabloqueadores**: diminuem o débito cardíaco); **bloqueadores dos canais de cálcio** (provocam vasodilatação); **inibidores do sistema renina-angiotensina-aldosterona** (causam vasodilatação e aumentam a excreção urinária de Na^+ e de água).

*Questão de revisão: Como a ingestão excessiva de Na^+ pode causar hipertensão arterial e quais fármacos podem ser utilizados para tratá-la? (**A resposta está disponível no Apêndice A.**)*

12.22 Insuficiência (falência) cardíaca

A *insuficiência cardíaca* (também chamada de *insuficiência cardíaca congestiva*) é um conjunto de sinais e sintomas que ocorrem quando o coração não bombeia um débito cardíaco adequado. Isso pode acontecer por diversos motivos; dois exemplos são o bombeamento do coração contra uma pressão arterial cronicamente elevada na hipertensão e o dano estrutural ao miocárdio consequente à diminuição do fluxo sanguíneo coronário. Tornou-se prática padrão classificar os indivíduos com insuficiência cardíaca em duas categorias:

- Aqueles com disfunção diastólica (problemas relacionados com o enchimento ventricular)
- Aqueles com disfunção sistólica (problemas relacionados com a ejeção ventricular).

Muitos indivíduos com insuficiência cardíaca apresentam elementos de ambas as categorias.

Na *disfunção diastólica*, a complacência da parede do ventrículo é reduzida. Sua rigidez anormal resulta em uma reduzida capacidade de encher adequadamente nas pressões de enchimento diastólico normais. O resultado é um volume diastólico final reduzido (embora a pressão diastólica final no ventrículo rígido possa estar muito alta), o que resulta na diminuição do volume sistólico pelo mecanismo de Frank-Starling.

Na disfunção diastólica pura, a complacência ventricular está diminuída, mas a contratilidade ventricular é normal.

Diversas situações podem provocar a redução da complacência ventricular, porém a mais comum é a presença de hipertensão arterial sistêmica. Conforme observado na seção anterior, a hipertrofia ocorre quando o ventrículo esquerdo bombeia contra uma pressão arterial cronicamente aumentada (pós-carga). As alterações estruturais e bioquímicas associadas a essa hipertrofia tornam o ventrículo rígido e menos capaz de se expandir.

Em contraste com a disfunção diastólica, a **disfunção sistólica** resulta de dano miocárdico, como aquela consequente a um ataque cardíaco (discutido a seguir). Esse tipo de disfunção é caracterizado por uma contratilidade cardíaca diminuída – um menor volume sistólico em qualquer volume diastólico final. Isso se manifesta como uma fração de ejeção reduzida e, conforme ilustrado na **Figura 12.65**, um desvio para baixo da curva da função ventricular. O ventrículo afetado não sofre hipertrofia, mas observe que ocorre aumento do volume diastólico final.

O débito cardíaco reduzido da insuficiência cardíaca, independentemente de ser decorrente de disfunção diastólica ou sistólica, desencadeia os reflexos barorreceptores arteriais. Nessa situação, esses reflexos são provocados mais do que o normal porque, por motivos desconhecidos, os barorreceptores são menos sensíveis. Em outras palavras, os barorreceptores apresentam uma descarga menos rápida do que o normal em qualquer pressão arterial média ou de pulso, e o cérebro interpreta essa descarga diminuída como uma redução da pressão maior que a habitual. Os resultados dos reflexos são os seguintes:

- A frequência cardíaca é aumenta por meio do aumento da ativação simpática e da diminuição da ativação parassimpática do coração
- A resistência periférica total é aumentada pelo aumento da ativação simpática das arteríolas sistêmicas, bem como pelas concentrações plasmáticas aumentadas dos dois principais vasoconstritores hormonais: angiotensina II e vasopressina.

Os aumentos reflexos da frequência cardíaca e da resistência periférica total são inicialmente benéficos na restauração do débito cardíaco e da pressão arterial, exatamente como se as alterações nesses parâmetros tivessem sido desencadeadas por hemorragia.

Mantidos cronicamente durante todo o período de insuficiência cardíaca, os reflexos barorreceptores também provocam retenção hídrica e expansão – frequentemente maciça – do volume extracelular. Isso ocorre porque, conforme descrito no Capítulo 14, os componentes eferentes neuroendócrinos dos reflexos causam redução na excreção renal de sódio e de água. O líquido retido provoca, então, a expansão do volume extracelular. Como o volume plasmático faz parte do volume do líquido extracelular, o volume plasmático também aumenta. Isso, por sua vez, aumenta a pressão venosa, o retorno venoso e o volume ventricular diastólico final, o que tende a restaurar o volume sistólico em direção ao valor normal pelo mecanismo de Frank-Starling (ver Figura 12.65). A retenção hídrica, portanto, também é, pelo menos inicialmente, uma resposta adaptativa à diminuição do débito cardíaco.

Problemas surgem, no entanto, à medida que a retenção de líquidos progride. Por um lado, quando um ventrículo com disfunção sistólica (ao contrário de um ventrículo normal) torna-se distendido com sangue, sua força de contração, na realidade, diminui e a situação piora. Por outro lado, a retenção de líquido, com a concomitante elevação da pressão venosa, causa edema, ou seja, acúmulo de líquido intersticial. Por que o aumento da pressão venosa causa edema? Os capilares drenam para as veias por meio de vênulas e, quando a pressão venosa aumenta, a pressão capilar também se eleva e provoca aumento da filtração de líquido desde os capilares para o líquido intersticial (ver Figura 12.43). A maior parte do líquido retido pelos rins termina, portanto, como líquido intersticial extra, e não como plasma extra. O inchaço das pernas e dos pés é particularmente proeminente.

O mais importante nessa situação é que a insuficiência do ventrículo esquerdo – seja por disfunção diastólica ou sistólica – leva ao **edema pulmonar**, o acúmulo de líquido nos espaços intersticiais do pulmão ou nos próprios espaços aéreos. Isso compromete a troca gasosa pulmonar. A razão para esse acúmulo é que o ventrículo esquerdo não consegue bombear sangue na mesma proporção que o ventrículo direito, de modo que há um aumento no volume de sangue em todos os vasos pulmonares.

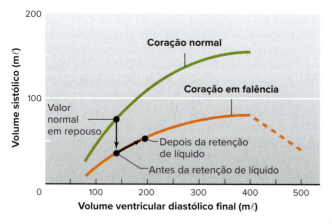

Figura 12.65 Relação entre o volume diastólico final ventricular e o volume sistólico em um coração normal e em um coração com insuficiência cardíaca devido à disfunção sistólica (diminuição da contratilidade). A curva normal foi mostrada anteriormente na Figura 12.25. Com a diminuição da contratilidade, a curva de função ventricular é desviada para baixo, ou seja, há um volume sistólico menor em qualquer volume diastólico final determinado. A retenção de líquido provoca aumento do volume diastólico final e restaura o volume sistólico para o normal pelo mecanismo de Frank-Starling. Observe que essa compensação ocorre mesmo apesar de a contratilidade – o defeito básico – não ter sido alterada pela retenção de líquido.

APLICAÇÃO DO CONCEITO

- Estime a fração de ejeção do coração em falência com volume diastólico final normal típico.

A resposta está disponível no Apêndice A.

Capítulo 12 Fisiologia Cardiovascular 467

TABELA 12.12	Fármacos utilizados para o tratamento da insuficiência cardíaca crônica e seus mecanismos de ação.

Diuréticos
- Aumentam a excreção urinária de sódio e de água para reduzir o volume sanguíneo e a pressão (ver Capítulo 14)
- Reduzem o acúmulo excessivo de líquido que contribui para o edema e a piora da função cardíaca

Antagonistas dos receptores beta-adrenérgicos (betabloqueadores)
- Diminuem o débito cardíaco, reduzindo, em consequência, a pressão sobre o coração

Fármacos inotrópicos cardíacos
- Melhoram as vias beta-adrenérgicas
- Aumentam a contratilidade ventricular (p. ex., os *digitálicos*), elevando o Ca^{2+} miocárdico

Inibidores/bloqueadores do sistema renina-angiotensina-aldosterona (ver Capítulo 14)
- *Inibidores da enzima conversora da angiotensina (IECAs)*: diminuem a produção de angiotensina II, o que provoca vasodilatação (redução da resistência periférica total) e diminuição da produção de aldosterona (maior excreção de sódio e de água)
- *Bloqueadores dos receptores da angiotensina (BRAs)*: diminuem a ligação da angiotensina II aos seus receptores, levando à redução da resistência periférica total e da produção de aldosterona (possibilitando mais excreção de sódio e de água)
- *Antagonistas dos receptores mineralocorticoides (RM)*: diminuem a ligação da aldosterona aos seus receptores nos rins, permitindo maior excreção de sódio e de água

O ingurgitamento resultante dos capilares pulmonares aumenta a pressão capilar acima de seu valor, normalmente muito baixo, fazendo com que a filtração ocorra em um ritmo maior do que a capacidade dos vasos linfáticos em remover o líquido. Essa situação costuma piorar à noite. Durante o dia, devido à postura ereta do paciente, o líquido se acumula nas pernas; o líquido, então, é lentamente absorvido de volta aos capilares quando o paciente se deita à noite, com subsequente expansão do volume plasmático e precipitando a formação de edema pulmonar.

Outro componente da resposta reflexa à insuficiência cardíaca que é inicialmente benéfico, mas acaba se tornando desadaptativo, é o aumento da resistência periférica total, mediado pelos neurônios simpáticos para as arteríolas, pela angiotensina II e pela vasopressina. Ao manter cronicamente a pressão sanguínea arterial contra a qual o coração em falência deve bombear, essa resistência aumentada torna mais difícil o trabalho do coração em falência.

Um tratamento óbvio para a insuficiência cardíaca é corrigir, se possível, a causa precipitante (p. ex., hipertensão). A Tabela 12.12 lista os tipos de medicamentos mais utilizados no tratamento. Por fim, embora o transplante cardíaco seja frequentemente o tratamento de escolha, a escassez de doadores, os altos custos e os desafios dos cuidados pós-cirúrgicos o tornam uma opção viável apenas para um número muito pequeno de pacientes.

Estude e revise 12.22

- **Disfunção diastólica** (na insuficiência cardíaca): enchimento ventricular diminuído
- **Disfunção sistólica** (na insuficiência cardíaca): ejeção ventricular diminuída (diminuição do volume sistólico)
  - Causa débito cardíaco inadequado → ativa o reflexo barorreceptor → aumenta a frequência cardíaca e a RPT (vasoconstrição decorrente de ativação simpática, angiotensina II e vasopressina)

Estude e revise 12.22 — *continuação*

  - Retenção hídrica pelos rins → formação de edema (aumento da pressão hidrostática capilar)
- **Edema pulmonar:** acúmulo de líquido pulmonar em virtude da insuficiência ventricular esquerda
  - Resulta na diminuição da captação de oxigênio e na remoção de dióxido de carbono
- **Tratamento medicamentoso** (da insuficiência cardíaca): similar aos fármacos anti-hipertensivos (diuréticos, bloqueadores do sistema renina-angiotensina-aldosterona e simpáticos)
  - **Fármacos inotrópicos** cardíacos: elevam a contratilidade ventricular (p. ex., **digitálicos**), provocando o aumento de Ca^{2+} no miocárdio.

Questão de revisão: Como a retenção de líquidos auxilia na restauração do volume sistólico na insuficiência cardíaca e como isso pode levar à formação de edema? (**A resposta está disponível no Apêndice A.**)

12.23 Cardiomiopatia hipertrófica

A *cardiomiopatia hipertrófica* é uma condição que frequentemente leva à insuficiência cardíaca. Trata-se de uma das doenças cardíacas hereditárias mais comuns, acometendo cerca de 1 em cada 500 pessoas. Como o nome indica, ela é caracterizada por um aumento da espessura do músculo cardíaco – em particular, do septo interventricular e da parede do ventrículo esquerdo. Em conjunto com o espessamento da parede, há uma ruptura do arranjo ordenado de miócitos e células condutoras dentro das paredes. O espessamento do septo interfere na ejeção de sangue através da valva aórtica, principalmente durante o exercício, o que pode impedir que o débito cardíaco aumente o suficiente para atender às necessidades metabólicas dos tecidos.

O próprio coração é comumente vítima dessa redução do fluxo sanguíneo, e um dos sintomas que representam um sinal de alerta precoce é a dor torácica associada (**angina de peito** ou, mais comumente, angina). Além disso, o desarranjo da via de condução pode levar a arritmias perigosas, às vezes fatais. Muitos indivíduos com essa doença não apresentam sintomas, por isso ela pode passar despercebida até que progrida para um estágio avançado. Por essas razões, a cardiomiopatia hipertrófica é a causa mais frequente nas raras circunstâncias de morte cardíaca súbita e inesperada em um atleta jovem. Se ela progredir sem tratamento, pode levar à insuficiência cardíaca, com todas as consequências discutidas anteriormente. Embora os mecanismos pelos quais esse processo patológico se desenvolve ainda não estejam completamente elucidadas as mutações genéticas encontradas como sua causa envolvem principalmente proteínas do sistema contrátil, incluindo miosina, troponina e tropomiosina. Dependendo da gravidade do distúrbio por ocasião de sua identificação, o tratamento consiste na administração de fármacos para prevenção das arritmias, reparo cirúrgico do septo e da válvula ou transplante cardíaco.

Estude e revise 12.23

- **Cardiomiopatia hipertrófica:** pode ser provocada por **mutações de genes** que codificam proteínas contráteis cardíacas
- **Espessamento da parede do ventrículo esquerdo:** rompimento do arranjo ordenado de miócitos
  - Redução do desempenho cardíaco, particularmente durante o exercício
  - **Angina de peito:** dor torácica
- **Espessamento do septo:** rompimento das células condutoras
  - **Morte súbita:** arritmia ou insuficiência cardíaca
- Disfunção da valva cardíaca
- Tratamentos
  - Fármacos para a prevenção de arritmias
  - Reparo cirúrgico do septo e das valvas ou transplante cardíaco.

Questão de revisão: Por que os betabloqueadores são efetivos no tratamento da cardiomiopatia hipertrófica? Que dispositivo pode ser implantado para prevenir a morte cardíaca aguda?
(A resposta está disponível no Apêndice A.)

12.24 Doença arterial coronariana e ataques cardíacos (infarto do miocárdio)

Vimos que o miocárdio não extrai oxigênio nem nutrientes diretamente do sangue dentro dos átrios e ventrículos, mas depende de seu próprio suprimento de sangue por intermédio das artérias coronárias. Na **doença arterial coronariana**, alterações em uma ou mais das artérias coronárias provoca um fluxo sanguíneo insuficiente (**isquemia**) para o coração. O resultado pode ser um dano ao miocárdio na região afetada ou até mesmo a morte dessa parte do coração – um **infarto**

agudo do miocárdio (IAM) ou **ataque cardíaco**. Muitos pacientes com doença arterial coronariana apresentam episódios transitórios recorrentes de fluxo sanguíneo coronariano inadequado e angina, em geral durante esforço ou tensão emocional, antes de finalmente sofrerem um IAM.

Os sintomas do IAM incluem dor torácica prolongada, frequentemente com irradiação para o braço esquerdo, náuseas, vômito, sudorese, fraqueza e falta de ar. O diagnóstico é realizado pela observação das alterações eletrocardiográficas características do IAM e pela detecção de proteínas específicas do músculo cardíaco no plasma. Essas proteínas extravasam para o sangue quando o músculo é danificado; as mais comumente detectadas são a isoforma miocárdica específica da enzima creatinoquinase e a troponina cardíaca.

Aproximadamente 1,1 milhão de norte-americanos sofrem um novo ou recorrente IAM a cada ano, e mais de 40% morrem em decorrência disso. As mortes súbitas cardíacas durante o IAM são devidas principalmente à **fibrilação ventricular**, uma anormalidade na condução do impulso desencadeada pelas células miocárdicas danificadas. Esse padrão de condução resulta em contrações ventriculares completamente descoordenadas e não efetivas na produção de fluxo (observe que a fibrilação ventricular habitualmente é fatal, enquanto a fibrilação atrial, conforme descrito anteriormente neste capítulo, em geral, provoca apenas problemas cardíacos menores). Uma pequena fração de indivíduos com fibrilação ventricular pode ser salva se forem aplicados, imediatamente depois do IAM, procedimentos de reanimação de emergência. Esse tratamento consiste na **reanimação cardiopulmonar (RCP)**, uma série repetida de compressões torácicas, algumas vezes acompanhadas por respirações boca a boca, que fazem circular um pequeno volume de sangue oxigenado para o cérebro, coração e outros órgãos vitais quando o coração deixa de bater. A RCP é, então, seguida por tratamento definitivo, incluindo a **desfibrilação**, procedimento no qual uma corrente elétrica é passada através do coração para tentar interromper a atividade elétrica anormal que está causando a fibrilação. Atualmente, os **desfibriladores eletrônicos automáticos (DEAs)** são comumente encontrados em locais públicos. Esses dispositivos tornam relativamente simples o auxílio às vítimas de fibrilação ventricular em tempo hábil.

Causas e prevenção

A principal causa de doença arterial coronariana é a presença de aterosclerose nesses vasos (**Figura 12.66**). A **aterosclerose** é uma doença das artérias caracterizada pelo espessamento da porção da parede do vaso arterial mais próxima do lúmen por placas constituídas de:

- Grande número de células, incluindo células musculares lisas, macrófagos (derivados de monócitos sanguíneos) e linfócitos
- Depósitos de colesterol e outras substâncias gordurosas, tanto dentro das células quanto no meio extracelular
- Camadas densas de matriz de tecido conjuntivo.

Essas placas ateroscleróticas são uma das causas da aterosclerose associada ao envelhecimento.

Capítulo 12 Fisiologia Cardiovascular **469**

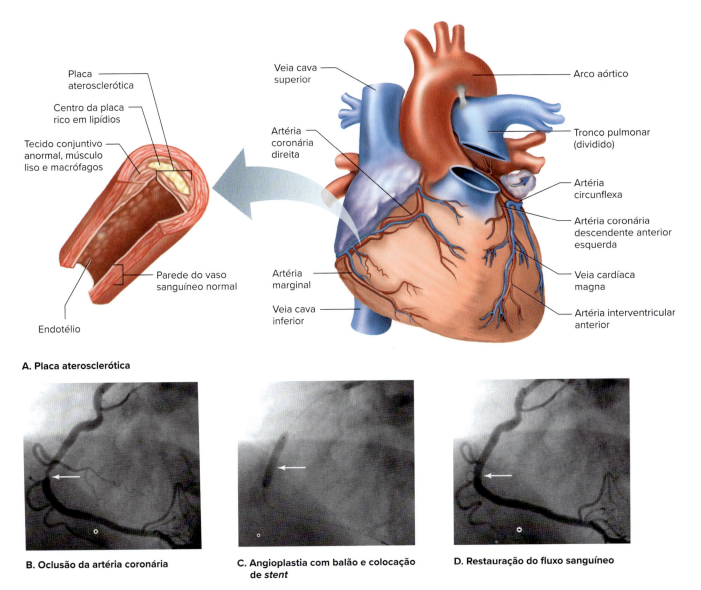

Figura 12.66 Doença arterial coronariana e seu tratamento. **A.** Vista anterior do coração mostrando os principais vasos coronários. O detalhe mostra o estreitamento devido a uma placa aterosclerótica. **B.** A angiografia com meio de contraste realizada com a injeção de corante radiopaco mostra uma oclusão significativa da artéria coronária direita (seta). **C.** Um fio-guia é utilizado para posicionar e insuflar um balão preenchido de corante na região estreita e um *stent* de malha de fio é inserido. **D** O sangue flui livremente pela região anteriormente estreitada após o procedimento. Fonte: (B, C, D) Matthew R. Wolff, M.D., University of Wisconsin, Madison.

A aterosclerose reduz o fluxo sanguíneo coronariano mediante vários mecanismos. As células musculares extras e vários depósitos na parede se projetam para o interior do lúmen do vaso e aumentam a resistência ao fluxo. Além disso, células endoteliais disfuncionais na área aterosclerótica liberam excesso de vasoconstritores (p. ex., endotelina-1) e quantidades menores do que o normal de vasodilatadores (óxido nítrico e prostaciclina). Esses processos são progressivos, muitas vezes levando finalmente à oclusão completa. A oclusão total, no entanto, geralmente é causada pela formação de um coágulo sanguíneo (**trombose coronária**) na artéria aterosclerótica estreitada, o que desencadeia o ataque cardíaco ou IAM.

Os processos que levam à aterosclerose são complexos e ainda não totalmente compreendidos. É provável que o dano seja iniciado por agentes que lesam o endotélio e o músculo liso subjacente, provocando uma resposta inflamatória e proliferativa que pode ser protetora no início, mas que, por fim, se torna excessiva.

Tabagismo, altas concentrações sanguíneas de determinados tipos de colesterol e do aminoácido homocisteína, hipertensão, diabetes, obesidade, sedentarismo e estresse são todos fatores de risco capazes de aumentar a incidência e a gravidade do processo aterosclerótico e da doença arterial coronariana. Os esforços de prevenção, portanto, concentram-se na eliminação ou minimização desses fatores de risco por meio de mudanças no estilo de vida e/ou administração de fármacos. Em certo sentido, a menopausa também pode ser considerada um fator de risco para doença arterial coronariana, já que a incidência de IAM em mulheres é muito baixa até a ocorrência da menopausa.

Algumas palavras sobre o exercício físico se fazem necessárias aqui por causa de uma certa confusão potencial. Embora seja verdade que uma atividade física extenuante repentina pode, muitas vezes, desencadear um IAM, o risco é bastante reduzido em indivíduos que praticam atividade física regular. O risco global de IAM a qualquer momento pode ser reduzido em 35 a 55% mantendo-se um estilo de vida ativo em vez de sedentário. Em geral, quanto mais você se exercita, maior será o efeito protetor, todavia qualquer exercício é melhor do que nenhum. Até mesmo caminhadas moderadas 3 a 4 vezes/semana, por exemplo, conferem benefícios significativos.

A atividade física regular protege contra ataques cardíacos ou IAM por diversas razões, induzindo, entre outras coisas:

- Decréscimo da demanda miocárdica de oxigênio devido à redução da frequência cardíaca em repouso e da pressão arterial
- Aumento do diâmetro das artérias coronárias
- Diminuição da gravidade da hipertensão e do diabetes, dois dos principais fatores de risco para aterosclerose
- Redução da concentração plasmática total de colesterol e aumento simultâneo da concentração plasmática de uma lipoproteína transportadora de colesterol "bom" (lipoproteína de alta densidade [HDL], abordada no Capítulo 16)
- Tendência diminuída do sangue em coagular e capacidade corporal melhorada para dissolver coágulos sanguíneos
- Melhor controle glicêmico em função do aumento da sensibilidade à insulina (ver Capítulo 16).

A nutrição também pode auxiliar na proteção contra ataques cardíacos ou IAM. A redução da ingestão de gordura saturada (um tipo abundante na carne vermelha) e o consumo regular de frutas, vegetais, grãos integrais e peixes podem ajudar na diminuição das concentrações sanguíneas de colesterol "ruim" (lipoproteína de baixa densidade [LDL], discutido no Capítulo 16). Essa forma de colesterol contribui para o acúmulo de placas ateroscleróticas nos vasos sanguíneos. A suplementação com ácido fólico (vitamina B, também chamado de folato ou folacina) pode ser considerada protetora, visto que o ácido fólico ajuda a reduzir a concentração sanguínea do aminoácido homocisteína, um dos fatores de risco para o IAM. A homocisteína é um intermediário no metabolismo da metionina e da cisteína. Em quantidades aumentadas, ela exerce vários efeitos pró-ateroscleróticos, inclusive provocando dano ao endotélio dos vasos sanguíneos. O ácido fólico está envolvido em uma reação metabólica que reduz a concentração plasmática de homocisteína.

Por fim, há a questão do etilismo e da doença arterial coronariana. Alguns estudos demonstraram que a ingestão moderada de álcool – vinho tinto, em particular – reduz o risco de morte em decorrência de um IAM. O aumento observado na concentração de HDL e a inibição da formação de coágulos sanguíneos que resultam de baixas doses de álcool provavelmente contribuem para a ocorrência desse efeito. O álcool, no entanto – especialmente em doses mais altas –, eleva as chances de morte precoce em virtude de várias outras doenças (p. ex., câncer e cirrose do fígado) e de acidentes. Devido a esses efeitos complexos sobre a saúde e ao potencial desenvolvimento de dependência alcoólica (ver Tabela 8.4), os médicos não recomendam que os pacientes passem a ingerir álcool para obter benefícios à saúde. Para aqueles que bebem, a recomendação é não ultrapassar uma dose padrão por dia (uma dose padrão é de aproximadamente 354 mℓ de cerveja, 150 mℓ de vinho ou 45 mℓ de bebida destilada de grau 80).

Terapia farmacológica

Uma variedade de fármacos pode ser utilizada para a prevenção e o tratamento da angina e da doença arterial coronariana. **Fármacos vasodilatadores**, por exemplo, como a **nitroglicerina** (que é um vasodilatador porque é convertida, no corpo, em óxido nítrico) dilatam as artérias coronárias, as arteríolas e veias sistêmicas. O efeito arteriolar reduz a resistência periférica total, diminuindo, assim, a pressão arterial e o trabalho que o coração precisa fazer para ejetar o sangue. A dilatação venosa, ao reduzir a pressão venosa, diminui o retorno venoso e, por conseguinte, o estiramento do ventrículo e a sua necessidade de oxigênio durante a contração subsequente. Além disso, fármacos que bloqueiam os receptores beta-adrenérgicos são utilizados para reduzir a pressão arterial em indivíduos hipertensos. Ao inibirem o efeito dos neurônios simpáticos sobre a frequência cardíaca e a contratilidade, reduzem o trabalho miocárdico e o débito cardíaco.

Os fármacos que evitam ou revertem a coagulação dentro de poucas horas após sua ocorrência também são extremamente importantes no tratamento (e na prevenção) do IAM. O uso desses fármacos, incluindo o ácido acetilsalicílico, será descrito na Seção 12.29 deste capítulo. Por fim, uma variedade de fármacos diminui os níveis plasmáticos de colesterol ao influenciar uma ou mais vias metabólicas do colesterol (ver Capítulo 16). Por exemplo, um grupo de medicamentos, muitas vezes referido como "estatinas", interfere em uma importante enzima envolvida na síntese hepática de colesterol.

Intervenções

Depois da identificação de uma área de estreitamento ou oclusão pela angiografia cardíaca (descrita anteriormente neste capítulo), há várias intervenções para a doença arterial coronariana. A **angioplastia coronariana com balão** envolve a inserção de um cateter com um balão em sua extremidade dentro da artéria ocluída e, em seguida, expandindo o balão (**Figura 12.66C**). Esse procedimento, ao estirar o vaso e fragmentar os depósitos teciduais anormais, amplia o lúmen. O procedimento, em geral, é acompanhado pela colocação de **stents coronários** no vaso coronariano estreitado ou ocluído (**Figura 12.66D**). Os stents são tubos feitos de malha de aço inoxidável ou outros materiais que formam um arcabouço dentro do vaso de modo a abri-lo e mantê-lo aberto. Um tratamento cirúrgico é **o enxerto de bypass de artéria coronária**, no qual um novo vaso sanguíneo é inserido através da área da artéria coronária ocluída. Esse novo vaso habitualmente é uma veia retirada de alguma outra parte do corpo do paciente.

Acidente vascular encefálico e ataque isquêmico transitório

A aterosclerose não ataca apenas os vasos coronários. Muitas artérias do corpo estão sujeitas a esse mesmo processo de oclusão e, sempre que a aterosclerose se torna grave, os sintomas resultantes refletem a diminuição do fluxo sanguíneo para a área específica. Por exemplo, a oclusão de uma artéria cerebral devido à aterosclerose e sua coagulação sanguínea associada pode causar um acidente vascular encefálico. Os indivíduos com vasos cerebrais ateroscleróticos também podem sofrer déficits neurológicos reversíveis conhecidos como **ataques isquêmicos transitórios (AITs)**, que duram alguns minutos a horas, sem, na verdade, sofrer um AVE naquele momento.

Por fim, observe que tanto IAMs quanto AVEs provocados por oclusão podem ocorrer quando o fragmento de um coágulo sanguíneo ou depósito de gordura se desprende e se aloja em outro lugar, bloqueando completamente um vaso de menor calibre. O fragmento é denominado **êmbolo** e o processo é conhecido como **embolia**. Consulte o Capítulo 19 para obter mais informações sobre as embolias.

Estude e revise 12.24

- **Fluxo sanguíneo coronariano insuficiente (isquemia):** uma condição que pode causar danos ao coração
  - **Infarto do miocárdio:** dano local ou regional ao miocárdio
  - **Trombose coronariana:** coágulo de sangue na artéria (embolia) que leva à oclusão total e causa a morte do tecido miocárdico
  - **Morte súbita:** habitualmente decorrente de **fibrilação ventricular**
- **Aterosclerose:** causa comum de isquemia, é devida a placas oclusivas (compostas por macrófagos, colesterol e matriz de tecido conjuntivo)
  - Doença oclusiva das artérias (nesse contexto, coronária)
  - **Acidente vascular cerebral** e **ataque isquêmico transitório (AIT)**: fluxo sanguíneo cerebral inadequado
- **Angina de peito:** dor torácica (pode ocorrer sem infarto; sinal de alerta)
- Os **tratamentos agudos** para doenças cardíacas incluem:
  - **Reanimação cardiopulmonar (RCP):** série repetida de compressões torácicas, acompanhadas por respirações boca a boca, que fazem circular um pequeno volume de sangue oxigenado para o corpo
  - **Desfibrilação:** corrente elétrica para interromper a atividade elétrica anormal
  - **Desfibriladores eletrônicos automáticos:** dispositivos empregados para restaurar o ritmo cardíaco normal; comumente encontrados em locais públicos
- **Prevenção e tratamento a longo prazo**
  - **Estilo de vida:** exercícios, boa nutrição e evitar o tabagismo
  - **Fármacos** vasodilatadores (p. ex., nitroglicerina, que leva à produção de óxido nítrico) reduzem a pressão arterial e evitam a coagulação do sangue
  - **Intervenções: angioplastia com balão e enxerto de bypass de artéria coronária.**

Questão de revisão: Cite algumas das razões pelas quais a RCP deve ser iniciada até 7 minutos após um ataque cardíaco. Como se deve proceder ao encontrar uma pessoa caída sem batimentos cardíacos e sem respiração? (A resposta está disponível no Apêndice A.)

Hemostasia: Prevenção da Perda de Sangue

12.25 Visão geral da hemóstase

Anteriormente, o sangue havia sido definido como uma mistura de componentes celulares em suspensão em um líquido denominado plasma. Nesta seção, discutiremos os mecanismos complexos que impedem a perda excessiva de sangue após a ocorrência de uma lesão.

A interrupção do sangramento é conhecida como **hemostasia** (não confunda essa palavra com homeostase). Os mecanismos hemostáticos são mais efetivos para lidar com lesões em vasos de pequeno calibre – arteríolas, capilares e vênulas, que são as fontes mais comuns de sangramento na vida diária. Em contrapartida, o corpo geralmente é incapaz de controlar o sangramento de uma artéria de calibre médio ou grande. O sangramento venoso leva à perda de sangue mais lenta porque as veias têm baixa pressão. Com efeito, a diminuição da pressão hidrostática induzida pela elevação da parte em que está ocorrendo o sangramento acima do nível do coração pode interromper a hemorragia de uma veia. Além disso, se o sangramento venoso for interno, o acúmulo de sangue nos tecidos pode aumentar a pressão intersticial o suficiente para eliminar o gradiente de pressão necessário para a perda contínua de sangue. O acúmulo de sangue nos tecidos que pode ocorrer como resultado de sangramento de qualquer tipo de vaso é conhecido como **hematoma**.

Quando um vaso sanguíneo é seccionado ou danificado de outra forma, sua resposta inerente imediata é a constrição. O mecanismo ainda não está completamente elucidado, no entanto é provável que envolva alterações nas substâncias vasodilatadoras e constritoras locais liberadas pelas células endoteliais e pelas células sanguíneas (ver Figura 12.37). Essa resposta de curta duração alentece o fluxo de sangue na área afetada. Além disso, a constrição força as superfícies endoteliais opostas do vaso a se juntarem e esse contato induz uma aderência capaz de mantê-las "coladas" umas às outras.

O fechamento permanente do vaso por constrição e aderência de contato; entretanto, ocorre apenas nos vasos muito pequenos da microcirculação, e o estancamento do sangramento depende, em última análise, de dois outros processos interdependentes que ocorrem em rápida sucessão:

1. Formação de um tampão plaquetário
2. Coagulação sanguínea (formação de coágulo).

As plaquetas sanguíneas estão envolvidas em ambos os processos.

Estude e revise 12.25

- **Dano nos vasos sanguíneos:** sangramento provocado, por exemplo, por corte ou lesão por esmagamento
- **Mecanismos hemostáticos:** mais efetivos na resposta à lesão de vasos de pequeno calibre
  - **Arteríolas**, **capilares** e **vênulas** (fontes mais comuns de sangramento na vida diária)

Estude e revise 12.25 — *continuação*

- **Resposta inicial:** vasoconstrição e aderência das superfícies endoteliais opostas
- Formação subsequente do **tampão plaquetário** e **coagulação sanguínea**
- **Sangramento arterial:** mais perigoso devido à alta pressão e à hemostasia inadequada
- **Hematoma:** acúmulo de sangue nos tecidos como consequência de sangramento de qualquer tipo de vaso.

Questão de revisão: Enquanto você corta um tomate, causa um pequeno corte no dedo. Por que levantar a mão acima da cabeça auxilia a estancar o sangramento? Por que apertar o dedo entre o corte e o seu coração também ajuda? (A resposta está disponível no Apêndice A.)

12.26 Formação do tampão plaquetário

O envolvimento das plaquetas na hemostasia requer sua aderência a uma superfície. A lesão de um vaso rompe o endotélio e expõe as fibras de colágeno subjacentes do tecido conjuntivo. As plaquetas se aderem ao colágeno, principalmente por meio de um intermediário chamado **fator de von Willebrand (vWF)**, uma proteína plasmática secretada por células endoteliais e plaquetas. Essa proteína liga-se às moléculas de colágeno expostas, altera sua conformação e torna-se capaz de se ligar às plaquetas. Assim, o vWF forma uma ponte entre a parede do vaso danificado e as plaquetas.

A aderência das plaquetas ao colágeno desencadeia a liberação do conteúdo de suas vesículas secretoras, que contêm uma variedade de agentes químicos. Muitos desses agentes, incluindo o difosfato de adenosina (ADP) e a serotonina, atuam localmente para induzir múltiplas alterações no metabolismo, no formato e nas proteínas de superfície das plaquetas, um processo chamado **ativação plaquetária**. Algumas dessas alterações induzem a aderência de novas plaquetas às antigas, um fenômeno de retroalimentação positiva denominado **agregação plaquetária**, que rapidamente forma um **tampão plaquetário** dentro do vaso.

Os agentes químicos presentes nas vesículas secretoras de plaquetas não são os únicos estimuladores da ativação e agregação plaquetárias. A adesão das plaquetas as induz rapidamente a sintetizarem **tromboxano A_2**, um membro da família dos eicosanoides, a partir do ácido araquidônico na membrana plasmática das plaquetas. O tromboxano A_2 é liberado no líquido extracelular e atua localmente para estimular ainda mais a agregação plaquetária e a liberação do conteúdo de suas vesículas secretoras (**Figura 12.67**).

O fibrinogênio, proteína plasmática cuja função essencial na coagulação sanguínea será descrita na próxima seção, também exerce função essencial na agregação plaquetária produzida pelos fatores anteriormente descritos. Ele desempenha essa tarefa mediante a formação de ligações entre as plaquetas que se agregam. Os receptores (sítios de ligação) para o fibrinogênio na membrana plasmática das plaquetas tornam-se expostos e ativados durante a ativação plaquetária.

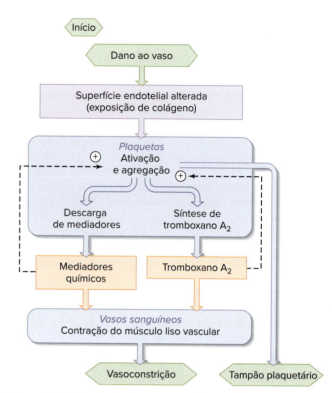

Figura 12.67 Sequência de eventos que levam à formação de tampão plaquetário e vasoconstrição após dano à parede de um vaso sanguíneo. Observe as duas alças de retroalimentação positiva nas vias.

O tampão plaquetário pode selar completamente pequenas rupturas nas paredes dos vasos sanguíneos. Sua eficácia é reforçada por outra propriedade das plaquetas – a contração. As plaquetas contêm uma concentração muito alta de actina e miosina (ver Capítulo 9), as quais são estimuladas a interagir nas plaquetas agregadas. Isso provoca compressão e fortalecimento do tampão plaquetário (quando ocorrem em um tubo de ensaio, a contração e a compressão são denominadas *retração do coágulo*).

Enquanto o tampão está sendo formado e compactado, o músculo liso vascular no vaso lesionado é simultaneamente estimulado a se contrair (ver Figura 12.67), diminuindo, assim, o fluxo sanguíneo para a área e a pressão dentro do vaso danificado. Essa vasoconstrição é decorrente da atividade plaquetária, pois é mediada pelo tromboxano A_2 e por diversas substâncias químicas contidas nas vesículas secretoras das plaquetas.

Uma vez iniciado, por que o tampão plaquetário não se expande continuamente, espalhando-se do endotélio lesionado para o endotélio intacto em ambas as direções? Uma razão importante envolve a capacidade das células endoteliais intactas adjacentes de sintetizar e liberar o eicosanoide conhecido como **prostaciclina** (também denominado **prostaglandina I_2 [PGI_2]**), que é um profundo inibidor da agregação plaquetária. Assim, enquanto as plaquetas têm as enzimas necessárias para produzir tromboxano A_2 a partir do ácido araquidônico, as células endoteliais normais contêm uma enzima diferente que converte os intermediários formados a partir do ácido araquidônico em prostaciclina, e não em tromboxano A_2 (**Figura 12.68**). Além da prostaciclina, as células endoteliais adjacentes também liberam óxido nítrico, que não apenas é um vasodilatador (ver Seção 12.10), mas também um inibidor da adesão, da ativação e da agregação plaquetárias.

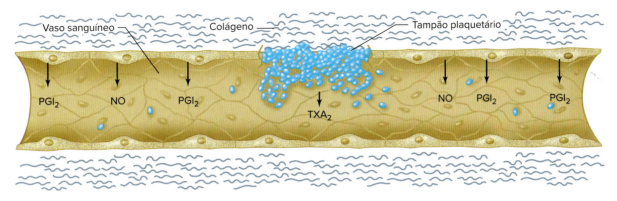

Figura 12.68 A prostaciclina (prostaglandina I_2 [PGI_2]) e o óxido nítrico (NO), ambos produzidos pelas células endoteliais, inibem a agregação plaquetária, portanto impedem a propagação da agregação plaquetária a partir de um local danificado. TXA_2, tromboxano A_2.

O tampão plaquetário é formado muito rapidamente e é o principal mecanismo utilizado para selar as rupturas nas paredes dos vasos. Na seção seguinte, veremos que as plaquetas também são essenciais para o próximo evento hemostático de ocorrência mais lenta: a coagulação sanguínea.

> ### Estude e revise 12.26
>
> - **Formação do tampão plaquetário:** ocorre após a resposta inicial
> - **Plaquetas:** aderem-se ao colágeno exposto em um vaso sanguíneo danificado
>   - Liberam o conteúdo de suas vesículas secretoras
> - **Ativação** e **agregação plaquetárias**
>   - Reforçadas pelo **fator de von Willebrand** (de células endoteliais) e pelo **tromboxano A_2** (de plaquetas)
>   - **Fibrina:** forma as ligações entre as plaquetas que se agregam
>   - **Elementos contráteis** nas plaquetas; comprimem e fortalecem o tampão plaquetário
>   - O tampão plaquetário não se espalha ao longo do endotélio normal
>   - O **endotélio** normal inibe a agregação plaquetária, secreta prostaciclina (prostaglandina I_2) e óxido nítrico.
> - *Questão de revisão:* Descreva a sequência dos eventos iniciais da hemostasia. O que auxilia a manutenção desse processo localizado? (*A resposta está disponível no Apêndice A.*)

12.27 Coagulação sanguínea: formação do coágulo

A **coagulação sanguínea** é a transformação do sangue em um gel sólido chamado **coágulo** ou **trombo**, que consiste principalmente em um polímero proteico conhecido como **fibrina**. A coagulação ocorre localmente ao redor do tampão plaquetário original e é a defesa hemostática dominante. Sua função consiste em sustentar e reforçar o tampão plaquetário, e solidificar o sangue que permanece no canal da ferida.

A **Figura 12.69** fornece um resumo bastante simplificado dos eventos que levam à coagulação. Esses eventos, assim como a agregação plaquetária, são iniciados quando a lesão a um vaso rompe o endotélio e permite que o sangue entre em contato com o tecido subjacente. Esse contato inicia uma cascata de ativações químicas que ocorre localmente. Em cada etapa da cascata, uma proteína plasmática inativa, ou "fator", é convertida (ativada) em uma enzima proteolítica que, então, catalisa a produção da próxima enzima na sequência. Cada uma dessas ativações resulta da clivagem de um pequeno fragmento peptídico originário do precursor da proteína plasmática inativa, expondo, dessa forma, o local ativo da enzima. Vários dos fatores proteicos plasmáticos, no entanto, após sua ativação, funcionam como cofatores para enzimas, e não como enzimas.

Para simplificar, a Figura 12.69 não fornece detalhes específicos sobre a cascata até o ponto-chave no qual a proteína plasmática **protrombina** é convertida na enzima **trombina**. A trombina, em seguida, catalisa uma reação na qual vários polipeptídios são clivados a partir de moléculas da grande proteína plasmática em forma de bastão, o fibrinogênio. Os remanescentes de fibrinogênio se ligam, então, uns aos outros para formar a fibrina. A fibrina, que, inicialmente, é uma rede frouxa de filamentos entrelaçados, é rapidamente estabilizada e reforçada pela formação enzimaticamente mediada de ligações cruzadas covalentes. Essa ligação química é catalisada por uma enzima conhecida como fator XIIIa, o qual é formado a partir da proteína plasmática, o fator XIII, em uma reação também catalisada pela trombina.

A trombina, por conseguinte, catalisa não apenas a formação de fibrina frouxa, mas também a ativação do fator XIII, que estabiliza a rede de fibrina. A trombina faz ainda mais do que isso: ela exerce um profundo efeito de retroalimentação positiva em sua própria formação. Esse efeito é obtido mediante a ativação de várias proteínas na cascata, bem como pela ativação das plaquetas. Uma vez iniciada, portanto, a formação de trombina, reações que levam à produção de uma quantidade muito maior de trombina são ativadas por essa trombina inicial. Utilizaremos esse fato fundamental posteriormente, quando descrevermos as especificidades da cascata que levam à trombina.

No processo de coagulação, muitos eritrócitos e outras células são aprisionados na rede de fibrina, todavia o componente essencial do coágulo é a fibrina, e a coagulação pode ocorrer na ausência de todos os elementos celulares, exceto as plaquetas. As plaquetas ativadas são essenciais, visto que várias reações em cascata ocorrem na superfície das plaquetas.

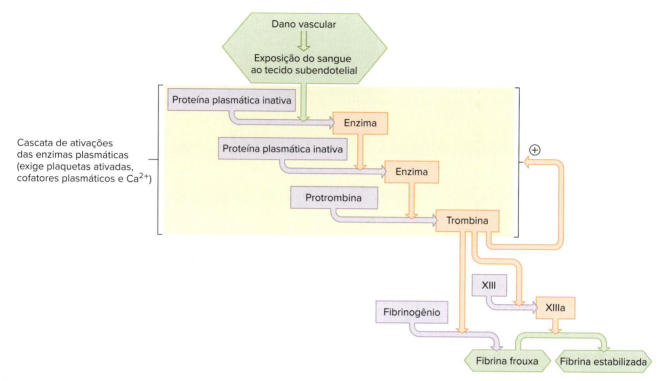

Figura 12.69 Diagrama simplificado da via de coagulação. A via que leva à trombina é indicada por duas ativações enzimáticas, contudo a história é, na verdade, muito mais complexa (conforme mostrado na Figura 12.70). Observe que a trombina exerce três efeitos distintos: produção de fibrina, ativação do fator XIII e retroalimentação positiva na cascata que leva à própria trombina.

Conforme observado anteriormente, a ativação plaquetária ocorre precocemente na resposta hemostática como resultado da adesão plaquetária ao colágeno, no entanto, além disso, a trombina é um importante estimulante da ativação plaquetária. A ativação faz que as plaquetas exibam receptores específicos da membrana plasmática, os quais se ligam a vários fatores de coagulação, possibilitando que as reações ocorram na superfície das plaquetas. As plaquetas ativadas também exibem um fosfolipídio específico, denominado **fator plaquetário (FP)**, que atua como cofator nas etapas mediadas pelos fatores de coagulação ligados.

Além dos fatores proteicos, o Ca^{2+} plasmático é necessário em várias etapas da cascata de coagulação. A concentração plasmática de Ca^{2+}, no entanto, nunca pode diminuir o suficiente para causar defeitos da coagulação, já que ocorreria a morte por paralisia muscular ou arritmias cardíacas antes que essas baixas concentrações fossem alcançadas.

Agora apresentamos as especificidades das partes iniciais da cascata de coagulação – aquelas que vão desde o dano vascular até a reação da protrombina-trombina. Essas reações iniciais consistem em duas vias aparentemente paralelas que se fundem na etapa imediatamente anterior à reação da protrombina-trombina. Sob condições fisiológicas, no entanto, as duas vias não são paralelas, mas, na verdade, são ativadas de forma sequencial, em que a trombina atua como ligação entre elas. Há também vários pontos em que as duas vias interagem. Ficará mais claro, no entanto, se discutirmos, em primeiro lugar, as duas vias como se fossem separadas, considerando, em seguida, a sua verdadeira interação. Essas vias são denominadas:

- **Via intrínseca**, assim designada porque todos os elementos necessários para ela encontram-se no sangue
- **Via extrínseca**, assim denominada em virtude da necessidade de um elemento celular localizado fora do sangue.

A **Figura 12.70** será uma referência essencial para toda essa discussão. Além disso, a **Tabela 12.13** fornece uma lista de referência dos nomes e dos sinônimos das substâncias envolvidas nessas vias.

A primeira proteína plasmática na via intrínseca (parte superior esquerda da Figura 12.70) é denominada de fator XII, o qual pode ser ativado em fator XIIa quando entra em contato com determinados tipos de superfície, incluindo as fibras de colágeno subjacentes ao endotélio lesionado. A ativação do fator XII em XIIa por contato é um processo complexo que exige a participação de várias outras proteínas plasmáticas que não são mostradas na Figura 12.70. A ativação por contato também explica por que o sangue coagula quando é coletado do corpo e colocado em um tubo de ensaio. Isso não está relacionado com a exposição ao ar, mas acontece porque a superfície do vidro atua como colágeno e induz a mesma ativação do fator XII e agregação de plaquetas, como se fosse a superfície de um vaso lesionado. Um revestimento de silicone retarda a coagulação, reduzindo os efeitos ativadores da superfície do vidro.

Em seguida, o fator XIIa catalisa a ativação do fator XI em fator XIa, que ativa o fator IX em fator IXa; este último ativa, então, o fator X em fator Xa, que é a enzima que converte a protrombina em trombina. Observe, na Figura 12.70, que outra proteína plasmática – o fator VIIIa – atua como cofator (e não

Capítulo 12 Fisiologia Cardiovascular 475

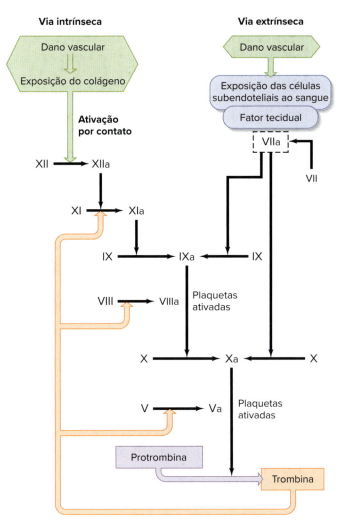

Figura 12.70 As duas vias de coagulação – intrínseca e extrínseca – se fundem e podem levar à produção de trombina. Na maioria das condições fisiológicas, no entanto, o fator XII e a etapa de ativação por contato que se inicia na via intrínseca provavelmente desempenham pouca função no processo de coagulação. Em vez disso, a coagulação é iniciada unicamente pela via extrínseca, conforme descrito no texto. Você pode pensar que os fatores IX e X foram acidentalmente transpostos na via intrínseca, porém não é o caso; a sequência de ativação é realmente XI, IX e X. Para maior clareza, as funções do Ca^{2+} na coagulação não são mostradas.

APLICAÇÃO DO CONCEITO

- O que afetaria mais a coagulação normal do sangue: uma mutação que bloqueasse a produção do fator de coagulação XII ou uma mutação que bloqueasse a produção do fator VII? (*Dica:* veja a descrição da via extrínseca.)

A resposta está disponível no Apêndice A.

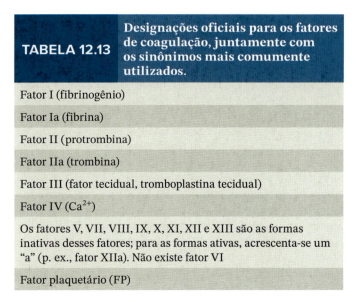

TABELA 12.13 Designações oficiais para os fatores de coagulação, juntamente com os sinônimos mais comumente utilizados.

Fator I (fibrinogênio)
Fator Ia (fibrina)
Fator II (protrombina)
Fator IIa (trombina)
Fator III (fator tecidual, tromboplastina tecidual)
Fator IV (Ca^{2+})
Os fatores V, VII, VIII, IX, X, XI, XII e XIII são as formas inativas desses fatores; para as formas ativas, acrescenta-se um "a" (p. ex., fator XIIa). Não existe fator VI
Fator plaquetário (FP)

Vamos descrever agora a via extrínseca para o início da cascata de coagulação (parte superior direita da Figura 12.70). Em pessoas saudáveis, a via extrínseca é considerada a mais importante das duas vias. Ela se inicia com uma proteína denominada **fator tecidual**, que não é plasmática. Em vez disso, o fator tecidual é encontrado na membrana citoplasmática externa de várias células teciduais, incluindo fibroblastos e outras células nas paredes dos vasos sanguíneos fora do endotélio. O sangue é exposto a essas células subendoteliais quando a lesão ao vaso rompe o revestimento endotelial. O fator tecidual presente nessas células liga-se, então, a uma proteína plasmática, o fator VII, que, ativado, se transforma em VIIa. O complexo fator tecidual-fator VIIa na membrana citoplasmática da célula tecidual catalisa, então, a ativação do fator X. Além disso, ele catalisa a ativação do fator IX, o qual pode, então, auxiliar na ativação de uma quantidade ainda maior de fator X por meio da via intrínseca.

Em resumo, a coagulação pode, teoricamente, ser iniciada pela ativação do fator XII ou pela produção do complexo fator tecidual-fator VIIa. As duas vias se fundem no fator Xa, que catalisa, então, a conversão da protrombina em trombina, a qual, por sua vez, catalisa a formação de fibrina. Como mostra a Figura 12.70, a trombina também contribui para a ativação dos seguintes fatores:

- Fatores XI e VIII, na via intrínseca
- Fator V, com o fator Va funcionando como um cofator para o fator Xa.

A figura não mostra o fato de que a trombina também ativa as plaquetas.

Conforme assinalado anteriormente, em condições fisiológicas, as duas vias descritas são, na verdade, ativadas de modo sequencial. Para entender como esse processo funciona, vamos voltar à Figura 12.70. Cubra com a mão a primeira parte da via intrínseca, de modo a eliminar a ativação do fator XII por contato. Em seguida, comece a descrição no parágrafo seguinte pela parte superior da via extrínseca na figura.

A via extrínseca, com seu fator tecidual, é a via habitual de início da coagulação no corpo, e o fator XII – início da via

como enzima) na ativação do fator X mediado pelo fator IXa. A importância do fator VIII na coagulação é enfatizada pelo fato de que a doença **hemofilia**, caracterizada por sangramento excessivo, é habitualmente causada pela ausência genética desse fator (em um número menor de casos, a hemofilia se deve à ausência do fator IX).

intrínseca integral – tem normalmente pouca ou nenhuma função (ao contrário do desencadeamento da coagulação nos tubos de ensaio ou dentro do corpo em diversas situações incomuns). Desse modo, a trombina é inicialmente produzida apenas pela via extrínseca. Entretanto, a quantidade de trombina é pequena demais para produzir uma coagulação adequada e sustentada. Essa quantidade, contudo, *é* grande o suficiente para desencadear os efeitos de retroalimentação positiva da trombina sobre a via intrínseca – a ativação dos fatores V, VIII e XI e das plaquetas. Isso é tudo o que é necessário para desencadear a via intrínseca, independentemente do fator XII. Essa via, então, produz as grandes quantidades de trombina necessárias para que ocorra uma coagulação adequada. A via extrínseca, assim, por meio da produção inicial de pequenas quantidades de trombina, fornece o meio de recrutamento da via intrínseca, mais potente, sem a participação do fator XII. Em essência, a trombina elimina a necessidade do fator XII. Além disso, a trombina não apenas recruta a via intrínseca, mas facilita a própria etapa da protrombina-trombina por meio da ativação do fator V e das plaquetas.

Por fim, vale observar que o fígado contribui indiretamente para a coagulação (**Figura 12.71**). Em consequência, indivíduos com doenças hepáticas apresentam, muitas vezes, graves problemas de sangramento. Em primeiro lugar, o fígado é o local de produção de muitos dos fatores de coagulação do plasma. Em segundo lugar, produz sais biliares (ver Capítulo 15), e estes são importantes para a absorção intestinal normal da **vitamina K**, uma substância lipossolúvel. O fígado precisa dessa vitamina para produzir protrombina e vários outros fatores de coagulação.

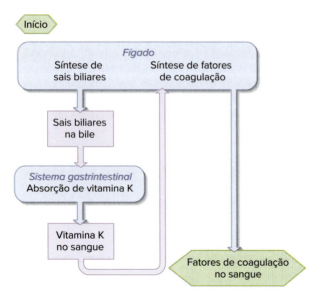

Figura 12.71 Papéis do fígado na coagulação sanguínea.

APLICAÇÃO DO CONCEITO

- Como o tratamento prolongado com antibióticos pode ter como efeito colateral o comprometimento da coagulação sanguínea? (*Dica:* ler sobre a vitamina K no Capítulo 15.)

A resposta está disponível no Apêndice A.

Estude e revise 12.27

- **Coagulação sanguínea:** segue-se à formação do tampão plaquetário
  - O sangue se transforma em um gel sólido
  - Ocorre no local em que o vaso foi lesionado: **fibrinogênio plasmático** → moléculas de fibrina → fibrinogênio e fibrina se ligam → formação de rede
- **Trombina** (enzima): catalisa a formação da rede de fibrina
  - Também ativa o **fator XIII**: proteína plasmática → estabiliza a rede de fibrina
  - **Protrombina** → trombina; término de uma cascata de reações em que uma proteína plasmática inativa é ativada e, em seguida, ativa enzimaticamente a proteína seguinte da série
  - Trombina → estimula a retroalimentação positiva da cascata ao ativar as plaquetas e vários outros fatores de coagulação
  - **Plaquetas ativadas:** apresentam o **fator plaquetário** e sítios de ligação para diversos fatores plasmáticos ativados; essenciais para a cascata
- **Via extrínseca** (necessita de elementos externos ao sangue): inicia uma cascata em que o **fator tecidual** forma um complexo com o fator VIIa
  - O **complexo ativa o fator X** → catalisa a conversão de uma pequena quantidade de protrombina em trombina
  - Recruta a **via intrínseca** (todos os componentes estão contidos no sangue) → ativa os fatores XI e VIII e as plaquetas → grande quantidade de trombina
  - **Hemofilia:** transtorno hereditário da coagulação sanguínea; deve-se, normalmente, à ausência do fator VIII
- **Fígado:** produz os sais biliares, necessários para a absorção intestinal da **vitamina K**; é essencial para a síntese normal dos fatores de coagulação.

Questão de revisão: De que forma a trombina é sintetizada e como ela aumenta a coagulação? (A resposta está disponível no Apêndice A.)

12.28 Sistemas anticoagulantes

Anteriormente, descrevemos como a liberação de prostaciclina e óxido nítrico pelas células endoteliais inibe a agregação plaquetária. Como essa agregação é um precursor essencial da coagulação, esses agentes reduzem a magnitude e a extensão da coagulação. Além disso, no entanto, o corpo conta com mecanismos para limitar a própria formação de coágulos e para dissolvê-los após sua formação. A presença de mecanismos que tanto favorecem quanto limitam a coagulação sanguínea fornece um bom exemplo do princípio geral de fisiologia segundo o qual a maioria das funções fisiológicas é controlada por diversos sistemas reguladores, que trabalham, muitas vezes, em oposição um ao outro.

Fatores que se opõem à formação de coágulos

Existem pelo menos três mecanismos diferentes que evitam a formação de coágulos, ajudando, assim, a limitar esse processo e a impedir sua disseminação excessiva. Defeitos em quaisquer desses mecanismos anticoagulantes naturais estão associados a um risco anormalmente alto de formação de coágulos, uma condição denominada *hipercoagulabilidade* (ver Capítulo 19 para uma discussão de caso em que o paciente tem esse distúrbio).

O primeiro mecanismo anticoagulante atua durante a fase inicial da coagulação e utiliza uma proteína plasmática, denominada **inibidor da via do fator tecidual** (**TFPI**, do inglês *tissue factor pathway inhibitor*), que é secretada principalmente pelas células endoteliais. Essa substância se liga ao complexo fator tecidual-fator VIIa e inibe a capacidade desse complexo de gerar o fator Xa. Esse mecanismo anticoagulante é a razão pela qual a via extrínseca, por si só, pode produzir apenas pequenas quantidades de trombina.

O segundo mecanismo anticoagulante é desencadeado pela trombina. Conforme ilustrado na **Figura 12.72**, a trombina pode se ligar a um receptor das células endoteliais conhecido como **trombomodulina**. Essa ligação elimina todos os efeitos promotores de coagulação da trombina e faz com que a trombina ligada se ligue a uma proteína plasmática específica, a **proteína C** (que não deve ser confundida com a proteinoquinase C; ver Capítulo 5). A ligação à trombina ativa a proteína C que, em combinação com outra proteína plasmática, inativa os fatores VIIIa e Va. Anteriormente, vimos que a trombina ativa diretamente os fatores VIII e V quando o endotélio é lesionado, e agora veremos que ela os inativa indiretamente, por meio da proteína C, em áreas nas quais o endotélio se encontra intacto. A **Tabela 12.14** fornece um resumo dos efeitos – tanto estimulantes quanto inibitórios – da trombina sobre as vias de coagulação.

O terceiro mecanismo anticoagulante natural é uma proteína plasmática, denominada **antitrombina III**, que inativa a trombina e diversos outros fatores de coagulação. A atividade da antitrombina III é acentuadamente aumentada quando ela se liga à **heparina**, uma substância presente na superfície das células endoteliais. A antitrombina III impede a disseminação de coágulos ao inativar rapidamente os fatores de coagulação que são transportados para longe do local do coágulo primário pelo fluxo sanguíneo.

Sistema fibrinolítico

O TFPI, a proteína C e a antitrombina III funcionam, todos, para *limitar* a formação de coágulos. Contudo, o sistema que será descrito agora dissolve o coágulo *após* sua formação.

Um coágulo de fibrina não dura para sempre. Trata-se de um reparo temporário, até que ocorra o reparo permanente do vaso. O **sistema fibrinolítico** (ou trombolítico) é o principal efetor da remoção de coágulos. A fisiologia desse sistema (**Figura 12.73**), é análoga à do sistema de coagulação; consiste em uma proenzima plasmática, denominada **plasminogênio**, que pode ser ativada por **ativadores de plasminogênio** proteicos, tornando-se uma enzima ativa, a **plasmina**. Uma vez formada, a plasmina digere a fibrina, dissolvendo, assim, o coágulo.

O sistema fibrinolítico tem provado ser, em cada detalhe, tão complicado quanto o sistema de coagulação, com múltiplos tipos de ativadores de plasminogênio e vias para sua produção, bem como vários inibidores desses ativadores. Para descrever como esse sistema pode ser acionado, vamos restringir nossa discussão a um exemplo específico: o ativador conhecido como **ativador de plasminogênio tecidual** (**t-PA**), que é secretado pelas células endoteliais. Durante o processo de coagulação, tanto o plasminogênio quanto o t-PA se ligam à fibrina e se incorporam ao coágulo por inteiro. A ligação do t-PA à fibrina é crucial, porque o t-PA é uma enzima muito fraca na ausência da fibrina. A presença da fibrina aumenta enormemente a capacidade do t-PA de catalisar a produção de plasmina a partir do plasminogênio. A fibrina é, portanto, um importante agente iniciador do processo fibrinolítico, que leva à sua própria dissolução.

A secreção de t-PA é a última das várias funções anticoagulantes exercidas pelas células endoteliais que mencionamos neste capítulo. Elas estão resumidas na **Tabela 12.15**.

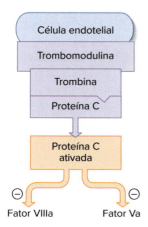

Figura 12.72 A trombina inativa indiretamente, por meio da proteína C, os fatores VIIIa e Va. Para ativar a proteína C, a trombina precisa, em primeiro lugar, ligar-se a um receptor, a trombomodulina, nas células endoteliais. Essa ligação também elimina os efeitos procoagulantes da trombina. O símbolo ⊖ indica a inativação dos fatores VIIIa e Va.

TABELA 12.14	Ações da trombina.
Procoagulantes	Quebra o fibrinogênio em fibrina
	Ativa os fatores de coagulação XI, VIII, V e XIII
	Estimula a ativação das plaquetas
Anticoagulantes	Ativa a proteína C, que inativa os fatores de coagulação VIIIa e Va

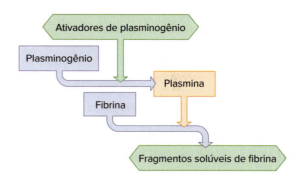

Figura 12.73 Sistema fibrinolítico básico. Existem muitos ativadores de plasminogênio diferentes e muitas vias diferentes para o início de sua atividade.

TABELA 12.15 — Funções anticoagulantes das células endoteliais.

Ação	Resultado
Proporcionam normalmente uma barreira intacta entre o sangue e o tecido conjuntivo subendotelial	A agregação plaquetária e a formação do complexo fator tecidual-fator VIIa não são desencadeadas
Sintetizam e liberam prostaglandina I_2 e óxido nítrico	Essas substâncias inibem a ativação e a agregação das plaquetas
Secretam o inibidor da via do fator tecidual	Isso inibe a capacidade do complexo fator tecidual-fator VIIa de produzir o fator Xa
Ligam-se à trombina (por meio da trombomodulina), que ativa então a proteína C	Ativada, a proteína C inativa os fatores de coagulação VIIIa e Va
Apresentam moléculas de heparina na superfície de suas membranas plasmáticas	A heparina se liga à antitrombina III, e essa molécula, então, inativa a trombina e diversos outros fatores de coagulação
Secretam o ativador de plasminogênio tecidual	O ativador de plasminogênio tecidual catalisa a formação de plasmina, que dissolve os coágulos

Estude e revise 12.28

- A **coagulação** é limitada por três eventos; defeitos aumentam o risco de coágulos (**hipercoagulabilidade**)
  - **Inibidor da via do fator tecidual** (**TFPI**): inibe o complexo fator tecidual-fator VIIa
  - **Proteína C** (ativada pela trombina, por meio da **trombomedulina**): inativa os fatores VIIIa e Va
  - **Antitrombina III:** inativa a trombina e outros fatores de coagulação; tem sua ação intensificada pela **heparina** (anticoagulante)
- **Sistema fibrinolítico:** dissolve coágulos
  - **Plasminogênio** (proenzima plasmática): ativado para **plasmina** (digere a fibrina)
  - **Ativador de plasminogênio tecidual** (**t-PA**; secretado pelas células endoteliais): ativado pela fibrina nos coágulos.

Questão de revisão: Por que você acredita que precisamos tanto de um mecanismo para limitar a formação de coágulos quanto de um para removê-los depois que eles cumpriram sua função? (A resposta está disponível no Apêndice A.)

12.29 Fármacos anticoagulantes

Diversos fármacos são clinicamente utilizados para prevenir ou reverter a coagulação, e uma breve descrição de suas ações serve como revisão dos mecanismos fundamentais da coagulação. Uma das aplicações mais comuns desses medicamentos se dá na prevenção e no tratamento do infarto do miocárdio (ataque cardíaco) que, conforme descrito na Seção 12.24, resulta frequentemente de um dano às células endoteliais. Essa lesão não somente desencadeia o processo de coagulação como interfere nas funções *anticoagulantes* normais das células endoteliais. Por exemplo, a aterosclerose interfere na capacidade das células endoteliais de secretar óxido nítrico.

O **ácido acetilsalicílico** inibe a enzima ciclo-oxigenase (COX) nas vias dos eicosanoides que geram prostaglandinas e tromboxanos (ver Capítulo 5). Como o tromboxano A_2, produzido pelas plaquetas, é importante para a agregação plaquetária, o ácido acetilsalicílico reduz tanto a agregação plaquetária quanto a decorrente coagulação. É importante notar que, em baixas doses, o ácido acetilsalicílico provoca uma diminuição estável da atividade do ciclo-oxigenase das *plaquetas*, mas não da ciclo-oxigenase das *células endoteliais*, de modo que não há comprometimento da formação de prostaciclina – a prostaglandina que se opõe à agregação plaquetária. Existe uma razão para essa diferença entre as respostas da ciclo-oxigenase das plaquetas e das células endoteliais aos fármacos. As plaquetas, uma vez formadas e liberadas dos megacariócitos, perdem sua capacidade de sintetizar proteínas; portanto, quando sua COX é irreversivelmente bloqueada, a síntese de tromboxano A_2 não ocorre mais durante o resto da vida da plaqueta. Em contrapartida, as células endoteliais produzem novas moléculas de COX para substituir as que foram bloqueadas pelo fármaco. O ácido acetilsalicílico parece ser eficaz na prevenção de ataques cardíacos. Além disso, a administração de ácido acetilsalicílico após um ataque cardíaco reduz significativamente a incidência de morte súbita e de um novo ataque.

Diversos fármacos que interferem na função plaquetária por mecanismos diferentes daqueles do ácido acetilsalicílico também são muito promissores para o tratamento ou a prevenção de ataques cardíacos. Em particular, alguns fármacos bloqueiam a ligação do fibrinogênio às plaquetas, interferindo, desse modo, na agregação plaquetária.

Os medicamentos conhecidos coletivamente como **anticoagulantes orais** interferem nos fatores de coagulação. Uma classe interfere na ação da vitamina K, o que, por sua vez, reduz a síntese de fatores de coagulação pelo fígado. Outra classe inativa especificamente o fator Xa. A heparina – o cofator natural das células endoteliais para a antitrombina III – também pode ser administrada como medicamento, ligando-se às células endoteliais e inibindo a coagulação.

Em contraste ao ácido acetilsalicílico, os bloqueadores do fibrinogênio, os anticoagulantes orais e a heparina, que impedem a coagulação, o quinto tipo de fármaco – os ativadores de plasminogênio – dissolve o coágulo após sua formação. A utilização desses fármacos é denominada ***terapia trombolítica***. A administração intravenosa de ***t-PA recombinante***, até poucas horas após um infarto do miocárdio, reduz significativamente o dano miocárdico e a mortalidade. O t-PA recombinante também tem sido eficaz na redução de lesões cerebrais após acidentes vasculares encefálicos causados pela oclusão de vasos sanguíneos.

Capítulo 12 Fisiologia Cardiovascular

Estude e revise 12.29

- **Ácido acetilsalicílico:** inibe a **atividade da ciclo-oxigenase** das plaquetas (reduz a produção de **prostaglandina** e **tromboxano**)
  - Inibe a agregação plaquetária
- **Anticoagulantes orais:** inibem a formação de coágulos:
  - Interferem na ação da vitamina K ou inativam o fator Xa

Estude e revise 12.29 — *continuação*

- **Heparina:** inibe a formação de coágulos
  - Interfere na antitrombina III das células endoteliais
- **Ativador de plasminogênio tecidual recombinante (t-PA):** trombolítico (ver Estude e revise 12.28).

Questão de revisão: Qual é o principal risco ao se usar heparina? *(A resposta está disponível no Apêndice A.)*

CAPÍTULO 12 — Estudo de caso clínico
Falta de ar durante esforço físico em um homem de 72 anos

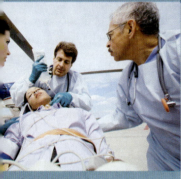
Comstock Images/Getty Images

Um homem de 72 anos procurou seu médico de cuidados primários com queixa de falta de ar ao fazer sua caminhada diária de 15 minutos. Sua falta de ar durante as caminhadas vinha se agravando ao longo das últimas 4 semanas. O paciente não se queixava de dor torácica durante as caminhadas, entretanto, sentiu dor no tórax, com sensação de aperto sob o esterno (angina de peito), ao subir vários lances de escada. Também sentiu tontura, como se fosse desmaiar, ao subir escadas. Porém, tanto a dor quanto a tontura desapareciam quando ele se sentava e descansava. Nos meses anteriores à consulta, ele teve que manter sua cabeça mais alta, usando três travesseiros, para não sentir falta de ar quando deitado na cama. Em algumas ocasiões, a falta de ar o acordou durante a noite. Esse sintoma se aliviava quando o paciente se sentava ereto e deixava as pernas pendentes ao lado da cama. Seus pés passaram a inchar, particularmente no final do dia, após longos períodos em pé. O paciente nunca fumou cigarros e não fazia uso de medicamentos prescritos.

Reflita e revise 1
- Quais são as possíveis causas do inchaço nos pés após o paciente permanecer de pé durante parte significativa do dia? (*Dica:* ver Figuras 12.46 e 12.60.)

O médico realizou um exame físico completo. O paciente não tinha febre. A frequência cardíaca, de 86 bpm, estava aumentada em comparação com a do ano anterior, quando havia sido de 78 bpm. A pressão sistólica/diastólica era de 115/92 mmHg. No ano anterior, antes do aparecimento dos sintomas relatados, a pressão sanguínea era de 139/75 mmHg (normal para um homem de 72 anos). A frequência respiratória em repouso havia aumentado para 16 movimentos respiratórios por minuto, em comparação com 13 por minuto no ano anterior.

Reflita e revise 2
- Qual é a atual pressão de pulso do paciente e quais são os principais determinantes dessa pressão? (*Dica:* ver Figuras 12.30, 12.31 e 12.32.)

O exame do pescoço revelou que suas veias jugulares estavam distendidas, com pulsos muito proeminentes. A ausculta do tórax revelou um sopro sistólico evidente (ver descrição de bulhas cardíacas na Seção 12.5). Quando o médico sentiu as artérias carótidas do paciente, a força da fase de ascensão do pulso durante a sístole pareceu diminuída.

Reflita e revise 3
- Que condição clínica poderia explicar todos os achados nesse paciente? (*Dica:* ver Seção 12.22.)

O paciente apresentava todos os sintomas de insuficiência cardíaca congestiva (ver Figura 12.65). A falta de ar durante a caminhada sugeria que a incapacidade do débito cardíaco de acompanhar a necessidade de caminhar havia levado a um acúmulo retrógrado de sangue nos pulmões, provocando um acúmulo de líquido que reduzia a capacidade de troca gasosa nos pulmões. Isso não representava um problema em repouso, mas tornava-se um problema com o aumento do consumo de oxigênio corporal total que ocorria até mesmo em exercícios de intensidade leve, como a caminhada. A sensação de tontura durante um exercício mais vigoroso sugeria que o cérebro não estava recebendo um fluxo sanguíneo suficiente para manter o fornecimento de oxigênio e fazer a remoção adequada de dióxido de carbono. Isso é uma evidência a mais da incapacidade do coração em falência de aumentar adequadamente o débito cardíaco e manter o fluxo sanguíneo cerebral durante o exercício.

O inchaço dos pés e os pulsos jugulares mais proeminentes sugeriam uma dificuldade de retorno do sangue venoso ao coração. A dificuldade para dormir também podia estar relacionada com a insuficiência cardíaca congestiva, devido aos problemas respiratórios associados. Isso sugeria a possibilidade de edema pulmonar, que teria ocorrido quando o ventrículo esquerdo em falência não conseguiu ejetar adequadamente o sangue, criando uma "pressão retrógrada" na circulação pulmonar, com o subsequente extravasamento de líquido desde os capilares pulmonares. Todos esses fatores indicavam que o paciente podia ter tido retenção de líquido (ver explicação na Figura 12.65). Conforme descrito na Seção 12.22, isso se deveria provavelmente, pelo menos em parte, a uma diminuição da atividade aferente dos barorreceptores, que disparavam os componentes neuroendócrinos do reflexo barorreceptor, o que aumentaria a retenção de líquido pelos rins. Embora a pressão sanguínea média do paciente não estivesse diminuída por ocasião de sua primeira visita ao médico, a pressão de pulso menor resultou em redução do disparo dos barorreceptores (ver Figura 12.54B). O reflexo barorreceptor também explicava o aumento da frequência cardíaca.

Reflita e revise 4

- Explique como o aumento da pressão venosa pode resultar na formação de edema periférico (*Dica:* ver Figura 12.43).

A história clínica e os achados físicos (particularmente a falta de ar ao esforço, o sopro sistólico, a diminuição da pressão de pulso e a angina *de peito*) do paciente sugeriam que a insuficiência cardíaca teria sido causada por estenose (estreitamento) da valva aórtica (ver descrição das bulhas cardíacas na Seção 12.5). A estenose aórtica é a anormalidade sintomática mais comum das valvas cardíacas em adultos. Ocorre com maior frequência entre os homens e, quando acomete indivíduos idosos, deve-se normalmente à calcificação da valva aórtica. A diminuição da pressão de pulso se dá porque o estreitamento da valva aórtica diminui a pressão na aorta, apesar das pressões mais altas geradas no ventrículo esquerdo (área sombreada da **Figura 12.74**). Por isso, há uma redução na magnitude da fração de ejeção do ventrículo esquerdo.

À medida que a valva aórtica se torna mais e mais estreita, o coração precisa trabalhar cada vez mais para ejetar um volume sistólico normal. Isso está exemplificado no aumento da pressão sistólica do ventrículo esquerdo mostrado na Figura 12.74. Em consequência desse trabalho mais intenso, o ventrículo esquerdo sofre uma hipertrofia. O paciente, de fato, foi encaminhado a um cardiologista, que realizou uma ecocardiografia Doppler, a qual demonstrou hipertrofia evidente do ventrículo esquerdo e calcificação acentuada da valva aórtica, que não se abria adequadamente.

A progressão da insuficiência cardíaca nesse paciente é um exemplo de retroalimentação positiva prejudicial (**Figura 12.75**). Conforme a valva aórtica se estreitava e o volume sistólico diminuía, os reflexos barorreceptores foram sendo ativados para tentar normalizar o débito cardíaco e a pressão sanguínea (ver Figuras 12.55 e 12.56). A princípio, isso funcionou, e a pressão arterial média foi mantida em um valor bastante próximo do normal; entretanto, o coração precisou trabalhar cada vez mais para ejetar o volume sistólico, e o miocárdio começou a entrar em falência ao mesmo tempo em que sofria hipertrofia pelo aumento da carga de trabalho. Essa falência é causada, inicialmente, pelo estresse dos miócitos (parede ventricular), levando à hipertrofia ventricular esquerda, o que acaba por resultar em dano dos miócitos. O reflexo barorreceptor aumentou a estimulação do coração (ver Figura 12.55); no entanto, como qualquer músculo em processo de

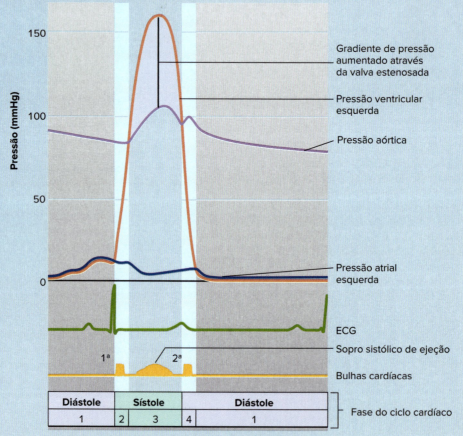

Figura 12.74 Efeito da estenose aórtica sobre as pressões ventricular esquerda e aórtica durante o ciclo cardíaco. Ao se fazer a comparação com o funcionamento cardíaco normal mostrado na Figura 12.20, é possível observar o acentuado aumento da diferença entre a pressão ventricular esquerda e a pressão aórtica durante a ejeção (área sombreada). Devido à redução do efluxo aórtico, a pressão de pulso da aorta está diminuída. Notar também o sopro sistólico de ejeção nas bulhas cardíacas.

Capítulo 12 Fisiologia Cardiovascular

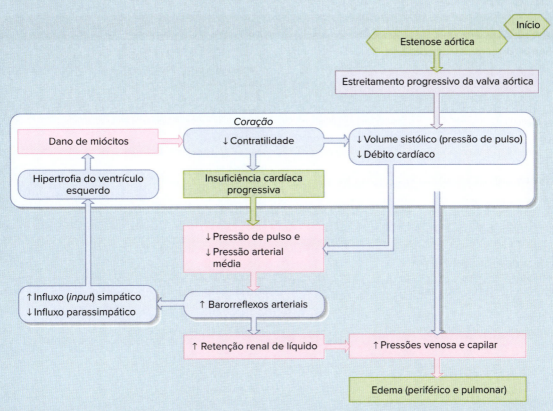

Figura 12.75 Estenose aórtica resultando em insuficiência cardíaca: o estreitamento da valva aórtica diminui a pressão de pulso e, por fim, a pressão arterial média. Isso ativa os reflexos barorreceptores, que aumentam a estimulação para que o coração trabalhe mais intensamente; entretanto, o aumento da carga de trabalho provoca falência do coração, o que, então, diminui ainda mais o débito cardíaco e a pressão sanguínea. Ao mesmo tempo, a elevação das pressões venosa e capilar e a ativação de fatores neuro-humorais, que aumentam a retenção de líquidos, levam ao desenvolvimento de edema pulmonar e periférico.

fadiga, o que o coração do paciente precisava era de repouso, e não de aumento do trabalho. Essa estimulação excessiva agravou a condição do coração, com o estabelecimento de um ciclo vicioso. Como mostra a Figura 12.75, à medida que a falência cardíaca do paciente se agrava, a pressão arterial média tende a diminuir significativamente, tornando a resposta do reflexo barorreceptor ainda mais acentuada, o que agrava a condição. A chave do problema é intervir com terapia adequada antes que isso ocorra.

A combinação do aumento da pressão retrógrada venosa por falência cardíaca com a estimulação dos reflexos barorreceptores de retenção de líquido pelos rins resultou em propensão do paciente a desenvolver edema pulmonar e periférico. É preciso lembrar que a taxa de filtração do líquido desde os capilares para o líquido intersticial advém de um equilíbrio entre as forças que favorecem a filtração (pressão hidrostática capilar e pressão osmótica das proteínas do líquido intersticial) e as forças que favorecem a absorção (pressão hidrostática do líquido intersticial e pressão osmótica das proteínas plasmáticas; ver Figura 12.43). O aumento da pressão venosa se reflete de volta para os capilares, com consequente elevação da pressão hidrostática capilar, a qual aumenta a filtração de líquido para o interior do espaço intersticial, levando à formação de edema.

O melhor tratamento para pacientes com estenose da aorta é a substituição cirúrgica da valva aórtica deficiente tão logo apareçam os sintomas. Como nosso paciente estava em boas condições físicas antes do início dos sintomas e procurou rapidamente um tratamento, ele se mostrou um bom candidato à substituição cirúrgica da valva. Em pacientes que não podem ser submetidos imediatamente à substituição, pode-se alargar a valva estenosada por meio de **valvuloplastia com balão**. Nesse procedimento, o cardiologista insere um cateter (tubo oco) através da valva e insufla um balão para tentar fragmentar as calcificações existentes nela. Normalmente, trata-se de um tratamento apenas temporário, visto que a valva costuma voltar a sofrer calcificação ou passa a vazar após o procedimento.

Uma nova e excitante abordagem para a substituição da valva é denominada **substituição percutânea** (através da pele) **da valva aórtica transcateter** (**TAVR**, do inglês *transcatheter aortic valve replacement*). Nessa técnica, o cardiologista insere um cateter contendo uma valva aórtica artificial colapsada no efluxo do ventrículo esquerdo para a aorta. No momento em que o cateter se encontra na posição correta, a valva é implantada e expandida até o seu tamanho total a partir do cateter, sendo, em seguida, fixada no local. Quando foi desenvolvida, essa técnica se destinava principalmente a pacientes que não eram candidatos à substituição cirúrgica padrão da valva. Recentemente, a FDA (Food and Drug Administration) aprovou, nos EUA, o uso da TAVR para pacientes de risco mais baixo com estenose aórtica.

Nosso paciente foi submetido a uma cirurgia de substituição da valva e atualmente evolui bem.

Fonte: Adaptado de Toy EC: McGraw Hill Medical Case Files, Access Medicine (online): Case 73.

Ver o Capítulo 19 para estudos de casos clínicos completos e integrados.

482 Vander | Fisiologia Humana

TERMOS-CHAVE E TERMOS CLÍNICOS

12.1 Componentes do sistema circulatório

Ácido fólico
Albuminas
Anemia
Anemia falciforme
Anemia ferropriva
Anemia perniciosa
Aorta
Artérias
Artérias pulmonares
Arteríolas
Átrio
Basófilos
Bilirrubina
Capilares
Células-tronco hematopoéticas pluripotentes
Circulação pulmonar
Circulação sistêmica
Coração
Deficiência de ferro
Elementos figurados
Eosinófilos
Eritrócitos
Eritropoese
Eritropoetina
Fatores de crescimento hematopoéticos (HGFs)
Fator intrínseco
Ferritina
Fibrinogênio
Fluxo de massa
Globulinas
Hematócrito
Hemocromatose

Hemoglobina
Leucócitos
Linfócitos
Macrófagos
Malária
Medula óssea
Megacariócitos
Microcirculação
Monócitos
Neutrófilos
Plaquetas
Plasma
Policitemia
Proteínas plasmáticas
Reticulócitos
Sangue
Sistema cardiovascular
Sistema circulatório
Sistema porta
Sistema vascular
Soro
Transferrina
Tronco pulmonar
Vasos sanguíneos
Veia cava inferior
Veia cava superior
Veias
Veias pulmonares
Ventrículo
Vênulas
Vitamina B_{12}

12.2 Pressão, fluxo e resistência

Hemodinâmica
Lei de Poiseuille
Pressão hidrostática

Resistência (R)
Viscosidade

12.3 Anatomia

Artérias coronárias
Células endoteliais
Cordas tendinosas
Endotélio
Epicárdio
Fluxo sanguíneo coronariano
Miocárdio
Músculos papilares
Pericárdio

Prolapso
Septo interventricular
Sistema condutor
Valva bicúspide
Valva mitral
Valva pulmonar
Valvas aórticas
Valvas atrioventriculares (VAVs)
Valva tricúspide

12.4 Coordenação dos batimentos cardíacos

Automaticidade
Canais de Ca^{2+} tipo L
   (canais de di-hidropiridinas)
Canais de Ca^{2+} tipo T
Canais de di-hidropiridinas (DHPs)
Canais tipo F (canais dependentes de nucleotídios cíclicos
   ativados por hiperpolarização)
Complexo QRS
Derivações do ECG
Distúrbio de condução atrioventricular
Eletrocardiograma (ECG)
Feixe de His

Fibras de Purkinje
Frequência cardíaca
Marca-passo artificial
Marca-passos ectópicos
Nó atrioventricular (NAV)
Nó sinoatrial (NSA)
Onda P
Onda T
Período refratário absoluto
Potencial de marca-passo
Ramos de feixes
Vias internodais

TERMOS-CHAVE E TERMOS CLÍNICOS — *continuação*

12.5 Eventos mecânicos do ciclo cardíaco

Bulhas cardíacas
Ciclo cardíaco
Contração ventricular isovolumétrica
Defeito septal
Diástole
Ejeção ventricular
Enchimento ventricular
Estenose (das valvas cardíacas)
Fibrilação atrial

Fluxo laminar
Incisura dicrótica
Insuficiência (das valvas cardíacas)
Relaxamento ventricular isovolumétrico
Sístole
Sopros cardíacos
Volume diastólico final (*VDF*)
Volume sistólico final (*VSF*)
Volume sistólico (*VS*)

12.6 Débito cardíaco

Contratilidade
Cronotrópico
Curva de função ventricular
Débito cardíaco (*DC*)
Dromotrópico
Fração de ejeção (*FE*)

Inotrópico
Mecanismo de Frank-Starling
Pós-carga
Pré-carga
Retorno venoso

12.7 Medida da função cardíaca

Angiografia coronariana

Ecocardiografia

12.9 Artérias

Aterosclerose
Complacência
Esfigmomanômetro
Pressão arterial diastólica (*PAD*)

Pressão arterial média (*PAM*)
Pressão arterial sistólica (*PAS*)
Pressão de pulso
Sons de Korotkoff

12.10 Arteríolas

Angiotensina II
Autorregulação de fluxo
Bradicinina
Calicreína
Cininogênio
Controles locais
Endotelina-1 (ET-1)
Hiperemia
Hiperemia ativa
Hiperemia reativa
Óxido nítrico

Peptídio natriurético atrial
Pré-calicreína
Prostaciclina
Prostaglandina I_2 (PGI_2)
Respostas miogênicas
Sildenafila
Tadalafila
Tônus intrínseco
Vasoconstrição
Vasodilatação
Vasopressina

12.11 Capilares

Absorção
Angiogênese
Angiostatina
Canais de vesículas fundidas
Coloides
Cristaloides
Edema

Esfíncter pré-capilar
Fatores angiogênicos
Fendas intercelulares
Forças de Starling
Kwashiorkor
Metarteríolas
Pressão de filtração efetiva (*PFE*)

12.12 Vênulas e veias

Bomba do músculo esquelético
Bomba respiratória

Vasos de capacitância
Veias periféricas

12.13 Sistema linfático

Capilares linfáticos
Linfa
Linfedema

Sistema linfático
Vasos linfáticos

12.14 Visão geral da regulação da pressão arterial sistêmica

Hemorragia

Resistência periférica total (*RPT*) [resistência vascular sistêmica (*RVS*)]

484 Vander | Fisiologia Humana

TERMOS-CHAVE E TERMOS CLÍNICOS — *continuação*

12.15 Reflexos barorreceptores

Barorreceptor do arco aórtico
Barorreceptores

Barorreceptores arteriais
Centro cardiovascular medular

12.17 Outros reflexos e respostas cardiovasculares

Fenômeno de Cushing

12.18 Hemorragia e outras causas de hipotensão

Choque
Choque cardiogênico
Choque hipovolêmico

Choque por baixa resistência
Hipotensão
Síncope vasovagal

12.20 Exercício

Consumo máximo de oxigênio (V_{O_2} máx.)

12.21 Hipertensão

Acidente vascular encefálico
Bloqueadores dos canais de cálcio
Bloqueadores dos receptores beta-adrenérgicos
Diuréticos
Hipertensão

Hipertensão primária
Hipertensão renal
Hipertensão secundária
Hipertrofia ventricular esquerdo
Inibidores da enzima conversora da angiotensina

12.22 Insuficiência (falência) cardíaca

Bloqueadores dos receptores beta-adrenérgicos
Digitálicos
Disfunção diastólica
Disfunção sistólica
Diuréticos

Edema pulmonar
Fármacos cardíacos inotrópicos
Fármacos vasodilatadores
Insuficiência cardíaca
Insuficiência cardíaca congestiva

12.23 Cardiomiopatia hipertrófica

Angina *de peito*

Cardiomiopatia hipertrófica

12.24 Doença arterial coronariana e ataques cardíacos (infarto do miocárdio)

Angioplastia coronária com balão
Ataque cardíaco
Ataque isquêmico transitório (AITs)
Aterosclerose
Desfibrilação
Desfibriladores eletrônicos automáticos (DEAs)
Doença da artéria coronariana
Embolia
Êmbolo

Fibrilação ventricular
Infarto agudo do miocárdio
Isquemia
Nitroglicerina
Ponte de artéria coronária (enxerto de bypass)
Reanimação cardiopulmonar (RCP)
Stents coronários
Trombose coronária

12.25 Visão geral da hemóstase

Hematoma

Hemostasia

12.26 Formação do tampão plaquetário

Agregação plaquetária
Ativação plaquetária
Fator de von Willebrand (vWF)
Óxido nítrico

Prostaciclina
Prostaglandina I_2 (PGI_2)
Tampão plaquetário
Tromboxano A_2

12.27 Coagulação sanguínea: formação do coágulo

Coagulação
Coagulação sanguínea
Coágulo
Fator plaquetário (FP)
Fator tecidual
Fibrina
Hemofilia

Protrombina
Trombina
Trombo
Via extrínseca
Via intrínseca
Vitamina K

Capítulo 12 Fisiologia Cardiovascular **485**

TERMOS-CHAVE E TERMOS CLÍNICOS — *continuação*

12.28 Sistemas anticoagulantes

Antitrombina III
Ativador de plasminogênio tecidual (t-PA)
Ativadores de plasminogênio
Heparina
Hipercoagulabilidade
Inibidor da via do fator tecidual (TFPI)

Plasmina
Plasminogênio
Proteína C
Sistema fibrinolítico
Trombomodulina

12.29 Fármacos anticoagulantes

Ácido acetilsalicílico
Anticoagulantes orais

Terapia trombolítica
t-PA recombinante

Estudo de caso clínico

Substituição da valva aórtica transcateter percutâneo (TAVR)

Valvuloplastia com balão

QUESTÕES DE AVALIAÇÃO | *Relembre e compreenda*

Essas questões testam sua capacidade de recordar detalhes importantes abordados neste capítulo. Elas também ajudam a prepará-lo para o tipo de perguntas encontradas em exames padronizados.

1. O hematócrito aumenta:
   a. Quando o indivíduo apresenta deficiência de vitamina B_{12}
   b. Por um aumento da secreção de eritropoetina
   c. Quando o número de leucócitos aumenta
   d. Em consequência de hemorragia
   e. Em resposta ao fornecimento excessivo de oxigênio aos rins

2. O principal local de produção dos eritrócitos é(são):
   a. Fígado
   b. Rins
   c. Medula óssea
   d. Baço
   e. Linfonodos

3. Em qual desses locais o sangue apresenta o menor teor de oxigênio?
   a. Aorta
   b. Átrio esquerdo
   c. Ventrículo direito
   d. Veias pulmonares
   e. Arteríolas sistêmicas

4. Se outros fatores são iguais, qual dos seguintes vasos apresenta a menor resistência?
   a. Comprimento = 1 cm, raio = 1 cm
   b. Comprimento = 4 cm, raio = 1 cm
   c. Comprimento = 8 cm, raio = 1 cm
   d. Comprimento = 1 cm, raio = 2 cm
   e. Comprimento = 0,5 cm, raio = 2 cm

5. Qual das seguintes sequências compara corretamente as pressões durante a contração isovolumétrica de um ciclo cardíaco normal?
   a. Ventricular esquerda > aórtica > atrial esquerda
   b. Aórtica > atrial esquerda > ventricular esquerda
   c. Atrial esquerda > aórtica > ventricular esquerda
   d. Aórtica > ventricular esquerda > atrial esquerda
   e. Ventricular esquerda > atrial esquerda > aórtica

6. Quando considerados em seu conjunto, os capilares do corpo apresentam:
   a. Menor área de corte transversal que as artérias
   b. Menor fluxo sanguíneo total que as veias
   c. Maior resistência total que as arteríolas
   d. Menor velocidade de fluxo sanguíneo que as artérias
   e. Maior fluxo sanguíneo total que as artérias

7. Qual das seguintes opções *não* resultaria na formação de edema tecidual?
   a. Aumento da concentração das proteínas plasmáticas
   b. Aumento do tamanho dos poros dos capilares sistêmicos

   c. Aumento da pressão venosa
   d. Bloqueio dos vasos linfáticos
   e. Diminuição da concentração de proteínas no plasma

8. Qual das seguintes comparações entre os circuitos sistêmico e pulmonar é verdadeira?
   a. O fluxo sanguíneo é maior no circuito sistêmico
   b. O fluxo sanguíneo é maior no circuito pulmonar
   c. A pressão absoluta é maior no circuito pulmonar
   d. O fluxo sanguíneo é o mesmo em ambos os circuitos
   e. O gradiente de pressão é o mesmo em ambos os circuitos

9. Qual fator é o principal responsável pelo retardo entre as contrações atriais e ventriculares?
   a. A inclinação pequena dos potenciais de marca-passo do nó atrioventricular
   b. A velocidade de condução lenta dos potenciais de ação das células do nó atrioventricular
   c. A velocidade de condução lenta dos potenciais de ação ao longo das membranas das células musculares atriais
   d. A condução lenta dos potenciais de ação na rede de Purkinje dos ventrículos
   e. O maior disparo dos nervos parassimpáticos para os ventrículos que para os átrios

10. Qual das seguintes pressões está mais próxima da pressão arterial média em um indivíduo cuja pressão sanguínea sistólica é de 135 mmHg e a pressão de pulso é de 50 mmHg?
    a. 110 mmHg
    b. 78 mmHg
    c. 102 mmHg
    d. 152 mmHg
    e. 85 mmHg

11. Qual dos seguintes processos ajudaria a restaurar a homeostase nos primeiros momentos após a elevação da pressão arterial média de um indivíduo?
    a. Diminuição da frequência dos potenciais de ação dos barorreceptores
    b. Diminuição da frequência dos potenciais de ação ao longo dos neurônios parassimpáticos em direção ao coração
    c. Aumento da frequência dos potenciais de ação ao longo dos neurônios simpáticos em direção ao coração
    d. Diminuição da frequência dos potenciais de ação ao longo dos neurônios simpáticos em direção às arteríolas
    e. Aumento da resistência periférica total

486 Vander | Fisiologia Humana

12. Qual das seguintes afirmativas é *falsa* sobre os canais de Ca^{2+} tipo L nas células musculares dos ventrículos cardíacos?
    a. Estão abertos durante o platô do potencial de ação
    b. Possibilitam a entrada de Ca^{2+}, o que desencadeia a liberação de Ca^{2+} do retículo sarcoplasmático
    c. São encontrados na membrana do túbulo T
    d. Abrem-se em resposta à despolarização da membrana
    e. Contribuem para o potencial de marca-passo

13. Qual é a correspondência correta entre a fase do ECG e o evento cardíaco responsável?
    a. Onda P: despolarização dos ventrículos
    b. Onda P: despolarização do nó atrioventricular
    c. Onda QRS: despolarização dos ventrículos
    d. Onda QRS: repolarização dos ventrículos
    e. Onda T: repolarização dos átrios

14. Quando um indivíduo pratica exercícios vigorosos e prolongados, ocorre:
    a. Redução do fluxo sanguíneo para os rins
    b. Redução do débito cardíaco
    c. Aumento da resistência periférica total
    d. Redução da pressão arterial sistólica
    e. Redução do fluxo sanguíneo para o cérebro

15. O que *não* faz parte da cascata que leva à formação de um coágulo sanguíneo?
    a. Contato entre o sangue e o colágeno encontrado fora dos vasos sanguíneos
    b. Conversão da protrombina em trombina
    c. Formação de uma rede de fibrina estável
    d. Ativação das plaquetas
    e. Secreção do ativador de plasminogênio tecidual (t-PA) pelas células endoteliais

As respostas estão no Apêndice A.

QUESTÕES DE AVALIAÇÃO | *Aplique, analise e avalie*

Essas questões, elaboradas para serem desafiadoras, exigem que você integre os conceitos abordados neste capítulo para que seja capaz de tirar suas próprias conclusões. Inicialmente, tente responder às perguntas sem utilizar as dicas fornecidas; então, caso tenha alguma dificuldade, consulte as figuras ou seções sugeridas nas dicas.

1. Um indivíduo apresenta hematócrito de 35%. É possível concluir que há um volume diminuído de eritrócitos no sangue? Explique. *Dica:* ver Figura 12.1 e lembrar-se da fórmula para o hematócrito.

2. O que causaria maior aumento da resistência ao fluxo: a duplicação da viscosidade do sangue ou a redução do raio do tubo à metade? *Dica:* ver equação 12.2 na Seção 12.2.

3. Se todos os canais de Ca^{2+} da membrana plasmática das células musculares cardíacas contráteis fossem bloqueados por um fármaco, o que ocorreria com os potenciais de ação e com a contração do músculo? *Dica:* ver Figura 12.13.

4. Um indivíduo com frequência cardíaca de 40 bpm não apresenta ondas P, mas complexos QRS normais, no ECG. Qual é a explicação? *Dica:* ver Figuras 12.17 e 12.20 e lembrar-se da origem da onda P.

5. Um indivíduo tem pressão sistólica ventricular esquerda de 180 mmHg e pressão sistólica aórtica de 110 mmHg. Qual é a explicação? *Dica:* ver Figura 12.20.

6. Um indivíduo tem pressão atrial esquerda de 20 mmHg e pressão ventricular esquerda de 5 mmHg durante o enchimento ventricular. Qual é a explicação? *Dica:* ver Figuras 12.19 e 12.20.

7. Um paciente está tomando um fármaco que bloqueia os receptores beta-adrenérgicos. Que alterações esse fármaco causará na função cardíaca? *Dica:* ver Figura 12.27 e Tabela 12.5 e considerar o efeito desses receptores sobre a frequência cardíaca e a contratilidade.

8. Qual é a pressão arterial média de um indivíduo com pressão sistólica de 160 mmHg e pressão diastólica de 100 mmHg? *Dica:* ver Figura 12.32A.

9. Uma pessoa recebe um fármaco que duplica o fluxo sanguíneo para seus rins, porém a pressão arterial média não se altera. O que esse fármaco deve estar fazendo? *Dica:* ver Figura 12.34 e lembrar-se da contribuição das resistências paralelas.

10. Um vaso sanguíneo retirado de um animal de experimentação se dilata quando exposto à acetilcolina. Após raspagem do endotélio do lúmen do vaso, ele não se dilata mais em resposta a esse mediador. Explique. *Dica:* ver Tabela 12.6.

11. Um indivíduo está acumulando edemas por todo o corpo. Sua pressão capilar média é de 25 mmHg, e a função linfática está normal. Qual é a causa mais provável dos edemas? *Dica:* ver Figura 12.43.

12. O débito cardíaco de um indivíduo é de 7 ℓ/min e a pressão arterial média, de 140 mmHg. Qual é a resistência periférica total desse indivíduo? *Dica:* ver Tabela 12.8 e lembrar-se da equação que relaciona a *PAM*, o *DC* e a *RPT*.

13. Os seguintes dados foram obtidos de um animal de experimentação antes e depois da administração de um fármaco:

    Antes: frequência cardíaca = 80 bpm, volume sistólico = 80 mℓ/batimento

    Depois: frequência cardíaca = 100 bpm, volume sistólico = 64 mℓ/batimento

    A resistência periférica total permaneceu inalterada. Qual foi a ação do fármaco sobre a pressão arterial média?

    Dica: lembrar-se da relação entre frequência cardíaca, volume sistólico e débito cardíaco.

14. Quando os nervos aferentes de todos os barorreceptores arteriais são seccionados em um animal experimental, o que ocorre com a pressão arterial média? *Dica:* o que o cérebro vai "pensar" que a pressão arterial é?

15. O que ocorre com o hematócrito em um período de várias horas após uma hemorragia? *Dica:* ver Tabela 12.9 e lembrar-se do que ocorre com o volume de líquido intersticial.

16. Se a pressão arterial média de uma mulher for de 85 mmHg e a pressão sistólica, de 105 mmHg, qual é sua pressão de pulso? *Dica:* ver Figura 12.32 e Tabela 12.8.

17. Quando um coração é transplantado para um paciente, não é possível conectar os neurônios autônomos dos centros cardiovasculares medulares ao novo coração. Esse paciente será capaz de aumentar o débito cardíaco durante a prática de exercícios? *Dica:* lembrar-se dos efeitos das catecolaminas circulantes e das alterações do retorno venoso sobre o débito cardíaco.

18. Em um ECG na derivação I, a onda P registra a propagação da despolarização dos átrios na forma de uma onda para cima. Considerando a orientação das derivações do ECG na Figura 12.16, que diferença na forma da onda P é possível esperar durante um registro com derivação aVR? *Dica:* ver Figuras 12.16 e 12.17.

19. Calcule a fração de ejeção (*FE*) a partir dos seguintes dados de desempenho cardíaco:

    Débito cardíaco (*DC*) = 5.400 mℓ/min

    Frequência cardíaca (*FC*) = 75 bpm

    Volume sistólico final (*VSF*) = 60 mℓ

    Dica: ver Figura 12.20 e a descrição da fração de ejeção associada à Figura 12.26.

As respostas estão no Apêndice A.

Capítulo 12 Fisiologia Cardiovascular   **487**

QUESTÕES DE AVALIAÇÃO | *Avaliação dos princípios gerais*

Essas questões reforçam o tema fundamental introduzido no Capítulo 1, segundo o qual os princípios gerais de fisiologia podem ser aplicados a todos os níveis de organização e a todos os sistemas orgânicos.

1. Um princípio geral de fisiologia estabelece que *o fluxo de informação entre células, tecidos e órgãos constitui uma característica essencial da homeostase e permite a integração dos processos fisiológicos.* Como esse princípio é demonstrado pela relação existente entre os sistemas circulatório e endócrino?

2. A valva AV esquerda dispõe de apenas dois grandes folhetos, enquanto a valva AV direita tem três folhetos menores. Um princípio geral de fisiologia estabelece que *a estrutura determina a função – e as duas evoluíram juntas*. Embora não se saiba por que as duas valvas diferem dessa maneira em sua estrutura, que diferença nas demandas funcionais do lado esquerdo do coração poderia explicar a razão pela qual esse lado tem um folheto a menos que o lado direito?

3. Dois dos compartimentos importantes de líquidos do corpo são aqueles do líquido intersticial e o do plasma. De que modo a produção hepática de proteínas plasmáticas interage com esses compartimentos, ilustrando o princípio geral de fisiologia segundo o qual *ocorre troca controlada de materiais entre compartimentos e através das membranas celulares*?

As respostas estão no Apêndice A.

CAPÍTULO

13

Fisiologia Respiratória

13.1 Organização do sistema respiratório

13.2 Princípios da ventilação

13.3 Mecânica pulmonar

13.4 Ventilação alveolar

13.5 Trocas gasosas nos alvéolos e nos tecidos

13.6 Transporte de oxigênio no sangue

13.7 Transporte de dióxido de carbono no sangue

13.8 Transporte de íons hidrogênio entre os tecidos e os pulmões

13.9 Controle da respiração

13.10 Hipoxia

13.11 Funções não respiratórias dos pulmões

Estudo de caso clínico do Capítulo 13

No capítulo anterior, você aprendeu que o principal papel do sistema circulatório é fornecer nutrientes e oxigênio aos tecidos e remover o dióxido de carbono (CO_2) e outros produtos de degradação do metabolismo. Neste capítulo, você aprenderá como o **sistema respiratório** está intimamente associado com o sistema circulatório e é responsável pela captação de oxigênio do meio ambiente e seu fornecimento ao sangue, bem como pela eliminação de CO_2 do sangue.

A **respiração** tem dois propósitos:

- A utilização de oxigênio no metabolismo das moléculas orgânicas pelas células, denominada *respiração interna* ou *celular*, conforme descrito no Capítulo 3
- A troca de oxigênio e CO_2 entre um organismo e o meio externo, denominada *fisiologia pulmonar*.

O adjetivo **pulmonar** refere-se aos pulmões. O segundo significado é o assunto deste capítulo. As células humanas obtêm a maior parte de sua energia a partir das reações químicas envolvendo o oxigênio. Além disso, as células precisam ser capazes de eliminar o CO_2, o principal produto final do metabolismo oxidativo. Os organismos unicelulares e alguns organismos muito pequenos podem trocar o oxigênio e o CO_2 diretamente com o meio externo, porém isso não é possível para a maioria das células de um organismo complexo como o ser humano. Por conseguinte, a evolução dos animais maiores exigiu o desenvolvimento de estruturas especializadas para troca de oxigênio e CO_2 com o meio externo. Nos seres humanos e em outros mamíferos, o sistema respiratório inclui as cavidades oral e nasal, os pulmões, uma série de tubos que levam aos pulmões e as estruturas torácicas responsáveis por mover o ar para dentro e para fora dos pulmões durante a respiração.

À medida que você ler sobre a estrutura, a função e o controle do sistema respiratório, encontrará numerosos exemplos dos princípios gerais de fisiologia que foram delineados no Capítulo 1. O princípio geral de fisiologia de que os processos fisiológicos são regidos pelas leis da química e da física é demonstrado ao descrever a ligação do oxigênio e do CO_2 à hemoglobina, o manuseio, pelo sangue, do ácido produzido pelo metabolismo e os fatores que controlam a insuflação e a deflação dos pulmões. A difusão dos gases é um excelente exemplo do princípio geral de fisiologia segundo o qual ocorre troca controlada de materiais entre compartimentos e por meio das membranas celulares. Você aprenderá como as unidades funcionais dos pulmões, os alvéolos, são elegantes exemplos do princípio geral de fisiologia de que a estrutura é um determinante da função – e coevoluiu com ela. Por fim, o controle da respiração pelo sistema nervoso central é outro exemplo do princípio geral da fisiologia segundo o qual a homeostase é essencial para a saúde e a sobrevivência. A **Tabela 13.1** lista as diferentes funções do sistema respiratório sobre as quais você aprenderá neste capítulo. ∎

TABELA 13.1	Funções do sistema respiratório.
Fornece oxigênio ao sangue	
Elimina o CO_2 do sangue	
Regula a concentração de íons de hidrogênio (pH) do sangue em coordenação com os rins	
Forma os sons da fala (fonação)	
Defende contra micróbios inalados	
Influencia as concentrações arteriais de mensageiros químicos, removendo alguns do sangue capilar pulmonar e produzindo e acrescentando outros a esse sangue	
Aprisiona e dissolve coágulos sanguíneos provenientes de veias sistêmicas, como as das pernas	

13.1 Organização do sistema respiratório

Existem dois pulmões, o direito e o esquerdo, cada um deles dividido em lobos. Os pulmões consistem principalmente em minúsculos sacos que contêm ar, denominados **alvéolos**, cujo número é de aproximadamente 300 milhões em um adulto. Os alvéolos são os locais de troca gasosa com o sangue. As **vias respiratórias** são os tubos pelos quais o ar flui do meio externo para os alvéolos e de volta ao meio externo.

A **inspiração** (inalação) é o movimento do ar vindo do meio externo por meio das vias respiratórias para dentro dos alvéolos durante a respiração. A **expiração** (exalação) é o movimento do ar no sentido oposto. Uma inspiração e uma expiração constituem um **ciclo respiratório**. Durante todo o ciclo respiratório, o ventrículo direito do coração bombeia sangue por meio das artérias e arteríolas pulmonares para os capilares que circundam cada alvéolo. No adulto sadio em repouso, aproximadamente 4 ℓ de ar fresco entram e saem dos alvéolos por minuto, enquanto 5 ℓ de sangue, que representam o débito cardíaco, fluem através dos capilares pulmonares. Durante o exercício intenso, o fluxo de ar pode aumentar 20 vezes, e o fluxo sanguíneo, de 5 a 6 vezes.

Vias respiratórias e vasos sanguíneos

Durante a inspiração, o ar passa pelo nariz ou pela boca (ou por ambos) e alcança a **faringe**, uma passagem comum para o ar e para o alimento (**Figura 13.1**). A faringe ramifica-se em dois tubos: o esôfago, por meio do qual o alimento passa para o estômago, e a **laringe**, que faz parte das vias respiratórias. A laringe abriga as **cordas vocais**, duas pregas de tecido elástico estendidas horizontalmente através de seu lúmen. O fluxo de ar que passa pelas cordas vocais provoca a sua vibração, produzindo sons. O nariz, a boca, a faringe e a laringe são denominados, em seu conjunto, **vias respiratórias superiores**.

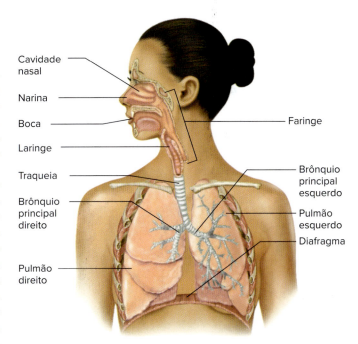

Figura 13.1 Organização do sistema respiratório. As costelas foram removidas na frente, e os pulmões são mostrados de modo a possibilitar a visualização das principais vias respiratórias dentro deles. A figura não mostra a continuação posterior da faringe para o esôfago.

A laringe abre-se dentro de um longo tubo, a **traqueia**, que, por sua vez, ramifica-se em dois **brônquios**, cada um entrando em um pulmão. Dentro dos pulmões existem mais de 20 gerações de ramificações, cada qual resultando em tubos cada vez mais estreitos, mais curtos e mais numerosos, cujos nomes estão resumidos na **Figura 13.2**. As paredes da traqueia e dos brônquios contêm anéis de cartilagem, que lhes conferem sua forma cilíndrica e os sustentam. Os primeiros ramos das vias respiratórias que não

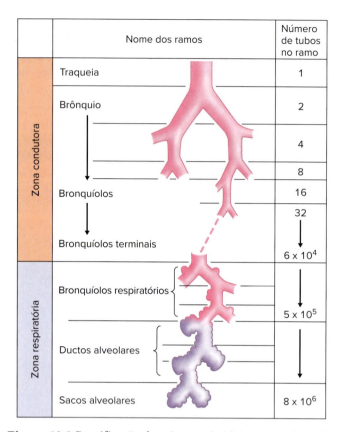

Figura 13.2 Ramificação das vias respiratórias. As assimetrias nos padrões de ramificação entre as árvores brônquicas direita e esquerda não são representadas. Os diâmetros das vias respiratórias e dos alvéolos não estão representados em escala.

contêm mais cartilagem são denominados **bronquíolos**, os quais se ramificam em bronquíolos terminais menores. Os alvéolos começam a aparecer inicialmente fixados às paredes dos **bronquíolos respiratórios**. O número de alvéolos aumenta nos ductos alveolares (ver Figura 13.2), e as vias respiratórias, então, terminam em grupamentos semelhantes a cachos de uvas, denominados **sacos alveolares**, que consistem inteiramente em alvéolos (**Figura 13.3**). Os bronquíolos são circundados por músculo liso, que sofre contração ou relaxamento para alterar o raio bronquiolar, de maneira muito semelhante ao processo de controle do raio dos pequenos vasos sanguíneos (arteríolas), como você aprendeu no Capítulo 12.

As vias respiratórias além da laringe podem ser divididas em duas zonas. A **zona condutora** estende-se da parte superior da traqueia até o final dos bronquíolos terminais. Essa zona não contém alvéolos e não realiza trocas gasosas com o sangue. A **zona respiratória** estende-se a partir dos bronquíolos respiratórios para baixo. Essa zona contém os alvéolos e constitui a região em que ocorrem as trocas gasosas com o sangue.

As cavidades oral e nasal capturam partículas transportadas pelo ar nos pelos nasais e no muco. As superfícies epiteliais das vias respiratórias até o final dos bronquíolos respiratórios contêm cílios que se movimentam em batimentos, constantemente para cima, em direção à faringe. Essas superfícies também contêm glândulas e células epiteliais individuais que secretam muco, bem como macrófagos, capazes de fagocitar patógenos inalados. A matéria particulada, como a poeira

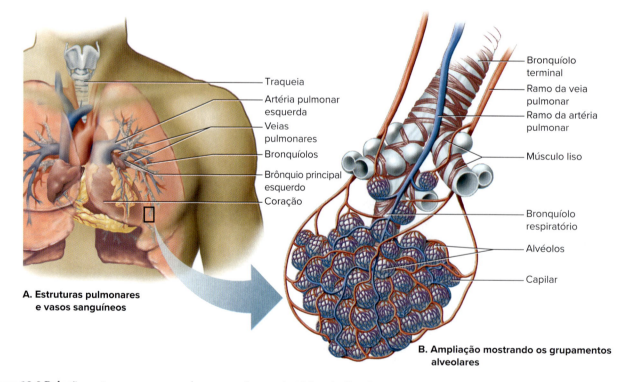

Figura 13.3 Relações entre os vasos sanguíneos e as vias respiratórias. **A.** O pulmão aparece transparente, de modo que as relações sejam visíveis. As vias respiratórias além dos bronquíolos são demasiado pequenas para serem visualizadas. **B.** Uma ampliação de um pequeno detalhe da parte (A) mostra a continuação das vias respiratórias e os grupamentos de alvéolos em suas extremidades. Praticamente todo o pulmão, não apenas sua superfície, consiste nesses grupamentos. O vermelho representa o sangue oxigenado, e o azul, o sangue desoxigenado.

contida no ar inspirado, adere ao muco, que é movido contínua e lentamente pelos cílios até a faringe e, em seguida, deglutido. Esse processo, chamado de escalador (ou escada rolante) mucociliar, é importante para manter os pulmões livres de matéria particulada e das numerosas bactérias que entram no corpo junto com as partículas de poeira. A atividade ciliar e o número de cílios podem ser reduzidos por diversos agentes nocivos, incluindo a fumaça do tabagismo crônico. Esse é o motivo pelo qual os fumantes frequentemente tossem, expelindo muco que os cílios normalmente teriam eliminado.

O epitélio das vias respiratórias também secreta um líquido aquoso sobre o qual o muco pode se mover livremente. A produção desse líquido se torna comprometida na doença denominada *fibrose cística* (*FC*), a doença genética letal mais comum entre caucasianos, na qual a camada de muco torna-se espessa e desidratada, obstruindo as vias respiratórias. A FC é causada por uma mutação autossômica recessiva em um canal de cloreto epitelial, denominado **regulador de condutância transmembrana da FC** (**CFTR**, do inglês *cystic fibrosis transmembrane conductance regulator*). Isso resulta em problemas com o movimento de íons e de água através das membranas celulares, levando ao espessamento das secreções e a uma alta incidência de infecção pulmonar. A FC, geralmente, é tratada com:

- Terapia para melhorar a depuração de muco do pulmão
- Uso agressivo de antibióticos para prevenir pneumonia.

Embora o tratamento da FC tenha melhorado nas últimas décadas, a expectativa de vida mediana ainda é de apenas cerca de 35 anos. Por fim, pode haver necessidade de transplante de pulmão. Além dos pulmões, outros órgãos, geralmente, são afetados – particularmente os órgãos secretores associados ao trato gastrintestinal (p. ex., o pâncreas exócrino, conforme descrito no Capítulo 15).

A constrição dos bronquíolos em resposta à irritação ajuda a impedir a entrada de matéria particulada e de irritantes aos locais de troca gasosa. Outro mecanismo protetor contra a infecção é fornecido pelos macrófagos que estão presentes nas vias respiratórias e nos alvéolos. Essas células fagocitam e destroem partículas e bactérias inaladas que alcançaram os alvéolos. Os macrófagos, assim como o epitélio ciliado das vias respiratórias, são danificados pela fumaça de tabaco e por poluentes do ar. A fisiologia da zona condutora está resumida na **Tabela 13.2**.

TABELA 13.2	Funções da zona condutora das vias respiratórias.
Provê uma via de baixa resistência para o fluxo de ar. A resistência é fisiologicamente regulada por alterações na contração da musculatura lisa bronquiolar e por forças físicas que atuam sobre as vias respiratórias	
Defende o organismo contra micróbios, substâncias químicas tóxicas e outros materiais estranhos. Essa função é desempenhada pelos cílios, muco e macrófagos	
Aquece e umedece o ar	
Participa na produção de sons (cordas vocais)	

Em geral, os vasos sanguíneos pulmonares acompanham as vias respiratórias e também sofrem várias ramificações. Os menores desses vasos ramificam-se em redes de capilares, que suprem ricamente os alvéolos (ver Figura 13.3). Como você aprendeu no Capítulo 12, a circulação pulmonar tem uma resistência muito baixa ao fluxo sanguíneo em comparação com a circulação sistêmica, por esse motivo, as pressões dentro de todos os vasos sanguíneos pulmonares são baixas. Essa é uma adaptação importante que minimiza o acúmulo de líquido nos espaços intersticiais dos pulmões (ver Figura 12.43 para uma descrição das forças de Starling e o movimento de líquidos por meio dos capilares).

Local das trocas gasosas: os alvéolos

Os alvéolos são minúsculos sacos ocos, cujas extremidades abertas são contínuas com os lúmens das vias respiratórias (**Figura 13.4A**). Tipicamente, uma única parede alveolar separa o ar em dois alvéolos adjacentes. A maior parte da superfície da parede em contato com o ar é revestida por uma camada contínua com espessura de uma única célula, constituída por células epiteliais pavimentosas, denominadas **células alveolares tipo I**. Intercaladas entre essas células estão células especializadas mais espessas, denominadas **células alveolares tipo II** (**Figura 13.4B**), que produzem uma substância do tipo detergente chamada surfactante, a qual, como veremos adiante, é importante para impedir o colapso dos alvéolos.

As paredes alveolares contêm capilares e um espaço intersticial muito pequeno, que consiste em líquido intersticial e em uma rede frouxa de tecido conjuntivo (ver Figura 13.4B). Em muitos locais, o espaço intersticial está ausente, e as membranas basais do epitélio da superfície alveolar e do endotélio da parede dos capilares se fundem. Em virtude desse arranjo anatômico singular, o sangue dentro de um capilar da parede alveolar é separado do ar dentro do alvéolo por uma barreira extremamente fina (0,2 μm, em comparação com o diâmetro de 7 μm de um eritrócito de tamanho médio). A área de superfície total dos alvéolos em contato com os capilares tem aproximadamente o tamanho de uma quadra de tênis. Essa extensa área e a finura da barreira possibilitam a rápida troca de grandes quantidades de oxigênio e de CO_2 por difusão. Esses são excelentes exemplos de dois dos princípios gerais de fisiologia: os processos fisiológicos exigem a transferência e o equilíbrio de materiais (nesse caso, oxigênio e CO_2) e energia entre compartimentos; e a estrutura (nesse caso, a finura da barreira de difusão e a enorme área de superfície para troca gasosa) é um determinante da função e coevoluiu com ela (a transferência de oxigênio e de CO_2 entre o ar alveolar e o sangue nos capilares pulmonares).

Em algumas das paredes alveolares, existem poros que possibilitam o fluxo de ar entre os alvéolos. Essa via pode ser muito importante quando a via respiratória que conduz a um alvéolo está ocluída por alguma doença, visto que uma certa quantidade de ar ainda pode entrar no alvéolo através dos poros entre ele e os alvéolos adjacentes.

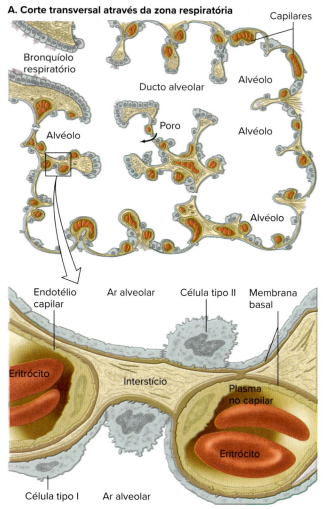

Figura 13.4 A. Corte transversal através de uma área da zona respiratória. Existem 18 alvéolos nesta figura, dos quais apenas 4 estão indicados. Dois alvéolos frequentemente compartilham uma parede em comum. **B.** Ampliação esquemática de parte de uma parede alveolar. Fonte: Adaptada de Gong e Drage.

APLICAÇÃO DO CONCEITO

- Quais seriam as consequências de uma inflamação que provocasse um acúmulo de líquido nos alvéolos e espaços intersticiais?

A resposta está disponível no Apêndice A.

Relação dos pulmões com a parede torácica

Os pulmões, assim como o coração, estão situados no **tórax**, o compartimento do corpo entre o pescoço e o abdome. O tórax é um compartimento fechado, delimitado no pescoço por músculos e tecido conjuntivo, e completamente separado do abdome por uma grande lâmina de músculo esquelético em formato de cúpula, denominada **diafragma** (ver Figura 13.1). A parede do tórax é formada pela coluna vertebral, pelas costelas, pelo esterno e por vários grupos de músculos que se estendem entre as costelas, chamados coletivamente de **músculos intercostais**. A parede torácica também contém grandes quantidades de tecido conjuntivo com propriedades elásticas.

Cada pulmão é circundado por um saco totalmente fechado, o **saco pleural**, que consiste em uma delgada camada de células, denominada **pleura**. O saco pleural de um pulmão é separado do saco pleural do outro pulmão. A relação entre um pulmão e o seu saco pleural pode ser visualizada imaginando-se o que ocorre quando você empurra o seu punho para dentro de um balão cheio de líquido. O braço mostrado na **Figura 13.5** representa o brônquio principal que leva ao pulmão, o punho é o pulmão e o balão é o saco pleural. O punho torna-se revestido por uma superfície do balão. Além disso, o balão é empurrado de volta sobre ele próprio, de modo que as suas superfícies opostas ficam próximas uma da outra, porém, ainda separadas por uma fina camada de líquido. Diferentemente da mão e do balão, a superfície pleural que reveste o pulmão, conhecida como **pleura visceral**, está firmemente fixada ao pulmão por tecido conjuntivo. De modo semelhante, a camada externa, denominada **pleura parietal**, está fixada à parede torácica interna e ao diafragma, revestindo-os. As duas camadas de pleura em cada saco estão muito próximas, mas não fixadas uma à outra. Em vez disso, estão separadas por uma camada extremamente fina de **líquido intrapleural**, cujo volume total é de apenas alguns mililitros. O líquido intrapleural circunda totalmente os pulmões e lubrifica as superfícies pleurais, de modo que elas possam deslizar uma sobre a outra durante a respiração. Como veremos na próxima seção, mudanças na pressão hidrostática do líquido intrapleural – a **pressão intrapleural** (P_{ip}) – fazem que os pulmões e a parede torácica se movimentem para dentro e para fora durante a respiração normal.

Um modo de visualizar a aposição das duas superfícies pleurais consiste em colocar uma pequena gota de água entre duas lâminas de vidro de microscópio. As duas lâminas podem deslizar facilmente uma sobre a outra, porém é muito difícil separá-las.

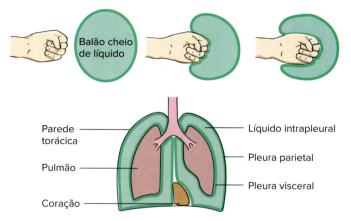

Figura 13.5 Relação dos pulmões, da pleura e da parede torácica, fazendo analogia a um punho empurrando um balão cheio de líquido. Observe que não existe nenhuma comunicação entre os líquidos intrapleurais direito e esquerdo. Para fins de ilustração, o volume de líquido intrapleural está acentuadamente exagerado. Normalmente, ele consiste em uma camada de líquido extremamente fina entre a membrana pleural que reveste a superfície interna da parede torácica (a pleura parietal) e a membrana que reveste a superfície externa dos pulmões (a pleura visceral).

Estude e revise 13.1

- **Respiração:** dois significados
  - **Respiração celular (interna):** utilização de oxigênio pelas células
  - **Respiração pulmonar:** troca de O_2 e CO_2 entre os pulmões e o ambiente
- **Sistema respiratório:** consiste em pulmões, vias respiratórias (conduzindo aos pulmões) e estruturas torácicas (que induzem o movimento do ar para dentro e para fora dos pulmões e vias respiratórias)
  - **Zona condutora** das vias respiratórias (sem troca gasosa com o sangue) – composta pelas vias respiratórias superiores (**nariz, faringe, laringe** [localização das **cordas vocais**]) → vias respiratórias inferiores (**traqueia, brônquios** e **bronquíolos terminais**)
  - **Zona respiratória** das vias respiratórias (troca gasosa com o sangue) – composta por **bronquíolos respiratórios** → **sacos alveolares** contendo **alvéolos**
  - **Alvéolos** (locais de troca gasosa): revestidos por células epiteliais, incluindo células do tipo I e algumas células do tipo II (que produzem surfactante em uma fina camada de um revestimento líquido)
  - **Tórax** (também contém o coração): o tórax inclui os **músculos esqueléticos respiratórios** (conduzem o ciclo respiratório), que são o **diafragma** (separa o tórax do abdome) e os **músculos intercostais** (passam entre as costelas). O tórax também é composto de **tecido conjuntivo** (propriedades elásticas)
  - **Pleura:** duas camadas membranosas que cobrem os pulmões (**pleura visceral**) e o interior do tórax (**pleura parietal**)
  - **Líquido intrapleural:** camada extremamente fina de líquido lubrificante entre duas camadas pleurais
- **Pulmões:** estruturas elásticas circundadas por pleura; o **volume pulmonar** depende da(do):
  - Diferença de pressão através dos pulmões
  - Quão complacentes (extensíveis) os pulmões são
  - Fina camada de líquido e **muco** que reveste e protege as vias respiratórias
  - Líquido das vias respiratórias anormal na **fibrose cística (FC)** – causada por mutação na proteína **reguladora de condutância transmembrana da FC (CFTR)**
- **Ciclo respiratório**
  - **Inspiração (inalação):** o ar se move desde o ambiente para o sistema respiratório
  - **Expiração (exalação):** o ar se move desde o sistema respiratório para o ambiente
- As etapas envolvidas na respiração são
  1. **Ventilação:** troca de ar por fluxo de massa
  2. Troca de oxigênio e dióxido de carbono entre gás alveolar e sangue capilar pulmonar por difusão
  3. Transporte de oxigênio e dióxido de carbono no sangue por fluxo de massa
  4. Troca de oxigênio e dióxido de carbono entre o sangue capilar tecidual e as células por difusão
  5. Consumo celular de oxigênio e produção de dióxido de carbono

Estude e revise 13.1 — *continuação*

- **Estado de equilíbrio dinâmico:** ocorre quando os volumes totais de oxigênio e dióxido de carbono trocados por unidade de tempo nos pulmões são iguais aos volumes totais trocados por unidade de tempo nos tecidos.

Questão de revisão: Siga uma molécula de oxigênio do ar inspirado até um alvéolo onde o O_2 é absorvido pelo sangue, nomeando as principais estruturas pelas quais ele passa. Quais são as duas zonas do sistema respiratório e quais estruturas principais pertencem a cada uma? O que ocorre no estado de equilíbrio dinâmico? (A resposta está disponível no Apêndice A.)

13.2 Princípios da ventilação

As próximas três seções enfatizarão o fato de que os processos fisiológicos são determinados pelas leis da química e da física, um dos princípios gerais de fisiologia descritos no Capítulo 1. A compreensão das forças que controlam a insuflação e a deflação dos pulmões e o fluxo de ar entre o pulmão e o ambiente exige algum conhecimento de várias leis fundamentais da física. Além disso, é necessário compreender essas forças para reconhecer diversos eventos fisiopatológicos, como o colapso do pulmão em decorrência de um vazamento de ar para dentro da cavidade torácica. Começaremos com uma visão geral desses processos físicos e das etapas envolvidas na respiração (**Figura 13.6**) antes de examinarmos detalhadamente cada etapa.

① Ventilação: troca de ar entre a atmosfera e os alvéolos por *fluxo de massa*
② Troca de O_2 e CO_2 entre o ar alveolar e o sangue nos capilares pulmonares por *difusão*
③ Transporte de O_2 e CO_2 pela circulação pulmonar e sistêmica por *fluxo de massa*
④ Troca de O_2 e CO_2 entre o sangue nos capilares teciduais e as células nos tecidos por *difusão*
⑤ Utilização celular de O_2 e produção de CO_2

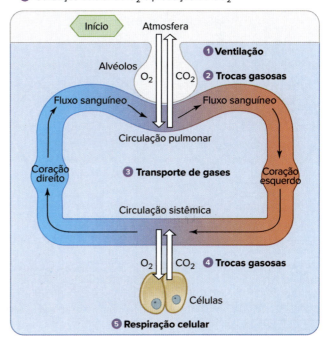

Figura 13.6 Etapas da respiração.

Ventilação

A **ventilação** é definida como a troca de ar entre a atmosfera e os alvéolos. Assim como o sangue, o ar se move por fluxo de massa de uma região de alta pressão para uma região de baixa pressão. O fluxo de massa pode ser descrito pela seguinte equação

$$F = \Delta P/R \quad (13.1)$$

O fluxo (F) é proporcional à diferença de pressão (ΔP) entre dois pontos e inversamente proporcional à resistência (R). (Observe que essa equação é a mesma utilizada para descrever o movimento do sangue através dos vasos sanguíneos, conforme descrito no Capítulo 12). Para o fluxo de ar entrando ou saindo dos pulmões, as pressões relevantes são a pressão do gás nos alvéolos – a **pressão alveolar** (P_{alv}) – e a pressão do gás no nariz e na boca, normalmente a **pressão atmosférica** (P_{atm}), que é a pressão do ar que circunda o corpo:

$$F = (P_{alv} - P_{atm})/R \quad (13.2)$$

É preciso fazer aqui uma observação muito importante: todas as pressões no sistema respiratório, assim como no sistema cardiovascular, são fornecidas em *relação à pressão atmosférica*, que é de 760 mmHg ao nível do mar, mas que diminui proporcionalmente ao aumento da altitude. Por exemplo, a pressão alveolar entre as respirações é considerada 0 mmHg, o que significa que é a mesma da pressão atmosférica em qualquer altitude. A partir da equação 13.2, quando não há nenhum fluxo de ar, $F = 0$; por conseguinte, $P_{alv} - P_{atm} = 0$, e $P_{alv} = P_{atm}$. Ou seja, quando não há nenhum fluxo de ar e a via respiratória está aberta para a atmosfera, a pressão nos alvéolos é igual à pressão na atmosfera.

Durante a ventilação, o ar se move para dentro e para fora dos pulmões, visto que a pressão alveolar é alternadamente menor e maior que a pressão atmosférica (**Figura 13.7**).

De acordo com a equação 13.2, que descreve o fluxo de ar, um valor negativo reflete um gradiente de pressão direcionado para dentro, enquanto um valor positivo indica um gradiente direcionado para fora. Por conseguinte, quando a P_{alv} é menor que a P_{atm}, $P_{alv} - P_{atm}$ é negativa, e o fluxo de ar é direcionado para dentro (inspiração). Quando a P_{alv} é maior que a P_{atm}, $P_{alv} - P_{atm}$ é positiva, e o fluxo de ar é direcionado para fora (expiração). Essas alterações da pressão alveolar são causadas, como veremos adiante, por mudanças nas dimensões da parede torácica e dos pulmões.

Lei de Boyle

Para compreender como uma mudança nas dimensões do pulmão provoca uma alteração da pressão alveolar, é importante aprender mais um princípio físico básico descrito pela **Lei de Boyle**, que é representado pela equação $P_1V_1 = P_2V_2$ (**Figura 13.8**). Em temperatura constante, a relação entre a pressão (P) exercida por um número fixo de moléculas de gás e o volume (V) de seu recipiente é a seguinte: um aumento no volume do recipiente diminui a pressão do gás, enquanto uma diminuição no volume do recipiente aumenta a pressão. Em outras palavras, em um sistema fechado, a pressão de um gás e o volume de seu recipiente são inversamente proporcionais.

É fundamental reconhecer a sequência correta dos eventos que determinam a inspiração e, em seguida, a expiração de um ciclo respiratório. Durante a inspiração e a expiração, o volume do "recipiente" – os pulmões – é forçado a se alterar, e essas mudanças causam então, pela Lei de Boyle, as alterações da pressão alveolar que impulsionam o fluxo de ar para dentro ou para fora dos pulmões. Por conseguinte, nossas descrições da ventilação devem focar em como são produzidas as mudanças nas dimensões dos pulmões.

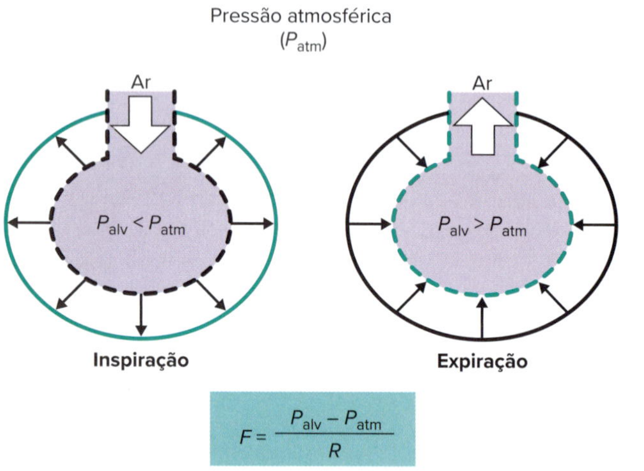

Figura 13.7 Relações necessárias para a ventilação. Quando a pressão alveolar (P_{alv}) é menor que a atmosférica (P_{atm}), o ar entra nos pulmões. O fluxo (F) é diretamente proporcional à diferença de pressão ($P_{alv} - P_{atm}$) e inversamente proporcional à resistência (R) das vias respiratórias. As linhas pretas mostram a posição do pulmão no início da inspiração ou da expiração, enquanto as linhas azuis mostram a posição no final da inspiração ou da expiração.

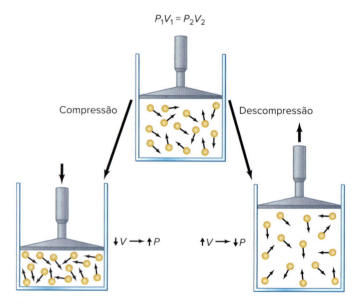

Figura 13.8 Lei de Boyle: a pressão exercida por um número constante de moléculas de gás (em temperatura constante) é inversamente proporcional ao volume do recipiente. Quando o recipiente é comprimido, a pressão no seu interior aumenta. Quando o recipiente é descomprimido, a pressão no seu interior diminui.

Pressões transmurais

Não existem músculos fixados à superfície dos pulmões para tracioná-los e abri-los ou para empurrá-los e fechá-los. Em vez disso, os pulmões são estruturas elásticas e passivas – como os balões de ar –, portanto, seu volume depende de outros fatores. O primeiro deles é a diferença de pressão entre o interior e o exterior do pulmão, denominada **pressão transpulmonar (P_{tp})**. O segundo fator é quanto distensíveis são os pulmões, o que determina quanto eles se expandem para uma determinada mudança da P_{tp}. O restante desta seção e as três seções seguintes focarão na pressão transpulmonar; a distensibilidade será discutida posteriormente, na seção sobre complacência pulmonar.

A pressão no interior dos pulmões é a pressão de ar dentro dos alvéolos (P_{alv}), enquanto a pressão fora dos pulmões é a pressão do líquido intrapleural que circunda os pulmões (P_{ip}). Sendo assim,

$$\text{Pressão transpulmonar} = P_{alv} - P_{ip}$$
$$P_{tp} = P_{alv} - P_{ip} \quad (13.3)$$

Compare essa equação com a equação 13.2 (que descreve o fluxo de ar para dentro ou para fora dos pulmões), visto que será essencial distinguir essas equações uma da outra (**Figura 13.9**).

A pressão transpulmonar é a **pressão transmural** que governa as propriedades estáticas dos pulmões. *Transmural* significa "através de uma parede" e, por convenção, é representada pela pressão no interior da estrutura (P_{in}) menos a pressão fora da estrutura (P_{ex}). A insuflação de uma estrutura semelhante a um balão, como os pulmões, exige um aumento da pressão transmural, de modo que a P_{in} aumente em relação à P_{ex}.

A **Tabela 13.3** e a Figura 13.9 mostram as principais pressões transmurais do sistema respiratório. A pressão transmural que atua sobre os pulmões (P_{tp}) é igual a $P_{alv} - P_{ip}$ e, sobre a parede torácica, (P_{tpt}) é igual a $P_{ip} - P_{atm}$. Os músculos da parede torácica sofrem contração e provocam a expansão da parede torácica durante a inspiração; simultaneamente, o diafragma contrai-se para baixo, aumentando ainda mais a cavidade torácica. À medida que o volume da cavidade torácica se expande, a P_{ip} diminui. Como resultado, a P_{tp} torna-se mais positiva resultando na expansão dos pulmões. Nesse processo, a P_{alv} torna-se mais negativa em comparação com a P_{atm} (em virtude da Lei de Boyle), e o ar flui para dentro (inspiração, equação 13.2). Por conseguinte, a pressão transmural através dos pulmões (P_{tp}) é aumentada para enchê-los de ar por meio da redução ativa da pressão que circunda os pulmões (P_{ip}) em relação à pressão existente dentro dos pulmões (P_{alv}). Quando ocorre relaxamento dos músculos respiratórios, a retração elástica dos pulmões impulsiona a expiração passiva de volta ao ponto de início.

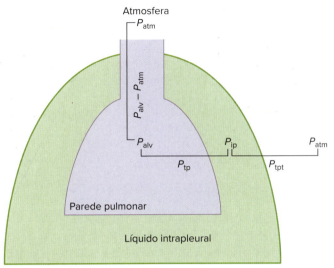

Figura 13.9 Diferenças de pressão envolvidas na ventilação. A pressão transpulmonar ($P_{tp} = P_{alv} - P_{ip}$) é um determinante do tamanho do pulmão. A pressão intrapleural (P_{ip}) em repouso é um equilíbrio entre a tendência do pulmão a sofrer colapso e a tendência da parede torácica a se expandir. A P_{tpt} (transparede-torácica) representa a pressão transmural através da parede torácica ($P_{ip} - P_{atm}$). A $P_{alv} - P_{atm}$ é o gradiente de pressão propulsor para a entrada e a saída do fluxo de ar nos pulmões. (O volume de líquido intrapleural está acentuadamente exagerado para maior clareza visual.)

Como um equilíbrio estável de pressões transmurais é obtido entre as respirações?

A **Figura 13.10** ilustra as pressões transmurais do sistema respiratório em repouso, ou seja, no final de uma expiração não forçada, quando os músculos respiratórios estão relaxados e não há nenhum fluxo de ar. Por definição, se não há fluxo de ar e as vias respiratórias estão abertas para a atmosfera, P_{alv} precisa ser igual a P_{atm} (ver a equação 13.2). Como os pulmões sempre têm ar em seu interior, a pressão transmural dos pulmões (P_{tp}) precisa ser sempre positiva; portanto, $P_{alv} > P_{ip}$.

TABELA 13.3	Duas pressões transmurais importantes do sistema respiratório.		
Pressão transmural	$P_{in} - P_{ex}$*	**Valor em repouso**	**Notas explicativas**
Transpulmonar (P_{tp})	$P_{alv} - P_{ip}$	0 – [– 4] = 4 mmHg	Diferença de pressão que mantém os pulmões abertos (opõe-se à retração elástica do pulmão para dentro)
Parede torácica (P_{tpt})	$P_{ip} - P_{atm}$	– 4 – 0 = – 4 mmHg	Diferença de pressão que mantém a parede torácica para dentro (opõe-se à retração elástica da parede torácica para fora)

*P_{in} é a pressão no interior da estrutura; P_{ex} é a pressão que circunda a estrutura.

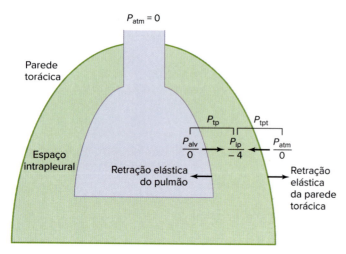

Figura 13.10 Pressões alveolar (P_{alv}), intrapleural (P_{ip}), transpulmonar (P_{tp}) e transparede-torácica (P_{tpt}) (mmHg) no final de uma expiração não forçada – ou seja, entre respirações quando não há fluxo de ar. A pressão transpulmonar ($P_{alv} - P_{ip}$) opõe-se exatamente à retração elástica do pulmão, e o volume pulmonar permanece estável. De modo semelhante, a pressão transparede-torácica ($P_{ip} - P_{atm}$) é equilibrada pela retração elástica da parede torácica para fora. Observe que a pressão transmural é a pressão dentro da parede menos a pressão fora da parede. (O volume de líquido intrapleural está acentuadamente exagerado para maior clareza.)

Em repouso, quando não há fluxo de ar e a $P_{alv} = 0$, a P_{ip} precisa ser negativa, proporcionando a força que mantém os pulmões abertos e a parede torácica para dentro.

Quais são as forças que fazem a P_{ip} ser negativa? A primeira, a **retração elástica** dos pulmões, é definida como a tendência de uma estrutura elástica a se opor ao estiramento ou distorção. Mesmo em repouso, os pulmões contêm ar, e a sua tendência natural é colapsar em virtude da retração elástica. Os pulmões são mantidos abertos pela P_{tp} positiva, a qual, em repouso, opõe-se exatamente à retração elástica. Em segundo lugar, a parede torácica também tem retração elástica e, em repouso, a sua tendência natural é expandir-se. Em repouso, essas pressões transmurais opostas equilibram-se umas com as outras.

Como os pulmões tendem a sofrer colapso e a parede torácica tende a se expandir, eles apenas se movem muito levemente, afastando-se um do outro. Isso produz um aumento infinitesimal do espaço intrapleural preenchido por líquido entre eles. Todavia, o líquido não pode se expandir da mesma maneira que o ar, de modo que até mesmo esse aumento mínimo do espaço intrapleural – tão pequeno que as superfícies pleurais ainda permanecem em contato entre si – diminui a pressão intrapleural abaixo da pressão atmosférica. Dessa maneira, a retração elástica dos pulmões e da parede torácica cria a pressão intrapleural subatmosférica que os impedem de separar-se mais do que por uma distância extremamente pequena. Novamente, imagine tentar separar duas lâminas de vidro com uma gota de água entre elas. A pressão do líquido gerada entre as lâminas será menor que a pressão atmosférica.

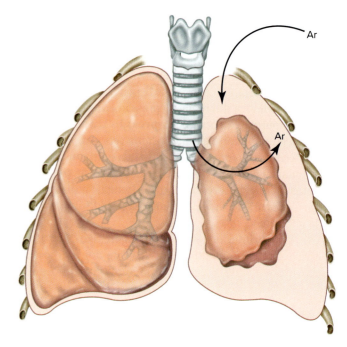

Figura 13.11 Pneumotórax. O pulmão sofre colapso à medida que o ar penetra para dentro da cavidade pleural, seja a partir do interior dos pulmões ou a partir da atmosfera, através de uma parede torácica perfurada. A combinação de retração elástica do pulmão e tensão superficial provoca colapso do pulmão quando as pressões pleural e das vias respiratórias tornam-se iguais.

> **APLICAÇÃO DO CONCEITO**
>
> - Como um pulmão colapsado pode ser reexpandido em um paciente com pneumotórax? (*Dica*: quais alterações da P_{ip} e P_{tp} seriam necessárias para reexpandir o pulmão?)
>
> *A resposta está disponível no Apêndice A.*

A importância da pressão transpulmonar na obtenção desse equilíbrio estável pode ser observada quando, durante uma cirurgia ou em caso de trauma, a parede torácica é perfurada sem causar dano aos pulmões. O ar atmosférico penetra no espaço intrapleural através da ferida, um fenômeno denominado **pneumotórax**, e a pressão intrapleural aumenta de –4 mmHg para 0 mmHg. Ou seja, a P_{ip} aumenta 4 mmHg *abaixo* da P_{atm} para um valor de P_{ip} igual à P_{atm}. A pressão transpulmonar que atua para manter o pulmão aberto é eliminada, e o pulmão sofre colapso (**Figura 13.11**).

Ao mesmo tempo, a parede torácica move-se para fora, uma vez que a sua retração elástica não sofre mais oposição. Na Figura 13.11, observe também que o pneumotórax pode ocorrer quando há um orifício no pulmão, causando vazamento de uma quantidade significativa de ar do interior do pulmão para o espaço pleural. Essa situação pode ocorrer, por exemplo, quando se aplica uma alta pressão nas vias respiratórias durante a ventilação artificial de um recém-nascido prematuro, cuja tensão superficial pulmonar é elevada e os pulmões são frágeis. A cavidade torácica é dividida em lados direito e esquerdo pelo mediastino – parte central do tórax, que contém o coração, a traqueia, o esôfago e outras estruturas –, de modo que o pneumotórax é, geralmente, unilateral.

Inspiração

A **Figura 13.12** e a **Figura 13.13** resumem os eventos que ocorrem durante a inspiração normal em repouso. A inspiração é iniciada pela contração induzida neuralmente do diafragma e dos músculos intercostais externos localizados entre as costelas (**Figura 13.14**). O diafragma é o músculo inspiratório mais importante, que atua durante a respiração tranquila normal. Quando a ativação dos neurônios motores nos **nervos frênicos** que inervam o diafragma causa sua contração, sua cúpula move-se para baixo e para dentro do abdome, expandindo o tórax (ver Figura 13.14). Simultaneamente, a ativação dos neurônios motores nos nervos intercostais que inervam os músculos intercostais externos inspiratórios provoca a sua contração, levando a um movimento das costelas para cima e para fora e a um aumento adicional no tamanho do tórax. Observe também, na Figura 13.14, que existem vários outros conjuntos de músculos que participam na expansão da cavidade torácica, os quais se tornam importantes durante a inspiração máxima.

O ponto crucial é que a contração dos músculos inspiratórios, ao aumentar *ativamente* o tamanho do tórax, sobrepõe-se à estabilidade estabelecida por forças puramente elásticas entre as respirações. À medida que o tórax aumenta de tamanho, a parede torácica se afasta ligeiramente da superfície do pulmão. A pressão do líquido intrapleural, portanto, torna-se ainda mais subatmosférica do que era entre as respirações. Essa diminuição da pressão intrapleural *aumenta* a pressão transpulmonar. Por conseguinte, a força que atua para expandir os pulmões – a pressão transpulmonar – é agora maior do que a retração elástica exercida pelos pulmões nesse momento, de modo que os pulmões se expandem ainda mais. Observe na Figura 13.13 que, no final da inspiração, o equilíbrio *entre os pulmões* é novamente estabelecido, visto que os pulmões mais insuflados exercem maior retração elástica, a qual se iguala à pressão transpulmonar aumentada. Em outras palavras, o volume pulmonar é estável sempre que a pressão transpulmonar estiver equilibrada pela retração elástica dos pulmões (i. e., no final tanto da inspiração quanto da expiração, quando não há fluxo de ar).

Sendo assim, quando a contração dos músculos inspiratórios aumenta ativamente as dimensões torácicas, os pulmões são passivamente forçados a se expandir. Essa expansão produz um aumento no tamanho dos alvéolos por todo o pulmão. De acordo com a Lei de Boyle, a pressão dentro dos alvéolos diminui abaixo da pressão atmosférica (ver Figura 13.13). Isso produz a diferença na pressão ($P_{alv} < P_{atm}$) que causa um fluxo de massa de ar partindo da atmosfera por meio das vias respiratórias para dentro dos alvéolos. Ao final da inspiração, a pressão nos alvéolos, mais uma vez, se iguala à pressão atmosférica graças a esse ar adicional, e o fluxo de ar cessa.

Expiração

A Figura 13.13 e a **Figura 13.15** resumem a sequência de eventos que ocorrem durante a expiração. Ao final da inspiração, os neurônios motores do diafragma e dos músculos intercostais externos diminuem o seu disparo e, assim, esses músculos relaxam. O diafragma e a parede torácica não estão sendo mais ativamente tracionados para fora pelas contrações musculares, então eles começam a se retrair para dentro até retornar às suas dimensões originais menores que existiam entre as respirações. Em consequência, a pressão intrapleural torna-se imediatamente menos subatmosférica, *diminuindo*, assim, a pressão transpulmonar. Portanto, a pressão transpulmonar que atua para expandir os pulmões é, agora, menor que a retração elástica exercida pelos pulmões mais expandidos; desse modo, os pulmões retraem-se passivamente para suas dimensões originais.

À medida que os pulmões se tornam menores, o ar dentro dos alvéolos fica temporariamente comprimido, de modo que, de acordo com a Lei de Boyle, a pressão alveolar excede a pressão atmosférica (ver Figura 13.13). Em consequência, o ar flui a partir dos alvéolos por meio das vias respiratórias, para fora, em direção à atmosfera. A expiração em repouso é passiva, dependendo apenas do relaxamento dos músculos inspiratórios e da retração elástica dos pulmões distendidos.

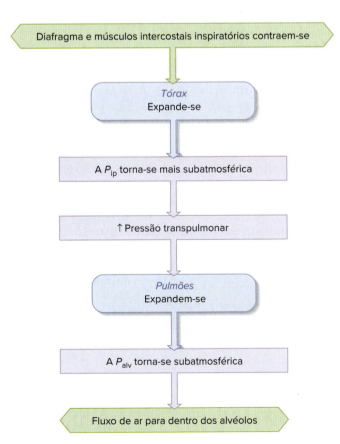

Figura 13.12 Sequência de eventos durante a inspiração. A Figura 13.13 ilustra esses eventos quantitativamente.

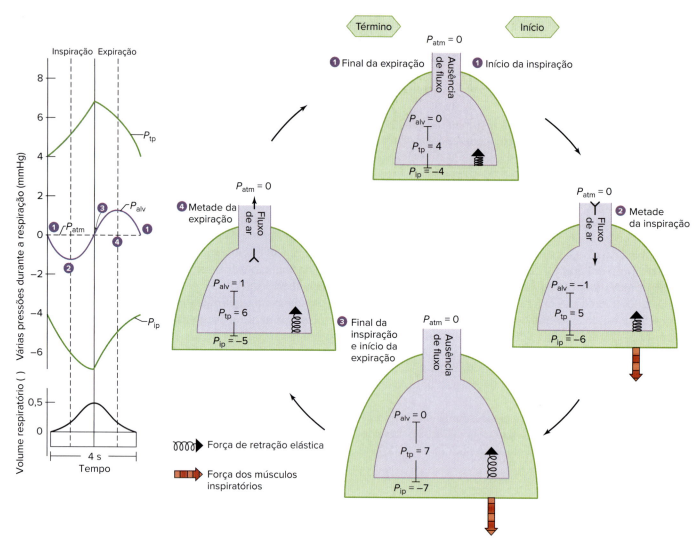

Figura 13.13 Resumo das alterações das pressões alveolar (P_{alv}), intrapleural (P_{ip}) e transpulmonar (P_{tp}) e do fluxo de ar durante um ciclo respiratório típico. No final da expiração ①, a P_{alv} é igual a P_{atm}, e não há fluxo de ar. Na metade da inspiração ②, a parede torácica está se expandindo, reduzindo a P_{ip} e tornando a P_{tp} mais positiva. Isso expande o pulmão, tornando a P_{alv} negativa e resultando na entrada de fluxo de ar. No final da inspiração ③, a parede torácica não está mais expandindo, porém ela ainda não começou a sofrer retração passiva. Como o tamanho do pulmão não está se modificando e a via respiratória está aberta para a atmosfera, a P_{alv} é igual à P_{atm}, e não há fluxo de ar. À medida que os músculos respiratórios relaxam, os pulmões e a parede torácica começam a sofrer colapso passivo, graças à retração elástica. Na metade da expiração ④, o pulmão está sofrendo colapso, comprimindo, assim, o gás alveolar. Como resultado, a P_{alv} é positiva em relação à P_{atm}, e ocorre fluxo de ar para fora. O ciclo começa mais uma vez no final da expiração. Observe que, durante todo um ciclo respiratório típico com volume corrente normal, a P_{ip} é negativa em relação à P_{atm}. No gráfico à esquerda, a diferença entre a P_{alv} e a P_{ip} ($P_{alv} - P_{ip}$) em qualquer ponto ao longo das curvas é equivalente à P_{tp}. Para maior clareza, a retração elástica da parede torácica (ver Figura 13.10) não é mostrada.

APLICAÇÃO DO CONCEITO

- Como as alterações da P_{tp} entre cada etapa (① a ④) explicam se o volume do pulmão está aumentando ou diminuindo?

A resposta está disponível no Apêndice A.

Sob certas condições, como durante o exercício, a expiração de maiores volumes é alcançada pela contração de um conjunto diferente de músculos intercostais e dos músculos abdominais, que diminuem *ativamente* as dimensões torácicas (ver Figura 13.14). Os músculos intercostais internos inserem-se nas costelas, de modo que a sua contração traciona a parede torácica para baixo e para dentro, com consequente diminuição do volume torácico. A contração dos músculos abdominais aumenta a pressão intra-abdominal e força o diafragma relaxado para cima, para dentro do tórax.

Capítulo 13 Fisiologia Respiratória

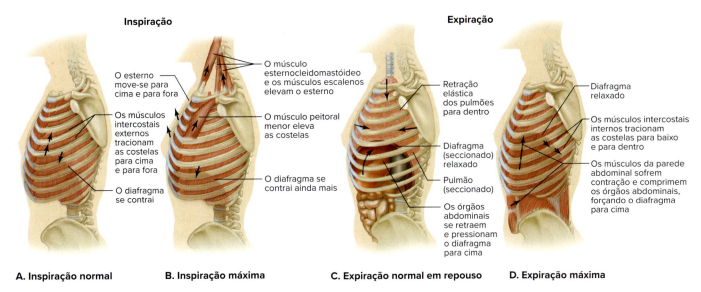

Figura 13.14 Músculos da respiração durante a inspiração e a expiração.

A. Inspiração normal B. Inspiração máxima C. Expiração normal em repouso D. Expiração máxima

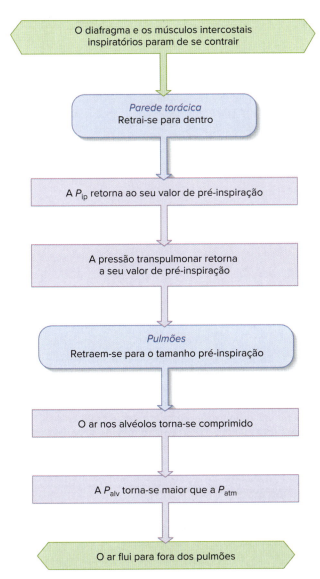

Figura 13.15 Sequência de eventos durante a expiração. A Figura 13.13 ilustra esses eventos quantitativamente.

Estude e revise 13.2

- **Fluxo de massa (F) de ar:** entre a atmosfera e os alvéolos
  - $F = (P_{alv} - P_{atm})/R$ em que P_{alv} = pressão alveolar, P_{atm} = pressão atmosférica e R = resistência das vias respiratórias
- **Lei de Boyle:** $P_1V_1 = P_2V_2$
  - Se o volume de um recipiente no estado "1" aumenta, a pressão deve diminuir levando ao estado "2", no qual o volume é maior, mas a pressão é menor
  - Explica como a expansão dos pulmões reduz a pressão dentro dos pulmões, fazendo que o ar se mova da atmosfera
- **Pressão transpulmonar (P_{tp})** = $P_{alv} - P_{ip}$
  - A **pressão transmural** do pulmão representa a pressão dentro do alvéolo (P_{alv}) menos a pressão ao redor do pulmão (pressão intrapleural [P_{ip}]). (*Transmural* significa "através de uma parede".)
  - Pressão que determina o volume dentro do pulmão (Se P_{tp} for positiva [> 0], há ar no pulmão)
  - **Pneumotórax:** o ar entra na cavidade pleural (p. ex., por meio de um orifício na parede torácica) de forma que $P_{ip} = P_{atm}$; portanto, $P_{tp} = 0$ e os pulmões colapsam porque não há pressão transmural positiva mantendo-os abertos
  - Entre as respirações: ao final de uma expiração não forçada imediatamente antes do início da inspiração (chamada de capacidade residual funcional [CRF], descrita na próxima seção)
  - $P_{atm} = P_{alv}$, portanto não há fluxo de ar (sem gradiente de pressão entre a atmosfera e os alvéolos)
  - As dimensões dos pulmões e da caixa torácica são estáveis (por causa das forças elásticas opostas)
  - **Retração elástica:** o pulmão está distendido e tentando retrair-se (colapsar)
  - Parede torácica: comprimida e tentando se mover para fora (expandir)

> **Estude e revise 13.2 — *continuação***
>
> - **Pressão intrapleural subatmosférica**: "negativa" (em comparação com P_{atm}) devido a forças opostas – os pulmões tendem a entrar em colapso e o tórax tende a se expandir (evita que os pulmões entrem em colapso)
> - **Inspiração**: ar se movendo da atmosfera para os pulmões
>   - Contrações do diafragma (impulsionadas pelos **nervos frênicos**) e os **músculos intercostais externos** inspiratórios levam a um aumento do volume da caixa torácica
>   - A **pressão intrapleural** torna-se mais subatmosférica → a pressão transpulmonar aumenta → os pulmões se expandem
>   - Expansão pulmonar → diminui a pressão alveolar ($P_{alv} < P_{atm}$) via Lei de Boyle → o ar flui para dentro do pulmão
> - **Expiração**: o ar se move dos pulmões para a atmosfera
>   - Os músculos inspiratórios param de se contrair
>   - A retração elástica dos pulmões retorna o volume pulmonar à CRF
>   - Ela comprime o ar alveolar e aumenta a P_{alv} (assim a $P_{alv} > P_{atm}$) pela Lei de Boyle, que força o ar para fora dos pulmões
>   - Expirações forçadas: a contração dos músculos intercostais expiratórios e abdominais provocam a redução das dimensões do tórax mais rapidamente, o que aumenta ainda mais a P_{alv} e torna a expiração mais rápida.
>
> *Questão de revisão*: Entre as respirações, ao final de uma expiração não forçada (na CRF), em que direções os pulmões e a parede torácica tendem a se mover? A partir desse estado, como o ar entra e sai dos pulmões? **(A resposta está disponível no Apêndice A.)**

13.3 Mecânica pulmonar

A **mecânica pulmonar** caracteriza as interações físicas dos pulmões, diafragma e parede torácica durante a respiração e a retenção da respiração. Como você verá, ela inclui três funções fisiológicas principais: a primeira é a capacidade de adicionar e remover ar do interior dos pulmões (complacência). Em segundo lugar, a mecânica pulmonar descreve os mecanismos para superar a tensão superficial que existe entre o ar e o líquido extracelular que reveste os alvéolos. Por fim, a mecânica pulmonar explica os diferentes volumes pulmonares que são utilizados para avaliar clinicamente a função pulmonar estática e dinâmica.

Complacência pulmonar

Como já mencionado, o grau de expansão do pulmão é, em qualquer momento, proporcional à pressão transpulmonar, $P_{alv} - P_{ip}$. Mas o quanto, exatamente, qualquer alteração na pressão transpulmonar expande os pulmões depende da distensibilidade ou complacência destes. A **complacência pulmonar** (C_P) é definida como a magnitude da alteração no volume pulmonar (ΔV_P) produzida por uma determinada mudança na pressão transpulmonar:

$$C_P = \Delta V_P / \Delta P_{tp} \qquad (13.4)$$

Essa equação indica que, quanto maior a complacência pulmonar, mais fácil é expandir os pulmões em qualquer mudança na pressão transpulmonar (**Figura 13.16**). A complacência pode ser considerada o inverso da rigidez. Uma baixa complacência pulmonar significa que uma pressão transpulmonar maior que o normal precisa ser desenvolvida através do pulmão para produzir um determinado grau de expansão pulmonar. Em outras palavras, quando a complacência pulmonar está anormalmente baixa (rigidez aumentada), a pressão intrapleural deve ser mais subatmosférica que o normal durante a inspiração para produzir a expansão pulmonar. Isso exige contrações mais vigorosas do diafragma e dos músculos intercostais inspiratórios. Quanto menos complacente for o pulmão, mais energia será necessária para produzir determinado grau de expansão. Os indivíduos com baixa complacência pulmonar, em decorrência de doenças, tendem a respirar superficialmente e com uma frequência mais alta para inspirar um volume adequado de ar. Isso reduz o trabalho de respirar.

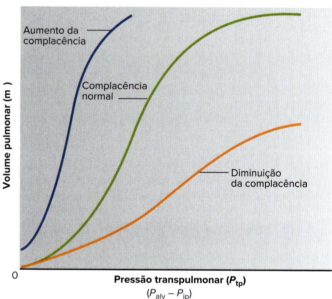

Figura 13.16 Representação gráfica da complacência pulmonar. Mudanças no volume pulmonar e na pressão transpulmonar são medidas à proporção que o indivíduo realiza respirações progressivamente maiores. Quando a complacência é menor que o normal (i. e., o pulmão é mais rígido), ocorre menor aumento no volume pulmonar para qualquer elevação determinada da pressão transpulmonar. Quando a complacência está aumentada, como no enfisema, pequenas reduções da P_{tp} permitem o colapso do pulmão.

> **APLICAÇÃO DO CONCEITO**
>
> - Os recém-nascidos prematuros, com surfactante inadequado, apresentam uma diminuição da complacência pulmonar (síndrome do desconforto respiratório do recém-nascido). Se não houver disponibilidade de surfactante para tratamento, o que você sugeriria para insuflar o pulmão?
>
> *A resposta está disponível no Apêndice A.*

Determinantes da complacência pulmonar

Existem dois grandes determinantes da complacência pulmonar. Um deles é a distensibilidade dos tecidos pulmonares, particularmente dos seus tecidos conjuntivos elásticos. Consequentemente, um espessamento dos tecidos pulmonares diminui a complacência pulmonar. Entretanto, um determinante da complacência pulmonar igualmente, se não mais importante é a tensão superficial nas interfaces ar-água dentro dos alvéolos.

A superfície interna das células alveolares é úmida, de modo que os alvéolos podem ser representados como sacos preenchidos de ar e revestidos por uma fina camada de líquido. Em uma interface ar-água, as forças de atração entre as moléculas de água, conhecidas como **tensão superficial**, fazem que o revestimento aquoso se comporte de modo semelhante a um balão distendido, que constantemente tende a se encolher e resiste à distensão adicional. Por conseguinte, a expansão do pulmão exige energia não apenas para distender o tecido conjuntivo do pulmão, mas também para superar a tensão superficial da camada de água que reveste os alvéolos.

A tensão superficial da água pura é, de fato, tão grande que, se os alvéolos fossem revestidos por água pura, a expansão dos pulmões exigiria um esforço muscular exaustivo e os pulmões tenderiam a sofrer colapso. É de suma importância, portanto, que as células alveolares tipo II secretem a substância semelhante a detergente mencionada anteriormente, denominada **surfactante**, a qual reduz acentuadamente as forças de coesão entre as moléculas de água na superfície alveolar. O resultado final é que surfactante diminui a tensão superficial, o que aumenta a complacência pulmonar e facilita a expansão dos pulmões.

O surfactante é uma mistura de lipídios e proteínas, mas o seu principal componente é um fosfolipídio que introduz sua extremidade hidrofílica na camada de água que reveste os alvéolos; e suas extremidades hidrofóbicas formam uma camada monomolecular entre o ar e a água na superfície alveolar. A quantidade de surfactante tende a diminuir quando as respirações são pequenas e constantes. Uma respiração profunda, que os indivíduos normalmente intercalam com frequência em seu padrão respiratório, distende as células tipo II, o que estimula a secreção do surfactante. É por isso que os pacientes que foram submetidos à cirurgia torácica ou abdominal e que estão respirando superficialmente por causa da dor devem ser orientados no sentido de respirar profundamente de vez em quando.

A **Lei de Laplace** descreve a relação entre a pressão (P), a tensão superficial (T) e o raio (r) de um alvéolo, como mostra a **Figura 13.17**:

$$P = 2T/r \qquad (13.5)$$

À medida que o raio de um alvéolo diminui, a pressão no seu interior aumenta. Imagine agora dois alvéolos, um do lado do outro, compartilhando um ducto alveolar (ver Figura 13.17). O raio do alvéolo a (r_a) é maior que o raio do alvéolo b (r_b). Se a tensão superficial (T) fosse equivalente entre esses dois alvéolos, o alvéolo b teria uma pressão mais alta que o alvéolo a pela Lei de Laplace. Se a P_b fosse mais alta que a P_a, o ar fluiria do alvéolo b para dentro do alvéolo a, e ocorreria o colapso do alvéolo b. Portanto, os alvéolos pequenos seriam instáveis e colapsariam esvaziando-se para dentro dos grandes alvéolos. Outra propriedade

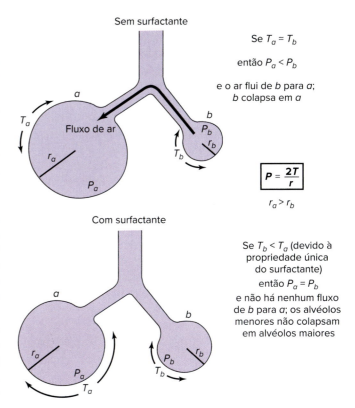

Figura 13.17 Efeito estabilizador do surfactante. P é a pressão no interior dos alvéolos, T é a tensão superficial e r é o raio do alvéolo. A Lei de Laplace é descrita pela equação no texto.

importante do surfactante consiste em estabilizar os alvéolos de diferentes tamanhos ao alterar a tensão superficial, dependendo da área de superfície do alvéolo. À medida que um alvéolo se torna menor, as moléculas de surfactante em sua superfície interna espalham-se menos para fora da superfície, reduzindo, assim, a tensão superficial. A diminuição na tensão superficial ajuda a manter uma pressão nos alvéolos menores igual à dos alvéolos maiores. Isso confere estabilidade aos alvéolos de diferentes tamanhos. A **Tabela 13.4** resume alguns dos aspectos importantes do surfactante pulmonar.

TABELA 13.4	Alguns fatos importantes sobre o surfactante pulmonar.
O surfactante pulmonar é uma mistura de fosfolipídios e proteínas
É secretado pelas células alveolares tipo II
Diminui a tensão superficial da camada de água na superfície alveolar, o que aumenta a complacência pulmonar, facilitando a expansão dos pulmões
Seu efeito é maior nos alvéolos menores, reduzindo a tensão superficial dos alvéolos pequenos abaixo daquela dos alvéolos maiores. Isso estabiliza os alvéolos
Uma respiração profunda aumenta a sua secreção ao distender as células tipo II. Sua concentração diminui quando as respirações são curtas
A produção, no pulmão fetal, ocorre no final da gestação e é estimulada pelo aumento da secreção de cortisol (glicocorticoide) que ocorre nessa época

Um exemplo notável do que ocorre quando há deficiência de surfactante é a doença conhecida como *síndrome do desconforto respiratório do recém-nascido*. Trata-se de uma causa importante de morte em recém-nascidos prematuros, nos quais as células que sintetizam o surfactante podem estar demasiado imaturas para funcionar adequadamente. Os movimentos respiratórios do feto não necessitam de surfactante, visto que os pulmões estão preenchidos de líquido amniótico e o feto recebe oxigênio do sangue materno por meio da placenta. Em virtude da baixa complacência pulmonar, o recém-nascido afetado (pela síndrome) só pode inspirar por meio de esforços extremamente extenuantes, os quais podem causar, em última instância, exaustão completa, incapacidade de respirar, colapso pulmonar e morte. Antes do desenvolvimento dos tratamentos mais recentes, durante os últimos 30 anos, quase metade dos recém-nascidos com essa condição morria. O tratamento atual inclui respiração assistida com respirador mecânico e a administração de surfactante natural ou sintético através da traqueia do recém-nascido. Esses métodos mais avançados de tratamento reduziram drasticamente a mortalidade, e a maioria dos recém-nascidos tratados adequadamente agora sobrevive.

Resistência das vias respiratórias

Conforme mencionado anteriormente, o volume de ar que flui para dentro ou para fora dos alvéolos por unidade de tempo é diretamente proporcional à diferença de pressão entre a atmosfera e os alvéolos e inversamente proporcional à resistência ao fluxo das vias respiratórias (ver equação 13.2). Os fatores que determinam a resistência das vias respiratórias são análogos aos que determinam a resistência vascular no sistema circulatório: o comprimento do tubo, o raio do tubo e as interações entre as moléculas em movimento (moléculas de gás, nesse caso). À semelhança do sistema circulatório, o fator mais importante é, sem dúvida, o raio do tubo – a resistência das vias respiratórias é inversamente proporcional à quarta potência dos raios das vias respiratórias.

A resistência das vias respiratórias ao fluxo de ar é, normalmente, tão pequena que diferenças de pressão muito pequenas produzem grandes volumes de fluxo de ar. Como vimos na Figura 13.13, a diferença média de pressão entre a atmosfera e os alvéolos durante uma respiração normal em repouso é de apenas cerca de 1 mmHg; contudo, cerca de 500 mℓ de ar são movidos por essa minúscula diferença.

Fatores físicos, neurais e químicos afetam os raios das vias respiratórias, portanto, a resistência. Um importante fator físico é a pressão transpulmonar, que exerce uma força de distensão sobre as vias respiratórias, assim como sobre os alvéolos. Esse é um importante fator que impede o colapso das vias respiratórias menores – aquelas que não têm cartilagem para sustentação. Como a pressão transpulmonar aumenta durante a inspiração (ver Figura 13.13), o raio das vias respiratórias torna-se maior e sua resistência, menor à medida que os pulmões se expandem durante a inspiração. O processo oposto ocorre durante a expiração.

Um segundo fator físico que mantém as vias respiratórias abertas é constituído pelas fibras de tecido conjuntivo elástico, que ligam a parte externa das vias respiratórias ao tecido alveolar circundante. Essas fibras são tracionadas à medida que os pulmões se expandem durante a inspiração; por sua vez, elas ajudam a tracionar as vias respiratórias e a mantê-las ainda mais abertas do que entre as respirações. Esse processo é denominado **tração lateral**. Tanto a pressão transpulmonar quanto a tração lateral atuam na mesma direção, diminuindo a resistência das vias respiratórias durante a inspiração.

Esses fatores físicos também explicam por que as vias respiratórias se tornam mais estreitas e a sua resistência aumenta durante a expiração forçada. A elevação da pressão intrapleural comprime as pequenas vias respiratórias condutoras e diminui seus raios. Portanto, devido ao aumento da resistência das vias respiratórias, existe um limite do quanto alguém pode aumentar a taxa do fluxo de ar durante uma expiração forçada, independentemente da intensidade do esforço. Quanto maior a força exercida na expiração, maior a compressão das vias respiratórias, limitando ainda mais o fluxo de ar expiratório.

Além desses fatores físicos, diversos fatores neuroendócrinos e parácrinos podem influenciar a musculatura lisa das vias respiratórias e a resistência dessas vias. Por exemplo, o hormônio epinefrina relaxa o músculo liso das vias respiratórias por meio de um efeito sobre os receptores beta-adrenérgicos, enquanto os leucotrienos, membros da família dos eicosanoides, que são produzidos nos pulmões durante a inflamação, causam a contração do músculo.

Por que estamos preocupados com todos os fatores físicos e químicos que *podem* influenciar a resistência das vias respiratórias uma vez que essa resistência é normalmente tão baixa que não representa nenhum impedimento ao fluxo de ar? A razão é que, sob circunstâncias anormais, alterações nesses fatores podem provocar aumentos significativos na resistência das vias respiratórias. Como veremos a seguir, a asma e a doença pulmonar obstrutiva crônica fornecem exemplos importantes.

Asma

A *asma* é uma doença caracterizada por episódios intermitentes, durante os quais ocorre forte contração da musculatura lisa das vias respiratórias, aumentando acentuadamente sua resistência. O defeito básico na asma é a inflamação crônica das vias respiratórias, cujas causas variam de pessoa para pessoa e incluem, entre outras condições, alergia, infecções virais e sensibilidade a fatores ambientais. A inflamação subjacente torna o músculo liso das vias respiratórias hiper-responsivo, causando a sua forte contração em resposta a diversos fatores, como exercício (particularmente no ar frio e seco), fumaça de tabaco, poluentes ambientais, vírus, lergênicos, substâncias químicas broncoconstritoras normalmente liberadas e uma variedade de outros fatores desencadeantes potenciais. Na verdade, a incidência de asma está aumentando nos EUA, possivelmente devido, em parte, à poluição ambiental.

O primeiro objetivo do tratamento da asma é reduzir a inflamação crônica e a hiper-responsividade das vias respiratórias com *agentes anti-inflamatórios*, particularmente inibidores dos leucotrienos e glicocorticoides inalados. Curiosamente, a administração de dexametasona, um glicocorticoide muito potente, tem sido utilizada para tratar a inflamação pulmonar resultante da infecção por covid-19. A segunda meta é superar a contração excessiva e aguda do músculo liso das vias respiratórias com *fármacos broncodilatadores*, que relaxam as vias respiratórias. Esses últimos agentes atuam sobre as vias respiratórias, seja relaxando a musculatura lisa das vias respiratórias ou bloqueando as ações dos broncoconstritores. Por exemplo, uma classe de agentes broncodilatadores mimetiza a ação normal da epinefrina sobre os receptores adrenérgicos beta-2 (β_2). Outra classe de fármacos inalados bloqueia os receptores colinérgicos muscarínicos, os quais foram implicados na broncoconstrição.

Doença pulmonar obstrutiva crônica

O termo *doença pulmonar obstrutiva crônica (DPOC)* refere-se ao enfisema, a bronquite crônica ou a uma combinação dos dois. Essas doenças que causam graves dificuldades não apenas na ventilação, mas também na oxigenação do sangue, estão entre as principais causas de incapacidade e morte nos EUA. Diferentemente da asma, o aumento da contração do músculo liso *não* é a causa da obstrução das vias respiratórias nessas doenças.

O enfisema é discutido adiante neste capítulo; aqui, é suficiente ressaltar que a causa da obstrução nessa doença consiste em destruição e colapso das vias respiratórias menores.

A *bronquite crônica* caracteriza-se pela produção excessiva de muco nos brônquios e por alterações inflamatórias crônicas das vias respiratórias pequenas. A causa da obstrução consiste no acúmulo de muco nas vias respiratórias e no espessamento das vias respiratórias inflamadas. Os mesmos agentes que provocam enfisema – por exemplo, o tabagismo – também causam bronquite crônica, razão pela qual essas duas doenças coexistem com frequência. A bronquite também pode ser aguda – por exemplo, em resposta a infecções virais, como as que causam infecções das vias respiratórias superiores. Nesses casos, a tosse e a produção excessiva de escarro e muco associadas à bronquite aguda tipicamente sofrem resolução dentro de 2 a 3 semanas.

Volumes e capacidades pulmonares

Em condições normais, o volume de ar que entra nos pulmões durante uma única inspiração – **volume corrente (V_c)** – é aproximadamente igual ao volume que sai na expiração subsequente. O volume corrente durante a respiração tranquila normal – volume corrente em repouso – é de aproximadamente 500 mℓ, dependendo do tamanho do corpo. Conforme ilustrado na **Figura 13.18**, a quantidade máxima de ar que pode ser acrescentada acima desse valor durante a inspiração mais profunda – **volume de reserva inspiratória (VRI)** – é de cerca de 3.000 mℓ –, ou seja, seis vezes maior que o volume corrente em repouso.

Após a expiração de um volume corrente em repouso, os pulmões ainda contêm um grande volume de ar. Conforme descrito anteriormente, essa é a posição dos pulmões e da parede torácica em repouso, quando não há nenhuma contração dos músculos respiratórios; essa quantidade de ar – **capacidade residual funcional (CRF)** – é, em média, de 2.400 mℓ. Os 500 mℓ de ar inspirados a cada respiração em repouso são acrescentados ao volume muito maior de ar já existente nos pulmões e misturam-se com ele; em seguida, 500 mℓ desse total são expirados. Por meio da contração ativa máxima dos músculos expiratórios é possível expirar uma quantidade muito maior do ar que permanece após a expiração do volume corrente em repouso. Esse volume expirado adicional – **volume de reserva expiratória (VRE)** – é de aproximadamente 1.200 mℓ. Mesmo após uma expiração ativa máxima, cerca de 1.200 mℓ de ar ainda permanecem nos pulmões – **volume residual (VR)**. Por conseguinte, os pulmões nunca estão totalmente vazios, sem ar.

A **capacidade vital (CV)** é o volume máximo de ar que um indivíduo pode expirar depois de uma inspiração máxima. Nessas condições, o indivíduo está expirando tanto o volume corrente em repouso quanto o volume de reserva inspiratória que acabou de inspirar, mais o volume de reserva expiratória (ver Figura 13.18). Em outras palavras, a capacidade vital é a soma desses três volumes e constitui uma medida importante quando se avalia a função pulmonar.

Uma variante dessa medida é o *volume expiratório forçado em 1 segundo (VEF_1)*, em que o indivíduo faz uma inspiração máxima e, em seguida, expira o máximo e o mais rápido possível. O valor importante é a fração da capacidade vital "forçada" total expirada em 1 segundo. Os indivíduos sadios são capazes de expirar pelo menos 80% da capacidade vital em 1 segundo.

As medições da capacidade vital e do VEF_1 são úteis para uso diagnóstico e são conhecidas como *provas de função pulmonar*. Por exemplo, os indivíduos com *doenças pulmonares obstrutivas* (aumento da resistência das vias respiratórias, como na asma) tipicamente apresentam um VEF_1 abaixo de 80% da capacidade vital, visto que é difícil para eles expirar rapidamente o ar por meio das vias respiratórias estreitadas. Em contraste com as doenças pulmonares obstrutivas, as *doenças pulmonares restritivas* caracterizam-se por uma resistência normal das vias respiratórias, porém apresentam comprometimento dos movimentos respiratórios devido a anormalidades no tecido pulmonar, na pleura, na parede torácica ou na maquinaria neuromuscular. Tipicamente, as doenças pulmonares restritivas caracterizam-se por uma redução da capacidade vital, mas com razão normal entre o VEF_1 e a capacidade vital.

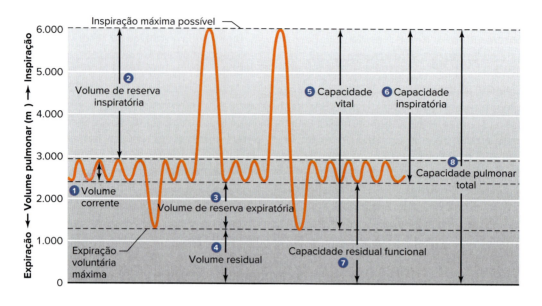

Volumes e capacidades respiratórios para um homem adulto jovem médio			
Medida	Valor típico*		Definição
Volumes respiratórios			
❶ Volume corrente (VC)	500 mℓ		Quantidade de ar inalado ou exalado em uma respiração
❷ Volume de reserva inspiratória (VRI)	3.000 mℓ		Quantidade de ar além da inspiração corrente que pode ser inalado com esforço máximo
❸ Volume de reserva expiratória (VRE)	1.200 mℓ		Quantidade de ar além da expiração corrente que pode ser exalado com esforço máximo
❹ Volume residual (VR)	1.200 mℓ		Quantidade de ar que permanece nos pulmões após a expiração máxima; mantém os alvéolos insuflados entre as respirações e mistura-se com o ar fresco na próxima inspiração
Capacidades respiratórias			
❺ Capacidade vital (CV)	4.700 mℓ		Volume de ar que pode ser exalado com esforço máximo após uma inspiração máxima
			(VRE + VC + VRI); utilizada para avaliar a força dos músculos torácicos, bem como a função pulmonar
❻ Capacidade inspiratória (CI)	3.500 mℓ		Quantidade máxima de ar que pode ser inalada após uma expiração corrente normal (VC + VRI)
❼ Capacidade residual funcional (CRF)	2.400 mℓ		Quantidade de ar que permanece nos pulmões após uma expiração corrente normal (VR + VRE)
❽ Capacidade pulmonar total (CPT)	5.900 mℓ		Volume máximo de ar que pode ser contido pelos pulmões (VR + CV)

*Valor típico em repouso.

Figura 13.18 Volumes e capacidades pulmonares registrados em um espirômetro, aparelho de medição dos volumes inspirados e expirados. Quando o indivíduo inspira, a caneta move-se para cima; com a expiração, move-se para baixo. As capacidades são as somas de dois ou mais volumes pulmonares. Os volumes pulmonares são os quatro componentes distintos da capacidade pulmonar total. Observe que o volume residual, a capacidade pulmonar total e a capacidade residual funcional não podem ser medidos com um espirômetro.

Estude e revise 13.3

- **Complacência pulmonar** $(C_P) = \Delta V/\Delta P$ (alteração no volume pulmonar dividida pela alteração na P_{tp})
  - Determinada pelos tecidos conjuntivos elásticos dos pulmões e pela tensão superficial do líquido que reveste os alvéolos

Estude e revise 13.3 — *continuação*

- **Lei de Laplace:** $P = 2T/r$ (P é a pressão alveolar, T é a tensão superficial e r é o raio do alvéolo)
  - À medida que o raio de um alvéolo diminui, a pressão aumenta

Estude e revise 13.3 — *continuação*

- Um aumento na tensão superficial aumenta a pressão alveolar
- A tensão superficial é criada em qualquer interface ar-água (gás alveolar e revestimento líquido)
- A tensão superficial é diminuída pelo **surfactante** (produzido pelas células alveolares do tipo II), que é um detergente
- O surfactante também estabiliza os alvéolos (diminui a tensão superficial em alvéolos menores para diminuir sua pressão, evitando o fluxo de ar para alvéolos grandes com pressão mais baixa)

- ■ O **desconforto respiratório do recém-nascido** é uma condição caracterizada por alta tensão superficial nos alvéolos de recém-nascidos prematuros
  - É causada por deficiência de surfactante
  - A alta tensão superficial diminui muito a complacência, dificultando a inspiração

- ■ A **resistência das vias respiratórias** determina quanto de ar flui para os pulmões
  - $F = (P_{alv} - P_{atm})/R$
  - Determinada primariamente pelos raios das vias respiratórias (governado pela pressão transmural nas vias respiratórias)
  - Tração lateral: os tecidos conjuntivos ajudam a diminuir a resistência segurando as vias respiratórias abertas
  - **Asma:** a contração intermitente do músculo liso das vias respiratórias reduz o raio das vias respiratórias e aumenta a resistência ao fluxo de ar; é tratada com agentes **anti-inflamatórios** e **broncodilatadores**
  - **Doença pulmonar obstrutiva crônica (DPOC): enfisema** (complacência aumentada) e bronquite crônica (excesso de muco e inflamação das pequenas vias respiratórias)

- ■ **Volumes e capacidades pulmonares:** "capacidades" são a soma de dois ou mais volumes
  - **Volume corrente (V_c):** entra no pulmão em inspiração única
  - **Volume de reserva inspiratória (*VRI*):** volume inspirado máximo acima de V_c
  - **Volume de reserva expiratória (*VRE*):** volume expirado máximo da CRF
  - **Volume residual (*VR*):** remanescente nos pulmões após expiração máxima
  - **Capacidade residual funcional (*CRF*):** em repouso (VR + VRE)
  - **Capacidade vital:** volume máximo inspirado a partir do VR = soma do **volume corrente** de repouso, **volume de reserva inspiratória** e **volume de reserva expiratória**
  - **Volume expiratório forçado em 1 segundo (*VEF₁*):** expirado durante o primeiro segundo de uma **medida de capacidade vital forçada**

- ■ **Testes de função pulmonar:** avaliam a complacência e a resistência das vias respiratórias.

Questão de revisão: *Quais são os principais determinantes da complacência e resistência das vias respiratórias?* (***A resposta está disponível no Apêndice A.***)

13.4 Ventilação alveolar

A ventilação total por minuto – **ventilação minuto ($\dot{V}_E$)** – é igual ao volume corrente multiplicado pela frequência respiratória, como mostra a equação 13.6 (o ponto acima da letra V indica "por minuto").

$$\text{Ventilação minuto} = \text{Volume corrente} \times \text{Frequência respiratória}$$
$$\text{(m /min)} \qquad \text{(m /respiração)} \qquad \text{(respirações/min)}$$
$$\dot{V}_(\qquad\qquad V_W \qquad\quad \text{n} \qquad\qquad f \qquad\qquad \textbf{(13.6)}$$

Por exemplo, em repouso, um adulto saudável típico move aproximadamente 500 mℓ de ar para dentro e para fora dos pulmões a cada respiração e realiza 12 respirações a cada minuto. Por conseguinte, a ventilação minuto é de 500 mℓ/respiração × 12 respirações/minuto = 6.000 mℓ de ar por minuto. Entretanto, devido ao espaço morto, nem todo esse ar está disponível para troca com o sangue, como veremos em seguida.

Espaço morto

O **espaço morto** é o volume de ar inspirado que não participa das trocas gasosas. Há duas razões pelas quais isso ocorre. A primeira se deve à própria anatomia das vias respiratórias. As vias condutoras têm um volume de cerca de 150 mℓ. As trocas gasosas com o sangue só ocorrem nos alvéolos, e não nesses 150 mℓ das vias respiratórias. Imagine, então, o que ocorre durante a expiração de um volume corrente de 500 mℓ. Os 500 mℓ de ar são forçados para fora dos alvéolos, por meio das vias respiratórias. Cerca de 350 mℓ desse ar alveolar são expirados pelo nariz ou pela boca, mas aproximadamente 150 mℓ permanecem nas vias respiratórias no final da expiração. Durante a inspiração seguinte (**Figura 13.19**), 500 mℓ de ar fluem para os alvéolos, sendo que os primeiros 150 mℓ, que entram nos alvéolos, não são ar atmosférico, mas sim os 150 mℓ deixados nas vias respiratórias durante a última respiração. Sendo assim, apenas 350 mℓ de ar atmosférico novo entram nos alvéolos durante a inspiração. O resultado final é que 150 mℓ dos 500 mℓ de ar atmosférico que entram no sistema respiratório durante cada inspiração nunca alcançam os alvéolos, mas simplesmente se movem para dentro e para fora das vias respiratórias. Como essas vias respiratórias não permitem a troca gasosa com sangue, o espaço dentro delas é denominado **espaço morto anatômico (V_D)**.

O volume de ar *fresco* que entra nos alvéolos durante cada inspiração é igual ao volume corrente *menos* o volume de ar no espaço morto anatômico. No exemplo anterior,

Volume corrente (V_C) = 500 mℓ

Espaço morto anatômico (V_D) = 150 mℓ

Ar fresco que entra nos alvéolos em uma inspiração (V_A) = 500 mℓ – 150 mℓ = 350 mℓ

O volume total de ar fresco que entra nos alvéolos por minuto é denominado **ventilação alveolar ($\dot{V}_A$)**:

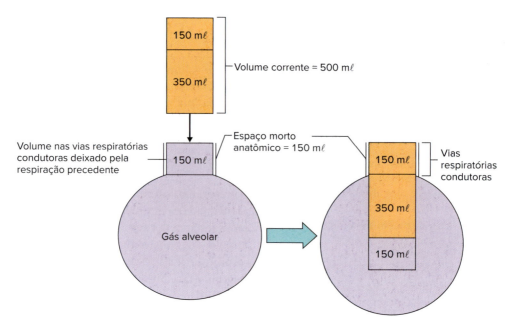

Figura 13.19 Efeitos do espaço morto anatômico sobre a ventilação alveolar. O espaço morto anatômico é o volume das vias respiratórias condutoras. Em uma respiração com volume corrente de 500 mℓ, 350 mℓ entram nas vias respiratórias envolvidas com a troca gasosa. Os 150 mℓ remanescentes permanecem nas vias respiratórias condutoras e não participam nas trocas gasosas.

APLICAÇÃO DO CONCEITO

- Qual seria o efeito de respirar por meio de um tubo de plástico de 20 cm de comprimento e 4 cm de diâmetro? (*Dica:* utilize a fórmula para o volume de um cilindro perfeito.)

A resposta está disponível no Apêndice A.

$$\underset{\underset{(m\ell/min)}{alveolar}}{Ventilação} = \left(\underset{\underset{(m\ell/respiração)}{corrente}}{Volume} - \underset{\underset{(m\ell/respiração)}{morto}}{Espaço}\right) \times \underset{\underset{(respirações/min)}{respiratória}}{Frequência}$$

$$\dot{V}_A = V_c - V_D \cdot f \quad (13.7)$$

A ventilação alveolar, não a ventilação minuto, é o fator importante na efetividade da troca gasosa. Essa generalização é demonstrada pelos dados fornecidos na **Tabela 13.5**. Nesse experimento, o indivíduo A respira rapidamente e de modo superficial, o indivíduo B respira normalmente, e o indivíduo C, lentamente e de modo profundo. Cada um dos indivíduos apresenta exatamente a mesma ventilação minuto, ou seja, cada um deles está movendo o mesmo volume de ar para dentro e para fora dos pulmões por minuto; entretanto, quando subtraímos a ventilação do espaço morto anatômico da ventilação minuto, constatamos a existência de diferenças acentuadas na ventilação alveolar. O indivíduo A não tem nenhuma ventilação alveolar e ficaria inconsciente rapidamente, enquanto o indivíduo C apresenta uma ventilação alveolar consideravelmente maior que o indivíduo B, que está respirando normalmente.

Outra generalização importante a ser extraída desse exemplo é que o aumento da *profundidade* da respiração é muito mais efetivo para aumentar a ventilação alveolar do que um aumento equivalente na *frequência* respiratória. Por outro lado, uma diminuição na profundidade da respiração pode levar a uma redução crítica da ventilação alveolar. Isso se deve ao fato de que um volume fixo de cada volume corrente vai para o espaço morto. Se o volume corrente diminuir, a porcentagem do volume corrente que vai para o espaço morto aumenta até que, como o indivíduo A, possa representar todo o volume corrente. Por outro lado, qualquer aumento do volume corrente serve totalmente para aumentar a ventilação alveolar. Esses conceitos têm implicações fisiológicas importantes. A maioria das situações que produzem um aumento na ventilação, como o exercício, provoca reflexamente um aumento relativamente maior na profundidade da respiração do que na frequência respiratória.

O segundo componente do espaço morto ocorre porque parte do ar fresco inspirado não é utilizado para as trocas gasosas com o sangue, embora atinja os alvéolos. Isso ocorre porque alguns alvéolos podem, por vários motivos, ter pouco ou nenhum suprimento sanguíneo. Esse volume de ar é conhecido como **espaço morto alveolar**. Ele é muito pequeno nos indivíduos saudáveis, mas pode ser muito grande em indivíduos com doença pulmonar. Como veremos adiante, mecanismos locais que equilibram o fluxo de ar e o fluxo sanguíneo minimizam o espaço morto alveolar. A soma do espaço morto anatômico e do espaço morto alveolar é conhecida como **espaço morto fisiológico**. Também é conhecida como *ventilação desperdiçada*, visto que é o ar inspirado que não participa nas trocas gasosas com o sangue que flui pelos pulmões.

Capítulo 13 Fisiologia Respiratória **507**

	TABELA 13.5	**Efeito dos padrões respiratórios na ventilação alveolar.**				
Indivíduo	Volume corrente (mℓ/respiração)	×	Frequência (respirações/min) =	Ventilação minuto (mℓ/min)	Ventilação do espaço morto anatômico (mℓ/min)	Ventilação alveolar (mℓ/min)
A	150		40	6.000	150 × 40 = 6.000	0
B	500		12	6.000	150 × 12 = 1.800	4.200
C	1.000		6	6.000	150 × 6 = 900	5.100

Estude e revise 13.4

- **Ventilação minuto:** produto do volume corrente e da frequência respiratória
- **Espaço morto:** volume de ar inspirado que não participa da troca gasosa; composto de:
  - **Espaço morto anatômico:** ar que permanece nas vias respiratórias condutoras durante um ciclo respiratório
  - **Espaço morto alveolar:** ar que atinge alvéolos não perfundidos ou mal perfundidos
- **Ventilação alveolar** = (volume corrente menos espaço morto anatômico) × frequência respiratória.

Questão de revisão: Como uma área pulmonar mal perfundida pode levar a uma diminuição da ventilação alveolar? (A resposta está disponível no Apêndice A.)

13.5 Trocas gasosas nos alvéolos e nos tecidos

Concluímos agora a discussão sobre a mecânica pulmonar que produz a ventilação alveolar, mas essa é apenas a primeira etapa no processo respiratório. O oxigênio precisa atravessar as membranas alveolares para entrar nos capilares pulmonares, ser transportado pelo sangue até os tecidos, deixar os capilares teciduais, entrar no líquido extracelular e, finalmente, atravessar as membranas plasmáticas para ganhar acesso às células. O CO_2 segue um trajeto semelhante, porém em sentido contrário.

No estado de equilíbrio dinâmico, o volume de oxigênio que deixa os capilares teciduais e é consumido pelas células do corpo por unidade de tempo é igual ao volume de oxigênio adicionado ao sangue nos pulmões durante o mesmo período de tempo. De modo semelhante, no estado de equilíbrio dinâmico, a taxa na qual o CO_2 é produzido pelas células do corpo e entra no sangue sistêmico é a mesma que a taxa na qual o CO_2 deixa o sangue nos pulmões e é expirado.

Entretanto, o volume de oxigênio consumido pelas células e o volume de CO_2 que elas produzem geralmente não são idênticos. O equilíbrio depende primariamente de quais nutrientes são utilizados para a obtenção de energia, visto que as vias enzimáticas para o metabolismo dos carboidratos, dos lipídios e das proteínas geram diferentes quantidades de CO_2. A razão entre o CO_2 produzido e o O_2 consumido é conhecida como **quociente respiratório (QR)**. O QR é igual a 1 para os carboidratos, 0,7 para os lipídios e 0,8 para as proteínas. Em uma dieta mista, o QR é de aproximadamente 0,8, ou seja, são produzidas 8 moléculas de CO_2 para cada 10 moléculas de O_2 consumidas.

A **Figura 13.20** apresenta os valores típicos de troca durante 1 minuto para um indivíduo em repouso com QR de 0,8, considerando um consumo celular de oxigênio de 250 mℓ/min, uma produção de dióxido de carbono de 200 mℓ/min, uma ventilação alveolar de 4.000 mℓ/min (4 ℓ/min) e um débito cardíaco de 5.000 mℓ/min (5 ℓ/min).

Como apenas 21% do ar atmosférico é oxigênio, o oxigênio total que entra nos alvéolos por minuto, em nossa ilustração, corresponde a 21% de 4.000 mℓ ou 840 mℓ/min. Desse oxigênio inspirado, 250 mℓ atravessam as membranas alveolares e entram nos capilares pulmonares, enquanto o restante é subsequentemente exalado. Observe que o sangue que entra nos pulmões já contém uma grande quantidade de oxigênio, à qual são acrescentados os novos 250 mℓ. Em seguida, o sangue flui dos pulmões para o lado esquerdo do coração e é bombeado pelo ventrículo esquerdo por meio da aorta, das artérias e das arteríolas para os capilares teciduais, nos quais 250 mℓ de oxigênio deixam o sangue por minuto para captação e utilização pelas células. Por conseguinte, as quantidades de oxigênio acrescentadas ao sangue nos pulmões e removidas nos tecidos são as mesmas.

O processo segue o sentido inverso para o CO_2. Uma quantidade significativa de CO_2 já existe no sangue arterial sistêmico e as células acrescentam uma quantidade adicional de 200 mℓ/min, à medida que o sangue flui pelos capilares teciduais. Esses 200 mℓ deixam o sangue a cada minuto, à medida que o sangue flui pelos pulmões e é expirado.

O sangue bombeado pelo coração transporta oxigênio e CO_2 entre os pulmões e os tecidos por fluxo de massa, mas a difusão é responsável pelo movimento global dessas moléculas entre os alvéolos e o sangue, bem como entre o sangue e as células do corpo. A compreensão dos mecanismos envolvidos nessas trocas por difusão depende de algumas propriedades físicas e químicas básicas dos gases, que serão discutidas a seguir.

Pressões parciais dos gases

As moléculas de gás sofrem movimento aleatório contínuo. Essas moléculas em rápido movimento colidem e exercem uma pressão, cuja magnitude é aumentada por qualquer processo que aumente a velocidade do movimento. A pressão exercida por um gás é proporcional à temperatura (visto que o calor aumenta a velocidade de movimento das moléculas) e à concentração do gás – ou seja, o número de moléculas por unidade de volume.

Conforme enunciado pela **Lei de Dalton**, em uma mistura de gases, a pressão exercida por cada gás é independente da pressão exercida pelos demais. Isso se deve ao fato de que as moléculas de gás estão normalmente tão separadas que não

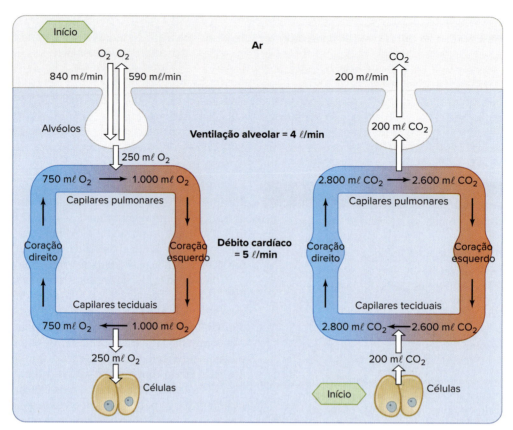

Figura 13.20 Resumo das trocas típicas de oxigênio e de dióxido de carbono entre a atmosfera, os pulmões, o sangue e os tecidos *durante 1 minuto* no indivíduo em repouso. Observe que os valores apresentados nessa figura para o oxigênio e o dióxido de carbono no sangue *não* são os valores por litro de sangue, mas as quantidades transportadas *por minuto* no débito cardíaco (5 ℓ nesse exemplo). O volume de oxigênio em 1 ℓ de sangue arterial é de 200 mℓ de O_2/ℓ de sangue – ou seja, 1.000 mℓ de O_2/5 ℓ de sangue.

APLICAÇÃO DO CONCEITO: princípio geral de fisiologia

- Como essa figura ilustra o princípio geral da fisiologia descrito no Capítulo 1 de que os processos fisiológicos requerem a transferência e o equilíbrio de matéria e energia?

A resposta está disponível no Apêndice A.

---

afetam umas às outras. Cada gás em uma mistura comporta-se como se não houvesse outros gases presentes, de modo que a pressão total da mistura é simplesmente a soma das pressões individuais. Essas pressões individuais, denominadas **pressões parciais**, são indicadas pela letra *P* à frente do símbolo do gás. Por exemplo, a pressão parcial do oxigênio é representada por P_{O_2}. A pressão parcial de um gás é diretamente proporcional à sua concentração. A difusão efetiva de um gás ocorrerá de uma região em que a sua pressão parcial é elevada para uma região em que ela é baixa. O reconhecimento da importância da Lei de Dalton é outro exemplo do princípio geral de fisiologia segundo o qual os processos fisiológicos são determinados pelas leis da química e da física.

O ar atmosférico consiste em aproximadamente 79% de nitrogênio e cerca de 21% de oxigênio, com quantidades muito pequenas de vapor de água, CO_2 e gases inertes. A soma das pressões parciais de todos esses gases é denominada pressão atmosférica ou barométrica. Essa pressão varia em diferentes partes do mundo, em consequência das condições climáticas locais e das diferenças de gravidade devidas à altitude; ao nível do mar, ela é de 760 mmHg. Como a pressão parcial de qualquer gás em uma mistura é a concentração fracional desse gás multiplicada pela pressão total de todos os gases, a P_{O_2} do ar atmosférico ao nível do mar é de 0,21 × 760 mmHg = 160 mmHg.

Difusão dos gases nos líquidos

Quando um líquido é exposto ao ar, contendo determinado gás, as moléculas do gás entrarão no líquido e se dissolverão nele. Outra lei física, denominada **Lei de Henry**, estabelece que o volume de gás dissolvido será diretamente proporcional à pressão parcial do gás com o qual o líquido está em equilíbrio. Um corolário é que, em equilíbrio, as pressões parciais das moléculas do gás nas fases líquida e gasosa devem ser idênticas. Por exemplo, suponhamos que um recipiente fechado contenha água e oxigênio na forma de gás. As moléculas de oxigênio da fase gasosa bombardeiam constantemente a superfície da água, e algumas entram na água e dissolvem-se. O número de moléculas que se chocam com a superfície é diretamente proporcional à P_{O_2} da fase gasosa, de modo que o número de moléculas que entram na água e se dissolvem nela também é diretamente proporcional à P_{O_2}. Enquanto a P_{O_2} na fase gasosa for mais alta que a P_{O_2} no líquido, haverá uma difusão efetiva de oxigênio para o líquido. O equilíbrio de difusão será alcançado somente quando a P_{O_2} na fase líquida for igual à P_{O_2} da fase gasosa, e não haverá mais, então, nenhuma difusão efetiva entre as duas fases.

Por outro lado, se um líquido contendo um gás dissolvido em uma pressão parcial elevada for exposto a uma pressão parcial mais baixa do mesmo gás em uma fase gasosa, ocorrerá difusão efetiva de moléculas de gás partindo do líquido para a fase gasosa até que as pressões parciais nas duas fases se tornem iguais. Um exemplo familiar disso é quando você abre pela primeira vez uma bebida gaseificada e observa as bolhas de CO_2 saindo da solução (do líquido para a fase gasosa).

As trocas *entre* as fases gasosa e líquida descritas nos dois parágrafos anteriores constituem precisamente os fenômenos que ocorrem nos pulmões entre o ar alveolar e o sangue capilar pulmonar. Além disso, *dentro* de um líquido, as moléculas de gás dissolvidas também sofrem difusão de uma região de pressão parcial mais elevada para uma região de pressão parcial mais baixa, um efeito que está na base das trocas gasosas entre as células, o líquido extracelular e o sangue capilar, por todo o corpo.

Por que a difusão de gases para dentro de líquidos deve ser apresentada em termos de pressões parciais, e não de "concentrações", ou seja, os valores utilizados para referir-se à difusão de todos os outros solutos? A razão é que a concentração de um gás em determinado líquido é proporcional não apenas à pressão parcial do gás, mas também à sua solubilidade no líquido. Quanto mais solúvel for o gás, maior será a sua concentração em qualquer pressão parcial determinada. Se um líquido for exposto a dois gases diferentes que têm as mesmas pressões parciais, em equilíbrio, as *pressões parciais* dos dois gases serão idênticas no líquido, porém as *concentrações* dos gases no líquido serão diferentes, dependendo de suas solubilidades nesse líquido.

Tendo como fundamento essas propriedades básicas dos gases, podemos, agora, discutir a difusão do oxigênio e do CO_2 através das paredes alveolares e capilares e através das membranas plasmáticas. As pressões parciais desses gases no ar e em vários locais do corpo para um indivíduo em repouso ao nível do mar são apresentadas na **Figura 13.21**. Começaremos a nossa discussão com as pressões dos gases alveolares, visto que seus valores determinam aqueles do sangue arterial sistêmico. Nunca é demais enfatizar este fato: a P_{O_2} e a P_{CO_2} alveolares determinam as P_{O_2} e P_{CO_2} arteriais sistêmicas. Assim, o que determina as pressões dos gases alveolares?

Pressões dos gases alveolares

As pressões típicas dos gases alveolares são $P_{O_2} = 105$ mmHg e $P_{CO_2} = 40$ mmHg. (*Nota:* não trataremos do nitrogênio, apesar de ser o gás mais abundante nos alvéolos, visto que o nitrogênio é biologicamente inerte em condições normais e não sofre troca efetiva nos alvéolos.) Compare esses valores com as pressões dos gases no ar que respiramos: $P_{O_2} = 160$ mmHg e $P_{CO_2} = 0,3$ mmHg, sendo esse último valor tão baixo que

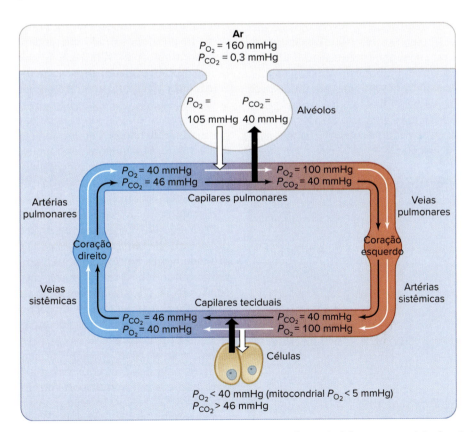

Figura 13.21 Pressões parciais de dióxido de carbono e de oxigênio no ar inspirado ao nível do mar e em vários locais do corpo. A razão pela qual a P_{O_2} alveolar e a P_{O_2} da veia pulmonar não são exatamente as mesmas é descrita posteriormente no texto. Observe também que a P_{O_2} nas artérias sistêmicas é mostrada como idêntica àquela das veias pulmonares; por motivos que envolvem a anatomia do fluxo sanguíneo através dos pulmões, o valor arterial sistêmico é, na verdade, ligeiramente menor, mas ignoramos isso para maior clareza.

iremos considerá-lo simplesmente igual a zero. A P_{O_2} alveolar é mais baixa que a P_{O_2} atmosférica, visto que parte do oxigênio no ar que entra nos alvéolos sai deles para entrar nos capilares pulmonares, e a P_{CO_2} alveolar é mais alta que a P_{CO_2} atmosférica porque o CO_2 entra nos alvéolos a partir dos capilares pulmonares.

Os fatores que determinam o valor preciso da P_{O_2} alveolar são os seguintes:

- A P_{O_2} do ar atmosférico
- A taxa de ventilação alveolar
- A taxa de consumo de oxigênio corporal total.

Embora existam equações para calcular as pressões dos gases alveolares a partir dessas variáveis, descreveremos as interações de modo qualitativo (**Tabela 13.6**). Para começar, partiremos do pressuposto de que apenas um dos fatores modifica-se de cada vez.

Em primeiro lugar, uma diminuição da P_{O_2} do ar inspirado, como a que ocorre em grandes altitudes, diminuirá a P_{O_2} alveolar. Uma diminuição da ventilação alveolar terá o mesmo efeito (**Figura 13.22**), em virtude da menor quantidade de ar fresco que entra nos alvéolos por unidade de tempo. Por fim, um aumento no consumo de oxigênio nas células durante, por exemplo, uma atividade física extenuante resultará em diminuição do conteúdo de oxigênio do sangue que retorna aos pulmões, em comparação com o estado de repouso. Isso aumentará o gradiente de concentração do oxigênio dos pulmões para os capilares pulmonares, resultando em aumento da difusão de oxigênio. Se não houver nenhuma mudança na ventilação alveolar, isso reduzirá a P_{O_2} alveolar, visto que uma fração maior do oxigênio no ar fresco que está entrando deixará os alvéolos e entrará no sangue para uso pelos tecidos. (Lembre-se de que, no estado de equilíbrio dinâmico, o volume de oxigênio que entra no sangue nos pulmões por unidade de tempo é sempre igual ao volume utilizado pelos tecidos.) Essa discussão foi em termos dos fatores que reduzem a P_{O_2} alveolar. Basta inverter o sentido da alteração desses três fatores para ver como aumentar a P_{O_2} alveolar.

TABELA 13.6	Efeitos de várias condições nas pressões de gás alveolar.
Condição	P_{O_2} alveolar	P_{CO_2} alveolar
Respirando ar com baixa P_{O_2}	Diminui	Não altera*
↑ Ventilação alveolar e metabolismo inalterado	Aumenta	Diminui
↓ Ventilação alveolar e metabolismo inalterado	Diminui	Aumenta
↑ Metabolismo e ventilação alveolar inalterada	Diminui	Aumenta
↓ Metabolismo e ventilação alveolar inalterada	Aumenta	Diminui
Aumentos proporcionais no metabolismo e na ventilação alveolar	Não altera	Não altera

*Respirar ar com baixa P_{O_2} não tem efeito direto na P_{CO_2} alveolar; no entanto, conforme descrito mais adiante no texto, os indivíduos nessa situação aumentarão reflexivamente sua ventilação, o que reduzirá a P_{CO_2}.

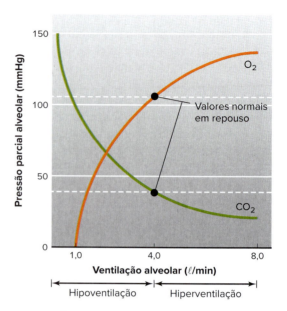

Figura 13.22 Efeitos do aumento ou da diminuição da ventilação alveolar sobre as pressões parciais alveolares em um indivíduo com taxa metabólica constante (consumo de oxigênio celular e produção de dióxido de carbono). Observe que a P_{O_2} alveolar se aproxima de zero quando a ventilação alveolar é de cerca de 1 ℓ/min. Nesse momento, todo o oxigênio que entra nos alvéolos passa para o sangue, deixando os alvéolos praticamente sem oxigênio.

A situação para a P_{CO_2} alveolar é análoga, pressupondo, mais uma vez, que apenas um fator se modifica de cada vez. Em condições normais, não há praticamente nenhum CO_2 no ar inspirado, de modo que podemos ignorar esse fator. Uma diminuição da ventilação alveolar diminuirá a quantidade de CO_2 exalado, aumentando, assim, a P_{CO_2} alveolar (ver Figura 13.22). A produção aumentada de CO_2 também aumentará a P_{CO_2} alveolar, visto que uma quantidade maior de CO_2 sofrerá difusão do sangue para dentro dos alvéolos por unidade de tempo. Lembre-se de que, no estado de equilíbrio dinâmico, o volume de CO_2 que entra nos alvéolos por unidade de tempo é sempre igual ao volume produzido pelos tecidos. Basta inverter o sentido das alterações para ver como diminuir a P_{CO_2} alveolar.

Para simplificar, partimos do princípio de que apenas um fator se modificaria de cada vez, entretanto, se houver alteração de mais de um fator, os efeitos se somarão ou subtrairão uns dos outros. Por exemplo, se o consumo de oxigênio e a ventilação alveolar aumentarem ao mesmo tempo, seus efeitos opostos sobre a P_{O_2} alveolar tenderão a anular-se mutuamente, e não haverá mudança da P_{O_2} alveolar.

Esse último exemplo ressalta que, em qualquer P_{O_2} atmosférica determinada, é a *razão* entre o consumo de oxigênio e a ventilação alveolar que determina a P_{O_2} alveolar – quanto mais elevada a razão, mais baixa a P_{O_2} alveolar. De modo semelhante, a P_{CO_2} alveolar é determinada pela razão entre a produção de CO_2 e a ventilação alveolar – quanto mais elevada a razão, mais alta a P_{CO_2} alveolar.

Podemos agora definir dois termos que indicam a adequação da ventilação – ou seja, a relação entre o metabolismo e a ventilação alveolar. Essas definições são expressas em termos de CO_2, não de oxigênio. A **hipoventilação** ocorre quando há um aumento na razão entre produção de CO_2 e ventilação alveolar. Em outras palavras, um indivíduo está hipoventilando se a ventilação alveolar não consegue acompanhar a produção de CO_2. O resultado consiste em elevação da P_{CO_2} alveolar acima do valor normal. A **hiperventilação** ocorre quando há uma diminuição na razão entre produção de CO_2 e ventilação alveolar, ou seja, quando a ventilação alveolar é, na realidade, demasiado grande para a quantidade produzida de CO_2. O resultado consiste em diminuição da P_{CO_2} alveolar abaixo do valor normal.

Observe que "hiperventilação" não é sinônimo de "aumento da ventilação", mas sim representa um aumento da ventilação em *relação ao metabolismo*. Por exemplo, o aumento da ventilação que ocorre durante o exercício moderado não é hiperventilação, visto que, como veremos adiante, o aumento na produção de CO_2, nessa situação, é proporcional ao aumento da ventilação.

Troca gasosa entre os alvéolos e o sangue

O sangue que entra nos capilares pulmonares é o sangue venoso sistêmico bombeado pelo ventrículo direito para os pulmões por meio das artérias pulmonares. Como provém dos tecidos, esse sangue apresenta uma P_{CO_2} relativamente alta (46 mmHg no indivíduo sadio em repouso) e uma P_{O_2} relativamente baixa (40 mmHg) (ver Figura 13.21 e **Tabela 13.7**). As diferenças nas pressões parciais de oxigênio e de CO_2 nos dois lados da membrana alvéolo-capilar resultam na difusão efetiva de oxigênio dos alvéolos para o sangue e de CO_2 do sangue para os alvéolos (para simplificar, ignoramos a pequena barreira de difusão proporcionada pelo espaço intersticial). À medida que essa difusão ocorre, a P_{O_2} no sangue capilar pulmonar aumenta, enquanto a P_{CO_2} diminui. A difusão efetiva desses gases cessa quando as pressões parciais dos capilares se tornam iguais às dos alvéolos.

No indivíduo sadio, as taxas de difusão do oxigênio e do CO_2 são rápidas o suficiente, e o fluxo sanguíneo por meio dos capilares é lento o suficiente para que seja alcançado um equilíbrio completo bem antes que o sangue alcance a extremidade dos capilares (**Figura 13.23**).

Dessa forma, o sangue que deixa os capilares pulmonares para retornar ao coração e ser bombeado para as artérias sistêmicas apresenta essencialmente as mesmas P_{O_2} e P_{CO_2} que o ar alveolar (essas pressões não são exatamente as mesmas, por motivos explicados mais adiante). Portanto, os fatores descritos na seção anterior – a P_{O_2} atmosférica, o consumo de oxigênio e a produção de CO_2 pelas células, e a ventilação alveolar – determinam as pressões dos gases alveolares, os quais determinam, então, as pressões dos gases arteriais sistêmicos.

A difusão dos gases entre os alvéolos e os capilares pode ser comprometida de diversas maneiras (ver Figura 13.23), resultando em difusão inadequada de oxigênio para o sangue. Em primeiro lugar, a área de superfície total de todos os alvéolos em contato com os capilares pulmonares pode estar diminuída. No **edema pulmonar**, alguns dos alvéolos podem tornar-se preenchidos por líquido (conforme descrito nas Seções 12.11 e 12.13 do Capítulo 12, o edema refere-se ao acúmulo de líquido nos tecidos; nos alvéolos, isso aumenta a barreira de difusão para os gases).

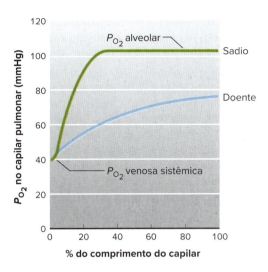

Figura 13.23 Equilíbrio da P_{O_2} do sangue com um alvéolo que tem P_{O_2} de 105 mmHg ao longo da extensão de um capilar pulmonar. Observe que, na barreira de difusão alveolar anormal (doente), o sangue não é totalmente oxigenado.

> **APLICAÇÃO DO CONCEITO**
>
> ■ Qual é o efeito do exercício extenuante sobre a P_{O_2} no final de um capilar em uma região normal do pulmão? E em uma região do pulmão com limitação da difusão devido à doença?
>
> *A resposta está disponível no Apêndice A.*

A difusão também pode estar comprometida se as paredes alveolares se tornarem severamente espessadas com tecido conjuntivo (fibrótico), como na doença denominada **fibrose intersticial difusa**. Nessa doença, a fibrose pode ocorrer em consequência de infecção, doença autoimune, hipersensibilidade a substâncias inspiradas, exposição a substâncias químicas tóxicas transportadas pelo ar e muitas outras causas. Os sintomas típicos desse conjunto de doenças de difusão são a dificuldade respiratória e a oxigenação deficientes do sangue. Problemas exclusivos de difusão, destes tipos, restringem-se ao oxigênio e geralmente não afetam a eliminação do CO_2, o qual se difunde mais rapidamente que o oxigênio.

Ajuste entre a ventilação e o fluxo sanguíneo nos alvéolos

A principal causa de movimento inadequado de oxigênio entre os alvéolos e o sangue capilar pulmonar induzida por doença não provém de um problema com a difusão e sim devido ao desajuste entre o fornecimento de ar e o fornecimento de sangue em cada um dos alvéolos.

Os pulmões são compostos de, aproximadamente, 300 milhões de alvéolos, e cada um deles é capaz de receber CO_2 do sangue capilar pulmonar e de fornecer oxigênio ao capilar. Para ser mais eficiente, a proporção correta de fluxo de ar alveolar (ventilação) e de fluxo sanguíneo capilar (perfusão) deve estar disponível para *cada* alvéolo. Qualquer desajuste é denominado **desigualdade de ventilação-perfusão**.

O principal efeito da desigualdade de ventilação-perfusão consiste na redução da P_{O_2} do sangue arterial sistêmico.

De fato, em grande parte, por causa dos efeitos da gravidade sobre a ventilação e a perfusão, existe uma desigualdade de ventilação-perfusão suficiente no indivíduo sadio para reduzir a P_{O_2} arterial em cerca de 5 mmHg. Um efeito da postura vertical é o de aumentar o enchimento dos vasos sanguíneos na base dos pulmões devido à gravidade, o que contribui para uma diferença na distribuição do fluxo sanguíneo no pulmão. Essa é a principal explicação para o fato citado anteriormente de que a P_{O_2} do sangue nas veias pulmonares e nas artérias sistêmicas, normalmente, é cerca de 5 mmHg mais baixa que a pressão média do ar alveolar (ver Tabela 13.7).

Nos estados de doença, alterações regionais na complacência pulmonar, na resistência das vias respiratórias e na resistência vascular podem causar uma acentuada desigualdade de ventilação-perfusão. Os extremos desse fenômeno são fáceis de visualizar:

1. Pode haver alvéolos ventilados sem nenhum suprimento sanguíneo (espaço morto ou ventilação desperdiçada) em consequência de um coágulo sanguíneo, por exemplo; ou
2. Pode haver sangue fluindo por meio de áreas do pulmão que não apresentam nenhuma ventilação (uma situação denominada derivação [shunt]), em virtude, por exemplo, de alvéolos colapsados.

A desigualdade de ventilação-perfusão não precisa, todavia, ser tudo ou nada para ser significativa.

A eliminação de CO_2 também está comprometida pela desigualdade de ventilação-perfusão, porém não no mesmo grau que a captação de oxigênio. Embora as razões para isso sejam complexas, pequenos aumentos da P_{CO_2} arterial levam a aumentos da ventilação alveolar, o que habitualmente impede aumentos adicionais da P_{CO_2} arterial. Todavia, graves desigualdades de ventilação-perfusão em estados patológicos podem levar a um aumento da P_{CO_2} arterial.

Existem várias respostas homeostáticas locais dentro dos pulmões que minimizam o desajuste entre a ventilação e o fluxo sanguíneo, maximizando, assim, a eficiência das trocas gasosas (**Figura 13.24**). Provavelmente a mais importante dessas respostas seja um efeito direto do baixo oxigênio sobre os vasos sanguíneos pulmonares. Uma diminuição da ventilação dentro de um grupo de alvéolos – que poderia ocorrer, por exemplo, em consequência de um tampão de muco bloqueando as pequenas vias respiratórias – leva a uma redução na P_{O_2} alveolar e na área ao redor do grupo, incluindo as arteríolas. Uma diminuição na P_{O_2} nesses alvéolos e arteríolas adjacentes leva à vasoconstrição, desviando o fluxo sanguíneo para fora da área pouco ventilada. Esse efeito adaptativo local, exclusivo dos vasos sanguíneos arteriais pulmonares, assegura

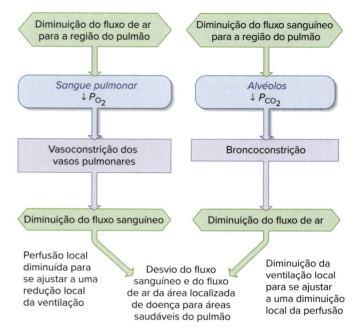

Figura 13.24 Controle local do equilíbrio ventilação-perfusão.

que o fluxo sanguíneo seja afastado das áreas acometidas do pulmão e direcionado para áreas que estão bem ventiladas. Outro fator para melhorar o ajuste entre ventilação e perfusão pode ocorrer se houver uma redução local do fluxo sanguíneo dentro de uma região pulmonar devido a um pequeno coágulo sanguíneo em uma arteríola pulmonar, por exemplo. Uma redução local do fluxo sanguíneo traz menos CO_2 sistêmico para essa área, resultando em uma diminuição local na P_{CO_2}. Isso provoca broncoconstrição local, o que desvia o fluxo de ar para áreas do pulmão com melhor perfusão.

Os efeitos adaptativos efetivos da vasoconstrição e da broncoconstrição são:

1. Suprir menor fluxo sanguíneo para as áreas pouco ventiladas, desviando, assim, o fluxo sanguíneo para áreas bem ventiladas
2. Redirecionar o ar para longe dos alvéolos doentes ou danificados e em direção aos alvéolos sadios.

Esses fatores melhoram acentuadamente a eficiência da troca gasosa pulmonar, porém eles não são perfeitos, mesmo no pulmão sadio. Existe sempre um pequeno desajuste de ventilação-perfusão, o que, conforme acabamos de descrever, leva a um gradiente alvéolo-arterial normal de O_2 de cerca de 5 mmHg.

Troca gasosa entre os tecidos e o sangue

À medida que o sangue arterial sistêmico entra nos capilares, em todo o corpo, ele é separado do líquido intersticial por apenas uma fina parede capilar, a qual é altamente permeável tanto ao oxigênio quanto ao CO_2. O líquido intersticial, por sua vez, é separado do líquido intracelular pelas membranas plasmáticas das células, as quais são também muito permeáveis ao oxigênio e ao CO_2. As reações metabólicas que ocorrem no interior das células estão constantemente consumindo oxigênio e produzindo CO_2. Por conseguinte, como mostra a Figura 13.21, a P_{O_2} intracelular é mais baixa e a P_{CO_2}, mais alta

TABELA 13.7	Pressão normal do gás.			
	Sangue venoso	Sangue arterial	Alvéolos	Atmosfera
P_{O_2}	40 mmHg	100 mmHg*	105 mmHg*	160 mmHg
P_{CO_2}	46 mmHg	40 mmHg	40 mmHg	0,3 mmHg

*A razão pela qual a P_{O_2} arterial e a P_{O_2} alveolar não são exatamente iguais é descrita mais adiante neste capítulo.

que no sangue arterial. O mais baixo de todos os valores da P_{O_2} – menos de 5 mmHg – é encontrado nas mitocôndrias, o local de utilização do oxigênio. Em consequência, ocorre difusão efetiva de oxigênio do sangue para as células e, no interior das células, para dentro das mitocôndrias, enquanto ocorre difusão efetiva de CO_2 das células para o sangue. Dessa maneira, à medida que o sangue flui por meio dos capilares sistêmicos, sua P_{O_2} diminui e sua P_{CO_2} aumenta. Isso explica os valores do sangue venoso sistêmico apresentados na Figura 13.21 e na Tabela 13.7.

Em resumo, o suprimento de novo oxigênio para os alvéolos e o consumo de oxigênio nas células criam gradientes de P_{O_2} que produzem uma difusão efetiva de oxigênio partindo dos alvéolos para o sangue nos pulmões e do sangue para as células no restante do corpo. Por outro lado, a produção de CO_2 pelas células e sua eliminação pelos alvéolos por meio da expiração criam gradientes de P_{CO_2} que produzem uma difusão efetiva de CO_2 das células para o sangue no restante do corpo e do sangue para os alvéolos nos pulmões.

Estude e revise 13.5

- O **quociente respiratório (QR)** é a produção de dióxido de carbono dividida pelo consumo de oxigênio
  - Em um QR típico (0,8), o consumo de oxigênio é de cerca de 250 mℓ por minuto e a produção de dióxido de carbono é de cerca de 200 mℓ por minuto
- **Pressões parciais dos gases:** a **Lei de Dalton** afirma que as pressões de gases individuais são independentes umas das outras em uma mistura de gases diferentes
  - Pressão parcial de um gás = pressão total × porcentagem desse gás na mistura
  - Determinam a taxa de difusão de gases nos pulmões e tecidos: os gases se difundem de uma região de pressão parcial mais alta para outra de pressão parcial mais baixa
- **Pressão de gás alveolar** normal (ao nível do mar)
  - Oxigênio cerca de 105 mmHg; dióxido de carbono cerca de 40 mmHg
- A relação entre consumo de oxigênio tecidual (taxa metabólica) e a ventilação alveolar determina a P_{O_2} alveolar – quanto maior a proporção, menor a P_{O_2} alveolar
- A relação entre a produção de dióxido de carbono (taxa metabólica) e a ventilação alveolar determina a P_{CO_2} alveolar
- **Hipoventilação e hiperventilação**
  - **Hipoventilação:** relação diminuída entre a ventilação alveolar e a produção de dióxido de carbono (metabolismo). Se a ventilação alveolar diminui proporcionalmente à diminuição da taxa metabólica, isso não é hipoventilação porque a P_{CO_2} arterial não aumenta
  - **Hiperventilação:** relação aumentada entre a ventilação alveolar e a produção de dióxido de carbono (metabolismo). Se a ventilação alveolar aumenta proporcionalmente ao aumento da taxa metabólica, isso não é hiperventilação porque a P_{CO_2} arterial não diminui
- **Lei de Henry:** a quantidade de gás dissolvido em um líquido é diretamente proporcional à pressão parcial em um gás com o qual o líquido está em equilíbrio

Estude e revise 13.5 — *continuação*

- A quantidade de gás dissolvido em um líquido é uma função da pressão parcial e solubilidade do gás no líquido
- **Pressões parciais de gases sanguíneos sistêmicos** (ao nível do mar)
  - P_{O_2} arterial cerca de 100 mmHg; P_{O_2} venosa cerca de 40 mmHg
  - P_{CO_2} arterial cerca de 40 mmHg; P_{CO_2} venosa cerca de 46 mmHg
- **Capilares pulmonares:** sítio de troca gasosa entre o sangue e o gás alveolar
  - Difusão efetiva de oxigênio dos alvéolos para o sangue
  - Difusão efetiva de dióxido de carbono do sangue para os alvéolos
  - No final de cada capilar pulmonar (na zona respiratória saudável), as pressões parciais dos gases sanguíneos são iguais aos alvéolos
  - A troca gasosa inadequada entre os alvéolos e os capilares pulmonares ocorre quando a área de superfície alvéolo-capilar funcional é diminuída (p. ex., com **edema pulmonar**), quando as paredes alveolares se espessam (p. ex., **fibrose**) ou quando há desigualdades de ventilação-perfusão
- **Desigualdades de ventilação-perfusão:** distribuição desequilibrada do fluxo sanguíneo e da ventilação
  - Provoca redução na P_{O_2} arterial sistêmica
  - Baixa P_{O_2} local causa vasoconstrição arteriolar pulmonar local, desviando sangue das áreas pouco ventiladas; atenua o efeito prejudicial
  - Baixa P_{CO_2} local produz broncoconstrição local, desviando o ar das áreas mal perfundidas
- **Troca gasosa tecidual:** ocorre difusão efetiva de oxigênio do sangue para as células, difusão efetiva de dióxido de carbono das células para o sangue.

Questão de revisão: Por que a P_{O_2} arterial é maior que a P_{O_2} venosa e por que a P_{CO_2} venosa é maior que a P_{CO_2} arterial? Que evento poderia diminuir a P_{O_2} arterial e aumentar a P_{CO_2} arterial? **(A resposta está disponível no Apêndice A.)**

13.6 Transporte de oxigênio no sangue

A **Tabela 13.8** resume o conteúdo de oxigênio do sangue arterial sistêmico, referido simplesmente como sangue arterial. Cada litro, tipicamente, contém o número de moléculas de oxigênio equivalente a 200 mℓ de oxigênio gasoso puro na pressão atmosférica. O oxigênio está presente em duas formas:

- Dissolvido no plasma e no citosol dos eritrócitos
- Combinado de modo reversível com moléculas de hemoglobina nos eritrócitos.

Conforme previsto pela lei de Henry, a quantidade de oxigênio dissolvido no sangue é diretamente proporcional à P_{O_2} do sangue. Como a solubilidade do oxigênio na água é relativamente baixa, apenas 3 mℓ podem ser dissolvidos em 1 ℓ de sangue na P_{O_2} arterial normal de 100 mmHg. Os outros 197 mℓ de oxigênio em um litro de sangue arterial – mais de 98% do conteúdo

TABELA 13.8	Teor de oxigênio do sangue arterial sistêmico ao nível do mar.

1 ℓ de sangue arterial contém

- 3 mℓ — O_2 dissolvido fisicamente (1,5%)
- 197 mℓ — O_2 ligado à hemoglobina (98,5%)
- Total: 200 mℓ O_2

Débito cardíaco = 5 ℓ/min

O_2 carreado para os tecidos/min = 5 ℓ/min × 200 mℓ O_2/ℓ
= 1.000 mℓ O_2/min

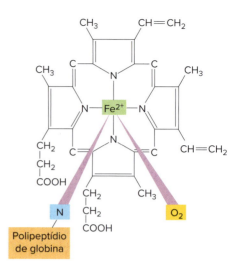

Figura 13.25 Heme em duas dimensões. O oxigênio liga-se ao átomo de ferro (Fe^{2+}). Heme fixa-se a uma cadeia polipeptídica por um átomo de nitrogênio para formar uma subunidade de hemoglobina. Quatro dessas subunidades ligam-se entre si para formar uma única molécula de hemoglobina. Ver a Figura 2.18, que mostra os arranjos das cadeias polipeptídicas que compõem a molécula de hemoglobina.

de oxigênio no litro – são transportados nos eritrócitos, combinados de modo reversível com a hemoglobina.

Cada molécula de **hemoglobina** é uma proteína composta de quatro subunidades ligadas entre si. Cada subunidade consiste em um grupo molecular, conhecido como **heme** e em um polipeptídio fixado ao heme. Os quatro polipeptídios de uma molécula de hemoglobina são coletivamente denominados **globina**. Cada um dos quatro grupos heme em uma molécula de hemoglobina (**Figura 13.25**) contém um átomo de ferro (Fe^{2+}), ao qual se liga o oxigênio molecular. Como cada átomo de ferro mostrado na Figura 13.25 pode ligar-se a uma molécula de oxigênio, uma única molécula de hemoglobina pode ligar-se a quatro moléculas de oxigênio (ver Figura 2.18 para a estrutura quaternária da hemoglobina). Entretanto, por simplicidade, a equação para a reação entre o oxigênio e a hemoglobina é geralmente escrita em termos de uma única subunidade de polipeptídio-heme de uma molécula de hemoglobina:

$$O_2 + Hb \rightleftharpoons HbO_2 \quad (13.8)]$$

A hemoglobina, portanto, pode ocorrer em uma de duas formas – **desoxi-hemoglobina (Hb)** e **oxi-hemoglobina (HbO$_2$)**. Em uma amostra de sangue contendo muitas moléculas de hemoglobina, a fração de toda a hemoglobina na forma de oxi-hemoglobina é expressa como **percentual de saturação da hemoglobina**:

Percentual de saturação da Hb =

$$\frac{O_2 \text{ ligado à Hb}}{\text{Capacidade máxima de ligação da Hb ao } O_2} \times 100 \quad (13.9)$$

Por exemplo, se a quantidade de oxigênio ligado à hemoglobina for 40% da capacidade máxima, a amostra é considerada 40% saturada. O denominador nessa equação é também denominado **capacidade de transporte de oxigênio** do sangue.

Que fatores determinam o percentual de saturação da hemoglobina? Por longa margem, o mais importante é a P_{O_2} do sangue; entretanto, antes de discutir esse assunto, é preciso ressaltar que a *quantidade total* de oxigênio transportado pela hemoglobina no sangue depende não apenas do percentual de saturação da hemoglobina, mas também da quantidade de hemoglobina presente em cada litro de sangue. Uma diminuição significativa da hemoglobina no sangue é chamada de **anemia**. Por exemplo, se o sangue de um indivíduo tiver apenas metade da hemoglobina por litro em comparação com o normal, pode-se deduzir que, em qualquer P_{O_2} e percentual de saturação determinado, o conteúdo de oxigênio do sangue será apenas a metade. A maneira mais comum pela qual o conteúdo de hemoglobina do sangue está diminuído deve-se a um baixo hematócrito – por exemplo, em consequência de perda crônica de sangue e de determinadas deficiências dietéticas, resultando na produção inadequada de eritrócitos na medula óssea.

Qual é o efeito da P_{O_2} sobre a saturação de hemoglobina?

Com base na equação 13.8 e na lei de ação das massas (ver Capítulo 3), é evidente que a elevação da P_{O_2} do sangue deve aumentar a combinação do oxigênio com a hemoglobina. A relação quantitativa entre essas variáveis é mostrada na **Figura 13.26**, que é denominada **curva de dissociação oxigênio-hemoglobina**. (O termo *dissociar* significa "separar" – nesse caso, separar o oxigênio da hemoglobina; essa curva também poderia ser denominada curva de "associação oxigênio-hemoglobina".) A curva é sigmoide, visto que, conforme assinalado anteriormente, cada molécula de hemoglobina contém quatro subunidades. Cada subunidade pode combinar-se com uma molécula de oxigênio, e as reações das quatro subunidades ocorrem de modo sequencial, em que cada combinação facilita a seguinte.

Essa combinação do oxigênio com a hemoglobina é um exemplo de cooperatividade, conforme descrito no Capítulo 3, e é um exemplo clássico do princípio geral de fisiologia segundo o qual os processos fisiológicos são determinados pelas leis da química e da física. A explicação nesse caso é a seguinte: as unidades de globina da desoxi-hemoglobina estão firmemente unidas por ligações eletrostáticas em uma conformação com afinidade relativamente baixa pelo oxigênio. A ligação do oxigênio a uma molécula de heme rompe algumas dessas ligações entre as subunidades de globina, levando a

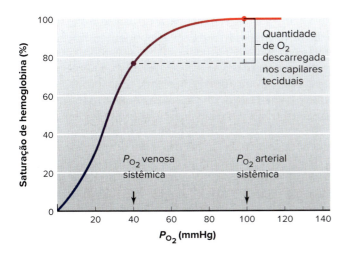

Figura 13.26 Curva de dissociação oxigênio-hemoglobina. Essa curva aplica-se ao sangue a 37°C, com concentração arterial normal de H$^+$. O eixo y também pode ser plotado como conteúdo de oxigênio em mililitros de oxigênio por litro de sangue (normalmente cerca de 200 mℓ/litro quando a hemoglobina está 100% saturada). A diferença entre a saturação de O$_2$ e o conteúdo de O$_2$ no sangue se tornará importante ao discutirmos o envenenamento por monóxido de carbono e a anemia (ver Figura 13.29).

uma mudança de conformação que deixa os sítios remanescentes de ligação do oxigênio mais expostos. Por conseguinte, a ligação de uma molécula de oxigênio à desoxi-hemoglobina aumenta a afinidade dos sítios remanescentes na mesma molécula de hemoglobina, e assim por diante.

A forma da curva de dissociação oxigênio-hemoglobina é extremamente importante para compreensão da troca de oxigênio. A curva tem uma inclinação acentuada nas P_{O_2} de 10 a 60 mmHg e uma parte relativamente plana (ou platô) nas P_{O_2} de 70 a 100 mmHg. Por conseguinte, o grau com que o oxigênio se combina com a hemoglobina aumenta muito rapidamente à medida que a P_{O_2} aumenta de 10 para 60 mmHg, de modo que, em uma P_{O_2} de 60 mmHg, cerca de 90% da hemoglobina total estão combinados com oxigênio. Desse ponto em diante, qualquer elevação adicional da P_{O_2} produzirá apenas um pequeno aumento na ligação do oxigênio.

Esse platô em valores mais elevados da P_{O_2} tem várias implicações importantes. Em muitas situações, incluindo grandes altitudes e presença de doença pulmonar, ocorre uma redução moderada da P_{O_2} alveolar e da P_{O_2} arterial. Mesmo se a P_{O_2} diminuir de seu valor normal de 100 para 60 mmHg, a quantidade total de oxigênio transportado pela hemoglobina diminuiria em apenas 10%, visto que a saturação da hemoglobina ainda estará próxima de 90% em uma P_{O_2} de 60 mmHg. O platô fornece um excelente fator de segurança, de modo que até mesmo uma limitação moderada da função pulmonar ainda possibilita uma saturação significativa da hemoglobina com oxigênio.

O platô também explica por que, em um indivíduo sadio, ao nível do mar, a elevação da P_{O_2} alveolar (e da P_{O_2} arterial) por hiperventilação ou pela respiração de oxigênio a 100% não aumenta de modo apreciável o conteúdo total de oxigênio no sangue. Uma pequena quantidade adicional dissolve-se. Como a hemoglobina já está quase totalmente saturada com oxigênio na P_{O_2} arterial normal de 100 mmHg, ela simplesmente não pode captar mais oxigênio quando a P_{O_2} é aumentada acima desse ponto. Isso só se aplica a indivíduos saudáveis ao nível do mar. Se o indivíduo tiver, inicialmente, uma P_{O_2} arterial baixa, em virtude de doença pulmonar ou permanência em grandes altitudes, haverá, inicialmente, uma grande quantidade de desoxi-hemoglobina no sangue arterial. A elevação da P_{O_2} alveolar e da P_{O_2} arterial resultaria em transporte significativamente maior de oxigênio na hemoglobina.

A parte inclinada da curva, de 60 mmHg descendo para 20 mmHg, é ideal para a liberação de oxigênio nos tecidos – ou seja, para uma pequena redução na P_{O_2} graças à difusão do oxigênio do sangue para as células, uma grande quantidade de oxigênio pode ser descarregada nos capilares dos tecidos periféricos.

Vamos agora refazer nossos passos e reconsiderar o movimento do oxigênio através das várias membranas, incluindo, dessa vez, a hemoglobina em nossa análise. É fundamental reconhecer que o oxigênio ligado à hemoglobina *não* contribui diretamente para a P_{O_2} do sangue; somente o oxigênio dissolvido faz isso. Portanto, a difusão do oxigênio é governada apenas pela parte dissolvida, um fato que nos permitiu ignorar a hemoglobina na discussão dos gradientes de pressão parcial transmembrana. Todavia, a presença da hemoglobina constitui o fator mais importante na determinação da *quantidade total* de oxigênio que se difundirá, conforme ilustrado por um exemplo simples (**Figura 13.27**). Duas soluções separadas por uma membrana semipermeável contêm quantidades iguais de oxigênio. As pressões do gás em ambas as soluções são iguais, e não ocorre nenhuma difusão efetiva de oxigênio. A adição de hemoglobina ao compartimento B perturba esse equilíbrio, visto que grande parte do oxigênio se combina com a hemoglobina. Embora a *quantidade* total de oxigênio no compartimento B ainda seja a mesma, o número de moléculas de oxigênio *dissolvidas* diminuiu. Dessa forma, a P_{O_2} do compartimento B é menor que a do compartimento A, de modo que ocorre difusão efetiva de oxigênio de A para B. No novo estado de equilíbrio, as pressões de oxigênio são mais uma vez iguais, porém quase todo o oxigênio encontra-se no compartimento B e está combinado com a hemoglobina.

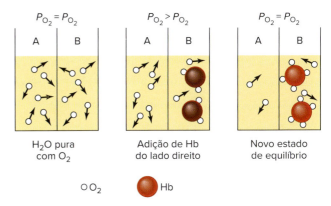

Figura 13.27 Efeito da adição de hemoglobina sobre a distribuição do oxigênio entre dois compartimentos contendo um número fixo de moléculas de oxigênio e separados por uma membrana semipermeável. No novo estado de equilíbrio, os valores da P_{O_2} são mais uma vez iguais entre si, porém menores que antes da adição da hemoglobina. Todavia, o oxigênio total – em outras palavras, o oxigênio dissolvido somado àquele combinado com a hemoglobina – é agora muito maior no lado direito da membrana.

Vamos aplicar, agora, essa análise aos capilares dos pulmões e dos tecidos (**Figura 13.28**). O plasma e os eritrócitos que entram nos pulmões têm P_{O_2} de 40 mmHg. Como podemos verificar na Figura 13.26, a saturação da hemoglobina nessa P_{O_2} é de 75%. A P_{O_2} alveolar – 105 mmHg – é mais alta que a do sangue e, dessa maneira, o oxigênio difunde-se dos alvéolos para o plasma. Isso aumenta a P_{O_2} do plasma e induz a difusão de oxigênio para dentro dos eritrócitos, elevando a P_{O_2} eritrocitária e produzindo um aumento na combinação de oxigênio com a hemoglobina. A maior parte do oxigênio que sofre difusão dos alvéolos para o sangue não permanece dissolvida, mas combina-se com a hemoglobina. Por conseguinte, a P_{O_2} do sangue normalmente permanece abaixo da P_{O_2} alveolar até que a hemoglobina alcance uma saturação de praticamente 100%. Isso mantém o gradiente de difusão do movimento de oxigênio para o sangue durante a transferência muito grande de oxigênio.

Nos capilares teciduais, o processo é inverso. Como as mitocôndrias de todas as células estão utilizando oxigênio, a P_{O_2} celular é menor que a P_{O_2} do líquido intersticial circundante. Portanto, o oxigênio está continuamente difundindo-se para dentro das células. Isso faz que a P_{O_2} do líquido intersticial seja sempre menor que a P_{O_2} do sangue fluindo através dos capilares teciduais, de modo que ocorre difusão efetiva de oxigênio a partir do plasma dentro dos capilares para o interior do líquido intersticial. Como resultado, a P_{O_2} do plasma torna-se menor que a P_{O_2} dos eritrócitos, e o oxigênio sofre difusão dos eritrócitos para o plasma. A diminuição da P_{O_2} dos eritrócitos provoca dissociação do oxigênio a partir da hemoglobina, com consequente liberação de oxigênio, o qual, então, se difunde para fora dos eritrócitos. O resultado final é a transferência, exclusivamente por difusão, de grandes quantidades de oxigênio da hemoglobina para o plasma, em seguida para o líquido intersticial e, finalmente, para as mitocôndrias das células teciduais.

Na maioria dos tecidos, em condições de repouso, a saturação da hemoglobina ainda é de 75% quando o sangue deixa os capilares teciduais. Esse fato está na base de um mecanismo local importante por meio do qual as células podem obter mais oxigênio toda vez que aumentam suas atividades. Por exemplo, um músculo exercitando-se consome mais oxigênio, reduzindo, assim, sua P_{O_2} intracelular e intersticial. Isso aumenta o gradiente de P_{O_2} do sangue para a célula. Em consequência, a taxa de difusão do oxigênio do sangue para as células aumenta. Por sua vez, a consequente redução da P_{O_2} dos eritrócitos provoca uma dissociação adicional entre a hemoglobina e o oxigênio. Dessa maneira, a extração de oxigênio a partir do sangue em um músculo em exercício é muito maior que o valor habitual de 25%. Além disso, um aumento do fluxo sanguíneo para os músculos, denominado hiperemia ativa (ver Capítulo 12), contribui muito para o aumento do suprimento de oxigênio.

Efeitos de outros fatores sobre a saturação da hemoglobina e a capacidade de transporte de oxigênio

Em qualquer P_{O_2} determinada, outros fatores também influenciam o grau de saturação da hemoglobina. Antes de prosseguirmos, é fundamental explicar a diferença entre a saturação de hemoglobina e a quantidade de O_2 realmente transportada para o tecido pelo sangue (capacidade de transporte de oxigênio previamente definida na equação 13.9). A **saturação da hemoglobina** é a porcentagem de hemoglobina que tem O_2 ou qualquer outro gás ligado à sua porção de ferro (ver Figura 13.25), independentemente da concentração de hemácias (hematócrito) no sangue. Se o hematócrito estiver diminuído como na anemia, a hemoglobina pode estar 100% saturada com O_2, mas a capacidade de transporte de oxigênio do sangue estará diminuída. Como você verá

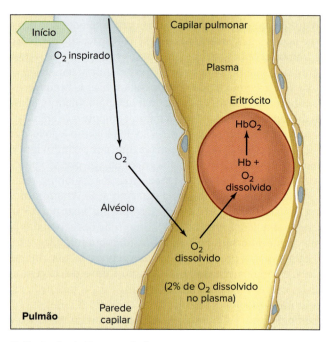

A. Captação de O_2 nos pulmões

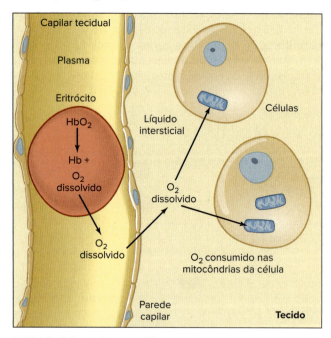

B. Distribuição de O_2 aos tecidos

Figura 13.28 Movimento do oxigênio nos pulmões e nos tecidos. O movimento do ar inspirado para o interior dos alvéolos ocorre por fluxo de massa; todos os movimentos através das membranas ocorrem por difusão.

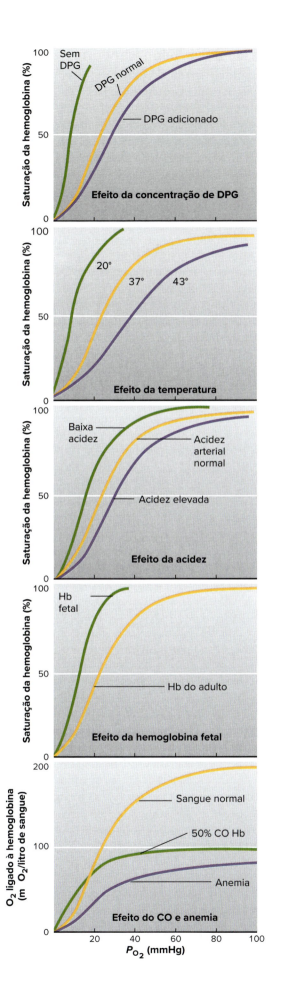

a seguir, esse é o motivo fundamental de que é preciso estar ciente do eixo y da curva de dissociação oxigênio-hemoglobina (ver Figura 13.26).

Os fatores que influenciam a saturação de hemoglobina incluem a P_{CO_2} do sangue, a concentração de H^+, a temperatura, a concentração de uma substância produzida pelos eritrócitos, denominada **2,3-difosfoglicerato (DPG)** (também conhecida como bifosfoglicerato [BPG]) e a presença de um tipo especial de hemoglobina, geralmente encontrada apenas no sangue fetal. Conforme ilustrado na **Figura 13.29**, um aumento na concentração de DPG, na temperatura e na acidez provoca um desvio da curva de dissociação para a direita. Isso significa que, em qualquer P_{O_2} determinada, a hemoglobina tem menos afinidade pelo oxigênio. Por outro lado, uma diminuição na concentração de DPG, na temperatura ou na acidez provoca um desvio da curva de dissociação para a esquerda, de modo que, em qualquer P_{O_2} determinada, a hemoglobina apresenta maior afinidade pelo oxigênio.

2,3-Difosfoglicerato (DPG)

O DPG, que é produzido durante a glicólise, liga-se de modo reversível à hemoglobina, fazendo que ela tenha, alostericamente, uma afinidade menor pelo oxigênio (ver Figura 13.29). Os eritrócitos não têm mitocôndrias, por isso dependem exclusivamente da glicólise. Como consequência, os eritrócitos contêm grandes quantidades de DPG, que está presente apenas em quantidades muito pequenas nas células com mitocôndrias. O resultado final é que, sempre que houver aumento nas concentrações de DPG, haverá um aumento no descarregamento de oxigênio a partir da hemoglobina à medida que o sangue flui pelos tecidos. Esse aumento na concentração de DPG é

Figura 13.29 Efeitos da concentração de DPG, da temperatura, da acidez, da presença de hemoglobina fetal e monóxido de carbono, e da anemia sobre a relação entre P_{O_2} e a saturação de hemoglobina ou conteúdo de O_2. A temperatura do sangue normal, é claro, nunca diverge de 37°C tanto quanto mostrado na figura, mas o princípio continua o mesmo quando as alterações estão dentro da faixa fisiológica. Uma acidez elevada e uma baixa acidez podem ser causadas por P_{CO_2} elevada e P_{CO_2} baixa, respectivamente. A hemoglobina fetal tem uma maior afinidade pelo oxigênio do que a hemoglobina do adulto, permitindo um conteúdo adequado de oxigênio a partir da difusão de oxigênio do sangue materno para o fetal na placenta. O monóxido de carbono ocupa sítios de ligação de O_2 na molécula de hemoglobina e reduz a capacidade de transporte de oxigênio do sangue (observe a mudança na legenda do eixo y), bem como desloca a curva para a esquerda. A anemia é uma redução na concentração de hemoglobina no sangue. Fonte: Adaptada de Levitsky, M.G., *Pulmonary Physiology*, 7th Edition, McGraw Hill Medical, New York, 2007.

APLICAÇÃO DO CONCEITO

- Como você trataria o envenenamento por monóxido de carbono? Relembre a equação 13.8 e perceba que o CO pode ser deslocado da ligação da hemoglobina se a concentração de O_2 dissolvido (P_{O_2}) for aumentada o suficiente – ou seja, CO e O_2 competem pelos mesmos sítios de ligação na hemoglobina, embora o CO tenha uma afinidade 210 vezes maior.

A resposta está disponível no Apêndice A.

518 Vander | Fisiologia Humana

desencadeado por uma variedade de condições associadas a um suprimento inadequado de oxigênio aos tecidos e ajuda a manter o fornecimento de oxigênio. Por exemplo, a elevação na concentração de DPG é importante durante a exposição do indivíduo a grandes altitudes, quando a P_{O_2} do sangue está diminuída, visto que o DPG aumenta a liberação do oxigênio nos capilares teciduais.

P_{CO_2}, H$^+$ e temperatura

Os efeitos do aumento da P_{CO_2}, da concentração de H$^+$ e da temperatura são continuamente exercidos sobre o sangue nos capilares teciduais, visto que cada um desses fatores é maior no sangue dos capilares teciduais que no sangue arterial. A P_{CO_2} é aumentada devido à entrada de CO_2 no sangue proveniente dos tecidos. Por motivos que serão descritos mais adiante, a concentração de H$^+$ é elevada em virtude do aumento da P_{CO_2} e da liberação de ácidos produzidos metabolicamente, como o ácido láctico. A temperatura é elevada por conta do calor produzido pelo metabolismo tecidual. A hemoglobina exposta a essa elevação da P_{CO_2} do sangue, da concentração de H$^+$ e da temperatura, à medida que ela passa através dos capilares teciduais, tem uma afinidade diminuída pelo oxigênio. Portanto, a hemoglobina libera ainda mais oxigênio do que o faria se a P_{O_2} capilar tecidual diminuída fosse um único fator atuante.

Quanto mais metabolicamente ativo for um tecido, maior a sua P_{CO_2}, concentração de H$^+$ e temperatura. Em qualquer P_{O_2} determinada, isso provoca a liberação de mais oxigênio pela hemoglobina durante a sua passagem pelos capilares teciduais, fornecendo uma quantidade adicional de oxigênio às células mais ativas. Por conseguinte, existe aqui outro mecanismo local que aumenta o suprimento de oxigênio aos tecidos com atividade metabólica aumentada.

Qual é o mecanismo pelo qual esses fatores influenciam a afinidade da hemoglobina pelo oxigênio? O CO_2 e o H$^+$ o fazem por meio de sua combinação com a parte globina da hemoglobina e pela alteração na conformação da molécula de hemoglobina. Portanto, esses efeitos são uma forma de modulação alostérica (ver Capítulo 3). A elevação da temperatura também diminui a afinidade da hemoglobina pelo oxigênio por meio de uma alteração na sua conformação.

Hemoglobina fetal

O feto conta com uma forma singular de hemoglobina, denominada **hemoglobina fetal** (ver Figura 13.29). A hemoglobina fetal contém subunidades codificadas por genes diferentes dos expressos na vida pós-natal. Essas subunidades alteram o formato da proteína final e resultam em uma molécula de hemoglobina que apresenta maior afinidade pelo oxigênio do que a hemoglobina do adulto. Ou seja, a hemoglobina fetal liga uma quantidade consideravelmente maior de oxigênio do que a hemoglobina do adulto em qualquer P_{O_2} determinada. Isso possibilita um aumento da captação de oxigênio através da barreira de difusão da placenta. Assim, embora a P_{O_2} arterial do feto seja muito mais baixa que a do recém-nascido que respira ar, a hemoglobina fetal possibilita uma captação adequada de oxigênio na placenta para suprir o feto em desenvolvimento.

Monóxido de carbono e anemia

O **monóxido de carbono (CO)** é um gás incolor e inodoro produzido em pequenas quantidades por determinadas células do corpo e acredita-se que tenha funções fisiologicamente importantes, inclusive servindo como uma molécula de sinalização no sistema nervoso (ver Tabela 6.6). Em concentrações mais altas, no entanto, o CO é tóxico. O CO também é um produto da combustão incompleta de hidrocarbonetos, como a gasolina. A inalação de CO é uma causa comum de doença e morte devido a envenenamento, tanto intencional quanto acidental. Sua característica fisiopatológica mais notável é a afinidade extremamente alta – 210 vezes a do oxigênio – pelos sítios de ligação do oxigênio na hemoglobina. Por essa razão, ele reduz a quantidade de O_2 que se combina com a hemoglobina nos capilares pulmonares por competir por esses sítios. No exemplo mostrado na Figura 13.29, 50% dos sítios de ligação de O_2 são ocupados por CO; é por isso que o platô da curva é metade do valor encontrado no sangue normal. Observe que o eixo y no painel inferior da Figura 13.29 é expresso como O_2 ligado à hemoglobina em mℓ de O_2 por litro de sangue, em vez de porcentagem de saturação de hemoglobina. Isso ocorre porque todos os sítios de ligação de O_2 estão ocupados – alguns com O_2 e outros com CO, dependendo da quantidade de CO inalado.

O CO exerce um segundo efeito deletério. Ao se ligar à hemoglobina, ele altera as estruturas terciárias e quaternárias da molécula de hemoglobina, de modo que a facilitação usual entre as subunidades descrita anteriormente não ocorre mais. A forma sigmoide típica da curva de dissociação oxigênio-hemoglobina é perdida (ver Figura 13.29). Além disso, a mudança de forma na hemoglobina resulta em ligação mais forte de O_2, resultando em um deslocamento da curva para a esquerda do normal. Essa mudança na afinidade da hemoglobina pelo oxigênio diminui o descarregamento do oxigênio da hemoglobina nos tecidos. Como veremos, a situação é piorada porque os indivíduos que sofrem de envenenamento por CO normalmente não apresentam aumento reflexo na ventilação minuto (porque a P_{O_2} no seu sangue é normal, a menos que a função cerebral esteja significativamente prejudicada).

Conforme descrito na Seção 13.6, a anemia é uma diminuição significativa na concentração de hemoglobina no sangue, que é tipicamente devida a uma diminuição na concentração de hemácias (i. e., o hematócrito) no sangue. Conforme mostrado na Figura 13.29, a redução da quantidade de hemoglobina não altera as suas características de ligação, portanto, o formato da curva não é alterado. Por isso, a anemia, geralmente, não é uma emergência tão séria quanto o envenenamento por CO, uma vez que a liberação de O_2 nos tecidos por cada molécula de hemoglobina não é afetada. No entanto, uma vez que a capacidade de transporte de oxigênio do sangue é reduzida, a quantidade total de O_2 transportada no sangue para os tecidos é reduzida. Finalmente, o início da anemia é, tipicamente, muito mais lento que o início do envenenamento por CO, de modo que a situação clínica não é uma emergência médica imediata.

Estude e revise 13.6

- **Sangue arterial sistêmico:** tipicamente contém cerca de 200 m ℓ de oxigênio por litro
  - Mais de 98% do oxigênio está ligado à **hemoglobina**
  - O restante está dissolvido (e livre para se difundir nos tecidos)
- **Hemoglobina** (nos **eritrócitos**)
  - Quatro subunidades: cada uma contendo heme e globina
  - **Heme:** contém ferro que se liga ao oxigênio
  - **Globina:** polipeptídio
  - A **desoxi-hemoglobina (Hb)** tem menos oxigênio que a **oxi-hemoglobina (HbO_2):** elas estão em equilíbrio
- **Saturação de oxigênio** da hemoglobina: determinada pela P_{O_2} sanguínea e pelo formato da **curva de dissociação oxigênio-hemoglobina** (curva sigmoide demonstrando ligação cooperativa)
  - Quase 100% saturada na P_{O_2} **arterial sistêmica normal** de 100 mmHg
  - Cerca de 90% saturada na P_{O_2} de 60 mmHg (redução modesta da normal); permite uma captação pulmonar relativamente normal de oxigênio para o sangue; fator de segurança para doença pulmonar leve
  - Cerca de 75% saturada na P_{O_2} **venosa misturada sistêmica normal** de 40 mmHg (apenas 25% do oxigênio se dissociou da hemoglobina e se difundiu para os tecidos)
- **Afinidade do oxigênio** da hemoglobina
  - Diminuída pela ligação a **2,3-difosfoglicerato ([DPG]** é sintetizado pelos eritrócitos); DPG aumenta com suprimento inadequado de oxigênio (ajuda a manter a liberação de oxigênio nos tecidos)
  - Diminuída pelo aumento na P_{CO_2}, na concentração de H^+ (diminuição do pH) e na temperatura; facilita a dissociação (liberação) de oxigênio da hemoglobina nos tecidos
  - Aumentada na **hemoglobina fetal**; permite a captação adequada de O_2 na placenta e entrega para a circulação fetal
  - **Envenenamento por monóxido de carbono** e **anemia:** diminuição da **capacidade de transporte de oxigênio** no sangue
  - Monóxido de carbono: ocupa sítios de ligação de O_2 na hemoglobina
  - Anemia: diminuição na concentração de hemoglobina no sangue (concentração de glóbulos vermelhos [**hematócrito**]) no sangue.

Questão de revisão: Por que é vantajoso que o aumento de DPG, H^+, P_{CO_2} e temperatura diminuam a afinidade da hemoglobina pelo oxigênio e o inverso aumente a afinidade da hemoglobina pelo oxigênio? (A resposta está disponível no Apêndice A.)

13.7 Transporte de dióxido de carbono no sangue

O CO_2 é um produto de degradação que tem toxicidade, em parte porque gera H^+. Grandes alterações na concentração de H^+, se não tamponadas, levariam a alterações significativas no pH, modificando, assim, a estrutura terciária das proteínas, incluindo as enzimas. No indivíduo em repouso, o metabolismo gera cerca de 200 m ℓ de CO_2 por minuto. Quando o sangue arterial flui por meio dos capilares teciduais, esse volume de CO_2 difunde-se dos tecidos para o sangue (**Figura 13.30A**). O CO_2 é muito mais solúvel na água que o oxigênio, de modo que o sangue transporta uma quantidade maior de CO_2 dissolvido que de oxigênio dissolvido. Mesmo assim, apenas cerca de 10% do CO_2 que entra no sangue dissolve-se no plasma e no citosol dos eritrócitos. Para transportar todo o CO_2 produzido nos tecidos para os pulmões, grande parte do CO_2 no sangue precisa ser transportada em outras formas.

Outros 25 a 30% das moléculas de CO_2 que entram no sangue reagem de modo reversível com os grupos amino da hemoglobina, formando a **carbamino-hemoglobina**. Para simplificar, essa reação com a hemoglobina é descrita da seguinte maneira

$$CO_2 + Hb \rightleftharpoons HbCO_2 \tag{13.10}$$

Essa reação é auxiliada pelo fato de que a desoxi-hemoglobina, formada à medida que o sangue flui pelos capilares teciduais, tem maior afinidade pelo CO_2 do que a oxi-hemoglobina.

Os restantes 60 a 65% das moléculas de CO_2 que entram no sangue a partir dos tecidos são convertidos em HCO_3^-:

$$CO_2 + H_2O \underset{}{\overset{\text{anidrase carbônica}}{\rightleftharpoons}} \underset{\text{ácido carbônico}}{H_2CO_3} \rightleftharpoons \underset{\text{bicarbonato}}{HCO_3^-} + H^+ \tag{13.11}$$

A primeira reação na equação 13.11 é limitadora de velocidade e muito lenta, exceto se catalisada em ambas as direções pela enzima **anidrase carbônica**. Essa enzima está presente nos eritrócitos, mas não no plasma, de modo que essa reação ocorre principalmente nos eritrócitos. Em contrapartida, o ácido carbônico dissocia-se muito rapidamente em HCO_3^- e H^+, sem qualquer assistência enzimática. Uma vez formado, a maior parte do HCO_3^- deixa os eritrócitos e entra no plasma por meio de um transportador que troca um HCO_3^- por um íon cloreto (constituindo a denominada "troca de cloreto", que mantém a eletroneutralidade). O HCO_3^- que deixa os eritrócitos favorece o equilíbrio, para a direita, da reação apresentada na equação 13.11.

As reações mostradas na equação 13.11 também explicam por que, conforme mencionado anteriormente, a concentração de H^+ no sangue dos capilares teciduais e no sangue venoso sistêmico é mais alta que a do sangue arterial e aumenta à medida que a atividade metabólica aumenta. O destino desse H^+ será discutido na próxima seção.

Como o CO_2 segue esses vários destinos no sangue, é habitual somar as quantidades de CO_2 dissolvido, o HCO_3^- e o CO_2 na carbamino-hemoglobina para chegar ao **CO_2 total no sangue**, que é medido como um componente dos exames de bioquímica de sangue de rotina.

Os eventos opostos ocorrem quando o sangue venoso sistêmico flui pelos capilares pulmonares (**Figura 13.30B**). Como a P_{CO_2} do sangue é mais alta que a P_{CO_2} alveolar, ocorre uma difusão efetiva de CO_2 do sangue para dentro dos alvéolos. Essa perda de CO_2 a partir do sangue diminui a P_{CO_2} sanguínea e impulsiona as reações das equações 13.10 e 13.11 para a esquerda. O HCO_3^- e o H^+ combinam-se para produzir H_2CO_3 que, em seguida, dissocia-se em CO_2 e H_2O; de modo semelhante, $HbCO_2$ gera Hb e CO_2 livre. Em condições normais,

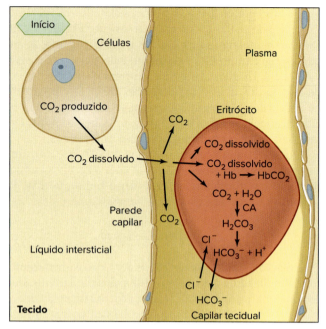
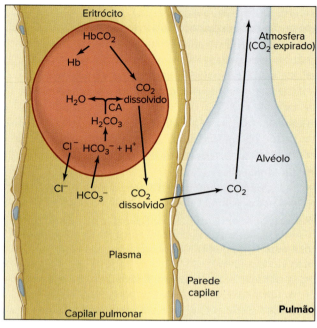

A. Captação de CO₂ dos tecidos

B. Fornecimento de CO₂ para os pulmões

Figura 13.30 Resumo do movimento do CO₂. A expiração do CO₂ ocorre por fluxo de massa, enquanto todos os movimentos do CO₂ através das membranas ocorrem por difusão. Cerca de dois terços do CO₂ que entra no sangue, nos tecidos, são finalmente convertidos em HCO_3^- nos eritrócitos, visto que é onde a anidrase carbônica (AC) está localizada, mas a maior parte do HCO_3^- deixa, em seguida, os eritrócitos e entra no plasma em troca de Cl^- (a "troca de cloreto"). Ver Figura 13.31 para saber mais a respeito do destino do H^+ produzido nos eritrócitos.

tão logo o CO₂ seja gerado a partir de HCO_3^- e H^+ e a partir da $HbCO_2$, ele sofre difusão para dentro dos alvéolos. Dessa maneira, o CO₂ que foi entregue para o sangue nos tecidos é, agora, entregue para dentro dos alvéolos, de onde é eliminado durante a expiração.

> **Estude e revise 13.7**
>
> - **Dióxido de carbono:** difusão efetiva dos tecidos para o sangue, cerca de 10% permanece dissolvido no plasma e eritrócitos
>   - 25 a 30% se combina nos eritrócitos com a desoxi-hemoglobina para formar **compostos carbamino**
>   - 60 a 65% se combina nos eritrócitos com água para formar **ácido carbônico** (catalisado pela enzima **anidrase carbônica**)
>   - O ácido carbônico se dissocia para produzir HCO_3^- e H^+
>   - HCO_3^- sai dos eritrócitos para o plasma em troca de íons cloreto
> - **Sangue venoso:** retorna ao lado direito do coração e é bombeado para a circulação pulmonar
>   - A P_{CO_2} sanguínea diminui devido a difusão do dióxido de carbono nos alvéolos; descarrega dióxido de carbono e reduz compostos carbamino e HCO_3^-
>   - A descarga de dióxido de carbono no pulmão é facilitada pela ligação de oxigênio na Hb para formar HbO_2, que tem uma afinidade menor pelo dióxido de carbono do que a Hb.
>
> **Questão de revisão:** *Qual é o caminho percorrido por uma molécula de CO₂ viajando do seu sítio de produção nos tecidos até sua exalação no pulmão?* (**A resposta está disponível no Apêndice A.**)

13.8 Transporte de íons hidrogênio entre os tecidos e os pulmões

À medida que o sangue flui pelos tecidos, uma fração da oxi-hemoglobina perde seu oxigênio, transformando-se em desoxi-hemoglobina, enquanto simultaneamente uma grande quantidade de CO₂ entra no sangue e sofre as reações que produzem HCO_3^- e H^+. O que ocorre com esse H^+?

A desoxi-hemoglobina tem uma afinidade muito maior pelo H^+ do que a oxi-hemoglobina, de modo que ela se liga (tampona) à maior parte do H^+ (**Figura 13.31**). Quando a desoxi-hemoglobina se liga ao H^+, ela é abreviada como HbH.

$$HbO_2 + H^+ \rightleftharpoons HbH + O_2$$

Dessa maneira, apenas uma pequena quantidade do H^+ produzido no sangue permanece livre. Isso explica por que o sangue venoso (pH = 7,36) é apenas ligeiramente mais ácido do que o sangue arterial (pH = 7,40).

À medida que o sangue venoso passa através dos pulmões, essa reação é revertida. A desoxi-hemoglobina é convertida em oxi-hemoglobina e, nesse processo, libera o H^+ que ela capturou nos tecidos. O H^+ reage com o HCO_3^- para produzir ácido carbônico que, sob a influência da anidrase carbônica, dissocia-se para formar CO₂ e água. O CO₂ difunde-se para os alvéolos para ser expirado. Em condições normais, todo o H^+ produzido nos capilares teciduais, a partir da reação do CO₂ e água, recombina-se com o HCO_3^- para formar CO₂ e água nos capilares pulmonares; por conseguinte, nenhum H^+ aparece no sangue *arterial*.

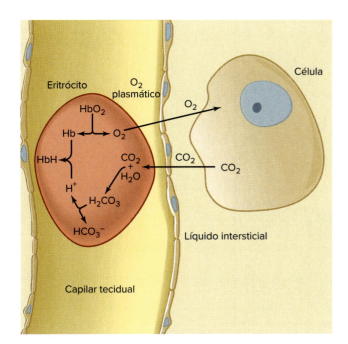

Figura 13.31 Ligação do H^+ pela hemoglobina à medida que o sangue flui pelos capilares teciduais. Essa reação é facilitada porque a desoxi-hemoglobina, que é formada quando o oxigênio se dissocia da hemoglobina, tem maior afinidade pelo H^+ que a oxi-hemoglobina. Por esse motivo, a "Hb" e a "HbH" são ambas abreviaturas para a desoxi-hemoglobina. Para simplificar, a figura não mostra que a ligação do H^+ à HbO_2 aumenta a liberação de oxigênio.

O que ocorreria a um indivíduo que está hipoventilando ou que apresenta uma doença pulmonar que impede a eliminação normal do CO_2? Não apenas ocorreria uma consequente elevação da P_{CO_2} arterial, como também a concentração de H^+ arterial aumentaria. O aumento da concentração arterial de H^+ devido à retenção de CO_2 é denominado *acidose respiratória*. Por outro lado, a hiperventilação diminuiria a P_{CO_2} arterial e a concentração de H^+, produzindo *alcalose respiratória*.

Os fatores que influenciam a ligação do CO_2 e do O_2 pela hemoglobina estão resumidos na **Tabela 13.9**.

TABELA 13.9	Efeitos de vários fatores sobre a hemoglobina.

A afinidade da hemoglobina pelo oxigênio é diminuída por
- Aumento da concentração de H^+
- Aumento da P_{CO_2}
- Aumento da temperatura
- Aumento da concentração de DPG

A afinidade da hemoglobina pelo H^+ e pelo CO_2 é diminuída pelo aumento da P_{O_2} – ou seja, a desoxi-hemoglobina tem maior afinidade pelo H^+ e CO_2 do que a oxi-hemoglobina

Estude e revise 13.8

- H^+ em capilares de tecidos metabolizadores
  - É produzido a partir do dióxido de carbono nos eritrócitos, a partir do ácido carbônico, durante a passagem do sangue pelos capilares teciduais

Estude e revise 13.8 — *continuação*

- Liga-se à desoxi-hemoglobina; formado quando o oxigênio se dissocia da oxi-hemoglobina
- H^+ ligado à desoxi-hemoglobina é liberado nos capilares pulmonares
  - Combina-se com HCO_3^- para produzir dióxido de carbono e água; dióxido de carbono exalado
- **Acidose respiratória:** devida à hipoventilação; resulta na retenção de dióxido de carbono arterial levando ao aumento de H^+
- **Alcalose respiratória:** devida à hiperventilação; resulta em diminuição do dióxido de carbono arterial levando à diminuição de H^+.

Questão de revisão: O que acontece com a concentração sanguínea de H^+ à medida que o sangue flui pelos tecidos e pelos capilares pulmonares? (A resposta está disponível no Apêndice A.)

13.9 Controle da respiração

O controle da respiração em repouso, em altitudes, e durante e após o exercício tem intrigado os fisiologistas durante séculos. Esse controle é um magnífico exemplo de vários princípios gerais de fisiologia, incluindo como a homeostase é essencial para a saúde e a sobrevivência e como as funções fisiológicas são controladas por múltiplos sistemas regulatórios, que frequentemente atuam em oposição.

Geração neural da respiração rítmica

O diafragma e os músculos intercostais são músculos esqueléticos, portanto, não se contraem a não ser que sejam estimulados por neurônios motores. Sendo assim, a respiração depende totalmente da excitação cíclica do diafragma e dos músculos intercostais (músculos respiratórios) por seus neurônios motores. A destruição desses neurônios ou uma desconexão entre a sua origem no tronco encefálico e os músculos respiratórios resultam em paralisia dos músculos respiratórios e morte, a não ser que se possa instituir alguma forma de respiração artificial.

A inspiração é iniciada por uma salva de potenciais de ação nos neurônios motores espinais que inervam os músculos inspiratórios, como o diafragma. Em seguida, os potenciais de ação cessam, os músculos inspiratórios relaxam, e ocorre expiração à medida que os pulmões elásticos se retraem. Em situações como o exercício, quando a contração dos músculos expiratórios facilita a expiração, os neurônios que inervam esses músculos, os quais não estavam ativos durante a inspiração, começam a disparar durante a expiração.

Por meio de qual mecanismo os impulsos dos neurônios que inervam os músculos respiratórios aumentam e diminuem alternadamente? O controle dessa atividade neural reside, principalmente, nos neurônios da medula oblonga, a mesma área do encéfalo que contém os principais centros de controle cardiovascular (durante o restante deste capítulo, nos referiremos à medula oblonga como bulbo). Existem dois componentes anatômicos principais do **centro respiratório bulbar** (**Figura 13.32**). Os neurônios do **grupo respiratório dorsal (GRD)** disparam principalmente durante a inspiração

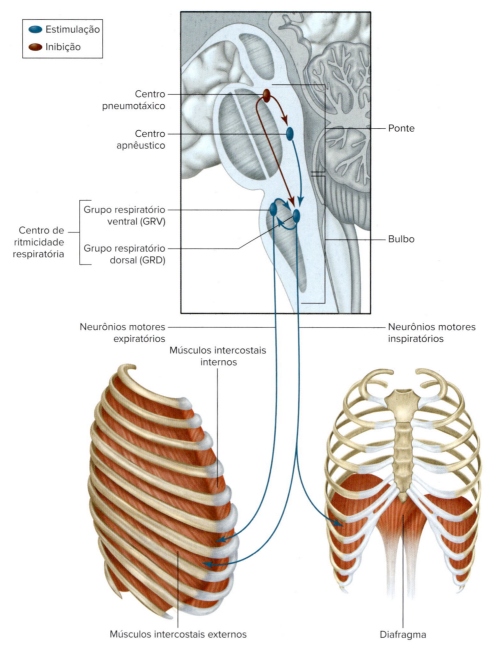

Figura 13.32 Representação simplificada dos centros do tronco encefálico que controlam a frequência respiratória e a profundidade da respiração. Os neurônios motores inspiratórios são impulsionados principalmente pelo GRD, enquanto os neurônios motores expiratórios (ativos primariamente durante a expiração forçada e o exercício vigoroso) são impulsionados principalmente pelo GRV. Observe que o GRD e o GRV inervam um ao outro, possibilitando a inspiração e expiração fásicas. Os centros, na parte superior da ponte, são principalmente responsáveis pelo controle respiratório de ajuste fino.

e têm impulsos aferentes para os neurônios motores espinais que ativam os músculos respiratórios envolvidos na inspiração – o diafragma e os músculos intercostais inspiratórios. O principal músculo inspiratório em repouso é o diafragma, que é inervado pelos nervos frênicos. O **grupo respiratório ventral (GRV)** é o outro complexo principal de neurônios no centro respiratório bulbar. O **gerador de ritmo respiratório** (ou **gerador de padrão central**) localiza-se no **complexo pré-Bötzinger** de neurônios, na parte superior do GRV. Esse gerador de ritmo parece ser composto de células marca-passo e de uma complexa rede neural que, atuando em conjunto, estabelecem a frequência respiratória basal.

O GRV contém neurônios expiratórios que parecem ser mais importantes quando há necessidade de grandes aumentos na ventilação (p. ex., durante uma atividade física extenuante). Durante a expiração ativa, os neurônios motores ativados pelos impulsos expiratórios do GRV provocam contração dos músculos expiratórios. Isso ajuda a mover rapidamente o ar para fora dos pulmões, em vez de depender apenas da expiração passiva que ocorre durante a respiração tranquila.

Durante a respiração tranquila, o gerador de ritmo respiratório ativa os neurônios inspiratórios no GRD, que despolarizam os neurônios motores espinais inspiratórios, causando contração dos músculos inspiratórios. Quando os neurônios motores inspiratórios cessam o seu disparo, os músculos inspiratórios relaxam, possibilitando a expiração passiva. Durante aumentos da respiração, os neurônios motores inspiratórios e expiratórios e os músculos não são ativados ao mesmo tempo, mas funcionam de modo alternado.

Os neurônios medulares inspiratórios recebem uma rica aferência sináptica vinda de neurônios em várias áreas da ponte, a parte do tronco encefálico localizada imediatamente acima do bulbo. Essas aferências executam o ajuste fino dos impulsos que partem dos neurônios medulares inspiratórios e podem ajudar a interromper a inspiração ao inibi-los. É provável que uma área da parte inferior da ponte, denominada **centro apnêustico**, seja a principal origem desse impulso eferente, enquanto uma área da parte superior da ponte, denominada **centro pneumotáxico**, modula a atividade do centro apnêustico (ver Figura 13.32). O centro pneumotáxico, também conhecido como **grupo respiratório pontino**, ajuda a suavizar a transição entre a inspiração e a expiração, principalmente com impulsos aferentes vindos de receptores pulmonares que fornecem informações sobre o grau de insuflação do pulmão. Os nervos respiratórios no bulbo e na ponte também recebem impulsos aferentes sinápticos vindos dos centros superiores do encéfalo, de modo que o padrão da respiração é controlado voluntariamente durante a fala, o mergulho e até mesmo com as emoções e a dor.

Outro sinal de corte para a inspiração provém dos **receptores de estiramento pulmonar**, que estão localizados na camada de músculo liso das vias respiratórias e são ativados por uma grande insuflação pulmonar. Os potenciais de ação nas fibras nervosas aferentes, dos receptores de estiramento, viajam ao encéfalo e inibem a atividade dos neurônios medulares inspiratórios. Esse é o denominado **reflexo de Hering-Breuer**. Isso possibilita a retroalimentação dos pulmões para terminar a inspiração ao inibir os nervos inspiratórios no GRD. Entretanto, esse reflexo é importante no estabelecimento do ritmo respiratório apenas em condições de volume corrente muito grande, como no exercício extenuante. Os quimiorreceptores arteriais descritos em seguida também têm aferência importante para os centros de controle respiratório, de modo que a frequência respiratória e a profundidade da respiração possam ser aumentadas quando os níveis de oxigênio arterial diminuem ou quando as concentrações arteriais de CO_2 ou de H^+ aumentam.

Um aspecto final acerca dos neurônios medulares inspiratórios é o fato de que eles são muito sensíveis à inibição por sedativos-hipnóticos (como barbitúricos) e opiáceos (como morfina, heroína e fentanila). O abuso de opiáceos tornou-se um importante problema de saúde pública, particularmente na população adulta jovem nos EUA. A morte por superdosagem dessas substâncias, geralmente, ocorre diretamente devido à interrupção da respiração.

Controle da ventilação por P_{O_2}, P_{CO_2} e concentração de H^+

A frequência respiratória e o volume corrente não são fixos, mas podem aumentar ou diminuir ao longo de uma ampla faixa. Para simplificar, descreveremos o controle da ventilação sem discutir se a frequência ou a profundidade fazem a maior contribuição para a alteração.

Existem muitos impulsos aferentes para os neurônios medulares inspiratórios, porém os mais importantes para o controle automático da ventilação em repouso provêm de quimiorreceptores periféricos (arteriais) e quimiorreceptores centrais.

Os **quimiorreceptores periféricos**, localizados na parte alta do pescoço, na bifurcação das artérias carótidas comuns, e no tórax, sobre o arco da aorta (**Figura 13.33**) são denominados **glomos carotídeos** e **glomos aórticos**, respectivamente. Em ambas as localizações, eles estão bastante próximos, mas distintos, dos barorreceptores arteriais, e estão em íntimo contato com o sangue arterial. Os glomos carotídeos, em particular, estão localizados de maneira estratégica

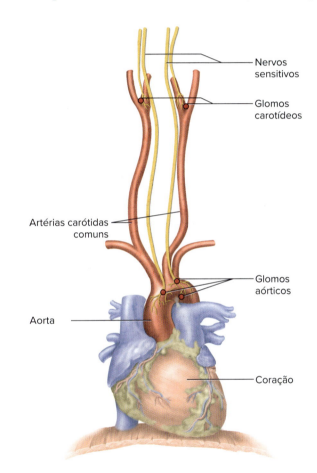

Figura 13.33 Localização dos glomos carotídeos e aórticos. Observe que cada glomo carotídeo está bem próximo de um seio carotídeo, o principal barorreceptor arterial (ver Figura 12.53). Ambas as bifurcações carótidas comuns direita e esquerda contêm um seio carotídeo e um glomo carotídeo.

APLICAÇÃO DO CONCEITO

- Várias décadas atrás, a remoção dos glomos carotídeos foi testada como tratamento para asma. Pensava-se que reduziria a falta de ar e a hiper-reatividade das vias respiratórias. Qual seria o efeito da remoção bilateral do glomo carotídeo em alguém que fizesse uma viagem ao topo de uma montanha (uma altitude de 3 mil metros)? (*Dica:* consulte, adiante, a Tabela 13.11.)

A resposta está disponível no Apêndice A.

TABELA 13.10	Principais estímulos para os quimiorreceptores centrais e periféricos.
Os quimiorreceptores periféricos – glomos carotídeos e glomos aórticos – respondem a alterações no sangue arterial. Eles são estimulados por • P_{O_2} significativamente diminuída (hipoxia) • Aumento da concentração de H^+ (acidose metabólica) • Aumento da P_{CO_2} (acidose respiratória)	
Os quimiorreceptores centrais – localizados no bulbo – respondem a mudanças no *líquido extracelular encefálico*. Eles são estimulados pelo aumento da P_{CO_2} por meio de alterações associadas na concentração de H^+ (ver equação 13.11)	

para monitorar o suprimento de oxigênio ao encéfalo. Os quimiorreceptores periféricos são compostos de células receptoras especializadas, estimuladas, principalmente, por uma redução da P_{O_2} arterial e por um aumento na concentração arterial de H^+ (**Tabela 13.10**). Essas células comunicam-se por sinapses com terminações neuronais a partir das quais fibras nervosas aferentes passam para o tronco encefálico. Lá, elas fornecem impulsos sinápticos excitatórios para os neurônios medulares inspiratórios. O impulso aferente do glomo carotídeo é o quimiorreceptor periférico predominante envolvido no controle da respiração.

Os **quimiorreceptores centrais** estão localizados no bulbo e, à semelhança dos quimiorreceptores periféricos, fornecem impulsos sinápticos excitatórios para os neurônios medulares inspiratórios. Eles são estimulados por um aumento na concentração de H^+ do líquido extracelular encefálico. Como veremos adiante, essas alterações resultam principalmente de mudanças na P_{CO_2} do sangue.

Controle pela P_{O_2}

A **Figura 13.34** ilustra um experimento em que indivíduos sadios respiram misturas gasosas com P_{O_2} baixa por vários minutos. O experimento é realizado mantendo-se a P_{CO_2} arterial constante, de modo que possam ser estudados puramente os efeitos da mudança da P_{O_2} apenas. Observa-se um pequeno aumento na ventilação até que a concentração de oxigênio do ar inspirado seja reduzida o suficiente para diminuir a P_{O_2} arterial para 60 mmHg. Além desse ponto, qualquer redução adicional da P_{O_2} arterial provoca um aumento reflexo acentuado na ventilação.

Esse reflexo é mediado pelos quimiorreceptores periféricos (**Figura 13.35**). A P_{O_2} arterial baixa aumenta a frequência de disparo dos receptores, resultando em aumento no número de potenciais de ação que percorrem as fibras nervosas aferentes e estimulam os neurônios medulares inspiratórios. O consequente aumento na ventilação fornece mais oxigênio aos alvéolos e minimiza a diminuição na P_{O_2} alveolar e arterial produzida pela mistura gasosa com P_{O_2} baixa.

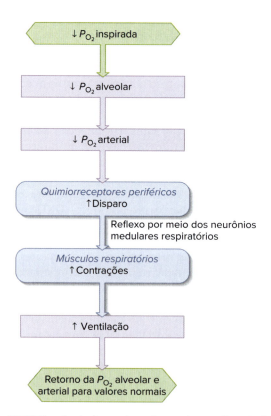

Figura 13.35 Sequência de eventos pelos quais uma P_{O_2} arterial baixa provoca hiperventilação, a qual mantém a P_{O_2} alveolar (portanto, arterial) em um valor mais alto do que deveria ocorrer se a ventilação tivesse permanecido inalterada.

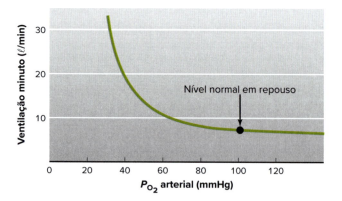

Figura 13.34 O efeito da respiração de diferentes misturas de oxigênio sobre a ventilação. A P_{CO_2} arterial foi mantida em 40 mmHg durante todo o experimento.

> **APLICAÇÃO DO CONCEITO: princípio geral de fisiologia**
>
> ■ Como essa figura ilustra o princípio geral da fisiologia, descrito no Capítulo 1, de que a homeostase é essencial para a saúde e a sobrevivência?
>
> *A resposta está disponível no Apêndice A.*

Pode parecer surpreendente que sejamos insensíveis a reduções menores da P_{O_2} arterial, mas verifique mais uma vez a curva de dissociação oxigênio-hemoglobina (ver Figura 13.26). O transporte total de oxigênio pelo sangue não está, na realidade, muito diminuído até que haja uma redução da P_{O_2} arterial abaixo de cerca de 60 mmHg. Portanto, o aumento da ventilação não resultaria em muito mais oxigênio sendo adicionado ao sangue até que esse ponto seja alcançado.

Para reiterar, os quimiorreceptores periféricos respondem a reduções na P_{O_2} arterial, como ocorre na doença pulmonar ou na exposição a grandes altitudes. Os quimiorreceptores periféricos, todavia, *não* são estimulados em situações nas quais ocorrem reduções modestas no *conteúdo* de oxigênio do sangue, porém sem qualquer alteração da P_{O_2} arterial. Conforme mencionado, a anemia consiste em uma diminuição da quantidade de hemoglobina presente no sangue, sem redução da P_{O_2} arterial, visto que a concentração de oxigênio dissolvido no sangue arterial está normal (consulte novamente a Figura 13.29). Lembre-se de que a P_{O_2} do sangue arterial é determinada principalmente pela capacidade de difusão do oxigênio dos pulmões, enquanto a quantidade total de oxigênio no sangue também depende da quantidade de hemoglobina presente que transporta o oxigênio. A anemia leve a moderada, em que a P_{O_2} arterial está geralmente normal, não ativa, portanto, os quimiorreceptores periféricos, tampouco estimula um aumento da ventilação.

Essa mesma análise é verdadeira quando o conteúdo de oxigênio é moderadamente reduzido pela presença de CO que, conforme descrito anteriormente, diminui a quantidade de oxigênio que se combina com a hemoglobina por meio de competição com esses sítios (ver Figura 13.29). Como o CO não afeta a quantidade de oxigênio que pode se dissolver no sangue e nem altera a capacidade de difusão do oxigênio dos pulmões, a P_{O_2} arterial não é alterada, não ocorrendo aumento nos impulsos dos quimiorreceptores periféricos ou na ventilação.

Controle pela P_{CO_2}

A **Figura 13.36** ilustra um experimento em que indivíduos respiram ar com quantidades variáveis de dióxido de carbono adicionadas. A presença de dióxido de carbono no ar inspirado provoca uma elevação na P_{CO_2} alveolar, e, por conseguinte, o gradiente de difusão para o CO_2 é revertido em relação à situação normal. Isso resulta em uma captação efetiva de CO_2 do ar alveolar e na elevação da P_{CO_2} arterial. Observe que até mesmo um aumento muito pequeno da P_{CO_2} arterial provoca um acentuado aumento reflexo na ventilação. Experimentos como esse documentaram que os mecanismos reflexos que controlam a ventilação impedem pequenos aumentos na P_{CO_2} arterial em grau muito maior do que previnem diminuições equivalentes na P_{O_2} arterial.

Naturalmente, não costumamos respirar em bolsas de gás contendo CO_2. Algumas doenças pulmonares, como o enfisema, podem causar retenção de CO_2 no corpo, resultando em um aumento na P_{CO_2} arterial, que estimula a ventilação. Isso promove a eliminação do CO_2. Por outro lado, se a P_{CO_2} arterial diminuir abaixo dos níveis normais por algum motivo, isso remove parte do estímulo para a ventilação. Isso diminui a ventilação e possibilita o acúmulo de CO_2 produzido metabolicamente, de modo que a P_{CO_2} retorna aos valores normais. Dessa maneira, a P_{CO_2} arterial é estabilizada próximo ao valor normal de 40 mmHg.

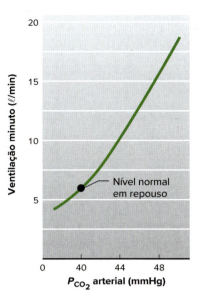

Figura 13.36 Efeitos do aumento da P_{CO_2} arterial sobre a respiração por meio da adição de CO_2 ao ar inspirado.

A capacidade de alterações na P_{CO_2} arterial, para controlar a ventilação de modo reflexo, se deve, em grande parte, a alterações associadas na concentração de H^+ (ver equação 13.11). Conforme resumido na **Figura 13.37**, os quimiorreceptores, tanto periféricos quanto centrais, iniciam as vias que medeiam esses reflexos. Os quimiorreceptores periféricos são estimulados pela concentração aumentada de H^+ arterial em consequência da elevação da P_{CO_2}. Ao mesmo tempo, como o CO_2 sofre rápida difusão através das membranas que separam o sangue capilar do líquido intersticial cerebral, o aumento na P_{CO_2} arterial causa uma rápida elevação da P_{CO_2} do líquido extracelular cerebral. Esse aumento da P_{CO_2} eleva a concentração de H^+ do líquido extracelular cerebral, o que estimula os quimiorreceptores centrais. Os impulsos provenientes dos quimiorreceptores, tanto periféricos quanto centrais, estimulam os neurônios medulares inspiratórios a aumentar a ventilação. O resultado final consiste no retorno da P_{CO_2} e da concentração de H^+ arterial e do líquido extracelular cerebral para seus valores normais. Dos dois conjuntos de receptores envolvidos nessa resposta reflexa à P_{CO_2} elevada, os quimiorreceptores centrais são os mais importantes, sendo responsáveis por cerca de 70% do aumento da ventilação.

Além disso, convém assinalar que os efeitos do aumento da P_{CO_2} e da diminuição da P_{O_2} não existem apenas como impulsos independentes para o bulbo, mas também potencializam os efeitos um do outro. A resposta ventilatória aguda a uma combinação de P_{O_2} baixa e P_{CO_2} elevada é consideravelmente maior que a soma das respostas individuais.

Ao longo de toda esta seção, descrevemos os efeitos estimulatórios do CO_2 sobre a ventilação por meio de impulsos reflexos para o bulbo; entretanto, níveis muito elevados de CO_2 *inibem*, na realidade, a ventilação e podem ser letais. Isso se deve ao fato de que essas concentrações de CO_2 atuam diretamente sobre o bulbo, inibindo os neurônios respiratórios por um efeito semelhante ao da anestesia. Outros sintomas causados por uma P_{CO_2} do sangue muito elevada incluem cefaleias intensas, inquietação e embotamento ou perda da consciência.

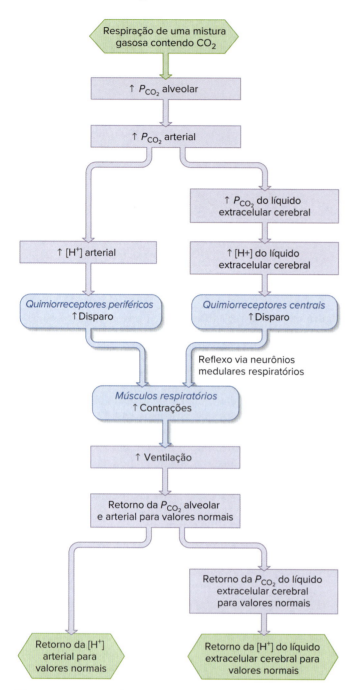

Figura 13.37 Vias pelas quais o aumento da P_{CO_2} arterial estimula a ventilação. Observe que os quimiorreceptores periféricos são estimulados por um *aumento* na concentração de H^+, enquanto são também estimulados por uma *diminuição* na P_{O_2} (ver Figura 13.35).

Controle por mudanças na concentração arterial de H+ que não são devidas a alterações no dióxido de carbono

Vimos que a retenção ou a eliminação excessiva de CO_2 provoca acidose respiratória e alcalose respiratória, respectivamente. Entretanto, existem muitas situações normais e patológicas em que uma mudança na concentração arterial de H^+ é devida a alguma outra causa além de uma alteração primária na P_{CO_2}. Essa condição é denominada **acidose metabólica** quando a concentração de H^+ está elevada e **alcalose**

metabólica quando está diminuída. Nesses casos, os quimiorreceptores periféricos fornecem os principais impulsos aferentes ao encéfalo para alterar a ventilação.

Por exemplo, a adição de ácido láctico ao sangue, como a que ocorre no exercício extenuante, provoca hiperventilação quase inteiramente pela estimulação dos quimiorreceptores periféricos (**Figura 13.38** e **Figura 13.39**). Os quimiorreceptores centrais são apenas minimamente estimulados nesse

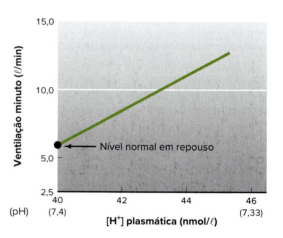

Figura 13.38 Alterações na ventilação em resposta a uma elevação na concentração plasmática de H^+ produzido pela administração de ácido láctico. Fonte: Adaptada de Lamberstein, C.J., in Bard, P. (ed.), *Medical Physiological Psychology*, 11th ed. St. Louis, MO: Mosby, 1961.

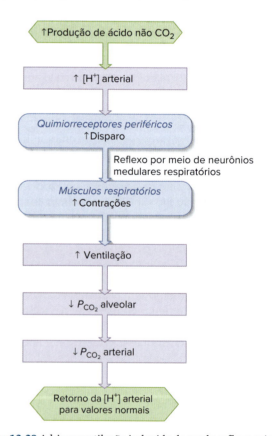

Figura 13.39 A hiperventilação induzida de modo reflexo minimiza a alteração na concentração arterial de H^+ quando o corpo produz ácidos em excesso. Observe que, nessas condições, a P_{CO_2} arterial é reduzida de modo reflexo abaixo de seu valor normal.

caso, visto que a concentração de H⁺ no encéfalo só está aumentada em pequeno grau, ao menos no início, pelo H⁺ produzido a partir do ácido láctico. Isso se deve ao fato de que o H⁺ penetra muito lentamente na barreira sangue-encéfalo. Por outro lado, conforme descrito anteriormente, o CO_2 penetra facilmente na barreira sangue-encéfalo e altera a concentração cerebral de H⁺.

A recíproca da situação anterior também é verdadeira: quando a concentração arterial de H⁺ é reduzida por quaisquer meios que não sejam por uma redução na P_{CO_2} (p. ex., em consequência da perda de H⁺ pelo estômago durante o vômito), a ventilação é suprimida de modo reflexo, em virtude da diminuição dos impulsos eferentes dos quimiorreceptores periféricos.

O valor adaptativo desses reflexos na regulação da concentração arterial de H⁺ é mostrado na Figura 13.39. O aumento da ventilação induzido por uma acidose metabólica diminui a P_{CO_2} arterial, o que provoca uma diminuição da concentração arterial de H⁺ de volta a seus valores normais. De modo semelhante, a hipoventilação induzida por uma alcalose metabólica resulta em um aumento na P_{CO_2} arterial e, consequentemente, na restauração da concentração de H⁺ para valores normais.

Observe que, quando uma alteração na concentração arterial de H⁺, por causa de algum ácido não relacionado com o CO_2, influencia a ventilação por meio dos quimiorreceptores periféricos, a P_{CO_2} é deslocada de seu valor normal. Esse é um reflexo que regula a concentração arterial de H⁺ à custa de alterações da P_{CO_2} arterial. A manutenção do H⁺ arterial normal é necessária, visto que quase todas as enzimas do corpo funcionam melhor em pH fisiológico.

A **Figura 13.40** resume o controle da ventilação pela P_{O_2}, pela P_{CO_2} e pela concentração de H⁺.

Controle da ventilação durante o exercício

Durante o exercício, a ventilação alveolar pode aumentar em até 20 vezes. Com base nas nossas três variáveis – P_{O_2}, P_{CO_2} e concentração de H⁺ –, pode parecer fácil explicar o mecanismo que induz esse aumento da ventilação; entretanto, esse não é o caso, e os principais estímulos para a ventilação durante o exercício, pelo menos o exercício de intensidade moderada, permanecem incertos.

Aumento da P_{CO_2} como estímulo?

Pareceria lógico que, à medida que os músculos em exercício produzem mais CO_2, haveria um aumento da P_{CO_2} do sangue; entretanto, isso é verdadeiro apenas para o sangue *venoso* sistêmico, não para o *arterial* sistêmico. Por que a P_{CO_2} arterial não aumenta durante o exercício? Lembre-se de dois fatos que foram discutidos na seção sobre as pressões dos gases alveolares:

- A P_{CO_2} alveolar é determinada pela razão entre a produção de CO_2 e a ventilação alveolar
- A P_{CO_2} arterial é determinada pela P_{CO_2} alveolar.

Durante o exercício moderado, a ventilação alveolar aumenta em proporção exata ao aumento da produção de CO_2, de modo

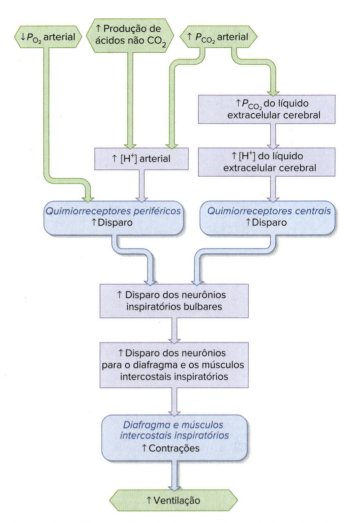

Figura 13.40 Resumo dos principais impulsos químicos aferentes que estimulam a ventilação. Essa é uma combinação das Figuras 13.35, 13.37 e 13.39. Quando a P_{O_2} arterial aumenta ou quando a P_{CO_2} ou a concentração de H⁺ diminui, ocorre diminuição reflexa da ventilação.

que não há nenhuma mudança da P_{CO_2} alveolar e da P_{CO_2} arterial. Na verdade, no exercício muito vigoroso, a ventilação alveolar aumenta relativamente mais do que a produção de CO_2. Em outras palavras, durante o exercício extenuante, o indivíduo pode hiperventilar; assim, a P_{CO_2} alveolar e a P_{CO_2} arterial sistêmica podem, na verdade, diminuir (**Figura 13.41**)!

Diminuição da P_{O_2} como estímulo?

A história é semelhante para o oxigênio. Embora a P_{O_2} venosa sistêmica diminua durante o exercício, devido a um aumento no consumo de oxigênio nos tecidos, a P_{O_2} alveolar, portanto a P_{O_2} arterial sistêmica, geralmente permanecem inalteradas (ver Figura 13.41). Isso ocorre porque o consumo de oxigênio celular e a ventilação alveolar aumentam na proporção exata entre si, pelo menos durante o exercício moderado.

Esta é uma boa ocasião para relembrar um importante aspecto discutido no Capítulo 12. Nos indivíduos sadios, a ventilação não constitui um fator limitante no exercício vigoroso – mas sim o débito cardíaco. Como acabamos de ver, a ventilação pode aumentar o suficiente para manter a P_{O_2} arterial.

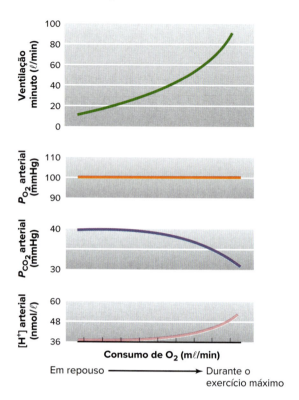

Figura 13.41 Efeito do exercício sobre a ventilação, as pressões dos gases arteriais e a concentração de H⁺. Todas essas variáveis permanecem constantes durante o exercício moderado; qualquer alteração só ocorre durante o exercício vigoroso, quando o indivíduo está, na realidade, hiperventilando (diminuição da P_{CO_2}). Fonte: Adaptada de Comroe, J.H., *Physiology of Respiration*. Chicago, IL: Year Book, 1965.

Aumento da concentração de H⁺ como estímulo?

Como a P_{CO_2} arterial não se modifica durante o exercício moderado e diminui durante o exercício extenuante, não ocorre acúmulo de H⁺ em excesso em consequência do acúmulo de CO_2. Durante o exercício físico extenuante, entretanto, *ocorre um aumento na concentração arterial de H⁺* (ver Figura 13.41), devido à produção e à liberação de ácido láctico no sangue. Essa alteração na concentração de H⁺ é responsável, em parte, pela estimulação da hiperventilação que acompanha o exercício vigoroso.

Outros fatores

Uma variedade de outros fatores estão envolvidos na estimulação da ventilação durante o exercício. Esses fatores incluem:

- Impulsos reflexos partindo dos mecanorreceptores nas articulações e nos músculos
- Elevação na temperatura corporal
- Impulsos aferentes para os neurônios respiratórios por meio de ramos de axônios que descem do encéfalo até neurônios motores que suprem os músculos em exercício (comando central)
- Aumento na concentração plasmática de epinefrina
- Aumento na concentração plasmática de K⁺, em virtude do movimento de K⁺ para fora dos músculos em exercício
- Resposta condicionada (aprendida) mediada por impulsos neurais para os centros respiratórios.

Os fatores 1 e 3 têm mais probabilidade de serem significativos (**Figura 13.42**). Observa-se um aumento abrupto – em questão de segundos – na ventilação no início do exercício e uma diminuição igualmente abrupta ao final; essas alterações ocorrem rápido demais para serem explicadas por uma alteração dos constituintes químicos do sangue ou por uma mudança da temperatura corporal.

A **Figura 13.43** resume os vários fatores que influenciam a ventilação durante o exercício. As oscilações na P_{O_2}, P_{CO_2} ou concentração arterial de H⁺ – apesar dos níveis *médios* inalterados dessas variáveis – podem proporcionar impulsos adicionais para os centros respiratórios.

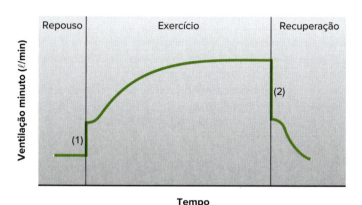

Figura 13.42 Mudanças da ventilação durante o exercício. Observe (1) o aumento abrupto que ocorre no início do exercício e (2) a diminuição igualmente abrupta, porém maior, ao final do exercício.

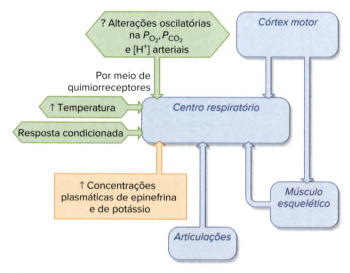

Figura 13.43 Resumo dos fatores que estimulam a ventilação durante o exercício. *Nota:* "?" indica um impulso aferente teórico.

APLICAÇÃO DO CONCEITO

- Foi sugerida a existência de quimiorreceptores na artéria pulmonar. Formule uma hipótese sobre uma possível função para os quimiorreceptores periféricos localizados na artéria pulmonar e sensíveis à P_{O_2} e P_{CO_2} do sangue nesta artéria.

A resposta está disponível no Apêndice A.

Outras respostas ventilatórias

Reflexos protetores

O sistema respiratório é protegido contra materiais irritantes por um grupo de respostas. As mais familiares são os reflexos da tosse e do espirro, que se originam em receptores sensoriais localizados entre as células epiteliais das vias respiratórias. Os receptores para o reflexo do espirro estão localizados no nariz ou na faringe, enquanto os da tosse encontram-se na laringe, na traqueia e nos brônquios. Quando os receptores que iniciam a tosse são estimulados, os neurônios medulares respiratórios causam, de modo reflexo, uma inspiração profunda e uma expiração violenta. Dessa maneira, as partículas e as secreções são removidas das vias respiratórias menores para as maiores, e a aspiração de materiais para dentro dos pulmões também é impedida.

O álcool inibe o reflexo da tosse, o que pode explicar, em parte, a suscetibilidade dos etilistas à sufocação por engasgo e a pneumonia.

Outro exemplo de reflexo protetor é a interrupção imediata da respiração que frequentemente é desencadeada quando são inalados agentes nocivos. O tabagismo crônico pode causar a perda desse reflexo.

Controle voluntário da respiração

Embora tenhamos discutido de modo detalhado a natureza involuntária da maioria dos reflexos respiratórios, o controle voluntário dos movimentos respiratórios é importante. O controle voluntário é realizado por vias descendentes vindas do córtex cerebral para os neurônios motores dos músculos respiratórios. Esse controle voluntário da respiração não pode ser mantido quando os estímulos involuntários, como o aumento da concentração de P_{CO_2} ou de H^+, tornam-se intensos. Um exemplo é a incapacidade de prender a sua respiração por muito tempo.

O oposto da suspensão da respiração – a hiperventilação deliberada – reduz a P_{CO_2} alveolar e arterial e aumenta a P_{O_2}. Infelizmente, os nadadores, algumas vezes, hiperventilam voluntariamente, imediatamente antes do nado submerso, de modo a conseguir prender a respiração por mais tempo. Utilizamos a expressão "infelizmente" porque a P_{CO_2} baixa ainda pode permitir a suspensão da respiração em um momento em que o esforço está diminuindo a P_{O_2} arterial para níveis que podem causar inconsciência e levar ao afogamento.

Além das formas óbvias de controle voluntário, a respiração também precisa ser controlada durante ações complexas como falar, cantar e deglutir.

Reflexos dos receptores J

Nos pulmões, seja nas paredes capilares ou no interstício, existe um grupo de receptores sensoriais denominados **receptores J**. Em condições normais, eles estão dormentes, mas são estimulados por uma elevação na pressão intersticial pulmonar causada pelo acúmulo de líquido no interstício. Esse aumento ocorre durante a congestão vascular causada pela oclusão de um vaso pulmonar (denominada **embolia pulmonar**) ou por insuficiência cardíaca ventricular esquerda (ver Capítulo 12), bem como pelo exercício extenuante em indivíduos sadios. Os principais efeitos do reflexo são respiração rápida (taquipneia) e tosse seca. Além disso, os impulsos neurais dos receptores J dão origem a sensações de pressão no tórax e **dispneia** – a sensação de que a respiração é laboriosa ou difícil.

Estude e revise 13.9

- A respiração depende da excitação cíclica dos músculos inspiratórios pelos nervos do diafragma e dos músculos intercostais
  - Atividade neural desencadeada pelos neurônios inspiratórios bulbares
- **Centro respiratório bulbar** composto por:
  - **Grupo respiratório dorsal:** contém neurônios inspiratórios
  - **Grupo respiratório ventral:** localização do gerador de ritmo respiratório (no **complexo pré-Bötzinger**)
  - **Impulso** para o controle *involuntário* da ventilação: vem de quimiorreceptores periféricos (**glomos carotídeos e aórticos**) e os **quimiorreceptores centrais** (localizados no bulbo)
- **Centros respiratórios pontinos**
  - **Centro apnêustico:** faz o ajuste fino da atividade dos neurônios inspiratórios bulbares e ajuda a terminar a inspiração
  - **Centro pneumotáxico** (também chamado de **grupo respiratório pontino**): modula a atividade do centro apnêustico; ajuda a suavizar as transições entre a inspiração e a expiração
- **Receptores de estiramento pulmonar:** localizados no músculo liso das vias respiratórias
  - Impulsos vindos dos receptores de estiramento diminui os neurônios inspiratórios medulares
  - **Reflexo de Hering-Breuer:** o aumento do volume pulmonar termina a inspiração
- **Reflexos ventilatórios:** respostas fisiológicas a perturbações
  - **Hipoxia** (diminuição da P_{O_2} arterial): a respiração é estimulada pelos quimiorreceptores periféricos (somente quando a diminuição da P_{O_2} é grande)
  - **Hipercapnia** (aumento da P_{CO_2} arterial): a respiração é estimulada por quimiorreceptores periféricos e centrais (mesmo quando o aumento da P_{CO_2} arterial é pequeno). O estímulo para esse reflexo não é a P_{CO_2} aumentada, propriamente dita, mas o aumento concomitante da concentração de H^+ no sangue arterial e no líquido extracelular cerebral
  - A frequência e a profundidade da respiração são aumentadas por um aumento na concentração arterial de H^+ resultante de outras causas além do aumento da P_{CO_2}. A respiração aumenta para restaurar a concentração de H^+ para o normal, por meio da diminuição da P_{CO_2}
  - A frequência e a profundidade da respiração são inibidas por um aumento da P_{O_2} arterial (**hiperóxia**) e por uma diminuição da P_{CO_2} arterial (**hipocapnia**)

Vander | Fisiologia Humana

Estude e revise 13.9 — *continuação*

- **Exercício físico moderado:** a ventilação aumenta proporcionalmente ao metabolismo; as concentrações arteriais de P_{O_2}, P_{CO_2} e H^+ permanecem inalteradas
  - Os sinais que conduzem ao aumento da ventilação (**hiperpneia**) são incertos
- **Exercício físico extenuante:** a ventilação aumenta mais que o metabolismo (verdadeira hiperventilação)
  - A concentração arterial de H^+ aumenta devido ao aumento da produção de ácido láctico. Esse estímulo é responsável por parte da hiperventilação
- A ventilação também é controlada por reflexos originados nos receptores das vias respiratórias e pela intenção consciente (p. ex., falar, cantar, prender a respiração voluntariamente)
  - **Receptores J:** estimulados por aumentos na pressão do líquido intersticial pulmonar (p. ex., com edema pulmonar); pode dar sensação de dificuldade de respirar (**dispneia**).

Questão de revisão: O que você espera que aconteça com a P_{O_2} e a P_{CO_2} arteriais durante o exercício moderado em um paciente com doença pulmonar envolvendo espessamento das paredes alveolares em todo o pulmão? (**A resposta está disponível no Apêndice A.**)

13.10 Hipoxia

A **hipoxia** é definida como uma deficiência de oxigênio em nível tecidual. Existem muitas causas potenciais de hipoxia, mas elas podem ser classificadas em quatro categorias gerais:

- **Hipoxia hipóxica** (também denominada **hipoxemia**): a P_{O_2} arterial está reduzida
- **Hipoxia anêmica** ou **hipoxia por monóxido de carbono**: a P_{O_2} arterial está normal, porém o *conteúdo* de oxigênio total do sangue está reduzido por conta de um número inadequado de eritrócitos, hemoglobina deficiente ou anormal ou competição do monóxido de carbono pela molécula de hemoglobina (ver Figura 13.29)
- **Hipoxia isquêmica** (também denominada hipoxia por hipoperfusão): o fluxo sanguíneo para os tecidos está muito baixo
- **Hipoxia histotóxica**: a quantidade de oxigênio que alcança os tecidos está normal, porém a célula é incapaz de utilizá-lo devido à presença de um agente tóxico – cianeto, por exemplo – que interferiu na maquinaria metabólica da célula.

A hipoxia hipóxica é uma causa comum de hipoxia. As principais causas de hipoxia hipóxica na doença estão listadas na **Tabela 13.11**. A exposição à P_{O_2} reduzida das grandes altitudes também provoca hipoxia hipóxica, porém isso naturalmente não é uma doença. Os resumos sucintos apresentados na Tabela 13.11 fornecem uma revisão de muitos dos aspectos fundamentais da fisiologia e da fisiopatologia respiratória descritas neste capítulo.

TABELA 13.11 — Causas de diminuição da P_{O_2} arterial (hipoxia hipóxica).

I. A **hipoventilação** pode ser causada por
   A. Um defeito em qualquer local ao longo da via de controle da respiração, desde o bulbo até os músculos respiratórios
   B. Anormalidades graves da caixa torácica
   C. Obstrução importante das vias respiratórias superiores
   D. Fármacos como opiáceos que suprimem os centros respiratórios centrais

A hipoxemia da hipoventilação é acompanhada por um aumento da P_{CO_2} arterial

II. O **comprometimento da difusão** resulta do espessamento das membranas alveolares ou de uma diminuição na sua área de superfície. Por sua vez, isso faz com que não ocorra equilíbrio entre a P_{O_2} do sangue e a P_{O_2} alveolar. Com frequência, isso só é aparente durante o exercício. A P_{CO_2} arterial pode estar normal, visto que o dióxido de carbono se difunde mais facilmente que o oxigênio; diminuída, se a hipoxemia estimular de modo reflexo a ventilação alveolar; ou aumentada, se o comprometimento for grave o suficiente para limitar a difusão do CO_2

A fibrose intersticial difusa é um exemplo de comprometimento da difusão

III. A **derivação (shunt)** é:
   A. Uma anormalidade anatômica do sistema cardiovascular, que leva o sangue venoso misto a desviar-se (passar ao lado) dos alvéolos ventilados, no seu trajeto do lado direito do coração para o lado esquerdo do coração. Um exemplo é um orifício entre os átrios direito e esquerdo do coração (chamado **forame oval patente** [**FOP**]). Observe, novamente, a Figura 13.21 para ver como o sangue fluindo do átrio direito diretamente para o átrio esquerdo contornaria a oxigenação no pulmão e diminuiria a P_{O_2} arterial
   B. Um defeito intrapulmonar em que o sangue venoso misto perfunde alvéolos não ventilados. Em geral, a P_{CO_2} arterial não aumenta, visto que o efeito da derivação sobre a P_{CO_2} arterial é contrabalançado por um aumento da ventilação estimulado de modo reflexo pela hipoxemia

IV. A **desigualdade ventilação-perfusão** é, de longe, a causa mais comum de hipoxemia. A P_{CO_2} arterial pode estar normal ou aumentada, dependendo do grau de estimulação reflexa da ventilação. Existem muitas doenças pulmonares, incluindo a doença pulmonar obstrutiva crônica, que causam hipoxia dessa maneira

---

Essa tabela ressalta, ainda, que algumas das doenças que provocam hipoxia também produzem retenção de CO_2 e elevação da P_{CO_2} arterial (**hipercapnia**). Nesses casos, o tratamento apenas do déficit de oxigênio pela administração de oxigênio pode ser inadequado, visto que isso não corrige a hipercapnia. Na verdade, essa terapia pode ser perigosa. Nesses pacientes, o principal impulso respiratório é a hipoxia, visto que, por muitos motivos, a resposta ventilatória reflexa a um aumento da P_{CO_2} pode estar perdida em situações crônicas. A administração de oxigênio puro pode fazer que esses pacientes parem de respirar; em consequência, esses casos são tipicamente tratados com uma mistura de ar e oxigênio, não com oxigênio a 100%.

Por que as anormalidades de ventilação-perfusão afetam mais o O_2 do que o CO_2?

Conforme descrito na Tabela 13.11, as desigualdades de ventilação-perfusão, frequentemente, provocam hipoxemia, sem elevações associadas na P_{CO_2}. A explicação para isso reside na diferença fundamental entre o transporte de O_2 e o transporte de CO_2 no sangue. Lembre-se de que a forma da curva de dissociação oxigênio-hemoglobina é sigmoidal (ver Figura 13.26). Um aumento na P_{O_2} acima de 100 mmHg não acrescenta muito oxigênio à hemoglobina, cuja saturação já é quase 100%. Se alvéolos doentes e pouco ventilados forem perfundidos com sangue, eles contribuirão com sangue que tem baixo teor de oxigênio para a veia pulmonar e, consequentemente, para a circulação geral. Se houver aumentos na ventilação para compensar essa situação, a elevação na P_{O_2} na parte sadia do pulmão não acrescentará muito oxigênio ao sangue dessa região devido ao aumento mínimo na saturação de oxigênio. À medida que ocorre mistura do sangue dessas diferentes áreas do pulmão na veia pulmonar, o resultado final ainda consiste em sangue desoxigenado (hipoxemia).

A situação para o CO_2, todavia, é muito diferente. A curva do conteúdo de O_2 é relativamente linear porque o CO_2 é transportado no sangue principalmente na forma de HCO_3^- altamente solúvel, o qual não sofre saturação em concentrações fisiológicas. Por conseguinte, embora as áreas pouco ventiladas dos pulmões provoquem aumentos no conteúdo de CO_2 do sangue que entra na veia pulmonar (em virtude do acúmulo de CO_2 nos alvéolos nessas áreas), um aumento compensatório na ventilação *diminui* o conteúdo de CO_2 abaixo do normal no sangue proveniente das áreas bem-ventiladas do pulmão. À medida que o sangue se mistura na veia pulmonar nesse caso, o resultado final consiste em conteúdo de CO_2 e P_{CO_2} arteriais essencialmente normais. Assim, um desajuste de ventilação-perfusão clinicamente significativo pode levar a uma P_{O_2} arterial baixa com P_{CO_2} normal.

Enfisema

A fisiopatologia do enfisema, uma das principais causas de hipoxia, fornece uma revisão interessante dos numerosos princípios básicos da fisiologia respiratória. O ***enfisema*** caracteriza-se por uma perda do tecido elástico e pela destruição das paredes alveolares, levando a um aumento da complacência. Além disso, podem ocorrer atrofia e colapso das vias respiratórias inferiores – aquelas dos bronquíolos terminais para baixo. Na realidade, ocorre autodestruição dos pulmões, que são atacados por enzimas proteolíticas secretadas pelos leucócitos em resposta a uma variedade de fatores. Os produtos do tabagismo são, sem dúvida alguma, os mais importantes

desses fatores; o tabagismo estimula a liberação das enzimas proteolíticas e destrói outras enzimas protetoras.

Em consequência da perda da parede alveolar, os alvéolos adjacentes fundem-se para formar um número menor de alvéolos, porém de maior tamanho, e ocorre perda dos capilares pulmonares que originalmente se encontravam nas paredes. A fusão dos alvéolos, formando, frequentemente, estruturas imensas semelhantes a balões, diminui a área de superfície *total* disponível para difusão, comprometendo, assim, as trocas gasosas. Além disso, como as alterações destrutivas não são uniformes ao longo dos pulmões, algumas áreas podem receber grandes quantidades de ar e pouco sangue, enquanto outras apresentam o padrão oposto. O resultado é uma acentuada desigualdade de ventilação-perfusão.

Além dos problemas observados na troca gasosa, o enfisema está associado a um aumento acentuado na resistência das vias respiratórias, o que aumenta muito o trabalho da respiração e, se for grave o suficiente, pode causar hipoventilação. Esse é o motivo pelo qual o enfisema é classificado como uma doença pulmonar *obstrutiva* crônica. A obstrução das vias respiratórias no enfisema é causada pelo colapso das vias respiratórias inferiores, particularmente durante a expiração. Para entender isso, é importante lembrar que dois fatores físicos que mantêm abertas, passivamente, as vias respiratórias são a pressão transpulmonar e a tração lateral das fibras de tecido conjuntivo fixadas à parte externa das vias respiratórias. Ambos os fatores estão diminuídos no enfisema devido à destruição dos tecidos elásticos do pulmão, de modo que as vias respiratórias sofrem colapso.

Em resumo, os pacientes com enfisema sofrem de uma diminuição da retração elástica dos pulmões, aumento da resistência das vias respiratórias, diminuição da área total disponível para difusão e desigualdade de ventilação-perfusão. O resultado, particularmente da desigualdade ventilação-perfusão, consiste sempre em algum grau de hipoxia. Como já foi explicado, um aumento na P_{CO_2} arterial geralmente não ocorre até que a doença se torne extensa, impedindo aumentos na ventilação alveolar.

Aclimatação a grandes altitudes

A pressão atmosférica diminui progressivamente à medida que a altitude aumenta. Assim, no topo do Monte Everest (aproximadamente 8.848 m), a pressão atmosférica é de 253 mmHg, em comparação com 760 mmHg ao nível do mar. O ar continua tendo 21% de oxigênio, o que significa que a P_{O_2} inspirada é de 53 mmHg ($0,21 \times 253$ mmHg). Por conseguinte, a P_{O_2} alveolar e a P_{O_2} arterial diminuirão à medida que o indivíduo suba, a não ser que ele respire oxigênio puro. As aldeias localizadas nos pontos mais altos, permanentemente habitadas por pessoas, encontram-se nos Andes, a uma altitude de aproximadamente 5.486 m.

Os efeitos da privação de oxigênio variam de um indivíduo para outro, porém a maioria das pessoas que sobe rapidamente até altitudes acima de 3.000 m apresentam certo grau do ***mal da montanha*** (***doença da altitude***). Esse distúrbio consiste em falta de ar, dor de cabeça, náuseas, vômitos, insônia, fadiga e comprometimento dos processos mentais.

TABELA 13.12 — Aclimatação à hipoxia de grande altitude.

Os quimiorreceptores periféricos estimulam a ventilação

A eritropoetina, um hormônio secretado principalmente pelos rins, estimula a síntese de eritrócitos – resultando em aumento da concentração de eritrócitos e hemoglobina no sangue – e aumento da capacidade de transporte de oxigênio do sangue

O DPG aumenta e desloca a curva de dissociação oxigênio-hemoglobina para a direita, facilitando a liberação de oxigênio nos tecidos. No entanto, essa alteração do DPG nem sempre é adaptativa e pode ser mal adaptativa. Por exemplo, em altitudes muito altas, um desvio à direita na curva prejudica o *carregamento* de oxigênio nos pulmões, um efeito que pode superar o benefício da facilitação do *descarregamento* de O_2 nos tecidos

Ocorrem aumentos na densidade capilar do músculo esquelético (devido à expressão induzida por hipoxia dos genes que codificam para os fatores angiogênicos), no número de mitocôndrias e na mioglobina muscular, todos os quais aumentam a transferência de oxigênio

O volume do plasma pode diminuir, resultando em aumento da concentração de eritrócitos e hemoglobina no sangue

---

Muito mais grave é o aparecimento, em alguns indivíduos, de edema pulmonar com risco à vida, o qual consiste no extravasamento de líquido dos capilares pulmonares para dentro das paredes alveolares e, por fim, para dentro dos próprios espaços aéreos. Isso ocorre em consequência do desenvolvimento de hipertensão pulmonar; as arteríolas pulmonares, reflexamente, contraem-se na presença de baixo oxigênio, conforme descrito anteriormente. Além disso, pode ocorrer edema cerebral. O tratamento para o mal da montanha consiste na administração de oxigênio suplementar e terapia com diuréticos. Os diuréticos ajudam a reduzir a pressão arterial, incluindo na circulação pulmonar, ao promover a perda de água na urina. Isso reduz a quantidade de líquido que deixa os capilares dos pulmões e do encéfalo.

No decorrer de vários dias, os sintomas do mal da montanha, geralmente, desaparecem, embora a capacidade física máxima permaneça reduzida. A aclimatação a grandes altitudes é alcançada pelos mecanismos compensatórios listados na **Tabela 13.12**.

Por fim, observe que as respostas a grandes altitudes são essencialmente as mesmas que as respostas à hipoxia devida a qualquer outra causa. Assim, um indivíduo com hipoxia grave em consequência de doença pulmonar pode exibir muitas das mesmas alterações – por exemplo, aumento do hematócrito – que um visitante temporário em grandes altitudes.

Estude e revise 13.10

- Definição de **hipoxia**: deficiência de oxigênio tecidual
- **Hipoxia hipóxica:** diminuição da P_{O_2} arterial; causada por:
  - **Alta altitude:** diminuição da pressão barométrica ("ar mais rarefeito"); menos moléculas de oxigênio na atmosfera (embora a porcentagem de O_2 permaneça em 21%)

Estude e revise 13.10 — *continuação*

- **Hipoventilação:** causada por defeitos no controle neural respiratório, anormalidades da parede torácica, obstrução das vias respiratórias superiores, fármacos que suprimem a respiração (p. ex., opiáceos)
- **Comprometimento da difusão:** espessamento das membranas alveolares (p. ex., fibrose) ou acúmulo de líquido nos alvéolos ou no interstício pulmonar
- ***Shunt*:** sangue venoso misto desvia de áreas ventiladas do pulmão (p. ex., por meio de um orifício entre o coração direito e esquerdo, como um **forame oval patente [FOP]**) ou perfusão de alvéolos não ventilados
- **Desigualdade ventilação-perfusão:** causa mais comum de hipoxia hipóxica; distribuição desigual de ventilação e perfusão por todo o pulmão
- **Enfisema:** perda de tecido elástico no pulmão e destruição das paredes bronquiolares e alveolares
  - Aumento da complacência levando ao colapso das vias respiratórias
  - A perda da parede alveolar diminui a área de superfície total (limitando a difusão)
  - Aumento da resistência das vias respiratórias levando ao colapso dos bronquíolos
  - Além da bronquite, uma das causas de **doença pulmonar obstrutiva crônica (DPOC)**
  - **Tabagismo** é a causa mais comum de DPOC
- **Aclimatação a grandes altitudes:** o suprimento de oxigênio para os tecidos é mantido por (pelo menos) cinco adaptações:
  - Aumento da atividade quimiorreceptora periférica levando à hiperventilação
  - Aumento da secreção de **eritropoetina** ao sangue a partir dos rins, o que estimula a produção de eritrócitos pela medula óssea (aumento do hematócrito aumenta a capacidade de transporte de O_2 do sangue)
  - Aumento no DPG, que desloca a curva de dissociação oxigênio-hemoglobina para a direita (facilitando a liberação de oxigênio nos tecidos)
  - Aumento da densidade capilar do músculo esquelético, mitocôndrias (uso mais eficiente do oxigênio) e mioglobina (ligação do oxigênio nos tecidos)
  - Diminuição do volume plasmático (aumento da concentração de eritrócitos)
- **Outras formas de hipoxia**
  - **Anemia** ou **hipoxia por monóxido de carbono:** reduz a capacidade de transporte de oxigênio do sangue
  - **Hipoxia isquêmica** (hipoperfusão): o fluxo sanguíneo inadequado para os tecidos diminui a oferta de oxigênio
  - **Hipoxia histotóxica:** envenenamento da respiração celular (p. ex., envenenamento por **cianeto**).

Questão de revisão: Você administra oxigênio a 100% para pacientes com hipoxemia decorrente de incompatibilidade ventilação-perfusão e para pacientes com grau semelhante de hipoxemia decorrente de um shunt da artéria pulmonar para a veia pulmonar respirarem. Em qual grupo você esperaria um aumento maior na P_{O_2} arterial? (**A resposta está disponível no Apêndice A.**)

13.11 Funções não respiratórias dos pulmões

Os pulmões desempenham uma variedade de funções, além de seu papel nas trocas gasosas e na regulação da concentração de H^+. As mais notáveis são as influências que eles exercem sobre as concentrações arteriais de um grande número de substâncias biologicamente ativas. Muitas substâncias (p. ex., neurotransmissores e agentes parácrinos) liberadas localmente no líquido intersticial podem se difundir para dentro dos capilares e, assim, chegar ao sistema venoso sistêmico. Os pulmões removem parcialmente ou por completo algumas dessas substâncias do sangue e, desse modo, impedem que alcancem outros locais do corpo por meio das artérias. As células que executam essa função são as células endoteliais que revestem os capilares pulmonares.

Por outro lado, os pulmões também podem produzir novas substâncias e adicioná-las ao sangue. Algumas dessas substâncias desempenham funções reguladoras locais dentro dos pulmões, mas, se forem produzidas em quantidades grandes o suficiente, podem sofrer difusão nos capilares pulmonares e ser transportadas para o resto do corpo. Por exemplo, as respostas inflamatórias (ver Capítulo 18) no pulmão podem levar, por meio da liberação excessiva de substâncias químicas potentes, como a histamina, a alterações da pressão arterial ou do fluxo sanguíneo sistêmico. Em pelo menos um caso, os pulmões contribuem para a produção de um hormônio, a angiotensina II, que é produzida pela ação de uma enzima localizada nas células endoteliais em grande parte do corpo (ver Capítulo 14).

Por fim, os pulmões também atuam como uma peneira, que retém pequenos coágulos sanguíneos produzidos na circulação sistêmica, impedindo, assim, que alcancem o sangue arterial sistêmico, no qual poderiam causar oclusão de vasos sanguíneos em outros órgãos.

Estude e revise 13.11

- Os pulmões influenciam as concentrações sanguíneas arteriais de substâncias biologicamente ativas removendo algumas substâncias do sangue da artéria pulmonar e adicionando outras ao sangue venoso pulmonar
- Os pulmões também atuam como peneiras que retêm e dissolvem pequenos coágulos sanguíneos formados nos tecidos sistêmicos.

Questão de revisão: Por que o pulmão está idealmente situado para proteger o corpo dos efeitos nocivos dos coágulos sanguíneos? Que defeito anatômico discutido na seção anterior pode contornar esse mecanismo? **(A resposta está disponível no Apêndice A.)**

CAPÍTULO 13 — Estudo de caso clínico
Pressão arterial elevada e sonolência crônica em um homem com obesidade

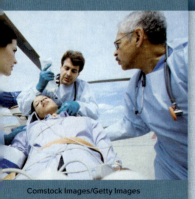

Um homem com obesidade descobriu ter pressão arterial elevada (hipertensão) e apresenta sonolência durante todo tempo. Sua esposa relata que ele ronca muito alto e, com frequência, parece que para de respirar durante o sono. O médico solicita uma investigação do sono, e o diagnóstico estabelecido é de apneia obstrutiva do sono.

A **apneia do sono** caracteriza-se pela interrupção periódica da respiração durante o sono. Isso resulta na combinação de hipoxemia e hipercapnia (denominada **asfixia**). Nos casos graves, isso pode ocorrer mais de 20 vezes por hora. Durante a investigação do sono, essas dessaturações frequentes do oxigênio do sangue são documentadas. Existem dois tipos gerais de apneia do sono. A **apneia central do sono** é principalmente causada por uma diminuição dos impulsos neurais do centro respiratório bulbar para o nervo motor frênico que inerva o diafragma. A **apneia obstrutiva do sono** é causada por um aumento da resistência das vias respiratórias devido ao estreitamento ou colapso das vias respiratórias superiores (principalmente a faringe) durante a inspiração (**Figura 13.44**).

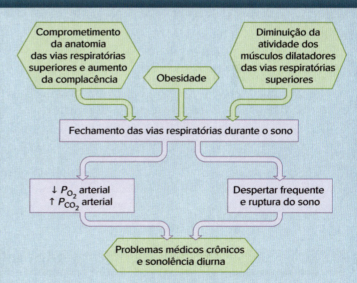

Figura 13.44 Patogênese da apneia obstrutiva do sono.

Reflita e revise 1

- Descreva a relação entre o fluxo de ar, a pressão alveolar e a resistência das vias respiratórias (*Dica:* ver a equação 13.2).

A apneia obstrutiva do sono pode acometer até 4% da população adulta, com maior frequência em indivíduos idosos e do sexo

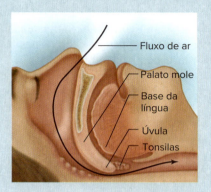
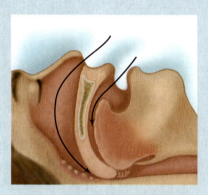
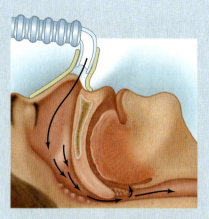

A. Durante o sono normal, o ar flui livremente pelas estruturas da garganta

B. Durante a apneia do sono, o fluxo de ar é bloqueado

C. Com a CPAP, uma máscara aplicada ao nariz direciona suavemente o ar para dentro da garganta, de modo a manter a passagem de ar aberta

Figura 13.45 Fisiopatologia e tratamento padrão da apneia obstrutiva do sono. **A.** Sono normal com fluxo de ar livre pelas estruturas da garganta durante a inspiração. **B.** Na apneia obstrutiva do sono (particularmente com o paciente dormindo em decúbito dorsal), o palato mole, a úvula e a língua causam obstrução da via respiratória, aumentando acentuadamente a resistência ao fluxo de ar. **C.** Aplica-se uma pressão positiva contínua nas vias respiratórias (CPAP) com uma máscara nasal, de modo a impedir o colapso das vias respiratórias.

masculino. A ocorrência de roncos significativos pode ser um sinal precoce do desenvolvimento futuro de apneia obstrutiva do sono. A obesidade constitui claramente um fator contribuinte, visto que o excesso de gordura no pescoço comprime as vias respiratórias superiores. Uma diminuição na atividade dos músculos que dilatam as vias respiratórias superiores, particularmente durante o sono REM, também contribui para o colapso das vias respiratórias. Por fim, o estreitamento anatômico das vias respiratórias superiores contribui para a obstrução inspiratória periódica durante o sono.

A apneia do sono não tratada pode ter muitas consequências graves, incluindo hipertensão das artérias pulmonares (**hipertensão pulmonar**) e esforço adicional ao ventrículo direito do coração.

Reflita e revise 2
- Qual poderia ser a causa da hipertensão pulmonar na apneia do sono? (*Dica:* ver Figura 13.24).

A apneia do sono pode levar à insuficiência cardíaca e ao ritmo cardíaco anormal, condições potencialmente fatais. O despertar periódico, que ocorre durante esses episódios de apneia, resulta em grave ruptura dos padrões de sono normal, podendo levar à sonolência durante o dia (**sonolência diurna**). Esses despertares podem ativar o sistema nervoso simpático, com consequente aumento da liberação de catecolaminas pela medula adrenal (ver Figura 11.13). O aumento da atividade adrenérgica pode aumentar a resistência periférica total (ver Figura 12.37 e Tabelas 12.7 e 12.11) e contribuir para o desenvolvimento de hipertensão arterial (ver Capítulo 12, Seção 12.21).

Há uma variedade de tratamentos para a apneia obstrutiva do sono. A cirurgia para alargamento do palato mole e da úvula usando *laser*, algumas vezes pode ser benéfica. Com frequência, a perda de peso é de grande ajuda. Um dos pilares da terapia, no entanto, é a **pressão positiva contínua nas vias respiratórias** (**CPAP**; do inglês *continuous positive airway pressure*) (**Figura 13.45**). O paciente utiliza uma pequena máscara sobre o nariz durante o sono, que é acoplada a um aparelho gerador de pressão positiva. Ao aumentar a pressão das vias respiratórias acima da P_{atm}, evita-se o colapso das vias respiratórias superiores durante a inspiração. Embora a máscara nasal de CPAP possa parecer incômoda, muitos pacientes dormem muito melhor com ela, e muitos dos sintomas desaparecem com esse tratamento. Nosso paciente foi tratado com CPAP durante a noite e também foi capaz de perder uma quantidade considerável de peso corporal. Como resultado, sua sonolência diurna e hipertensão melhoraram no decorrer do ano seguinte.

Ver o Capítulo 19 para estudos de casos clínicos completos e integrados.

TERMOS-CHAVE E TERMOS CLÍNICOS

Pulmonar
Respiração

Sistema respiratório

13.1 Organização do sistema respiratório
Alvéolo
Alvéolos (alvéolo)
Bronquíolos
Bronquíolos respiratórios

Brônquios (brônquio)
Células alveolares tipo I
Células alveolares tipo II
Ciclo respiratório

Capítulo 13 Fisiologia Respiratória   **535**

TERMOS-CHAVE E TERMOS CLÍNICOS — *continuação*

Cordas vocais
Diafragma
Expiração
Faringe
Fibrose cística (FC)
Inspiração
Laringe
Líquido intrapleural
Músculos intercostais
Pleura
Pleura parietal

Pleura visceral
Pressão intrapleural (P_{ip})
Regulador de condutância transmembrana da FC (CFTR)
Saco pleural
Sacos alveolares
Tórax
Traqueia
Vias respiratórias
Vias respiratórias superiores
Zona condutora
Zona respiratória

13.2 Princípios da ventilação

Lei de Boyle
Nervos frênicos
Pneumotórax
Pressão alveolar (P_{alv})
Pressão atmosférica (P_{atm})

Pressão transmural
Pressão transpulmonar (P_{tp})
Retração elástica
Ventilação

13.3 Mecânica pulmonar

Anti-inflamatórios
Asma
Broncodilatadores
Bronquite crônica
Capacidade residual funcional (CRF)
Capacidade vital (CV)
Complacência pulmonar (C_P)
Doença pulmonar obstrutiva crônica (DPOC)
Doenças pulmonares obstrutivas
Doenças pulmonares restritivas
Lei de Laplace

Mecânica pulmonar
Síndrome do desconforto respiratório do recém-nascido
Surfactante
Tensão superficial
Testes de função pulmonar
Tração lateral
Volume corrente (V_c)
Volume de reserva expiratória (VRE)
Volume de reserva inspiratória (VRI)
Volume expiratório forçado em 1 s (VEF_1)
Volume residual (VR)

13.4 Ventilação alveolar

Espaço morto
Espaço morto alveolar
Espaço morto anatômico (V_D)

Espaço morto fisiológico
Ventilação alveolar ($\dot{V}_A$)
Ventilação minuto ($\dot{V}_E$)

13.5 Trocas gasosas nos alvéolos e nos tecidos

Desigualdade de ventilação-perfusão
Edema pulmonar
Fibrose intersticial difusa
Hiperventilação
Hipoventilação

Lei de Dalton
Lei de Henry
Pressões parciais
Quociente respiratório (QR)
Shunt

13.6 Transporte de oxigênio no sangue

2,3-difosfoglicerato (DPG)
Anemia
Capacidade de transporte de oxigênio
Curva de dissociação oxigênio-hemoglobina
Desoxi-hemoglobina (Hb)
Globina
Heme

Hemoglobina
Hemoglobina fetal
Monóxido de carbono (CO)
Oxi-hemoglobina (HbO_2)
Percentual de saturação da hemoglobina
Saturação de hemoglobina

13.7 Transporte de dióxido de carbono no sangue

Anidrase carbônica
Carbamino-hemoglobina

Dióxido de carbono total no sangue

13.8 Transporte de íons hidrogênio entre os tecidos e os pulmões

Acidose respiratória

Alcalose respiratória

13.9 Controle da respiração

Acidose metabólica

Alcalose metabólica

536 Vander | Fisiologia Humana

TERMOS-CHAVE E TERMOS CLÍNICOS — *continuação*

Centro apnêustico
Centro pneumotáxico
Centro respiratório bulbar
Complexo pré-Bötzinger
Dispneia
Embolia pulmonar
Gerador de ritmo respiratório
Glomos aórticos
Glomos carotídeos

Grupo respiratório dorsal (GRD)
Grupo respiratório pontino
Grupo respiratório ventral (GRV)
Quimiorreceptores centrais
Quimiorreceptores periféricos
Receptores de estiramento pulmonar
Receptores J
Reflexo de Hering-Breuer

13.10 Hipoxia

Comprometimento da difusão
Desigualdade de ventilação-perfusão
Enfisema
Forame oval patente (FOP)
Hipercapnia
Hipoventilação
Hipoxemia
Hipoxia

Hipoxia anêmica
Hipoxia hipóxica
Hipoxia histotóxica
Hipoxia isquêmica
Hipoxia por monóxido de carbono
Mal da montanha (doença da altitude)
Shunt

Estudo de caso clínico

Apneia central do sono
Apneia do sono
Apneia obstrutiva do sono
Asfixia

Hipertensão pulmonar
Pressão positiva contínua nas vias respiratórias (CPAP)
Sonolência diurna

QUESTÕES DE AVALIAÇÃO | *Relembre e compreenda*

Essas questões testam sua capacidade de recordar detalhes importantes abordados neste capítulo. Elas também ajudam a prepará-lo para o tipo de perguntas encontradas em exames padronizados.

1. Se a $P_{atm} = 0$ mmHg e a $P_{alv} = -2$ mmHg, então:
   a. A pressão transpulmonar (P_{tp}) é de 2 mmHg.
   b. Essa situação ocorre no final da inspiração normal e não há nenhum fluxo de ar.
   c. Essa situação ocorre no final da expiração normal e não há nenhum fluxo de ar.
   d. A pressão transpulmonar (P_{tp}) é de –2 mmHg.
   e. O ar está fluindo para o pulmão.

2. A pressão transpulmonar (P_{tp}) aumenta em 3 mmHg durante uma inspiração normal. O indivíduo A inspira 500 mℓ de ar. O indivíduo B inspira 250 mℓ de ar para a mesma mudança da P_{tp}. Qual das seguintes afirmativas é verdadeira?
   a. A complacência do pulmão do indivíduo B é menor que a do indivíduo A.
   b. A resistência das vias respiratórias do indivíduo A é maior que a do indivíduo B.
   c. A tensão superficial no pulmão do indivíduo B é menor que a do indivíduo A.
   d. O pulmão do indivíduo A apresenta deficiência de surfactante.
   e. Não é possível estimar a complacência a partir dos dados fornecidos.

3. Se a ventilação alveolar for de 4.200 mℓ/min, a frequência respiratória, de 12 incursões/min e o volume corrente, de 500 mℓ, qual é a ventilação no espaço morto anatômico?
   a. 1.800 mℓ/min.
   b. 6.000 mℓ/min.
   c. 350 mℓ/min.
   d. 1.200 mℓ/min.
   e. Não pode ser determinada a partir dos dados fornecidos.

4. Qual das seguintes condições aumentará a P_{O_2} alveolar?
   a. Aumento no metabolismo e nenhuma alteração na ventilação alveolar.
   b. Respirar ar com 15% de oxigênio ao nível do mar.
   c. Aumento na ventilação alveolar equilibrada por um aumento no metabolismo.

   d. Ventilação alveolar aumentada sem alteração no metabolismo.
   e. Envenenamento por monóxido de carbono.

5. Qual dos seguintes itens causará o maior aumento na saturação de oxigênio arterial sistêmico do sangue?
   a. Um aumento na concentração dos eritrócitos (hematócrito) de 20%.
   b. Indivíduo saudável respirando 100% de O_2 ao nível do mar.
   c. Aumento na P_{O_2} arterial de 40 para 60 mmHg.
   d. Hiperventilação em um indivíduo saudável ao nível do mar.
   e. Respirar um gás com 5% de CO_2, 21% de O_2 e 74% de N_2 ao nível do mar.

6. No sangue arterial com P_{O_2} de 60 mmHg, qual das seguintes situações resultará na menor saturação de oxigênio do sangue?
   a. Diminuição do DPG com temperatura corporal e pH sanguíneo normais.
   b. Aumento da temperatura corporal, acidose e aumento do DPG.
   c. Diminuição da temperatura corporal, alcalose e aumento do DPG.
   d. Temperatura corporal normal com alcalose.
   e. Temperatura corporal elevada com alcalose.

7. Qual das seguintes afirmativas *não* é verdadeira sobre a asma?
   a. O defeito básico consiste em inflamação crônica das vias respiratórias.
   b. É sempre causada por uma alergia.
   c. O músculo liso das vias respiratórias é hiper-responsivo.
   d. Pode ser tratada com terapia com esteroides inalados.
   e. Pode ser tratada com terapia com broncodilatadores.

8. Qual das seguintes afirmativas é verdadeira?
   a. Os quimiorreceptores periféricos aumentam o disparo com uma P_{O_2} arterial baixa, porém não são sensíveis a uma elevação na P_{CO_2} arterial.
   b. O estímulo primário para os quimiorreceptores centrais consiste em uma P_{O_2} arterial baixa.
   c. Os quimiorreceptores periféricos aumentam o disparo durante a alcalose metabólica.
   d. O aumento da ventilação durante o exercício se deve a uma diminuição da P_{O_2} arterial.

Capítulo 13 Fisiologia Respiratória   **537**

e. Os quimiorreceptores, tanto periféricos quanto centrais, aumentam o disparo quando a P_{CO_2} arterial aumenta.

9. As desigualdades de ventilação-perfusão levam à hipoxemia porque:
   a. A relação entre a P_{CO_2} e o conteúdo de CO_2 do sangue é sigmoidal.
   b. Uma diminuição no ajuste ventilação-perfusão em uma região do pulmão provoca vasodilatação arteriolar pulmonar nessa área.
   c. Os aumentos na ventilação não são capazes de restaurar por completo o conteúdo de O_2 em áreas com baixo equilíbrio de ventilação-perfusão.
   d. Os aumentos na ventilação não são capazes de normalizar a P_{CO_2}.

e. Os vasos sanguíneos pulmonares não são sensíveis a alterações da P_{O_2}.

10. Após a expiração de um volume corrente normal, um indivíduo inspira a maior quantidade de ar possível. O volume de ar inspirado é:
    a. Volume de reserva inspiratória.
    b. Capacidade vital.
    c. Capacidade inspiratória.
    d. Capacidade pulmonar total.
    e. Capacidade residual funcional.

As respostas estão no Apêndice A.

QUESTÕES DE AVALIAÇÃO | *Aplique, analise e avalie*

Essas questões, elaboradas para serem desafiadoras, exigem que você integre os conceitos abordados neste capítulo para que seja capaz de tirar suas próprias conclusões. Inicialmente, tente responder às perguntas sem utilizar as dicas fornecidas; então, caso tenha alguma dificuldade, consulte as figuras ou seções sugeridas nas dicas.

1. Ao final de uma expiração normal, o volume pulmonar de uma pessoa é 2 ℓ, a sua pressão alveolar é 0 mmHg e a sua pressão intrapleural –4 mmHg. Em seguida, ela inala 800 mℓ de ar. No final da inspiração, a pressão alveolar é de 0 mmHg e a intrapleural, de –8 mmHg. Calcule a complacência pulmonar dessa pessoa. *Dica:* ver a Figura 13.16 e a equação 13.4 e rever a equação da complacência.

2. Um paciente é incapaz de produzir surfactante. Para inalar um volume corrente normal, sua pressão intrapleural terá que ser mais ou menos subatmosférica durante a inspiração em comparação com um indivíduo sadio? *Dica:* ver Figuras 13.13 e 13.16 e relembrar o efeito do surfactante sobre a tensão superficial.

3. Um paciente adulto de 70 kg é ventilado artificialmente por máquina durante uma cirurgia em uma frequência de 20 incursões respiratórias/min e volume corrente de 250 mℓ/respiração. Pressupondo um espaço morto anatômico normal de 150 mℓ, esse paciente está recebendo uma ventilação alveolar adequada? *Dica:* ver Tabela 13.5.

4. Por que uma pessoa que flutua na superfície da água com a face voltada para baixo e respirando por meio de um *snorkel* para mergulho precisa aumentar o seu volume corrente e/ou frequência respiratória para manter a ventilação alveolar normal? *Dica:* ver Figura 13.19 e relembrar a definição de *espaço morto*.

5. Um indivíduo sadio respirando ar ambiente aumenta voluntariamente a ventilação alveolar em duas vezes até alcançar um novo patamar de equilíbrio dinâmico para as pressões gasosas alveolares de oxigênio e dióxido de carbono. Esses novos valores são mais altos ou mais baixos que o normal? *Dica:* ver Figura 13.22.

6. Um indivíduo respirando ar ambiente apresenta uma P_{O_2} alveolar de 105 mmHg e uma P_{O_2} arterial de 80 mmHg. Uma hipoventilação causada, por exemplo, por fraqueza dos músculos respiratórios poderia produzir esses valores? *Dica:* ver Figuras 13.22 e 13.23 e relembrar o efeito da hipoventilação sobre a ventilação alveolar.

7. As membranas alveolares de um indivíduo sofreram espessamento suficiente para diminuir moderadamente a velocidade de difusão dos gases através delas em qualquer diferença de pressão parcial determinada. Esse indivíduo necessariamente terá uma baixa P_{O_2} arterial em repouso? E durante o exercício? *Dica:* ver a Figura 13.23

e relembrar o efeito do espessamento de uma membrana sobre a sua permeabilidade a um gás.

8. Um indivíduo está respirando oxigênio a 100%. Qual será o aumento do conteúdo de oxigênio (em mℓ/ℓ de sangue) do sangue arterial em comparação com indivíduo respirando ar ambiente? *Dica:* ver Figura 13.26.

9. Quais dos seguintes itens apresentam valores mais altos no sangue venoso sistêmico que no sangue arterial sistêmico: P_{CO_2} plasmática, P_{CO_2} dos eritrócitos, concentração plasmática de bicarbonato, concentração de bicarbonato nos eritrócitos, concentração plasmática de íons hidrogênio, concentração de íons hidrogênio dos eritrócitos, concentração eritrocitária de carbamino? *Dica:* ver Figuras 13.30 e 13.31.

10. Se a medula espinal fosse seccionada no local em que ela se une com o tronco encefálico, o que ocorreria com a respiração? *Dica:* ver Figura 13.32 e relembrar a inervação dos músculos da respiração.

11. Que mistura de gases inspirados leva ao maior aumento da ventilação minuto? *Dica:* ver Tabela 13.10 e Figura 13.40 e relembrar os efeitos da hipoxia, da hipercapnia e do monóxido de carbono sobre a atividade dos quimiorreceptores.
    a. 10% de O_2/5% de CO_2.
    b. 100% de O_2/5% de CO_2.
    c. 21% de O_2/5% de CO_2.
    d. 10% de O_2/0% de CO_2.
    e. 0,1% de CO/5% de CO_2.

12. Pacientes com diabetes melito tipo 1 não controlado e grave produzem grandes quantidades de determinados ácidos orgânicos. Você consegue prever o padrão de ventilação nesses pacientes e dizer se as suas P_{O_2} e P_{CO_2} arteriais aumentariam ou diminuiriam? *Dica:* ver Figura 13.39 e relembrar a definição de *acidose metabólica*.

13. Por que a inspiração de 100% de O_2 aumenta a P_{O_2} muito mais em um paciente com desajuste de ventilação-perfusão que em um paciente com derivação (*shunt*) anatômica pura? *Dica:* ver Seção 13.8 e relembrar a diferença em termos de fluxo sanguíneo absoluto para uma área de baixa perfusão em comparação com uma área sem nenhuma perfusão.

As respostas estão no Apêndice A.

QUESTÕES DE AVALIAÇÃO | *Avaliação dos princípios gerais*

Essas questões reforçam o tema fundamental introduzido no Capítulo 1, segundo o qual os princípios gerais de fisiologia podem ser aplicados a todos os níveis de organização e a todos os sistemas orgânicos.

1. Um princípio geral de fisiologia ressaltado em todo este capítulo propõe que os *processos fisiológicos são determinados pelas leis da química e da física*. Cite alguns exemplos de como esse princípio se aplica à mecânica pulmonar e ao transporte de oxigênio e de dióxido de carbono no sangue.

2. Como a anatomia dos alvéolos e dos capilares pulmonares fornece um exemplo do princípio geral de fisiologia segundo o qual a *estrutura é um determinante da função – e coevoluiu com ela*?

3. Um princípio geral de fisiologia estabelece que as *funções fisiológicas são controladas, em sua maioria, por múltiplos sistemas reguladores, que frequentemente, atuam em oposição*. Cite alguns exemplos de fatores que exercem efeitos reguladores opostos sobre a ventilação alveolar dos seres humanos.

As respostas estão no Apêndice A.

CAPÍTULO

14

Rins e Regulação da Água e dos Íons Inorgânicos

Princípios Gerais de Fisiologia Renal

14.1 Funções renais

14.2 Estrutura dos rins e do sistema urinário

14.3 Processos renais básicos

14.4 Conceito de depuração renal

14.5 Micção

Regulação do Equilíbrio de Íons e da Água

14.6 Equilíbrio corporal total de sódio e de água

14.7 Processos renais básicos para o sódio e a água

14.8 Regulação renal do sódio

14.9 Regulação renal da água

14.10 Um breve exemplo: a resposta à sudorese

14.11 Sede e apetite por sal

14.12 Regulação do potássio

14.13 Regulação renal dos íons cálcio e fosfato

14.14 Resumo | Divisão do trabalho

14.15 Diuréticos

Regulação dos Íons Hidrogênio

14.16 Fontes de ganho ou perda de íons hidrogênio

14.17 Tamponamento dos íons hidrogênio no corpo

14.18 Integração dos controles homeostáticos

14.19 Mecanismos renais

14.20 Classificação da acidose e da alcalose

Estudo de caso clínico do Capítulo 14

A importância das concentrações de eletrólitos na função dos tecidos excitáveis foi explicada em referência aos neurônios (ver Capítulo 6) e ao músculo (ver Capítulo 9), bem como na homeostasia do osso (ver Capítulo 11). Você também aprendeu, no Capítulo 12, sobre como é importante a manutenção da hidratação na função cardiovascular. Por fim, o Capítulo 13 ressaltou a importância do sistema respiratório no controle a curto prazo do equilíbrio ácido-básico. Trataremos agora da regulação do volume e do equilíbrio hídricos do corpo, bem como da composição de íons inorgânicos no meio interno. Além disso, este capítulo explica como o sistema urinário elimina produtos residuais orgânicos do metabolismo e, ao atuar em conjunto com o sistema respiratório, é fundamental para o controle a longo prazo do equilíbrio ácido-básico. Nos seres humanos, o sistema urinário é constituído por todas as estruturas envolvidas na remoção de produtos residuais solúveis a partir do sangue e na formação da urina; isso inclui os dois rins, os dois ureteres, a bexiga urinária e a uretra. Os rins são quem desempenha as funções mais importantes nesses processos.

A regulação do equilíbrio corporal total de qualquer substância pode ser estudada em termos do conceito de equilíbrio descrito no Capítulo 1. Uma substância pode aparecer no corpo de duas maneiras gerais: por ingestão/absorção e por síntese. No lado das perdas do equilíbrio, uma substância pode ser excretada do corpo ou pode ser degradada por meio do metabolismo. Se houver necessidade de manter uma quantidade de qualquer substância no corpo por um determinado período, as quantidades totais ingeridas e produzidas precisam ser iguais às quantidades totais excretadas e degradadas. Os reflexos que alteram a excreção através da urina constituem os principais mecanismos que regulam os equilíbrios corporais da água e de muitos dos íons inorgânicos que determinam as propriedades do líquido extracelular. Os valores típicos das concentrações extracelulares desses íons foram apresentados na Tabela 4.1. Em primeiro lugar, descreveremos os princípios gerais da função renal e, em seguida, aplicaremos essa informação para o modo pelo qual os rins processam substâncias específicas, como Na^+, H_2O, H^+ e K^+ e como participam dos reflexos que regulam essas substâncias.

À medida que for lendo sobre a estrutura, a função e o controle dos rins, você vai encontrar numerosos exemplos dos princípios gerais de fisiologia que foram delineados no

Capítulo 1. A regulação da excreção de produtos de degradação metabólicos, bem como a capacidade dos rins de recuperar os íons e as moléculas orgânicos necessários que, de outro modo, seriam perdidos no processo, constitui uma característica essencial do princípio geral de fisiologia, segundo o qual a homeostasia é fundamental para a saúde e a sobrevivência. A falência da função renal não apenas provoca acúmulo de produtos residuais tóxicos no corpo, como também pode levar a uma perda de íons e nutrientes importantes (como glicose e aminoácidos) na urina. Outro princípio geral de fisiologia – o de que as funções fisiológicas são controladas, em sua maioria, por múltiplos sistemas reguladores, que frequentemente atuam em oposição – é aparente no sistema renal. Um exemplo é o controle da taxa de filtração dos rins. O princípio geral de fisiologia de que ocorre troca controlada de materiais entre compartimentos e através das membranas celulares também se aplica a este capítulo – conforme já assinalado, o equilíbrio corporal total de nutrientes e íons importantes é controlado de maneira precisa pelos rins saudáveis. Por fim, a unidade funcional do rim – o néfron – e os vasos sanguíneos associados a ele são exemplos elegantes do princípio geral de fisiologia, segundo o qual a estrutura é um determinante da função – e coevoluiu com ela; a forma e a função estão interligadas de modo indissociável. ■

Princípios Gerais de Fisiologia Renal

14.1 Funções renais

O adjetivo **renal** significa "pertencente aos rins". Os rins processam a parte plasmática do sangue por meio da remoção de substâncias do plasma e, em alguns casos, da adição de substâncias ao plasma. Ao fazê-lo, os rins desempenham uma variedade de funções que estão resumidas na **Tabela 14.1**.

Em primeiro lugar, os rins desempenham uma função central na regulação da concentração de água, composição de íons inorgânicos, equilíbrio ácido-básico e volume de líquido do meio interno. Eles realizam essas tarefas ao excretar uma quantidade exatamente suficiente de água e de íons inorgânicos para manter as quantidades dessas substâncias no corpo dentro de uma estreita faixa. Por exemplo, se você aumentar o seu consumo de NaCl (sal de cozinha), seus rins aumentarão a quantidade excretada de Na^+ e de Cl^- para igualar a ingestão. Como alternativa, se não houver Na^+ e Cl^- em quantidades suficientes no organismo, os rins reduzirão a excreção desses íons.

Em segundo lugar, os rins excretam produtos de degradação metabólica na urina na mesma velocidade em que eles são produzidos. Isso impede o acúmulo, no corpo, de produtos residuais, que podem ser tóxicos. Esses resíduos metabólicos incluem a **ureia**, proveniente do catabolismo das proteínas, o **ácido úrico** a partir dos ácidos nucleicos, a **creatinina** proveniente da creatina muscular, os produtos da degradação da hemoglobina (que conferem à urina grande parte de sua coloração) e muitos outros.

Uma terceira função dos rins consiste na excreção urinária de algumas substâncias químicas estranhas – como medicamentos, pesticidas e aditivos alimentares – e seus metabólitos.

Uma quarta função é a gliconeogênese. Durante o jejum prolongado, os rins sintetizam glicose a partir dos aminoácidos e de outros precursores e a liberam na corrente sanguínea (ver Figura 3.46).

Por fim, os rins atuam como glândulas endócrinas, liberando pelo menos dois hormônios: a eritropoetina (descrita no Capítulo 12) e a 1,25-di-hidroxivitamina D (descrita no Capítulo 11). Os rins também secretam uma enzima, a renina, que é importante no controle da pressão arterial e no equilíbrio do sódio (descrito mais adiante, neste capítulo).

TABELA 14.1	Funções dos rins.
I.	Regulação da água, do equilíbrio de íons inorgânicos e do equilíbrio ácido-básico (em cooperação com os pulmões; ver Capítulo 13)
II.	Remoção de produtos de degradação metabólicos do sangue e sua secreção na urina
III.	Remoção de substâncias químicas estranhas do sangue e sua excreção na urina
IV.	Gliconeogênese
V.	Produção de hormônios/enzimas:
	A. Eritropoetina, que controla a produção de eritrócitos (ver Capítulo 12)
	B. Renina, uma enzima que controla a formação de angiotensina, que influencia a pressão arterial e o equilíbrio do sódio (neste capítulo)
	C. Conversão da 25-hidroxivitamina D em 1,25-di-hidroxivitamina D, que influencia o equilíbrio do cálcio (ver Capítulo 11)

Estude e revise 14.1

■ **Rins:** (1) regulam a água e a composição iônica do corpo, (2) excretam produtos residuais, (3) excretam substâncias químicas estranhas, (4) produzem glicose durante o jejum prolongado e (5) liberam fatores e hormônios no sangue (renina, 1,25-di-hidroxivitamina D e eritropoetina)

• As funções **renais** (1) a (3) são realizadas por meio de processamento contínuo do plasma

• Função renal (2) – excreção de produtos residuais do metabolismo; exemplos = **ureia** (da proteína), **ácido úrico** (do ácido nucleico) e **creatinina** (da creatina muscular).

Questão de revisão: Qual poderia ser a causa de um aumento na concentração sanguínea de creatinina? (A resposta está disponível no Apêndice A.)

14.2 Estrutura dos rins e do sistema urinário

Os dois rins estão localizados na parte posterior da parede abdominal, mas não verdadeiramente dentro da cavidade abdominal. Estão em localização retroperitoneal, o que significa que estão exatamente atrás do peritônio, o revestimento dessa cavidade. A urina flui a partir dos rins pelos **ureteres** até a **bexiga urinária** e, em seguida, é eliminada pela **uretra** (**Figura 14.1**). Os principais componentes estruturais do rim estão ilustrados em secção transversal na **Figura 14.2**. A superfície indentada do rim é denominada hilo, através do qual passam os vasos sanguíneos que perfundem (**artéria renal**) e que drenam (**veia renal**) os rins. Os nervos que inervam o rim e o tubo que drena a urina dos rins (ureter) também passam através do hilo.

O ureter é formado a partir dos **cálices,** que consistem em estruturas em formato de funil, que drenam a urina na **pelve renal,** a partir da qual a urina entra no ureter. Observe também que o rim é envolvido por uma cápsula protetora constituída de tecido conjuntivo. O rim é dividido em um **córtex renal** externo e em uma **medula renal** interna, que são descritos posteriormente de forma mais detalhada. A conexão entre o ápice da medula e o cálice é denominada **papila.**

Cada rim contém aproximadamente 1 milhão de unidades funcionais semelhantes, denominadas **néfrons.** Cada néfron consiste em:

- Um componente de filtração inicial, denominado **corpúsculo renal**
- Um **túbulo,** que se estende a partir do corpúsculo renal (**Figura 14.3A**).

O túbulo renal é um cilindro muito estreito, repleto de líquido, constituído por uma única camada de células epiteliais que repousam sobre uma membrana basal. As células epiteliais diferem na sua estrutura e função em toda a extensão do túbulo, e, atualmente, são reconhecidos pelo menos oito segmentos distintos (**Figura 14.3B**). Entretanto, é habitual reunir dois ou mais segmentos tubulares contíguos quando se discute a sua função, e seguiremos, portanto, essa prática.

O corpúsculo renal forma um filtrado a partir do sangue, que é desprovido de células, de polipeptídios maiores e de proteínas. Em seguida, esse filtrado deixa o corpúsculo renal e entra no túbulo. À medida que flui através do túbulo, substâncias são acrescentadas ou removidas dele. Por fim, o líquido remanescente no final de cada néfron combina-se nos ductos coletores e sai dos rins na forma de urina.

Examinemos, em primeiro lugar, a anatomia dos corpúsculos renais – os filtros. O corpúsculo renal é um exemplo clássico do princípio geral de fisiologia, segundo o qual a estrutura é um determinante da função. Não apenas os numerosos capilares em cada corpúsculo aumentam acentuadamente a área de superfície para a filtração dos produtos residuais a partir do plasma, como também a sua estrutura cria uma peneira eficiente para a ultrafiltração do plasma. Cada corpúsculo renal contém um tufo compacto de alças capilares interconectadas, denominado **glomérulo** ou **capilares glomerulares** (ver Figura 14.3 e **Figura 14.4A**). Cada glomérulo é suprido com sangue por meio de uma arteríola, denominada **arteríola aferente**. O glomérulo projeta-se para dentro de uma cápsula repleta de líquido, denominada **cápsula de Bowman**. A combinação de um glomérulo e de uma cápsula de Bowman constitui um corpúsculo renal. À medida que o sangue flui pelo glomérulo, cerca de 20% do plasma são filtrados para dentro da cápsula de Bowman. Em seguida, o sangue remanescente deixa o glomérulo pela **arteríola eferente.**

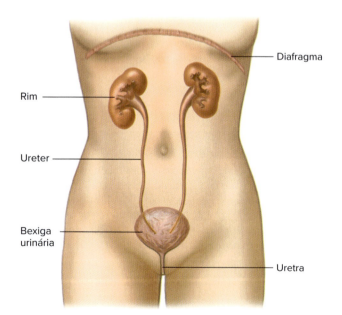

Figura 14.1 Sistema urinário na mulher. No homem, a uretra passa pelo pênis (ver Capítulo 17). O diafragma é mostrado para orientação.

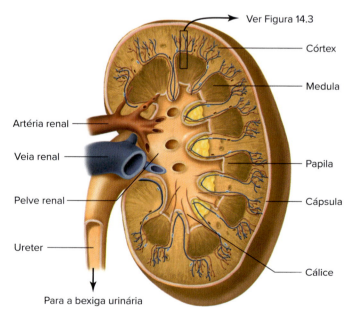

Figura 14.2 Principais componentes estruturais do rim. A parte externa do rim é o córtex, enquanto a parte interna é a medula. A artéria renal entra pelo hilo, enquanto a veia renal e o ureter saem através do hilo (não indicado).

Capítulo 14 Rins e Regulação da Água e dos Íons Inorgânicos   541

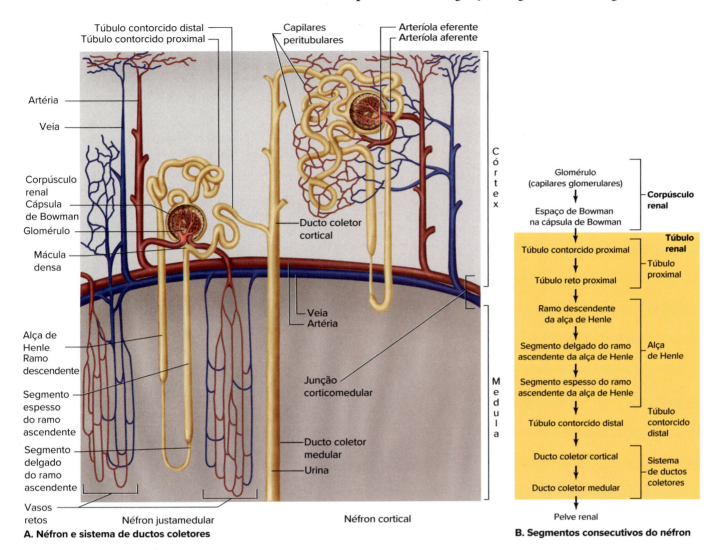

Figura 14.3 Estrutura básica de um néfron e do sistema de ductos coletores. **A.** Organização anatômica. A mácula densa não é um segmento distinto, mas sim uma placa de células no ramo ascendente da alça de Henle, onde a alça passa entre as arteríolas que suprem o seu corpúsculo renal de origem. O córtex é o local onde se localizam todos os corpúsculos renais. Na medula, as alças de Henle e os ductos coletores seguem um trajeto paralelo entre si. Os ductos coletores medulares drenam na pelve renal. São mostrados dois tipos de néfrons – os néfrons *justamedulares*, que possuem alças de Henle longas que penetram profundamente na medula; enquanto os néfrons *corticais* apresentam alças de Henle curtas (ou nenhuma). Observe que as arteríolas eferentes dos néfrons justamedulares dão origem a capilares longos em alça, denominados vasos retos, enquanto as arteríolas eferentes dos néfrons corticais dão origem aos capilares peritubulares. Não são mostrados (para maior clareza) os capilares peritubulares que circundam as porções dos túbulos dos néfrons justamedulares localizados no córtex. Esses capilares peritubulares originam-se principalmente de outros néfrons corticais. **B.** Segmentos consecutivos do néfron. Todos os segmentos na área amarela constituem partes do túbulo renal; os termos à direita dos colchetes são comumente utilizados para vários segmentos consecutivos.

Uma maneira de visualizar as relações dentro do corpúsculo renal é imaginar um punho frouxamente cerrado – o glomérulo – empurrado para dentro de um balão – a cápsula de Bowman. A parte da cápsula de Bowman em contato com o glomérulo é empurrada para dentro, porém, não estabelece contato com o lado oposto da cápsula. Dessa maneira, existe um espaço contendo líquido dentro da cápsula, denominado **espaço de Bowman**. Um líquido essencialmente desprovido de proteínas é filtrado a partir do glomérulo para dentro desse espaço.

O sangue no glomérulo é separado do líquido no espaço de Bowman por uma barreira de filtração, que consiste em três camadas (**Figura 14.4B** e **C**). Essas camadas incluem:

1. O endotélio capilar formado por uma única camada de células
2. Uma camada proteinácea não celular de membrana basal (também denominada *lâmina basal*) entre o endotélio e a camada seguinte
3. O revestimento epitelial da cápsula de Bowman formado por uma única camada de células.

As células epiteliais nessa região, denominadas **podócitos**, são muito diferentes das células achatadas simples que revestem o restante da cápsula de Bowman (a parte do "balão" que não está em contato com o "punho"). Essas células possuem uma estrutura semelhante a um polvo, devido à presença de um grande número de extensões ou pedicelos.

542 Vander | Fisiologia Humana

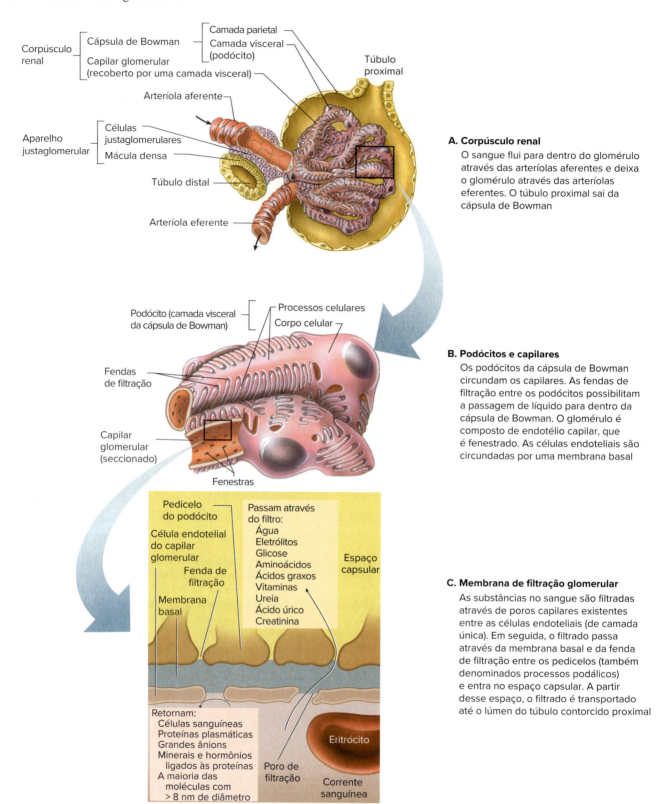

Figura 14.4 Corpúsculo renal. **A.** Anatomia do corpúsculo renal. **B.** Detalhe dos podócitos e capilares. **C.** Membrana de filtração glomerular. Enquanto a maior parte das proteínas plasmáticas retornam, alguns polipeptídios são filtrados. Isso cria um filtrado na cápsula de Bowman que é essencialmente desprovido de proteínas. Apenas os ácidos graxos livres não ligados às proteínas plasmáticas são filtrados.

APLICAÇÃO DO CONCEITO

- O que ocorreria se um número significativo de capilares glomerulares fosse obstruído, como pode ocorrer em um indivíduo com níveis de glicemia muito elevados durante um longo período (p. ex., no diabetes melito não tratado)?

A resposta está disponível no Apêndice A.

O líquido é inicialmente filtrado através das células endoteliais; em seguida, através da membrana basal e, por fim, entre os pedicelos dos podócitos.

Além das células endoteliais capilares e dos podócitos, as **células mesangiais** – um terceiro tipo de célula – consistem em células musculares lisas modificadas, que circundam as alças capilares glomerulares, mas que não fazem parte da via de filtração. Sua função será descrita adiante.

O segmento do túbulo que drena a cápsula de Bowman é o **túbulo proximal,** que compreende o túbulo contorcido proximal e o túbulo reto proximal, mostrados na Figura 14.3B. A porção seguinte do túbulo é a **alça de Henle**, uma alça bem definida semelhante a um grampo de cabelo, que consiste em um **ramo descendente**, proveniente do túbulo proximal, e em um **ramo ascendente**, que leva ao próximo segmento tubular, denominado **túbulo contorcido distal**. O líquido flui do túbulo contorcido distal para dentro do **sistema de ductos coletores**, que é composto pelos **ductos coletores corticais** e, em seguida, pelos **ductos coletores medulares.** A razão pelo uso dos termos *cortical* e *medular* ficará evidente em breve.

Da cápsula de Bowman até o início do sistema de ductos coletores, cada néfron é completamente separado dos outros. Essa separação termina quando os múltiplos ductos coletores corticais se unem. O resultado de fusões adicionais a partir desse ponto em diante consiste na drenagem da urina para dentro da cavidade central do rim, a pelve renal, através de várias centenas de grandes ductos coletores medulares. A pelve renal é contínua com o ureter que drena para a bexiga a partir daquele rim (ver Figura 14.2).

Existem diferenças regionais importantes no rim (ver Figuras 14.2 e 14.3). A parte externa é o córtex renal, enquanto a parte interna é a medula renal. O córtex contém todos os corpúsculos renais. As alças de Henle estendem-se do córtex por várias distâncias para dentro da medula. Os ductos coletores medulares passam através da medula em seu percurso para a pelve renal.

Em toda a sua extensão, a parte de cada túbulo no córtex é circundada por capilares, denominados **capilares peritubulares.** Observe que mencionamos agora dois conjuntos de capilares nos rins – os capilares glomerulares (glomérulos) e os capilares peritubulares. Dentro de cada néfron, os dois conjuntos de capilares estão conectados entre si por uma arteríola eferente, o vaso através do qual o sangue deixa o glomérulo (ver Figuras 14.3 e 14.4A). Dessa maneira, a circulação renal é muito singular, pelo fato de que ela inclui *dois* conjuntos de arteríolas e *dois* conjuntos de capilares. Após suprir os túbulos com sangue, os capilares peritubulares unem-se em seguida para formar as veias através das quais o sangue deixa o rim.

Existem dois tipos de néfrons (ver Figura 14.3A). Cerca de 15% dos néfrons são **justamedulares,** o que significa que o corpúsculo renal se situa na parte do córtex mais próxima da junção corticomedular. As alças de Henle desses néfrons mergulham profundamente na medula e, como veremos, são responsáveis pela geração de um gradiente osmótico na medula, que é responsável pela reabsorção de água. Em estreita proximidade aos néfrons justamedulares, existem capilares longos, conhecidos como **vasos retos,** que também formam alças

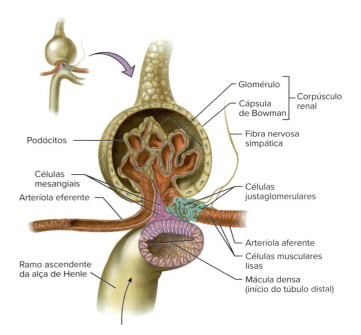

Figura 14.5 Aparelho justaglomerular.

profundamente na medula e, em seguida, retornam à junção corticomedular. Os néfrons são, em sua maioria, **corticais,** o que significa que seus corpúsculos renais estão localizados no córtex externo, e as alças de Henle não penetram profundamente na medula. De fato, alguns néfrons corticais não possuem nenhuma alça de Henle; esses néfrons estão envolvidos na reabsorção e na secreção, porém não contribuem para o interstício medular hipertônico descrito posteriormente neste capítulo.

Um detalhe anatômico adicional, que envolve tanto o túbulo quanto as arteríolas, é importante. Próximo à sua extremidade final, o ramo ascendente de cada alça de Henle passa entre as arteríolas aferente e eferente da alça desse próprio néfron (ver Figura 14.3). Nesse ponto, existe uma placa de células na parede do ramo ascendente quando este se torna o túbulo contorcido distal, denominada **mácula densa**, e a parede da arteríola aferente contém células secretoras, conhecidas como **células justaglomerulares (JG)**. A combinação da mácula densa com as células justaglomerulares é conhecida como **aparelho justaglomerular (AJG)** (ver Figura 14.4A e **Figura 14.5**). Conforme descrito adiante, o AJG desempenha funções importantes na regulação do equilíbrio dos íons e da água e produção de fatores que controlam a pressão arterial.

Estude e revise 14.2

- **Dois rins:** visão geral da anatomia funcional
  - Fluxo de urina: rins → **ureteres** → **bexiga urinária** → **uretra** → meio ambiente
  - Fluxo sanguíneo: aorta → **artérias renais** → circulação renal (detalhes adiante) → **veias renais**
  - **Cálice** (formato de funil) → pelve renal → ureteres
- **Néfron:** unidade funcional dos rins (aproximadamente 1 milhão por rim); é constituído por um **corpúsculo renal** e por um **túbulo** renal

> **Estude e revise 14.2** — *continuação*
>
> - O corpúsculo renal é composto por um tufo capilar (**glomérulo**) e por uma **cápsula de Bowman** para dentro da qual se projeta o tufo. Dentro da cápsula de Bowman encontra-se o espaço de Bowman, a partir do qual o líquido flui para o início do túbulo do néfron
> - **Fluxo de líquido**: o **túbulo** estende-se a partir da cápsula de Bowman e é subdividido em **túbulo proximal, alça de Henle (ramos descendente e ascendente), túbulo contorcido distal, ductos coletores (corticais e medulares)**
> - Múltiplos ductos coletores unem-se e desembocam na **pelve renal**, a partir da qual a urina flui através dos **ureteres** para a **bexiga urinária**
> - Cada glomérulo é suprido com sangue por uma **arteríola aferente** e drenado por uma **arteríola eferente** (que deixa o glomérulo para se ramificar em **capilares peritubulares**, que suprem o túbulo)
> - **Vasos retos**: alça capilar longa que segue o seu trajeto próximo à alça de Henle
> - Barreira de filtração no corpúsculo renal: consiste em três camadas – endotélio capilar, membrana basal e epitélio da cápsula de Bowman (**podócitos**); as **células mesangiais** representam o terceiro tipo de célula (discutido mais adiante)
> - Outros aspectos do néfron:
>   - Dois tipos: **justamedular** (corpúsculo renal localizado no córtex imediatamente ao lado da medula, alças longas de Henle mergulham profundamente na medula) e **cortical** (cerca de 85% de todos os néfrons; alças de Henle curtas)
>   - **Aparelho justaglomerular**: composto pela **mácula densa** (placa de células da parede tubular na extremidade do ramo ascendente da alça de Henle) e **justaglomerular (células JG)** (células da parede da arteríola aferente que secretam **renina**).
>
> *Questão de revisão: Por que é vantajoso ter um número tão grande de néfrons em cada rim? (A resposta está disponível no apêndice A.)*

14.3 Processos renais básicos

A formação da urina começa com a filtração do plasma a partir dos capilares glomerulares para dentro do espaço de Bowman. Esse processo é denominado **filtração glomerular**, e o filtrado é conhecido como **filtrado glomerular**. Esse filtrado é desprovido de células e, à exceção das proteínas maiores, contém todas as substâncias presentes no plasma, incluindo alguns polipeptídios, praticamente nas mesmas concentrações. Esse tipo de filtrado, no qual aparecem apenas solutos de baixo peso molecular, também é denominado *ultrafiltrado*.

Durante sua passagem pelos túbulos, a composição do filtrado é alterada pelo movimento das substâncias a partir dos túbulos para os capilares peritubulares e vice e versa (**Figura 14.6**). Quando o sentido do movimento ocorre do lúmen tubular para o plasma dos capilares peritubulares, o processo é denominado **reabsorção tubular** ou, simplesmente, reabsorção. O movimento que ocorre no sentido oposto – isto é, a partir do plasma peritubular para o lúmen tubular – é denominado **secreção tubular** ou, simplesmente, secreção. A secreção tubular também é utilizada para denotar o movimento de um soluto do interior da célula para o lúmen nos casos em que as próprias células tubulares renais produzem a substância.

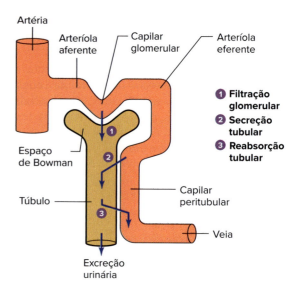

Figura 14.6 Os três componentes básicos da função renal. Esta figura ilustra apenas os *sentidos* da reabsorção e da secreção, e não os locais específicos nem a ordem de sua ocorrência. Dependendo da substância em particular, podem ocorrer reabsorção e secreção em vários locais ao longo do túbulo.

Para resumir, uma substância pode ganhar entrada ao túbulo e ser excretada na urina por filtração glomerular ou secreção tubular ou por ambos os processos. Entretanto, uma vez dentro do túbulo, a substância não precisa ser excretada, mas pode sofrer reabsorção parcial ou completa. Assim, a quantidade de qualquer substância excretada na urina é igual à quantidade filtrada mais a quantidade secretada, menos a quantidade reabsorvida.

$$\text{Quantidade excretada} = \text{Quantidade filtrada} + \text{Quantidade secretada} - \text{Quantidade reabsorvida}$$

É importante ressaltar que nem todos esses processos – filtração, secreção e reabsorção – aplicam-se a todas as substâncias. Por exemplo, certos solutos importantes, como a glicose, sofrem reabsorção completa, enquanto as toxinas são, em sua maioria, secretadas e não reabsorvidas.

Para ressaltar os princípios gerais da função renal, a **Figura 14.7** ilustra o processamento renal de três substâncias hipotéticas que poderiam ser encontradas no sangue. Cerca de 20% do plasma que entra nos capilares glomerulares são filtrados no espaço de Bowman. Esse filtrado, que contém X, Y e Z nas mesmas concentrações do que no plasma capilar, entra no túbulo proximal e começa a fluir pelo restante do túbulo. Simultaneamente, os 80% restantes do plasma, que contêm X, Y e Z, deixam os capilares glomerulares por meio da arteríola eferente e entram nos capilares peritubulares.

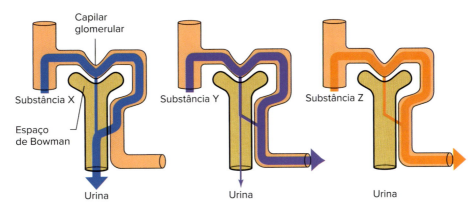

Figura 14.7 Processamento renal de três substâncias hipotéticas filtradas: X, Y e Z. A substância X é filtrada e secretada, porém não reabsorvida. A substância Y é filtrada e, em seguida, uma fração é reabsorvida. A substância Z é filtrada e reabsorvida por completo. A espessura de cada linha nesse exemplo hipotético sugere a magnitude do processo.

Suponhamos que o túbulo seja capaz de secretar 100% da substância X que está no capilar peritubular para dentro do lúmen tubular, porém não seja capaz de reabsorvê-la. Assim, por meio da combinação de filtração e secreção tubular, o plasma que originalmente entrou na artéria renal é depurado de toda a substância X, a qual deixa o corpo através da urina. Logicamente, isso tende a ser o padrão de processamento renal das substâncias estranhas, que são potencialmente prejudiciais ao organismo.

Em contrapartida, suponhamos que o túbulo possa reabsorver, mas não secretar Y e Z. A quantidade de reabsorção de Y é moderada, de modo que parte do material filtrado não é reabsorvida e escapa do corpo. Entretanto, no caso da substância Z, o mecanismo de reabsorção é tão poderoso que toda a substância Z filtrada é reabsorvida de volta para o plasma. Por conseguinte, não há perda de nenhuma substância Z a partir do corpo. Por conseguinte, para a substância Z, os processos de filtração e de reabsorção anularam-se um ao outro, e o resultado total simula a situação de como se a substância Z nunca tivesse entrado no rim. Mais uma vez, é lógico pressupor que a retenção da substância Y seja importante, porém isso exige a sua manutenção dentro de uma faixa homeostática; a substância Z presumivelmente é mais importante para a saúde e, portanto, sofre reabsorção completa.

Uma combinação específica de filtração, reabsorção tubular e secreção tubular aplica-se a cada substância no plasma. O ponto crítico é que, para muitas substâncias, as taxas de processamento estão sujeitas ao controle fisiológico. Ao desencadear alterações nas taxas de filtração, reabsorção e secreção toda vez que a quantidade de uma substância no corpo estiver acima ou abaixo dos limites normais, os mecanismos homeostáticos podem regular o equilíbrio corporal da substância. Por exemplo, considere o que ocorre quando um indivíduo normalmente hidratado ingere uma quantidade de água maior que o habitual. Nas primeiras 1 a 2 horas, todo o excesso de água é excretado na urina, em parte como resultado de um aumento da filtração, porém, principalmente em decorrência da diminuição da reabsorção tubular de água. Neste exemplo, os rins são os órgãos efetores de um processo homeostático que mantém a água corporal total dentro de limites muito estreitos.

Embora a filtração glomerular, a reabsorção tubular e a secreção tubular sejam os três processos renais básicos, um quarto processo – o metabolismo pelas células tubulares – também é importante para algumas substâncias. Em alguns casos, as células tubulares renais removem substâncias do sangue ou do filtrado glomerular e as metabolizam, o que resulta em seu desaparecimento do corpo. Em outros casos, as células *produzem* substâncias e as adicionam ao sangue ou ao líquido tubular; as mais importantes dessas substâncias são, como veremos, o NH_4^+ (íon amônio), o H^+ e o HCO_3^-.

Em resumo, pode-se avaliar o processamento renal normal de qualquer substância específica ao formular uma série de perguntas:

1. Qual é o grau de filtração da substância no corpúsculo renal?
2. A substância é reabsorvida?
3. A substância é secretada?
4. Que fatores regulam as quantidades filtradas, reabsorvidas ou secretadas?
5. Quais são as vias utilizadas para alterar a excreção renal da substância, de modo a manter um equilíbrio corporal estável?

Filtração glomerular

Conforme assinalado anteriormente, o filtrado glomerular – isto é, o líquido existente no espaço de Bowman – normalmente não contém células, porém contém todas as substâncias do plasma, exceto as proteínas, praticamente nas mesmas concentrações que as do plasma. Isso se deve ao fato de a filtração ser um processo de fluxo de massa, em que a água e todas as substâncias de baixo peso molecular (incluindo peptídios menores) movem-se em conjunto. A maior parte das proteínas plasmáticas – as albuminas e as globulinas – é excluída do filtrado no rim saudável. Um motivo para sua exclusão é que os corpúsculos renais restringem o movimento dessas substâncias de alto peso molecular. Uma segunda razão é que as vias de filtração nas membranas corpusculares apresentam cargas elétricas negativas, de modo que se opõem ao movimento dessas proteínas plasmáticas, cuja maioria também tem carga elétrica negativa.

As únicas exceções à generalização de que todas as substâncias plasmáticas não proteicas apresentam as mesmas concentrações no filtrado glomerular e no plasma são constituídas por determinadas substâncias de baixo peso molecular que, de outro modo, seriam filtráveis, mas que estão ligadas às proteínas plasmáticas e que, portanto, não são filtradas. Por exemplo, a metade do cálcio plasmático ligado às proteínas plasmáticas e praticamente todos os ácidos graxos do plasma que estão ligados às proteínas plasmáticas não são filtrados.

Forças envolvidas na filtração

Mais uma vez, retornaremos ao princípio geral de fisiologia, segundo o qual os processos fisiológicos são determinados pelas leis da química e da física; a importância das forças físicas é fundamental para compreender os processos essenciais da homeostasia. Conforme discutido no Capítulo 12, a filtração através dos capilares é determinada por forças de Starling que se opõem. Como revisão, as forças de Starling são as seguintes:

- A diferença de pressão hidrostática através da parede capilar, que favorece a filtração
- A diferença da concentração de proteínas através da parede, que cria uma força osmótica que se opõe à filtração (ver Figura 12.43).

Isso também se aplica aos capilares glomerulares, conforme é resumido na **Figura 14.8**. A pressão arterial nos capilares glomerulares – a pressão hidrostática capilar *glomerular* (P_{CG}) – é uma força que favorece a filtração. Observe que a P_{CG} é de 60 mmHg na Figura 14.8 e é consideravelmente mais alta do que na maioria dos capilares (ver Figura 12.44). Isso se deve ao fato de que as artérias renais são mais curtas e apresentam um maior raio, e as arteríolas aferentes também possuem um raio maior do que aquelas encontradas em outros órgãos. Por conseguinte, há uma menor resistência ao fluxo sanguíneo, resultando em menor diminuição da pressão hidrostática antes da entrada do sangue nos capilares glomerulares. (Analise novamente a equação 12.2 para uma descrição do efeito do comprimento e do raio sobre a resistência vascular.) Uma importante vantagem dessa P_{CG} mais alta é que ela favorece o movimento de líquido para fora dos capilares glomerulares e para dentro do espaço de Bowman. O líquido no espaço de Bowman exerce uma pressão hidrostática (P_{EB}) que se opõe a essa filtração. Outra força de oposição é a força osmótica (π_{CG}), que resulta da presença de proteínas no plasma capilar glomerular. Convém lembrar de que, em geral, não há nenhuma proteína no filtrado do espaço de Bowman, devido à estrutura singular das áreas de filtração no glomérulo, de modo que a força osmótica no espaço de Bowman (π_{EB}) é igual a zero. A distribuição desigual de proteína faz com que a concentração de água do plasma seja ligeiramente inferior à do líquido no espaço de Bowman, e essa diferença na concentração de água favorece o movimento de líquido por osmose a partir do espaço de Bowman para dentro dos capilares glomerulares – isto é, opõe-se à filtração glomerular.

Na Figura 14.8, observe que o valor fornecido para essa força osmótica – 29 mmHg – é ligeiramente mais alto do que o valor – 28 mmHg – para a força osmótica fornecida no Capítulo 12 para o plasma em todas as artérias e os capilares não renais. A razão é que, diferentemente da situação observada

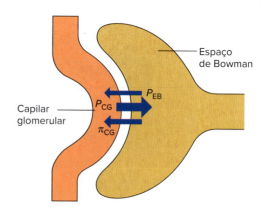

Forças	mmHg
Que favorecem a filtração:	
Pressão arterial no capilar glomerular (P_{CG})	60
Que se opõem à filtração:	
Pressão do líquido no espaço de Bowman (P_{EB})	15
Força osmótica devido à proteína no plasma (π_{CG})	29
Pressão de filtração glomerular total = $P_{CG} - P_{EB} - \pi_{CG}$	16

Figura 14.8 Forças envolvidas na filtração glomerular. O símbolo π denota a força osmótica, devido à presença de proteínas no plasma capilar glomerular. (*Nota:* a concentração de proteína no espaço de Bowman é tão baixa que π_{EB}, uma força que favoreceria a filtração, é considerada zero.)

> **APLICAÇÃO DO CONCEITO**
>
> - Qual seria o efeito de um aumento no nível plasmático de albumina (a proteína plasmática mais abundante) sobre a taxa de filtração glomerular (TFG)?
>
> *A resposta está disponível no Apêndice A.*

em outras partes do corpo, uma quantidade de água suficiente é filtrada para fora dos capilares glomerulares, de modo que a proteína que permanece no plasma torna-se ligeiramente mais concentrada do que no plasma arterial. Por outro lado, nos outros capilares, ocorre pouca filtração de água, e a concentração de proteína nos capilares permanece essencialmente inalterada em relação a seu valor no plasma arterial. Em outras palavras, diferentemente da situação observada em outros capilares, a concentração plasmática de proteínas e, portanto, a força osmótica aumentam desde o início até o final dos capilares glomerulares. O valor fornecido na Figura 14.8 para a força osmótica é o valor médio ao longo da extensão dos capilares.

Para resumir, a **pressão de filtração glomerular efetiva (ou total)** é a soma de três forças relevantes:

Pressão de filtração glomerular efetiva = $P_{CG} - P_{EB} - \pi_{CG}$

Normalmente, a pressão de filtração efetiva é positiva, visto que a pressão hidrostática capilar glomerular (P_{CG}) é maior do que a soma da pressão hidrostática no espaço de Bowman (P_{EB}) com a força osmótica que se opõe à filtração (π_{CG}). A pressão de filtração glomerular efetiva inicia a formação de urina ao forçar um filtrado de plasma essencialmente desprovido de proteína para fora do glomérulo e para dentro do espaço de Bowman e, em seguida, ao longo do túbulo para a pelve renal.

Taxa de filtração glomerular

O volume de líquido filtrado a partir dos glomérulos para dentro do espaço de Bowman por unidade de tempo é conhecido como **taxa de filtração glomerular** (**TFG**). A TFG é determinada não apenas pela pressão de filtração efetiva, mas também pela permeabilidade das membranas corpusculares e pela área de superfície disponível para filtração. Em outras palavras, em qualquer pressão de filtração efetiva determinada, a TFG será diretamente proporcional à permeabilidade da membrana e à área de superfície. Os capilares glomerulares são muito mais permeáveis ao líquido do que a maioria dos outros capilares. Por conseguinte, a pressão de filtração glomerular efetiva produz uma filtração maciça de líquido para dentro do espaço de Bowman. Em um indivíduo de 70 kg, a TFG é, em média, de 180 ℓ/dia (125 mℓ/min)! Esse valor é muito mais alto do que a filtração efetiva combinada de 4 ℓ/dia de líquido através de todos os outros capilares do corpo, conforme descrito no Capítulo 12.

Quando lembramos de que o volume total de plasma no sistema circulatório é de aproximadamente 3 ℓ, pode-se deduzir que os rins filtram todo o volume plasmático cerca de 60 vezes/dia. Essa oportunidade de processar volumes tão grandes de plasma permite aos rins regular rapidamente os constituintes do meio interno e excretar grandes quantidades de produtos residuais.

A TFG não é um valor fixo, porém está sujeita à regulação fisiológica. Essa regulação é obtida principalmente por impulsos neurais e estímulos hormonais para as arteríolas aferentes e eferentes, o que provoca mudanças na pressão de filtração glomerular efetiva (**Figura 14.9**). Os capilares glomerulares são singulares, visto que estão localizados entre dois conjuntos de arteríolas – as arteríolas aferentes e eferentes. A constrição das arteríolas aferentes diminui a pressão hidrostática nos capilares glomerulares (P_{CG}). Isso se assemelha à constrição arteriolar em outros órgãos e deve-se a uma maior perda de pressão entre artérias e capilares (**Figura 14.9A**).

Em contrapartida, a constrição das arteríolas eferentes aumenta a P_{CG} (**Figura 14.9B**). Isso ocorre devido à localização da arteríola eferente além do glomérulo, de modo que a constrição arteriolar eferente tende a "represar" o sangue nos capilares glomerulares, com elevação da P_{CG}. A dilatação da

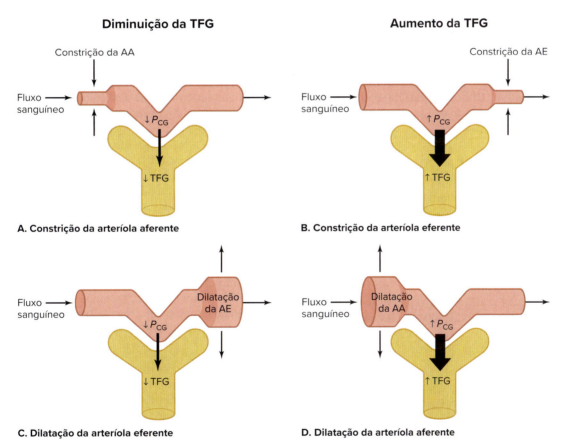

Figura 14.9 Controle da TFG pela constrição ou dilatação das arteríolas aferentes (AA) ou das arteríolas eferentes (AE). **A.** A constrição da arteríola aferente ou (**C**) a dilatação da arteríola eferente reduzem a P_{CG}, com consequente diminuição da TFG. **B.** A constrição da arteríola eferente ou (**D**) a dilatação da arteríola aferente aumentam a P_{CG}, com consequente aumento da TFG.

APLICAÇÃO DO CONCEITO

- Descreva as consequências imediatas da oclusão da arteríola aferente ou da arteríola eferente por um coágulo sanguíneo.

A resposta está disponível no Apêndice A.

548 Vander | Fisiologia Humana

arteríola eferente (**Figura 14.9C**) diminui a P_{CG} e, portanto, a TFG, enquanto a dilatação da arteríola aferente aumenta a P_{CG} e, portanto, a TFG (**Figura 14.9D**). Por fim, a constrição ou a dilatação simultânea de ambos os conjuntos de arteríolas tende a manter a P_{CG} inalterada, devido aos efeitos opostos. O controle da TFG fornece um exemplo do princípio geral de fisiologia, segundo o qual as funções fisiológicas são, em sua maior parte, controladas por múltiplos sistemas reguladores, que frequentemente atuam de modo oposto.

Além dos impulsos neurais e endócrinos para as arteríolas, há também impulsos neurais e humorais para as células mesangiais que circundam os capilares glomerulares. A contração dessas células diminui a área de superfície dos capilares, o que produz uma redução da TFG em qualquer pressão de filtração efetiva determinada.

É possível medir a quantidade total de qualquer substância não proteica e não ligada às proteínas filtrada no espaço de Bowman, multiplicando-se a TFG pela concentração plasmática dessa substância. Essa quantidade é denominada **carga filtrada** da substância. Por exemplo, se a TFG for de 180 ℓ/dia, e a concentração plasmática de glicose for de 1 g/ℓ, a carga filtrada de glicose será, portanto, de 180 ℓ/dia × 1 g/ℓ = 180 g/dia.

Uma vez conhecida a carga filtrada da substância, ela pode ser comparada com a quantidade da substância excretada. Isso indica se a substância sofre *reabsorção tubular efetiva* ou *secreção efetiva*. Sempre que a quantidade de uma substância excretada na urina for inferior à carga filtrada, deve ter ocorrido reabsorção tubular. Em contrapartida, se a quantidade excretada na urina for maior do que a carga filtrada, deve ter ocorrido secreção tubular.

Reabsorção tubular

A **Tabela 14.2** fornece um resumo dos dados sobre alguns componentes do plasma que sofrem filtração e reabsorção. A tabela dá uma ideia da magnitude e da importância dos mecanismos reabsortivos. Os valores fornecidos nessa tabela são típicos de um indivíduo saudável com dieta média. Existem pelo menos três conclusões importantes que podem ser feitas a partir dessa tabela:

- As cargas filtradas são enormes, geralmente maiores do que as quantidades totais das substâncias no corpo. Por exemplo, o corpo contém cerca de 40 ℓ de água, porém o volume de água filtrada por dia é de 180 ℓ

- A reabsorção de produtos residuais é relativamente incompleta (como no caso da ureia), de modo que ocorre excreção de grandes frações de suas cargas filtradas na urina
- A reabsorção da maioria dos componentes plasmáticos úteis, como água, íons inorgânicos e nutrientes orgânicos, é relativamente completa, de modo que as quantidades excretadas na urina representam frações muito pequenas de duas cargas filtradas.

É necessário fazer uma importante distinção entre os processos reabsortivos que podem ser controlados fisiologicamente e os que não podem sê-lo. As taxas de reabsorção da maioria dos nutrientes orgânicos, como a glicose, são sempre muito altas e não são fisiologicamente reguladas. Em consequência, as cargas filtradas dessas substâncias sofrem reabsorção completa no rim saudável, de modo que nenhuma delas aparece na urina. Para essas substâncias, como a substância Z na Figura 14.7, é como se os rins não existissem, visto que os rins saudáveis simplesmente não eliminam essas substâncias do corpo. Por conseguinte, os rins não regulam as concentrações plasmáticas desses nutrientes orgânicos. Na verdade, eles simplesmente mantêm qualquer concentração plasmática já existente.

Lembre-se de que uma importante função dos rins consiste em eliminar produtos residuais solúveis. Para realizar essa função, o sangue é filtrado nos glomérulos. Uma consequência desse processo é que as substâncias necessárias para as funções corporais normais são filtradas a partir do plasma para dentro do líquido tubular. Para evitar a perda desses importantes produtos não residuais, os rins dispõem de poderosos mecanismos para recuperar seletivamente as substâncias úteis do líquido tubular, enquanto permitem simultaneamente a excreção de produtos residuais. As taxas de reabsorção para a água e para muitos íons, apesar de também serem muito altas, estão sob controle fisiológico. Por exemplo, se a ingestão de água estiver diminuída, os rins podem aumentar a reabsorção de água para minimizar a sua perda.

Diferentemente da filtração glomerular, as etapas cruciais na reabsorção tubular – as que produzem o movimento de uma substância a partir do lúmen tubular para o líquido intersticial – *não* ocorrem pelo fluxo de massa, visto que existem diferenças de pressão inadequadas através do túbulo e permeabilidade limitada das membranas tubulares. Na verdade, dois outros processos estão envolvidos:

- A reabsorção de algumas substâncias a partir do lúmen tubular ocorre por difusão, frequentemente através das zônulas de oclusão que conectam as células epiteliais tubulares (**Figura 14.10**)
- A reabsorção de todas as outras substâncias envolve o transporte mediado, que exige a participação de proteínas de transporte nas membranas plasmáticas das células tubulares.

A etapa final na reabsorção consiste no movimento de substâncias desde o líquido intersticial para dentro dos capilares peritubulares, que ocorre por uma combinação de difusão e fluxo de massa. Partiremos do pressuposto de que esse processo final ocorre automaticamente quando a substância alcança o líquido intersticial.

TABELA 14.2	Valores médios para vários componentes que sofrem filtração e reabsorção.		
Substância	Quantidade filtrada por dia	Quantidade excretada por dia	Porcentagem reabsorvida
Água, ℓ	180	1,8	99
Sódio, g	630	3,2	99,5
Glicose, g	180	0	100
Ureia, g	54	30	44

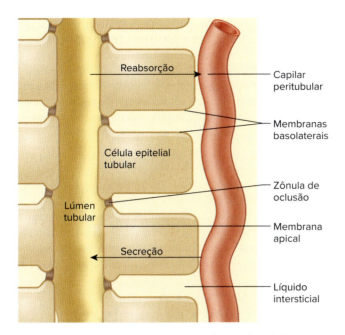

Figura 14.10 Representação diagramática do epitélio tubular. A membrana apical também é denominada membrana luminal. A *reabsorção* é definida como o movimento de uma substância a partir do líquido no lúmen tubular ou de material produzido dentro da célula epitelial para dentro do capilar peritubular. Esse processo pode ocorrer através da célula ou através de zônulas de oclusão. A *secreção* é definida como o movimento de uma substância a partir do sangue ou produzida dentro da célula epitelial para dentro do líquido no lúmen tubular.

Reabsorção por difusão

A reabsorção da ureia pelo túbulo proximal fornece um exemplo de reabsorção passiva por difusão. Uma análise das concentrações de ureia no túbulo proximal ajudará a esclarecer o mecanismo envolvido. Conforme já assinalado, a ureia é um produto residual; entretanto, como veremos de maneira concisa, uma certa quantidade de ureia sofre reabsorção a partir do túbulo proximal, em um processo que facilita a reabsorção de água mais adiante no néfron. Como as membranas corpusculares são livremente filtráveis para a ureia, a sua concentração no líquido dentro do espaço de Bowman é a mesma que a do plasma dos capilares peritubulares e do líquido intersticial que circunda o túbulo. Em seguida, à medida que o líquido filtrado flui ao longo do túbulo proximal, ocorre reabsorção de água (por mecanismos que serão descritos mais adiante). Essa remoção de água aumenta a concentração de ureia no líquido tubular, de modo que ela é mais alta do que no líquido intersticial e nos capilares peritubulares. Desse modo, a ureia difunde-se ao longo desse gradiente de concentração, desde o lúmen tubular para o capilar peritubular. A reabsorção de ureia depende, portanto, da reabsorção de água.

Reabsorção por transporte mediado

Muitos solutos são reabsorvidos por transporte ativo primário ou secundário. Essas substâncias precisam atravessar, inicialmente, a **membrana apical** (também denominada *membrana luminal*), que separa o lúmen tubular do interior da célula. Em seguida, a substância sofre difusão através do citosol da célula e, por fim, cruza a **membrana basolateral**, que começa nas zônulas de oclusão e constitui a membrana plasmática dos lados e da base da célula. O movimento que ocorre por essa via é denominado transporte epitelial *transcelular*.

Uma substância não precisa ser ativamente transportada *tanto* através da membrana apical *quanto* através da membrana basolateral para o seu transporte ativo através de todo o epitélio, movendo-se do lúmen para o líquido intersticial contra o seu gradiente eletroquímico. Por exemplo, o Na^+ move-se "montanha abaixo" (passivamente) para dentro da célula através da membrana apical por meio de canais específicos ou transportadores e, em seguida, é transportado ativamente, "montanha acima", para fora da célula, através da membrana basolateral por meio de Na^+/K^+ ATPases nessa membrana.

A reabsorção de muitas substâncias está acoplada à reabsorção de Na^+. A substância cotransportada move-se montanha acima para dentro da célula por meio de um cotransportador ativo secundário, à medida que o Na^+ move-se montanha abaixo para dentro da célula por meio desse mesmo cotransportador. Este é precisamente o processo pelo qual a glicose, muitos aminoácidos e outras substâncias orgânicas sofrem reabsorção tubular. A reabsorção de vários íons inorgânicos também está acoplada de diversas maneiras à reabsorção de Na^+.

Muitos dos sistemas de reabsorção por transporte mediado no túbulo renal possuem um limite quanto às quantidades de material que eles podem transportar por unidade de tempo, conhecido como **transporte máximo** (T_m). Isso se deve ao fato de que os sítios de ligação nas proteínas transportadoras da membrana tornam-se saturados quando a concentração da substância transportada aumenta até determinado nível. Um exemplo importante é fornecido pelas proteínas de transporte ativo secundário para a glicose, que estão localizadas no túbulo proximal. Conforme já assinalado, a glicose geralmente não aparece na urina, porque toda ela, quando filtrada, é reabsorvida. Isso está ilustrado na **Figura 14.11,** que mostra a relação entre as concentrações plasmáticas de glicose e a carga filtrada, a reabsorção e a excreção de glicose. No indivíduo saudável, a concentração plasmática de glicose normalmente não ultrapassa 150 mg/100 mℓ, mesmo após a ingestão de uma refeição com açúcar. Observe que essa concentração de glicose plasmática está abaixo do limiar em que a glicose começa a aparecer na urina (**glicosúria**). Observe também que o T_m é alcançado em uma concentração de glicose mais alta do que o limiar para a glicosúria. Isso se deve ao fato de que os néfrons apresentam uma faixa de valores de T_m que, quando se obtém a média, fornecem um T_m para todo o rim, como mostra a Figura 14.11. Quando a carga filtrada de glicose ultrapassa o transporte máximo de glicose para um número significativo de néfrons (normalmente, durante a hiperglicemia), a glicose começa a aparecer na urina. Em indivíduos com hiperglicemia sustentada (p. ex., no **diabetes melito** mal controlado), a concentração plasmática de glicose frequentemente ultrapassa o valor limiar de 200 mg/100 mℓ, de modo que a carga filtrada excede a capacidade dos néfrons de reabsorver a glicose. Em outras palavras, embora a capacidade dos rins de reabsorver a glicose possa estar normal no diabetes melito, os túbulos são incapazes de reabsorver o grande aumento que ocorre na carga filtrada. Como veremos mais adiante neste capítulo, bem como no Capítulo 16, a alta carga filtrada de glicose também pode levar a uma ruptura significativa da função renal normal (**nefropatia diabética**).

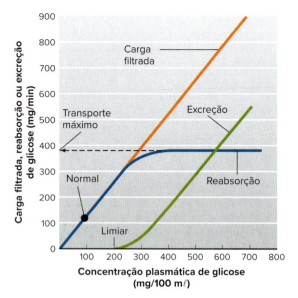

Figura 14.11 Relação entre a concentração plasmática de glicose e a taxa de glicose filtrada (carga filtrada), reabsorvida ou excretada. A linha tracejada mostra o transporte máximo, que é a taxa máxima com que a glicose pode ser reabsorvida. Observe que, quando a glicose plasmática ultrapassa o seu limiar, a glicose começa a aparecer na urina.

> **APLICAÇÃO DO CONCEITO**
> - Como você calcularia a carga filtrada e a taxa de excreção da glicose?
>
> *A resposta está disponível no Apêndice A.*

O padrão descrito para a glicose também se aplica a um grande número de outros nutrientes orgânicos. Por exemplo, os aminoácidos e as vitaminas hidrossolúveis são, em sua maioria, filtrados diariamente em grandes quantidades, porém, quase todas essas moléculas filtradas sofrem reabsorção pelo túbulo proximal. Entretanto, se a concentração plasmática se tornar alta o suficiente, a reabsorção da carga filtrada não será tão completa, e a substância aparecerá em quantidades maiores na urina. Por essa razão, os indivíduos que ingerem quantidades muito grandes de vitamina C apresentam concentrações plasmáticas elevadas da vitamina. Eventualmente, a carga filtrada pode ultrapassar o T_m reabsortivo tubular para essa substância, e qualquer quantidade adicional de vitamina C ingerida é excretada na urina.

Secreção tubular

A secreção tubular movimenta as substâncias desde os capilares peritubulares para dentro do lúmen tubular. À semelhança da filtração glomerular, a secreção tubular constitui uma via desde o sangue para o interior do túbulo. Como no caso da reabsorção, a secreção pode ocorrer por difusão ou por transporte mediado transcelular. As substâncias mais importantes secretadas pelos túbulos são o H^+ e o K^+. Entretanto, ocorre também secreção de um grande número de ânions orgânicos de ocorrência normal, como a colina e a creatinina, bem como muitas substâncias químicas estranhas, como a penicilina.

A secreção ativa de uma substância exige o seu transporte ativo desde o lado da corrente sanguínea (o líquido intersticial) para dentro da célula tubular (através da membrana basolateral), ou saindo da célula para dentro do lúmen (através da membrana apical). À semelhança da reabsorção, a secreção tubular geralmente está acoplada à reabsorção de Na^+. A secreção a partir do espaço intersticial para dentro do líquido tubular, a qual retira substâncias do interior dos capilares peritubulares, constitui um mecanismo para aumentar a capacidade dos rins de processar substâncias em uma taxa mais alta do que aquela que depende apenas da carga filtrada.

Metabolismo pelos túbulos

Anteriormente, assinalamos que, durante o jejum, as células dos túbulos renais sintetizam glicose e a adicionam ao sangue. Elas também podem catabolizar determinadas substâncias orgânicas, como peptídios, captadas do lúmen tubular ou dos capilares peritubulares. O catabolismo elimina essas substâncias do corpo exatamente como se tivessem sido excretadas na urina.

Regulação dos canais e transportadores de membrana

A reabsorção ou secreção tubulares de muitas substâncias está sob controle fisiológico. Para a maioria delas, o controle é obtido por meio da regulação da atividade ou das concentrações das proteínas dos canais de membrana e transportadores envolvidas em seu transporte. Essa regulação é efetuada por hormônios e por fatores parácrinos ou autócrinos.

A compreensão da estrutura, da função e da regulação dos canais iônicos e transportadores das células tubulares renais torna possível explicar os defeitos subjacentes em algumas doenças genéticas. Por exemplo, uma mutação genética pode levar a uma anormalidade no cotransportador de Na^+-glicose, que media a reabsorção de glicose no túbulo proximal. Isso pode levar ao aparecimento de glicose na urina (**glicosúria renal familiar**). Compare esse distúrbio com o diabetes melito, em que a capacidade de reabsorção da glicose está habitualmente normal, porém a carga filtrada de glicose ultrapassa o limiar dos túbulos para a sua reabsorção (ver Figura 14.11).

"Divisão do trabalho" nos túbulos

Para excretar adequadamente os produtos residuais, a TFG precisa ser muito grande. Isso significa que o volume filtrado de água e as cargas filtradas de todos os solutos plasmáticos não residuais também são muito grandes. *O papel primário do túbulo proximal consiste em reabsorver a maior parte dessa água e desses solutos filtrados*. Além disso, com uma importante exceção representada pelo K^+, o túbulo proximal constitui o principal local de secreção de solutos. A alça de Henle também reabsorve quantidades relativamente grandes dos principais íons e, em menor grau, de água.

A reabsorção extensa pelo túbulo proximal e pela alça de Henle assegura que as massas de solutos e o volume de água que entram nos segmentos tubulares além da alça de Henle sejam relativamente pequenos. Em seguida, esses segmentos distais realizam um ajuste fino para a maioria das substâncias de baixo peso molecular, determinando, assim, as quantidades finais excretadas na urina ao ajustar as suas taxas de reabsorção e, em alguns casos, de secreção. Portanto, não deveria ser surpreendente que os controles homeostáticos atuem, em sua maioria, sobre os segmentos mais distais do túbulo.

Estude e revise 14.3

- Três processos renais básicos: **filtração glomerular**, **reabsorção tubular** e **secreção tubular**

$$\begin{matrix} \text{Quantidade} \\ \text{excretada} \end{matrix} = \begin{matrix} \text{Quantidade} \\ \text{filtrada} \end{matrix} + \begin{matrix} \text{Quantidade} \\ \text{secretada} \end{matrix} - \begin{matrix} \text{Quantidade} \\ \text{reabsorvida} \end{matrix}$$

  - Os rins também podem sintetizar e/ou catabolizar certas substâncias

- A formação da urina começa com a **filtração glomerular** – cerca de 180 ℓ/dia – de plasma essencialmente desprovida de proteínas para dentro do espaço de Bowman
  - **Filtrado glomerular:** contém todas as substâncias plasmáticas, exceto as proteínas (e as substâncias ligadas às proteínas), praticamente nas mesmas concentrações que as do plasma
  - A filtração glomerular (**pressão de filtração glomerular total**) é impulsionada pela **pressão hidrostática** nos capilares glomerulares e é oposta pela pressão hidrostática no espaço de Bowman e pela **força osmótica** devido às proteínas no plasma dos capilares glomerulares
  - **Taxa de filtração glomerular (TFG):** determinada pela pressão de filtração total, pela permeabilidade das membranas corpusculares e pela área de superfície de filtração
  - **Carga filtrada** = TFG × concentração plasmática da substância filtrada

- Movimento do filtrado através dos túbulos: certas substâncias são reabsorvidas por difusão ou por transporte mediado
  - As substâncias às quais o epitélio tubular é permeável são reabsorvidas por difusão, visto que a reabsorção de água cria gradientes de concentração tubulointersticiais
  - A reabsorção ativa de uma substância exige a participação de **transportadores** na membrana apical (entre o lúmen tubular e o interior da célula) ou **membrana basolateral** (entre o espaço intersticial próximo aos capilares e o interior da célula)
  - Taxas de reabsorção tubular: altas para nutrientes, íons e água; mais baixas para produtos residuais
  - Secreção tubular: movimento de uma substância desde o plasma capilar peritubular para dentro do túbulo

- **Transporte máximo** é exibido por substâncias movidas por transportadores mediados. Se a carga filtrada de uma substância ultrapassar o transporte máximo reabsortivo, a substância será excretada na urina
  - Exemplo: **diabetes melito** mal controlado (hiperglicemia). A carga filtrada de glicose excede o transporte máximo reabsortivo, de modo que a glicose "extravasa" na urina, o que pode levar a uma redução da função renal (**nefropatia diabética**)
  - Outro exemplo: defeito no transportador de glicose (**glicosúria renal familiar**).

Questão de revisão: Por meio de qual dos três processos renais básicos você acredita que uma pequena molécula tóxica ingerida seja processada no rim? (Pode-se escolher mais de um processo.) (A resposta está disponível no Apêndice A.)

14.4 Conceito de depuração renal

A depuração representa uma maneira útil de quantificar a função renal. A **depuração** (*clearance*) renal de qualquer substância se refere ao volume de plasma a partir do qual essa substância é totalmente removida ("depurada") pelos rins por unidade de tempo. Cada substância tem seu próprio valor de depuração distinto, mas as medidas de unidades são sempre em volume de plasma por unidade de tempo. A fórmula básica da depuração para qualquer substância S é a seguinte:

$$\text{Depuração de } S = \frac{\text{Massa de } S \text{ excretada por unidade de tempo}}{\text{Concentração plasmática de } S}$$

A depuração de uma substância é, portanto, uma medida do volume de plasma totalmente depurado dessa substância por unidade de tempo. Isso responde pela massa da substância excretada na urina.

Como a massa da S excretada por unidade de tempo é igual à concentração urinária de S multiplicada pelo volume de urina durante esse período, a fórmula para a depuração de S passa a ser:

$$C_S = \frac{U_S V}{P_S}$$

em que
C_S = Depuração de S
U_S = Concentração urinária de S
V = Volume de urina por unidade de tempo
P_S = Concentração plasmática de S

Examinemos alguns exemplos de depuração particularmente interessantes. Por exemplo, qual seria a depuração da glicose em condições normais? Ao examinar a Figura 14.11, podemos lembrar de que toda a glicose filtrada a partir do plasma para dentro do espaço de Bowman normalmente é reabsorvida pelas células epiteliais dos túbulos proximais. Assim, a depuração da glicose (C_{gl}) pode ser escrita com a seguinte equação:

$$C_{gl} = \frac{(U_{gl})(V)}{(P_{gl})}$$

em que o subscrito "g1" se refere à glicose. Como a glicose geralmente sofre reabsorção completa, a sua concentração urinária (U_{gl}) em condições normais é zero (ver Tabela 14.2). Dessa maneira, a equação fica reduzida a

$$C_{gl} = \frac{(0)(V)}{(P_{gl})} \text{ ou } C_{gl} = 0$$

A depuração da glicose normalmente é igual a zero, visto que toda a glicose que é filtrada do plasma para dentro dos glomérulos é reabsorvida de volta ao sangue. Como mostra a Figura 14.11, somente quando o T_m para a glicose é ultrapassado (e U_{gl} é > 0) é que a depuração passa a adquirir um valor positivo, que, conforme já descrito, sugere a possibilidade de doença renal ou a presença de níveis muito elevados de glicemia, conforme observado no diabetes melito não tratado.

Imaginemos agora uma substância que seja livremente filtrada, porém não reabsorvida nem secretada. Em outras palavras, essa substância não é fisiologicamente importante como a glicose – nem tóxica, como determinados compostos que são secretados – e, portanto, é "ignorada" pelas células tubulares renais. O corpo humano não produz compostos desse tipo que preencham perfeitamente essas características, porém existem exemplos encontrados na natureza. Um desses compostos é o polissacarídio denominado **inulina** (e não insulina), que está presente em alguns dos vegetais e frutas que consumimos. Se a inulina fosse infundida por via intravenosa em um indivíduo, o que ocorreria? A quantidade de inulina entrando nos néfrons a partir do plasma – isto é, a carga filtrada – seria igual à quantidade de inulina excretada na urina, e não haveria nenhuma quantidade dela reabsorvida ou secretada. Convém lembrar de que a carga filtrada de uma substância é a taxa de filtração glomerular (TFG) multiplicada pela concentração plasmática da substância. A quantidade excretada da substância é UV, conforme já descrito. Dessa maneira, para o caso especial da inulina (com subscrito "in"),

$$(TFG)(P_{in}) = (U_{in})(V)$$

Por meio de rearranjo dessa equação, obtemos outra equação que se assemelha à equação geral para a depuração apresentada anteriormente:

$$TFG = \frac{(U_{in})(V)}{(P_{in})}$$

Em outras palavras, a TFG de um indivíduo é igual à depuração da inulina (UV/P)! Se houver necessidade de determinar a TFG de um indivíduo, por exemplo, de um paciente com suspeita de doença renal, o médico só precisaria determinar a depuração da inulina. A **Figura 14.12** fornece um exemplo matemático do processamento renal da inulina. Observe que a TFG é de 7,5 ℓ/h, que corresponde a 125 mℓ/min, conforme descrito anteriormente nesta seção.

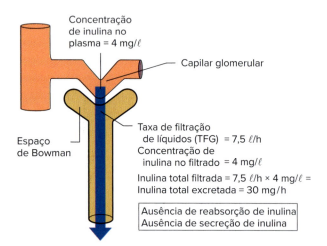

Figura 14.12 Exemplo de processamento renal da inulina, uma substância que é filtrada pelos corpúsculos renais, mas que não é reabsorvida nem secretada pelo túbulo. Por esse motivo, a massa de inulina excretada por unidade de tempo é igual à massa filtrada durante o mesmo período. Conforme explicado no texto, a depuração da inulina é igual à taxa de filtração glomerular.

A depuração de qualquer substância processada pelos rins da mesma maneira que a inulina – filtrada, porém não reabsorvida, não secretada nem metabolizada – seria igual à TFG. Infelizmente, não há substâncias normalmente presentes no plasma que preencham de forma perfeita esses critérios, e não é prático realizar um teste de depuração da inulina em situações clínicas. Para fins clínicos, a **depuração da creatinina** (C_{Cr}) é utilizada para obter aproximadamente a TFG.

A creatinina é um produto residual liberado pelas células musculares; é filtrada no corpúsculo renal, porém não sofre reabsorção. Entretanto, ocorre uma pequena quantidade de secreção, de modo que parte do plasma peritubular é depurada da creatinina por meio de sua secreção. Por conseguinte, a C_{Cr} superestima ligeiramente a TFG, porém está próxima o suficiente para ser de grande utilidade na maioria das situações clínicas. Em geral, a concentração de creatinina no sangue constitui a única medida necessária, se partirmos do pressuposto de que a produção de creatinina pelo corpo é constante e semelhante entre os indivíduos. Consequentemente, um aumento na concentração de creatinina no sangue indica, habitualmente, uma diminuição da TFG, que constitui uma das características essenciais da doença renal.

Isso leva a uma importante generalização. Quando a depuração de qualquer substância é maior do que a TFG, essa substância deve sofrer secreção tubular. Recorde a nossa substância X hipotética (ver Figura 14.7): a substância X é filtrada, e toda a X que escapa da filtração é secretada; não ocorre nenhuma reabsorção de X. Como consequência, todo o plasma que entra no rim por unidade de tempo é depurado da substância X. Por conseguinte, a depuração de X fornece uma medida do **fluxo plasmático renal.** Uma substância que é processada como a substância X é o ânion orgânico, o para-amino-hipurato (PAH), que é utilizado experimentalmente para esse propósito. (À semelhança da inulina, esse ânion precisa ser administrado por via intravenosa.)

Uma lógica semelhante leva a outra generalização importante. Quando a depuração de uma substância filtrável for menor que a TFG, essa substância precisa sofrer alguma reabsorção. A realização desses tipos de cálculos fornece uma importante informação sobre o modo pelo qual os rins processam determinado soluto. Suponhamos que um fármaco recém-desenvolvido esteja sendo testado quanto à sua segurança e efetividade. A dose do fármaco necessária para produzir um efeito terapêutico e seguro dependerá, pelo menos em parte, da velocidade de sua depuração pelos rins. Suponhamos que vamos medir a depuração do fármaco e encontraremos que ela é maior do que a TFG, conforme determinado pela depuração da creatinina. Isso significa que esse fármaco é secretado nos túbulos dos néfrons, e pode ser necessária uma dose mais alta do que o normalmente previsto para alcançar uma concentração ideal no sangue.

Estude e revise 14.4

- **Depuração:** volume de plasma totalmente depurado de uma substância por unidade de tempo (p. ex., unidades em mℓ/min)
  - Calculada dividindo-se a **massa da substância excretada por unidade de tempo** pela **concentração plasmática da substância**

Estude e revise 14.4 — *continuação*

- **Depuração da glicose** (p. ex.): como é importante não perder a glicose na urina, ela sofre reabsorção completa, de modo que a sua taxa de depuração renal é igual a zero em indivíduos saudáveis
- Medição da **TFG**
  - **Inulina:** pequeno carboidrato que é filtrado, mas que não é reabsorvido nem secretado; infundido experimentalmente; a taxa de depuração é igual à TFG
  - **Depuração da creatinina:** estimativa clínica da TFG, visto que ela é filtrada, não reabsorvida e secretada apenas em pequena quantidade
- O **fluxo plasmático renal** é estimado pela depuração de uma substância (p. ex., infusão de para-amino-hipurato [PAH]), que é filtrada, não reabsorvida e 100% secretada. Toda a substância que entra nos rins a partir do sangue é depurada.

Questão de revisão: O que precisa ser verdadeiro sobre uma substância cuja taxa de excreção ultrapassa a sua carga filtrada? (A resposta está disponível no Apêndice A.)

14.5 Micção

O fluxo de urina através dos ureteres até a bexiga urinária é propelido por contrações do músculo liso da parede do ureter. A urina é armazenada na bexiga e ejetada de modo intermitente durante a **micção**.

A bexiga é uma câmara semelhante a um balão, com paredes de músculo liso coletivamente denominado **músculo detrusor**. A contração do músculo detrusor espreme a urina no lúmen da bexiga para produzir a micção. A parte do músculo detrusor na base (ou "colo") da bexiga onde começa a uretra atua como **músculo esfíncter interno da uretra**. Imediatamente abaixo do músculo esfíncter interno da uretra, ela é circundada por um anel de músculo esquelético. Trata-se do **músculo esfíncter externo da uretra**, cuja contração pode impedir a micção, mesmo quando ocorre forte contração do músculo detrusor.

Controle involuntário (espinal)

Os controles neurais que influenciam as estruturas da bexiga durante as fases de enchimento e de micção são mostrados na **Figura 14.13**. Enquanto ocorre enchimento da bexiga, os impulsos parassimpáticos para o músculo detrusor são mínimos e, em consequência, o músculo está relaxado. Devido à disposição das fibras musculares lisas, quando o músculo detrusor está relaxado, o esfíncter interno da uretra encontra-se fechado, passivamente. Além disso, há um forte impulso simpático para o esfíncter interno da uretra e um forte impulso proveniente dos neurônios motores somáticos para o esfíncter externo. Dessa maneira, ocorre relaxamento do músculo detrusor, e ambos os músculos esfíncteres interno e externo permanecem fechados durante a fase de enchimento.

O que ocorre durante o componente reflexo espinal da micção?

1. À medida que a bexiga se enche de urina, a pressão no seu interior aumenta, o que estimula os receptores de estiramento na parede vesical
2. Os neurônios aferentes desde esses receptores entram na medula espinal e estimulam os neurônios parassimpáticos, que, em seguida, causam contração do músculo detrusor
3. Quando ocorre contração do músculo detrusor, a mudança do formato da bexiga produz a abertura do esfíncter interno da uretra. Simultaneamente, o impulso aferente dos receptores de estiramento inibe de modo reflexo os neurônios simpáticos para o esfíncter interno da uretra, o que contribui ainda mais para sua abertura
4. Além disso, o impulso aferente também inibe de modo reflexo os neurônios motores somáticos para o esfíncter externo da uretra, causando o seu relaxamento
5. Ambos os esfíncteres estão agora abertos, e a contração do músculo detrusor pode produzir a micção.

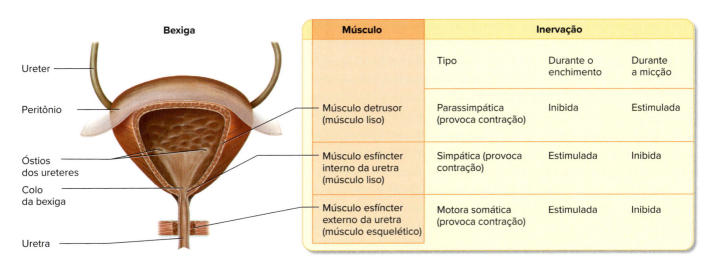

Figura 14.13 Controle da bexiga. (A secção longitudinal da bexiga é mostrada à esquerda.) As mulheres não possuem um verdadeiro músculo esfíncter interno da uretra *anatômico*.

Controle voluntário

Até o momento, descrevemos a micção como um reflexo espinal local, porém esse reflexo também é profundamente influenciado por vias descendentes do encéfalo, o que determina a capacidade de impedir a micção ou de iniciá-la voluntariamente. (A perda dessas vias descendentes como resultado de dano à medula espinal elimina a capacidade de controle voluntário da micção.) À medida que a bexiga se distende, o impulso dos receptores de estiramento da bexiga causa, por meio das vias ascendentes para o encéfalo, uma sensação de plenitude vesical e de urgência para urinar. Entretanto, em resposta a isso, a micção pode ser impedida de modo voluntário por meio da ativação de vias descendentes, que estimulam tanto os nervos simpáticos para o esfíncter interno da uretra quanto os nervos motores somáticos para o esfíncter externo da uretra. Em contrapartida, a micção pode ser iniciada de modo voluntário por meio das vias descendentes para os neurônios apropriados. A micção é controlada por interações complexas em diferentes áreas do encéfalo. Em resumo, existem áreas no tronco encefálico que são capazes tanto de facilitar a micção quanto de inibi-la. Além disso, uma área do mesencéfalo pode inibir a micção, enquanto uma área da parte posterior do hipotálamo pode facilitá-la. Por fim, um forte impulso inibitório proveniente do córtex cerebral, aprendido durante o treinamento das necessidades fisiológicas no início da infância, impede a micção voluntária.

Incontinência

A *incontinência* refere-se à liberação involuntária de urina, o que pode constituir um problema incômodo do ponto de vista tanto social quanto higiênico. Os tipos mais comuns são a *incontinência de estresse* (causada por espirro, tosse ou exercício) e a *incontinência de urgência* (associada ao desejo de urinar). A incontinência é mais comum em mulheres e pode ocorrer 1 a 2 vezes/semana em mais de 25% das mulheres com mais de 60 anos. É muito comum em mulheres idosas em casas de repouso e em instituições de cuidados assistidos. Nas mulheres, a incontinência de estresse é habitualmente causada por uma perda do suporte uretral proporcionado pela parte anterior da vagina (ver Figura 17.17A), bem como pela ruptura do impulso neural para os músculos uretrais que impedem o fechamento adequado da uretra com o aumento da pressão intra-abdominal (p. ex., com espirro, tosse e exercício). A incontinência de estresse frequentemente pode ser aliviada com medicamentos (como terapia de reposição de estrogênio para melhorar o tônus vaginal). Os casos graves podem exigir cirurgia para melhorar o suporte vaginal da bexiga e da uretra.

Com frequência, a causa da incontinência de urgência não é conhecida nos pacientes. Entretanto, a causa mais comum são as contrações involuntárias do músculo detrusor (hiperatividade da bexiga). Isso pode ocorrer com impulsos neurais anormais desde o encéfalo ou medula espinal ou com irritantes locais da bexiga (como infecção vesical). A incontinência de urgência não relacionada com infecção vesical pode ser tratada com medicamentos, como a tolterodina ou a oxibutinina, que antagonizam os efeitos dos nervos parassimpáticos sobre o músculo detrusor. Como esses fármacos são anticolinérgicos, eles podem ter efeitos colaterais, como visão embaçada, constipação intestinal e aumento da frequência cardíaca.

> ## Estude e revise 14.5
>
> - **Reflexo de micção espinal:** involuntário
>   - A distensão da bexiga estimula os receptores de estiramento, que deflagram reflexos espinais
>   - Esses reflexos levam à contração do **músculo detrusor** (músculo liso da bexiga)
>   - Mediado por neurônios parassimpáticos e simpáticos
>   - Mediado pelo relaxamento de ambos **os esfíncteres interno** e **externo da uretra** (inibição do impulso neural)
> - **Controle voluntário:** mediado por nervos motores que suprem o esfíncter externo da uretra
> - **Incontinência:** liberação involuntária de urina, que ocorre mais comumente em indivíduos idosos (particularmente mulheres)
>   - **Incontinência de estresse:** devido a espirro, tosse ou exercício
>   - **Incontinência de urgência:** associada ao desejo de urinar.
>
> *Questão de revisão: Qual poderia ser o efeito sobre a micção de uma medula espinal seccionada acima do local de emergência dos nervos motores para o músculo esfíncter externo da uretra?*
> **(A resposta está disponível no Apêndice A.)**

Regulação do Equilíbrio de Íons e da Água

14.6 Equilíbrio corporal total de sódio e de água

No Capítulo 1, foi explicado que a água compreende cerca de 55 a 60% do peso corporal normal e encontra-se distribuída através de diferentes compartimentos do corpo (ver Figura 1.3). Devido à importância tão evidente da água para a homeostasia, a regulação do equilíbrio hídrico corporal total é crítica para a sobrevivência. Isso ressalta dois princípios gerais importantes de fisiologia: a homeostasia é essencial para a saúde e a sobrevivência; e ocorre troca controlada de materiais – neste caso, a água – entre compartimentos e através das membranas celulares.

A **Tabela 14.3** fornece um resumo do equilíbrio corporal total da água. Estes são valores médios, que estão sujeitos a considerável variação normal. Existem duas fontes de ganho de água corporal:

- A água produzida a partir da oxidação dos nutrientes orgânicos
- A água ingerida em líquidos e alimentos (um bife malpassado tem aproximadamente 70% de água).

TABELA 14.3	Ganho e perda diários médios de água em adultos.
Aporte	
Em líquidos	1.400 m ℓ
Em alimentos	1.100 m ℓ
Metabolicamente produzida	350 m ℓ
Total	**2.850 m ℓ**
Eliminação	
Perda insensível (pele e pulmões)	900 m ℓ
Suor	50 m ℓ
Nas fezes	100 m ℓ
Urina	1.800 m ℓ
Total	**2.850 m ℓ**

Quatro locais perdem água para o meio externo: a pele, as vias respiratórias, o trato gastrintestinal e o trato urinário. O fluxo menstrual constitui uma quinta fonte potencial de perda de água nas mulheres.

A perda de água por evaporação a partir da pele e do revestimento das vias respiratórias é um processo contínuo. É denominada **perda insensível de água,** visto que o indivíduo não tem consciência de sua ocorrência. Uma quantidade adicional de água pode tornar-se disponível para a evaporação a partir da pele por meio da produção de suor. A perda gastrintestinal normal de água nas fezes é, em geral, muito pequena, mas pode ser significativa em caso de diarreia e vômitos.

A **Tabela 14.4** fornece um resumo do equilíbrio corporal total do cloreto de sódio. A excreção de Na^+ e Cl^- pela pele e pelo trato gastrintestinal normalmente é pequena, porém aumenta acentuadamente durante a sudorese intensa, os vômitos ou a diarreia. A hemorragia também pode resultar em perda de grandes quantidades de NaCl e de água.

Em condições normais, como mostram as Tabelas 14.3 e 14.4, as perdas de NaCl e de água são iguais a seus ganhos, e não ocorre nenhuma mudança efetiva no NaCl e na água corporais. Essa correspondência entre perdas e ganhos resulta primariamente da regulação da perda urinária, que pode ser variada ao longo de uma faixa extremamente ampla. Por exemplo, a excreção urinária de água pode variar de cerca de 0,4 ℓ/dia até 25 ℓ/dia, dependendo se a pessoa está perdida no deserto ou bebendo muita água. Nos EUA, o consumo diário médio de sódio é de 3,4 g/dia (8,5 g de cloreto de sódio, como mostra a Tabela 14.4), porém essa quantidade pode ser muito maior. As diretrizes mais atuais recomendam um consumo que não ultrapasse 2,3 g de sódio por dia, o que corresponde aproximadamente a 5,8 g (1 colher de chá) de NaCl (sal de cozinha). Os rins saudáveis são capazes de alterar prontamente a excreção de NaCl ao longo de uma ampla faixa, de modo a equilibrar a perda com o ganho.

Estude e revise 14.6

- **Equilíbrio da água:**
  - Ganho de água por meio de ingestão e produção interna
  - Perda de água pela urina, pelo trato gastrintestinal, por evaporação desde a pele e vias respiratórias (**perda insensível de água**) e pelo suor
- **Equilíbrio de Na^+ e Cl^-:** ganhos por meio de ingestão; perdas através da pele (no suor), trato gastrintestinal e urina
- **Homeostasia** para a água e o Na^+: a excreção renal constitui o principal ponto de controle para a manutenção de um equilíbrio estável.

Questão de revisão: Que distúrbio comum se caracteriza por perda excessiva de Na^+, Cl^- e água? Como pode ser tratado? (A resposta está disponível no Apêndice A.)

14.7 Processos renais básicos para o sódio e a água

Tanto o Na^+ quanto a água são livremente filtrados a partir dos capilares glomerulares para dentro do espaço de Bowman, visto que possuem baixos pesos moleculares e circulam no plasma em sua forma livre (não ligada às proteínas). Ambos sofrem considerável reabsorção – normalmente mais de 99% (ver Tabela 14.2) –, porém nenhuma secreção. A maior parte da energia renal é utilizada nessa enorme tarefa de reabsorção. A maior parte da reabsorção de Na^+ e de água (cerca de dois terços) ocorre no túbulo proximal, porém o principal controle hormonal da reabsorção é exercido sobre os túbulos contorcidos distais e os ductos coletores.

Os mecanismos de reabsorção de Na^+ e de água podem ser resumidos em duas generalizações:

- A reabsorção de Na^+ é um processo ativo, que ocorre em todos os segmentos tubulares, exceto no ramo descendente da alça de Henle
- A reabsorção de água ocorre por osmose (passiva) e depende da reabsorção de Na^+.

Reabsorção ativa primária de Na^+

A característica essencial subjacente à reabsorção de Na^+ em todo o túbulo é o transporte ativo primário de Na^+ para fora das células e para dentro do líquido intersticial, conforme ilustrado na **Figura 14.14**, para o túbulo proximal, o ramo ascendente da alça de Henle e o ducto coletor cortical. Esse transporte é obtido por bombas de Na^+/K^+ ATPase na membrana basolateral das células. O transporte ativo de Na^+ para fora das células mantém a concentração intracelular de Na^+ baixa, em comparação com a do lúmen tubular, de modo que o Na^+ se move "montanha abaixo" para fora do lúmen tubular e para dentro das células epiteliais tubulares.

TABELA 14.4	Aporte e eliminação diários de cloreto de sódio.	
Aporte		
Alimentos		**8,50 g**
Eliminação		
Suor		0,25 g
Fezes		0,25 g
Urina		8 g
Total		**8,50 g**

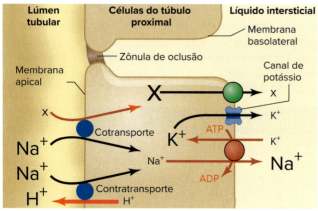

A. Túbulo proximal

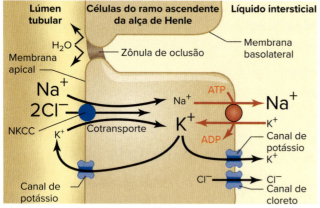

B. Ramo ascendente da alça de Henle

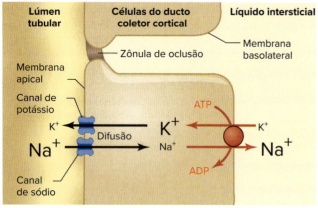

C. Ducto coletor cortical

Figura 14.14 Mecanismo de reabsorção de Na$^+$ no (**A**) túbulo proximal, (**B**) no ramo ascendente da alça de Henle e (**C**) no ducto coletor cortical. (A Figura 14.15 mostra o movimento do Na$^+$ reabsorvido desde o líquido intersticial para dentro dos capilares peritubulares.) O tamanho das letras indica concentrações altas e baixas. "X" representa moléculas orgânicas, como a glicose e aminoácidos, que são cotransportadas com Na$^+$. O destino do K$^+$ que é transportador pelas bombas de Na$^+$/K$^+$ ATPase é discutido na seção adiante, que trata do processamento renal de K$^+$.

APLICAÇÃO DO CONCEITO

- Ao analisar a parte **C**, qual seria o efeito de um fármaco que bloqueia os canais de Na$^+$ na membrana apical do ducto coletor cortical?

A resposta está disponível no Apêndice A.

O mecanismo do movimento de Na$^+$ montanha abaixo através da membrana apical para dentro da célula varia de um segmento para outro do túbulo, dependendo dos canais e/ou das proteínas de transporte presentes em suas membranas apicais.

Túbulo proximal

A etapa de entrada apical do Na$^+$ na célula tubular proximal ocorre por meio de cotransporte com uma variedade de moléculas orgânicas, como a glicose ou por meio de contratransporte com H$^+$. Neste último caso, o H$^+$ sai da célula e entra no lúmen, à medida que o H$^+$ se move para dentro da célula (**Figura 14.14A**). Por conseguinte, no túbulo proximal, a reabsorção de Na$^+$ impulsiona a reabsorção das substâncias cotransportadas e a secreção de H$^+$. Na realidade, a membrana apical da célula tubular proximal possui uma borda em escova composta de numerosas microvilosidades (não mostrada na Figura 14.14A para maior clareza). Isso aumenta acentuadamente a área de superfície para a reabsorção.

Ramo ascendente da alça de Henle

A principal função dessa região consiste na reabsorção de NaCl, mas não de água (**Figura 14.14B**). Esse processo é realizado por um transportador especial, denominado **cotransportador de Na-K-2Cl** (**NKCC**) que, à semelhança dos cotransportadores e contratransportadores de Na$^+$ no túbulo proximal, depende do gradiente de concentração do Na$^+$ gerado pela bomba de Na$^+$/K$^+$ ATPase basolateral. O K$^+$ absorvido por meio do NKCC a partir do lúmen tubular é, então, reciclado de volta ao lúmen tubular através de um canal de potássio apical. Sem essa reciclagem, o líquido no lúmen tubular "perderia" o K$^+$ requerido para manter o gradiente de K$^+$ necessário para a função do NKCC.

Uma quantidade menor de K$^+$ também é absorvida para o líquido intersticial por meio de canais basolaterais de potássio. O cloreto é absorvido para o líquido intersticial por meio de um canal basolateral de cloreto, bem como por outros canais não ilustrados na Figura 14.14B. O NKCC constitui o principal alvo de uma classe de fármacos que reduzem a reabsorção de sódio, com consequente aumento na excreção de sódio e de água (ver Seção 14.15).

Ductos coletores

A etapa da entrada apical de Na$^+$ no ducto coletor cortical ocorre principalmente por difusão através de canais de Na$^+$ (**Figura 14.14C**).

Relembrando, o movimento de Na$^+$ montanha abaixo, desde o lúmen para dentro da célula através da *membrana apical*, varia de um segmento do túbulo para outro. Em contrapartida, a etapa da *membrana basolateral* é a mesma em todos os segmentos tubulares que reabsorvem o Na$^+$ – o transporte ativo primário de Na$^+$ para fora da célula ocorre por meio de bombas de Na$^+$/K$^+$ ATPase nessa membrana. É esse processo de transporte que diminui a concentração intracelular de Na$^+$ e, portanto, torna possível a etapa de entrada apical montanha abaixo em todos os segmentos ilustrados na Figura 14.14.

Acoplamento da reabsorção de água com a reabsorção de Na⁺

À medida que o Na⁺, o Cl⁻ e outros íons são reabsorvidos, a água pode acompanhar passivamente por osmose (ver Capítulo 4), contanto que a membrana apical seja permeável à água. A **Figura 14.15** fornece um resumo desse acoplamento de reabsorção de solutos e de água:

❶ O Na⁺ é transportado desde o lúmen tubular para o líquido intersticial através das células epiteliais. Outros solutos, como a glicose, os aminoácidos e o HCO_3^-, cuja reabsorção depende do transporte de Na⁺, também contribuem para a osmose

❷ A remoção de solutos a partir do lúmen tubular diminui a osmolaridade local do líquido tubular adjacente à célula (i. e., a concentração local de água aumenta). Ao mesmo tempo, o aparecimento de solutos no líquido intersticial, imediatamente fora da célula, aumenta a osmolaridade local (i. e., a concentração local de água diminui)

❸ A diferença na concentração de água entre o lúmen e o líquido intersticial provoca difusão efetiva de água desde o lúmen através das membranas plasmáticas das células tubulares e/ou zônulas de oclusão para dentro do líquido intersticial

❹ A partir do líquido intersticial, a água, o Na⁺ e tudo o que estiver dissolvido no líquido intersticial movem-se em conjunto por fluxo de massa dentro dos capilares peritubulares como etapa final da reabsorção.

O movimento de água através do epitélio tubular só pode ocorrer se o epitélio for permeável à água. Por maior que seja o seu gradiente de concentração, a água é incapaz de atravessar um epitélio impermeável a ela (ver Figura 14.14B). A permeabilidade à água varia de um segmento tubular para outro e depende, em grande parte, da presença e da regulação do número de canais de água, denominados **aquaporinas**, nas membranas plasmáticas. O número de aquaporinas nas membranas das células epiteliais dos túbulos proximais é sempre alto, de modo que esse segmento reabsorve moléculas de água quase tão rapidamente quanto o Na⁺. Como resultado, o túbulo proximal reabsorve grandes quantidades de Na⁺ e de água nas mesmas proporções.

Descreveremos posteriormente a permeabilidade dos próximos segmentos tubulares à água – a alça de Henle e o túbulo contorcido distal. Agora, o ponto realmente crucial é que a permeabilidade das últimas porções dos túbulos à água, os ductos coletores corticais e medular, pode variar acentuadamente, devido ao controle fisiológico. Estes são os únicos segmentos tubulares em que a permeabilidade à água está sob esse tipo de controle.

O principal determinante dessa permeabilidade controlada e, portanto, da reabsorção passiva de água nos ductos coletores é um hormônio peptídico secretado pela neuro-hipófise, conhecido como **vasopressina** ou **hormônio antidiurético** (**ADH**; ver Capítulo 11). A vasopressina estimula a inserção, na membrana apical, de um canal de água de aquaporina específico, produzido pelas células dos ductos coletores. Foram identificadas mais de 10 aquaporinas diferentes em todo o corpo, que são designadas como AQP1, AQP2 e assim por diante. A **Figura 14.16** mostra as funções dos canais de água de aquaporina nas células dos ductos coletores.

Quando a vasopressina presente no sangue entra no líquido intersticial e liga-se a seu receptor na membrana basolateral, ocorre aumento na produção intracelular do segundo mensageiro cAMP. Isso ativa a enzima proteinoquinase dependente de cAMP (também denominado proteinoquinase A ou PKA), que,

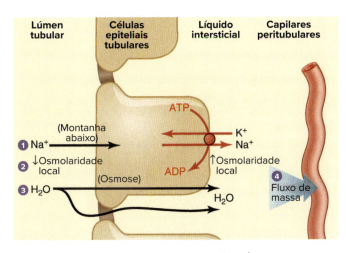

Figura 14.15 Acoplamento da reabsorção de Na⁺ e H₂O. Ver o texto para a explicação dos números dentro dos círculos. A reabsorção de solutos além do Na⁺ – por exemplo, glicose, aminoácidos e HCO_3^- – também contribui para a diferença de osmolaridade entre o lúmen e o líquido intersticial, porém a reabsorção de todas essas substâncias depende, em última análise, do cotransporte direto ou indireto e do contratransporte com Na⁺ (ver Figura 14.14A). Por esse motivo, não são mostrados nesta figura.

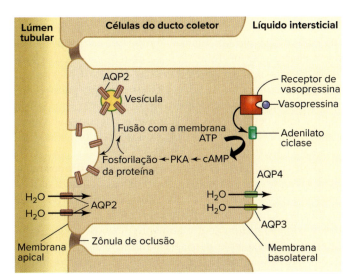

Figura 14.16 Regulação e função das aquaporinas (AQP) nas células dos ductos coletores para aumentar a reabsorção de água. A ligação da vasopressina a seu receptor aumenta o cAMP intracelular por meio de ativação de uma proteína Gs (não mostrada) e ativação subsequente da adenilato ciclase. O cAMP aumenta a atividade da enzima proteinoquinase A (PKA). A PKA aumenta a fosforilação de proteínas específicas, que aumentam a taxa de fusão de vesículas (que contêm AQP2) com a membrana apical. Isso leva a um aumento no número de canais de AQP2 na membrana apical. Isso possibilita um aumento da difusão passiva de água para dentro da célula. A água sai da célula através das AQP3 e AQP4, que não são sensíveis à vasopressina.

por sua vez, fosforila proteínas que aumentam a taxa de fusão de vesículas que contêm AQP2 com a membrana apical. Esse fato leva a um aumento no número de AQP2 inseridas na membrana apical a partir de vesículas no citosol. Assim, é possível um aumento da difusão de água a favor de seu gradiente de concentração através da membrana apical para dentro da célula. Em seguida, a água difunde-se através dos canais de água de AQP3 e AQP4 na membrana basolateral para dentro do líquido intersticial e, em seguida, entra na corrente sanguínea. (As AQP basolaterais são constitutivamente ativas e não são reguladas pela vasopressina.) Na presença de uma concentração plasmática elevada de vasopressina, ocorre aumento acentuado da permeabilidade dos ductos coletores à água. Por conseguinte, a reabsorção passiva de água é máxima, e o volume final de urina é pequeno – menos de 1% da água filtrada.

Na ausência de vasopressina, a permeabilidade dos ductos coletores à água é extremamente baixa, visto que o número de AQP2 na membrana apical é mínimo, e muito pouca água é reabsorvida a partir desses locais. Assim, um grande volume de água permanece no túbulo para ser excretado na urina. Essa excreção urinária aumentada, que resulta de uma baixa concentração de vasopressina, é denominada **diurese aquosa**. A **diurese** refere-se, simplesmente, a um grande fluxo de urina de qualquer causa. Em uma seção subsequente, descreveremos o controle da secreção de vasopressina.

O *diabetes insípido,* uma doença distinta do outro tipo de diabetes (diabetes melito ou "diabetes sacarino"), ilustra as consequências de distúrbios no controle ou na resposta à vasopressina. O diabetes insípido é causado pela incapacidade dos axônios com corpos celulares no hipotálamo e das sinapses nos vasos sanguíneos da neuro-hipófise de sintetizar ou liberar vasopressina (*diabetes insípido central*) ou pela incapacidade dos rins de responder à vasopressina (*diabetes insípido nefrogênico*). Independentemente do tipo de diabetes insípido, a permeabilidade dos ductos coletores à água é baixa, mesmo se o paciente estiver desidratado. Observa-se a presença de uma diurese aquosa constante, que pode alcançar até 25 ℓ /dia; nesses casos extremos, pode não ser possível repor a água perdida devido à diurese, e a doença pode levar à morte em decorrência de desidratação e da osmolaridade plasmática muito alta.

Observe que, na diurese aquosa (denominada **diurese não osmótica**), ocorre aumento do fluxo urinário, porém não há aumento na excreção de solutos. Em todos os outros casos de diurese, denominados **diurese osmótica**, o aumento do fluxo urinário *resulta* de um aumento primário na excreção de solutos. Por exemplo, a incapacidade de reabsorção normal de Na^+ provoca aumento tanto na excreção de Na^+ quanto na excreção de água, visto que, conforme já discutimos, a reabsorção de água depende da reabsorção de solutos. Outro exemplo de diurese osmótica é observado em indivíduos com diabetes melito não controlado; neste caso, a glicose que escapa da reabsorção, devido à enorme carga filtrada, retém a água no lúmen, causando a sua excreção juntamente com a glicose.

Para resumir, qualquer perda de soluto na urina precisa ser acompanhada de perda de água (diurese osmótica), porém o inverso não é verdadeiro – isto é, a diurese aquosa (não osmótica) não é necessariamente acompanhada de uma perda equivalente de solutos.

Concentração da urina: o sistema multiplicador por contracorrente

Antes de estudar esta seção, é conveniente rever vários termos apresentados no Capítulo 4 – **hiposmótico**, **isosmótico** e **hiperosmótico**.

Na seção anterior, descrevemos como os rins produzem um pequeno volume de urina quando a concentração plasmática de vasopressina está elevada. Sob essas condições, a urina está concentrada (hiperosmótica) em relação ao plasma. Esta seção descreve os mecanismos pelos quais essa hiperosmolaridade é alcançada.

A capacidade dos rins de produzir uma urina hiperosmótica constitui um importante determinante da capacidade de sobrevivência com um aporte limitado de água. O rim humano tem a capacidade de produzir uma concentração urinária máxima de 1.400 mOsmol/ℓ, quase cinco vezes a osmolaridade do plasma, que normalmente está situada na faixa de 285 a 300 mOsmol/ℓ (arredondada para 300 mOsmol/ℓ por conveniência). A excreção diária típica de ureia, sulfato, fosfato, outros produtos residuais e íons é de aproximadamente 600 mOsmol/ℓ. Por conseguinte, o volume mínimo de água na urina no qual essa massa de solutos pode ser dissolvida é igual a:

$$\frac{600 \text{ mOsmol/dia}}{1.400 \text{ mOsmol/dia}} = 0,444\ell/\text{dia}$$

Esse volume de urina é conhecido como **perda obrigatória de água**. A perda desse volume mínimo de urina contribui para a desidratação quando o aporte de água é muito baixo.

A concentração da urina ocorre à medida que o líquido tubular flui através dos ductos coletores *medulares*. O líquido intersticial que circunda esses ductos é muito hiperosmótico. Na presença de vasopressina, a água difunde-se para fora dos ductos e penetra no líquido intersticial da medula e, em seguida, entra nos vasos sanguíneos da medula para ser transportada.

A questão-chave é: como o líquido intersticial medular torna-se hiperosmótico? A resposta envolve vários fatores inter-relacionados:

- A anatomia em contracorrente da alça de Henle dos néfrons justamedulares
- A reabsorção de NaCl no ramo ascendente dessas alças de Henle
- A impermeabilidade desses ramos ascendentes à água
- O sequestro de ureia na medula
- As alças dos vasos retos em forma de grampo de cabelo para minimizar a lavagem de solutos a partir da medula hiperosmótica.

Convém lembrar de que a alça de Henle forma uma alça semelhante a um grampo de cabelo entre o túbulo proximal e o túbulo contorcido distal (ver Figura 14.3). O líquido que entra na alça, proveniente do túbulo proximal, flui para baixo ao longo do ramo descendente, faz uma curva e, em seguida, flui para cima pelo ramo ascendente. Os fluxos opostos nos dois ramos são denominados fluxos por contracorrente, e toda a alça atua como um **sistema multiplicador por contracorrente** para criar um líquido intersticial medular hiperosmótico.

Como o túbulo proximal reabsorve Na⁺ e água nas mesmas proporções, o líquido que entra no ramo descendente da alça, proveniente do túbulo proximal, apresenta a mesma osmolaridade do plasma: 300 mOsmol/ℓ. Momentaneamente, vamos pular o ramo descendente, visto que os eventos que ocorrem nele só podem ser compreendidos no contexto do que está ocorrendo no ramo *ascendente*.

Ao longo de todo o comprimento do ramo ascendente, o Na⁺ e o Cl⁻ são reabsorvidos a partir do lúmen para o líquido intersticial medular (**Figura 14.17A**). Na porção superior (espessa) do ramo ascendente, essa reabsorção é obtida por meio dos transportadores de NKCC, que realizam o cotransporte de Na⁺ e Cl⁻. Como o K⁺ é reciclado principalmente através da membrana apical, o movimento efetivo aqui consiste na reabsorção de Na⁺ e Cl⁻ (ver novamente a Figura 14.14B). Esses transportadores não estão presentes na porção inferior (delgada) do ramo ascendente, de modo que a reabsorção nesse local ocorre por difusão simples. Para simplificar a explicação do multiplicador por contracorrente, trataremos todo o ramo ascendente como uma estrutura homogênea, que realiza a reabsorção ativa de Na⁺ e Cl⁻.

É muito importante ressaltar que *o ramo ascendente é relativamente impermeável à água*, portanto muito pouca água segue o movimento do sal. O resultado é que o líquido intersticial da medula se torna hiperosmótico em comparação com o líquido que se encontra no ramo ascendente, visto que o soluto é reabsorvido sem água.

Retornemos agora ao ramo descendente. Esse segmento, diferentemente do ramo ascendente, não reabsorve cloreto de sódio e possui alta permeabilidade à água (**Figura 14.17B**). Por conseguinte, ocorre uma difusão efetiva de água para fora do ramo descendente e para dentro do líquido intersticial mais concentrado, até que as osmolaridades dentro desse ramo e no líquido intersticial sejam mais uma vez iguais. A hiperosmolaridade intersticial é mantida durante esse equilíbrio, visto que o ramo ascendente continua bombeando o cloreto de sódio para manter a diferença de concentração entre ele e o líquido intersticial.

Por conseguinte, devido à difusão de água, as osmolaridades do ramo descendente e do líquido intersticial tornam-se iguais, e ambas são mais altas – em 200 mOsmol/ℓ, no nosso exemplo – que a do ramo ascendente. Esta é a essência do sistema: o multiplicador por contracorrente da alça faz com que o líquido intersticial da medula se torne concentrado. É esta hiperosmolaridade que irá retirar a água dos ductos coletores e concentrar a urina. Entretanto, é preciso considerar uma característica mais crucial – a "multiplicação".

Até o momento, analisamos esse sistema como se houvesse interrupção do fluxo através da alça de Henle enquanto estão ocorrendo o bombeamento de íons e a difusão de água. Consideremos agora o que acontece quando ocorre o fluxo através de toda a extensão dos ramos descendente e ascendente da alça de Henle (**Figura 14.17C**). A diferença de osmolaridade – 200 mOsmol/ℓ – que existe em cada nível horizontal é "multiplicada" à medida que o líquido alcança níveis mais profundos na medula. Quando o líquido alcança a curva da alça, a osmolaridade do líquido tubular e do interstício foi multiplicada para uma osmolaridade muito alta, que pode ser tão alta quanto 1.400 mOsmol/ℓ. É preciso ter em mente que o mecanismo de transporte ativo de Na⁺ e de Cl⁻ no ramo ascendente (acoplado com a baixa permeabilidade desse segmento à água) constitui o componente essencial do sistema. Sem ele, o fluxo por contracorrente não teria nenhum efeito sobre a alça e sobre a osmolaridade intersticial medular, que simplesmente permaneceria em 300 mOsmol/ℓ em toda a extensão.

Temos, agora, um líquido intersticial medular concentrado, porém ainda precisamos acompanhar o líquido dentro dos túbulos, desde a alça de Henle, através do túbulo contorcido distal, até o sistema de ductos coletores, utilizando a **Figura 14.18** como guia. Além disso, a reabsorção e a retenção da ureia (descritas de modo detalhado mais adiante) contribuem para a osmolaridade intersticial medular máxima.

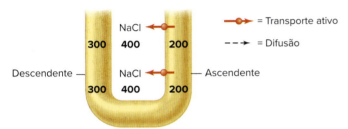

A. Transporte ativo de NaCl no ramo ascendente

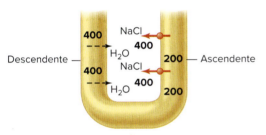

B. Reabsorção passiva de H₂O no ramo descendente

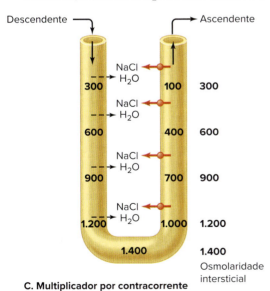

C. Multiplicador por contracorrente

Figura 14.17 Produção de um interstício renal medular hiperosmolar. **A.** Transporte ativo de NaCl nos ramos ascendentes (impermeáveis à H₂O). **B.** Reabsorção passiva de H₂O no ramo descendente. **C.** Ocorre multiplicação da osmolaridade com o fluxo de líquido através do lúmen tubular.

O sistema multiplicador por contracorrente concentra o líquido do ramo descendente, porém diminui, em seguida, a osmolaridade do ramo ascendente, de modo que o líquido que entra no túbulo contorcido distal está, na realidade, mais diluído (hiposmótico) – 100 mOsmol/ℓ na Figura 14.18 – do que o plasma. O líquido torna-se ainda mais diluído durante a sua passagem pelo túbulo contorcido distal, visto que esse segmento tubular, à semelhança do ramo ascendente, realiza o transporte ativo do Na^+ e do Cl^- para fora do túbulo, porém é relativamente impermeável à água. Em seguida, esse líquido hiposmótico entra no ducto coletor cortical. Devido à reabsorção significativa de volume, o fluxo de líquido no final do ramo ascendente é muito menor do que o fluxo que entra no ramo descendente.

Conforme assinalado anteriormente, a vasopressina aumenta a permeabilidade tubular à água nos ductos coletores tanto corticais quanto medulares. Em contrapartida, a vasopressina não influencia diretamente a reabsorção de água nas partes do túbulo anteriores aos ductos coletores. Por esse motivo, independentemente da concentração plasmática desse hormônio, o líquido que entra no ducto coletor cortical é hiposmótico. Entretanto, daí em diante, a vasopressina torna-se crucial. Na presença de concentrações elevadas de vasopressina, ocorre reabsorção de água por difusão a partir do líquido hiposmótico no ducto coletor cortical até que o líquido nesse segmento se torne isosmótico com o líquido intersticial e o plasma peritubular do córtex – isto é, até que alcance mais uma vez 300 mOsmol/ℓ.

Em seguida, o líquido tubular isosmótico entra e flui pelos ductos coletores *medulares*. Na presença de concentrações plasmáticas elevadas de vasopressina, a água difunde-se para fora dos ductos e para dentro do líquido intersticial medular como resultado da elevada osmolaridade estabelecida nesse local pelo sistema multiplicador por contracorrente da alça e retenção da ureia. A partir disso, essa água entra nos capilares medulares e é transportada para fora dos rins pelo sangue venoso. Ocorre reabsorção de água em toda a extensão dos ductos coletores medulares, de modo que, na presença de vasopressina, o líquido no final desses ductos possui essencialmente a mesma osmolaridade que o líquido intersticial que circunda a curva das alças – ou seja, na base da medula. Por meio desse mecanismo, a urina final é hiperosmótica. Com a retenção da quantidade máxima possível de água, os rins minimizam a taxa com que a desidratação ocorre durante a privação de água.

Em contrapartida, quando a concentração plasmática de vasopressina está baixa, os ductos coletores tanto corticais quanto medulares são relativamente impermeáveis à água. Como resultado, ocorre excreção de um grande volume de urina hiposmótica, eliminando, assim, um excesso de água no corpo.

Circulação medular

Conforme descrito anteriormente, surge uma importante questão no que concerne ao sistema por contracorrente: por que o sangue que flui através dos capilares medulares não elimina o gradiente de contracorrente estabelecido pelas alças de Henle? Poderíamos pensar que, à medida que o plasma com a osmolaridade usual de 300 mOsmol/ℓ entra no ambiente altamente concentrado da medula, deve ocorrer difusão maciça efetiva de Na^+ e de Cl^- para dentro dos capilares e de água para fora deles, de modo que o gradiente intersticial seria "lavado". Entretanto, os vasos sanguíneos na medula (vasos retos) formam alças em forma de grampo de cabelo, que seguem um percurso paralelo às alças de Henle e aos ductos coletores medulares.

Como mostra a **Figura 14.19**, o sangue entra no ápice da alça dos vasos com uma osmolaridade de 300 mOsmol/ℓ e, à medida que o sangue flui pela alça cada vez mais profundamente na medula, o Na^+ e o Cl^- difunde-se, de fato, para dentro do vaso – e a água para fora dele. Todavia, após alcançar a curva da alça, o sangue passa a fluir para cima da alça ascendente do vaso, onde o processo é quase totalmente revertido. Por conseguinte, a estrutura dos vasos retos em grampo de cabelo minimiza a perda excessiva de solutos desde o interstício por *difusão*. Ao mesmo tempo, tanto o sal quanto a água que estão sendo reabsorvidos a partir das alças de Henle e dos ductos coletores são transportados em quantidades

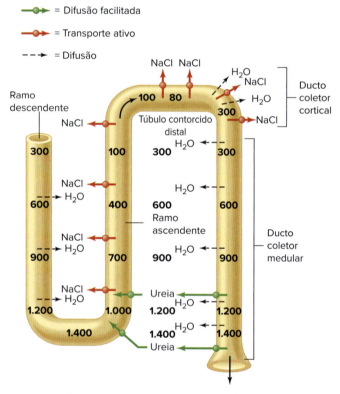

Figura 14.18 Desenho simplificado da geração de um gradiente de osmolaridade do líquido intersticial pelo sistema multiplicador por contracorrente renal e seu papel na formação de uma urina hiperosmótica na presença de vasopressina. Observe que a medula hiperosmótica depende da reabsorção de NaCl e da retenção de ureia (descrita na Figura 14.20).

APLICAÇÃO DO CONCEITO

- Certos tipos de tumores pulmonares secretam um ou mais hormônios. O que ocorreria com a osmolaridade do plasma e da urina e com o volume de urina de um paciente com tumor pulmonar secretor de vasopressina?

A resposta está disponível no Apêndice A.

Capítulo 14 Rins e Regulação da Água e dos Íons Inorgânicos   561

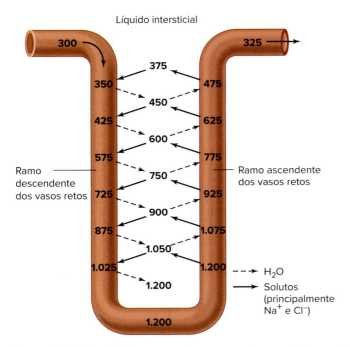

Figura 14.19 Função dos vasos retos para manter a medula renal intersticial hipertônica. Todos os movimentos de água e de solutos ocorrem por difusão. A figura não mostra a captação simultânea de líquido intersticial por fluxo de massa.

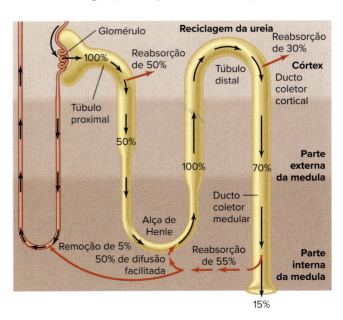

Figura 14.20 Reciclagem da ureia. A reciclagem da ureia "captura" a ureia na medula interna, o que aumenta a osmolaridade e ajuda a estabelecer e manter a hipertonicidade.

equivalentes por *fluxo de massa*, conforme determinado pelas forças de Starling capilares usuais. Isso mantém o gradiente de contracorrente em estado de equilíbrio dinâmico estabelecido pelas alças de Henle. Devido à reabsorção de NaCl e de água a partir da alça de Henle e dos ductos coletores, a quantidade de fluxo sanguíneo que deixa os vasos retos é pelo menos duas vezes maior que o fluxo sanguíneo que entra nesses vasos. Por fim, o fluxo sanguíneo total que passa por todos os vasos retos representa apenas uma pequena porcentagem do fluxo sanguíneo renal total. Isso ajuda a minimizar a lavagem do interstício hipertônico da medula

A reciclagem da ureia ajuda a estabelecer um interstício medular hipertônico

Conforme acabamos de descrever, o sistema multiplicador por contracorrente estabelece um interstício medular hipertônico, que os vasos retos ajudam a preservar. Já aprendemos como a reabsorção de água no túbulo proximal medeia a reabsorção de ureia por difusão. À medida que a ureia passa pela parte remanescente do néfron, ela é reabsorvida, secretada no túbulo e, em seguida, novamente reabsorvida (**Figura 14.20**). Esse processo captura a ureia, uma molécula osmoticamente ativa, no interstício medular, com consequente aumento de sua osmolaridade. De fato, conforme ilustrado na Figura 14.18, a ureia contribui para a osmolaridade total da medula renal.

A ureia é livremente filtrada no glomérulo. Aproximadamente 50% da ureia filtrada é reabsorvida no túbulo proximal, enquanto os 50% remanescentes entram na alça de Henle. Nos ramos descendentes e ascendentes delgados da alça de Henle, a ureia que se acumulou no interstício medular é secretada de volta para dentro do lúmen tubular por meio de difusão facilitada. Por conseguinte, praticamente toda a ureia

que foi originalmente filtrada no glomérulo está presente no líquido que entra no túbulo distal. Parte da ureia original é reabsorvida a partir do túbulo distal e ducto coletor cortical. Em seguida, cerca da metade da ureia é reabsorvida a partir do ducto coletor *medular*, enquanto apenas 5% se difundem para o interior dos vasos retos. A quantidade remanescente é secretada de volta para o interior da alça de Henle. Quinze por cento da ureia originalmente filtrada permanecem no ducto coletor e são excretados na urina. Essa reciclagem da ureia através do interstício medular e sua captação mínima pelos vasos retos capturam a ureia nesse local e contribuem para a osmolaridade elevada mostrada na Figura 14.18. É interessante assinalar que a concentração intersticial medular de ureia está aumentada nos estados antidiuréticos e contribui para a reabsorção de água. Isso ocorre devido à vasopressina que, além de seus efeitos sobre a permeabilidade à água, também aumenta a permeabilidade dos ductos coletores medulares internos à ureia.

Resumo do controle do volume e da osmolaridade da urina pela vasopressina

Este é um bom local para rever a reabsorção de água e o papel da vasopressina na produção de uma urina concentrada ou diluída. A **Figura 14.21** fornece uma maneira conveniente de fazer essa revisão. Em primeiro lugar, observe que cerca de 60 a 70% do volume reabsorvido no néfron justamedular não são controlados pela vasopressina e ocorrem isosmoticamente no túbulo proximal. O efeito direto da vasopressina nos ductos coletores atua no desenvolvimento de uma osmolaridade aumentada no interstício medular renal. Como resultado, ocorre aumento da reabsorção de água a partir do lúmen no ramo descendente delgado da alça de Henle, com consequente elevação da osmolaridade do líquido tubular, embora a vasopressina não exerça um efeito direto sobre a alça. Um aspecto interessante mostrado na Figura 14.21,

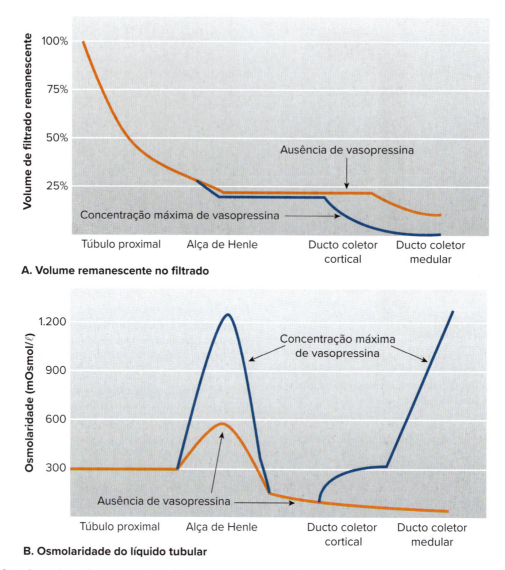

Figura 14.21 O efeito da ausência de vasopressina e da concentração máxima de vasopressina no sangue sobre (**A**) o volume remanescente de filtrado no néfron, assim como na (**B**) osmolaridade do líquido tubular ao longo do néfron.

que pode não parecer óbvio, é a razão pela qual o pico de osmolaridade na alça de Henle é mais baixo na ausência de vasopressina. Conforme assinalado anteriormente, isso se deve ao fato de que a vasopressina estimula a reabsorção de ureia nos ductos coletores medulares (ver Figura 14.20). Na ausência desse efeito da vasopressina, a concentração de ureia na medula diminui. Como a ureia é responsável por pelo menos metade dos solutos presentes na medula (ver Figura 14.18), a osmolaridade máxima na base da alça de Henle (localizada na medula) está diminuída.

Observe que a osmolaridade do líquido tubular diminui na segunda metade da alça de Henle em ambas as condições, enquanto não ocorre nenhuma alteração no volume de líquido tubular. Isso reflete a reabsorção seletiva de solutos a partir do líquido tubular nesses segmentos do néfron impermeáveis à água. Por conseguinte, a vasopressina constitui o determinante final do volume de urina excretada e da concentração de urina sob qualquer conjunto de condições. Na ausência de vasopressina, a reabsorção de água é mínima nos ductos coletores, de modo que ocorre pouca diminuição no volume do filtrado; isso resulta em diurese e urina hiposmótica. Na presença de uma concentração máxima de vasopressina, como, por exemplo, durante uma grave restrição de água, a maior parte da água é reabsorvida nos ductos coletores, resultando em um volume urinário muito pequeno (antidiurese) e em urina hipertônica. Na realidade, a maioria dos seres humanos com acesso à água apresenta uma concentração intermediária de vasopressina no sangue.

> ### Estude e revise 14.7
>
> - **Processamento renal de Na⁺: filtração** (glomérulo) e **reabsorção** (processo ativo primário que depende das **bombas de Na⁺/K⁺ ATPase** nas membranas basolaterais do epitélio tubular); não há secreção de Na⁺
> - A entrada de Na⁺ nas células epiteliais tubulares a partir do lúmen tubular é **passiva**. Dependendo do segmento tubular, ocorre através dos **canais iônicos** ou por meio de **cotransporte** ou **contratransporte** com outras substâncias

Estude e revise 14.7 — *continuação*

- **Ramo ascendente da alça de Henle:** reabsorção de NaCl (mas não de água) por meio de **cotransportadores de Na-K-2Cl (NKCC)**
- **Reabsorção de Na$^+$:** cria uma diferença osmótica através do túbulo (impulsiona a reabsorção de água através dos canais de água [**aquaporinas**] e, nos locais onde for permeável, pela via paracelular)
- ■ **Vasopressina (hormônio antidiurético):** não exerce efeitos *diretos* importantes antes do sistema de ductos coletores
  - **Sistema de ductos coletores:** a vasopressina aumenta a permeabilidade à água (a presença de baixos níveis de vasopressina leva à produção de um grande volume de urina diluída – **diurese não osmótica**)
  - **Diabetes insípido:** perda excessiva de urina diluída, devido a baixos níveis de vasopressina (**diabetes insípido central**) ou insensibilidade renal à vasopressina (**diabetes insípido nefrogênico**)
- ■ **Diurese osmótica:** perda de água na urina devido à excreção excessiva de solutos (p. ex., glicosúria no **diabetes melito**)
- ■ **Sistema multiplicador por contracorrente:**
  - **Perda obrigatória de água:** volume mínimo de perda de água (cerca de 0,44 ℓ/dia)
  - **Ramo ascendente da alça de Henle:** o transporte ativo de cloreto de sódio resulta em aumento da osmolaridade do líquido intersticial da medula, porém há diluição do líquido luminal
  - A vasopressina aumenta a permeabilidade dos **ductos coletores corticais** à água por meio de aumento no número de canais de água de AQP2 inseridos na membrana apical. A água é reabsorvida por esse segmento até que o líquido luminal se torne isosmótico em relação ao plasma nos capilares peritubulares corticais
  - O líquido luminal entra e flui através dos **ductos coletores medulares**; o líquido intersticial medular concentrado provoca o movimento de água para fora desses ductos, que se tornaram altamente permeáveis à água pela vasopressina. O resultado consiste na concentração do líquido dos ductos coletores e da urina
  - **Vasos retos:** vasos sanguíneos em alça semelhantes a um grampo de cabelo, que impedem o gradiente por contracorrente (criado pelas longas alças de Henle) de ser lavado (diluído)
  - **Reciclagem da ureia:** ajuda a estabelecer um líquido intersticial medular hipertônico.

*Questão de revisão: O que ocorreria se fosse administrado um fármaco que diminui a função dos cotransportadores de Na-K-2Cl (NKCC)? (**A resposta está disponível no Apêndice A.**)*

14.8 Regulação renal do sódio

Nos indivíduos saudáveis, a excreção urinária de Na$^+$ aumenta quando há excesso de sódio no corpo, enquanto diminui quando há um déficit de sódio. Essas respostas homeostáticas são tão precisas que o sódio corporal total normalmente só varia em alguns poucos pontos percentuais, apesar de uma ampla faixa de aporte de sódio e ocorrência ocasional de grandes perdas através da pele e do trato gastrintestinal.

Conforme já vimos, o Na$^+$ é livremente filtrado desde os capilares glomerulares para dentro do espaço de Bowman e sofre reabsorção ativa, porém não é secretado. Dessa maneira,

$$Na^+ \text{ excretado} = Na^+ \text{ filtrado} - Na^+ \text{ reabsorvido}$$

Os rins têm a capacidade de ajustar a excreção de Na$^+$ ao modificar ambos os processos no lado direito da equação. Por exemplo, quando o sódio corporal total diminui por qualquer razão, a sua excreção diminui abaixo dos níveis normais, visto que a sua reabsorção aumenta.

A primeira questão para compreender as respostas que controlam a reabsorção de Na$^+$ é determinar quais os impulsos que as iniciam – ou seja, que variáveis são efetivamente detectadas pelos receptores? De forma surpreendente, não existem receptores importantes que sejam capazes de detectar a quantidade total de sódio no corpo. Em vez disso, as respostas que regulam a excreção urinária de Na$^+$ são iniciadas principalmente por vários barorreceptores cardiovasculares, como o seio carótico, e por sensores nos rins que monitoram a carga filtrada de Na$^+$.

Conforme descrito no Capítulo 12, os barorreceptores respondem a mudanças de pressão dentro do sistema circulatório e iniciam reflexos que rapidamente regulam essas pressões por meio de sua ação sobre o coração, as arteríolas e as veias. A nova informação fornecida neste capítulo é que *a regulação das pressões cardiovasculares pelos barorreceptores também proporciona simultaneamente uma regulação do sódio corporal total.*

A distribuição da água entre os compartimentos de líquidos do corpo depende, em grande parte, da concentração de solutos no líquido extracelular. O Na$^+$ é o principal soluto extracelular, que constitui, juntamente com os ânions associados, cerca de 90% desses solutos. Por conseguinte, alterações no sódio corporal total resultam em mudanças semelhantes no volume extracelular. Como o volume extracelular compreende o volume plasmático e o volume intersticial, o volume plasmático também está diretamente relacionado com o sódio corporal total. No Capítulo 12, vimos que o volume plasmático constitui um importante determinante das pressões sanguíneas nas veias, nas câmaras cardíacas e nas artérias. Por conseguinte, a cadeia que liga o sódio corporal total às pressões cardiovasculares está completa: um baixo nível de sódio corporal total leva a um baixo volume plasmático, o que resulta em diminuição das pressões cardiovasculares. Essas pressões mais baixas, por meio dos barorreceptores, iniciam reflexos que influenciam as arteríolas e os túbulos renais, de modo a diminuir a TFG e a aumentar a reabsorção de Na$^+$. Esses últimos eventos diminuem a excreção de Na$^+$, com consequente retenção de Na$^+$ (e, portanto, de água) no corpo e prevenção de reduções adicionais do volume plasmático e das pressões cardiovasculares. Os aumentos no sódio corporal total exercem os efeitos reflexos inversos.

Em resumo, a quantidade de Na$^+$ no corpo determina o volume de líquido extracelular, cujo componente de volume plasmático ajuda a estabelecer as pressões cardiovasculares, que iniciam as respostas que controlam a excreção de Na$^+$.

Controle da TFG

A **Figura 14.22** fornece um resumo dos principais mecanismos pelos quais um exemplo de aumento da perda de Na⁺ e de água provoca uma redução da TFG. A principal causa direta de redução da TFG consiste em diminuição da pressão de filtração glomerular efetiva. Isso ocorre tanto em consequência de uma redução da pressão arterial nos rins quanto – de modo mais importante – como resultado de reflexos que atuam sobre as arteríolas renais. Observe que esses reflexos constituem os reflexos barorreceptores básicos descritos no Capítulo 12 – uma redução das pressões cardiovasculares provoca vasoconstrição reflexa mediada neuralmente em muitas áreas do corpo. Como veremos adiante, os hormônios angiotensina II e vasopressina também participam dessa resposta vasoconstritora renal.

Em contrapartida, um aumento da TFG é habitualmente induzido por impulsos neurais e endócrinos, quando um aumento nos níveis de sódio corporal total aumenta o volume plasmático. Esse aumento da TFG contribui para a perda renal aumentada de Na⁺, que reverte o volume extracelular ao valor normal.

Controle da reabsorção de Na⁺

Para a regulação da excreção de Na⁺ a longo prazo, o controle da reabsorção de Na⁺ é mais importante que o controle da TFG. O principal fator que determina a taxa de reabsorção tubular de Na⁺ é o hormônio aldosterona.

Aldosterona e sistema renina-angiotensina

O córtex suprarrenal produz um hormônio esteroide, a **aldosterona**, que estimula a reabsorção de Na⁺ pelo túbulo contorcido distal e pelos coletores corticais. Uma ação que afeta essas últimas porções do túbulo é exatamente o que se esperaria de um impulso de ajuste preciso, visto que a maior parte do Na⁺ filtrado já sofreu reabsorção quando o filtrado alcança as partes distais do néfron. Quando o nível de aldosterona está muito baixo, cerca de 2% do Na⁺ filtrado (o equivalente a 35 g de cloreto de sódio por dia) não são reabsorvidos, porém excretados. Por outro lado, quando a concentração plasmática de aldosterona está elevada, praticamente todo o Na⁺ que alcança o túbulo distal e os ductos coletores corticais é reabsorvido. Normalmente, a concentração plasmática de aldosterona e a quantidade excretada de Na⁺ situam-se em algum ponto entre esses extremos.

Em oposição à vasopressina, que é um peptídio que atua rapidamente, a aldosterona é um esteroide que atua mais lentamente, visto que induz alterações na expressão gênica e na síntese de proteínas. No caso do néfron, essas proteínas participam no transporte de Na⁺. Examine mais uma vez a Figura 14.14C. A aldosterona induz a síntese dos canais iônicos e bombas mostrados no ducto coletor cortical.

Quando o indivíduo consome uma dieta rica em sódio, a secreção de aldosterona é baixa, enquanto torna-se alta quando o indivíduo ingere uma dieta com baixo teor de sódio ou apresenta depleção de sódio por alguma outra razão. O que controla a secreção de aldosterona nessas circunstâncias? A resposta é o hormônio angiotensina II, que atua diretamente sobre o córtex suprarrenal para estimular a secreção de aldosterona.

A **angiotensina II** é um componente do **sistema renina-angiotensina**, que está resumido na **Figura 14.23**. A **renina** é uma enzima secretada pelas células justaglomerulares dos aparelhos justaglomerulares nos rins (consulte as Figuras 14.4A e 14.5). Uma vez na corrente sanguínea, a renina cliva um pequeno polipeptídio, a **angiotensina I**, a partir de uma grande proteína plasmática, o **angiotensinogênio**, que é produzido pelo fígado. A angiotensina I, um peptídio biologicamente inativo, sofre, então, uma clivagem adicional para formar a angiotensina II, o agente ativo do sistema renina-angiotensina. Essa conversão é mediada por uma

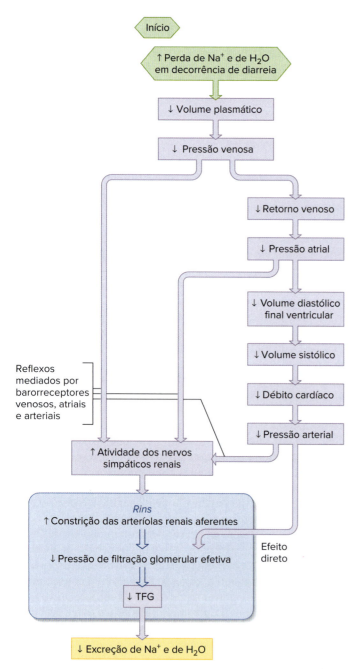

Figura 14.22 Vias reflexas diretas e mediadas neuralmente por meio das quais a TFG e, portanto, a excreção de Na⁺ e de água diminuem quando ocorre redução do volume plasmático.

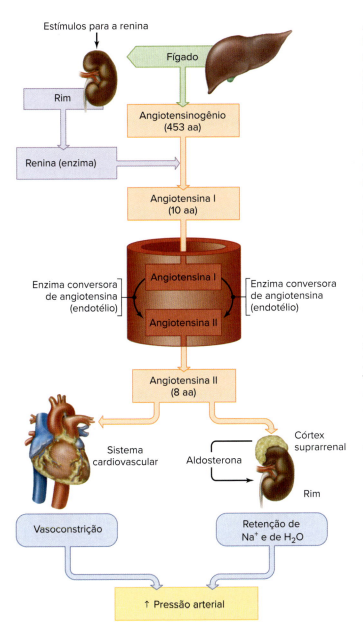

Figura 14.23 Resumo do sistema renina-angiotensina e da estimulação da secreção de aldosterona pela angiotensina II. A enzima conversora de angiotensina (ECA) está localizada na superfície das células endoteliais dos capilares. A concentração plasmática de renina constitui o fator limitador de velocidade no sistema renina-angiotensina – isto é, trata-se do principal determinante da concentração plasmática de angiotensina II. *aa*, aminoácidos.

APLICAÇÃO DO CONCEITO

- Que efeito teria um inibidor da ECA sobre a secreção de renina e a produção de angiotensina II? Que efeito teria um bloqueador dos receptores de angiotensina II (BRA) sobre a secreção de renina e a produção de angiotensina II? (*Dica:* ver também a Figura 14.24.)

A resposta está disponível no Apêndice A.

---

enzima, conhecida como **enzima conversora de angiotensina** (**ECA**), que é encontrada em concentrações muito altas na superfície apical das células endoteliais capilares.

A angiotensina II exerce muitos efeitos, porém os mais importantes consistem na estimulação da secreção de aldosterona e na constrição das arteríolas (descrita no Capítulo 12). O nível plasmático de angiotensina II está elevado durante a depleção de NaCl e baixo quando o aporte de NaCl está elevado. É essa alteração na angiotensina II que leva a efeito as mudanças observadas na secreção de aldosterona.

O que provoca as mudanças na concentração plasmática de angiotensina II com alterações no equilíbrio do sódio? O angiotensinogênio e a enzima conversora de angiotensina geralmente estão presentes em excesso, de modo que o fator limitador de velocidade na formação da angiotensina II é a concentração plasmática de renina. Por conseguinte, a cadeia de eventos na depleção de sódio consiste em aumento da secreção de renina → aumento da concentração plasmática de renina → aumento da concentração plasmática de angiotensina I → aumento da concentração plasmática de angiotensina II → aumento da liberação de aldosterona → aumento da concentração plasmática de aldosterona.

Quais são os mecanismos pelos quais a depleção de sódio provoca aumento na secreção de renina (**Figura 14.24**)? Existem pelo menos três impulsos distintos para as células justaglomerulares:

- Os nervos simpáticos renais
- Os barorreceptores intrarrenais
- A mácula densa (ver Figura 14.5).

Trata-se de um excelente exemplo do princípio geral de fisiologia, segundo o qual as funções fisiológicas (como a secreção de renina) são controladas, em sua maioria, por múltiplos sistemas reguladores, que frequentemente atuam em oposição.

Os nervos simpáticos renais inervam diretamente as células justaglomerulares, e um aumento na atividade desses nervos estimula a secreção de renina. Isso faz sentido, visto que esses nervos são ativados, de modo reflexo, por meio de barorreceptores cardiovasculares, toda vez que ocorre uma redução do sódio corporal (e, portanto, do volume plasmático) diminuem as pressões cardiovasculares (ver Figura 14.22).

Os outros dois impulsos para o controle da liberação de renina – os barorreceptores intrarrenais e a mácula densa – estão localizados dentro dos rins e não exigem estímulo neuroendócrino externo (embora esse estímulo possa influenciá-los). Conforme já assinalado, as células justaglomerulares estão localizadas nas paredes das arteríolas aferentes. São sensíveis à pressão dentro dessas arteríolas e, portanto, atuam como **barorreceptores intrarrenais**. Quando a pressão arterial nos rins diminui, como ocorre quando o volume plasmático está diminuído, essas células sofrem menos estiramento e, portanto, secretam mais renina (ver Figura 14.24). Dessa maneira, as células justaglomerulares respondem simultaneamente aos efeitos combinados do impulso simpático, desencadeado por barorreceptores externos aos rins, e à sua própria sensibilidade à pressão.

O outro impulso interno que atua sobre as células justaglomerulares provém da mácula densa, que está estrategicamente localizada próxima às extremidades dos ramos ascendentes das alças de Henle (ver Figura 14.2). A mácula densa detecta a quantidade de Na^+ no líquido tubular que flui por ela. Uma diminuição na chegada de Na^+ provoca a liberação de fatores parácrinos, que se difundem da mácula densa

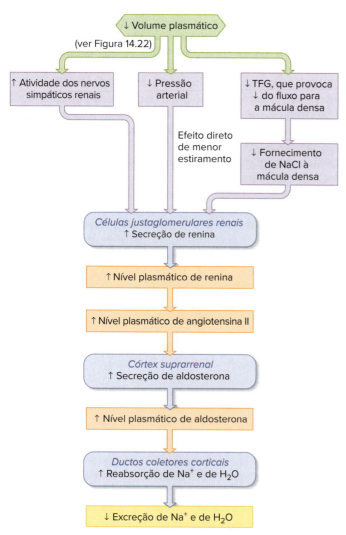

Figura 14.24 Vias pelas quais a diminuição do volume plasmático leva, por meio do sistema renina-angiotensina e da aldosterona, a um aumento da reabsorção de Na$^+$ pelos ductos coletores corticais e, portanto, a uma diminuição da excreção de Na$^+$.

> **APLICAÇÃO DO CONCEITO**
>
> ■ Qual seria o efeito da desnervação (remoção do impulso neural simpático) dos rins sobre a excreção de Na$^+$ e de água?
>
> *A resposta está disponível no Apêndice A.*

para as células JG adjacentes, ativando-as, com consequente liberação de renina. Por conseguinte, de forma indireta, esse mecanismo é sensível a mudanças no aporte de sódio. Se o aporte de sal for baixo, uma menor quantidade de Na$^+$ é filtrada e uma menor quantidade aparece na mácula densa. Por outro lado, um elevado aporte de sal causará uma taxa de liberação muito lenta de renina. Se a pressão arterial estiver significativamente diminuída, a taxa de filtração glomerular pode diminuir. Isso reduzirá a velocidade do fluxo tubular, de modo que uma menor quantidade de Na$^+$ será apresentada à mácula densa. Esse impulso também resulta em aumento da liberação de renina ao mesmo tempo que os nervos simpáticos e os barorreceptores intrarrenais fazem o mesmo processo (ver Figura 14.24).

A importância desse sistema é ressaltada pela considerável redundância observada no controle da secreção de renina. Além disso, conforme ilustrado na Figura 14.24, todos os vários mecanismos podem participar ao mesmo tempo.

Ao ajudar a regular o equilíbrio do sódio e, portanto, o volume plasmático, o sistema renina-angiotensina contribui para o controle da pressão arterial. Entretanto, esta não é a única maneira pela qual ele influencia a pressão arterial. Conforme descrito no Capítulo 12, lembre-se de que a angiotensina II é um potente constritor das arteríolas em muitas partes do corpo, e que esse efeito sobre a resistência periférica aumenta a pressão arterial.

Foram desenvolvidos fármacos para manipular os componentes de angiotensina II e aldosterona do sistema. Os inibidores da ECA, como **lisinopril**, reduzem a produção de angiotensina II a partir da angiotensina I ao inibir a enzima conversora de angiotensina. Os bloqueadores dos receptores de angiotensina II, como a **losartana**, impedem a ligação da angiotensina II a seu receptor no tecido-alvo (p. ex., músculo liso vascular e córtex suprarrenal). Determinados fármacos, como a **eplerenona**, bloqueiam a ligação da aldosterona a seu receptor no rim. Embora essas classes de medicamentos tenham diferentes mecanismos de ação, todos esses fármacos são efetivos no tratamento da hipertensão. Isso ressalta o fato de que muitas formas de hipertensão podem ser atribuídas à incapacidade dos rins de excretar adequadamente o Na$^+$ e a água.

Peptídio natriurético atrial

Outro agente de controle é o **peptídio natriurético atrial** (**ANP**, do inglês *atrial natriuretic peptide*), também conhecido como fator natriurético atrial (FNA) ou hormônio natriurético atrial (ANH, do inglês *atrial natriuretic hormone*). As células nos átrios cardíacos sintetizam e secretam ANP. O ANP atua sobre vários segmentos tubulares para inibir a reabsorção de Na$^+$. Além disso, pode atuar sobre os vasos sanguíneos renais para aumentar a TFG, o que contribui ainda mais para o aumento da excreção de Na$^+$ (e de água). Uma diurese osmótica que é causada por um aumento na excreção de Na$^+$ é denominada **natriurese**. O ANP também inibe diretamente a secreção de aldosterona, o que leva a um aumento na excreção de Na$^+$. Como seria previsto, a secreção de ANP aumenta quando há um excesso de sódio no corpo, porém o estímulo para esse aumento da secreção não consiste em alterações na concentração de Na$^+$. Em vez disso, e utilizando a mesma lógica (apenas em sentido contrário) que se aplica ao controle da secreção de renina e de aldosterona, a secreção de ANP aumenta, devido à expansão do volume plasmático que acompanha o aumento do sódio corporal. O estímulo específico consiste em aumento da distensão atrial (**Figura 14.25**).

Interação da pressão arterial e da função renal

A pressão arterial constitui um importante estímulo para o controle da reabsorção de Na$^+$. Anteriormente, descrevemos como a pressão arterial constitui um sinal para reflexos importantes (envolvendo o sistema renina-angiotensina e a aldosterona), que influenciam a reabsorção de Na$^+$. Agora, iremos ressaltar o fato de que a pressão arterial também atua

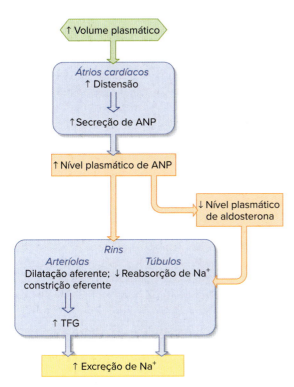

Figura 14.25 O peptídio natriurético atrial (ANP) aumenta a excreção de Na^+.

localmente sobre os próprios túbulos. Especificamente, uma *elevação* da pressão arterial *inibe* a reabsorção de Na^+ e, dessa forma, aumenta a excreção de Na^+ (e, consequentemente, de água), em um processo denominado **natriurese por pressão**. O verdadeiro mecanismo de transdução desse efeito direto ainda não está estabelecido.

Em resumo, uma elevação da pressão arterial diminui a reabsorção de Na^+ por meio de dois mecanismos:

- Inibe a atividade do sistema renina-angiotensina-aldosterona
- Atua localmente sobre os túbulos renais.

Em contrapartida, uma redução da pressão arterial diminui a excreção de Na^+, através de uma estimulação do sistema renina-angiotensina-aldosterona e de uma atuação sobre os túbulos, de modo a intensificar a reabsorção de Na^+.

Esta é uma boa oportunidade para rever a Figura 12.57, que descreve a forte relação causal e recíproca entre a pressão arterial e o volume sanguíneo, cujo resultado é o fato de que o volume sanguíneo constitui um dos determinantes a longo prazo mais importantes da pressão arterial. Como mostra a Figura 12.57, o efeito direto da pressão arterial sobre a excreção de Na^+ constitui um dos principais elos nessas relações. Uma hipótese formulada é a de que muitos indivíduos que desenvolvem hipertensão o fazem porque seus rins, por algum motivo, não excretam Na^+ em quantidades suficientes em resposta a uma pressão arterial normal. Como consequência, nessa pressão normal, ocorre retenção de certa quantidade de sódio da dieta, com consequente expansão do volume plasmático. Isso provoca elevação da pressão arterial suficiente para produzir uma excreção adequada de Na^+, de modo a manter um equilíbrio com a ingestão de sódio, embora na presença de conteúdo corporal aumentado de sódio. O controle integrado do equilíbrio do sódio fornece um exemplo útil dos princípios gerais de fisiologia, segundo os quais as funções dos sistemas orgânicos estão coordenadas entre si e ocorre troca controlada de materiais entre os compartimentos e através das membranas celulares.

> ### Estude e revise 14.8
>
> - **Excreção de Na^+:** diferença entre a quantidade de Na^+ filtrada e a quantidade reabsorvida
> - **Carga filtrada de Na^+:** determinada pela TFG (e pela concentração plasmática de Na^+)
>   - Também controlada por reflexos barorreceptores por meio dos impulsos simpáticos para as arteríolas renais (efeito menor)
> - **Reabsorção tubular de Na^+:** o hormônio adrenocortical, a **aldosterona**, estimula a reabsorção de Na^+ nos ductos coletores corticais
> - **Sistema renina-angiotensina (SRA):** principal controlador da secreção de aldosterona
>   - Uma diminuição do volume extracelular leva a um aumento da secreção de **renina** por meio de *três impulsos*:
>   1. Estimulação dos nervos simpáticos renais para as **células justaglomerulares** por reflexos barorreceptores extrarrenais
>   2. Diminuição da pressão detectada pelas células justaglomerulares (**barorreceptores intrarrenais**)
>   3. Sinal gerado pela baixa concentração de Na^+ ou de Cl^- no lúmen da mácula densa
> - A **renina** catalisa a conversão do **angiotensinogênio → angiotensina I**
>   - A **enzima conversora de angiotensina (ECA)** catalisa a conversão da angiotensina I em **angiotensina II**, que, por sua vez, causa vasoconstrição e estimulação da secreção de aldosterona
>   - Fármacos para o SRA: inibidores da ECA (p. ex., **lisinopril**), antagonistas do receptor de angiotensina II (p. ex., **losartana**), antagonistas do receptor de aldosterona (p. ex., **eplerenona**)
> - **Peptídio natriurético atrial:** secretado pelas células dos átrios em resposta à distensão atrial cardíaca
>   - Inibe a reabsorção de Na^+ e a secreção de aldosterona; aumenta também a TFG
> - **Natriurese por pressão:** a pressão arterial atua localmente (diretamente) sobre os túbulos renais; o aumento da pressão provoca diminuição na reabsorção de Na^+ (aumenta a excreção).
>
> *Questão de revisão:* De que maneira o sistema renina-angiotensina responde a uma diminuição no aporte de NaCl para restabelecer o equilíbrio do Na^+? *(A resposta está disponível no Apêndice A.)*

14.9 Regulação renal da água

A excreção de água é a diferença entre o volume de água filtrada (a TFG) e o volume reabsorvido. As alterações na TFG, iniciadas por impulsos aferentes dos barorreceptores descritos na seção anterior, tendem a exercer os mesmos efeitos sobre a excreção de água e na excreção de Na^+. Entretanto, como no caso do Na^+, a taxa de reabsorção de água constitui o fator mais importante que determina o volume de água excretado. Como já vimos, isso é determinado pela vasopressina; por conseguinte, a água corporal total é regulada principalmente por reflexos que alteram a secreção desse hormônio.

Conforme descrito no Capítulo 11, a vasopressina é produzida por um grupo discreto de neurônios hipotalâmicos, cujos axônios terminam em capilares na neuro-hipófise, onde eles liberam a vasopressina no sangue. Os mais importantes desses impulsos para esses neurônios provêm de osmorreceptores e barorreceptores.

Controle da secreção de vasopressina por osmorreceptores

Nós vimos como as alterações no volume extracelular elicitam, simultaneamente, alterações reflexas na excreção *tanto* de Na^+ *quanto* de água. Esse processo é adaptativo, visto que as situações que causam alterações do volume extracelular estão associadas, com muita frequência, a uma perda ou ganho tanto de Na^+ quanto de água em quantidades proporcionais. Em contrapartida, alterações da água corporal total, sem alteração correspondente no sódio corporal total, são compensadas por uma alteração na excreção de água, *sem alterar a excreção de Na^+*.

Um aspecto crucial para compreender como esses reflexos são iniciados é reconhecer que as alterações que ocorrem apenas na água, diferentemente daquelas do Na^+, exercem um efeito relativamente pequeno sobre o volume extracelular. A razão disso é que a água, diferentemente do Na^+, distribui-se por todos os compartimentos de líquidos corporais, com entrada de cerca de dois terços no compartimento intracelular, em lugar de permanecer simplesmente no compartimento extracelular, como no caso do Na^+. Por conseguinte, as pressões cardiovasculares e os barorreceptores são apenas levemente afetados por ganhos ou perdas de água pura. Por outro lado, o principal efeito da perda ou do ganho de água desproporcionalmente à perda ou ganho de Na^+ consiste em uma mudança na osmolaridade dos líquidos corporais. Este é um ponto-chave, visto que, em condições que resultam predominantemente de um ganho ou de uma perda de água, os receptores sensoriais que iniciam os reflexos controladores da secreção de vasopressina são **osmorreceptores** no hipotálamo. Esses receptores são responsivos a mudanças na osmolaridade.

Por exemplo, imagine que você beba 2 ℓ de água. A absorção do excesso de água pelo trato gastrintestinal diminui a osmolaridade dos líquidos corporais, o que resulta em inibição da secreção de vasopressina pelos osmorreceptores hipotalâmicos (**Figura 14.26**). Como resultado, a permeabilidade dos ductos coletores à água diminui acentuadamente, ocorre redução pronunciada na reabsorção de água nesses segmentos, e um grande volume de urina hiposmótica é excretado. Dessa maneira, o excesso de água é eliminado, e ocorre normalização da osmolaridade dos líquidos corporais.

No outro extremo do espectro, quando a osmolaridade dos líquidos corporais aumenta, devido à privação de água, ocorre

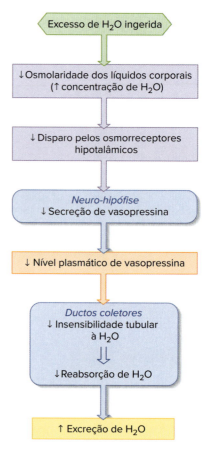

Figura 14.26 Via dos osmorreceptores, que diminui a secreção de vasopressina e aumenta a excreção de água quando o indivíduo ingere água em excesso. Os eventos opostos (aumento na secreção de vasopressina) ocorrem quando a osmolaridade aumenta, como durante a privação de água.

aumento por reflexo da secreção de vasopressina por meio dos osmorreceptores, a reabsorção de água pelos ductos coletores aumenta, e há excreção de um volume muito pequeno de urina altamente concentrada. Ao reter uma quantidade relativamente maior de água do que de solutos, os rins ajudam a reduzir a osmolaridade dos líquidos corporais para o seu valor normal.

Em resumo, a regulação da osmolaridade dos líquidos corporais exige a separação da excreção de água da excreção de Na^+ – isto é, exige que os rins excretem uma urina que, em relação ao plasma, contenha mais água do que Na^+ e outros solutos (diurese aquosa) ou menos água do que solutos (urina concentrada). Isso se torna possível por meio de dois fatores fisiológicos:

- Osmorreceptores
- Reabsorção de água dependente de vasopressina sem reabsorção de Na^+ nos ductos coletores.

Controle da secreção de vasopressina por barorreceptores

O controle da osmolaridade plasmática de minuto a minuto é realizado principalmente pela secreção de vasopressina mediada por osmorreceptores, conforme já descrito. Todavia, existem outros importantes controladores da secreção de vasopressina. O mais bem elucidado desses controladores consiste no impulso dos barorreceptores para neurônios vasopressinérgicos no hipotálamo.

Uma redução do volume de líquido extracelular causada, por exemplo, por diarreia ou hemorragia elicita um aumento da liberação de aldosterona por meio da ativação do sistema renina-angiotensina. Todavia, a diminuição do volume extracelular também desencadeia um aumento na secreção de vasopressina. Essa elevação da vasopressina aumenta a permeabilidade dos ductos coletores à água. Um maior volume de água sofre reabsorção passiva, e uma menor quantidade é excretada, de modo que a água é retida para ajudar a estabilizar o volume extracelular.

Esse reflexo é iniciado por vários barorreceptores no sistema cardiovascular (**Figura 14.27**). Os barorreceptores diminuem a sua taxa de disparo quando as pressões cardiovasculares diminuem, como ocorre quando há uma redução do volume sanguíneo. Em consequência, os barorreceptores transmitem menos impulsos por meio dos neurônios aferentes e das vias ascendentes para o hipotálamo, e o resultado consiste na secreção aumentada de vasopressina. Em contrapartida, a elevação das pressões cardiovasculares provoca maior disparo dos barorreceptores, resultando em diminuição da secreção de vasopressina. O mecanismo dessa relação inversa consiste na liberação de um neurotransmissor inibitório por neurônios na via aferente.

Além de seu efeito sobre a excreção de água, a vasopressina, à semelhança da angiotensina II, provoca constrição arteriolar disseminada. Isso ajuda a restaurar a pressão arterial para o seu valor normal (ver Capítulo 12).

Conforme descrito anteriormente, o reflexo barorreceptor para a vasopressina possui um limiar relativamente alto – isto é, precisa haver uma redução considerável das pressões cardiovasculares para desencadeá-lo. Por conseguinte, esse reflexo, em comparação com o reflexo osmorreceptor anteriormente descrito, desempenha uma função menor na maioria das circunstâncias fisiológicas, porém pode se tornar muito importante em estados patológicos, como a hemorragia.

Outros estímulos para a secreção de vasopressina

Acabamos de descrever duas vias aferentes que controlam as células hipotalâmicas secretoras de vasopressina: uma proveniente dos osmorreceptores, e a outra, dos barorreceptores. Para aumentar a complexidade, as células hipotalâmicas recebem impulsos sinápticos de muitas outras áreas do cérebro, de modo que a secreção de vasopressina – e, portanto, o volume e a concentração da urina – pode ser alterada por dor, medo e uma variedade de substâncias. Por exemplo, o etanol inibe a liberação de vasopressina, o que pode explicar o aumento do volume de urina produzida após o consumo de álcool, um volume urinário bem acima do volume de bebida consumido. Além disso, a hipoxia altera a liberação de vasopressina por meio de impulsos aferentes de quimiorreceptores arteriais periféricos (ver Figura 13.33) para o hipotálamo por meio de vias ascendentes que partem do bulbo e alcançam o hipotálamo. A náusea também constitui um estímulo muito potente para a liberação de vasopressina. Os efeitos vasoconstritores da vasopressina (ver Capítulo 12) que atuam sobre os vasos sanguíneos que perfundem o intestino delgado ajudam a desviar o fluxo de sangue para fora do trato gastrintestinal, diminuindo, assim, a absorção de substâncias tóxicas ingeridas.

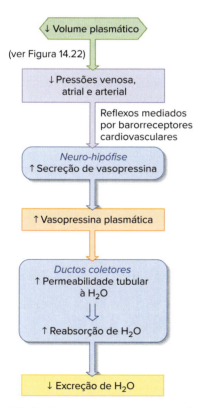

Figura 14.27 Via dos barorreceptores por meio da qual a secreção de vasopressina aumenta quando o volume plasmático diminui. Os eventos opostos (que culminam em uma diminuição da secreção de vasopressina) ocorrem quando aumenta o volume plasmático.

Estude e revise 14.9

- **Excreção de água:** diferença entre a quantidade de água filtrada e a quantidade reabsorvida
  - O principal controle ocorre por meio do controle da reabsorção de água mediado pela vasopressina (o controle da TFG tem uma contribuição mínima)
- **Secreção de vasopressina:** pela neuro-hipófise
  - **Osmorreceptores** (localizados no hipotálamo): a osmolaridade elevada dos líquidos corporais estimula a secreção de vasopressina, enquanto uma baixa osmolaridade a inibe
  - **Volume de líquido extracelular:** um baixo volume estimula a secreção de vasopressina por meio dos reflexos barorreceptores, enquanto um volume elevado inibe a secreção de vasopressina
- **Outros estímulos para a secreção de vasopressina:** os exemplos incluem náuseas, hipoxia, dor e medo.

Questão de revisão: De que maneira o corpo responde a uma diminuição no aporte de água para restaurar o equilíbrio hídrico? **(A resposta está disponível no Apêndice A.)**

14.10 Um breve exemplo: a resposta à sudorese

A **Figura 14.28** mostra os fatores que controlam a excreção renal de Na^+ e de água em resposta à sudorese intensa. Você já deve ter sentido o sabor salgado do suor no seu lábio superior quando pratica exercício físico. O suor contém Na^+ e Cl^-, além da água; todavia, ele na realidade é hiposmótico em comparação com os líquidos corporais dos quais deriva. Por conseguinte, a sudorese provoca uma diminuição do volume extracelular e um aumento da osmolaridade dos líquidos corporais. A retenção renal de água e de Na^+ minimiza os desvios do estado normal causados pela perda de água e de Na^+ no suor.

Estude e revise 14.10

- A sudorese intensa pode levar a uma redução do volume plasmático e a um aumento da osmolaridade do plasma
  - Diminuição da TFG e aumento da aldosterona (por meio do SRA); em conjunto, diminuem a excreção de Na^+
  - Aumento da vasopressina, que diminui a excreção de H_2O
- Resultado total: a retenção renal de Na^+ e de H_2O atua para minimizar a hipovolemia e manter a osmolaridade do plasma.

Questão de revisão: Por que você acredita que as bebidas esportivas possam melhorar o desempenho durante o exercício intenso? (A resposta está disponível no Apêndice A.)

14.11 Sede e apetite por sal

Os déficits de sal e de água precisam ser, eventualmente, compensados pela ingestão dessas substâncias, visto que os rins são incapazes de criar novos Na^+ ou água. Os rins só conseguem minimizar a sua excreção até que a ingestão possa repor as perdas.

A sensação subjetiva de sede é estimulada por um aumento da osmolaridade plasmática e por uma diminuição no volume de líquido extracelular (**Figura 14.29**). A osmolaridade plasmática constitui o estímulo mais importante em condições fisiológicas normais. O aumento da osmolaridade plasmática e a diminuição do volume de líquido extracelular são precisamente as mesmas duas alterações que estimulam a produção de vasopressina, e tanto os osmorreceptores quanto os barorreceptores que controlam a secreção de vasopressina assemelham-se àqueles para a sede. Os centros cerebrais que recebem impulsos a partir desses receptores e que mediam a sede estão localizados no hipotálamo, em um local muito próximo das áreas que sintetizam a vasopressina.

Existem, ainda, outras vias que controlam a sede. Por exemplo, o ressecamento da boca e da garganta provoca sede, que é aliviada simplesmente ao umedecê-las. Ocorre também algum tipo de "medição" da ingestão de água por outras partes do trato gastrintestinal. Exemplificativamente, o indivíduo com sede, ao ter acesso à água, para de beber após repor a água perdida. Isso ocorre bem antes da absorção da maior parte da água pelo trato gastrintestinal e tem a possibilidade

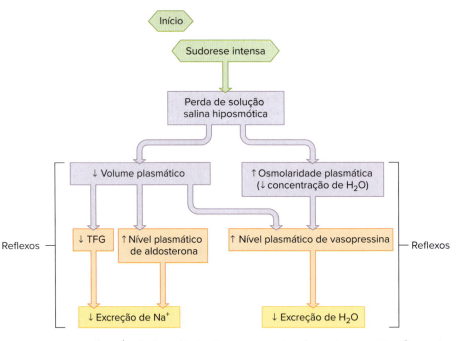

Figura 14.28 Vias pelas quais a excreção de Na^+ e de água diminui em resposta à sudorese intensa. Esta figura é um amálgama das Figuras 14.22, 14.24 e 14.27, e o reverso da Figura 14.26.

APLICAÇÃO DO CONCEITO: princípio geral de fisiologia

- Explique como esta figura ilustra o princípio geral de fisiologia descrito no Capítulo 1, segundo o qual as funções dos sistemas orgânicos estão coordenadas entre si.

A resposta está disponível no Apêndice A.

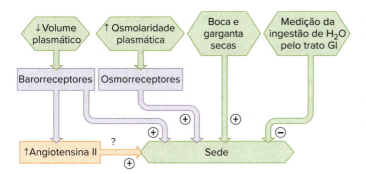

Figura 14.29 Impulsos que controlam a sede. O impulso dos osmorreceptores constitui o estímulo único mais importante na maioria das condições fisiológicas. Os fatores psicológicos e as respostas condicionadas não são mostradas. O ponto de interrogação (?) indica que as evidências para os efeitos da angiotensina II sobre a sede provêm principalmente de animais de laboratório.

de eliminar os impulsos estimuladores para os barorreceptores e os osmorreceptores sistêmicos. Isso é provavelmente mediado por nervos sensitivos aferentes da boca, da garganta e do trato gastrintestinal, impedindo a super-hidratação.

O **apetite por sal**, que constitui uma importante parte da homeostasia do sódio, consiste em dois componentes: o apetite "hedonista" e o apetite "regulador". Muitos mamíferos "gostam" de sal e o ingerem sempre que podem, independentemente de estarem ou não com deficiência de sal. Os seres humanos possuem um forte apetite hedonista pelo sal, que se manifesta pela ingestão de quantidades de sal quase universalmente grandes, sempre que for barato e de fácil disponibilidade. Por exemplo, o indivíduo norte-americano médio consome 10 a 15 g/dia, apesar do fato de que seres humanos conseguem sobreviver de forma praticamente normal com menos de 0,5 g/dia. Entretanto, estes possuem um apetite regulador relativamente pequeno pelo sal, pelo menos até que ocorra um déficit corporal de sal extremamente grande.

Estude e revise 14.11

- **Sede:** estimulada por uma variedade de impulsos (barorreceptores, osmorreceptores e, possivelmente, angiotensina II)
- **Apetite por sal:** não tem grande importância *reguladora* nos seres humanos.

Questão de revisão: De que maneira um indivíduo com perda da sensação de sede consegue manter o equilíbrio hídrico durante um exercício intenso em um ambiente quente? **(A resposta está disponível no Apêndice A.)**

14.12 Regulação do potássio

O potássio é o íon intracelular mais abundante. Embora apenas 2% do potássio corporal total estejam no líquido extracelular, a concentração de K^+ nesse líquido é de extrema importância para a função dos tecidos excitáveis, notavelmente os nervos e os músculos. Lembre-se do Capítulo 6, que demonstra que os potenciais de repouso da membrana desses tecidos dependem, em grande parte, do gradiente de concentração do K^+ através da membrana plasmática. Consequentemente, tanto aumentos (**hiperpotassemia**) quanto diminuições (**hipopotassemia**) das concentrações extracelulares de K^+ podem causar ritmos anormais do coração (**arritmias**), bem como anormalidades da contração do músculo esquelético e condução do potencial de ação neuronal.

Um indivíduo saudável permanece em equilíbrio de potássio no estado de equilíbrio dinâmico por meio da excreção diária de uma quantidade de K^+ na urina igual à quantidade ingerida menos as quantidades eliminadas nas fezes e no suor. À semelhança das perdas de Na^+, as perdas de K^+ pelo suor e pelo trato gastrintestinal normalmente são muito pequenas, porém os vômitos ou a diarreia podem causar perda de grandes quantidades. O controle da excreção urinária de K^+ constitui o principal mecanismo que regula o potássio corporal.

Regulação renal do K^+

O K^+ é livremente filtrado no glomérulo. Em condições normais, os túbulos reabsorvem a maior parte desse K^+ filtrado, de modo que uma quantidade muito pequena do K^+ filtrado aparece na urina. Todavia, os ductos coletores corticais podem secretar K^+, e as alterações na excreção de K^+ resultam, principalmente, de alterações na secreção de K^+ por esse segmento tubular (**Figura 14.30**).

Durante a depleção de potássio, quando a resposta homeostática consiste em minimizar a perda de K^+, não ocorre nenhuma secreção de K^+ pelos ductos coletores corticais. Apenas a pequena quantidade de K^+ filtrado que escapa da reabsorção tubular é excretada. Com flutuações normais no aporte de potássio, uma quantidade variável de K^+ é adicionada à pequena quantidade filtrada e não reabsorvida. Isso mantém o equilíbrio corporal total do potássio.

A Figura 14.14C ilustra o mecanismo de secreção do K^+ pelos ductos coletores corticais. Nesse segmento tubular, o K^+ bombeado para dentro da célula através da membrana basolateral pelas Na^+/K^+ ATPases difunde-se para o lúmen tubular através dos canais de K^+ na membrana apical. Por conseguinte, a secreção de K^+ pelo ducto coletor cortical está associada à reabsorção de Na^+ por esse segmento tubular. Não

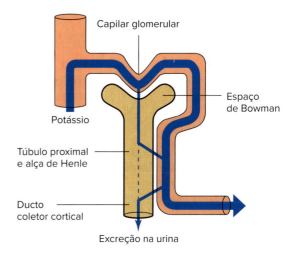

Figura 14.30 Modelo simplificado do processamento renal básico do potássio.

ocorre secreção efetiva de K^+ em outros segmentos tubulares que reabsorvem o Na^+, visto que existem poucos canais de K^+ nas membranas apicais de suas células, ou visto que o movimento de K^+ através das membranas apicais constitui, em parte, um processo de reciclagem. Com efeito, nesses segmentos, o K^+ bombeado para dentro da célula pela Na^+/K^+ ATPase simplesmente se difunde de volta através da membrana basolateral pelos canais de K^+ localizados nessa região (ver Figura 14.14A). No ramo ascendente da alça de Henle, ocorre secreção de K^+ para o lúmen tubular através dos canais de K^+ na membrana apical. Entretanto, trata-se basicamente de um processo de reciclagem para manter concentrações tubulares de K^+ suficientes para impulsionar o transportador de NKCC (ver Figura 14.14B).

Que fatores influenciam a secreção de K^+ pelos ductos coletores corticais para obter a homeostasia do potássio corporal? O único fator mais importante é descrito a seguir. Quando o indivíduo ingere uma dieta rica em potássio (**Figura 14.31**), a concentração plasmática de K^+ aumenta, ainda que de forma muito discreta, e isso impulsiona diretamente o aumento da captação basolateral pelas bombas de Na^+/K^+ ATPase. Dessa maneira, ocorre aumento na secreção de K^+. Por outro lado, uma dieta pobre em potássio ou um equilíbrio negativo de potássio, como aquele que resulta de diarreia, diminui diretamente a captação basolateral de K^+. Isso reduz a secreção e a excreção de K^+, auxiliando, assim, a restabelecer o equilíbrio do potássio.

Um segundo fator importante que liga a secreção do K^+ ao equilíbrio de potássio é o hormônio aldosterona (ver Figura 14.31). Além de estimular a reabsorção tubular de Na^+ pelos ductos coletores corticais, a aldosterona aumenta simultaneamente a secreção de K^+ por esse segmento tubular.

O mecanismo homeostático pelo qual um excesso ou um déficit de potássio controlam a produção de aldosterona (ver Figura 14.31) difere do mecanismo descrito anteriormente, que envolve o sistema renina-angiotensina. As células do córtex suprarrenal secretoras de aldosterona são sensíveis à concentração de K^+ do líquido extracelular. Dessa maneira, um aumento no aporte de potássio resulta em elevação da concentração extracelular de K^+, o que, por sua vez, estimula diretamente a produção de aldosterona pelo córtex suprarrenal. A concentração plasmática elevada de aldosterona aumenta a secreção de K^+ e, portanto, elimina o excesso de potássio do corpo.

Em contrapartida, uma diminuição na concentração extracelular de K^+ diminui a produção de aldosterona e, por essa razão, reduz a secreção de K^+. Uma quantidade de K^+ menor do que a habitual é excretada na urina, o que ajuda a restaurar, assim, a concentração extracelular normal.

A **Figura 14.32** fornece um resumo do controle e dos principais efeitos tubulares renais da aldosterona. O fato de que um único hormônio regula a excreção tanto de Na^+ quanto de K^+ levanta a questão de conflitos potenciais na homeostasia dos dois íons. Por exemplo, se um indivíduo estava com deficiência de sódio e, portanto, estava secretando grandes quantidades de aldosterona, os efeitos desse hormônio sobre a secreção de K^+ tendem a causar alguma perda de K^+, embora o equilíbrio de potássio estivesse normal no início. Em geral, esses conflitos causam apenas desequilíbrios mínimos, visto que existe uma variedade de outros controles de oposição para a excreção de Na^+ e de K^+.

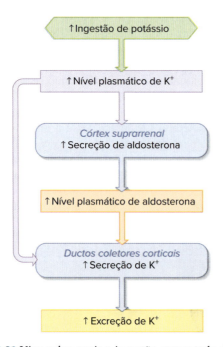

Figura 14.31 Vias pelas quais a ingestão aumentada de potássio induz maior excreção de K^+.

APLICAÇÃO DO CONCEITO: princípio geral de fisiologia

- De que forma essa figura ressalta o princípio geral de fisiologia apresentado no Capítulo 1, segundo o qual os processos fisiológicos exigem a transferência e o equilíbrio de materiais e energia?

A resposta está disponível no Apêndice A.

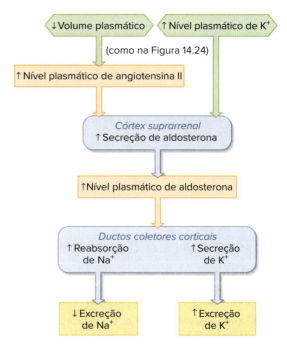

Figura 14.32 Resumo do controle da aldosterona e seus efeitos sobre a reabsorção de Na^+ e a secreção de K^+.

Estude e revise 14.12

- **Equilíbrio do potássio:** a homeostasia é obtida quando a quantidade de K^+ na urina é igual à quantidade ingerida menos as quantidades perdidas nas fezes e no suor
- **Hiperpotassemia e hipopotassemia:** aumento e diminuição dos níveis plasmáticos de K^+, respectivamente
- O K^+ é livremente filtrado no corpúsculo renal e sofre tanto reabsorção quanto secreção
  - Secreção: ocorre nos ductos coletores corticais; é a principal variável controlada que determina a excreção de K^+
- **Aumento do K^+ corporal:** a concentração extracelular de K^+ aumenta acima do normal, resultando em:
  - Ductos coletores corticais para aumentar a secreção de K^+
  - Estimulação direta da secreção de aldosterona pelo córtex suprarrenal, o que leva a um aumento da secreção renal de K^+.

Questão de revisão: Quais são os dois principais controladores da secreção de aldosterona e quais são as principais ações desse hormônio? (A resposta está disponível no Apêndice A.)

14.13 Regulação renal dos íons cálcio e fosfato

O equilíbrio do cálcio e do fosfato são controlados principalmente pelo paratormônio e pela 1,25-$(OH)_2$D, conforme descrito detalhadamente no Capítulo 11. Cerca de 60% do cálcio plasmático estão disponíveis para filtração nos rins. O cálcio plasmático remanescente está ligado às proteínas ou complexado com ânions. Devido à grande importância do cálcio na função de todas as células do corpo, os rins dispõem de mecanismos muito efetivos para a reabsorção de íons cálcio a partir do líquido tubular. Mais de 60% da reabsorção de íons cálcio não estão sob controle hormonal e ocorrem no túbulo proximal. O controle hormonal da reabsorção de íons cálcio é realizado principalmente no túbulo contorcido distal e na parte inicial do ducto coletor cortical. Quando o nível plasmático de cálcio está baixo, a secreção de paratormônio (PTH) pelas glândulas paratireoides aumenta. O PTH estimula a abertura dos canais de cálcio nessas partes do néfron, dessa forma, aumentando a reabsorção de íons cálcio. Conforme discutido no Capítulo 11, outra ação importante do PTH nos rins consiste em aumentar a atividade da enzima 1-hidroxilase, ativando, assim, a 25(OH)-D para 1,25-$(OH)_2$D, a qual, então, aumenta a absorção de íons cálcio e fosfato no trato gastrintestinal.

Cerca da metade do fosfato plasmático encontra-se na forma ionizada e é filtrável. À semelhança do cálcio, os íons fosfatos filtrados são, em sua maioria, reabsorvidos no túbulo proximal. Diferentemente dos íons cálcio, a reabsorção de íons fosfato é diminuída pelo PTH, o que aumenta, assim, a excreção de íons fosfato. Por conseguinte, quando o nível plasmático de cálcio está baixo, e a reabsorção de PTH e de íon cálcio estão aumentadas como consequência, a excreção do íon fosfato é aumentada.

Estude e revise 14.13

- **Cálcio e fosfato ionizados do plasma:** filtrados no glomérulo
  - Cerca da metade do cálcio e do fosfato no plasma é filtrada
  - A metade que não é filtrada está ligada às proteínas plasmáticas ou complexada com outros íons do plasma
- **Paratormônio (PTH):** secretado pelas glândulas paratireoides em resposta a uma diminuição do nível plasmático de cálcio ou a um aumento do fosfato plasmático
  - Aumenta a absorção de íons cálcio no túbulo contorcido distal e na parte inicial do ducto coletor cortical
  - Diminui a reabsorção de íons fosfato no túbulo proximal.

Questão de revisão: De que maneira os efeitos do PTH sobre os rins podem ajudar a restaurar os níveis plasmáticos normais de cálcio com uma dieta pobre em cálcio? (A resposta está disponível no Apêndice A.)

14.14 Resumo | Divisão do trabalho

A **Tabela 14.5** fornece um resumo da divisão de trabalho da função renal ao longo do túbulo renal. Até o momento, discutimos todos esses processos, à exceção do transporte de ácidos e bases, que será explanado na Seção 14.19 deste capítulo.

Estude e revise 14.14

- Cada **segmento** do néfron é responsável por uma função diferente
  - **Túbulos proximais:** responsáveis pela reabsorção em massa de solutos e de água
  - **Alças de Henle:** geram o gradiente osmótico medular; possibilitam a reabsorção passiva de água nos ductos coletores
  - **Túbulos distais e ductos coletores:** maior parte da regulação (ajuste fino) da excreção de solutos e de água.

Questão de revisão: Como os rins são capazes de funcionar adequadamente, tendo em vista que > 80% dos néfrons não apresentam uma alça de Henle longa na medula renal? (A resposta está disponível no Apêndice A.)

14.15 Diuréticos

Os *diuréticos* são fármacos utilizados clinicamente para aumentar o volume de urina excretada. A maior parte desses fármacos atua sobre os túbulos para inibir a reabsorção de Na^+, juntamente com Cl^- e/ou HCO_3^-, resultando em aumento na excreção desses íons. Como a reabsorção de água depende da reabsorção de solutos (em particular, do Na^+), ela também é reduzida, com consequente aumento na sua excreção.

Dispõe-se de uma grande variedade de diuréticos clinicamente úteis, que são classificados de acordo com os mecanismos específicos pelos quais inibem a reabsorção de Na^+. Por exemplo, os *diuréticos de alça*, como a *furosemida*, atuam sobre o ramo ascendente da alça de Henle para inibir a primeira etapa na reabsorção de Na^+ nesse segmento

TABELA 14.5 — Resumo da "divisão de trabalho" nos túbulos renais.

Segmento tubular	Principais funções	Fatores controladores
Glomérulo/cápsula de Bowman	Forma o ultrafiltrado de plasma	Forças de Starling (P_{CG}, P_{EB}, π_{CG})
Túbulo proximal	Reabsorção em massa de solutos e água	Transporte ativo de solutos, com reabsorção passiva de água
	Secreção de solutos (com exceção de K^+) e ácidos e bases orgânicos	Inibição da reabsorção de íons fosfato pelo paratormônio
Alça de Henle	Estabelece o gradiente osmótico medular (néfrons justamedulares)	
	Secreção de ureia	
Ramo descendente	Reabsorção em massa de água	Reabsorção passiva de água
Ramo ascendente	Reabsorção de Na^+ e Cl^-	Transporte ativo que impulsiona a reabsorção por cotransporte
Túbulo distal e ductos coletores corticais	Ajuste preciso da reabsorção/secreção de pequenas quantidades de solutos úteis remanescentes	Estimulação da reabsorção de Na^+ e da secreção de K^+ pela aldosterona
		Estimulação da reabsorção de íons cálcio pelo paratormônio
Ductos coletores corticais e medulares	Ajuste fino da reabsorção de água	Aumento da reabsorção passiva de água pela vasopressina
	Reabsorção da ureia	

– o cotransporte de Na^+ e de Cl^- pelo NKCC através da membrana apical para dentro da célula (ver Figura 14.14B).

Os diuréticos de alça podem apresentar o efeito colateral indesejável de produzir baixos níveis plasmáticos de K^+. Devido ao maior fornecimento de Na^+ nos néfrons distais, a secreção de K^+ pode aumentar nos ductos coletores corticais (ver Figuras 14.14C e 14.32). Isso pode levar à perda de K^+ na urina, além do efeito desejado de perda de Na^+ e de água.

Diferentemente dos diuréticos de alça, os **diuréticos poupadores de potássio** inibem a reabsorção de Na^+ no ducto coletor cortical, sem aumentar a secreção de K^+ nesse local. Os diuréticos poupadores de potássio bloqueiam a ação da aldosterona (p. ex., **espironolactona** ou *eplerenona*) ou bloqueiam o canal epitelial de Na^+ no ducto coletor cortical (p. ex., **triantereno** ou **amilorida**). Isso explica por que eles não provocam aumento na secreção de K^+. Os **diuréticos osmóticos**, como o **manitol**, são filtrados, porém não são reabsorvidos, com consequente retenção de água na urina. Esta é a mesma razão pela qual o diabetes melito não controlado e sua glicosúria associada podem causar perda excessiva de água e desidratação (ver Figura 16.21).

Os diuréticos estão entre os medicamentos mais comumente utilizados. Uma das razões é que eles são utilizados no tratamento de doenças caracterizadas por retenção renal de sal e de água. Conforme assinalado anteriormente neste capítulo, a regulação da pressão arterial normalmente produz estabilidade da massa corporal total de sódio e do volume extracelular, devido à estreita correlação existente entre essas variáveis. Por outro lado, em vários tipos de doença, essa correlação é rompida, e os reflexos que mantêm a pressão arterial podem causar retenção renal de Na^+. A excreção de sódio pode diminuir para quase zero, apesar da ingestão continuada de sódio, levando a uma expansão anormal do líquido extracelular (*edema*). Os diuréticos são utilizados para prevenir ou reverter essa retenção renal de Na^+ e de água.

O exemplo mais comum desse fenômeno é a **insuficiência cardíaca congestiva** (ver Capítulo 12). O indivíduo com falência cardíaca manifesta uma redução da TFG e aumento da secreção de aldosterona, ambos os quais contribuem para a excreção extremamente baixa de Na^+ na urina. O resultado consiste em expansão do volume extracelular e formação de edema. As respostas de retenção de Na^+ são desencadeadas pelo débito cardíaco mais baixo (um resultado da insuficiência cardíaca) e pela redução da pressão arterial, que resulta diretamente dessa diminuição do débito cardíaco.

Outra doença em que os diuréticos são utilizados com frequência é a hipertensão (ver Capítulo 12). A diminuição do sódio e da água corporais, em decorrência da excreção dessas substâncias induzida pelos diuréticos, produz dilatação arteriolar e redução da pressão arterial. O mecanismo preciso pelo qual a diminuição do sódio corporal provoca dilatação arteriolar ainda não está estabelecido.

Estude e revise 14.15

- Os **diuréticos** aumentam o volume de urina
  - A maioria atua por meio de inibição da reabsorção de Na^+ e de água
- As várias classes de diuréticos atuam em diferentes segmentos do néfron:
  - Os **diuréticos de alça** (p. ex., **furosemida**) inibem o NKCC (aumento da excreção de Na^+ e de água) no ramo ascendente da alça de Henle
  - Os **diuréticos poupadores de potássio** inibem a reabsorção de Na^+ nos ductos coletores corticais (não aumentam a secreção de K^+). Os diuréticos poupadores de potássio bloqueiam a ação da aldosterona (**espironolactona** ou **eplerenona**) ou bloqueiam os canais de Na^+ (**triantereno** ou **amilorida**)
  - Os **diuréticos osmóticos** (p. ex., **manitol**) são filtrados, porém não são reabsorvidos; eles retêm água na urina.

*Questão de revisão: Por que os diuréticos são utilizados no tratamento da hipertensão? (**A resposta está disponível no Apêndice A.**)*

Regulação dos Íons Hidrogênio

14.16 Fontes de ganho ou perda de íons hidrogênio

A compreensão da regulação do equilíbrio ácido-básico exige um conhecimento de um princípio geral de fisiologia segundo o qual os processos fisiológicos são determinados pelas leis da química e da física. As reações metabólicas são altamente sensíveis à concentração de H^+ do líquido no qual elas ocorrem. Essa sensibilidade deve-se à influência que o H^+ exerce sobre as estruturas terciárias das proteínas, como as enzimas, de modo que a sua função possa ser alterada (ver Figura 2.16). Assim, não é surpreendente que a concentração de H^+ do líquido extracelular seja rigorosamente regulada. Acerca desse aspecto, reveja a seção sobre H^+, acidez e pH no Capítulo 2.

Essa regulação pode ser considerada da mesma maneira que o equilíbrio de qualquer outro íon – isto é, como um ajuste entre ganhos e perdas. Quando a perda excede o ganho, a concentração de H^+ no plasma arterial diminui, e o pH ultrapassa 7,4. Essa situação é denominada *alcalose*. Quando o ganho excede a perda, a concentração de H^+ no plasma arterial aumenta, e o pH torna-se inferior a 7,4. Essa situação é denominada *acidose*.

A **Tabela 14.6** fornece um resumo das principais vias de ganhos e de perdas de H^+. Conforme descrito no Capítulo 13, ocorre produção de uma enorme quantidade de CO_2 – cerca de 20.000 mmol por dia – como resultado do metabolismo oxidativo. Essas moléculas de CO_2 participam na geração de H^+ durante a passagem do sangue pelos tecidos periféricos por meio das seguintes reações:

$$CO_2 + H_2O \overset{\text{anidrase}}{\underset{\text{carbônica}}{\rightleftharpoons}} H_2CO_3 \rightleftharpoons HCO_3^- + H^+ \qquad \textbf{14.1}$$

Essa fonte normalmente não constitui um ganho efetivo de H^+. Isso se deve ao fato de que o H^+ produzido nessas reações é reincorporado à água quando as reações são revertidas durante a passagem do sangue pelos pulmões (ver Capítulo 13). Ocorre retenção efetiva de CO_2 na hipoventilação ou na doença respiratória, e, nesse caso, essa retenção causa um ganho efetivo de H^+. Em contrapartida, ocorre perda efetiva de CO_2 na hiperventilação, causando uma eliminação efetiva de H^+.

O corpo também produz ácidos tanto orgânicos quanto inorgânicos a partir de outras fontes, além do CO_2. Esses ácidos são coletivamente denominados **ácidos não voláteis**. Incluem o ácido fosfórico e o ácido sulfúrico, que são produzidos principalmente pelo catabolismo das proteínas, bem como o ácido láctico e vários outros ácidos orgânicos. A dissociação de todos esses ácidos produz ânions e H^+. Entretanto, simultaneamente, o metabolismo de uma variedade de ânions orgânicos utiliza o H^+ e produz HCO_3^-. Por conseguinte, o metabolismo dos solutos não voláteis tanto gera H^+ como também o utiliza. Com a dieta rica em proteínas típica dos EUA, a produção de ácidos não voláteis predomina na maioria das pessoas, com produção média efetiva de 40 a 80 mmol de H^+ por dia.

Uma terceira fonte potencial de ganho ou de perda efetivos de H^+ no corpo ocorre quando as secreções gastrintestinais deixam o corpo. O vômito contém uma alta concentração de H^+ e, desse modo, constitui uma fonte de perda efetiva. Em contrapartida, as outras secreções gastrintestinais são alcalinas. Elas contêm uma quantidade muito pequena de H^+, porém a sua concentração de HCO_3^- é habitualmente mais alta que a do plasma. A perda desses líquidos, como a que ocorre na diarreia, constitui, em essência, um *ganho* de H^+. Tendo em vista esta relação de ação das massas mostrada na equação 14.1, *quando ocorre perda de HCO_3^- do corpo, é como se o corpo ganhasse* H^+. Isso se deve ao fato de que a perda de HCO_3^- faz com que as reações mostradas na Equação 14.1 sejam impulsionadas para a direita, portanto, gerando H^+ dentro do corpo. De forma semelhante, quando o corpo ganha HCO_3^-, é como se o corpo tivesse perdido H^+, visto que as reações da equação 14.1 são impulsionadas para a esquerda.

Por fim, os rins constituem a quarta fonte de ganho ou de perda efetivos de H^+ – isto é, os rins podem remover o H^+ do plasma ou adicioná-lo.

TABELA 14.6	Fontes de ganho ou de perda de íons hidrogênio.

Ganho

- Produção de H^+ a partir do CO_2
- Produção de ácidos não voláteis a partir do metabolismo das proteínas e de outras moléculas orgânicas
- Ganho de H^+, devido à perda de HCO_3^- na diarreia ou em outros líquidos GI não gástricos
- Ganho de H^+, devido à perda de HCO_3^- na urina

Perda

- Utilização de H^+ no metabolismo de vários ânions orgânicos
- Perda de H^+ no vômito
- Perda de H^+ (primariamente na forma de $H_2PO_4^-$ e NH_4^+) na urina
- Hiperventilação

Estude e revise 14.16

■ **Acidose e alcalose:** alta concentração plasmática de H^+ (pH baixo) e baixa concentração plasmática de H^+ (pH elevado), respectivamente

■ Rever a inter-relação entre o CO_2 e o H^+ no Capítulo 13 (ver Seção 13.7)

$$CO_2 + H_2O \overset{\text{anidrase}}{\underset{\text{carbônica}}{\rightleftharpoons}} H_2CO_3 \rightleftharpoons HCO_3^- + H^+$$

- O aumento de CO_2 impulsiona as reações para a direita, o que gera H^+ (processado principalmente pelos rins), enquanto o aumento de H^+ impulsiona as reações para a esquerda, com produção de CO_2 (que é exalado pelos pulmões)

Estude e revise 14.16 — *continuação*

- **Equilíbrio corporal total de H^+:** produção metabólica (CO_2 e ácidos não voláteis) e ganhos ou perdas efetivos através do sistema respiratório, trato gastrintestinal e urina
  - O **equilíbrio estável** é alcançado pela regulação das perdas urinárias.

Questão de revisão: Considerando a relação mostrada anteriormente entre o CO_2 e o H^+, quais são as duas causas potenciais de acidose? (A resposta está disponível no Apêndice A.)

Estude e revise 14.17

- **Tampões:** minimizam as alterações na concentração de H^+

$$\text{Tampão} + H^+ \rightleftharpoons \text{HTampão}$$

- Combinação reversível com H^+ (p. ex., com HCO_3^- e proteínas intracelulares)
- Principal sistema de tamponamento extracelular é o sistema CO_2/HCO_3^-
- Os principais tampões intracelulares são proteínas e fosfatos.

Questão de revisão: A dor do refluxo gastresofágico (pirose) é causada pelo baixo pH do líquido gástrico. Por que você acredita que a ingestão de bicarbonato de sódio dissolvido em água pode aliviar essa dor? (A resposta está disponível no Apêndice A.)

14.17 Tamponamento dos íons hidrogênio no corpo

Qualquer substância capaz de se ligar de modo reversível ao H^+ é denominada **tampão**. A maior parte dos íons H^+ está ligada por tampões extracelulares e intracelulares. O pH normal do líquido extracelular, que é de 7,4, corresponde a uma concentração de íons hidrogênio de apenas 0,00004 mmol/ℓ (40 nmol/ℓ). Na ausência de tamponamento, a reciclagem diária dos 40 a 80 mmol de H^+ produzidos a partir de ácidos não voláteis gerados no corpo pelo metabolismo causaria alterações enormes na concentração de íons hidrogênio dos líquidos corporais.

A forma geral das reações de tamponamento é a seguinte:

$$\text{Tampão} + H^+ \rightleftharpoons \text{HTampão} \qquad \textbf{14.2}$$

Lembre-se da lei de ação das massas descrita no Capítulo 3, que governa o sentido final da reação na Equação 14.2. O *HTampão* é um ácido fraco, visto que ele pode se dissociar em tampão mais H^+, ou pode existir na forma de molécula não dissociada (HTampão). Quando a concentração de H^+ aumenta por qualquer motivo, a reação é forçada para a direita, e uma maior quantidade de H^+ é ligada pelo tampão para formar HTampão. Por exemplo, quando a concentração de H^+ sobe, devido à produção aumentada de ácido láctico, uma certa quantidade do H^+ se combina com os tampões do corpo, de modo que a concentração de íons hidrogênio não aumenta tanto quanto o faria de outro modo. Em contrapartida, quando a concentração de H^+ diminui, devido à perda de H^+ ou à adição de álcali, a Equação 14.2 prossegue para a esquerda, e ocorre liberação de H^+ a partir do HTampão. Dessa maneira, os tampões estabilizam a concentração de H^+ contra alterações em qualquer direção.

O principal tampão extracelular é o sistema CO_2/HCO_3^-, que está resumido na Equação 14.1. Esse sistema também contribui para o tamponamento dentro das células, porém, os principais tampões intracelulares são os fosfatos e as proteínas. Um exemplo de tampão de proteína intracelular é a hemoglobina, conforme descrito no Capítulo 13.

Esse tamponamento não elimina o H^+ do corpo, nem o adiciona; na verdade, ele apenas o mantém "bloqueado" até que o equilíbrio possa ser restaurado. O resto de nossa descrição da regulação de íons hidrogênio trata da maneira pela qual o equilíbrio é alcançado.

14.18 Integração dos controles homeostáticos

Os rins são, em última análise, os responsáveis por balancear os ganhos e as perdas de íons hidrogênio, de modo a manter a concentração plasmática de íons hidrogênio dentro de uma faixa estreita. Normalmente, os rins excretam o excesso de H^+ dos ácidos não voláteis produzidos a partir do metabolismo – ou seja, todos os ácidos, com exceção do ácido carbônico. Pode ocorrer um ganho efetivo adicional de H^+ com o aumento na produção desses ácidos não voláteis, na hipoventilação ou disfunção respiratória ou em situações de perda das secreções gastrintestinais alcalinas. Quando isso ocorre, os rins aumentam a eliminação de H^+ do corpo para restaurar o equilíbrio. Alternativamente, se houver uma perda efetiva de H^+ do corpo, devido à hiperventilação ou vômitos, os rins repõem esse H^+.

Embora os rins sejam os balanceadores finais dos íons hidrogênio, o sistema respiratório também desempenha uma função homeostática muito importante. Nós já assinalamos que a hipoventilação, a disfunção respiratória e a hiperventilação podem causar um desequilíbrio dos íons hidrogênio. Agora, iremos ressaltar que, quando um desequilíbrio dos íons hidrogênio é decorrente de uma causa não respiratória, a ventilação é alterada de modo reflexo, de modo a ajudar a compensar o desequilíbrio. Esse fenômeno foi descrito no Capítulo 13 (ver Figura 13.38). Uma elevação da concentração arterial de H^+ estimula a ventilação, a qual reduz a P_{CO_2} arterial, o que, pela lei da ação das massas, diminui a concentração de H^+. Alternativamente, uma diminuição na concentração plasmática de H^+ inibe a ventilação, com consequente aumento da P_{CO_2} arterial e da concentração de H^+.

Dessa maneira, o sistema respiratório e os rins trabalham em conjunto. A resposta respiratória a uma alteração da concentração plasmática de H^+ é muito rápida (em questão de minutos) e impede que essa concentração seja excessivamente alterada até que os rins, cuja resposta é mais lenta (horas a dias), sejam capazes efetivamente de eliminar o desequilíbrio. Se o sistema respiratório for a verdadeira causa do desequilíbrio de H^+, os rins passam a constituir, então, os únicos a produzir uma resposta homeostática. Em contrapartida, a disfunção renal pode criar um desequilíbrio do H⁺ ao eliminar uma quantidade excessivamente pequena ou excessivamente grande de H⁺ do corpo, e, então, a resposta respiratória é a única forma de controle. Como você pode ver, o controle do equilíbrio ácido-básico exige que as funções dos sistemas orgânicos estejam coordenadas entre si – outro princípio geral de fisiologia destacado neste livro.

> ### Estude e revise 14.18
>
> - **Rins** e **sistema respiratório**: reguladores homeostáticos da concentração plasmática de H⁺
>   - Os rins são responsáveis pelo equilíbrio corporal total de H⁺
> - **Alcalose metabólica:** diminuição da concentração plasmática arterial de H⁺
>   - Provoca diminuição reflexa da respiração em relação à taxa metabólica (**hipoventilação**) → aumenta a P_{CO_2} arterial → aumenta a concentração plasmática de H⁺ para valores normais
> - **Acidose metabólica:** aumento na concentração plasmática de H⁺
>   - Provoca aumento reflexo da respiração em relação à taxa metabólica (**hiperventilação**) → diminui a P_{CO_2} arterial → diminui a concentração de H⁺ para valores normais.
>
> *Questão de revisão: Qual seria o efeito da inspiração de uma mistura de gás contendo 5% de CO_2 sobre o equilíbrio ácido-básico? (A resposta está disponível no Apêndice A.)*

14.19 Mecanismos renais

Os rins eliminam ou repõem o H⁺ do corpo por meio da alteração das concentrações plasmáticas de HCO_3^-. A chave para compreender como a alteração da concentração plasmática de HCO_3^- elimina ou repõe o H⁺ foi fornecida anteriormente – ou seja, a excreção de HCO_3^- na urina aumenta a concentração plasmática de H⁺, exatamente como se o H⁺ tivesse sido adicionado ao plasma. De forma semelhante, a adição de HCO_3^- ao plasma diminui a concentração plasmática de H⁺, exatamente como se o H⁺ tivesse sido removido dele.

Quando a concentração plasmática de íons H⁺ diminui (alcalose) por qualquer motivo, a resposta homeostática dos rins consiste na excreção de grandes quantidades de HCO_3^-. Isso aumenta a concentração plasmática de H⁺ em direção aos valores normais. Em contrapartida, quando a concentração plasmática de H⁺ aumenta (acidose), os rins não excretam HCO_3^- na urina. Na verdade, as células tubulares renais produzem *novo* HCO_3^- e o adicionam ao plasma. Isso diminui a concentração de íons H⁺ para valores normais.

Processamento do HCO_3^-

O HCO_3^- é totalmente filtrado nos corpúsculos renais e sofre reabsorção tubular significativa no túbulo proximal, no ramo ascendente da alça de Henle e nos ductos coletores corticais. Ele também pode ser secretado nos ductos coletores. Portanto,

excreção de HCO_3^- =

HCO_3^- filtrado + HCO_3^- secretado − HCO_3^- reabsorvido

Para fins de simplificação, ignoraremos a secreção de HCO_3^-, visto que ela é sempre muito menor do que a reabsorção tubular, e trataremos a excreção de HCO_3^- como a diferença entre a filtração e a reabsorção.

A reabsorção de HCO_3^- é um processo ativo, porém não é realizada de maneira convencional, com simplesmente uma bomba ativa de HCO_3^- na membrana apical ou basolateral das células tubulares. Em vez disso, a reabsorção de HCO_3^- depende da secreção tubular de H⁺, que se combina, no lúmen, com o HCO_3^- filtrado.

A **Figura 14.33** ilustra a sequência de eventos. Essa figura começa dentro da célula com a combinação de CO_2 e H_2O para formar HCO_3^-, uma reação catalisada pela enzima anidrase carbônica. O H_2CO_3 dissocia-se imediatamente para produzir H⁺ e HCO_3^-. O HCO_3^- move-se a favor de seu gradiente de concentração por difusão facilitada através da membrana basolateral para dentro do líquido intersticial e, em seguida, para o sangue. Simultaneamente, o H⁺ é secretado para dentro do lúmen. Dependendo do segmento tubular, essa secreção é obtida por alguma combinação de bombas de H⁺ ATPase primárias, bombas de H⁺/K⁺ ATPase primárias e contratransportadores de Na⁺/H⁺.

Entretanto, o H⁺ secretado não é excretado. Em vez disso, ele se combina no lúmen com o HCO_3^- filtrado e gera CO_2 e H_2O, ambos os quais podem se difundir para dentro da célula, tornando-se disponíveis para outro ciclo de geração de H⁺. O resultado global é o desaparecimento do HCO_3^- filtrado a partir do plasma no corpúsculo renal; entretanto, seu lugar

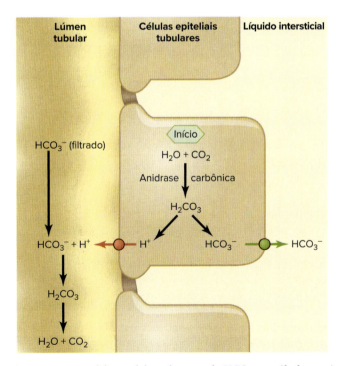

Figura 14.33 Modelo geral de reabsorção do HCO_3^- no túbulo proximal e ducto coletor cortical. Comece a examinar esta figura a partir do interior da célula, com a combinação de CO_2 e H_2O para formar H_2CO_3. Como mostra a figura, as bombas ativas de H⁺ ATPase estão envolvidas no movimento de H⁺ para fora da célula através da membrana apical; em vários segmentos tubulares, essa etapa do transporte também é mediada por contratransportadores de Na⁺/H⁺ e/ou por bombas de H⁺/K⁺ ATPase.

no plasma foi ocupado pelo HCO_3^- produzido no interior da célula. Dessa maneira, não ocorre nenhuma alteração efetiva na concentração plasmática de HCO_3^-. Pode parecer incorreto referir-se a esse processo como "reabsorção" de HCO_3^-, visto que o HCO_3^- que aparece no plasma peritubular não é o mesmo HCO_3^- que foi filtrado. Contudo, o resultado global é o mesmo que se o HCO_3^- filtrado tivesse sido reabsorvido de forma convencional como Na^+ ou K^+.

Exceto em resposta à alcalose, discutida na Seção 14.20, os rins normalmente reabsorvem todo o HCO_3^- filtrado, impedindo, assim, a perda de HCO_3^- na urina.

Adição de novo HCO_3^- ao plasma

Um conceito essencial ilustrado na Figura 14.33 é o fato de que, enquanto ainda houver quantidades significativas de HCO_3^- filtrado no lúmen, quase todo o H^+ secretado se combinará com ele. Entretanto, o que ocorre com qualquer H^+ secretado quando quase todo o HCO_3^- tenha sido reabsorvido e não está mais disponível no lúmen para se combinar com o H^+?

A resposta, ilustrada na **Figura 14.34**, é que o extra H^+ secretado combina-se no lúmen com um tampão não bicarbonato filtrado, sendo o mais importante o HPO_4^{2-}. Em seguida, o H^+ é excretado na urina como parte do $H_2PO_4^-$. Neste momento surge o ponto crítico: observe na Figura 14.34 que, nessas condições, o HCO_3^- gerado dentro da célula tubular pela reação da anidrase carbônica e que entra no plasma constitui um *ganho efetivo* de HCO_3^- pelo plasma, e não simplesmente uma reposição do HCO_3^- filtrado. Assim, quando o H^+ secretado combina-se no lúmen com um tampão diferente do HCO_3^-, o efeito global não é meramente a conservação de HCO_3^-, como na Figura 14.33, mas, sim, a adição de *novo* HCO_3^- ao plasma. Isso aumenta a concentração de HCO_3^- no plasma e o alcaliniza.

Reforçando, quantidades significativas de H^+ combinam-se com tampões não bicarbonato filtrados, como o HPO_4^{2-}, somente após a reabsorção de todo o HCO_3^- filtrado. A principal razão é a existência de uma grande carga de HCO_3^- filtrado – 25 vezes mais do que a carga de tampões não bicarbonato filtrados –, competindo com o H^+ secretado.

Existe um segundo mecanismo pelo qual os túbulos contribuem com novo HCO_3^- no plasma, que não envolve a secreção de H^+, mas a produção e a secreção renais de íon amônio (NH_4^+) (**Figura 14.35**). As células tubulares, principalmente as do túbulo proximal, captam a glutamina tanto do filtrado glomerular quanto do plasma peritubular e a metabolizam. No processo, ocorre formação tanto de NH_4^+ quanto de HCO_3^- no interior das células. O NH_4^+ é secretado para o lúmen por meio do cotransporte de Na^+/NH_4^+ e é excretado, enquanto o HCO_3^- se move para dentro dos capilares peritubulares e constitui o novo HCO_3^- plasmático.

Uma comparação das Figuras 14.34 e 14.35 mostra que o resultado global – a contribuição renal de novo HCO_3^- para o plasma – é o mesmo, independentemente de sua obtenção:

1. Pela secreção e excreção de H^+ em tampões não bicarbonato, como o fosfato (ver Figura 14.34), ou
2. Pelo metabolismo da glutamina, com excreção (ver Figura 14.35).

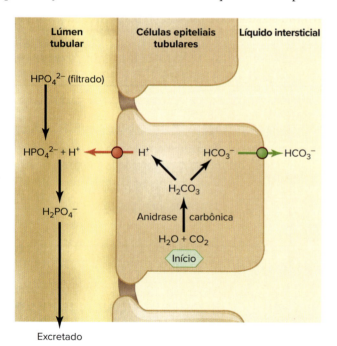

Figura 14.34 Contribuição renal do novo HCO_3^- para o plasma obtido pela secreção tubular de H^+. O processo de geração intracelular de H^+ e HCO_3^-, com movimento de H^+ para dentro do lúmen e de HCO_3^- para o plasma, é idêntico ao ilustrado na Figura 14.33. Entretanto, uma vez no lúmen do túbulo proximal, o H^+ combina-se com o íon fosfato (HPO_4^{2-}) filtrado, e não com o HCO_3^- filtrado, e é excretado na forma de $H_2PO_4^-$. Conforme descrito na legenda da Figura 14.33, o transporte de H^+ para dentro do lúmen é realizado não apenas por bombas de H^+ ATPase, mas, também, em vários segmentos tubulares, por contratransportadores de Na^+/H^+ e/ou bombas de H^+/K^+ ATPase.

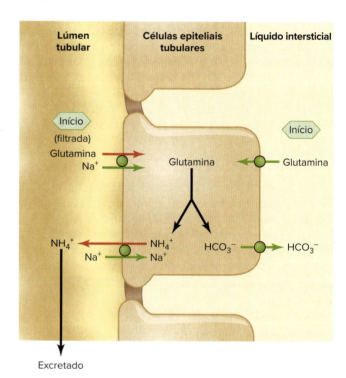

Figura 14.35 Contribuição renal do novo HCO_3^- para o plasma, obtido pelo metabolismo renal da glutamina e pela excreção de amônio (NH_4^+). Compare essa figura com a Figura 14.34. Esse processo ocorre principalmente no túbulo proximal.

Capítulo 14 Rins e Regulação da Água e dos Íons Inorgânicos

Portanto, é conveniente considerar este último caso como representando a excreção de H^+ "ligado" à NH_3, assim como o primeiro caso constitui a excreção de H^+ ligado a tampões não bicarbonato. Por conseguinte, a quantidade excretada de H^+ na urina nessas duas formas é uma medida da quantidade de novo HCO_3^- adicionado ao plasma pelos rins. Com efeito, a "excreção urinária de H^+" e a "contribuição renal de novo HCO_3^- para o plasma" são, na realidade, os dois lados da mesma moeda.

Normalmente, os rins contribuem com suficiente novo HCO_3^- para o sangue por meio da excreção de H^+, de modo a compensar o H^+ dos ácidos não voláteis gerados no corpo.

Estude e revise 14.19

- Os rins mantêm uma concentração plasmática estável de H^+ principalmente por meio da regulação da concentração plasmática de HCO_3^-
  - Excretam HCO_3^- na urina ou adicionam novo HCO_3^- ao sangue
- **HCO_3^- filtrado**
  - Reabsorvido quando o H^+ (produzido nas células tubulares por uma reação catalisada pela anidrase carbônica) é secretado para o lúmen tubular e combina-se com o HCO_3^- filtrado; o H^+ secretado não é excretado nessa situação

---

Estude e revise 14.19 — *continuação*

- **Íon fosfato filtrado (ou outros tampões não bicarbonato)**
  - O H^+ secretado combina-se no lúmen tubular com tampões não bicarbonato e é excretado
  - O novo HCO_3^- contribui para o sangue
- **Excreção de amônio:** produzido a partir do glutamato; contém H^+
  - O novo HCO_3^- contribui para o sangue.

Questão de revisão: Em que circunstância você acredita que a excreção de amônio seja importante quando responde à acidose metabólica? (A resposta está disponível no Apêndice A.)

14.20 Classificação da acidose e da alcalose

As respostas renais à presença de acidose ou de alcalose estão resumidas na **Tabela 14.7**. Mais uma vez, convém ressaltar que a acidose se refere a qualquer situação em que a concentração de H^+ do plasma arterial está elevada acima dos valores normais, enquanto a alcalose denota uma diminuição. Todas essas situações enquadram-se em duas categorias distintas (**Tabela 14.8**):

- *acidose* ou *alcalose respiratória*
- *acidose* ou *alcalose metabólica*.

TABELA 14.7 Respostas renais à acidose e à alcalose.

Respostas à acidose

- Secreção de H^+ em quantidade suficiente para reabsorver todo o HCO_3^- filtrado
- Secreção de uma quantidade ainda maior de H^+, o que contribui para o novo HCO_3^- no plasma, à medida que o H^+ é excretado ligado a tampões urinários não bicarbonato, como HPO_4^{2-}
- Ocorre aumento no metabolismo tubular da glutamina e na excreção de amônio, o que também contribui para o novo HCO_3^- do plasma

Resultado total: Uma maior quantidade de novo HCO_3^- do que o habitual é adicionada ao sangue, e ocorre elevação do nível plasmático de HCO_3^-, compensando, assim, a acidose. A urina é altamente ácida (menor pH alcançável = 4,4)

Respostas à alcalose

- A taxa de secreção de H^+ é inadequada para reabsorver todo o HCO_3^- filtrado, de modo que são excretadas quantidades significativas de HCO_3^-, e ocorre pouca ou nenhuma excreção de H^+ em tampões urinários não bicarbonato
- O metabolismo tubular na glutamina e a excreção de amônio estão diminuídos, de modo que uma quantidade muito pequena de HCO_3^- ou nenhuma contribui para o plasma a partir dessa fonte

Resultado total: A concentração plasmática de HCO_3^- está diminuída, compensando, assim, a alcalose. A urina é alcalina (pH > 7,4)

TABELA 14.8 Alterações nas concentrações arteriais de H^+, HCO_3^- e dióxido de carbono nos distúrbios ácido-básicos.

Distúrbio primário	H^+	HCO_3^-	CO_2	Causa da alteração do HCO_3^-	Causa da alteração do CO_2
Acidose respiratória	↑	↑	↑	Compensação renal	Anormalidade primária
Alcalose respiratória	↓	↓	↓		
Acidose metabólica	↑	↓	↓	Anormalidade primária	Compensação ventilatória reflexa
Alcalose metabólica	↓	↑	↑		

APLICAÇÃO DO CONCEITO

- Um paciente apresenta P_{O_2} arterial de 50 mmHg, P_{CO_2} arterial de 60 mmHg, e pH arterial de 7,36. Classifique o distúrbio ácido-básico e formule uma hipótese sobre a causa.

A resposta está disponível no Apêndice A.

Como o próprio nome sugere, a acidose respiratória resulta de uma alteração da ventilação alveolar. Ocorre acidose respiratória quando o sistema respiratório falha em eliminar o dióxido de carbono na mesma velocidade em que ele é produzido. Ocorre alcalose respiratória quando o sistema respiratório elimina o dióxido de carbono mais rapidamente do que é produzido. Conforme descrito anteriormente, o desequilíbrio nas concentrações arteriais de H^+ nesses casos pode ser totalmente explicado em termos da ação das massas. A característica fundamental da acidose respiratória consiste em aumento tanto da P_{CO_2} arterial quanto da concentração de H^+, enquanto a da alcalose respiratória consiste em uma redução de ambas.

A acidose ou alcalose metabólica inclui todas as outras situações diferentes daquelas em que o principal problema é respiratório. Algumas causas comuns de acidose metabólica consistem em produção excessiva de ácido láctico (durante o exercício intenso ou a hipoxia) ou de corpos cetônicos (no diabetes melito não controlado ou durante o jejum, conforme descrito no Estudo de caso clínico do Capítulo 16). A acidose metabólica também pode resultar da perda excessiva de HCO_3^-, como a que ocorre na diarreia. Uma causa de alcalose metabólica consiste no vômito persistente, com sua perda associada de H^+ na forma de HCl do estômago.

Qual é a P_{CO_2} arterial na acidose ou alcalose metabólica? Por definição, a acidose e a alcalose metabólicas devem ser causadas por algum processo diferente do excesso de retenção ou da perda de dióxido de carbono, de modo que seria possível prever que a P_{CO_2} arterial não ficaria alterada; entretanto, isso não é o caso. Conforme assinalado anteriormente neste capítulo, a concentração aumentada de H^+ associada à acidose metabólica estimula *de modo reflexo* a ventilação e diminui a P_{CO_2} arterial. Pela ação das massas, isso ajuda a restaurar a concentração de H^+ para valores normais. Em contrapartida, o indivíduo com alcalose metabólica apresentará inibição da ventilação de modo reflexo. O resultado consiste em elevação da P_{CO_2} arterial e, pela ação das massas, restauração associada da concentração de H^+ para valores normais.

Reiterando, as alterações da P_{CO_2} plasmática na acidose e na alcalose metabólicas não constituem a *causa* da acidose ou da alcalose, porém o *resultado* de respostas reflexas compensatórias para anormalidades não respiratórias. Por conseguinte, em condições metabólicas, em oposição às condições respiratórias, a P_{CO_2} do plasma arterial e a concentração de H^+ movem-se em direções opostas, conforme resumido na Tabela 14.8.

Estude e revise 14.20

- **Distúrbios ácido-básicos:** classificados em **respiratórios** ou **metabólicos**
- **Respiratórios:** diminuição ou aumento da ventilação alveolar desproporcional em relação à taxa metabólica
  - A **acidose respiratória** deve-se à retenção de dióxido de carbono (**hipoventilação**)
  - A **alcalose respiratória** deve-se à eliminação excessiva de dióxido de carbono (**hiperventilação**)
- **Metabólicos:** todas as causas não respiratórias
  - **Acidose metabólica:** ganho de H^+ não devido ao dióxido de carbono
  - **Alcalose metabólica:** perda de H^+ não devida ao dióxido de carbono
- **Compensação renal** aos distúrbios primários listados anteriormente
  - **Acidose:** o rim adiciona HCO_3^- ao sangue, enquanto o H^+ ou o amônio são secretados para os túbulos; a urina é ácida
  - **Alcalose:** o HCO_3^- é excretado na urina; a secreção renal de H^+ e de amônio é muito baixa; a urina é alcalina.

Questão de revisão: Como a realização de exercício físico em grandes altitudes pode levar à acidose metabólica? **(A resposta está disponível no Apêndice A.)**

CAPÍTULO 14

Estudo de caso clínico
Doença renal grave em uma mulher com diabetes melito

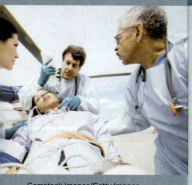
Comstock Images/Getty Images

Uma paciente com diabetes melito tipo 2 de longa duração e mal controlado começou a se sentir progressivamente mais fraca nos últimos meses. Estava também se sentindo mal de modo geral e esteve ganhando peso, apesar de não ter feito nenhuma mudança nos hábitos alimentares. Durante uma consulta de rotina ao médico da família, ele solicita alguns exames de sangue e de urina de rotina como avaliação inicial. A hipertensão leve previamente diagnosticada dessa paciente tornou-se significativamente mais grave. O médico fica preocupado quando os resultados dos exames mostram um aumento do nível de creatinina no sangue e elevação significativa da proteína na urina. A paciente é encaminhada a um nefrologista (especialista em doenças renais), que estabelece o diagnóstico de doença renal diabética (nefropatia diabética).

Muitas doenças afetam os rins. As causas potenciais de dano renal incluem defeitos congênitos e hereditários, distúrbios metabólicos, infecção, inflamação, trauma, problemas vasculares e certos tipos de câncer. A obstrução da uretra ou de um ureter pode causar lesão, devido ao acúmulo de pressão, e pode predispor os rins à infecção bacteriana. O diabetes melito inadequadamente controlado

Capítulo 14 Rins e Regulação da Água e dos Íons Inorgânicos

constitui uma causa comum de insuficiência renal. O aumento no nível de glicemia interfere na filtração renal e função tubular normais (ver Seção 14.13 deste capítulo, bem como o Capítulo 16), e a ocorrência de pressão arterial elevada, que é comum em pacientes com diabetes melito tipo 2, provoca dano vascular aos rins.

Um dos primeiros sinais de diminuição da função renal consiste em aumento do nível de creatinina no sangue, que foi detectado no caso de nossa paciente. Conforme descrito na Seção 14.3 deste capítulo, a creatinina é um produto residual do metabolismo muscular, que é filtrado no glomérulo e que não é reabsorvido. Embora uma pequena quantidade de creatinina seja secretada no túbulo renal, a depuração de creatinina fornece uma boa estimativa da taxa de filtração glomerular (TFG). Como ocorre uma redução precoce da TFG na doença renal, e tendo em vista que a produção de creatinina é bastante constante, um aumento nos níveis sanguíneos de creatinina constitui um sinal de alerta útil de que a depuração de creatinina está diminuindo e que está ocorrendo insuficiência renal.

Reflita e revise 1

- A perda de massa corporal magra (muscular) pode constituir uma consequência normal do envelhecimento. Como a maior parte da produção de creatinina no corpo provém do músculo esquelético, de que maneira a diminuição da massa corporal magra nos indivíduos idosos afetaria a interpretação da concentração plasmática de creatinina como índice de TFG? (*Dica:* ver Seção 14.4.)

Outro sinal frequente de doença renal, que também foi observado nessa paciente, é o aparecimento de proteína na urina. Nos rins normais, há uma quantidade minúscula de proteína no filtrado glomerular, visto que as membranas da barreira de filtração não são totalmente impermeáveis às proteínas, particularmente aquelas com pesos moleculares mais baixos. Entretanto, as células do túbulo proximal saudável removem por completo essa proteína filtrada do lúmen tubular, de modo que não aparece nenhuma proteína na urina final. Em contrapartida, na nefropatia diabética, a barreira de filtração pode tornar-se muito mais permeável às proteínas, e os túbulos proximais acometidos por doença podem perder a sua capacidade de remover a proteína filtrada do lúmen tubular. O resultado é o aparecimento de proteína na urina. A perda de proteína na urina leva a uma diminuição na quantidade de proteína presente no sangue. Isso resulta em diminuição da força osmótica que retém líquido no sangue e, subsequentemente, na formação de edema em todo o corpo (ver Capítulo 12). Nessa paciente, isso resultou em aumento do peso corporal.

Embora muitas doenças renais sejam autolimitadas e não produzam dano permanente, outras se agravam se não forem tratadas. Os sintomas de disfunção renal profunda são relativamente independentes do agente causador de lesão e são coletivamente conhecidos como *uremia,* o que significa literalmente "ureia no sangue".

A gravidade da uremia depende do grau de capacidade dos rins comprometidos de preservar a constância do meio interno. Partindo do pressuposto de que o indivíduo continua ingerindo uma dieta normal que contém as quantidades habituais de nutrientes e eletrólitos, que problemas devem surgir? É preciso ter em mente que a destruição dos rins reduz acentuadamente o número de néfrons funcionantes. Por conseguinte, as numerosas substâncias, em particular os produtos residuais potencialmente tóxicos que entram no túbulo por filtração, acumulam-se no sangue. Além disso, ocorre comprometimento da excreção de K^+, visto que há um número insuficiente de néfrons capazes de realizar a secreção tubular normal desse íon. O indivíduo também pode desenvolver acidose, visto

que o número reduzido de néfrons é incapaz de adicionar uma quantidade suficiente de novo HCO_3^- ao sangue para compensar a produção metabólica diária de ácidos não voláteis.

O fato notável é a grande magnitude do fator de segurança na função renal. Em geral, os rins ainda têm a capacidade de desempenhar a sua função reguladora de maneira bastante adequada enquanto houver 10 a 30% dos néfrons funcionais. Isso se deve ao fato de que esses néfrons remanescentes sofrem alterações na sua função – filtração, reabsorção e secreção – para compensar os néfrons que faltam. Por exemplo, cada néfron remanescente aumenta a sua taxa de secreção de K^+, de modo que a quantidade total de K^+ excretada pelos rins seja mantida em níveis normais. Todavia, os limites de regulação são restritos. Para utilizar o K^+ mais uma vez como exemplo, se um indivíduo com doença renal grave consumisse uma dieta rica em potássio, os néfrons remanescentes poderiam não ser capazes de secretar o K^+ em quantidade suficiente para evitar a sua retenção.

Outros problemas surgem na uremia, devido à secreção anormal dos hormônios produzidos pelos rins. Por exemplo, a secreção diminuída de eritropoetina resulta em anemia (ver Capítulo 12). A capacidade diminuída de formar $1,25\text{-}(OH)_2D$ resulta em absorção deficiente de íons cálcio pelo trato gastrintestinal, com consequente redução dos níveis plasmáticos de cálcio, aumento do PTH e calcificação inadequada dos ossos (hiperparatireoidismo secundário). A eritropoetina e a $1,25\text{-}(OH)_2D$ (calcitriol) podem ser administradas a pacientes com uremia para melhorar o hematócrito e o equilíbrio do cálcio.

Reflita e revise 2

- Por que pacientes em hemodiálise a longo prazo frequentemente apresentam concentrações plasmáticas aumentadas de fósforo? (*Dica:* ver Seção 14.13, Tabela 14.5, e rever a Seção 11.21 do Capítulo 11.)

No caso da enzima secretada, a renina, a sua secreção demasiado baixa é rara; na verdade, ocorre secreção muito grande pelas células justaglomerulares dos rins lesionados. A principal razão para o aumento da renina consiste na diminuição de perfusão dos néfrons afetados (mecanismo dos barorreceptores intrarrenais). O resultado é o aumento da concentração plasmática de angiotensina II e desenvolvimento de *hipertensão renal.* Os inibidores da ECA e os bloqueadores dos receptores de angiotensina II podem ser utilizados para reduzir a pressão arterial e melhorar o equilíbrio do sódio e da água. Nossa paciente foi aconselhada a realizar um controle mais cuidadoso e agressivo dos níveis de glicemia e da pressão arterial por meio de dieta, exercício físico e medicamentos. Ela também começou a tomar um inibidor da ECA. Infelizmente, os níveis sanguíneos de creatinina e a proteinúria continuaram a se agravar até chegar ao ponto de doença renal terminal, exigindo hemodiálise.

Os rins em falência podem alcançar um ponto em que eles não são mais capazes de excretar água e íons nas taxas necessárias para manter o equilíbrio corporal dessas substâncias e tampouco conseguem excretar produtos residuais na mesma velocidade em que eles são produzidos. As alterações na dieta podem ajudar a minimizar esses problemas, porém não conseguem eliminá-los. Por exemplo, a diminuição da ingestão de potássio reduz a quantidade de K^+ a ser excretada. As técnicas clínicas utilizadas para executar as funções excretoras dos rins consistem em hemodiálise e diálise peritoneal. O termo geral *diálise* refere-se à separação de substâncias com o uso de uma membrana permeável.

O rim artificial é um aparelho que utiliza um processo denominado *hemodiálise* para remover os resíduos e as substâncias

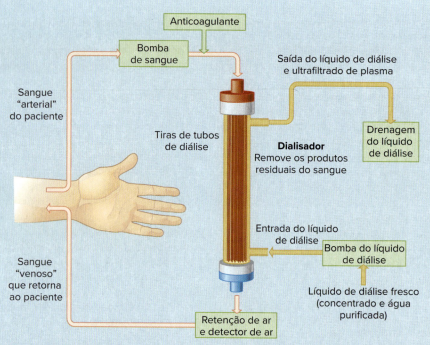

Figura 14.36 Diagrama simplificado de hemodiálise. Observe que o sangue e o líquido de diálise fluem em sentidos opostos através do dialisador (por contracorrente). O fluxo sanguíneo pode ser de 400 mℓ/min, e a velocidade do fluxo do líquido de diálise pode ser 1.000 mℓ/min! Durante uma sessão de diálise de 3 a 4 h, cerca de 72 a 96 ℓ de sangue e 3.000 a 4.000 ℓ de líquido de diálise passam pelo dialisador. O dialisador é composto de vários segmentos de tubos de diálise muito finos. O sangue flui dentro de cada tubo, e o líquido de diálise banha a parte externa dos tubos. Isso proporciona uma grande área de superfície para a difusão dos produtos residuais do sangue para o líquido de diálise.

em excesso do sangue (**Figura 14.36**). Durante a hemodiálise, o sangue é bombeado a partir das artérias do paciente através de um sistema de tubos que é circundado por líquido de diálise especial. Em seguida, os tubos conduzem o sangue de volta ao paciente através de uma veia. Normalmente, o tubo de diálise é feito de celofane, que é altamente permeável à maior parte dos solutos, porém relativamente impermeável às proteínas e totalmente impermeável às células sanguíneas – que constituem características muito semelhantes àquelas dos capilares renais. O líquido de diálise contém solutos com concentrações iônicas semelhantes às do plasma normal ou mais baixas e não contém creatinina, nem ureia ou outras substâncias a serem removidas do plasma. À medida que o sangue flui pelo tubo, as concentrações de solutos plasmáticos não proteicos tendem a alcançar um equilíbrio de difusão com as dos solutos no líquido do banho. Por exemplo, se a concentração plasmática de K^+ do paciente estiver acima da faixa normal, o K^+ difunde-se para fora do sangue através do tubo de celofane e para dentro do líquido de diálise. De forma semelhante, os produtos residuais e os excessos de outras substâncias também sofrem difusão para o líquido de diálise e, portanto, são eliminados do corpo.

Os pacientes com insuficiência renal reversível aguda podem necessitar de hemodiálise durante apenas alguns dias ou semanas. Entretanto, pacientes como a mulher de nosso caso, que apresenta insuficiência renal crônica irreversível, necessitam de tratamento pelo resto da vida, a não ser que recebam um transplante renal. Esses pacientes são submetidos à hemodiálise várias vezes por semana.

Outra maneira de remover as substâncias em excesso do sangue é a **diálise peritoneal,** que utiliza o revestimento da cavidade abdominal (peritônio) do próprio paciente como membrana de diálise. O líquido é injetado por um tubo de plástico semipermanente inserido através da parede abdominal nessa cavidade, onde permanece por várias horas, durante as quais os solutos do sangue do paciente difundem-se para o líquido. Em seguida, o líquido de diálise é removido e substituído por novo líquido. Esse procedimento pode ser realizado várias vezes por dia por um paciente que simultaneamente realiza suas atividades normais.

O transplante de rim constitui o tratamento de escolha a longo prazo para a maioria dos pacientes com insuficiência renal permanente. A rejeição do rim transplantado pelo corpo do receptor representa um problema potencial, porém foram realizados grandes avanços para reduzir a frequência de rejeição (ver Capítulo 18). Entretanto, muitos pacientes que poderiam se beneficiar de um transplante não o recebem. Na atualidade, a principal fonte de rins para transplante é constituída por indivíduos recém-falecidos. Recentemente, a doação por um parente vivo tornou-se mais comum. Devido ao grande fator de segurança, o doador pode realizar normalmente as funções necessárias com apenas um rim. Nos últimos anos, mais de 91.000 indivíduos por ano nos EUA estavam aguardando um transplante de rim. Em 2019, houve aproximadamente 16.500 transplantes de rim de doadores cadavéricos e 6.800 de doadores vivos, ressaltando a escassez de rins para transplante. Espera-se que a melhor compreensão do público possa fazer com que um número muito maior de indivíduos forneça a sua permissão antecipada para a doação de seus rins e outros órgãos após a sua morte. Nossa paciente continuou a hemodiálise, 3 vezes/semana, durante vários anos, aguardando um transplante de rim. Foi determinado que o seu irmão mais velho era doador compatível, de modo que ele doou o seu rim, permitindo que a paciente interrompesse os tratamentos de hemodiálise. Ela continua efetuando um controle rigoroso dos níveis de glicemia e da pressão arterial.

Ver o Capítulo 19 para estudos de casos clínicos completos e integrados.

Capítulo 14 Rins e Regulação da Água e dos Íons Inorgânicos   **583**

TERMOS-CHAVE E TERMOS CLÍNICOS

14.1 Funções renais

Ácido úrico
Creatinina renal

Ureia

14.2 Estrutura dos rins e do sistema urinário

Alça de Henle
Aparelho justaglomerular (AJG)
Artéria renal
Arteríola aferente
Arteríola eferente
Bexiga
Cálices
Capilares glomerulares
Capilares peritubulares
Cápsula de Bowman
Células justaglomerulares (JG)
Células mesangiais
Corpúsculo renal
Córtex renal
Cortical
Ducto coletor cortical
Ducto coletor medular
Espaço de Bowman

Glomérulo
Justamedular
Mácula densa
Medula renal
Néfrons
Papila
Pelve renal
Podócitos
Ramo ascendente (da alça de Henle)
Ramo descendente (da alça de Henle)
Sistema de ductos coletores
Túbulo
Túbulo contorcido distal
Túbulo proximal
Ureteres
Uretra
Vasos retos
Veia renal

14.3 Processos renais básicos

Carga filtrada
Diabetes melito
Filtração glomerular
Filtrado glomerular
Glicosúria
Glicosúria renal familiar
Membrana apical

Membrana basolateral
Nefropatia diabética
Pressão de filtração glomerular efetiva
Reabsorção tubular
Secreção tubular
Taxa de filtração glomerular (TFG)
Transporte máximo (T_m)

14.4 Conceito de depuração renal

Depuração
Depuração da creatinina (C_{Cr})

Fluxo plasmático renal
Inulina

14.5 Micção

Incontinência
Incontinência de estresse
Incontinência de urgência
Micção

Músculo detrusor
Músculo esfíncter externo da uretra
Músculo esfíncter interno da uretra

14.6 Equilíbrio corporal total de sódio e de água

Perda insensível de água

14.7 Processos renais básicos para o sódio e a água

Aquaporinas
Contratransportador de Na-K-2Cl (NKCC)
Diabetes insípido
Diabetes insípido central
Diabetes insípido nefrogênico
Diurese
Diurese aquosa
Diurese não osmótica

Diurese osmótica
Hiperosmótico
Hiposmótico
Hormônio antidiurético (ADH)
Isosmótico
Perda obrigatória de água
Sistema multiplicador por contracorrente
Vasopressina

14.8 Regulação renal do sódio

Aldosterona
Angiotensina I
Angiotensina II
Angiotensinogênio
Barorreceptores intrarrenais
Enzima conversora de angiotensina (ECA)
Eplerenona

Lisinopril
Losartana
Natriurese
Natriurese por pressão
Peptídio natriurético atrial (ANP)
Renina
Sistema renina-angiotensina

TERMOS-CHAVE E TERMOS CLÍNICOS — *continuação*

14.9 Regulação renal da água
Osmorreceptores

14.11 Sede e apetite por sal
Apetite por sal

14.12 Regulação do potássio
Arritmias
Hiperpotassemia

Hipopotassemia

14.15 Diuréticos
Amilorida
Diuréticos
Diuréticos de alça
Diuréticos osmóticos
Diuréticos poupadores de potássio
Edema

Espironolactona
Furosemida
Insuficiência cardíaca congestiva
Manitol
Triantereno

14.16 Fontes de ganho ou de perda de íons hidrogênio
Acidose
Ácidos não voláteis

Alcalose

14.17 Tamponamento dos íons hidrogênio no corpo
Tampão

14.20 Classificação da acidose e da alcalose
Acidose metabólica
Acidose respiratória

Alcalose metabólica
Alcalose respiratória

Estudo de caso clínico
Diálise
Diálise peritoneal
Hemodiálise

Hipertensão renal
Uremia

QUESTÕES DE AVALIAÇÃO | *Relembre e compreenda*

Essas questões testam sua capacidade de recordar detalhes importantes abordados neste capítulo. Elas também ajudam a prepará-lo para o tipo de perguntas encontradas em exames padronizados.

1. Qual dos seguintes eventos levará a um aumento da filtração de líquido glomerular nos rins?
   a. Aumento na concentração plasmática de proteínas.
   b. Aumento na pressão do líquido no espaço de Bowman.
   c. Elevação da pressão sanguínea no capilar glomerular.
   d. Redução da pressão sanguínea do capilar glomerular.
   e. Constrição da arteríola aferente.

2. Qual das seguintes afirmativas é verdadeira sobre a depuração renal?
   a. Trata-se da quantidade de uma substância excretada por unidade de tempo.
   b. Uma substância com depuração > TFG sofre apenas filtração.
   c. Uma substância com depuração > TFG sofre filtração e secreção.
   d. Pode ser calculada conhecendo-se apenas a carga filtrada de uma substância e a taxa de produção de urina.
   e. A depuração da creatinina aproxima-se do fluxo plasmático renal.

3. Qual das seguintes condições *não* resultará em diurese?
   a. Sudorese excessiva.
   b. Diabetes insípido central.
   c. Diabetes insípido nefrogênico.
   d. Aporte excessivo de água.
   e. Diabetes melito não controlado.

4. Qual dos seguintes processos contribui diretamente para a produção de um interstício medular hipertônico no rim?
   a. Transporte ativo de Na^+ no ramo descendente da alça de Henle.
   b. Reabsorção ativa de água no ramo ascendente da alça de Henle.
   c. Reabsorção ativa de Na^+ no túbulo contorcido distal.
   d. Reabsorção de água no ducto coletor cortical.
   e. Secreção de ureia na alça de Henle.

5. Um aumento da renina é causado por
   a. Diminuição do aporte de sódio.
   b. Diminuição na atividade nervosa simpática renal.
   c. Elevação da pressão sanguínea na artéria renal.
   d. Injeção de aldosterona.
   e. Hipertensão essencial.

6. Um aumento no nível de paratormônio irá
   a. Aumentar o nível plasmático de 25(OH)D.
   b. Diminuir o nível plasmático de 1,25-$(OH)_2$D.
   c. Diminuir a excreção de íons cálcio.
   d. Aumentar a reabsorção de íons fosfato.
   e. Aumentar a reabsorção de íons cálcio no túbulo proximal.

7. Qual dos seguintes processos é um componente da resposta renal à acidose metabólica?
   a. Reabsorção de H^+.
   b. Secreção de HCO_3^- para o lúmen tubular.
   c. Secreção de amônio para o lúmen tubular.
   d. Secreção de glutamina para o líquido intersticial.
   e. Produção de HPO_4^{2-} mediada pela anidrase carbônica.

Capítulo 14 Rins e Regulação da Água e dos Íons Inorgânicos   **585**

8. Qual dos seguintes itens é compatível com alcalose respiratória?
   a. Aumento da ventilação alveolar durante o exercício leve.
   b. Hiperventilação.
   c. Aumento do nível plasmático de HCO_3^-.
   d. Aumento do CO_2 arterial.
   e. pH urinário < 5,0.

9. Qual das seguintes afirmativas é verdadeira sobre a diferença entre néfrons corticais e justamedulares?
   a. Os néfrons são, em sua maioria, justamedulares.
   b. As arteríolas eferentes dos néfrons corticais dão origem à maioria dos vasos retos.
   c. As arteríolas aferentes dos néfrons justamedulares dão origem à maioria dos vasos retos.

   d. Todos os néfrons corticais possuem uma alça de Henle.
   e. Os néfrons justamedulares geram um interstício medular hiposmótico.

10. Qual dos seguintes itens é compatível com insuficiência renal crônica não tratada?
    a. Proteinúria
    b. Hipopotassemia
    c. Aumento do nível plasmático de $1,25\text{-}(OH)_2D$
    d. Aumento do nível plasmático de eritropoetina
    e. Aumento do nível plasmático de HCO_3^-

As respostas estão no Apêndice A.

QUESTÕES DE AVALIAÇÃO | *Aplique, analise e avalie*

Essas questões, elaboradas para serem desafiadoras, exigem que você integre os conceitos abordados neste capítulo para que seja capaz de tirar suas próprias conclusões. Inicialmente, tente responder às perguntas sem utilizar as dicas fornecidas; então, caso tenha alguma dificuldade, consulte as figuras ou seções sugeridas nas dicas.

1. A substância T está presente na urina. Isso prova que ela é filtrável no glomérulo? *Dica:* consultar a Figura 14.6 e lembrar das diferentes vias de entrada de uma substância no líquido tubular.

2. A substância V normalmente não está presente na urina. Isso prova que ela não é filtrada nem secretada? *Dica:* consultar a Figura 14.7 e lembrar do terceiro processo na função renal.

3. A concentração plasmática de glicose é de 100 mg/100 mℓ, e a TFG, de 125 mℓ/min. Qual é a quantidade de glicose filtrada por minuto? *Dica:* consultar a Figura 14.12.

4. Um indivíduo está excretando quantidades anormalmente grandes de determinado aminoácido. Com base na descrição teórica dos mecanismos reabsortivos limitados por T_m no texto, cite várias causas possíveis. *Dica:* consultar a Figura 14.11.

5. A concentração de ureia na urina é sempre muito mais alta do que a sua concentração no plasma. Isso significa que a ureia é secretada? *Dica:* consultar a Figura 14.20 e lembrar de que a concentração é uma relação.

6. Se uma pessoa tomar um medicamento que bloqueia a reabsorção de Na^+, o que ocorrerá com a reabsorção de água, de ureia, Cl^-, glicose e aminoácidos e com a secreção de H^+? *Dica:* consultar a Figura 14.14.

7. Compare as alterações da TFG e da secreção de renina que ocorrem em resposta a uma hemorragia moderada em dois indivíduos – um deles tomando um fármaco que bloqueia os nervos simpáticos para os rins, e o outro que não está tomando esse medicamento. *Dica:* consultar a Figura 14.24.

8. Se uma pessoa está tomando um medicamento que tem a capacidade de inibir por completo a enzima conversora de angiotensina, o que ocorrerá com a secreção de aldosterona quando essa pessoa seguir uma dieta com baixo teor de sódio? *Dica:* consultar a Figura 14.23.

9. No estado de equilíbrio dinâmico, qual é a quantidade de cloreto de sódio excretada diariamente na urina de um indivíduo normal que consome 12 g de cloreto de sódio por dia: (a) 12 g/dia ou (b) menos de 12 g/dia? Explique: *Dica:* consultar a Figura 14.28 e pergunte a si mesmo se o rim é o único órgão capaz de perder cloreto de sódio.

10. Uma mulher jovem que sofreu traumatismo na cabeça parece ter se recuperado, porém apresenta sede o tempo todo. Qual pode ser a causa na sua opinião? *Dica:* consultar a Figura 14.29 e lembrar-se do principal estímulo para a vasopressina e a sede.

11. Uma paciente apresenta um tumor no córtex suprarrenal, que secreta continuamente grandes quantidades de aldosterona. Quais os efeitos disso sobre a quantidade total de sódio e de potássio no corpo dessa paciente? *Dica:* consultar a Figura 14.32.

12. Um indivíduo está tomando um medicamento que inibe a secreção tubular de H^+. Que efeito esse fármaco tem sobre o equilíbrio corporal de sódio, água e H^+? *Dica:* consultar as Figuras 14.14, 14.33 e 14.34. Lembrar de que a reabsorção de Na^+ pelo túbulo proximal é realizada por meio de cotransporte de Na^+/H^+.

13. Como o uso excessivo de diuréticos pode levar à alcalose metabólica? *Dica:* consultar as Figuras 14.24, 14.33, 14.34 e 14.35. Lembrar de que o uso excessivo de diuréticos pode levar a um aumento da concentração plasmática de aldosterona e à depleção de potássio.

As respostas estão no Apêndice A.

QUESTÕES DE AVALIAÇÃO | *Aplicação dos princípios gerais*

Essas questões reforçam o tema fundamental introduzido no Capítulo 1, segundo o qual os princípios gerais de fisiologia podem ser aplicados a todos os níveis de organização e a todos os sistemas orgânicos.

1. Um princípio geral de fisiologia é o de que *a estrutura é um determinante da função – e coevoluiu com ela*. Como a anatomia do corpúsculo renal e das estruturas associadas determina a função?

2. *Os processos fisiológicos são determinados pelas leis da química e da física*. Dê um exemplo de como uma lei de química e uma lei de física são importantes para compreender a regulação da função renal.

3. De que maneira o controle da secreção de vasopressina ressalta o princípio geral de fisiologia segundo o qual *as funções fisiológicas são controladas, em sua maioria, por múltiplos sistemas reguladores, que frequentemente atuam em oposição*?

As respostas estão no Apêndice A.

CAPÍTULO

15

Digestão e Absorção do Alimento

15.1 **Visão geral do sistema digestório**

15.2 **Estrutura da parede do tubo gastrintestinal**

15.3 **Como os processos gastrintestinais são regulados?**

15.4 **Boca, faringe e esôfago**

15.5 **Estômago**

15.6 **Intestino delgado**

15.7 **Intestino grosso**

15.8 **Patologia do sistema digestório**

Estudo de caso clínico do Capítulo 15

O sistema digestório é responsável pela ingestão, processamento e absorção de nutrientes e água ingeridos. Ele é fundamental no suprimento de substratos, minerais, vitaminas e água e na regulação e integração dos processos metabólicos em todo o corpo. A função normal do sistema digestório é necessária para a homeostasia corporal total, bem como para o funcionamento normal de cada sistema orgânico. No Capítulo 1, você foi introduzido ao conceito de equilíbrio corporal total, segundo o qual o ganho de uma substância no corpo é igual à sua perda do corpo (ver Figura 1.12). Agora, você aprenderá vários exemplos de equilíbrio corporal total da forma em que eles se aplicam ao sistema digestório. Também aprenderá como o sistema nervoso entérico, introduzido inicialmente no Capítulo 6, interage com outras partes do sistema nervoso para fornecer informações ao encéfalo e também receber informações dele, além de regular o controle local da função gastrintestinal. No Capítulo 14, você aprendeu como o equilíbrio da água e dos íons são obtidos por meio da regulação de sua excreção (eliminação) pelos rins. Agora, aprenderá sobre os mecanismos e a regulação integrada da absorção (entrada) dessas e de outras substâncias no corpo.

Este capítulo fornece muitos exemplos que demonstram os princípios gerais de fisiologia introduzidos no Capítulo 1. Em primeiro lugar, o controle endócrino, neural e parácrino da função gastrintestinal ilustra o princípio geral de fisiologia segundo o qual o fluxo de informações entre células, tecidos e órgãos constitui uma característica essencial da homeostasia e possibilita a integração dos processos fisiológicos. Esse princípio é ressaltado pela íntima relação existente entre a capacidade absortiva do tubo gastrintestinal e os sistemas circulatório e linfático como vias para o fornecimento desses nutrientes aos tecidos. Em segundo lugar, muitas das funções do tubo gastrintestinal ilustram o princípio geral de fisiologia segundo o qual as funções fisiológicas são controladas, em sua maioria, por múltiplos sistemas reguladores, que frequentemente trabalham em oposição. Por exemplo, a acidez do conteúdo do estômago é aumentada ou diminuída pela influência de hormônios liberados pelo tubo gastrintestinal, bem como de fatores parácrinos e impulsos neuronais. Em terceiro lugar, o epitélio do sistema digestório regula a transferência de materiais do meio ambiente para o sangue, o que exemplifica o princípio geral de fisiologia segundo o qual ocorre troca controlada de materiais entre compartimentos e através das membranas celulares. Em quarto lugar, o próprio processo da digestão depende da química básica, o que reflete outro princípio geral de fisiologia, segundo o qual os processos fisiológicos são determinados pelas leis da química e da física. Por fim, este capítulo fornece muitos exemplos sobre como a forma e a função estão relacionadas em todos os níveis de estrutura, desde as células até os órgãos do sistema digestório, o que ilustra o princípio geral de fisiologia, segundo o qual a estrutura é um determinante da função – que coevoluiu com ela. Um dos exemplos mais notáveis é a grande área de superfície para a absorção dos materiais ingeridos, que se tornou possível em virtude de especializações morfológicas do intestino delgado. ■

15.1 Visão geral do sistema digestório

O **sistema digestório** (Figura 15.1) é constituído pelo **tubo gastrintestinal (GI)** (ou **canal alimentar**) – que compreende a boca, a faringe, o esôfago, o estômago, o intestino delgado, o intestino grosso e o ânus – e pelos órgãos e tecidos acessórios – constituídos pelas glândulas salivares, fígado, vesícula biliar e pâncreas exócrino. Os órgãos acessórios não fazem parte do tubo gastrintestinal, porém secretam substâncias nele por meio de ductos conectores. A função global do sistema digestório consiste no processamento dos alimentos ingeridos em formas moleculares que, em seguida, são transferidas, juntamente com pequenas moléculas, íons e água, para o meio interno do corpo, no qual podem ser distribuídas para as células pelo sistema circulatório.

O tubo gastrintestinal do adulto é um tubo que mede aproximadamente 9 m de comprimento e que se estende pelo corpo, desde a boca até o ânus. Esse é o comprimento aproximado em cadáveres humanos; durante a vida, o tubo é mais curto, devido às contrações tônicas do músculo liso em suas paredes. O lúmen do trato é contínuo com o meio externo, o que significa que o seu conteúdo se encontra tecnicamente fora do corpo. Esse fato é relevante para compreender algumas das propriedades do trato gastrintestinal. Por exemplo, o intestino grosso é colonizado por bilhões de bactérias, cuja maior parte é inócua e até mesmo benéfica nessa localização; entretanto, se essas mesmas bactérias entrarem no meio interno, como pode ocorrer, por exemplo, se houver perfuração de parte do intestino grosso, elas podem causar infecção grave (para um estudo de caso detalhado dessa circunstância, ver o Capítulo 19).

Os alimentos entram, em sua maior parte, no tubo gastrintestinal na forma de grandes partículas contendo macromoléculas, que são incapazes de atravessar o epitélio intestinal. Antes que o alimento ingerido possa ser absorvido, ele precisa ser dissolvido e decomposto em pequenas moléculas (os nutrientes pequenos, como vitaminas e minerais, não precisam ser degradados e podem atravessar o epitélio em sua forma intacta). Esse processo de dissolução e degradação é denominado **digestão** e é realizado pela ação de uma variedade de enzimas digestivas e outras substâncias químicas liberadas pelas glândulas exócrinas do sistema. A digestão dos polissacarídios é iniciada pela enzima **amilase**, a digestão dos triglicerídios, pela enzima **lipase**, e as proteínas são digeridas por uma variedade de **proteases**. Essas enzimas são liberadas no lúmen do tubo gastrintestinal por meio do processo de **secreção**, em que as enzimas são liberadas das células exócrinas por exocitose em um ducto que se conecta com o tubo gastrintestinal. Além disso, algumas enzimas digestivas estão localizadas nas membranas apicais do epitélio intestinal. A Figura 15.2 fornece uma visão geral das principais enzimas envolvidas na digestão dos três tipos de moléculas combustíveis. Os detalhes da digestão e da secreção que ocorrem em regiões específicas do trato gastrintestinal serão discutidas, posteriormente, neste capítulo.

As moléculas produzidas pela digestão, juntamente com a água e pequenos nutrientes que não necessitam de digestão, movem-se, então, do lúmen do tubo gastrintestinal, por meio de uma camada de células epiteliais e entram no líquido intersticial. Esse processo é denominado **absorção**. As gorduras e os nutrientes lipossolúveis absorvidos são captados por

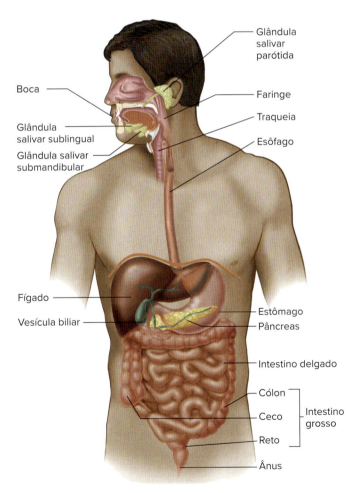

Figura 15.1 Anatomia do sistema digestório. O fígado está localizado sobre a vesícula biliar e parte do estômago, enquanto o estômago situa-se sobre parte do pâncreas. A posição da traqueia é mostrada para orientação, porém não faz parte do sistema digestório.

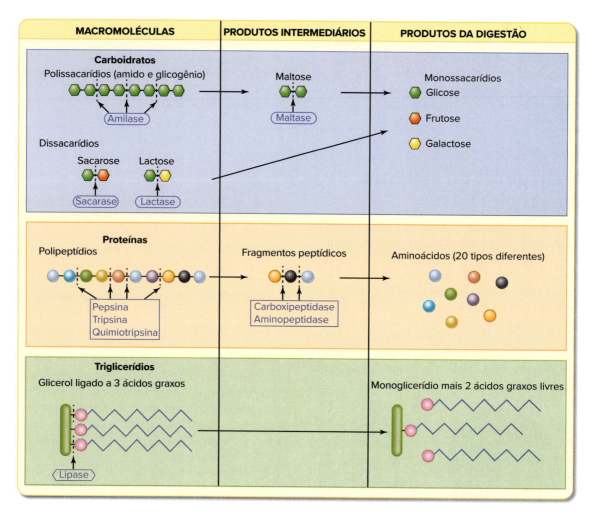

Figura 15.2 Visão geral das principais moléculas ingeridas, das enzimas que as digerem (em azul) e dos produtos resultantes da digestão. Os detalhes das localizações e da atividade das enzimas serão descritos posteriormente, neste capítulo.

vasos linfáticos que, finalmente, desembocam em grandes veias próximas ao coração (ver Figura 12.48). Todos os outros nutrientes absorvidos entram diretamente nos capilares, que drenam para as veias e, por fim, fundem-se para formar a **veia porta do fígado**. A veia porta do fígado drena no fígado, conforme descrito de modo mais detalhado posteriormente, neste capítulo.

Enquanto a secreção, a digestão e a absorção estão ocorrendo, ocorrem contrações dos músculos lisos na parede do tubo gastrintestinal que desempenham duas funções: elas misturam o conteúdo luminal com as várias secreções e movimentam o conteúdo através do tubo, da boca até o ânus. Essas contrações são denominadas **motilidade** do trato gastrintestinal. Em alguns casos, os movimentos musculares seguem de modo semelhante a uma onda em determinada direção ao longo de uma parte do tubo, um processo denominado **peristalse** ou **ondas peristálticas**. As funções do sistema digestório podem ser descritas em termos desses quatro processos principais – secreção, digestão, absorção e motilidade – e dos mecanismos que os controlam (**Figura 15.3**).

A digestão começa com a mastigação na boca, na qual grandes pedaços de alimento são fragmentados em partículas menores, misturadas com secreções das glândulas salivares e formadas em uma massa arredondada, denominada **bolo** (do grego, que significa "pedaço"). Os segmentos seguintes do tubo gastrintestinal, a faringe e o esôfago, não contribuem de maneira significativa para a digestão, porém os músculos nas paredes desses segmentos participam do reflexo de deglutição, que desloca o alimento e líquido ingeridos para o estômago. O estômago é um órgão semelhante a um saco, cuja função consiste em armazenar, dissolver e digerir parcialmente as macromoléculas nos alimentos e em regular a taxa com que o seu conteúdo é esvaziado para o intestino delgado. A secreção de ácido clorídrico por células na parede do estômago cria um ambiente **gástrico** (adjetivo para "estômago") altamente ácido. A mistura de partículas alimentares ingeridas e secreções gástricas é denominada **quimo**.

A maior parte do processo digestório ocorre na seção seguinte do tubo gastrintestinal, o intestino delgado. O intestino delgado é, de longe, a seção mais comprida e é dividido em três regiões. O **duodeno** recebe o quimo do estômago, o **jejuno** é o segmento intermediário e o **íleo** é a região terminal a partir da qual o quimo entra no intestino grosso. A área de superfície do intestino delgado é enormemente aumentada por projeções digitiformes, denominadas **vilosidades**, que serão descritas de modo detalhado posteriormente, neste capítulo.

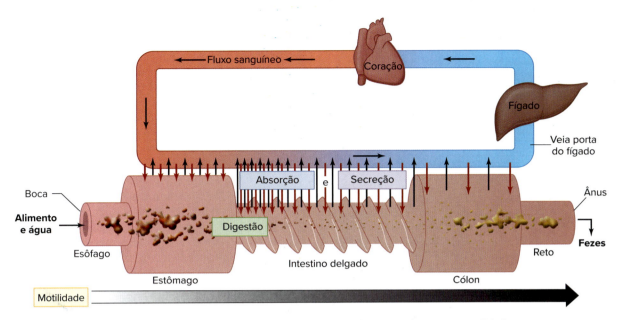

Figura 15.3 Os quatro principais processos do tubo gastrintestinal: secreção, digestão, absorção e motilidade. As setas que apontam para dentro (vermelhas) representam a secreção de íons, enzimas e sais biliares dentro do tubo gastrintestinal. As setas que apontam para fora (pretas) indicam a absorção dos produtos da digestão, água, minerais e vitaminas para o sangue. O comprimento e o número de setas indicam a importância relativa de cada segmento do tubo gastrintestinal; o intestino delgado é o local em que ocorre a maior parte da digestão, absorção e secreção. As fezes representam a quinta função do tubo gastrintestinal: a eliminação. A configuração ondulada do intestino delgado representa as contrações musculares (motilidade) em todo o tubo.

Auxiliado por secreções que fluem por meio de ductos do fígado e do pâncreas, o intestino delgado digere todas as categorias de macromoléculas em moléculas pequenas o suficiente para serem transportadas através do revestimento epitelial da parede do tubo (ver Figura 15.2).

A seção final do tubo gastrintestinal, o intestino grosso, concentra o material não digerido por meio da absorção da maior parte dos íons e da água remanescentes. Ela serve, também, para armazenar temporariamente o material não digerido até que ele seja expelido do corpo nas **fezes**. O intestino grosso contém bilhões de bactérias benéficas (coletivamente conhecidas como microbioma), que metabolizam algumas das substâncias não absorvidas pelo intestino delgado. Alguns produtos do metabolismo bacteriano são absorvidos para o sangue e proporcionam importantes benefícios para a saúde de outros sistemas do corpo.

Com poucas exceções (que serão discutidas posteriormente), o sistema digestório absorve todo um determinado nutriente ingerido, portanto o sistema digestório não é, geralmente, responsável pelo controle homeostático das concentrações de nutrientes no meio interno. Em vez disso, a concentração plasmática e a distribuição dos nutrientes absorvidos por todo o corpo são controladas, principalmente, por hormônios de várias glândulas endócrinas e pelos rins.

Pequenas quantidades de determinados produtos metabólicos finais são excretadas pelo tubo gastrintestinal, principalmente por meio da bile. Isso representa uma função relativamente menor do tubo GI em indivíduos sadios – a **eliminação**. De fato, os pulmões e os rins são habitualmente responsáveis pela eliminação da maior parte dos produtos residuais do corpo, CO_2 e ureia. As fezes deixam o sistema por meio do ânus no final do tubo gastrintestinal. As fezes consistem, quase totalmente, em bactérias e material ingerido que não foi digerido nem absorvido e que, portanto, nunca foi de fato absorvido no meio interno.

O tubo GI também desempenha uma variedade de funções imunes, permitindo que ele produza anticorpos e possa combater microrganismos ingeridos que não são destruídos pela acidez do estômago. Por exemplo, o intestino delgado tem regiões de **nódulos linfáticos**, que contêm células imunes; essas células secretam fatores que alteram a motilidade intestinal e destroem os microrganismos.

O adulto norte-americano médio consome cerca de 500 a 800 g de alimento e 1.200 mℓ de água por dia, porém isso representa apenas uma fração do material que entra no lúmen do tubo gastrintestinal. Uma quantidade adicional de 7.000 mℓ de líquido das glândulas salivares, das glândulas gástricas, do pâncreas, do fígado e das glândulas intestinais é secretada diariamente no tubo gastrintestinal (**Figura 15.4**). Dos aproximadamente 8 ℓ de líquido que entram no tubo a cada dia, até 99% são absorvidos; apenas cerca de 100 a 200 mℓ são normalmente perdidos nas fezes. Essa pequena quantidade de perda de líquido representa apenas 4% dos líquidos totais perdidos diariamente pelo corpo. A maior parte da perda de líquido ocorre pelos rins e pelo sistema respiratório. Quase todos os íons nos líquidos que são secretados no tubo gastrintestinal também são reabsorvidos no sangue. Além disso, as enzimas digestivas secretadas são, elas próprias, digeridas, e os aminoácidos resultantes são absorvidos no sangue.

Isso completa o nosso breve panorama das estruturas do sistema digestório e suas funções. A **Tabela 15.1** fornece um resumo das funções gerais do sistema digestório. Em seguida, analisaremos de forma detalhada as camadas de células que compõem a parede do tubo gastrintestinal.

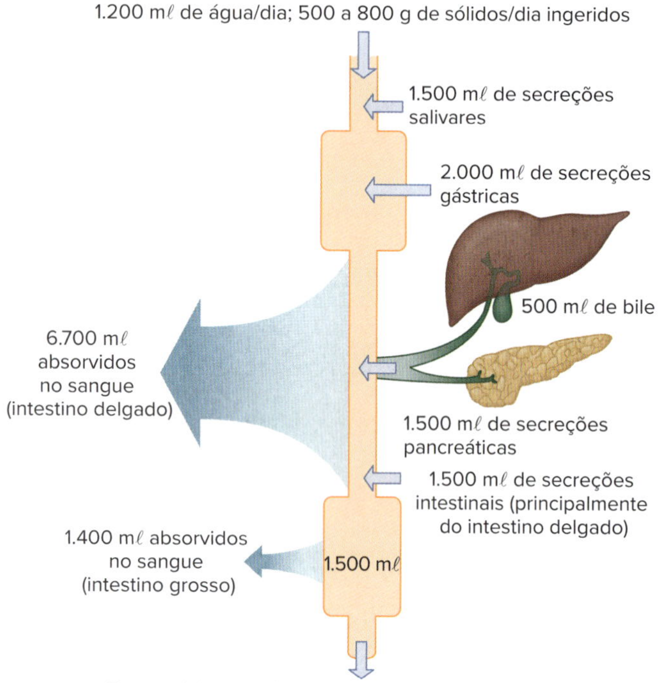

Vander | Fisiologia Humana

1.200 mℓ de água/dia; 500 a 800 g de sólidos/dia ingeridos

1.500 mℓ de secreções salivares

2.000 mℓ de secreções gástricas

500 mℓ de bile

6.700 mℓ absorvidos no sangue (intestino delgado)

1.500 mℓ de secreções pancreáticas

1.500 mℓ de secreções intestinais (principalmente do intestino delgado)

1.400 mℓ absorvidos no sangue (intestino grosso)

1.500 mℓ

Fezes, 100 mℓ de água; 50 a 100 g de sólidos excretados

Figura 15.4 Quantidades médias de sólidos e líquidos ingeridos, secretados, absorvidos e excretados diariamente no tubo gastrintestinal.

APLICAÇÃO DO CONCEITO

■ Um paciente que sofre de cólera, uma doença que provoca diarreia intensa, produz 12 ℓ de fezes aquosas em um dia, apesar de ingerir apenas 1,5 ℓ de água e 500 gramas de alimento sólido. De onde vem a água extra?

A resposta está disponível no Apêndice A.

TABELA 15.1   Funções do sistema digestório.

Ingestão de alimentos e líquidos contendo nutrientes

Digestão de grandes moléculas no alimento ingerido para formas moleculares absorvíveis

Absorção de nutrientes do intestino para o meio interno

Transformação metabólica de moléculas energéticas e desintoxicação de substâncias estranhas (fígado)

Eliminação de pequenas quantidades de produtos metabólicos finais secretados pelo fígado

Realização de uma variedade de funções imunes, incluindo produção de anticorpos e combate contra microrganismos infecciosos não destruídos pela acidez do estômago

---

Estude e revise 15.1

■ **Sistema digestório:** estruturas, incluindo o **canal alimentar (tubo gastrintestinal)**, envolvidas na degradação de macromoléculas (**digestão**), absorção de nutrientes (**absorção**) e **eliminação** de resíduos (**fezes**)

• Transfere nutrientes orgânicos digeridos, vitaminas, minerais e água do meio externo para o meio interno

---

Estude e revise 15.1 — *continuação*

• São utilizados quatro processos principais para realizar essa função: **secreção, digestão, absorção e motilidade** (p. ex., **peristalse**)

• As enzimas digestivas incluem **lipase, amilase e proteases**; a maior parte da digestão ocorre no intestino delgado (**duodeno, jejuno** e **íleo**)

• Absorção facilitada pelas **vilosidades**

• A maior parte dos nutrientes é absorvida para a **veia porta do fígado**

■ O sistema funciona para maximizar a absorção da maioria dos nutrientes, e não para regular a quantidade absorvida

■ **Nódulos linfáticos:** regiões de células imunes no intestino delgado, que fornecem proteção imune contra doenças causadas por patógenos ingeridos.

Questão de revisão: Cite as estruturas do canal alimentar por ordem da boca até o ânus, bem como os órgãos associados a ele. Onde ocorre a maior parte da absorção e secreção? (A resposta está disponível no Apêndice A.)

15.2 Estrutura da parede do tubo gastrintestinal

A partir da parte média do esôfago até o ânus, a parede do tubo gastrintestinal apresenta a estrutura geral ilustrada na **Figura 15.5**. Em algumas regiões, a superfície apical (luminal) é altamente convoluta, uma característica que aumenta acentuadamente a área de superfície disponível para absorção. A partir do estômago, essa superfície passa a ser coberta por uma única camada de células epiteliais, unidas entre si ao longo das bordas de suas superfícies apicais por zônulas de oclusão (ver Figura 3.8B). As invaginações do epitélio para dentro do tecido subjacente formam glândulas exócrinas, que secretam ácido, HCO_3^-, enzimas digestivas, água, íons e muco no lúmen. Outras células do epitélio secretam hormônios para o sangue, que são importantes na regulação de vários aspectos da digestão e do apetite.

A **lâmina própria**, que circunda o epitélio, é uma camada de tecido conjuntivo frouxo através da qual passam pequenos vasos sanguíneos, neurônios e vasos linfáticos (algumas dessas estruturas não aparecem na Figura 15.5, porém serão mostradas em detalhes na Figura 15.18). A lâmina própria é separada dos tecidos subjacentes pela **lâmina muscular da mucosa**, que consiste em uma fina camada de músculo liso responsável por pequenos movimentos da superfície da mucosa. A combinação dessas três camadas – o epitélio, a lâmina própria e a lâmina muscular da mucosa – é denominada **mucosa** e constitui a região em que ocorrem os processos de digestão e absorção (ver Figura 15.5).

Externamente à mucosa encontra-se a **tela submucosa**, que é uma segunda camada de tecido conjuntivo. Essa camada também contém vasos sanguíneos e linfáticos e uma rede de neurônios, o **plexo submucoso**. Neurônios projetam-se a partir dessa rede para a mucosa.

A tela submucosa é circundada por camadas de músculo liso, denominadas **muscular externa**. As contrações

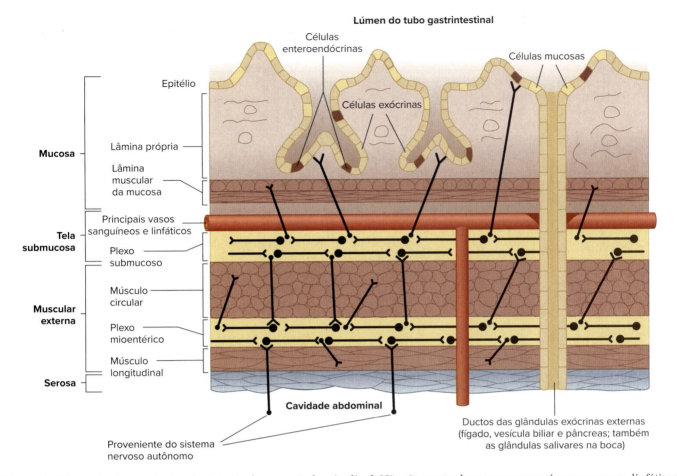

Figura 15.5 Camadas da parede do tubo intestinal em secção longitudinal. Não são mostrados os vasos sanguíneos e os vasos linfáticos menores que estão presentes em quantidade abundante na lâmina própria da mucosa. (*Nota:* a espessura das camadas não está na escala.)

desses músculos fornecem as forças que movem e misturam o conteúdo gastrintestinal. Com exceção do estômago, que dispõe de três camadas, nas outras localizações a muscular externa tem duas camadas: (1) uma camada interna e relativamente espessa de músculo, cujas fibras estão orientadas em um padrão circular ao redor do tubo, de modo que a sua contração provoca estreitamento do lúmen; e (2) uma camada externa mais fina de músculo longitudinal, cuja contração encurta o tubo. Entre essas duas camadas musculares, existe uma segunda rede de neurônios, conhecida como **plexo mioentérico**. Essa rede é interconectada com o plexo submucoso por neurônios, que também se projetam nas camadas circundantes de músculo liso. O plexo mioentérico é inervado por nervos das divisões simpática e parassimpática do sistema nervoso autônomo. Essa complexa rede neural local é descrita de modo detalhado, posteriormente, neste capítulo.

Por fim, a superfície externa do tubo consiste em uma fina camada de tecido conjuntivo, denominada **serosa**. Lâminas finas de tecido conjuntivo conectam a serosa com a parede abdominal e sustentam o tubo gastrintestinal na cavidade abdominal.

As superfícies epiteliais no tubo gastrintestinal são continuamente substituídas por novas células epiteliais. Por exemplo, no intestino delgado, surgem novas células por divisão celular a partir de células na base das vilosidades digitiformes que se projetam dentro do lúmen. Essas células se diferenciam à medida que migram para o ápice da vilosidade, substituindo as células mais velhas que morrem e que são descartadas no lúmen intestinal. Essas células mortas liberam suas enzimas intracelulares no lúmen, que, então, contribuem para o processo digestivo. Cerca de 17 bilhões de células epiteliais são substituídas diariamente, e todo o epitélio do intestino delgado é substituído, aproximadamente, a cada 5 dias. Devido a essa rápida renovação celular é que o revestimento do tubo intestinal é tão suscetível ao dano por tratamentos que inibem a divisão celular, como fármacos anticâncer e a terapia por radiação.

Além disso, na base das vilosidades, encontram-se **células enteroendócrinas** que secretam hormônios, os quais, como você vai aprender, controlam uma ampla variedade de funções gastrintestinais, incluindo motilidade e secreções do pâncreas exócrino.

Estude e revise 15.2

- Ao longo de grande parte de seu comprimento, o tubo gastrintestinal apresenta uma estrutura composta de quatro camadas principais, embora certas regiões possam ter especializações
  - **Mucosa:** a camada voltada para o lúmen do tubo; consiste em células epiteliais, **lâmina própria** e **lâmina muscular da mucosa**

> **Estude e revise 15.2 — *continuação***
> - **Tela submucosa:** a camada abaixo da mucosa; contém tecido conjuntivo, vasos sanguíneos, vasos linfáticos e uma rede neuronal, denominada **plexo submucoso**
> - **Lâmina muscular da mucosa:** circunda a tela submucosa; consiste em camadas musculares circulares e longitudinais com uma rede neuronal entre as duas camadas, denominada **plexo mioentérico**
> - **Serosa:** camada mais externa da parede do tubo gastrintestinal; contínua com as membranas que suspendem o tubo gastrintestinal na cavidade do corpo
> - As células epiteliais são continuamente substituídas por novas células que se originam da divisão celular
> - **Células enteroendócrinas:** produzem hormônios gastrintestinais e são encontradas na mucosa.
>
> *Questão de revisão:* Distinguir as funções gerais das quatro camadas que formam a estrutura da parede do tubo gastrintestinal. (A resposta está disponível no Apêndice A.)

15.3 Como os processos gastrintestinais são regulados?

Diferentemente dos sistemas de controle que regulam variáveis no meio interno, os mecanismos de controle do sistema digestório regulam, principalmente, as condições no lúmen e na parede do tubo gastrintestinal. Com poucas exceções, esses mecanismos de controle são governados pelo volume e pela composição do conteúdo luminal e não pelo estado nutricional do corpo.

Os reflexos gastrintestinais são iniciados por um número relativamente pequeno de estímulos luminais:

- Distensão da parede pelo volume do conteúdo luminal
- Osmolaridade do quimo (concentração total de solutos)
- Acidez do quimo
- Concentrações de produtos específicos da digestão no quimo, como monossacarídios, ácidos graxos, peptídios e aminoácidos.

Esses estímulos atuam sobre mecanorreceptores, osmorreceptores e quimiorreceptores localizados na parede do tubo e desencadeiam reflexos que influenciam os efetores – as camadas musculares na parede do tubo e as glândulas exócrinas que secretam substâncias para o seu lúmen.

Regulação neural

O tubo gastrintestinal tem seu próprio controle neural local, uma divisão do sistema nervoso autônomo, conhecida como **sistema nervoso entérico**, composto pelos dois plexos nervosos descritos na seção anterior, o plexo mioentérico e o plexo submucoso (ver Figura 15.5). Esses neurônios fazem sinapse com outros neurônios dentro de determinado plexo ou terminam próximo a músculos lisos, glândulas e células epiteliais.

Muitos axônios deixam o plexo mioentérico e fazem sinapse com neurônios no plexo submucoso, e vice-versa, de modo que a atividade neural em um plexo influencia a atividade no outro. Além disso, a estimulação em determinado ponto no plexo pode levar a impulsos que são conduzidos longitudinalmente para cima e para baixo do tubo gastrintestinal. Por exemplo, estímulos na parte superior do intestino delgado podem afetar o músculo liso e a atividade glandular no estômago, bem como na parte inferior do tubo intestinal. Em geral, o plexo mioentérico influencia a atividade do músculo liso e a motilidade, enquanto o plexo submucoso influencia a função glandular e a atividade secretora.

O sistema nervoso entérico contém neurônios adrenérgicos e colinérgicos, bem como neurônios que liberam outros neurotransmissores, como óxido nítrico, vários neuropeptídios e ATP.

Interações entre neurônios do sistema nervoso entérico e os efetores anteriormente mencionados – células musculares e glândulas exócrinas – possibilitam reflexos neurais que ocorrem totalmente dentro do tubo gastrintestinal, independentemente do sistema nervoso central (SNC). Além disso, neurônios eferentes das divisões tanto simpática quanto parassimpática do sistema nervoso autônomo entram no tubo intestinal e fazem sinapse com neurônios de ambos os plexos. Por meio dessas vias, o SNC pode influenciar a motilidade e a atividade secretora do tubo gastrintestinal.

Por conseguinte, existem dois tipos de arcos reflexos neurais (**Figura 15.6**): (1) os **reflexos curtos** dos receptores por meio dos plexos nervosos até as células efetoras, todos dentro do tubo gastrintestinal; e (2) os **reflexos longos,** desde os receptores no tubo gastrintestinal para o SNC por meio de nervos aferentes e de volta aos plexos nervosos e células efetoras por meio de fibras autônomas.

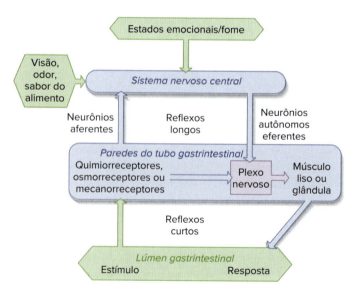

Figura 15.6 Vias dos reflexos neurais longos e curtos ativadas por estímulos no tubo gastrintestinal. Os reflexos longos utilizam neurônios que ligam o sistema nervoso central ao tubo gastrintestinal. Os quimiorreceptores são estimulados por substâncias químicas, os osmorreceptores são sensíveis a alterações na osmolaridade (concentração de solutos, particularmente íons) e os mecanorreceptores respondem à distensão da parede gastrintestinal.

Por fim, convém assinalar que nem todos os reflexos neurais são iniciados por sinais *dentro* do tubo gastrintestinal. A fome, a visão ou o cheiro do alimento e o estado emocional de um indivíduo podem ter efeitos significativos sobre o tubo gastrintestinal, sendo esses efeitos mediados pelo SNC por meio de neurônios autônomos.

Regulação hormonal

Os hormônios que controlam o sistema digestório são secretados principalmente por células enteroendócrinas distribuídas por todo o epitélio do estômago e do intestino delgado (ver Figura 15.5) – isto é, essas células não estão agrupadas em glândulas endócrinas distintas, como as glândulas tireoide ou suprarrenais. Uma superfície de cada célula endócrina é exposta ao lúmen do tubo gastrintestinal. Nessa superfície, várias substâncias químicas do quimo estimulam a célula a secretar seus hormônios para o lado oposto, para dentro da corrente sanguínea. Os hormônios gastrintestinais alcançam suas células-alvo por meio da circulação.

Os quatro hormônios gastrintestinais mais bem-compreendidos são:

- **Secretina**
- **Colecistocinina (CCK)**
- **Gastrina**
- **Peptídio insulinotrópico dependente de glicose (GIP, do inglês *glucose-dependent insulinotropic peptide*).**

A **Tabela 15.2** fornece um resumo das características desses hormônios gastrintestinais e não apenas serve como referência para futuras discussões, como também ilustra as seguintes generalizações: (1) a maioria dos hormônios participa de um sistema de controle por retroalimentação, que regula algum aspecto do ambiente luminal gastrintestinal, e (2) a maioria dos hormônios gastrintestinais afeta mais de um tipo de célula-alvo.

TABELA 15.2	Propriedades dos hormônios gastrintestinais.			
	Gastrina	**CCK**	**Secretina**	**GIP**
Classe química	Peptídio	Peptídio	Peptídio	Peptídio
Local de produção	Antro pilórico e estômago	Intestino delgado	Intestino delgado	Intestino delgado
Estímulos para a liberação de hormônios	Aminoácidos, peptídios no estômago; nervos parassimpáticos	Aminoácidos, ácidos graxos no intestino delgado	Ácido no intestino delgado	Glicose, gordura no intestino delgado
Fatores que inibem a liberação de hormônios	Ácido no estômago; somatostatina			
		Respostas dos órgãos-alvo		
Estômago				
Secreção de ácido	Estimula	Inibe	Inibe	
Motilidade	Estimula	Inibe	Inibe	
Pâncreas				
Secreção de HCO_3^-		Potencializa as ações da secretina	Estimula	
Secreção enzimática		Estimula	Potencializa as ações da CCK	
Secreção de insulina				Estimula
Fígado (ductos biliares)				
Secreção de HCO_3^-		Potencializa as ações da secretina	Estimula	
Vesícula biliar				
Contração		Estimula		
Esfíncter de Oddi		Relaxa		
Intestino delgado				
Motilidade	Estimula o íleo			
Intestino grosso	Estimula o movimento de massa			

APLICAÇÃO DO CONCEITO

- Os gastrinomas são tumores do tubo gastrintestinal que secretam gastrina, resultando em concentrações plasmáticas muito altas do hormônio. Quais poderiam ser alguns dos efeitos do gastrinoma?

A resposta está disponível no Apêndice A.

Essas duas generalizações podem ser ilustradas pela CCK. A presença de ácidos graxos e de aminoácidos no intestino delgado desencadeia a secreção de CCK por células do intestino delgado para dentro da corrente sanguínea. Em seguida, a CCK circulante estimula o pâncreas a aumentar a secreção de enzimas digestivas, provoca a contração da vesícula biliar e relaxa o músculo esfíncter que possibilita o fluxo das secreções pancreática e hepática para o intestino delgado. À medida que os ácidos graxos e os aminoácidos são absorvidos, suas concentrações no lúmen diminuem, removendo o sinal para a liberação de CCK.

Em muitos casos, uma única célula efetora contém receptores para mais de um hormônio, bem como receptores para neurotransmissores e substâncias parácrinas. O resultado é uma variedade de impulsos que podem afetar a resposta da célula. Um desses eventos é o fenômeno conhecido como **potenciação**, em que a resposta de um efetor a determinado hormônio é acentuadamente aumentada quando um segundo hormônio também está presente. Nesse tipo de interação, a magnitude da resposta do efetor aos dois hormônios é maior do que a prevista pela soma de seus efeitos estimulantes individuais. Uma das consequências da potenciação é que pequenas alterações na concentração plasmática de um hormônio gastrintestinal podem ter grandes efeitos sobre as ações de outros hormônios gastrintestinais. Para um bom exemplo de hormônios que interagem dessa maneira, ver Capítulo 11, Figura 11.10.

Além da estimulação (ou, em alguns casos, da inibição) das funções das células efetoras, os hormônios gastrintestinais também exercem efeitos tróficos (de promoção do crescimento) sobre vários tecidos, incluindo a mucosa gástrica e intestinal e as partes exócrinas do pâncreas. Por fim, foram descritos muitos outros hormônios gastrintestinais, alguns dos quais, denominados **incretinas**, estão envolvidos no controle da glicemia ao atuar como sinal de alimentação-avante (*feedforward*) do tubo gastrintestinal para o pâncreas endócrino; outros podem regular o apetite.

Fases do controle gastrintestinal

O controle neural e hormonal do sistema digestório pode ser, em grande parte, dividido em três fases – cefálica, gástrica e intestinal –, de acordo com o local em que o estímulo é percebido.

A **fase cefálica** (do grego, "cabeça") é iniciada quando receptores sensitivos na cabeça são estimulados pela visão, olfato, paladar e mastigação. Essa fase também pode ser iniciada por vários estados emocionais. As vias eferentes para esses reflexos são principalmente mediadas por neurônios parassimpáticos que correm nos nervos vagos. Eles ativam neurônios nos plexos nervosos gastrintestinais, os quais, por sua vez, afetam as atividades secretora e contrátil.

Os reflexos que constituem a **fase gástrica** da regulação são iniciados por quatro estímulos no estômago: a distensão, a acidez, os aminoácidos e os peptídios formados durante a digestão parcial das proteínas ingeridas. As respostas a esses estímulos são mediadas por reflexos neurais curtos e longos e pela liberação do hormônio gastrina.

Por fim, a **fase intestinal** é iniciada por estímulos no intestino delgado, incluindo distensão, acidez, osmolaridade e vários produtos da digestão. A fase intestinal é mediada por reflexos neurais tanto curtos quanto longos e pelos hormônios secretina, CCK e GIP, que são secretados por células enteroendócrinas do intestino delgado.

Convém ressaltar mais uma vez que cada uma dessas três fases é denominada pelo local em que os vários estímulos *iniciam* o reflexo, e não pelos locais de atividade efetora. Cada fase se caracteriza por uma saída eferente em direção a praticamente todos os órgãos do trato gastrintestinal. Além disso, essas fases não ocorrem em sequência temporal, exceto no início de uma refeição. Em vez disso, durante a ingestão e o período absortivo muito mais longo, os reflexos característicos de todas as três fases podem ocorrer simultaneamente.

Tendo em mente esses mecanismos neurais e hormonais disponíveis para a regulação da atividade gastrintestinal, as próximas quatro seções deste capítulo fornecerão uma descrição detalhada do trato gastrintestinal do início ao fim, analisando a secreção, a digestão, a absorção e a motilidade que ocorrem em cada região.

Estude e revise 15.3

- Os mecanismos de controle do sistema digestório regulam as condições dentro do lúmen do tubo
- **Reflexos gastrintestinais:** tipicamente iniciados por estímulos luminais, como digestão, osmolaridade, acidez e produtos da digestão
  - Os reflexos neurais são mediados por **reflexos curtos** no **sistema nervoso entérico** e por **reflexos longos** que envolvem neurônios aferentes e eferentes para o SNC e a partir dele
- Células endócrinas distribuídas por todo o epitélio do estômago secretam a gastrina
- Células endócrinas no intestino delgado secretam secretina, CCK e GIP
- As três fases da regulação gastrintestinal – **cefálica**, **gástrica** e **intestinal** – são, cada uma, denominada de acordo com a localização do estímulo que inicia a resposta.

*Questão de revisão: Onde se localizam os neurônios do sistema nervoso entérico? Com que células efetoras eles interagem? O que se entende por "reflexo curto (ou longo)" no contexto da função gastrintestinal? (**A resposta está disponível no Apêndice A.**)*

15.4 Boca, faringe e esôfago

Nessas partes iniciais do trato gastrintestinal, pedaços inteiros de alimento são fragmentados em partículas menores, que são misturadas com secreções salivares e moldadas em um bolo deslizante, que é deglutido. Embora haja, na realidade, pouca digestão ou absorção, a estimulação dos receptores sensitivos e mecanorreceptores desencadeia os sinais da fase cefálica que ativam regiões subsequentes do tubo gastrintestinal. Esse é um excelente exemplo de sistema de controle por alimentação-avante (*feedforward*) (ver Capítulo 1).

Saliva

A **saliva** é secretada por uma série de ductos curtos que partem de três pares de **glândulas salivares** – as glândulas parótidas, sublinguais e submandibulares (**Figura 15.7**). A saliva contém muco, água, HCO_3^- e várias enzimas. Ela umedece e lubrifica as partículas de alimento para a sua deglutição e tampona a acidez dos alimentos ingeridos e dos metabólitos das bactérias que vivem nos dentes. O **muco** é uma secreção protetora viscosa, escorregadia e rica em glicoproteínas, que é produzido por células epiteliais em todo o trato gastrintestinal. A proteção contra bactérias potencialmente prejudiciais é fornecida pela **lisozima** salivar, uma enzima antibacteriana também encontrada nas lágrimas e nas secreções nasais. A saliva também contém amilase e lipase, que iniciam a digestão de polissacarídios e triglicerídios (ver Figura 15.2). Essas enzimas salivares desempenham um papel menor na digestão como um todo, devido ao tempo limitado que elas dispõem para atuar sobre o alimento antes de serem inativadas pelo ambiente ácido do estômago.

Outra função da saliva consiste em dissolver parte das moléculas do alimento. Somente no estado dissolvido é que essas moléculas podem reagir com quimiorreceptores na boca, produzindo a sensação do paladar (ver Capítulo 7) e a ativação dos reflexos da fase cefálica. A **Tabela 15.3** fornece um resumo dos componentes e das principais funções da saliva.

A secreção de saliva é controlada por neurônios tanto simpáticos quanto parassimpáticos. Diferentemente de sua atividade antagonista na maioria dos órgãos, ambos os sistemas estimulam a secreção salivar, sendo a maior resposta produzida pelos neurônios parassimpáticos. Não há regulação hormonal da secreção salivar. Na ausência de material ingerido, a boca é mantida úmida por uma baixa taxa de secreção salivar. O odor ou a visão do alimento induzem uma fase cefálica da secreção salivar. Esse reflexo pode ser condicionado a outros indícios, um fenômeno que se tornou famoso com Pavlov, que condicionou cães a salivar em resposta a um indício sonoro ao apresentá-lo repetidamente quando o alimento era oferecido. A secreção salivar pode aumentar acentuadamente em resposta a uma refeição. Esse reflexo é iniciado por quimiorreceptores (os alimentos ácidos constituem estímulos particularmente fortes) e por receptores de pressão nas paredes da boca e na língua.

O aumento da secreção de saliva é obtido por um grande aumento do fluxo sanguíneo para as glândulas salivares, que é mediado, principalmente, por um aumento da atividade neural parassimpática. Quando alcança o seu máximo, o volume de saliva secretada por grama de tecido constitui a maior secreção de qualquer glândula exócrina do corpo (ver Figura 15.4).

A *síndrome de Sjögren* é um distúrbio imune fascinante, em que muitas glândulas exócrinas diferentes se tornam disfuncionais, devido à infiltração por leucócitos e imunocomplexos. A perda da função das glândulas salivares, que ocorre frequentemente nessa síndrome, pode ser tratada pela ingestão frequente de goles de água e tratamento com fluoreto oral para evitar cáries dentárias. Além disso, esses pacientes – em sua maioria mulheres – podem apresentar comprometimento do paladar, dificuldade na mastigação e até mesmo úlceras na mucosa da boca.

Mastigação

A mastigação é controlada pelos nervos somáticos dos músculos esqueléticos da boca e da mandíbula. Embora a mastigação seja uma atividade voluntária, ela é coordenada por circuitos geradores de padrões no tronco encefálico (ver Capítulo 10) e reflexos ativados pela pressão do alimento contra as gengivas, o palato duro no teto da boca (ver Figura 15.7) e língua. A ativação desses mecanorreceptores leva à inibição reflexa dos músculos que mantêm a mandíbula fechada. O consequente relaxamento da mandíbula diminui a pressão exercida sobre os vários mecanorreceptores, levando a um novo ciclo de contração e relaxamento.

TABELA 15.3	Componentes e funções da saliva.
Componente	**Função**
Água	Umedece o alimento e dissolve as moléculas para facilitar a quimiorrecepção
Muco	Lubrifica o alimento e facilita a formação de um bolo para deglutição
HCO_3^-	Neutraliza os ácidos nos alimentos e metabólitos bacterianos
Lisozima	Mata bactérias para manter a saúde das gengivas e dos dentes
Amilase	Inicia a digestão dos polissacarídios
Lipase	Inicia a digestão dos triglicerídios

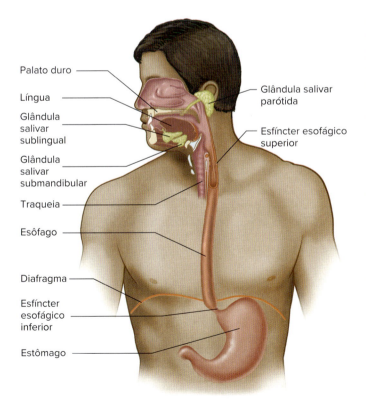

Figura 15.7 Estrutura da boca, faringe e esôfago. As estruturas respiratórias (traqueia e diafragma) e o estômago estão indicados para orientação.

A mastigação prolonga o prazer subjetivo do paladar. Ela também rompe as partículas de alimento, criando um bolo mais fácil de ser deglutido e, possivelmente, digerido. A tentativa de deglutir uma grande partícula de alimento pode resultar em sufocação se a partícula se alojar na traqueia, bloqueando a entrada de ar nos pulmões.

Deglutição

A deglutição é um reflexo complexo iniciado quando receptores de pressão nas paredes da faringe são estimulados pelo alimento ou líquido forçados na parte posterior da boca pela língua (**Figura 15.8A**). Esses receptores enviam impulsos aferentes para o **centro da deglutição** no bulbo do tronco encefálico. Em seguida, esse centro desencadeia a deglutição por meio de fibras eferentes para os músculos da faringe e do esôfago, bem como para os músculos respiratórios.

À medida que o material ingerido se move para o interior da faringe, o palato mole é elevado e aloja-se contra a parede posterior da faringe, impedindo a entrada do alimento na cavidade nasal (**Figura 15.8B**). Impulsos provenientes do centro da deglutição inibem a respiração, elevam a laringe e fecham a **glote** (a área ao redor das pregas vocais e o espaço entre elas), impedindo a passagem do alimento para dentro da traqueia. À medida que a língua força o alimento para trás dentro da faringe, o alimento inclina uma lâmina de tecido, a **epiglote**, para trás, de modo a cobrir a glote (**Figura 15.8C**). Isso previne a **aspiração** do alimento, uma situação potencialmente perigosa em que o alimento desce pela traqueia e pode provocar sufocação, ou quando o conteúdo do estômago regurgitado passa para os pulmões, causando dano.

O estágio seguinte da deglutição ocorre no esôfago (**Figura 15.8D**), o tubo que passa através da cavidade torácica, penetra no diafragma (que separa a cavidade torácica da cavidade abdominal) e alcança o estômago alguns centímetros abaixo do diafragma. O terço superior do esôfago é circundado por músculo esquelético, enquanto os dois terços inferiores são circundados por músculo liso.

Conforme descrito no Capítulo 13 (ver Figura 13.13), a pressão na cavidade torácica pode ser negativa em relação à pressão atmosférica, e essa pressão subatmosférica é transmitida através da parede fina da parte intratorácica do esôfago para o lúmen. Em contrapartida, a pressão luminal na faringe, na abertura para o esôfago, é igual à pressão atmosférica, e a pressão na extremidade oposta do esôfago, no estômago, é ligeiramente maior do que a pressão atmosférica. Por conseguinte, as diferenças de pressão podem ter tendência a forçar tanto o ar (de cima) quanto o conteúdo gástrico (de baixo) para dentro do esôfago. Entretanto, isso não ocorre, visto que ambas as extremidades do esôfago, normalmente, estão fechadas pela contração dos músculos esfíncteres. O esôfago, imediatamente abaixo da faringe, é circundado por um anel de músculo esquelético, que forma o **esfíncter esofágico superior**, enquanto o músculo liso na última parte do esôfago forma o **esfíncter esofágico inferior** (ver Figura 15.7).

A fase esofágica da deglutição começa com o relaxamento do esfíncter esofágico superior. Normalmente, na ausência de deglutição, esse esfíncter permanece fechado. Isso permite que o ar inalado passe desde a faringe – uma estrutura compartilhada pelos sistemas digestório e respiratório – para a traqueia.

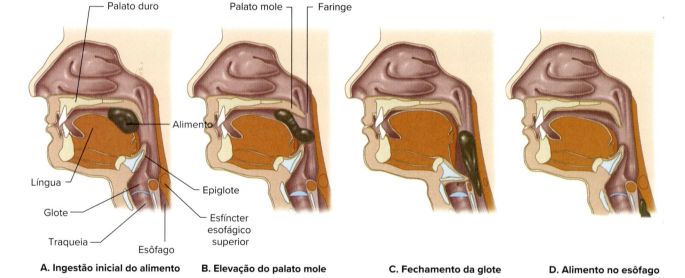

Figura 15.8 Movimentos do alimento ao longo da faringe e parte superior do esôfago durante a deglutição. **A.** A língua empurra o bolo alimentar para a parte posterior da faringe. **B.** O palato mole eleva-se para impedir a entrada do alimento nas passagens nasais. **C.** A epiglote cobre a glote para impedir a entrada de alimento ou de líquido na traqueia (aspiração), e o esfíncter esofágico superior relaxa. **D.** O alimento desce para o esôfago.

APLICAÇÃO DO CONCEITO

- Referindo-se às partes **B** e **C**, quais são algumas das consequências da aspiração?

A resposta está disponível no Apêndice A.

Imediatamente após a passagem do alimento, o esfíncter se fecha mais uma vez, a glote se abre, e a respiração recomeça.

Uma vez no esôfago, o alimento é deslocado para o estômago por peristalse – uma onda progressiva de contrações musculares que prossegue ao longo do esôfago, comprimindo o lúmen e forçando o alimento para frente. Cada onda peristáltica esofágica leva cerca de 9 segundos para alcançar o estômago. A deglutição pode ocorrer até mesmo quando o indivíduo está de cabeça para baixo ou em gravidade zero (espaço exterior), visto que não é primariamente a gravidade, mas a onda peristáltica que move o alimento até o estômago.

O esfíncter esofágico inferior abre-se e permanece relaxado durante todo período da deglutição, permitindo ao alimento que chega, entrar no estômago. Após a passagem do alimento, ocorre fechamento do esfíncter esofágico inferior, ocluindo novamente a junção entre o esôfago e o estômago.

O ato da deglutição é um reflexo neural e muscular coordenado por um grupo de núcleos do tronco encefálico, coletivamente denominados centro da deglutição. Os músculos, tanto esqueléticos quanto lisos, estão envolvidos, de modo que o centro da deglutição precisa dirigir a atividade eferente tanto para os nervos somáticos (para o músculo esquelético) quanto para os nervos autônomos (para o músculo liso). Simultaneamente, as fibras aferentes dos receptores na parede esofágica enviam informações ao centro da deglutição, o que pode alterar a atividade eferente. Por exemplo, se um bolo alimentar volumoso não alcança o estômago durante a onda peristáltica inicial, a distensão mantida do esôfago pelo bolo alimentar ativa receptores que iniciam reflexos, causando ondas repetidas de atividade peristáltica (**peristalse secundária**).

A capacidade do esfíncter esofágico inferior de manter uma barreira entre o estômago e o esôfago quando a deglutição não está ocorrendo é auxiliada pelo fato de que a última parte do esôfago está localizada abaixo do diafragma e está sujeita às mesmas pressões abdominais que o estômago. Em outras palavras, se a pressão na cavidade abdominal aumentar, por exemplo, durante ciclos de respiração ou contração dos músculos abdominais, as pressões tanto sobre o conteúdo gástrico quanto sobre o segmento terminal do esôfago também aumentam. Isso impede a formação de um gradiente de pressão entre o estômago e o esôfago, que poderia forçar o conteúdo do estômago para o esôfago.

O esfíncter esofágico inferior sofre breves períodos de relaxamento, não apenas durante a deglutição, mas também na ausência dela. Durante esses períodos de relaxamento, pequenas quantidades do conteúdo ácido do estômago, normalmente, sofrem refluxo para o esôfago. O ácido no esôfago desencadeia uma onda peristáltica secundária e também estimula o aumento da secreção salivar, que ajuda a neutralizar o ácido.

Alguns indivíduos apresentam um esfíncter esofágico inferior menos eficiente, resultando em episódios repetidos de passagem do conteúdo gástrico para dentro do esôfago, uma condição denominada *refluxo gastresofágico* ou, simplesmente, refluxo ácido. O tabagismo e o consumo de álcool e de cafeína podem contribuir para esse problema. Quando ocorre refluxo ácido, o **ácido clorídrico** do estômago irrita as paredes esofágicas, produzindo dor conhecida como *pirose* (ou queimação no coração porque a dor parece subjetivamente vir da área do coração). O refluxo pode também causar tosse e irritação da laringe na ausência de quaisquer sintomas esofágicos e foi até mesmo implicado no aparecimento de sintomas asmáticos em indivíduos suscetíveis. Acredita-se que esses sintomas sejam causados pela migração do ácido em todo o trajeto ascendente do esôfago e seu vazamento por meio de pequenas aberturas no esfíncter esofágico superior. Nos casos extremos, podem ocorrer ulceração, formação de cicatrizes, obstrução ou perfuração da parte inferior do esôfago.

O refluxo gastresofágico pode ocorrer depois de uma grande refeição, a qual pode elevar a pressão no estômago o suficiente para forçar o conteúdo gástrico ácido para dentro do esôfago. Isso tem mais probabilidade de ocorrer em indivíduos que apresentam aumento da pressão na cavidade abdominal – por exemplo, em indivíduos obesos com depósitos significativos de gordura abdominal ou nos últimos estágios da gravidez.

Durante a gravidez, o crescimento do feto não apenas aumenta a pressão sobre o conteúdo abdominal, como também pode empurrar o segmento terminal do esôfago por meio do diafragma para dentro da cavidade torácica. Por conseguinte, o esfíncter não é mais auxiliado pelas alterações da pressão abdominal, e é comum a ocorrência de refluxo ácido. A pirose frequentemente regride nas últimas semanas de gestação, antes do parto, à medida que o útero desce para a pelve, reduzindo a pressão exercida sobre o estômago.

Estude e revise 15.4

■ A secreção de **saliva** é estimulada pelo alimento na boca, atuando por meio de quimiorreceptores e receptores de pressão e por estímulos sensoriais (p. ex., visão ou odor do alimento)
- Tanto a estimulação simpática quanto a estimulação parassimpática (especialmente) aumentam a secreção salivar
- A saliva é composta de muco, água, íons bicarbonato e enzimas, incluindo a **lisozima**, que tem atividade antibacteriana

■ A mastigação fragmenta o alimento em partículas apropriadas para a sua deglutição e ajuda – apesar de não ser essencial para isso – na digestão e absorção finais do alimento

■ O alimento levado até a faringe pela língua inicia o processo de deglutição, que é coordenado pelo **centro da deglutição** no bulbo
- Fechamento da **glote:** impede a entrada do alimento na traqueia
- **Esfíncter esofágico superior:** relaxa à medida que o alimento é movido para dentro do esôfago e, em seguida, fecha-se novamente após a passagem do alimento
- **Ondas peristálticas:** contrações regulares do músculo liso que movem o alimento ao longo do esôfago em direção ao estômago. O **esfíncter esofágico inferior** permanece aberto durante toda deglutição e fecha-se quando o alimento alcança o estômago, impedindo o **refluxo** de **ácido clorídrico**
- **Peristalse secundária:** iniciada pela distensão contínua do esôfago.

Questão de revisão: Quais são as vantagens da presença de esfíncteres em ambas as extremidades do esôfago? Qual é a consequência de uma doença ou disfunção do esfíncter esofágico inferior? (A resposta está disponível no Apêndice A.)

15.5 Estômago

As partículas alimentares que entram no estômago são totalmente misturadas com secreções gástricas para formar a solução definida anteriormente como quimo. O quimo contém fragmentos moleculares de proteínas e polissacarídios, gotículas de gordura, íons, água e várias outras moléculas ingeridas no alimento. Praticamente nenhum desses íons ou moléculas, com exceção da água, consegue atravessar o epitélio da parede gástrica, de modo que ocorre pouca absorção de nutrientes no estômago. Além de desempenhar um papel na degradação das proteínas, o estômago funciona como um recipiente de armazenamento, que periodicamente esvazia parte do quimo no intestino delgado, em uma taxa que favorece a digestão e a absorção completas de uma refeição.

Anatomia

O esôfago abre-se no **corpo gástrico**, cuja parte superior é denominada **fundo gástrico** (**Figura 15.9**). A parte inferior do estômago, o **antro pilórico**, conta com uma camada mais espessa de músculo liso e é responsável pela mistura e trituração do conteúdo gástrico. Na junção entre o antro pilórico e o intestino delgado, existe um anel de músculo liso contrátil, denominado **músculo esfíncter do piloro**. A camada epitelial que reveste o estômago invagina-se na mucosa, formando numerosas glândulas tubulares, cujas secreções serão descritas em seguida.

Secreções do estômago

As células na abertura das glândulas gástricas secretam um revestimento protetor de muco e HCO_3^- (**Figura 15.10**). O revestimento das paredes das glândulas consiste em **células parietais**, que secretam ácido e fator intrínseco, e em **células principais**, que secretam pepsinogênio. O **fator intrínseco** é uma proteína que se liga à vitamina B_{12} ingerida e possibilita a sua absorção, um processo que será descrito detalhadamente na seção seguinte. Por conseguinte, cada uma das três principais secreções exócrinas do estômago – muco, ácido e pepsinogênio – é secretada por um tipo de célula diferente.

As invaginações singulares da membrana apical das células parietais, mostradas na Figura 15.10, são denominadas **canalículos**, os quais aumentam a área de superfície das células parietais, maximizando, dessa forma, a secreção no lúmen do estômago. Isso ilustra mais uma vez o princípio geral de fisiologia, segundo o qual a estrutura (aumento da área de superfície) constitui um determinante da função (secreção eficiente).

As glândulas gástricas no antro pilórico também contêm células enteroendócrinas, denominadas células G, as quais secretam a gastrina. Além disso, as **células tipo enterocromafim** (**ECL**, do inglês, *enterochromaffin-like*) que liberam a substância parácrina **histamina**, e outras células, denominadas células D, que secretam o polipeptídio **somatostatina**, estão espalhadas por todas as glândulas tubulares ou no tecido circundante; ambas as substâncias contribuem para a

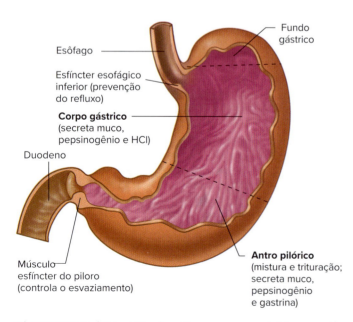

Figura 15.9 As duas regiões do estômago: o corpo gástrico e o antro pilórico. O fundo gástrico é a parte superior do corpo gástrico, que é funcionalmente considerado parte do corpo gástrico.

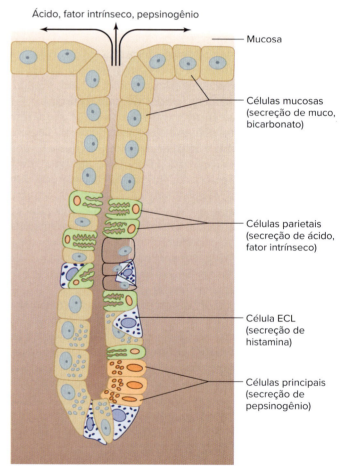

Figura 15.10 Glândula gástrica no corpo gástrico. A figura não mostra as células D e G, que liberam somatostatina e gastrina, respectivamente, e estão localizadas principalmente nas glândulas e ao redor delas, no antro pilórico. As invaginações singulares das membranas apicais das células parietais são denominadas canalículos, e aumentam acentuadamente a área de superfície para a secreção.

regulação da secreção de ácido pelo estômago e são discutidas mais adiante.

O ambiente ácido do estômago altera a ionização das moléculas polares, levando à desnaturação das proteínas (ver Capítulo 2). Isso expõe um número maior de sítios para a degradação das proteínas pelas enzimas digestivas e rompe a rede extracelular de proteínas do tecido conjuntivo que formam o arcabouço estrutural dos tecidos (p. ex., músculo) nos alimentos. Os polissacarídios e as gorduras constituem os principais componentes dos alimentos, que não são dissolvidos em grau significativo pelo ácido. A elevada acidez também mata a maioria das bactérias que entram juntamente com o alimento. Esse processo não é totalmente efetivo, e algumas bactérias sobrevivem e colonizam o restante do tubo gastrintestinal, no qual se multiplicam, particularmente no intestino grosso.

Produção e secreção de HCl

O estômago secreta cerca de 2 ℓ de ácido clorídrico por dia. A concentração de H^+ no lúmen do estômago pode alcançar > 150 mM, que é 1 a 3 milhões de vezes mais do que a sua concentração no sangue. Isso exige um mecanismo de produção eficiente para gerar grandes números de íons hidrogênio. A origem dos íons hidrogênio é o CO_2 na célula parietal, que contém a enzima anidrase carbônica. Conforme discutido no Capítulo 13, Seção 13.7, lembre-se que a anidrase carbônica catalisa reação entre o CO_2 e a água para produzir ácido carbônico, que se dissocia em H^+ e HCO_3^-. As bombas de H^+/K^+ ATPases ativas primárias na membrana apical das células parietais bombeiam os íons hidrogênio para dentro do lúmen do estômago (**Figura 15.11**). Esse transportador ativo primário também bombeia o K^+ para dentro da célula, que, em seguida, retorna ao lúmen por meio dos canais de K^+. À medida que o H^+ é secretado para dentro do lúmen, o HCO_3^- atravessa a membrana basolateral e entra nos capilares, em troca por Cl^-, o que mantém a eletroneutralidade. A remoção dos produtos finais (H^+ e HCO_3^-) dessa reação aumenta a velocidade da reação pela lei da ação das massas (ver Capítulo 3). Dessa maneira, a produção e a secreção de H^+ estão acopladas.

O aumento da secreção ácida resulta da transferência de proteínas H^+/K^+ ATPase desde as membranas das vesículas intracelulares para a membrana plasmática por meio de fusão dessas vesículas com a membrana apical (**Figura 15.12**). Isso aumenta o número de proteínas da bomba na membrana plasmática apical. Esse processo é análogo ao descrito no Capítulo 14 para a transferência dos canais de água (aquaporinas) para a membrana plasmática apical das células dos ductos coletores renais em resposta ao ADH (ver Figura 14.16).

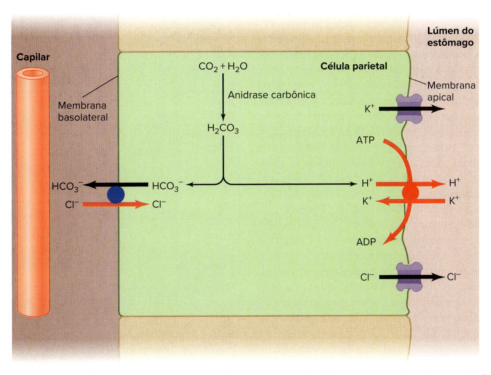

Figura 15.11 Secreção de ácido clorídrico pelas células parietais (com estrutura simplificada para maior clareza). O H^+ secretado no lúmen por transporte ativo primário provém do H^+ gerado pela reação entre dióxido de carbono e água, uma reação catalisada pela enzima anidrase carbônica, que está presente em altas concentrações nas células parietais. O HCO_3^- formado por essa reação é transportado para fora da célula parietal no lado sanguíneo, em troca de Cl^-.

APLICAÇÃO DO CONCEITO

- Por que a alta concentração de H^+ no lúmen do estômago não destrói o revestimento da parede gástrica? Que produto secretor protege o estômago?

A resposta está disponível no Apêndice A.

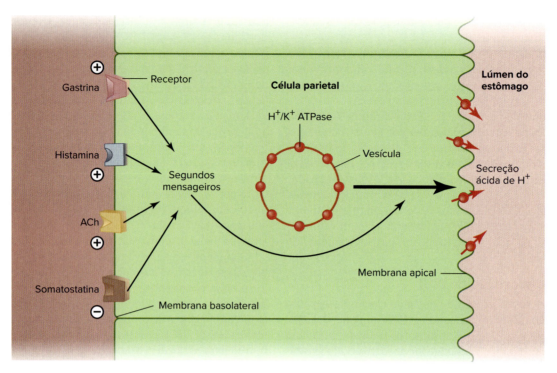

Figura 15.12 Os quatro aportes neuro-humorais para as células parietais que regulam a secreção de ácido por meio da geração de segundos mensageiros. Esses segundos mensageiros controlam a transferência das bombas de H^+/K^+ ATPase nas membranas das vesículas citoplasmáticas para a membrana plasmática. A figura não mostra os efeitos dos peptídios e dos aminoácidos sobre a secreção ácida.

Três mensageiros químicos estimulam a inserção das H^+/K^+ ATPases na membrana plasmática, aumentando, assim, a secreção de ácido: a gastrina (um hormônio gástrico), a acetilcolina (ACh, um neurotransmissor) e a histamina (uma substância parácrina). Em contrapartida, a somatostatina – outra substância parácrina – *inibe* a secreção de ácido. As membranas das células parietais contêm receptores para todas essas quatro moléculas (ver Figura 15.12). Isso ilustra o princípio geral de fisiologia segundo o qual as funções fisiológicas – nesse caso, a secreção de H^+ no lúmen do estômago – são controladas, em sua maior parte, por múltiplos sistemas reguladores, que frequentemente trabalham em oposição.

Esses mensageiros químicos não apenas atuam diretamente sobre as células parietais, como também influenciam a secreção uns dos outros. Por exemplo, a histamina potencializa acentuadamente a resposta aos outros dois estímulos, a gastrina e a ACh, enquanto tanto a gastrina quanto a ACh estimulam a secreção de histamina. Durante uma refeição, a taxa de secreção ácida aumenta acentuadamente à medida que os estímulos, que surgem das fases cefálica e gástrica alteram a liberação dos quatro mensageiros químicos descritos no parágrafo anterior. Durante a fase cefálica, o aumento da atividade dos impulsos neurais parassimpáticos eferentes para o sistema nervoso entérico do estômago resulta na liberação de ACh dos neurônios do plexo, de gastrina das células G de liberação de gastrina e de histamina das células ECL (**Figura 15.13**).

Quando o alimento alcança o estômago, os estímulos da fase gástrica – distensão produzida pelo volume de material ingerido e presença de peptídios e aminoácidos liberados pela digestão das proteínas luminais – produzem um aumento adicional na secreção ácida (ver Figura 15.13). Esses estímulos utilizam algumas das mesmas vias neurais utilizadas durante

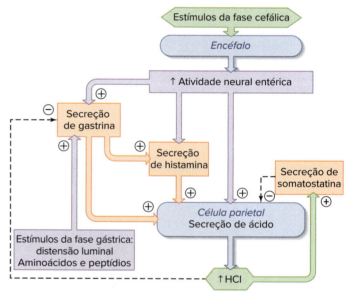

Figura 15.13 Fases cefálica e gástrica que controlam a secreção de ácido pelo estômago. A linha tracejada e o ⊖ indicam que um aumento na acidez inibe a secreção de gastrina e que a somatostatina inibe a liberação de HCl. A inibição da gastrina pelo HCl e a inibição do HCl pela somatostatina são alças de retroalimentação negativa, que limitam a produção excessiva de HCl.

APLICAÇÃO DO CONCEITO

- O que poderia ocorrer com a secreção de gastrina em um paciente em uso de um medicamento que bloqueia a ligação da histamina a seu receptor na célula parietal?

A resposta está disponível no Apêndice A.

a fase cefálica. Os neurônios na mucosa do estômago respondem a esses estímulos luminais e enviam potenciais de ação para as células do sistema nervoso entérico, as quais, por sua vez, podem transmitir sinais para as células de liberação de gastrina, as células de liberação de histamina e as células parietais. Além disso, os peptídios e os aminoácidos podem atuar diretamente sobre as células enteroendócrinas de liberação de gastrina para promover a secreção de gastrina.

A concentração de ácido no lúmen gástrico constitui, por si só, um importante determinante da taxa de secreção de ácido, visto que o H^+ (ácido) inibe diretamente a secreção de gastrina. Ela estimula também a liberação de somatostatina pelas células D da parede do estômago. A somatostatina, então, atua sobre as células parietais para inibir a secreção de ácido; além disso, inibe a secreção de gastrina e de histamina (ver Figura 15.13). O resultado final consiste em um controle da secreção ácida por retroalimentação negativa. À medida que os conteúdos do lúmen gástrico se tornam mais ácidos, os estímulos que promovem a secreção de ácido diminuem.

O aumento do conteúdo de proteína de uma refeição aumenta a secreção de ácido por duas razões. Em primeiro lugar, a ingestão de proteínas aumenta a concentração de peptídios no lúmen do estômago. Como já vimos, esses peptídios estimulam a secreção ácida por meio de suas ações sobre a gastrina. O segundo motivo é mais complicado e reflete os efeitos das proteínas sobre a acidez luminal. Durante a fase cefálica, antes da entrada do alimento no estômago, a concentração de H^+ no lúmen aumenta, visto que existem poucos tampões presentes para a ligação do H^+ secretado. Em seguida, a taxa de secreção de ácido diminui, visto que a elevada acidez inibe de modo reflexo a secreção de ácido (ver Figura 15.13). A proteína no alimento constitui um excelente tampão, de modo que, à medida que entra no estômago, a concentração de H^+ diminui conforme o H^+ se liga às proteínas e começa a desnaturá-las. Essa diminuição de acidez remove a inibição da secreção de ácido. Quanto mais proteína houver em uma refeição, maior o tamponamento de ácido e maior a quantidade de ácido secretado.

Chegamos, agora, na fase intestinal de controle da secreção ácida – reflexos em que os estímulos na parte inicial do duodeno desencadeiam a inibição da secreção de ácido gástrico. Essa inibição é benéfica, visto que a atividade digestiva no intestino delgado é fortemente inibida por soluções ácidas. Esses reflexos limitam a produção de ácido gástrico quando a concentração de H^+ no duodeno aumenta, devido à entrada de quimo proveniente do estômago.

A presença de ácido, a distensão, as soluções hipertônicas e as soluções que contêm aminoácidos e ácidos graxos no intestino delgado inibem de modo reflexo a secreção de ácido gástrico no estômago. O grau de inibição da secreção de ácido gástrico durante a fase intestinal varia, dependendo das quantidades dessas substâncias presentes no intestino. O resultado final é o mesmo – a atividade secretora do estômago é equilibrada com as capacidades de digestão e absorção do intestino delgado.

A inibição da secreção de ácido gástrico durante a fase intestinal é mediada por reflexos neurais curtos e longos e por hormônios que inibem a secreção de ácido. Essas vias influenciam os quatro sinais que controlam diretamente a secreção de ácido gástrico: a ACh, a gastrina, a histamina e a somatostatina. Os hormônios liberados pelo trato intestinal que inibem de modo

TABELA 15.4	Controle da secreção de HCl durante uma refeição.		
Estímulo	**Vias**	**Resultado**	
Fase cefálica Visão, olfação, paladar, mastigação	Nervos parassimpáticos para o sistema nervoso entérico	↑ Secreção de HCl	
Conteúdo gástrico (fase gástrica) Distensão ↑ Peptídios ↓ Concentração de H^+	Reflexos neurais longos e curtos e estimulação direta da secreção de gastrina	↑ Secreção de HCl	
Conteúdo intestinal (fase intestinal) Distensão ↑ Concentração de H^+ ↑ Osmolaridade ↑ Concentrações de nutrientes	Reflexos neurais longos e curtos; secretina, CCK e outros hormônios duodenais (enterogastronas)	↓ Secreção de HCl	

reflexo a atividade gástrica são coletivamente denominados **enterogastronas** e incluem a secretina e a CCK.

A **Tabela 15.4** fornece um resumo do controle da secreção de ácido.

Secreção de pepsina

A **pepsina** é uma enzima secretada pelas células principais na forma de um precursor inativo, denominado **pepsinogênio** (**Figura 15.14**). A exposição a um pH baixo no lúmen do estômago ativa um processo autocatalítico muito rápido, por meio do qual a pepsina é produzida a partir do pepsinogênio.

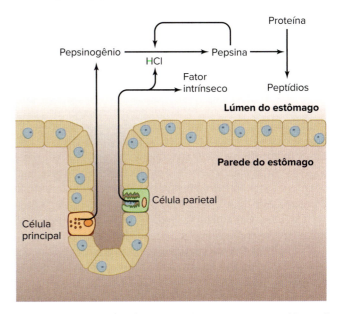

Figura 15.14 Conversão do pepsinogênio em pepsina no lúmen do estômago. Um aumento do HCl acidifica o conteúdo gástrico. A elevada acidez (pH baixo) maximiza a clivagem da pepsina a partir do pepsinogênio. A pepsina, assim formada, também catalisa a sua própria produção ao atuar sobre moléculas adicionais de pepsinogênio.

A síntese e a secreção de pepsinogênio, seguidas de sua ativação intraluminal à pepsina, fornecem um exemplo de um processo que ocorre com muitas outras enzimas proteolíticas secretadas no tubo gastrintestinal. Essas enzimas são sintetizadas e armazenadas dentro da célula em formas inativas, coletivamente chamadas de **zimogênios**. Em consequência, os zimogênios não atuam sobre as proteínas no interior das células que os produzem, o que protege, assim, a célula contra o dano proteolítico.

A pepsina só é ativa na presença de uma alta concentração de H^+ (pH baixo). Ela é inativada quando entra no intestino delgado, no qual o HCO_3^-, que é secretado pelo intestino delgado e pâncreas, neutraliza o H^+. A principal via para a estimulação da secreção de pepsinogênio consiste em impulsos do sistema nervoso entérico para as células principais. Durante as fases cefálica, gástrica e intestinal, a maior parte dos fatores que estimulam ou que inibem a secreção de ácido exerce o mesmo efeito sobre a secreção de pepsinogênio. Por conseguinte, a secreção de pepsinogênio ocorre paralelamente à do ácido.

A pepsina não é essencial para a digestão das proteínas, visto que, na sua ausência, como a que ocorre em algumas condições patológicas, a proteína pode ser adequadamente digerida por enzimas no intestino delgado; entretanto, a pepsina *acelera* a digestão das proteínas e normalmente responde por cerca de 20% da digestão total das proteínas. Ela é importante também na digestão do colágeno contido na matriz do tecido conjuntivo da carne ingerida. Essa ação é útil, visto que ajuda a fragmentar a carne em pedaços menores e mais facilmente processados, com maior área de superfície para sua digestão.

Isso conclui nossa discussão sobre as secreções digestivas do estômago. Voltaremos agora a nossa atenção para os padrões de contração do músculo liso que ocorrem no estômago e veremos que a motilidade do estômago é regulada de maneira semelhante à regulação de sua secreção.

Motilidade gástrica

O estômago vazio tem um volume de aproximadamente 50 mℓ apenas, e o diâmetro de seu lúmen é apenas ligeiramente maior que o do intestino delgado. Quando uma refeição é deglutida, o músculo liso na parede do estômago relaxa antes da chegada do alimento, o que possibilita um aumento do volume do estômago para até 1,5 ℓ, com pouca elevação da pressão. Esse **relaxamento receptivo** é mediado pelos nervos parassimpáticos que inervam os plexos nervosos entéricos do estômago, sendo a coordenação proporcionada por impulsos vagais aferentes do estômago e por impulsos eferentes do centro de deglutição no encéfalo. Esse relaxamento é mediado pelo óxido nítrico e pela serotonina liberados pelos neurônios entéricos.

À semelhança do esôfago, o estômago produz ondas peristálticas em resposta à chegada do alimento. Cada onda começa no corpo gástrico e produz apenas uma ondulação à medida que prossegue em direção ao antro pilórico; essa contração é demasiado fraca para produzir uma grande mistura do conteúdo luminal com ácido e pepsina. Todavia, à medida que a onda se aproxima da maior massa muscular da parede que circunda o antro pilórico, ela produz uma contração mais poderosa, que mistura o conteúdo luminal e *fecha* o músculo esfíncter do piloro (**Figura 15.15**). Os músculos esfíncteres do piloro sofrem contração com a chegada de uma onda peristáltica. Em consequência do fechamento do esfíncter, apenas uma pequena quantidade de quimo é expelida para dentro do duodeno a cada onda. A maior parte do conteúdo antral é forçada de volta ao corpo gástrico. Esse movimento retrógrado do quimo, denominado retropulsão, gera grandes forças de cisalhamento, que ajudam a dispersar as partículas de alimento e a melhorar a mistura do quimo. Lembre-se de que o esfíncter esofágico inferior impede que o conteúdo do estômago, nesse movimento retrógrado, entre no esôfago.

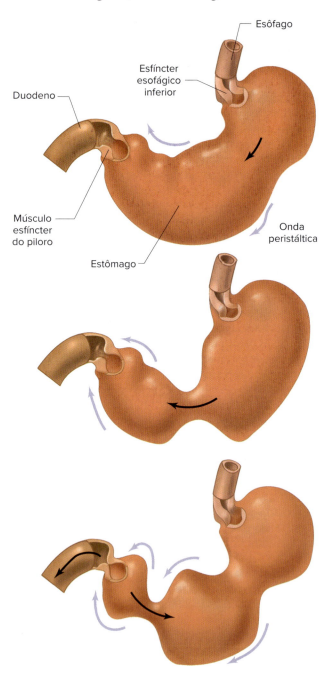

Figura 15.15 As ondas peristálticas que passam pelo estômago forçam uma pequena quantidade de material luminal para dentro do duodeno. As setas pretas indicam o movimento do material luminal, enquanto as setas roxas indicam o movimento da onda peristáltica na parede do estômago.

O que é responsável pela produção das ondas peristálticas gástricas? O seu ritmo (aproximadamente três por minuto) é gerado por células marca-passo na camada de músculo liso longitudinal. Essas células musculares lisas sofrem ciclos espontâneos de despolarização-repolarização (ondas lentas), conhecidos como **ritmo elétrico básico** do estômago. Essas ondas lentas são conduzidas por meio de junções comunicantes ao longo da camada de músculo longitudinal do estômago e também induzem ondas lentas semelhantes na camada muscular circular sobrejacente. Na ausência de impulsos neurais ou hormonais, essas despolarizações são demasiado pequenas para causar contrações significativas. Os neurotransmissores excitatórios e os hormônios atuam sobre o músculo liso para despolarizar ainda mais a membrana, aproximando-a, assim, do limiar. Potenciais de ação podem ser gerados no pico do ciclo de ondas lentas se o limiar for alcançado (**Figura 15.16**), causando contrações maiores. O número de potenciais de ação deflagrados com cada onda determina a força da contração muscular. Por conseguinte, enquanto a frequência de contração é determinada pelo ritmo elétrico básico intrínseco e permanece essencialmente constante, a força da contração – e, consequentemente, a quantidade de esvaziamento gástrico por contração – é determinada por impulsos neurais e hormonais para o músculo liso do antro pilórico.

O início dos reflexos que controlam a motilidade gástrica depende do conteúdo tanto do estômago quanto do intestino delgado. Os fatores previamente discutidos que regulam a secreção de ácido (ver Tabela 15.4) também podem alterar a motilidade gástrica. Por exemplo, a gastrina em concentrações altas o suficiente aumenta a força das contrações do músculo liso do antro pilórico. A distensão do estômago também aumenta a força das contrações antrais por meio de reflexos longos e curtos desencadeados por mecanorreceptores na parede do estômago. Por conseguinte, depois de uma refeição volumosa, a força das contrações iniciais do estômago é maior, o que resulta em maior esvaziamento por contração.

Em contrapartida, o esvaziamento gástrico é *inibido* pela distensão do duodeno, pela presença de gordura, pela acidez elevada (pH baixo) ou por soluções hipertônicas no lúmen do duodeno. Esse reflexo é denominado como **reflexo enterogástrico** (**Figura 15.17**). Trata-se dos mesmos fatores que inibem a secreção de ácido e de pepsina no estômago. A gordura é o mais potente desses estímulos químicos. Isso impede o enchimento excessivo do duodeno. A taxa de esvaziamento gástrico tem implicações clínicas significativas, particularmente quando se considera o tipo de alimento ingerido com o uso de medicações orais. Uma refeição rica em gordura tende a retardar a absorção dos fármacos orais, devido a um atraso na entrada do fármaco no intestino delgado por meio do músculo esfíncter do piloro.

Conforme já assinalado, uma solução hipertônica no duodeno é um dos estímulos que inibem o esvaziamento gástrico. Esse reflexo impede que o líquido no duodeno se torne excessivamente hipertônico. Para isso, ele diminui a taxa de entrada do quimo diminuindo, dessa forma, a taxa de entrada de grandes moléculas que podem ser rapidamente degradadas em muitas moléculas pequenas por enzimas no intestino delgado.

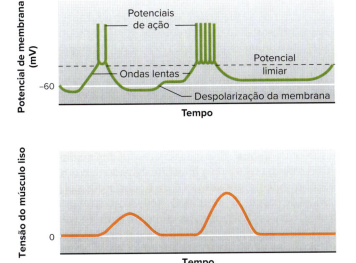

Figura 15.16 As oscilações de ondas lentas no potencial de membrana das fibras musculares lisas do estômago desencadeiam salvas de potenciais de ação quando o potencial limiar é alcançado no pico da onda. A despolarização da membrana traz a onda lenta mais próxima do limiar, o que aumenta a frequência dos potenciais de ação e a força de contração do músculo liso.

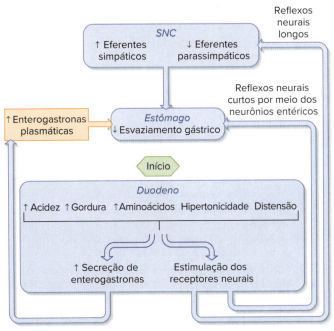

Figura 15.17 Vias da fase intestinal que inibem o esvaziamento gástrico (reflexo enterogástrico). A secreção de ácido gástrico e a do pepsinogênio são reguladas de maneira semelhante.

APLICAÇÃO DO CONCEITO

- O que pode ocorrer se um indivíduo cujo estômago foi retirado (p. ex., devido a uma doença) ingerir uma refeição volumosa?

A resposta está disponível no Apêndice A.

604 Vander | Fisiologia Humana

Os neurônios autônomos para o estômago podem ser ativados pelo SNC, independentemente dos reflexos que se originam no estômago e no duodeno e podem influenciar a motilidade gástrica. Um aumento na atividade parassimpática aumenta a motilidade gástrica, enquanto um aumento na atividade simpática a diminui. Por meio dessas vias, a dor e as emoções podem alterar a motilidade; entretanto, diferentes indivíduos demonstram respostas gastrintestinais distintas a estados emocionais aparentemente semelhantes.

Estude e revise 15.5

- **Estômago:** composto pelo **fundo gástrico**, **corpo gástrico** e **antro pilórico**; o alimento sai do estômago pelo **músculo esfíncter do piloro**
  - **Quimo:** alimento deglutido misturado com secreções do estômago
- Principais funções do estômago:
  - Controla a velocidade de esvaziamento do quimo no intestino
  - Começa a digestão das proteínas
  - Secreta HCl e **fator intrínseco** pelas **células parietais**, **pepsinogênio** pelas **células principais**, muco pelas células mucosas e fatores parácrinos e endócrinos, como **gastrina**, **histamina** e **somatostatina**
  - Mecanicamente, agita o quimo e o fragmenta em pedaços menores por meio de fortes contrações musculares
- A conversão do pepsinogênio na enzima proteolítica ativa, a **pepsina**, no lúmen do estômago é estimulada principalmente pelo HCl
- **Relaxamento receptivo:** expansão do estômago mediada por nervos parassimpáticos; permite que o estômago receba um grande volume de alimentos e líquidos ingeridos
- As ondas peristálticas que se propagam pelo estômago são mais fortes no antro pilórico, no qual ocorre a maior parte do processo de mistura. A cada onda, apenas uma pequena parte do conteúdo do estômago é expelida para o intestino delgado por meio do músculo esfíncter do piloro
  - Os ciclos de despolarização da membrana – o **ritmo elétrico básico** gerado pelo músculo liso gástrico – determinam a frequência das ondas peristálticas gástricas
  - A força da contração pode ser modificada por alterações induzidas neuralmente e por hormônios no potencial de membrana imposto ao ritmo elétrico básico
  - A distensão do estômago aumenta a força das contrações e a velocidade do esvaziamento
  - A distensão do intestino delgado e a presença de gordura, ácido ou soluções hipertônicas no lúmen intestinal inibem as contrações gástricas; isso retarda a entrada do quimo no duodeno.

Questão de revisão: Quais são as funções gerais do estômago? Qual é a vantagem proporcionada pelo estômago e pelo intestino ao regular a velocidade de entrada do quimo no intestino delgado? Como o músculo esfíncter do piloro participa desse processo? (A resposta está disponível no Apêndice A.)

15.6 Intestino delgado

Anatomia

A estrutura tanto macroscópica quanto microscópica da parede do intestino delgado é particularmente elaborada e está ilustrada na **Figura 15.18**. As **pregas circulares** (especializações da mucosa e submucosa para a área de superfície) são cobertas por projeções digitiformes, denominadas vilosidades. A superfície de cada vilosidade é coberta por uma camada de células epiteliais, cujas membranas de superfície formam pequenas projeções, denominadas **microvilosidades** (também conhecidas, coletivamente, como **borda em escova**). Intercaladas no meio dessas células epiteliais absortivas estão as **células caliciformes**, que secretam muco no lúmen, no qual lubrificam e protegem a superfície interna da parede do intestino delgado. A combinação das pregas circulares, das vilosidades e das microvilosidades aumenta a área de superfície do intestino delgado em cerca de 600 vezes em comparação com um tubo de superfície plana do mesmo comprimento e diâmetro. A área de superfície total do intestino delgado humano é de cerca de 250 a 300 metros quadrados, ou seja, aproximadamente a área de uma quadra de tênis. Trata-se de um exemplo notável do princípio geral de fisiologia, segundo o qual a estrutura é um determinante da função; nesse caso, o acentuado aumento da área de superfície do intestino delgado maximiza a sua capacidade absortiva. Exatamente como as dobras do córtex cerebral proporcionam um número muito maior de neurônios no crânio (ver Capítulo 6) e a grande área de superfície dos alvéolos aumenta a troca gasosa nos pulmões (ver Capítulo 13), a grande área de superfície produzida pela morfologia do intestino delgado possibilita uma digestão e absorção altamente eficientes dos nutrientes.

O centro de cada vilosidade intestinal é ocupado por um único vaso linfático em fundo cego – o vaso **lactífero** – e por uma rede de capilares (ver Figura 15.18). Como veremos adiante, a maior parte da gordura absorvida no intestino delgado entra nos vasos lactíferos. O material absorvido pelos vasos lactíferos alcança a circulação geral, saindo eventualmente do sistema linfático para entrar em grandes veias por meio de uma estrutura denominada ducto torácico.

Conforme descrito anteriormente, o intestino delgado é dividido em três segmentos: um segmento inicial curto, o duodeno, seguido do jejuno e, por fim, do segmento mais longo, o íleo. Normalmente, a maior parte do quimo proveniente do estômago é totalmente digerida e absorvida na primeira quarta parte do intestino delgado, no duodeno e em parte do jejuno. Por conseguinte, o intestino delgado tem uma reserva muito grande para a absorção da maioria dos nutrientes; a retirada de partes do intestino delgado, como tratamento para doença, não resulta necessariamente em deficiências nutricionais, dependendo da parte do intestino retirada. Além disso, o tecido remanescente frequentemente pode aumentar as suas capacidades digestivas e absortivas para compensar, em parte, a retirada da parte doente.

O pâncreas exócrino e o fígado (**Figura 15.19**) conectam-se ao intestino delgado por meio de ductos e produzem secreções essenciais para a função do intestino delgado. O **pâncreas** é uma glândula alongada localizada atrás do estômago. Um grande ducto pancreático central libera as secreções exócrinas

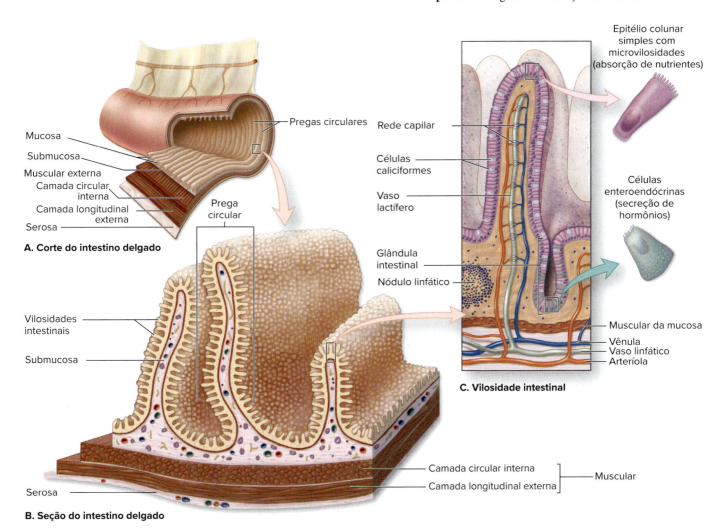

Figura 15.18 Especializações da parede do intestino delgado que aumentam a área de superfície. **A.** As pregas circulares formadas a partir da mucosa e da submucosa aumentam a área de superfície. **B.** A área de superfície é ainda mais aumentada por vilosidades formadas a partir da mucosa. **C.** Estrutura de uma vilosidade – as microvilosidades epiteliais aumentam ainda mais a área de superfície.

do pâncreas para dentro do duodeno. (Como veremos no Capítulo 16, o pâncreas também dispõe de um componente endócrino, que secreta hormônios (p. ex., insulina) diretamente no sangue.) O **fígado**, um grande órgão localizado na parte superior direita do abdome, secreta **bile** em pequenos ductos que se unem para formar o ducto hepático comum. Entre as refeições, a bile secretada é armazenada na **vesícula biliar**, uma pequena bolsa localizada sob o fígado, que surge a partir do ducto hepático comum. Durante uma refeição, os músculos lisos na parede da vesícula biliar são estimulados a sofrer contração, causando o fluxo de uma solução de bile concentrada para dentro do ducto colédoco (uma extensão do ducto hepático comum) e liberada no duodeno por meio do **esfíncter de Oddi**.

Secreções

Diariamente, são secretados cerca de 1.500 m ℓ de líquido proveniente do sangue pelas células do intestino delgado para dentro do lúmen. Uma das causas do movimento de água (secreção) no lúmen é o fato de que o epitélio intestinal, na base das vilosidades, secreta diversos íons – notavelmente Na^+, Cl^- e HCO_3^- – no lúmen, de modo que a água acompanha o processo por osmose. O gradiente osmótico aumenta quando o quimo proveniente do estômago, que entra no intestino delgado, é hipertônico, devido à alta concentração de solutos como resultado da degradação de grandes moléculas de alimento em um número muito maior de pequenas moléculas.

Essas secreções, juntamente com o muco, lubrificam a superfície do trato intestinal e ajudam a proteger as células epiteliais da lesão excessiva causada pelas enzimas digestivas no lúmen. Mesmo assim, ocorre algum dano a essas células, de modo que o epitélio intestinal tem uma das maiores taxas de renovação celular, em comparação com qualquer outro tecido do corpo. Além disso, os íons Na^+ secretados para o interior do trato impulsionam transportadores ativos secundários, que absorvem monossacarídios e aminoácidos do lúmen para dentro das células epiteliais. Posteriormente, serão descritos detalhes desse processo de absorção.

Secreções pancreáticas

Conforme mencionado, o pâncreas conta com funções tanto endócrinas quanto exócrinas, porém apenas esta última está diretamente envolvida nos processos gastrintestinais descritos neste capítulo. A parte exócrina do pâncreas secreta HCO_3^- e

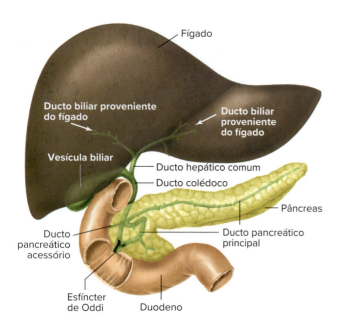

Figura 15.19 Os ductos biliares do fígado convergem para formar o ducto hepático comum, a partir do qual surge o ducto que leva à vesícula biliar. Além desse ramo, o ducto hepático comum torna-se o ducto colédoco. O ducto colédoco e o ducto pancreático principal convergem e esvaziam o seu conteúdo no duodeno, na região do esfíncter de Oddi. Alguns indivíduos têm um ducto pancreático acessório.

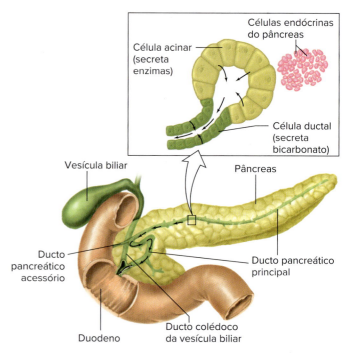

Figura 15.20 Estrutura do pâncreas. A parte exócrina secreta enzimas (células acinares) e HCO_3^- (células ductais) para os ductos pancreáticos. A parte endócrina secreta insulina, glucagon e outros hormônios para o sangue.

diversas enzimas digestivas para o duodeno (**Figura 15.20**). As enzimas são secretadas a partir de lóbulos, denominados **ácinos** (que significa uva ou baga) na extremidade do sistema de ductos pancreáticos; por conseguinte, essas células são denominadas **células acinares**. O HCO_3^- é secretado pelas células epiteliais que revestem os ductos. A alta acidez do quimo proveniente do estômago inativaria as enzimas pancreáticas no intestino delgado se o ácido não fosse neutralizado pelo HCO_3^- no líquido pancreático.

As células do ducto pancreático secretam HCO_3^- (produzido a partir do CO_2 e da água) para o lúmen do ducto, por meio de um trocador de Cl^-/HCO_3^- da membrana apical, enquanto o H^+ produzido é trocado pelo Na^+ extracelular no lado basolateral da célula (**Figura 15.21**). O H^+ entra

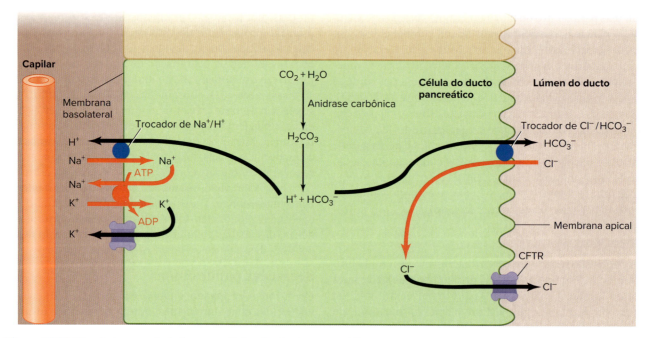

Figura 15.21 Vias de transporte de íons nas células dos ductos pancreáticos. *CFTR*, regulador da condutância transmembrana da fibrose cística.

nos capilares pancreáticos para encontrar, eventualmente, o sangue venoso que contém o HCO_3^- produzido pelo estômago durante a geração do H^+ luminal (ver Figura 15.11). À semelhança de muitos sistemas de transporte, a energia para a secreção de HCO_3^- é fornecida, em última análise, por bombas de Na^+/K^+ ATPase na membrana basolateral. O Cl^-, normalmente, não se acumula dentro da célula, visto que esses íons são reciclados no lúmen por meio do regulador de condutância transmembrana da fibrose cística (CFTR, do inglês *cystic fibrosis transmembrane conductance regulador*), que foi discutido no Capítulo 13 (ver Seção 13.1). Por meio de uma via paracelular, o Na^+ e a água movem-se para o interior dos ductos, devido ao gradiente eletroquímico estabelecido pelo movimento do cloreto através do CFTR. Essa dependência ao Cl^- explica por que as mutações no CFTR que causam **fibrose cística** resultam em diminuição da secreção pancreática de HCO_3^-. Além disso, a falta de movimento normal de água ao lúmen leva a um espessamento das secreções pancreáticas, o que pode resultar em obstrução dos ductos pancreáticos e dano ao pâncreas. De fato, o aspecto cístico (que forma cistos) e fibrótico (cicatriz) do pâncreas acometido foi a origem do nome dessa doença.

As enzimas secretadas pelo pâncreas digerem as gorduras, os polissacarídios, as proteínas e os ácidos nucleicos em ácidos graxos e monoglicerídios, açúcares, aminoácidos e nucleotídios, respectivamente. A **Tabela 15.5** fornece uma lista parcial dessas enzimas e suas atividades (consulte também a Figura 15.2). As enzimas proteolíticas são secretadas em suas formas inativas (zimogênios), conforme descrito para o pepsinogênio no estômago e, em seguida, são ativadas no duodeno por outras enzimas. À semelhança do pepsinogênio, a secreção de zimogênios protege as células pancreáticas da autodigestão. Uma etapa fundamental nesse processo de ativação é mediada pela **enteroquinase**, que está inserida nas membranas plasmáticas apicais das células epiteliais intestinais. A enteroquinase é uma enzima proteolítica que cliva um peptídio a partir do **tripsinogênio** pancreático, formando a enzima ativa conhecida como tripsina. A tripsina também é uma enzima proteolítica; uma vez ativada, também ativa os outros zimogênios pancreáticos por meio da clivagem de fragmentos peptídicos (**Figura 15.22**). Essa função de ativação é executada além da função da tripsina na digestão de proteínas ingeridas. As enzimas não proteolíticas secretadas pelo pâncreas (p. ex., amilase e lipase) são liberadas em sua forma totalmente ativa.

A secreção pancreática aumenta durante uma refeição, principalmente como resultado da estimulação do pâncreas pelos hormônios secretina e CCK liberados pelas células enteroendócrinas do intestino delgado (ver Tabela 15.2). A secretina é o estimulante primário da secreção de HCO_3^-, enquanto a CCK estimula principalmente a secreção das células acinares.

Como a função do HCO_3^- pancreático é neutralizar o ácido que entra no duodeno, proveniente do estômago, é apropriado que o principal estímulo para a liberação de secretina seja um aumento da acidez no duodeno (**Figura 15.23**). De maneira análoga, a CCK estimula a secreção das enzimas digestivas, incluindo aquelas envolvidas na digestão das gorduras e das proteínas, de modo que é apropriado que os estímulos para a sua liberação sejam os ácidos graxos e aminoácidos presentes no duodeno (**Figura 15.24**). O ácido e os ácidos graxos luminais também atuam sobre terminações nervosas aferentes na parede intestinal, desencadeando reflexos que atuam sobre o pâncreas para aumentar a secreção tanto das enzimas quanto do HCO_3^-. Dessa maneira, os nutrientes orgânicos no intestino delgado iniciam reflexos neurais e endócrinos, que controlam as secreções envolvidas na sua própria digestão.

Embora as secreções exócrinas do pâncreas sejam controladas, em sua maioria, por estímulos que se originam da fase intestinal da digestão, os estímulos cefálicos e gástricos também contribuem por meio dos nervos parassimpáticos para o pâncreas. Por conseguinte, o sabor do alimento ou a distensão do estômago pelo alimento levam a um aumento da secreção pancreática (um exemplo de um processo de alimentação-avante [*feedforward*]).

TABELA 15.5	Enzimas pancreáticas.	
Enzima	**Substrato**	**Ação**
Tripsina, quimiotripsina, elastase	Proteínas	Rompem as ligações peptídicas nas proteínas para formar fragmentos peptídicos
Carboxipeptidase	Proteínas	Cliva o aminoácido terminal a partir da extremidade carboxila da proteína
Lipase	Triglicerídios	Cliva dois ácidos graxos a partir dos triglicerídios, com formação de ácidos graxos livres e monoglicerídios
Amilase	Polissacarídios	Cliva os polissacarídios em maltose
Ribonuclease, desoxirribonuclease	Ácidos nucleicos	Cliva ácidos nucleicos em nucleotídios livres

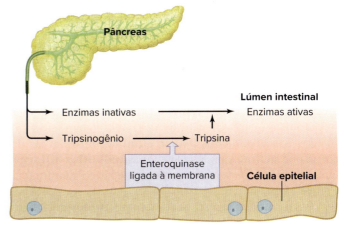

Figura 15.22 Ativação dos precursores das enzimas pancreáticas no intestino delgado.

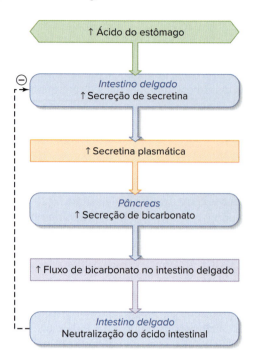

Figura 15.23 Regulação hormonal da secreção pancreática de HCO_3^-. A linha tracejada e o ⊖ indicam que a neutralização do ácido intestinal (↑pH) inibe a secreção de secretina (retroalimentação negativa).

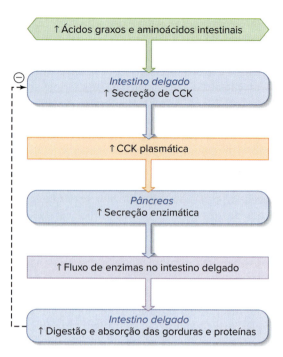

Figura 15.24 Regulação hormonal da secreção das enzimas pancreáticas. A linha tracejada e o ⊖ indicam que a digestão das gorduras e das proteínas inibe a secreção de CCK (retroalimentação negativa).

Formação e secreção da bile

Conforme assinalado anteriormente, as secreções exócrinas originadas no fígado entram no intestino delgado e são benéficas para a digestão normal. Neste capítulo, trataremos principalmente das funções exócrinas do fígado, que estão diretamente relacionadas com a secreção de bile. A bile contém HCO_3^-, colesterol, fosfolipídios, pigmentos biliares, vários produtos residuais orgânicos e um grupo de substâncias coletivamente denominadas sais biliares. O HCO_3^-, à semelhança daquele proveniente do pâncreas, ajuda a neutralizar o ácido vindo do estômago, enquanto os sais biliares e os fosfolipídios, como veremos adiante, solubilizam a gordura dietética. Essas gorduras seriam, de outro modo, insolúveis em água e a sua solubilização aumenta as taxas de sua digestão e absorção. Os outros componentes da bile são extraídos do sangue e excretados nas fezes.

A unidade funcional do fígado é o lóbulo hepático (**Figura 15.25**). Dentro do lóbulo, existem estruturas denominadas tríades porta, que são compostas de ramos do ducto biliar, veias hepática e porta e artéria hepática (que leva sangue oxigenado ao fígado). As substâncias absorvidas pelo intestino delgado entram no sinusoide hepático para alcançar a veia cava por meio da veia central ou são captadas pelos **hepatócitos** (células hepáticas), nos quais podem ser modificadas. Os hepatócitos podem eliminar substâncias do corpo por meio de sua secreção nos **canalículos biliares**, que convergem para formar o ducto hepático comum (ver Figura 15.19).

Os sais biliares constituem os componentes digestivos mais importantes da bile. Durante a digestão de uma refeição gordurosa, a maior parte dos sais biliares que entra no trato intestinal por meio da bile são absorvidos por meio de transportadores específicos acoplados ao Na^+ no íleo (o último segmento do intestino delgado). Os sais biliares absorvidos retornam por meio da veia porta ao fígado, no qual são mais uma vez secretados na bile. A captação dos sais biliares a partir do sangue portal para os hepatócitos é impulsionada por transporte ativo secundário acoplado ao Na^+. Essa via de reciclagem do fígado para o intestino e de volta ao fígado é conhecida como **circulação êntero-hepática** (**Figura 15.26**). Uma pequena quantidade (5%) dos sais biliares escapa dessa reciclagem e é perdida nas fezes; entretanto, o fígado sintetiza novos sais biliares, a partir do colesterol, para a sua reposição. Durante a digestão de uma refeição volumosa, todo o conteúdo de sais biliares do corpo pode ser reciclado várias vezes por meio da circulação êntero-hepática.

Além de sintetizar sais biliares a partir do colesterol, o fígado também secreta colesterol extraído do sangue para dentro da bile. A secreção de bile, seguida de excreção de colesterol nas fezes, constitui um dos mecanismos envolvidos na manutenção da homeostasia do colesterol no sangue (ver Capítulo 16) e também o processo pelo qual alguns medicamentos atuam para reduzir o colesterol. A fibra da dieta também sequestra bile, reduzindo, assim, os níveis de colesterol no sangue. Isso ocorre pelo fato de os sais biliares sequestrados escaparem da circulação êntero-hepática. Assim, o fígado precisa sintetizar novo colesterol ou removê-lo do sangue ou precisa realizar ambos os processos para produzir mais sais biliares. O colesterol é insolúvel em água, e a sua solubilidade na bile é obtida pela sua incorporação em minúsculas gotículas de gordura denominadas micelas (descritas de modo detalhado mais adiante). No sangue, o colesterol é incorporado nas lipoproteínas. Os cálculos biliares, que consistem em colesterol precipitado, serão discutidos no final deste capítulo.

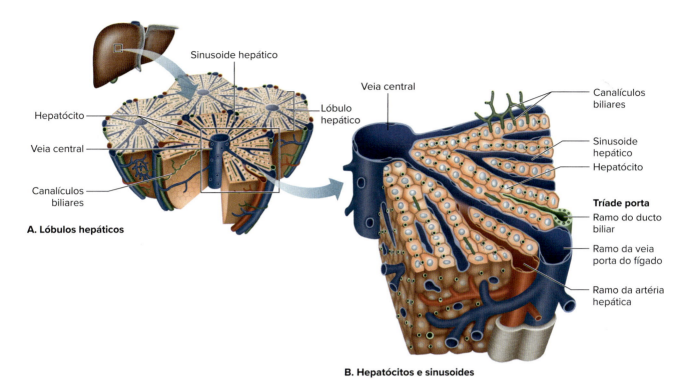

Figura 15.25 Aspecto microscópico do fígado. **A.** Os lóbulos hepáticos constituem as unidades funcionais do fígado. **B.** Pequena seção do fígado, mostrando a localização dos canalículos e ductos biliares em relação ao sangue e às células hepáticas (hepatócitos). As veias porta do fígado comunicam-se com os sinusoides hepáticos e transportam as substâncias absorvidas do intestino delgado para o fígado. Os hepatócitos captam e processam os nutrientes e outros fatores provenientes dos sinusoides hepáticos. A bile é formada pela captação de sais biliares pelos hepatócitos e secreção nos canalículos biliares (em verde). Por fim, as veias centrais, que estão localizadas no centro de cada lóbulo, drenam o sangue dos lóbulos para a circulação venosa sistêmica.

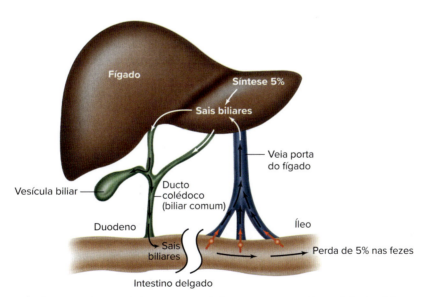

Figura 15.26 Circulação êntero-hepática dos sais biliares. Os sais biliares são secretados na bile (verde) e entram no duodeno por meio do ducto colédoco (ducto biliar comum). Os sais biliares são reabsorvidos a partir do lúmen do íleo para o sangue portal do fígado (setas vermelhas). O fígado (hepatócitos) recupera os sais biliares do sangue portal do fígado. A veia porta do fígado drena o sangue de todo o intestino, e não apenas do íleo, conforme mostrado aqui para maior simplicidade. A quebra no intestino indica que apenas uma parte do intestino é mostrada.

APLICAÇÃO DO CONCEITO

- Além da veia porta do fígado, você poderia citar outro sistema porta venoso e explicar o significado do termo *porta*?

A resposta está disponível no Apêndice A.

Os **pigmentos biliares** são substâncias formadas a partir da heme da hemoglobina, quando os eritrócitos velhos ou danificados são degradados no baço e no fígado. O pigmento biliar predominante é a **bilirrubina**, que é extraída do sangue pelos hepatócitos e secretada ativamente na bile. A bilirrubina é amarela e contribui para a cor da bile. Durante a sua passagem pelo trato intestinal, alguns dos pigmentos biliares são absorvidos no sangue e, por fim, excretados na urina, conferindo-lhe a sua coloração amarela. Após a sua entrada no trato intestinal, parte da bilirrubina é modificada por enzimas bacterianas para formar os pigmentos marrons que conferem às fezes a sua cor característica.

Os componentes da bile são secretados por dois tipos diferentes de células. Os sais biliares, o colesterol, os fosfolipídios e os pigmentos biliares são secretados pelos hepatócitos, enquanto a maior parte da solução rica em HCO_3^- é secretada pelas células epiteliais que revestem os ductos biliares. A secreção da solução rica em HCO_3^- pelos ductos biliares, à semelhança da secreção pelo pâncreas, é estimulada pela secretina em resposta à presença de ácido no duodeno.

Embora a secreção biliar seja maior durante e logo após uma refeição, o fígado sempre está secretando uma certa quantidade de bile. Entre as refeições, o músculo esfíncter da ampola hepatopancreática (esfíncter de Oddi) permanece fechado, e a bile diluída é desviada para a vesícula biliar (ver Figura 15.19), na qual os componentes orgânicos da bile tornam-se concentrados, à medida que uma certa quantidade de NaCl e água sofre absorção no sangue.

Pouco depois do início de uma refeição gordurosa, o esfíncter de Oddi relaxa, e a vesícula biliar se contrai, descarregando a bile concentrada no duodeno. O sinal para a contração da vesícula biliar e o relaxamento do esfíncter é o hormônio intestinal CCK – o que é apropriado, visto que, conforme já assinalado, a presença de gordura no duodeno constitui um importante estímulo para a liberação desse hormônio. Em virtude dessa capacidade de causar contração da vesícula biliar, a colecistina recebeu o seu nome: *chole*, "bile"; *cysto*, "vesícula"; *kinin*, "mover". A **Figura 15.27** fornece um resumo dos fatores que controlam a entrada de bile no intestino delgado.

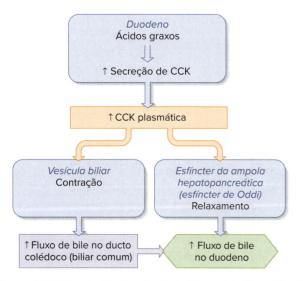

Figura 15.27 Regulação da entrada de bile no intestino delgado.

Quando o quimo do estômago é totalmente misturado com as secreções do intestino delgado, pâncreas e fígado, a digestão e a absorção de uma refeição começam efetivamente. Voltaremos a nossa atenção para esses processos a seguir.

Digestão e absorção no intestino delgado

A maior parte da digestão e da absorção de nutrientes ocorre no intestino delgado. Durante a leitura desta seção, considere como o processo de absorção ilustra o princípio geral de fisiologia, segundo o qual ocorre troca controlada de materiais entre compartimentos (nesse caso, do lúmen do intestino delgado para o sangue e a linfa) e por meio das membranas celulares (das células que revestem o tubo gastrintestinal). Descrevemos aqui os principais mecanismos envolvidos na digestão e na absorção dos carboidratos, das proteínas e das gorduras; os ácidos nucleicos são processados de modo semelhante e não serão discutidos.

Carboidratos

A ingestão diária média de carboidratos é de cerca de 250 a 300 g em uma dieta norte-americana típica. Isso representa cerca da metade do aporte diário médio de calorias. Cerca de dois terços desses carboidratos consistem no polissacarídio vegetal, o amido, enquanto a maior parte do restante é constituída pelos dissacarídios sacarose (açúcar comum) e lactose (açúcar do leite). A ingestão do monossacarídio frutose é bastante baixa em uma dieta de alimentos integrais, porém pode ser significativa quando a dieta inclui alimentos processados ou adoçados com xarope de milho, rico em frutose. A celulose e alguns outros polissacarídios complexos encontrados em materiais vegetais – denominados **fibras dietárias** (ou, simplesmente, fibras) – não são degradados pelas enzimas presentes no intestino delgado e passam para o intestino grosso, no qual são parcialmente metabolizados pelas bactérias. Consulte a Figura 15.2 para uma revisão dos principais carboidratos da dieta.

A digestão do amido pela amilase salivar começa na boca, porém representa apenas uma pequena fração da digestão total do amido. Ela continua de modo muito breve na parte superior do estômago, antes da amilase ser inativada pelo ácido gástrico. A maior parte (cerca de 95% ou mais) da digestão do amido é concluída no intestino delgado pela amilase pancreática (**Figura 15.28**).

Os produtos da amilase, tanto salivar quanto pancreática, são o dissacarídio maltose e uma mistura de cadeias ramificadas e curtas de moléculas de glicose. Esses produtos, juntamente com a sacarose e a lactose ingeridas, são degradados em monossacarídios – glicose, galactose e frutose – por enzimas localizadas nas membranas apicais das células epiteliais do intestino delgado (borda em escova). Em seguida, esses monossacarídios são transportados através do epitélio intestinal para a corrente sanguínea. A frutose entra nas células epiteliais pela difusão facilitada por um tipo de uma família de transportadores de monossacarídios, denominados transportadores de glicose (GLUT), enquanto a glicose e a galactose sofrem transporte ativo secundário acoplado ao Na^+ por meio do cotransportador de sódio-glicose (SGLT, do inglês,

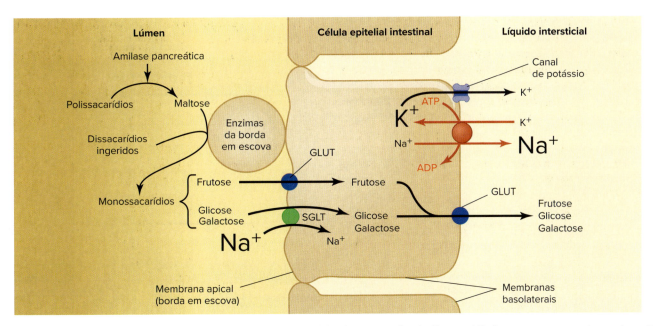

Figura 15.28 Digestão e absorção dos carboidratos no intestino delgado. Os amidos (polissacarídios) e os pequenos açúcares ingeridos (dissacarídios) são metabolizados a açúcares simples (monossacarídios) por enzimas do pâncreas e na membrana apical (borda em escova). A frutose é absorvida na célula por difusão facilitada por meio de um transportador de glicose (GLUT). A glicose e a galactose são absorvidas na célula por cotransporte com Na$^+$ por meio de cotransportadores de sódio-glicose (SGLT). Em seguida, os monossacarídios são absorvidos por meio da membrana basolateral para dentro do líquido intersticial por difusão facilitada (GLUT; mostrados aqui como único tipo para simplificar) e difundem-se na corrente sanguínea. A energia necessária para a absorção é fornecida primariamente por bombas de Na$^+$/K$^+$ ATPase na membrana basolateral. A forma ondulada da membrana apical representa a borda em escova.

sodium-glucose cotransporter). Em seguida, esses monossacarídios deixam as células epiteliais e entram no líquido intersticial pela difusão facilitada por meio de várias proteínas GLUT nas membranas basolaterais das células epiteliais. A partir do interstício, os monossacarídios difundem-se para a corrente sanguínea através dos poros capilares. Os carboidratos ingeridos são, em sua maior parte, digeridos e absorvidos nos primeiros 20% do intestino delgado.

Proteínas

Um adulto saudável de constituição média necessita de uma quantidade mínima de cerca de 40 a 60 g de proteína por dia para fornecer os aminoácidos essenciais e repor o nitrogênio contido nos aminoácidos que são metabolizados para ureia. Uma dieta norte-americana típica contém cerca de 60 a 90 g de proteína por dia. Isso representa cerca de um sexto do aporte calórico diário médio. Além disso, uma grande quantidade de proteína, na forma de enzimas e muco, é secretada no tubo gastrintestinal ou entra nele por meio de desintegração e morte das células epiteliais. Independentemente da fonte, a maior parte da proteína no lúmen sofre degradação em dipeptídios, tripeptídios e aminoácidos, que são absorvidos por células do intestino delgado.

As proteínas, inicialmente, sofrem degradação parcial em fragmentos peptídicos no estômago pela ação da enzima **pepsina**. A degradação posterior é concluída no intestino delgado pelas enzimas **tripsina** e **quimiotripsina**, que são as principais formas ativas de proteases secretadas pelo pâncreas. Esses fragmentos peptídicos podem ser absorvidos, se forem pequenos o suficiente ou se ainda forem digeridos a aminoácidos livres por **carboxipeptidases** (proteases adicionais secretadas pelo pâncreas) e **aminopeptidases**, que estão localizadas nas membranas apicais das células epiteliais do intestino delgado (**Figura 15.29**). Estas últimas duas enzimas clivam aminoácidos a partir das extremidades carboxila e amino dos fragmentos peptídicos, respectivamente. Pelo menos 20 peptidases diferentes estão localizadas na membrana apical (i. e., nas microvilosidades) das células epiteliais, com várias especificidades pelas ligações peptídicas que atacam.

Os produtos da digestão das proteínas são absorvidos, em sua maior parte, na forma de cadeias curtas de dois ou três aminoácidos por meio de transporte ativo secundário, acoplado ao gradiente de H$^+$ (ver Figura 15.29). A absorção de pequenos peptídios contrasta com a absorção dos carboidratos, em que não há absorção de moléculas maiores do que os monossacarídios. Em contrapartida, os aminoácidos livres entram nas células epiteliais por transporte ativo secundário acoplado ao Na$^+$. Existem muitos transportadores diferentes de aminoácidos, que são específicos para os diferentes aminoácidos, porém apenas um transportador é mostrado na Figura 15.29 para maior simplicidade. Dentro do citosol da célula epitelial, os dipeptídios e os tripeptídios são hidrolisados a aminoácidos; estes últimos, juntamente com os aminoácidos livres que entraram nas células, deixam, então, a célula e entram no líquido intersticial por meio de transportadores de difusão facilitada nas membranas basolaterais. À semelhança dos carboidratos, a digestão e a absorção de proteínas são, em grande parte, completadas na parte inicial do intestino delgado.

Quantidades muito pequenas de proteínas intactas são capazes de atravessar o epitélio intestinal e ter acesso ao líquido intersticial. Esse processo ocorre por uma combinação de endocitose e exocitose. A capacidade absortiva de proteínas

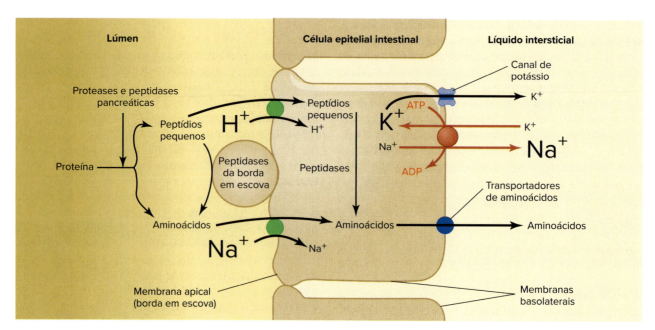

Figura 15.29 Digestão das proteínas e absorção de peptídios e aminoácidos no intestino delgado. As proteínas e os peptídios são digeridos no lúmen do intestino a peptídios pequenos e aminoácidos. Os pequenos peptídios podem ser absorvidos por cotransporte com H⁺ no citosol, no qual são catabolizados a aminoácidos por peptidases. Os pequenos peptídios presentes no lúmen também são catabolizados a aminoácidos por peptidases localizadas na membrana apical (borda em escova). Os aminoácidos são absorvidos no citosol por cotransporte com Na⁺. Em seguida, os aminoácidos atravessam a membrana basolateral por difusão facilitada por meio de muitos transportadores específicos diferentes de aminoácidos (apenas um deles é mostrado na figura para maior simplicidade). Em seguida, os aminoácidos difundem-se na corrente sanguínea a partir do líquido intersticial através dos poros capilares. A energia necessária para esses processos é fornecida principalmente pelas bombas de Na⁺/K⁺ ATPase na membrana basolateral, que mantém um gradiente de concentração intracelular para o Na⁺. Lembre-se, também, de que a digestão das proteínas começa no ambiente ácido do estômago. A forma ondulada da membrana apical representa a borda em escova.

intactas é muito maior em lactentes do que em adultos, e os anticorpos (proteínas envolvidas no sistema de defesa imunológico do corpo) secretados no leite materno podem ser absorvidos em sua forma intacta pelo lactente, fornecendo, assim, alguma imunidade até que ocorra amadurecimento do sistema imune do lactente.

Gorduras

A ingestão diária média de lipídios é de 70 a 100 g em uma dieta norte-americana típica; a maior parte desses lipídios encontra-se na forma de gordura (triglicerídios). Isso representa cerca de um terço do aporte calórico diário médio. A digestão dos triglicerídios ocorre, em grau muito limitado, na boca e no estômago, porém, predominantemente, no intestino delgado. A principal enzima digestiva nesse processo é a **lipase pancreática**, que catalisa a clivagem das ligações que ligam os ácidos graxos aos primeiro e terceiro átomos de carbono do glicerol, produzindo dois ácidos graxos e um monoglicerídio como produtos:

$$\text{Triglicerídio} \xrightarrow{\text{Lipase pancreática}} \text{Monoglicerídio} + 2\ \text{Ácidos graxos}$$

Os lipídios nos alimentos ingeridos são insolúveis em água e agregam-se em grandes gotículas de lipídios na parte superior do estômago. Esse material assemelha-se a uma mistura de óleo e vinagre após agitação. Como a lipase pancreática é uma enzima hidrossolúvel, a sua ação digestiva no intestino delgado só pode ocorrer na *superfície* de uma gotícula de gordura. Por conseguinte, se a maior parte da gordura ingerida permanecesse em grandes gotículas de lipídios, a taxa de digestão dos triglicerídios seria muito lenta, devido à pequena razão entre área de superfície e volume dessas grandes gotículas. Entretanto, a taxa de digestão é substancialmente aumentada pela divisão das grandes gotículas de lipídios em numerosas gotículas muito pequenas, cada uma delas com diâmetro de cerca de 1 mm, aumentando, assim, a sua área de superfície e acessibilidade à ação da lipase. Esse processo é conhecido como **emulsificação**, e a suspensão resultante das pequenas gotículas de lipídios é denominada emulsão.

A emulsificação da gordura exige:

- A ruptura mecânica das grandes gotículas de lipídios em gotículas menores
- Um agente emulsificante, que atua para impedir a reagregação das gotículas menores em grandes gotículas.

A ruptura mecânica é proporcionada pela motilidade do tubo gastrintestinal, que ocorre na parte inferior do estômago e no intestino delgado, triturando e misturando o conteúdo luminal. Os fosfolipídios dos alimentos, juntamente com os fosfolipídios e sais biliares secretados na bile, fornecem os agentes emulsificantes. Os fosfolipídios são moléculas anfipáticas (ver Capítulo 2), que consistem em duas cadeias de ácidos graxos apolares, fixadas ao glicerol, com um grupo fosfato com carga localizado no terceiro carbono do glicerol. Os sais biliares são formados a partir do colesterol no fígado e também são anfipáticos (**Figura 15.30**). As partes apolares dos fosfolipídios e dos sais biliares associam-se com a parte interior apolar das gotículas lipídicas, deixando as partes polares expostas na superfície da água. Nesse local, as regiões polares repelem outras gotículas de lipídios que, de forma semelhante, são revestidas com esses agentes emulsificantes, o que impede a sua reagregação em gotículas maiores de gordura (**Figura 15.31**).

Entretanto, o revestimento das gotículas de lipídios com esses agentes emulsificantes compromete a acessibilidade da lipase pancreática hidrossolúvel ao seu substrato lipídico. Para superar esse problema, o pâncreas secreta uma proteína conhecida como **colipase**, que é anfipática e se aloja na superfície das gotículas de lipídio. A colipase liga-se à enzima lipase, mantendo-a na superfície da gotícula de lipídio.

Embora a emulsificação acelere a digestão, a *absorção* dos produtos da reação da lipase, que são insolúveis em água, ainda seria muito lenta se não houvesse uma segunda ação dos sais biliares, a formação de **micelas**, cuja estrutura assemelha-se àquela das gotículas de emulsão, porém muito menores – com apenas 4 a 7 nm de diâmetro. Micelas consistem em sais biliares, ácidos graxos, monoglicerídios e fosfolipídios, todos eles agrupados com as extremidades polares de cada molécula orientadas para a superfície da micela, enquanto as partes apolares formam o núcleo da micela (**Figura 15.32**). No núcleo da micela, são também encontradas pequenas quantidades de vitaminas lipossolúveis e colesterol.

Como as micelas aumentam a absorção? Embora os ácidos graxos e os triglicerídios tenham uma solubilidade extremamente baixa na água, existem algumas moléculas em solução que estão livres para sofrer difusão por meio da parte lipídica das membranas plasmáticas apicais das células epiteliais que revestem o intestino delgado. As micelas, que contêm os produtos da digestão das gorduras, estão em equilíbrio com a pequena concentração de produtos da digestão de gorduras que estão livres em solução. Por conseguinte, as micelas estão sendo continuamente degradadas e reformadas. À medida que as concentrações luminais de lipídios livres diminuem, devido à sua difusão para dentro das células epiteliais, mais lipídios são liberados para a fase livre a partir das micelas, à medida que começam a sofrer degradação (ver Figura 15.32). Enquanto isso, o processo da digestão, que ainda está em andamento, fornece quantidades adicionais de pequenos lipídios que reabastecem as micelas. Dessa maneira, as micelas fornecem um meio de manter a maior parte dos produtos da digestão das gorduras insolúveis em pequenos agregados solúveis, ao passo que, ao mesmo tempo, reabastecem a pequena quantidade de produtos em solução que estão livres para se difundir dentro do epitélio intestinal. Observe que não é a micela que é absorvida, mas cada molécula individual de lipídio que é liberada da micela. Você pode pensar nas micelas como uma "estação de armazenamento controlado" para pequenos lipídios não solúveis, que libera seu conteúdo lentamente para impedir que os lipídios saiam da solução, enquanto permite o prosseguimento inalterado da digestão.

Embora os ácidos graxos e os monoglicerídios entrem nas células epiteliais a partir do lúmen intestinal, os triglicerídios são liberados do outro lado da célula, para dentro do líquido intersticial. Em outras palavras, durante a sua passagem pelas células epiteliais, os ácidos graxos e os monoglicerídios são ressintetizados em triglicerídios. Isso ocorre

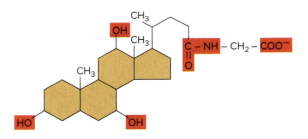

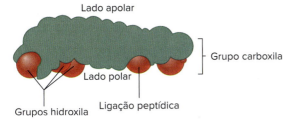

Figura 15.30 Estrutura dos sais biliares. **A.** Fórmula química do ácido glicocólico, um dos vários sais biliares secretados pelo fígado (grupos polares em cor). Observe a semelhança com a estrutura dos esteroides (ver Figura 11.5). **B.** Estrutura tridimensional de um sal biliar, mostrando as suas superfícies polar e apolar.

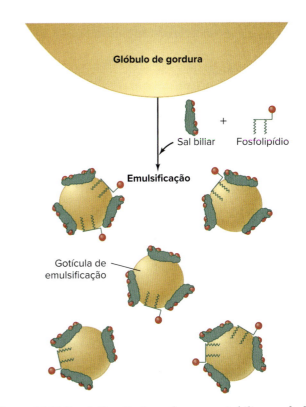

Figura 15.31 Emulsificação da gordura por sais biliares e fosfolipídios. Observe que os lados apolares (em verde) dos sais biliares e fosfolipídios estão orientados para a gordura, enquanto os lados polares (em vermelho) desses compostos estão orientados para fora.

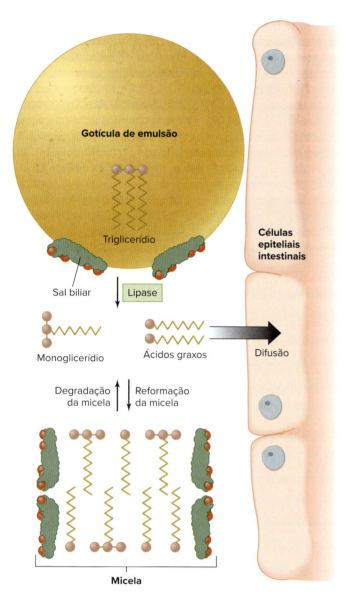

Figura 15.32 Os produtos da digestão das gorduras pela lipase são mantidos em solução no estado micelar, combinados com sais biliares e fosfolipídios. Por simplicidade, os fosfolipídios e a colipase (ver texto) não são mostrados, e o tamanho da micela está enormemente exagerado. Observe que as micelas e os ácidos graxos livres estão em equilíbrio, de modo que, à medida que os ácidos graxos são absorvidos, uma quantidade maior pode ser liberada das micelas.

no retículo endoplasmático liso, no qual estão localizadas as enzimas envolvidas na síntese de triglicerídios. Esse processo diminui a concentração de ácidos graxos livres e de monoglicerídios no citosol, portanto, mantém um gradiente de difusão para essas moléculas, no interior da célula, a partir do lúmen intestinal. A gordura ressintetizada agrega-se em pequenas gotículas revestidas por proteínas anfipáticas, que desempenham uma função emulsificante semelhante àquela dos sais biliares.

A saída dessas gotículas de gordura da célula segue a mesma via de uma proteína secretada. As vesículas que contêm a gotícula desprendem-se do retículo endoplasmático, são processadas por meio do complexo de Golgi e, por fim, fundem-se com a membrana plasmática, liberando a gotícula de gordura no líquido intersticial. Essas gotículas de gordura extracelulares com 1 micrômetro de diâmetro são conhecidas como **quilomícrons**. Esses quilomícrons contêm não apenas triglicerídios, mas também outros lipídios (incluindo fosfolipídios, colesterol e vitaminas lipossolúveis) que foram absorvidos pelo mesmo processo que levou ao movimento de ácidos graxos e de monoglicerídios para dentro das células epiteliais do intestino delgado.

Os quilomícrons liberados pelas células epiteliais entram nos vasos lactíferos – vasos linfáticos localizados nas vilosidades intestinais –, em vez de entrar nos capilares sanguíneos. Os quilomícrons não podem entrar nos capilares sanguíneos, visto que a membrana basal (uma camada de glicoproteína extracelular) na superfície externa do capilar proporciona uma barreira contra a difusão de grandes quilomícrons. Em contraste, os vasos lactíferos têm grandes poros entre as suas células endoteliais, que possibilitam a passagem dos quilomícrons para dentro da linfa (ver Capítulo 12, Seção 12.12). No Capítulo 16, descreveremos como os lipídios nos quilomícrons do sangue circulante tornam-se disponíveis para as células do corpo. Em resumo, as proteínas anfipáticas que revestem os quilomícrons mantêm o agregado solúvel no sangue. Essas proteínas são, posteriormente, reconhecidas por proteínas receptoras no tecido adiposo, no qual os triglicerídios serão armazenados.

A **Figura 15.33** fornece um resumo da via seguida pelos triglicerídios em seu trajeto do lúmen intestinal para o sistema linfático.

Vitaminas

As vitaminas são pequenas moléculas orgânicas necessárias para o funcionamento saudável do corpo. Elas não precisam ser digeridas, porém a sua absorção ocorre predominantemente no intestino delgado. As vitaminas lipossolúveis – A, D, E e K – seguem a via de absorção das gorduras descrita na seção anterior. Elas são solubilizadas em micelas, de modo que qualquer interferência na secreção de bile ou na ação dos sais biliares no intestino diminuirá a absorção das vitaminas lipossolúveis, uma condição patológica denominada **má absorção**. As síndromes de má absorção podem levar à deficiência de vitaminas lipossolúveis. Por exemplo, o *espru não tropical*, também conhecido como *doença celíaca* ou *enteropatia sensível ao glúten*, deve-se a uma perda, autoimune mediada, da área de superfície da borda em escova intestinal como resultado da sensibilidade às proteínas do trigo, coletivamente conhecidas como **glúten**. A perda da área de superfície pode levar a uma diminuição na absorção de muitos nutrientes, o que, por sua vez, pode resultar em uma variedade de consequências para a saúde. Por exemplo, essa situação frequentemente está associada à má absorção de vitamina D, que acaba resultando em diminuição da absorção de íons cálcio do tubo gastrintestinal (e, consequentemente, em ruptura da homeostasia do Ca^{2+}; ver Capítulo 11, Seção 11.21).

Com uma exceção, as vitaminas hidrossolúveis são absorvidas por difusão ou por transporte mediado. A vitamina B_{12} (cianocobalamina), que é a exceção, é uma molécula muito grande com carga elétrica. Para ser absorvida, a vitamina B_{12} precisa ligar-se inicialmente a uma proteína conhecida como

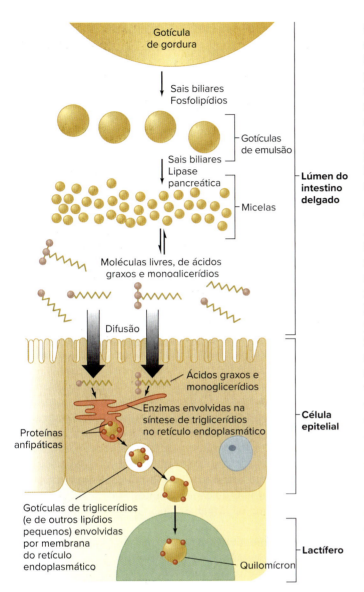

Figura 15.33 Resumo da digestão e absorção das gorduras por meio das células epiteliais no intestino delgado.

APLICAÇÃO DO CONCEITO: princípio geral de fisiologia

- Como a digestão e a absorção das gorduras ilustram o princípio geral de fisiologia segundo o qual ocorre troca controlada de materiais entre os compartimentos e através das membranas celulares? Que tipos de compartimentos e de membranas estão envolvidos, e de que maneira os processos são controlados?

A resposta está disponível no Apêndice A.

---

fator intrínseco que, conforme explicado anteriormente, é secretado pelas células parietais no estômago. O fator intrínseco, ligado à vitamina B_{12} liga-se, em seguida, a sítios específicos nas células epiteliais da parte inferior do íleo, no qual a vitamina B_{12} é absorvida por endocitose. Conforme descrito no Capítulo 12, Seção 12.1, a vitamina B_{12} é necessária para a formação dos eritrócitos, e a sua deficiência resulta em **anemia perniciosa**. Essa forma de anemia pode ocorrer quando o estômago foi retirado (p. ex., para tratamento de úlceras ou de câncer gástrico) ou é incapaz de secretar o fator intrínseco (frequentemente devido à destruição autoimune das células produtoras de ácido). Como a absorção de vitamina B_{12} ocorre na parte inferior do íleo, a retirada ou disfunção desse segmento devido à presença de doença também pode resultar em anemia perniciosa. Embora a vitamina B_{12} oral possa ser absorvida por indivíduos saudáveis, ela não é muito efetiva em pacientes com anemia perniciosa, devido à ausência de fator intrínseco. Por conseguinte, o tratamento da anemia perniciosa exige, habitualmente, injeções de vitamina B_{12}.

Água e minerais

A água é a substância mais abundante no quimo. Cerca de 8.000 mℓ de água ingerida e secretada entram diariamente no intestino delgado, porém apenas 1.500 mℓ alcançam o intestino grosso, visto que 80% do líquido são absorvidos no intestino delgado (consulte novamente a Figura 15.4). Pequenas quantidades de água são absorvidas no estômago, porém ele tem uma área de superfície muito menor disponível para difusão e carece dos mecanismos de absorção de solutos que criam os gradientes osmóticos necessários para a absorção efetiva de água. As membranas epiteliais do intestino delgado são muito permeáveis à água, e ocorre difusão efetiva de água através do epitélio, sempre que for estabelecida uma diferença de concentração de água pela absorção ativa de solutos. Os mecanismos que acoplam a absorção de solutos e de água pelas células epiteliais foram descritos no Capítulo 4 (ver Figura 4.25).

O Na^+ responde por grande parte do soluto transportado ativamente, visto que constitui um soluto muito abundante no quimo. A absorção de Na^+ é um processo de transporte ativo primário – que utiliza as bombas de Na^+/K^+ ATPase, conforme descrito no Capítulo 4 – e assemelha-se àquela da reabsorção tubular renal de Na^+ e de água (ver Capítulo 14, Seção 14.7). O Cl^- e o HCO_3^- são absorvidos com o Na^+ e contribuem para outra grande fração do soluto absorvido.

Outros minerais presentes em concentrações menores, como íons potássio, magnésio, fosfato e cálcio, também são absorvidos, assim como oligoelementos, como ferro, zinco e iodo.

Vias de absorção

Os nutrientes absorvidos através do epitélio intestinal entram na circulação sanguínea por duas vias diferentes. As gorduras e outros nutrientes lipossolúveis entram inicialmente no sistema linfático, conforme já descrevemos. Os vasos linfáticos do intestino delgado, à semelhança daqueles em outras partes do corpo, eventualmente convergem e desembocam em uma grande veia localizada próximo ao coração (consulte a Figura 12.48). Os quilomícrons, então, circulam por toda corrente sanguínea e fornecem lipídios e vitaminas lipossolúveis a todas as células do corpo.

Em contraste, todos os outros nutrientes absorvidos movem-se diretamente do compartimento do líquido intersticial para os capilares intestinais e, a partir deles, o sangue flui para as veias. A drenagem venosa do intestino delgado – bem como a do intestino grosso, pâncreas e partes do estômago – não desemboca diretamente na veia cava inferior, porém passa inicialmente pelo fígado por meio da veia porta

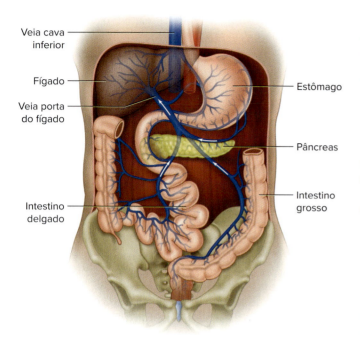

Figura 15.34 Sistema porta hepático. Os capilares do estômago, do pâncreas, do intestino delgado e do intestino grosso drenam para a veia porta do fígado, que se ramifica para formar capilares novamente dentro do fígado. Os capilares hepáticos drenam para as veias hepáticas e a veia cava inferior.

do fígado (**Figura 15.34**). (Ver Capítulo 11 para uma descrição da organização das circulações porta.) No fígado, o sangue flui por meio de uma segunda rede de capilares antes de deixar o fígado para retornar ao coração. Devido à essa circulação porta, o material absorvido nos capilares a partir dos órgãos abdominais pode ser processado pelo fígado antes de sua entrada na circulação geral. Isso inclui os produtos da digestão dos carboidratos e das proteínas, bem como água, minerais e vitaminas hidrossolúveis.

Além de fornecer nutrientes ao fígado, o sistema porta hepático tem significado funcional adicional. Conforme discutido no Capítulo 16, ele libera os hormônios pancreáticos insulina e glucagon para o fígado, no qual regulam o processamento metabólico de nutrientes. Além disso, a partir das Figuras 15.11 e 15.21, lembre-se de que, durante o processamento de uma refeição, as células parietais adicionam HCO_3^- em excesso ao sangue que deixa o estômago, enquanto as células dos ductos pancreáticos adicionam H^+ em excesso ao sangue que sai do pâncreas. Quando o sangue desses dois órgãos se encontra na veia porta do fígado, o equilíbrio do pH normal é restaurado. Por fim, o sistema da veia porta do fígado é importante, visto que o fígado contém enzimas capazes de metabolizar (desintoxicar) compostos nocivos que podem ter sido ingeridos e absorvidos, reduzindo acentuadamente a sua entrada na circulação sistêmica.

A relação entre o sistema linfático, o sistema circulatório e a superfície absortiva do tubo gastrintestinal, mostrada nas Figuras 15.18 e 15.34 enfatiza o princípio geral de fisiologia, segundo o qual existe uma coordenação entre a função de diferentes sistemas orgânicos. É preciso compreender a distribuição do fluxo sanguíneo para o tubo gastrintestinal e a drenagem linfática desse tubo para reconhecer a sua enorme capacidade de absorção e de secreção.

Motilidade do intestino delgado

A motilidade do intestino delgado, que é produzida pelos músculos lisos em suas paredes, desempenha três funções principais:

- Mistura o conteúdo luminal com as várias secreções
- Coloca o conteúdo em contato com a superfície epitelial, na qual ocorre a absorção
- Faz progredir lentamente o material luminal em direção ao intestino grosso; como as substâncias são absorvidas, em sua maior parte, no intestino delgado, apenas pequenas quantidades de água, íons e materiais não digeridos passam para o intestino grosso.

Diferentemente das ondas peristálticas que se propagam pelo estômago, o movimento mais comum no intestino delgado durante a digestão de uma refeição consiste em contração e relaxamento estacionários de segmentos intestinais, com pouco movimento efetivo aparente em direção ao intestino grosso (**Figura 15.35**). Cada segmento que se contrai tem apenas alguns centímetros de comprimento, e a contração dura alguns segundos. O quimo no lúmen de um segmento em contração é forçado tanto para frente quanto para traz no intestino. Essa contração e relaxamento rítmicos do intestino, conhecidos como **segmentação**, produzem uma divisão e subdivisão contínuas do conteúdo intestinal, misturando por completo o quimo no lúmen e colocando-o em contato com a parede intestinal.

Esses movimentos de segmentação são iniciados pela atividade elétrica gerada por células marca-passo na camada de músculo liso circular (ver Figura 15.18). À semelhança das ondas lentas observadas no estômago, esse ritmo elétrico básico intestinal produz oscilações no potencial de membrana do músculo liso. Se o limiar for alcançado, os potenciais de ação são deflagrados com o aumento da contração muscular. A frequência de segmentação é estabelecida pela frequência do ritmo elétrico básico intestinal. Entretanto, diferentemente do estômago, que apresenta normalmente um único ritmo (três por minuto), o ritmo intestinal varia ao longo do intestino, e cada região sucessiva apresenta uma frequência ligeiramente menor do que a região acima. Por exemplo, a segmentação no duodeno ocorre em uma frequência de cerca de 12 contrações/min, ao passo que, na última porção do íleo, a frequência é de apenas 9 contrações/min. Esse padrão temporal de segmentação produz uma migração lenta do conteúdo intestinal em direção ao intestino grosso, visto que uma maior quantidade de quimo é forçada para o intestino grosso, e não na direção oposta.

A intensidade da segmentação pode ser alterada por hormônios, pelo sistema nervoso entérico e por nervos autônomos. A atividade parassimpática aumenta a força da contração, enquanto a estimulação simpática a diminui. Por conseguinte, os estímulos da fase cefálica, bem como os estados emocionais, podem alterar a motilidade intestinal. Assim como ocorre com

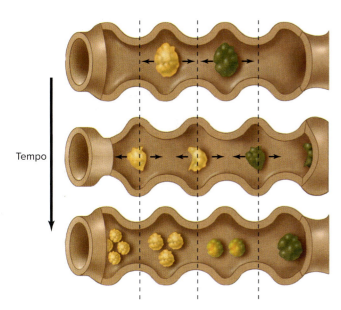

Figura 15.35 Contrações de segmentação em uma parte do intestino delgado, em que segmentos do intestino se contraem e relaxam de acordo com um padrão rítmico, porém *sem* sofrer peristalse. Esse é o ritmo encontrado durante uma refeição. As linhas tracejadas são pontos de referência para visualizar os mesmos locais ao longo do intestino. À medida que as contrações ocorrem no local seguinte, o quimo é fragmentado cada vez mais e empurrado para trás e para frente, misturando o conteúdo luminal.

APLICAÇÃO DO CONCEITO: princípio geral de fisiologia

- Um princípio geral da fisiologia estabelece que as funções dos sistemas orgânicos estão coordenadas umas com as outras. Considerando esta figura, bem como as Figuras 15.6, 15.12, 15.13 e 15.17, forneça vários exemplos de como as funções dos sistemas nervoso e digestório são coordenadas.

A resposta está disponível no Apêndice A.

---

o estômago, esses impulsos produzem alterações na força de contração do músculo liso, porém não modificam de modo substancial as frequências dos ritmos elétricos básicos.

Após a absorção da maior parte de uma refeição, as contrações segmentares cessam e são substituídas por um padrão de atividade peristáltica, conhecido como **complexo mioelétrico migratório (CMM)**. Começando na parte inferior do estômago, ondas repetidas de atividade peristáltica percorrem uma distância de cerca de 60 cm ao longo do intestino delgado e, em seguida, desaparecem. O próximo CMM começa ligeiramente mais abaixo no intestino delgado, de modo que a atividade peristáltica migra lentamente pelo intestino delgado, levando cerca de 2 h para alcançar o intestino grosso. Quando o CMM alcança o final do íleo, novas ondas surgem no estômago, e o processo se repete.

O CMM move qualquer material não digerido que ainda se encontre no intestino delgado para dentro do intestino grosso e também impede que as bactérias permaneçam no intestino delgado por tempo suficiente para crescer e se multiplicar excessivamente. Em doenças que se caracterizam por um CMM aberrante, a proliferação bacteriana excessiva no intestino delgado pode tornar-se um importante problema. Com a chegada de uma refeição no estômago, o CMM cessa rapidamente no intestino e é substituído pela segmentação.

Acredita-se que o CMM seja iniciado por um aumento na concentração plasmática do hormônio intestinal, a **motilina**. A alimentação inibe a liberação de motilina. Esse hormônio intestinal estimula os CMM por meio do sistema nervoso entérico e do sistema nervoso autônomo.

Estude e revise 15.6

- **Intestino delgado:** região mais extensa do tubo gastrintestinal, com três regiões: o **duodeno**, o **jejuno** e o **íleo**
  - **Vilosidades** e **microvilosidades:** aumentam acentuadamente a área de superfície para a digestão e a reabsorção
  - Recebe enzimas digestivas e HCO_3^- do pâncreas por meio do músculo esfíncter da ampola hepatopancreática (**esfíncter de Oddi**); o HCO_3^- neutraliza o ácido do estômago que entra no intestino delgado
  - As enzimas proteolíticas são secretadas pelo pâncreas em suas formas inativas; a **tripsina** é ativada pela **enteroquinase**; em seguida, a tripsina ativa outras enzimas pancreáticas inativas
  - **Secretina:** hormônio liberado no sangue pelo intestino delgado em resposta a um aumento da acidez luminal; estimula a secreção pancreática de HCO_3^- no duodeno
  - **CCK:** secretada pelo intestino delgado para o sangue em resposta aos produtos da digestão das gorduras e das proteínas; em seguida, a CCK estimula a secreção de enzimas digestivas pancreáticas pelo pâncreas no duodeno
- **Bile:** secretada pela vesícula biliar ao duodeno por meio do esfíncter de Oddi; os principais ingredientes consistem em **sais biliares**, colesterol, fosfolipídios, HCO_3^-, pigmentos biliares
  - Os sais biliares sofrem recirculação êntero-hepática contínua durante uma refeição
  - A **bilirrubina**, o principal pigmento biliar, é um produto de degradação da hemoglobina e é absorvida do sangue pelo fígado e secretada na bile
  - A CCK causa contração da vesícula biliar e relaxamento do esfíncter de Oddi, liberando, assim, a bile concentrada no intestino
- A digestão e a absorção dos carboidratos, das proteínas e das gorduras ocorrem, em sua maior parte, no intestino delgado, particularmente no duodeno
  - Polissacarídios: digeridos pela amilase e por enzimas da borda em escova em monossacarídios, que são, então, absorvidos nos capilares das vilosidades
  - Proteínas: degradadas pela tripsina, quimiotripsina, **carboxipeptidase** e enzimas da borda em escova em pequenos peptídios e aminoácidos, que são absorvidos nos capilares das vilosidades

> **Estude e revise 15.6 — *continuação***
>
> - Gorduras: devido à sua natureza hidrofóbica, exigem mecanismos que solubilizam a gordura e seus produtos de digestão
> - Os grandes glóbulos de gordura do estômago são **emulsificados** no intestino delgado por sais biliares e fosfolipídios
>   - A lipase do pâncreas digere a gordura na superfície das gotículas de emulsão, formando ácidos graxos e monoglicerídios
>   - Esses produtos da lipase insolúveis em água, quando combinados com sais biliares, formam **micelas**, que estão em equilíbrio com as moléculas livres
>   - Os ácidos graxos livres e os monoglicerídios difundem-se através das membranas apicais das células epiteliais, nas quais são remontados em triglicerídios e acondicionados com proteínas em **quilomícrons**, que se movem por exocitose para entrar nos vasos lactíferos
> - Absorção da água: ocorre por osmose, acompanhando a absorção ativa de solutos, principalmente Na^+ e Cl^-
> - A motilidade do intestino delgado é coordenada pelo sistema nervoso entérico e modificada por reflexos longos e curtos e por hormônios
>   - Durante e logo após uma refeição, o conteúdo intestinal é misturado por movimentos de **segmentação** do intestino
>   - Após a digestão e a absorção da maior parte do alimento, o **complexo mioelétrico migratório (CMM)**, que move material não digerido para o intestino grosso por um segmento migratório de ondas peristálticas, substitui a segmentação.
>
> *Questão de revisão: Quais são os principais eventos celulares da digestão e absorção de um polissacarídio, uma proteína e um triglicerídio? Que enzimas estão envolvidas e qual a sua fonte ou localização? Que problema especial é produzido pela natureza hidrofóbica das gorduras ingeridas? (A resposta está disponível no Apêndice A.)*

15.7 Intestino grosso

A principal função do intestino grosso consiste em armazenar e concentrar o material fecal antes da defecação. Uma função secundária é reabsorver uma certa quantidade de água e de íons, bem como alguns produtos potencialmente úteis do metabolismo bacteriano.

Anatomia

O intestino grosso mede cerca de 6,5 cm de diâmetro e cerca de 1,5 m de comprimento (**Figura 15.36**). Embora o intestino grosso tenha um diâmetro maior do que o intestino delgado, a sua área de superfície epitelial é muito menor, visto que o intestino grosso é mais curto do que o intestino delgado, a sua superfície não é convoluta e a sua mucosa carece de vilosidades (ver Figura 15.18).

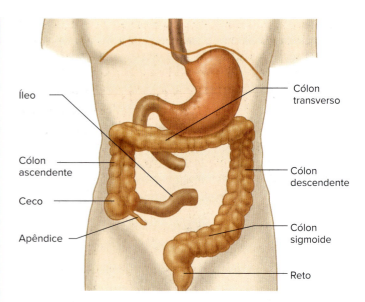

Figura 15.36 Os segmentos do intestino grosso (a maior parte do intestino delgado foi removida; parte do íleo é mostrada para indicar onde o intestino grosso se conecta ao intestino delgado).

A primeira parte do intestino grosso é o **ceco**. A **papila ileal** (ou **válvula ileocecal** ou **esfíncter ileocecal**) é um esfíncter situado entre o íleo e o ceco, composto principalmente de músculo liso circular inervado por nervos simpáticos. O músculo circular se contrai com a distensão do cólon e limita o movimento do conteúdo colônico de volta ao íleo. Isso impede que as bactérias no intestino grosso colonizem a parte final do intestino delgado. O **apêndice** é uma pequena projeção digitiforme que se estende a partir do ceco, pode participar na função imune e atuar como reservatório de bactérias saudáveis, quando a doença altera a população bacteriana do intestino grosso. O **cólon** consiste em três segmentos relativamente retos – o cólon ascendente, o cólon transverso e o cólon descendente. A parte terminal do cólon descendente tem o formato de um S, formando o cólon sigmoide, que desemboca em um segmento relativamente reto do intestino grosso, o **reto**, que termina no **ânus**.

Secreção, digestão e absorção no intestino grosso

As secreções do intestino grosso são escassas, não têm enzimas digestivas e consistem principalmente em muco e líquido contendo HCO_3^- e K^+.

Cerca de 1.500 mℓ de quimo entram diariamente no intestino grosso a partir do intestino delgado. Esse material provém, em grande parte, das secreções da parte inferior do intestino delgado, visto que a maior parte dos nutrientes ingeridos é absorvida antes de alcançar o intestino grosso. A absorção de líquido pelo intestino grosso, normalmente, responde por apenas uma pequena fração do líquido total absorvido diariamente pelo tubo gastrintestinal (consulte a Figura 15.4).

O processo absortivo primário no intestino grosso é o transporte ativo de Na^+ do lúmen para o líquido extracelular, acompanhado de absorção osmótica de água. Se o material fecal permanecer no intestino grosso por um longo período, quase toda água é absorvida, deixando formações fecais endurecidas. Ao contrário do Na^+, existe, normalmente, um movimento efetivo de K^+ do sangue para o lúmen do intestino grosso. Pode ocorrer grave depleção do potássio corporal total quando grandes volumes de líquido são excretados nas fezes. Existe também um movimento efetivo de HCO_3^- para o interior do lúmen, acoplado à absorção de Cl^- a partir do lúmen, e a perda desse HCO_3^- (uma base) em pacientes com diarreia prolongada pode causar acidose metabólica (ver Capítulo 14).

O intestino grosso também absorve parte dos produtos formados pelas bactérias que colonizam essa região. Sabe-se agora que as bactérias colônicas têm uma contribuição metabólica vital para a saúde. Por exemplo, alguns polissacarídios não digeridos (fibras) são metabolizados e seus produtos de degradação são utilizados na síntese de ácidos graxos de cadeia curta pelas bactérias no intestino grosso e absorvidos no sangue. Evidências recentes sugerem que esses ácidos graxos podem desempenhar funções importantes na imunidade, na saúde cardiovascular e na função neural. O HCO_3^- secretado pelo intestino grosso ajuda a neutralizar a acidez aumentada em decorrência da formação desses ácidos graxos. As bactérias colônicas também produzem pequenas quantidades de vitaminas, particularmente vitamina K, que são absorvidas pelo sangue. Embora essa fonte de vitaminas, geralmente, só forneça uma pequena parte das necessidades diárias normais, ela pode ter uma contribuição significativa quando o aporte dietético de vitaminas for baixo.

Outros produtos bacterianos incluem gases (**flatos**), que consistem em uma mistura de nitrogênio e dióxido de carbono, com pequenas quantidades dos gases hidrogênio, metano e sulfeto de hidrogênio. A fermentação bacteriana dos polissacarídios não digeridos produz esses gases no cólon (com exceção do nitrogênio, que provém do ar deglutido), em uma taxa de cerca de 400 a 700 m ℓ/dia. Certos alimentos (p. ex., o feijão) contêm grandes quantidades de carboidratos que não podem ser digeridos pelas enzimas intestinais, mas que são prontamente metabolizados por bactérias no intestino grosso, produzindo grandes quantidades de gás.

Motilidade do intestino grosso e defecação

As contrações do músculo liso circular no intestino grosso produzem um movimento de segmentação com um ritmo consideravelmente mais lento (1 a cada 30 minutos) do que aquele observado no intestino delgado. Devido à lenta propulsão do conteúdo do intestino grosso, o material proveniente do intestino delgado que entra no intestino grosso permanece cerca de 18 a 24 horas. Isso fornece tempo suficiente para o crescimento e a multiplicação das bactérias. De 3 a 4 vezes/dia, geralmente depois de uma refeição, uma onda de contração intensa, conhecida como **movimento de massa**, propaga-se

rapidamente ao longo do segmento transverso do intestino grosso em direção ao reto. O intestino grosso é inervado por nervos parassimpáticos e simpáticos. O impulso parassimpático aumenta as contrações de segmentação, enquanto o impulso simpático diminui as contrações colônicas.

O ânus, que é a saída do reto, normalmente permanece fechado pelo **músculo esfíncter interno do ânus**, composto de músculo liso, e pelo **músculo esfíncter externo do ânus**, composto de músculo esquelético sob controle voluntário. A distensão súbita das paredes do reto produzida pelo movimento de massa do material fecal para dentro dele inicia o **reflexo de defecação** neuralmente mediado. A urgência consciente de defecar, que é mediada por mecanorreceptores, acompanha a distensão do reto. A resposta reflexa consiste em uma contração do reto e relaxamento do músculo esfíncter interno do ânus, mas a *contração* do músculo esfíncter externo do ânus (inicialmente) e aumento da motilidade no cólon sigmoide. Por fim, uma pressão é alcançada no reto, que desencadeia o *relaxamento* reflexo do músculo esfíncter externo do ânus, permitindo a expulsão das fezes.

Por meio de vias descendentes para os nervos somáticos que inervam o músculo esfíncter externo do ânus, os centros encefálicos podem sobrepujar os sinais reflexos que eventualmente relaxariam o esfíncter, mantendo, assim, o esfíncter externo fechado e permitindo ao indivíduo adiar a defecação. Nesse caso, a distensão prolongada do reto inicia um movimento inverso, impulsionando o conteúdo retal de volta ao cólon sigmoide. Em seguida, a necessidade de defecar desaparece até que o próximo movimento de massa propulsione mais fezes para dentro do reto, com aumento de seu volume, e iniciando novamente o reflexo da defecação. O controle voluntário do músculo esfíncter externo do ânus é aprendido durante a infância. O dano à medula espinal pode levar a uma perda do controle voluntário sobre a defecação.

A defecação é, algumas vezes, auxiliada por uma respiração profunda, seguida de fechamento da glote e contração dos músculos abdominais e torácicos, produzindo aumento da pressão abdominal, que é transmitida ao conteúdo do intestino grosso e do reto. Essa manobra (denominada manobra de Valsalva) também provoca uma elevação da pressão intratorácica, que leva a um aumento transitório da pressão arterial, seguido de redução à medida que o retorno venoso ao coração diminui. As alterações cardiovasculares que resultam do esforço excessivo durante a defecação podem, em raros casos, precipitar um acidente vascular encefálico ou ataque cardíaco, particularmente em indivíduos idosos com constipação intestinal e que apresentam uma função cardiovascular limitada.

Com isso, concluímos nossa discussão sobre a secreção, a digestão e a absorção normais que ocorrem em todo o trato gastrintestinal. A **Tabela 15.6** fornece um resumo. A próxima seção descreve alguns dos distúrbios mais comuns que afetam o trato gastrintestinal.

TABELA 15.6 — Funções dos órgãos do sistema digestório.

Órgão	Secreção exócrina	Funções relacionadas com a digestão e a absorção
Boca e faringe		Início da mastigação; início do reflexo de deglutição
Glândulas salivares	Íons e água	Umedecem e dissolvem o alimento; ajudam a neutralizar o ácido ingerido
	Muco	Lubrificação
	Amilase	Enzima envolvida na digestão de polissacarídios (função relativamente menor)
	Anticorpos e outros fatores imunes	Ajudam a prevenir as cáries dentárias e problemas de gengiva
Esôfago		Move o alimento até o estômago por meio de ondas peristálticas
	Muco	Lubrificação
Estômago		Armazena, mistura, dissolve e continua a digestão do alimento; regula o esvaziamento do alimento dissolvido ao intestino delgado
	HCl	Solubilização de algumas partículas alimentares; mata os micróbios; ativação do pepsinogênio em pepsina
	Pepsina	Inicia o processo de digestão das proteínas no estômago
	Muco	Lubrifica e protege a superfície epitelial
Pâncreas		Secreção de enzimas e de bicarbonato; desempenha também funções endócrinas não digestivas
	Enzimas	Digerem carboidratos, gorduras, proteínas e ácidos nucleicos
	Bicarbonato	Neutraliza o HCl proveniente do estômago que entra no intestino delgado
Fígado		Secreção de bile
	Sais biliares	Solubilização das gorduras insolúveis em água
	Bicarbonato	Neutraliza o HCl proveniente do estômago que entra no intestino delgado
	Produtos residuais orgânicos e oligoelementos	Eliminação nas fezes
Vesícula biliar		Armazena e concentra a bile entre as refeições
Intestino delgado		Digestão e absorção da maioria das substâncias; mistura e propulsão do conteúdo
	Enzimas	Digestão de macromoléculas
	Íons e água	Manutenção da fluidez do conteúdo luminal
	Muco	Lubrificação e proteção
Intestino grosso		Armazenamento e concentração de matéria não digerida; absorção de íons e de água; mistura e propulsão do conteúdo; defecação
	Muco	Lubrificação

Estude e revise 15.7

- **Intestino grosso:** inclui o **ceco** e o **apêndice**, bem como o **cólon ascendente**, **transverso**, **descendente** e **sigmoide**, e o **reto**, que se contrai para expelir as fezes pelo **ânus** durante a **defecação**
- A principal função do intestino grosso consiste em armazenar e concentrar o material fecal antes de sua defecação
  - A água é absorvida pelo intestino grosso secundariamente à absorção ativa de Na^+, levando à concentração do material fecal
- O **flato** é produzido por fermentação bacteriana de polissacarídios não digeridos

Estude e revise 15.7 — *continuação*

- De 3 a 4 vezes/dia, **movimentos de massa** no cólon movem o seu conteúdo para o reto
  - Distensão do reto: inicia a defecação, que é auxiliada por uma expiração forçada contra a glote fechada
  - A defecação pode ser controlada voluntariamente por meio dos nervos somáticos para os músculos esqueléticos do **músculo esfíncter externo do ânus**.

Questão de revisão: Quais são as principais funções do intestino grosso? Descreva os fatores que iniciam e controlam a defecação. (**A resposta está disponível no Apêndice A.**)

15.8 Patologia do sistema digestório

A seguir, temos alguns exemplos comuns de distúrbios da função do sistema digestório.

Úlceras

Tendo em vista a alta concentração de ácido e de pepsina secretados pelo estômago, é natural indagarmos por que o estômago não se autodigere. Vários fatores protegem as paredes do estômago contra a sua própria digestão:

- A superfície da mucosa é revestida por células que secretam muco ligeiramente alcalino, que forma uma fina camada sobre a superfície luminal. Tanto o conteúdo de proteína do muco quanto a sua alcalinidade neutralizam o H^+ na área imediata do epitélio. Dessa maneira, o muco forma uma barreira química entre o conteúdo altamente ácido do lúmen e a superfície celular
- As zônulas de oclusão entre as células epiteliais que revestem o estômago restringem a difusão do H^+ para os tecidos subjacentes
- As células epiteliais danificadas são substituídas a intervalos de poucos dias por novas células que surgem a partir da divisão de células dentro das fovéolas gástricas.

Algumas vezes, esses mecanismos protetores provam-se inadequados, e pode haver desenvolvimento de erosões (**úlceras**) da superfície gástrica. Podem ocorrer úlceras não apenas no estômago, mas também na parte inferior do esôfago e no duodeno. Na verdade, as úlceras duodenais são cerca de 10 vezes mais frequentes do que as úlceras gástricas e acometem cerca de 10% da população norte-americana. O dano aos vasos sanguíneos nos tecidos subjacentes à úlcera pode provocar sangramento no lúmen gastrintestinal (**Figura 15.37**). Em certas ocasiões, a úlcera pode penetrar em toda a parede, resultando em vazamento do conteúdo luminal na cavidade abdominal. O endoscópio é um dispositivo utilizado para estabelecer o diagnóstico das úlceras gástricas e duodenais (ver Figura 15.37). Utiliza uma tecnologia de vídeo para a visualização direta da mucosa gástrica e duodenal em um procedimento denominado **endoscopia**. Além disso, o endoscopista pode aplicar tratamentos locais e obter amostras de tecido (**biopsia**) durante a endoscopia alta. Podem ser utilizados dispositivos semelhantes para a visualização do cólon (**sigmoidoscopia** ou **colonoscopia** flexíveis).

A formação de úlceras envolve a ruptura da barreira mucosa e a exposição do tecido subjacente à ação erosiva do ácido e da pepsina, porém nem sempre é evidente o que provoca o dano inicial à barreira. Embora o ácido seja essencial para a formação das úlceras, ele não é necessariamente o principal fator; muitos pacientes com úlceras apresentam taxas normais ou até mesmo subnormais de secreção ácida.

Muitos fatores, inclusive suscetibilidade genética, fármacos, álcool, sais biliares e secreção excessiva de ácido e de pepsina, podem contribuir para a formação de úlceras. Entretanto, um importante fator consiste na presença de uma bactéria, *Helicobacter pylori*, encontrada no estômago de muitos pacientes com úlceras ou **gastrite** (inflamação da parede do estômago). A supressão dessas bactérias com antibióticos, geralmente, ajuda a cicatrizar a mucosa danificada.

Uma vez formada a úlcera, a inibição da secreção ácida com medicamento pode remover a irritação constante e possibilitar a cicatrização da úlcera. Duas classes de fármacos atuam como potentes inibidores da secreção de ácido. Uma classe de inibidores atua ao bloquear um subtipo específico de receptor de histamina (H_2) encontrado nas células parietais, que estimula a secreção de ácido. A **cimetidina** é um exemplo de um antagonista dos receptores H_2 comumente utilizado. A segunda classe de fármacos inibe diretamente a bomba de H^+/K^+ ATPase nas células parietais. O **omeprazol** e o **lansoprazol** são exemplos desses denominados inibidores da bomba de prótons.

Apesar das opiniões populares, a contribuição do estresse na produção de úlceras ainda não está bem esclarecida; entretanto, uma vez formada a úlcera, o estresse emocional pode agravá-la, aumentando a secreção de ácido e diminuindo, também, o apetite e a ingestão de alimentos.

Vômitos

O vômito (**êmese**) é a expulsão forçada do conteúdo do estômago e do trato intestinal alto pela boca. À semelhança da deglutição, o vômito é um reflexo complexo, coordenado por uma região localizada no bulbo do tronco encefálico, conhecida como **centro do vômito** (ou **emético**). Os impulsos neurais para esse centro, provenientes de receptores existentes em muitas regiões diferentes do corpo, podem iniciar o reflexo do vômito. Por exemplo, a distensão excessiva do estômago ou do intestino delgado, várias substâncias que atuam sobre os quimiorreceptores na parede intestinal ou no encéfalo, o aumento da pressão dentro do crânio, os movimentos de rotação da cabeça (cinetose), a dor intensa e os estímulos táteis aplicados à parte posterior da garganta podem desencadear o vômito. A **área postrema** é um núcleo no bulbo localizado fora da barreira hematencefálica, o que permite esse núcleo ser sensível a toxinas no sangue e iniciar o vômito. Existem muitas substâncias químicas, conhecidas como **eméticos**, que podem estimular o vômito por meio de receptores presentes no estômago, no duodeno ou no encéfalo.

Qual é o valor adaptativo desse reflexo? Naturalmente, a remoção de substâncias tóxicas ingeridas antes que possam ser absorvidas é benéfica. Além disso, a náuseas, que habitualmente acompanha o vômito, pode ter o valor adaptativo de condicionar o indivíduo a evitar a ingestão futura de alimentos que contêm essas substâncias tóxicas. Ainda não foi esclarecido por que outros tipos de estímulos, como os que produzem enjoo de movimento, tornaram-se associados ao centro do vômito.

Em geral, o vômito é precedido de aumento da salivação, sudorese, aumento da frequência cardíaca, palidez e náuseas. Os eventos que levam ao vômito começam com uma respiração profunda, fechamento da glote e elevação do palato mole. Em seguida, ocorre contração dos músculos abdominais, aumentando, assim, a pressão abdominal, que é transmitida ao conteúdo do estômago. Ocorre relaxamento do esfíncter esofágico inferior, e a pressão abdominal elevada força o conteúdo

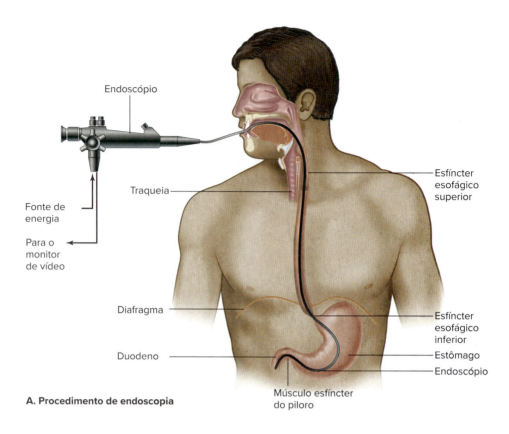

A. Procedimento de endoscopia

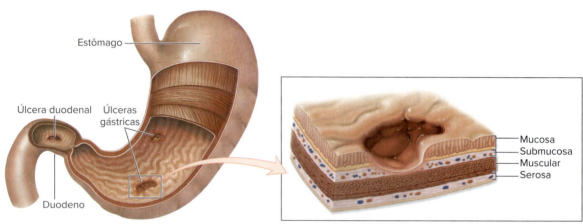

B. Localizações comuns das úlceras gástricas e duodenais

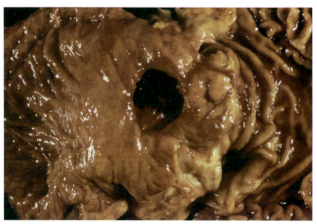

C. Úlcera gástrica perfurada

Figura 15.37 A. Videoendoscopia do tubo gastrintestinal superior. O médico introduz o endoscópio pela boca (ou pelo nariz), passa pelo esôfago e estômago até alcançar o duodeno. A mucosa é iluminada por uma fonte luminosa na extremidade do endoscópio. A extremidade também conta com um *chip* de vídeo em miniatura, que transmite imagens por meio do endoscópio para um gravador de vídeo. Podem ser aplicados tratamentos locais, e podem ser obtidas pequenas amostras (biopsias) de tecido com o endoscópio. As versões anteriores desse aparelho utilizavam uma tecnologia de fibra óptica. **B** e **C.** Ilustração e fotografia da localização e a aparência típicas de úlceras gástricas e duodenais. Fonte: (C) CNRI/Science.

do estômago para dentro do esôfago. Essa sequência inicial de eventos, que pode ocorrer repetidamente sem expulsão pela boca, é conhecida como **ânsia de vômito**. Ocorre vômito quando as contrações abdominais se tornam tão fortes que o aumento da pressão intratorácica força o conteúdo do esôfago através do esfíncter esofágico superior.

O vômito também é acompanhado de fortes contrações na parte superior do intestino delgado – contrações que tendem a forçar parte do conteúdo intestinal de volta ao estômago para sua expulsão. Por conseguinte, pode-se observar a presença de alguma bile no vômito.

O vômito excessivo pode levar a grandes perdas de água e de íons que normalmente seriam absorvidos no intestino delgado. Isso pode resultar em desidratação grave, alteração do equilíbrio dos íons do corpo e pode provocar problemas circulatórios devido a uma diminuição do volume plasmático. A perda de ácido com o vômito resulta em alcalose metabólica (ver Capítulo 14, Seção 14.20). Diversos fármacos antieméticos de ação central podem suprimir o vômito.

Cálculos biliares

Conforme descrito anteriormente, a bile contém não apenas sais biliares, mas também colesterol e fosfolipídios, que são insolúveis em água e que são mantidos na bile em forma solúvel como micelas. Quando a concentração de colesterol na bile torna-se alta em relação às concentrações de fosfolipídios e sais biliares, o colesterol cristaliza fora da solução, formando **cálculos biliares**. Esses cálculos podem ocorrer quando o fígado secreta quantidades excessivas de colesterol ou quando o colesterol se torna excessivamente concentrado na vesícula biliar em consequência da absorção de íons e de água. Embora os cálculos biliares de colesterol sejam aqueles encontrados com mais frequência no mundo ocidental, a precipitação de pigmentos biliares também pode ser responsável, em certas ocasiões, pela formação de cálculos biliares.

Se um cálculo biliar for pequeno, ele poderá passar pelo ducto colédoco e alcançar o intestino, sem causar complicações. Um cálculo maior pode se alojar na abertura da vesícula biliar, provocando espasmos contráteis dolorosos do músculo liso. Surge uma complicação mais grave quando um cálculo biliar se aloja no ducto colédoco, impedindo, assim, a entrada de bile no intestino. Uma acentuada diminuição da bile pode diminuir a digestão e a absorção das gorduras. Além disso, pode ocorrer comprometimento na absorção das vitaminas lipossolúveis A, D, K e E, levando, por exemplo, a problemas de coagulação (deficiência de vitamina K) e à má absorção de Ca^{2+} (devido à deficiência de vitamina D). A gordura que não é absorvida entra no intestino grosso e, finalmente, aparece nas fezes (uma condição conhecida como **esteatorreia**). Além disso, as bactérias no intestino grosso convertem parte dessa gordura em derivados de ácidos graxos, que alteram os movimentos de íons e da água, levando a um fluxo efetivo de líquido para dentro do intestino grosso. O resultado consiste em diarreia e perda de líquidos e nutrientes.

Como o ducto proveniente do pâncreas une-se ao ducto colédoco imediatamente antes de sua entrada no duodeno, o alojamento de um cálculo biliar nesse local impede ou limita a entrada de bile *e* das secreções pancreáticas no intestino. Isso resulta em incapacidade de neutralizar o ácido e de digerir adequadamente a maioria dos nutrientes orgânicos, e não apenas a gordura. O resultado final consiste em graves deficiências nutricionais. A produção de uma pressão muito elevada no ducto colédoco bloqueado é transmitida de volta ao fígado e interfere na secreção adicional de bile. Como resultado, a bilirrubina, que normalmente é secretada na bile pela sua captação a partir do sangue no fígado, acumula-se no sangue e difunde-se para os tecidos, produzindo uma coloração amarelada da pele e dos olhos, conhecida como **icterícia**.

Embora possa haver necessidade de cirurgia para a retirada de uma vesícula biliar inflamada (**colecistectomia**) ou dos cálculos em um ducto obstruído, as técnicas mais recentes utilizam fármacos para dissolver os cálculos biliares. Os pacientes que foram submetidos à colecistectomia ainda produzem bile e a transportam até o intestino delgado pelo ducto biliar. Por conseguinte, a digestão e a absorção de gorduras podem ser mantidas, porém a secreção de bile e a ingestão de gordura na dieta não estão mais acopladas. Em consequência, é difícil digerir refeições gordurosas e volumosas, devido à ausência de um grande reservatório de bile normalmente liberado da vesícula biliar em resposta à CCK. Em geral, aconselha-se uma dieta com baixo teor de gordura.

Intolerância à lactose

A lactose é o principal carboidrato do leite. Ela não pode ser absorvida diretamente e precisa ser inicialmente digerida em seus componentes, a glicose e a galactose, que são prontamente absorvidos por transporte ativo secundário e difusão facilitada. A lactose é um dissacarídio digerido pela enzima **lactase,** inserida nas membranas plasmáticas apicais das células epiteliais intestinais (ver Figuras 15.2 e 15.28). Em geral, a lactase está presente desde o nascimento e permite ao lactente digerir a lactose no leite materno. Como a única fonte nutricional de lactose é o leite e seus derivados, todos os mamíferos – incluindo a maioria dos seres humanos – perdem a capacidade de digerir esse dissacarídio por ocasião do desmame. Com exceção de pessoas descendentes de algumas regiões do mundo – notavelmente, as do norte da Europa e partes da África Central, a grande maioria das pessoas sofre um declínio parcial ou total na produção de lactase, que começa em torno dos 2 anos. Isso leva à **intolerância à lactose** – uma condição normal caracterizada pela incapacidade de digerir por completo a lactose, de modo que a sua concentração permanece elevada no intestino delgado após a sua ingestão. Hipóteses atuais sobre o motivo pelo qual certas populações de pessoas mantiveram a capacidade de expressar a lactase estão relacionadas com uma mutação na região reguladora do gene da lactase, que ocorreu aproximadamente na época em que certos grupos de seres humanos neolíticos domesticaram o gado como fonte de alimento.

Como a absorção de água requer a absorção prévia de solutos para proporcionar um gradiente osmótico, a lactose não absorvida em indivíduos com intolerância à lactose impede a absorção de parte da água. Esse líquido contendo lactose passa para o intestino grosso, no qual as bactérias digerem a lactose. Em seguida, metabolizam os monossacarídios liberados, produzindo grandes quantidades de gases (que

624 Vander | Fisiologia Humana

distendem o cólon e provocam dor) e ácidos graxos de cadeia curta, que causam o movimento de líquido no lúmen do intestino grosso, provocando diarreia. A resposta à ingestão de leite ou de derivados do leite por adultos cujos níveis de lactase estão diminuídos varia desde um leve desconforto até diarreia intensa e desidratante, dependendo do volume de leite e de derivados ingeridos, e da quantidade de lactase presente no intestino. O indivíduo pode evitar esses sintomas ao consumir leite cuja lactose foi pré-digerida com a adição da enzima lactase ou o uso de comprimidos contendo lactase juntamente com o leite.

Constipação intestinal e diarreia

Muitos indivíduos têm uma crença errônea de que, a não ser que tenham uma evacuação intestinal diária, a absorção de substâncias "tóxicas" do material fecal no intestino delgado irá, de algum modo, envenená-los. As tentativas de identificar esses agentes tóxicos no sangue após períodos prolongados de retenção fecal não tiveram sucesso, e parece não haver nenhuma necessidade fisiológica de evacuações intestinais a intervalos frequentes. Isso reforça um aspecto assinalado anteriormente, neste capítulo, de que a contribuição do tubo gastrintestinal para a eliminação de produtos residuais é, habitualmente, pequena em comparação com os pulmões e os rins. Qualquer situação que mantenha o indivíduo em um estado confortável é fisiologicamente adequada.

Por outro lado, alguns sintomas – cefaleia, perda do apetite, náuseas e distensão abdominal – podem surgir quando não ocorre defecação por vários dias ou mais, dependendo do indivíduo. Esses sintomas de **constipação intestinal** não são causados por toxinas, mas pela distensão do reto. Quanto mais tempo o material fecal permanecer no intestino grosso, maior a quantidade de água absorvida, e mais duras e secas tornam-se as fezes, o que torna a defecação mais difícil e, algumas vezes, dolorosa. A diminuição da motilidade do intestino grosso constitui o principal fator que causa constipação intestinal. Isso ocorre frequentemente no indivíduo idoso, também pode resultar de lesão do sistema nervoso entérico do cólon ou de estresse emocional.

A distensão é um dos fatores que aumentam a motilidade do intestino grosso – opondo-se, assim, ao desenvolvimento de constipação intestinal. Conforme já assinalado, as fibras da dieta (celulose e outros polissacarídios complexos) não são digeridas pelas enzimas do intestino delgado e passam para o intestino grosso, onde o seu volume provoca distensão, portanto, aumenta a motilidade. O farelo, a maioria das frutas e os vegetais são exemplos de alimentos que apresentam um teor relativamente alto de fibras.

Os **laxantes**, agentes que aumentam a frequência ou a facilidade da defecação, atuam por uma variedade de mecanismos. A fibra proporciona um laxante natural. Alguns laxantes, como o óleo mineral, simplesmente lubrificam as fezes, tornando a defecação mais fácil e menos dolorosa. Outros contêm sais de magnésio e de alumínio, que são pouco absorvidos e levam à retenção de água no trato intestinal. Outros ainda, como o óleo de rícino, estimulam a motilidade do cólon e inibem o transporte de íons através da parede, resultando em diminuição da absorção de água.

O uso excessivo de laxantes, na tentativa de manter uma noção pré-concebida de regularidade, leva a uma diminuição da responsividade do intestino grosso aos sinais normais de promoção da defecação. Nesses casos, pode ocorrer um longo período sem defecação após a interrupção do uso de laxantes, parecendo confirmar a necessidade de usar esses medicamentos para promover a regularidade.

A **diarreia** caracteriza-se por fezes aquosas e frequentes. Ela pode resultar de uma diminuição da absorção de líquidos, do aumento da secreção de líquidos ou ambos. O aumento da motilidade que acompanha a diarreia provavelmente não é responsável pela maioria dos casos de diarreia (ao diminuir o tempo disponível para a absorção de líquidos), porém resulta da distensão produzida pelo aumento de líquido luminal.

Várias doenças bacterianas, virais e por protozoários do trato intestinal causam diarreia secretora. O **cólera**, endêmico em muitas partes do mundo, é causado por uma bactéria que libera uma toxina estimulante da produção de AMP cíclico nas células secretoras, na base das vilosidades intestinais. Isso leva a um aumento na frequência de abertura dos canais de Cl^- na membrana apical, portanto, à secreção aumentada desse íon. Ocorre um fluxo osmótico concomitante de água para dentro do lúmen intestinal, com consequente diarreia maciça, que pode ameaçar a vida do indivíduo devido à desidratação e diminuição do volume sanguíneo que leva ao choque circulatório. A perda de íons e de água por essa forma grave de diarreia pode ser compensada pela ingestão de uma solução simples contendo sal e glicose. A absorção ativa desses solutos é acompanhada de absorção de água, com consequente reposição do líquido perdido pela diarreia. A **diarreia do viajante**, que é produzida por várias espécies de bactérias, provoca diarreia secretora que ocorre pelo mesmo mecanismo da bactéria do cólera, embora seja habitualmente menos grave.

Além da diminuição do volume sanguíneo em decorrência da perda de íons e de água, outras consequências da diarreia grave incluem depleção de K^+ e acidose metabólica (ver Capítulo 14, Seção 14.20), devido à perda fecal excessiva de K^+ e de HCO_3^-, respectivamente.

Estude e revise 15.8

- **Úlceras:** locais de erosão da mucosa e, possivelmente, das camadas subjacentes da parede gastrintestinal, mais comumente na parte inferior do esôfago, no estômago e no duodeno
  - Fatores que normalmente impedem a degradação da barreira mucosa: secreção de muco alcalino, zônulas de oclusão entre as células epiteliais e rápida substituição das células epiteliais
  - **Helicobacter pylori:** bactéria que constitui importante causa de dano à barreira mucosa, levando à formação de úlceras
  - Tratamentos: fármacos que bloqueiam os receptores de histamina ou que inibem a bomba de H^+/K^+ ATPase das células parietais
- **Vômito:** reflexo adaptativo coordenado pelo **centro do vômito (emético)** no bulbo

Capítulo 15 Digestão e Absorção do Alimento

Estude e revise 15.8 — *continuação*

- **Ânsia de vômito:** contrações dos músculos abdominais que forçam o conteúdo do estômago para o esôfago; se forem fortes o suficiente, elas forçam o conteúdo do esôfago através do esfíncter esofágico superior para a boca (vômito)
- **Cálculos biliares:** formados na vesícula biliar pela precipitação de colesterol ou, com menos frequência, de pigmentos biliares
  - Podem bloquear a saída da vesícula biliar ou do ducto colédoco
  - A incapacidade dos sais biliares de alcançar o intestino provoca uma redução na digestão e na absorção das gorduras; o acúmulo de pigmentos biliares no sangue e nos tecidos causa **icterícia**
- Atividade da lactase: sofre diminuição geneticamente determinada durante a infância na maioria dos indivíduos

Estude e revise 15.8 — *continuação*

- **Intolerância à lactose:** incapacidade de digerir a lactose, causando diarreia e aumento da produção de flatos quando o indivíduo consome derivados do leite
- **Constipação intestinal:** defecação infrequente devido, principalmente, a uma diminuição da motilidade colônica
  - Sintomas: produzidos pela distensão excessiva do reto, e não pela absorção de produtos bacterianos tóxicos
- **Diarreia:** evacuação frequente de fezes aquosas, causada por diminuição da absorção de líquidos, aumento da secreção de líquidos ou ambos

*Questão de revisão: Por que as úlceras frequentemente se localizam na parte inferior do esôfago e no duodeno? Quais são alguns dos distúrbios comuns associados a outras partes do sistema digestório? (**A resposta está disponível no Apêndice A.**)*

CAPÍTULO 15

Estudo de caso clínico
Estudante universitário com perda de peso, cólica abdominal, diarreia e calafrios

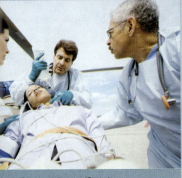
Comstock Images/Getty Images

Um estudante universitário de 19 anos começou a sentir cólicas abdominais no quadrante direito inferior, seguidas de diarreia, particularmente algumas horas após comer pipoca, salada com muita alface ou vegetais crus. Durante o semestre, as cólicas e a diarreia foram se agravando progressivamente, e ele começou a ter febre e calafrios. Apesar de ingerir um aporte calórico normal, percebeu uma perda de peso. Finalmente, procurou a clínica de saúde da faculdade e o enfermeiro o encaminhou a um gastrenterologista (médico especializado em doenças do sistema digestório). Após descartar a possibilidade de apendicite aguda, o médico solicitou um exame radiológico, denominado seriografia esôfago-estômago-duodeno com trânsito do intestino delgado. Nesses exames, o paciente deve ingerir um líquido contendo bário (que é radiopaco) e, em seguida, são obtidas imagens radiográficas dos intestinos delgado e grosso à medida que o bário se move pelo trato gastrintestinal. As **estenoses** (estreitamentos) e outras anormalidades do intestino, devido à inflamação da mucosa, são prontamente observadas nesse exame e foram visíveis no íleo terminal do nosso paciente (**Figura 15.38**). Com base nos sintomas e no resultado do teste com bário, foi estabelecido um diagnóstico de doença inflamatória intestinal (DII) – especificamente, doença de Crohn.

Reflita e revise 1
- Onde está localizado o íleo em relação ao restante do intestino delgado e intestino grosso?

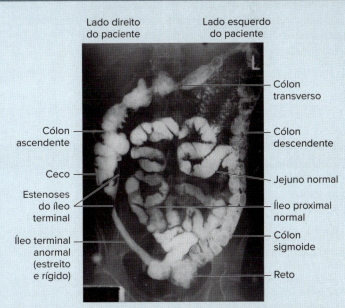

Figura 15.38 Radiografia do abdome com contraste de bário no lúmen do intestino delgado e intestino grosso. Observe o acentuado estreitamento (estenose) do íleo terminal no quadrante direito inferior do paciente, a qual é uma característica da doença de Crohn. Esse estreitamento do lúmen deve-se à inflamação e ao edema da mucosa. Um segmento do íleo abaixo das estenoses também está anormal – carece das circunvoluções normais do intestino delgado, devido à inflamação da mucosa. Cortesia do Dr. David Olson.

O termo geral **doença inflamatória intestinal (DII)** compreende duas doenças relacionadas – a **doença de Crohn** e a **colite ulcerativa**. Ambas as doenças envolvem a inflamação crônica do intestino. A doença de Crohn pode acometer qualquer parte ao

626   Vander | Fisiologia Humana

longo do tubo gastrintestinal, desde a boca até o ânus, apesar de ser mais comum próximo ao final do íleo, como no caso desse paciente. A colite é limitada ao cólon. Nos EUA, a incidência de DII é de 7 a 11 por 100 mil indivíduos e é mais comum em indivíduos brancos, particularmente os de ascendência judaica asquenaze. As idades mais comuns de início da DII são desde o final da adolescência até o início dos 20 anos e, em seguida, mais uma vez, em indivíduos com mais de 60 anos.

Embora a causa ou causas precisas da DII não estejam bem definidas, parece que ela ocorre como resultado de uma combinação de fatores ambientais e genéticos. Parece haver uma predisposição genética a uma resposta anormal da mucosa do canal alimentar à infecção, mas também à presença de bactérias luminais normais. Por conseguinte, a DII parece resultar de respostas imunes e de reparo tecidual inadequados a microrganismos essencialmente normais no lúmen intestinal.

A doença de Crohn ativa caracteriza-se por inflamação e espessamento da parede do canal alimentar, de modo que o lúmen pode se tornar estreito a ponto de ficar até mesmo bloqueado ou obstruído, o que pode ser muito doloroso. Com frequência, a dor abdominal é agravada por refeições ricas em fibras (como vegetais crus e pipocas) – essas fibras irritam fisicamente o intestino inflamado.

Reflita e revise 2

■ Quais são os efeitos benéficos da fibra dietética?

A parte do intestino delgado no final do íleo constitui o local mais comum de doença de Crohn, de modo que os primeiros sintomas apresentados por pacientes com essa doença consistem, frequentemente, em dor na parte direita inferior do abdome e em diarreia. Como a doença é, com frequência, acompanhada de febre devido à resposta imune e dor no quadrante direito inferior do abdome, os sintomas iniciais podem ser confundidos com apendicite aguda (ver Capítulo 19). Em virtude de sua natureza obstrutiva, devido ao estreitamento luminal, a dor abdominal na doença de Crohn pode ser temporariamente aliviada pela defecação.

A colite ulcerativa é causada por ruptura da mucosa normal com presença de sangramento, edema e ulcerações (perda de tecido, devido à inflamação). Quando a colite ulcerativa é mais extrema, a parede intestinal pode ficar tão fina, e a perda de tecido tão grande, que podem ocorrer perfurações em toda a extensão da parede intestinal. Os principais sintomas de colite ulcerativa consistem em diarreia, sangramento retal e cólicas abdominais.

O tratamento inicial atual da DII consiste no uso de fármacos contendo 5-aminossalicilato, como a **sulfassalazina**, que parecem exercer efeitos tanto antibacterianos quanto anti-inflamatórios. Esse foi o tratamento administrado ao nosso paciente. Entretanto, seu médico o advertiu de que, se os sintomas se tornassem mais graves, poderia ser necessária uma terapia farmacológica adicional. Foi também aconselhado a modificar sua dieta, de modo a diminuir a quantidade de fibras. Com frequência, nos casos mais graves, o uso de glicocorticoides como fármacos anti-inflamatórios pode ser de grande utilidade, embora o seu uso excessivo esteja associado a riscos significativos, como perda da massa óssea. Com frequência, é útil efetuar ajustes na dieta para permitir que o intestino inflamado tenha tempo para cicatrizar. Por fim, um novo tratamento farmacológico que utiliza agentes imunossupressores, como **tacrolimo** e **ciclosporina**, mostra-se promissor. Quando a DII se torna grave o suficiente e não responde à terapia farmacológica, a cirurgia é, algumas vezes, necessária para a retirada do intestino acometido.

Ver o Capítulo 19 para estudos de casos clínicos completos e integrados.

TERMOS-CHAVE E TERMOS CLÍNICOS

15.1 Visão geral do sistema digestório

Absorção
Amilase
Bolo
Canal alimentar
Digestão
Duodeno
Eliminação
Fezes
Gástrico
Íleo
Jejuno

Lipase
Motilidade
Nódulos linfáticos
Peristalse (ondas peristálticas)
Proteases
Quimo
Secreção
Sistema digestório
Trato gastrintestinal
Veia porta do fígado
Vilosidades

15.2 Estrutura da parede do tubo gastrintestinal

Células enteroendócrinas
Lâmina própria
Mucosa
Muscular da mucosa
Muscular externa

Plexo mioentérico
Plexo submucoso
Serosa
Tela submucosa

15.3 Como os processos gastrintestinais são regulados?

Colecistocinina (CCK)
Fase cefálica

Fase gástrica
Fase intestinal

Capítulo 15 Digestão e Absorção do Alimento

TERMOS-CHAVE E TERMOS CLÍNICOS — *continuação*

Gastrina
Incretinas
Peptídio insulinotrópico dependente de glicose (GIP)
Potenciação

Reflexos curtos
Reflexos longos
Secretina
Sistema nervoso entérico

15.4 Boca, faringe e esôfago

Ácido clorídrico
Aspiração
Centro da deglutição
Epiglote
Esfíncter esofágico inferior
Esfíncter esofágico superior
Glândulas salivares
Glote

Lisozima
Muco
Peristalse secundária
Pirose (queimação)
Refluxo gastro esofágico
Saliva
Síndrome de Sjögren

15.5 Estômago

Antro pilórico
Canalículos
Células parietais
Células principais
Células tipo enterocromafim (ECL)
Corpo gástrico
Enterogastronas
Fator intrínseco
Fundo gástrico

Histamina
Músculo esfíncter do piloro
Pepsina
Pepsinogênio
Reflexo enterogástrico
Relaxamento receptivo
Ritmo elétrico básico
Somatostatina
Zimogênios

15.6 Intestino delgado

Ácinos
Aminopeptidases
Anemia perniciosa
Bile
Bilirrubina
Borda em escova
Canalículos biliares
Carboxipeptidase
Células acinares
Células caliciformes
Circulação êntero-hepática
Colipase
Complexo mioelétrico migratório (CMM)
Doença celíaca
Emulsificação
Enteropatia sensível ao glúten
Enteroquinase
Espru não tropical
Fibra dietária
Fibrose cística
Fígado

Glúten
Hepatócitos
Lipase pancreática
Má absorção
Micelas
Microvilosidades
Motilina
Músculo esfíncter da ampola hepatopancreática
    (esfíncter de Oddi)
Pâncreas
Pigmentos biliares
Pregas circulares
Quilomícrons
Quimiotripsina
Segmentação
Tripsina
Tripsinogênio
Vaso lactífero
Vesícula biliar
Vitaminas

15.7 Intestino grosso

Ânus
Apêndice
Ceco
Cólon
Flato
Movimento de massa

Músculo esfíncter externo do ânus
Músculo esfíncter interno do ânus
Papila ileal (válvula ileocecal)
Reflexo de defecação
Reto

15.8 Patologia do sistema digestório

Ânsia de vômito
Área postrema
Biopsia
Cálculos biliares

Centro do vômito (emético)
Cimetidina
Colecistectomia
Cólera

628 Vander | Fisiologia Humana

TERMOS-CHAVE E TERMOS CLÍNICOS — *continuação*

Colonoscopia
Constipação intestinal
Diarreia
Diarreia do viajante
Eméticos
Endoscopia
Esteatorreia
Gastrite
Icterícia

Intolerância à lactose
Lactase
Lansoprazol
Laxantes
Omeprazol
Sigmoidoscopia
Úlceras
Vômito (êmese)

Estudo de caso clínico

Ciclosporina
Colite ulcerativa
Doença de Crohn
Doença inflamatória intestinal

Estenose
Sulfassalazina
Tacrolimo

QUESTÕES DE AVALIAÇÃO | *Relembre e compreenda*

Essas questões testam sua capacidade de recordar detalhes importantes abordados neste capítulo. Elas também ajudam a prepará-lo para o tipo de perguntas encontradas em exames padronizados.

1 a 4: Associar o hormônio gastrintestinal ("a" a "d") à sua descrição (1 a 4).

Hormônio:
  a. Gastrina
  b. CCK
  c. Secretina
  d. GIP

Descrição:
1. É estimulado(a) pela presença de ácido no intestino delgado e estimula a liberação de HCO_3^- do pâncreas e ductos biliares.
2. É estimulado(a) pela glicose e gordura no intestino delgado, aumenta a insulina e amplifica a sua resposta à glicose.
3. É inibido(a) pelo ácido no estômago e estimula a secreção ácida pelo estômago.
4. É estimulado(a) por aminoácidos e ácidos graxos no intestino delgado e estimula a secreção de enzimas pancreáticas.
5. Qual das seguintes afirmativas é verdadeira sobre a pepsina?
   a. A maior parte da pepsina é liberada diretamente pelas células principais.
   b. A pepsina é mais ativa em pH elevado.
   c. A pepsina é essencial para a digestão das proteínas.
   d. A pepsina acelera a digestão das proteínas.
   e. A pepsina acelera a digestão das gorduras.
6. As micelas aumentam a absorção de gordura ao:
   a. Ligar-se à enzima lipase e mantê-la sobre a superfície da gotícula de emulsão lipídica.
   b. Manter os produtos insolúveis da digestão das gorduras em pequenos agregados.
   c. Promover a absorção direta através do epitélio intestinal.
   d. Metabolizar os triglicerídios a monoglicerídios.
   e. Facilitar a absorção nos lactíferos.

7. Qual ou quais dos seguintes fatores inibe/inibem a secreção de HCl gástrico durante uma refeição?
   a. Estimulação dos nervos parassimpáticos para o sistema nervoso entérico.
   b. Visão e odor do alimento.
   c. Distensão do duodeno.
   d. Presença de peptídios no estômago.
   e. Distensão do estômago.
8. Que componente/componentes da bile *não* é/são principalmente secretado(s) pelos hepatócitos?
   a. HCO_3^-
   b. Sais biliares
   c. Colesterol
   d. Fosfolipídios
   e. Bilirrubina
9. Qual das seguintes alternativas é verdadeira sobre a segmentação no intestino delgado?
   a. Trata-se de um tipo de peristalse.
   b. Move o quimo apenas do duodeno para o íleo.
   c. A sua frequência é a mesma em cada segmento intestinal.
   d. Não é afetada por estímulos da fase cefálica.
   e. Produz uma migração lenta do quimo para o intestino grosso.
10. Qual das seguintes afirmativas constitui o processo absortivo *primário* no intestino grosso?
    a. Transporte ativo de Na^+ do lúmen para o sangue.
    b. Absorção de água.
    c. Transporte ativo de K^+ desde o lúmen para o sangue.
    d. Absorção ativa de HCO_3^- no sangue.
    e. Secreção ativa de Cl^- a partir do sangue.

As respostas estão no Apêndice A.

QUESTÕES DE AVALIAÇÃO | *Aplique, analise e avalie*

Essas questões, elaboradas para serem desafiadoras, exigem que você integre os conceitos abordados neste capítulo para que seja capaz de tirar suas próprias conclusões. Inicialmente, tente responder às perguntas sem utilizar as dicas fornecidas; então, caso tenha alguma dificuldade, consulte as figuras ou seções sugeridas nas dicas.

1. Se as glândulas salivares fossem incapazes de secretar amilase, que efeito isso teria sobre a digestão do amido? *Dica:* a amilase é secretada apenas pelas glândulas salivares?
2. O leite integral ou um lanche gorduroso consumido antes da ingestão de álcool diminui a taxa de intoxicação. Por qual mecanismo a gordura pode atuar para produzir esse efeito? *Dica:* pense no efeito que a gordura tem sobre a secreção de enterogastronas.
3. A gordura pode ser digerida e absorvida na ausência de sais biliares? Explique. *Dica:* consultar novamente a Figura 15.33 para um resumo da digestão e absorção das gorduras.

Capítulo 15 Digestão e Absorção do Alimento **629**

4. Como o dano à parte inferior da medula espinal poderia afetar a defecação? *Dica:* o controle neural da defecação é discutido na Seção 15.7.

5. Um dos procedimentos mais antigos, porém que não é mais utilizado no tratamento das úlceras, é a vagotomia abdominal, que consiste na secção cirúrgica dos nervos vagos (parassimpáticos) para o estômago. Por qual mecanismo esse procedimento poderia ajudar na cicatrização das úlceras e na diminuição da incidência de novas úlceras? *Dica:* consultar novamente o Capítulo 6. Qual é o neurotransmissor liberado nas terminações axônicas parassimpáticas? Como esse neurotransmissor está relacionado com a atividade do estômago?

As respostas estão no Apêndice A.

QUESTÕES DE AVALIAÇÃO | *Avaliação dos princípios gerais*

Essas questões reforçam o tema fundamental introduzido no Capítulo 1, segundo o qual os princípios gerais de fisiologia podem ser aplicados a todos os níveis de organização e a todos os sistemas orgânicos.

1. Um princípio geral de fisiologia estabelece que *a estrutura é um determinante da função – e coevoluiu com ela.* Um exemplo destacado neste capítulo é a grande área de superfície proporcionada pelas vilosidades e microvilosidades das células que revestem o intestino delgado (ver Figura 15.18). Como a anatomia do lóbulo hepático, mostrada na Figura 15.25, fornece outro exemplo de aumento da área de superfície para aumentar ao máximo a função?

2. Outro princípio geral de fisiologia declara que *os processos fisiológicos são determinados pelas leis da química e da física.* Forneça pelo menos dois exemplos de como esse princípio é importante para compreender os processos de absorção e secreção no tubo gastrintestinal.

3. Qual o princípio geral de fisiologia demonstrado na Figura 15.6?

As respostas estão no Apêndice A.

CAPÍTULO

16

Regulação do Metabolismo Orgânico e Balanço Energético

Controle e Integração do Metabolismo dos Carboidratos, das Proteínas e dos Lipídios

16.1 Eventos dos estados absortivo e pós-absortivo

16.2 Controle endócrino e neural dos estados absortivo e pós-absortivo

16.3 Homeostasia da energia no exercício e no estresse

Regulação do Balanço Energético Corporal Total

16.4 Princípios gerais de gasto energético

16.5 Regulação das reservas corporais totais de energia

Regulação da Temperatura Corporal

16.6 Princípios gerais de termorregulação

16.7 Febre e hipertermia

Estudo de caso clínico do Capítulo 16

No Capítulo 3, foram introduzidos os conceitos de energia e de metabolismo orgânico ao nível da célula. Este capítulo trata de dois tópicos que estão relacionados, de uma maneira ou de outra, com esses mesmos conceitos – porém referindo-se a todo o corpo. Em primeiro lugar, este capítulo descreverá como as vias metabólicas para os carboidratos, os lipídios e as proteínas estão integradas e são controladas de modo a fornecer fontes contínuas de energia aos vários tecidos e órgãos, mesmo durante períodos de jejum. Em seguida, serão descritos os fatores que determinam o balanço energético corporal total e a regulação da temperatura corporal.

Em primeiro lugar, você vai aprender como o controle do metabolismo fornece um bom exemplo do princípio geral de fisiologia, segundo o qual as funções fisiológicas são controladas, em sua maioria, por múltiplos sistemas reguladores, que frequentemente atuam em oposição. Isso ficará particularmente evidente no caso dos efeitos opostos exercidos pelo hormônio regulador principal, a insulina, e pelos hormônios contrarreguladores, o cortisol, o hormônio do crescimento, o glucagon e a epinefrina, sobre o equilíbrio da glicose e de outras fontes de energia no sangue. O controle do metabolismo e do balanço energético também ilustra os princípios gerais de fisiologia, segundo os quais a homeostasia é fundamental para a saúde e a sobrevivência, e os processos fisiológicos necessitam da transferência e do equilíbrio dos materiais e da energia. Em seções subsequentes, o balanço energético e a homeostasia constituem, novamente, temas gerais, com atenção particular para o controle da massa corporal. Relacionaremos o balanço energético com um importante processo homeostático: a regulação da temperatura corporal. Essa discussão ressaltará o princípio de que os processos fisiológicos são determinados pelas leis da química e da física, no que concerne à transferência de calor entre o corpo e o meio ambiente. ■

Controle e Integração do Metabolismo dos Carboidratos, das Proteínas e dos Lipídios

16.1 Eventos dos estados absortivo e pós-absortivo

A disponibilidade regular de alimento constitui um evento muito recente na história da humanidade e, na verdade, ainda não é universal. Portanto, não é surpreendente que tenham evoluído mecanismos destinados à sobrevivência durante períodos alternados de disponibilidade de alimentos e de jejum. Os dois estados funcionais por meio dos quais o corpo fornece energia para as atividades celulares são o **estado absortivo**, durante o qual os nutrientes ingeridos entram na corrente sanguínea a partir do sistema gastrintestinal (GI), e o **estado pós-absortivo**, durante o qual o sistema GI não contém nutrientes, e a energia precisa ser suprida pelas próprias reservas do corpo. Tendo em vista que uma refeição média necessita de cerca de 4 horas para sofrer absorção completa, nosso padrão habitual de três refeições ao dia nos coloca no estado pós-absortivo no final da manhã, novamente no final da tarde e durante a maior parte da noite. Faremos referência ao jejum como um período de mais de 24 horas sem ingerir alimentos.

Durante o estado absortivo, alguns dos nutrientes ingeridos fornecem as necessidades energéticas imediatas do corpo, enquanto o restante é acrescentado às reservas energéticas do corpo para serem solicitadas durante o próximo estado pós-absortivo. As reservas corporais totais de energia são adequadas para que um indivíduo de constituição média possa suportar um jejum de muitas semanas, contanto que haja disponibilidade de água.

Estado absortivo

Os eventos do estado absortivo estão resumidos na **Figura 16.1**. Uma refeição típica contém todos os três principais grupos de alimentos que fornecem energia – carboidratos,

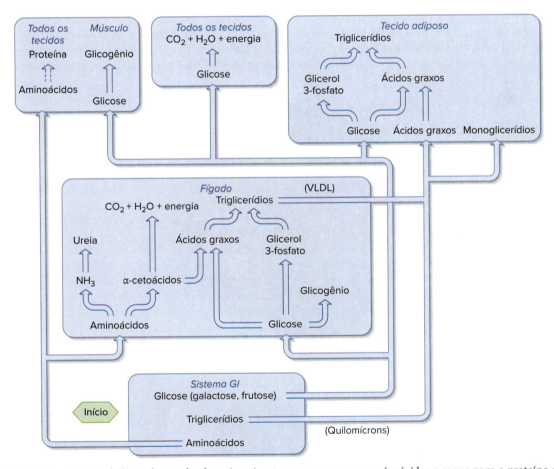

Figura 16.1 Principais vias metabólicas do estado absortivo. A seta que começa nos aminoácidos e segue para a proteína está tracejada para indicar o fato de que os aminoácidos em excesso não são armazenados na forma de proteína (ver o texto). Todas as setas entre as caixas indicam o transporte da substância pelo sangue. *VLDL*, lipoproteínas de densidade muito baixa; *Energia*, ATP.

APLICAÇÃO DO CONCEITO

- O consumo de uma dieta com baixo teor de gordura pode assegurar que o indivíduo não ganhará massa adiposa?

A resposta está disponível no Apêndice A.

gorduras e proteínas –, em que os carboidratos constituem a maior parte do conteúdo energético (calorias) de uma refeição típica. Lembre-se do Capítulo 15, de que os carboidratos e as proteínas são primariamente absorvidos na forma de monossacarídios e aminoácidos, respectivamente, na corrente sanguínea que deixa o sistema GI. Diferentemente dos monossacarídios e dos aminoácidos, a gordura é absorvida na linfa, na forma de quilomícrons, que são demasiado grandes para entrar nos capilares. Em seguida, a linfa drena para o sistema venoso sistêmico.

Carboidrato absorvido

Alguns dos carboidratos absorvidos pelo sistema GI são a galactose e a frutose. Como esses açúcares são convertidos em glicose pelo fígado ou entram essencialmente nas mesmas vias metabólicas que a glicose, faremos referência aos carboidratos absorvidos como glicose para maior simplicidade.

A glicose constitui a principal fonte de energia do corpo durante o estado absortivo. Grande parte da glicose absorvida entra nas células, nas quais ela é catabolizada a dióxido de carbono e água, em um processo que libera a energia utilizada na síntese de ATP (conforme descrito no Capítulo 3). O músculo esquelético constitui a maior parte da massa corporal, de modo que ele é o principal consumidor de glicose, mesmo em repouso. O músculo esquelético não apenas cataboliza a glicose durante o estado absortivo, mas também utiliza parte da glicose para sintetizar o polissacarídio glicogênio, que, em seguida, é armazenado nas células musculares para uso futuro.

As células do tecido adiposo (adipócitos) também catabolizam a glicose para fornecer energia; entretanto, o destino mais importante da glicose nos adipócitos durante o estado absortivo consiste em sua transformação em gordura (triglicerídios). Os produtos de degradação da glicose podem ser utilizados para a síntese de glicerol 3-fosfato e de ácidos graxos, e, em seguida, essas moléculas ligam-se entre si para formar triglicerídios, que são armazenados na célula.

Outra fração grande da glicose absorvida entra nas células do fígado. Este é um ponto muito importante: durante o estado absortivo, ocorre uma *captação* efetiva de glicose pelo fígado. A glicose é armazenada na forma de glicogênio no fígado, assim como no músculo esquelético, ou é metabolizada para produzir glicerol 3-fosfato e ácidos graxos, que são utilizados, em seguida, na síntese de triglicerídios, como ocorre no tecido adiposo. A maior parte dos triglicerídios sintetizada a partir da glicose no fígado é acondicionada juntamente com colesterol livre e esterificado e recoberta com proteínas anfipáticas, denominadas apolipoproteínas. Esses agregados moleculares de lipídios e proteínas pertencem à classe geral de partículas conhecidas como **lipoproteínas** (**Figura 16.2**). Esses agregados são secretados pelas células hepáticas e entram na corrente sanguínea. Neste caso, são denominados **lipoproteínas de**

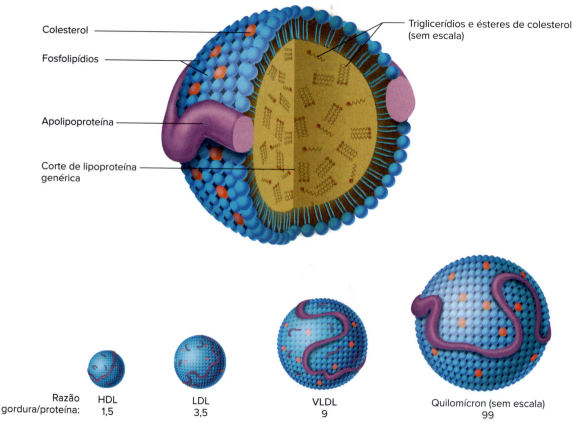

Figura 16.2 Tamanhos relativos e composição dos quatro tipos principais de lipoproteínas. O quilomícron não é mostrado na escala e seria aproximadamente 10 a 20 vezes maior do que a VLDL. Observe que a quantidade relativa de proteína e de gordura se modifica tanto que as lipoproteínas de densidade maior contêm uma quantidade muito menor de gordura do que as de menor densidade. A vista de corte revela o interior de uma lipoproteína genérica.

densidade muito baixa (VLDL), visto que contêm muito mais gordura do que proteína, e a gordura é menos densa do que a proteína. A síntese de VLDL pelas células hepáticas ocorre por processos semelhantes aos da síntese de quilomícrons (outro tipo de lipoproteína; ver Figura 16.2) pelas células da mucosa intestinal, conforme descrito no Capítulo 15.

Em virtude de seu grande tamanho, as VLDL no sangue não atravessam facilmente as paredes dos capilares. Em vez disso, os triglicerídios das VLDL são hidrolisados principalmente a monoglicerídios (glicerol ligado a um ácido graxo) e a ácidos graxos pela enzima **lipoproteína lipase**. Essa enzima está localizada na superfície voltada para o sangue das células endoteliais dos capilares, particularmente as do tecido adiposo. Nos capilares do tecido adiposo, os ácidos graxos produzidos pela ação da lipoproteína lipase sofrem difusão desde os capilares para dentro dos adipócitos. Nos adipócitos, combinam-se com o glicerol 3-fosfato suprido pelos metabólitos da glicose, formando mais uma vez triglicerídios. Em consequência, a maior parte dos ácidos graxos nos triglicerídios da VLDL originalmente sintetizados a partir da glicose pelo *fígado* é finalmente armazenada na forma de triglicerídios no *tecido adiposo*.

Alguns dos monoglicerídios formados no sangue pela ação da lipoproteína lipase nos capilares do tecido adiposo também são captados pelos adipócitos, nos quais as enzimas podem ligar novamente os ácidos graxos aos dois átomos de carbono disponíveis do monoglicerídio, com consequente formação de um triglicerídio. Além disso, alguns dos monoglicerídios são transportados pelo sangue até o fígado, no qual são metabolizados.

Para resumir, os principais destinos da glicose durante o estado absortivo são os seguintes:

- Utilização para a energia
- Armazenamento na forma de glicogênio no fígado e no músculo esquelético
- Armazenamento na forma de triglicerídios no tecido adiposo.

Lipídios absorvidos

Conforme descrito no Capítulo 15, muitos dos lipídios absorvidos são acondicionados em quilomícrons, que entram na linfa e, a partir daí, seguem para a circulação. O processamento dos triglicerídios em quilomícrons no plasma assemelha-se ao descrito para as VLDL produzidas pelo fígado. Os ácidos graxos dos quilomícrons plasmáticos são liberados, principalmente dentro dos capilares do tecido adiposo, pela ação da lipoproteína lipase endotelial. Em seguida, os ácidos graxos liberados sofrem difusão para dentro dos adipócitos e combinam-se com o glicerol 3-fosfato, que é sintetizado nos adipócitos a partir de metabólitos da glicose, formando triglicerídios.

Nunca é demais enfatizar a importância da glicose para a síntese de triglicerídios nos adipócitos. Os adipócitos não contam com a enzima necessária para fosforilação do glicerol, de modo que o glicerol 3-fosfato só pode ser formado nessas células a partir dos metabólitos da glicose (consulte novamente a Figura 3.39 para examinar como esses metabólitos são produzidos), e não a partir do glicerol ou de qualquer outro metabólito das gorduras.

Diferentemente do glicerol 3-fosfato, existem três fontes principais dos ácidos graxos encontrados nos triglicerídios do tecido adiposo:

- A glicose que entra no tecido adiposo e sofre degradação para formar os blocos de construção utilizados na síntese de ácidos graxos
- A glicose que é utilizada no fígado para a formação de triglicerídios das VLDL, que são transportados no sangue e captados pelo tecido adiposo
- Os triglicerídios ingeridos transportados no sangue na forma de quilomícrons e captados pelo tecido adiposo.

Conforme já discutido, as últimas duas fontes exigem a ação da lipoproteína lipase para liberar os ácidos graxos dos triglicerídios circulantes.

Essa descrição destacou o *armazenamento* da gordura ingerida. Para maior simplicidade, a Figura 16.1 não inclui a fração da gordura ingerida que não é armazenada, porém oxidada, durante o estado absortivo por vários órgãos para fornecer energia. As quantidades relativas de carboidratos e gorduras utilizadas para a energia durante o estado absortivo dependem, em grande parte, do conteúdo da refeição.

Balanço do colesterol. Um lipídio absorvido, e muito importante, encontrado nos quilomícrons – o **colesterol** – não atua como fonte de energia metabólica, porém constitui um componente das membranas plasmáticas e um precursor dos sais biliares e dos hormônios esteroides; entretanto, apesar de sua importância, o colesterol em excesso também pode contribuir para a doença. Especificamente, a presença de concentrações plasmáticas elevadas de colesterol aumenta o desenvolvimento de ***aterosclerose***, o espessamento arterial que pode levar a ataques cardíacos, acidente vascular encefálico e outras formas de dano cardiovascular (ver Capítulo 12).

O controle do balanço do colesterol no corpo fornece uma oportunidade para ilustrar a importância do princípio geral de fisiologia, segundo o qual a homeostasia é essencial para a saúde e a sobrevivência. A **Figura 16.3** ilustra um esquema para o balanço do colesterol. As duas fontes de colesterol são o colesterol da dieta e aquele sintetizado no organismo. O colesterol da dieta provém de fontes animais, sendo a gema do ovo, sem dúvida alguma, o alimento mais rico nesse lipídio (um único ovo grande contém cerca de 185 mg de colesterol); entretanto, nem todo o colesterol ingerido é absorvido no sangue; parte dele percorre simplesmente todo o tubo gastrintestinal e é excretado nas fezes.

Além de utilizar o colesterol ingerido, quase todas as células são capazes de sintetizar parte do colesterol necessário para as suas próprias membranas plasmáticas, porém a maioria não pode fazê-lo em quantidades adequadas e depende do aporte de colesterol do sangue. Isso também é válido para as células endócrinas que produzem hormônios esteroides a partir do colesterol. Em consequência, a maioria das células *remove* o colesterol do sangue. Em contrapartida, o fígado e o intestino delgado podem produzir grandes quantidades de colesterol, cuja maior parte *entra* na corrente sanguínea para uso em outros locais.

Agora, daremos atenção para o outro lado do balanço do colesterol – as vias, todas as quais envolvem o fígado, para a perda

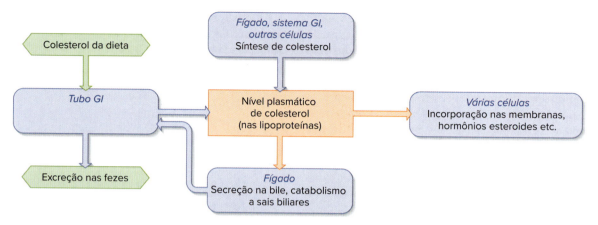

Figura 16.3 Balanço do colesterol. A maior parte do colesterol que é convertido em sais biliares, armazenado na vesícula biliar e secretado no intestino é reciclada de volta ao fígado. Alterações no colesterol da dieta podem modificar a concentração plasmática de colesterol, mas habitualmente não de maneira dramática. A síntese de colesterol pelo fígado é suprarregulada quando o colesterol da dieta é reduzido, e vice-versa.

efetiva de colesterol do corpo. Em primeiro lugar, uma certa quantidade do colesterol plasmático é captada pelas células do fígado e secretada na bile, que transporta o colesterol até a vesícula biliar e, daí, para o lúmen do intestino delgado. O colesterol no lúmen intestinal é tratado de modo muito semelhante ao colesterol ingerido, de modo que parte dele sofre absorção de volta ao sangue, enquanto o restante é excretado nas fezes. Em segundo lugar, grande parte do colesterol captado pelas células hepáticas é metabolizada a sais biliares (ver Capítulo 15). Após a sua produção pelo fígado, esses sais biliares, à semelhança do colesterol secretado, fluem finalmente por meio do ducto biliar para dentro do intestino delgado. (Conforme descrito no Capítulo 15, muitos desses sais biliares são, em seguida, recuperados por absorção de volta ao sangue pelo epitélio da parte distal do intestino delgado.)

O fígado é, claramente, o principal órgão que controla a homeostasia do colesterol, visto que ele pode acrescentar o colesterol recém sintetizado ao sangue e remover o colesterol do sangue, secretando-o na bile ou metabolizando-o a sais biliares. Os mecanismos de controle homeostático que mantêm as concentrações plasmáticas de colesterol dentro da faixa normal operam em todos esses processos hepáticos, porém a resposta unitária mais importante envolve a síntese de colesterol. A síntese hepática de colesterol é inibida sempre que houver aumento do colesterol da dieta –, portanto, do colesterol plasmático. Isso se deve ao fato de que o colesterol inibe a enzima hepática HMG-CoA redutase, que é de importância crítica para a síntese de colesterol pelo fígado.

Por conseguinte, tão logo ocorra aumento da concentração plasmática de colesterol, devido à sua ingestão, a síntese hepática de colesterol é inibida, e suas concentrações plasmáticas permanecem próximas a seu valor original. Em contrapartida, quando o colesterol da dieta está reduzido, e ocorre diminuição da concentração plasmática de colesterol, a síntese hepática é estimulada (a sua inibição é liberada). Esse aumento na síntese opõe-se a qualquer diminuição adicional nos níveis plasmáticos de colesterol. A sensibilidade desse controle da síntese de colesterol por retroalimentação negativa difere acentuadamente de um indivíduo para outro, porém constitui a principal razão pela qual, na maioria das pessoas,

é difícil diminuir acentuadamente a concentração plasmática de colesterol ao alterar apenas o colesterol da dieta.

Diversos fármacos, atualmente de uso comum, também são capazes de reduzir os níveis plasmáticos de colesterol ao influenciar uma ou mais das vias metabólicas do colesterol – por exemplo, por meio da inibição da HMG-CoA redutase – ou ao interferir na absorção intestinal de sais biliares.

Entretanto, a história é mais complicada do que isso, uma vez que nem todo o colesterol plasmático desempenha a mesma função ou significado para a doença. À semelhança da maioria dos outros lipídios, o colesterol circula no plasma como parte de vários complexos de lipoproteínas. Esses complexos incluem os quilomícrons, as VLDL, as **lipoproteínas de baixa densidade (LDL)** e as **lipoproteínas de alta densidade (HDL)**, distinguindo-se, cada um deles, pelas suas quantidades relativas de gordura e de proteína e pela natureza específica de suas apolipoproteínas (ver Figura 16.2). As LDL constituem os principais carreadores do colesterol e o *entregam* às células de todo o corpo. As LDL ligam-se a receptores da membrana plasmática específicos para o componente de apolipoproteínas das LDL, e são, então, captadas pelas células por endocitose. Diferentemente das LDL, as HDL *removem* o excesso de colesterol do sangue e dos tecidos, incluindo as células carregadas de colesterol das placas ateroscleróticas. Em seguida, entregam esse colesterol ao fígado, que o secreta na bile ou o converte em sais biliares.

Juntamente com as LDL, as HDL também fornecem colesterol às células endócrinas produtoras de esteroides. A captação das HDL pelo fígado e por essas células endócrinas é facilitada pela presença, em suas membranas plasmáticas, de numerosos receptores específicos para as apolipoproteínas das HDL, que se ligam aos receptores e, em seguida, são captadas pelas células.

O colesterol das LDL é frequentemente designado como colesterol "ruim", visto que a presença de uma concentração plasmática elevada pode estar associada a um aumento na deposição de colesterol nas paredes arteriais e a uma maior incidência de ataques cardíacos. (A designação "ruim" não deve obscurecer o fato de que o colesterol-LDL é essencial para fornecer às células o colesterol de que necessitam para

Capítulo 16 Regulação do Metabolismo Orgânico e Balanço Energético

sintetizar as membranas celulares e, no caso das gônadas e das glândulas suprarrenais, para a síntese dos hormônios esteroides.) Utilizando os mesmos critérios, o colesterol das HDL foi designado como colesterol "bom".

O melhor indicador isolado da probabilidade de desenvolvimento de doença aterosclerótica não é necessariamente a concentração plasmática total de colesterol, porém a razão entre o colesterol-LDL plasmático e o colesterol-HDL plasmático – quanto menor a razão, mais baixo o risco. O tabagismo, que constitui um fator de risco conhecido para o infarto do miocárdio, diminui os níveis plasmáticos de HDL, enquanto a redução do peso (nos indivíduos com sobrepeso) e o exercício regular habitualmente o aumentam. O estrogênio não apenas diminui as LDL, como também aumenta as HDL, o que explica, em parte, por que a incidência de doença arterial coronariana é menor em mulheres na pré-menopausa do que nos homens. Depois da menopausa, os valores do colesterol e as taxas de doença arterial coronariana em mulheres que não recebem terapia de reposição com estrogênio tornam-se semelhantes aos dos homens.

Foram identificados diversos distúrbios envolvendo o metabolismo do colesterol. Na **hipercolesterolemia familiar**, por exemplo, os receptores de LDL estão diminuídos em número ou não são funcionais. Em consequência, as LDL acumulam-se no sangue e alcançam concentrações muito altas. Sem tratamento, essa doença pode resultar em aterosclerose e doença cardíaca em uma idade muito jovem.

Por fim, está se tornando cada vez mais claro que as LDL existem em pelo menos duas formas diferentes ("a" e "b"), que se distinguem pelo seu tamanho. A menor dessas formas, a LDL-b, parece estar mais estreitamente associada à doença humana e, atualmente, constitui o foco de consideráveis pesquisas.

Aminoácidos absorvidos

Alguns aminoácidos são transportados para o interior das células do fígado durante o estado absortivo e utilizados para sintetizar uma variedade de proteínas, incluindo enzimas hepáticas ou proteínas plasmáticas. Os aminoácidos podem ser também utilizados na síntese de intermediários semelhantes aos carboidratos, conhecidos como α-**cetoácidos**, pela remoção do grupo amino. Esse processo é denominado desaminação. Os grupos amino são utilizados na síntese de ureia no fígado, que entra na corrente sanguínea e é excretada pelos rins. Os α-cetoácidos podem entrar no ciclo de Krebs (ciclo do ácido tricarboxílico) (ver Capítulo 3, Figura 3.42) e podem ser catabolizados para fornecer energia às células do fígado. Além disso, eles podem ser utilizados na síntese de ácidos graxos, participando, assim, da síntese de gordura pelo fígado.

Os aminoácidos ingeridos não são, em sua maior parte, captados pelas células do fígado mas, em vez disso, entram em outras células (ver Figura 16.1), nas quais são utilizados para sintetizar proteínas. Todas as células necessitam de um suprimento constante de aminoácidos para a síntese de proteínas e participam no metabolismo proteico.

A síntese de proteínas é representada por uma seta tracejada na Figura 16.1 para chamar a atenção para um fato importante: ocorre síntese efetiva de proteínas durante o

TABELA 16.1	Resumo do metabolismo dos nutrientes durante o estado absortivo.

Energia é fornecida primariamente pelos carboidratos absorvidos em uma refeição típica

Ocorre captação efetiva de glicose pelo fígado

Uma certa quantidade de carboidratos é armazenada na forma de glicogênio no fígado e no músculo; entretanto, os carboidratos e as gorduras que excedem aqueles utilizados para energia são, em sua maior parte, armazenados na forma de triglicerídios no tecido adiposo

Ocorre alguma síntese de proteínas corporais a partir dos aminoácidos absorvidos. Os aminoácidos remanescentes da proteína dietética são utilizados para fornecer energia ou utilizados na síntese de triglicerídios

estado absortivo, porém essa síntese apenas repõe as proteínas catabolizadas durante o estado pós-absortivo. Em outras palavras, os aminoácidos em excesso não são armazenados como proteína, como no caso da glicose, que é armazenada na forma de glicogênio, ou da gordura que é armazenada como triglicerídios. Em vez disso, os aminoácidos ingeridos além daqueles necessários para manter uma taxa estável de renovação das proteínas são utilizados na síntese de carboidratos ou de triglicerídios. Por conseguinte, comer grandes quantidades de proteína não produz, em si, um aumento da proteína corporal total; entretanto, o aumento no consumo diário de proteínas fornece os aminoácidos necessários para sustentar as altas taxas de síntese proteica que ocorrem nas crianças em crescimento ou nos adultos que aumentam a sua massa muscular por meio de exercícios de levantamento de peso.

A **Tabela 16.1** fornece um resumo do metabolismo dos nutrientes durante o estado absortivo.

Estado pós-absortivo

Quando o estado absortivo termina, a síntese efetiva de glicogênio, triglicerídios e proteínas cessa, e começa a ocorrer o catabolismo efetivo de todas essas substâncias. Os eventos que ocorrem no estado pós-absortivo estão resumidos na **Figura 16.4**. A importância global desses eventos pode ser compreendida em termos do problema essencial observado durante o estado pós-absortivo: não está havendo nenhuma absorção de glicose pelo sistema GI; contudo, a concentração plasmática de glicose precisa ser mantida homeostaticamente, visto que o sistema nervoso central normalmente só utiliza glicose para a sua energia. Se a concentração plasmática de glicose diminuir de modo excessivo, surgem alterações na atividade neural, que variam desde comprometimento sutil da função mental até convulsões, coma e inclusive morte.

À semelhança do colesterol, o controle do balanço da glicose fornece outro exemplo clássico do princípio geral de fisiologia, segundo o qual a homeostasia é essencial para a saúde e a sobrevivência. Os eventos que mantêm a concentração plasmática de glicose são divididos em duas categorias: (1) reações que fornecem fontes de glicose no sangue; e (2) utilização celular da gordura para a obtenção de energia, "preservando" assim a glicose.

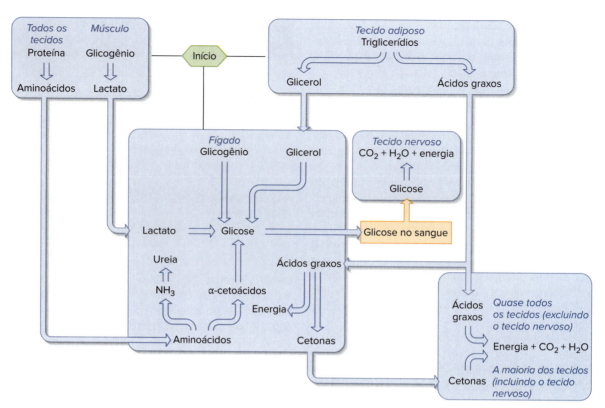

Figura 16.4 Principais vias metabólicas do estado pós-absortivo. O foco central é a regulação da concentração de glicose no sangue. Todas as setas entre as caixas indicam o transporte da substância pelo sangue.

APLICAÇÃO DO CONCEITO: princípio geral de fisiologia

- Um princípio de fisiologia é o de que os processos fisiológicos necessitam da transferência e do equilíbrio da matéria e energia. Como esse princípio é evidente nos eventos metabólicos que ocorrem no estado pós-absortivo?

A resposta está disponível no Apêndice A.

Fontes de glicose no sangue

As três fontes importantes da glicose no sangue durante o estado pós-absortivo são as seguintes (ver Figura 16.4):

1. A **glicogenólise**, que se refere à hidrólise das reservas de glicogênio em monômeros de glicose 6-fosfato, ocorre no fígado. Em seguida, a glicose 6-fosfato é convertida enzimaticamente em glicose, que entra no sangue. A glicogenólise hepática começa dentro de poucos segundos após um estímulo apropriado, como ativação do sistema nervoso simpático. Em consequência, constitui a primeira linha de defesa para manter a concentração plasmática de glicose dentro de uma faixa homeostática. Entretanto, a quantidade de glicose disponível a partir dessa fonte pode suprir as necessidades do corpo por apenas algumas horas antes que o glicogênio hepático sofra depleção quase completa.

   A glicogenólise também ocorre no músculo esquelético, que, como o fígado, contém glicogênio. Todavia, diferentemente do fígado, as células musculares carecem da enzima necessária para formar a glicose a partir da glicose 6-fosfato produzida durante a glicogenólise; por esse motivo, o glicogênio muscular não constitui uma fonte de glicose sanguínea. Em vez disso, a glicose 6-fosfato sofre glicólise dentro das células musculares, produzindo ATP, piruvato e lactato (ver Figura 3.39). O ATP e o piruvato são utilizados diretamente pela célula muscular. Entretanto, uma certa quantidade de lactato entra no sangue, circula até o fígado e é utilizada para sintetizar a glicose, que, em seguida, pode deixar as células hepáticas para entrar na corrente sanguínea. Por conseguinte, o glicogênio muscular contribui indiretamente para o nível de glicose sanguínea por meio do processamento hepático do lactato.

2. A **lipólise**, que consiste no catabolismo dos triglicerídios no tecido adiposo, produz glicerol e ácidos graxos. Em seguida, o glicerol e os ácidos graxos entram no sangue por difusão. O glicerol que alcança o fígado é utilizado na síntese de glicose. Por conseguinte, uma importante fonte de glicose durante o estado pós-absortivo é o glicerol liberado quando os triglicerídios do tecido adiposo são degradados.

3. Após algumas horas no estado pós-absortivo, a proteína passa a constituir outra fonte de glicose sanguínea. Pode ocorrer catabolismo de grandes quantidades de proteínas no músculo e em outros tecidos sem provocar disfunção celular grave. Naturalmente, existem limites para esse processo, e a perda continuada de proteína durante um jejum prolongado significa, em última análise, uma ruptura da função celular, doença e morte. Entretanto, antes que esse ponto seja alcançado, a degradação de proteínas

Capítulo 16 Regulação do Metabolismo Orgânico e Balanço Energético

pode fornecer grandes quantidades de aminoácidos. Esses aminoácidos entram na corrente sanguínea e são captados pelo fígado, no qual alguns podem ser metabolizados a glicose pela via dos α-cetoácidos (ver Figura 3.46). Em seguida, essa glicose é liberada no sangue.

A síntese de glicose a partir de precursores como os aminoácidos, o lactato e o glicerol é conhecida como **gliconeogênese** – isto é, "criação de nova glicose". Durante um jejum de 24 horas, a gliconeogênese fornece aproximadamente 180 g de glicose. Embora, historicamente, tenha sido considerado um processo realizado quase totalmente pelo fígado, com uma pequena contribuição dos rins, evidências recentes sugerem fortemente que os rins contribuem muito mais para a gliconeogênese do que se acreditava anteriormente.

Preservação da glicose (utilização da gordura)

Aproximadamente 180 g de glicose produzidos por dia pela gliconeogênese no fígado (e nos rins) durante o jejum fornecem cerca de 720 kcal de energia. Conforme descrito adiante, neste capítulo, o gasto energético total típico de um adulto de constituição média é de 1.500 a 3.000 kcal/dia. Por conseguinte, a gliconeogênese é incapaz de suprir todas as demandas energéticas do corpo durante o jejum. Por conseguinte, é necessário que ocorra um ajuste durante a transição do estado absortivo para o estado pós-absortivo. A maioria dos órgãos e dos tecidos, sem incluir o sistema nervoso, diminui significativamente o catabolismo da glicose e aumenta a utilização da gordura, que passa a constituir a principal fonte de energia. Esse ajuste metabólico, conhecido como **preservação da glicose**, "poupa" a glicose produzida pelo fígado para uso pelo sistema nervoso.

A etapa essencial nesse ajuste é a lipólise, isto é, o catabolismo dos triglicerídios do tecido adiposo, que libera glicerol e ácidos graxos no sangue. Anteriormente, descrevemos a lipólise em termos de sua importância no fornecimento de glicerol ao fígado como substrato para a síntese de glicose. Agora, focalizamos nos ácidos graxos liberados, que circulam ligados à albumina, a proteína plasmática que atua como carreador dessas moléculas hidrofóbicas (apesar dessa ligação às proteínas, são conhecidos como ácidos graxos livres [AGL], visto que estão "livres" de sua ligação ao glicerol). Os AGL circulantes são captados e metabolizados por quase todos os tecidos, *excluindo o sistema nervoso*. Eles fornecem energia de duas maneiras (ver Figura 3.47 para maiores detalhes):

- Em primeiro lugar, sofrem beta oxidação para produzir átomos de hidrogênio (que prosseguem para participar na fosforilação oxidativa) e acetil-CoA
- A acetil-CoA entra no ciclo de Krebs e é catabolizada a dióxido de carbono e água.

Entretanto, no caso especial do fígado, a maior parte da acetil-CoA formada por esse órgão a partir dos ácidos graxos durante o estado pós-absortivo não entra no ciclo de Krebs, porém é processada formando três compostos, coletivamente denominados **cetonas** ou corpos cetônicos (*Nota*: cetonas não são o mesmo que os α-cetoácidos, os quais, como já vimos, são metabólitos dos aminoácidos.) As cetonas são liberadas no sangue e fornecem uma importante fonte de energia durante o jejum prolongado para muitos tecidos, *incluindo* os do sistema nervoso, que são capazes de oxidá-las por meio do ciclo de Krebs. Uma das cetonas é a acetona, parte da qual é exalada e responsável, em parte, pelo odor distinto da respiração de indivíduos que estão em jejum prolongado.

O resultado líquido da utilização de ácidos graxos e de cetonas durante o jejum é o fornecimento de energia para o corpo, preservando, ao mesmo tempo, a glicose para o encéfalo e o sistema nervoso. Além disso, conforme recém ressaltado, o encéfalo pode utilizar as cetonas como uma fonte de energia, o que ele faz cada vez mais à medida que as cetonas se acumulam no sangue durante os primeiros dias de jejum. O valor desse fenômeno para a sobrevivência é significativo; quando o encéfalo diminui a sua necessidade de glicose por meio do uso de cetonas, se faz necessária uma degradação muito menor de proteínas para suprir os aminoácidos necessários para a gliconeogênese. Em consequência, a capacidade de suportar um jejum prolongado aumenta, sem dano tecidual grave.

A **Tabela 16.2** fornece um resumo dos eventos do estado pós-absortivo. Os efeitos combinados da glicogenólise, da gliconeogênese e do chaveamento para o modo de utilização da gordura são tão eficientes que, depois de vários dias de jejum completo, a concentração plasmática de glicose só está diminuída em alguns pontos percentuais. Depois de 1 mês, a redução é de apenas 25% (embora isso ocorra muito mais cedo em indivíduos muito magros).

TABELA 16.2	Resumo do metabolismo dos nutrientes durante o estado pós-absortivo.
A síntese de glicogênio, de gordura e de proteínas está racionada, e ocorre degradação efetiva	
A glicose é formada no fígado tanto a partir do glicogênio armazenado nesse órgão quanto pela gliconeogênese a partir do lactato, piruvato, glicerol e aminoácidos transportados pelo sangue. Os rins também realizam a gliconeogênese durante o jejum prolongado	
A glicose produzida no fígado (e nos rins) é liberada no sangue, porém a sua utilização como fonte de energia é acentuadamente diminuída no músculo e em outros tecidos não neurais	
A lipólise libera ácidos graxos do tecido adiposo na corrente sanguínea, e a oxidação desses ácidos graxos pela maioria das células e das cetonas produzidas a partir deles pelo fígado fornece a maior parte do suprimento energético do corpo	
O encéfalo continua utilizando glicose, mas também começa a usar cetonas, à medida que elas se acumulam no sangue	

Estude e revise 16.1

- **Estado absortivo:** período durante o qual os nutrientes estão sendo digeridos e absorvidos, e há síntese efetiva de glicogênio, triglicerídios e proteínas
  - A energia é fornecida principalmente pelos carboidratos absorvidos; alguns carboidratos são utilizados na síntese de glicogênio e gordura
  - Parte da energia também é fornecida pelos ácidos graxos dos triglicerídios absorvidos; os ácidos graxos são, em sua maioria, ressintetizados em gordura no tecido adiposo

Estude e revise 16.1 — *continuação*

- Ocorre absorção e síntese balanceada de colesterol em parte pelo fígado e **lipoproteínas**; uma certa quantidade de colesterol é secretada na bile e convertida em sais biliares
- Os aminoácidos absorvidos são utilizados na síntese de proteínas; os aminoácidos em excesso são utilizados na síntese de carboidratos e triglicerídios

■ **Estado pós-absortivo:** período durante o qual os nutrientes não são mais digeridos nem absorvidos e ocorre degradação efetiva de glicogênio, gordura e proteínas
- A concentração de glicose no sangue é mantida pela **glicogenólise** e **gliconeogênese** hepáticas, e por um desvio para a utilização dos ácidos graxos e da **cetona** pela maioria dos tecidos
- **Preservação da glicose:** a maior parte do suprimento energético do corpo provém da oxidação dos ácidos graxos liberados pela lipólise no tecido adiposo e das cetonas produzidas pelo fígado; isso poupa a glicose para o encéfalo e o sistema nervoso
- O encéfalo continua utilizando a glicose para a sua energia, porém também começa a usar cetonas quando estas se acumulam no sangue.

Questão de revisão: Compare o fluxo de nutrientes e as moléculas produtoras de energia nos estados absortivo e pós-absortivo. (A resposta está disponível no apêndice A.)

16.2 Controle endócrino e neural dos estados absortivo e pós-absortivo

Trataremos agora dos fatores endócrinos e neurais que controlam e integram essas vias metabólicas. Vamos nos concentrar principalmente nas seguintes questões, que estão resumidas na **Figura 16.5**:

1. O que controla o anabolismo efetivo das proteínas, do glicogênio e dos triglicerídios no estado absortivo e o catabolismo efetivo no estado pós-absortivo?
2. O que induz as células a utilizar principalmente glicose como fonte de energia durante o estado absortivo, porém gordura durante o estado pós-absortivo?
3. O que estimula a captação efetiva de glicose pelo fígado durante o estado absortivo, porém a gliconeogênese e a liberação de glicose durante o estado pós-absortivo?

Os controles mais importantes dessas transições da alimentação para o jejum e vice-versa são realizados por dois hormônios pancreáticos – a **insulina** e o **glucagon**. Os hormônios epinefrina e cortisol das glândulas suprarrenais, o hormônio de crescimento da adeno-hipófise e os nervos simpáticos para o fígado e o tecido adiposo também desempenham uma função.

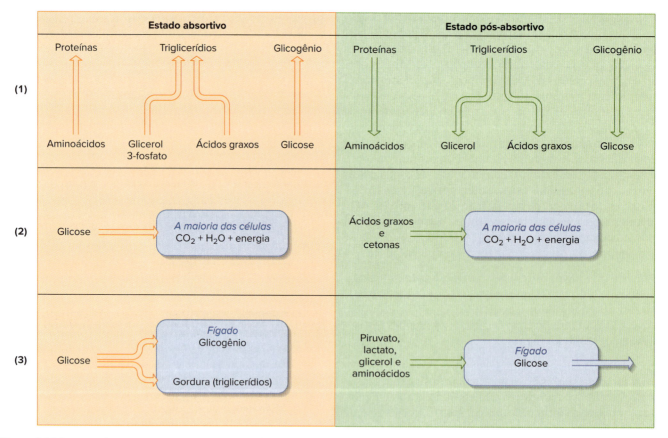

Figura 16.5 Resumo dos pontos críticos na transição do estado absortivo para o estado pós-absortivo. O termo *estado absortivo* poderia ser substituído por *ações da insulina,* enquanto o termo *estado pós-absortivo*, por *resultados da diminuição da insulina*. Os números na margem esquerda referem-se às questões discutidas no texto.

A insulina e o glucagon são hormônios polipeptídicos secretados pelas **ilhotas de Langerhans** (ou, simplesmente, ilhotas pancreáticas), que consistem em agrupamentos de células endócrinas no pâncreas. Existem vários tipos distintos de células das ilhotas, e cada uma delas secreta um hormônio diferente. As células beta (ou células B) constituem a fonte de insulina, enquanto as células alfa (ou células A) são a fonte de glucagon. Existem outras moléculas secretadas por outras células das ilhotas, porém as funções dessas outras moléculas não estão tão bem estabelecidas nos seres humanos.

Insulina

A insulina é o controlador mais importante do metabolismo orgânico. A sua secreção – e, portanto, a sua concentração plasmática, aumenta durante o estado absortivo e diminui durante o estado pós-absortivo.

Os efeitos metabólicos da insulina são exercidos principalmente sobre as células musculares (tanto cardíacas quanto esqueléticas), os adipócitos e os hepatócitos. A **Figura 16.6** fornece um resumo das respostas mais importantes dessas células-alvo. Compare a parte superior dessa figura com a Figura 16.1 e com o painel da esquerda da Figura 16.5, e verá que as respostas a um aumento da insulina são as mesmas que para os eventos do padrão do estado absortivo. Em contrapartida, os efeitos de uma redução dos níveis plasmáticos de insulina são os mesmos que os eventos que caracterizam o padrão pós-absortivo na Figura 16.4 e no painel da direita da Figura 16.5. A razão dessas correspondências é que o aumento da concentração plasmática de insulina é a principal causa dos eventos do estado absortivo, enquanto uma redução na concentração plasmática de insulina é a principal causa dos eventos pós-absortivos.

À semelhança de todos os hormônios polipeptídicos, a insulina induz os seus efeitos por meio de sua ligação a receptores específicos presentes nas membranas plasmáticas de suas células-alvo. Essa ligação desencadeia vias de transdução de sinais, que influenciam as proteínas de transporte da membrana plasmática e as enzimas intracelulares da célula-alvo. Por exemplo, nas células musculares esqueléticas e nos adipócitos, o aumento na concentração de insulina estimula as vesículas citoplasmáticas que contêm um determinado tipo de transportador de glicose (GLUT-4) em suas membranas para se fundir com a membrana plasmática (**Figura 16.7**). O aumento no número de transportadores de glicose da membrana plasmática, como resultado dessa fusão, leva a uma maior taxa de difusão da glicose do líquido extracelular para dentro das células por difusão facilitada. Esse movimento regulado de um transportador transmembranar ilustra o princípio geral de fisiologia segundo o qual ocorre troca controlada de materiais (neste caso, a glicose) entre os compartimentos e através das membranas celulares.

Com base no Capítulo 4, lembre-se de que a glicose penetra na maioria das células do corpo por difusão facilitada. Entretanto, esse processo é mediado por múltiplos subtipos de transportadores de glicose, e o subtipo GLUT-4, que é regulado pela insulina, é encontrado principalmente nas células do músculo esquelético e nos adipócitos. Um aspecto de grande importância é o fato de que as células do encéfalo expressam um subtipo diferente de GLUT, que tem afinidade muito alta pela glicose e cuja atividade *não* depende da insulina; esse subtipo está sempre presente nas membranas plasmáticas dos neurônios do encéfalo. Isso assegura que, até mesmo se a concentração plasmática de insulina estiver muito baixa, como durante o jejum prolongado, as células do encéfalo poderão continuar captando a glicose do sangue e manter a sua função.

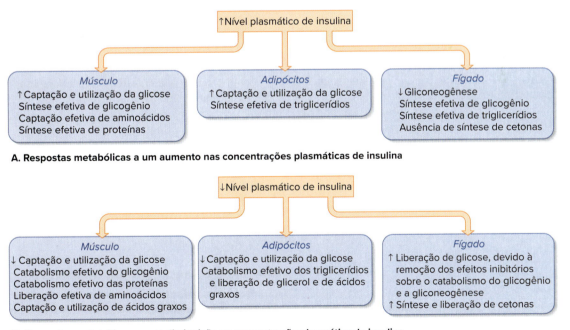

Figura 16.6 Resumo das respostas globais das células-alvo a (**A**) um aumento ou a (**B**) uma diminuição das concentrações plasmáticas de insulina. As respostas em (**A**) são praticamente idênticas aos eventos do estado absortivo da Figura 16.1 e do painel da esquerda da Figura 16.5; as respostas em (**B**) são praticamente idênticas aos eventos do estado pós-absortivo da Figura 16.4 e do painel da direita da Figura 16.5.

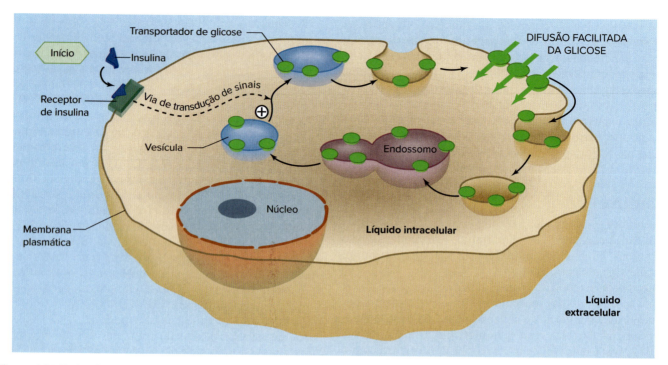

Figura 16.7 Estimulação pela insulina da translocação dos transportadores de glicose das vesículas citoplasmáticas para a membrana plasmática nas células do músculo esquelético e nas células do tecido adiposo. Observe que esses transportadores são constantemente reciclados por endocitose a partir da membrana plasmática e de volta às vesículas por meio dos endossomos. Enquanto as concentrações de insulina estiverem elevadas, todo o ciclo continua, e o número de transportadores na membrana plasmática permanece elevado. Esse é o mecanismo pelo qual a insulina diminui a concentração plasmática de glicose. Em contrapartida, quando a concentração de insulina diminui, o ciclo é rompido, as vesículas acumulam-se no citoplasma, e o número de transportadores na membrana plasmática diminui. Por conseguinte, na ausência de insulina, a concentração plasmática de glicose aumenta porque o transporte de glicose do plasma para dentro das células diminui.

APLICAÇÃO DO CONCEITO

- Qual é a vantagem de ter transportadores de glicose dependentes de insulina já sintetizados e pré-acondicionados em uma célula, até mesmo antes de ser estimulada pela insulina?

A resposta está disponível no Apêndice A.

Uma descrição das numerosas enzimas cujas atividades e/ou concentrações são influenciadas pela insulina está além do escopo deste livro, porém o padrão geral é mostrado na **Figura 16.8** como referência e para ilustrar vários princípios. A informação essencial que precisa ser entendida sobre as ações da insulina consiste nas respostas finais das células-alvo (ou seja, o material resumido na Figura 16.6). A Figura 16.8 mostra algumas das reações bioquímicas específicas subjacentes a essas respostas.

Um importante princípio ilustrado na Figura 16.8 é que, em cada uma de suas células-alvo, a insulina desencadeia suas respostas finais por meio de múltiplas ações. Por exemplo, consideremos seus efeitos sobre as células musculares esqueléticas. Nessas células, a insulina favorece a formação e o armazenamento de glicogênio ao:

- Aumentar o transporte de glicose para dentro da célula
- Estimular a enzima-chave (**glicogênio sintase**), que catalisa a etapa limitadora de velocidade na síntese de glicogênio
- Inibir a enzima-chave (**glicogênio fosforilase**), que catalisa o catabolismo do glicogênio.

Em consequência, a insulina favorece a transformação da glicose e o seu armazenamento em glicogênio no músculo esquelético por meio de três mecanismos. De modo semelhante, para a síntese de proteínas nas células musculares esqueléticas, a insulina:

- Aumenta o número de transportadores ativos na membrana plasmática para os aminoácidos, aumentando, assim, o transporte de aminoácidos para dentro das células
- Estimula as enzimas ribossômicas que medeiam a síntese de proteínas a partir desses aminoácidos
- Inibe as enzimas que medeiam o catabolismo das proteínas.

Controle da secreção de insulina

A concentração plasmática de glicose constitui o principal fator de controle da secreção de insulina. A elevação da concentração plasmática de glicose, como a que ocorre depois de uma refeição contendo carboidratos, atua sobre as células beta das ilhotas de Langerhans, estimulando a secreção de insulina, enquanto uma diminuição do nível plasmático de glicose remove o estímulo para a secreção de insulina. A natureza de retroalimentação

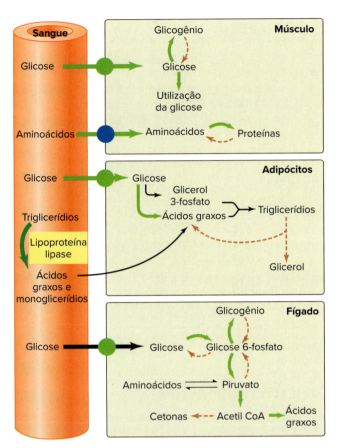

Figura 16.8 Ilustração dos eventos bioquímicos fundamentais que estão na base das respostas das células-alvo à insulina, conforme resumido na Figura 16.6. Cada seta verde indica um processo estimulado pela insulina, enquanto uma seta vermelha tracejada indica inibição pela insulina. Com exceção dos efeitos sobre as proteínas de transporte da glicose e dos aminoácidos, todos os outros efeitos são exercidos sobre enzimas sensíveis à insulina. As setas curvas indicam vias cuja reversibilidade é mediada por diferentes enzimas; essas enzimas são comumente aquelas influenciadas pela insulina e por outros hormônios. As setas pretas indicam processos que não são *diretamente* afetados pela insulina, mas que são intensificados na presença de níveis aumentados de insulina como resultado da ação das massas.

desse sistema é mostrada na **Figura 16.9**; depois de uma refeição, a elevação da concentração plasmática de glicose estimula a secreção de insulina. A insulina estimula a entrada de glicose no músculo e no tecido adiposo, bem como a captação efetiva de glicose pelo fígado, e não a sua saída efetiva. Subsequentemente, esses efeitos diminuem o nível de glicemia para o seu valor de pré-refeição, removendo, dessa maneira, o estímulo para a secreção de insulina e induzindo o seu retorno aos níveis anteriores. Esse é um exemplo clássico de um processo homeostático regulado por retroalimentação negativa.

Além da concentração plasmática de glicose, vários outros fatores controlam a secreção de insulina (**Figura 16.10**). Por exemplo, o aumento nas concentrações de aminoácidos estimula a secreção de insulina. Esse é outro controle por retroalimentação negativa; as concentrações de aminoácidos aumentam no sangue após a ingestão de uma refeição contendo proteínas, e o aumento dos níveis plasmáticos de insulina estimula a captação desses aminoácidos pelo músculo e por outras células, reduzindo, assim, as suas concentrações.

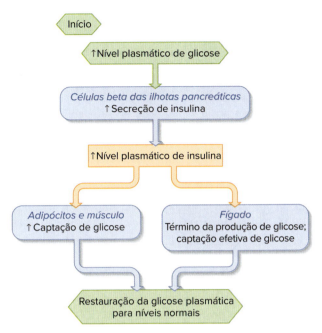

Figura 16.9 Natureza do controle da glicose plasmática sobre a secreção de insulina. À medida que a concentração de glicose aumenta no plasma (p. ex., depois de uma refeição contendo carboidratos), a secreção de insulina é rapidamente estimulada. O aumento da insulina estimula o transporte de glicose do líquido extracelular para dentro das células, diminuindo, assim, as concentrações plasmáticas de glicose. A insulina também atua para inibir a produção hepática de glicose.

APLICAÇÃO DO CONCEITO

- Observe que o encéfalo não está incluído, nessa ilustração, entre as estruturas que necessitam de insulina para o transporte de glicose. Por que é vantajoso para o encéfalo ser independente de insulina?

A resposta está disponível no Apêndice A.

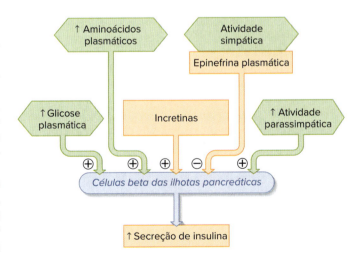

Figura 16.10 Principais controles da secreção de insulina. Os símbolos ⊕ e ⊖ representam ações estimulantes e inibitórias, respectivamente. As incretinas são hormônios gastrintestinais que atuam como sinais antecipatórios para o pâncreas.

Existem também controles hormonais importantes sobre a secreção de insulina. Por exemplo, uma família de hormônios conhecidos como **incretinas** – que são secretados por células enteroendócrinas do sistema GI em resposta ao consumo de alimento –, amplifica a resposta da insulina à glicose. As principais incretinas incluem o peptídeo semelhante ao glucagon-1 (GLP-1, do inglês *glucagon-like peptide 1*) e o peptídeo insulinotrópico dependente de glicose (GIP, do inglês *glucose-dependent insulinotropic peptide*). As ações das incretinas fornecem um componente de alimentação-avante (*feedforward*) para a regulação da glicose durante a ingestão de uma refeição. Em consequência, a secreção de insulina aumenta mais do que o faria se o nível plasmático de glicose fosse o único fator de controle, minimizando, assim, o pico absortivo da concentração plasmática de glicose. Esse mecanismo minimiza a probabilidade de ocorrência de grandes aumentos da glicose plasmática depois de uma refeição, o que, entre outros efeitos, poderia ultrapassar a capacidade dos rins de reabsorver por completo toda a glicose que aparece no filtrado nos néfrons renais.

Atualmente, utiliza-se um análogo do GLP-1 para o tratamento do diabetes melito tipo 2, uma doença em que o pâncreas frequentemente produz insulina em quantidade insuficiente, e as células do corpo são menos responsivas à insulina. A injeção desse análogo antes de uma refeição pode aumentar a concentração de insulina circulante do indivíduo o suficiente para compensar a sensibilidade diminuída das células à insulina. As características clínicas das diferentes formas de diabetes melito serão descritas posteriormente neste capítulo.

Por fim, os impulsos dos neurônios autônomos para as ilhotas de Langerhans também influenciam a secreção de insulina. A ativação dos neurônios parassimpáticos, que ocorre durante a ingestão de uma refeição, estimula a secreção de insulina e constitui um segundo tipo de regulação por alimentação-avante (*feedforward*). Em contrapartida, a ativação dos neurônios simpáticos para as ilhotas ou o aumento da concentração plasmática de epinefrina (o hormônio secretado pela medula suprarrenal) inibem a secreção de insulina. A significância dessa relação para a resposta do corpo a baixos níveis plasmáticos de glicose (hipoglicemia), ao estresse e ao exercício – situações nas quais a atividade simpática está aumentada – será descrita posteriormente, neste capítulo; todavia, todos esses casos são situações nas quais um aumento na concentração plasmática de glicose seria benéfico.

Em resumo, a insulina tem uma função primária no controle dos ajustes metabólicos necessários para a ingestão de alimentos ou para o jejum. Entretanto, outros fatores hormonais e neurais também desempenham funções importantes. Todos eles se opõem à ação da insulina de uma maneira ou de outra e são conhecidos como **controles contrarreguladores da glicose**. Conforme descrito a seguir, os mais importantes desses controles são o glucagon, a epinefrina, os nervos simpáticos, o cortisol e o hormônio do crescimento.

Glucagon

Conforme já assinalado, o glucagon é o hormônio polipeptídico produzido pelas células alfa das ilhotas pancreáticas. Os principais efeitos fisiológicos do glucagon ocorrem no interior do fígado e opõem-se àqueles da insulina (**Figura 16.11**). Assim, o glucagon:

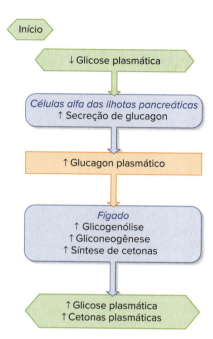

Figura 16.11 Natureza do controle da glicose plasmática sobre a secreção de glucagon.

APLICAÇÃO DO CONCEITO

- Tendo em vista os efeitos do glucagon sobre as concentrações plasmáticas de glicose, que efeito você acredita que as reações de luta ou fuga (estresse) devem ter sobre o nível circulante de glucagon?

A resposta está disponível no Apêndice A.

- Estimula a glicogenólise
- Estimula a gliconeogênese
- Estimula a síntese de cetonas.

Os resultados globais consistem em aumento das concentrações plasmáticas de glicose e de cetonas, que são importantes para o estado pós-absortivo e na prevenção da hipoglicemia. Os efeitos do glucagon sobre a função dos adipócitos em humanos, se houver algum, ainda não foram elucidados.

O principal estímulo para a secreção de glucagon consiste em uma redução da concentração circulante de glicose (que, por sua vez, provoca uma diminuição do nível plasmático de insulina). O valor adaptativo desse reflexo é claro: uma diminuição na concentração plasmática de glicose induz um aumento da secreção de glucagon no sangue, o que, por meio de seus efeitos sobre o metabolismo, atua para restaurar o nível de glicose sanguínea normal por meio da glicogenólise e da gliconeogênese. Ao mesmo tempo, o glucagon fornece cetonas para a sua utilização pelo encéfalo. Em contrapartida, o aumento na concentração plasmática de glicose inibe a secreção de glucagon, o que ajuda, assim, a normalizar as concentrações plasmáticas de glicose. Como resultado, durante o estado pós-absortivo, ocorre aumento da razão glucagon/insulina no plasma, e isso responde quase totalmente pela transição do estado absortivo para o estado pós-absortivo. As ações duplas e opostas do glucagon e da insulina sobre a homeostasia da glicose ilustram claramente o princípio geral de fisiologia, segundo o qual as funções fisiológicas são controladas, em sua maioria, por múltiplos sistemas reguladores, que frequentemente atuam em oposição.

A secreção de glucagon, à semelhança da secreção de insulina, é controlada não apenas pela concentração plasmática de glicose, mas também pelos aminoácidos e por impulsos neurais e hormonais para as ilhotas. Por exemplo, aumentos significativos em determinados aminoácidos – como os que podem ocorrer depois de uma refeição rica em proteínas – estimulam um aumento nos níveis plasmáticos de glucagon. Lembre-se que de que os aminoácidos também estimulam a secreção de insulina. O glucagon secretado nessas situações ajuda a prevenir a hipoglicemia que pode ocorrer após a elevação dos níveis de insulina em uma refeição rica em proteínas. Em outro exemplo, os nervos simpáticos para as ilhotas estimulam a secreção de glucagon – exatamente o oposto de seu efeito sobre a secreção de insulina. Portanto, o glucagon faz parte das respostas de luta ou fuga que você aprendeu em capítulos anteriores. Trata-se de uma maneira pela qual a energia adicional, na forma de glicose, é fornecida em momentos de estresse ou de emergência.

Epinefrina e nervos simpáticos para o fígado e o tecido adiposo

Conforme assinalado anteriormente, a epinefrina e os nervos simpáticos para as ilhotas pancreáticas inibem a secreção de insulina e estimulam a do glucagon. Além disso, a epinefrina também afeta diretamente o metabolismo dos nutrientes (**Figura 16.12**). Seus principais efeitos diretos incluem a estimulação da:

- Glicogenólise tanto no fígado quanto no músculo esquelético
- Gliconeogênese no fígado
- Lipólise nos adipócitos.

A ativação dos nervos simpáticos para o fígado e para o tecido adiposo provoca as mesmas respostas desses órgãos como o faz a epinefrina circulante.

Nos adipócitos, a epinefrina estimula a atividade de uma enzima denominada **lipase sensível ao hormônio** (**HSL**, do inglês *hormone-sensitive lipase*). Uma vez ativada, a HSL atua juntamente com outras enzimas para catalisar a degradação dos triglicerídios a ácidos graxos livres e glicerol. Ambos são liberados, em seguida, na corrente sanguínea, na qual atuam diretamente como fonte de energia (ácidos graxos) ou como precursor gliconeogênico (glicerol). De modo não surpreendente, a insulina inibe a atividade da HSL durante o estado absortivo, visto que não seria benéfico degradar a gordura armazenada quando o sangue está recebendo nutrientes provenientes dos alimentos ingeridos. Por conseguinte, o aumento da atividade do sistema nervoso simpático exerce efeitos sobre o metabolismo orgânico – especificamente, aumento das concentrações plasmáticas de glicose, glicerol e ácidos graxos –, que são opostos aos da insulina.

Como seria previsto a partir desses efeitos, a baixa glicose no sangue leva a um aumento tanto na secreção de epinefrina quanto na atividade dos nervos simpáticos para o fígado e o tecido adiposo. Esse é o mesmo estímulo que leva a um aumento da secreção de glucagon, embora os receptores e as vias sejam totalmente diferentes. Quando a concentração plasmática de glicose diminui, células sensíveis à glicose no sistema nervoso central iniciam os reflexos que levam a um aumento da atividade das vias simpáticas para a medula suprarrenal, o fígado e o tecido adiposo. O valor adaptativo da resposta é o mesmo que o da resposta do glucagon à hipoglicemia; o nível de glicose no sangue retorna a seus valores normais, e os ácidos graxos são fornecidos para utilização celular.

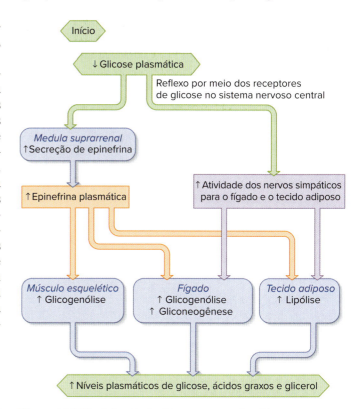

Figura 16.12 Participação do sistema nervoso simpático na resposta a uma baixa concentração plasmática de glicose (hipoglicemia). A glicogenólise no músculo esquelético contribui para restaurar a glicose plasmática por meio da liberação de lactato, que é utilizado na síntese de glicose no fígado e é, então, liberada na corrente sanguínea. Lembre também da Figura 16.10 e do texto de que o sistema nervoso simpático inibe a secreção de insulina e estimula a secreção de glucagon, o que contribui ainda mais para o aumento das fontes de energia do plasma.

Cortisol

O cortisol, que é o principal glicocorticoide produzido pelo córtex suprarrenal, desempenha uma função permissiva essencial nos ajustes ao jejum. Já descrevemos de que maneira o jejum está associado à estimulação tanto da gliconeogênese quanto da lipólise; todavia, nenhuma dessas transformações metabólicas críticas ocorre em grau habitual no indivíduo que apresenta deficiência de cortisol. Em outras palavras, a concentração plasmática de cortisol não precisa aumentar muito durante o jejum, porém a presença de cortisol no sangue mantém as concentrações das enzimas essenciais, do fígado e do tecido adiposo, necessárias para a gliconeogênese e a lipólise – por exemplo, a HSL. Por conseguinte, em resposta ao jejum, os indivíduos com deficiência de cortisol podem desenvolver hipoglicemia significativa o suficiente para interferir na função celular.

TABELA 16.3 — Efeitos do cortisol sobre o metabolismo orgânico.

I. As concentrações basais são permissivas para a estimulação da gliconeogênese e da lipólise no estado pós-absortivo

II. O aumento das concentrações plasmáticas provoca:

   A. Aumento do catabolismo das proteínas

   B. Aumento da gliconeogênese

   C. Diminuição da captação de glicose pelas células musculares e pelos adipócitos

   D. Aumento da degradação dos triglicerídios

Resultado global: aumento das concentrações plasmáticas de aminoácidos, glicose e ácidos graxos livres

Além disso, o cortisol pode desempenhar mais do que uma função permissiva quando a sua concentração plasmática aumenta, como ocorre durante o estresse. O cortisol, em altas concentrações, desencadeia numerosos eventos metabólicos habitualmente associados ao jejum (**Tabela 16.3**). De fato, o cortisol diminui, na realidade, a sensibilidade das células musculares e das células adiposas à insulina, o que ajuda a manter a concentração plasmática de glicose durante o jejum, preservando, dessa forma, a glicose para o encéfalo. Evidentemente, aqui está outro hormônio que, além do glucagon e da epinefrina, pode exercer ações opostas às da insulina. Com efeito, indivíduos com concentrações plasmáticas patologicamente elevadas de cortisol ou que são tratados com glicocorticoides sintéticos por motivos clínicos podem desenvolver sintomas semelhantes aos observados em indivíduos, como aqueles com diabetes melito tipo 2, cujas células não respondem adequadamente à insulina.

Hormônio do crescimento

Os efeitos fisiológicos primários do hormônio do crescimento consistem em estimular tanto o crescimento quanto a síntese de proteínas. Em comparação com esses efeitos, aqueles que ele exerce sobre o metabolismo dos carboidratos e dos lipídios são menos significativos. Todavia, como no caso do cortisol, tanto a deficiência quanto o excesso de hormônio do crescimento produzem anormalidades significativas no metabolismo dos lipídios e dos carboidratos. Os efeitos do hormônio do crescimento sobre esses nutrientes, diferentemente

daqueles exercidos sobre o metabolismo das proteínas, assemelham-se aos do cortisol e são opostos aos da insulina. O hormônio do crescimento:

- Aumenta a responsividade dos adipócitos aos estímulos lipolíticos
- Estimula a gliconeogênese pelo fígado
- Reduz a capacidade da insulina de estimular a captação de glicose pelo músculo e pelo tecido adiposo.

Esses três efeitos são frequentemente denominados "efeitos anti-insulina" do hormônio do crescimento. Em virtude desses efeitos, alguns dos sintomas observados em indivíduos com acromegalia (produção excessiva de hormônio do crescimento; ver Estudo de caso clínico no Capítulo 11) assemelham-se aos observados em indivíduos que apresentam resistência à insulina devido ao diabetes melito tipo 2.

A **Tabela 16.4** fornece um resumo do controle contrarregulador do metabolismo.

Hipoglicemia

A **hipoglicemia** é amplamente definida como a uma concentração plasmática de glicose anormalmente baixa. A concentração plasmática de glicose pode diminuir para valores muito baixos, habitualmente durante o estado pós-absortivo, em indivíduos com vários tipos de distúrbios. A *hipoglicemia de jejum* e os distúrbios relativamente incomuns responsáveis por ela podem ser compreendidos em termos da regulação do nível de glicemia. Essas desordens incluem (1) um excesso de insulina em decorrência de um tumor produtor de insulina, fármacos que estimulam a secreção de insulina ou ingestão excessiva de insulina (se o indivíduo for diabético); e (2) um defeito em um ou mais dos controles contrarreguladores da glicose – por exemplo, glicogenólise e/ou gliconeogênese inadequadas, devido a uma doença do fígado ou à deficiência de cortisol.

A hipoglicemia de jejum provoca muitos sintomas. Alguns deles – aumento da frequência cardíaca, tremor, nervosismo, sudorese e ansiedade – são explicados pela ativação do sistema nervoso simpático causado de modo reflexo pela hipoglicemia. Outros sintomas, como cefaleia, confusão, tontura, perda da coordenação e fala arrastada, constituem consequências diretas de pouca quantidade de glicose chegando aos neurônios do encéfalo. Podem ocorrer efeitos neurológicos mais graves, incluindo convulsões e coma, se o nível plasmático de glicose cair para valores muito baixos.

TABELA 16.4 — Resumo dos controles contrarreguladores da glicose*.

	Glucagon	Epinefrina	Cortisol	Hormônio do crescimento
Glicogenólise	✓	✓		
Gliconeogênese	✓	✓	✓	✓
Lipólise		✓	✓	✓
Inibição da captação de glicose pelas células musculares e pelas células do tecido adiposo			✓	✓

* ✓ indica que o hormônio estimula o processo; ausência de ✓ indica que o hormônio não exerce efeito fisiológico importante sobre o processo. A epinefrina estimula a glicogenólise tanto no fígado quanto no músculo esquelético, enquanto o glucagon só o faz no fígado.

Estude e revise 16.2

- **Pâncreas endócrino: as ilhotas de Langerhans** secretam a insulina e o glucagon
- **Insulina:** trata-se do hormônio mais importante que controla o metabolismo por meio de sua ação sobre o:
  - Músculo esquelético: estimula a captação de glicose, a glicólise e a síntese efetiva de glicogênio (por meio da ativação da **glicogênio sintase** e inibição da **glicogênio fosforilase**) e de proteínas
  - Tecido adiposo: estimula a captação de glicose e a síntese efetiva de triglicerídios
  - Fígado: inibe a gliconeogênese e a liberação de glicose e estimula a síntese efetiva de glicogênio e de triglicerídios
- A secreção de insulina é estimulada primariamente por um aumento na concentração plasmática de glicose; esse efeito é amplificado pelas **incretinas** liberadas na corrente sanguínea por células do sistema GI
- **Contrarregulação:** ações dos hormônios que se opõem às da insulina; os principais estímulos para a liberação incluem a hipoglicemia e o SNS
  - **Glucagon** (originário das ilhotas de Langerhans) – estimula a glicogenólise, a gliconeogênese e a síntese de cetonas no fígado
  - **Epinefrina** (liberada desde a medula suprarrenal) – estimula a glicogenólise no fígado e no músculo, a gliconeogênese no fígado e a lipólise nos adipócitos (por meio da ativação da **lipase sensível ao hormônio, HSL**)
  - **Cortisol** (liberado do córtex suprarrenal) – permissivo para a gliconeogênese e à lipólise; em concentrações mais altas, estimula a gliconeogênese e bloqueia a captação de glicose
  - **Hormônio do crescimento** (liberado da adeno-hipófise) – estimula a gliconeogênese e bloqueia a captação de glicose
- **Hipoglicemia:** nível de glicemia anormalmente baixo; os sintomas assemelham-se aos da ativação do SNS; a hipoglicemia grave pode levar à disfunção do encéfalo e até mesmo à morte se não for tratada.

Questão de revisão: Descreva os mecanismos de controle que regulam a secreção de insulina e as principais funções desse hormônio. O que supostamente deve ocorrer à secreção de insulina durante períodos de contrarregulação? (A resposta está disponível no Apêndice A.)

16.3 Homeostasia da energia no exercício e no estresse

Durante o exercício, grandes quantidades de combustíveis precisam ser metabolizadas para fornecer a energia necessária para a contração do músculo esquelético e do músculo cardíaco. Esses combustíveis incluem a glicose e os ácidos graxos plasmáticos, bem como o próprio glicogênio do músculo.

A glicose plasmática adicional utilizada durante o exercício é fornecida pelo fígado, tanto a partir da degradação das reservas de glicogênio quanto a partir da gliconeogênese. O glicerol torna-se disponível para o fígado por meio de um acentuado aumento da lipólise no tecido adiposo, em virtude da ativação da HSL, com consequente liberação de glicerol e de ácidos graxos para o sangue. Os ácidos graxos atuam como fonte de energia adicional para o músculo em exercício.

O que ocorre com a concentração plasmática de glicose durante o exercício? Ela muda muito pouco no exercício a curto prazo e de intensidade leve a moderada e pode até mesmo aumentar ligeiramente com a atividade vigorosa a curto prazo, devido às ações contrarreguladoras dos hormônios. Entretanto, durante o exercício prolongado – com duração de mais de cerca de 90 minutos –, a concentração plasmática de glicose decididamente diminui, porém, habitualmente em menos de 25%. Com base nesses dados, podemos perceber que a liberação de glicose pelo fígado aumenta de modo aproximadamente proporcional ao aumento da utilização da glicose durante o exercício, pelo menos até os estágios mais avançados do exercício prolongado, quando o fígado começa a atrasar a liberação de glicose.

O perfil metabólico de um indivíduo durante a realização de exercício – aumentos na produção hepática de glicose, na degradação dos triglicerídios e na utilização dos ácidos graxos – assemelha-se ao de um indivíduo em jejum, e os controles endócrinos também são os mesmos. O exercício caracteriza-se por uma diminuição da secreção de insulina e por um aumento da secreção de glucagon, e as alterações nas concentrações plasmáticas desses dois hormônios constituem os principais controles durante o exercício. Além disso, a atividade do sistema nervoso simpático aumenta (incluindo a secreção de epinefrina), e tanto a secreção de cortisol quanto a do hormônio do crescimento também aumentam.

O que desencadeia a secreção aumentada de glucagon e a diminuição da secreção de insulina durante o exercício? Um sinal, pelo menos durante o exercício *prolongado,* consiste em uma redução modesta dos níveis plasmáticos de glicose. Trata-se do mesmo sinal que controla a secreção desses hormônios em jejum. Outros impulsos que ocorrem em todas as intensidades de exercício incluem aumento da epinefrina circulante e atividade aumentada dos neurônios simpáticos que inervam as ilhotas pancreáticas. Por conseguinte, o aumento da atividade do sistema nervoso simpático que caracteriza o exercício não apenas contribui diretamente para a mobilização da energia, por meio de sua ação sobre o fígado e o tecido adiposo, como também contribui, indiretamente, por meio da inibição da secreção de insulina e estimulação da secreção de glucagon. Essa resposta do sistema nervoso simpático não é desencadeada por mudanças na concentração plasmática de glicose, mas é mediada pelo sistema nervoso central, como parte da resposta neural ao exercício.

Um dos componentes da resposta ao exercício é muito diferente da resposta ao jejum; durante o exercício, ocorre aumento da captação e da utilização de glicose pelos músculos esquelético e cardíaco, ao passo que, durante o jejum, observa-se uma acentuada redução. De que modo, então, durante o exercício, o movimento de glicose por difusão facilitada para dentro do músculo esquelético pode permanecer elevado na presença de níveis plasmáticos diminuídos de insulina e de concentrações plasmáticas elevadas de cortisol e de hormônio do crescimento, todos os quais diminuem a captação de glicose pelo músculo esquelético? Por meio de um mecanismo ainda não identificado, a contração muscular provoca a migração

646 Vander | Fisiologia Humana

de uma reserva intracelular de transportadores da glicose para a membrana plasmática, bem como um aumento na síntese desses transportadores. Por esse motivo, embora os músculos em exercício necessitem de mais glicose do que os músculos em repouso, é necessário menos insulina para induzir o transporte de glicose para dentro das células musculares. Posteriormente, veremos que esse mecanismo representa um importante fator que explica por que o exercício constitui uma terapia efetiva para o diabetes melito tipo 2.

O exercício e o estado pós-absortivo não constituem as únicas situações que se caracterizam pelo perfil endócrino de diminuição da insulina e aumento do glucagon, da atividade simpática, do cortisol e do hormônio do crescimento. Esse perfil também ocorre em resposta a uma variedade de estresses inespecíficos, tanto físicos quanto emocionais. O valor adaptativo dessas respostas endócrinas ao estresse é que os desvios metabólicos resultantes preparam o corpo para a atividade física (luta ou fuga) diante de um desafio real ou de uma ameaça à homeostasia. Além disso, os aminoácidos liberados pelo catabolismo das reservas proteicas do corpo, devido à diminuição dos níveis de insulina e aumento do cortisol, não apenas fornecem energia por meio da gliconeogênese, mas também constituem uma fonte potencial de aminoácidos para o reparo tecidual caso ocorra lesão.

O exercício intenso e crônico também pode ser estressante para o corpo humano. Nesses casos, determinadas funções não essenciais diminuem de modo significativo, de modo que os nutrientes possam ser direcionados principalmente para o SNC e o músculo. Uma dessas funções não essenciais é a reprodução. Por conseguinte, os adolescentes envolvidos em esquemas rigorosos de treinamento diário, como ginastas de nível olímpico, podem exibir puberdade tardia. De modo semelhante, as mulheres que realizam exercícios intensos e crônicos podem se tornar temporariamente inférteis, uma condição conhecida como *amenorreia induzida por exercício* (ausência de ciclos menstruais regulares – ver Capítulo 17). Essa condição ocorre em uma variedade de ocupações que combinam perda de peso e exercício vigoroso, como o que pode ocorrer em bailarinas profissionais. Não se sabe ao certo se ocorre infertilidade induzida por exercício nos homens, porém a maior parte das evidências sugere que não.

Estude e revise 16.3

- Durante o **exercício,** os músculos utilizam como fontes de energia a glicose plasmática, os ácidos graxos plasmáticos e o seu próprio glicogênio
  - A glicose é fornecida ao sangue pelo fígado, enquanto os ácidos graxos são fornecidos pela lipólise no tecido adiposo
  - As alterações nos níveis plasmáticos de insulina, glucagon e epinefrina assemelham-se àquelas que ocorrem durante o estado pós-absortivo e são mediadas principalmente pelo sistema nervoso simpático
- O **estresse** provoca alterações hormonais semelhantes àquelas causadas pelo exercício.

Questão de revisão: Por que o estresse e o exercício produzem respostas hormonais semelhantes? Que hormônios são afetados e de que maneira? (A resposta está disponível no Apêndice A.)

Regulação do Balanço Energético Corporal Total

16.4 Princípios gerais de gasto energético

A degradação de moléculas orgânicas libera parte da energia retida em suas ligações químicas. As células utilizam essa energia para executar as várias formas de trabalho biológico, como contração muscular, transporte ativo e síntese molecular. Esses processos ilustram o princípio geral de fisiologia segundo o qual os processos fisiológicos são determinados pelas leis da química e da física. A primeira lei da termodinâmica estabelece que a energia não pode ser criada nem destruída, mas pode ser convertida de uma forma em outra. Por conseguinte, a energia interna liberada (ΔE) durante a degradação de uma molécula orgânica pode aparecer na forma de calor (C) ou pode ser utilizada para a execução de trabalho (T).

$$\Delta E = C + T$$

Durante o metabolismo, cerca de 60% da energia liberada a partir das moléculas orgânicas aparecem imediatamente na forma de calor, enquanto o restante é utilizado para trabalho. A energia utilizada para trabalho precisa ser inicialmente incorporada em moléculas de ATP. A degradação subsequente do ATP serve como fonte de energia imediata para o trabalho. O corpo é incapaz de converter calor em trabalho, porém o calor liberado de suas reações químicas ajuda a manter a temperatura corporal.

O trabalho biológico pode ser dividido em duas categorias gerais: (1) o **trabalho externo** – o movimento de objetos externos pela contração dos músculos esqueléticos; e (2) o **trabalho interno** – todas as outras formas de trabalho, incluindo a atividade dos músculos esqueléticos não utilizados no movimento de objetos externos. Conforme assinalado há pouco, grande parte da energia liberada do catabolismo dos nutrientes aparece imediatamente na forma de calor. O que pode não ser óbvio é o fato de que o trabalho interno também é, em última análise, transformado em calor, exceto durante períodos de crescimento. Por exemplo, um trabalho interno é realizado durante a contração cardíaca, porém essa energia aparece, em última análise, na forma de calor gerado pelo atrito do fluxo sanguíneo através dos vasos sanguíneos.

Por conseguinte, a energia total liberada quando as células catabolizam nutrientes orgânicos pode ser transformada em calor corporal, pode ser utilizada para a execução de trabalho externo ou pode ser armazenada no corpo na forma de moléculas orgânicas. O **gasto energético total** do corpo é, portanto, fornecido pela seguinte equação:

Gasto energético total = Calor interno produzido
+ Trabalho externo realizado + Energia armazenada

Taxa metabólica

A unidade métrica básica de energia é o joule. Entretanto, quando se quantifica a energia do metabolismo, emprega-se uma outra unidade, denominada **caloria** (igual a 4,184 joules). Uma caloria é a quantidade de calor necessária para elevar a temperatura de um grama de água de 14,5 para 15,5°C. Como a quantidade de energia armazenada no alimento é muito alta em relação a uma caloria, uma expressão mais conveniente de energia nesse contexto é a **quilocaloria (kcal)**, que é igual a 1.000 calorias (na área da nutrição, uma caloria de alimento é equivalente a uma quilocaloria). O gasto energético total por unidade de tempo é denominado **taxa metabólica**.

Tendo em vista que muitos fatores provocam variações na taxa metabólica (**Tabela 16.5**), o método mais comum para a sua avaliação especifica determinadas condições e medidas padronizadas, o que é conhecido como **taxa metabólica basal (TMB)**. Em condição basal, o indivíduo está em repouso em uma sala em uma temperatura confortável e não consumiu alimentos durante pelo menos 12 horas (i. e., encontra-se no estado pós-absortivo). Essas condições são arbitrariamente designadas como "basais", embora a taxa metabólica durante o sono possa ser inferior à TMB. Algumas vezes, a TMB é denominada o "custo metabólico da vida", e a maior parte da energia envolvida é consumida pelo coração, pelos músculos, pelo fígado, pelos rins e pelo encéfalo. Para a discussão que se segue, o termo *TMB* pode ser aplicado apenas à taxa metabólica quando forem preenchidas as condições especificadas. As seções seguintes descrevem vários dos determinantes importantes da TMB e da taxa metabólica.

TABELA 16.5	Alguns fatores que afetam a taxa metabólica.
Sono (diminuição durante o sono)	
Idade (diminuição com o aumento da idade)	
Gênero (normalmente, as mulheres apresentam uma taxa menor do que os homens em qualquer tamanho)	
Jejum (a TMB diminui, o que conserva as reservas de energia)	
Altura, peso e área de superfície corporal	
Crescimento	
Gravidez, menstruação, lactação	
Infecção ou outra doença	
Temperatura corporal	
Ingestão recente de alimentos	A presença de qualquer um desses fatores ou o seu aumento provocam elevação da taxa metabólica
Atividade muscular	
Estresse emocional	
Temperatura ambiente	
Concentrações circulantes de vários hormônios, particularmente epinefrina, hormônio tireoidiano e leptina	

Hormônio tireoidiano

O hormônio tireoidiano ativo, a triiodotironina (T_3), constitui o determinante mais importante da TMB, independentemente do tamanho do corpo, da idade ou do sexo. A T_3 aumenta o consumo de oxigênio e a produção de calor da maioria dos tecidos corporais, sendo o encéfalo uma notável exceção. Essa capacidade de aumentar a TMB é conhecida como **efeito calorigênico**.

O excesso de T_3 a longo prazo, conforme observado em indivíduos com hipertireoidismo (ver Capítulo 11 e o primeiro estudo de caso no Capítulo 19), induz um conjunto de efeitos secundários ao efeito calorigênico. Por exemplo, o aumento das demandas metabólicas eleva acentuadamente a fome e a ingestão de alimentos. Com frequência, a ingestão maior continua sendo inadequada para suprir as demandas metabólicas. O consequente catabolismo efetivo das reservas de proteínas e de gordura leva a uma perda de peso corporal. Além disso, a maior produção de calor ativa os mecanismos de dissipação de calor, como vasodilatação cutânea e sudorese, e o indivíduo apresenta intolerância a ambientes quentes. Em contrapartida, o indivíduo com hipotireoidismo pode apresentar intolerância ao frio.

Epinefrina

A epinefrina é outro hormônio que exerce um efeito calorigênico. Esse efeito pode estar relacionado com a estimulação do catabolismo do glicogênio e dos triglicerídios, visto que ocorrem hidrólise do ATP e liberação de energia durante a degradação e a ressíntese subsequente dessas moléculas. Em consequência, quando o nível plasmático de epinefrina aumenta significativamente como resultado da estimulação autônoma da medula suprarrenal, a taxa metabólica aumenta.

Termogênese induzida pela dieta

A ingestão de alimentos aumenta a taxa metabólica em 10 a 20% durante algumas horas após a alimentação. Esse efeito é conhecido como **termogênese induzida pela dieta**. A proteína ingerida produz o maior efeito. A maior parte do aumento na produção de calor é causada pelo processamento dos nutrientes absorvidos pelo fígado, pela energia consumida pelo sistema gastrintestinal durante a digestão e a absorção e pelo armazenamento de energia no tecido adiposo e em outros tecidos. Devido à contribuição da termogênese induzida pela dieta, a medição da TMB é realizada no estado pós-absortivo. Como veremos adiante, alterações *prolongadas* na ingestão de alimentos (aumento ou diminuição das calorias totais) também exercem efeitos significativos sobre a taxa metabólica.

Atividade muscular

O fator que pode aumentar ao máximo a taxa metabólica é o aumento da atividade do músculo esquelético. Algumas vezes, os fisiologistas consideram a produção de calor que resulta da atividade muscular de duas maneiras. A primeira é aquela associada a atividades voluntárias relacionadas com esportes, como fazer ginástica ou jogar futebol. Isso é designado como **termogênese associada ao exercício** (**EAT**, do inglês *exercise-associated thermogenesis*). A segunda inclui todas as atividades diferentes de esportes, sono ou ingestão de alimentos

Vander | Fisiologia Humana

Gasto energético aproximado durante diferentes tipos de atividade para um indivíduo de 70 kg		
Forma de atividade		**Energia kcal/h**
Sentado, em repouso		100
Caminhando ao nível do chão na velocidade de 4,3 km/h		200
Levantamento de peso (*treino leve*)		220
Andando de bicicleta ao nível do chão na velocidade de 9 km/h		300
Caminhando com uma inclinação de 3% na velocidade de 4,3 km/h		360
Retirando neve		480
Correndo em velocidade de 9 km/h		570
Remando, 20 remadas/min		830

Figura 16.13 Taxas aproximadas de gasto energético para uma variedade de atividades comuns.

e é designada como **termogênese por atividade sem exercício** (**NEAT**, do inglês *non-exercise activity thermogenesis*). Esta última inclui atividades como caminhar, ficar de pé, limpar a casa ou outras tarefas e até mesmo passatempos enquanto sentado. Evidências estão se acumulando de que a NEAT pode contribuir de modo significativo para o gasto energético diário total do indivíduo, portanto, para a taxa metabólica e a produção de calor.

Até mesmo aumentos mínimos na contração muscular elevam significativamente a taxa metabólica, e o exercício extenuante pode aumentar várias vezes o gasto energético (**Figura 16.13**). Por conseguinte, dependendo do grau de atividade física, o gasto energético total pode variar, para um adulto jovem saudável, desde um valor de aproximadamente 1.500 kcal/24 h (para um indivíduo sedentário) até mais de 7.000 kcal/24 h (para um indivíduo extremamente ativo). As mudanças na atividade muscular também são responsáveis, em parte, pelas alterações da taxa metabólica que ocorrem durante fases específicas do sono (diminuição da contração muscular) e durante a exposição a uma temperatura ambiente baixa (aumento da contração muscular devido aos tremores).

Estude e revise 16.4

- A energia liberada durante uma reação química aparece na forma de calor ou de trabalho
- **Gasto energético total** = calor produzido + trabalho externo realizado + energia armazenada
- **Taxa metabólica:** gasto energético total por unidade de tempo

---

Estude e revise 16.4 — *continuação*

- **Taxa metabólica basal:** taxa metabólica de um indivíduo em condições de repouso, em temperatura confortável e no estado pós-absortivo
- Ocorre aumento da TMB pelo hormônio tireoidiano (**efeito calorigênico**), pela epinefrina, leptina, estresse, exercício (**EAT** e **NEAT**), temperatura, gravidez, ingestão de alimentos (**termogênese induzida pela dieta**); a TMB é diminuída pelo sono, pelo jejum e pela idade.

Questão de revisão: O que é taxa metabólica? Como ela pode ser modificada durante um dia habitual de 24 horas? (A resposta está disponível no Apêndice A.)

16.5 Regulação das reservas corporais totais de energia

Em condições normais, para que o peso corporal permaneça estável, o gasto energético total (taxa metabólica) do corpo precisa ser igual ao aporte total de energia. Já identificamos as formas finais de gasto energético: a produção interna de calor, o trabalho externo e a síntese molecular efetiva (armazenamento de energia). A fonte de aporte energético é a energia contida no alimento ingerido. Por conseguinte:

Energia da ingestão de alimento = Calor interno produzido + Trabalho externo + Energia armazenada

Essa equação não inclui nenhum termo para a perda de energia do corpo por meio da excreção de nutrientes, visto que, normalmente, ocorrem apenas perdas insignificantes pela urina, pelas fezes e pelos cabelos e pele descamados. Todavia, em certas doenças – das quais a mais importante é o diabetes melito –, as perdas urinárias de moléculas orgânicas podem ser muito grandes e devem ser incluídas na equação.

A reorganização da equação para focalizar o armazenamento de energia resulta em:

Energia armazenada =
Energia da ingestão de alimentos – (Calor interno produzido + Trabalho externo)

Por conseguinte, sempre que o aporte de energia diferir da soma do calor interno produzido e do trabalho externo, ocorrem alterações no armazenamento de energia – isto é, o conteúdo de energia corporal total aumenta ou diminui. O armazenamento de energia ocorre principalmente na forma de gordura no tecido adiposo.

Vale a pena enfatizar neste ponto, que o "peso corporal" e o "conteúdo de energia corporal total" não são sinônimos. O peso corporal é determinado não apenas pela quantidade de gordura, carboidratos e proteínas do corpo, mas também pelas quantidades de água, osso e minerais. Por exemplo, um indivíduo pode perder rapidamente peso corporal como resultado de sudorese ou do aumento excessivo no débito urinário. É também possível ganhar uma grande quantidade de peso em consequência da retenção de água, como a que ocorre, por exemplo, durante a insuficiência cardíaca.

Além disso, mesmo considerando apenas os nutrientes, um peso corporal constante não significa que o conteúdo de energia corporal total seja constante. A razão é que 1 g de gordura contém 9 kcal, enquanto 1 g de carboidrato ou de proteína contém 4 kcal. Por exemplo, o envelhecimento está habitualmente associado a um ganho de gordura e a uma perda de proteína; o resultado é que, embora o peso corporal do indivíduo possa permanecer constante, houve aumento no conteúdo de energia corporal total. Entretanto, além dessas qualificações, no restante deste capítulo, as alterações do peso corporal são equiparadas a alterações no conteúdo corporal total de energia e, de modo mais específico, a alterações nas reservas corporais de gordura.

Nos adultos, o peso corporal é habitualmente regulado em torno de um ponto de ajuste estável. Teoricamente, essa regulação pode ser obtida por meio de ajuste reflexo do aporte calórico e/ou do gasto energético em resposta a mudanças do peso corporal. Antigamente, acreditava-se que a regulação do aporte calórico fosse o único ajuste importante, e a seção seguinte descreverá esse processo. Entretanto, ficou claro, atualmente, que o gasto energético também pode ser ajustado em resposta a mudanças do peso corporal.

Segue-se uma demonstração típica desse processo nos seres humanos. O gasto energético diário total foi medido em indivíduos não obesos com o seu peso corporal habitual e novamente após terem uma perda de 10% do seu peso corporal por meio de subalimentação ou após terem um ganho de 10% por meio de alimentação excessiva. Com o seu novo peso corporal, os indivíduos superalimentados manifestaram um acentuado aumento (15%) do gasto energético tanto em repouso quanto na atividade, enquanto os indivíduos subalimentados exibiram uma redução semelhante. Essas alterações no gasto energético foram muito maiores do que as que poderiam ser explicadas simplesmente pela alteração da massa metabólica do corpo ou por terem que movimentar um corpo maior ou menor.

A generalização que surge disso é que uma mudança das reservas energéticas corporais totais induzida pela dieta, desencadeia, em um processo de retroalimentação negativa, uma alteração do gasto energético, que se opõe ao ganho ou à perda das reservas de energia. Esse fenômeno ajuda a explicar por que alguns indivíduos que fazem dieta perdem alguns quilos com bastante facilidade e, em seguida, permanecem estacionados em um platô.

Regulação da ingestão de alimentos

No contexto do consumo de alimentos, o termo **apetite** refere-se ao desejo psicológico de ingerir alimento. A **fome** é o impulso biológico de se alimentar. A fome é algo que sentimos. Os termos são semelhantes e, com frequência, são utilizados como sinônimos, porém são distinguíveis; por exemplo, você pode não estar com fome e, contudo, pode desejar comer uma fatia de bolo de chocolate de aparência deliciosa. Por outro lado, a **saciedade** é a sensação de plenitude ou ausência de fome.

O controle da ingestão de alimentos pode ser analisado da mesma maneira que qualquer outro sistema de controle biológico. Conforme ressaltado na seção anterior, a variável que está sendo mantida nesse sistema é o conteúdo de energia corporal total ou, de modo mais específico, as reservas totais de gordura. Um componente essencial desse sistema de controle é a **leptina,** um hormônio polipeptídico sintetizado pelos adipócitos e liberado a partir das células de modo proporcional à quantidade de gordura que elas contêm. Esse hormônio atua sobre o hipotálamo, causando uma redução da ingestão de alimento, em parte, ao inibir a liberação do neuropeptídio Y, um neurotransmissor hipotalâmico que estimula o apetite e a fome. A leptina também aumenta a TMB e, portanto, desempenha uma importante função nas mudanças do gasto energético que ocorrem em resposta à superalimentação ou à subalimentação, conforme descrito na seção anterior. Assim, conforme ilustrado na **Figura 16.14,** a leptina atua em um sistema de retroalimentação negativa para manter um conteúdo de energia corporal total estável ao sinalizar ao encéfalo a quantidade de gordura que está sendo armazenada.

É preciso ressaltar que a leptina é importante para a correspondência *a longo prazo* entre o aporte calórico e o gasto energético. Além disso, acredita-se que vários outros sinais possam atuar sobre o hipotálamo (e sobre outras áreas do encéfalo) durante curtos períodos de tempo para regular a duração e a frequência das refeições de um indivíduo (**Figura 16.15**). Esses sinais de saciedade (fatores que diminuem o apetite e removem a sensação de fome) fazem com que o indivíduo deixe de sentir fome e estabelecem o período de tempo antes do retorno da fome. Por exemplo, a taxa de utilização

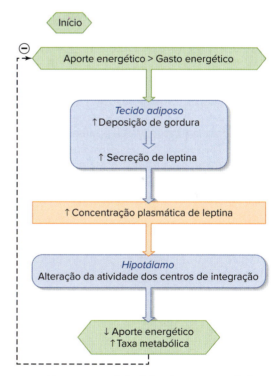

Figura 16.14 Função postulada da leptina no controle das reservas energéticas corporais totais. Observe que o sentido das setas dentro das caixas seria invertido se o aporte de energia (alimento) fosse menor do que o gasto energético.

APLICAÇÃO DO CONCEITO

- Em que circunstâncias a ação supressora do apetite da leptina poderia ser contraproducente?

A resposta está disponível no Apêndice A.

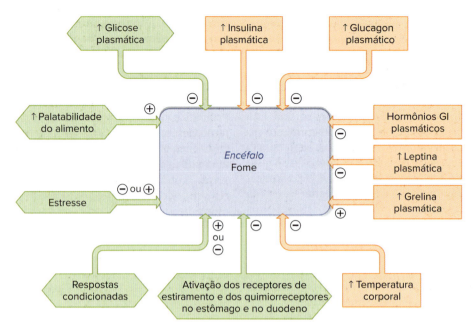

Figura 16.15 Impulsos a curto prazo que controlam a fome e, consequentemente, a ingestão de alimento. O símbolo ⊖ indica supressão da fome, enquanto o símbolo ⊕ indica estimulação da fome.

APLICAÇÃO DO CONCEITO

- Conforme ilustrado, os receptores de estiramento no intestino após uma refeição podem suprimir a fome. A ingestão de um grande copo de água antes de uma refeição seria um meio efetivo de fazer dieta?

A resposta está disponível no Apêndice A.

---

de glicose dependente de insulina por determinadas áreas do hipotálamo aumenta durante a ingestão de alimento, e isso provavelmente constitui um sinal de saciedade. A insulina, que aumenta durante a absorção dos alimentos, também atua como sinal de saciedade direto. A termogênese induzida pela dieta tende a aumentar ligeiramente a temperatura corporal, que atua como outro sinal de saciedade.

Por fim, alguns sinais de saciedade são iniciados pela presença de alimento no sistema GI. Estes incluem sinais neurais desencadeados pela estimulação dos receptores de estiramento e dos quimiorreceptores no estômago e no duodeno, bem como por determinados hormônios (p. ex., colecistocinina) liberados pelo estômago e pelo duodeno durante a alimentação.

Embora tenhamos focado na leptina e em outros fatores como sinais de saciedade, é importante reconhecer que uma função primária da leptina é o aumento da taxa metabólica. Se um indivíduo for submetido à inanição, seus adipócitos começam a se retrair à medida que os hormônios catabólicos mobilizam os triglicerídios dos adipócitos. Essa diminuição de tamanho provoca uma redução proporcional na secreção de leptina pelas células que estão encolhendo. A redução na concentração de leptina remove o sinal que normalmente inibe o apetite e acelera o metabolismo. O resultado é que uma perda da massa de gordura, leva a uma diminuição da leptina e, consequentemente, a uma redução da TMB e a um aumento do apetite. Isso pode constituir a verdadeira importância evolutiva da leptina, ou seja, de que o seu declínio no sangue resulta em diminuição da TMB, prolongando, assim, a vida durante períodos de inanição.

Além da leptina, outro hormônio recentemente descoberto parece ser um importante regulador do apetite. A **grelina** é um polipeptídio de 28 aminoácidos, sintetizado e liberado primariamente pelas células enteroendócrinas do estômago. A grelina também é produzida em quantidades menores por outros tecidos gastrintestinais e não gastrintestinais.

A grelina tem várias funções importantes, que foram identificadas em animais de laboratório e que parecem ser válidas nos seres humanos. Uma delas consiste em aumentar a liberação de hormônio do crescimento (*growth hormone release*) – a origem do termo em inglês *ghrelin* (grelina) – pela adeno-hipófise. A principal função da grelina relacionada a este capítulo consiste em aumentar a fome pela estimulação do NPY e de outros neuropeptídios nos centros de alimentação do hipotálamo. A grelina também diminui a degradação da gordura e aumenta a motilidade gástrica e a produção de ácido. Portanto, faz sentido que os principais estímulos para a grelina sejam o jejum e uma dieta pobre em calorias.

Por conseguinte, a grelina participa de várias alças de retroalimentação. O jejum ou uma dieta pobre em calorias levam a um aumento da grelina. Isso estimula a fome e, se o alimento está disponível, a ingestão de alimento. Subsequentemente, o alimento ingerido diminui a grelina, possivelmente por meio da distensão do estômago, absorção de calorias ou algum outro mecanismo.

Observe que o glucagon está incluído na Figura 16.15 como inibidor da fome. Por que isso ocorre? Lembre-se de que, além da hipoglicemia, o estresse (sistema nervoso simpático) também estimula a secreção de glucagon. Durante esses períodos,

Capítulo 16 Regulação do Metabolismo Orgânico e Balanço Energético

a fome geralmente é suprimida, e o corpo passa a depender da energia armazenada. O benefício evolutivo disso para os vertebrados é evidente: se um animal com fome precisa decidir entre obter alimento ou fugir do perigo, a supressão da fome remove um dos impulsos competitivos.

Sobrepeso e obesidade

A definição clínica de **sobrepeso** é funcional e consiste em um estado no qual um aumento da quantidade de gordura no corpo resulta em comprometimento significativo da saúde, como resultado de uma variedade de doenças ou distúrbios – notavelmente hipertensão, aterosclerose, doença do coração, diabetes e apneia do sono. A **obesidade** indica um acúmulo particularmente grande de gordura – isto é, sobrepeso extremo. A dificuldade tem sido estabelecer em que ponto o acúmulo de gordura começa a representar um risco para a saúde. Isso é avaliado por estudos epidemiológicos que correlacionam as taxas de doenças com alguma medida da quantidade de gordura no corpo. Na ausência de medidas diretas da gordura corporal, um método simples de avaliar se um indivíduo apresenta sobrepeso ou obesidade consiste no cálculo do **índice de massa corporal (IMC)**. O IMC é calculado dividindo-se o peso (em quilogramas) pela altura elevada ao quadrado (em metros) do indivíduo. Por exemplo, um indivíduo de 70 kg com altura de 180 cm deve ter um IMC de 21,6 kg/m^2 (70/1,8^2).

As diretrizes atuais dos National Institutes of Health classificam os IMC acima de 25 kg/m^2 como sobrepeso (i. e., que representam algum aumento do risco para a saúde) e aqueles superiores a 30 kg/m^2 como obesidade, com aumento significativo do risco para a saúde. De acordo com esses critérios, mais de dois terços das mulheres e dos homens norte-americanos com 20 anos ou mais são agora considerados com sobrepeso, enquanto mais de um terço são clinicamente obesos! Ainda mais problemático é o fato de que a incidência de sobrepeso e de obesidade na infância está aumentando nos EUA e em outros países.

Todavia, essas diretrizes são limitadas. Em primeiro lugar, os estudos epidemiológicos nem sempre concordam quanto ao ponto, ao longo da faixa da IMC entre 25 e 30 kg/m^2, em que os riscos para a saúde começam a aumentar de modo significativo. Em segundo lugar, até mesmo admitindo um risco aumentado com um IMC acima de 25 kg/m^2, os estudos nem sempre consideram os fatores de confusão associados ao sobrepeso ou até mesmo à obesidade, particularmente o estilo de vida sedentário. Na verdade, o aumento do risco para a saúde pode ser, pelo menos parcialmente, devido à falta de atividade física, e não à gordura corporal em si. Por fim, o IMC não é uma medida direta da adiposidade corporal; alguns indivíduos podem ter um IMC superior a 25 kg/m^2 como resultado (p. ex.) de treinamento com levantamento de peso e crescimento dos músculos.

Para aumentar a complexidade, há evidências crescentes de que não apenas a gordura total, mas também a localização da gordura tem consequências importantes. Especificamente, os indivíduos com grandes quantidades de gordura abdominal correm maior risco de desenvolver condições graves, como diabetes melito e doenças cardiovasculares, do que os indivíduos cuja gordura está localizada principalmente na parte inferior do corpo, nas nádegas e nas coxas. Atualmente, não há consenso sobre a explicação desse fenômeno, porém existem diferenças importantes na fisiologia das células do tecido

adiposo nessas regiões. Por exemplo, as células do tecido adiposo do abdome são muito mais aptas a degradar as reservas de gordura e a liberar os produtos no sangue.

O que sabemos sobre as causas subjacentes da obesidade? Gêmeos idênticos que foram separados logo após o nascimento e que foram criados em diferentes lares manifestam pesos corporais e incidência de obesidade notavelmente semelhantes quando adultos. Assim, os estudos realizados em gêmeos indicam que os fatores genéticos são importantes na sua contribuição para a obesidade. Foi postulado que a seleção natural favoreceu a evolução, em nossos ancestrais, dos denominados **genes econômicos**, que reforçaram a capacidade de armazenar gordura de cada refeição, de modo a sustentar o indivíduo durante o jejum seguinte. Tendo em vista a atual abundância relativa dos alimentos ricos em gordura em muitos países, essa adaptação representa, hoje em dia, uma desvantagem. Apesar da importância dos fatores genéticos, os fatores psicológicos, culturais e sociais também têm uma contribuição significativa. Por exemplo, a incidência crescente de obesidade nos EUA e em outras nações industrializadas nesses últimos 50 anos não pode ser explicada por mudanças em nossos genes.

Grande parte das pesquisas recentes concentrou-se em possíveis anormalidades no sistema da leptina como causa da obesidade. Em uma cepa de camundongos, o gene que codifica a leptina está mutado, de modo que as células do tecido adiposo produzem uma leptina anormal e inativa, resultando em obesidade hereditária. Entretanto, o mesmo *não* é válido para a grande maioria dos indivíduos obesos. A leptina secretada por essas pessoas é normal, e as concentrações sanguíneas de leptina estão elevadas, e não diminuídas. Essa observação indica que a secreção de leptina não é culpada nesses indivíduos. Consequentemente, esses indivíduos são resistentes à leptina, de modo muito semelhante aos indivíduos com diabetes melito tipo 2, que são resistentes à insulina (ver o Estudo de caso clínico no Capítulo 5 para uma discussão da resistência das células-alvo).

Os métodos e os objetivos para o tratamento da obesidade estão atualmente passando por uma reestruturação extensa. Um aumento da gordura corporal deve ser devido a um excesso de aporte energético em relação ao gasto de energia, e as dietas hipocalóricas têm sido, há muito tempo, a base do tratamento. Todavia, atualmente, ficou claro que essas dietas de modo isolado têm efetividade limitada nos indivíduos obesos; com efeito, mais de 90% readquirem todo ou a maior parte do peso perdido dentro de 5 anos. Outra razão importante para a falta de efetividade dessas dietas é que, conforme descrito anteriormente, a taxa metabólica do indivíduo diminui à medida que a concentração de leptina diminui, caindo, algumas vezes, para um nível baixo o suficiente para impedir qualquer perda de peso adicional com apenas 1.000 calorias por dia. Devido a esse fator, muitos indivíduos obesos continuam ganhando peso ou permanecem em balanço energético estável com um aporte calórico igual ou inferior à quantidade consumida por indivíduos com peso saudável. Essas pessoas devem ter menos atividade física do que o normal ou devem apresentar taxas metabólicas basais mais baixas. Por fim, muitos indivíduos com obesidade que tentam fazer uma dieta para alcançar um peso desejável apresentam sofrimento clínico, físico e psicológico. Isso é o que seria esperado se o corpo estivesse "tentando"

Vander | Fisiologia Humana

manter o seu peso corporal (mais especificamente, as reservas de gordura) em um ponto de ajuste mais alto.

Em seu conjunto, esses estudos indicam que as dietas radicais não constituem um método efetivo a longo prazo para controlar o peso. Com efeito, deve-se ajustar o aporte calórico em um nível que possa ser mantido pelo resto da vida. Esse aporte no indivíduo com sobrepeso deve levar a uma perda de peso lenta e contínua, que não deve ultrapassar 453 gramas por semana, até haver estabilização do peso corporal em um novo nível mais baixo. O preceito mais importante é o de que qualquer programa de redução de peso deve incluir um aumento da atividade física. O próprio exercício utiliza calorias, porém o aspecto mais importante é que ele compensa parcialmente a tendência, descrita anteriormente, a uma diminuição da taxa metabólica durante a restrição calórica e a perda de peso a longo prazo.

O que devemos comer?

Nesses últimos anos, fatores dietéticos cada vez mais numerosos têm sido associados à causa ou à prevenção de muitas doenças ou distúrbios, incluindo não apenas a doença arterial coronariana, mas também a hipertensão, o câncer, defeitos congênitos, a osteoporose e outras doenças. Essas associações provêm principalmente de estudos realizados em animais, de estudos epidemiológicos em indivíduos e de pesquisa básica sobre os mecanismos potenciais. Alguns desses achados podem ser de interpretação difícil ou podem ser conflitantes. Um dos conjuntos mais comumente utilizados de recomendações dietéticas, publicado pelo National Research Council, é apresentado na **Tabela 16.6.**

TABELA 16.6	Resumo das recomendações dietéticas do National Research Council.
Reduzir o consumo de gordura em 30% ou menos das calorias totais; a maior parte da gordura consumida deve consistir em gorduras mono ou poli-insaturadas. Reduzir o consumo de ácidos graxos saturados para menos de 10% das calorias e o consumo de colesterol para menos de 300 mg/dia	
Diariamente, comer cinco ou mais porções de uma combinação de vegetais e frutas, particularmente vegetais verdes e amarelos e frutas cítricas. Além disso, aumentar os carboidratos complexos por meio da ingestão de seis ou mais porções diárias de uma combinação de pães integrais, cereais e leguminosas	
Manter a ingestão de proteínas em níveis moderados (aproximadamente 0,8 g/kg da massa corporal)	
Equilibrar a ingestão de alimentos e a atividade física para manter um peso corporal apropriado	
Não se recomenda o consumo de álcool. Para os que consomem bebidas alcoólicas, limitar o consumo ao equivalente de 30 mℓ de álcool puro em um único dia	
Limitar a ingestão diária total de sódio em 2,3 g ou menos	
Manter uma ingestão adequada de cálcio	
Evitar o consumo de suplementos dietéticos acima da RDA (Ingestão dietética recomendada, do inglês *Recommended Dietary Allowance*) em qualquer dia	
Manter uma ingestão ideal de fluoreto, particularmente durante os anos de formação da primeira e da segunda dentições e de crescimento. A maioria das águas engarrafadas não contém fluoreto	

Estude e revise 16.5

- O armazenamento de energia na forma de gordura pode ser positivo quando a taxa metabólica for menor do que o conteúdo de energia do alimento ingerido, ou pode ser negativo, quando a taxa metabólica for maior do que o conteúdo de energia do alimento ingerido
  - O armazenamento de energia é regulado principalmente por um ajuste reflexo da ingestão de alimentos
  - A taxa metabólica aumenta ou diminui, em certo grau, quando o consumo de alimentos é cronicamente aumentado ou diminuído, respectivamente
- A ingestão de alimentos – controlada pelo **apetite** (desejo psicológico de ingerir alimento), pela **fome** (impulso biológico de se alimentar) e pela **saciedade** (sensação de plenitude):
  - **Inibido** por fatores de saciedade, incluindo hormônios (**leptina**, insulina, glucagon); impulsos nervosos dos receptores de estiramento; glicose; temperatura corporal, estresse
  - **Estimulado** por respostas condicionadas; pelo sabor do alimento; pelo hormônio grelina; pelo estresse
- O **sobrepeso** ou a **obesidade** constitui o resultado de um desequilíbrio entre o consumo de alimento e o gasto energético; aumentam o risco de muitas doenças
  - **Índice de massa corporal:** peso do indivíduo em kg dividido pela altura em m^2; uma medida do sobrepeso ou da obesidade

Questão de revisão: Quais são as diretrizes atuais aceitas do IMC para sobrepeso e obesidade? Por que esses números precisam ser avaliados com certa cautela quando se considera o estado de saúde de um indivíduo? Quais são algumas das consequências do sobrepeso ou da obesidade? Cite dois benefícios do exercício em um programa de redução do peso. (**A resposta está disponível no Apêndice A.**)

Regulação da Temperatura Corporal

16.6 Princípios gerais de termorregulação

Na discussão precedente, foi ressaltado que o gasto energético está ligado à nossa capacidade de manter uma temperatura corporal homeostática estável. O calor é um subproduto de muitas reações químicas, incluindo aquelas envolvidas na degradação de nutrientes orgânicos para a obtenção de energia. Por sua vez, as reações químicas do corpo normalmente são aceleradas em temperaturas mais altas. Por conseguinte, o consumo de energia, o gasto energético e a produção ou a perda de calor estão todos interligados. Nesta seção, discutiremos o processo da **termorregulação**, em que a temperatura corporal é mantida dentro de uma faixa homeostática normal pelo ganho ou pela perda de calor em diferentes condições ambientais.

Capítulo 16 Regulação do Metabolismo Orgânico e Balanço Energético

Os seres humanos são **endotérmicos**, o que significa que geram seu próprio calor corporal interno e não dependem da energia da luz solar para aquecer o corpo. Além disso, os seres humanos mantêm a sua temperatura corporal dentro de limites muito estreitos, a despeito de amplas flutuações na temperatura ambiente, razão pela qual são conhecidos como **homeotérmicos**. A temperatura corporal relativamente estável livra as reações bioquímicas das flutuações com a temperatura externa. Entretanto, a manutenção de uma temperatura corporal morna (de aproximadamente 37°C nos indivíduos saudáveis) impõe a necessidade de mecanismos reguladores precisos, visto que a ocorrência de grandes elevações da temperatura provoca disfunção nervosa e desnaturação das proteínas. Algumas pessoas sofrem convulsões em uma temperatura corporal de 41°C, e uma temperatura de 43°C é considerada limite para a sobrevivência.

Desde o início, algumas generalizações importantes sobre a temperatura corporal normal dos seres humanos devem ser ressaltadas:

- A temperatura oral é, em média, cerca de 0,5°C menor que a retal, que geralmente é utilizada como estimativa da temperatura interna (também conhecida como **temperatura corporal central**). Portanto, nem todas as regiões do corpo apresentam a mesma temperatura
- A temperatura interna não é constante; apesar de não variar muito, ela se modifica ligeiramente em resposta a padrões de atividade e a mudanças da temperatura externa. Além disso, existe uma flutuação circadiana característica de 1°C (**Figura 16.16**), sendo a temperatura mais baixa observada durante a noite, e a mais elevada, durante o dia
- Uma variação adicional em mulheres consiste em temperatura mais elevada durante a segunda metade do ciclo menstrual, devido aos efeitos do hormônio progesterona.

A regulação da temperatura pode ser estudada pelos nossos métodos habituais de balanço. O conteúdo total de calor ganho ou perdido pelo corpo é determinado pela diferença efetiva entre o ganho de calor (a partir do ambiente e produzido no corpo) e a perda de calor. A manutenção de uma temperatura corporal estável significa que, no estado de equilíbrio dinâmico, o ganho de calor precisa ser igual à perda de calor.

Mecanismos de perda ou de ganho de calor

A superfície do corpo pode perder calor para o ambiente externo por meio de radiação, condução, convecção e evaporação de água (**Figura 16.17**). Entretanto, antes de definir cada um desses processos, é preciso ressaltar que, em certas circunstâncias, a radiação, a condução e a convecção levam a um *ganho* de calor, em vez de perda de calor.

A **radiação** é o processo pelo qual as superfícies de todos os objetos emitem constantemente calor na forma de ondas eletromagnéticas. Trata-se de um princípio de física, segundo o qual a taxa de emissão de calor é determinada pela temperatura da superfície radiante. Em consequência, se a superfície corporal estiver mais quente do que as várias superfícies no ambiente, haverá perda efetiva de calor do corpo, sendo a taxa diretamente dependente da diferença de temperatura entre as

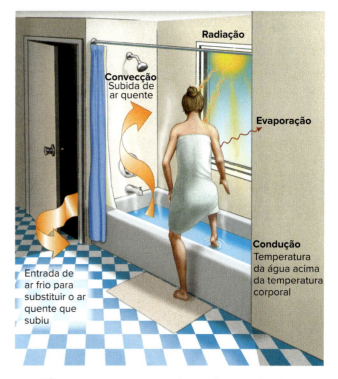

Figura 16.17 Mecanismos de transferência de calor.

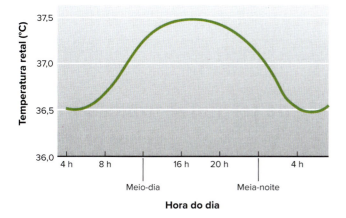

Figura 16.16 Alterações circadianas da temperatura corporal central (medida como temperatura retal) em um indivíduo típico. Esta figura não leva em consideração as flutuações diárias menores da temperatura, devido a alguns fatores, como exercício e ingestão de alimento; tampouco os valores absolutos no eixo *y* são representativos de todos os indivíduos. Fonte: Adaptada de Scales, W. E., Vander, A. J., Brown, M. B., and Kluger, J. J., Human circadian rhythms in temperature, trace metals, and blood variables, *American Journal of Physiology*, vol. 65, 1988.

APLICAÇÃO DO CONCEITO

- A evaporação constitui um importante mecanismo para a eliminação de calor, particularmente em um dia quente ou durante o exercício. Quais são algumas das consequências negativas desse mecanismo de perda de calor?

A resposta está disponível no Apêndice A.

superfícies. Por outro lado, o corpo ganha calor ao absorver a energia eletromagnética emitida pelo sol.

A **condução** refere-se à perda ou ao ganho de calor por transferência de energia térmica durante as colisões entre moléculas adjacentes. Em essência, o calor é "conduzido" de uma molécula para outra. A superfície corporal perde ou ganha calor por condução por meio de contato direto com substâncias mais frias ou mais quentes, incluindo o ar ou a água. Entretanto, nem todas as substâncias conduzem igualmente o calor. A água é um melhor condutor de calor do que o ar; dessa maneira, ocorre perda de mais calor do corpo na água do que no ar em uma temperatura semelhante.

A **convecção** é o processo pelo qual a perda ou o ganho de calor por condução são auxiliados pelo movimento de ar ou de água próximo ao corpo. Por exemplo, o ar próximo ao corpo é aquecido por condução. Como o ar quente é menos denso do que o ar frio, este afunda e força o ar aquecido a subir. Isso carrega o calor que acabou de ser retirado do corpo. O ar que se afasta é substituído por ar mais frio, o qual, por sua vez, segue o mesmo padrão. A convecção está sempre ocorrendo, visto que o ar quente é menos denso e, portanto, sobe; entretanto, ela pode ser acentuadamente facilitada por forças externas, como vento ou ventiladores. Em consequência, a convecção ajuda a troca de calor condutivo ao manter continuamente um suprimento de ar frio. Por conseguinte, no restante deste capítulo, o termo *condução* também implica convecção.

A **evaporação** de água da pele e das membranas que revestem o sistema respiratório constitui outro processo importante que provoca a perda de calor corporal. Uma quantidade muito grande de energia – 600 kcal/ℓ – é necessária para transformar a água do estado líquido para o gasoso. Como resultado, sempre que houver vaporização de água a partir da superfície corporal, o calor necessário para impulsionar o processo é conduzido a partir da superfície, resfriando-a consequentemente.

Reflexos reguladores da temperatura

A regulação da temperatura oferece um exemplo clássico de sistema de controle homeostático, conforme descrito no Capítulo 1 (ver Figura 1.9). O equilíbrio entre a produção (ganho) e a perda de calor é continuamente alterado, seja por mudanças na taxa metabólica (em que o exercício constitui a influência mais poderosa), seja por mudanças do meio externo, como a temperatura do ar. As mudanças resultantes na temperatura corporal são detectadas por termorreceptores (ver Capítulo 7). Esses receptores iniciam reflexos que modificam o impulso de vários efetores, de modo que a produção e/ou a perda de calor são modificadas, e a temperatura corporal é então normalizada.

A **Figura 16.18** fornece um resumo dos componentes desses reflexos. Os termorreceptores são encontrados em duas localizações, uma na pele (**termorreceptores periféricos**) e a outra em estruturas profundas do corpo (**termorreceptores centrais**), incluindo órgãos abdominais e neurônios termorreceptores no hipotálamo. Como é a temperatura corporal central – e não a temperatura da pele – que é mantida dentro de uma faixa homeostática estreita, os termorreceptores centrais fornecem o componente de retroalimentação negativa essencial dos reflexos. Os termorreceptores periféricos fornecem informações por alimentação-avante (*feedforward*), conforme descrito no Capítulo 1, e também respondem pela capacidade de identificar uma área quente ou fria da pele.

O hipotálamo atua como o principal integrador global dos reflexos; entretanto, outros centros cerebrais também exercem algum controle sobre os componentes específicos dos reflexos.

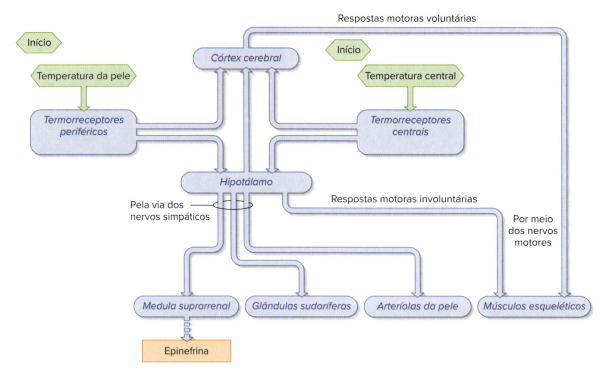

Figura 16.18 Resumo dos mecanismos reguladores da temperatura, começando nos termorreceptores periféricos e nos termorreceptores centrais. A seta tracejada a partir da medula suprarrenal indica que essa via hormonal é de pouca importância nos seres humanos adultos. As setas sólidas indicam as vias neurais. O hipotálamo influencia os nervos simpáticos por meio das vias descendentes.

Capítulo 16 Regulação do Metabolismo Orgânico e Balanço Energético **655**

Os impulsos provenientes do hipotálamo e das outras áreas do encéfalo para os efetores ocorrem por meio (1) dos nervos simpáticos para as glândulas sudoríferas, as arteríolas da pele e a medula suprarrenal; e (2) dos neurônios motores para os músculos esqueléticos.

Controle da produção de calor

As mudanças na atividade muscular constituem o principal controle da produção de calor para a regulação da temperatura. A primeira alteração muscular que ocorre em resposta a uma diminuição da temperatura corporal central consiste em aumento gradual e geral na contração dos músculos esqueléticos. Isso pode resultar em tremores musculares – contrações e relaxamentos musculares rítmicos e oscilatórios –, que ocorrem em rápida frequência. Durante os tremores, os nervos motores eferentes para os músculos esqueléticos são influenciados por vias descendentes, sob o controle primário do hipotálamo. Como os tremores quase não realizam trabalho externo, a maior parte da energia liberada pelo mecanismo metabólico aparece como calor interno, um processo conhecido como **termogênese por tremor**. As pessoas também utilizam seus músculos para atividades voluntárias produtoras de calor, como pular e esfregar as mãos.

As reações musculares opostas ocorrem em resposta ao calor. A contração muscular basal é reflexamente diminuída, e os movimentos voluntários também são reduzidos. Entretanto, essas tentativas de diminuir a produção de calor são limitadas, visto que, para começar, a contração muscular basal é muito baixa e porque qualquer elevação da temperatura central produzida pelo calor atua *diretamente* sobre as células, aumentando a taxa metabólica. Em outras palavras, um aumento na temperatura celular acelera diretamente a velocidade com a qual todas as reações químicas ocorrem na célula. Isso se deve a um aumento do movimento térmico das moléculas dissolvidas, tornando mais provável o seu encontro umas com as outras. O resultado é que o ATP é gasto em maior velocidade, visto que o ATP participa em muitas das reações químicas de uma célula. Isso, por sua vez, resulta em aumento compensatório da produção de ATP a partir das reservas energéticas da célula, o que também gera calor como subproduto do metabolismo. Por conseguinte, a elevação da temperatura celular pode, por si só, resultar na produção de calor adicional por meio de aumento do metabolismo.

A contração muscular não é o único processo controlado nos reflexos reguladores da temperatura. Em muitos mamíferos de laboratório, a exposição crônica ao frio induz um aumento da taxa metabólica (portanto, da produção de calor), que não se deve a um aumento da atividade muscular, sendo o processo denominado **termogênese sem tremor**. Suas causas incluem aumento na atividade de um tipo especial de tecido adiposo, denominado gordura marrom ou **tecido adiposo marrom**. Esse tipo de tecido adiposo é estimulado pelo hormônio tireoidiano, pela epinefrina e pelo sistema nervoso simpático; contêm grandes quantidades de uma classe de proteínas, denominadas proteínas desacopladoras. Essas proteínas desacoplam a oxidação da fosforilação (ver Capítulo 3) e, com efeito, tornam o metabolismo menos eficiente (menor produção de ATP). O principal produto desse metabolismo ineficiente é o calor, que então contribui para a manutenção da temperatura corporal. O tecido adiposo marrom é encontrado nos lactentes humanos (e, em menor grau, nos adultos). Por conseguinte, a termogênese sem tremores ocorre efetivamente em lactentes, cujo mecanismo de tremores ainda não está totalmente desenvolvido.

Controle da perda de calor por radiação e condução

Para fins de controle da temperatura, o corpo pode ser considerado um núcleo central circundado por uma casca constituída de pele e tecido subcutâneo. A temperatura do núcleo central é regulada em cerca de 37°C, mas a temperatura da casca modifica-se consideravelmente.

Se a pele e o tecido subjacente fossem um isolante perfeito, haveria uma perda mínima de calor do núcleo central. A temperatura da superfície externa da pele seria igual à temperatura ambiente, e a condução efetiva seria igual a zero. Todavia, a pele não é um isolante perfeito, de modo que a temperatura de sua superfície externa geralmente está situada em algum ponto entre a do meio externo e a do núcleo central. Em vez de atuar como isolante, a pele funciona como um regulador para a troca de calor. A efetividade da pele nessa função está sujeita a controle fisiológico por meio de uma alteração do fluxo sanguíneo. Quanto maior a quantidade de sangue que alcançar a pele a partir do núcleo central, mais próxima a temperatura da pele estará daquela do núcleo. Com efeito, os vasos sanguíneos podem transportar calor até a superfície da pele para ser perdido no meio externo. Esses vasos são controlados, em grande parte, por nervos simpáticos vasoconstritores, que são estimulados de maneira reflexa em resposta ao frio, enquanto são inibidos em resposta ao calor. Existe também uma população de neurônios simpáticos para a pele, cujos neurotransmissores causam vasodilatação ativa. Certas áreas da pele participam muito mais do que outras em todas essas respostas vasomotoras, de modo que a temperatura da pele varia de acordo com a localização.

Por fim, os três mecanismos *comportamentais* para modificar a perda de calor por radiação e condução consistem em alterações na área de superfície, mudanças nas roupas e escolha do ambiente. Encolher-se na forma de uma bola, o ato de encolher os ombros e a realização de manobras semelhantes em resposta ao frio reduzem a área de superfície exposta ao ambiente, com consequente diminuição da perda de calor por radiação e condução. Nos seres humanos, as roupas também representam um importante componente da regulação da temperatura, substituindo os efeitos isolantes das penas das aves e do pelo em outros mamíferos. A superfície externa das roupas forma o verdadeiro "exterior" da superfície corporal. A pele perde calor diretamente para o espaço de ar retido pelas roupas, as quais, por sua vez, captam o calor a partir da camada de ar interno e o transferem para o meio externo. A capacidade isolante das roupas é determinada principalmente pela espessura da camada de ar retida. Um terceiro mecanismo comportamental familiar destinado a alterar a perda de calor consiste em procurar ambientes mais quentes ou menos frios – por exemplo, passando de uma área de sombra para a luz solar.

Controle da perda de calor por evaporação

Mesmo na ausência de sudorese, ocorre perda de água por difusão através da pele, que não é totalmente à prova de água. Ocorre perda de uma quantidade semelhante a partir

656 Vander | Fisiologia Humana

do revestimento respiratório durante a expiração. Essas duas perdas são conhecidas como **perda insensível de água**, cujo volume é de aproximadamente 600 m ℓ/dia nos seres humanos. A evaporação de parte dessa água pode responder por uma fração significativa da perda total de calor. Diferentemente dessa perda de água passiva, a sudorese exige a secreção ativa de líquido pelas **glândulas sudoríferas** e sua eliminação em ductos que a transportam até a superfície da pele.

A produção de suor é estimulada por nervos simpáticos que suprem as glândulas. O suor é uma solução diluída que contém NaCl como principal soluto. Já foram relatadas taxas de sudorese de mais de 4 ℓ/h; a evaporação de 4 ℓ de água eliminaria quase 2.400 kcal de calor do corpo!

O suor precisa evaporar para exercer o seu efeito de arrefecimento. O fator mais importante que determina a taxa de evaporação é a concentração de vapor de água do ar – isto é, a umidade relativa. O desconforto sofrido em dias úmidos deve-se à incapacidade de evaporação; as glândulas sudoríferas continuam a sua secreção, porém o suor secretado simplesmente permanece sobre a pele ou goteja.

Integração dos mecanismos efetores

Por meio da alteração da perda de calor, as mudanças no fluxo sanguíneo da pele isoladamente são capazes de regular a temperatura corporal ao longo de uma faixa de temperaturas ambientais, conhecida como **zona termoneutra**. Nos seres humanos, a zona termoneutra é de aproximadamente 25 a 30°C para um indivíduo despido. Em temperaturas abaixo dessa faixa, até mesmo a ocorrência de vasoconstrição máxima dos vasos sanguíneos na pele é incapaz de impedir que a perda de calor ultrapasse a sua produção, de modo que o corpo precisa aumentar a sua produção de calor para manter a temperatura. Em temperaturas ambientes acima da zona termoneutra, até mesmo uma vasodilatação máxima é incapaz de eliminar o calor tão rapidamente quanto ele é produzido, de modo que outro mecanismo de perda de calor – a sudorese – começa a atuar fortemente. Em temperaturas ambientes acima da temperatura corporal, o calor é efetivamente acrescentado ao corpo por radiação e condução. Nessas condições, a evaporação constitui o único mecanismo para a perda de calor. A capacidade do indivíduo de tolerar essas temperaturas é determinada pela umidade e pela sua taxa de sudorese máxima. Assim, por exemplo, quando o ar está totalmente seco, um indivíduo hidratado consegue tolerar uma temperatura ambiente de 130°C durante 20 minutos ou mais, ao passo que, quando o ar está muito úmido, uma temperatura de 46°C é suportável por apenas poucos minutos.

Aclimatação à temperatura

As mudanças no início, no volume e na composição do suor determinam a capacidade de adaptação do indivíduo a temperaturas elevadas e persistentes. Um indivíduo recém chegado em um ambiente quente tem pouca capacidade de realizar qualquer trabalho; a temperatura corporal aumenta e pode ocorrer fraqueza intensa. Depois de vários dias, observa-se uma grande melhora na tolerância ao trabalho, com elevação muito menor da temperatura corporal, e se diz que a pessoa se aclimatou ao calor. A temperatura corporal não aumenta

tanto, visto que a sudorese começa mais cedo, e o volume de suor produzido é maior.

Ocorre também uma mudança importante na composição do suor – isto é, uma redução significativa na sua concentração de íons. Essa adaptação, que minimiza a perda de Na^+ do corpo por meio do suor, resulta de um aumento na secreção de aldosterona, um hormônio do córtex suprarrenal. As células secretoras das glândulas sudoríferas produzem uma solução com concentração de Na^+ semelhante à do plasma, porém parte dos íons sódio sofre absorção de volta para o sangue, à medida que a secreção flui ao longo dos ductos das glândulas sudoríferas em direção à superfície da pele. A aldosterona estimula essa absorção de maneira idêntica à estimulação da reabsorção de Na^+ nos túbulos renais.

A aclimatação ao frio tem sido muito menos estudada do que a aclimatação ao calor, devido à dificuldade de submeter os indivíduos ao estresse corporal total do frio por períodos longos o suficiente para produzir aclimatação. Além disso, os indivíduos que vivem em climas frios geralmente usam roupas muito quentes e, portanto, não há necessidade que desenvolvam aclimatação ao frio.

Estude e revise 16.6

- **Termorregulação:** processo por meio do qual a temperatura corporal é mantida dentro de uma faixa homeostática
  - Os seres humanos são **endotérmicos** (i. e., geram o seu próprio calor corporal) e **homeotérmicos** (a temperatura corporal não flutua, exceto dentro de limites estreitos)

- **Temperatura corporal central:** a temperatura interna; mais alta durante o dia e mais baixa à noite

- O corpo troca calor com o meio externo por **radiação, condução, convecção** e **evaporação**

- Os **centros de integração** para os reflexos reguladores da temperatura estão localizados no hipotálamo; os **termorreceptores** tanto **periféricos** quanto **centrais** participam desses reflexos

- A temperatura corporal é regulada por meio de alteração da produção e/ou perda de calor, de modo a modificar o conteúdo de calor corporal total
  - **Produção de calor:** aumentada pelo aumento do tônus muscular, **termogênese com tremores** e atividade voluntária; essencial para a regulação da temperatura em temperaturas ambientes abaixo da **zona termoneutra** (a faixa de temperaturas externas na qual as alterações na vasodilatação ou na vasoconstrição da pele são suficientes para manter a temperatura corporal)
  - **Perda de calor:** depende da diferença de temperatura entre a superfície da pele e o ambiente; a sudorese é essencial em temperaturas acima da zona termoneutra

- A **aclimatação da temperatura** ao calor é obtida por meio de:
  - Início mais precoce da sudorese
  - Aumento do volume do suor
  - Diminuição da concentração de sal do suor.

Questão de revisão: Descreva as respostas homeostáticas gerais que permitem que a temperatura corporal seja mantida dentro da faixa em um indivíduo que esteja caminhando ao ar livre em um dia quente de verão. (A resposta está disponível no Apêndice A.)

16.7 Febre e hipertermia

A *febre* é uma elevação da temperatura corporal central, devido a um reajuste do "termostato" no hipotálamo. O indivíduo com febre ainda regula a temperatura corporal em resposta ao calor ou ao frio, porém em um ponto de ajuste mais alto. A infecção constitui a causa mais comum de febre, porém o trauma físico e o dano tecidual também podem induzir febre.

O início da febre durante a infecção é frequentemente gradual, porém é mais notável quando surge rapidamente na forma de calafrios. Nesses casos, ocorre um súbito aumento do ponto de ajuste do termostato hipotalâmico para a temperatura. Em consequência, o indivíduo sente frio, embora sua temperatura corporal verdadeira possa estar normal. Por esse motivo, ocorrem as ações típicas que são utilizadas para aumentar a temperatura corporal, como vasoconstrição e tremores. O indivíduo também pode se encolher e se cobrir com cobertores. Essa combinação de diminuição da perda de calor e aumento na produção de calor serve para impulsionar a temperatura corporal para o novo ponto de ajuste, no qual se estabiliza. Ela continua sendo regulada nesse novo valor, até que o termostato seja reajustado para o normal, e a febre "ceda". O indivíduo, então, sente calor, retira as cobertas e apresenta vasodilatação e sudorese pronunciadas.

Qual é a base do reajuste do termostato? Na presença de infecção ou de outros estímulos produtores de febre, os macrófagos (bem como outros tipos de células) liberam mensageiros químicos, coletivamente denominados **pirógeno endógeno (PE)**. As etapas seguintes variam dependendo do estímulo preciso para a liberação de PE. Conforme ilustrado na **Figura 16.19**, em alguns casos, o PE provavelmente circula no sangue para atuar sobre os termorreceptores presentes no hipotálamo (e, talvez, em outras áreas do encéfalo), alterando os seus impulsos para os centros de integração. Em outros casos, o PE pode ser produzido por células semelhantes aos macrófagos no fígado e pode estimular receptores neurais nesse local, que dão origem a impulsos neurais aferentes para os termorreceptores hipotalâmicos. Em ambos os casos, a causa imediata do reajuste consiste na síntese e liberação locais de prostaglandinas dentro do hipotálamo. O *ácido acetilsalicílico* reduz a febre ao inibir a síntese de prostaglandinas.

O termo *PE* foi cunhado em uma época em que ainda não se conhecia a identidade do(s) mensageiro(s) químico(s). Na atualidade, sabe-se que pelo menos três proteínas – a interleucina 1-beta (IL-1β), a interleucina 6 (IL-6) e o fator de necrose tumoral alfa (TNFα) – atuam como PE. Além de seus efeitos sobre a temperatura, essas proteínas exercem muitos outros efeitos (descritos no Capítulo 18) que aumentam a resistência à infecção e que promovem a cicatrização do tecido danificado.

Seria de se esperar que a febre, que constitui uma característica tão consistente da infecção, tivesse alguma função protetora importante. A maior parte das evidências sugere que esse seja o caso. Por exemplo, a elevação da temperatura corporal estimula um grande número de respostas de defesa do hospedeiro à infecção, incluindo a proliferação e a atividade dos leucócitos que lutam contra os patógenos. A possibilidade de que a febre seja uma resposta benéfica levanta questões importantes sobre o uso do ácido acetilsalicílico e de outros medicamentos para suprimir a febre durante a infecção. É preciso ressaltar que essas questões se aplicam às febres moderadas habituais. Não há dúvida de que a febre extremamente alta possa ser prejudicial – particularmente em seus efeitos sobre o sistema nervoso central – e precise ser vigorosamente combatida com fármacos e outras formas de terapia.

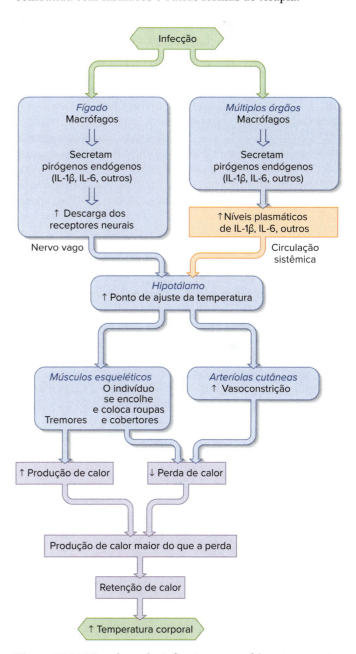

Figura 16.19 Via pela qual a infecção provoca febre. As respostas efetoras servem para *elevar* a temperatura corporal durante uma infecção. *IL-1β*, interleucina 1β; *IL-6*, interleucina 6.

> **APLICAÇÃO DO CONCEITO: princípio geral de fisiologia**
>
> ■ Que sistemas orgânicos contribuem para a elevação da temperatura corporal induzida pela febre, ilustrando, assim, o princípio geral de fisiologia segundo o qual as funções dos sistemas orgânicos estão coordenadas umas com as outras?
>
> *A resposta está disponível no Apêndice A.*

Por conseguinte, a febre consiste em um aumento da temperatura corporal causado por uma elevação do ponto de ajuste térmico. Quando a temperatura corporal é elevada por qualquer outra razão além de uma faixa normal estreita, porém sem alteração no ponto de ajuste da temperatura, essa elevação é denominada **hipertermia**. A causa mais comum de hipertermia em um indivíduo típico é o exercício físico; a elevação da temperatura corporal acima do ponto de ajuste deve-se ao calor interno gerado pelos músculos em atividade.

Como mostra a **Figura 16.20**, a produção de calor aumenta imediatamente durante o estágio inicial do exercício e ultrapassa a perda de calor, provocando um armazenamento de calor no corpo e elevação da temperatura central. Essa elevação da temperatura central desencadeia reflexos, por meio dos termorreceptores centrais, que provocam aumento da perda de calor. À medida que o fluxo sanguíneo da pele e a sudorese aumentam, a discrepância entre a produção e a perda de calor começa a diminuir, porém não desaparece. Em consequência, a temperatura central continua aumentando. Por fim, a temperatura central estará alta o suficiente para impulsionar (por meio dos termorreceptores centrais) os reflexos de perda de calor em uma taxa na qual a perda de calor mais uma vez é igual à sua produção. Neste ponto, a temperatura central estabiliza-se nesse valor elevado, apesar do exercício continuado. Em algumas situações, a hipertermia pode ter consequências ameaçadoras da vida.

A **exaustão pelo calor** refere-se a um estado de colapso, que frequentemente ocorre na forma de desmaio, devido à hipotensão produzida pela depleção do volume plasmático como resultado da sudorese e da extrema dilatação dos vasos sanguíneos da pele. Conforme discutido no Capítulo 12, lembre-se de que a pressão arterial média, o débito cardíaco e a resistência periférica total estão relacionados de acordo com a equação $PAM = DC \times RPT$. Por conseguinte, diminuições tanto no débito cardíaco (como resultado da redução do volume plasmático) quanto da resistência periférica (devido à vasodilatação) contribuem para a hipotensão. A exaustão pelo calor ocorre como consequência direta da atividade dos mecanismos envolvidos na perda de calor. Como esses mecanismos são muito ativos, a temperatura corporal está apenas modestamente elevada. Nesse sentido, a exaustão pelo calor representa uma válvula de segurança que, ao forçar a interrupção do trabalho em um ambiente quente, quando os mecanismos de perda de calor estão sobrecarregados, impede uma maior elevação da temperatura corporal, que causaria o distúrbio muito mais grave da intermação.

Diferentemente da exaustão pelo calor, a **intermação** representa uma completa desagregação dos sistemas termorreguladores, de modo que a temperatura corporal continua aumentando. Trata-se de uma situação extremamente perigosa, caracterizada por colapso, delírio, convulsões ou perda prolongada da consciência – todos devido a uma acentuada elevação da temperatura corporal. Ocorre quase sempre em associação à exposição a ambientes quentes e úmidos ou a um esforço excessivo realizado nesses ambientes (consulte o Estudo de caso clínico do Capítulo 1 para um exemplo). Na maioria dos casos, surge como o estágio terminal de exaustão pelo calor prolongada e não tratada.

Ainda não foi esclarecido exatamente o que desencadeia a transição para a intermação, porém um dos fatores consiste em comprometimento da circulação para o encéfalo, devido à desidratação. Entretanto, o achado notável é que, mesmo com uma rápida elevação da temperatura corporal, o indivíduo eventualmente para de suar. A intermação é uma situação de retroalimentação positiva prejudicial, em que a temperatura corporal crescente estimula diretamente o metabolismo – isto é, a produção de calor –, o que aumenta ainda mais a temperatura corporal. Tanto para a exaustão pelo calor quanto para a intermação, o tratamento consiste em resfriamento externo, reposição hídrica e interrupção da atividade.

> ### Estude e revise 16.7
>
> - **Febre:** elevação da temperatura corporal causada por infecção
>   - Devido a um reajuste do ponto de ajuste da temperatura, de modo que a produção de calor é aumentada, enquanto a perda de calor é diminuída com o objetivo de elevar a temperatura corporal até o novo ponto de ajuste e mantê-la nesse nível
>   - O estímulo é o **pirógeno endógeno,** na forma de interleucina-1 e outras proteínas
>   - A febre baixa pode ser benéfica para combater patógenos
> - **Hipertermia** do exercício: não se trata de febre; é causada pelo aumento da produção de calor dos músculos e *não* é causada por uma mudança no ponto de ajuste; parcialmente compensada por vasodilatação cutânea
> - Aumentos extremos da temperatura corporal podem resultar em exaustão pelo calor ou intermação
>   - **Exaustão pelo calor:** a pressão arterial diminui, devido à vasodilatação
>   - **Intermação:** os mecanismos termorreguladores normais falham; em consequência, a intermação pode ser fatal.
>
> *Questão de revisão: De que maneira a febre e a hipertermia diferem? Elas são potencialmente perigosas? Em caso afirmativo, por quê?* (***A resposta está disponível no Apêndice A.***)

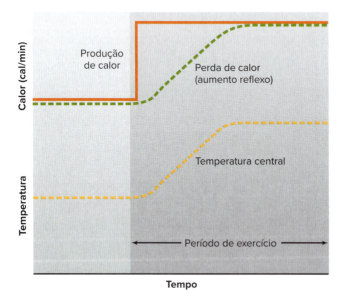

Figura 16.20 Alterações térmicas durante o exercício. Ocorre aumento reflexo da perda de calor. Quando a perda de calor mais uma vez é igual à produção de calor, a temperatura central se estabiliza.

CAPÍTULO 16

Estudo de caso clínico
Homem com sobrepeso tem formigamento, sede e visão turva

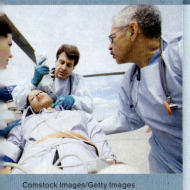
Comstock Images/Getty Images

Um homem de 46 anos consultou um oftalmologista, devido à recentes episódios de visão turva. Além de examinar os olhos do homem, o oftalmologista obteve uma história clínica e avaliou o estado de saúde geral do paciente. O paciente tinha 1,80 m de altura e pesava 120 kg (IMC igual a 36 kg/m^2). Recentemente, vinha experimentando sensações de "formigamento" nas mãos e nos pés e estava dormindo mal, pois acordava várias vezes durante a noite com a bexiga cheia. Além disso, estava se acostumando a carregar consigo uma garrafa de água para todos os lugares em que fosse, visto que, frequentemente, sentia muita sede. Relatou que trabalhava como motorista de táxi e raramente ou nunca tinha a oportunidade de praticar muita atividade física ou exercício. O paciente atribuiu a sensação de formigamento a "permanecer sentado na mesma posição o dia inteiro" e estava convencido de que os problemas nos olhos eram o resultado natural do envelhecimento; entretanto, o exame oftalmológico revelou um reflexo de acomodação acentuadamente enfraquecido em ambos os olhos (ver Capítulo 7). Esses sinais e sintomas sugeriram ao oftalmologista que o paciente poderia ter *diabetes melito*, razão pela qual encaminhou-o a um médico da unidade de diabetes do hospital local.

Reflita e revise 1
- Quais são as principais funções da insulina, particularmente no que diz respeito a seus efeitos sobre o nível plasmático de glicose?

O médico, no hospital, realizou uma série de exames para confirmar o diagnóstico de diabetes melito. Em primeiro lugar, a concentração plasmática de glicose em jejum foi determinada em 2 dias separados. Depois de uma noite de jejum, foi coletada uma amostra de sangue, e foi determinada a concentração de glicose no plasma. Em geral, os valores normais são inferiores a 100 mg/dℓ, porém os dois valores obtidos nesse paciente foram de 156 e 144 mg/dℓ. Por esse motivo, foi realizado um segundo exame para determinar qual porcentagem da hemoglobina do paciente estava na forma glicada. Não é raro que algumas proteínas no corpo se liguem ocasionalmente à glicose (isso não é o mesmo processo da glicosilação, que consiste em uma reação normal catalisada por enzima, que forma uma glicoproteína). Normalmente, essa ligação é permanente e, com frequência, torna a proteína não funcional. Em algum momento, uma pequena porcentagem das proteínas da hemoglobina do sangue está ligada à glicose. Entretanto, quanto maior a duração da elevação dos níveis plasmáticos de glicose, maior a porcentagem de hemoglobina glicada, abreviada por HbA1c. A hemoglobina é encontrada nos eritrócitos, cujo tempo de sobrevida é de 2 a 4 meses. Por conseguinte, esse exame fornece uma medida dos valores médios da glicose no sangue ao longo dos vários meses anteriores. Os valores normais situam-se entre 4 e 6%; todavia, nesse paciente, a HbA1c alcançou 6,9%. Em seu conjunto, esses exames confirmaram o diagnóstico de diabetes melito.

O diabetes melito pode ser causado por uma deficiência de insulina e/ou por uma diminuição da responsividade à insulina. Por conseguinte, o diabetes melito é classificado em duas doenças distintas, dependendo da causa. No ***diabetes melito tipo 1 (DMT1)***, anteriormente denominado *diabetes melito insulinodependente* ou *diabetes juvenil*, a insulina está ausente por completo ou quase por completo das ilhotas de Langerhans e do plasma. Por conseguinte, a terapia com insulina é essencial. No ***diabetes melito tipo 2 (DMT2)***, anteriormente denominado *diabetes melito não insulinodependente* ou *diabetes melito de início no adulto*, a insulina está presente no plasma, porém a sensibilidade celular à insulina é menor do que o normal (em outras palavras, as células-alvo demonstram ***resistência à insulina***). Em muitos pacientes com DMT2, a resposta das células beta do pâncreas à glicose também está comprometida. Por conseguinte, a terapia pode envolver alguma combinação de fármacos capazes de aumentar a sensibilidade celular à insulina, aumentar a secreção de insulina pelas células beta ou diminuir a produção hepática de glicose; ou a terapia pode envolver a administração da própria insulina.

O DMT1 é menos comum e, nos EUA, afeta aproximadamente 5% dos pacientes com diabetes. O DMT1 é causado pela destruição autoimune das células beta do pâncreas pelos leucócitos do próprio corpo. Conforme discutido no Capítulo 18, uma doença autoimune é uma doença em que as células imunes do corpo atacam e destroem o tecido normal saudável. Os eventos que deflagram essa resposta autoimune ainda não estão totalmente estabelecidos. O tratamento do DMT1 normalmente envolve a administração de insulina por injeção, visto que a insulina administrada por via oral seria destruída pelo ácido e pelas enzimas gastrintestinais.

Devido à deficiência de insulina, os pacientes *não tratados* com DMT1 sempre apresentam concentrações elevadas de glicose no sangue. O aumento dos níveis plasmáticos de glicose ocorre porque (1) a glicose não consegue entrar normalmente nas células-alvo de insulina e (2) o fígado produz continuamente glicose por meio da glicogenólise e gliconeogênese (processos que normalmente são suprimidos pela insulina) e a secreta no sangue. Lembre-se também de que a insulina normalmente suprime a lipólise e a formação de cetonas. Em consequência, outro resultado da deficiência de insulina consiste em lipólise pronunciada, com elevação subsequente dos níveis plasmáticos de glicerol e de ácidos graxos. Em seguida, muitos dos ácidos graxos são metabolizados pelo fígado a cetonas, que então são liberadas na corrente sanguínea.

Essas alterações metabólicas, se forem extremas, culminam na emergência aguda e potencialmente fatal, denominada ***cetoacidose diabética*** (**Figura 16.21**). Alguns dos problemas são decorrentes dos efeitos produzidos pelas concentrações plasmáticas

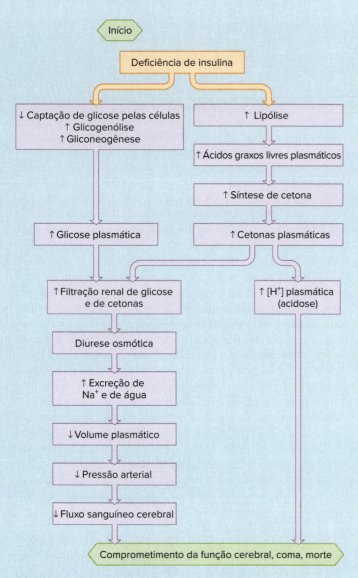

Figura 16.21 Cetoacidose diabética. Eventos causados pela deficiência grave e não tratada de insulina no diabetes melito tipo 1.

extremamente elevadas de glicose sobre a função renal. No Capítulo 14, foi assinalado que o indivíduo típico não secreta glicose, visto que toda a glicose filtrada nos glomérulos renais é reabsorvida pelos túbulos. Entretanto, o nível plasmático elevado de glicose que ocorre no diabetes melito aumenta a carga filtrada de glicose além da capacidade reabsortiva tubular máxima e, em consequência, ocorre secreção de grandes quantidades de glicose. Pelas mesmas razões, podem aparecer também grandes quantidades de cetonas na urina. Essas perdas urinárias causam depleção dos nutrientes do corpo e levam à perda de peso. Entretanto, muito mais grave é o fato de que esses solutos não reabsorvidos provocam diurese osmótica – isto é, aumento da excreção urinária de Na^+ e de água, o que pode levar, pela sequência de eventos mostrados na Figura 16.21, à hipotensão, ao dano cerebral e à morte. Entretanto, convém assinalar que, com exceção desse exemplo extremo, os indivíduos com diabetes demonstram, com mais frequência, propensão à hipertensão, e não à hipotensão (devido a várias causas, incluindo dano vascular e renal).

A outra anormalidade grave observada na cetoacidose diabética consiste na concentração plasmática elevada de H^+ causada pelo acúmulo de cetonas. Conforme descrito no Capítulo 3, as cetonas são produtos de degradação de quatro carbonos dos ácidos graxos. Duas cetonas, conhecidas como ácido hidroxibutírico e ácido acetoacético, são ácidas no pH do sangue. Esse aumento na concentração de H^+ provoca disfunção cerebral, podendo contribuir para o coma e a morte.

A cetoacidose diabética ocorre principalmente em pacientes com DMT1 *não tratado* – isto é, naqueles com incapacidade quase total de secretar insulina. Entretanto, mais de 90% dos pacientes com diabetes encontram-se na categoria de DMT2 e, em geral, não desenvolvem distúrbios metabólicos graves o suficiente para resultar em cetoacidose diabética. O DMT2 é uma síndrome que acomete principalmente adultos com sobrepeso e que normalmente começa na meia-idade. Entretanto, o DMT2 *não* é uma síndrome dependente da idade. Com o aumento da incidência de obesidade infantil nos EUA, o mesmo ocorreu com a incidência de DMT2 em crianças e adolescentes. Tendo em vista a perda de peso progressiva mencionada anteriormente no DMT1 como sintoma de diabetes, por que então a maioria dos indivíduos com DMT2 apresenta sobrepeso? Uma razão é a de que os indivíduos com DMT2, diferentemente daqueles com DMT1, não excretam glicose o suficiente na urina para causar perda de peso. Além disso, no DMT2, é o ganho excessivo de peso que contribui para o desenvolvimento da resistência à insulina e comprometimento da secreção de insulina no diabetes.

Diversos fatores se combinam para causar o DMT2. Um importante fator é a hiporresponsividade das células-alvo à insulina, denominada resistência à insulina. A obesidade é responsável por grande parte da resistência à insulina no DMT2, embora uma minoria de indivíduos desenvolva DMT2 sem obesidade por motivos que permanecem desconhecidas. A obesidade em qualquer pessoa – seja ela diabética ou não – habitualmente induz um certo grau de resistência à insulina, particularmente nas células musculares e nas células do tecido adiposo. Uma hipótese é a de que o tecido adiposo em excesso produz quantidades excessivas de mensageiros – talvez citocinas inflamatórias –, que provocam infrarregulação dos transportadores de glicose responsivos à insulina ou, de alguma outra maneira, que bloqueiam as ações da insulina. Outra hipótese formulada é a de que o excesso de deposição de gordura no tecido não adiposo (p. ex., no músculo) provoca uma diminuição da sensibilidade à insulina.

Reflita e revise 2

- O que se quer dizer com hiporresponsividade das células-alvo? Isso é exclusivo da insulina? (Consulte o Estudo de caso clínico no Capítulo 5 para maiores detalhes.)

Conforme já assinalado, muitos indivíduos com DMT2 não apenas apresentam resistência à insulina, mas também têm um defeito na capacidade das células beta de secretar adequadamente a insulina em resposta a um aumento na concentração plasmática de glicose. Em outras palavras, embora a resistência à insulina constitua o principal fator que induz o desenvolvimento de hiperglicemia no DMT2, um defeito na função das células beta, que ainda não foi identificado, impede que essas células respondam em nível máximo à hiperglicemia. Atualmente, acredita-se que os mediadores da sensibilidade diminuída à insulina descritos anteriormente também possam interferir na resposta secretora normal da insulina à hiperglicemia.

Capítulo 16 Regulação do Metabolismo Orgânico e Balanço Energético

A redução do peso constitui o tratamento mais efetivo para indivíduos com obesidade que apresentam DMT2. Um programa de exercícios também é muito importante, visto que a sensibilidade à insulina aumenta com exercícios frequentes do tipo resistência (*endurance*), independentemente das mudanças no peso corporal. Isso ocorre, pelo menos em parte, pelo fato de que o exercício promove um aumento substancial no número total de transportadores da glicose da membrana plasmática nas células musculares esqueléticas. Como um programa de redução de peso, exercício e modificação da dieta normalmente exige um certo tempo para que possa se tornar efetivo, os pacientes com DMT2 também são habitualmente tratados com fármacos ativos por via oral, que diminuem a concentração plasmática de glicose por uma variedade de mecanismos. Uma incretina sintética recentemente aprovada e outra classe de fármacos, denominados **sulfonilureias**, reduzem as concentrações plasmáticas de glicose ao atuar sobre as células beta, estimulando a secreção de insulina. Outros fármacos aumentam a sensibilidade das células à insulina ou diminuem a gliconeogênese hepática. Por fim, em alguns casos, justifica-se o uso de altas doses da própria insulina no DMT2.

Infelizmente, os indivíduos com qualquer uma das formas de diabetes melito tendem a desenvolver uma variedade de anormalidades crônicas, incluindo aterosclerose, hipertensão, insuficiência renal, doença vascular e neurológica, suscetibilidade à infecção e cegueira. O aumento crônico da concentração plasmática de glicose contribui para a maior parte dessas anormalidades, causando acúmulo intracelular de determinados metabólitos da glicose, que exercem efeitos prejudiciais sobre as células quando presentes em altas concentrações, ou ligando a glicose às proteínas, com consequente alteração de sua função. No nosso paciente, as concentrações elevadas de glicose levaram ao acúmulo de metabólitos da glicose no cristalino, causando edema em decorrência da osmose; isso, por sua vez, reduziu a capacidade dos olhos de focar acuradamente a luz na retina. O paciente também tinha sinais de lesão nervosa, manifestada por sensação de formigamento nas mãos e nos pés. Em muitos casos, esses sintomas diminuem ou até mesmo desaparecem no decorrer de vários dias a meses após o início do tratamento. Todavia, a longo prazo, os problemas já mencionados podem ainda surgir.

Nosso paciente foi aconselhado a iniciar um programa de caminhada rápida durante 30 minutos por dia, pelo menos 5 vezes/semana, com a meta de aumentar a duração e a intensidade do exercício no decorrer de vários meses. Ele também foi encaminhado a um nutricionista, que recomendou um programa de perda de peso, envolvendo uma redução do consumo diário de gordura saturada, açúcar e calorias totais, com aumento do consumo de frutas e vegetais. Além disso, começou a tomar imediatamente dois medicamentos, um para aumentar a secreção de insulina pelo pâncreas e o outro para suprimir a produção de glicose pelo fígado. Com o passar do tempo, a necessidade desses fármacos pode ser reduzida e até mesmo eliminada, se a dieta e o exercício tiverem sucesso na redução do peso e na restauração da sensibilidade à insulina.

> *Ver o Capítulo 19 para estudos de casos clínicos completos e integrados.*

TERMOS CHAVE E TERMOS CLÍNICOS

16.1 Eventos dos estados absortivo e pós-absortivo

α-cetoácidos
Aterosclerose
Cetonas
Colesterol
Estado absortivo
Estado pós-absortivo
Glicogenólise
Gliconeogênese

Hipercolesterolemia familiar
Lipólise
Lipoproteínas de densidade muito baixa (VLDL)
Lipoproteína lipase
Lipoproteínas
Lipoproteínas de alta densidade (HDL)
Lipoproteínas de baixa densidade (LDL)
Preservação da glicose

16.2 Controle endócrino e neural dos estados absortivo e pós-absortivo

Controles contrarreguladores da glicose
Glicogênio fosforilase
Glicogênio sintase
Glucagon
Hipoglicemia

Hipoglicemia de jejum
Ilhotas de Langerhans
Incretinas
Insulina
Lipase sensível a hormônio (HSL)

16.3 Homeostasia da energia no exercício e no estresse

Amenorreia induzida por exercício

16.4 Princípios gerais de gasto energético

Caloria
Efeito calorigênico
Gasto energético total
Quilocaloria (kcal)
Taxa metabólica
Taxa metabólica basal (TMB)

Termogênese associada ao exercício (EAT)
Termogênese induzida pela dieta
Termogênese por atividade sem exercício (NEAT)
Trabalho externo
Trabalho interno

662 Vander | Fisiologia Humana

TERMOS-CHAVE E TERMOS CLÍNICOS — *continuação*

16.5 Regulação das reservas corporais totais de energia

Apetite
Fome
Genes econômicos
Grelina
Índice de massa corporal (IMC)

Leptina
Obesidade
Saciedade
Sobrepeso

16.6 Princípios gerais de termorregulação

Condução
Convecção
Endotérmicos
Evaporação
Glândulas sudoríferas
Homeotérmicos
Perda insensível de água
Radiação

Tecido adiposo marrom
Temperatura corporal central
Termogênese com tremor
Termogênese sem tremor
Termorreceptores centrais
Termorreceptores periféricos
Termorregulação
Zona termoneutra

16.7 Febre e hipertermia

Ácido acetilsalicílico
Exaustão pelo calor
Febre

Hipertermia
Intermação
Pirógeno endógeno (PE)

Estudo de caso clínico

Cetoacidose diabética
Diabetes melito
Diabetes melito tipo 1 (DMT1)

Diabetes melito tipo 2 (DMT2)
Resistência à insulina
Sulfonilureias

QUESTÕES DE AVALIAÇÃO | *Relembre e compreenda*

Essas questões testam sua capacidade de recordar detalhes importantes abordados neste capítulo. Elas também ajudam a prepará-lo para o tipo de perguntas encontradas em exames padronizados.

1. Qual das seguintes afirmativas é *incorreta*?
   a. Os ácidos graxos podem ser utilizados na síntese de glicose no fígado.
   b. A glicose pode ser utilizada na síntese de ácidos graxos nas células adiposas.
   c. Certos aminoácidos podem ser utilizados na síntese de glicose pelo fígado.
   d. Os triglicerídios são absorvidos pelo sistema GI na forma de quilomícrons.
   e. O estado absortivo caracteriza-se pela entrada dos nutrientes ingeridos entrando no sangue a partir do sistema GI.

2. Durante o estado pós-absortivo, a epinefrina estimula a degradação dos triglicerídios do tecido adiposo por meio de
   a. Inibição da lipoproteína lipase.
   b. Estimulação da lipase sensível a hormônio.
   c. Aumento da produção de glicogênio.
   d. Inibição da lipase sensível a hormônio.
   e. Promoção do aumento na produção de cetonas no tecido adiposo.

3. Qual das seguintes afirmativas sobre o exercício extenuante e prolongado é verdadeira?
   a. Resulta em aumento na concentração plasmática de glucagon.
   b. Resulta em aumento na concentração plasmática de insulina.
   c. Não há alteração na concentração plasmática de glicose.
   d. A captação de glicose pelos músculos esqueléticos é inibida.
   e. Ocorre diminuição das concentrações plasmáticas de cortisol e de hormônio do crescimento.

4. O diabetes melito tipo 1 não tratado caracteriza-se por
   a. Diminuição da sensibilidade das células do tecido adiposo e do músculo esquelético à insulina.
   b. Concentração plasmática de insulina acima dos valores normais.

   c. Perda de líquido corporal, devido à produção aumentada de urina.
   d. Início dependente da idade (ocorre apenas em adultos).
   e. Obesidade.

5. Qual dessas opções *não* é uma função da insulina?
   a. Estimular o transporte de aminoácidos através das membranas celulares.
   b. Inibir a produção hepática de glicose.
   c. Inibir a secreção de glucagon.
   d. Estimular a lipólise nos adipócitos.
   e. Estimular a glicogênio sintase no músculo esquelético.

6. O efeito calorigênico dos hormônios tireoidianos
   a. Refere-se à capacidade desses hormônios de aumentar o consumo de oxigênio do corpo.
   b. Ajuda a manter a temperatura corporal.
   c. Ajuda a explicar por que o hipertireoidismo, algumas vezes, está associado a sintomas de deficiência de vitaminas.
   d. Constitui o determinante mais importante da taxa metabólica basal.
   e. Todas as respostas estão corretas.

7. Qual dos seguintes mecanismos de troca de calor resulta de correntes de ar locais?
   a. Radiação.
   b. Convecção.
   c. Condução.
   d. Evaporação.

Verdadeiro ou falso

8. A termogênese sem tremores ocorre fora da zona termoneutra.

9. As temperaturas cutânea e central são mantidas constantes nos homeotérmicos.

10. A leptina inibe o apetite e a fome, enquanto a grelina os estimula.

Capítulo 16 Regulação do Metabolismo Orgânico e Balanço Energético **663**

11. Os músculos esqueléticos em contração ativa necessitam de mais insulina do que os músculos em repouso.

12. O índice de massa corporal é calculado como a altura em metros dividida pelo peso em quilogramas.

13. Na condução, o calor move-se de uma superfície de temperatura mais alta para outra de temperatura mais baixa.

14. Os vasos sanguíneos da pele sofrem contração em resposta à temperatura corporal central elevada.

15. O resfriamento evaporativo é mais eficiente em clima seco.

As respostas estão no Apêndice A.

QUESTÕES DE AVALIAÇÃO | *Aplique, analise e avalie*

Essas questões, elaboradas para serem desafiadoras, exigem que você integre os conceitos abordados neste capítulo para que seja capaz de tirar suas próprias conclusões. Inicialmente, tente responder às perguntas sem utilizar as dicas fornecidas; então, caso tenha alguma dificuldade, consulte as figuras ou seções sugeridas nas dicas.

1. O que ocorre com as concentrações de triglicerídios no plasma e no tecido adiposo após a administração de um fármaco que bloqueia a ação da lipoproteína lipase? *Dica:* consultar a Figura 16.1 e imaginar onde a lipoproteína lipase atua nessa figura.

2. Uma pessoa tem um defeito na capacidade do intestino delgado de reabsorver os sais biliares. Que efeito isso terá sobre a sua concentração plasmática de colesterol? *Dica:* consultar a Figura 15.26 e o texto associado, bem como a Figura 16.3.

3. Um atleta bem treinado apresenta uma concentração plasmática de colesterol total moderadamente elevada. Que outras determinações deveriam ser recomendadas a esse indivíduo, de modo a obter uma melhor compreensão da importância dos níveis elevados de colesterol? *Dica:* considerar as formas nas quais o colesterol existe no sangue.

4. Uma pessoa em repouso e não estressada apresenta concentrações plasmáticas elevadas de ácidos graxos livres, glicerol, aminoácidos e cetonas. Que situações poderiam ser responsáveis e que outras determinações plasmáticas poderiam diferenciá-las? *Dica:* consultar a Seção 16.2 e o Estudo de caso clínico.

5. Um voluntário saudável recebe uma injeção de insulina depois de uma noite de jejum. Pouco depois, que hormônios terão um aumento nas suas concentrações plasmáticas? *Dica:* consultar as Figuras 16.11 e 16.12, e as Tabelas 16.3 e 16.4.

6. Se as fibras pré-ganglionares simpáticas para a medula suprarrenal forem seccionadas em um animal, isso eliminaria o componente simpaticamente mediado do aumento da gliconeogênese e lipólise durante o exercício? Explique. *Dica:* consultar a Figura 16.12.

7. Quais são as fontes de perda de calor para um indivíduo imerso até o pescoço em água a 40°C? *Dica:* consultar a Figura 16.17 e lembrar que a temperatura corporal é de cerca de 37°C.

As respostas estão no Apêndice A.

QUESTÕES DE AVALIAÇÃO | *Avaliação dos princípios gerais*

Essas questões reforçam o tema fundamental introduzido no Capítulo 1, segundo o qual os princípios gerais de fisiologia podem ser aplicados a todos os níveis de organização e a todos os sistemas orgânicos.

1. Um princípio geral de fisiologia estabelece que *as funções fisiológicas são controladas, em sua maioria, por múltiplos sistemas reguladores, que frequentemente atuam em oposição.* Como esse princípio está ilustrado no controle pancreático da homeostasia da glicose? (*Nota:* comparar as Figuras 16.6, 16.9 e 16.11 para ajudar na resposta).

2. Esse mesmo princípio também se aplica ao controle da ingestão de alimentos. Forneça pelo menos cinco exemplos de fatores que regulam a ingestão de alimentos nos seres humanos, incluindo alguns que estimulam a fome e alguns que a inibem.

3. A homeostasia da temperatura corporal é de importância crítica na manutenção das células, dos tecidos e dos órgãos saudáveis. Utilizando a Figura 16.17 como guia, explique de que maneira o controle da temperatura corporal reflete o princípio geral de fisiologia segundo o qual os *processos fisiológicos são determinados pelas leis da química e da física.*

As respostas estão no Apêndice A.

CAPÍTULO

17

Reprodução

Visão Geral e Gametogênese, Determinação do Sexo e Diferenciação Sexual; Princípios Gerais de Endocrinologia da Reprodução

17.1 Visão geral e gametogênese

17.2 Determinação do sexo

17.3 Diferenciação sexual

17.4 Princípios gerais de endocrinologia da reprodução

Fisiologia Reprodutora Masculina

17.5 Anatomia do sistema reprodutor masculino

17.6 Espermatogênese

17.7 Transporte dos espermatozoides

17.8 Controle hormonal das funções reprodutoras masculinas

17.9 Puberdade (masculina)

17.10 Hipogonadismo

17.11 Andropausa

Fisiologia Reprodutora Feminina

17.12 Visão geral e anatomia do sistema reprodutor feminino

17.13 Funções ovarianas

17.14 Controle da função ovariana

17.15 Alterações uterinas no ciclo menstrual

17.16 Efeitos adicionais dos esteroides gonadais

17.17 Puberdade (feminina)

17.18 Resposta sexual feminina

17.19 Menopausa

Gravidez, Contracepção, Infertilidade e Alterações Hormonais Durante a Vida

17.20 Fertilização e desenvolvimento inicial

17.21 Alterações hormonais e outras alterações durante a gravidez

17.22 Parturição e lactação

17.23 Contracepção e infertilidade

17.24 Resumo dos hormônios da reprodução ao longo da vida

Estudo de caso clínico do Capítulo 17

A reprodução é o processo pelo qual uma espécie se perpetua. Diferente da maioria dos processos fisiológicos que você aprendeu neste livro, a reprodução é um dos poucos processos que não é necessário para a sobrevivência de um indivíduo. Entretanto, a função reprodutora normal é essencial para a produção de uma progênie saudável, portanto, para a *sobrevivência da espécie*. A reprodução sexuada e a união dos cromossomos parentais proporcionam a variação biológica dos indivíduos, necessária para a adaptação da espécie ao nosso ambiente em contínua mudança.

A reprodução inclui os processos pelos quais o gameta masculino (esperma) e o gameta feminino (óvulo) desenvolvem-se, crescem e se unem para produzir uma combinação nova e exclusiva de genes em sua progênie. Essa nova entidade, o zigoto, desenvolve-se em um embrião e, em seguida, transforma-se em feto dentro do útero materno. Os gametas são produzidos pelas gônadas – os testículos nos machos e os ovários nas fêmeas. A reprodução também inclui o processo pelo qual um feto nasce. Ao longo da vida, as funções reprodutoras também incluem a maturação sexual (puberdade), bem como a gravidez e a lactação nas mulheres.

As gônadas produzem hormônios que influenciam o desenvolvimento da progênie em fenótipos masculino ou feminino. Os hormônios gonadais são controlados pela secreção de hormônios do hipotálamo e da adeno-hipófise e influenciam essas secreções. Juntamente com o sistema nervoso, esses hormônios regulam as atividades cíclicas da reprodução feminina, incluindo o ciclo menstrual, e fornecem um notável exemplo do princípio geral de fisiologia, segundo o qual os processos fisiológicos são controlados, em sua maioria, por múltiplos sistemas reguladores, que frequentemente atuam em oposição. O processo de maturação dos gametas exige uma comunicação e retroalimentação entre as gônadas, a adeno-hipófise e o encéfalo, demonstrando a importância de dois princípios gerais e relacionados da fisiologia, isto é, de que o fluxo de informação entre células, tecidos e órgãos constitui uma característica essencial da homeostasia e possibilita a integração dos processos fisiológicos; e de que as funções dos sistemas orgânicos são coordenadas umas com as outras. ■

Visão Geral e Gametogênese, Determinação do Sexo e Diferenciação Sexual; Princípios Gerais de Endocrinologia da Reprodução

17.1 Visão geral e gametogênese

Os principais órgãos da reprodução são conhecidos como **gônadas**: os **testículos** nos homens e os **ovários** nas mulheres. Em ambos os sexos, as gônadas desempenham funções duplas. A primeira destas é a **gametogênese**, que é a produção das células reprodutoras ou **gametas**. Os gametas consistem nos **espermatozoides** (habitualmente designados, de modo abreviado, como **esperma**) nos machos e nos **óvulos** nas fêmeas. Em sua segunda função, as gônadas secretam hormônios esteroides, frequentemente denominados **hormônios sexuais** ou **esteroides gonadais**. Os principais hormônios sexuais são os **androgênios** (incluindo a **testosterona** e a **di-hidrotestosterona [DHT]**), os **estrogênios** (principalmente o **estradiol**) e a **progesterona**. Ambos os sexos têm cada um desses hormônios, porém os androgênios predominam nos machos, enquanto os estrogênios e a progesterona predominam nas fêmeas.

Gametogênese

O processo da gametogênese está ilustrado na **Figura 17.1**. Em qualquer ponto do processo da gametogênese, os gametas em desenvolvimento são denominados **células germinativas**. O primeiro estágio da gametogênese consiste na proliferação das células germinativas primordiais (indiferenciadas) por mitose. Com exceção dos gametas, o DNA de cada célula humana nucleada está contido em 23 pares de cromossomos, totalizando 46. Os dois cromossomos correspondentes de cada par são considerados homólogos entre si, cada um proveniente de um genitor. Na **mitose**, ocorre replicação dos 46 cromossomos da célula em divisão. Em seguida, a célula divide-se em duas novas células, denominadas células-filhas. Cada uma das duas células-filhas resultantes da divisão recebe um conjunto completo de 46 cromossomos idênticos aos da célula original. Por conseguinte, cada célula-filha recebe uma informação genética idêntica durante a mitose.

Dessa maneira, a mitose das células germinativas primordiais, contendo, cada uma, 46 cromossomos, fornece um suprimento de células germinativas idênticas para os estágios seguintes. O momento de ocorrência da mitose nas células germinativas difere acentuadamente entre machos e fêmeas. No macho, ocorre mitose nos testículos embrionários para produzir a população de **espermatócitos primários** que estão presentes ao nascimento; entretanto, a mitose começa efetivamente na puberdade e, em geral, prossegue durante toda a vida. Na fêmea, a mitose das células germinativas ocorre no ovário, principalmente durante o desenvolvimento fetal, produzindo os **ovócitos primários**.

O segundo estágio da gametogênese é a **meiose**, em que cada gameta resultante recebe apenas 23 cromossomos a partir de uma célula germinativa de 46 cromossomos, ou seja, um cromossomo de cada par homólogo. A meiose consiste em duas divisões celulares sucessivas (ver Figura 17.1). Os eventos que precedem a primeira divisão meiótica são idênticos aos que precedem a divisão *mitótica*. Durante o período de interfase, que precede uma divisão mitótica, ocorre replicação do DNA cromossômico. Assim, após a replicação do DNA, uma célula na interfase conta com 46 cromossomos, porém cada cromossomo consiste em duas fitas idênticas de DNA, denominadas cromátides-irmãs, que são unidas entre si por um centrômero.

Quando a primeira divisão meiótica começa, os cromossomos homólogos, que consistem, cada um deles, em duas cromátides-irmãs idênticas, reúnem-se e alinham-se em posição adjacente um ao outro. Isso resulta na formação de 23 pares de cromossomos homólogos, denominados **bivalentes**. As cromátides-irmãs de cada cromossomo se condensam, formando estruturas espessas, semelhantes a bastonetes. Em seguida, dentro de cada par homólogo, os segmentos correspondentes dos cromossomos homólogos alinham-se estreitamente. Isso permite que duas cromátides não irmãs sofram uma troca de sítios de quebra, em um processo denominado ***crossing-over*** (**cruzamento cromossômico**) (ver Figura 17.1). O *crossing-over* resulta na combinação de genes em cromossomos homólogos. Em consequência, as duas cromátides-irmãs não são mais idênticas. A recombinação constitui uma das características mais significativas da reprodução sexuada, que cria a diversidade genética.

Após o *crossing-over*, os cromossomos homólogos alinham-se no centro da célula. A orientação de cada par no equador é

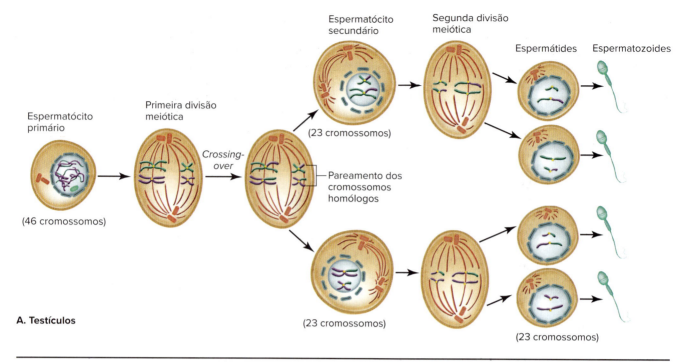

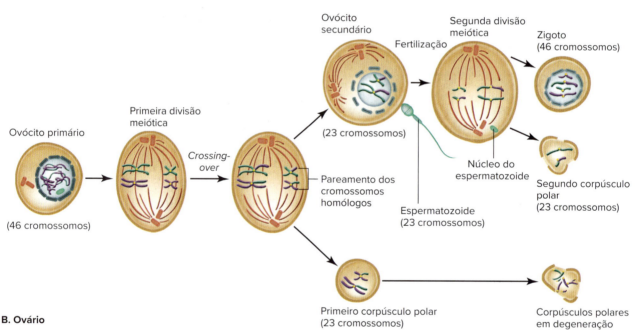

Figura 17.1 Visão geral da gametogênese (**A**) nos testículos e (**B**) no ovário. Apenas quatro cromossomos (dois conjuntos) são mostrados para maior clareza, em vez do número normal de 46 nos seres humanos. As designações típicas são 46,XY macho ou 46,XX fêmea. O número indica o total de cromossomos em cada célula somática nucleada, enquanto as letras indicam os cromossomos sexuais presentes, e os termos macho ou fêmea, a aparência física (fenótipo). Os cromossomos de um dos genitores estão representados em roxo, enquanto os do outro genitor estão em verde. O tamanho das células pode variar acentuadamente no desenvolvimento dos óvulos.

aleatória, o que significa que, algumas vezes, a parte materna aponta para determinado polo da célula, enquanto, outras vezes, a parte paterna o faz. Em seguida, a célula se divide (primeira divisão meiótica), e as cromátides maternas de qualquer par determinado migram para uma das duas células que resultam da divisão, enquanto as cromátides paternas se dirigem para a outra célula. Os resultados da primeira divisão meiótica são os **espermatócitos secundários** no sexo masculino e o **ovócito secundário** no sexo feminino. Na Figura 17.1, observe que, nas fêmeas, uma das duas células que se originam da primeira divisão meiótica é o **primeiro corpúsculo polar**, que não desempenha nenhuma função e que finalmente sofre degradação. Devido à orientação aleatória dos pares homólogos no equador, é extremamente improvável que todas as 23 cromátides maternas terminem em uma célula e todas as 23 cromátides paternas, na outra.

Durante essa primeira divisão meiótica, podem ocorrer mais de 8 milhões (2^{23}) de combinações diferentes dos cromossomos maternos e paternos.

A segunda divisão meiótica ocorre sem nenhuma replicação adicional do DNA. As cromátides-irmãs – ambas originalmente maternas ou paternas – de cada cromossomo separam-se e afastam-se em direção às novas células-filhas. Por conseguinte, as células-filhas que resultam da segunda divisão meiótica contêm 23 cromossomos com uma cromátide. Embora o conceito seja o mesmo, o momento de ocorrência da segunda divisão meiótica é diferente entre machos e fêmeas. Nos machos, essa divisão ocorre de modo contínuo após a puberdade, com a produção de **espermátides** e, por fim, dos espermatozoides maduros, um processo descrito detalhadamente na seção seguinte. Nas fêmeas, a segunda divisão meiótica ocorre somente após a fertilização de um ovócito secundário por um espermatozoide. Esse processo resulta na produção do **zigoto**, que contém 46 cromossomos – 23 do ovócito (maternos) e 23 do espermatozoide (paternos) –, e do **segundo corpúsculo polar**, que, à semelhança do primeiro corpúsculo polar, não desempenha nenhuma função e sofre degradação.

Para resumir, a gametogênese produz células-filhas que contam com apenas 23 cromossomos, e dois eventos durante a primeira divisão meiótica contribuem para a enorme variabilidade genética das células-filhas:

- *Crossing-over*
- Distribuição aleatória dos pares de cromátides maternos e paternos entre as duas células-filhas.

Estude e revise 17.1

- **Órgãos primários da reprodução:**
  - **Gônadas: testículos** (macho), **ovários** (fêmea); local da **gametogênese** e produção dos **hormônios sexuais (esteroides gonadais)**
- **Gametas: espermatozoides** (ou **esperma**, masculino) e **óvulos** (feminino)
- **Hormônios sexuais:**
  - **Androgênios** (**testosterona** e **di-hidrotestosterona [DHT]**)
  - **Estrogênios** (primariamente **estradiol**) e **progesterona**
- **Mitose:** primeiro estágio da gametogênese, em que as células germinativas primordiais se desenvolvem em **espermatócitos primários** ou **ovócitos primários**
- **Meiose:** divisões celulares em que cada gameta recebe 23 cromossomos (metade dos 46 cromossomos do espermatócito primário ou do ovócito primário)
  - **Bivalentes:** 23 pares de cromossomos homólogos
  - **Crossing-over (cruzamento cromossômico):** recombinação dos genes em cromossomos homólogos
  - Primeira divisão meiótica resulta em **espermatócitos secundários** ou em **ovócitos secundários**

Estude e revise 17.1 — *continuação*

- **Primeiro** e **segundo corpúsculos polares:** células não funcionais (apenas em fêmeas), que se separam de um ovócito durante a meiose e contêm um núcleo produzido na primeira ou segunda divisão meiótica, com quantidade muito pequena de citoplasma
- **Zigoto:** formado quando o núcleo de um espermatozoide (23 cromossomos paternos) une-se com o núcleo de um óvulo (23 cromossomos maternos), produzindo um **concepto** de 46 cromossomos

- *Crossing-over* e distribuição aleatória das cromátides maternas e paternas para as células-filhas durante a meiose levam à variabilidade genética nos gametas.

Questão de revisão: *Qual é a vantagem de um zigoto herdar um complemento integral de cromossomos dos gametas paterno e materno?* **(A resposta está disponível no Apêndice A.)**

17.2 Determinação do sexo

A composição genética completa de um indivíduo é conhecida como **genótipo**. A herança genética estabelece o sexo do indivíduo ou **determinação sexual**, que é estabelecida no momento da fertilização. O sexo é determinado pela herança genética de dois cromossomos, denominados **cromossomos sexuais**. O maior dos cromossomos sexuais é denominado **cromossomo X** e o menor, **cromossomo Y**. Os machos têm um cromossomo X e um Y, enquanto as fêmeas têm dois cromossomos X. Por conseguinte, a diferença fundamental no genótipo de homens e mulheres surge dessa diferença de um cromossomo. Como você aprenderá na seção seguinte, a presença do cromossomo Y leva ao desenvolvimento das gônadas masculinas – os testículos, enquanto a ausência desse cromossomo leva ao desenvolvimento das gônadas femininas – os ovários.

O óvulo pode contribuir apenas com um cromossomo X, enquanto metade dos espermatozoides produzidos durante a meiose são X, e a outra metade, são Y. Quando ocorre união do espermatozoide com o óvulo, 50% deveriam ser XX e 50%, XY; entretanto, curiosamente, as razões entre os sexos ao nascimento não são exatamente 1:1; em vez disso, há uma tendência a uma ligeira preponderância de recém-nascidos do sexo masculino, possivelmente devido a diferenças funcionais nos espermatozoides que transportam o cromossomo X *versus* os que transportam o Y.

Quando dois cromossomos X estão presentes, apenas um deles é funcional. O cromossomo X não funcional sofre condensação para formar uma massa nuclear, denominada **cromatina sexual**, ou **corpúsculo de Barr**, que pode ser observada ao microscópio óptico. Raspados da mucosa da bochecha ou a coleta de leucócitos, constituem fontes convenientes de células para exame. O único cromossomo X nas células masculinas raramente se condensa para formar cromatina sexual.

Uma técnica mais exata para determinar a composição dos cromossomos sexuais, denominada **cariótipo**, consiste na visualização de todos os cromossomos em uma cultura de tecido. Essa técnica pode ser empregada para identificar

Vander | Fisiologia Humana

um grupo de anomalidades sexuais, caracterizadas por combinações cromossômicas incomuns, como XXX, XXY e XO (O denota a ausência de um segundo cromossomo sexual). O resultado final dessas combinações, geralmente, consiste em falha do desenvolvimento sexual anatômico e funcional normal. O cariótipo também é utilizado para avaliar muitas outras anomalidades cromossômicas, como a trissomia característica do 21 da síndrome de Down, descrita posteriormente neste capítulo. O macho típico é 46,XY masculino, em que o número total de cromossomos é de 46 em cada célula nucleada; as letras indicam os cromossomos sexuais, enquanto *masculino* indica o fenótipo. Portanto, uma mulher típica é 46,XX feminino.

Estude e revise 17.2

- **Determinação do sexo:** presença ou ausência de um cromossomo Y
  - Ocorre na concepção pelos dois cromossomos sexuais (X ou Y)
  - Os machos são XY, e as fêmeas, XX
  - O óvulo contribui com um dos dois cromossomos X para o zigoto; o espermatozoide contribui com um cromossomo X ou Y para o zigoto
  - Quando uma célula apresenta XX, um dos X é funcional, enquanto o outro não é funcional e forma uma massa nuclear – a **cromatina sexual** (**corpúsculo de Barr**)
- **Genótipo:** composição genética de um indivíduo
- **Cariótipo:** visualização microscópica de todos os cromossomos.

Questão de revisão: Os tumores cancerosos são frequentemente cultivados (células que crescem em placas) para experimentação. Como surgiram de um indivíduo, eles têm um tipo de sexo (masculino ou feminino). Como poderia determinar o sexo do indivíduo cujo tumor foi utilizado para cultura? (A resposta está disponível no Apêndice A.)

17.3 Diferenciação sexual

Os múltiplos processos envolvidos no desenvolvimento do sistema reprodutor no feto são coletivamente denominados **diferenciação sexual**. Não é surpreendente que os indivíduos portadores de combinações cromossômicas atípicas possam manifestar uma diferenciação sexual atípica. Entretanto, existem indivíduos que têm combinações cromossômicas que não correspondem à sua aparência e função sexuais (**fenótipo**). Nesses indivíduos, a diferenciação sexual foi atípica, e o fenótipo do sexo pode não corresponder à presença dos cromossomos XX ou XY. Os genes determinam diretamente apenas se o indivíduo terá testículos ou ovários. O restante da diferenciação sexual depende da presença ou da ausência de substâncias produzidas pelas gônadas geneticamente determinadas, em particular, os testículos.

Diferenciação das gônadas

As gônadas masculinas e femininas originam-se embriologicamente do mesmo local – uma área denominada crista urogenital (ou gonadal). Até a sexta semana de vida uterina, as gônadas primordiais são indiferenciadas (ver Figura 17.2). No macho genético, os testículos começam a se desenvolver durante a sétima semana. Um gene no cromossomo Y (o **gene SRY**, *r*egião de determinação *s*exual do cromossomo *Y*; do inglês, *sex-determining region of Y* chromosome) é expresso nessa ocasião nas células da crista urogenital e desencadeia esse desenvolvimento. Na ausência de um cromossomo Y e, consequentemente, do gene *SRY*, não há desenvolvimento dos testículos. Em seu lugar, os ovários começam a se desenvolver na mesma área. O gene *SRY* codifica a proteína SRY, um fator de transcrição de ligação ao DNA, que desencadeia uma sequência de ativações gênicas e leva, em última análise, à formação dos testículos a partir das várias células embrionárias na crista urogenital.

Diferenciação da genitália interna e externa

O sistema de ductos internos e a genitália externa do feto são capazes de se desenvolver em qualquer um dos fenótipos sexuais (**Figura 17.2** e **Figura 17.3**). Antes que as gônadas fetais tornem-se funcionais, o sistema reprodutor indiferenciado é constituído por um duplo sistema de ductos genitais, composto pelos **ductos de Wolff**, pelos **ductos de Müller**, e por uma abertura comum ao exterior para os ductos genitais e sistema urinário. Em geral, a maior parte do sistema reprodutor desenvolve-se apenas a partir de um desses sistemas de ductos. No macho, os ductos de Wolff persistem, enquanto os ductos de Müller regridem. Na fêmea, observa-se o processo oposto; entretanto, a genitália externa, em ambos os sexos, e a parte externa da vagina não se desenvolvem a partir desses sistemas de ductos, porém a partir de outras estruturas na superfície do corpo.

Qual dos dois sistemas de ductos e qual dos tipos de órgãos genitais externos se desenvolverão depende da presença ou da ausência de testículos fetais. Os testículos fetais secretam testosterona e um hormônio proteico, denominado **hormônio antimülleriano** (**AMH**, do inglês, *antimüllerian hormone*), que costumava ser denominado substância inibidora mülleriana (MIS, do inglês, *müllerian-inhibiting substance*) (ver Figura 17.2). A proteína SRY induz a expressão do gene para o AMH; em seguida, o AMH provoca a degeneração do sistema de ductos de Müller. Simultaneamente, a testosterona induz a diferenciação dos ductos de Wolff para o epidídimo, ducto deferente, ducto ejaculatório e vesícula seminal. Externamente e um pouco mais tarde, sob a influência principal da DHT produzida a partir da testosterona no tecido-alvo, forma-se o pênis, e o tecido próximo a ele se funde para formar o escroto (ver Figura 17.3). Por fim, os testículos descem para dentro do escroto, estimulados pela testosterona. A não descida dos testículos é denominada *criptorquidia* e é comum em lactentes com secreção diminuída de androgênios. Como a produção ideal de espermatozoides necessita de uma temperatura cerca de 2°C abaixo da temperatura corporal central normal, a produção de espermatozoides, geralmente, está diminuída na criptorquidia. Os tratamentos consistem em terapia hormonal e abordagens cirúrgicas para remover os testículos de dentro do escroto.

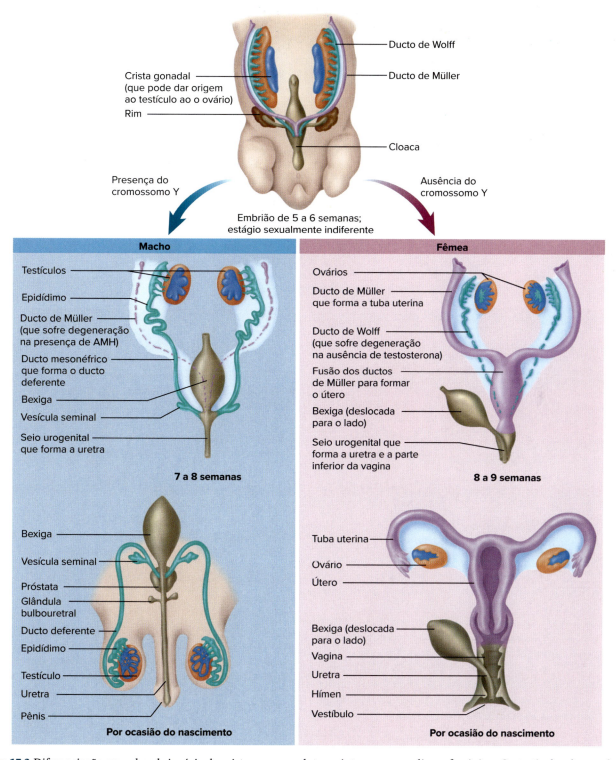

Figura 17.2 Diferenciação sexual embrionária dos sistemas reprodutores internos masculino e feminino. Os testículos desenvolvem-se na presença do cromossomo Y (devido à expressão da proteína SRY), enquanto os ovários desenvolvem-se na ausência do cromossomo Y (devido à ausência da proteína SRY). Nos machos, os testículos secretam testosterona, que estimula a maturação do ducto de Wolff no ducto deferente e estruturas associadas, e o hormônio antimülleriano (AMH), que induz a degeneração dos ductos de Müller e estruturas associadas (o AMH era, anteriormente, conhecido como substância inibidora mülleriana [MIS]). Por ocasião do nascimento, os testículos já desceram no escroto. Nas fêmeas, a ausência de testosterona permite a degeneração dos ductos de Wolff, enquanto a ausência da AMH permite o desenvolvimento dos ductos de Müller nas tubas uterinas e no útero.

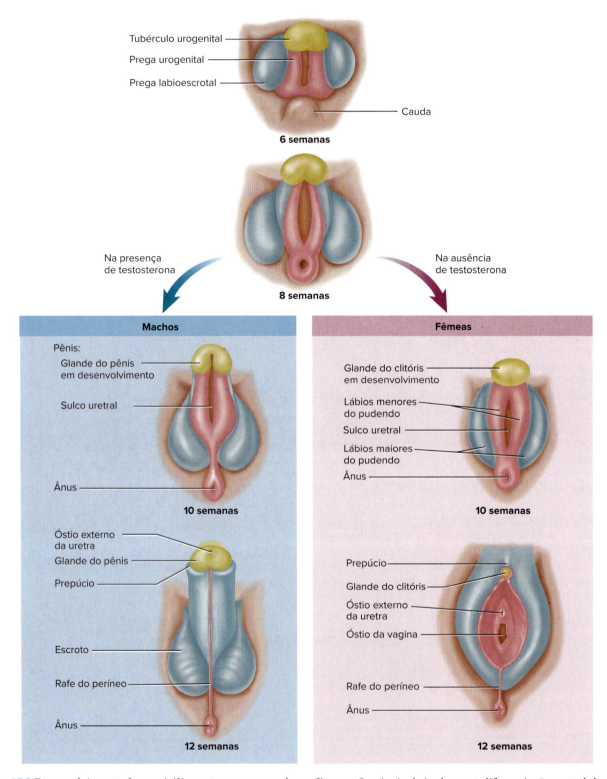

Figura 17.3 Desenvolvimento das genitálias externas nos machos e fêmeas. O principal sinal para a diferenciação sexual das genitálias externas é a presença de testosterona no macho (produzida pelos testículos, como mostra a Figura 17.2) e sua conversão local em di-hidrotestosterona (DHT) no tecido-alvo. Com cerca de 6 semanas de desenvolvimento, as três estruturas primordiais do embrião, que se transformarão nos órgãos genitais masculinos ou femininos externos, são o tubérculo genital, a prega urogenital e a prega labioescrotal. A diferenciação sexual torna-se evidente com 10 semanas de vida fetal e é inconfundível com 12 semanas de vida fetal. O fenótipo feminino desenvolve-se na ausência de testosterona e de DHT. As cores identificam estruturas homólogas no sexo masculino e no feminino.

Em contrapartida, o feto feminino, que não tem testículos (devido à ausência do gene *SRY*), não secreta testosterona nem AMH. Na ausência de AMH, o sistema mülleriano não sofre degeneração; em vez disso, desenvolve-se nas tubas uterinas e no útero (ver Figura 17.2). Na ausência de testosterona, os ductos de Wolff degeneram, e ocorre desenvolvimento da vagina e dos órgãos genitais femininos externos a partir das estruturas na superfície do corpo (ver Figura 17.3). Contrariamente aos conceitos anteriores, existem genes de determinação dos ovários no cromossomo X, cuja expressão é reprimida pela presença da proteína SRY. Por conseguinte, o desenvolvimento de ovários normais no embrião e no feto 46,XX resulta da ausência do gene *SRY* e da presença de genes de determinação dos ovários. A **Figura 17.4** fornece um resumo dos eventos que ocorrem na determinação do sexo e na diferenciação sexual em machos e fêmeas.

Distúrbios da diferenciação sexual

Existem várias condições nas quais não ocorre diferenciação sexual normal. Por exemplo, na **síndrome de insensibilidade aos androgênios** (anteriormente denominada *feminização testicular*), o genótipo é XY e existem testículos, porém o fenótipo (órgãos genitais externos e vagina) é feminino (46,XY feminino). Essa síndrome é causada por uma mutação no gene do receptor de androgênios, que o torna incapaz de se ligar normalmente à testosterona. Sob a influência da proteína SRY, os testículos fetais diferenciam-se de modo habitual e secretam tanto AMH quanto testosterona. O AMH provoca regressão dos ductos de Müller, porém a incapacidade dos ductos de Wolff de responder à testosterona também causa a sua regressão, de modo que não há desenvolvimento de nenhum sistema ductal. Os tecidos que se desenvolvem nos órgãos genitais externos também não respondem aos androgênios, de modo que ocorre desenvolvimento de genitália feminina externa e de uma vagina. Não há descida dos testículos, que geralmente são retirados quando se estabelece o diagnóstico. Normalmente, a síndrome só é detectada quando não ocorrem os ciclos menstruais na puberdade.

Enquanto a síndrome de insensibilidade aos androgênios é causada pela ausência de resposta do feto em desenvolvimento aos androgênios fetais, a **hiperplasia suprarrenal congênita** é causada pela produção excessiva de androgênios no feto. Em vez de os androgênios terem a sua origem nos testículos fetais, essa condição é causada pela produção *suprarrenal* excessiva de androgênios, devido a um defeito parcial na capacidade da glândula suprarrenal fetal de sintetizar cortisol. Isso quase sempre decorre de uma mutação no gene para uma enzima envolvida na via de síntese do cortisol (**Figura 17.5**), o que leva a uma redução parcial da atividade dessa enzima. A consequente diminuição do cortisol no sangue fetal leva a um aumento da secreção do hormônio adrenocorticotrófico (ACTH) pela adeno-hipófise do feto, como resultado de uma perda da retroalimentação negativa dos glicocorticoides. O aumento nos níveis plasmáticos de ACTH fetal estimula o córtex suprarrenal do feto a produzir uma maior quantidade de cortisol, de modo a superar a disfunção enzimática parcial. Entretanto, lembre-se de que o córtex suprarrenal pode sintetizar androgênios a partir do mesmo precursor do cortisol (ver Figura 11.6). A estimulação do ACTH resulta em aumento na produção de androgênios, visto que os precursores não podem

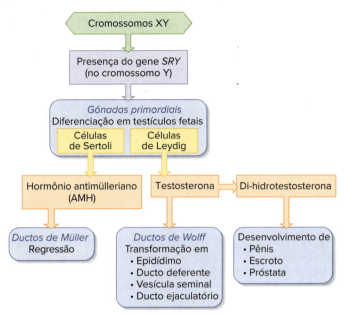

A. Diferenciação sexual masculina

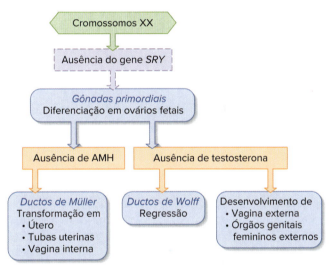

B. Diferenciação sexual feminina

Figura 17.4 Resumo da diferenciação sexual em (**A**) machos e (**B**) fêmeas. O gene *SRY* codifica a proteína SRY. A conversão da testosterona em di-hidrotestosterona ocorre principalmente no tecido-alvo. As células de Sertoli e as células de Leydig dos testículos serão descritas na Seção 17.6. Existem, também, genes no cromossomo X que codificam fatores necessários para o desenvolvimento normal dos ovários.

APLICAÇÃO DO CONCEITO

- Considerando a parte **A**, os inibidores da 5-α-redutase, que bloqueiam a conversão da testosterona em di-hidrotestosterona (DHT) no tecido-alvo, são utilizados no tratamento de alguns homens com aumento benigno das suas glândulas prostáticas (as células da próstata contêm 5-α-redutase e constituem um tecido-alvo da DHT produzida localmente.) A finasterida e a dutasterida são exemplos desses fármacos. Por que as mulheres grávidas são instruídas a não fazer uso desses fármacos ou até mesmo a não os manipular? (*Dica:* alguns fármacos podem atravessar a placenta e entrar no sistema circulatório do feto.)

A resposta está disponível no Apêndice A.

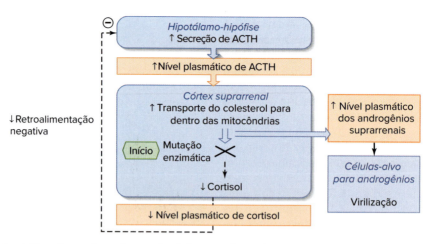

Figura 17.5 Mecanismo de virilização em fetos do sexo feminino com hiperplasia suprarrenal congênita. Um defeito enzimático (habitualmente parcial) na via da esteroidogênese leva a uma diminuição na produção de cortisol e a um desvio dos precursores para a via dos androgênios suprarrenais. Como a retroalimentação negativa do cortisol está diminuída, ocorre aumento na liberação de ACTH pela hipófise do feto. Embora o cortisol possa finalmente ser normalizado, isso ocorre à custa de hipertrofia suprarrenal estimulada pelo ACTH e produção excessiva de androgênios suprarrenais pelo feto.

APLICAÇÃO DO CONCEITO: princípio geral de fisiologia

- Explique como essa figura ilustra o princípio geral de fisiologia descrito no Capítulo 1, segundo o qual a homeostasia é essencial para a saúde e a sobrevivência. De que maneira essa figura também pode ser considerada uma exceção a esse princípio?

A resposta está disponível no Apêndice A.

---

ser convertidos de modo eficiente em cortisol. Esse aumento na produção de androgênios fetais resulta em **virilização** de um feto XX (órgãos genitais externos masculinizados). Caso essa condição não seja tratada no feto, o recém-nascido XX pode apresentar **genitália ambígua** – ou seja, não é evidente se o fenótipo do lactente é masculino ou feminino. Esses lactentes necessitam de tratamento com reposição de cortisol.

Raramente, a ocorrência de *crossing-over* desigual (Figura 17.1) pode resultar na inserção do gene *SRY* do cromossomo Y para dentro do cromossomo X. Embora existam variações no fenótipo, um feto XX que herda um cromossomo X contendo gene *SRY* apresenta um cariótipo XX com fenótipo masculino (46,XX masculino). Um indivíduo que herda o cromossomo Y com ausência do gene *SRY* terá um cariótipo XY, porém com fenótipo feminino (46,XY feminino).

Programação fetal e neonatal

A herança mendeliana clássica nos ensina que os atributos genéticos de um indivíduo se estabelecem na concepção, quando os gametas materno e paterno se unem. Entretanto, as primeiras experiências da vida podem alterar a expressão de muitos genes posteriormente, durante a vida. Esse processo é denominado **epigenética** ou **programação epigenética**. Entre as causas dessas mudanças na expressão dos genes, destacam-se mudanças no ambiente intrauterino causadas, por exemplo, por desnutrição materna. Sabe-se também que os estressores neonatais, como parto prematuro, afetam o fenótipo adulto por meio de mecanismos epigenéticos. Os mecanismos desse efeito incluem alterações na metilação de genes específicos, modificações das histonas e presença de formas alternativas de RNA, que afetam a tradução do RNA mensageiro em proteína (ver Seção 3.4 no Capítulo 3).

Entre os fenótipos adultos que demonstraram ser influenciados por estressores no início da vida destacam-se a incidência de hipertensão (ver Capítulo 12) e diabetes melito tipo 2 (ver Capítulo 16). Outro aspecto fascinante disso é que essas alterações epigenéticas podem ser transmitidas para a próxima geração – isto é, podem ser herdadas pela progênie do adulto afetado. Embora o campo da epigenética seja relativamente novo, há pesquisas intensivas que, esperamos, levarão a novas terapias para ajudar a prevenir a herança de doenças adultas que não são causadas por mutações gênicas específicas, mas sim por alterações na expressão gênica devido a modificações epigenéticas.

Diferenciação sexual do encéfalo

No que concerne ao comportamento sexual, podem surgir diferenças no encéfalo durante o desenvolvimento fetal e neonatal. Por exemplo, macacos fêmeas genéticas, quando tratados com testosterona no final da vida fetal, manifestam evidências de comportamento sexual masculino quando adultos, como montar nas fêmeas. Nesse aspecto, foi relatada uma diferença potencialmente importante na anatomia do encéfalo humano: o tamanho de determinado núcleo (agrupamento neuronal) no hipotálamo é significativamente maior nos homens. Há também um aumento na secreção de esteroides gonadais no primeiro ano da vida pós-natal, que contribui para a diferenciação sexual do encéfalo em machos e feminização em fêmeas. As diferenças ligadas ao sexo na aparência, no formato ou na função dentro de uma espécie são denominadas **dimorfismos sexuais**.

Estude e revise 17.3

- **Diferenciação sexual:** desenvolvimento do sistema reprodutor do feto
- **Fenótipo:** aparência sexual funcional; pode diferir do genótipo XX ou XY
- **Gene *SRY*:** localizado no cromossomo Y
  - Responsável pelo desenvolvimento dos testículos
  - Na ausência de um cromossomo Y, não há desenvolvimento dos testículos; em vez disso, ocorre desenvolvimento dos ovários
- Testículos fetais funcionais: secretam **testosterona** e **hormônio antimülleriano** (**AMH**)
  - Esses hormônios induzem o desenvolvimento do sistema reprodutor masculino (a partir dos **ductos de Wolff**) e os órgãos genitais masculinos externos
  - Na ausência de testículos fetais (pouca produção de testosterona e AMH), ocorre desenvolvimento do sistema feminino (a partir dos **ductos de Müller**)
- **Regiões sexualmente dismórficas do encéfalo:** podem estar ligadas a um comportamento sexual masculino ou feminino
- **Criptorquidia:** ausência de descida dos testículos do abdome para dentro do escroto
- **Síndrome de insensibilidade suprarrenal:** o genótipo é XY (presença de testículos inguinais), porém o fenótipo é feminino
  - Devido à mutação do receptor de androgênios, de modo que a testosterona e a DHT não podem exercer suas ações
- **Hiperplasia suprarrenal congênita:** mutação em uma das enzimas suprarrenais fetais envolvidas na síntese de esteroides, responsáveis pela produção de cortisol
  - Produção excessiva de androgênios suprarrenais pela glândula suprarrenal fetal, devido ao aumento do ACTH (ausência da retroalimentação negativa do cortisol sobre a adeno-hipófise fetal)
  - Pode causar virilização do feto XX e genitália feminina masculinizada observada ao nascimento (**genitália ambígua**)
- **Experiências no início da vida (fetal e neonatal):** a **epigenética** ou **programação epigenética** pode alterar a expressão de muitos genes posteriormente durante a vida e na progênie.

*Questão de revisão: Como a administração de glicocorticoides a uma mulher grávida pode tratar a hiperplasia suprarrenal congênita em seu feto XX? (**A resposta está disponível no Apêndice A.**)*

17.4 Princípios gerais de endocrinologia da reprodução

Este é o momento apropriado para rever a síntese dos hormônios esteroides gonadais introduzidos no Capítulo 11 (**Figura 17.6**). Essas vias esteroidogênicas fornecem excelentes exemplos de como a compreensão do controle fisiológico é auxiliada pelo conhecimento dos princípios fundamentais de química. Cada etapa nessa via de síntese é catalisada por enzimas codificadas por genes específicos. Mutações nessas enzimas podem levar à síntese e secreção atípicas de esteroides gonadais e podem ter profundas consequências sobre o desenvolvimento e a função sexuais. À semelhança das glândulas suprarrenais, a síntese de esteroides começa com o colesterol (ver Figuras 11.6 e 11.8).

Androgênios

A testosterona pertence a um grupo de hormônios esteroides que exercem ações masculinizantes semelhantes e que são coletivamente denominados androgênios. Nos homens, a maior parte da testosterona circulante é sintetizada nos testículos. Outros androgênios circulantes são produzidos pelo córtex suprarrenal, porém são muito menos potentes do que a testosterona e não são capazes de manter a função reprodutora masculina se a secreção de testosterona for inadequada. Além disso, esses androgênios suprarrenais também são secretados pelas mulheres. Alguns androgênios suprarrenais, como a desidroepiandrosterona (DHEA) e a androstenediona, são comercializados como suplementos dietéticos e considerados fármacos milagrosos, com dados limitados que demonstrem a sua efetividade. Por fim, parte da testosterona é convertida no androgênio mais potente, a di-hidrotestosterona, no tecido-alvo, pela ação da enzima **5-α-redutase**.

Estrogênios e progesterona

Os estrogênios formam uma classe de hormônios esteroides secretados em grandes quantidades pelos ovários e pela placenta. Existem três estrogênios principais nos seres humanos. Conforme já assinalado, o estradiol é o estrogênio predominante no plasma. Ele é produzido pelo ovário e pela placenta e, com frequência, é utilizado como sinônimo do termo genérico *estrogênio*. A **estrona** também é produzida pelo ovário e pela placenta. O **estriol** é encontrado principalmente em mulheres grávidas, nas quais é produzido pela placenta. Em todos os casos, os estrogênios são produzidos a partir de androgênios pela enzima **aromatase** (ver Figura 17.6). Como as concentrações plasmáticas dos diferentes estrogênios variam amplamente, dependendo das circunstâncias, e tendo em vista que esses hormônios exercem ações semelhantes na fêmea, serão denominados *estrogênios* em todo o capítulo.

Conforme assinalado, os estrogênios não são exclusivos às fêmeas e tampouco os androgênios são exclusivos aos machos. Nos homens, o estrogênio presente no sangue provém da liberação de pequenas quantidades pelos testículos e da conversão de androgênios em estrogênio pela enzima aromatase em alguns tecidos não gonadais (notavelmente o tecido adiposo). Em contrapartida, nas fêmeas, são secretadas pequenas quantidades de androgênios pelos ovários e quantidades maiores pelo córtex suprarrenal. Alguns desses androgênios são, em seguida, convertidos em estrogênio nos tecidos não gonadais, exatamente como ocorre nos homens, e são liberados no sangue.

Nas fêmeas, a progesterona é um importante produto de secreção dos ovários em momentos específicos do ciclo

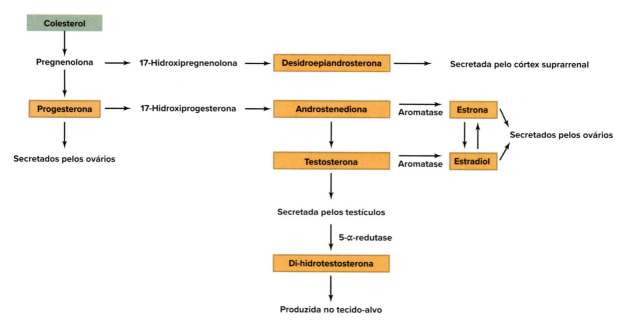

Figura 17.6 Síntese dos androgênios nos testículos e na glândula suprarrenal e de progesterona e estrogênios nos ovários. Como ocorre no córtex suprarrenal (ver Figura 11.6), o colesterol é o precursor da síntese dos hormônios esteroides. A progesterona e os estrogênios (estrona e estradiol) são os principais produtos secretores dos ovários, dependendo da fase do ciclo menstrual (ver adiante, na Figura 17.22). O córtex suprarrenal produz androgênios fracos nos homens e nas mulheres. O principal esteroide gonadal produzido pelos testículos é a testosterona, que pode ser ativada em di-hidrotestosterona (DHT) mais potente no tecido-alvo. *Nota:* os homens também podem produzir uma certa quantidade de estrogênio a partir da testosterona por meio de sua conversão periférica, devido à ação da aromatase em alguns tecidos-alvo (em particular nos adipócitos). Para a estrutura química básica de alguns desses hormônios esteroides, ver a Figura 11.5.

menstrual, bem como da placenta durante a gravidez (ver Figura 17.6). A progesterona também é um intermediário na via de síntese dos esteroides suprarrenais, estrogênios e androgênios.

Efeitos dos esteroides gonadais

Conforme descrito nos Capítulos 5 e 11, todos os hormônios esteroides atuam, geralmente, da mesma maneira. Eles ligam-se a receptores intracelulares e, em seguida, o complexo hormônio-receptor liga-se ao DNA no núcleo, de modo a alterar a taxa de formação de determinados mRNA. O resultado consiste em uma mudança nas taxas de síntese das proteínas codificadas pelos genes que estão sendo transcritos. A mudança resultante nas concentrações dessas proteínas nas células-alvo é responsável pelas respostas ao hormônio.

Conforme descrito anteriormente, o desenvolvimento dos sistemas de ductos por meio dos quais os espermatozoides ou os óvulos são transportados e das glândulas que revestem os ductos ou que desembocam neles (**órgãos reprodutores acessórios**) é controlado pela presença ou ausência de hormônios gonadais. As mamas também são consideradas órgãos reprodutores acessórios, e o seu desenvolvimento encontra-se sob a influência dos hormônios ovarianos. O desenvolvimento das **características sexuais secundárias**, que compreendem as numerosas diferenças externas entre machos e fêmeas, também está sob a influência dos esteroides gonadais. Os exemplos incluem a distribuição dos pelos, a forma do corpo e a altura média do adulto. As características sexuais secundárias não estão diretamente envolvidas na reprodução.

Controle hipotalâmico-hipofisário-gonadal

A função reprodutora é controlada, em grande parte, por uma cadeia de hormônios (**Figura 17.7**). O primeiro hormônio dessa cadeia é o **hormônio de liberação das gonadotropinas (GnRH)**. Conforme descrito no Capítulo 11, o GnRH é um dos hormônios hipofisiotrópicos envolvidos no controle da função da adeno-hipófise. Ele é secretado por células neuroendócrinas do hipotálamo e alcança a adeno-hipófise por meio dos vasos sanguíneos do sistema porta hipotálamo-hipofisário. Na adeno-hipófise, o GnRH estimula a liberação das **gonadotropinas** hipofisárias – isto é, o **hormônio foliculoestimulante (FSH)** e o **hormônio luteinizante (LH)**, os quais, por sua vez, estimulam a função gonadal. Por conseguinte, o encéfalo constitui o principal regulador da reprodução.

Os corpos celulares dos neurônios de GnRH recebem impulsos provenientes de todo o encéfalo, bem como dos hormônios que circulam no sangue. Essa é a razão pela qual certos estressores, emoções e trauma do sistema nervoso central podem inibir a função reprodutora. Recentemente foi descoberto que neurônios em áreas distintas do hipotálamo fazem sinapse nos neurônios de GnRH e liberam um peptídio, denominado **kisspeptina**, que está estreitamente envolvido na ativação dos neurônios de GnRH. A secreção de GnRH é desencadeada por potenciais de ação nas células neuroendócrinas do hipotálamo produtoras de GnRH. Esses potenciais de ação ocorrem periodicamente em breves surtos, com pouca secreção entre eles. O padrão pulsátil de secreção do GnRH é importante, visto que as células da adeno-hipófise

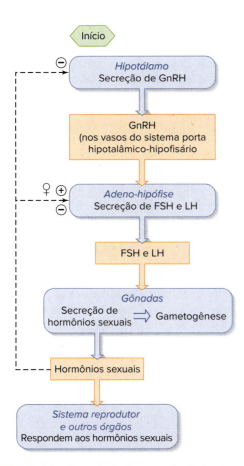

Figura 17.7 Padrão de controle da reprodução tanto em machos quanto em fêmeas. À semelhança de todos os hormônios hipotalâmico-hipofisiotrópicos, o GnRH alcança a adeno-hipófise por meio dos vasos do sistema porta hipotalâmico-hipofisário. A seta dentro da caixa marcada com "gônadas" indica o fato de que os hormônios sexuais atuam localmente, como agentes parácrinos, para influenciar os gametas. ⊖ indica inibição por retroalimentação negativa. ⊕ indica estimulação do FSH e do LH pelo estrogênio na metade do ciclo menstrual em mulheres (retroalimentação positiva).

> **APLICAÇÃO DO CONCEITO**
>
> ■ Quais seriam os efeitos, em curto e a longo prazo, da retirada de uma das duas gônadas em um adulto?
>
> *A resposta está disponível no Apêndice A.*

que secretam as gonadotropinas perdem a sua sensibilidade ao GnRH se a concentração desse hormônio permanecer constantemente elevada. Esse fenômeno é explorado pela administração de análogos sintéticos do GnRH a homens com câncer de próstata sensível aos androgênios e a mulheres com câncer de mama sensível a estrogênios. Embora se possa deduzir que a administração de um análogo do GnRH possa estimular o FSH e o LH, a estimulação não pulsátil constante e excessiva diminui, na verdade, tanto o FSH quanto o LH e resulta em diminuição da secreção de esteroides gonadais.

O LH e o FSH foram assim designados em virtude de seus efeitos sobre a fêmea, porém suas estruturas moleculares são as mesmas em ambos os sexos. Os dois hormônios atuam sobre as gônadas, resultando em:

■ Maturação dos espermatozoides ou dos óvulos
■ Estimulação da secreção dos hormônios sexuais.

Por sua vez, os hormônios sexuais exercem numerosos efeitos em todas as partes do sistema reprodutor, incluindo localmente nas gônadas a partir das quais se originam, bem como em outras partes do corpo. Além disso, os esteroides gonadais exercem efeitos de retroalimentação sobre a secreção de GnRH, FSH e LH. Atualmente, acredita-se que os esteroides gonadais exerçam efeitos de retroalimentação negativa sobre o GnRH, tanto diretamente quanto por meio da inibição dos corpos celulares dos neurônios de kisspeptina no hipotálamo, que têm impulsos para os neurônios do GnRH. Como você aprenderá mais adiante, em momentos muito específicos do ciclo menstrual, o estrogênio pode, de fato, estimular a secreção de GnRH e de gonadotropinas (retroalimentação positiva). Os hormônios proteicos gonadais, como a **inibina**, também exercem efeitos de retroalimentação sobre a adeno-hipófise. Cada elo nessa cadeia hormonal é fundamental. Uma diminuição na função do hipotálamo ou da adeno-hipófise pode resultar em ausência de secreção de esteroides gonadais e da gametogênese, exatamente como se as próprias gônadas estivessem doentes.

Como resultado de alterações na quantidade e no padrão das secreções hormonais, a função reprodutora modifica-se acentuadamente durante a vida de um indivíduo e pode ser dividida nos estágios que estão resumidos na **Tabela 17.1**.

TABELA 17.1	**Estágios no controle da função reprodutora.**
Da vida fetal até a lactância: ocorre secreção de GnRH e das gonadotropinas (em ambos os sexos) e de hormônios sexuais gonadais (em machos) em níveis relativamente altos
Da infância até o início da puberdade: os níveis de GnRH, das gonadotropinas e dos hormônios sexuais gonadais estão baixos, e a função reprodutora está quiescente
Da puberdade até a vida adulta: o GnRH, as gonadotropinas e os hormônios sexuais gonadais aumentam acentuadamente, exibindo grandes variações cíclicas nas mulheres durante o ciclo menstrual. Isso representa o período de fertilidade
Envelhecimento: a função reprodutora diminui em grande parte porque as gônadas se tornam menos responsivas às gonadotropinas. A capacidade de reprodução cessa por completo nas mulheres

> **Estude e revise 17.4**
>
> ■ **Gônadas:** órgãos reprodutores com dupla função de gametogênese e secreção de hormônios sexuais
>   • Gônadas masculinas (testículos): produzem espermatozoides e secretam testosterona
>   • Gônadas femininas (ovários): produzem óvulos e secretam estrogênios e progesterona
> ■ **Função gonadal:** controlada pelas **gonadotropinas** (hormônios foliculoestimulante [FSH] e hormônio luteinizante [LH]) da adeno-hipófise
>   • Liberação das gonadotropinas: controlada pela secreção hipotalâmica pulsátil do **hormônio de liberação das gonadotropinas (GnRH)**

> **Estude e revise 17.4 — *continuação***
>
> - **Retroalimentação negativa:** a liberação de GnRH (em parte mediada pelo fator hipotalâmico, a **kisspeptina**) e de gonadotropinas é inibida pelos esteroides gonadais; o FSH da adeno-hipófise é inibido pela **inibina** das gônadas
> - **Retroalimentação positiva:** ocorre em mulheres em momentos específicos do ciclo menstrual, durante o qual o estrogênio pode estimular a liberação de GnRH e de gonadotropinas.
>
> *Questão de revisão: Qual seria o efeito sobre a secreção de GnRH, LH e FSH se ambas as gônadas fossem retiradas? (A resposta está disponível no Apêndice A.)*

Fisiologia Reprodutora Masculina

17.5 Anatomia do sistema reprodutor masculino

O sistema reprodutor masculino compreende os dois testículos, o sistema de ductos que armazenam e transportam os espermatozoides para o exterior, as glândulas que desembocam nesses ductos e o pênis (**Figura 17.8**). O sistema de ductos, as glândulas e o pênis constituem os órgãos reprodutores acessórios masculinos.

Os testículos estão suspensos fora do abdome no **escroto**, uma evaginação da parede abdominal, que é dividida internamente em dois sacos, um para cada testículo. Durante o desenvolvimento fetal inicial, os testículos estão localizados no abdome; posteriormente, durante a **gestação** (em geral, no sétimo mês), eles descem, habitualmente, para dentro do escroto (ver Figura 17.2). Essa descida é essencial para a produção normal dos espermatozoides durante a vida adulta, visto que a formação ideal dos espermatozoides exige uma temperatura aproximadamente 2°C abaixo da temperatura corporal interna normal. O resfriamento é obtido pelo ar que circula ao redor do escroto e por um mecanismo de troca de calor nos vasos sanguíneos que suprem os testículos. Diferentemente da espermatogênese, a secreção de testosterona, em geral, pode ocorrer normalmente na temperatura corporal interna, de modo que a não descida dos testículos, em geral, não compromete a secreção de testosterona.

Os numerosos e minúsculos **túbulos seminíferos** contorcidos constituem os locais da **espermatogênese** (formação de espermatozoides) nos testículos (**Figura 17.9**). O comprimento combinado desses tubos é de 250 m (o comprimento de mais de 2,5 campos de futebol). Os túbulos seminíferos de diferentes áreas de um testículo convergem para formar uma rede de tubos interconectados, a **rede do testículo** (ver Figura 17.9). Pequenos ductos, denominados dúctulos eferentes, deixam a rede do testículo, perfuram o revestimento fibroso do testículo e desembocam em um único ducto dentro de uma estrutura denominada **epidídimo**. O epidídimo está frouxamente fixado à parte externa do testículo. O ducto do epidídimo é tão contorcido que, quando retificado em dissecção, mede 6 m. O epidídimo que drena cada testículo leva a um **ducto deferente**, um grande tubo de parede espessa, revestido de músculo liso. O que não é mostrado na Figura 17.9 é que o ducto deferente, os vasos sanguíneos e os nervos que suprem os testículos estão ligados entre si no **cordão espermático**, que passa para o testículo por meio de uma passagem semelhante a uma fenda, o canal inguinal, na parede abdominal.

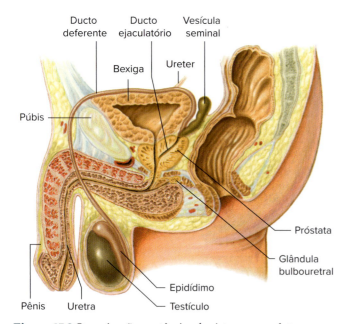

Figura 17.8 Organização anatômica do sistema reprodutor masculino. Esta figura mostra o testículo, o epidídimo, o ducto deferente, o ducto ejaculatório, a vesícula seminal e a glândula bulbouretral em apenas um lado do corpo, embora todos sejam estruturas pareadas. A bexiga e um dos ureteres são mostrados para orientação, porém não fazem parte do sistema reprodutor. O sistema urinário e o sistema reprodutor fundem-se no ponto em que os ductos ejaculatórios se unem com a uretra na próstata.

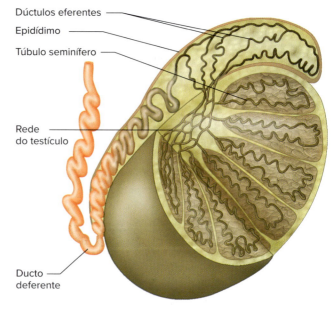

Figura 17.9 Secção de um testículo. A parte superior do testículo foi removida para mostrar o seu interior.

Após a sua entrada no abdome, os dois ductos deferentes – um de cada testículo – prosseguem o seu trajeto atrás da base da bexiga (ver Figura 17.8). Os ductos de duas glândulas grandes, as **vesículas seminais,** localizadas posteriormente à bexiga, juntam-se aos dois ductos deferentes para formar dois **ductos ejaculatórios**. Em seguida, os ductos ejaculatórios entram na **próstata** e unem-se à uretra que provém da bexiga. A próstata é uma estrutura única do tamanho de uma noz, situada abaixo da bexiga e que circunda a parte superior da uretra, na qual secreta líquido por meio de centenas de minúsculas aberturas no lado da uretra. A uretra emerge da próstata e entra no pênis. As duas **glândulas bulbouretrais**, que são glândulas pares situadas abaixo da próstata, drenam na uretra, imediatamente após deixar a próstata.

A próstata e as vesículas seminais secretam a maior parte do líquido no qual ficam suspensos os espermatozoides ejaculados. Esse líquido, juntamente com os espermatozoides, constitui o **sêmen**, no qual os espermatozoides contribuem com uma pequena porcentagem do volume total. As secreções glandulares contêm um grande número de substâncias químicas diferentes, incluindo:

- Nutrientes
- Tampões para proteger os espermatozoides contra as secreções vaginais ácidas e a urina ácida residual na uretra masculina
- Substâncias químicas (particularmente das vesículas seminais), que aumentam a motilidade dos espermatozoides
- Prostaglandinas.

Acredita-se que as prostaglandinas no sêmen auxiliem os espermatozoides na sua função e mobilidade dentro do sistema reprodutor feminino. As glândulas bulbouretrais contribuem com um pequeno volume de secreções mucoides lubrificantes.

Além de fornecer uma via para os espermatozoides dos túbulos seminíferos até o exterior, vários dos segmentos do sistema de ductos desempenham funções adicionais, que serão descritas na seção sobre transporte dos espermatozoides.

Estude e revise 17.5

- **Testículos:** gônadas masculinas
  - Produzem espermatozoides nos túbulos seminíferos
  - Secretam testosterona a partir das células de Leydig
- **Escroto:** evaginação da parede abdominal; um saco para cada testículo
  - Normalmente descem para dentro do escroto com 7 meses de **gestação**
- **Espermatogênese:** formação de espermatozoides nos túbulos seminíferos
- **Rede do testículo:** união dos túbulos seminíferos em uma rede de túbulos interconectados
- **Epidídimo:** recebe as secreções da rede do testículo; armazena os espermatozoides
- **Ducto deferente:** recebe as secreções do epidídimo
- **Cordão espermático:** ducto deferente, vasos sanguíneos e nervos ligados entre si

Estude e revise 17.5 — *continuação*

- **Ducto ejaculatório:** formado pela união do ducto deferente e vesículas seminais
- **Próstata:** convergência do ducto ejaculatório e da uretra que drena a bexiga
- **Glândulas bulbouretrais:** drenam na uretra, imediatamente após deixar a próstata
- **Sêmen:** líquido da próstata e das vesículas seminais que transporta os espermatozoides.

Questão de revisão: Qual poderia ser o benefício de ter o testículo dentro do escroto (fora do abdome)? (A resposta está disponível no Apêndice A.)

17.6 Espermatogênese

Os vários estágios da espermatogênese foram introduzidos na Figura 17.1 e estão resumidos na **Figura 17.10**. As células germinativas indiferenciadas, denominadas **espermatogônias**, começam a sofrer divisão mitótica na puberdade. Em seguida, as células-filhas dessa primeira divisão dividem-se repetidamente até alcançar um número específico de ciclos de divisão, de modo a produzir um clone de espermatogônias a partir de cada espermatogônia-tronco. Ocorre uma certa diferenciação além da divisão celular. As células que resultam da divisão mitótica final e da diferenciação nas séries são denominadas espermatócitos primários e constituem as células que sofrerão a primeira divisão meiótica da espermatogênese.

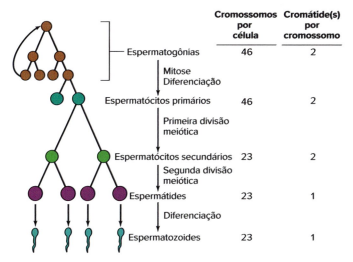

Figura 17.10 Resumo da espermatogênese, que começa na puberdade. Cada espermatogônia produz, por meio da mitose, um clone de espermatogônias. Para simplificar, a figura mostra apenas dois desses ciclos, com um terceiro ciclo mitótico gerando dois espermatócitos primários. A seta que se estende de uma das espermatogônias de volta a uma espermatogônia-tronco denota o fato de que uma célula do clone não prossegue na produção de espermatócitos primários, porém reverte ao estado de espermatogônia indiferenciada, que dá origem a um novo clone. Cada espermatócito primário produzirá quatro espermatozoides.

Convém ressaltar que, se todas as células do clone produzidas por cada uma das espermatogônias-tronco seguissem essa via, as espermatogônias desapareceriam – isto é, todas seriam convertidas em espermatócitos primários. Isso não ocorre, visto que, em um ponto inicial, uma das células de cada clone "escapa" do ciclo de mitose-diferenciação para permanecer no estágio de espermatogônia-tronco, que, posteriormente, entrará em sua própria sequência completa de divisões. Uma célula do clone que ela produz fará o mesmo, e assim sucessivamente. Por conseguinte, o suprimento de espermatogônias indiferenciadas é mantido.

Cada espermatócito primário aumenta acentuadamente de tamanho e sofre a primeira divisão meiótica (ver Figura 17.10) para formar dois espermatócitos secundários contendo, cada um deles, 23 cromossomos de duas cromátides. Cada espermatócito secundário sofre a segunda divisão meiótica (ver Figura 17.1) para formar espermátides. Dessa maneira, cada espermatócito primário, que contém 46 cromossomos de duas cromátides, produz quatro espermátides, que contêm, cada uma delas, 23 cromossomos de uma cromátide.

A fase final da espermatogênese consiste na diferenciação das espermátides em espermatozoides. Esse processo, denominado **espermiogênese**, envolve uma extensa remodelagem celular, incluindo alongamento, porém sem divisões celulares adicionais. A cabeça do espermatozoide (**Figura 17.11**) consiste quase inteiramente no núcleo, que contém a informação genética (DNA). A ponta do núcleo é coberta pelo **acrossomo**, uma vesícula repleta de proteínas que contém várias enzimas importantes no processo de fertilização. A maior parte da cauda é constituída por um flagelo – um grupo de filamentos contráteis que produzem movimentos semelhantes a chicotadas, capazes de propelir o espermatozoide a uma velocidade de 1 a 4 mm por minuto. A peça intermediária do espermatozoide é formada por mitocôndrias, que fornecem a energia necessária para o movimento.

Todo o processo da espermatogênese, desde o espermatócito primário até o espermatozoide, leva aproximadamente 64 dias. O macho humano típico produz cerca de 30 milhões de espermatozoides por dia.

Células de Sertoli

Cada túbulo seminífero é delimitado por uma membrana basal. No centro de cada túbulo encontra-se o lúmen repleto de líquido contendo as células espermáticas maduras, denominadas espermatozoides. A parede tubular é composta de células germinativas em desenvolvimento e suas células de sustentação, denominadas **células de Sertoli** (também conhecidas como células sustentaculares). Cada célula de Sertoli estende-se desde a membrana basal até o lúmen no centro do túbulo e une-se às células de Sertoli adjacentes por meio de zônulas de oclusão (**Figura 17.12**). Por conseguinte, as células de Sertoli formam um anel contínuo ao redor da circunferência externa do túbulo seminífero. As zônulas de oclusão dividem o túbulo em dois compartimentos – um compartimento basal, entre a membrana basal e as zônulas de oclusão, e um compartimento central, que começa nas zônulas de oclusão e inclui o lúmen.

O anel de células de Sertoli interconectadas forma a **barreira sangue-testicular** (barreira de células de Sertoli), que impede o movimento de muitas substâncias químicas e anticorpos do sangue para dentro do lúmen do túbulo seminífero e ajuda a reter o líquido luminal. Isso assegura condições apropriadas para o desenvolvimento e a diferenciação das células germinativas nos túbulos. A organização das células de Sertoli também possibilita a ocorrência de diferentes estágios da espermatogênese em diferentes compartimentos e, portanto, em ambientes diferentes.

Células de Leydig

As **células de Leydig** ou células intersticiais, que estão localizadas em pequenos espaços de tecido conjuntivo entre os túbulos, sintetizam e liberam a testosterona. Por conseguinte, as funções de produção de espermatozoides e de testosterona dos testículos são realizadas por diferentes estruturas – os túbulos seminíferos e as células de Leydig, respectivamente.

Produção de espermatozoides maduros

Como mostra a Figura 17.12, a espermatogênese é, em última análise, controlada pelas gonadotropinas que estimulam a secreção local de testosterona pelas células de Leydig e aumentam a atividade das células de Sertoli. O processo começa com as espermatogônias (células-tronco). Essas células estão quiescentes antes da puberdade e permanecem próximo à membrana basal na periferia do túbulo seminífero (fora da barreira sangue-testicular). Na puberdade, quando a secreção de testosterona aumenta (estimulada principalmente pelo aumento do LH da adeno-hipófise), as espermatogônias são ativadas.

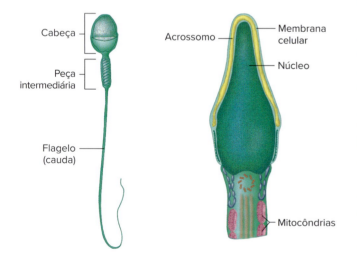

Figura 17.11 (À esquerda) Diagrama de um espermatozoide maduro humano. (À direita) Ampliação da cabeça do espermatozoide desenhada em um ângulo diferente. O acrossomo contém enzimas necessárias para a fertilização do óvulo.

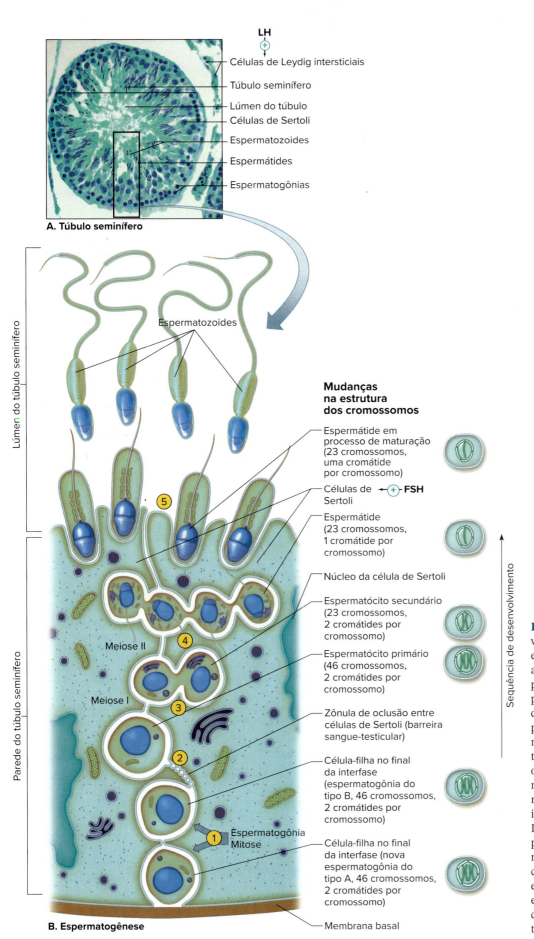

Figura 17.12 A. Secção transversal de um túbulo seminífero e células intersticiais (de Leydig) associadas (imagem de microscopia óptica [250×] corada de azul para maior clareza). As células de Sertoli (estimuladas pelo FSH para aumentar a espermatogênese e produzir a inibina) encontram-se nos túbulos seminíferos, os locais de produção dos espermatozoides. Os túbulos são separados uns dos outros pelo espaço intersticial que contém células de Leydig (estimuladas pelo LH para produzir testosterona). **B.** Espermatogênese. Observe que as células em desenvolvimento são envolvidas pelas células de Sertoli e são extracelulares. Os números das etapas estão indicados no texto. (A) Alvin Telser/McGraw Hill.

680 Vander | Fisiologia Humana

As etapas da espermatogênese que ocorrem posteriormente são as seguintes:

1. As espermatogônias dividem-se por mitose (ver Figura 17.10) e têm 46 cromossomos. As espermatogônias do tipo A atuam como reservatório para o suprimento contínuo de novas células. As espermatogônias do tipo B começam a se afastar da membrana basal, dirigindo-se para o lúmen do túbulo seminífero

2. As espermatogônias do tipo B aumentam e transformam-se em espermatócitos primários, que sofrem as divisões de redução da meiose (ver Figura 17.10). Como as espermatogônias em diferenciação são suscetíveis a substâncias químicas tóxicas passíveis de causar mutações e ataque pelo sistema imune, elas precisam ser protegidas. Para obter essa proteção, as espermatogônias movem-se através da barreira sangue-testicular formada pelas zônulas de oclusão entre as células de Sertoli

3. Dentro da barreira sangue-testicular, ocorre a primeira divisão meiótica, com formação do espermatócito secundário que conta com 23 cromossomos

4. Em seguida, ocorre a segunda divisão meiótica, formando duas espermátides (ver Figura 17.10). Dessa maneira, cada espermatogônia do tipo B produz quatro espermátides

5. Por fim, cada espermátide sofre uma transformação morfológica denominada espermiogênese, produzindo espermatozoides que são liberados no lúmen do túbulo seminífero, no qual são banhados pelo líquido luminal.

Como mostra a Figura 17.12, o processo da espermatogênese ocorre extracelularmente, com as espermatogônias em desenvolvimento envolvidas e nutridas pelas células de Sertoli. Todo o processo leva cerca de 70 dias.

As células de Sertoli constituem a via pela qual os nutrientes alcançam as células germinativas em desenvolvimento; além disso, elas secretam também a maior parte do líquido encontrado no lúmen tubular. Esse líquido contém a **proteína de ligação de androgênios** (**ABP**, do inglês, *androgen-binding protein*), que se liga à testosterona secretada pelas células de Leydig e atravessa a barreira sangue-testicular para entrar no túbulo. Essa proteína mantém uma alta concentração de testosterona total no lúmen do túbulo. A dissociação da testosterona livre a partir da ABP expõe continuamente os espermatócitos em desenvolvimento e as células de Sertoli à testosterona.

As células de Sertoli fazem mais do que influenciar o ambiente das células germinativas. Em resposta ao FSH proveniente da adeno-hipófise e à testosterona local produzida nas células de Leydig, as células de Sertoli secretam uma variedade de mensageiros químicos. Esses mensageiros funcionam como agentes parácrinos para estimular a proliferação e a diferenciação das células germinativas. Além disso, as células de Sertoli secretam o hormônio proteico inibina, que atua como controlador do FSH por retroalimentação negativa, bem como agentes parácrinos que afetam a função das células de Leydig. A **Tabela 17.2** fornece um resumo das numerosas funções das células de Sertoli, várias das quais serão descritas posteriormente neste capítulo.

TABELA 17.2	Funções das células de Sertoli.
Proporcionam uma barreira sangue-testicular contra substâncias químicas no plasma
Nutrem os espermatozoides em desenvolvimento
Secretam líquido luminal, incluindo a proteína de ligação dos androgênios
Respondem à estimulação da testosterona e do FSH, secretando agentes parácrinos que estimulam a proliferação e a diferenciação dos espermatozoides
Secretam o hormônio proteico, a inibina, que inibe a secreção de FSH pela hipófise
Secretam agentes parácrinos que influenciam a função das células de Leydig
Fagocitam os espermatozoides defeituosos
Secretam o hormônio antimülleriano (AMH), anteriormente conhecido como *substância inibidora mülleriana* (*MIS*), que causa a regressão do sistema de ductos feminino primordial durante a vida embrionária

Estude e revise 17.6

- **Divisões meióticas da espermatogênese:** resultam em espermatozoides que contêm 23 cromossomos, em comparação com os 46 cromossomos originais das **espermatogônias** (células germinativas indiferenciadas)

- **Espermatogênese:** espermatogônia → espermatócito primário → espermatócito secundário → espermátides → espermatozoides; a última etapa é denominada **espermiogênese**
  - **Acrossomo:** vesícula repleta de proteína na extremidade do espermatozoide; contém enzimas importantes no processo de fertilização
  - **Cauda:** o flagelo que impulsiona o espermatozoide

- **Células de Sertoli:** células de sustentação dos testículos que estão associadas às células germinativas em desenvolvimento
  - Atuam como barreira contra substâncias químicas potencialmente perigosas no sangue (**barreira de células de Sertoli**), nutrem os espermatozoides, secretam líquido luminal (incluindo a **proteína de ligação dos androgênios** que mantém uma alta concentração local de testosterona para estimular o desenvolvimento dos espermatócitos), secretam a **inibina** (que inibe a secreção de FSH) e secretam o **hormônio antimülleriano** (**AMH**)
  - Estimuladas pela testosterona e pelo FSH

- **Células de Leydig:** sintetizam e liberam testosterona.

*Questão de revisão: Por que é importante a formação de uma barreira pelas células de Sertoli? (**A resposta está disponível no Apêndice A.**)*

17.7 Transporte dos espermatozoides

A partir dos túbulos seminíferos, os espermatozoides passam pela rede do testículo e ductos eferentes para dentro do epidídimo e, a partir dele, para o ducto deferente. O ducto deferente e a parte do epidídimo mais próxima a ele atuam como reservatório para os espermatozoides até a **ejaculação**, a descarga do sêmen partindo do pênis.

O movimento dos espermatozoides até o epidídimo resulta da pressão criada pelas células de Sertoli por meio da secreção contínua de líquido para o interior dos túbulos seminíferos. Os próprios espermatozoides, normalmente, estão imóveis nesse estágio.

Durante a sua passagem pelo epidídimo, a concentração de espermatozoides aumenta drasticamente, devido à absorção de líquido a partir do lúmen do epidídimo. Por conseguinte, à medida em que os espermatozoides passam da extremidade do epidídimo para dentro do ducto deferente, eles formam uma massa densamente acondicionada, cujo transporte não é mais facilitado pelo movimento de líquido. Em vez disso, os espermatozoides são movidos por contrações peristálticas do músculo liso no epidídimo e no ducto deferente.

A ausência de uma grande quantidade de líquido é responsável pelo fato de a *vasectomia*, a ligadura e retirada cirúrgicas de um segmento de cada ducto deferente como método de contracepção masculina, não provocar acúmulo de muito líquido atrás do ponto de ligadura. Entretanto, os espermatozoides que ainda são produzidos após a vasectomia acumulam-se e, por fim, são degradados, e seus componentes químicos são absorvidos na corrente sanguínea. A vasectomia não afeta a secreção de testosterona, visto que ela não altera a função das células de Leydig.

Ereção

O pênis é constituído, quase totalmente, por três compartimentos vasculares cilíndricos, que percorrem toda a sua extensão. Normalmente, as pequenas artérias que suprem os compartimentos vasculares estão contraídas, de modo que os compartimentos contêm pouco sangue, e o pênis está flácido. Durante a excitação sexual, as pequenas artérias sofrem dilatação, o fluxo sanguíneo aumenta, os três compartimentos vasculares tornam-se ingurgitados com sangue em alta pressão, e o pênis torna-se rígido (**ereção**). A dilatação vascular é iniciada por impulsos neurais para as pequenas artérias do pênis. À medida que os compartimentos vasculares se expandem, as veias adjacentes que os esvaziam são passivamente comprimidas, aumentando ainda mais a pressão local e contribuindo, assim, para o ingurgitamento, enquanto o fluxo sanguíneo permanece elevado. Todo esse processo ocorre rapidamente, e a ereção completa algumas vezes ocorre em apenas 5 a 10 segundos.

Quais são os impulsos neurais para as pequenas artérias do pênis? Em repouso, o impulso predominante provém dos neurônios simpáticos que liberam norepinefrina, a qual provoca contração do músculo liso arterial. Durante a ereção, esse impulso simpático é inibido. Muito mais importante é a ativação dos neurônios autônomos não adrenérgicos e não colinérgicos para as artérias (**Figura 17.13**). Esses neurônios e as células endoteliais associadas liberam **óxido nítrico**, que relaxa o músculo liso arterial. O principal estímulo para a ereção provém de mecanorreceptores presentes na região genital, particularmente na cabeça do pênis. As fibras aferentes que transportam os impulsos fazem sinapse na parte inferior da medula espinal, em interneurônios que controlam o efluxo eferente.

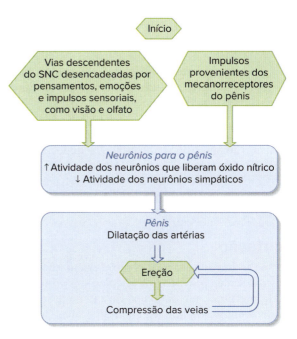

Figura 17.13 Vias reflexas para a ereção. O óxido nítrico, um vasodilatador, é o neurotransmissor mais importante para as artérias nesse reflexo.

> **APLICAÇÃO DO CONCEITO: princípio geral de fisiologia**
>
> - De que maneira essa figura ilustra o princípio geral de fisiologia descrito no Capítulo 1, segundo o qual os processos fisiológicos são determinados pelas leis da química e da física?
>
> *A resposta está disponível no Apêndice A.*

Entretanto, é preciso ressaltar que os centros cerebrais superiores, por meio de vias descendentes, também podem exercer profundos efeitos estimulantes ou inibitórios sobre os neurônios autônomos para as pequenas artérias do pênis. Assim, estímulos mecânicos provenientes de outras áreas além do pênis, bem como os pensamentos, as emoções, a visão e os odores, podem induzir ereção na ausência de estimulação do pênis (ou impedir a ereção, apesar da presença de estimulação).

A *disfunção erétil* (também denominada *impotência*), que constitui um problema comum, refere-se à incapacidade de alcançar ou de manter uma ereção de rigidez suficiente para possibilitar a relação sexual. Embora possa ser de grau leve a moderado, ocorre disfunção erétil completa em até 10% dos homens norte-americanos adultos entre 40 e 70 anos. Durante esse período da vida, a sua taxa quase duplica. As causas orgânicas são múltiplas e incluem dano ou disfunção dos nervos eferentes ou das vias descendentes, doenças endócrinas, várias substâncias terapêuticas e "recreativas" (p. ex., álcool) e determinadas doenças, particularmente diabetes melito. A disfunção erétil também pode resultar de fatores psicológicos (como depressão), que são mediados pelo encéfalo e pelas vias descendentes.

Na atualidade, dispõe-se de um grupo de **inibidores da cGMP-fosfodiesterase tipo 5 (PDE5)** ativos por via oral,

Vander | Fisiologia Humana

incluindo sildenafila, vardenafila e tadalafila, que podem melhorar a capacidade de alcançar e manter uma ereção. O evento mais importante que leva à ereção é a dilatação das artérias penianas pelo óxido nítrico, que é liberado a partir dos neurônios autônomos. O óxido nítrico estimula a enzima guanilil ciclase, que catalisa a formação do GMP cíclico (cGMP), conforme descrito no Capítulo 5. Em seguida, esse segundo mensageiro continua a via de transdução de sinais que leva ao relaxamento do músculo liso arterial. A sequência de eventos termina por uma degradação do cGMP, dependente de enzima. Os inibidores da PDE5 bloqueiam a ação dessa enzima e, portanto, possibilitam a presença de uma maior concentração de cGMP.

Ejaculação

Conforme assinalado anteriormente, a ejaculação refere-se à descarga do sêmen pelo pênis. A ejaculação é, principalmente, um reflexo espinal, mediado por vias aferentes a partir dos mecanorreceptores penianos. Quando o nível de estimulação é alto o suficiente, ocorre uma sequência padronizada de descarga dos neurônios eferentes. Essa sequência pode ser dividida em duas fases:

1. Músculos lisos do epidídimo, do ducto deferente, dos ductos ejaculatórios, da próstata e das vesículas seminais sofrem contração como resultado da estimulação dos nervos simpáticos, esvaziando os espermatozoides e as secreções glandulares na uretra (emissão)
2. Sêmen, com volume médio de 3 m ℓ e contendo 300 milhões de espermatozoides, é, então, expelido pela uretra por uma série de contrações rápidas do músculo liso uretral, bem como do músculo esquelético na base do pênis.

Durante a ejaculação, ocorre fechamento do esfíncter na base da bexiga, de modo que os espermatozoides não podem entrar na bexiga e tampouco a urina pode ser expelida dela. Observe que a ereção envolve a inibição dos nervos simpáticos (para as pequenas artérias do pênis), enquanto a ejaculação envolve a estimulação dos nervos simpáticos (para os músculos lisos do sistema de ductos).

As contrações musculares rítmicas que ocorrem durante a ejaculação estão associadas a um intenso prazer e a muitas alterações fisiológicas sistêmicas, coletivamente designadas como **orgasmo**. Ocorrem contrações acentuadas dos músculos esqueléticos em todo o corpo, e observa-se um aumento transitório na frequência cardíaca e na pressão arterial. Uma vez ocorrida a ejaculação, existe um período latente durante o qual não é possível haver uma segunda ereção. Esse período latente é muito variável, mas pode durar desde alguns minutos até horas.

Estude e revise 17.7

- Os espermatozoides nos túbulos seminíferos passam para o **epidídimo**, no qual são concentrados e tornam-se maduros
- O epidídimo e o **ducto deferente** armazenam os espermatozoides; as **vesículas seminais** e a **próstata** secretam a maior parte do sêmen

---

Estude e revise 17.7 — *continuação*

- **Vasectomia:** interrupção cirúrgica do ducto deferente, que impede a entrada dos espermatozoides no sêmen
- A **ereção** do pênis ocorre em consequência do ingurgitamento vascular (relaxamento das pequenas artérias e oclusão passiva das veias)
  - Resulta da inibição do impulso simpático e da estimulação dos nervos autônomos não adrenérgicos e não colinérgicos
  - O óxido nítrico liberado por esses nervos causa relaxamento do músculo liso arterial por meio do cGMP e, consequentemente, aumento do fluxo sanguíneo
  - **Disfunção erétil** (impotência): incapacidade de alcançar/manter uma ereção; tratada com **inibidores da cGMP-fosfodiesterase tipo 5 (PDE5)**, que aumentam as concentrações locais de cGMP
- **Ejaculação:** emissão (esvaziamento do sêmen na uretra), que leva à expulsão do sêmen pela uretra
  - **Orgasmo:** contração rítmica do músculo liso na uretra e dos músculos esqueléticos na base do pênis, bem como dos músculos esqueléticos por todo o corpo

*Questão de revisão: Como você poderia avaliar a fertilidade de um homem? (**A resposta está disponível no Apêndice A.**)*

17.8 Controle hormonal das funções reprodutoras masculinas

Controle dos testículos

A **Figura 17.14** fornece um resumo do controle da função testicular. No homem adulto normal, as células neuroendócrinas secretoras de GnRH no hipotálamo disparam uma breve salva de potenciais de ação aproximadamente a cada 90 minutos, com secreção de GnRH nesses períodos. O GnRH, que alcança a adeno-hipófise por meio dos vasos do sistema porta hipotalâmico-hipofisário durante cada pulso periódico, desencadeia a liberação de LH e de FSH pelo mesmo tipo celular, embora não necessariamente em quantidades iguais. Por conseguinte, as concentrações plasmáticas de FSH e de LH também exibem pulsatilidade – rápidos aumentos, seguidos de diminuições lentas no decorrer dos próximos 90 minutos ou mais, à medida que os hormônios são lentamente removidos do plasma.

Existe uma separação entre as ações do FSH e do LH nos testículos (ver Figura 17.14). O FSH atua principalmente sobre as células de Sertoli para estimular a secreção de agentes parácrinos necessários para a espermatogênese. Em contrapartida, o LH atua principalmente sobre as células de Leydig para estimular a secreção de testosterona. Além de seus numerosos efeitos sistêmicos importantes, a testosterona secretada pelas células de Leydig também atua localmente, de modo parácrino, por meio de sua difusão desde os espaços intersticiais para dentro dos túbulos seminíferos. A testosterona entra nas células de Sertoli, na qual facilita a espermatogênese.

Os últimos componentes do controle hipotálamo-hipofisário da reprodução masculina que ainda precisam ser discutidos são os efeitos de retroalimentação negativa exercidos pelos hormônios testiculares. Embora o FSH e o LH sejam produzidos pelo mesmo tipo de célula, suas taxas de secreção podem ser alteradas em diferentes graus por impulsos de retroalimentação negativa.

A testosterona inibe a secreção de LH de duas maneiras (ver Figura 17.14):

- Atua sobre o hipotálamo, diminuindo a amplitude dos surtos de GnRH, o que resulta em diminuição da secreção de gonadotropinas
- Atua diretamente sobre a glândula adeno-hipófise, diminuindo a resposta a LH a qualquer quantidade determinada de GnRH.

Como os testículos reduzem a secreção de FSH? O principal sinal inibitório, exercido diretamente sobre a glândula adeno-hipófise, consiste no hormônio proteico inibina, secretado pelas células de Sertoli (ver Figura 17.14). Trata-se de uma complementação lógica de uma alça de retroalimentação negativa, de modo que o FSH estimula as células de Sertoli para aumentar tanto a espermatogênese quanto a produção de inibina, e a inibina diminui a liberação de FSH.

Apesar de todas essas complexidades, as quantidades totais de GnRH, LH, FSH, testosterona e inibina secretadas e de espermatozoides produzidos não se modificam de maneira acentuada de um dia para outro no macho adulto. Entretanto, a secreção de testosterona segue um padrão circadiano, com um pico pela manhã (consulte a Seção 1.8 no Capítulo 1). Isso difere das variações cíclicas mensais da função reprodutora que caracterizam a mulher de idade fértil.

Testosterona

Além de sua ação parácrina essencial nos testículos sobre a espermatogênese e de seus efeitos de retroalimentação negativa sobre o hipotálamo e a glândula adeno-hipófise, a testosterona exerce muitos outros efeitos, que estão resumidos na **Tabela 17.3**.

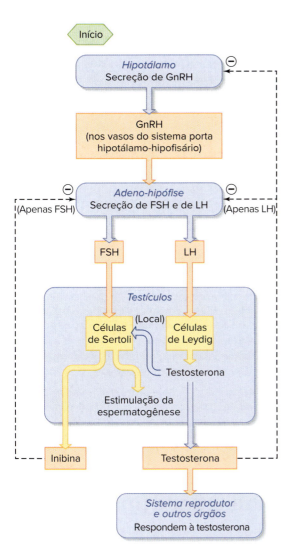

Figura 17.14 Resumo do controle hormonal da função reprodutora masculina. Observe que o FSH atua apenas sobre as células de Sertoli, enquanto o LH atua principalmente sobre as células de Leydig. A secreção de FSH é inibida principalmente pela inibina, um hormônio proteico secretado pelas células de Sertoli, enquanto a secreção de LH é inibida, principalmente, pela testosterona, o hormônio esteroide secretado pelas células de Leydig. A testosterona, que atua localmente sobre as células de Sertoli, estimula a espermatogênese, enquanto o FSH estimula a liberação de inibina pelas células de Sertoli.

APLICAÇÃO DO CONCEITO

- Os homens com diminuição da função da adeno-hipófise frequentemente apresentam uma produção diminuída de espermatozoides, bem como baixas concentrações de testosterona. Você esperaria que a administração de testosterona isoladamente fosse capaz de restaurar a produção normal de espermatozoides?

A resposta está disponível no Apêndice A.

Apesar da ausência de um efeito *direto* sobre as células nos túbulos seminíferos, o LH exerce um efeito *indireto* essencial, visto que a testosterona que atua localmente, cuja síntese é estimulada pelo LH, é necessária para a espermatogênese.

TABELA 17.3	Efeitos da testosterona no macho.
Necessária para o início e a manutenção da espermatogênese (atua localmente sobre as células de Sertoli)	
Diminui a secreção de GnRH por meio de sua ação sobre o hipotálamo	
Inibe a secreção de LH por meio de sua ação direta sobre a glândula adeno-hipófise	
Induz a diferenciação dos órgãos genitais acessórios masculinos e mantém a sua função	
Induz as características sexuais secundárias masculinas; opõe-se à ação do estrogênio sobre o crescimento das mamas	
Estimula o anabolismo proteico, o crescimento ósseo e a interrupção do crescimento ósseo	
Necessária para o impulso sexual, podendo aumentar o comportamento agressivo	
Estimula a secreção de eritropoetina pelos rins	

684 Vander | Fisiologia Humana

No Capítulo 11, mencionamos que alguns hormônios sofrem transformação em suas células-alvo, de modo a serem mais efetivos. Isso é verdadeiro para a testosterona em algumas de suas células-alvo. Em algumas células, como as da próstata do adulto, a testosterona, após sua entrada no citoplasma, é convertida em DHT, que é mais potente do que a testosterona (ver Figura 17.6). Essa conversão é catalisada pela enzima 5-α-redutase, expressa em vários tecidos-alvo de androgênios. Em algumas outras células-alvo (p. ex., o encéfalo) a testosterona é transformada em estradiol, o hormônio ativo nessas células. Essa conversão é catalisada pela enzima aromatase. Nesse último caso, o hormônio sexual "masculino" é convertido no hormônio sexual "feminino" para ser ativo no homem.

Dependendo das células-alvo, o fato de a testosterona ser capaz de atuar como testosterona ou de ser convertida em DHT ou estradiol tem implicações fisiopatológicas importantes, visto que alguns machos genéticos (46,XY) carecem da 5-α-redutase ou da aromatase em alguns tecidos. Por conseguinte, esses indivíduos exibirão certos sinais de deficiência de testosterona, mas não outros. Por exemplo, um feto 46,XY com deficiência de 5-α-redutase apresentará uma diferenciação normal das estruturas dos ductos reprodutores masculinos (um efeito da testosterona), porém não terá um desenvolvimento normal dos órgãos genitais masculinos externos, que exige a presença de DHT.

A terapia para o *câncer de próstata* utiliza esses fatos: as células do câncer de próstata são estimuladas pela di-hidrotestosterona, de modo que o câncer pode ser tratado com inibidores da 5-α-redutase. Além disso, a *calvície de padrão masculino* também pode tratada com inibidores da 5-α-redutase, visto que os folículos pilosos expressam a 5-α-redutase, e a DHT produzida localmente tende a promover a queda dos cabelos do couro cabeludo.

Órgãos reprodutores acessórios

A diferenciação fetal e o crescimento e a função posteriores de todo o sistema de ductos masculino, glândulas e pênis dependem da testosterona (ver Figuras 17.2 e 17.3). Se houver uma redução da função testicular e da síntese de testosterona por qualquer motivo, os órgãos reprodutores acessórios diminuem de tamanho, as glândulas reduzem significativamente a sua taxa de secreção, e ocorre diminuição da atividade do músculo liso nos ductos. O desejo sexual (**libido**), a ereção e a ejaculação habitualmente são comprometidos. Esses defeitos diminuem com a administração de testosterona. Isso também ocorreria com a *castração* (retirada das gônadas) ou com fármacos que suprimem a secreção ou a ação da testosterona.

> ### Estude e revise 17.8
>
> - **GnRH hipotalâmico:** hormônio secretado em pulsos (aproximadamente a cada 90 minutos) nas veias do sistema porta hipofisário
>   - Estimula as células da adeno-hipófise a secretar **FSH** e **LH,** que estimulam as **células de Leydig** a secretar **testosterona**; o FSH também atua sobre as **células de Sertoli** para facilitar a **espermatogênese** e a secreção de **inibina**

> ### Estude e revise 17.8 — *continuação*
>
> - **Testosterona:** uma função parácrina consiste em sua ação local sobre as células de Sertoli; essencial para a manutenção da espermatogênese
> - **Inibição por retroalimentação negativa:** a testosterona diminui diretamente os pulsos de GnRH e o FSH e LH
>   - Testosterona: inibe tanto o hipotálamo como a adeno-hipófise, diminuindo (principalmente) a secreção de LH
>   - Inibina: exerce retroalimentação negativa sobre a secreção de FSH
> - Outras ações da testosterona:
>   - Mantém os **órgãos reprodutores acessórios** e as **características sexuais secundárias masculinas**
>   - Estimula o crescimento dos músculos e dos ossos
>   - Em certos tecidos-alvo, é transformada em um androgênio mais potente: a **di-hidrotestosterona** (pela **5-α α-redutase**) ou em estrogênio (pela **aromatase**); a inibição da 5-α-redutase é utilizada no tratamento da **calvície de padrão masculina** e no **câncer de próstata**
>   - **Libido:** impulso sexual estimulado pela testosterona
>   - **Castração:** retirada das gônadas.
>
> *Questão de revisão: As concentrações plasmáticas de LH, FSH, inibina e testosterona seriam mais altas ou mais baixas do que o normal em um indivíduo em uso de altas doses de esteroides anabólicos sintéticos? (A resposta está disponível no Apêndice A.)*

17.9 Puberdade (masculina)

A **puberdade** refere-se ao período durante o qual os órgãos reprodutores amadurecem e a reprodução torna-se possível. Nos machos, isso ocorre habitualmente entre 12 e 16 anos. Alguns dos primeiros sinais de puberdade não se devem aos esteroides gonadais, porém a um aumento da secreção dos androgênios suprarrenais, provavelmente sob a estimulação de ACTH. Esses androgênios causam o desenvolvimento precoce dos pelos púbicos e axilares, bem como os estágios iniciais do estirão do crescimento puberal, em associação ao hormônio do crescimento e ao fator de crescimento semelhante à insulina 1 (ver Capítulo 11). Entretanto, os outros desenvolvimentos que ocorrem na puberdade refletem o aumento da atividade do eixo hipotálamo-hipófise-gônadas.

A amplitude e a frequência dos pulsos de secreção de GnRH aumentam na puberdade, provavelmente estimuladas por impulsos de neurônios de kisspeptina no hipotálamo. Isso provoca aumento da secreção das gonadotropinas hipofisárias, que estimulam os túbulos seminíferos e a secreção de testosterona. Além de seu papel crítico na espermatogênese, a testosterona induz as alterações puberais que ocorrem nos órgãos reprodutores acessórios, nas características sexuais secundárias e no impulso sexual. Parece haver impulsos periféricos para os neurônios de kisspeptina, que sinalizam ao cérebro para aumentar os pulsos de GnRH no início da puberdade. Um evento importante é o fato de que o encéfalo se torna menos sensível aos efeitos de retroalimentação negativa dos hormônios gonadais durante o período da puberdade.

Características sexuais secundárias e crescimento

Praticamente todas as características sexuais secundárias masculinas dependem da testosterona e de seu metabólito, a DHT. Por exemplo, um macho que carece de secreção testicular normal de testosterona antes da puberdade apresenta pelos faciais, axilares ou públicos mínimos. Outras características sexuais secundárias que dependem dos androgênios são o engrossamento da voz em decorrência do crescimento da laringe, a secreção espessa das glândulas sebáceas da pele (o que pode causar acne) e o padrão masculino de distribuição da gordura. Os androgênios também estimulam o crescimento ósseo, principalmente por meio da estimulação da secreção do hormônio do crescimento. Em última análise, no entanto, os androgênios interrompem o crescimento ósseo, causando o fechamento das lâminas epifisiais dos ossos. Os androgênios são "esteroides anabólicos", visto que eles exercem um efeito estimulante direto sobre a síntese de proteínas no músculo. Por fim, os androgênios estimulam a secreção do hormônio eritropoetina pelos rins; essa é a razão pela qual os homens apresentam um hematócrito maior do que as mulheres.

Comportamento

Os androgênios são essenciais para o desenvolvimento do impulso sexual dos homens na puberdade e também são importantes na manutenção desse impulso (libido) no macho adulto. Ainda não foi estabelecido com certeza se os androgênios endógenos influenciam outros comportamentos humanos, além do comportamento sexual. Entretanto, existem diferenças comportamentais dependentes dos androgênios, com base no sexo, em outros mamíferos. Por exemplo, a agressão é maior em animais machos e é dependente dos androgênios.

Uso de esteroides anabolizantes

O abuso de androgênios sintéticos (esteroides anabolizantes) representa um importante problema de saúde pública, particularmente em atletas mais jovens. Embora existam efeitos positivos sobre a massa muscular e o desempenho atlético, os efeitos negativos – como estimulação excessiva do tecido prostático e aumento da agressividade – são objeto de muita preocupação. Ironicamente, o aumento da massa muscular e de outras características masculinas nos homens dá a falsa impressão de que a retroalimentação negativa diminui a secreção de GnRH, LH e FSH. Isso resulta em diminuição da testosterona endógena e da espermatogênese nas células de Sertoli. Esse efeito induz, na verdade, uma diminuição do tamanho dos testículos e uma baixa contagem de espermatozoides (infertilidade), conforme descrito na seção seguinte. De fato, a administração de baixas doses de esteroides anabolizantes vem sendo testada como contraceptivo masculino potencial.

Estude e revise 17.9

- **Puberdade:** aumento na atividade do eixo hipotálamo-hipófise-gônadas
  - Cerca de 12 a 16 anos nos homens

Estude e revise 17.9 — *continuação*

- Alteração da função cerebral no início da puberdade (aumento dos pulsos de GnRH do hipotálamo)
- **Características sexuais secundárias (masculinas) e crescimento**
  - Primeiro sinal de puberdade: aparecimento dos pelos públicos e axilares
  - Estirão do crescimento: mediado principalmente pela estimulação da secreção de hormônio do crescimento pela testosterona; interrompido pelo fechamento das lâminas epifisiais do osso induzido pela testosterona
  - O aumento da testosterona também influencia o comportamento
- **Esteroides anabolizantes:** testosterona ou esteroides sintéticos que atuam como a testosterona; comumente utilizados como substâncias ilícitas para aumentar o desempenho.

Questão de revisão: *Qual poderia ser a razão pela qual um menino com cerca de 15 anos ainda não teve o estirão de crescimento?* **(A resposta está disponível no Apêndice A.)**

17.10 Hipogonadismo

Uma ampla variedade de distúrbios pode causar uma diminuição na liberação de testosterona pelos testículos – ***hipogonadismo***. Esses distúrbios podem ser classificados como insuficiência testicular (hipogonadismo primário) ou falta de estímulo gonadotrófico apropriado para os testículos (hipogonadismo secundário). A perda da produção testicular normal de androgênios antes da puberdade pode levar a uma falta de desenvolvimento das características sexuais secundárias, como tonalidade mais grave da voz, pelos públicos e axilares e aumento da libido, bem como ausência de produção normal de espermatozoides.

A ***síndrome de Klinefelter***, outro distúrbio do desenvolvimento sexual, é uma causa genética relativamente comum de hipogonadismo primário. A forma mais comum, que acomete um em cada 500 nascimentos do sexo masculino, resulta de um cromossomo X extra (47,XXY), devido a uma não disjunção na meiose. A não disjunção consiste na falha da separação de um par de cromossomos durante a meiose, de modo que dois pares de cromossomos migram para uma célula-filha, enquanto a outra célula-filha não recebe nenhum cromossomo do par. A forma clássica da síndrome de Klinefelter é causada pela falha na separação dos dois cromossomos sexuais durante a primeira divisão meiótica na gametogênese (ver Figura 17.1). O cromossomo X extra pode ser proveniente do óvulo ou do espermatozoide – isto é, se a não disjunção ocorrer no ovário, levando a um óvulo XX, será produzido um genótipo XXY se esse óvulo for fertilizado por um espermatozoide Y. Se a não disfunção ocorrer nos testículos do pai, levando a um espermatozoide XY, será produzido um genótipo XXY se esse espermatozoide fertilizar um óvulo normal (com um único cromossomo X). Devido à presença do gene *SRY* e à expressão da proteína SRY na progênie em desenvolvimento, ocorrerá formação de testículos (47,XXY masculino).

As crianças do sexo masculino com genótipo 47,XXY têm uma aparência normal antes da puberdade. Todavia, depois da puberdade, os testículos permanecem pequenos e pouco desenvolvidos, com função deficiente das células de Leydig e de Sertoli. A função anormal das células de Leydig resulta em concentrações diminuídas de testosterona plasmática e testicular; isso, por sua vez, leva ao desenvolvimento anormal dos túbulos seminíferos e, portanto, à produção diminuída de espermatozoides. As características sexuais secundárias normais não aparecem, e o tamanho das mamas aumenta (*ginecomastia*) (**Figura 17.15**). Os homens com esse conjunto de características apresentam concentrações relativamente altas de gonadotropinas (LH e FSH), devido à perda de retroalimentação negativa de androgênio e inibina. Os homens com síndrome de Klinefelter podem ser tratados com terapia de reposição de androgênios para aumentar a libido e diminuir o tamanho das mamas.

O hipogonadismo nos homens também pode ser causado por uma diminuição na secreção de LH e de FSH (hipogonadismo secundário). Embora existam muitas causas para a perda de função das células hipofisárias que secretam LH e FSH, a **hiperprolactinemia** (aumento da prolactina no sangue) é uma das mais comuns. Embora a prolactina provavelmente só exerça efeitos fisiológicos mínimos nos homens em condições normais, a hipófise ainda tem células (lactotrofos) que secretam prolactina. Os tumores hipofisários que se originam de células secretoras de prolactina podem desenvolver-se e secretar quantidades excessivas de prolactina. Um dos efeitos das concentrações elevadas de prolactina no sangue consiste em inibir a secreção de LH e de FSH pela adeno-hipófise. (Isso ocorre em ambos os sexos.) A hiperprolactinemia é discutida de modo mais detalhado no final deste capítulo.

Outra causa de hipogonadismo secundário é a redução significativa da função da adeno-hipófise, denominada **hipopituitarismo** ou pan-hipopituitarismo. Existem muitas causas de hipopituitarismo, incluindo traumatismo cranioencefálico, infecção e inflamação da hipófise. Um problema de saúde pública é a supressão da função hipotalâmica e hipofisária devida ao abuso de opiáceos, resultando comumente em hipogonadismo secundário e insuficiência suprarrenal secundária (ver Capítulo 11, Seção 11.15).

Quando toda a função da adeno-hipófise está diminuída ou ausente, os pacientes do sexo masculino precisam ser tratados com testosterona. Além disso, pacientes de ambos os sexos são tratados com cortisol, em virtude dos baixos níveis de ACTH, e com hormônio tireoidiano, devido ao baixo nível de TSH. As crianças e alguns adultos também são tratados com injeções de hormônio do crescimento. Na maioria das circunstâncias, a função da neuro-hipófise permanece intacta, visto que seus hormônios são sintetizados no hipotálamo, de modo que não há necessidade de administrar análogos da vasopressina para evitar o diabetes insípido (ver Capítulo 14, Seção 14.7).

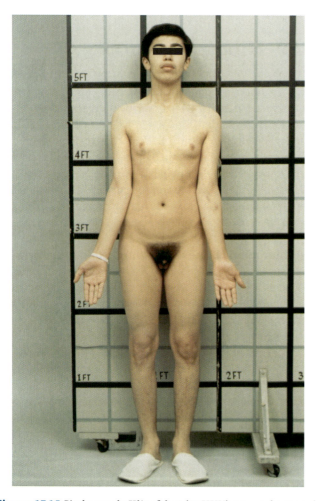

Figura 17.15 Síndrome de Klinefelter (47,XXY) em um homem de 20 anos. Observe o aumento relativo da razão entre os segmentos corporais inferior/superior, a ginecomastia, o pênis pequeno e os pelos corporais escassos, com pelos púbicos de padrão feminino.
Glenn D. Braunstein, M.D., Cedars-Sinai Medical Center, Los Angeles, CA.

> ### Estude e revise 17.10
>
> - **Hipogonadismo masculino:** função testicular subnormal
>   - **Síndrome de Klinefelter** (tipicamente 47,XXY masculino): causa mais comum de hipogonadismo masculino; pode causar **ginecomastia** (aumento de tamanho das mamas)
>   - **Hipogonadismo primário:** insuficiência testicular (p. ex., como resultado do dano aos testículos)
>   - **Hipogonadismo secundário:** perda da estimulação gonadotrófica adequada dos testículos; exemplo: **hiperprolactinemia** devido a um tumor hipofisário secretor de prolactina, que inibe a secreção de LH e de FSH
> - **Hipopituitarismo (pan-hipopituitarismo):** diminuição clinicamente significativa da função da adeno-hipófise, incluindo a secreção de LH e de FSH.
>
> *Questão de revisão: Um homem apresenta baixo nível de testosterona e sintomas de hipogonadismo. Como você poderia determinar se o problema é causado por hipogonadismo primário versus secundário? (A resposta está disponível no Apêndice A.)*

17.11 Andropausa

As alterações no sistema reprodutor masculino com o envelhecimento são menos drásticas do que as que ocorrem em mulheres (descritas posteriormente neste capítulo). Uma vez iniciadas as secreções de testosterona e das gonadotropinas hipofisárias na puberdade, elas continuam, pelo menos em certo grau, durante toda a vida adulta. Entretanto, ocorre uma diminuição contínua na secreção de testosterona, que começa em torno dos 40 anos, o que aparentemente reflete uma lenta deterioração da função testicular e incapacidade das gônadas de responder às gonadotropinas hipofisárias. Juntamente com a diminuição das concentrações de testosterona no sangue, a libido diminui e os espermatozoides tornam-se menos móveis. Apesar desses eventos, muitos homens idosos continuam férteis. Com o processo do envelhecimento, alguns homens manifestam um aumento dos problemas emocionais, como depressão, o que algumas vezes é designado como **andropausa (climatério masculino)**. Entretanto, a função que essas alterações hormonais desempenham nesse fenômeno ainda não está clara.

> **Estude e revise 17.11**
>
> - **Andropausa:** diminuição (porém raramente cessação completa) da testosterona no sangue que ocorre com o envelhecimento nos homens
>   - Também conhecida como **climatério masculino.**
>
> *Questão de revisão: Por que a "menopausa masculina" não é um termo apropriado para a andropausa? (A resposta está disponível no Apêndice A.)*

Fisiologia Reprodutora Feminina

17.12 Visão geral e anatomia do sistema reprodutor feminino

Diferentemente da produção contínua de espermatozoides no homem, a maturação do gameta feminino (óvulo), seguida de sua liberação pelo ovário – **ovulação** – é cíclica. As células germinativas femininas, à semelhança das masculinas, recebem nomes distintos em diferentes estágios de seu desenvolvimento. Todavia, utiliza-se com frequência o termo **óvulo** para referir-se às células germinativas femininas; utilizaremos os dois termos – óvulo e ovo – como sinônimos daqui em diante. A estrutura e a função de determinados componentes do sistema reprodutor feminino (p. ex., o útero) são sincronizadas com esses ciclos ovarianos. Nos seres humanos, esses ciclos são denominados **ciclos menstruais.** A duração de um ciclo menstrual varia de mulher para mulher e até mesmo em uma única mulher, porém é, em média, de cerca de 28 dias.

O primeiro dia do fluxo menstrual (**menstruação**) é designado como dia 1.

A menstruação resulta de eventos que ocorrem no útero; entretanto, os eventos uterinos do ciclo menstrual devem-se a alterações cíclicas na secreção dos hormônios pelos ovários. Os ovários também constituem os locais de maturação dos gametas. Em geral, um ovócito torna-se totalmente maduro e sofre ovulação aproximadamente na metade de cada ciclo menstrual.

As interações entre os ovários, o hipotálamo e a adeno-hipófise produzem as alterações cíclicas dos ovários, que resultam em:

- Maturação de um gameta a cada ciclo
- Secreções hormonais que causam alterações cíclicas em todos os órgãos reprodutores femininos (particularmente o útero).

A interação dessas diferentes estruturas no ciclo reprodutor da mulher adulta fornece um excelente exemplo do princípio geral de fisiologia, segundo o qual as funções dos sistemas orgânicos são coordenadas umas com as outras. Essas alterações preparam o útero para receber e nutrir o embrião em desenvolvimento; somente quando não há gravidez é que ocorre a menstruação.

Anatomia do sistema reprodutor feminino

O sistema reprodutor feminino é constituído pelos dois ovários e pelo sistema reprodutor feminino – duas **tubas uterinas** (ou ovidutos), o útero, o colo do útero e a vagina. Essas estruturas são denominadas **órgãos genitais femininos internos (genitália interna feminina)** (**Figuras 17.16** e **17.17**). Diferentemente do homem, os sistemas urinário e de ductos reprodutores da mulher são separados um do outro. Antes de prosseguir com esta seção, o leitor deveria rever as Figuras 17.2 e 17.3 sobre o desenvolvimento dos órgãos genitais femininos internos e externos.

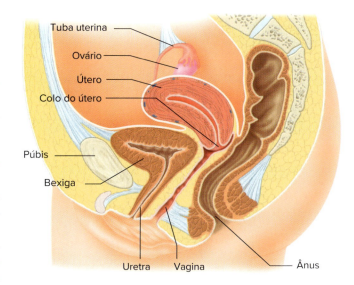

Figura 17.16 Vista lateral de uma secção através da pelve feminina.

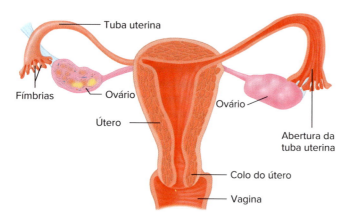

Figura 17.17 Vista frontal de secção à direita (lado esquerdo do corpo), mostrando a continuidade entre os órgãos do sistema reprodutor feminino de ductos – as tubas uterinas, o útero e a vagina.

Os ovários são órgãos do tamanho de uma amêndoa localizados na parte superior da cavidade pélvica, um de cada lado do útero. As extremidades das tubas uterinas não estão diretamente fixadas aos ovários, porém abrem-se na cavidade abdominal, próximo a eles. A abertura de cada tuba uterina tem a forma de um funil e é circundada por projeções digitiformes longas (as **fímbrias**) revestidas por epitélio ciliado. As outras extremidades das tubas uterinas estão fixadas ao útero e abrem-se diretamente em sua cavidade. O **útero** é um órgão muscular oco, de paredes espessas, localizado entre a bexiga e o reto. O útero é a fonte do fluxo menstrual e o local em que o embrião e, em seguida, o feto se desenvolvem durante a gravidez. A porção inferior do útero é o **colo do útero**. Uma pequena abertura no colo do útero leva à **vagina**, o canal que se estende do útero até o exterior.

Os **órgãos genitais femininos externos (genitália feminina externa)** (Figura 17.18) incluem o monte do púbis, os lábios maiores e os lábios menores do pudendo, o clitóris, o vestíbulo da vagina e glândulas vestibulares. O termo **vulva** é outro nome para se referir a todas essas estruturas. O monte do púbis é a proeminência gordurosa arredondada sobre a junção dos púbis. Os lábios maiores do pudendo, os homólogos femininos do escroto, são duas pregas cutâneas proeminentes, que formam os lábios externos da vulva. (Os termos *homólogo* e *análogo* significam que as duas estruturas derivam embriologicamente da mesma fonte [ver Figuras 17.2 e 17.3] e/ou têm funções semelhantes.) Os lábios menores do pudendo são pequenas pregas cutâneas localizadas entre os lábios maiores do pudendo. Circundam as aberturas uretral e vaginal, e a área assim englobada é denominada vestíbulo da vagina, na qual se abrem as glândulas secretoras. A abertura vaginal situa-se atrás da abertura da uretra. Existe uma prega fina de membrana mucosa, o **hímen**, que se sobrepõe parcialmente à abertura da vagina. O **clitóris**, o homólogo feminino do pênis, é uma estrutura erétil localizada na parte superior da vulva.

> **Estude e revise 17.12**
>
> - **Ovulação:** liberação do óvulo (gameta feminino; **ovo**) do ovário
> - **Ciclo menstrual:** processo periódico de ovulação e sangramento do útero
>   - Sincronizado com os **ciclos ovarianos**
>   - Ocorre aproximadamente a cada 28 dias
>   - **Menstruação:** fluxo de sangue menstrual
> - **Órgãos genitais femininos internos:** ovários, tubas uterinas, útero, colo do útero e vagina
>   - **Fímbrias:** projeções digitiformes nas aberturas das tubas uterinas que circundam os ovários
> - **Órgãos genitais femininos externos (vulva):** monte do púbis, lábios do pudendo, clitóris (estrutura erétil na parte superior da vulva), **vestíbulo da vagina** (parcialmente coberto pelo hímen) e **glândulas vestibulares**.
>
> *Questão de revisão: Que órgão citado anteriormente você suspeita que tenha se desenvolvido a partir do mesmo tecido embrionário que forma o pênis nos indivíduos do sexo masculino? (A resposta está disponível no Apêndice A.)*

17.13 Funções ovarianas

À semelhança do testículo, o ovário desempenha várias funções:

- **Ovogênese**, que consiste na produção de gametas durante o período fetal
- Maturação do ovócito
- Expulsão do ovócito maduro (ovulação)
- Secreção dos hormônios esteroides sexuais femininos (estrogênio e progesterona), bem como a inibina, um hormônio proteico.

Antes da ovulação, a maturação do ovócito e as funções endócrinas dos ovários ocorrem em uma única estrutura, o folículo. Depois da ovulação, o folículo, agora sem um óvulo, diferencia-se em um corpo lúteo, cujas funções são descritas mais adiante.

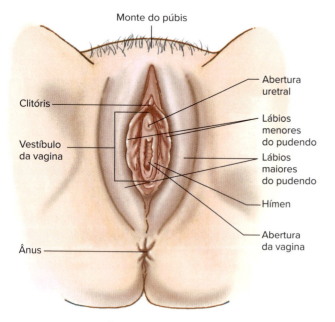

Figura 17.18 Órgãos genitais femininos externos.

Ovogênese

Ao nascimento, os ovários contêm um número estimado de 2 a 4 milhões de óvulos, e não há formação de nenhum óvulo novo depois do nascimento. Apenas alguns desses óvulos, talvez 400, serão ovulados durante o tempo de vida da mulher. Todos os outros sofrem degeneração em algum ponto de seu desenvolvimento, de modo que poucos, se algum, permanecem por ocasião em que uma mulher alcança aproximadamente 50 anos. Um dos resultados desse padrão de desenvolvimento é o fato de que os óvulos que sofrem ovulação em torno dos 50 anos são 35 a 40 anos mais velhos do que aqueles cuja ovulação ocorreu logo após a puberdade. É possível que certos defeitos cromossômicos mais comuns entre crianças nascidas de mulheres com idade mais avançada sejam o resultado de alterações do envelhecimento do óvulo.

Durante a fase inicial do desenvolvimento fetal, as células germinativas primitivas, as **ovogônias,** sofrem numerosas divisões mitóticas (**Figura 17.19**). As ovogônias são análogas às espermatogônias dos homens (ver Figura 17.1). Com 7 meses de gestação, aproximadamente, as ovogônias fetais cessam a sua divisão. A opinião atual é de que, a partir desse momento em diante, não há mais produção de nenhuma célula germinativa nova.

No ovário fetal, todas as ovogônias desenvolvem-se em ovócitos primários (análogos aos espermatócitos primários) que, em seguida, começam a sofrer a primeira divisão meiótica por meio da replicação de seu DNA. Entretanto, elas não completam a divisão no feto. Por conseguinte, todos os óvulos presentes no ovário da fêmea recém-nascida são ovócitos primários que contêm 46 cromossomos, contendo, cada um, duas cromátides irmãs. Diz-se que as células se encontram em um estado de parada meiótica.

Esse estado continua até a puberdade e o início da atividade renovada nos ovários. Com efeito, apenas os ovócitos primários destinados à ovulação completarão a primeira divisão meiótica, visto que ela ocorre imediatamente antes da ovulação. Essa divisão é análoga à do espermatócito primário, e cada célula-filha recebe 23 cromossomos, cada um deles com duas cromátides. Entretanto, nessa divisão, uma das duas células-filhas, o ovócito secundário, retém praticamente todo o citoplasma. A outra célula-filha, denominada primeiro corpúsculo polar, é muito pequena e não funcional. O ovócito primário, que já está tão grande quanto o óvulo, passa para o ovócito secundário exatamente metade de seus cromossomos, porém quase todo o seu citoplasma rico em nutrientes.

A segunda divisão meiótica ocorre na tuba uterina *após a ovulação*, porém somente se o ovócito secundário for fertilizado – ou seja, penetrado por um espermatozoide (ver Figura 17.1). Como resultado dessa segunda divisão meiótica, cada célula-filha recebe 23 cromossomos, cada um deles com uma única cromátide. Mais uma vez, uma célula-filha retém quase todo o citoplasma. A outra célula-filha, o segundo corpúsculo polar, é muito pequena e não funcional. O resultado final da ovogênese é que cada ovócito primário pode produzir apenas um óvulo (ver Figura 17.19). Em contrapartida, cada espermatócito primário produz quatro espermatozoides viáveis.

Crescimento folicular

Durante toda a sua vida nos ovários, os óvulos existem dentro de estruturas conhecidas como **folículos.** Os folículos começam na forma de **folículos primordiais,** que consistem em um ovócito primário circundado por uma única camada de células, denominadas **células da granulosa.** Essas células secretam estrogênio, pequenas quantidades de progesterona (imediatamente antes da ovulação) e inibina. O desenvolvimento posterior a partir do estágio do folículo primordial (**Figura 17.20**) caracteriza-se por um aumento no tamanho do ovócito, pela proliferação das células da granulosa em

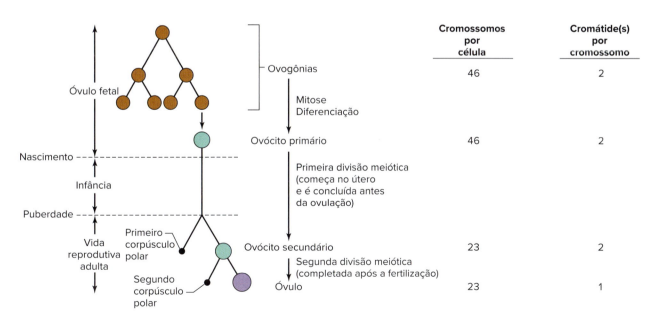

Figura 17.19 Resumo da ovogênese. Compare com o padrão masculino apresentado na Figura 17.10. O ovócito secundário sofre ovulação e não completa a sua divisão meiótica, a não ser que seja penetrado (fertilizado) por um espermatozoide. Uma vez que os núcleos do óvulo e do espermatozoide se fundem para formar uma célula diploide, a estrutura é denominada óvulo fertilizado ou zigoto. Observe que cada ovócito primário produz apenas um ovócito secundário, que pode produzir apenas um óvulo.

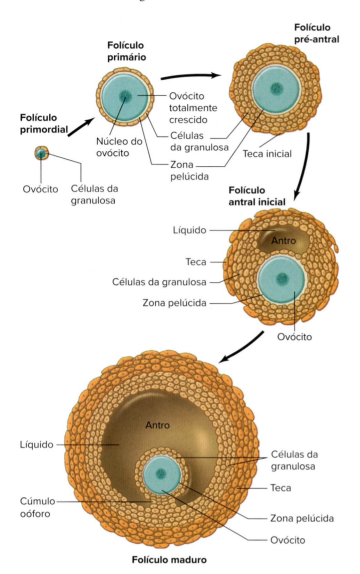

Figura 17.20 Desenvolvimento de um ovócito humano e folículo ovariano. O folículo totalmente maduro mede 1,5 cm de diâmetro. Os vasos sanguíneos não são mostrados.

múltiplas camadas e pela separação do ovócito das células internas da granulosa por uma camada espessa de material, a **zona pelúcida,** secretada pelas células foliculares circundantes. A zona pelúcida contém glicoproteínas, que desempenham uma função na ligação do espermatozoide à superfície do óvulo após a ovulação.

Apesar da presença de uma zona pelúcida, a camada interna de células da granulosa permanece estreitamente associada ao ovócito por meio de prolongamentos citoplasmáticos que atravessam a zona pelúcida e formam junções comunicantes com o ovócito. Por meio dessas junções comunicantes, os nutrientes e os mensageiros químicos são transferidos para o ovócito.

À medida que o folículo cresce por meio da proliferação das células da granulosa, as células do tecido conjuntivo que circundam as células da granulosa diferenciam-se e formam camadas de células, conhecidas como **teca,** que atuam em conjunto com as células da granulosa na síntese de estrogênio. Pouco depois desse evento, o ovócito primário alcança o seu tamanho máximo (cerca 115 μm de diâmetro), e um espaço preenchido de líquido, o **antro,** começa a se formar no meio das células da granulosa, como resultado do líquido que elas secretam.

A progressão de alguns folículos primordiais para os estágios pré-antral e antral inicial (ver Figura 17.20) ocorre durante a lactância e a infância e, em seguida, durante todo o ciclo menstrual. Por conseguinte, embora a maioria dos folículos nos ovários ainda seja primordial, existe também um número quase constante de folículos pré-antrais e antrais iniciais. No início de cada ciclo menstrual, 10 a 25 desses folículos pré-antrais e antrais iniciais começam a se desenvolver em folículos antrais maiores. Cerca de uma semana após o início do ciclo, ocorre mais um processo de seleção: apenas um dos folículos antrais maiores, o **folículo dominante,** continua se desenvolvendo. O processo exato pelo qual um folículo é selecionado para dominar não é conhecido, porém está provavelmente relacionado com a quantidade de androgênio produzido localmente dentro do folículo. (Essa é provavelmente a razão pela qual a estimulação excessiva de mulheres inférteis com injeções de gonadotropina pode resultar na maturação de muitos folículos.) Os folículos não dominantes (em ambos os ovários) que tinham começado a aumentar de tamanho sofrem um processo degenerativo, denominado **atresia,** que é um exemplo de morte celular programada ou apoptose. Os óvulos nos folículos em degeneração também morrem.

Entretanto, a atresia não se limita apenas aos folículos antrais, visto que os folículos podem sofrer atresia em qualquer estágio do desenvolvimento. Na verdade, esse processo já está ocorrendo no ovário do feto feminino, de modo que os 2 a 4 milhões de folículos e óvulos presentes por ocasião do nascimento representam apenas uma pequena fração dos óvulos presentes em uma fase mais inicial da gestação. A atresia prossegue, então, durante toda a vida pré-puberal, de modo que apenas 200 a 400 mil folículos permanecem quando começa a vida reprodutora ativa. Desses folículos, todos, com exceção de cerca de 400, sofrerão atresia durante a vida reprodutora da mulher. Por conseguinte, 99,99% dos folículos ovarianos presentes ao nascimento sofrerão atresia.

O folículo dominante aumenta de tamanho como resultado do aumento de líquido, causando expansão do antro. Quando isso ocorre, as camadas de células da granulosa que circundam o óvulo formam um montículo, denominado **cúmulo oóforo,** que se projeta dentro do antro (ver Figura 17.20). À medida que o momento da ovulação se aproxima, o óvulo (um ovócito primário) emerge da parada meiótica e completa a sua primeira divisão meiótica, transformando-se em ovócito secundário. O cúmulo oóforo separa-se da parede folicular, de modo que ele e o ovócito flutuam livremente no líquido antral. O folículo maduro (também denominado **folículo de Graaf**) torna-se tão grande (com diâmetro de cerca de 1,5 cm) que se projeta para fora da superfície do ovário.

Ocorre ovulação quando as paredes finas do folículo e do ovário sofrem ruptura no local em que estão unidas, devido à digestão enzimática. O ovócito secundário, circundado pela sua zona pelúcida e células da granulosa firmemente aderidas, bem como pelo cúmulo oóforo, é transportado para fora do ovário e sobre à sua superfície pelo líquido antral. Todo esse processo ocorre aproximadamente no dia 14 do ciclo menstrual.

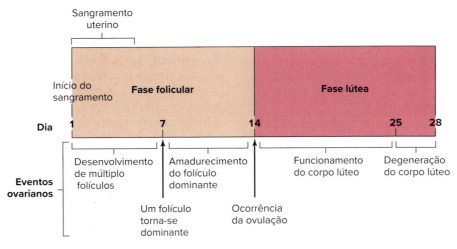

Figura 17.21 Resumo dos eventos ovarianos durante um ciclo menstrual (se não ocorrer fertilização). O primeiro dia do ciclo é assim denominado em virtude de um evento uterino – o início do sangramento –, embora sejam utilizados eventos ovarianos para descrever as fases do ciclo.

Ocasionalmente, dois ou mais folículos alcançam a maturidade, e pode ocorrer ovulação de mais de um óvulo. Essa é a causa mais comum de múltiplos nascimentos. Nesses casos, os irmãos são **gêmeos fraternos (dizigóticos)**, não idênticos, visto que os óvulos têm conjuntos diferentes de genes e são fertilizados por diferentes espermatozoides. Descreveremos posteriormente como os gêmeos idênticos são formados.

Formação do corpo lúteo

Após liberar o líquido antral e o óvulo, o folículo maduro sofre colapso ao redor do antro e passa por uma rápida transformação. As células da granulosa aumentam acentuadamente e toda a estrutura, semelhante a uma glândula, assim formada é denominada **corpo lúteo**, que secreta estrogênio, progesterona e inibina. Se o óvulo descarregado, agora na tuba uterina, não for fertilizado pela sua fusão com um espermatozoide, o corpo lúteo alcança o seu desenvolvimento máximo em aproximadamente 10 dias. Em seguida, ele sofre rápida degeneração por apoptose. Como veremos mais adiante, é a perda da função do corpo lúteo que leva à menstruação e ao início do novo ciclo menstrual.

Por conseguinte, em termos de função ovariana, o ciclo menstrual pode ser dividido em duas fases, de duração aproximadamente igual, e separadas pela ovulação (**Figura 17.21**):

1. A **fase folicular**, durante a qual ocorre desenvolvimento de um folículo maduro e um ovócito secundário
2. A **fase lútea**, que começa depois da ovulação e persiste até a morte do corpo lúteo.

Como você verá, essas fases ovarianas correlacionam-se com as alterações na aparência do revestimento uterino e as controlam (serão descritas subsequentemente).

Locais de síntese dos hormônios ovarianos

A síntese dos esteroides gonadais foi introduzida na Figura 17.6 e pode ser resumida da seguinte maneira: o estrogênio (principalmente estradiol e estrona) é sintetizado e liberado no sangue durante a fase folicular, principalmente pelas células da granulosa. Depois da ovulação, o estrogênio é sintetizado e liberado pelo corpo lúteo. A progesterona, o outro hormônio esteroide ovariano importante, é sintetizada e liberada em quantidades muito pequenas pelas células da granulosa e da teca, imediatamente antes da ovulação, porém a sua principal fonte é o corpo lúteo. A inibina é secretada tanto pelas células da granulosa quanto pelo corpo lúteo.

Estude e revise 17.13

- **Ovários:** gônadas femininas
  - Produzem óvulos e secretam estrogênio, progesterona e inibina
- **Ovogênese:** produção de óvulos maduros por duas divisões meióticas
  - Cada óvulo tem 23 cromossomos, diferentemente dos 46 cromossomos das ovogônias originais
- **Folículo:** estrutura preenchida de líquido dentro dos ovários que contém um óvulo e estruturas associadas
  - **Células da granulosa:** sintetizam estrogênio e inibina
  - **Células da teca:** sintetizam androgênio (precursor para a síntese de estrogênio)
  - **Zona pelúcida:** camada de revestimento espessa secretada pelas células da granulosa
  - Camada externa de tecido conjuntivo
- **Ciclo menstrual:** ciclos ovariano e uterino de cerca de 28 dias em sincronia
  - **Folículos primordiais:** começam a amadurecer
  - Ocorre desenvolvimento de um grupo de **folículos pré-antrais** e **antrais iniciais**; ocorre desenvolvimento do **antro** (espaço preenchido com líquido)
  - Apenas o **folículo dominante** continua o seu desenvolvimento até alcançar a maturação completa e ovulação; outros folículos em desenvolvimento morrem (**atresia**); o óvulo é circundado pelo **cúmulo oóforo**
  - Ocorre desenvolvimento do **folículo de Graaf** (totalmente maduro) imediatamente antes da ovulação

692 Vander | Fisiologia Humana

> ### Estude e revise 17.13 — *continuação*
>
> - Após a ovulação, as células remanescentes do folículo dominante diferenciam-se no **corpo lúteo**, cuja duração é cerca de 10 a 14 dias se não ocorrer gravidez
> - ■ **Duas fases** do ciclo ovariano separadas pela ovulação, de acordo com os eventos ovarianos
>   - **Fase folicular:** desenvolvimento do folículo maduro e ovócito secundário; o estrogênio domina
>   - **Fase lútea:** formação do corpo lúteo; a progesterona domina.
>
> *Questão de revisão: Quais são as três classes de hormônios esteroides sintetizadas pelos ovários e quais são os tipos de células que as produzem? (A resposta está disponível no Apêndice A.)*

17.14 Controle da função ovariana

Os principais fatores que controlam a função ovariana são análogos aos controles descritos para a função testicular. Constituem um sistema hormonal composto do GnRH, das gonadotropinas da adeno-hipófise, FSH e LH, e dos hormônios sexuais gonadais – o estrogênio e a progesterona.

À semelhança do que ocorre no homem, toda a sequência de controles depende da secreção pulsátil do GnRH por células neuroendócrinas do hipotálamo. Todavia, na fêmea, a frequência e a amplitude desses pulsos modificam-se durante o ciclo menstrual. Além disso, a responsividade tanto da adeno-hipófise ao GnRH quanto dos ovários ao FSH e LH modifica-se durante o ciclo.

Analisaremos, em primeiro lugar, os padrões das concentrações hormonais no plasma sistêmico durante um ciclo menstrual normal (**Figura 17.22**). (O GnRH não é mostrado, visto que a sua concentração no plasma sistêmico não reflete a sua secreção pelo hipotálamo nos vasos sanguíneos do sistema porta hipotálamo-hipofisário.) Na Figura 17.22, as linhas são traçadas das concentrações médias diárias – isto é, foi obtida a média dos aumentos e das diminuições durante um único dia a partir da secreção episódica. Por enquanto, ignoraremos tanto a legenda quanto os números dentro dos círculos nessa figura, visto que estamos tratando aqui apenas dos padrões hormonais, e não das explicações desses padrões.

O FSH aumenta na parte inicial da fase folicular e, em seguida, diminui uniformemente durante o resto do ciclo, exceto por um pequeno pico na metade do ciclo. O LH é constante durante a maior parte da fase folicular; todavia, em seguida, demonstra um aumento muito acentuado na metade do ciclo – o **surto de LH** –, cujo pico é alcançado aproximadamente 18 horas *antes* da ovulação. Esse surto é seguido de uma rápida diminuição e, posteriormente, de um declínio lento adicional durante a fase lútea.

Após permanecer bastante baixa e estável durante a primeira semana, a concentração plasmática de estrogênio aumenta rapidamente durante a segunda semana, à medida que o folículo ovariano dominante cresce e secreta mais estrogênio. Em seguida, o estrogênio começa a diminuir pouco antes do LH alcançar o seu pico. Isso é seguido de um segundo aumento, devido à secreção pelo corpo lúteo e, por fim, de uma rápida diminuição nos últimos dias do ciclo. Os ovários liberam quantidades muito pequenas de progesterona durante a fase folicular até imediatamente antes da ovulação. Pouco depois da ovulação, o corpo lúteo em desenvolvimento começa a liberar grandes quantidades de progesterona; a partir desse momento, o padrão de progesterona assemelha-se ao do estrogênio.

A Figura 17.22 não mostra a concentração plasmática de inibina. Seu padrão assemelha-se ao do estrogênio: a inibina aumenta durante a fase folicular tardia, permanece elevada durante a fase lútea e, em seguida, diminui à medida que o corpo lúteo degenera.

A discussão que segue explicará como essas alterações hormonais estão inter-relacionadas para produzir um padrão de autociclagem. Os números na Figura 17.22 são referências para o texto. Os efeitos de retroalimentação dos hormônios ovarianos descritos no texto estão resumidos para referência na **Tabela 17.4**.

Desenvolvimento do folículo e síntese de estrogênio durante as fases foliculares inicial e intermediária

Antes de iniciar esta seção, convém rever a Figura 17.20 para analisar a estrutura dos folículos em desenvolvimento. Existe sempre um certo número de folículos pré-antrais e antrais iniciais no ovário entre a puberdade e a menopausa. O desenvolvimento posterior do folículo além desses estágios exige a sua estimulação pelo FSH. Antes da puberdade, a concentração plasmática de FSH está demasiado baixa para induzir esse desenvolvimento. Essa situação muda durante a puberdade, e começam os ciclos menstruais. O aumento da secreção de FSH que ocorre quando um ciclo termina e o ciclo seguinte começa (números ⓖ a ❶ na Figura 17.22) fornece essa estimulação, e ocorre aumento de tamanho de um grupo de folículos pré-antrais e antrais iniciais ❷. O aumento do FSH no final do ciclo (ⓖ a ❶) deve-se à liberação da inibição por retroalimentação negativa, devido à diminuição da progesterona, do estrogênio e da inibina do corpo lúteo em processo de morte.

No decorrer da semana seguinte, aproximadamente, ocorre uma divisão de trabalho entre as ações do FSH e do LH sobre os folículos: o FSH atua sobre as células da granulosa, enquanto o LH tem ação sobre as células da teca. As razões para isso são que, nesse ponto do ciclo, as células da granulosa apresentam receptores de FSH, porém carecem de receptores de LH, enquanto a situação inversa é observada nas células da teca. O FSH estimula a multiplicação das células da granulosa, que produzem estrogênio, além de estimular também o aumento do antro. Parte do estrogênio produzido difunde-se para o sangue, mantendo uma concentração plasmática relativamente estável ❸. Fatores de crescimento locais e o estrogênio também atuam como agentes parácrinos ou autócrinos dentro do folículo, no qual, juntamente com o FSH, estimulam a proliferação das células da granulosa e a sua sensibilidade às gonadotropinas, o que aumenta ainda mais a produção de estrogênio.

Capítulo 17 Reprodução 693

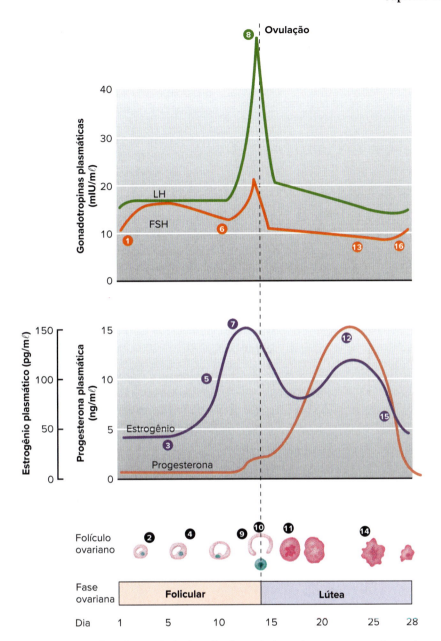

Figura 17.22 Resumo das concentrações plasmáticas sistêmicas dos hormônios e dos eventos ovarianos durante o ciclo menstrual. Os eventos marcados com números dentro de círculos são descritos posteriormente no texto e estão listados aqui para fornecer um resumo. As setas nesta legenda indicam causalidade. ❶ A secreção de FSH e de LH aumentam (visto que a concentração plasmática de estrogênio está baixa e exerce pouca retroalimentação negativa). → ❷ Múltiplos folículos antrais começam a aumentar e secretar estrogênio. → ❸ A concentração plasmática de estrogênio começa a aumentar. ❹ Um folículo torna-se dominante e secreta quantidades muito grandes de estrogênio. → ❺ A concentração plasmática de estrogênio aumenta acentuadamente. → ❻ A secreção de FSH e a sua concentração plasmática diminuem, o que provoca atresia dos folículos dominantes; todavia, em seguida, ❼ o aumento do estrogênio plasmático exerce uma retroalimentação "positiva" sobre a secreção de gonadotropinas. → ❽ Um surto de LH é desencadeado. → ❾ O óvulo completa a sua primeira divisão meiótica e sua maturação citoplasmática, enquanto o folículo secreta menos estrogênio, acompanhado de alguma quantidade de progesterona, ❿ ocorre ovulação, ⓫ forma-se o corpo lúteo e começa a secretar grandes quantidades tanto de estrogênio quanto de progesterona. → ⓬ As concentrações plasmáticas de estrogênio e de progesterona aumentam. → ⓭ A secreção de FSH e a de LH são inibidas, e suas concentrações plasmáticas diminuem. ⓮ O corpo lúteo começa a sofrer degeneração, e a sua secreção hormonal diminui. → ⓯ As concentrações plasmáticas de estrogênio e de progesterona diminuem. → ⓰ A secreção de FSH e a de LH começam a aumentar, e inicia-se um novo ciclo (voltando para ❶).

APLICAÇÃO DO CONCEITO

- (1) Por que as concentrações plasmáticas de FSH aumentam no final da fase lútea? (2) Que evento de ocorrência natural poderia resgatar o corpo lúteo e impedir o início de sua degeneração na metade da fase lútea?

A resposta está disponível no Apêndice A.

TABELA 17.4	Resumo dos principais efeitos de retroalimentação do estrogênio, da progesterona e da inibina.
O estrogênio, presente em baixas concentrações plasmáticas, induz a secreção de menos FSH e LH pela adeno-hipófise em resposta ao GnRH e também inibe os neurônios hipotalâmicos que secretam GnRH	
Resultado: inibição da secreção de FSH e de LH por retroalimentação negativa durante a fase folicular inicial e média	
A inibina atua sobre a hipófise para inibir a secreção de FSH	
Resultado: inibição da secreção de FSH por retroalimentação negativa	
O estrogênio, quando aumenta drasticamente, induz a secreção de mais LH e FSH pela adeno-hipófise em resposta ao GnRH. O estrogênio também estimula os neurônios hipotalâmicos que secretam GnRH	
Resultado: estimulação do surto de LH por retroalimentação positiva, o que desencadeia a ovulação	
Na presença de estrogênio, as concentrações plasmáticas elevadas de progesterona inibem os neurônios hipotalâmicos que secretam GnRH	
Resultado: inibição da secreção de FSH e de LH por retroalimentação negativa e prevenção dos surtos de LH durante a fase lútea e a gravidez	

Entretanto, as células da granulosa necessitam de ajuda para produzir estrogênio, visto que apresentam uma deficiência das enzimas necessárias para produzir os precursores androgênicos do estrogênio (ver Figura 17.6). As células da granulosa são auxiliadas pelas células da teca. Como mostra a **Figura 17.23**, o LH atua sobre as células da teca, estimulando não apenas a sua proliferação, como também a sua síntese de androgênios. Os androgênios difundem-se para dentro das células da granulosa e são convertidos em estrogênio pela aromatase. Por conseguinte, a secreção de estrogênio pelas células da granulosa exige a interação de ambos os tipos de células foliculares e de ambas as gonadotropinas hipofisárias.

Nesse momento, convém ressaltar as semelhanças que os dois tipos de células foliculares têm com as células dos testículos durante esse período do ciclo. A célula da granulosa assemelha-se à célula de Sertoli, visto que ela controla o microambiente no qual a célula germinativa se desenvolve e amadurece, e é estimulada tanto pelo FSH quanto pelo principal hormônio sexual gonadal. A célula da teca assemelha-se à célula de Leydig, visto que produz principalmente androgênios e é estimulada a fazê-lo pelo LH. Isso faz sentido quando se considera que os testículos e os ovários se originam da mesma estrutura embrionária (ver Figura 17.2).

Pelo início da segunda semana, um folículo tornou-se dominante (❹ na Figura 17.22), enquanto os outros folículos em desenvolvimento sofrem degeneração. A razão disso é que, como mostra a Figura 17.22, a concentração plasmática de FSH, um fator crucial necessário para a sobrevida das células foliculares, começa a diminuir, e não há mais FSH suficiente para impedir a atresia. Embora não se saiba precisamente como um folículo específico é selecionado para se tornar dominante, existem várias razões pelas quais esse folículo, após ter adquirido uma vantagem inicial, é capaz de continuar o seu processo de maturação. Em primeiro lugar, suas células da granulosa alcançaram uma maior sensibilidade ao FSH, devido ao número aumentado de receptores de FSH. Em segundo lugar, as suas células da granulosa começam, agora, a ser estimuladas não apenas pelo FSH, mas também pelo LH. Na seção anterior, ressaltamos o fato de que, durante a primeira semana, aproximadamente, da fase folicular, o LH atua apenas sobre as células da teca. À medida que o folículo dominante amadurece, essa situação se modifica, e os receptores de LH, induzidos pelo FSH, também começam a aparecer em grandes números sobre as células da granulosa. O aumento do estrogênio local dentro do folículo resulta desses fatores e de fatores de crescimento locais.

Nesse estágio, o folículo dominante começa a secretar estrogênio em quantidade suficiente para que a concentração plasmática desse esteroide comece a aumentar ❺. Podemos agora explicar, também, por que a concentração plasmática de FSH começa a diminuir nesse estágio. O estrogênio, nessas concentrações ainda relativamente baixas, exerce uma inibição por *retroalimentação negativa* sobre a secreção de gonadotropinas (ver Tabela 17.4 e **Figura 17.24**). Um importante local de ação do estrogênio é a adeno-hipófise, no qual ele diminui a quantidade secretada de FSH e de LH em resposta a qualquer quantidade determinada de GnRH. O estrogênio também atua sobre o hipotálamo para diminuir a amplitude dos pulsos de GnRH e, portanto, a quantidade total de GnRH secretada durante qualquer período de tempo.

Conforme esperado a partir dessa retroalimentação negativa, a concentração plasmática de FSH (e, em menor grau, de LH) começa a diminuir, em consequência da concentração crescente de estrogênio à medida que a fase folicular prossegue (❻ na Figura 17.22). Uma das razões pelas quais o FSH diminui mais do que o LH é que as células da granulosa também secretam inibina, que, conforme observado no homem, inibe principalmente a secreção de FSH (ver Figura 17.24).

Surto de LH e ovulação

O efeito inibitório do estrogênio sobre a secreção de gonadotropinas ocorre quando a concentração plasmática de estrogênio está relativamente baixa, conforme observado durante as fases foliculares inicial e intermediária. Em contrapartida, as concentrações plasmáticas crescentes de estrogênio durante

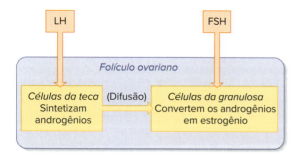

Figura 17.23 Controle da síntese de estrogênio durante as fases foliculares inicial e intermediária. (O principal androgênio secretado pelas células da teca é a androstenediona.) O androgênio se difunde das células da teca para as células da granulosa e atravessa a membrana basal (não mostrada).

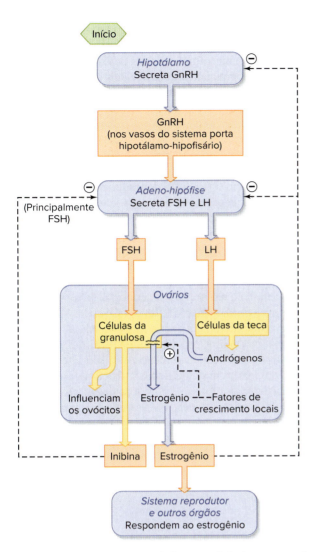

Figura 17.24 Resumo do controle hormonal da função ovariana durante as fases foliculares inicial e intermediária. Compare com o padrão análogo observado no caso masculino (ver Figura 17.14). A inibina é um hormônio proteico que inibe a secreção de FSH. As setas onduladas e tracejadas nas células da granulosa indicam a conversão dos andrógenos em estrogênio nessas células, como mostra a Figura 17.23. A linha tracejada com uma seta dentro dos ovários indica que os fatores de crescimento, parácrinos e autócrinos, e o estrogênio aumentam a função das células da granulosa (retroalimentação positiva local).

APLICAÇÃO DO CONCEITO

- Uma mulher de 30 anos não está apresentando ciclos menstruais nos últimos meses, e seu teste de gravidez é negativo. As concentrações plasmáticas de FSH e de LH estão elevadas, enquanto as concentrações plasmáticas de estrogênio estão baixas. Qual é a causa provável da ausência de menstruação?

A resposta está disponível no Apêndice A.

1 a 2 dias, como as que ocorrem durante o pico de estrogênio da fase folicular final (❼ na Figura 17.22), atuam sobre a adeno-hipófise, de modo a aumentar a sensibilidade das células que liberam gonadotropinas ao GnRH (ver Tabela 17.4 e **Figura 17.25**),

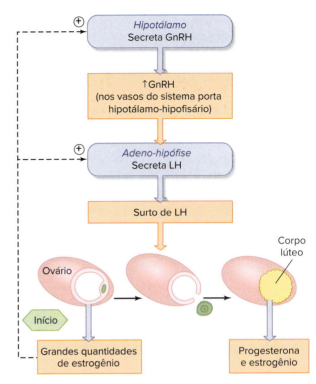

Figura 17.25 Na fase folicular tardia, o folículo dominante secreta grandes quantidades de estrogênio, que atua sobre a adeno-hipófise e o hipotálamo, causando um surto de LH (retroalimentação positiva). Em seguida, o aumento da concentração plasmática de LH desencadeia tanto a ovulação quanto a formação do corpo lúteo. Essas ações do LH são principalmente mediadas pelas células da granulosa.

e também estimulam a liberação de GnRH do hipotálamo. O aumento na liberação de GnRH induzido pelo estrogênio pode ser mediado pela ativação dos neurônios de kisspeptina no hipotálamo, como foi descrito anteriormente neste capítulo. A estimulação da liberação de gonadotropinas pelo estrogênio fornece um exemplo particularmente importante de *retroalimentação positiva* nos sistemas de controle fisiológicos, e os ciclos menstruais e a ovulação normais não ocorreriam sem ela.

O resultado final é que os níveis de estrogênio, rapidamente crescentes, levam ao surto de LH (❺ e ❽ na Figura 17.22). Como mostra o número ❾ na Figura 17.22, ocorre também aumento do FSH e da progesterona por ocasião do surto de LH.

O surto de LH na metade do ciclo constitui o principal evento que induz a ovulação. A concentração plasmática elevada de LH atua sobre as células da granulosa, causando os eventos apresentados na **Tabela 17.5**, que culminam na ovulação ❿, conforme indicado pela linha vertical tracejada na Figura 17.22.

A função das células da granulosa na mediação dos efeitos do surto de LH é a última na série de funções dessas células descritas neste capítulo. Todas essas funções estão resumidas na **Tabela 17.6**. O surto de LH alcança o seu pico e começa a declinar imediatamente quando ocorre a ovulação. Embora o sinal preciso para interromper o surto de LH não seja conhecido, ele pode ser devido a uma retroalimentação negativa do pequeno aumento da progesterona descrito anteriormente (ver Figura 17.22), bem como à infrarregulação dos receptores de LH no folículo dominante do ovário, reduzindo, assim, a retroalimentação positiva induzida pelo estrogênio.

TABELA 17.5	Sequência de efeitos do surto de LH sobre a função ovariana.
1.	O ovócito primário completa a sua primeira divisão meiótica e sofre alterações citoplasmáticas que preparam o óvulo para a ovulação se houver fertilização. Esses efeitos do LH sobre o ovócito são mediados por mensageiros liberados pelas células da granulosa em resposta ao LH
2.	O tamanho do antro (volume de líquido) e o fluxo sanguíneo para o folículo aumentam acentuadamente
3.	As células da granulosa começam a liberar progesterona e a diminuir a liberação de estrogênio, o que é responsável pela diminuição da concentração plasmática de estrogênio na metade do ciclo e pela pequena elevação da concentração plasmática de progesterona imediatamente antes da ovulação
4.	As enzimas e as prostaglandinas, sintetizadas pelas células da granulosa, degradam as membranas folículo-ovarianas. Essas membranas enfraquecidas sofrem ruptura, possibilitando o transporte do ovócito e de suas células desde a granulosa circundantes para a superfície do ovário
5.	As células da granulosa remanescentes do folículo que sofreu ruptura (juntamente com as células da teca desse folículo) são transformadas no corpo lúteo, que começa a liberar progesterona e estrogênio

TABELA 17.6	Funções das células da granulosa.
Nutrem o ovócito
Secretam mensageiros químicos que influenciam o ovócito e as células da teca
Secretam líquido antral
Constituem o local de ação do estrogênio e do FSH no controle do desenvolvimento do folículo durante as fases foliculares inicial e intermediária
Expressam a aromatase, que converte o androgênio (das células da teca) em estrogênio
Secretam a inibina, que inibe a secreção de FSH por meio de uma ação sobre a hipófise
Constituem o local de ação para a indução de alterações pelo LH no ovócito e no folículo, culminando na ovulação e na transformação do corpo lúteo

Fase lútea

O surto de LH não apenas induz a ovulação pelo folículo maduro, como também estimula as reações que transformam as células da granulosa e da teca remanescentes desse folículo em um corpo lúteo (⓫ na Figura 17.22). Uma concentração baixa, porém, adequada, de LH mantém a função do corpo lúteo por cerca de 14 dias.

Durante a sua vida curta na mulher não grávida, o corpo lúteo secreta grande quantidade de progesterona e de estrogênio ⓬, bem como inibina. Na presença de estrogênio, a concentração plasmática elevada de progesterona provoca uma diminuição na secreção de gonadotropinas pela hipófise. Ela provavelmente exerce esse efeito ao atuar sobre o hipotálamo para *suprimir* a secreção pulsátil de GnRH. A progesterona também impede qualquer surto de LH durante a primeira metade da fase lútea, apesar das concentrações elevadas de estrogênio nesse período. O aumento na concentração plasmática de inibina, durante a fase lútea, também contribui para a supressão da secreção de FSH. Consequentemente, durante a fase lútea do ciclo, as concentrações plasmáticas das gonadotropinas estão muito baixas ⓭. A **Figura 17.26** fornece um resumo da supressão das gonadotropinas na fase lútea por retroalimentação.

O corpo lúteo tem uma meia-vida limitada na ausência de aumento na secreção de gonadotropinas. Se não ocorrer gravidez, o corpo lúteo sofre degradação dentro de 2 semanas ⓮. Com a degeneração do corpo lúteo, as concentrações plasmáticas de progesterona e de estrogênio diminuem ⓯. A secreção de FSH e de LH (e, provavelmente também, de GnRH) aumenta (⓰ e ❶) em consequência de sua liberação dos efeitos inibitórios das concentrações elevadas dos hormônios ovarianos. Em seguida, o ciclo recomeça.

Isso completa a descrição do controle da função ovariana durante um ciclo menstrual típico. Convém ressaltar que, embora o hipotálamo e a adeno-hipófise sejam componentes essenciais, os eventos que ocorrem dentro do *ovário* constituem as fontes reais da sincronização do ciclo. Quando o ovário secreta estrogênio em quantidades suficientes, o surto de LH é induzido, o que, por sua vez, causa a ovulação. Quando o corpo lúteo degenera, a diminuição na secreção hormonal possibilita um aumento das concentrações de gonadotropinas suficiente para promover o crescimento de outro grupo de folículos. Isso ilustra que os eventos ovarianos, por meio de retroalimentação hormonal, controlam o hipotálamo e a adeno-hipófise.

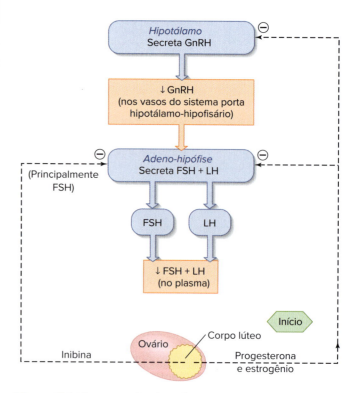

Figura 17.26 Supressão do FSH e do LH durante a fase lútea. Se não houver implantação de um concepto em desenvolvimento, e se hCG não aparecer no sangue, o corpo lúteo morre, a progesterona e o estrogênio diminuem, ocorre menstruação e o ciclo menstrual seguinte começa.

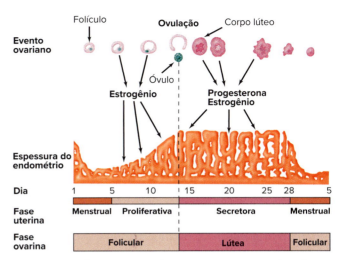

Figura 17.27 Relações entre as alterações ovarianas e uterinas durante o ciclo menstrual. Consultar a Figura 17.22 para as alterações hormonais específicas.

> **Estude e revise 17.14**
>
> - **Ciclo menstrual:** interação precisamente sintonizada dos hormônios secretados pelos ovários, pela adeno-hipófise e pelo hipotálamo
> - **Fases foliculares inicial e intermediária:**
>   - **FSH** estimula as **células da granulosa** a proliferar e secretar **estrogênio**
>   - **LH** estimula as células da teca a proliferar e a produzir os **androgênios** que são convertidos em estrogênio pelas células da granulosa
>   - Estrogênio exerce uma **retroalimentação negativa** sobre a adeno-hipófise: inibe a secreção das gonadotropinas pela adeno-hipófise e a secreção pulsátil de GnRH pelo hipotálamo
>   - **Inibina** inibe preferencialmente a secreção de FSH
> - **Fase folicular tardia:**
>   - **Retroalimentação positiva:** aumento do estrogênio plasmático estimula **surto de LH**
>   - Surto de LH estimula as células da granulosa → conclusão da primeira divisão meiótica do óvulo e maturação citoplasmática, **ovulação** e formação do **corpo lúteo**
> - **Fase lútea:** o corpo lúteo secreta **progesterona** e estrogênio → supressão do GnRH, do LH e do FSH (retorno à inibição por retroalimentação negativa)
> - **Término da fase lútea:** caracterizada pela regressão do corpo lúteo:
>   - Secreção de progesterona e de estrogênio cessa (se a **hCG** não resgatar o corpo lúteo)
>   - Diminuição da retroalimentação negativa dos esteroides gonadais leva a pequenos aumentos do FSH e do LH → estimula o desenvolvimento do grupo seguinte de folículos
>   - Diminuição dos esteroides gonadais induz sangramento menstrual (descrito na seção seguinte) e o início do ciclo menstrual seguinte.
>
> *Questão de revisão: A secreção de estrogênio pelo folículo em desenvolvimento pode ser mantida se o LH estiver presente em quantidade insuficiente? (A resposta está disponível no Apêndice A.)*

17.15 Alterações uterinas no ciclo menstrual

As fases do ciclo menstrual também podem ser descritas em termos de eventos uterinos (**Figura 17.27**). O dia 1 é o primeiro dia do fluxo menstrual, e toda a duração da menstruação é conhecida como **fase menstrual** (em geral, cerca de 3 a 5 dias em um ciclo típico de 28 dias). Durante esse período, o revestimento epitelial do útero – o **endométrio** – sofre degeneração, resultando em fluxo menstrual. Em seguida, o fluxo menstrual cessa, e o endométrio começa a se espessar à medida que regenera sob a influência do estrogênio. Esse período de crescimento, denominado **fase proliferativa**, tem uma duração aproximada de 10 dias entre a cessação da menstruação e a ocorrência da ovulação.

Logo após a ovulação, sob a influência da progesterona e do estrogênio do corpo lúteo, o endométrio começa a secretar glicogênio no epitélio glandular, seguido de glicoproteínas e mucopolissacarídios. A parte do ciclo menstrual entre a ovulação e o início da menstruação seguinte é denominada **fase secretora**. Como mostra a Figura 17.27, a fase folicular ovariana inclui as fases menstrual e proliferativa uterinas, enquanto a fase lútea ovariana, corresponde à fase secretora uterina.

As alterações uterinas durante um ciclo menstrual são produzidas por alterações nas concentrações plasmáticas de estrogênio e progesterona secretados pelos ovários (ver Figura 17.22). Durante a fase proliferativa, a concentração plasmática crescente de estrogênio estimula o crescimento tanto do endométrio quanto do músculo liso uterino subjacente (denominado **miométrio**). Além disso, o estrogênio induz a síntese de receptores para a progesterona nas células endometriais. Em seguida, após a ovulação e a formação do corpo lúteo (durante a fase secretora), a progesterona atua sobre esse endométrio preparado por estrogênio para convertê-lo em um tecido ativamente secretor. As glândulas endometriais tornam-se espiraladas e repletas de glicogênio, os vasos sanguíneos tornam-se mais numerosos, e as enzimas acumulam-se nas glândulas e no tecido conjuntivo. Essas alterações são essenciais para que o endométrio se transforme em um ambiente hospitaleiro para a implantação e a nutrição do embrião em desenvolvimento.

A progesterona também inibe as contrações do miométrio, em grande parte, ao se opor às ações estimulantes do estrogênio e das prostaglandinas produzidas localmente. Isso é muito importante para assegurar que o óvulo fertilizado, ao chegar no útero, possa ser implantado com segurança. A quiescência uterina é mantida pela progesterona durante toda a gestação e é essencial para evitar um parto prematuro.

O estrogênio e a progesterona também exercem efeitos importantes sobre a secreção de muco pelo colo do útero. Sob a influência do estrogênio isoladamente, esse muco é abundante, claro e aquoso. Todas essas características são mais pronunciadas por ocasião da ovulação e permitem que os espermatozoides depositados na vagina possam se locomover com facilidade por meio do muco em seu trajeto até o útero e as tubas uterinas. Em contrapartida, a progesterona, que está

TABELA 17.7	Resumo do ciclo menstrual.
Dia(s)	**Principais eventos**
1 a 5	O estrogênio e a progesterona estão baixos, devido à regressão do corpo lúteo anterior *Portanto:* a. Ocorre descamação do revestimento endometrial b. A inibição da secreção de FSH e de LH é liberada, e ocorre aumento de suas concentrações plasmáticas *Portanto:* vários folículos em crescimento são estimulados a amadurecer
7	Um único folículo (habitualmente) torna-se dominante
7 a 12	A concentração plasmática de estrogênio aumenta, devido à secreção pelo folículo dominante *Portanto:* o endométrio é estimulado a proliferar
7 a 12	O LH e o FSH diminuem, devido à retroalimentação negativa do estrogênio e da inibina *Portanto:* ocorre degeneração (atresia) dos folículos não dominantes
12 a 13	O surto de LH é induzido pelo aumento do estrogênio plasmático secretado pelo folículo dominante (retroalimentação positiva) *Portanto:* a. O ovócito é induzido a completar a sua primeira divisão meiótica e a sofrer maturação citoplasmática b. O folículo é estimulado a secretar enzimas digestivas e prostaglandinas
14	A ovulação é mediada por enzimas foliculares e prostaglandinas
15 a 25	Forma-se o corpo lúteo que, sob a influência dos níveis baixos, porém adequados, de LH, secreta estrogênio e progesterona, aumentando as concentrações plasmáticas desses hormônios *Portanto:* a. Ocorre desenvolvimento do endométrio secretor b. A secreção de FSH e de LH pela adeno-hipófise é inibida, com consequente redução de suas concentrações plasmáticas *Portanto:* não há desenvolvimento de novos folículos
25 a 28	O corpo lúteo sofre degeneração (se não ocorrer implantação do concepto) *Portanto:* as concentrações plasmáticas de estrogênio e de progesterona diminuem *Portanto:* o endométrio começa a descamar no final do dia 28, e um novo ciclo começa

presente em concentrações significativas apenas depois da ovulação, faz com que o muco se torne espesso e viscoso – em essência, transformando-se em um "tampão", que impede a entrada no útero de bactérias provenientes da vagina. O bloqueio antibacteriano protege o útero e o embrião, caso tenha ocorrido fertilização.

A diminuição das concentrações plasmáticas de progesterona e de estrogênio que resulta da degeneração do corpo lúteo priva o endométrio altamente desenvolvido de seu suporte hormonal e leva à menstruação. O primeiro evento consiste em constrição dos vasos sanguíneos do útero, o que leva a uma diminuição do suprimento de oxigênio e de nutrientes para as células endoteliais. A desintegração começa em todo o revestimento, exceto por uma fina camada subjacente, que regenerará o endométrio no ciclo seguinte. Além disso, o músculo liso uterino começa a sofrer contrações rítmicas.

Tanto a vasoconstrição quanto as contrações uterinas são mediadas por prostaglandinas produzidas pelo endométrio em resposta a uma diminuição das concentrações plasmáticas de estrogênio e de progesterona. A principal causa das cólicas menstruais, a ***dismenorreia,*** consiste na produção excessiva dessas prostaglandinas, resultando em contrações uterinas excessivas. As prostaglandinas também afetam o músculo liso em outras partes do corpo, o que explica alguns dos sintomas sistêmicos que algumas vezes acompanham as cólicas, como náuseas, vômitos e cefaleia.

Após o período inicial de constrição vascular, as arteríolas do endométrio sofrem dilatação, resultando em hemorragia por meio das paredes capilares enfraquecidas. O fluxo menstrual é constituído por esse sangue misturado com restos endometriais. A perda de sangue típica em cada período menstrual é de aproximadamente 50 a 150 m ℓ.

A **Tabela 17.7** fornece um resumo dos principais eventos do ciclo menstrual. Em essência, essa tabela combina as informações apresentadas nas Figuras 17.22 e 17.27.

Estude e revise 17.15

- **Fases menstrual** e **proliferativa uterinas:** coincidem com a fase folicular ovariana
  - **Menstruação:** primeiro dia do ciclo; ocorre degeneração do revestimento epitelial do útero (endométrio), resultando em fluxo menstrual
- **Fase secretora uterina:** coincide com a fase lútea ovariana
- **Menstruação:** causada pela diminuição das concentrações plasmáticas de estrogênio e de progesterona (regressão do corpo lúteo); vasoconstrição das **artérias espiraladas** do útero
- **Fase proliferativa:** o estrogênio estimula:
  - O crescimento do endométrio e do **miométrio** (músculo liso)

Estude e revise 17.15 — *continuação*

- Diluição do muco cervical para ser facilmente penetrável pelos espermatozoides
- **Fase secretora:** a progesterona predomina e:
  - Converte o endométrio preparado pelo estrogênio em tecido secretor
  - Torna o muco cervical relativamente impenetrável aos espermatozoides
  - Inibe as contrações uterinas.

Questão de revisão: O que você poderia administrar a uma mulher para prevenir a menstruação no final da fase secretora? (A resposta está disponível no Apêndice A.)

17.16 Efeitos adicionais dos esteroides gonadais

O estrogênio exerce outros efeitos além de sua função parácrina nos ovários, de seus efeitos sobre a adeno-hipófise e o hipotálamo e de suas ações uterinas. Esses efeitos estão resumidos na **Tabela 17.8**.

A progesterona também exerce uma variedade de efeitos (também listados na Tabela 17.8). Como a concentração plasmática de progesterona está acentuadamente elevada apenas após a ocorrência da ovulação, vários desses efeitos podem ser utilizados para indicar se ocorreu ou não ovulação. Em primeiro lugar, a progesterona inibe a proliferação das células que revestem a vagina. Em segundo lugar, há uma pequena elevação (de cerca de 0,5°C) na temperatura corporal, que ocorre, em geral, após a ovulação e que persiste durante toda a fase lútea; essa mudança de temperatura deve-se, provavelmente, a uma ação da progesterona sobre os centros reguladores da temperatura no encéfalo.

Observe que, em seus efeitos sobre o miométrio e a vagina, bem como em vários outros listados na Tabela 17.8, a progesterona exerce um "efeito antiestrogênico", provavelmente ao diminuir o número de receptores de estrogênio. Em contrapartida, a síntese de receptores de progesterona é estimulada pelo estrogênio em muitos tecidos (p. ex., no endométrio), de modo que a responsividade à progesterona, habitualmente, exige a presença de estrogênio (**preparação [*priming*] do estrogênio**).

Em muitas mulheres, aparecem sintomas físicos e emocionais transitórios antes do início do fluxo menstrual, que desaparecem em poucos dias após o início da menstruação.

TABELA 17.8 Alguns efeitos dos esteroides sexuais femininos.

I. Estrogênio
   A. Estimula o crescimento dos ovários e dos folículos (efeitos locais)
   B. Estimula o crescimento do músculo liso e a proliferação dos revestimentos epiteliais do sistema reprodutor; além disso:
      1. Tubas uterinas: aumenta as contrações e a atividade ciliar
      2. Útero: aumenta as contrações miometriais e a responsividade à ocitocina; estimula a secreção de muco cervical aquoso e abundante; prepara o endométrio para as ações da progesterona por meio da indução dos receptores de progesterona
      3. Vagina: aumenta as camadas de células epiteliais
   C. Estimula o crescimento dos órgãos genitais externos, particularmente durante a puberdade
   D. Estimula o crescimento das mamas, particularmente dos ductos e do depósito de gordura durante a puberdade
   E. Estimula o desenvolvimento da configuração do corpo feminino durante a puberdade: ombros estreitos, quadris largos, distribuição feminina da gordura (deposição nos quadris e nas mamas)
   F. Estimula a secreção de líquido pelas glândulas cutâneas produtoras de lipídios (sebo; glândulas sebáceas; esse efeito "antiacne" opõe-se aos efeitos produtores de acne dos androgênios)
   G. Estimula o crescimento dos ossos e a interrupção final do crescimento ósseo (fechamento das lâminas epifisiais); protege contra a osteoporose; não exerce efeito anabólico sobre o músculo esquelético
   H. Efeitos vasculares (a sua deficiência provoca "ondas de calor")
   I. Tem efeitos de retroalimentação sobre o hipotálamo e a adeno-hipófise (ver Tabela 17.4)
   J. Estimula a secreção de prolactina, porém inibe a sua ação sobre a indução do leite nas mamas
   K. Protege contra a aterosclerose por meio de seus efeitos sobre o colesterol plasmático (ver Capítulo 16), os vasos sanguíneos e a coagulação sanguínea (ver Capítulo 12)

II. Progesterona
   A. Converte o endométrio preparado pelo estrogênio em um tecido ativamente secretor, apropriado para a implantação de um embrião
   B. Induz a formação de muco cervical espesso e viscoso
   C. Diminui as contrações das tubas uterinas e do miométrio
   D. Diminui a proliferação das células epiteliais vaginais
   E. Estimula o crescimento das mamas, particularmente o tecido glandular
   F. Inibe os efeitos da prolactina na indução do leite
   G. Tem efeitos de retroalimentação sobre o hipotálamo e a adeno-hipófise (ver Tabela 17.4)
   H. Aumenta a temperatura corporal

Os sintomas – que podem incluir dor ou inchaço das mamas, dor de cabeça, dor lombar, depressão, ansiedade, irritabilidade e outras alterações físicas, emocionais e comportamentais – são frequentemente atribuídos ao excesso de estrogênio ou de progesterona. Todavia, as concentrações plasmáticas desses hormônios, em geral, estão normais em mulheres que apresentam esses sintomas, de modo que a sua causa é, na realidade, desconhecida. Por ordem de gravidade crescente dos sintomas, o problema global é classificado como *tensão pré-menstrual, síndrome pré-menstrual (SPM)* ou *transtorno disfórico pré-menstrual (TDPM),* sendo esta última designação tão grave a ponto de ser temporariamente incapacitante. Esses sintomas parecem resultar de uma interação complexa entre os esteroides sexuais e os neurotransmissores cerebrais.

Os androgênios estão presentes no sangue das mulheres como resultado de sua produção pelas glândulas suprarrenais e pelos ovários (ver Figura 17.6). Esses androgênios desempenham várias funções importantes na mulher, incluindo a estimulação do crescimento dos pelos púbicos e axilares e, possivelmente, do músculo esquelético, além da manutenção do impulso sexual. Os androgênios em excesso podem causar *virilização*: a distribuição da gordura feminina diminui, aparece barba juntamente com a distribuição masculina dos pelos corporais, a voz torna-se mais grave, a massa de músculo esquelético aumenta, ocorre aumento do clitóris, e as mamas diminuem de tamanho.

Estude e revise 17.16

- **Estrogênio**
  - Estimula o crescimento dos ovários, dos folículos, do músculo liso do sistema reprodutor e dos revestimentos epiteliais (**preparação [*priming*] do estrogênio**); exerce retroalimentação negativa e positiva sobre a secreção de GnRH e de gonadotropinas
  - Efeitos puberais: estimula o crescimento dos órgãos genitais externos e das mamas, a configuração do corpo feminino, o crescimento ósseo (durante a puberdade)
- **Progesterona**
  - Converte o **endométrio preparado pelo estrogênio** em tecido secretor
  - Induz a formação de muco cervical espesso
  - Diminui as contrações das tubas uterinas e do miométrio
  - Exerce retroalimentação negativa sobre a secreção de GnRH e de gonadotropinas
- **Androgênios** (em mulheres):
  - Estimulam o crescimento dos pelos púbicos e axilares
  - Em excesso, podem causar **virilização**
- **Tensão pré-menstrual, síndrome pré-menstrual (SPM), transtorno disfórico pré-menstrual (TDPM):** sintomas físicos e emocionais transitórios de gravidade crescente, que aparecem em muitas mulheres antes do início do fluxo menstrual
  - Podem resultar dos efeitos dos esteroides gonadais no encéfalo.

Questão de revisão: Tendo em vista o momento de ocorrência da ovulação, qual é a vantagem do efeito da progesterona sobre o espessamento do muco cervical? (A resposta está disponível no Apêndice A.)

17.17 Puberdade (feminina)

A puberdade nas mulheres é um processo semelhante ao que ocorre nos homens (descrito anteriormente neste capítulo). Ela, em geral, começa mais cedo nas meninas (8 a 13 anos) do que nos meninos. Na mulher, o GnRH, as gonadotropinas e o estrogênio são secretados em taxas muito baixas durante a infância. Por esse motivo, não há maturação dos folículos além do estágio antral inicial, e não ocorrem ciclos menstruais. Os órgãos sexuais acessórios femininos permanecem pequenos e não funcionais, e observa-se a presença de características sexuais secundárias mínimas.

O início da puberdade é desencadeado, em grande parte, por uma alteração da função cerebral, que aumenta a secreção de GnRH. Atualmente, acredita-se que a ativação dos neurônios de kisspeptina no hipotálamo esteja envolvida no aumento do GnRH que ocorre no início da puberdade. Por sua vez, o GnRH estimula a secreção das gonadotropinas hipofisárias, que estimulam o desenvolvimento dos folículos e a secreção de estrogênio. Além de seu papel fundamental no desenvolvimento dos folículos, o estrogênio induz alterações nos órgãos sexuais acessórios e nas características sexuais secundárias associadas à puberdade. A **menarca,** a primeira menstruação, é um evento tardio da puberdade (que ocorre em torno de 12,5 anos, em média, nos EUA).

À semelhança do caso masculino, o mecanismo de alteração cerebral que resulta em aumento da secreção de GnRH nas meninas por ocasião da puberdade ainda não está bem definido. O encéfalo pode tornar-se menos sensível aos efeitos de retroalimentação negativa dos hormônios gonadais por ocasião da puberdade. Além disso, sabe-se que o hormônio do tecido adiposo, a leptina (ver Capítulo 16), estimula a secreção de GnRH e pode contribuir para o início da puberdade. Isso pode explicar por que o início da puberdade tende a se correlacionar com o aparecimento de certo nível de reserva de energia (principalmente tecido adiposo) no corpo da menina.

A falha em ter ciclo menstrual (menstruação) é denominada *amenorreia.* A amenorreia primária é a ausência do início dos ciclos menstruais normais na puberdade (menarca), enquanto a amenorreia secundária é definida como a perda de ciclos menstruais previamente normais. Como veremos adiante, as causas mais comuns de amenorreia secundária consistem na gravidez e na menopausa. O exercício em excesso e a *anorexia nervosa* (inanição autoimposta) podem causar amenorreia primária ou secundária. Existe uma variedade de teorias formuladas para explicar esse processo. Uma teoria unificadora sustenta que o encéfalo pode perceber uma perda de gordura corporal, possivelmente por meio da diminuição das concentrações do hormônio leptina, levando o hipotálamo a interromper os pulsos de GnRH. De um ponto de vista teleológico, isso faz sentido, visto que a mulher grávida precisa suprir uma grande quantidade de calorias para o feto em desenvolvimento, e a falta de gordura corporal indicaria reservas inadequadas de energia. A aparência pré-puberal de atletas adolescentes femininas com gordura corporal mínima pode indicar hipogonadismo e, provavelmente, amenorreia, que pode persistir por muitos anos após a época de ocorrência normal de menarca.

Capítulo 17 Reprodução **701**

O início da puberdade em ambos os sexos não é um processo abrupto, porém desenvolve-se ao longo de vários anos, conforme evidenciado pela elevação lenta das concentrações plasmáticas de gonadotropinas e de testosterona ou de estrogênio. A idade do início normal da puberdade é controversa, porém acredita-se, geralmente, que o início da puberdade antes dos 6 a 7 anos nas meninas e 8 a 9 anos nos meninos exija uma investigação clínica.

A **puberdade precoce** é definida como o aparecimento muito prematuro das características sexuais secundárias e, em geral, é causada por um aumento precoce na produção de esteroides gonadais. Isso leva a um início precoce do estirão do crescimento da puberdade, maturação do esqueleto, desenvolvimento das mamas (nas meninas) e aumento dos órgãos genitais (nos meninos). Por conseguinte, essas crianças habitualmente são mais altas em uma idade precoce. Entretanto, como os esteroides gonadais também interrompem o estirão do crescimento puberal ao induzir o fechamento das epífises, a altura final do adulto é habitualmente menor do que a prevista. Embora exista uma variedade de causas para o aumento prematuro dos esteroides gonadais, a puberdade precoce *verdadeira* (ou completa) é causada pela ativação prematura da secreção de GnRH e de LH e FSH. Com frequência, isso é causado por tumores ou por infecções na área do sistema nervoso central que controla a liberação de GnRH. Os tratamentos que diminuem a liberação de LH e de FSH são importantes para possibilitar o desenvolvimento normal.

> ## Estude e revise 17.17
>
> - O **eixo hipotálamo-hipófise-gônadas** torna-se ativo, e ocorre **puberdade** nas meninas com cerca de 8 a 13 anos
>   - Alteração da função cerebral; aumento da secreção de GnRH hipotalâmico
> - Primeiro sinal de puberdade: aparecimento dos pelos púbicos e axilares
> - **Menarca:** primeira menstruação; um dos últimos eventos da puberdade (normalmente com cerca de 12,5 anos)
> - **Amenorreia:** ausência dos ciclos menstruais mensais
>   - Primária: ausência de menarca
>   - Secundária: perda dos ciclos menstruais previamente normais (p. ex., **anorexia nervosa**)
> - **Puberdade precoce:** desenvolvimento muito precoce das características sexuais secundárias.
>
> *Questão de revisão: Qual poderia ser uma causa de puberdade precoce e por que levaria a uma altura menor que a do adulto? (A resposta está disponível no Apêndice A.)*

17.18 Resposta sexual feminina

A resposta feminina à relação sexual caracteriza-se por aumento acentuado do fluxo sanguíneo e contração muscular em muitas áreas do corpo. Por exemplo, a excitação sexual crescente está associada ao ingurgitamento vascular das mamas e ereção dos mamilos, em decorrência da contração de suas fibras musculares lisas. O clitóris, que conta com um rico suprimento de terminações nervosas sensitivas, aumenta de diâmetro e comprimento como resultado do aumento do fluxo

sanguíneo. Durante a relação sexual, o fluxo sanguíneo para a vagina aumenta, e o epitélio vaginal é lubrificado com muco.

O orgasmo feminino, assim como o masculino, é acompanhado de sensações de prazer e muitos eventos físicos. Existe um súbito aumento na atividade dos músculos esqueléticos envolvendo quase todas as partes do corpo; a frequência cardíaca e a pressão arterial aumentam, e ocorre contração rítmica transitória da vagina e do útero. O orgasmo parece desempenhar uma função mínima para assegurar a fertilização, visto que ela pode ocorrer na ausência de orgasmo. O desejo sexual nas mulheres provavelmente depende mais dos androgênios, que são secretados pelas glândulas suprarrenais e pelos ovários, do que do estrogênio.

> ## Estude e revise 17.18
>
> - **Relação sexual:** aumento do fluxo sanguíneo e das contrações musculares em todo o corpo
>   - Os **androgênios** parecem ser importantes na libido das mulheres.
>
> *Questão de revisão: Quais são as possíveis fontes de androgênios nas mulheres? (A resposta está disponível no Apêndice A.)*

17.19 Menopausa

Em torno dos 48 a 55 anos, os ciclos menstruais da mulher tornam-se menos regulares. A fase da vida durante a qual essa irregularidade menstrual começa é denominada **perimenopausa.** Por fim, os ciclos menstruais cessam por completo em todas as mulheres; quando esse período ultrapassa 12 meses, essa interrupção é conhecida como **menopausa.** A cessação da função reprodutora envolve muitas alterações físicas e, algumas vezes, psicológicas.

A menopausa e a função irregular que leva à sua ocorrência são causadas principalmente por insuficiência ovariana. Os ovários perdem a sua capacidade de responder às gonadotropinas, principalmente pelo fato de que a maioria dos folículos ovarianos e óvulos, se não todos eles, já desapareceu nesse momento em decorrência do processo de atresia. O hipotálamo e a adeno-hipófise continuam apresentando uma função relativamente normal, conforme demonstrado pela secreção das gonadotropinas em maiores quantidades. A principal razão disso é que a diminuição das concentrações plasmáticas de estrogênio e de inibina resultam em menos inibição da secreção de gonadotropinas por retroalimentação negativa.

Em geral, uma pequena quantidade de estrogênio persiste no plasma depois da menopausa, principalmente proveniente da conversão periférica dos androgênios suprarrenais em estrogênio pela aromatase; entretanto, a concentração é inadequada para manter os tecidos dependentes de estrogênio. As mamas e os órgãos genitais gradualmente sofrem atrofia. O adelgaçamento e o ressecamento do epitélio vaginal podem tornar a relação sexual dolorosa. Como o estrogênio é um potente hormônio protetor dos ossos, podem ocorrer diminuições significativas da massa óssea (*osteoporose*). Isso leva a um risco aumentado de fraturas ósseas nas mulheres na pós-menopausa. As *ondas de calor* típicas da perimenopausa

Vander | Fisiologia Humana

consistem em sensações periódicas súbitas de calor, dilatação das arteríolas cutâneas e sudorese acentuada. Acredita-se que os efeitos do estrogênio nas regiões do hipotálamo de regulação da temperatura sejam, pelo menos parcialmente responsáveis pelas ondas de calor. Além disso, a incidência de doença cardiovascular aumenta depois da menopausa.

Muitos dos sintomas associados à menopausa, bem como o desenvolvimento de osteoporose, podem ser reduzidos pela administração de estrogênio. Entretanto, a conveniência da administração de estrogênio a mulheres na pós-menopausa é controversa, visto que aumenta o risco de desenvolvimento de câncer endometrial e câncer de mama.

Estude e revise 17.19

- Em torno dos 50 anos: os ciclos menstruais tornam-se menos regulares (**perimenopausa**) e, por fim, desaparecem (**menopausa**)
  - Diminuição no número de folículos ovarianos
  - Hiporresponsividade dos poucos folículos remanescentes às gonadotropinas
- Sintomas (p. ex., **ondas de calor**): produzidos, em grande parte, pela acentuada diminuição na concentração plasmática de estrogênio
- **Osteoporose:** diminuição da massa óssea em decorrência do baixo nível de estrogênio.

Questão de revisão: Você esperaria concentrações sanguíneas de LH e de FSH elevadas ou baixas em uma mulher após a menopausa? (A resposta está disponível no Apêndice A.)

Gravidez, Contracepção, Infertilidade e Alterações Hormonais Durante a Vida

17.20 Fertilização e desenvolvimento inicial

Para que haja fertilização, a introdução do espermatozoide no sistema reprodutor feminino precisa ocorrer entre 5 dias antes e 1 a 2 dias depois da ovulação. Isso se deve ao fato de que os espermatozoides, após a sua ejaculação na vagina, mantêm a sua capacidade de fertilizar um óvulo por um período de até 4 a 6 dias, enquanto o óvulo que sofreu ovulação permanece viável por apenas 24 a 48 horas.

Transporte do óvulo

Na ovulação, o óvulo é expulso para a superfície do ovário. Lembre-se de que as fímbrias nas extremidades das tubas uterinas são revestidas por epitélio ciliado. Na ovulação, o músculo liso das fímbrias faz com que elas passem sobre o ovário, enquanto os cílios batem em ondas direcionadas para o interior do ducto. Esses movimentos ciliares varrem o óvulo para dentro da tuba uterina quando ele emerge na superfície do ovário.

No interior da tuba uterina, o movimento no óvulo, impulsionado quase totalmente pelos cílios dessa tuba, é tão lento que leva cerca de 4 dias para alcançar o útero. Se ocorrer a fertilização, ela habitualmente ocorrerá na tuba uterina, devido à curta viabilidade do óvulo não fertilizado.

Relação sexual, transporte dos espermatozoides e capacitação

A ejaculação, que foi descrita anteriormente neste capítulo, resulta na deposição do sêmen dentro da vagina durante a relação sexual. O próprio ato da relação sexual fornece algum ímpeto para o transporte do espermatozoide para fora da vagina até o colo do útero, em virtude da pressão do líquido exercida pelo ejaculado. A passagem dos espermatozoides móveis para dentro e através do muco cervical depende das alterações induzidas pelo estrogênio na consistência do muco, conforme descrito anteriormente. Os espermatozoides podem entrar no útero poucos minutos após a ejaculação. Além disso, os espermatozoides podem sobreviver por até 1 ou 2 dias dentro do muco cervical, a partir do qual eles podem ser liberados para entrar no útero. O transporte dos espermatozoides por toda a extensão do útero e para dentro das tubas uterinas ocorre por meio das propulsões dos próprios espermatozoides e das contrações uterinas.

A taxa de mortalidade dos espermatozoides durante esse percurso é enorme. Uma razão para isso é que o ambiente da vagina é ácido, o que proporciona uma proteção contra infecções por leveduras e bactérias. Duas outras razões são a extensão do percurso e as necessidades energéticas para a sua realização. Das várias centenas de milhões de espermatozoides depositados na vagina em uma ejaculação, apenas cerca de 100 a 200 alcançam habitualmente a tuba uterina. Essa é a principal razão pela qual é necessária uma quantidade tão grande de espermatozoides no ejaculado para que ocorra a fertilização.

Os espermatozoides não são capazes de fertilizar o óvulo até que tenham permanecido no sistema feminino por várias horas e tenham sofrido a ação das secreções do sistema. Esse processo, denominado **capacitação**, faz com que:

- Os batimentos semelhantes a ondas e previamente regulares da cauda do espermatozoide sejam substituídos por uma ação mais semelhante a chicotadas, que propele o espermatozoide para frente em fortes impulsos
- A membrana plasmática do espermatozoide seja alterada, de modo que ela seja capaz de se fundir com a membrana de superfície do óvulo.

Fertilização

A **fertilização** começa com a fusão de um espermatozoide com um óvulo na tuba uterina, habitualmente dentro de poucas horas após a ovulação. Em geral, o óvulo precisa ser fertilizado nas primeiras 24 a 48 horas após a ovulação. Numerosos espermatozoides, após se moverem entre as células da granulosa (que compõem a coroa radiada) que ainda circundam o óvulo, ligam-se à zona pelúcida (**Figura 17.28**). As glicoproteínas da zona pelúcida atuam como receptores para as proteínas de superfície dos espermatozoides. A cabeça do espermatozoide tem muitas dessas proteínas, portanto, liga-se simultaneamente a muitos receptores de espermatozoides na zona pelúcida.

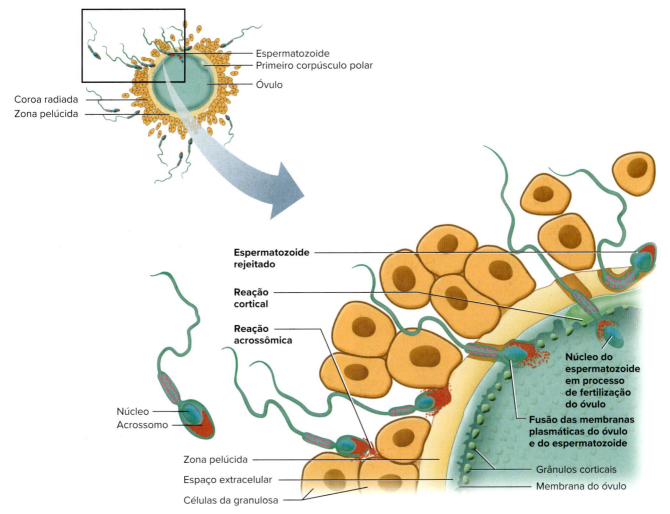

Figura 17.28 Fertilização e bloqueio da polispermia. O retângulo na parte superior indica a área aumentada na imagem inferior. O tamanho do espermatozoide está exagerado para maior clareza.

Essa ligação desencadeia a denominada **reação acrossômica** no espermatozoide ligado: a membrana plasmática da cabeça do espermatozoide sofre alteração, de modo que as enzimas acrossômicas ligadas à membrana subjacente são, agora, expostas ao meio externo – ou seja, à zona pelúcida. As enzimas digerem uma via por meio da zona pelúcida à medida que o espermatozoide, utilizando a sua cauda, avança através desse revestimento. O primeiro espermatozoide que atravessa toda a zona pelúcida e alcança a membrana plasmática do óvulo funde-se com essa membrana. Em seguida, a cabeça do espermatozoide penetra lentamente no citosol do óvulo.

A viabilidade do óvulo recém-fertilizado, agora denominado zigoto, depende da capacidade de impedir a entrada de outros espermatozoides. Esse **bloqueio da polispermia** é mediado por um mecanismo específico. A fusão inicial das membranas plasmáticas do espermatozoide e do óvulo desencadeia uma reação que modifica o potencial de membrana, impedindo a ligação de outros espermatozoides. Subsequentemente, durante a **reação cortical**, vesículas secretoras citosólicas, localizadas ao redor da periferia do óvulo, liberam o seu conteúdo, por exocitose, para dentro do espaço estreito existente entre a membrana plasmática do óvulo e a zona pelúcida.

Algumas dessas moléculas são enzimas que entram na zona pelúcida e causam inativação de seus sítios de ligação de espermatozoides, bem como endurecimento de toda zona pelúcida. Esse processo impede a ligação de outros espermatozoides à zona pelúcida, bem como o progresso dos espermatozoides que já estão avançando através dela.

O óvulo fertilizado completa a sua segunda divisão meiótica nas poucas horas seguintes, e uma célula-filha praticamente sem citoplasma – o segundo corpúsculo polar – é expulsa e sofre desintegração (ver Figura 17.1B). Os dois conjuntos de cromossomos – 23 do óvulo e 23 do espermatozoide, que são circundados por membranas distintas e conhecidos como prónúcleos – migram para o centro da célula. Durante esse período de poucas horas, o DNA dos cromossomos em ambos os prónúcleos é replicado, as membranas pró-nucleares se desintegram, a célula está pronta para sofrer uma divisão mitótica, e a fertilização está completa. A fertilização também desencadeia a ativação de enzimas necessárias para as divisões celulares subsequentes e a embriogênese. A **Figura 17.29** fornece um resumo dos principais eventos da fertilização. Caso não tenha ocorrido fertilização, o óvulo sofrerá desintegração lenta e será fagocitado por células que revestem o útero.

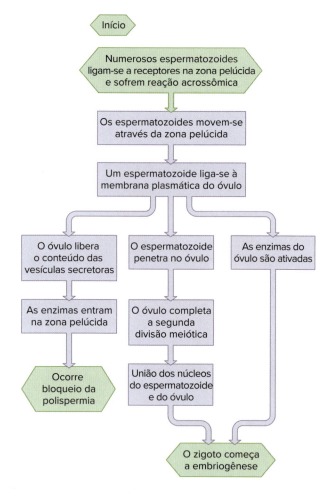

Figura 17.29 Eventos que levam à fertilização, ao bloqueio da polispermia e ao início da embriogênese.

Raramente, um óvulo fertilizado permanece na tuba uterina e implanta-se em sua parede. Ainda mais raramente, um óvulo fertilizado pode seguir um movimento retrógrado a partir da tuba uterina para dentro da cavidade abdominal, na qual pode ocorrer implantação. Ambos os tipos de *gravidez ectópica* não podem ter sucesso e, com frequência, há necessidade de cirurgia para interromper a gravidez (a não ser que ocorra aborto espontâneo), devido ao risco de hemorragia materna. A taxa de gravidez ectópica alcança até 2%. Entre os raros casos de morte materna a cada ano nos EUA, a gravidez ectópica responde por cerca de 10% dos casos, e a maior parte dessas mortes ocorre no primeiro trimestre.

Desenvolvimento inicial, implantação e placentação

Os eventos anteriormente descritos, desde a ovulação e a fertilização até a implantação do blastocisto, estão resumidos na **Figura 17.30**. O **concepto** – um termo coletivo para referir-se a tudo o que deriva, em última análise, do zigoto original (óvulo fertilizado) durante toda a gestação – permanece na tuba uterina por 3 a 4 dias. A principal razão é que o estrogênio mantém a contração do músculo liso próximo do local em que a tuba uterina entra na parede do útero. À medida que as concentrações de progesterona aumentam, esse músculo liso relaxa e possibilita a passagem do concepto. Durante a sua permanência na tuba uterina, o concepto sofre diversas divisões celulares mitóticas, um processo conhecido como **clivagem**. Entretanto, essas divisões não são usuais, visto que não ocorre crescimento celular antes de cada divisão; o concepto de 16 a 32 células que alcança o útero tem essencialmente o mesmo tamanho que o óvulo fertilizado original.

Cada uma dessas células é **totipotente** – ou seja, elas são **células-tronco** que têm a capacidade de se desenvolver em um indivíduo completo. Por conseguinte, ocorrem gêmeos idênticos (monozigóticos) quando, em algum ponto durante a clivagem, as células em divisão tornam-se totalmente separadas em duas massas celulares de crescimento independente. Em contrapartida, conforme descrito anteriormente, os gêmeos dizigóticos resultam da ovulação e fertilização de dois óvulos por um espermatozoide diferente.

Após alcançar o útero, o concepto flutua livremente no líquido intrauterino, do qual recebe nutrientes por aproximadamente 3 dias, no decorrer dos quais sofre outras divisões celulares até alcançar cerca de 100 células. Em pouco tempo, o concepto alcança o estágio conhecido como **blastocisto**, quando as células já perderam a sua natureza totipotente e começaram a se diferenciar. O blastocisto consiste em uma camada externa de células, denominada **trofoblasto**, em uma **massa celular interna** e em uma cavidade central preenchida por líquido (**Figura 17.31**). Durante o desenvolvimento subsequente, a massa celular interna dá origem ao ser humano em desenvolvimento – denominado **embrião** durante os primeiros 2 meses e, a partir daí, **feto** – e algumas das membranas associadas a ele. O trofoblasto circundará o embrião e o feto durante todo o desenvolvimento e está envolvido na sua nutrição, bem como na secreção de vários hormônios importantes.

Implantação

O período durante o qual o zigoto se desenvolve em blastocisto corresponde aos dias 14 a 21 do ciclo menstrual típico. Durante esse período, o revestimento uterino está sendo preparado pela progesterona (secretada pelo corpo lúteo) para receber o blastocisto. Aproximadamente no dia 21 do ciclo (ou seja, 7 dias após a ovulação), começa a **implantação** – a inserção do blastocisto no endométrio (ver Figura 17.31). As células do trofoblasto são adesivas, particularmente na região sobrejacente à massa celular interna, e é esta parte do blastocisto que adere ao endométrio e inicia a implantação.

O contato inicial entre o blastocisto e o endométrio induz a rápida proliferação do trofoblasto, cujas células penetram entre as células endometriais. As enzimas proteolíticas secretadas pelo trofoblasto possibilitam ao blastocisto sepultar-se dentro da camada endometrial. Ao mesmo tempo, o endométrio também está sofrendo alterações no local de contato. A implantação exige comunicação – por meio de vários sinais parácrinos – entre o blastocisto e as células do endométrio. A implantação é logo concluída, e as células endometriais ricas em nutrientes fornecem o combustível metabólico e a matéria-prima necessários para o crescimento inicial do embrião.

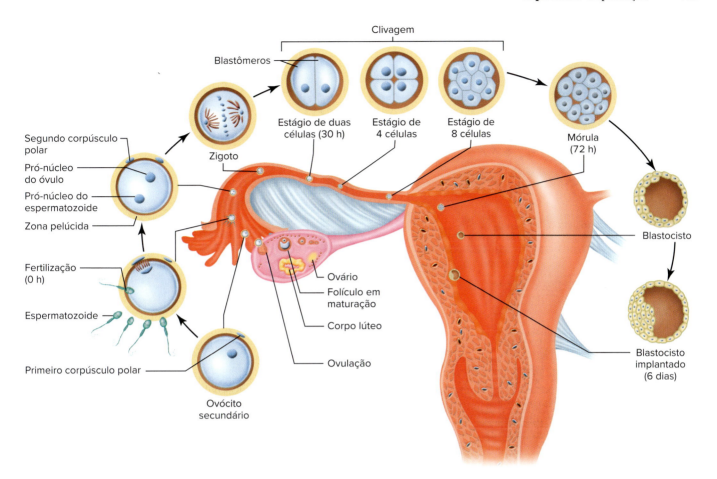

Figura 17.30 Eventos que ocorrem desde a ovulação até a implantação. São mostrados apenas um ovário e uma tuba uterina (lado direito da paciente).

Placentação

Entretanto, esse sistema nutritivo simples só é adequado para suprir o embrião durante as primeiras semanas, quando ele está muito pequeno. A estrutura que assume essa função é a **placenta,** uma combinação de tecidos fetais e maternos entrelaçados, que atua como órgão de troca entre a mãe e o feto durante o resto da gravidez.

A parte embrionária da placenta é suprida pelas camadas mais externa das células do trofoblasto, o **córion,** e a parte materna, pelo endométrio subjacente ao córion. Projeções digitiformes das células do trofoblasto, denominadas **vilosidades coriônicas,** estendem-se a partir do córion para dentro do endométrio (**Figura 17.32**). As vilosidades contêm uma rica rede de capilares, que fazem parte do sistema circulatório do embrião. O endométrio ao redor das vilosidades é alterado por enzimas e por outras moléculas parácrinas secretadas pelas células das vilosidades invasoras, de modo que cada vilosidade se torna totalmente circundada por um reservatório ou **seio,** de sangue materno suprido por arteríolas maternas.

O sangue materno entra nesses seios placentários por meio da artéria uterina; o sangue flui através dos seios placentários e, em seguida, sai pelas veias uterinas. Simultaneamente, o sangue flui partindo do feto para dentro dos capilares das vilosidades coriônicas por meio das **artérias umbilicais** (normalmente duas) e para fora dos capilares de volta ao feto por meio da **veia umbilical.** Todos esses vasos umbilicais estão contidos no **cordão umbilical,** uma longa estrutura semelhante a uma corda, que conecta o feto à placenta.

Cinco semanas após a implantação, a placenta já está bem estabelecida; o coração fetal começou a bombear sangue; todo o mecanismo para a nutrição do embrião e, subsequentemente, do feto e para a excreção de produtos residuais está em operação. Uma camada de células epiteliais nas vilosidades e de células endoteliais nos capilares fetais separa o sangue materno do fetal. Os produtos residuais movem-se do sangue dos capilares fetais através dessas camadas para o sangue materno, enquanto os nutrientes, os hormônios e os fatores de crescimento movem-se no sentido oposto. Algumas substâncias, como o oxigênio e o dióxido de carbono, movem-se por difusão. Outras, como a glicose, utilizam proteínas de transporte nas membranas plasmáticas das células epiteliais. Outras substâncias ainda (p. ex., vários aminoácidos e hormônios) são produzidas pelas camadas trofoblásticas da própria placenta e adicionadas ao sangue fetal e materno. Observe que há uma troca de materiais entre as duas correntes sanguíneas, porém não ocorre mistura do sangue fetal com o sangue materno. As veias umbilicais transportam oxigênio e sangue rico em nutrientes desde a placenta para o feto, enquanto as artérias umbilicais transportam sangue com produtos residuais e baixo teor de oxigênio para a placenta.

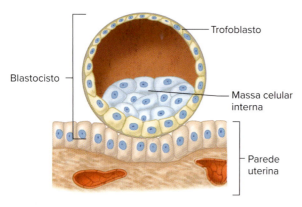

A. Contato do blastocisto com a parede uterina

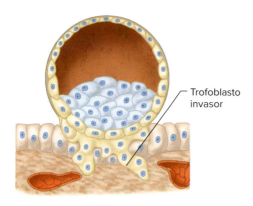

B. Implantação do blastocisto

Figura 17.31 (**A**) Contato e (**B**) implantação do blastocisto na parede uterina cerca de 6 a 7 dias após o pico anterior de LH. As células do trofoblasto secretam hCG na circulação materna, o que resgata o corpo lúteo e mantém a gravidez. O trofoblasto desenvolve-se, finalmente, em um componente da placenta.

Cavidade amniótica

Nesse meio tempo, houve formação de um espaço, denominado **cavidade amniótica,** entre a massa celular interna e o córion (**Figura 17.33**). A camada epitelial que reveste a cavidade deriva da massa celular interna e é denominado **âmnio** ou **saco amniótico.** Ele, eventualmente, funde-se com a superfície interna do córion, de modo que o feto é circundado por apenas uma única membrana combinada. O líquido existente na cavidade amniótica, denominado **líquido amniótico,** assemelha-se ao líquido extracelular fetal e tampona os distúrbios mecânicos e as variações de temperatura. O feto, que flutua na cavidade amniótica e está fixado à placenta pelo cordão umbilical, desenvolve-se em um lactente viável no decorrer dos 8 meses seguintes.

Pode-se obter uma amostra de líquido amniótico por **amniocentese** com apenas dezesseis semanas de gestação. Essa coleta é realizada pela inserção de uma agulha na cavidade amniótica. Algumas doenças genéticas podem ser diagnosticadas pelo achado de determinadas substâncias químicas no líquido ou nas células fetais descamadas e suspensas no líquido. Os cromossomos dessas células fetais também podem ser examinados para o diagnóstico de certos distúrbios, bem como para determinar o sexo do feto. Outra técnica para o diagnóstico fetal é a **amostra de vilosidades coriônicas.** Essa técnica, que pode ser realizada com apenas 9 a 12 semanas de gravidez, consiste na obtenção de uma amostra de tecido de uma vilosidade coriônica da placenta. Todavia, essa técnica está associada a um maior risco de induzir perda do feto (**aborto espontâneo**) do que a amniocentese.

Uma terceira técnica para o diagnóstico fetal é a ultrassonografia, que fornece uma "fotografia" do feto sem o uso de raios X. Uma quarta técnica para rastreamento de anormalidades fetais envolve a obtenção de sangue *materno* apenas e sua análise para várias substâncias de ocorrência normal, cujas concentrações sofrem alterações na presença dessas anormalidades. Por exemplo, determinadas alterações nas concentrações de dois hormônios produzidos durante a gravidez – a gonadotropina coriônica humana e o estriol – e a alfafetoproteína (uma proteína plasmática fetal importante, que atravessa a placenta e entra no sangue materno) podem identificar muitos casos de **síndrome de Down,** uma forma genética de deficiência intelectual e do desenvolvimento associada a características faciais e corporais distintas.

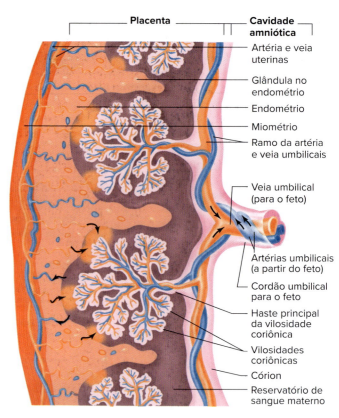

Figura 17.32 Inter-relações dos tecidos fetais e maternos na formação da placenta. Ver a Figura 17.33 para a orientação da placenta.

> **APLICAÇÃO DO CONCEITO: princípio geral de fisiologia**
>
> - De que maneira essa figura exemplifica o princípio geral de fisiologia, descrito no Capítulo 1, segundo o qual ocorre troca controlada de materiais entre os compartimentos e através das membranas celulares?
>
> *A resposta está disponível no Apêndice A.*

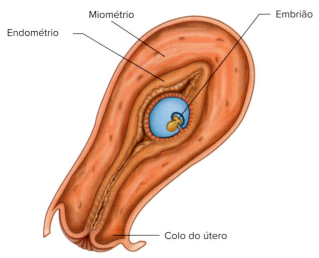

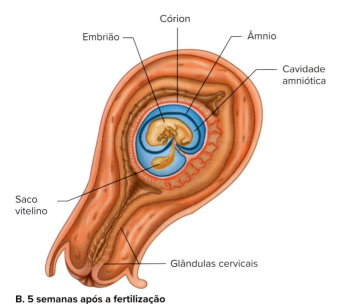

Figura 17.33 Útero com (**A**) 3, (**B**) 5 e (**C**) 8 semanas após a fertilização. Os embriões e suas membranas são desenhados em tamanho real. O útero está dentro de sua faixa de tamanho real. O saco vitelino é formado a partir do trofoblasto. Ele não desempenha nenhuma função nutricional nos seres humanos, porém é importante no desenvolvimento embrionário.

Unidade materno-fetal

A nutrição materna é crucial para o feto. A desnutrição no início da gravidez pode provocar anormalidades específicas, que são **congênitas,** ou seja, que já existem por ocasião do nascimento. A desnutrição retarda o crescimento do feto e resulta em lactentes com taxas de mortalidade mais altas do que o normal, redução do crescimento após o nascimento e incidência aumentada de incapacidades de aprendizagem e outros problemas médicos. Os nutrientes específicos, e não apenas as calorias totais, também são muito importantes. Por exemplo, observa-se uma incidência aumentada de defeitos neurais nos recém-nascidos de mães com deficiência de folato de vitamina B (também denominado ácido fólico ou folacina). Lembre-se de que, como vimos no Capítulo 11, as concentrações maternas e fetais normais de hormônio tireoidiano são necessárias para o desenvolvimento normal do feto.

O embrião e o feto em desenvolvimento também estão sujeitos a consideráveis influências de uma coleção de fatores não nutricionais, como ruído, radiação, substâncias químicas e vírus, aos quais a mãe pode ser exposta. Por exemplo, fármacos tomados pela mãe podem alcançar o feto por meio de seu transporte através da placenta e podem comprometer o crescimento e o desenvolvimento fetais. Nesse aspecto, é preciso ressaltar que o ácido acetilsalicílico, o álcool e as substâncias químicas presentes na fumaça do cigarro são agentes muito potentes, assim como substâncias ilícitas, como a cocaína. Qualquer agente capaz de causar defeitos congênitos no feto é conhecido como **teratógeno.**

Agora, seria um bom momento para rever, na Seção 17.3, o conceito de programação epigenética. Todos os fatores anteriormente descritos também podem resultar em alterações da expressão gênica posteriormente durante a vida e causar alterações no fenótipo adulto, que podem ser transmitidas à geração seguinte. Lembre-se de que essas alterações não são causadas por mutações, porém por alterações na expressão de certos genes normais sob os demais aspectos.

Como metade dos genes fetais – aqueles provenientes do pai – difere dos genes da mãe, o feto é, em essência, um transplante estranho na mãe. A integridade da barreira do sangue materno-fetal também protege o feto do ataque pelo sistema imune da mãe.

Estude e revise 17.20

- Após a **ovulação,** o óvulo é varrido até a **tuba uterina** (pelas **fímbrias**), na qual um **espermatozoide,** que sofreu **capacitação** e **reação acrossômica,** liga-se a ele e o fertiliza (fusão do espermatozoide e do óvulo)
- Eventos imediatos após a fertilização:
  - Óvulo sofre uma segunda divisão meiótica
  - Núcleos do óvulo e do espermatozoide se fundem
  - Reações no óvulo bloqueiam a penetração de outros espermatozoides (**bloqueio da polispermia**), induzem a **reação cortical** (o que impede a ligação de outros espermatozoides) e desencadeiam a divisão celular e a embriogênese
- **Concepto:** derivado do óvulo fertilizado original (**zigoto**)

Estude e revise 17.20 — *continuação*

- Sofre **clivagem** (divisão celular), começando na tuba uterina (as células são, inicialmente, **células-tronco totipotentes**)
- Torna-se um **blastocisto** (diferenciado o suficiente para não ser mais totipotente)
- **Implantação:** o blastocisto se implanta no endométrio uterino aproximadamente 7 dias após a ovulação
  - **Trofoblasto:** parte do blastocisto que dá origem à parte fetal da placenta
  - **Massa celular interna:** parte do blastocisto que se desenvolve no embrião
- **Placenta:** estrutura que liga o feto à mãe
  - O sangue fetal e o sangue materno não se misturam
  - Ocorre troca de gases, nutrientes, hormônios, produtos residuais e outras substâncias por difusão entre o sangue fetal e o sangue materno
  - **Córion e vilosidades coriônicas:** a camada mais externa do trofoblasto; formam projeções digitiformes dentro do endométrio e são circundadas por um **seio** (sangue materno)
  - **Fluxo sanguíneo fetal** para a placenta: **artéria e veia umbilicais** dentro do **cordão umbilical**
- **Feto:** circundado pelo **líquido amniótico** (na **cavidade amniótica**) na **bolsa amniótica**
  - O embrião transforma-se em feto com cerca de 2 meses de **gestação**
- **Exames clínicos**
  - **Amniocentese:** obtenção de amostra de líquido amniótico para avaliação das células fetais para distúrbios genéticos (como a **síndrome de Down**)
  - **Amostra das vilosidades coriônicas:** também avalia as células fetais para distúrbios genéticos
- **Aborto espontâneo:** perda do embrião ou do feto antes de se tornar viável fora do útero
- **Unidade materno-fetal:**
  - A nutrição materna deficiente pode causar anormalidades **congênitas** (presentes ao nascimento)
  - **Teratógenos:** fármacos, toxinas ou outras substâncias químicas que causam defeitos congênitos.

Questão de revisão: Por que alguns fármacos são teratógenos, enquanto outros, com o mesmo mecanismo de ação, não são? *(A resposta está disponível no Apêndice A.)*

17.21 Alterações hormonais e outras alterações durante a gravidez

Durante toda a gravidez, as concentrações plasmáticas de estrogênio e de progesterona aumentam de modo contínuo (**Figura 17.34**). O estrogênio estimula o crescimento da massa muscular do útero, que finalmente suprirá a força contrátil necessária para impulsionar o feto para fora. A progesterona inibe a contratilidade uterina, de modo que o feto não seja expelido prematuramente. De fato, a progesterona foi assim denominada pela sua propriedade de **pro**mover a **gest**ação. Durante os

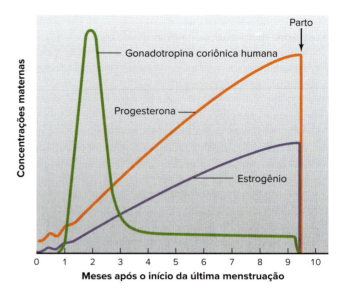

Figura 17.34 Concentrações maternas de estrogênio, progesterona e gonadotropina coriônica humana durante a gravidez. As curvas que mostram as concentrações hormonais não estão desenhadas em escala. Observe que as concentrações de estrogênio e de progesterona alcançadas no sangue materno durante a gestação são muito mais altas do que durante um ciclo menstrual típico, conforme mostrado na Figura 17.22.

APLICAÇÃO DO CONCEITO

- Por que as concentrações de progesterona e de estrogênio continuam aumentando durante a gravidez, embora a concentração de gonadotropina coriônica humana (hCG) diminua?

A resposta está disponível no Apêndice A.

primeiros 2 meses de gestação, aproximadamente, quase todo o estrogênio e a progesterona são supridos pelo corpo lúteo.

Lembre-se de que, se a gravidez não tivesse ocorrido, o corpo lúteo teria degenerado nas primeiras 2 semanas após a sua formação. A persistência do corpo lúteo durante a gravidez deve-se a um hormônio denominado **gonadotropina coriônica humana (hCG),** que começa a ser secretado pelas células trofoblásticas aproximadamente na época em que elas iniciam a sua invasão endometrial. A hCG ganha entrada para circulação materna, e a detecção de uma subunidade desse hormônio no plasma e/ou na urina da mãe é utilizada como teste de gravidez. Essa glicoproteína é muito semelhante ao LH e não apenas impede a degeneração do corpo lúteo, como também estimula fortemente a sua secreção de esteroides. Por conseguinte, o sinal que preserva o corpo lúteo origina-se a partir do concepto, e não dos tecidos maternos. O resgate do corpo lúteo pela hCG fornece um exemplo do princípio geral de fisiologia, segundo o qual o fluxo de informação entre órgãos possibilita a integração dos processos fisiológicos. Ou seja, a hCG secretada no sangue materno pelos trofoblastos em desenvolvimento de origem embrionária estimula os ovários maternos a continuar secretando esteroides gonadais. Isso, por meio de retroalimentação negativa sobre a secreção materna de gonadotropinas, impede a ocorrência de ciclos menstruais adicionais, os quais, de outro modo, resultariam na perda do embrião implantado.

A secreção de hCG alcança um pico dentro de 60 a 80 dias após a última menstruação (ver Figura 17.34). Em seguida, ela diminui tão rapidamente que, no final do terceiro mês, terá alcançado uma baixa concentração e sofrerá pouca alteração durante toda a gestação. Em associação a essa diminuição na secreção de hCG, a placenta começa a secretar grandes quantidades de estrogênio e de progesterona. Os aumentos muito pronunciados nas concentrações plasmáticas de estrogênio e de progesterona nos últimos 6 meses de gravidez devem-se à sua secreção pelas células trofoblásticas da placenta, e ocorre regressão do corpo lúteo depois de 3 meses.

Um aspecto importante da secreção placentária de esteroides é o fato de que a placenta tem as enzimas necessárias para a síntese de progesterona, mas não aquelas necessárias para a formação de androgênios, que são os precursores do estrogênio. A placenta é suprida com androgênios sintetizados nos ovários maternos e nas glândulas suprarrenais maternas e *fetais*. A placenta converte os androgênios em estrogênio ao expressar a enzima aromatase.

A secreção materna de GnRH hipotalâmico e, portanto, de LH e de FSH pela hipófise é poderosamente inibida por concentrações elevadas de progesterona na presença de estrogênio. Esses dois esteroides gonadais são secretados em altas concentrações pelo corpo lúteo e, em seguida, pela placenta durante toda a gestação, de modo que a secreção das gonadotropinas pela

hipófise permanece extremamente baixa. Em consequência, não há ciclos ovarianos ou menstruais durante a gravidez.

As células trofoblásticas da placenta também produzem inibina e muitos outros hormônios que podem influenciar a mãe. Um hormônio singular, que é secretado em quantidades muito grandes, exerce efeitos semelhantes aos da prolactina e do hormônio do crescimento. Esse hormônio proteico, denominado **lactogênio placentário humano,** mobiliza as gorduras do tecido adiposo materno e estimula a produção de glicose no fígado (semelhante ao hormônio do crescimento) na mãe. Ele também estimula o desenvolvimento das mamas (de modo semelhante à prolactina) na preparação para a lactação. A **relaxina** é outro hormônio produzido pela placenta. Foi assim designado pela sua capacidade de relaxar os ligamentos pélvicos e amolecer o colo do útero no final da gestação, na preparação para o trabalho de parto e para facilitar a expulsão do feto. Atualmente, acredita-se que tenha efeitos primariamente sobre o sistema cardiovascular materno. Entre esses efeitos, destacam-se a vasodilatação e o aumento da complacência arteriolar, bem como aumento do fluxo sanguíneo para o útero. Por fim, a relaxina pode facilitar o aumento da taxa de filtração glomerular materna, que constitui uma característica do ajuste renal normal durante a gravidez. A **Tabela 17.9** fornece um resumo de algumas das numerosas outras alterações fisiológicas, hormonais e não hormonais, que ocorrem na mãe durante a gravidez.

TABELA 17.9	Respostas maternas à gravidez.
Placenta	Secreção de estrogênio, progesterona, gonadotropina coriônica humana, inibina, lactogênio placentário humano e outros hormônios
Adeno-hipófise	Secreção aumentada de prolactina
	Secreta pequena quantidade de FSH e de LH
Córtex suprarrenal	Secreção aumentada de aldosterona e cortisol
Hipotálamo-neuro-hipófise	Secreção aumentada de vasopressina
Glândulas paratireoides	Secreção aumentada de paratormônio
Rins	Secreção aumentada de renina, eritropoetina e 1,25-di-hidroxivitamina D
	Retenção de sal e de água
	Causa: aumento da aldosterona, vasopressina e estrogênio
Mamas	Aumentam e desenvolvem a estrutura glandular madura
	Causa: estrogênio, progesterona, prolactina e lactogênio placentário humano
Volume sanguíneo	Aumentado
	Causa: aumento do número total de eritrócitos pela eritropoetina e aumento do volume plasmático pela retenção de sal e de água; todavia, o volume plasmático habitualmente aumenta mais do que os eritrócitos, levando, assim, a uma pequena diminuição do hematócrito
Renovação óssea	Aumentada
	Causa: aumento do paratormônio e da 1,25-di-hidroxivitamina D
Peso corporal	Aumento médio de 12,5 kg, dos quais 60% consistem em água
Circulação	Aumento do débito cardíaco, diminuição da resistência periférica total (vasodilatação no útero, na pele, nas mamas, no sistema gastrintestinal e nos rins), porém não há alteração apreciável da pressão arterial
Respiração	Ocorre hiperventilação (diminuição da P_{CO_2} arterial), devido aos efeitos do aumento da progesterona
Metabolismo orgânico	Aumento da taxa metabólica
	Aumento da glicose plasmática, da gliconeogênese e da mobilização dos ácidos graxos
	Causa: hiporresponsividade à insulina, devido ao antagonismo à insulina pelo lactogênio placentário humano e cortisol
Apetite e sede	Aumento (particularmente depois do primeiro trimestre)
RDA nutricional*	Aumento

RDA, ingestão diária recomendada, do inglês *recommended daily allowance.*

Pré-eclâmpsia, náuseas e vômitos da gravidez

Cerca de 5 a 10% das mulheres grávidas retêm uma quantidade excessiva de líquido (edema), apresentam proteína na urina e têm hipertensão. Esses são os sintomas da **pré-eclâmpsia**; quando ocorrem também convulsões, a condição é denominada **eclâmpsia.** Essas duas síndromes são coletivamente denominadas **toxemia da gravidez**. Podem resultar em diminuição da taxa de crescimento e morte do feto. Os fatores responsáveis pela eclâmpsia não estão todos definidos, porém as evidências implicam fortemente uma vasoconstrição anormal dos vasos sanguíneos maternos e invasão inadequada do endométrio pelas células trofoblásticas, resultando em perfusão sanguínea deficiente da placenta.

Algumas mulheres sofrem de náuseas e vômitos da **gravidez (êmese gravídica)** (popularmente conhecida como enjoo matinal), que se caracteriza por náuseas e vômitos durante os primeiros 3 meses (primeiro trimestre) de gravidez. A causa exata não é conhecida, porém a presença de concentrações elevadas de hCG, estrogênio e outras substâncias pode ser responsável. A êmese gravídica também pode estar associada a um aumento da sensibilidade a odores, como os de determinados alimentos. Foi especulado que o enjoo da gravidez pode ter evoluído para impedir a ingestão de determinados alimentos passíveis de conter compostos alcaloides tóxicos ou de transportar parasitas ou outros organismos infecciosos capazes de prejudicar o feto em desenvolvimento.

Pode ocorrer **hiperêmese gravídica (hyperemesis gravidarum)** quando as náuseas e os vômitos durante a gravidez tornam-se persistentes e tão graves a ponto de causar séries consequências para a saúde, como desidratação, diminuição da pressão arterial e micção, e perda de peso. Existe uma variedade de tratamentos, em sua maioria de suporte, como repouso ao leito e administração intravenosa de líquidos. Alguns medicamentos também podem ser efetivos, embora devam ser utilizados com muita cautela, em virtude de seus possíveis efeitos teratogênicos.

Estude e revise 17.21

- A **progesterona** e o **estrogênio** são necessários para manter o útero durante a gravidez
  - **Corpo lúteo:** secreta progesterona e estrogênio durante os primeiros 2 meses de gestação; a secreção é estimulada pela **gonadotropina coriônica humana (hCG)** produzida pelo trofoblasto
  - **Placenta:** produz grandes quantidades de progesterona e estrogênio durante os últimos 7 meses da gravidez
  - **Progesterona**, na presença de **estrogênio**: inibe a secreção de GnRH e de gonadotropinas (inibição por retroalimentação negativa), de modo que não ocorrem ciclos menstruais durante a gravidez
- **Lactogênio placentário humano:** exercem efeitos maternos semelhantes ao hormônio do crescimento (estimula a produção de glicose) e efeitos semelhantes aos da prolactina (desenvolvimento das mamas, juntamente com aumento da prolactina da hipófise materna)

Estude e revise 17.21 — *continuação*

- **Relaxina:** hormônio proteico com efeitos cardiovasculares e renais benéficos (como aumento da perfusão da placenta e melhor taxa de filtração glomerular materna)
- **Outras respostas maternas à gravidez** (selecionadas):
  - Rins: retenção de sódio e de água
  - Volume sanguíneo: aumento
  - Circulação: aumento do débito cardíaco, vasodilatação
  - Respiração: hiperventilação.

Questão de revisão: Se o débito cardíaco aumentar e houver uma redução equivalente da resistência periférica total, o que ocorrerá com a pressão arterial materna durante a gravidez? **(A resposta está disponível no Apêndice A.)**

17.22 Parturição e lactação

Próximo ao final da gestação, a unidade fetoplacentária envia uma variedade de sinais para a mulher grávida que indicam que chegou o momento de iniciar o processo de nascimento do lactente. Após o delivramento do feto e da placenta, a mãe pode produzir leite pelas suas glândulas mamárias para nutrir o recém-nascido e o lactente em desenvolvimento.

Parturição

Uma gravidez humana normal dura, aproximadamente, 40 semanas, contando a partir do primeiro dia do último ciclo menstrual, ou de aproximadamente 38 semanas contando a partir do dia da ovulação e concepção. Durante as últimas semanas de gestação, ocorre uma variedade de eventos no útero e na unidade fetoplacentária, culminando no nascimento (parto) do lactente, seguido de eliminação da placenta. Todos esses eventos, incluindo o parto, são coletivamente denominados **parturição.** Durante a maior parte da gravidez, as células musculares lisas do miométrio estão relativamente desconectadas umas das outras, e o útero encontra-se selado na sua saída por fibras colágenas firmes e inflexíveis, que compõem o colo do útero. Essas características são mantidas principalmente pela progesterona. Durante as últimas semanas de gravidez, como resultado das concentrações sempre crescentes de estrogênio, as células musculares lisas sintetizam *conexinas,* proteínas que formam junções comunicantes entre as células, as quais possibilitam que o miométrio sofra contrações coordenadas. Simultaneamente, o colo do útero amolece e torna-se flexível, devido à degradação de suas fibras colágenas mediada enzimaticamente. A síntese das enzimas é mediada por uma variedade de mensageiros, incluindo estrogênio e prostaglandinas placentárias, cuja síntese é estimulada pelo estrogênio. O estrogênio também induz a expressão de receptores miometriais para o hormônio da neuro-hipófise, a ocitocina – um poderoso estimulante da contração do músculo liso uterino.

O parto é produzido por fortes contrações rítmicas do miométrio. Na realidade, surgem contrações uterinas fracas e infrequentes com aproximadamente 30 semanas, as quais aumentam de modo gradual tanto na sua intensidade quanto frequência. Durante o último mês, todo o conteúdo do útero desloca-se para baixo, de modo que o feto, quase a termo, entra em contato com o colo do útero.

No início do trabalho de parto e no parto, ou antes dele, a bolsa amniótica sofre ruptura, e o líquido amniótico flui por meio da vagina. Quando o trabalho de parto começa de fato, as contrações uterinas tornam-se fortes e ocorrem a intervalos de aproximadamente 10 a 15 minutos. As contrações começam na parte superior do útero e propagam-se para baixo.

À medida que as contrações aumentam de intensidade e de frequência, o colo do útero é gradualmente forçado a se abrir (dilatação) até alcançar um diâmetro máximo de aproximadamente 10 cm. Até esse ponto, as contrações ainda não moveram o feto para fora do útero. Nesse estágio, as contrações passam a mover o feto através do colo do útero e da vagina. Nessa ocasião, a mãe – fazendo força para baixo para aumentar a pressão abdominal – contribui para o efeito das contrações uterinas para o parto do recém-nascido. Os vasos umbilicais e a placenta continuam funcionando, de modo que o recém-nascido ainda não está autossuficiente.

Dentro de minutos após o parto, tanto os vasos umbilicais quanto os vasos placentários sofrem constrição, interrompendo o fluxo de sangue para a placenta. Toda a placenta separa-se da parede uterina subjacente, e uma onda de contrações uterinas expulsa a placenta.

Em geral, a parturição prossegue de forma automática desde o início até o final e não necessita de intervenção médica significativa. Entretanto, em uma pequena porcentagem de casos, a posição do bebê ou alguma complicação materna podem interferir no parto normal. Em mais de 90% dos casos, a cabeça do bebê aponta para baixo e atua como uma cunha para dilatar o canal cervical quando começa o trabalho de parto (**Figura 17.35**). Em certas ocasiões, o bebê fica orientado com alguma outra parte do corpo para baixo (***apresentação pélvica***). Essa apresentação pode exigir parto cirúrgico do feto e da placenta por meio de incisão abdominal e uterina (incisão ***cesariana***). A posição do feto com a cabeça na frente é importante por várias razões:

- Se o feto não estiver orientado com a cabeça primeiro, outra parte de seu corpo estará em contato com o colo do útero, o que, geralmente, proporciona uma cunha menos efetiva
- Devido ao grande diâmetro da cabeça, em comparação com o restante do corpo, se o corpo passasse em primeiro lugar no canal cervical, este poderia obstruir a passagem da cabeça, levando a problemas quando o recém-nascido, parcialmente expulso, tentasse respirar
- Se o cordão umbilical ficar retido entre a parede do canal e a cabeça ou tórax do feto, pode ocorrer compressão mecânica dos vasos umbilicais.

Entretanto, apesar desses problemas potenciais, muitos fetos que não têm orientação com a cabeça primeiro nascem sem qualquer dificuldade significativa.

Mecanismos que controlam os eventos da parturição

Existem vários mecanismos importantes que controlam a parturição:

- As células musculares lisas do miométrio têm ritmicidade inerente e são capazes de contrações autônomas, as quais são facilitadas quando o músculo é distendido pelo feto em crescimento
- O útero gravídico próximo a termo e durante o trabalho de parto secreta várias prostaglandinas (PGE_2 e $PGF_{2\alpha}$), que são potentes estimuladores da contração do músculo liso uterino
- A **ocitocina**, um dos hormônios sintetizados no hipotálamo e liberado pela neuro-hipófise, é um potente estimulante do músculo uterino. Ele atua não apenas diretamente sobre o músculo liso uterino, como também o estimula a sintetizar prostaglandinas. A ocitocina é secretada de modo reflexo pela neuro-hipófise da mãe como resultado de impulsos neurais para o hipotálamo, que se originam de receptores no útero, em particular no colo do útero. Além disso, conforme assinalado anteriormente, o número de receptores de ocitocina no útero aumenta durante as últimas semanas de gestação. Por conseguinte, a resposta contrátil a qualquer concentração plasmática determinada de ocitocina está acentuadamente aumentada na parturição
- Durante toda a gestação, a progesterona exerce um poderoso efeito inibitório essencial sobre as contrações uterinas, por diminuir a sensibilidade do miométrio ao estrogênio, à ocitocina e às prostaglandinas. Entretanto, diferentemente da situação observada em muitas outras espécies, a taxa de secreção de progesterona não diminui nem antes nem durante a parturição nas mulheres (até depois do delivramento da placenta, que constitui a fonte de progesterona); por conseguinte, a clássica retirada da progesterona não é importante na parturição humana.

Esses mecanismos são mostrados na **Figura 17.36.** Uma vez iniciadas, as contrações uterinas exercem um efeito de retroalimentação positiva sobre elas próprias, tanto por meio de facilitação local das contrações uterinas inerentes quanto por estimulação reflexa da secreção de ocitocina. Ainda não ficou esclarecido precisamente qual a importância relativa de todos esses fatores na *iniciação* da parturição. Uma hipótese é a de que a unidade fetoplacentária, em vez da mãe, constitui a fonte dos sinais iniciadores para começar a parturição – ou seja, o feto começa a superar a capacidade da placenta de suprir oxigênio e nutrientes e de remover produtos residuais, o que leva à produção fetal de sinais hormonais, como o ACTH. Outra teoria é que um "relógio placentário", atuando por meio da produção placentária de CRH, sinaliza a produção fetal de ACTH. De qualquer maneira, os aumentos mediados pelo ACTH na produção fetal de esteroides suprarrenais parecem constituir um importante sinal para a mãe iniciar a parturição. Seja ele um sinal proveniente do feto, da placenta ou de ambos, a iniciação da parturição fornece outro exemplo excelente do princípio geral de fisiologia segundo o qual o fluxo de informação – neste caso, da unidade fetoplacentária para o encéfalo e a adeno-hipófise da mãe – possibilita a integração dos processos fisiológicos.

As ações das prostaglandinas sobre a parturição são as últimas de uma série de efeitos das prostaglandinas sobre o efeito reprodutor feminino. Essas ações estão resumidas na **Tabela 17.10.**

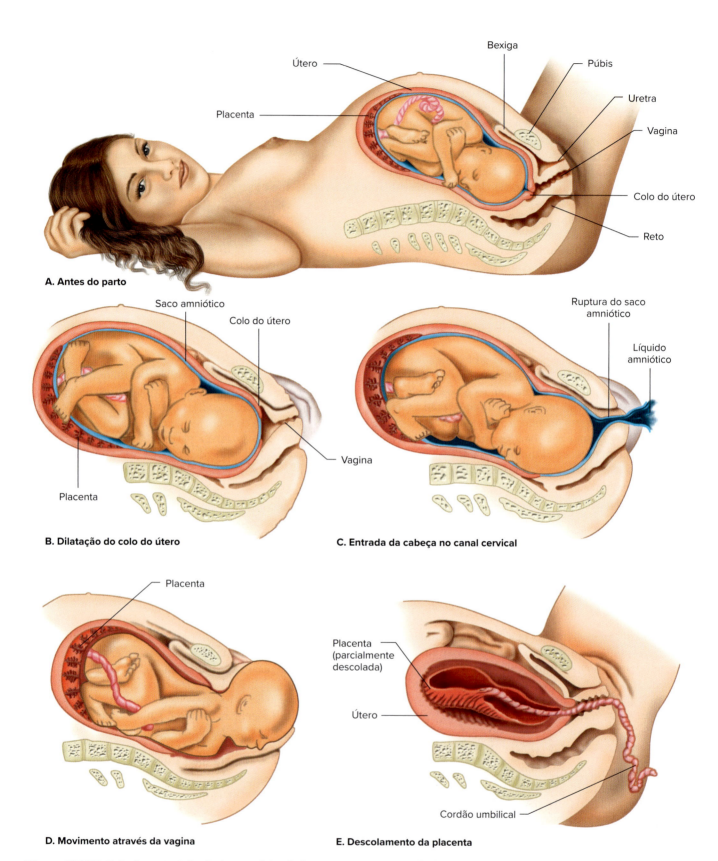

Figura 17.35 Estágio da parturição. **A.** A parturição ainda não começou. **B.** O colo do útero está se dilatando. **C.** O colo do útero está totalmente dilatado e a cabeça do feto está entrando no canal cervical; a bolsa amniótica sofreu ruptura e o líquido amniótico escapa. **D.** O feto está se movendo através da vagina. **E.** A placenta está se soltando da parede uterina, em preparação para a sua expulsão.

Capítulo 17 Reprodução 713

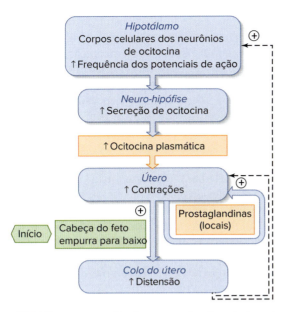

Figura 17.36 Fatores que estimulam as contrações uterinas durante a parturição. Observe a natureza de retroalimentação positiva de vários dos impulsos.

APLICAÇÃO DO CONCEITO

- Se um feto a termo for orientado com os pés em primeiro lugar no útero, a parturição pode não ocorrer de maneira adequada. Por quê?

A resposta está disponível no Apêndice A.

Lactação

A produção e a secreção de leite pelas **glândulas mamárias**, que estão localizadas dentro das mamas, são denominadas **lactogênese**. As glândulas mamárias aumentam de tamanho e no número de suas células durante a fase final da gestação. Depois do nascimento do recém-nascido, ocorrem produção e secreção de leite, um processo também conhecido como **lactação** (ou amamentação). Cada mama contém numerosas glândulas mamárias, cada uma delas com ductos que se ramificam por todo o tecido, e convergem para os mamilos (**Figura 17.37**). Esses ductos começam em estruturas saculares, denominadas **alvéolos** (o mesmo termo é utilizado para referir-se aos sacos aéreos dos pulmões). Os alvéolos da mama, que constituem o local de secreção de leite, assemelham-se a cachos de uvas, cujos ramos terminam nos ductos. Os alvéolos e os ductos imediatamente adjacentes a eles são circundados por células contráteis especializadas, denominas **células mioepiteliais.**

Antes da puberdade, as mamas são pequenas, com pouca estrutura glandular interna. Com o início da puberdade feminina, o aumento da concentração de estrogênio estimula o crescimento e a ramificação dos ductos, porém com desenvolvimento relativamente pequeno dos alvéolos; grande parte do aumento das mamas, nessa ocasião, resulta da deposição de gordura. A secreção de progesterona também começa na puberdade, durante a fase lútea de cada ciclo, e esse hormônio contribui para o crescimento das mamas ao estimular o crescimento dos alvéolos.

TABELA 17.10	Alguns efeitos das prostaglandinas* sobre o sistema reprodutor feminino.	
Local de produção	**Ação das prostaglandinas**	**Resultado**
Folículo antral final	Estimulam a produção de enzimas digestivas	Ruptura do folículo
Corpo lúteo	Podem interferir na secreção e função hormonais	Morte do corpo lúteo
Útero	Causam constrição dos vasos sanguíneos no endométrio	Início da menstruação
	Causam alterações nos vasos sanguíneos e nas células do endométrio no início da gravidez	Facilita a implantação
	Aumentam a contração do miométrio	Ajuda a iniciar a menstruação e a parturição
	Provocam amadurecimento do colo do útero	Facilita a dilatação cervical durante a parturição

*O termo *prostaglandinas* é utilizado sem precisão aqui, como de costume, na fisiologia da reprodução, para incluir todos os eicosanoides.

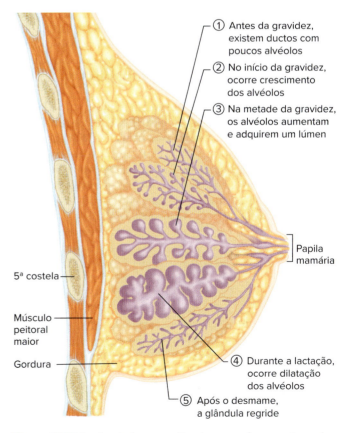

Figura 17.37 Anatomia da mama. Os números referem-se às mudanças sequenciais que ocorrem com o passar do tempo. Fonte: Adaptada de Elias *et al.*

Durante cada ciclo menstrual, as mamas sofrem flutuações em associação às mudanças nas concentrações sanguíneas de estrogênio e de progesterona. Essas mudanças são pequenas, em comparação com o aumento das mamas que ocorre durante a gravidez, como resultado dos efeitos estimulantes das concentrações plasmáticas elevadas de estrogênio, progesterona, prolactina e lactogênio placentário humano. Com exceção da prolactina, que é secretada pela adeno-hipófise materna, esses hormônios são secretados pela placenta. Sob a influência desses hormônios, ocorre desenvolvimento completo das estruturas tanto ductais quanto alveolares.

Conforme descrito no Capítulo 11, outros fatores influenciam as células da adeno-hipófise que secretam prolactina. Essas células são inibidas pela **dopamina**, que é secretada pelo hipotálamo. Elas são, provavelmente, estimuladas por pelo menos um **fator de liberação da prolactina** (**PRF**, do inglês *prolactin-releasing factor*), que também é secretado pelo hipotálamo (a identidade química do PRF permanece incerta nos seres humanos). A dopamina e o PRF secretados pelo hipotálamo são hormônios hipofisiotrópicos, que alcançam a adeno-hipófise por meio dos vasos do sistema porta hipotálamo-hipofisário. Esse controle hipofisiotrópico positivo e negativo da secreção de prolactina lembra o duplo controle hipofisiotrópico do hormônio do crescimento, descrito na Figura 11.26, e fornece um exemplo do princípio geral de fisiologia, segundo o qual as funções são controladas por múltiplos sistemas reguladores, que frequentemente atuam em oposição.

Sob a influência inibitória dominante da dopamina do hipotálamo, a secreção de prolactina é baixa antes da puberdade. Ela, então, aumenta de modo considerável por ocasião da puberdade nas meninas, mas não nos meninos, estimulada pelo aumento da concentração plasmática de estrogênio que ocorre nessa ocasião. Durante a gravidez, observa-se um acentuado aumento adicional na secreção de prolactina, devido à estimulação pelo estrogênio.

A prolactina é o principal hormônio que estimula a produção de leite. Todavia, apesar do fato de que as concentrações de prolactina estejam elevadas e as mamas estejam consideravelmente aumentadas e totalmente desenvolvidas com o progresso da gestação, não há, em geral, nenhuma secreção de leite. Isso se deve ao fato de que o estrogênio e a progesterona, em altas concentrações, impedem a produção de leite ao inibir essa ação da prolactina sobre as mamas. Por conseguinte, embora o estrogênio produza um aumento na secreção de prolactina e atue com a prolactina para promover o crescimento e a diferenciação das mamas, ele – juntamente com a progesterona – inibe a capacidade da prolactina de induzir a produção de leite. O parto remove a fonte – a placenta – das grandes quantidades de estrogênio e de progesterona e, portanto, retira a inibição sobre a produção de leite.

A diminuição do estrogênio após o parto também provoca uma diminuição da secreção basal de prolactina a partir de suas concentrações máximas no final da gestação. Depois de vários meses, o nível basal de prolactina retorna às suas concentrações anteriores à gravidez, mesmo que a mãe continue amamentando. Entretanto, sobrepostos a essas concentrações basais, ocorrem grandes surtos secretores de prolactina durante cada período de amamentação. Os pulsos episódicos de prolactina são sinais para as mamas manterem a produção de leite. Em geral, esses pulsos cessam vários dias após a mãe interromper por completo a amamentação do lactente, porém continuam enquanto durar a amamentação. Os reflexos que medeiam os surtos de prolactina (**Figura 17.38**) são iniciados por impulsos aferentes ao hipotálamo que partem de receptores nos mamilos, estimulados pela sucção. O principal efeito desses impulsos consiste em inibir os neurônios hipotalâmicos que liberam dopamina.

Outro processo reflexo é importante para a lactação. O leite é secretado no lúmen dos alvéolos, porém o lactente não consegue sugar o leite para fora da mama. O leite precisa ser inicialmente transferido para os ductos, a partir dos quais pode ser sugado. Esse movimento é denominado **reflexo de ejeção do leite** (também conhecido como descida do leite) e é realizado pela contração das células mioepiteliais que circundam os alvéolos. A contração está sob o controle da ocitocina, que é liberada de modo reflexo pelos neurônios da neuro-hipófise em resposta à sucção (ver Figura 17.38). Os centros cerebrais superiores também podem exercer uma importante influência sobre a liberação de ocitocina; a mãe, durante a lactação pode, na realidade, expelir leite quando ouve o seu bebê chorar ou até mesmo quando pensa em amamentá-lo.

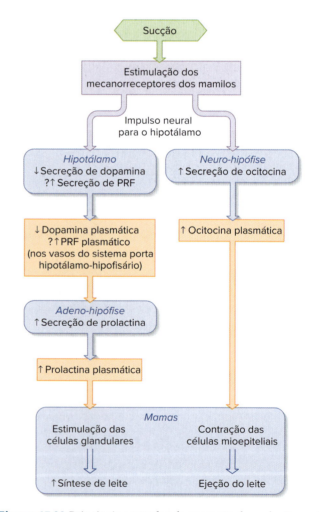

Figura 17.38 Principais controles da secreção de prolactina e de ocitocina durante a amamentação. A importância dos PRF (fatores de liberação da prolactina) nos seres humanos não é conhecida (indicada por ?).

A sucção também inibe o eixo hipotálamo-hipófise-ovário em uma variedade de etapas, com consequente bloqueio da ovulação. Isso se deve, provavelmente, a um aumento da prolactina, a qual inibe diretamente a secreção de gonadotropinas e os neurônios de GnRH do hipotálamo. Se a sucção continuar em alta frequência, pode ocorrer um retardo da ovulação por vários meses a anos. Esse controle de natalidade "natural" pode ajudar a espaçar as gestações. Quando são acrescentados suplementos à dieta do lactente, e a frequência da sucção diminui, entretanto, a maioria das mulheres volta a ter ovulação, embora continue amamentando. Além disso, a ovulação pode recomeçar até mesmo sem diminuição da amamentação. Se não for utilizado um controle de natalidade adequado, poderá ocorrer uma gravidez não planejada em mulheres durante a amamentação.

Após o parto, as mamas secretam, inicialmente, um líquido aquoso e rico em proteínas, denominado **colostro.** Depois de cerca de 24 a 48 horas, a secreção do leite propriamente dito começa. O leite contém seis nutrientes principais: água, proteínas, lipídios, o carboidrato lactose (açúcar do leite), minerais e vitaminas.

O colostro e o leite contêm anticorpos, leucócitos e outros mensageiros do sistema imune, todos os quais são importantes para a proteção do recém-nascido, bem como para a ativação a longo prazo do próprio sistema imune da criança. O leite também contém muitos fatores de crescimento e hormônios, supostos a ajudar no desenvolvimento e na maturação dos tecidos, assim como um grande número de neuropeptídios e opioides endógenos, que podem modelar sutilmente o encéfalo e o comportamento do lactente. Algumas dessas substâncias são sintetizadas pelas próprias mamas, e não apenas transportadas do sangue para o leite. As razões pelas quais as proteínas do leite podem entrar no sangue do recém-nascido são as seguintes:

- A baixa acidez gástrica do recém-nascido não desnatura a maioria das proteínas
- O epitélio intestinal do recém-nascido é mais permeável às proteínas do que o epitélio do adulto.

Infelizmente, agentes infecciosos, incluindo o vírus causador da AIDS, podem ser transmitidos por meio do leite das mamas, assim como algumas substâncias e fármacos. Por exemplo, a concentração de álcool no leite das mamas é aproximadamente a mesma do plasma materno.

O aleitamento materno durante pelo menos os primeiros 6 a 12 meses é fortemente recomendado pelos profissionais de saúde. Nos países menos desenvolvidos, nos quais as fórmulas alternativas são frequentemente contaminadas ou nutricionalmente impróprias em virtude de sua diluição ou refrigeração inadequadas, o aleitamento materno reduz de modo significativo as doenças e a mortalidade dos lactentes. Nos EUA, os efeitos sobre a sobrevivência dos lactentes, habitualmente, não são aparentes, porém o aleitamento materno diminui a gravidade das infecções gastrintestinais, tem efeitos positivos sobre a interação mãe-lactente, é econômica e traz benefícios a longo prazo para a saúde. O leite de vaca tem muitos dos constituintes do leite materno, mas nem todos, e, com frequência, em concentrações muito diferentes; é difícil reproduzir o leite materno em uma fórmula comercial.

Estude e revise 17.22

- **Parturição:** trabalho de parto e parto
  - Contrações rítmicas do útero, que, inicialmente, dilatam o **colo do útero** e, em seguida, movem o feto, seguido da placenta, através da vagina
  - Contrações estimuladas, em parte, pela **ocitocina** (sintetizada no hipotálamo e liberada pela neuro-hipófise)
  - Reflexo desencadeado por mecanorreceptores uterinos e pelas prostaglandinas uterinas
- **Mamas:** desenvolvem-se acentuadamente durante a gravidez
  - Influências combinadas do estrogênio, da progesterona, da prolactina e do lactogênio placentário humano
  - **Prolactina:** aumentada durante a gravidez (pela ação do **estrogênio** sobre a adeno-hipófise materna); não ocorre síntese de leite, visto que as altas concentrações de estrogênio e de **progesterona** (pela placenta) inibem a ação da prolactina sobre a produção de leite
- **Reflexo de sucção:** ocorre após o parto do feto e o delivramento da placenta; caracterizado por grandes surtos de secreção de prolactina e de ocitocina durante a amamentação
  - A prolactina estimula a produção de leite nos **alvéolos** da glândula mamária (lactogênese); o principal controlador hipotalâmico da secreção de prolactina é inibitório (**dopamina**)
  - A ocitocina provoca o **reflexo de ejeção do leite** (contração das **células mioepiteliais**)
- **Leite:**
  - Contém muitos nutrientes e mediadores do sistema imune
  - **Colostro:** liberado durante as primeiras 24 a 48 horas de amamentação; solução aquosa e rica em proteínas, que contém anticorpos (imunidade passiva do recém-nascido).

Questão de revisão: Conforme assinalado anteriormente, o aumento da prolactina inibe a secreção de FSH e de LH e pode causar amenorreia. Que classe de fármacos poderia ser administrada a uma mulher para tratamento da amenorreia causada por um excesso de secreção de prolactina?
(A resposta está disponível no Apêndice A.)

17.23 Contracepção e infertilidade

Até agora, você aprendeu os mecanismos fisiológicos e os hormônios envolvidos na fertilização, implantação, gestação, parturição e lactação bem-sucedidas. Analisaremos agora as intervenções que são utilizadas para prevenir a fertilização e bloquear ou interromper a implantação do concepto em desenvolvimento. Em contrapartida, existe uma variedade de situações médicas que interferem na concepção desejada, na implantação e na gravidez, e dispõe-se de várias abordagens para remediar essas condições.

Contracepção

Do ponto de vista fisiológico, a gravidez não começa no momento da fertilização, porém após a implantação estar completa, ou seja, aproximadamente 1 semana *depois* da fertilização. A chance de uma gravidez ocorrer é de 85% por ano com relações sexuais não protegidas, embora existam muitos fatores, como a idade, que influenciam esse número. Os métodos de controle de natalidade que atuam antes da implantação são denominados **contraceptivos** (Tabela 17.11). Os procedimentos que causam a morte do embrião ou do feto após a implantação são denominados abortos; as substâncias químicas utilizadas para induzir aborto são denominadas **abortivas.**

Algumas formas de contracepção, como a vasectomia, a ligadura tubária, os diafragmas vaginais, os capuzes e esponjas, os espermicidas e os preservativos, impedem que os espermatozoides alcancem o óvulo. Além disso, os preservativos reduzem de maneira significativa o risco de **doenças sexualmente transmissíveis (DSTs)**, como AIDS, sífilis, gonorreia, clamídias e herpes.

Os **contraceptivos orais** baseiam-se no fato de que o estrogênio e a progesterona podem inibir a liberação das gonadotropinas pela adeno-hipófise, impedindo, assim, a ovulação. Um tipo de contraceptivo oral consiste em uma combinação de estrogênio sintético e uma substância semelhante à progesterona (um progestógeno ou progestina). Outro tipo é a denominada minipílula, que contém apenas a substância semelhante à progesterona. Na verdade, os contraceptivos orais, particularmente a minipílula, nem sempre impedem a ovulação; entretanto, são ainda efetivos, visto que têm outros efeitos contraceptivos. Por exemplo, os progestógenos afetam a composição do muco cervical, reduzindo a capacidade dos espermatozoides de passar pelo colo do útero; além disso, inibem a proliferação do endométrio induzida pelo estrogênio, tornando-o inóspito para a implantação. Existem diferentes formulações de ambas as categorias – mais detalhes podem ser encontrados em www.fda.gov.

Os dispositivos de liberação, que utilizam outras vias diferentes da via oral para contracepção incluem implantes subcutâneos, injeções intramusculares, adesivos cutâneos e anéis vaginais. O **dispositivo intrauterino (DIU)** atua além do ponto de fertilização, mas antes que a implantação tenha se iniciado ou esteja completa. O DIU pode ser de natureza hormonal ou elementar (p. ex., cobre). O mecanismo de ação inclui o adelgaçamento ou ruptura do revestimento endotelial, impedindo a implantação.

Além dos métodos utilizados antes da relação sexual (contracepção pré-coito), dispõe-se de uma variedade de métodos utilizados nas primeiras 72 horas *após* a relação sexual (contracepção pós-coito ou de emergência). Esses fármacos

TABELA 17.11 Algumas formas de contracepção.		
Método	**Taxa de fracasso no primeiro ano***	**Mecanismo fisiológico de efetividade**
Métodos de barreira	9 a 26%	Impedem a entrada dos espermatozoides no útero
Preservativos (♂ e ♀)		
Diafragma/capuz cervical (♀)		
Esponja cervical (♀)		
Espermecidas (♀)	16 a 50%	Matam os espermatozoides na vagina (após inseminação)
Esterilização		
Vasectomia (♂)	0,2%	Impede que os espermatozoides façam parte do líquido seminal
Ligadura tubária (♀)	0,5%	Impede que o espermatozoide alcance o óvulo
Dispositivo intrauterino (DIU) (♀)	< 1%	Impede a implantação do blastocisto
Estrogênios e/ou progestinas		Impedem a ovulação ao suprimir o surto de LH (retroalimentação negativa); provocam espessamento do muco cervical (impedindo a entrada dos espermatozoides no útero); alteram o endométrio para impedir a implantação do blastocisto
Contraceptivos orais (♀)	3%	
Contracepção oral de emergência (♀)	1%	
Progestinas injetáveis ou implantáveis (♀)	< 0,5%	
Transdérmicos (adesivo cutâneo) (♀)	1 a 2%	
Anel vaginal (♀)	< 1%	

*As taxas de fracasso pressupõem um uso consistente e adequado. A chance de gravidez é de 85% por ano com relações sexuais não protegidas.

De "Choice of Contraceptives," *The Medical Letter of Drugs and Therapeutics*, Volume 60, Issue 1557, 161-168, October 8, 2018, medicalletter.org; Hall, J. E., "Infertility and Fertility Control," *Harrison's Principles of Internal Medicine*, 19th Edition. McGraw Hill, 2015; and Burkman, R. T., and Brzezinski, A., "Contraception and Family Planning," *Current Diagnosis and Treatment: Obstetrics and Gynecology*, 11th Edition. McGraw Hill, 2013. Ver também www.fda.gov para atualizações e informações sobre contracepção.

Notas:

Com frequência, são utilizados espermicidas em combinação com diafragma/capuz cervical e preservativos. A esponja cervical combina métodos de barreira e espermicidas.

Apenas os preservativos são efetivos na prevenção de doenças sexualmente transmissíveis.

O método da tabela (abstinência na época da ovulação) e o coito interrompido (retirada) não estão listados, visto que não apresentam confiabilidade adequada.

Apenas a abstinência total é 100% efetiva na prevenção da gravidez.

interferem mais comumente na ovulação, no transporte do concepto até o útero ou na implantação. A inserção de um DIU de cobre (ver Tabela 17.11) em uma clínica de planejamento familiar nos primeiros 4 a 5 dias após a relação sexual parece ser efetiva em até 99% dos casos. Outra abordagem consiste na administração de uma alta dose de estrogênio ou de duas doses grandes (com intervalo de 12 horas) de um contraceptivo oral combinado de estrogênio-progestina. A *mifepristona* é um fármaco efetivo, visto que tem atividade antiprogesterona, em virtude de sua ligação competitiva aos receptores de progesterona no útero, sem ativá-los. O antagonismo dos efeitos da progesterona provoca erosão do endométrio e aumento das contrações das tubas uterinas e do miométrio. A mifepristona também pode ser utilizada posteriormente, durante a gravidez, como abortivo.

O *método da tabela (ou do ritmo)* utiliza a abstenção de relação sexual próximo à época da ovulação. Infelizmente, é difícil estabelecer com precisão o momento da ovulação, mesmo com o uso de técnicas laboratoriais. Por exemplo, a pequena elevação da temperatura corporal ou a alteração do epitélio vaginal, ambos indicadores de ovulação, só ocorrem *depois* da ovulação. Esse problema, associado à acentuada variabilidade da época de ovulação em muitas mulheres – entre o dia 5 e o dia 15 do ciclo – explica por que o método da tabela apresenta uma elevada taxa de fracasso.

Ainda não se dispõe de agentes químicos efetivos para a contracepção masculina, apesar de pesquisas intensivas. Uma das razões é o fato de que os homens produzem continuamente espermatozoides e são continuamente férteis, de modo que as intervenções cíclicas não são efetivas. Foi proposta a administração de baixas doses de testosterona como contraceptivo masculino, visto que o hormônio diminui a estimulação das células de Leydig e de Sertoli pelo FSH e LH, respectivamente, porém mantém a libido.

Infertilidade

Com relações sexuais não protegidas e nenhum método de bloqueio da concepção, cerca de 85% dos casais conceberão durante o primeiro ano. Nos EUA, cerca de 6 a 15% dos homens e das mulheres em idade reprodutiva são inférteis. A falha em conceber, em casais de idade fértil, pode ser devido a fatores masculinos (25%), femininos (58%) ou inexplicáveis (17%). As causas femininas incluem problemas físicos, como problemas na estrutura das tubas uterinas e útero, ou problemas hormonais, como ciclos menstruais irregulares ou insuficiência ovariana prematura. As causas masculinas, frequentemente, são decorrentes de hipogonadismo e incluem insuficiência testicular primária ou incapacidade do sistema hipotálamo-hipofisário de produzir gonadotropinas em quantidades suficientes para estimular a síntese de testosterona e/ou a espermatogênese nos testículos (ver Seção 17.10). Os números de homens e mulheres inférteis são aproximadamente iguais até cerca dos 30 anos, a partir daí, a infertilidade torna-se mais prevalente nas mulheres. Em muitos casos, é possível tratar a infertilidade com sucesso por meio de fármacos, inseminação artificial ou cirurgia corretiva.

Quando as causas da infertilidade, descritas acima, não podem ser tratadas com fármacos ou intervenção cirúrgica,

elas podem, algumas vezes, ser contornadas por meio das tecnologias de reprodução assistida em mulheres, como *fertilização in vitro*. Em primeiro lugar, a mulher recebe injeções de fármacos que estimulam a produção de múltiplos óvulos. Imediatamente antes da ovulação, pelo menos um óvulo é, então, retirado por meio de uma agulha inserida no ovário, pela parte superior da vagina ou pela parte inferior da parede abdominal. O óvulo retirado é colocado em uma placa com espermatozoides, por vários dias. Quando o óvulo fertilizado já se desenvolveu em um grupo de duas a oito células, é, então, transferido para o útero da mulher. A taxa de sucesso desse procedimento, quando apenas um óvulo é transferido, pode alcançar 40%, dependendo da causa da infertilidade.

Estude e revise 17.23

- ■ Existem várias abordagens para o **controle da natalidade** em homens e mulheres
- ■ **Contracepção:** utilizada antes da implantação
  - • Impede a ovulação, a fertilização e/ou a implantação
  - • **Contraceptivos orais:** incluem estrogênios/progestinas; impedem o surto de LH e a ovulação (bem como outros efeitos)
  - • **Dispositivo intrauterino (DIU):** altera o endométrio, impedindo, assim, a implantação
  - • **Mifepristona:** antagonista do receptor de progesterona que impede suas ações sobre o endométrio
  - • **Contracepção de barreira:** preservativos, diafragma cervical/capuz/esponja com **espermicidas**
  - • **Método da tabela (ritmo):** abstinência próximo à época da ovulação; ineficaz
- ■ **Abortivos:** substâncias químicas ou fármacos que induzem a perda de um concepto implantado
- ■ **Infertilidade:** incapacidade de conceber com relação sexual não protegida e nenhum meio de bloquear a concepção
  - • **Fertilização *in vitro*:** forma de reprodução assistida, em que um óvulo é fertilizado em uma placa por sêmen do doador (espermatozoides) e, em seguida, inserido no útero de uma mulher.

Questão de revisão: Que hormônio de ocorrência natural poderia ser utilizado como contraceptivo oral nos homens? (A resposta está disponível no Apêndice A.)

17.24 Resumo dos hormônios da reprodução ao longo da vida

As gônadas produzem muitos hormônios. Neste capítulo, focalizamos no hormônio antimülleriano e na testosterona, produzidos pelos testículos no homem, e no estrogênio e progesterona pelos ovários na mulher. Neste momento, convém rever esses hormônios e resumir seus efeitos ao longo do tempo. É também útil rever a Tabela 17.1 para uma visão geral. A **Tabela 17.12** mostra esses padrões hormonais desde a vida fetal até a idade avançada. (O controle endócrino em homens e mulheres de idade fértil está resumido nas seções anteriores.)

718 Vander | Fisiologia Humana

TABELA 17.12	Hormônios gonadais ao longo da vida e seus efeitos.			
	Masculinos (testículos)		**Femininos (ovários)**	
	Hormônio gonadal	**Efeito(s)**	**Hormônio gonadal**	**Efeito(s)**
Vida fetal	Hormônio antimülleriano	Regressão do sistema de ductos müllerianos	Ausência de hormônio antimülleriano	Desenvolvimento do sistema de ductos müllerianos nos órgãos genitais femininos internos
	Testosterona	Diferenciação sexual somática no fenótipo masculino	Ausência de testosterona	Diferenciação sexual somática no fenótipo feminino
Minipuberdade: Lactância (primeiro ano de vida pós-parto)	Testosterona	Diferenciação sexual do cérebro	Estrogênio	Efeitos feminizantes sistêmicos menores
Puberdade	Testosterona	Desenvolvimento das características sexuais secundárias	Estrogênio	Desenvolvimento das características sexuais secundárias
		Espermatogênese	Estrogênio e progesterona	Ciclos menstruais e maturação dos folículos
		Iniciação (com hormônio do crescimento) e término do estirão de crescimento puberal (fusão das placas de crescimento) nos ossos longos	Estrogênio	Iniciação (com hormônio do crescimento) e término do estirão de crescimento puberal (fusão das placas de crescimento) nos ossos longos
Adulto	Testosterona	Manutenção das características sexuais secundárias e espermatogênese	Estrogênio e progesterona	Manutenção das características sexuais secundárias, ciclos menstruais e fertilidade
Envelhecimento	Andropausa (início variável [normalmente cerca de 55 a 65 anos]) – redução da testosterona	Diminuição das características sexuais secundárias e espermatogênese	Menopausa (normalmente com cerca de 48 a 55 anos) – perda da produção ovariana de estrogênio e progesterona	Cessação dos ciclos menstruais e da fertilidade
		Aumento das doenças associadas ao envelhecimento		Aumento das doenças associadas ao envelhecimento

Vida fetal

A presença de um cromossomo Y induz o desenvolvimento das gônadas indiferenciadas em testículos. Em seguida, a presença do hormônio antimülleriano (AMH) produzido pelos testículos induz a regressão do sistema de ductos müllerianos que, de outro modo, se desenvolve nos órgãos genitais femininos internos na ausência de testículo e, portanto, de AMH. Um pouco mais tarde no desenvolvimento fetal, a produção de testosterona pelos testículos no indivíduo do sexo masculino induz a diferenciação sexual somática e o fenótipo masculino. A diferenciação sexual somática feminina ocorre na ausência de testosterona, devido à ausência de um cromossomo Y, portanto, ausência dos testículos.

Lactância: minipuberdade

Em lactentes do sexo masculino e feminino, ocorre um aumento nos pulsos de GnRH a partir do hipotálamo, o que provoca um aumento da secreção de gonadotropinas pela adeno-hipófise e aumento da secreção de esteroides gonadais.

Isso foi denominado **minipuberdade**. Durante os primeiros 6 meses de vida pós-natal, o surto de secreção de testosterona pelos testículos em lactentes do sexo masculino parece ter efeitos no desenvolvimento do cérebro. Esse aumento na secreção de testosterona é impulsionado por um aumento nas gonadotropinas FSH e LH da adeno-hipófise. Os lactentes do sexo feminino também apresentam aumentos na secreção de FSH e de LH pela adeno-hipófise, resultando em aumento da secreção ovariana de estrogênio. Isso parece ter efeitos feminizantes sistêmicos menores, porém há poucas evidências de um efeito significativo no SNC.

Puberdade

O início da puberdade ocorre devido a um aumento nos pulsos de GnRH do hipotálamo, que estimulam a liberação de LH e de FSH. Nos indivíduos do sexo masculino, isso estimula a produção de testosterona (que induz o desenvolvimento das características sexuais masculinas secundárias) e, trabalhando juntamente com a testosterona local, estimula a produção de espermatozoides.

Nos indivíduos do sexo feminino, isso estimula a produção cíclica de estrogênio e de progesterona, o que induz o desenvolvimento das características sexuais femininas secundárias, os ciclos menstruais e o desenvolvimento e a ovulação dos óvulos maduros. O estirão de crescimento puberal é estimulado e, em seguida, interrompido pela testosterona, no sexo masculino, e pelo estrogênio, no sexo feminino.

Adulto

São mantidas as características sexuais secundárias e a fertilidade (espermatogênese no caso masculino; ciclos menstruais e ovulação no caso feminino).

Envelhecimento

Nas mulheres, a fertilidade cessa durante a menopausa devido à perda de produção ovariana de estrogênio (ver Seção 17.19). Isso ocorre normalmente entre 48 e 55 anos, embora a idade exata seja muito variável. Nos homens há, normalmente, uma redução da testosterona na velhice (andropausa), porém isso não é observado em todos os homens (ver Seção 17.11). Alguns homens de mais idade apresentam produção adequada de testosterona e espermatogênese para manter a fertilidade. A diminuição do estrogênio nas mulheres e da testosterona nos homens pode resultar em certas doenças, particularmente perda da massa óssea (osteoporose). Isso ocorre normalmente pelo menos 10 a 20 anos depois nos homens em comparação com as mulheres.

Estude e revise 17.24

- **Vida fetal**
  - **Testículos fetais** produzem hormônio antimülleriano e testosterona, levando ao fenótipo masculino
  - Ausência de testículos fetais e dos hormônios que eles produzem possibilita o desenvolvimento do fenótipo feminino
- **Lactância (minipuberdade):** aumento do LH e do FSH no primeiro ano de vida pós-natal
  - Indivíduos do sexo masculino: o aumento da testosterona tem efeitos sobre o cérebro
  - Indivíduos do sexo feminino: o aumento do estrogênio pode ter efeitos feminizantes
- **Puberdade:** ocorre, principalmente, pela ação da estimulação da testosterona no sexo masculino e do estrogênio no sexo feminino pelas gonadotropinas induzidas pelo GnRH
- **Adulto:** manutenção pelos esteroides gonadais da função reprodutiva e das características sexuais secundárias
  - Ciclos menstruais nas mulheres: cerca de 28 dias de duração
- **Envelhecimento**
  - **Menopausa:** cessação da função reprodutiva em todas as mulheres
  - **Andropausa:** a função reprodutiva diminui, porém não cessa necessariamente, nos homens.

Questão de revisão: Qual é uma causa natural comum de ausência dos ciclos menstruais (amenorreia) em mulheres de idade reprodutiva? (A resposta está disponível no Apêndice A.)

CAPÍTULO 17 — Estudo de caso clínico
Cessação dos ciclos menstruais em uma estudante universitária de 21 anos

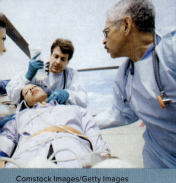
Comstock Images/Getty Images

Uma estudante universitária de 21 anos teve a sua menarca aos 13 anos. Depois de 5 anos de ciclos menstruais normais, os períodos menstruais tornaram-se menos frequentes, e, por fim, cessaram (**amenorreia secundária**). Ela não faz uso de contracepção oral, nem é sexualmente ativa, e um teste de gravidez realizado na urina foi negativo.

Ela também se queixa de cefaleias na parte frontal da cabeça. Durante um exame físico realizado pelo médico da família, uma secreção leitosa podia ser produzida em ambos os mamilos, por compressão. O médico também verificou que a paciente apresenta perda da visão temporal (periférica) nos dois olhos. Há suspeita de tumor hipofisário secretor de prolactina. A ressonância magnética (RM) revela a presença de um tumor hipofisário, e, quando o exame de sangue também revela uma concentração muito alta de prolactina, o diagnóstico de *hiperprolactinemia* (excesso de prolactina no sangue) é confirmado.

Os tumores dos lactotrofos da adeno-hipófise podem hipersecretar prolactina, a qual, por sua vez, suprime a secreção de LH e de FSH (**Figura 17.39**). Em consequência, os ciclos menstruais não podem continuar, visto que as concentrações de gonadotropinas estão baixas. Com frequência, essa condição é acompanhada de **galactorreia** – produção inapropriada de leite –, visto que a prolactina estimula a glândula mamária. Os tumores secretores de prolactina (**prolactinomas**) são os mais comuns entre os tumores hipofisários funcionais. (Lembre-se, conforme visto no Capítulo 11, de que os tumores hipofisários que surgem de diferentes tipos de células da hipófise podem secretar outros hormônios hipofisários – como o hormônio do crescimento, que causa gigantismo e acromegalia, e o ACTH, que provoca a doença de Cushing.)

Reflita e revise 1

- Por que a gravidez causa amenorreia? (*Dica:* ver Figuras 17.26 e 17.34.)

Se o tumor se tornar grande o suficiente, pode causar dores de cabeça devido à distensão da dura-máter próximo à hipófise. O mecanismo da perda de visão dessa paciente é mostrado na **Figura 17.40**. A hipófise está localizada imediatamente abaixo

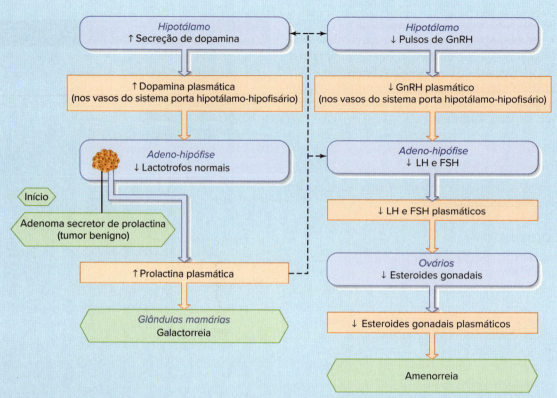

Figura 17.39 Mecanismo de como a hiperprolactinemia induz amenorreia e galactorreia. Um tumor hipofisário benigno secretor de prolactina aumenta os níveis plasmáticos de prolactina. Isso estimula a lactogênese nas glândulas mamárias, e inibe os pulsos de GnRH e a secreção hipofisária de gonadotropinas. Isso resulta em acentuada redução da secreção ovariana de estrogênio e perda dos ciclos menstruais. O aumento da prolactina também pode estimular a liberação de dopamina nas veias do sistema porta hipotálamo-hipofisário, inibindo, dessa forma, as células secretoras de prolactina na adeno-hipófise (alça de retroalimentação negativa) as quais são normais nos demais aspectos.

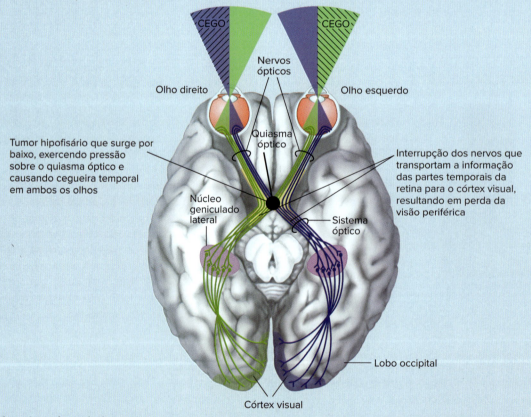

Figura 17.40 Mecanismo de perda dos campos visuais laterais, devido à presença de um grande tumor hipofisário que exerce compressão de baixo para cima sobre o quiasma óptico. Consulte a Figura 7.31 para maiores detalhes sobre os sistemas ópticos e o quiasma. Vista inferior do encéfalo.

do quiasma óptico. À medida que cresce, o tumor pode comprimir o quiasma óptico, interrompendo a transmissão nervosa aferente. Como os nervos das partes mediais da retina cruzam imediatamente acima da hipófise, eles geralmente são mais afetados pela compressão causada por tumores hipofisários. Conforme ilustrado na figura, a perda dos impulsos aferentes das partes mediais da retina leva a uma perda da visão lateral nos dois olhos. A hiperprolactinemia é tratada, habitualmente, com agonistas da dopamina como bromocriptina ou cabergolina, visto que a prolactina está principalmente sob controle inibitório da dopamina hipotalâmica. Os agonistas da dopamina não apenas diminuem as concentrações de dopamina no sangue, como também levam frequentemente a uma redução do tumor hipofisário, aliviando, assim, a compressão do quiasma óptico, com consequente restauração da visão.

Se o tumor hipofisário não diminuir adequadamente mediante tratamento médico, pode ser necessário recorrer a uma cirurgia de hipófise para retirada da maior quantidade possível de tumor. Nossa paciente foi tratada com cabergolina. Felizmente, o tumor diminuiu gradualmente de tamanho no decorrer de vários meses, houve melhora dos campos visuais, as concentrações sanguíneas de prolactina se normalizaram, e os ciclos menstruais voltaram ao normal. O seu médico determinou as concentrações plasmáticas de prolactina a cada 6 meses para monitorar uma possível recidiva do crescimento do tumor.

Reflita e revise 2
- Qual poderia ser o efeito de um prolactinoma em um homem? (*Dica:* ver Figura 17.14.)

Ver o Capítulo 19 para estudos de casos clínicos completos e integrados.

TERMOS-CHAVE E TERMOS CLÍNICOS

17.1 Visão geral e gametogênese

Androgênios
Bivalentes
Células germinativas
Crossing-over
Di-hidrotestosterona (DHT)
Espermátides
Espermatócitos primários
Espermatócitos secundários
Espermatozoides
Esteroides gonadais
Estradiol
Estrogênios
Gametas
Gametogênese

Gônadas
Hormônios sexuais
Meiose
Mitose
Ovários
Ovócitos primários
Ovócitos secundários
Óvulo (ovo)
Primeiro corpúsculo polar
Progesterona
Segundo corpúsculo polar
Testículo
Testosterona
Zigoto

17.2 Determinação do sexo

Cariótipo
Corpúsculo de Barr
Cromatina sexual
Cromossomo X

Cromossomo Y
Cromossomos sexuais
Determinação sexual
Genótipo

17.3 Diferenciação sexual

Criptorquidia
Diferenciação sexual
Ductos de Müller
Ductos de Wolff
Epigenética (programação epigenética)
Fenótipo

Gene *SRY*
Genitália ambígua
Hiperplasia suprarrenal congênita
Hormônio antimülleriano (AMH)
Síndrome de insensibilidade aos androgênios
Virilização

17.4 Princípios gerais de endocrinologia da reprodução

5-α-redutase
Aromatase
Características sexuais secundárias
Estriol
Estrona
Gonadotropinas

Hormônio de liberação das gonadotropinas (GnRH)
Hormônio foliculoestimulante (FSH)
Hormônio luteinizante (LH)
Inibina
Kisspeptina
Órgãos reprodutores acessórios

17.5 Anatomia do sistema reprodutor masculino

Cordão espermático

Ducto deferente

TERMOS-CHAVE E TERMOS CLÍNICOS — *continuação*

Ductos ejaculatórios
Epidídimo
Escroto
Espermatogênese
Gestação
Glândulas bulbouretrais

Próstata
Rede do testículo
Sêmen
Túbulos seminíferos
Vesícula seminal

17.6 Espermatogênese

Acrossomo
Barreira hematotesticular sangue-testicular
Células de Leydig
Células de Sertoli

Espermatogônia
Espermiogênese
Proteína de ligação dos androgênios (ABP)

17.7 Transporte dos espermatozoides

Disfunção erétil
Ejaculação
Ereção
Inibidores da cGMP-fosfodiesterase tipo 5 (PDE5)

Orgasmo
Óxido nítrico
Vasectomia

17.8 Controle hormonal das funções reprodutoras masculinas

Calvície de padrão masculino
Câncer de próstata

Castração
Libido

17.9 Puberdade (masculina)

Puberdade

17.10 Hipogonadismo

Ginecomastia
Hiperprolactinemia
Hipogonadismo

Hipopituitarismo
Síndrome de Klinefelter

17.11 Andropausa

Andropausa (climatério masculino)

17.12 Visão geral e anatomia do sistema reprodutor feminino

Ciclos menstruais
Clitóris
Colo do útero
Fímbrias
Hímen
Menstruação
Órgãos genitais femininos externos (Genitália feminina externa)

Órgãos genitais femininos internos (Genitália feminina interna)
Ovulação
Óvulo
Tubas uterinas
Útero
Vagina
Vulva

17.13 Funções ovarianas

Antro
Atresia
Células da granulosa
Corpo lúteo
Cúmulo oóforo
Fase folicular
Fase lútea
Folículo de Graaf

Folículo dominante
Folículos
Folículos primordiais
Gêmeos fraternos (dizigóticos)
Ovogênese
Ovogônias
Teca
Zona pelúcida

17.14 Controle da função ovariana

Surto de LH

17.15 Alterações uterinas no ciclo menstrual

Dismenorreia
Endométrio
Fase menstrual

Fase proliferativa
Fase secretora
Miométrio

Capítulo 17 Reprodução

TERMOS-CHAVE E TERMOS CLÍNICOS — *continuação*

17.16 Efeitos adicionais dos esteroides gonadais

Preparação (*priming*) do estrogênio
Síndrome pré-menstrual (SPM)
Tensão pré-menstrual

Transtorno disfórico pré-menstrual (TDPM)
Virilização

17.17 Puberdade (feminina)

Amenorreia
Anorexia nervosa

Menarca
Puberdade precoce

17.19 Menopausa

Ondas de calor
Menopausa

Osteoporose
Perimenopausa

17.20 Fertilização e desenvolvimento inicial

Aborto espontâneo
Âmnio
Amniocentese
Amostra de vilosidades coriônicas
Artérias umbilical
Blastocisto
Bloqueio da polispermia
Capacitação
Cavidade amniótica
Células-tronco
Clivagem
Concepto
Congênito
Cordão umbilical
Córion
Embrião
Fertilização

Feto
Gravidez ectópica
Implantação
Líquido amniótico
Massa celular interna
Placenta
Reação acrossômica
Reação cortical
Saco amniótico
Seio
Síndrome de Down
Teratógeno
Totipotente
Trofoblasto
Veia umbilical
Vilosidades coriônicas

17.21 Alterações hormonais e outras alterações durante a gravidez

Eclâmpsia
Gonadotropina coriônica humana (hCG)
Hiperêmese gravídica
Lactogênio placentário humano

Náuseas e vômitos na gravidez
Pré-eclâmpsia
Relaxina
Toxemia da gravidez

17.22 Parturição e lactação

Alvéolos
Apresentação pélvica
Incisão cesariana
Células mioepiteliais
Colostro
Dopamina
Fator de liberação da prolactina (PRF)

Glândulas mamárias
Lactação
Lactogênese
Ocitocina
Parturição
Reflexo de ejeção do leite

17.23 Contracepção e infertilidade

Abortivos
Contraceptivos
Contraceptivos orais
Dispositivo intrauterino (DIU)

Doenças sexualmente transmissíveis (DST)
Fertilização in vitro
Método da tabela (ou ritmo)
Mifepristona

17.24 Resumo dos hormônios da reprodução ao longo da vida

Minipuberdade

Estudo de caso clínico

Amenorreia secundária
Galactorreia

Prolactinoma

724 Vander | Fisiologia Humana

QUESTÕES DE AVALIAÇÃO | *Relembre e compreenda*

Essas questões testam sua capacidade de recordar detalhes importantes abordados neste capítulo. Elas também ajudam a prepará-lo para o tipo de perguntas encontradas em exames padronizados.

1. O desenvolvimento da genitália feminina interna e externa normais exige
   a. O hormônio antinülleriano.
   b. A expessão do gene *SRY*.
   c. A insensibilidade à testosterona circulante.
   d. A ausência completa de testosterona.
   e. A ausência de um cromossomo Y.

2. O que *não* é característico de um homem pós-puberal normal?
   a. A inibina das células de Sertoli diminui a secreção de FSH.
   b. A testosterona exerce efeitos parácrinos sobre as células de Sertoli.
   c. A testosterona estimula o GnRH do hipotálamo.
   d. A testosterona inibe a secreção de LH.
   e. O GnRH do hipotálamo é liberado em pulsos.

3 a 7. Correlacione o dia do ciclo menstrual (a até e) com o evento (3 a 7; utilize apenas uma resposta para cada um deles).

Dia do ciclo menstrual:
   a. Dia 1
   b. Dia 7
   c. Dia 13
   d. Dia 23
   e. Dia 26

Evento:

3. Pico da progesterona do corpo lúteo.

4. Pico da retroalimentação positiva do estrogênio.

5. Um folículo torna-se dominante.

6. Diminuição do estrogênio e da progesterona.

7. O aumento do FSH estimula os folículos antrais a começar a secretar estrogênio.

8. A célula de Leydig caracteriza-se, principalmente, pela
   a. Aromatização da testosterona.
   b. Secreção de inibina.
   c. Secreção de testosterona.
   d. Expressão dos receptores apenas para FSH.
   e. Transformação no corpo lúteo.

9. A menopausa caracteriza-se, principalmente, pela
   a. Insuficiência ovariana primária.
   b. Perda da secreção de estrogênio pelo ovário devido à diminuição do LH.
   c. Perda da secreção de estrogênio pelo ovário devido à diminuição do FSH.
   d. Diminuição do FSH e do LH, em virtude do aumento da inibina.
   e. Diminuição do FSH e do LH, em virtude da diminuição dos pulsos de GnRH.

10. Durante o terceiro trimestre de gravidez, a placenta *não* constitui a principal fonte de qual dos seguintes hormônios no sangue materno?
    a. Estrogênio
    b. Prolactina
    c. Progesterona
    d. Inibina
    e. hCG

As respostas estão no Apêndice A.

QUESTÕES DE AVALIAÇÃO | *Aplique, analise e avalie*

Essas questões, elaboradas para serem desafiadoras, exigem que você integre os conceitos abordados neste capítulo para que seja capaz de tirar suas próprias conclusões. Inicialmente, tente responder às perguntas sem utilizar as dicas fornecidas; então, caso tenha alguma dificuldade, consulte as figuras ou seções sugeridas nas dicas.

1. Que achados serão comuns em um indivíduo cujas células de Leydig foram destruídas e em um indivíduo cujas células de Sertoli foram destruídas? Que achado *não* será comum? *Dica:* ver Figura 17.14.

2. Um atleta que faz uso de grandes quantidades de um esteroide androgênico torna-se estéril (incapaz de produzir espermatozoides com capacidade de fertilização). Explique. *Dica:* ver Figura 17.14.

3. Um homem estéril (infértil) apresenta os seguintes achados: nenhuma evidência de perda da masculinização, concentração sanguínea elevada de FSH e concentração plasmática normal de LH. Qual é a base mais provável de sua infertilidade? *Dica:* ver Figura 17.14.

4. Se você fosse um cientista procurando desenvolver um contraceptivo masculino que atuasse sobre a adeno-hipófise, tentaria bloquear a secreção de FSH ou de LH? Explique a razão de sua escolha. *Dica:* ver a Figura 17.14 e lembrar que você quer diminuir a contagem de espermatozoides, mas não a libido.

5. Um homem de 30 anos apresenta músculos muito pequenos, barba escassa e voz de timbre agudo. Sua concentração plasmática de LH está elevada. Explique a provável causa de todos esses achados. *Dica:* ver Tabela 17.3.

6. Existem distúrbios do córtex suprarrenal em que são produzidas quantidades excessivas de androgênios. Se qualquer um desses distúrbios ocorrer em uma mulher, o que acontecerá com seus ciclos menstruais? *Dica:* lembrar que os androgênios são convertidos em estrogênios pela aromatase no tecido-alvo.

7. As mulheres com secreção inadequada de GnRH frequentemente são tratadas para a sua infertilidade com medicamentos que mimetizam

a ação desse hormônio. Você poderia sugerir uma possível razão pela qual esse tratamento, frequentemente, está associado a múltiplos nascimentos? *Dica:* ver a Figura 17.24 e lembrar-se do hormônio que induz a maturação dos folículos.

8. Qual dos seguintes sinais indicaria que a ovulação está prestes a ocorrer: muco cervical espesso e pegajoso, elevação da temperatura corporal ou aumento acentuado do nível plasmático de LH? *Dica:* considerar o efeito do estrogênio *versus* o da progesterona, ver Tabela 17.8.

9. Os sintomas da menopausa poderiam ser tratados com injeções de FSH e de LH? *Dica:* ver a Seção 17.20 e lembrar da principal causa da menopausa.

10. A ausência de que fenômeno interferiria na capacidade dos espermatozoides obtidos por masturbação de fertilizar um óvulo em um tubo de ensaio? *Dica:* ver a Seção 17.19 e lembrar-se do que ocorre com os espermatozoides quando estão na vagina, no útero e nas tubas uterinas.

11. Se uma mulher grávida de 7 meses apresentar uma acentuada redução dos níveis plasmáticos de estrogênio, o que você poderia concluir sobre a saúde da unidade fetoplacentária? *Dica:* lembrar-se de que a placenta expressa a enzima aromatase.

12. Com que tipos de fármacos você poderia trabalhar se estivesse procurando desenvolver um medicamento capaz de interromper o trabalho de parto prematuro? *Dica:* ver Figura 17.36.

13. Se um feto XY deixar de produzir AMH, qual deverá ser o resultado? *Dica:* ver Figura 17.4.

As respostas estão no Apêndice A.

QUESTÕES DE AVALIAÇÃO | *Avaliação dos princípios gerais*

Essas questões reforçam o tema fundamental introduzido no Capítulo 1, segundo o qual os princípios gerais de fisiologia podem ser aplicados a todos os níveis de organização e a todos os sistemas orgânicos.

1. Qual é o princípio geral de fisiologia ilustrado nas Figuras 17.2 e 17.3?

2. Como a Figura 17.14 ilustra o princípio de fisiologia, segundo o qual *as funções fisiológicas são controladas, em sua maioria, por múltiplos sistemas reguladores, que frequentemente atuam em oposição?*

3. Liste vários exemplos, a partir da Tabela 17.9 que demonstram o princípio geral de fisiologia segundo o qual *as funções dos sistemas orgânicos estão coordenadas umas com as outras.*

As respostas estão no Apêndice A.

CAPÍTULO

18

Sistema Imune

18.1 Células e secreções que medeiam as defesas imunes

18.2 Respostas imunes inatas

18.3 Respostas imunes adaptativas

18.4 Manifestações sistêmicas da infecção

18.5 Fatores que alteram a resistência à infecção

18.6 Respostas imunes danosas

Estudo de caso clínico do Capítulo 18

Nos capítulos anteriores, você aprendeu sobre numerosos sistemas orgânicos, alguns dos quais, como o sistema digestório, consistem em órgãos anatomicamente conectados. Em contrapartida, o **sistema imune** é constituído por um conjunto diverso de células de ataque à doença, encontradas no sangue e linfa, bem como em tecidos e órgãos por todo o corpo. A **imunologia** é o estudo das defesas fisiológicas pelas quais o corpo (o hospedeiro) reconhece o próprio do não próprio (material estranho). Nesse processo, o material estranho, tanto vivo quanto inanimado, é destruído ou tornado inócuo. Ao distinguir o próprio do não próprio, as defesas imunes (1) protegem contra infecções por **patógenos** – vírus e **micróbios**, incluindo bactérias, fungos e parasitas eucarióticos; (2) isolam ou removem substâncias estranhas; e (3) destroem células cancerosas que surgem no corpo, uma função conhecida como **vigilância imunológica**.

As defesas imunes ou imunidade podem ser classificadas em duas categorias, inatas e adaptativas, que interagem uma com a outra. As **respostas imunes inatas** defendem o organismo contra substâncias ou células estranhas, sem ter que reconhecer suas identidades específicas. Os mecanismos de proteção utilizados por essas defesas não são exclusivos da substância ou célula estranha específica. Por esse motivo, as respostas imunes inatas são também conhecidas como respostas imunes inespecíficas. As **respostas imunes adaptativas** dependem do reconhecimento específico, por intermédio de linfócitos, da substância ou da célula a ser atacada. Por essa razão, as respostas imunes adaptativas são, também, denominadas respostas imunes específicas. As respostas imunes inatas e adaptativas atuam em conjunto. Por exemplo, componentes da imunidade inata fornecem instruções que ativam as células que executam as respostas adaptativas.

Os patógenos com os quais nos concentraremos em mais profundidade neste capítulo são as bactérias e os vírus. Esses são os agentes infecciosos dominantes nos EUA e em outras nações industrializadas. Entretanto, do ponto de vista global, as infecções causadas por organismos eucarióticos parasitas são responsáveis por um grande número de doenças e mortes. Por exemplo, várias centenas de milhões de pessoas atualmente têm malária, uma doença causada pela infecção por protistas do gênero *Plasmodium*.

As *bactérias* são microrganismos unicelulares, que têm uma parede celular externa além de uma membrana plasmática, mas que carecem de organelas intracelulares delimitadas por membrana. As bactérias podem causar dano aos tecidos nos locais de sua replicação, ou elas podem liberar toxinas que entram na corrente sanguínea e comprometem as funções fisiológicas em outras partes do corpo.

Os *vírus* – como o SARS-CoV-2 – consistem, essencialmente, em ácidos nucleicos circundados por um revestimento proteico. Diferentemente das bactérias, os vírus não são microrganismos vivos e carecem do conjunto de enzimas necessário para o metabolismo e dos ribossomos essenciais para a síntese de proteínas. Em consequência, são incapazes de se multiplicar por si próprios e precisam existir no interior de outras células, das quais utilizam os aparelhos moleculares. O ácido nucleico viral direciona a célula hospedeira para sintetizar as proteínas necessárias à replicação do vírus, sendo os nucleotídios necessários e as fontes de energia também supridos pela célula hospedeira. O efeito da habitação e da replicação virais dentro de uma célula depende do tipo de vírus. Após a sua entrada em determinada célula, alguns vírus (p. ex., o vírus do resfriado comum) multiplicam-se rapidamente, matam a célula e, em seguida, passam para outras células. Outros vírus, como aquele que causa herpes genital, podem permanecer dormentes nas células infectadas antes de sofrer subitamente uma rápida replicação, que provoca dano à célula. Por fim, determinados vírus podem transformar suas células hospedeiras em células cancerosas.

Entre os princípios gerais de fisiologia descritos no Capítulo 1, aquele que é fundamental para o sistema imune é o princípio segundo o qual a homeostasia é essencial para a saúde e a sobrevivência. Com efeito, a doença frequentemente pode ser considerada como uma ruptura em um ou mais dos processos homeostáticos. A sinalização célula a célula constitui um processo chave pelo qual o sistema imune regula a homeostasia. Por conseguinte, ao ler este capítulo, considere também como esse princípio geral de fisiologia se aplica: o fluxo de informação entre células, tecidos e órgãos constitui uma característica essencial da homeostasia e possibilita a integração dos processos fisiológicos. ∎

18.1 Células e secreções que medeiam as defesas imunes

Começaremos nosso estudo do sistema imune humano com uma visão geral de algumas das células e secreções celulares essenciais que compõem as respostas imunes inatas e adaptativas. O surgimento e a produção das células imunes foram introduzidos na Seção 12.2 do Capítulo 12, cuja revisão é apropriada nesse momento.

Células imunes

As células do sistema imune são constituídas pelos vários tipos de **leucócitos,** também conhecidos como glóbulos brancos. A aparência histológica representativa de alguns desses leucócitos pode ser vista no esfregaço de sangue humano (ver Figura 12.2). Diferentemente dos eritrócitos, os leucócitos podem sair do sistema circulatório e entrar nos tecidos, nos quais desempenham suas funções. Os leucócitos podem ser classificados em dois grupos, com base no tipo de célula-tronco a partir da qual se diferenciam: as células mieloides e as células linfoides.

Células mieloides

As células mieloides incluem os **neutrófilos,** os **basófilos,** os **eosinófilos** e os **monócitos.** Suas funções serão descritas posteriormente. Outras células imunes derivadas das células precursoras mieloides incluem os **macrófagos,** que são encontrados em praticamente todos os órgãos e tecidos e cuja estrutura varia ligeiramente de um local para outro. Os macrófagos derivam de monócitos que atravessam as paredes dos vasos sanguíneos para entrar nos tecidos, nos quais se transformam em macrófagos. De acordo com uma de suas principais funções, que consiste na incorporação de partículas e patógenos por **fagocitose** (a forma de endocitose por meio da qual uma célula incorpora e geralmente destrói materiais particulados; ver Figura 4.21B), os macrófagos estão estrategicamente localizados onde encontrarão seus alvos. Por exemplo, são encontrados em grande número nos vários epitélios que estão em contato com o meio externo, como a pele e as superfícies internas dos tubos dos sistemas respiratório e digestório. Em vários órgãos, essas células revestem os vasos por meio dos quais fluem o sangue ou a linfa.

Existem também populações de células derivadas das células mieloides, que são distintas dos macrófagos, mas que exercem certas funções semelhantes às dos macrófagos, como a fagocitose. Essas células são denominadas **células dendríticas,** em virtude das extensões características de suas membranas plasmáticas em determinados estágios de seu ciclo de vida. São altamente móveis e são encontradas espalhadas em quase todos os tecidos, porém particularmente em locais em que os meios interno e externo entram em contato, como o tubo gastrintestinal. Uma vez ativadas, as células dendríticas processam os patógenos fagocitados e migram por meio dos vasos linfáticos para órgãos linfoides secundários, como o baço, no qual ativam células imunes residentes.

Os **mastócitos** são encontrados em todos os tecidos conjuntivos, particularmente abaixo das superfícies epiteliais do corpo. Eles são derivados da diferenciação de um conjunto único de células mieloides da medula óssea que entraram no sangue e, em seguida, deixaram os vasos sanguíneos para penetrar no tecido conjuntivo, no qual se diferenciam e sofrem divisão celular. Em consequência, os mastócitos maduros – diferentemente dos basófilos, com os quais compartilham muitas características – normalmente não são encontrados no sangue. A característica anatômica mais notável dos mastócitos é seu enorme número de vesículas citosólicas, que secretam substâncias químicas de ação local, tais como a **histamina,** uma amina derivada do aminoácido histidina. Entre suas numerosas funções, a histamina ajuda a estimular a resposta imune inata.

Células linfoides

O segundo grupo de leucócitos, as células linfoides, abrange vários tipos de **linfócitos**: os **linfócitos B (células B)**, os **linfócitos T (células T)**, as **células *natural killer* (NK)** e os **plasmócitos**. Os plasmócitos não são realmente um tipo distinto de célula, porém diferenciam-se dos linfócitos B durante as respostas imunes. As principais funções de todas essas células serão descritas mais adiante.

Os locais de produção e as funções das principais células imunes estão relacionados de maneira sucinta na **Tabela 18.1**,

TABELA 18.1	**Células mediadoras das respostas imunes.**	
Nome	**Local de produção**	**Funções**
Leucócitos (glóbulos brancos)		
Neutrófilos	Medula óssea	Fagocitose
		Liberação de substâncias químicas envolvidas na inflamação (vasodilatadores, quimiotaxinas etc.)
Basófilos	Medula óssea	Desempenham funções no sangue semelhantes às dos mastócitos nos tecidos (ver adiante)
Eosinófilos	Medula óssea	Destroem parasitas multicelulares
		Participam das reações de hipersensibilidade imediata
Monócitos	Medula óssea	Desempenham funções no sangue semelhantes às dos macrófagos nos tecidos (ver adiante)
		Entram nos tecidos e transformam-se em macrófagos
Linfócitos	Amadurecem na medula óssea (células B e células NK) e no timo (células T); ativados nos órgãos linfoides periféricos	Atuam como células de reconhecimento em respostas imunes específicas e são essenciais para todos os aspectos dessas respostas
Células B		Iniciam as respostas imunes mediadas por anticorpos por meio da ligação de antígenos específicos aos receptores de membrana plasmática das células B, as quais são imunoglobulinas
		Ao se ativarem, são transformadas em plasmócitos, que secretam anticorpos
		Apresentam o antígeno às células T auxiliares
Células T citotóxicas (células CD8+)		Ligam-se a antígenos na membrana plasmática das células-alvo (células infectadas por vírus, células cancerosas e transplantes de tecido) e destroem diretamente as células
Células T auxiliares (células CD4+)		Secretam citocinas que ajudam a ativar as células B, as células T citotóxicas, as células NK e os macrófagos
Células T reguladoras (células CD4+)		Atuam como inibidores de outras células imunes
Células NK		Ligam-se diretamente e de modo inespecífico a células infectadas por vírus e a células cancerosas e as matam
		Atuam como células *killer* na citotoxicidade celular dependente de anticorpos (CCDA)
Plasmócitos	Órgãos linfoides periféricos; diferenciam-se a partir de células B durante as respostas imunes	Secretam anticorpos
Macrófagos	Medula óssea; residem em quase todos os tecidos e órgãos; diferenciam-se a partir dos monócitos	Fagocitose
		Morte extracelular por meio da secreção de substâncias químicas tóxicas
		Processam e apresentam antígenos às células T auxiliares
		Secretam citocinas envolvidas na inflamação, ativação e diferenciação das células T auxiliares e respostas sistêmicas à infecção ou à lesão (resposta de fase aguda)
Células dendríticas	Quase todos os tecidos e órgãos; micróglia no sistema nervoso central	Fagocitose, apresentação de antígeno
Mastócitos	Medula óssea; residem em quase todos os tecidos e órgãos; diferenciam-se a partir de células da medula óssea	Liberam histamina e outras substâncias químicas envolvidas na inflamação

para referência, e serão descritos em seções subsequentes. Por enquanto, enfatizaremos dois aspectos. Em primeiro lugar, os linfócitos atuam como células de reconhecimento nas respostas imunes adaptativas e são essenciais para todos os aspectos dessas respostas. Em segundo lugar, os neutrófilos, os monócitos, os macrófagos e as células dendríticas desempenham uma variedade de atividades, porém de importância particular é a sua capacidade de secretar mediadores inflamatórios, e de atuar como **fagócitos**. Um fagócito indica qualquer célula capaz de realizar a fagocitose.

Secreções das células imunes: citocinas

As células do sistema imune secretam um grande número de mensageiros proteicos, que regulam a divisão (mitose) e a função das células do hospedeiro nas respostas imunes tanto inatas quanto adaptativas. Esses mensageiros, cada um dos quais tem o seu próprio nome específico, são coletivamente denominados **citocinas**. As citocinas não são produzidas por glândulas especializadas distintas, mas por uma variedade de células individuais. A grande maioria de suas ações ocorre no local em que são secretadas, de modo que a citocina atua como substância autócrina ou parácrina. Todavia, em alguns casos, a citocina circula no sangue para exercer efeitos hormonais sobre órgãos e tecidos distantes envolvidos nas defesas do hospedeiro.

As citocinas unem os componentes do sistema imune entre si. Elas são a rede de comunicação química que permite que as diferentes células do sistema imune possam "conversar" umas com as outras. Esse processo é denominado *comunicação cruzada (cross talk)* e é fundamental para a sincronização precisa das funções do sistema imune. As citocinas são secretadas, em sua maior parte, por mais de um tipo de célula do sistema imune, bem como por determinadas células não imunes (p. ex., por células endoteliais e fibroblastos). Isso, frequentemente, produz cascatas de secreção de citocinas, em que uma citocina estimula a liberação de outra, e assim por diante. Qualquer citocina específica pode exercer ações sobre uma variedade extremamente ampla de células-alvo. Por exemplo, a citocina interleucina 2 influencia a função da maioria das células do sistema imune. Existe uma grande redundância na ação das citocinas – isto é, diferentes citocinas podem exercer efeitos muito semelhantes.

Este capítulo limita-se à discussão de algumas das citocinas importantes e suas principais funções que estão resumidas para referência na **Tabela 18.2**.

TABELA 18.2	**Características de citocinas selecionadas.**		
Citocina	**Fonte**	**Células-alvo**	**Principais funções**
Interleucina 1, fator de necrose tumoral α e interleucina 6	Células apresentadoras de antígeno, tais como os macrófagos	Células T auxiliares; certas células cerebrais; numerosas células sistêmicas	Estimulam a expressão do receptor de IL-2; induzem febre; estimulam as respostas sistêmicas à inflamação, infecção e lesão
Interleucina 2	A maioria das células imunes	Células T auxiliares; células T citotóxicas; células NK; células B	Estimula a proliferação; promove a conversão em plasmócitos
Interferonas (tipo I)	A maioria dos tipos celulares	A maioria dos tipos celulares	Estimulam as células a produzir proteínas antivirais (resposta inata)
Interferonas (tipo II)	Células NK e células T auxiliares ativadas	Células NK e macrófagos	Estimulam a proliferação e a secreção de compostos citotóxicos
Quimiocinas	Células danificadas, incluindo células endoteliais	Neutrófilos e outros leucócitos	Facilitam o acúmulo de leucócitos em locais de lesão e inflamação

Estude e revise 18.1

■ Defesas imunes: **inatas** (inespecíficas, no sentido de que a identidade do alvo não é reconhecida) ou **adaptativas** (específicas, no sentido de que a identidade do alvo é reconhecida)

■ Células que medeiam a imunidade incluem os **leucócitos:**
  - **Células mieloides:** neutrófilos, eosinófilos, basófilos, monócitos, macrófagos, mastócitos e células dendríticas
  - **Células linfoides: linfócitos** incluindo as **células B,** as **células T,** as **células NK** e os **plasmócitos** (que se diferenciam a partir das células B)
  - Leucócitos: circulam no sangue, atuam principalmente nos tecidos

Estude e revise 18.1 — *continuação*

■ **Fagócitos:** incorporam materiais estranhos e os destroem intracelularmente (**fagocitose**)

■ **Citocinas:** mensageiros proteicos secretados por determinadas células imunes (bem como outras células), que regulam as respostas imunes
  - Possibilitam uma comunicação cruzada entre diferentes células do sistema imune.

Questão de revisão: *Distinga entre os diferentes tipos de leucócitos derivados das células mieloides, conforme mostrado na Tabela 18.1. Quais deles são fagocíticos? Quais deles secretam histamina? Quais deles são encontrados particularmente em locais em que os meios interno e externo entram em contato, como o tubo gastrintestinal?* **(A resposta está disponível no Apêndice A.)**

18.2 Respostas imunes inatas

As respostas imunes inatas defendem o organismo contra células ou materiais estranhos, sem a necessidade de reconhecer suas identidades específicas. Essas defesas reconhecem alguma propriedade molecular *geral*, que marca ou caracteriza o invasor como um estranho. Um grupo comum de marcas de identidade é frequentemente encontrado em classes particulares de carboidratos ou de lipídios que estão nas paredes celulares dos micróbios. Receptores de membrana plasmática em certas células imunes, bem como uma variedade de proteínas circulantes (particularmente uma família de proteínas denominada *complemento*), podem ligar-se a esses carboidratos e lipídios em etapas cruciais das respostas inatas. Esse uso de um sistema baseado em carboidratos e lipídios para detectar a presença de células estranhas constitui uma característica chave que distingue as respostas inatas das adaptativas, as quais reconhecem as células estranhas principalmente por meio de proteínas *específicas* produzidas por estas.

As respostas imunes inatas incluem a resposta à lesão ou infecção, conhecida como inflamação, e uma família de proteínas antivirais, denominadas interferonas. Entretanto, antes de analisar essas respostas, descreveremos de maneira sucinta como a própria superfície do corpo apresenta uma barreira à infecção.

Defesas das superfícies corporais

Embora não sejam *respostas* imunes, as primeiras linhas de defesa contra patógenos são as barreiras oferecidas pelas superfícies expostas ao meio externo. Por exemplo, poucos patógenos têm a capacidade de penetrar na pele intacta. Outras defesas de superfície especializadas são os pelos na entrada no nariz e os reflexos da tosse e do espirro, os quais protegem as superfícies internas do sistema respiratório. As várias glândulas da pele, as glândulas salivares e as glândulas lacrimais (lágrimas) desempenham uma função mais ativa na imunidade por secretarem substâncias químicas antimicrobianas. Essas substâncias podem incluir anticorpos, enzimas como a lisozima que destrói as paredes celulares das bactérias e uma proteína de ligação do ferro, denominada lactoferrina, que impede as bactérias de obter o ferro necessário para o seu funcionamento adequado.

O muco secretado pelo revestimento epitelial do sistema respiratório e do sistema gastrintestinal superior também contém substâncias químicas antimicrobianas; todavia, o mais importante é a característica pegajosa do muco. Assim, as partículas que aderem ao muco são impedidas de entrar no sangue. Elas são varridas pela ação ciliar em direção à faringe e, em seguida, deglutidas, como ocorre nas vias respiratórias superiores, ou são fagocitadas por macrófagos que se encontram nos vários revestimentos. Por fim, a secreção ácida do estômago também pode matar os patógenos, embora algumas bactérias possam sobreviver para colonizar o intestino grosso, no qual desempenham funções gastrintestinais benéficas.

Inflamação

A **inflamação** é a resposta local à infecção ou lesão. As funções da inflamação são destruir ou inativar invasores estranhos e preparar o local para o reparo tecidual. Os mediadores chave nesse processo são as células que atuam como fagócitos. Conforme já assinalado, os fagócitos mais importantes são os neutrófilos, os macrófagos e as células dendríticas.

Nesta seção, a inflamação é descrita tal como ocorre nas respostas inatas induzidas pela invasão de patógenos. A maior parte das mesmas respostas pode ser provocada por uma variedade de outras lesões – por exemplo, frio, calor e trauma. Além disso, veremos, posteriormente, que a inflamação acompanha muitas respostas imunes *adaptativas*, nas quais a inflamação torna-se amplificada.

A sequência de eventos locais que ocorre em uma resposta inflamatória inata típica a uma infecção bacteriana – causada, por exemplo, por um corte com uma farpa coberta de bactérias – está resumida na **Figura 18.1.** Os sinais familiares de lesão e inflamação teciduais consistem em rubor, edema, calor e dor locais. Entretanto, é importante ressaltar que a inflamação não é exclusiva das infecções bacterianas. Com efeito, a resposta inflamatória a muitos vírus pode ser extremamente grave.

Os eventos da inflamação subjacentes a esses sinais são induzidos e regulados por um grande número de mediadores químicos, alguns dos quais estão resumidos para referência na **Tabela 18.3** (nem todos esses mediadores serão descritos neste capítulo). Nessa tabela, observe que alguns desses mediadores são citocinas.

Qualquer evento específico da inflamação, como vasodilatação, pode ser induzido por múltiplos mediadores. Além disso, qualquer dado mediador pode induzir mais de um evento. Com base em suas origens, os mediadores são classificados em duas categorias gerais: (1) polipeptídios (p. ex., um grupo conhecido como cininas) produzidos na área infectada por ações enzimáticas sobre proteínas precursoras que circulam no plasma; e (2) substâncias secretadas no líquido extracelular a partir de células que já existem na área infectada (p. ex., células lesionadas ou mastócitos) ou que entram na área durante a inflamação (p. ex., neutrófilos).

Acompanhemos, agora, passo a passo, o processo resumido na Figura 18.1 partindo do pressuposto de que a infecção bacteriana em nosso exemplo esteja localizada no tecido imediatamente abaixo da pele. Se as bactérias invasoras entrarem no sangue ou na linfa, ocorrerão respostas inflamatórias semelhantes em qualquer outro tecido ou órgão alcançado pelos microrganismos transportados pelo sangue ou pela linfa.

Vasodilatação e aumento da permeabilidade às proteínas

Diversos mediadores químicos causam dilatação da maioria dos vasos da microcirculação em uma área infectada e/ou danificada. Os mediadores também fazem com que os capilares e as vênulas locais se tornem permeáveis às proteínas ao induzir a contração das suas células endoteliais, com consequente criação de espaços entre elas, por meio dos quais as proteínas podem se mover.

O valor adaptativo dessas alterações vasculares é duplo: (1) o aumento do fluxo sanguíneo para a área inflamada (que é responsável pelo rubor e calor) aumenta o aporte de proteínas e de leucócitos; e (2) o aumento da permeabilidade às proteínas assegura que as proteínas plasmáticas que participam da inflamação – muitas das quais são normalmente

Capítulo 18 Sistema Imune

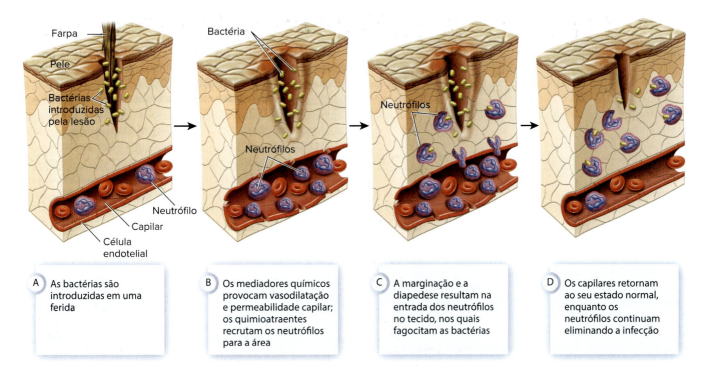

Figura 18.1 Ilustração simplificada dos eventos inflamatórios locais que ocorrem em resposta a um ferimento.

contidas pelo endotélio intacto – possam ter acesso ao líquido intersticial.

Por meio dos mecanismos descritos no Capítulo 12 (ver Figura 12.43), a vasodilatação e o aumento da permeabilidade às proteínas provocam, entretanto, uma filtração efetiva de plasma para dentro do líquido intersticial, com consequente formação de edema. Isso explica o edema observado em uma área inflamada, que constitui simplesmente uma consequência das alterações da microcirculação e que não dispõe de nenhum valor adaptativo próprio conhecido.

Quimiotaxia

Com o início da inflamação, os neutrófilos circulantes começam a sair da corrente sanguínea por meio do endotélio dos capilares e das vênulas para entrar na área inflamada (ver Figura 18.1). Esse processo em múltiplas etapas é conhecido

TABELA 18.3	Alguns mediadores inflamatórios locais importantes.	
Mediador	**Fonte**	**Funções selecionadas**
Cininas	Produzidas a partir da ação enzimática sobre proteínas plasmáticas	Dilatam os vasos sanguíneos; aumentam a permeabilidade vascular
Complemento	Produzido a partir da ação enzimática sobre proteínas plasmáticas	Opsoniza ou mata diretamente os patógenos
Produtos da coagulação sanguínea	Produzidos a partir da ação enzimática sobre proteínas plasmáticas	Reparo tecidual
Histamina	Secretada por mastócitos e células lesionadas	Aumenta a permeabilidade vascular
Eicosanoides	Secretados por muitos tipos de células, incluindo células mieloides	Vasodilatação; desencadeiam a sensação de dor; induzem a febre
Fator de ativação das plaquetas	Secretado por muitos tipos de células; incluindo células mieloides, células endoteliais, plaquetas, células teciduais lesionadas	Amplifica muitos aspectos da inflamação; ajuda na agregação plaquetária
Citocinas, incluindo quimiocinas	Secretadas por células imunes ativadas, monócitos, macrófagos, neutrófilos, linfócitos e vários tipos de células não imunes, incluindo células endoteliais e fibroblastos	Quimioatração para os leucócitos
Enzimas lisossômicas, óxido nítrico e outras substâncias derivadas do oxigênio	Secretados por células lesionadas, neutrófilos e macrófagos	Destruição de macromoléculas dos patógenos

como **quimiotaxia**. Ele envolve uma variedade de moléculas de adesão de proteínas e carboidratos tanto nas células endoteliais quanto nos neutrófilos. A quimiotaxia é regulada por moléculas mensageiras liberadas por células na área lesionada, incluindo mastócitos e células endoteliais. Esses mensageiros são coletivamente denominados **quimioatraentes** (também designados como **quimiotaxinas** ou fatores quimiotáticos).

No primeiro estágio, o neutrófilo é frouxamente enlaçado às células endoteliais por certas moléculas de adesão. Esse evento, conhecido como **marginação**, ocorre com o rolamento dos neutrófilos ao longo da superfície do vaso. Em essência, esse evento inicial reversível expõe o neutrófilo aos quimioatraentes que estão liberados na área lesionada. Esses quimioatraentes atuam sobre o neutrófilo, para induzir o rápido aparecimento de outra classe de moléculas de adesão em sua membrana plasmática – moléculas que se ligam firmemente às suas moléculas correspondentes na superfície das células endoteliais. Em consequência, os neutrófilos acumulam-se ao longo do local da lesão, em vez de serem carregados para longe, com o fluxo sanguíneo.

No estágio seguinte, conhecido como **diapedese**, uma projeção estreita do neutrófilo é inserida no espaço existente entre duas células endoteliais, e todo o neutrófilo se espreme por meio da parede endotelial, penetrando no líquido intersticial. Dessa maneira, números enormes de neutrófilos migram para a área inflamada. Uma vez no líquido intersticial, os neutrófilos seguem um gradiente quimiotático e migram para o local de dano tecidual (quimiotaxia). Isso ocorre devido à liberação de quimioatraentes pelas células imunes inatas estimuladas pelos patógenos. Como resultado, os neutrófilos tendem a se dirigir para os patógenos que entraram na área lesionada.

O movimento dos leucócitos do sangue para a área lesionada não se limita aos neutrófilos. Por exemplo, os monócitos seguem esse trajeto posteriormente; uma vez no tecido, eles sofrem mudanças anatômicas e funcionais, que os transformam em macrófagos.

Um aspecto importante do processo de quimiotaxia em múltiplas etapas é que ele proporciona uma seletividade e flexibilidade para a migração dos vários tipos de leucócitos. As múltiplas moléculas de adesão, que são relativamente distintas para os diferentes leucócitos, são controladas por diferentes conjuntos de quimioatraentes. Nesse aspecto, aquelas citocinas que atuam como quimioatraentes para subgrupos distintos de leucócitos são particularmente importantes. Por exemplo, um tipo de citocina estimula a quimiotaxia dos neutrófilos, enquanto outro tipo estimula a dos eosinófilos. Em consequência, os subgrupos de leucócitos podem ser estimulados a penetrar em determinados tecidos em momentos designados durante a resposta inflamatória, dependendo do tipo de invasor e da resposta das citocinas que o invasor induz. As várias citocinas que exercem ações quimioatraentes são coletivamente designadas como **quimiocinas**.

Morte dos patógenos por fagócitos

Uma vez que os neutrófilos e outros leucócitos chegam ao local de uma infecção, eles começam o processo de destruição dos patógenos invasores por fagocitose. A etapa inicial na fagocitose consiste no contato entre as superfícies do fagócito e do patógeno. Um dos principais fatores de deflagração da fagocitose durante esse contato é a interação dos receptores de superfície dos fagócitos com determinados carboidratos ou lipídios presentes nas paredes celulares do patógeno ou do micróbio. Entretanto, o contato nem sempre é suficiente para desencadear a fagocitose, particularmente no caso das bactérias que são circundadas por uma cápsula gelatinosa espessa; em vez disso, fatores químicos produzidos pelo corpo podem ligar firmemente o fagócito ao patógeno e, dessa maneira, intensificar a fagocitose. Qualquer substância capaz de realizar esse processo é conhecida como **opsonina**, um termo que se origina da palavra grega que significa "preparar para comer".

Quando um fagócito incorpora uma bactéria, por exemplo (**Figura 18.2**), o saco interno contendo micróbio, que é formado nessa etapa, é denominado **fagossomo**. O micróbio é separado do citosol do fagócito por uma camada de membrana plasmática. Em seguida, a membrana do fagossomo entra em contato com um dos lisossomos do fagócito, que é repleto de uma variedade de enzimas hidrolíticas. As membranas do fagossomo e do lisossomo fundem-se e as vesículas combinadas são, agora, denominadas **fagolisossomo**. No interior do fagolisossomo, as enzimas lisossômicas degradam as macromoléculas do micróbio. Além disso, outras enzimas na membrana do fagolisossomo produzem **óxido nítrico**, bem como **peróxido de hidrogênio** e outros derivados do oxigênio, todos os quais são extremamente destrutivos para as macromoléculas do micróbio.

Essa destruição intracelular não constitui a única maneira pela qual os fagócitos são capazes de matar os patógenos (**Figura 18.3**). Os fagócitos também liberam substâncias antimicrobianas para o líquido extracelular, no qual essas substâncias podem destruir os patógenos sem fagocitose prévia. Algumas dessas substâncias (p. ex., óxido nítrico), que são liberadas no líquido extracelular, também atuam como mediadores inflamatórios. Por conseguinte, quando os fagócitos entram na área e deparam-se com os patógenos, mecanismos de retroalimentação positiva causam a liberação de mediadores inflamatórios, incluindo quimiocinas, que atraem mais fagócitos.

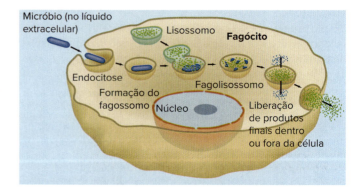

Figura 18.2 Fagocitose e destruição intracelular de um micróbio. Após ter ocorrido destruição no fagolisossomo, os produtos finais são liberados no exterior da célula por exocitose ou são utilizados pela célula para o seu próprio metabolismo.

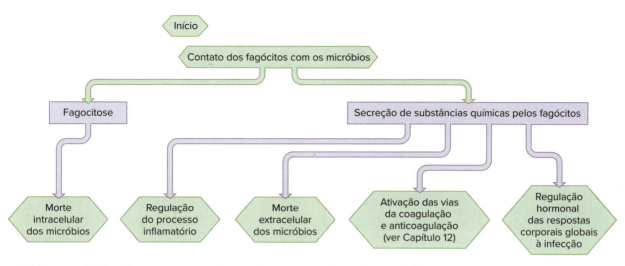

Figura 18.3 Funções dos fagócitos nas respostas imunes inatas. A regulação hormonal das respostas corporais globais à infecção, considerada, em parte, no Capítulo 11, também será discutida mais adiante neste capítulo.

Complemento

A família de proteínas plasmáticas, conhecida como **complemento**, fornece outra maneira de destruição extracelular dos patógenos sem a necessidade de fagocitose prévia. Certas proteínas do complemento estão sempre circulando no sangue em um estado inativo. Com a ativação de uma proteína do complemento, em resposta à infecção ou dano celular, ocorre uma cascata, de modo que essa proteína ativa passa a ativar uma segunda proteína do complemento, que ativa uma terceira, e assim por diante. Dessa maneira, são produzidas múltiplas proteínas ativas do complemento no líquido extracelular da área infectada a partir de moléculas inativas do complemento que entraram a partir da corrente sanguínea. Como esse sistema consiste em pelo menos 30 proteínas distintas, ele é extremamente complexo, de modo que identificaremos as funções de apenas algumas das proteínas individuais do complemento.

A proteína central da cascata do complemento é denominada C3. A ativação de C3 inicia uma série de eventos. O primeiro deles consiste na deposição de **C3b**, um componente de C3, sobre a superfície do micróbio. O C3b atua como uma opsonina, que é reconhecida por receptores presentes nos fagócitos, cujo alvo é o patógeno para destruição, conforme mostrado para uma bactéria na **Figura 18.4**. O C3b também faz parte de uma enzima proteolítica, que amplifica a cascata do complemento e leva ao desenvolvimento de uma proteína de múltiplas unidades, denominada **complexo de ataque à membrana** (**MAC**, do inglês *membrane attack complex*). O MAC insere-se na membrana plasmática da bactéria (ou no revestimento proteico do vírus) e forma canais semelhantes a poros na membrana, tornando-a permeável. Ocorre entrada de água, íons e pequenas moléculas no patógeno, o que desequilibra o ambiente intracelular e mata o patógeno.

Além de fornecer uma maneira de destruição direta dos patógenos, o sistema complemento desempenha outras funções importantes na inflamação (**Figura 18.5**). Algumas das moléculas ativadas do complemento ao longo da cascata causam, direta ou indiretamente (por meio da estimulação da liberação de outros mediadores inflamatórios), vasodilatação, aumento da permeabilidade microvascular às proteínas e quimiotaxia.

Como veremos mais adiante, os anticorpos, que constituem uma classe de proteínas secretadas por determinados linfócitos, são necessários para ativar a primeira proteína do complemento, **C1,** na sequência completa conhecida como **via clássica do complemento.** Entretanto, os linfócitos não estão envolvidos na inflamação *inespecífica,* que é o nosso tema atual. Como, então, a sequência do complemento é iniciada durante a inflamação inespecífica? A resposta é que

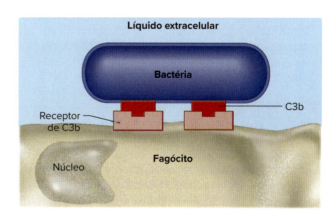

Figura 18.4 Exemplo de C3b do complemento como opsonina para bactérias. Uma parte do C3b liga-se de modo inespecífico aos carboidratos presentes na superfície da bactéria, enquanto a outra parte liga-se a sítios receptores específicos de C3b na membrana plasmática do fagócito. As estruturas não estão desenhadas em escala.

APLICAÇÃO DO CONCEITO

- Em capítulos anteriores, você aprendeu algumas das características das interações entre ligantes e receptores (p. ex., ver as Figuras 3.26 a 3.31). Após rever as Figuras 3.26 a 3.31, formule uma hipótese sobre as características gerais que podem tornar o receptor de C3b apropriado para a ligação de C3b, mas não de outros ligantes.

A resposta está disponível no Apêndice A.

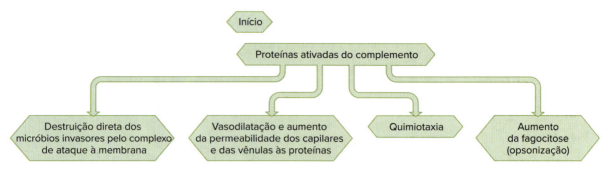

Figura 18.5 Funções das proteínas do complemento. Os efeitos sobre os vasos sanguíneos e sobre a quimiotaxia são exercidos tanto diretamente por moléculas do complemento quanto indiretamente por meio de outros mediadores inflamatórios (p. ex., histamina), que são liberados pelas moléculas do complemento.

existem, pelo menos, duas outras maneiras de ativar o complemento, incluindo uma delas, denominada **via alternativa do complemento**, que não depende de anticorpos e que passa ao lado do C1. A via alternativa é iniciada como resultado de interações entre carboidratos na superfície dos micróbios e moléculas inativas do complemento depois do C1. Essas interações levam à formação do C3b ativo, a opsonina descrita no parágrafo anterior, bem como à ativação das moléculas subsequentes do complemento na via. Entretanto, nem todos os micróbios contam com uma superfície propícia para iniciar a via alternativa.

Outras opsoninas nas respostas inatas

Além do C3b do complemento, outras proteínas plasmáticas podem ligar-se de modo inespecífico aos carboidratos ou aos lipídios na parede celular dos micróbios e facilitar a opsonização. Muitas delas – por exemplo, a **proteína C reativa** – são produzidas pelo fígado e sempre são encontradas em certa concentração no plasma. Todavia, a sua produção e concentrações plasmáticas aumentam acentuadamente durante a inflamação.

Reparo tecidual

O reparo tecidual constitui o estágio final da inflamação. Dependendo do tecido envolvido, a multiplicação de células específicas do órgão por divisão celular pode ou não ocorrer durante esse estágio. Por exemplo, as células do fígado multiplicam-se, o que não ocorre com as células do músculo esquelético. Em qualquer caso, os fibroblastos (um tipo de célula do tecido conjuntivo), que residem na área, dividem-se rapidamente e começam a secretar grandes quantidades de colágeno, enquanto células dos vasos sanguíneos proliferam em um processo denominado angiogênese. Todos esses eventos são produzidos por mediadores químicos, em particular por um grupo de fatores de crescimento produzidos localmente. Por fim, ocorre remodelagem à medida que o processo de cicatrização termina. O reparo final pode não ser perfeito, deixando uma cicatriz.

Interferonas

As interferonas são citocinas e são agrupadas em duas famílias, denominadas interferonas do tipo I e do tipo II. As **interferonas tipo I** incluem várias proteínas que inibem de modo inespecífico a replicação dos vírus dentro das células hospedeiras. Em resposta à infecção por um vírus, a maioria dos tipos celulares produz essas interferonas e as secreta no líquido extracelular. Em seguida, as interferonas tipo I ligam-se a receptores da membrana plasmática sobre a célula secretora e outras células, estejam elas ou não infectadas (**Figura 18.6**). Essa ligação desencadeia a síntese de dezenas de diferentes proteínas antivirais pela célula. Se a célula já estiver infectada, ou se ela eventualmente se tornar infectada, essas proteínas interferem na capacidade de replicação dos vírus. As interferonas tipo I também atuam na destruição das células tumorais e na produção de febre durante uma infecção.

As ações das interferonas tipo I anteriormente descritas não são específicas. Muitos tipos de vírus induzem a síntese de interferonas, as quais, por sua vez, podem inibir a multiplicação de muitos tipos de vírus (entretanto, pesquisas recentes revelaram que as interferonas tipo I também influenciam a natureza de certos aspectos da resposta imune adaptativa). Todavia, alguns vírus, incluindo o novo vírus denominado **coronavírus 2 da síndrome respiratória aguda grave** (**SARS-CoV-2,** do inglês *severe acute respiratory syndrome coronavirus 2*) que é responsável pela pandemia da **doença por coronavírus 2019** (**covid-19,** do inglês *coronavirus disease 2019*), desenvolveram mecanismos que impedem ou que limitam as células de produzir interferonas. A perda das interferonas faz com que o hospedeiro tenha mais dificuldade em livrar-se da infecção.

O único membro das **interferonas tipo II** – denominada interferona **gama** – é produzido pelas células imunes. Essa interferona potencializa algumas das ações das interferonas tipo I, intensifica a atividade destrutiva dos macrófagos contra as bactérias e atua como quimiocina no processo inflamatório.

Receptores do tipo Toll

No início desta seção, mencionamos que a imunidade inata frequentemente depende do reconhecimento, por uma célula imune, de alguma característica molecular geral comum a muitos tipos de patógenos. Essas características são denominadas **padrões moleculares associados a patógenos** (**PAMP,** do inglês *pathogen-associated molecular patterns*). Podemos nos perguntar agora: Como esse reconhecimento é feito? Em 1985, pesquisadores interessados em descobrir como embriões de animais se diferenciam em organismos maduros identificaram uma proteína, que denominaram Toll (hoje em dia, denominada Toll-1), que era necessária

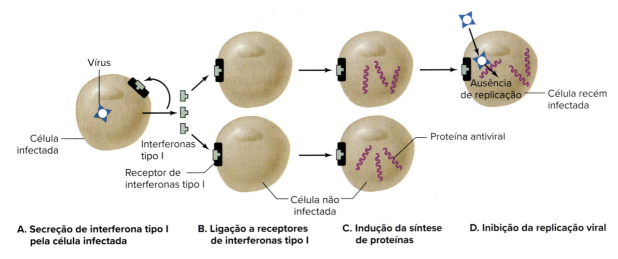

Figura 18.6 Função da interferona tipo I na prevenção da replicação viral. **A.** A maioria dos tipos de células, quando infectada por vírus, secreta interferonas tipo I, que entram no líquido intersticial e (**B**) ligam-se a receptores de interferonas tipo I sobre as próprias células secretoras (função autócrina) e células adjacentes (função parácrina). Além disso, algumas interferonas tipo I entram no sangue e ligam-se a receptores de interferonas tipo I encontrados em células muito distantes (função endócrina). **C.** A ligação das interferonas tipo I a seus receptores induz a síntese de proteínas que (**D**) inibem a replicação do vírus se houver entrada de vírus na célula.

APLICAÇÃO DO CONCEITO

- Existem outros exemplos, além das secreções imunes, em que uma única substância possa atuar como substância tanto endócrina quanto parácrina? (*Dica:* consultar os Capítulos 11, 15 e 17 para ajuda, se necessário.)

A resposta está disponível no Apêndice A.

---

para a orientação dorsoventral correta de moscas-das-frutas em desenvolvimento. Todavia, em 1996, foi descoberto que a proteína Toll-1 também conferia às moscas-das-frutas *adultas* a capacidade de combater infecções fúngicas, uma descoberta que foi reconhecida, em 2011, com o Prêmio Nobel em Fisiologia ou Medicina. Desde então, foi descoberta uma família de proteínas Toll em animais, desde nematódeos até mamíferos, incluindo os seres humanos; essas proteínas são expressas no plasma e nas membranas endossômicas dos macrófagos e das células dendríticas, entre outras células. Uma das funções dessas proteínas consiste em reconhecer características moleculares altamente conservadas associadas a patógenos (i. e., PAMP) e em ligar-se a esses padrões; esses PAMP incluem lipopolissacarídios e outros lipídios e carboidratos, ácidos nucleicos virais e bacterianos e uma proteína encontrada no flagelo, comum a numerosas bactérias. Quando ocorre ligação de um desses ligantes à membrana plasmática, são produzidos segundos mensageiros dentro da célula imune, o que leva à secreção de várias citocinas que atuam como mediadores inflamatórios, descritos na Tabela 18.3, como IL-1, IL-12 e TNF-α. Por sua vez, esses mediadores estimulam a atividade das células imunes envolvidas na resposta imune inata. Alguns desses sinais também ativam células envolvidas na resposta imune adaptativa.

Como muitas das proteínas Toll estão ligadas à membrana plasmática, ligam-se a ligantes extracelulares e induzem a formação de segundos mensageiros, elas são designadas como *receptores;* a família dessas proteínas é conhecida como **receptores do tipo Toll** (**TLR**, do inglês *Toll-like receptors*). Apesar disso, nem todos os TLR geram sinais intracelulares quando ligados a um ligante; alguns TLR induzem a fixação de um micróbio a um macrófago, por exemplo, resultando em sua fagocitose e destruição subsequente.

Os TLR pertencem a uma família de proteínas, denominadas **receptores de reconhecimento de padrões** (**PRR,** do inglês *pattern-recognition receptors*), todos os quais reconhecem uma ampla variedade de ligantes encontrados em muitos patógenos e ligam-se a eles. Esses ligantes têm características moleculares conservadas, que geralmente são consideradas vitais para a sobrevida ou a função do patógeno. Estima-se que até mil dessas características moleculares sejam reconhecidas pelos PRR. Entre as células imunes envolvidas na imunidade inata, os TLR são encontrados principalmente nas membranas das células dendríticas e dos macrófagos.

A importância dos TLR nos mamíferos foi demonstrada em camundongos que carregam uma forma mutada de um membro da família denominada Toll-4. Esses camundongos são hipersensíveis aos efeitos das injeções contendo lipopolissacarídio da molécula da parede celular (para simular uma infecção bacteriana) e têm menos capacidade de impedir uma infecção bacteriana. Nos seres humanos, estudos recentes sugerem que certas variantes de ocorrência natural de um TLR específico estão associadas a um risco aumentado para certas doenças.

Na atualidade, os TLR constituem uma área ativa de pesquisa entre biologistas, tendo em vista a sua importância como fatores de desenvolvimento nos invertebrados e o seu significado imunológico em alguns invertebrados adultos e, possivelmente, em todos os vertebrados. Certos domínios desses receptores também foram identificados em plantas, nas quais eles também parecem estar envolvidos na resistência à doença, e até mesmo em procariotos, nos quais podem ajudar os organismos a se proteger contra fagos potencialmente prejudiciais. Por conseguinte, os TLR podem estar entre os primeiros mecanismos que evoluíram nos organismos vivos para protegê-los contra infecções por patógenos.

Estude e revise 18.2

- **Barreiras externas contra a infecção** incluem:
  - Pele
  - Revestimentos e os cílios do sistema respiratório e sistemas gastrintestinal e geniturinário
  - Substâncias químicas antimicrobianas nas secreções glandulares
- **Imunidade inata:** defesa do corpo contra uma ampla variedade de patógenos, incluindo vírus, bactérias e parasitas
  - Não depende da natureza do patógeno ou do animal ter sido ou não anteriormente exposto a esse patógeno
- **Inflamação:** característica essencial da imunidade inata, caracterizada por vasodilatação local, aumento da permeabilidade vascular às proteínas, **quimiotaxia** e **diapedese** dos fagócitos, destruição do invasor por fagocitose ou morte extracelular e reparo dos tecidos
  - Os mediadores químicos que controlam esses processos são liberados por células na área ou produzidos no meio extracelular a partir de proteínas plasmáticas
  - Os fagócitos envolvidos incluem os **neutrófilos**, os **monócitos**, os **macrófagos** e as **células dendríticas**
  - **Opsonina:** qualquer substância ou molécula do patógeno que liga um patógeno a uma célula imune inata, como um fagócito
  - **Complemento:** família de proteínas plasmáticas (incluindo **C3b**) ativadas durante a inflamação pela **via clássica do complemento** (imunidade adaptativa) ou pela **via alternativa do complemento** (imunidade inata); não apenas estimula muitas das etapas da inflamação, como também medeia a morte extracelular por meio do **complexo de ataque à membrana**
- **Interferonas:** mediadores químicos produzidos por células infectadas por vírus, que estimulam a produção de proteínas intracelulares, que inibem a replicação viral
- **Receptores do tipo Toll (TLR):** proteínas evolutivamente antigas, que reconhecem **padrões moleculares associados a patógenos (PAMP)**, que constitue características compartilhadas de muitos patógenos
  - Presentes nas membranas das células dendríticas, dos macrófagos e de certas células não imunes
  - A ligação do patógeno a um TLR gera sinais intracelulares, que resultam na secreção de mediadores inflamatórios, incluindo certas citocinas
  - Os TLR pertencem a uma família de proteínas denominadas **receptores de reconhecimento de padrões** e podem estar entre as primeiras moléculas que evoluíram nos organismos eucarióticos para combater as doenças microbianas.

Questão de revisão: Descreva em sequência as principais etapas da inflamação que ocorrem após uma infecção local, como uma farpa, descrita no capítulo. A natureza da resposta depende de que tipos de bactérias introduzidas pela lesão?
(A resposta está disponível no Apêndice A.)

18.3 Respostas imunes adaptativas

Em virtude da complexidade das respostas imunes adaptativas, apresentamos uma visão geral como breve orientação antes que sejam fornecidos mais detalhes sobre os vários componentes da resposta.

Visão geral

Os linfócitos constituem as células essenciais nas respostas imunes adaptativas. Diferentemente dos mecanismos envolvidos na resposta inata, os linfócitos precisam reconhecer o material estranho específico a ser atacado. Qualquer molécula que possa desencadear uma resposta imune adaptativa contra ela própria ou contra a célula que a carrega é denominada **antígeno.** Do ponto de vista técnico, um antígeno é qualquer molécula, independentemente de sua estrutura, localização ou função, que se liga a um anticorpo ou receptor de linfócitos; se a ligação induzir uma resposta imune específica contra a substância, esse antígeno também é denominado *imunógeno.* Como a maioria dos antígenos induz uma resposta imune, ignoraremos essa distinção e empregaremos apenas o termo *antígeno* em todo o capítulo. Por conseguinte, um antígeno refere-se a qualquer molécula que o hospedeiro não reconhece como própria (autóctone). Os antígenos são, em sua maioria, proteínas ou polissacarídios muito grandes. Os antígenos incluem os revestimentos proteicos dos vírus, proteínas específicas presentes em bactérias e em outras células estranhas, algumas células cancerosas, células transplantadas e toxinas. A capacidade dos linfócitos de distinguir um antígeno do outro confere especificidade às respostas imunes nas quais participam.

Uma resposta imune adaptativa típica pode ser dividida em três estágios:

1. **Encontro e reconhecimento de um antígeno pelos linfócitos.** Durante o seu desenvolvimento, cada linfócito sintetiza e insere em sua membrana plasmática múltiplas cópias de um único tipo de receptor, que pode ligar-se a um antígeno específico. Posteriormente, se o linfócito entrar em contato com esse antígeno, o antígeno torna-se ligado aos receptores. Essa ligação é o significado físico-químico do termo *reconhecer* em imunologia. Como resultado, a capacidade dos linfócitos de distinguir um antígeno do outro é determinada pela natureza de seus receptores na membrana plasmática. *Cada linfócito é específico para apenas um tipo de antígeno*
2. **Ativação dos linfócitos.** Deve ocorrer a ligação de um antígeno a um receptor para a ativação dos linfócitos. Com a ligação a um antígeno, o linfócito torna-se ativado e sofre múltiplos ciclos de divisão celular. Como resultado, muitas células linfócito-filhas desenvolvem-se a partir de um único progenitor, as quais são idênticas na sua capacidade de reconhecer um antígeno específico; esse processo é denominado **expansão clonal.** Em um indivíduo típico, estima-se que a população de linfócitos expresse mais de 100 milhões de receptores de antígenos distintos. Após a sua ativação, alguns linfócitos atuarão como linfócitos efetores para executar a resposta de ataque. Outros serão deixados como **células de memória,** prontas para reconhecer o antígeno caso ele retorne no futuro

3. **O ataque lançado pelos linfócitos ativados e suas secreções.** Os linfócitos efetores ativados lançam um ataque contra os antígenos que são reconhecidos pelo receptor específico do antígeno. As células B ativadas, que compreendem um grupo de linfócitos, diferenciam-se em plasmócitos, que secretam anticorpos no sangue. Esses anticorpos opsonizam os patógenos ou as substâncias estranhas e os transformam em alvos para ataque pelas células imunes inatas, tais como os macrófagos. As células T citotóxicas ativadas, que representam outro tipo de linfócitos, atacam diretamente e matam as células portadoras dos antígenos. Uma vez concluído o ataque com sucesso, a grande maioria das células B, plasmócitos e células T que participaram no ataque morre por apoptose. A morte oportuna dessas células efetoras constitui uma resposta homeostática, que impede que a resposta imune se torne excessiva e continue após a eliminação da infecção. Entretanto, as células de memória persistem mesmo após a conclusão bem-sucedida da resposta imune.

Órgãos linfoides e origens dos linfócitos

Nossa primeira tarefa é descrever os órgãos e os tecidos a partir dos quais os linfócitos se originam e onde estabelecem residência. Em seguida, são descritos os vários tipos de linfócitos citados na visão geral e resumidos na Tabela 18.1.

Órgãos linfoides

À semelhança de todos os leucócitos, os linfócitos circulam no sangue. Entretanto, em qualquer momento determinado, a grande maioria dos linfócitos, na realidade, não se encontra no sangue, porém em um grupo de órgãos coletivamente denominados **órgãos linfoides**. Esses órgãos são subdivididos em órgãos linfoides primários e secundários.

Os **órgãos linfoides primários** são a medula óssea e o timo. Esses órgãos constituem os locais iniciais de desenvolvimento dos linfócitos. Eles suprem o corpo com linfócitos maduros, porém virgens – ou seja, linfócitos que ainda não foram ativados por um antígeno específico. A medula óssea e o timo, normalmente, não são locais nos quais os linfócitos virgens sofrem ativação durante uma resposta imune.

Os **órgãos linfoides secundários** incluem os linfonodos, o baço, as tonsilas e acúmulos de linfócitos nos revestimentos do sistema intestinal e dos sistemas respiratório, genital e urinário. Nos órgãos linfoides secundários é que os linfócitos virgens são ativados para participar das respostas imunes adaptativas.

Já ressaltamos que a medula óssea e o timo fornecem linfócitos maduros para os órgãos linfoides secundários. Todavia, os linfócitos nos órgãos secundários não são, em sua maioria, as mesmas células que se originaram nos órgãos linfoides primários. A explicação para esse aparente paradoxo é que, uma vez no órgão secundário, o linfócito maduro proveniente da medula óssea ou do timo pode sofrer divisão celular, produzindo linfócitos idênticos adicionais, os quais, por sua vez, sofrem divisão celular, e assim por diante. Em outras palavras, todos os linfócitos são *descendentes* de ancestrais que amadureceram na medula óssea ou no timo, mas podem não ter, eles mesmos, se originado nesses órgãos. Todas as células da progênie, derivadas da divisão celular de um único linfócito, constituem um **clone** de linfócitos.

Não existe nenhuma ligação anatômica, além do sistema circulatório, entre os vários órgãos linfoides. Vamos olhar esses órgãos de maneira sucinta – com exceção da medula óssea, que foi descrita na Seção 12.1 do Capítulo 12.

O **timo** localiza-se na parte superior do tórax. Seu tamanho varia de acordo com a idade; é relativamente grande por ocasião do nascimento e continua crescendo até a puberdade, quando sofre atrofia gradual e é substituído por tecido adiposo. Antes de sua atrofia, o timo consiste, principalmente, em linfócitos imaturos, que se transformarão em células T maduras, as quais, finalmente, migrarão por meio da corrente sanguínea até os órgãos linfoides secundários.

Lembre-se do Capítulo 12, de que o líquido que flui nos vasos linfáticos é denominado *linfa*. A linfa é líquido intersticial que entrou nos capilares linfáticos e é direcionada até os grandes vasos linfáticos, que drenam nas veias sistêmicas. Durante esse trajeto, a linfa flui por meio dos **linfonodos** distribuídos ao longo dos vasos. Por conseguinte, a linfa é a via pela qual os linfócitos nos linfonodos entram em contato com os antígenos que os ativam. Cada linfonodo é uma colmeia de cavidades ou seios preenchidos por linfa e grandes agrupamentos de linfócitos (os nódulos linfáticos) (**Figura 18.7**). Os linfonodos também contêm muitos macrófagos e células dendríticas.

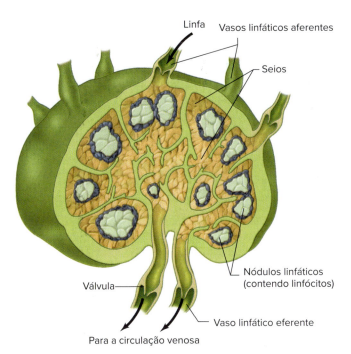

Ilustração do interior de um linfonodo

Figura 18.7 Anatomia de um linfonodo.

APLICAÇÃO DO CONCEITO

- A resposta imune inata inclui a vasodilatação da microcirculação e um aumento da permeabilidade dos capilares às proteínas (ver Figura 18.1). De que maneira essas alterações podem intensificar a resposta imune adaptativa durante uma infecção? (*Dica:* que efeito teriam essas alterações circulatórias sobre o volume de líquido no espaço intersticial e, portanto, sobre o fluxo de linfa?)

A resposta está disponível no Apêndice A.

O **baço**, é o maior dos órgãos linfoides secundários, localiza-se na parte esquerda da cavidade abdominal, entre o estômago e o diafragma. O baço é para o sangue circulante o que os linfonodos são para a linfa. O sangue percola por meio da rede vascular no interior do baço, no qual se encontram grandes coleções de linfócitos, macrófagos e células dendríticas. Além de interagir com os linfócitos, os macrófagos do baço também fagocitam os eritrócitos senescentes ou mortos.

As **tonsilas** e as **adenoides** são um grupo de pequenos órgãos linfoides arredondados, que estão localizados na faringe. Esses órgãos são preenchidos de linfócitos, macrófagos e células dendríticas e apresentam aberturas para a superfície da faringe, denominadas criptas. Os linfócitos nesses órgãos respondem aos micróbios que chegam com o alimento ingerido e por meio do ar inspirado.

Em qualquer momento determinado, alguns linfócitos estão seguindo o seu trajeto desde a medula óssea ou do timo para os órgãos linfoides secundários. Todavia, a grande maioria consiste em células que participam do tráfego de linfócitos *entre* os órgãos linfoides secundários, sangue, linfa e todos os tecidos do corpo. Os linfócitos originários de todos os órgãos linfoides secundários entram constantemente nos vasos linfáticos que os drenam (todos os órgãos linfoides, e não apenas os linfonodos, são drenados por vasos linfáticos). A partir desse local, são transportados para o sangue. Simultaneamente, alguns linfócitos do sangue estão passando através do endotélio das vênulas em todo o corpo para entrar no líquido intersticial. A partir do líquido intersticial, eles movem-se para dentro dos capilares linfáticos e ao longo dos vasos linfáticos até os linfonodos. Em seguida, podem deixar os vasos linfáticos para estabelecer residência no linfonodo.

Essa recirculação ocorre o tempo todo, e não apenas durante uma infecção, embora a migração dos linfócitos para uma área inflamada seja acentuadamente aumentada pelo processo de quimiotaxia (ver Figura 18.1). O tráfego dos linfócitos aumenta enormemente a probabilidade de que qualquer linfócito encontre com o antígeno que ele é especificamente programado a reconhecer.

Origens dos linfócitos

As múltiplas populações e subpopulações de linfócitos estão resumidas na Tabela 18.1. Os *linfócitos B* (*células B*) amadurecem na medula óssea e, em seguida, são transportados pelo sangue até os órgãos linfoides secundários (**Figura 18.8**). Esse processo de maturação e migração continua durante toda a vida do indivíduo. Todas as gerações de linfócitos que surgem subsequentemente a partir dessas células, por divisão celular, nos órgãos linfoides secundários, serão idênticas às células parentais – ou seja, serão clones de células B.

Diferentemente das células B, outros linfócitos deixam a medula óssea no estado imaturo durante a vida fetal e no início da vida neonatal. Eles são transportados até o timo, no qual amadurecem antes de seguir o seu trajeto para os órgãos linfoides secundários. Essas células são denominadas *linfócitos T* (*células T*). À semelhança das células B, as células T também sofrem divisão celular nos órgãos linfoides secundários, sendo a progênie idêntica às células T originais, portanto, parte do clone de células T.

Além das células B e T, existe outra população distinta de linfócitos, denominada *células natural killer* (*NK*). Essas células originam-se na medula óssea, porém os seus precursores e história de vida ainda não estão bem esclarecidos. Como veremos adiante, as células NK, diferentemente das células B e T, não são específicas para determinado antígeno.

Respostas humorais e mediadas por células: funções das células B e das células T

Células B

Após a sua ativação, as células B diferenciam-se em plasmócitos, que secretam **anticorpos**. Os anticorpos são proteínas que percorrem todo o corpo para alcançar antígenos idênticos aos que estimularam a sua produção. Nos líquidos corporais fora das células, os anticorpos combinam-se com esses antígenos e dirigem um ataque que elimina os antígenos ou as células que os apresentam.

As **respostas mediadas por anticorpos** são também denominadas respostas *humorais*, em que o adjetivo humoral indica uma comunicação "por meio de mensageiros químicos solúveis" (nesse caso, os anticorpos no sangue). As respostas mediadas por anticorpos apresentam uma diversidade de alvos extremamente ampla e constituem a principal defesa contra bactérias, vírus e outros patógenos no líquido extracelular e também contra moléculas tóxicas (toxinas).

Células T

Diferentemente das respostas humorais, as respostas das células T são respostas *mediadas por células*. As células T constituem uma família que apresenta pelo menos três subgrupos funcionais importantes:

- **Células T citotóxicas,** que matam diretamente patógenos e células cancerosas
- **Células T auxiliares,** que são, direta ou indiretamente, necessárias para que as células B e as células T citotóxicas desempenhem as suas funções
- **Células T reguladoras,** que atuam como "freio" sobre o sistema imune adaptativo e que inibem as ações das outras células.

Outra maneira de categorizar as células T não é com base na sua função, mas em vez disso, pela presença de determinadas proteínas, denominadas CD4 e CD8, em suas membranas plasmáticas. As células T citotóxicas apresentam CD8, portanto, são comumente designadas como células CD8+ ("CD8-positivas"); as células T auxiliares e as células T reguladoras expressam CD4, de modo que são também comumente denominadas células CD4+.

Células T citotóxicas. As células T citotóxicas são células de "ataque". Após a sua ativação, dirigem-se até o local de seus alvos aos quais se ligam por meio de um antígeno, matando diretamente os seus alvos por meio de substâncias químicas secretadas. As respostas mediadas pelas células T citotóxicas são dirigidas contra as próprias células do corpo que se tornaram cancerosas ou infectadas por vírus (ou por determinadas bactérias e parasitas que, à semelhança dos vírus, estabelecem residência no interior das células hospedeiras).

Capítulo 18 Sistema Imune 739

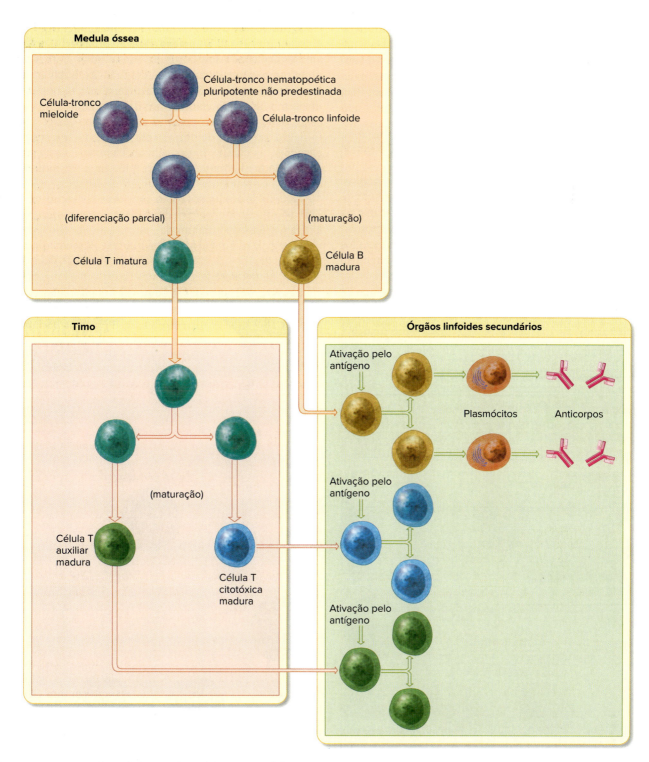

Figura 18.8 Origem das células B e das células T. As células NK não são mostradas, visto que as transformações que sofrem, se houver alguma, após deixar a medula óssea ainda não estão bem esclarecidas. Ver Figura 12.2 para mais detalhes.

APLICAÇÃO DO CONCEITO
- Em quais tipos de células as células-tronco mieloides se diferenciam?

A resposta está disponível no Apêndice A.

Convém enfatizar a importante diferença geográfica nas respostas mediadas por anticorpos e nas respostas mediadas por células T citotóxicas. As células B (e os plasmócitos derivados delas) permanecem em qualquer que seja o local em que ocorreram as etapas de reconhecimento e ativação. Os plasmócitos enviam seus anticorpos por meio da corrente sanguínea à procura de antígenos idênticos àqueles que desencadearam a resposta. As células T citotóxicas precisam entrar na corrente sanguínea e procurar os alvos.

Células T auxiliares. Acabamos de designar funções gerais para as células B e células T citotóxicas. Qual é o papel desempenhado pelas células T auxiliares? Como o seu nome implica, essas células não funcionam por elas mesmas como células de ataque, porém, em vez disso, dão assistência na ativação e na função das células B, dos macrófagos e das células T citotóxicas. As células T auxiliares atuam nos primeiros dois estágios habituais da resposta imune. Em primeiro lugar, combinam-se com o antígeno e, em seguida, sofrem ativação. Entretanto, uma vez ativadas, migram até o local de ativação das células B. As células B, que têm antígeno ligado, o apresentam às células auxiliares ativadas. As células T auxiliares antígeno-específicas estabelecem contato direto com a célula B, e a comunicação proporcionada pelos receptores de superfície – juntamente com a secreção de citocinas – induz a ativação das células B.

A função das células T auxiliares na ativação das células T citotóxicas é mais complexa. Para ativar as células T citotóxicas, as células T auxiliares ativadas ajudam outras células, mais provavelmente as células dendríticas, a ativar as células T citotóxicas. Diferentemente da célula B, que interage diretamente com a célula T auxiliar, a célula T auxiliar dá assistência para a ativação das células T citotóxicas, indiretamente, por meio de outras células. Com apenas algumas exceções, as células B e as células T citotóxicas não podem atuar adequadamente, a não ser que sejam estimuladas por citocinas provenientes das células T auxiliares.

As células auxiliares serão consideradas como se fossem uma população homogênea de células; entretanto, na verdade, existem diferentes subtipos de células T auxiliares, que se distinguem pelas diferentes citocinas que elas secretam quando são ativadas. Por meio dessas diferentes citocinas, as células T auxiliares ajudam diferentes conjuntos de linfócitos, macrófagos e células NK. Algumas das citocinas secretadas pelas células T auxiliares também atuam como mediadores da inflamação. A **Figura 18.9** fornece um resumo das interações básicas entre células B, células T citotóxicas e células T auxiliares.

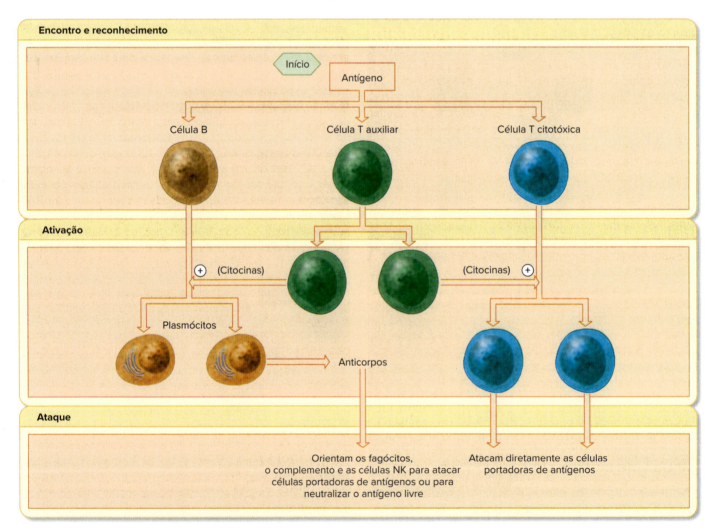

Figura 18.9 Resumo das funções das células B, das células T citotóxicas e das células T auxiliares nas respostas imunes. Os eventos da fase de ataque são descritos em seções posteriores. O símbolo ⊕ indica um efeito estimulador (ativação) das citocinas.

Células T reguladoras. Acredita-se que as células T reguladoras suprimam a capacidade de determinadas células B e células T citotóxicas de atacar as próprias proteínas do indivíduo, o que pode ocorrer em certas doenças conhecidas como doenças autoimunes (descritas mais adiante). Assim, os pesquisadores estão procurando ativamente a possibilidade de que as células T reguladoras possam, algum dia, se mostrar efetivas no tratamento ou na prevenção de determinadas doenças autoimunes. Além disso, a *supressão* das células T reguladoras tem sido proposta como possível meio de aumentar a atividade das células T citotóxicas, por exemplo, no indivíduo com câncer.

Receptores de linfócitos

Conforme descrito anteriormente, a capacidade dos linfócitos de distinguir um antígeno de outro é determinada pelos receptores presentes nessas células. Tanto as células B quanto as células T expressam receptores em suas membranas plasmáticas.

Receptores de células B

Lembre-se de que as células B, uma vez ativadas por antígeno ou por citocinas das células T auxiliares, proliferam e diferenciam-se em plasmócitos, os quais secretam anticorpos. Os plasmócitos derivados de determinada célula B só podem secretar um anticorpo específico. Cada célula B sempre exibe em sua membrana plasmática cópias do antígeno específico que pode ser produzido pela sua progênie de plasmócitos. Essa proteína de superfície (glicoproteína, para ser mais acurado) atua como receptor para o antígeno específico para ela.

Os receptores de células B e os anticorpos dos plasmócitos constituem parte da superfamília de proteínas conhecidas como **imunoglobulinas**. Os próprios receptores, apesar de serem idênticos aos anticorpos a serem secretados pelos plasmócitos derivados da célula B ativada, não são tecnicamente anticorpos, visto que apenas as imunoglobulinas *secretadas* são denominadas como anticorpos. Cada molécula de imunoglobulina é composta por quatro cadeias polipeptídicas interligadas (**Figura 18.10**). As duas cadeias longas são denominadas cadeias pesadas, enquanto as duas cadeias curtas são conhecidas como cadeias leves. Existem cinco classes principais de imunoglobulinas, que são determinadas pelas sequências de aminoácidos nas cadeias pesadas e em parte das cadeias leves. As classes são designadas pelas letras A, D, E, G e M depois do símbolo Ig para designar a imunoglobulina; assim, temos a IgA, a IgD e assim por diante.

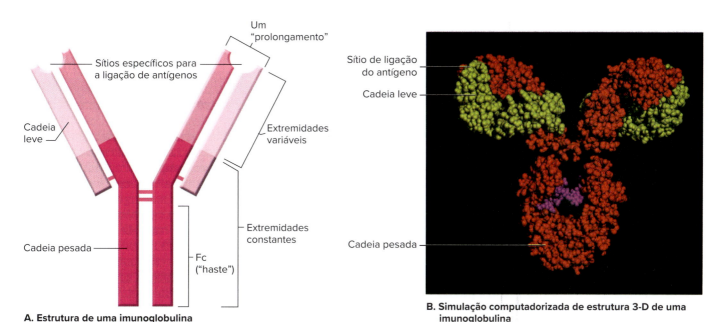

A. Estrutura de uma imunoglobulina

B. Simulação computadorizada de estrutura 3-D de uma imunoglobulina

Figura 18.10 Estrutura de uma imunoglobulina. **A.** A sequência de aminoácidos das porções Fc e de uma região estendida das cadeias pesadas são as mesmas para todas as imunoglobulinas de determinada classe. Uma pequena parte das cadeias leves também é a mesma para determinada classe de imunoglobulina. Em seu conjunto, essas porções das cadeias pesadas e das cadeias leves são denominadas "extremidades constantes". Cada "prolongamento" contém uma sequência variável de aminoácidos, que representa o único sítio de ligação do antígeno. As ligações entre cadeias representam pontes de dissulfeto. **B.** Simulação tridimensional de uma imunoglobulina, mostrando os sítios de ligação do antígeno e as cadeias leves e pesadas. A região púrpura representa carboidrato associado, cuja função é incerta, mas que pode estar relacionada com a ligação das imunoglobulinas a substratos. Cortesia de Mike Clark, Cambridge University.

APLICAÇÃO DO CONCEITO: princípio geral de fisiologia

- Foram fornecidos muitos exemplos do princípio geral de fisiologia, segundo o qual a estrutura é um determinante da função – e coevoluiu com ela. Como esse princípio se aplica no nível molecular no caso das imunoglobulinas?

A resposta está disponível no Apêndice A.

Conforme ilustrado na Figura 18.10, as imunoglobulinas contam com uma "haste", denominada porção **Fc,** que compreende a metade inferior das duas cadeias pesadas. As sequências de aminoácidos da porção Fc juntamente com uma parte adicional das cadeias pesadas e parte das cadeias leves, são idênticas para todas as imunoglobulinas de uma única classe (IgA, IgD e assim por diante). Essa porção da imunoglobulina é importante para a interação da molécula com os fagócitos e com o sistema complemento, como veremos adiante.

A parte superior de cada cadeia pesada e a sua cadeia leve associada formam um **sítio de ligação do antígeno** – as sequências de aminoácidos que se ligam ao antígeno. Diferentemente das regiões idênticas (ou "constantes") das cadeias pesadas e das cadeias leves, as sequências de aminoácidos dos sítios de ligação ao antígeno variam de uma imunoglobulina para outra em determinada classe e, portanto, são conhecidas como extremidades variáveis. Por conseguinte, cada uma das cinco classes de anticorpos pode conter milhões de imunoglobulinas singulares, cada uma delas capaz de se combinar apenas com um antígeno específico (ou, em alguns casos, com vários antígenos cujas estruturas sejam muito semelhantes). A interação entre um sítio de ligação do antígeno de uma imunoglobulina e determinado antígeno é análoga às interações de chave e fechadura que se aplicam, geralmente, à ligação de ligantes pelas proteínas.

Um ponto adicional que deve ser mencionado: os receptores das células B são capazes de se ligar ao antígeno, seja o antígeno na forma de uma molécula dissolvida no líquido extracelular ou presente na superfície de uma célula estranha, como um micróbio, flutuando livremente nos líquidos. Nesse último caso, a célula B torna-se ligada à célula estranha por meio das ligações entre o receptor da célula B e o antígeno de superfície.

Para resumir até aqui, qualquer célula B ou clone de células B idênticas têm receptores de imunoglobulinas únicos – isto é, receptores com sítios de ligação do antígeno únicos. Em consequência, o corpo arma-se com milhões de clones de diferentes células B para assegurar a existência de receptores específicos para o enorme número de diferentes antígenos que o organismo *poderá* encontrar durante o seu tempo de vida. A imunoglobulina específica que qualquer célula B exibe como receptor em sua membrana plasmática (e que sua progênie de plasmócitos secretará como anticorpos) é determinada durante o processo de maturação da célula na medula óssea.

Isso levanta uma questão muito interessante. No genoma humano, existem apenas cerca de 200 genes que codificam para as imunoglobulinas. Como, então, o corpo consegue produzir imunoglobulinas que apresentam milhões de diferentes sítios de ligação de antígeno, tendo em vista que cada imunoglobulina exige a sua codificação por um gene distinto? Essa diversidade surge como resultado de um processo genético exclusivo dos linfócitos em desenvolvimento, visto que apenas essas células expressam as enzimas necessárias para catalisar o processo. Em cada um dos genes que codificam para os sítios de ligação de antígeno das imunoglobulinas, o DNA é clivado em pequenos segmentos, reorganizado de modo aleatório ao longo do gene e, em seguida, rejuntado para formar novas moléculas de DNA. Essa clivagem e rejunção variam de uma célula B para outra, resultando, assim, na grande diversidade dos genes que codificam para as imunoglobulinas de todas as células B em conjunto.

Receptores de células T

Os receptores de células T para antígenos pertencem à superfamília das imunoglobulinas, com algumas semelhanças e diferenças em comparação com os receptores de células B. Os receptores de células T consistem em proteínas de duas cadeias que, à semelhança das imunoglobulinas, têm regiões variáveis que diferem de um clone de células T para outro. Entretanto, os receptores de células T permanecem inseridos na membrana da célula T e não são secretados como anticorpos. À semelhança do desenvolvimento das células B, ocorrem múltiplos rearranjos do DNA durante a maturação das células T, levando à produção de milhões de clones de células T distintos – distintos pelo fato de que as células de um determinado clone dispõem de receptores de uma única especificidade. Para as células T, essa maturação ocorre durante a sua residência no timo.

Além de suas diferenças estruturais gerais, os receptores de células B e de células T diferem em um aspecto muito mais importante: *o receptor de células T não pode se combinar com antígeno, a não ser que o antígeno seja, primeiramente, complexado com determinadas proteínas da membrana plasmática do próprio corpo;* então, o receptor de células T combina-se com todo o complexo de antígeno e proteína corporal própria (autóctone).

As proteínas próprias (autóctones) da membrana plasmática que precisam se complexar com o antígeno, de modo que possa ocorrer reconhecimento pelas células T, constituem um grupo de proteínas codificadas por genes encontrados em um único cromossomo (cromossomo 6) e conhecidas coletivamente como **complexo de histocompatibilidade principal (MHC).** Por conseguinte, as proteínas são denominadas **proteínas MHC** (nos seres humanos, são também conhecidas como antígenos leucocitários humanos ou HLA). Os genes do MHC desenvolveram uma grande diversidade alélica na população humana. Em consequência, não há duas pessoas, a não ser os gêmeos idênticos, que tenham os mesmos conjuntos de genes do MHC, e não há dois indivíduos que tenham as mesmas proteínas MHC nas membranas plasmáticas de suas células. Em essência, as proteínas MHC constituem as "marcas de identidade" celulares – isto é, os marcadores genéticos do próprio ser biológico.

As proteínas do MHC são frequentemente denominadas "elementos de restrição", visto que a capacidade do receptor de uma célula T reconhecer determinado antígeno é restrita a situações nas quais o antígeno é primeiramente complexado com uma proteína MHC. Existem duas classes de proteínas MHC: I e II. As **proteínas do MHC da classe I** são encontradas na superfície de praticamente todas as células do corpo, com a exceção dos eritrócitos. As **proteínas do MHC da classe II** são encontradas principalmente na superfície dos macrófagos, das células B e das células dendríticas. Em certas condições, outros tipos de células são induzidos a expressar o MHC da classe II.

TABELA 18.4	Restrição dos receptores de linfócitos para o MHC.
Tipo de célula	Restrição do MHC
B	Não interage com proteínas do MHC
T auxiliar	Classe II, encontrada apenas em macrófagos, células dendríticas e células B
T citotóxica	Classe I, encontrada em todas as células nucleadas do corpo
NK	Não há necessidade de interação com proteínas do MHC para a sua ativação

Outro aspecto importante é o fato de que os diferentes subconjuntos de células T não apresentam todas as mesmas exigências de MHC (**Tabela 18.4**). As células T citotóxicas exigem que o antígeno esteja associado a proteínas do MHC da classe I, enquanto as células T auxiliares necessitam de proteínas do MHC da classe II. Uma razão para essa diferença nas exigências baseia-se, conforme descrito anteriormente, na presença de proteínas CD4 nas células T auxiliares e de proteínas CD8 nas células T citotóxicas; a CD4 liga-se às proteínas do MHC da classe II, enquanto CD8 liga-se às proteínas do MHC da classe I.

De que o modo os antígenos, que são estranhos, acabam se localizando na superfície das próprias células do corpo, formando complexos com as proteínas do MHC? A resposta é fornecida pelo processo conhecido como **apresentação de antígeno**, ao qual voltamos agora a nossa atenção.

Apresentação do antígeno às células T

As células T podem ligar-se ao antígeno somente quando o antígeno aparece na membrana plasmática de uma célula hospedeira, complexado com as proteínas do MHC da célula.

Por conseguinte, as células que contam com esses complexos atuam como **células apresentadoras de antígeno** (**APC**, do inglês *antigen-presenting cells*).

Apresentação às células T auxiliares

As células T auxiliares necessitam de proteínas do MHC da classe II para desempenhar a sua função. Apenas os macrófagos, as células B e as células dendríticas expressam proteínas do MHC da classe II e, portanto, podem atuar como APC para as células T auxiliares.

A função do macrófago ou da célula dendrítica como APC para as células T auxiliares é apresentada na **Figura 18.11**, que mostra a formação de um elo entre as respostas imunes inatas e adaptativas pelas células. Depois que um micróbio ou um antígeno não celular for fagocitado por um macrófago ou por célula dendrítica em uma resposta *inespecífica*, ele será parcialmente clivado em fragmentos polipeptídicos menores pelas enzimas proteolíticas da célula. Em seguida, os fragmentos digeridos resultantes se ligarão (dentro dos endossomos) às proteínas MHC da classe II sintetizadas pela célula. Em seguida, todo esse complexo será transportado até a superfície da célula, em que será exibido na membrana plasmática. É a esse complexo presente na superfície celular do macrófago ou da célula dendrítica que uma célula T auxiliar específica se liga.

Observe que não é o antígeno intacto, mas os fragmentos polipeptídicos do antígeno, denominados determinantes antigênicos ou **epítopos**, que são complexados com as proteínas do MHC e apresentados à célula T. Apesar disso, é habitual referir-se à apresentação do "antígeno", em vez de apresentação do "epítopo".

O modo pelo qual as células B processam o antígeno e o apresentam às células T auxiliares é essencialmente o mesmo que acabamos de descrever para as células dendríticas e os macrófagos (**Figura 18.11B**). A capacidade das células B de

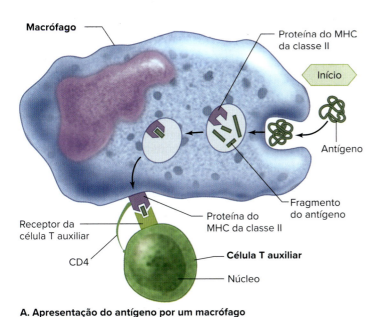

A. Apresentação do antígeno por um macrófago

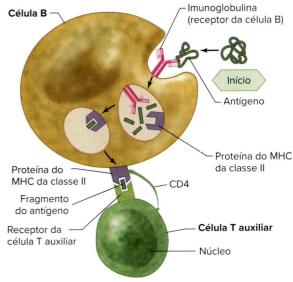

B. Apresentação do antígeno por uma célula B

Figura 18.11 Sequência de eventos pelos quais o antígeno é processado e apresentado a uma célula T auxiliar por um macrófago (**A**) ou por uma célula B (**B**). Em ambos os casos, a figura deve ser iniciada com o antígeno no líquido extracelular.

apresentar o antígeno para as células T auxiliares constitui uma *segunda* função das células B em resposta à estimulação antigênica, enquanto a outra consiste na diferenciação das células B em plasmócitos secretores de anticorpos.

A ligação entre um receptor de células T auxiliares e um antígeno ligado às proteínas do MHC da classe II em uma APC constitui o evento *antígeno-específico* essencial na ativação das células T auxiliares. Todavia, essa ligação por si só não resulta em ativação das células T auxiliares. Além disso, ocorrem interações entre outros pares (não antigênicos) de proteínas sobre as superfícies da célula T auxiliar fixada e da APC, que proporcionam um **coestímulo** necessário para a ativação das células T auxiliares (**Figura 18.12**).

Por fim, a ligação antigênica da APC à célula T auxiliar – juntamente com o coestímulo – induz a APC a secretar grandes quantidades das citocinas **interleucina 1 (IL-1)** e **fator de necrose tumoral alfa (TNF-α)**, os quais atuam como substâncias parácrinas na célula T auxiliar fixada, proporcionando, ainda, outro estímulo importante para a ativação.

Por conseguinte, a APC participa de três maneiras na ativação de uma célula T auxiliar:

- Apresentação do antígeno
- Fornecimento de um coestímulo na forma de uma proteína de membrana plasmática não antigênica pareada (ou combinante)
- Secreção de IL-1, TNF-α e outras citocinas (ver Figura 18.12).

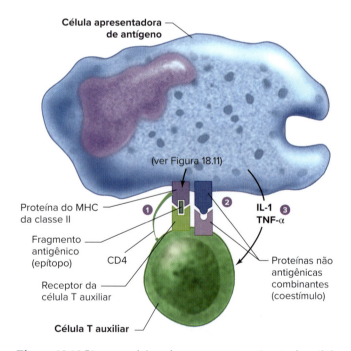

Figura 18.12 São necessários três eventos para a ativação das células T auxiliares: ❶ A apresentação do antígeno ligado a uma proteína do MHC da classe II em uma célula apresentadora de antígeno (APC); ❷ a ligação de proteínas não antigênicas pareadas (ou combinantes) nas membranas plasmáticas da APC e da célula T auxiliar (coestímulo); e ❸ a secreção, pela APC, das citocinas interleucina 1 (IL-1), fator de necrose tumoral alfa (TNF-α) e outras citocinas, que atuam sobre a célula T auxiliar.

A própria célula T auxiliar ativada secreta, agora, várias citocinas, que exercem efeitos tanto autócrinos sobre a célula T auxiliar como efeitos parácrinos sobre as células B adjacentes e células T citotóxicas, células NK e, ainda, outros tipos celulares localizados nas proximidades. Evidências recentes sugerem que as células T auxiliares podem programar as células dendríticas a ativar as células T CD8+. Esses processos são descritos em seções posteriores.

Apresentação às células T citotóxicas

Como as proteínas do MHC da classe I são sintetizadas por praticamente todas as células nucleadas, qualquer uma dessas células pode atuar como APC para uma célula T citotóxica. Essa distinção ajuda a explicar a principal função das células T citotóxicas – a destruição de *qualquer* célula do próprio corpo que tenha se tornado cancerosa ou infectada por vírus. O ponto essencial é o fato de que os antígenos que formam complexos com proteínas do MHC da classe I surgem *dentro* das células corporais. Eles são antígenos endógenos, que são sintetizados pelas próprias células do corpo (autóctones).

Como esses antígenos surgem? No caso dos vírus, quando um determinado vírus estabelece residência dentro de uma célula hospedeira, o ácido nucleico viral induz a célula hospedeira a produzir proteínas virais, que são estranhas para a célula. Uma célula cancerosa teve um ou mais de seus genes alterados por substâncias químicas, radiação ou outros fatores. Os genes alterados, denominados **oncogenes,** codificam proteínas que normalmente não são encontradas no corpo. Essas proteínas atuam como antígenos.

Tanto nas células infectadas por vírus quanto nas células cancerosas, algumas das proteínas antigênicas de produção endógena sofrem hidrólise por enzimas citosólicas (nos proteassomos) resultando em fragmentos polipeptídicos, os quais são transportados para o retículo endoplasmático. No retículo endoplasmático, esses fragmentos são complexados com as proteínas do MHC da classe I da célula hospedeira e, em seguida, transportados por exocitose até a superfície da membrana plasmática, na qual uma célula T citotóxica específica para o complexo pode ligar-se a ele (**Figura 18.13**).

Células NK

Conforme já assinalado, as células NK (*natural killer*) constituem uma classe distinta de linfócitos. Essas células exibem várias semelhanças funcionais com as células T citotóxicas. Por exemplo, seus principais alvos consistem em células infectadas por vírus e em células cancerosas, e elas atacam e matam essas células-alvo diretamente após ligarem-se a elas. Todavia, diferentemente das células T citotóxicas, as células NK não são antígeno-específicas – isto é, cada célula NK pode atacar células infectadas por vírus ou células cancerosas sem reconhecer um antígeno específico. Elas não têm nem receptores de células T, e nem receptores de imunoglobulina das células B, e a natureza exata dos receptores de superfície das células NK, que possibilitam a identificação de seus alvos, não é conhecida (exceto em um caso descrito posteriormente). As proteínas do MHC não estão envolvidas na ativação das células NK.

Capítulo 18 Sistema Imune 745

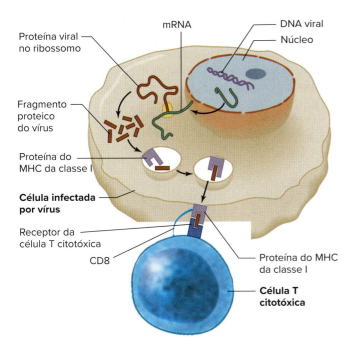

Figura 18.13 Processamento e apresentação do antígeno viral a uma célula T citotóxica por uma célula infectada. Observe essa figura com o DNA viral dentro do núcleo da célula. O DNA viral induz a célula infectada a produzir proteína viral, que é, então, hidrolisada (por proteassomos). Os fragmentos são complexados com as proteínas MHC da classe I da célula no retículo endoplasmático, e, em seguida, esses complexos são transportados até a membrana plasmática. Uma célula T citotóxica que foi ativada pelas secreções de uma célula T auxiliar ativada pode, então, ligar-se ao antígeno (em certas situações, as células T citotóxicas necessitam de um coestímulo para a sua ativação; esse processo não é mostrado aqui).

Por que, então, lidamos com essas células dentro do contexto das respostas imunes *específicas* (adaptativas)? A razão é que, conforme descrito a seguir, a sua participação em uma resposta imune é acentuadamente intensificada ou por certos anticorpos ou por citocinas secretadas pelas células T auxiliares ativadas durante as respostas imunes adaptativas.

Desenvolvimento da tolerância imune

Nosso arcabouço básico para compreender as respostas imunes adaptativas requer uma análise de mais uma questão crucial: De que maneira o corpo desenvolve a assim chamada **tolerância imune** – a ausência de responsividade imune ao próprio corpo? Isso pode parecer uma pergunta estranha, tendo em vista a definição de um antígeno como uma molécula estranha capaz de gerar uma resposta imune. Entretanto, como é que o corpo "sabe" que suas próprias moléculas, particularmente as proteínas, não são estranhas, porém são moléculas próprias (autóctones)?

Lembre-se de que a enorme diversidade de receptores de linfócitos constitui, em última análise, o resultado de múltiplos processos de cortes e recombinações aleatórios do DNA. Por conseguinte, é praticamente certo de que, em cada indivíduo, clones de linfócitos tenham emergido com receptores capazes de se ligar às próprias proteínas do indivíduo (autóctones). A existência e o funcionamento desses linfócitos seriam

desastrosos, visto que essa ligação lançaria um ataque imune contra as células que expressam essas proteínas.

Existem pelo menos dois mecanismos que explicam por que normalmente não há linfócitos ativos que respondam aos componentes do próprio corpo. Em primeiro lugar, durante a vida fetal e o início da vida pós-natal, as células T ficam expostas a uma ampla mistura de proteínas próprias do corpo (autóctones), no timo. As células T com receptores capazes de se ligar às autoproteínas são destruídas por apoptose (morte celular programada). Esse processo é denominado **deleção clonal**. O segundo processo, a **inativação clonal**, não ocorre no timo, porém na periferia, e faz com que as células T com potencial de reação contra o próprio corpo (autorreagentes) se tornem não responsivas. De forma semelhante, as células B são expostas a autoproteínas durante o início da vida na medula óssea, e aquelas células que reconhecem as autoproteínas são destruídas ou inativadas.

Quais são os mecanismos envolvidos na deleção clonal e na inativação clonal durante a vida fetal e o início da vida pós-natal? Consideremos as células T auxiliares. Lembre-se de que a ativação completa de uma célula T auxiliar exige não apenas um estímulo antígeno-específico, mas também um coestímulo inespecífico (interação entre proteínas não antigênicas complementares na APC e na célula T). Se esse coestímulo *não* for fornecido, como no caso em que a célula T auxiliar liga-se a uma APC que não esteja apresentando antígeno, a célula T auxiliar não apenas falha em ser ativada pelo antígeno, como também morre ou torna-se inativada para sempre. Esse é o caso observado no início da vida. A indução de moléculas coestimuladoras exige a presença de células apresentadoras de antígeno ativadas.

Isso completa o arcabouço para compreender as respostas imunes adaptativas. As duas seções seguintes utilizarão esse arcabouço na apresentação de respostas típicas do início ao fim, destacando as interações entre os linfócitos e descrevendo os mecanismos de ataque utilizados pelas diversas vias.

Respostas imunes mediadas por anticorpos: defesas contra bactérias, vírus extracelulares e toxinas

Uma resposta clássica mediada por anticorpos é a que resulta em destruição das bactérias. A sequência de eventos, que é muito semelhante à resposta a um vírus presente no líquido extracelular, está resumida na **Tabela 18.5** e na **Figura 18.14**.

Reconhecimento do antígeno e ativação das células B

Esse processo começa da mesma maneira que o processo envolvido nas respostas inespecíficas (inatas), com penetração das bactérias em um dos revestimentos do corpo e a sua entrada no líquido intersticial. Em seguida, as bactérias passam para o sistema linfático e/ou a corrente sanguínea e são captadas pelos linfonodos e/ou pelo baço, respectivamente. Nesses locais, uma célula B, utilizando o seu receptor de imunoglobulinas, reconhece o antígeno de superfície bacteriano e liga-se à bactéria.

Em alguns casos (notavelmente, as bactérias com cápsulas de polissacarídio na parede celular), essa ligação é todo o processo necessário para desencadear a ativação das células B.

TABELA 18.5	Resumo dos eventos na imunidade mediada por anticorpos contra bactérias.
I.	Nos órgãos linfoides secundários, o antígeno bacteriano liga-se a receptores específicos nas membranas plasmáticas das células B
II.	As células apresentadoras de antígeno (APC, incluindo células dendríticas, macrófagos e células B): A. Apresentam às células T auxiliares o antígeno processado e complexado com proteínas do MHC da classe II nas APC B. Fornecem um coestímulo na forma de outra proteína de membrana C. Secretam IL-1, TNF-α e outras citocinas, que atuam sobre as células T auxiliares
III.	Em resposta, as células T auxiliares secretam IL-2, que estimula as células T auxiliares a proliferar e a secretar IL-2 e outras citocinas. Estas ativam a proliferação das células B ligadas ao antígeno e a sua diferenciação em plasmócitos. Algumas das células B diferenciam-se em células de memória, e não em plasmócitos
IV.	Os plasmócitos secretam anticorpos específicos contra o antígeno que iniciou a resposta, e os anticorpos circulam por todo o corpo por meio da corrente sanguínea
V.	Esses anticorpos combinam-se com o antígeno na superfície das bactérias em qualquer parte do corpo
VI.	A presença de anticorpo ligado ao antígeno facilita a fagocitose das bactérias pelos neutrófilos e macrófagos. Ela ativa também o sistema complemento, o qual intensifica ainda mais a fagocitose e que pode matar diretamente as bactérias pelo complexo de ataque à membrana. Além disso, pode induzir citotoxicidade celular dependente de anticorpos mediada pelas células NK, que se ligam à porção Fc do anticorpo

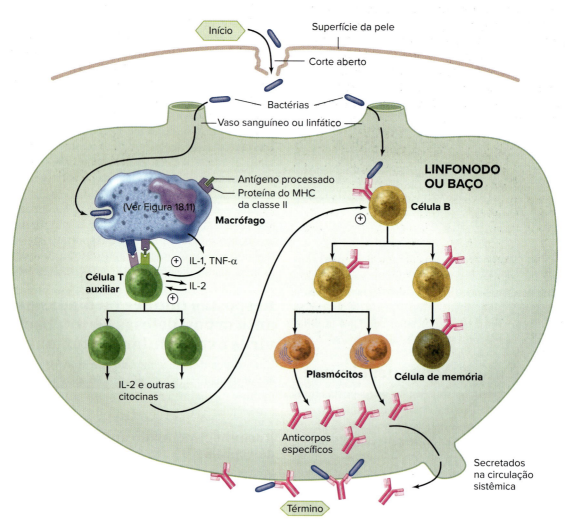

Figura 18.14 Resumo dos eventos por meio dos quais uma infecção bacteriana leva à síntese de anticorpos nos órgãos linfoides secundários. Consultar novamente a Figura 18.11 para mais detalhes sobre o processamento intracelular do antígeno. Os anticorpos secretados são transportados pelo sangue até o local da infecção, em que se ligam às bactérias do tipo que induziram a resposta. O ataque deflagrado pela ligação dos anticorpos às bactérias é descrito no texto.

APLICAÇÃO DO CONCEITO

- Qual é a vantagem de ter algumas células B diferenciando-se em células de memória?

A resposta está disponível no Apêndice A.

Todavia, para a grande maioria dos antígenos, a ligação do antígeno não é suficiente, e são também necessários sinais na forma de citocinas liberadas para o líquido intersticial por células T auxiliares nas proximidades das células B ligadas a antígenos.

Para que haja reação das células T auxiliares contra bactérias, secretando citocinas, elas precisam se ligar a um complexo de antígeno e proteína do MHC da classe II em uma APC. Vamos pressupor que, nesse caso, a APC seja um macrófago que fagocitou uma das bactérias, hidrolisou suas proteínas a fragmentos polipeptídicos, formou complexos entre esses fragmentos e proteínas do MHC da classe II e exibiu os complexos formados em sua superfície. Em seguida, uma célula T auxiliar específica para o complexo liga-se a ele, começando a ativação da célula T auxiliar. Além disso, o macrófago ajuda esse processo de ativação de duas outras maneiras: (1) fornece um coestímulo por meio de proteínas não antigênicas da membrana plasmática, e (2) secreta IL-1 e TNF-α.

O coestímulo ativa a célula T auxiliar a secretar outra citocina, denominada **interleucina 2 (IL-2)**. Entre outras funções, a IL-1 e o TNF-α estimulam a célula T auxiliar a expressar mais receptores para a IL-2. A interleucina 2, que atua de maneira autócrina, fornece, então, um estímulo proliferativo para a célula T auxiliar ativada (ver Figura 18.14). A célula se divide e começam os ciclos mitóticos que levam à formação de um clone de células T auxiliares ativadas; essas células liberam não apenas IL-2, como também outras citocinas.

Uma vez ativadas, as células T auxiliares migram para os linfonodos, nos quais interagem com células B apresentadoras de antígeno. A célula T auxiliar estimula a ativação das células B por meio de contato direto e liberação de citocinas. Outras citocinas – notavelmente, a IL-4 possivelmente produzida por basófilos – também são importantes nessa etapa. Uma vez ativada, a célula B diferencia-se em plasmócito, o qual secreta anticorpos que reconhecem o antígeno específico. Por conseguinte, como mostra a Figura 18.14, uma série de mensageiros proteicos interconecta os vários tipos de células, com as células T auxiliares atuando como coordenadoras centrais.

Entretanto, conforme assinalado anteriormente, parte da progênie de células B não se diferencia em plasmócitos, porém em células de memória de vida longa, cujas características permitem a elas responderem mais rápidamente e mais vigorosamente caso o antígeno reapareça em algum momento no futuro (ver Figura 18.14).

O exemplo que nós empregamos utilizou um macrófago como o APC para as células T auxiliares; todavia, as células B também podem servir nessa função (ver Figura 18.11). A ligação da célula T auxiliar à célula B ligada ao antígeno assegura uma estimulação máxima da célula B pelas citocinas secretadas por aquela célula T auxiliar e qualquer uma de sua progênie que esteja nas proximidades.

Secreção de anticorpos

Após a sua diferenciação a partir das células B, os plasmócitos produzem milhares de moléculas de anticorpos por segundo antes de morrer dentro de um dia, aproximadamente. Nós mencionamos antes que existem cinco grandes classes de anticorpos. Os mais abundantes são os anticorpos **IgG**, comumente denominados **gamaglobulina**, e os anticorpos **IgM**.

Esses dois grupos em conjunto são responsáveis pela maior parte da imunidade específica contra bactérias e vírus no líquido extracelular. Os anticorpos **IgE** participam das defesas contra parasitas multicelulares e também medeiam as respostas alérgicas. Os anticorpos **IgA** são secretados por plasmócitos no revestimento dos sistemas digestório, respiratório e geniturinário; em geral, esses anticorpos atuam localmente nos revestimentos ou em suas superfícies. Eles são secretados, também, pelas glândulas mamárias, portanto, constituem os principais anticorpos presentes no leite materno. A função da **IgD** ainda não está bem esclarecida.

No tipo de infecção descrito neste capítulo, as células B e os plasmócitos, residentes nos linfonodos próximos aos tecidos infectados, reconhecem o antígeno e são ativados para produzir anticorpos. Esses anticorpos (principalmente IgG e IgM) circulam pela linfa e pelo sangue para retornar ao local infectado. Nos locais de infecção, os anticorpos deixam o sangue (lembre-se de que a inflamação inespecífica já tornou os capilares e as vênulas permeáveis nesses locais) e combinam-se com o tipo de antígeno de superfície bacteriano que desencadeou a resposta imune (ver Figura 18.14). Em seguida, esses anticorpos dirigem o ataque (ver discussão a seguir) contra as bactérias às quais eles estão, agora, ligados.

Por conseguinte, as imunoglobulinas desempenham duas funções distintas nas respostas imunes durante a etapa inicial de reconhecimento: (1) as imunoglobulinas presentes na superfície das células B ligam-se ao antígeno trazido a elas; e (2) aquelas secretadas pelos plasmócitos (anticorpos) ligam-se às bactérias que têm os mesmos antígenos, "marcando-as" como alvos a serem atacados.

O ataque: efeitos dos anticorpos

Os anticorpos ligados ao antígeno na superfície microbiana não matam diretamente o micróbio, mas, em vez disso, ligam fisicamente o micróbio aos mecanismos efetivos que levam à sua morte – fagócitos (neutrófilos e macrófagos), complemento ou células NK. Essa ligação não apenas desencadeia o mecanismo de ataque, como também assegura que os efeitos que matam o micróbio sejam restritos ao micróbio. A ligação a anticorpos específicos ajuda a proteger as estruturas normais adjacentes dos efeitos tóxicos das substâncias químicas empregadas pelos mecanismos de eliminação do agente.

Intensificação direta da fagocitose. Os anticorpos podem atuar diretamente como opsoninas. O mecanismo é análogo ao do C3b do complemento (ver Figura 18.4), porque o anticorpo liga o fagócito ao antígeno. Conforme ilustrado na **Figura 18.15**, o fagócito conta com receptores de membrana, que se ligam à porção Fc do anticorpo. Essa ligação promove a fixação do antígeno ao fagócito e a deflagração da fagocitose da bactéria.

Ativação do sistema do complemento. Conforme descrito anteriormente neste capítulo, o sistema do complemento plasmático é ativado nas respostas inflamatórias *inatas* (inespecíficas) por meio da via alternativa do complemento. Em contrapartida, nas respostas imunes *adaptativas,* a presença de anticorpo da classe IgG ou IgM ligado ao antígeno ativa a *via clássica do complemento.* A primeira molécula dessa via, o C1, liga-se à porção Fc de um anticorpo que se combinou com

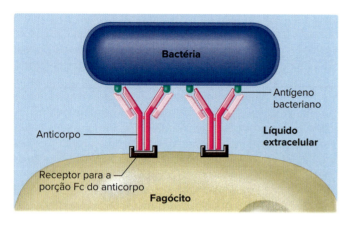

Figura 18.15 Intensificação direta da fagocitose pelo anticorpo. O anticorpo liga o fagócito à bactéria. Compare esse mecanismo de opsonização com aquele mediado pelo C3b do complemento (ver Figura 18.4).

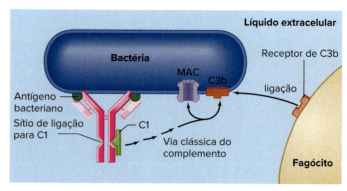

Figura 18.16 Ativação da via clássica do complemento pela ligação do anticorpo ao antígeno bacteriano. O C1 é ativado pela sua ligação à porção Fc do anticorpo. O complexo de ataque à membrana (MAC) é, então, gerado, juntamente com o C3b, que atua como opsonina por meio da ligação das bactérias a um fagócito. O C3b também participa da iniciação do MAC (não mostrado aqui).

o antígeno (**Figura 18.16**). Isso resulta em ativação das partes enzimáticas de C1, iniciando, assim, toda a via clássica. O produto final dessa cascata, os polipeptídios que se combinam para formar o complexo de ataque à membrana (MAC), pode matar as células às quais o anticorpo está ligado, tornando as suas membranas permeáveis.

Além disso, conforme vimos na Figura 18.4, outra molécula ativada do complemento (C3b) atua como opsonina para intensificar a fagocitose do micróbio pelos neutrófilos e macrófagos (ver Figura 18.16). Como resultado, os anticorpos melhoram a fagocitose tanto diretamente (ver Figura 18.15) quanto pela ativação do C3b do complemento.

É importante observar que o C1 não se liga aos sítios de ligação do antígeno específicos nos prolongamentos do anticorpo (as extremidades variáveis), porém, em vez disso, aos sítios de ligação do complemento na porção Fc. Como estes últimos são os mesmos em praticamente todos os anticorpos das classes IgG e IgM, a molécula do complemento irá se ligar a *qualquer* anticorpo ligado a antígeno pertencente a essas classes. Em outras palavras, existe apenas um conjunto de moléculas de complemento, que, uma vez ativadas, realizam essencialmente as mesmas funções, independentemente da identidade específica do invasor.

Citotoxicidade celular dependente de anticorpos. Vimos anteriormente que tanto uma molécula particular do complemento (C1) quanto um fagócito podem ligar-se de modo inespecífico a diferentes regiões da porção Fc de um anticorpo ligado ao antígeno. As células NK também podem fazer isso (substitua apenas o fagócito por uma célula NK na Figura 18.15). Por conseguinte, os anticorpos podem ligar células-alvo às células NK, que, então, matam diretamente os alvos por meio da secreção de substâncias químicas tóxicas. Esse processo é denominado **citotoxicidade celular dependente de anticorpos (CCDA),** visto que a eliminação (citotoxicidade) é realizada por células (células NK), porém o processo depende da presença de anticorpos. Observe que os anticorpos conferem especificidade à CCDA, exatamente como eles o fazem na fagocitose dependente de anticorpos e na ativação do complemento. Esse mecanismo que leva à atuação das células NK representa a única exceção, mencionada anteriormente, à generalização de que o mecanismo pelo qual as células NK identificam seus alvos ainda não está esclarecido.

Neutralização direta das toxinas bacterianas e dos vírus. As toxinas secretadas por bactérias, no líquido extracelular, podem atuar como antígenos, induzindo a produção de anticorpos. Em seguida, esses anticorpos combinam-se com as toxinas livres, o que impede, desse modo, a interação das toxinas com células suscetíveis. Tendo em vista que cada anticorpo dispõe de dois sítios de ligação para o antígeno, formam-se cadeias de complexos de anticorpo-antígeno semelhantes a grumos, e estes grumos são, então, fagocitados.

Ocorre um processo de ligação semelhante como parte do principal mecanismo mediado por anticorpos para a eliminação de vírus no líquido extracelular. Certas proteínas virais de superfície atuam como antígenos, e os anticorpos produzidos contra essas proteínas combinam-se com elas, impedindo a fixação do vírus às membranas plasmáticas das células hospedeiras potenciais. Isso impede a entrada do vírus nas células. À semelhança das toxinas bacterianas, são formadas cadeias de complexos de anticorpo-vírus, que podem ser fagocitados.

Imunidade humoral ativa e passiva

A resposta do mecanismo de produção de anticorpos à invasão por um antígeno estranho varia enormemente, dependendo da exposição prévia desse mecanismo ao antígeno. A produção de anticorpos ocorre lentamente ao longo de várias semanas após o primeiro contato com o antígeno; todavia, qualquer infecção subsequente pelo mesmo invasor desencadeia uma produção imediata e considerável de anticorpos específicos adicionais (**Figura 18.17**). Essa resposta, que é mediada pelas células B de memória descritas anteriormente, constitui uma das características essenciais que distingue a imunidade inata da imunidade adaptativa. Ela confere uma resistência acentuadamente aumentada contra a infecção subsequente por aquele microrganismo específico. A resistência que se desenvolve como resultado do contato do corpo com microrganismos e suas toxinas ou outros componentes antigênicos é conhecida como **imunidade ativa.**

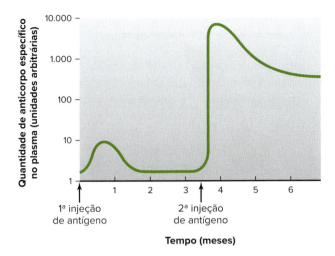

Figura 18.17 Taxa de produção de anticorpos após exposição inicial a um antígeno e exposição subsequente ao mesmo antígeno. Observe que o eixo y está em escala logarítmica.

> **APLICAÇÃO DO CONCEITO**
> - De modo aproximado, quantas vezes a segunda resposta ao antígeno é maior nesse exemplo?
>
> *A resposta está disponível no Apêndice A.*

Até o século 20, a única maneira de desenvolver imunidade ativa era sofrer uma infecção; todavia, hoje em dia, utiliza-se a administração de derivados dos patógenos em vacinas. Uma **vacina** pode consistir em pequenas quantidades de patógenos vivos ou mortos, pequenas quantidades de toxinas, moléculas antigênicas inócuas derivadas do patógeno ou de sua toxina ou até mesmo mRNA que codifica uma proteína (ou parte de uma proteína) do patógeno específico. Esta última técnica foi recentemente aplicada ao desenvolvimento de vacinas para SARS-CoV-2. O princípio geral sempre é o mesmo: a exposição do corpo à substância antigênica resulta em uma resposta imune ativa, juntamente com a indução das células de memória necessárias para uma resposta rápida e efetiva a uma possível infecção futura por aquele organismo específico.

Um segundo tipo de imunidade, conhecido como **imunidade passiva**, consiste simplesmente na transferência direta de anticorpos de uma pessoa para outra, em que o receptor recebe, portanto, anticorpos pré-formados. Essas transferências ocorrem entre a mãe e o feto, visto que a IgG pode atravessar a placenta. Além disso, uma criança amamentada ao seio materno recebe anticorpos IgA presentes no leite da mãe; a mucosa intestinal é permeável aos anticorpos IgA no início da vida. Estas são importantes fontes de proteção para o lactente durante os primeiros meses de vida, quando a capacidade de síntese de anticorpos é relativamente baixa.

O mesmo princípio é utilizado clinicamente quando são administrados anticorpos específicos (produzidos por engenharia genética) ou quando injeções de gamaglobulina misturada são dadas a pacientes expostos a determinadas infecções, como a hepatite, ou que sofrem delas. Antes do advento de vacinas para SARS-CoV-2, esse procedimento foi utilizado com algum sucesso em pacientes com covid-19. Tendo em vista que os anticorpos são proteínas com tempo de sobrevida limitado, a proteção proporcionada por essa transferência de anticorpos apresenta uma vida relativamente curta, habitualmente com duração de apenas algumas semanas ou meses.

Resumo

É possível agora resumir a interação entre as respostas imunes inata e adaptativa para resistir a uma infecção, como aquela causada por bactérias. Quando uma determinada bactéria é encontrada pela primeira vez, os mecanismos de defesa *inata* resistem à sua entrada e, se a bactéria conseguir entrar, esses mesmos mecanismos procuram eliminá-la por fagocitose e por destruição não fagocítica no processo inflamatório. Simultaneamente, os antígenos bacterianos induzem a diferenciação dos clones de células B específicos e relevantes em plasmócitos, que têm a capacidade de produzir anticorpos. Se as defesas inatas forem rapidamente bem-sucedidas, essas respostas imunes *específicas* de desenvolvimento lento podem nunca desempenhar uma função importante. Se as respostas inatas forem apenas parcialmente bem-sucedidas, a infecção pode resistir por um tempo suficiente para que sejam produzidas quantidades significativas de anticorpos. A presença de anticorpo leva tanto a uma intensificação da fagocitose e destruição direta das células estranhas, bem como à neutralização de quaisquer toxinas secretadas pelas bactérias. Todos os encontros subsequentes com esse tipo de bactéria ativarão as respostas específicas muito mais rapidamente e com maior intensidade – isto é, o indivíduo pode ter imunidade ativa contra essas bactérias.

As defesas contra vírus no líquido extracelular são semelhantes, resultando em destruição ou neutralização do vírus.

Defesas contra células infectadas por vírus e células cancerosas

A seção anterior descreveu como as respostas imunes mediadas por anticorpos constituem a principal defesa a longo prazo contra antígenos exógenos – ou seja, aqueles presentes em bactérias e vírus, bem como moléculas estranhas individuais que entram no corpo e são encontradas pelo sistema imune no líquido extracelular. Esta seção detalha, agora, como as próprias células do corpo que se tornaram infectadas por vírus (ou por outros patógenos intracelulares) ou que sofreram transformação em células cancerosas são destruídas.

Qual é o valor de destruir células hospedeiras infectadas por vírus? Essa destruição resulta na liberação dos vírus no líquido extracelular, no qual podem ser diretamente neutralizados por anticorpos circulantes, conforme já descrito. Em geral, apenas algumas células hospedeiras são sacrificadas dessa maneira; todavia, assim que os vírus têm a possibilidade de se replicar e de se espalhar de uma célula para outra, tantas células hospedeiras infectadas por vírus podem ser destruídas pelas próprias defesas do corpo que pode ocorrer disfunção orgânica.

Papel das células T citotóxicas

A **Figura 18.18** fornece um resumo de uma resposta típica das células T citotóxicas desencadeada pela infecção viral das células corporais. A resposta desencadeada por uma célula

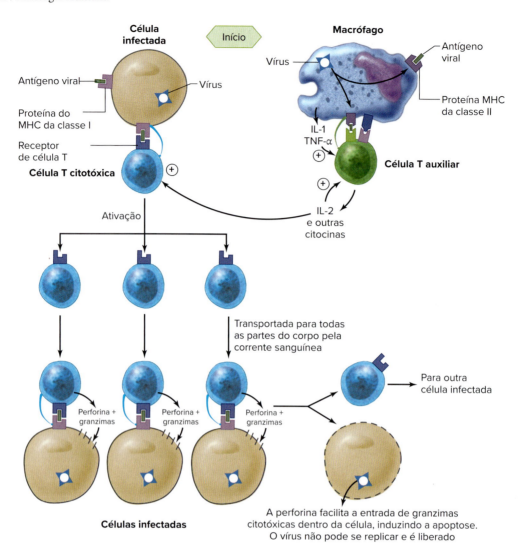

Figura 18.18 Resumo dos eventos na destruição das células infectadas por vírus pelas células T citotóxicas. Os vírus liberados podem ser, então, fagocitados. O mecanismo preciso de ação da perforina ainda não está bem definido. A sequência seria semelhante se a célula indutora fosse uma célula cancerosa, em lugar de uma célula infectada por vírus. Um segundo mecanismo de destruição celular direta, que não está ilustrado aqui, consiste em interações proteicas adicionais entre as membranas plasmáticas das células T citotóxicas e a célula infectada. Nesse caso, as interações de ligação adicionais induzem sinais intracelulares, no citosol da célula infectada, que ativam as enzimas que produzem apoptose.

cancerosa seria semelhante. Conforme descrito anteriormente, uma célula infectada por vírus ou uma célula cancerosa produzem proteínas estranhas, "antígenos endógenos", que são processados e apresentados na membrana plasmática da célula, complexados com proteínas do MHC da classe I. As células T citotóxicas específicas para aquele antígeno podem ligar-se ao complexo; entretanto, exatamente como no caso das células B, a ligação ao antígeno, por si só, não provoca ativação das células T citotóxicas. São também necessárias citocinas provenientes das células T auxiliares ativadas adjacentes.

Qual é a função desempenhada pelas células T auxiliares nesses casos? A Figura 18.18 ilustra o mecanismo mais provável. Os macrófagos fagocitam os vírus extracelulares livres (ou, no caso de câncer, os antígenos liberados da superfície das células cancerosas) e, em seguida, processam e apresentam o antígeno, em associação a proteínas do MHC da classe II, para as células T auxiliares. Além disso, os macrófagos fornecem um coestímulo e também secretam IL-1 e TNF-α. A célula T auxiliar ativada libera IL-2 e outras citocinas. Em seguida, a IL-2 atua como substância autócrina para estimular a produção das células T auxiliares.

A IL-2 também atua como substância parácrina sobre a célula T citotóxica ligada à superfície da célula infectada por vírus ou da célula cancerosa, estimulando a proliferação dessa célula de ataque. Outras citocinas secretadas pela célula T auxiliar ativada desempenham as mesmas funções.

Por que a proliferação é importante se uma célula T citotóxica já encontrou o seu alvo e ligou-se a ele? A resposta é que raramente existe apenas uma única célula infectada por vírus ou uma única célula cancerosa. Por meio da expansão do clone de células T citotóxicas capazes de reconhecer o antígeno específico, as células de ataque em proliferação aumentam a probabilidade de que outras células infectadas por vírus ou células cancerosas sejam encontradas pelo mesmo tipo específico de célula T citotóxica.

Existem vários mecanismos de destruição das células-alvo pelas células T citotóxicas ativadas, porém um dos mais importantes é o seguinte (ver Figura 18.18). A célula T citotóxica libera, por exocitose, o conteúdo de suas vesículas secretoras no espaço extracelular entre ela e a célula-alvo à qual está ligada. Essas vesículas contêm uma proteína, a **perforina**, cuja estrutura assemelha-se àquela das proteínas do complexo de ataque à membrana do sistema complemento. Atualmente, ainda não está bem esclarecido exatamente como a perforina atua; entretanto, acredita-se que pelo menos um dos mecanismos pelos quais a perforina atua consiste em facilitar o transporte de enzimas citotóxicas, denominadas granzimas, que são liberadas pelas células T citotóxicas, para dentro da célula infectada. Em seguida, essas enzimas ativam enzimas intracelulares que induzem apoptose, matando a célula. O fato de que a perforina seja liberada diretamente no líquido extracelular, entre a célula T citotóxica firmemente fixada e o alvo, assegura que as células não infectadas do hospedeiro, bem na proximidade, não sejam destruídas, visto que a perforina não é específica.

Algumas células T citotóxicas, produzidas durante a proliferação que se segue a um estímulo antigênico inicial, não completam a sua ativação total nessa fase, porém permanecem como células de memória. Dessa maneira, existe uma imunidade ativa para as células T citotóxicas, exatamente como para as células B.

Papel das células NK e dos macrófagos ativados

Embora as células T citotóxicas sejam células de ataque muito importantes contra células infectadas por vírus e células cancerosas, elas não são as únicas. As células NK e os macrófagos ativados também destroem essas células por meio da secreção de substâncias químicas tóxicas.

Na seção sobre citotoxicidade celular dependente de anticorpos (CCDA), assinalamos que as células NK podem ligar-se a células-alvo por meio de anticorpos, e isso constitui um potencial método de induzir a sua atuação contra células infectadas por vírus ou células cancerosas. Entretanto, na maioria dos casos, as células infectadas por vírus e as células cancerosas não desencadeiam respostas intensas dos anticorpos, e a célula NK precisa ligar-se *diretamente* a seu alvo, sem o auxílio de anticorpos. Conforme assinalado, as células NK não têm especificidade antigênica; em vez disso, elas se ligam inespecificamente a qualquer célula infectada por vírus ou a qualquer célula cancerosa.

Os principais sinais para as células NK proliferarem e secretarem suas substâncias químicas tóxicas são a IL-2 e a interferona-gama, secretadas pelas células T auxiliares que foram ativadas especificamente pelos alvos (**Figura 18.19**) (enquanto praticamente todas as células do corpo são capazes de produzir interferonas do tipo I, conforme já descrito, apenas as células T auxiliares ativadas e as células NK têm a capacidade de produzir interferona-gama).

Por conseguinte, o ataque realizado pelas células NK é inespecífico, porém é necessária uma resposta imune específica por parte das células T auxiliares para que as células NK possam atuar. Além disso, existe aqui um mecanismo de retroalimentação positiva em ação, visto que as próprias

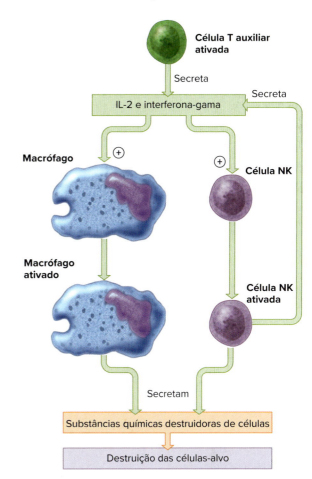

Figura 18.19 Papel da IL-2 e da interferona-gama, secretadas pelas células T auxiliares ativadas, estimulando a capacidade de destruição das células NK e dos macrófagos.

APLICAÇÃO DO CONCEITO

- Qual é o tipo de retroalimentação exemplificado pela secreção de interferona-gama pelas células NK?

A resposta está disponível no Apêndice A.

células NK ativadas podem secretar interferona-gama (ver Figura 18.19).

A IL-2 e a interferona-gama atuam não apenas sobre as células NK, mas também sobre os macrófagos na vizinhança, de modo a intensificar a sua capacidade de matar células cancerosas e células infectadas por vírus ou por outros patógenos. Os macrófagos estimulados pela IL-2 e pela interferona-gama são denominados **macrófagos ativados** (ver Figura 18.19). Além da fagocitose, essas células secretam grandes quantidades de numerosas substâncias químicas capazes de matar as células por uma variedade de mecanismos. Enquanto houver um patógeno no local de infecção, os macrófagos ativados continuarão apresentando antígenos às células T que manterão a resposta imune resultante. Uma vez eliminada a infecção, o reparo tecidual prossegue, e a resposta imune declina à medida que as células T não estão sendo mais ativadas contra o patógeno.

A **Tabela 18.6** fornece um resumo das múltiplas defesas contra os vírus descritas neste capítulo.

Vander | Fisiologia Humana

TABELA 18.6 — Resumo das respostas do hospedeiro aos vírus.

	Principais células envolvidas	Comentários sobre a ação
Respostas inatas		
Barreiras anatômicas	Revestimentos da superfície corporal	Proporcionam uma barreira física; substâncias químicas antivirais
Inflamação	Macrófagos teciduais	Realizam a fagocitose dos vírus extracelulares
Interferona (tipo I)	A maioria dos tipos celulares após a entrada dos vírus	A interferona tipo I impede de modo inespecífico a replicação viral dentro das células hospedeiras
Respostas adaptativas		
Mediadas por anticorpos	Plasmócitos (derivados das células B) que secretam anticorpos	Os anticorpos neutralizam os vírus e, assim, impedem a entrada viral na célula
		Os anticorpos ativam o complemento, o que leva a um aumento na fagocitose dos vírus extracelulares
		Os anticorpos recrutam as células NK por meio da citotoxicidade celular mediada por anticorpos
Auxiliares	Células T auxiliares	Secretam interleucinas; mantêm ativas as células NK, os macrófagos, as células T citotóxicas e as células T auxiliares; ajudam, também, a converter as células B em plasmócitos
Morte direta das células	Células T citotóxicas, células NK e macrófagos ativados	Destroem a célula hospedeira por meio de substâncias químicas secretadas, portanto, induzem a liberação do vírus no líquido extracelular, no qual ele pode ser fagocitado
		Atividade estimulada pela IL-2 e pela interferona-gama

Estude e revise 18.3

- **Imunidade adaptativa:** respostas imunes específicas a determinado invasor; mediada por linfócitos
- As respostas imunes adaptativas ocorrem em três estágios:
  - **Reconhecimento** do **antígeno** (qualquer molécula capaz de ativar uma resposta imune adaptativa)
  - **Ativação** dos linfócitos
  - **Ataque** em antígenos específicos
- **Órgãos linfoides:** órgãos imunes classificados em primários (medula óssea e timo) ou secundários (linfonodos, baço, tonsilas e coleções de linfócitos nos revestimentos dos sistemas corporais)
  - **Órgãos linfoides primários:** locais de maturação dos linfócitos
  - **Órgãos linfoides secundários:** os principais locais de divisão celular dos linfócitos e das respostas imunes adaptativas
  - Os linfócitos sofrem **recirculação** contínua entre os órgãos linfoides secundários, a linfa, o sangue e todos os órgãos e tecidos do corpo
- As três grandes populações de linfócitos são as seguintes:
  - **Células B:** amadurecem na medula óssea; transportadas até os órgãos linfoides secundários, nos quais surgem células B adicionais por divisão celular
  - **Células T:** os precursores deixam a medula óssea, migram para o timo e sofrem maturação; circulam entre o sangue e os órgãos linfoides secundários. A estimulação com o antígeno e **moléculas coestimuladoras** leva à expansão das células T por divisão celular
  - **Células NK:** originam-se na medula óssea; participam também da imunidade inata
- As células B e as células T desempenham funções diferentes:
  - As células B, após a sua ativação, diferenciam-se em **plasmócitos,** que secretam anticorpos. As respostas

Estude e revise 18.3 — *continuação*

mediadas por anticorpos constituem a principal defesa contra bactérias, vírus e toxinas no líquido extracelular
  - As **células T citotóxicas** atacam diretamente e matam as células infectadas por vírus e as células cancerosas
  - As **células T auxiliares** estimulam as células B e as células T citotóxicas por meio das citocinas que elas secretam
  - Algumas células B e T transformam-se em **células de memória,** que permanecem no corpo após a resolução da infecção, em caso de futura exposição ao mesmo antígeno
- Os receptores de membrana plasmática das células B são cópias do anticorpo específico (**imunoglobulina**) que a célula é capaz de produzir
- **Anticorpos:** compostos de quatro cadeias polipeptídicas com **regiões variáveis** que criam especificidade para um único antígeno
  - Os receptores de membrana plasmática da superfície das células T não são imunoglobulinas, porém contam com sítios específicos de ligação do antígeno, que diferem de um clone de células T para outro
  - Os anticorpos circulam no sangue, ligam-se a antígenos e podem neutralizar o antígeno ou atuar como opsoninas, ligando os invasores às células NK
- **Receptor de células T:** liga-se ao antígeno apenas quando este está complexado com uma das **proteínas do MHC** da membrana plasmática do próprio corpo
- A **apresentação do antígeno** é necessária para a ativação das células T
  - Apenas os macrófagos, as células B e as células dendríticas atuam como células apresentadoras de antígeno (APC) para as células T auxiliares

> **Estude e revise 18.3 — *continuação***
>
> - Uma célula infectada por vírus ou uma célula cancerosa podem atuar como APC para as células citotóxicas
> - **Tolerância imune:** resulta de **deleção clonal** e **inativação clonal** das células que reconhecem proteínas autóctones
> - As células infectadas por vírus e as células cancerosas são destruídas pelas células T citotóxicas, células NK e macrófagos ativados.
>
> ***Questão de revisão:*** *Diferencie entre as principais ações das células B, das células T citotóxicas e das células T auxiliares. Por que as células T auxiliares são denominadas células "auxiliares"? De que maneiras gerais as células T auxiliares assistem às células B e às células T citotóxicas a desempenhar suas respectivas funções? (A resposta está disponível no Apêndice A).*

18.4 Manifestações sistêmicas da infecção

Existem muitas respostas *sistêmicas* à infecção – isto é, respostas de órgãos e tecidos distantes do local de infecção ou resposta imune. Essas respostas sistêmicas são coletivamente conhecidas como **resposta de fase aguda** (**Figura 18.20**).

É natural pensar nessas respostas como parte da doença, porém o fato é que a maior parte delas representa, na realidade, as respostas adaptativas do próprio corpo à infecção.

O sinal sistêmico isolado mais comum e notável da infecção é a febre, cujo mecanismo foi descrito no Capítulo 16. Evidências atuais sugerem que a febre moderada pode ser benéfica, visto que uma elevação da temperatura corporal intensifica muitas das respostas protetoras descritas neste capítulo.

Ocorrem reduções nas concentrações plasmáticas de ferro e de zinco em resposta à infecção, e elas são devidas a alterações na captação e/ou na liberação desses elementos pelo fígado, baço e outros tecidos. A diminuição na concentração plasmática de ferro tem valor adaptativo, visto que as bactérias necessitam de uma alta concentração de ferro para a sua multiplicação. O papel da diminuição do zinco não é conhecido.

Outra resposta adaptativa à infecção é a secreção hepática de um grupo de proteínas, conhecidas coletivamente como **proteínas de fase aguda**. Essas proteínas exercem muitos efeitos, sobre o processo inflamatório, que servem para minimizar a extensão do dano tecidual local. Além disso, são importantes para o reparo dos tecidos e para a eliminação dos restos celulares e das toxinas liberadas pelos micróbios. Um exemplo de proteína de fase aguda é a proteína C reativa, que atua como opsonina inespecífica para intensificar a fagocitose.

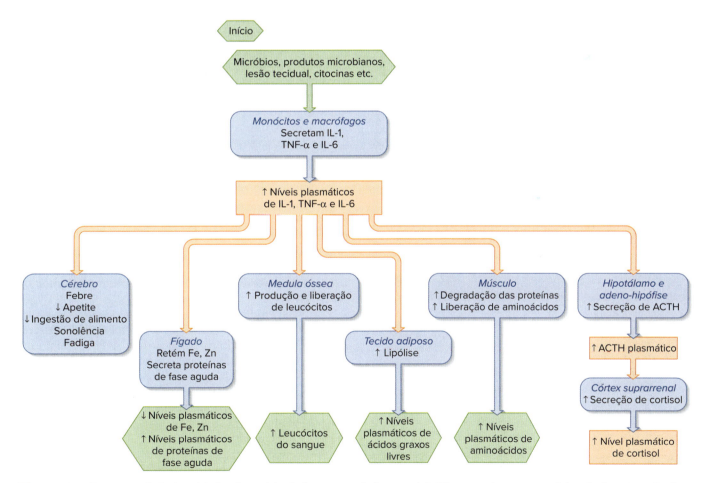

Figura 18.20 Respostas sistêmicas à infecção ou à lesão (a resposta de fase aguda). Há provavelmente a participação de outras citocinas. Essa figura não inclui todos os componentes da respostas de fase aguda; por exemplo, a IL-1 e várias outras citocinas também estimulam a secreção de insulina e de glucagon. O efeito de cortisol sobre a resposta imune é inibitório; o cortisol fornece uma ação de retroalimentação negativa para impedir a atividade imune excessiva (ver o Capítulo 11 para os mecanismos de controle e as funções básicas do cortisol).

Vander | Fisiologia Humana

TABELA 18.7	Funções dos macrófagos nas respostas imunes.
Na inflamação inata, os macrófagos fagocitam materiais particulados, incluindo micróbios. Além disso, secretam substâncias químicas antimicrobianas e mensageiros proteicos (citocinas), que atuam como mediadores inflamatórios locais. As citocinas inflamatórias incluem a IL-1 e o TNF-α	
Os macrófagos processam e apresentam o antígeno às células T citotóxicas e células T auxiliares	
A IL-1 e o TNF-α secretados estimulam as células T auxiliares a secretar IL-2 e a expressar o receptor de IL-2	
Durante as respostas imunes adaptativas, os macrófagos desempenham as mesmas funções de matar e induzir a inflamação, conforme descrito anteriormente, porém são mais eficientes, porque os anticorpos atuam como opsoninas, e porque as células são transformadas em macrófagos ativados pela IL-2 e pela interferona-gama, ambas secretadas pelas células T auxiliares	
A IL-1, o TNF-α e a IL-6 secretados medeiam muitas das respostas sistêmicas à infecção ou à lesão	

Outra resposta à infecção, que consiste em aumento na produção e na liberação de neutrófilos e monócitos pela medula óssea, tem valor óbvio. Ocorre também liberação de aminoácidos a partir do músculo; esses aminoácidos fornecem os blocos estruturais para a síntese das proteínas necessárias ao combate à infecção e para o reparo tecidual. Ocorre também liberação aumentada de ácidos graxos a partir do tecido adiposo, fornecendo uma fonte de energia. A secreção de determinados hormônios – notavelmente o cortisol, está aumentada na resposta de fase aguda, exercendo ações de retroalimentação negativa sobre a função imune. O cortisol, conforme descrito no Capítulo 11, é um hormônio esteroide sintetizado pelas glândulas suprarrenais. Tem numerosas ações anti-inflamatórias e anti-imunes, o que permite que sirva como regulador negativo para evitar a atividade excessiva do sistema imune.

Todas essas respostas sistêmicas à infecção, e muitas outras, são desencadeadas por uma ou mais das citocinas liberadas por macrófagos ativados e por outras células (ver Figura 18.20). Em particular, a IL-1, o TNF-α e outra citocina – **interleucina 6 (IL-6)** –, todos os quais desempenham funções locais nas respostas imunes e também atuam como hormônios para desencadear respostas distantes, como a febre.

A participação dos macrófagos na resposta de fase aguda completa a nossa discussão dessas células, cujas várias funções estão resumidas na **Tabela 18.7.**

Estude e revise 18.4

- **Resposta de fase aguda:** respostas *sistêmicas* à infecção, envolvendo órgãos e tecidos distantes do local de infecção
  - Principais componentes ou mediadores: IL-1, TNF-α, IL-6, proteínas de fase aguda (do fígado), cortisol (das glândulas suprarrenais), medula óssea (aumento da produção de leucócitos), ações metabólicas (aumento das fontes de energia no sangue)
  - Resposta global: febre, fadiga, diminuição do ferro no sangue, aumento de substâncias energéticas no sangue e controle para prevenir a inflamação excessiva e o dano aos tecidos.

Questão de revisão: Qual é a importância da resposta de fase aguda? Qual é a vantagem de uma resposta sistêmica (do corpo em geral) a uma infecção? (**A resposta está disponível no Apêndice A.**)

18.5 Fatores que alteram a resistência à infecção

Numerosos fatores determinam a capacidade de resistência à infecção; uns poucos exemplos importantes serão apresentados aqui. A desnutrição proteico-calórica constitui, no mundo inteiro, o único fator de maior contribuição para a diminuição da resistência à infecção. Como existe uma quantidade inadequada de aminoácidos disponíveis para a síntese de proteínas essenciais, a função imune torna-se comprometida. Os déficits de nutrientes específicos, além das proteínas, também podem diminuir a resistência à infecção.

Uma doença preexistente, seja infecciosa ou não, também pode predispor o corpo à infecção. Por exemplo, os indivíduos com diabetes melito têm mais tendência a desenvolver infecções, o que é, pelo menos em parte, explicável pela função deficiente dos leucócitos. Além disso, qualquer lesão de um tecido diminui a sua resistência, talvez ao alterar o ambiente químico ou ao interferir no suprimento sanguíneo.

Tanto o estresse quanto o estado mental de um indivíduo podem intensificar ou reduzir a resistência à infecção (e ao câncer). Existem múltiplos mecanismos que constituem elos nessas interações "mente-corpo". Por exemplo, o tecido linfoide é inervado, e as células que medeiam as defesas imunes dispõem de receptores para muitos neurotransmissores e hormônios. Por outro lado, conforme já discutido, algumas das citocinas liberadas pelas células imunes exercem efeitos importantes sobre o encéfalo e o sistema endócrino. Além disso, os linfócitos secretam vários dos mesmos hormônios produzidos pelas glândulas endócrinas.

Por conseguinte, o sistema imune pode alterar as funções neural e endócrina; por sua vez, as atividades neural e endócrina podem modificar a função imune. Por exemplo, foi constatado que, em camundongos e ratos, a produção de anticorpos pode ser alterada por condicionamento psicológico. Se for comprovado que este também é o caso nos seres humanos, isso poderá, algum dia, substituir parcialmente a necessidade de medicamentos para controlar a atividade imune de indivíduos com doença autoimune.

A influência do exercício físico sobre a resistência do corpo à infecção e ao câncer vem sendo debatida há várias décadas. As evidências atuais indicam que a intensidade, a duração, a cronicidade e o estresse psicológico do exercício têm influências importantes, tanto negativas quanto positivas, sobre numerosas funções imunes (p. ex., o número de células NK circulantes).

A maioria dos especialistas nessa área acredita que, apesar de todas essas complexidades, o exercício moderado e o condicionamento físico têm efeitos benéficos efetivos sobre o sistema imune e a resistência do hospedeiro.

Outro fator associado a uma diminuição da função imune é a privação do sono. Por exemplo, foi observado que a perda de uma única noite de sono reduz a atividade das células NK no sangue. O mecanismo dessa resposta não está bem elucidado, porém os resultados foram reproduzidos por numerosos pesquisadores.

Uma diminuição artificialmente induzida na produção de leucócitos também constitui importante causa de redução da resistência. Isso pode ocorrer, por exemplo, em pacientes tratados com medicamentos para inibir a rejeição de transplantes de tecidos ou de órgãos (ver seção sobre rejeição de enxertos, a seguir).

Quanto ao número de indivíduos acometidos, um exemplo muito importante da falta de um mecanismo básico de resistência é a doença denominada síndrome de imunodeficiência adquirida (AIDS).

Síndrome de imunodeficiência adquirida (AIDS)

A *síndrome de imunodeficiência adquirida (AIDS)* é causada pelo *vírus da imunodeficiência humana (HIV),* que incapacita o sistema imune. O HIV pertence à família dos retrovírus, que se caracteriza por vírus que apresentam um cerne de ácido nucleico de RNA, em lugar de DNA. Os retrovírus contam com uma enzima denominada transcriptase reversa que, após a entrada do vírus na célula hospedeira, transcreve o RNA do vírus em DNA, que então é integrado aos cromossomos da célula hospedeira. A replicação do vírus dentro da célula provoca a morte da célula.

As células nas quais o HIV entra, preferencialmente (mas não de modo exclusivo), são as células T auxiliares. O HIV infecta essas células, visto que a proteína CD4 na membrana plasmática das células T auxiliares atua como receptor para uma das proteínas de superfície do HIV, denominada gp120. Em consequência, a célula T auxiliar liga-se ao vírus, tornando possível que o vírus entre na célula. Um aspecto muito importante é que essa ligação da proteína gp120 do HIV à CD4 não é suficiente para garantir a entrada do vírus na célula T auxiliar. Além disso, outra proteína de superfície na célula T auxiliar, que normalmente atua como receptor de certas quimiocinas, deve atuar como correceptor da gp120. Foi constatado que os indivíduos que apresentam uma mutação nesse receptor de quimiocinas são altamente resistentes à infecção pelo HIV. Atualmente, muita pesquisa está sendo concentrada no possível uso terapêutico de substâncias químicas capazes de interagir com esse correceptor e bloqueá-lo.

Uma vez no interior da célula T auxiliar, o HIV em replicação pode matar diretamente a célula T auxiliar, mas também provoca, indiretamente, a sua morte por meio do ataque imune habitual do corpo. Nesse caso, o ataque é mediado principalmente por células T citotóxicas, que atacam as células infectadas por vírus. Além disso, por meio de mecanismos ainda pouco elucidados, o HIV provoca a morte de muitas células T auxiliares *não infectadas* por apoptose. Sem um número adequado de células T auxiliares, nem as células B nem as células T citotóxicas conseguem funcionar

normalmente. Em consequência, o paciente com AIDS morre por infecções e cânceres que o sistema imune normalmente seria capaz de controlar prontamente.

A AIDS foi descrita pela primeira vez em 1981 e, desde então, alcançou proporções epidêmicas no mundo inteiro. Hoje em dia, a grande maioria dos indivíduos infectados pelo HIV não apresenta sintomas de AIDS. É importante diferenciar a presença da doença sintomática – a AIDS – da infecção assintomática pelo HIV. Esta última é diagnosticada pela presença de anticorpos anti-HIV ou do RNA do HIV no sangue. Entretanto, acredita-se que a maioria dos indivíduos infectados acabe desenvolvendo AIDS, embora em taxas altamente variáveis.

O percurso desde a infecção pelo HIV até a AIDS leva comumente cerca de 10 anos nos indivíduos não tratados. Normalmente, durante os primeiros 5 anos, os vírus em rápida replicação matam continuamente grandes números de células T auxiliares nos tecidos linfoides, porém essas células são substituídas por novas células. Por conseguinte, o número de células T auxiliares permanece relativamente normal (cerca de 1.000 células/mm^3 de sangue), e o indivíduo é assintomático. Durante os 5 anos seguintes, esse equilíbrio é perdido; o número de células T auxiliares, quando determinado no sangue, diminui para cerca da metade do nível normal, porém muitos indivíduos ainda permanecem assintomáticos. Entretanto, à medida que a contagem de células T auxiliares continua diminuindo, surgem os sintomas da AIDS – infecções por bactérias, vírus, fungos e parasitas. Essas infecções são acompanhadas de sintomas sistêmicos de perda de peso, letargia e febre – todos causados por concentrações elevadas das citocinas que induzem a resposta de fase aguda. Certos cânceres incomuns (como *sarcoma de Kaposi*) também ocorrem com frequência relativamente alta. Nos indivíduos não tratados, a morte ocorre habitualmente nos primeiros 2 anos após o início dos sintomas da AIDS.

As principais vias de transmissão do HIV são através de:

- Transferência de sangue ou de hemoderivados contaminados de um indivíduo para outro
- Relação sexual não protegida com parceiro(a) infectado(a)
- Transmissão de uma mãe infectada para o feto por meio da placenta durante a gravidez e o parto
- Transferência por meio do leite materno durante a amamentação.

Existem dois componentes para o manejo terapêutico dos indivíduos infectados pelo HIV, que consistem em um dirigido contra o próprio vírus para retardar a progressão da doença e o outro em prevenir ou tratar as infecções oportunistas ou os cânceres que finalmente levam à morte. O tratamento atual recomendado para a própria infecção pelo HIV consiste em uma bateria simultânea de pelo menos quatro fármacos. Dois desses fármacos inibem a ação da enzima do HIV (transcriptase reversa) que converte o RNA viral no DNA da célula hospedeira; um terceiro fármaco inibe a enzima do HIV (α-protease), que cliva uma grande proteína em unidades menores necessárias para a montagem de um novo HIV; e um quarto fármaco, que bloqueia a fusão do vírus com a célula T.

Vander | Fisiologia Humana

O uso desse esquema complexo e de alto custo (denominado *HAART*, *terapia antirretroviral altamente ativa*, do inglês *highly active antiretroviral therapy*) reduz acentuadamente a replicação do HIV no corpo e, de modo ideal, deveria ser introduzido em uma fase muito inicial da evolução da doença pelo HIV, não apenas depois do aparecimento da AIDS.

A grande esperança para a prevenção da AIDS é o desenvolvimento de uma vacina. Por uma variedade de razões relacionadas com a natureza do vírus (que gera grande número de subespécies distintas) e com o fato de que ele infecta as células T auxiliares, que são cruciais para as respostas imunes, o desenvolvimento dessa vacina não é uma tarefa fácil.

Antibióticos

Os antibióticos são os fármacos de maior importância empregados para ajudar o corpo a resistir às bactérias. Um *antibiótico* refere-se a qualquer molécula ou substância capaz de matar bactérias (os antibióticos *não* são efetivos contra os vírus). Na natureza, os antibióticos são produzidos por uma cepa de bactérias para defender contra outras cepas. Desde meados do século 20, a produção comercial de antibióticos, como a *penicilina,* revolucionou a nossa capacidade de tratar doenças.

Os antibióticos inibem uma ampla variedade de processos, incluindo a síntese da parede celular bacteriana, a síntese de proteínas e a replicação do DNA das bactérias. Felizmente, várias das reações envolvidas na síntese de proteínas pelas bactérias e as próprias proteínas são diferentes o suficiente daquelas encontradas nas células humanas para que determinados antibióticos possam inibi-las, sem interferir na síntese proteica do próprio corpo. Por exemplo, o antibiótico *eritromicina* bloqueia o movimento dos ribossomos ao longo do RNA mensageiro da bactéria.

Entretanto, os antibióticos não devem ser utilizados de modo indiscriminado. Podem provocar reações alérgicas e podem exercer efeitos tóxicos sobre as células do corpo. Outra razão para o uso criterioso é o problema cada vez maior, e muito grave, de resistência aos antibióticos. A maioria das grandes populações bacterianas contém alguns mutantes que são resistentes aos antibióticos, e esses poucos mutantes podem ser capazes de se multiplicar e de produzir grandes populações resistentes aos efeitos daquele antibiótico específico. Como alternativa, o antibiótico pode induzir a expressão de um gene latente que confere resistência.

Por fim, a resistência pode ser transferida diretamente de um micróbio resistente para outro micróbio previamente não resistente por meio do DNA transferido entre eles. (Um exemplo de como a resistência a antibióticos pode se propagar por esses fenômenos é o fato de que muitas cepas bacterianas que outrora eram altamente suscetíveis à penicilina produzem, hoje em dia, uma enzima que cliva a molécula de penicilina.) Outra razão para o uso criterioso dos antibióticos é o fato de que essas substâncias podem, na realidade, contribuir para uma nova infecção ao eliminar certas espécies de bactérias relativamente inócuas, que normalmente impedem o crescimento de bactérias mais perigosas. Um local em que isso pode ocorrer é o intestino grosso, no qual a perda de bactérias inócuas pode ser responsável pelo aparecimento de sintomas de cólicas e diarreia que ocorrem em alguns indivíduos tratados com certos tipos de antibióticos.

Estude e revise 18.5

- A capacidade do corpo de resistir à infecção é influenciada pelo estado nutricional, pelo estado do sono, pela presença de outras doenças, como o diabetes melito, por fatores psicológicos, como estresse crônico, quantidade de exercício e integridade do sistema imune

- A **AIDS** é causada por um retrovírus que destrói as células T auxiliares, portanto, diminui a capacidade do corpo de resistir à infecção e ao câncer

- Os **antibióticos** interferem na síntese de macromoléculas pelas bactérias; eles não são efetivos contra vírus.

Questão de revisão: Cite algumas ações que uma pessoa pode realizar, como parte da rotina diária típica, de modo a otimizar a função de seu sistema imune? (A resposta está disponível no Apêndice A.)

18.6 Respostas imunes danosas

Até agora, concentramos o nosso foco nos mecanismos das respostas imunes e seus efeitos protetores. A seção seguinte discute como as respostas imunes, algumas vezes, podem ser danosas ou indesejadas.

Rejeição de enxerto

O principal obstáculo ao transplante bem-sucedido de tecidos e de órgãos é que o sistema imune reconhece os transplantes, denominados enxertos, como estranhos e lança um ataque contra eles. Esse processo é denominado *rejeição de enxerto.* Embora as células B e os macrófagos tenham alguma função nesse processo, as células T citotóxicas e as células T auxiliares são, principalmente, responsáveis pela rejeição de enxertos.

Exceto no caso de gêmeos idênticos, as proteínas do MHC da classe I nas células de um enxerto diferem daquelas do receptor, assim como as moléculas de classe II presentes nos macrófagos do enxerto (lembre-se de que praticamente todos os órgãos e tecidos dispõem de macrófagos). Em consequência, as proteínas do MHC de ambas as classes são reconhecidas como estranhas pelas células T do receptor, e as células que têm essas proteínas são destruídas pelas células T citotóxicas do receptor com a ajuda das células T auxiliares.

Algumas das ferramentas voltadas a reduzir a rejeição de enxertos incluem a radiação e fármacos que matam os linfócitos em divisão ativa e que, portanto, diminuem a população de células T do receptor. Entretanto, um fármaco muito efetivo é a *ciclosporina,* que não mata os linfócitos, porém bloqueia a produção de IL-2 e de outras citocinas pelas células T auxiliares. Isso elimina um sinal crítico para a proliferação das próprias T auxiliares e das células T citotóxicas. Os corticosteroides suprarrenais sintéticos também são utilizados para reduzir a rejeição.

Os problemas que surgem com o uso de fármacos como a ciclosporina e os potentes corticosteroides suprarrenais sintéticos incluem os seguintes:

- Imunossupressão produzida com esses fármacos é inespecífica, de modo que os pacientes em uso desses medicamentos correm risco aumentado de infecções e câncer

Capítulo 18 Sistema Imune **757**

- Exercem outros efeitos colaterais tóxicos
- Com frequência, precisam ser utilizados continuamente para inibir a rejeição.

Um novo tipo importante de tratamento, que pode ser capaz de evitar esses problemas, está em fase de estudo. Lembre-se de que a tolerância imune para as proteínas autóctones é obtida por deleção e/ou inativação clonais, e que o mecanismo envolvido para isso consiste na ausência de um coestímulo não antigênico por ocasião em que o antígeno é encontrado pela primeira vez. A esperança é que, por ocasião da cirurgia para o enxerto (transplante), o tratamento com fármacos capazes de bloquear as proteínas complementares que constituem o coestímulo possa induzir um estado permanente de tolerância imune para o enxerto.

Reações de transfusão

Reação transfusional, doença causada quando os eritrócitos são destruídos durante uma transfusão sanguínea, fornece um exemplo especial de rejeição de tecido, que ilustra o fato de que os anticorpos, mais do que as células T citotóxicas, algumas vezes podem constituir o principal fator na rejeição. Os eritrócitos não contam com proteínas MHC, porém apresentam proteínas e carboidratos de membrana plasmática (estes últimos ligados à membrana por lipídios), que podem atuar como antígenos quando expostos ao sangue de outra pessoa. Existem mais de 400 antígenos eritrocitários, porém o sistema ABO de carboidratos é o mais importante nas reações transfusionais.

Alguns indivíduos têm o gene que leva à síntese do antígeno A, alguns têm o gene para o antígeno B e alguns apresentam ambos os genes, enquanto outros carecem dos dois. (Os genes não podem codificar para os carboidratos que atuam como antígenos; em vez disso, codificam para as enzimas específicas que catalisam a formação dos carboidratos.) Os eritrócitos dos que não apresentam nenhum dos genes são designados como eritrócitos do tipo O. Em consequência, os possíveis tipos sanguíneos são A, B, AB e O (**Tabela 18.8**).

Os indivíduos do tipo A sempre dispõem de anticorpos anti-B no plasma; de forma semelhante, os indivíduos do tipo B apresentam anticorpos anti-A no plasma. Os indivíduos do tipo AB não têm nem anticorpo anti-A e nem anti-B, enquanto os indivíduos do tipo O apresentam ambos os anticorpos. Esses anticorpos antieritrocitários são denominados **anticorpos naturais.** Não se sabe ao certo como eles surgem naturalmente – isto é, sem exposição aos eritrócitos portadores do antígeno apropriado.

Com essa informação como base, podemos prever o que ocorrerá se um indivíduo do tipo A receber sangue do tipo B. Existem duas incompatibilidades: (1) os anticorpos anti-B do receptor fazem com que as células transfundidas sejam atacadas; e (2) os anticorpos anti-A no plasma transfundido fazem com que as células do receptor sejam atacadas. Esta segunda incompatibilidade geralmente tem pouca consequência, entretanto, visto que os anticorpos transfundidos tornam-se tão diluídos no plasma do receptor que eles não são efetivos para induzir uma resposta. É a destruição das células transfundidas pelos anticorpos do receptor que causa o problema.

Análises semelhantes mostram que as seguintes situações resultariam em ataque dos eritrócitos transfundidos: um indivíduo do tipo B que recebe sangue A ou AB; um indivíduo do tipo A que recebe sangue B ou AB; um indivíduo do tipo O que recebe sangue A, B ou AB. Por esse motivo, os indivíduos do tipo O, algumas vezes, são denominados doadores universais, enquanto os indivíduos AB são receptores universais. Entretanto, esses termos são enganosos, visto que, além dos antígenos do sistema ABO, existem muitos outros antígenos eritrocitários e anticorpos plasmáticos. Por conseguinte, exceto no caso de uma emergência extrema, o sangue do doador e o do receptor precisam ser testados diretamente quanto à incompatibilidade pelo procedimento denominado **prova cruzada.** O soro do receptor é misturado em uma lâmina de vidro com os eritrócitos do doador prospectivo (prova cruzada "principal"), e a mistura é observada por ruptura (hemólise) ou agregação (aglutinação) dos eritrócitos, qualquer das quais indicam incompatibilidade. Além disso, os eritrócitos do receptor podem ser combinados com o soro do doador prospectivo (prova cruzada "menor"), novamente à procura de incompatibilidades.

Outro grupo de antígenos da membrana eritrocitária de importância médica é o sistema Rh de proteínas. Existem mais de 40 desses antígenos, porém aquele que tem mais tendência a causar problema é o denominado Rh_o, conhecido comumente como **fator Rh,** por ter sido estudado pela primeira vez em macacos *rhesus*. Os eritrócitos humanos ou têm o antígeno (Rh-positivos) ou não contam com ele (Rh-negativos). Cerca de 85% da população norte-americana são Rh-positivos.

Diferentemente dos anticorpos naturais do sistema ABO, os anticorpos no sistema Rh seguem o padrão clássico de imunidade, visto que nenhuma pessoa tem anticorpos anti-Rh, a não ser que seja exposta a células Rh-positivas de outra pessoa. Isso pode ocorrer se um indivíduo Rh-negativo for submetido

TABELA 18.8	Grupos sanguíneos ABO humanos.				
			Possibilidades genéticas		
Grupo sanguíneo	Porcentagem*	Antígeno no eritrócito	Homozigoto	Heterozigoto	Anticorpo no sangue
A	42	A	AA	AO	Anti-B
B	10	B	BB	BO	Anti-A
AB	3	A e B	-	AB	Nem anti-A nem anti-B
O	45	Nem A nem B	OO	-	Tanto anti-A quanto anti-B

*Nos EUA.

Vander | Fisiologia Humana

a múltiplas transfusões com sangue Rh-positivo, porém a sua principal ocorrência envolve a relação materno-fetal. Durante a gravidez, alguns dos eritrócitos fetais podem atravessar a barreira placentária e entrar na circulação materna. Se a mãe for Rh-negativa, e o feto for Rh-positivo, isso pode induzir a síntese de anticorpos anti-Rh pela mãe. Isso ocorre principalmente durante a separação da placenta, por ocasião do parto. Em consequência, a primeira gravidez Rh-positiva raramente oferece qualquer perigo ao feto, visto que o parto ocorre antes da produção de anticorpos pela mãe. Todavia, em futuras gestações, esses anticorpos já estarão presentes na mãe e poderão atravessar a placenta para atacar e provocar hemólise dos eritrócitos de um feto Rh-positivo. Essa condição, que pode causar anemia grave o suficiente para levar à morte do feto *in utero* ou do recém-nascido, é denominada **doença hemolítica do recém-nascido.** O risco aumenta a cada gravidez Rh-positiva, à medida que a mãe se torna cada vez mais sensibilizada.

Felizmente, essa doença pode ser evitada pela administração à mãe Rh-negativa de gamaglobulina humana contra eritrócitos Rh-positivos nas primeiras 72 horas após o parto de um lactente Rh-positivo. Esses anticorpos ligam-se aos sítios antigênicos de quaisquer eritrócitos Rh-positivos que possam ter entrado no sangue materno durante o parto e os impedem de induzir a síntese de anticorpos pela mãe. Os anticorpos administrados são finalmente metabolizados.

Você pode se perguntar se as incompatibilidades ABO também constituem uma causa da doença hemolítica do recém-nascido. Por exemplo, uma mulher com sangue do tipo O dispõe de anticorpos dirigidos contra ambos os antígenos A e B. Se o seu feto for do tipo A ou B, isso teoricamente pode causar um problema. Felizmente, isso habitualmente não ocorre, em parte pelo fato de que os antígenos A e B não são fortemente expressos nos eritrócitos fetais e, em parte, pelo fato de que os anticorpos, diferentemente dos anticorpos anti-Rh, são do tipo IgM, que não atravessam com facilidade a placenta.

Hipersensibilidades

A **hipersensibilidade** refere-se a doenças nas quais as respostas imunes a antígenos ambientais (ou, algumas vezes, endógenos) provocam inflamação excessiva e consequente dano ao próprio corpo. Esses antígenos, em sua maioria, são, por si, relativa ou completamente inócuos – são as respostas imunes a eles que causam o dano. Em essência, portanto, a hipersensibilidade é uma imunidade que foi errada, visto que a resposta é inapropriada para o estímulo.

Existem quatro tipos principais de hipersensibilidade, categorizados segundo as diferentes vias efetoras imunológicas envolvidas na resposta inflamatória (**Tabela 18.9**). Para desenvolver uma determinada hipersensibilidade, um indivíduo geneticamente predisposto precisa ser inicialmente exposto ao antígeno. Essa exposição inicial provoca "sensibilização". As exposições subsequentes desencadeiam as respostas imunes danosas, que reconhecemos como a doença. A diversidade de respostas de hipersensibilidade reflete as diferentes vias efetoras imunológicas desencadeadas. A classificação das doenças por hipersensibilidade baseia-se nesses mecanismos (ver Tabela 18.9).

TABELA 18.9 Principais tipos de hipersensibilidade.
I. Hipersensibilidade imediata
A. Mediada por anticorpos IgE, mastócitos e eosinófilos
II. Hipersensibilidade citotóxica
A. Mediada por anticorpos que levam ao dano ou à destruição das células, como na doença hemolítica do recém-nascido
III. Hipersensibilidade por imunocomplexos
A. Mediada por complexos antígeno-anticorpo depositados no tecido
IV. Hipersensibilidade tardia
A. Mediada por células T auxiliares e por macrófagos
B. Independente de anticorpos

Um tipo de hipersensibilidade, denominada **hipersensibilidade citotóxica,** ocorre quando os anticorpos se ligam a antígenos associados à superfície celular, levando à lesão tecidual ou alteração da função dos receptores. Um exemplo desse tipo de hipersensibilidade que acabou de ser discutido é a doença hemolítica do recém-nascido.

Um segundo tipo de hipersensibilidade é denominado **hipersensibilidade a imunocomplexos.** Ocorre quando um número tão elevado de anticorpos (dos tipos IgG ou IgM) combinam-se com antígenos livres que grande número de complexos antígeno-anticorpo precipita na superfície das células endoteliais ou é retido nas paredes dos capilares, particularmente daqueles dos corpúsculos renais. Esses imunocomplexos ativam o complemento, o qual, em seguida, induz uma resposta inflamatória que provoca dano aos tecidos que circundam imediatamente os complexos.

Em um outro tipo de hipersensibilidade, a resposta inflamatória independe dos anticorpos. Ela deve-se à secreção pronunciada de citocinas pelas células T auxiliares ativadas pelo antígeno presente na área. Essas próprias citocinas atuam como mediadores inflamatórios e também ativam macrófagos para secretar seus potentes mediadores. Como são necessários vários dias para o seu desenvolvimento, esse tipo de hipersensibilidade é conhecido como **hipersensibilidade tardia.** O teste cutâneo da tuberculina fornece um exemplo.

Hipersensibilidade imediata

O tipo mais comum de hipersensibilidade é mediado por anticorpos e denominado **hipersensibilidade imediata,** visto que a resposta é, de início, habitualmente muito rápido. Ela é também denominada **hipersensibilidade mediada por IgE,** visto que envolve os anticorpos IgE. Esse tipo de hipersensibilidade é comumente designado como **alergia,** e os antígenos que a induzem são denominados **alergênios.** Os exemplos comuns de alergênios incluem o pólen da ambrósia-americana e da hera venenosa.

Na hipersensibilidade imediata, a exposição inicial ao antígeno leva a alguma síntese de anticorpos e, mais importante ainda, à produção de células B de memória, que medeiam a imunidade ativa. Com uma reexposição, o antígeno desencadeia uma resposta mais poderosa dos anticorpos. Até esse momento, nenhuma dessas reações é incomum; a diferença é que os antígenos específicos que desencadeiam reações de hipersensibilidade imediata estimulam, nos indivíduos geneticamente suscetíveis, a produção de anticorpos do tipo IgE. A produção de IgE exige a participação de um subgrupo específico de células T auxiliares que são ativadas pelos alergênios apresentados pelas células B. Em seguida, essas células T auxiliares ativadas liberam citocinas, as quais estimulam preferencialmente a diferenciação das células B em plasmócitos produtores de IgE.

Com a sua liberação dos plasmócitos, os anticorpos IgE passam a circular por todo o corpo e fixam-se, por meio de sítios de ligação, em suas porções Fc, aos mastócitos presentes no tecido conjuntivo (**Figura 18.21**). Quando o mesmo tipo de antígeno entra, subsequentemente, no corpo e combina-se com a IgE ligada ao mastócito, estimula o mastócito a secretar muitos mediadores inflamatórios, incluindo histamina, vários eicosanoides e quimiocinas. Em seguida, todos esses mediadores iniciam uma resposta inflamatória local (toda sequência de eventos descrita para os mastócitos também pode ocorrer com os basófilos na circulação).

Em consequência, os sintomas da alergia mediada por IgE refletem os vários efeitos desses mediadores inflamatórios e o local do corpo em que ocorre a combinação antígeno-IgE-mastócito. Por exemplo, quando um indivíduo previamente sensibilizado inala pólen de ambrósia-americana, o antígeno combina-se com a IgE nos mastócitos das vias respiratórias. Os mediadores liberados provocam aumento da secreção de muco e do fluxo sanguíneo, edema do revestimento epitelial e contração do músculo liso que circunda as vias respiratórias. Como resultado, surgem os sintomas que caracterizam a febre do feno – congestão, coriza, espirros e dificuldade de respirar. Algumas vezes, ocorrem hipersensibilidades imediatas à penicilina e a venenos de insetos, os quais, habitualmente, estão correlacionadas com a produção de IgE.

Em geral, os sintomas alérgicos estão localizados na região de entrada do antígeno. Todavia, se quantidades muito grandes de substâncias químicas liberadas pelos mastócitos (ou pelos basófilos do sangue) entrarem na circulação, poderão aparecer sintomas sistêmicos, causando hipotensão grave e constrição bronquiolar. Essa sequência de eventos, denominada **anafilaxia,** pode causar morte por insuficiência circulatória e respiratória; pode ser desencadeada em alguns indivíduos sensibilizados pelo antígeno presente em uma única picada de abelha.

Os componentes muito rápidos da hipersensibilidade imediata frequentemente progridem para uma **reação de fase tardia,** com duração de muitas horas ou dias, durante a qual ocorre migração de grande número de leucócitos, particularmente eosinófilos, para a área inflamada. Os quimioatraentes envolvidos consistem em citocinas liberadas por mastócitos e pelas células T auxiliares ativadas pelo alergênio. Uma vez na área, os eosinófilos secretam mediadores que prolongam a inflamação e sensibilizam os tecidos, de modo que é necessária menor quantidade de alergênio na próxima exposição para evocar uma resposta.

Tendo em vista a impropriedade da maioria das respostas de hipersensibilidade imediata, como um sistema desse tipo evoluiu? A função fisiológica normal das vias de IgE-mastócito-eosinófilo consiste em repelir a invasão de parasitas multicelulares que não podem ser fagocitados. Os mediadores liberados pelos mastócitos estimulam a resposta inflamatória contra os parasitas, e os eosinófilos atuam como células *killer* principais contra eles por meio da secreção de várias toxinas. Ainda não foi esclarecido como esse sistema também se tornou induzível por substâncias inócuas.

Doença autoimune

Enquanto a alergia é causada por uma resposta inapropriada a um antígeno ambiental, a **doença autoimune** é produzida por um ataque imune inapropriado deflagrado pelas próprias proteínas do corpo, que atuam como antígenos. O ataque imune, que é mediado por autoanticorpos e por células T autorreativas, é dirigido especificamente contra as próprias células do corpo que contêm essas proteínas.

Anteriormente, explicamos como o corpo, normalmente, se encontra em um estado de tolerância imune em relação às suas próprias células. Infelizmente, existem situações nas quais essa tolerância é quebrada e o corpo passa, de fato, a deflagrar ataques mediados por anticorpos ou por células *killer* contra suas próprias células e tecidos. Um número crescente de doenças humanas está sendo reconhecido como de

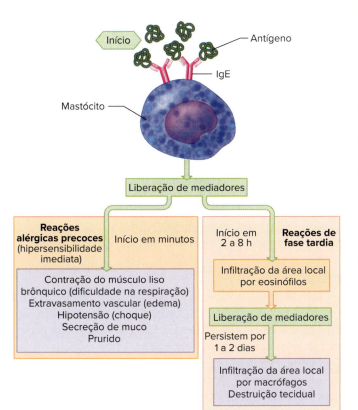

Figura 18.21 Fases das respostas alérgicas. Resposta alérgica de hipersensibilidade imediata. Sequência de eventos.

TABELA 18.10 — Algumas causas possíveis de ataque autoimune.

Pode haver uma falha da deleção clonal no timo ou da inativação clonal na periferia. Este é, particularmente, o caso dos "antígenos sequestrados", tais como determinadas proteínas que não estão disponíveis para o sistema imune durante períodos críticos do início da vida

As proteínas corporais normais podem ser alteradas pela sua combinação com fármacos ou com substâncias químicas do ambiente. Isso leva a um ataque das células que agora exibem a proteína "estranha"

Nos ataques imunes contra as células do corpo infectadas por vírus, pode ocorrer destruição de um número tão grande de células a ponto de resultar em doença

As mutações genéticas nas células do corpo podem produzir novas proteínas que atuam como antígenos

O corpo pode encontrar patógenos, cujos antígenos são tão semelhantes, na sua estrutura, a determinadas proteínas próprias do corpo que os anticorpos ou as células T citotóxicas produzidos contra esses antígenos microbianos também atacam as células que apresentam as proteínas autóctones (ou nativas)

Proteínas normalmente nunca encontradas pelos linfócitos podem tornar-se expostas em consequência de alguma outra doença

---

origem autoimune e algumas dessas doenças foram descritas em outras partes deste livro. Os exemplos incluem a *esclerose múltipla,* em que a mielina é atacada (ver Capítulo 6); a *miastenia gravis,* em que os receptores nicotínicos de acetilcolina nas células musculares esqueléticas constituem o alvo (ver Capítulo 9); a *artrite reumatoide,* na qual ocorre dano aos tecidos conjuntivos nas articulações; e o *diabetes melito tipo 1,* em que as células do pâncreas, produtoras de insulina, são destruídas (ver Capítulo 16). A **Tabela 18.10** fornece um resumo de algumas causas possíveis de falha do corpo em reconhecer as suas próprias células. Entre os possíveis tratamentos atualmente utilizados para as doenças autoimunes, destacam-se fármacos que interferem nas ações dos mediadores inflamatórios. Por exemplo, um fármaco amplamente utilizado liga-se ao TNF-α e impede a sua interação com o seu receptor.

Respostas inflamatórias excessivas

Lembre-se de que o complemento, outros mediadores da inflamação e as substâncias químicas tóxicas secretadas pelos neutrófilos e pelos macrófagos não são específicos em relação a seus alvos. Em consequência, durante uma resposta inflamatória dirigida contra patógenos, pode haver produção ou liberação de quantidades tão grandes dessas substâncias a ponto de provocar dano aos tecidos normais adjacentes. Essas substâncias também podem causar respostas sistêmicas potencialmente letais. Por exemplo, os macrófagos liberam quantidades muito grandes de IL-1 e de TNF-α, ambos os quais atuam como poderosos mediadores inflamatórios

(além de seus outros efeitos) em resposta a uma infecção por determinados tipos de bactérias. Essas citocinas podem causar vasodilatação profunda em todo o corpo, precipitando um tipo de hipotensão, denominado **choque séptico.** Com frequência, esse processo é acompanhado de febres perigosamente altas. Em outras palavras, as citocinas liberadas em resposta às bactérias, e não as próprias bactérias, causam choque séptico.

Outro exemplo importante de dano provocado por inflamação excessiva em resposta a patógenos é a resposta sistêmica à infecção pelo SARS-CoV-2. Acredita-se que pelo menos parte do dano generalizado aos vasos sanguíneos, coração e pulmões em certos indivíduos infectados seja atribuível a uma secreção extremamente grande de mediadores químicos. As causas das excessivas secreções e inflamação em alguns desses indivíduos, mas não em todos, ainda está em fase de investigação.

Pode ocorrer também inflamação crônica excessiva na ausência de infecção por patógenos, conforme descrito anteriormente no caso especial de hipersensibilidades, nas quais substâncias que normalmente não são perigosas desencadeiam uma resposta inflamatória grande, porém, habitualmente temporária. Além disso, várias doenças importantes, incluindo a *asma,* a *artrite reumatoide* e a *doença intestinal inflamatória,* são classificadas como *doenças inflamatórias crônicas.* As causas dessas doenças e a interação entre os fatores genéticos e ambientais ainda não estão bem elucidadas (ver Capítulos 13 e 15 para mais detalhes sobre a natureza da asma e da doença intestinal inflamatória, respectivamente). Algumas doenças, como a artrite reumatoide, são de natureza principalmente autoimune, porém todas parecem estar associadas a aumentos na produção de citocinas e outros mediadores inflamatórios por retroalimentação positiva.

Outro exemplo, ainda, de inflamação excessiva em um estado não infeccioso é o desenvolvimento de placas ateroscleróticas nos vasos sanguíneos (ver Figura 12.66). É provável que, em resposta à disfunção das células endoteliais, a parede dos vasos libere citocinas inflamatórias (p. ex., IL-1), que promovem todos os estágios da aterosclerose – coagulação excessiva, quimiotaxia de vários leucócitos (bem como de células musculares lisas) e assim por diante. A disfunção das células endoteliais é causada por lesão inicialmente sutil das paredes vasculares por lipoproteínas e outros fatores, incluindo elevação da pressão arterial e homocisteína (ver Capítulo 12).

Em resumo, os vários mediadores da inflamação e da imunidade constituem uma espada de dois gumes. Nas quantidades habituais, são essenciais para a resistência normal; entretanto, em quantidades excessivas, podem causar doença.

Isso completa a seção sobre imunologia. A **Tabela 18.11** fornece um resumo dos mecanismos imunes na forma de um miniglossário das células e dos mediadores químicos envolvidos nas respostas imunes. Todo o material apresentado na tabela a seguir, foi abordado neste capítulo.

Capítulo 18 Sistema Imune **761**

TABELA 18.11 Miniglossário dos mediadores químicos e das células envolvidos nas funções imunes.

Mediadores químicos

Proteínas de fase aguda Grupo de proteínas secretadas pelo fígado durante a resposta sistêmica à lesão ou à infecção; os estímulos para a sua secreção incluem IL-1, IL-6 e outras citocinas

Anticorpos Imunoglobulinas secretadas pelos plasmócitos; combinam-se com o tipo de antígeno que estimulou a sua produção e dirigem um ataque contra o antígeno ou uma célula que o transporta

C1 A primeira proteína na via clássica do complemento

Quimioatraentes Termo geral utilizado para referir-se a qualquer mediador químico capaz de estimular a quimiotaxia dos neutrófilos ou de outros leucócitos

Quimiocinas Qualquer quimiocina capaz de funcionar como quimioatraente

Quimiotaxina Sinônimo de *quimioatraente*

Complemento Um grupo de proteínas plasmáticas que, após a sua ativação, mata diretamente os patógenos ou facilita as várias etapas do processo inflamatório, incluindo a fagocitose; a via clássica do complemento é desencadeada por complexos antígeno-anticorpo, enquanto a via alternativa pode operar independentemente dos anticorpos

Proteína C reativa Uma das várias proteínas que atuam como opsoninas inespecíficas; a sua produção pelo fígado é aumentada durante a resposta de fase aguda

Citocinas Termo geral para descrever os mensageiros proteicos que regulam as respostas imunes; são secretadas por macrófagos, monócitos, linfócitos, neutrófilos e vários tipos de células não imunes; atuam tanto localmente quanto como hormônios

Eicosanoides Termo geral para referir-se a produtos do metabolismo do ácido araquidônico (prostaglandinas, tromboxanos, leucotrienos); atuam como importantes mediadores inflamatórios

Histamina Mediador inflamatório secretado principalmente pelos mastócitos; atua sobre a microcirculação, causando vasodilatação e aumento da permeabilidade às proteínas

IgA A classe de anticorpos secretados por células que revestem os sistemas gastrintestinal, respiratório e geniturinário

IgD Uma classe de anticorpos cuja função não é conhecida

IgE A classe de anticorpos que medeiam a hipersensibilidade imediata e a resistência a parasitas

IgG A classe mais abundante de anticorpos do plasma

IgM Uma classe de anticorpos que são os primeiros a serem produzidos em todas as respostas imunes. Juntamente com a IgG, a IgM é responsável pela maior parte da imunidade humoral específica contra bactérias e vírus

Imunoglobulina (Ig) Proteínas que atuam como receptores de células B e anticorpos; as cinco classes principais são IgA, IgD, IgE, IgG e IgM

Interferona (tipo I) Grupo de citocinas que inibem de modo inespecífico a replicação viral

Interferona (tipo II) Também denominada interferona-gama, estimula a capacidade de destruição das células NK e dos macrófagos

Interleucina 1 (IL-1) Citocina secretada por macrófagos (e por outras células), que ativa as células T auxiliares, exerce muitos efeitos inflamatórios e medeia muitas das respostas sistêmicas de fase aguda, incluindo a febre

Interleucina 2 (IL-2) Citocina secretada por células T auxiliares ativadas, que causa a proliferação das células T auxiliares, células T citotóxicas e células NK, e causa a ativação dos macrófagos

Interleucina 6 (IL-6) Citocina secretada por macrófagos (e por outras células), que exerce múltiplos efeitos sobre as células do sistema imune, inflamação, febre e resposta de fase aguda

Complexo de ataque à membrana (MAC) Grupo de proteínas do complemento, que formam canais na superfície de um micróbio, tornando-o permeável e matando-o

Anticorpos naturais Anticorpos contra os antígenos eritrocitários (do tipo A ou B)

Opsonina Termo geral para referir-se a qualquer mediador químico capaz de promover a fagocitose

Perforina Proteína secretada pelas células T citotóxicas e pelas células NK, que forma canais na membrana plasmática da célula-alvo, causando o seu extravasamento e matando-a; a sua estrutura e função assemelham-se às do MAC no sistema complemento

Fator de necrose tumoral alfa (TNFα) Citocina secretada por macrófagos (e por outras células), que exerce muitas das mesmas ações da IL-1

Células

Macrófagos ativados Macrófagos cuja capacidade de matar foi intensificada por citocinas, particularmente IL-2 e interferona-gama

Célula apresentadora de antígeno (APC) Célula que apresenta o antígeno complexado com proteínas do MHC em sua superfície às células T

(continua)

TABELA 18.11	Miniglossário dos mediadores químicos e das células envolvidos nas funções imunes. *(Continuação)*

Células B Linfócitos que, após a sua ativação, proliferam e diferenciam-se em plasmócitos secretores de anticorpos; fornecem a principal defesa contra bactérias, vírus no líquido extracelular e toxinas; e podem atuar como células apresentadoras de antígeno às células T auxiliares

Células T citotóxicas A classe de linfócitos T que, após ativação por um antígeno específico, atacam diretamente as células que exibem esse tipo de antígeno; são as principais células destruidoras de células infectadas por vírus e células cancerosas; e ligam-se ao antígeno associado a proteínas do MHC da classe I

Células dendríticas Células que realizam a fagocitose e que atuam como células apresentadoras de antígeno

Eosinófilos Leucócitos envolvidos na destruição de parasitas e nas respostas de hipersensibilidade imediata

Células T auxiliares A classe de células T que, por meio de citocinas secretadas, desempenham uma função estimuladora na ativação das células B e das células T citotóxicas; além disso, podem ativar as células NK e os macrófagos; e ligam-se ao antígeno associado a proteínas do MHC da classe II

Linfócito O tipo de leucócito responsável pelas respostas imunes adaptativas; classificados, principalmente, em células B, células T e células NK

Macrófago Tipo celular que (1) atua como fagócito; (2) processa e apresenta o antígeno às células T auxiliares; e (3) secreta citocinas envolvidas na inflamação, ativação dos linfócitos e resposta sistêmica de fase aguda à infecção ou à lesão

Mastócitos Células teciduais que se ligam à IgE e que liberam mediadores inflamatórios em resposta a parasitas e a reações de hipersensibilidade imediata

Células de memória Células B e células T citotóxicas que se diferenciam durante uma resposta imune inicial e que respondem rapidamente durante uma exposição subsequente ao mesmo antígeno

Monócito Um tipo de leucócito; deixa a corrente sanguínea e é transformado em um macrófago

Células *natural killer (NK)* Classe de linfócitos que se ligam a células que exibem antígenos estranhos sem reconhecimento específico, matando-as diretamente; os principais alvos consistem em células infectadas por vírus e células cancerosas; participam da citotoxicidade celular dependente de anticorpos (CCDA)

Neutrófilos Leucócitos que atuam como fagócitos e que também liberam substâncias químicas envolvidas na inflamação

Plasmócitos Células que se diferenciam a partir dos linfócitos B ativados e que secretam anticorpos

Células T reguladoras Subgrupo de células T que inibem as ações das células T auxiliares e das células T citotóxicas

Células T Linfócitos derivados de precursores que se diferenciam no timo; ver *células T citotóxicas* e *células T auxiliares*

Estudo e revise 18.6

■ **Rejeição do enxerto:** ataque pelo sistema imune contra tecidos transplantados; iniciada por proteínas do MHC presentes nas células transplantadas e mediada principalmente por células T citotóxicas

■ **Reações transfusionais:** doença causada quando os eritrócitos são destruídos durante uma transfusão sanguínea; mediadas por anticorpos

  • Os eritrócitos transfundidos serão destruídos se o receptor tiver anticorpos naturais contra os antígenos (**tipo A** ou **tipo B**) nas células

  • Os anticorpos contra eritrócitos **Rh-positivos** podem ser produzidos após a exposição de um indivíduo **Rh-negativo** a essas células

■ **Hipersensibilidades:** vários tipos de respostas exageradas do sistema imune a um antígeno que, de outro modo, não é prejudicial

  • **Hipersensibilidade tardia:** a inflamação resulta da interação de citocinas das células T auxiliares e macrófagos. A hipersensibilidade a imunocomplexos é devida à ativação do complemento por complexos antígeno-anticorpo

Estudo e revise 18.6 — *continuação*

  • **Hipersensibilidade imediata:** o antígeno liga-se a anticorpos IgE, os quais estão ligados a mastócitos. Em seguida, os mastócitos liberam mediadores inflamatórios, como a histamina, que produzem os sintomas de alergia. A fase tardia da hipersensibilidade imediata é mediada pelos eosinófilos

■ **Doença autoimune:** ataques imunes dirigidos contra as próprias proteínas do corpo que atuam como antígenos; exemplos – esclerose múltipla, artrite reumatoide, diabetes melito tipo 1

■ Os tecidos normais podem ser danificados por **respostas inflamatórias excessivas** a patógenos ou a situações não patogênicas, como doença inflamatória intestinal e aterosclerose.

*Questão de revisão: A inflamação pode ser contraproducente? De que maneiras a inflamação excessiva provoca dano aos tecidos ou causa doença? Que hormônio discutido neste capítulo poderia ser útil no tratamento da inflamação excessiva e de outras respostas imunes prejudiciais, como a rejeição de enxertos? (**A resposta está disponível no Apêndice A.**)*

CAPÍTULO 18

Estudo de caso clínico
Uma garota adolescente com dor generalizada e exantema facial grave

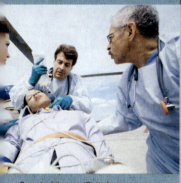
Comstock Images/Getty Images

Uma adolescente caucasiana de 17 anos, retornou de um longo dia ensolarado na praia, no final do verão, queixando-se de queimadura solar e fadiga. Nos dias seguintes, a "queimadura solar" tomou a forma de um exantema, que se estendia por suas bochechas e pela ponte do seu nariz. A adolescente começou a se sentir indisposta, cansada e "com dor em todo o corpo". Ela supôs que os seus sintomas fossem decorrentes da queimadura solar intensa. Depois de alguns dias, o exantema começou a ceder um pouco; todavia, no decorrer das várias semanas seguintes, ela regularmente sentia dor e rigidez nos seus joelhos, punhos e dedos das mãos. Entretanto, não alertou seus pais desse problema, pensando que isso não tinha importância e acabaria desaparecendo. Durante esse período, ela passou um tempo considerável ao ar livre em atividades depois da escola e nos fins de semana, expondo-se à luz solar. Um dia, sentada diante do computador, seus dedos das mãos tornaram-se tão rígidos que teve que interromper a digitação. Ela podia ver que seus dedos estavam inchados. Além disso, sentia-se nauseada e, ao ficar em pé, seus joelhos pareciam estar rígidos e muito dolorosos. Nesse momento, ela contou aos seus pais que estava se sentindo muito doente, e uma consulta foi, então, marcada com o seu médico.

O médico percebeu que a garota tinha uma história clínica inespecífica, sem nenhuma doença crônica; até recentemente, estava com bom condicionamento físico e ativa, sem qualquer história de alergia importante ou doença. Entretanto ao exame ela parecia estar extremamente fatigada e fraca. As articulações dos seus dedos das mãos, dos punhos, dos joelhos e dos dedos dos pés estavam ligeiramente inchadas e com movimento restrito. O exantema também reapareceu no rosto. Por ocasião da consulta, a adolescente apresentou uma ligeira elevação da temperatura corporal de 37,6°C. Além disso, a garota declarou que, recentemente, "doía para respirar" e que ela ficava "sem fôlego" o tempo todo, o que foi interpretado pelo médico como **dispneia** (falta de ar). O médico auscultou o coração e os sons torácicos com o estetoscópio e detectou ruídos que sugeriram a presença de inflamação. Uma radiografia de tórax revelou acúmulo de líquido nas membranas pleurais ao redor dos pulmões e no pericárdio ao redor do coração. Os exames de sangue indicaram aumento da concentração das enzimas hepáticas, sugerindo que algumas células hepáticas estavam danificadas ou morrendo e tinham liberado o seu conteúdo no sangue. A concentração de albumina, a principal proteína no sangue, estava abaixo do normal. Como a albumina é sintetizada no fígado, esse foi outro sinal de que o fígado não estava funcionando normalmente. Os exames também revelaram uma ligeira elevação da concentração sanguínea de creatinina, e o exame de urina revelou traços de proteína e de sangue na urina. Isso sugeriu que os rins da garota não estavam funcionando adequadamente.

Reflita e revise 1
- O que é a creatinina, e o que uma elevação de sua concentração no sangue pode sugerir sobre a função renal? (Ver Capítulo 14, Seção 14.4, para uma discussão sobre a depuração.)

Por fim, o hematócrito dessa adolescente foi de 34,1%, o que é abaixo do normal (ver Capítulo 12). Em seu conjunto, os resultados desses exames eram sérios o suficiente para o médico internar a paciente, de modo que a sua condição pudesse ser cuidadosamente monitorada e tratada, e que outros exames pudessem ser realizados.

O médico concluiu que a paciente podia ter uma doença autoimune, conhecida como **lúpus eritematoso sistêmico (LES)**. Apesar de ser uma doença relativamente incomum (cerca de 1,5 milhão de casos nos EUA), todos os sinais dessa garota eram consistentes com um diagnóstico de LES. À semelhança de muitas doenças autoimunes, a maioria (> 90%) dos indivíduos que sofrem de LES é do sexo feminino. A doença pode ocorrer em qualquer idade, porém aparece mais comumente nas mulheres em idade fértil, e o início pode ser bastante súbito.

As duas principais disfunções imunes no LES consistem em hiperatividade das células T e B, com hiperexpressão de anticorpos contra o "próprio" e diminuição da regulação negativa da resposta imune.

Reflita e revise 2
- Quais são as classes de células imunes importantes na regulação negativa da função imune? (Lembre-se dos três tipos principais de células T.) Que hormônio esteroide inibe a função imune? (Consulte a Figura 18.20.)

Em algumas outras doenças autoimunes, o alvo de ataque imune parece ser constituído por um pequeno número de antígenos, e estes estão frequentemente localizados em um ou em alguns órgãos. Todavia, no LES, a reação é muito mais generalizada. Os antígenos mais comuns consistem em proteínas e DNA de fita dupla nos núcleos de todas as células nucleadas. Como todas as células nucleadas compartilham a maior parte do mesmo DNA e proteínas nucleares, existem poucas partes do corpo – se houver alguma – que não sejam suscetíveis ao ataque imune no LES. Um exame de sangue subsequente, realizado nessa paciente, foi positivo para a presença de anticorpos circulantes que reconhecem o material nuclear celular, confirmando o diagnóstico de LES.

Não se sabe exatamente o que inicia a resposta imune no LES; entretanto, sabe-se que os indivíduos com essa doença apresentam, em sua maioria, fotossensibilidade – isto é, suas células da pele são prontamente danificadas pela luz ultravioleta do sol. Quando essas células morrem, o seu conteúdo nuclear é exposto aos fagócitos e a outros componentes do sistema imune. Acredita-se, também, que a luz UV possa induzir as células intactas da pele a expressar determinadas proteínas que são antigênicas no LES. Como resultado, os sintomas do LES tendem a se exacerbar quando o indivíduo com a doença fica exposto à luz solar excessiva. Foi o que ocorreu com a nossa paciente depois de passar um dia na praia sem filtro solar e, posteriormente, quando ela continuou passando um tempo considerável ao ar livre.

O LES tem um forte componente genético, conforme evidenciado pelo fato de que cerca de 40 a 50% dos gêmeos idênticos compartilham a doença, quando um deles é afetado. Além disso, existe uma frequência aumentada de cinco variantes do MHC da classe II específicas nos indivíduos com LES, bem como deficiência ou anormalidade de proteínas do complemento. Ainda assim, a doença quase certamente é desencadeada por deflagradores ambientais em indivíduos geneticamente suscetíveis (visto que, conforme já assinalado, em metade dos casos em que um dos gêmeos tem LES, o outro não apresenta a doença). Não há evidências conclusivas de que infecções causadas por invasão viral sejam um fator desencadeante no desenvolvimento do LES. Além da luz solar, outros fatores deflagradores associados ao aparecimento do LES incluem determinadas substâncias químicas e alimentos, como brotos de alfafa.

O LES pode ser leve ou grave, intermitente ou crônico. Todavia, na maioria dos casos, os efeitos são generalizados. Normalmente, o comprometimento do tecido conjuntivo é extenso, com episódios repetidos de inflamação nas articulações e na pele. O revestimento externo do coração (pericárdio) e a pleura dos pulmões podem tornar-se inflamados. A função gastrintestinal pode ser afetada, resultando em náuseas ou diarreia, e, algumas vezes, observa-se a ocorrência de lesão retiniana. Até mesmo o encéfalo não é poupado, visto que, nos casos graves, podem surgir disfunção cognitiva e até mesmo convulsões. Com frequência, a pele desenvolve placas inflamadas, notavelmente na face, ao longo das bochechas e na ponte do nariz, formando o denominado **exantema em asa de borboleta (malar)**, que é observado em alguns pacientes com LES. Uma das manifestações mais graves do LES ocorre quando imunocomplexos e imunoglobulinas acumulam-se nos glomérulos dos néfrons do rim (ver Capítulo 14 para a descrição dos néfrons). Isso frequentemente leva à **nefrite** (inflamação dos néfrons) e resulta em dano, obstrução ou vazamento dos glomérulos. Por conseguinte, o aparecimento de proteína ou de sangue na urina constitui um achado clínico frequentemente associado ao LES.

Por fim, determinadas proteínas nas membranas plasmáticas dos eritrócitos e das plaquetas também podem se tornar antigênicas no LES. Quando o sistema imune ataca essas estruturas, o resultado consiste em lise dos eritrócitos e destruição e perda das plaquetas (**trombocitopenia**). A perda dos eritrócitos dessa maneira contribui para a condição conhecida como **anemia hemolítica,** que constitui uma manifestação comum do LES. A nossa paciente demonstrou disfunção generalizada de órgãos, evidenciada pelos exames de sangue que avaliaram as funções hepática e renal, pelos resultados da radiografia e exame de urina. Além disso, tinha leve anemia hemolítica. Tendo em vista a extensão com que a doença afetou a sua pele e outros órgãos, não é surpreendente que essa paciente se sentisse doente e "dolorida em todo o corpo".

Além da produção de autoanticorpos em grande número, parece haver, também, uma falha na autorregulação do sistema imune no LES. Em consequência, uma vez iniciados, os ataques imunes não cessam depois de alguns dias, porém prosseguem. Alguns pesquisadores acreditam que isso pode estar relacionado com uma deficiência ou inatividade das células T reguladoras, porém isso não foi comprovado. Entretanto, é evidente que as concentrações circulantes de numerosas citocinas – notavelmente IL-10, IL-12 e TNF-α – estão anormais em indivíduos com LES.

Os tratamentos para o LES dependem de sua gravidade e do estado físico geral do paciente. Nas exacerbações leves, os anti-inflamatórios não esteroides (AINEs) podem ser suficientes para controlar a dor e a inflamação, juntamente com mudanças no estilo de vida para evitar os fatores deflagradores potenciais. Nos casos mais avançados, utiliza-se a imunossupressão com altas doses de corticosteroides suprarrenais sintéticos (como a prednisona) ou outros agentes imunossupressores potentes. A nossa paciente começou o tratamento com prednisona, em uma dose inicialmente alta para controlar a inflamação disseminada e os ataques imunes. A dose foi reduzida de modo gradual após restauração dos resultados dos exames de sangue para valores quase normais, visto que as doses altas e crônicas de prednisona podem provocar efeitos colaterais graves (ver Seção 11.15 do Capítulo 11 para uma discussão dos efeitos dos glicocorticoides em altas concentrações). Além disso, ela começou a tomar **hidroxicloroquina,** um agente antimalárico comumente utilizado no tratamento do LES, em virtude de seus efeitos imunomoduladores. A paciente foi aconselhada a iniciar imediatamente o uso de ibuprofeno (um AINE) toda vez que houvesse agravamento dos sintomas no futuro e aplicar um creme de hidrocortisona para a pele caso voltasse a apresentar exantema. Foi aconselhada a realizar mudanças no estilo de vida, que precisam ser seguidas durante o resto da vida. Essas mudanças incluem uma dieta saudável e a prática de exercícios para promover a saúde cardiovascular, evitar o tabagismo (que constitui um importante fator de risco para a doença vascular e hipertensão) e, principalmente, evitar a exposição ao sol, quando possível. Isso significa o uso de filtro solar e de um chapéu de abas largas toda vez que estiver ao ar livre, não apenas quando for à praia, e até mesmo em lugares fechados, visto que a luz fluorescente e a luz de halogênio emitem luz UV o suficiente para desencadear sintomas em alguns pacientes com LES. Como essa paciente estava em idade fértil, foi aconselhada sobre os possíveis efeitos do LES sobre a gravidez e advertida contra o uso de contraceptivos orais contendo estrogênio, visto que foi relatado que o estrogênio desencadeia ou agrava as exacerbações do LES. Depois de vários dias, um exame de urina para acompanhamento revelou ausência de proteína; por conseguinte, a lesão renal foi mínima. Outros exames de sangue revelaram valores quase normais para as funções hepática e renal, e a radiografia de tórax foi normal. A paciente recebeu alta, porém retornou depois de 2 semanas para exames de acompanhamento, todos os quais forneceram resultados quase ou totalmente normais. Um mês após ter iniciado o tratamento, a paciente foi capaz de retomar suas atividades normais, e a maior parte da rigidez em suas articulações desapareceu. A dose de esteroide foi reduzida para uma dose muito baixa em dias alternados e, em seguida, foi interrompida. A paciente foi aconselhada a entrar em contato com o seu médico caso houvesse exacerbação dos sintomas, de modo a iniciar rapidamente um novo ciclo de terapia.

Ver o Capítulo 19 para estudos de casos clínicos completos e integrados.

TERMOS-CHAVE E TERMOS CLÍNICOS

Bactérias
Imunologia
Micróbios
Patógenos
Respostas imunes adaptativas

Respostas imunes inatas
Sistema imune
Vigilância imunológica
Vírus

18.1 Células e secreções que medeiam as defesas imunes

Basófilos
Células B
Células dendríticas
Células *natural killer (NK)*
Células T
Citocinas
Eosinófilos
Fagócitos
Fagocitose
Histamina

Leucócitos
Linfócitos
Linfócitos B
Linfócitos T
Macrófagos
Mastócitos
Monócitos
Neutrófilos
Plasmócitos

18.2 Respostas imunes inatas

C1
C3b
Complemento
Complexo de ataque à membrana (MAC)
Diapedese
Doença por coronavírus 2019 (covid-19)
Fagolisossomo
Fagossomo
Inflamação
Interferonas tipo I
Interferonas tipo II (interferona-gama)
Marginação
Opsonina
Óxido nítrico

Padrões moleculares associados a patógenos (PAMP)
Peróxido de hidrogênio
Proteína C reativa
Quimioatraentes
Quimiocinas
Quimiotaxia
Quimiotaxinas
Receptores de reconhecimento de padrões (PRR)
Receptores de tipo Toll (TLR)
Síndrome respiratória aguda grave por coronavírus 2 (SARS-CoV-2)
Via alternativa do complemento
Via clássica do complemento

18.3 Respostas imunes adaptativas

Adenoides
Anticorpos
Antígeno
Apresentação do antígeno
Ativação dos linfócitos
Baço
Células apresentadoras de antígenos (APC)
Células de memória
Células T auxiliares
Células T citotóxicas
Células T reguladoras
Citotoxicidade celular dependente de anticorpos (CCDA)
Clone
Coestímulo
Complexo de histocompatibilidade principal (MHC)
Epítopos
Expansão clonal
Fator de necrose tumoral alfa (TNF-α)
Fc
Gamaglobulina
IgA
IgD
IgE
IgG

IgM
Imunidade ativa
Imunidade passiva
Imunoglobulinas
Inativação clonal
Interleucina 1 (IL-1)
Interleucina 2 (IL-2)
Linfonodos
Macrófagos ativados
Oncogenes
Órgãos linfoides
Órgãos linfoides primários
Órgãos linfoides secundários
Perforina
Proteínas do MHC
Proteínas do MHC da classe I
Proteínas do MHC da classe II
Respostas mediadas por anticorpos
Seleção clonal
Sítio de ligação do antígeno
Timo
Tolerância imune
Tonsilas
Vacina

766 Vander | Fisiologia Humana

TERMOS-CHAVE E TERMOS CLÍNICOS — *continuação*

18.4 Manifestações sistêmicas da infecção

Interleucina 6 (IL-6)
Proteínas de fase aguda

Resposta de fase aguda

18.5 Fatores que alteram a resistência à infecção

Antibiótico
Eritromicina
HAART
Penicilina

Sarcoma de Kaposi
Síndrome de imunodeficiência adquirida (AIDS)
Vírus da imunodeficiência humana (HIV)

18.6 Respostas imunes danosas

Alergênios
Alergia
Anafilaxia
Anticorpos naturais
Artrite reumatoide
Asma
Choque séptico
Ciclosporina
Diabetes melito tipo 1
Doença autoimune
Doença hemolítica do recém-nascido
Doença inflamatória intestinal
Doenças inflamatórias crônicas

Esclerose múltipla
Fator Rh
Hipersensibilidade
Hipersensibilidade a imunocomplexos
Hipersensibilidade citotóxica
Hipersensibilidade imediata
Hipersensibilidade mediada por IgE
Hipersensibilidade tardia
Miastenia gravis
Prova cruzada
Reação de fase tardia
Reação transfusional
Rejeição de enxerto

Estudo de caso clínico

Anemia hemolítica
Dispneia
Exantema em asa de borboleta (malar)
Hidroxicloroquina

Lúpus eritematoso sistêmico (LES)
Nefrite
Trombocitopenia

QUESTÕES DE AVALIAÇÃO | *Relembre e compreenda*

Essas questões testam sua capacidade de recordar detalhes importantes abordados neste capítulo. Elas também ajudam a prepará-lo para o tipo de perguntas encontradas em exames padronizados.

1. Qual dos seguintes itens é uma opsonina?
   a. IL-2.
   b. Proteína C1.
   c. Proteína C3b.
   d. Proteína C reativa.
   e. Complexo de ataque à membrana.

2. Qual das seguintes opções é/são importante(s) nas respostas imunes inatas?
   a. Interferonas.
   b. Inativação clonal.
   c. Ativação de linfócitos.
   d. Secreção de anticorpos pelos plasmócitos.
   e. Proteínas do MHC da classe 1.

3. Uma segunda exposição a determinado antígeno estranho provoca uma resposta imune rápida e pronunciada, visto que
   a. Ocorre imunidade passiva após a primeira exposição.
   b. Algumas células B diferenciam-se em células B de memória após a primeira exposição.
   c. Um maior número de células apresentadoras de antígeno está disponível, devido à exposição anterior.
   d. O conjunto de proteínas do MHC da classe II expressas pelas células apresentadoras de antígeno é permanentemente alterado pela primeira exposição.
   e. Tanto "a" quanto "b" são respostas corretas.

4. Qual das seguintes afirmativas é *incorreta*?
   a. As imunoglobulinas mais abundantes no soro são os anticorpos IgG e IgM.
   b. Os anticorpos IgG estão envolvidos nas respostas imunes adaptativas contra bactérias e vírus no líquido extracelular.
   c. Os anticorpos IgM estão primariamente envolvidos nos mecanismos de defesa imune encontrados na superfície ou no revestimento dos sistemas gastrintestinal, respiratório e geniturinário.
   d. Todos os anticorpos de determinada classe contam com uma porção Fc que é idêntica na sua sequência de aminoácidos.
   e. Os anticorpos podem existir na superfície de uma célula B ou podem circular livremente no sangue.

Verdadeiro ou falso

5. Os antibióticos são úteis no tratamento de doenças causadas por vírus.

6. As doenças inflamatórias crônicas podem ocorrer mesmo na ausência de qualquer infecção.

7. Todas as células T são linfócitos, porém nem todos os linfócitos são células T.

8. O edema (inchaço), que ocorre durante a inflamação, tem importante valor adaptativo, visto que ajuda na defesa contra a infecção ou a lesão.

9. A medula óssea e o timo são exemplos de órgãos linfoides secundários.

10. Os receptores de tipo Toll constituem a principal defesa contra patógenos específicos, portanto, desempenham uma importante função na imunidade adaptativa.

As respostas estão no Apêndice A.

Capítulo 18 Sistema Imune   **767**

QUESTÕES DE AVALIAÇÃO | *Aplique, Analise e avalie*

Essas questões, elaboradas para serem desafiadoras, exigem que você integre os conceitos abordados neste capítulo para que seja capaz de tirar suas próprias conclusões. Inicialmente, tente responder às perguntas sem utilizar as dicas fornecidas; então, caso tenha alguma dificuldade, consulte as figuras ou seções sugeridas nas dicas.

1. Se o timo de um indivíduo não se desenvolveu, devido a um defeito genético, o que poderia ocorrer com as respostas imunes mediadas por anticorpos e com aquelas mediadas pelas células T citotóxicas? *Dica:* considerar como as células T auxiliares e as células B estão funcionalmente relacionadas e ver a Figura 18.8.

2. Que anormalidades apresentaria um indivíduo com deficiência de neutrófilos? Um indivíduo com deficiência de monócitos? *Dica:* consultar a Tabela 18.1 e lembrar-se de que os monócitos também se diferenciam em outro tipo de célula.

3. Um animal de laboratório recebe um fármaco que bloqueia a fagocitose. Esse fármaco impedirá que o sistema imune do animal mate as células estranhas por meio do sistema complemento? *Dica:* o sistema complemento atua por mais de uma maneira? Ver Figura 18.5.

4. Se a porção Fc dos anticorpos de um indivíduo for anormal, que efeitos isso poderia ter sobre as respostas mediadas por anticorpos? *Dica:* ver o texto associado à Figura 18.10.

5. Você poderia prever que pacientes com AIDS desenvolvessem febre em resposta a uma infecção? Explique. *Dica:* quais são as células afetadas na AIDS e que células secretam substâncias que provocam febre? ver Figura 18.20.

As respostas estão no Apêndice A.

QUESTÕES DE AVALIAÇÃO | *Avaliação dos princípios gerais*

Essas questões reforçam o tema fundamental introduzido no Capítulo 1, segundo o qual os princípios gerais de fisiologia podem ser aplicados a todos os níveis de organização e a todos os sistemas orgânicos.

1. *A homeostasia é essencial para a saúde e a sobrevivência.* Utilizando a Figura 18.20 como guia, descreva várias maneiras pelas quais a infecção pode resultar em ruptura da homeostasia.

A resposta está disponível no Apêndice A.

CAPÍTULO

19

Fisiologia Médica:
Integração Utilizando Casos Clínicos

19.1 Estudo de caso clínico de uma mulher com palpitações e intolerância ao calor

19.2 Estudo de caso clínico de um homem com dor no peito após uma longa viagem de avião

19.3 Estudo de caso clínico de um homem com dor abdominal, febre e insuficiência circulatória

19.4 Estudo de caso clínico de uma estudante universitária com náuseas, rubor e sudorese

A fisiologia é um dos pilares das profissões da área de saúde, incluindo enfermagem, terapia ocupacional, fisioterapia, odontologia e medicina.

Na verdade, o termo *fisiopatologia* – as mudanças na função associadas com a doença – destaca o entrelace da fisiologia e da medicina. Você necessita uma compreensão completa dos princípios gerais da fisiologia para diagnosticar apropriadamente e tratar doenças e distúrbios. Estamos cientes de que muitos usuários do livro-texto podem não estar planejando uma carreira nas profissões da saúde. Entretanto, os professores de fisiologia podem atestar o uso dos exemplos clínicos como uma abordagem efetiva para realçar e reforçar a compreensão das funções e interações dos sistemas de órgãos do corpo.

Este capítulo usa casos clínicos para permitir a contínua exploração do material que você aprendeu a partir deste livro e, ao mesmo tempo, revisar alguns dos princípios gerais da fisiologia que foram introduzidos no Capítulo 1. Você foi apresentado ao poder educacional de casos clínicos no final de cada capítulo deste livro. Este capítulo continua esse tema com casos mais extensos. Ainda mais importantemente, este capítulo ilustra o conceito de *fisiologia integrativa*. Na vida real, os casos clínicos complicados envolvem múltiplos sistemas de órgãos. A arte da medicina é a capacidade dos clínicos de relembrar esses princípios básicos e integrá-los em uma sequência lógica na avaliação do paciente. Cada caso deste capítulo tem uma seção chamada "Integração Fisiológica" para destacar esse fato. Durante a leitura dessas seções, você deve considerar as relações entre doença, fisiologia integrativa e homeostasia, a última das quais tem sido um tema ao longo deste livro.

Algumas das condições e interações fisiológicas descritas neste capítulo não foram explicitamente descritas no livro e podem ser novas para você. Ao longo do capítulo, há pontos intercalados nos quais você será convidado a "Refletir e revisar". Em alguns casos, não são fornecidas respostas específicas para essas questões no caso em si. Nós encorajamos você a responder essas perguntas à medida que o caso se desenvolve por meio de, se necessário, consulta à seção apropriada do livro. Além disso, ilustramos cada caso com os números de figuras e tabelas para facilitar a revisão do material discutido nos capítulos anteriores. Em alguns casos, as figuras e tabelas dos capítulos anteriores não respondem especificamente à pergunta, mas fornecem uma oportunidade para revisar o sistema de controle em questão de modo a permitir que você proponha possíveis respostas.

Esperamos que os casos deste capítulo o motivem a sintetizar e integrar as informações contidas neste livro e talvez, até mesmo, ir além do que aprendeu. Na verdade, você poderá até gostar de consultar outras fontes para responder algumas das perguntas mais desafiadoras e para aguçar as suas habilidades de aprendizado autodirigidas. ■

19.1 Estudo de caso clínico de uma mulher com palpitações e intolerância ao calor

Apresentação do caso

Uma mulher de 33 anos visita o seu médico de família com queixas de crescente nervosismo, irritabilidade e **palpitações** (um aumento perceptível da força de seus batimentos cardíacos) há 12 meses. Além disso, ela sente muito calor em uma sala em que todos estão confortáveis. Sua pele está incomumente quente e úmida ao tato. Ela perdeu 13,6 kg de peso corporal nesse período, apesar de ter um apetite voraz e da maior ingestão de alimentos.

Reflita e revise 1

- Descreva os princípios gerais de controle da temperatura corporal (ver Figuras 1.5, 1.9, 16.17 e 16.18). O que pode ter deixado a sua pele quente e úmida?

Há 2 anos ela corria cerca de 32 km por semana. Entretanto, não correu no último ano porque "não sentiu vontade" e queixou-se de fraqueza muscular geral. Ela também disse que frequentemente sentia-se irritável e tinha oscilações do humor. Suas menstruações tornaram-se menos frequentes no último ano. Seu histórico médico anterior era normal para uma pessoa da sua idade. Ela afirma que tem visão dupla quando olha para o lado, mas não relata perda visual quando usa apenas um dos olhos.

Reflita e revise 2

- Quais hormônios do hipotálamo, da adeno-hipófise e dos ovários controlam o ciclo menstrual? (Ver Figura 17.22 e Tabela 17.7.)
- Qual distúrbio da adeno-hipófise pode provocar redução da frequência do ciclo menstrual e perda da visão? (Ver Figuras 17.39 e 17.40.)

Exame físico

A paciente é uma mulher de 1,70 m e 50 kg. Sua pressão arterial sistólica/diastólica é 140/60 mmHg (o normal para uma mulher jovem e saudável é 110/70 mmHg). Sua frequência cardíaca em repouso é 100 bpm. Antes de adoecer, sua frequência cardíaca em repouso era 60 a 70 bpm. Sua frequência respiratória é de 17 incursões respiratórias/minuto (o normal costumava ser aproximadamente 12 a 14 incursões/minuto). Sua pele está quente e úmida. Seu olho esquerdo está protuberante (**proptose** ou **exoftalmia**) (**Figura 19.1A**). Por fim, quando pedido que olhasse para a direita, seu olho direito não se moveu tanto quanto o esquerdo, e ela disse que tinha visão dupla (**diplopia**).

Reflita e revise 3

- Descreva brevemente o controle da pressão arterial sistêmica, da frequência cardíaca e da frequência respiratória (ver Figuras 12.24, 12.51 e 13.32). O que pode ter provocado sua hipertensão, **taquicardia** (frequência cardíaca aumentada) e **taquipneia** (frequência respiratória aumentada)?
- Descreva os músculos que controlam os movimentos dos olhos (ver Figura 7.35).

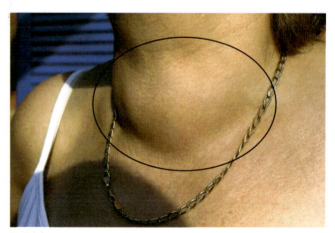

Figura 19.1 A. Proptose (apenas olho esquerdo). **B.** Estrutura aumentada (circulada) na frente da parte inferior do pescoço. Fonte: (A) Dr. P. Marazzi/Science; (B) Chris Pancewicz/Alamy Stock Photo.

770 Vander | Fisiologia Humana

Após examinar mais, o médico observou o aumento de uma estrutura na parte frontal inferior do pescoço (**Figura 19.1B**). A estrutura é lisa (sem protuberâncias ou nódulos) e indolor. Quando a paciente engole, a estrutura aumentada sobe e desce. Quando um estetoscópio é colocado sobre a estrutura, o médico pode ouvir um som em jorro (chamado **sopro**) em cada contração cardíaca.

Reflita e revise 4

- Qual estrutura pode ser responsável pelo inchaço na parte inferior do pescoço da paciente? (Ver Figuras 11.21A e 15.17.) Quais são as principais funções dessa estrutura?

Seus reflexos patelares estão hiperativos. Quando ela estica os braços e as mãos para a frente do corpo, exibe tremores finos.

Reflita e revise 5

- Quais são as vias neurais envolvidas no reflexo patelar? (Ver Figura 10.6.) A estrutura aumentada no seu pescoço seria responsável pelos reflexos hiperativos observados?

Exames laboratoriais

O médico da família analisou a história clínica e o exame físico e decidiu pedir alguns exames de sangue. Os resultados são mostrados na **Tabela 19.1**.

Reflita e revise 6

- Descreva as alças de controle de retroalimentação dos hormônios cujos valores estavam anormais (ver Figuras 11.23 e 17.24). Qual desses hormônios (se for algum deles) pode ser responsável pelos sinais/sintomas

dessa paciente? O que pode ter contribuído para a sensação de calor excessivo da mulher?

- Por que a amostra de glicose sérica é coletada após um período de jejum? (Ver Figura 16.9.) A concentração de glicose sérica descarta o diabetes melito como um fator na doença da paciente?

Diagnóstico

A explicação mais provável para os achados é uma elevação dos níveis sanguíneos do hormônio da tireoide da paciente. Quando o hormônio da tireoide aumenta de nível e provoca sinais/sintomas expressivos, ele é parte de uma condição chamada **hipertireoidismo** ou **tireotoxicose**. É provável que o órgão aumentado no pescoço seja a glândula tireoide, embora aumento da glândula tireoide (**bócio**) também seja encontrado no hipotireoidismo. Para interpretar as provas de função da tireoide apresentadas na Tabela 19.1, primeiro é necessário revisar o controle da síntese e da liberação do hormônio da tireoide (ver Figuras 11.22 e 11.23).

Existem dois hormônios da tireoide circulantes – tiroxina (T_4) e tri-iodotironina (T_3). Embora T_4 seja o principal produto secretado pela glândula tireoide, T_3 é mais potente e é ativamente produzida nos tecidos-alvo com a remoção de um iodo de T_4. Contudo, por questões práticas, T_4 é a forma do hormônio da tireoide medido rotineiramente em situações clínicas. A liberação de T_4 pela glândula tireoide é, normalmente, controlada pelo hormônio tireoestimulante (TSH), secretado pela adeno-hipófise. A ligação do TSH a seu receptor de membrana plasmática acoplado a proteína G nas células foliculares da glândula tireoide ativa a adenilciclase e a formação de cAMP, que, então, estimula a proteinoquinase dependente de cAMP (ver Figura 5.6). Como acontece com a maioria dos hormônios tróficos da adeno-hipófise, a elevação dos níveis de TSH não estimula apenas a atividade da glândula tireoide, mas, quando mantida, estimula seu crescimento. Como ocorre com a maioria dos sistemas de hormônio-alvo da adeno-hipófise, o hormônio da glândula-alvo (T_4) e seu metabólito mais potente (T_3) inibem a liberação do hormônio da hipófise que o controla (nesse caso, TSH) via retroalimentação negativa (ver Figura 11.23).

Existem vários motivos para explicar por que a glândula tireoide, nessa paciente, estaria produzindo hormônio demais, levando a tireotoxicose. O TSH não é a causa, uma vez que a Tabela 19.1 mostra que esse hormônio trófico é realmente suprimido. A condição mais comum a se observar aqui é chamada de **doença de Graves**. Nessa condição, a glândula tireoide é estimulada por anticorpos que ativam o receptor para TSH na célula folicular da tireoide (**Figura 19.2**). Portanto, esses anticorpos estimulantes do receptor de TSH mimetizam a ação do TSH, mas são diferentes do TSH autêntico da adeno-hipófise. Essas **imunoglobulinas tireoestimulantes** (**TSI**, do inglês *thyroid-stimulating immunoglobulins*) são características de um distúrbio autoimune no qual o paciente produz anticorpos que se ligam a uma ou mais proteínas expressas nos seus próprios tecidos (ver Tabela 18.10).

A causa exata para um aumento nas TSI nos pacientes em geral é desconhecida. As TSI são produzidas pelos linfócitos B que, além de residir nos linfonodos, podem se infiltrar

TABELA 19.1	Resultados laboratoriais para o paciente.	
Medições do sangue*	**Resultado**	**Intervalo normal**
Sódio	136 mmol/ℓ	135 a 146 mmol/ℓ
Potássio	5,0 mmol/ℓ	3,5 a 5 mmol/ℓ
Cloreto	102 mmol/ℓ	97 a 110 mmol/ℓ
pH	7,39	7,38 a 7,45
Cálcio (total)	9,6 mg/dℓ	9 a 10,5 mg/dℓ
Paratormônio	15 pg/mℓ	10 a 75 pg/mℓ
Glicose (jejum)	80 mg/dℓ	70 a 110 mg/dℓ
Prolactina	10,4 ng/mℓ	1,4 a 24,2 ng/mℓ
Estrogênio (meio do ciclo)	100 pg/mℓ	150 a 750 pg/mℓ
Total T_4[†]	20 µg/dℓ	5 a 11 µg/dℓ
T_4 livre	2,8 ng/dℓ	0,8 a 1,6 ng/dℓ
Hormônio tireoestimulante (TSH)	0,01 µU/mℓ	0,3 a 4 µU/mℓ

*Na verdade, essas medidas foram feitas em soro ou plasma derivados do sangue.
[†]T_4, tiroxina.

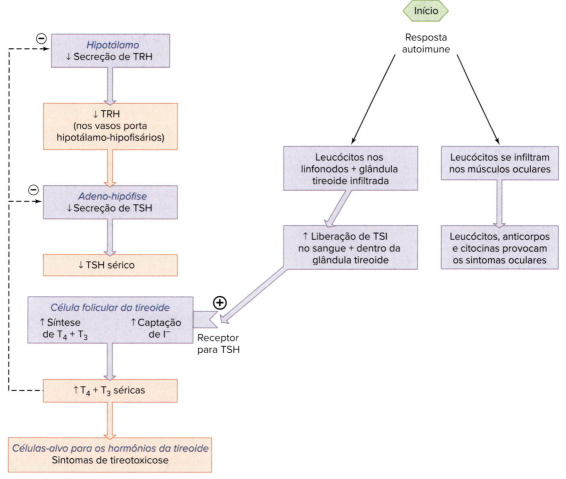

Figura 19.2 Estimulação da liberação dos hormônios da tireoide (T_4 e T_3) pela produção autoimune de imunoglobulinas tireoestimulantes (TSI) e a resultante supressão da liberação de TSH via inibição da retroalimentação negativa. Observe que os sintomas dos olhos são causados pela resposta autoimune, não pelo aumento nos hormônios da tireoide. I^-, iodeto.

na glândula tireoide na doença de Graves. No Capítulo 9 (ver Seção 9.7), você aprendeu sobre uma doença chamada miastenia *gravis*, na qual os autoanticorpos se ligam e destroem o receptor nicotínico da acetilcolina na junção neuromuscular. Isso é típico das reações antígeno-anticorpo, nas quais os antígenos são removidos do corpo (ver Capítulo 18). Na doença de Graves, entretanto, os autoanticorpos são pouco usuais, não apenas por reconhecerem e se ligarem ao receptor de TSH nas células foliculares, mas também porque essa ligação *estimula*, em vez de destruir, o receptor. Portanto, as TSI estimulam a glândula tireoide a sintetizar e secretar T_4 e T_3 em excesso, independentemente do TSH.

Seria previsível que o aumento em T_4 e T3 suprimisse a secreção de TSH pela adeno-hipófise por meio de retroalimentação negativa, o que está consistente com a baixa concentração sérica de TSH medida no sangue da paciente. O aumento dos níveis séricos de T_4 e T_3 provavelmente também suprimiu a síntese e a liberação do hormônio liberador de tireotrofina (TRH) pelo hipotálamo via retroalimentação negativa. (As concentrações séricas de TRH não são determinadas nessas situações porque ele é secretado diretamente na circulação porta hipotálamo-hipofisária. A quantidade real de TRH do hipotálamo que alcança a circulação sistêmica é pequena demais para que sua medida, a partir de uma amostra de sangue de uma veia periférica, seja útil.)

As concentrações de T_4 total e livre (não ligado a proteínas plasmáticas) no sangue dessa paciente estão elevadas, confirmando o diagnóstico de hipertireoidismo. A medida de T_4 livre é útil porque a maior parte do hormônio da tireoide circulante no sangue está ligada a proteínas plasmáticas, portanto, medir T_4 sérica que não está ligada a proteínas plasmáticas comprova que existe um aumento na quantidade de T_4 biologicamente ativa.

O TSH suprimido confirma que T_4 está elevada independentemente da estimulação pela adeno-hipófise. Essa supressão do TSH sérico, como em nossa paciente, é uma das características da doença de Graves. A medida da concentração sérica de TSH é utilizada como teste de rastreio para muitos distúrbios da glândula tireoide. Embora as concentrações de TSI possam ser medidas no soro de alguns pacientes, esse teste frequentemente não é necessário, porque o diagnóstico da doença de Graves é o mais provável, considerando que ela provoca a maioria das causas de hipertireoidismo. Não foi necessário medir as TSI em nossa paciente.

Embora a doença de Graves tenha sido, de longe, o diagnóstico mais provável, o médico pediu alguns testes adicionais para descartar outras possíveis causas para os sintomas.

Os eletrólitos séricos foram medidos porque são importantes na geração e na manutenção dos potenciais de membrana (ver Figuras 6.12 e 6.13) e suas anormalidades podem provocar fraqueza e palpitações. O cálcio sérico e o paratormônio também foram medidos, porque a fraqueza é um achado comum no hiperparatireoidismo primário (ver Capítulo 11, Seção 11.22). A glicose sérica normal durante o jejum e o pH indicaram que, provavelmente, o diabetes melito não era a causa da fraqueza e da fadiga da paciente. A concentração de prolactina normal indicava que ela não apresentava hiperprolactinemia, a qual pode provocar anormalidades no ciclo menstrual e distúrbios visuais (ver Figuras 17.39 e 17.40).

Integração fisiológica

As doenças da tireoide são comuns. Até 10% das mulheres desenvolverão hiper ou hipotireoidismo pela idade de 60 a 65 anos. O hormônio da tireoide tem uma grande faixa de efeitos em todo o corpo; portanto é extremamente útil a compreensão de todos os sistemas orgânicos para compreender os sintomas das doenças da tireoide.

Um dos principais efeitos do hormônio da tireoide é calorigênico – aumenta a taxa metabólica basal (TMB). Esse aumento na taxa metabólica é causado pela ativação dos receptores intracelulares do hormônio da tireoide (ver Figura 5.4) que são expressos nas células em todo o corpo. Isso leva a uma expressão aumentada das Na^+/K^+ ATPases assim como a síntese de outras proteínas celulares envolvidas em fosforilação oxidativa, consumo de oxigênio e taxa metabólica em muitos tecidos (ver Figuras 3.42 a 3.44). O aumento resultante na produção de calor por nossa paciente explica o calor e a umidade da sua pele e sua intolerância ao calor. Também explica por que, apesar de comer mais, ela está perdendo peso, já que está queimando mais combustível do que está ingerindo.

É provável que nervosismo, irritabilidade e oscilações emocionais se devam aos efeitos do hormônio da tireoide sobre o sistema nervoso central, embora o mecanismo celular exato desse fenômeno não seja bem compreendido. Parece que os sintomas também se devem a uma sensibilidade maior, dentro do sistema nervoso central, às catecolaminas circulantes. A provável causa da fraqueza muscular é o aumento induzido pelo hormônio da tireoide no *turnover* da proteína muscular, nas trocas metabólicas locais e na perda de massa muscular. Apesar disso, parece haver um aumento na velocidade de contração e relaxamento muscular contribuindo para os reflexos hiperativos observados em nossa paciente. A glicose sanguínea normal, no jejum, descarta o diabetes melito como uma causa de sua fraqueza muscular.

Sua glândula tireoide está aumentada porque as TSI se ligam e ativam os receptores de TSH nas células foliculares da tireoide, mimetizando, assim, as ações do TSH para estimular o crescimento da glândula tireoide. A tireoide aumentada com maior atividade metabólica explica por que foi ouvido um sussurro sobre a glândula tireoide. A glândula tireoide tem alto fluxo sanguíneo por grama de tecido mesmo nos indivíduos normais. O aumento da função da tireoide na doença de Graves resulta em aumento significativo do fluxo sanguíneo para a tireoide – tanto que esse fluxo é audível com um estetoscópio durante a sístole, em alguns pacientes.

A sua pressão sistólica e a frequência cardíaca aumentadas podem ser explicadas de várias formas. Em primeiro lugar, existem efeitos diretos dos hormônios da tireoide sobre o coração, como aumento na transcrição dos genes da miosina. Em segundo, como descrito na Seção 11.11 do Capítulo 11, o hormônio da tireoide tem efeitos permissivos para potencializar os efeitos das catecolaminas sobre o sistema cardiovascular. Por fim, uma pequena redução na pressão diastólica pode ser o resultado da vasodilatação arteriolar e da resistência periférica total reduzida em resposta a maior temperatura corporal e concentrações de metabólitos (ver Figura 12.51).

O aumento do hormônio da tireoide pode inibir diretamente a liberação das gonadotrofinas FSH e LH pela hipófise, em particular no meio do ciclo menstrual, quando o aumento súbito de LH e FSH estimula a ovulação. Isso pode levar à redução na liberação dos esteroides gonadais pelos ovários, a um padrão irregular ou perda completa dos períodos menstruais e à ausência de ovulação. Isso também explica as concentrações menores de estrógeno sérico no meio do ciclo menstrual da nossa paciente.

Os achados dos olhos estão entre os mais impressionantes em muitos pacientes com a doença de Graves (ver Figura 19.1). A proptose (protrusão do globo ocular) ocorre por causa do componente autoimune da doença, e não por um efeito direto do hormônio da tireoide. Essa hipótese é embasada pelo fato de que a proptose pode ocorrer antes do desenvolvimento do hipertireoidismo, e a terapia com hormônio da tireoide em excesso para hipotireoidismo não provoca proptose. A proptose é causada pela infiltração dos músculos extraoculares por leucócitos atrás do olho. Essas células liberam substâncias químicas que resultam na inflamação (ver Figuras 19.1 e 7.35), fazendo com que os músculos inchem e forçando o globo ocular para frente. A dupla visão da nossa paciente ao olhar para o lado é explicada principalmente pelo fato de que apenas o olho esquerdo foi afetado. Às vezes, músculos específicos do olho são mais afetados do que outros, o que explica a visão dupla de nossa paciente quando ela olha para um lado.

Tratamento

O componente mais importante do tratamento é reduzir as concentrações do hormônio da tireoide. Existem três abordagens para conseguir essa redução. A remoção da glândula tireoide é a mais óbvia, mas atualmente é a abordagem menos utilizada. Remover uma grande glândula tireoide hiperativa tem risco cirúrgico. Os fármacos derivados da tionamida, **metimazol** e **propiltiouracila** podem ser utilizados, porque bloqueiam a síntese do hormônio da tireoide ao reduzir a organificação – ou seja, a oxidação e subsequente ligação do iodeto aos resíduos de tirosina na molécula tiroglobulina coloidal (ver Figura 11.22). Os pacientes podem permanecer em baixas doses de metimazol por longos períodos para controlar sua tireotoxicose. Devido a potenciais efeitos colaterais, alguns pacientes e médicos preferem uma cura permanente.

Um tratamento não cirúrgico que geralmente leva a uma cura permanente envolve a destruição parcial da glândula tireoide usando uma alta dose de **iodo radioativo** administrado por via oral. Lembre-se de que o iodeto (ânion ativo do iodo) é um componente crítico do hormônio da tireoide e que a glândula tem um mecanismo para sequestrar o iodeto por meio do transporte ativo secundário desde o sangue para o interior da célula folicular (ver Figura 11.22). Quando concentrações teciduais suficientes de iodeto radioativo estão sequestradas na glândula tireoide, a emissão local de decaimento radioativo destrói a maior parte da glândula tireoide ao longo do tempo. No entanto, o procedimento não funciona igualmente bem em todas as pessoas. Na verdade, alguns pacientes têm uma parte tão grande de sua glândula tireoide destruída que desenvolvem hipotireoidismo permanente. Essas pessoas devem ingerir comprimidos de T_4 pelo resto de suas vidas para manter os hormônios da tireoide dentro da faixa normal.

A curto prazo, enquanto esperam que os tratamentos funcionem, os pacientes se beneficiam do tratamento com bloqueadores do receptor beta-adrenérgico (ver Tabela 12.11) para reduzir os efeitos da sensibilidade aumentada às catecolaminas circulantes. Esse efeito, geralmente, ajuda a controlar palpitações e frequência cardíaca aumentada, além de alguns outros sintomas, como nervosismo e tremores. Uma vez que a proptose não é causada pelo aumento de T_4, seu tratamento pode ser obtido, se necessário, com fármacos anti-inflamatórios, como glicocorticoides, cirurgia ou radioterapia dos músculos dos olhos.

Com o tratamento adequado, em geral, os pacientes melhoram ao longo do tempo, com a maioria, se não todos, dos sintomas apresentados. Nossa paciente foi tratada inicialmente com bloqueadores de receptores beta-adrenérgicos, glicocorticoides e metimazol, e seus sintomas desapareceram lentamente nos vários meses seguintes. Ela permanece utilizando baixas doses de metimazol, o que normalizou seus níveis de T_4 e manteve seus sintomas sob controle. Os efeitos anti-inflamatórios da terapia com glicocorticoides reduziram a proptose em seu olho esquerdo, embora a proptose remanescente possa exigir cirurgia no futuro.

Estude e revise 19.1

- Apresentação do caso
  - **Sintomas:** nervosismo, **palpitações** (aumento da força dos batimentos cardíacos), sensação de calor em uma sala fria e perda de peso significativa apesar de comer muito
- Exame físico
  - Aumento da **pressão arterial sistólica**; diminuição da **pressão arterial diastólica**; aumento da **frequência cardíaca** em repouso (**taquicardia**) e da frequência respiratória (**taquipneia**)
  - Aumento da **glândula tireoide** (bócio); **proptose** (**exoftalmia**) que pode causar visão dupla (**diplopia**); **sopro** (aumento do som do sangue a correr através da glândula tireoide)
  - **Reflexos patelares hiperativos:** mãos trêmulas
- Exames laboratoriais
  - Concentração plasmática do **hormônio da tireoide** aumentada
  - **Hormônio estimulante da tireoide** (TSH) reduzido
- Diagnóstico
  - **Hipertireoidismo primário (tireotoxicose):** excesso de secreção de hormônio da tireoide que não é causada pelo aumento da secreção de TSH (TSH suprimido por retroalimentação negativa)

Estude e revise 19.1 — *continuação*

  - **Doença de Graves:** doença autoimune causada por **imunoglobulinas estimulantes da tireoide** (TSI) que se ligam e ativam os receptores TSH nas células foliculares da tireoide
- Integração fisiológica
  - **Produção autoimune de imunoglobulinas estimulantes da tireoide** (TSI): estimula a glândula tireoide a produzir muito hormônio da tireoide e a aumentar (**bócio**)
  - O excesso de hormônio da tireoide suprime a secreção de hormônio estimulante da tireoide (TSH) da adenohipófise (inibição por retroalimentação negativa)
- A infiltração dos músculos dos olhos pelos leucócitos provoca inflamação e **proptose** (olhos saltando para fora)
  - O aumento do hormônio da tireoide causa aumento da sensibilidade às catecolaminas, o que, por sua vez, causa um aumento da pressão arterial sistólica e da frequência cardíaca, aumento da taxa metabólica levando à intolerância ao calor, reflexos hiperativos e uma pequena diminuição da pressão diastólica
- Tratamento
  - Três terapias possíveis para a doença de Graves: iodo radioativo (destrói grande parte da glândula tireoide); fármacos que bloqueiam a síntese do hormônio da tireoide (**metiazol** ou **propiltiouracila**); remoção cirúrgica da glândula tireoide.

19.2 Estudo de caso clínico de um homem com dor no peito após uma longa viagem de avião

Apresentação do caso

Um homem obeso, de 50 anos, retornou recentemente de suas férias no Havaí. Ele pegou um voo de 8 horas durante as quais se sentou perto da janela e não se levantou do assento. No táxi, a caminho de casa, começou a sentir dor torácica e falta de ar, frequência respiratória aumentada e náuseas. Ao pensar que estava tendo um ataque cardíaco (*infarto do miocárdio*), pediu ao taxista que o levasse para o hospital mais próximo.

Exame físico

Um exame do paciente, na emergência do hospital, indica que ele tem uma dor incômoda no peito e está ansioso e chateado, com falta de ar e sobrepeso. Ele tem 1,73 m de altura e pesa 136 kg. O enfermeiro da emergência faz um eletrocardiograma (ECG), primariamente, para descartar um infarto do miocárdio. O ECG mostra aumento da frequência cardíaca (105 bpm), mas não mostra alterações consistentes com um infarto do miocárdio ou com insuficiência ventricular esquerda.

Reflita e revise 7

- Quais são os principais fatores que controlam a frequência cardíaca? (Ver Figura 12.24.) Algum deles

Vander | Fisiologia Humana

poderia explicar a frequência cardíaca aumentada em nosso paciente?

- Como o dano no coração poderia ser detectado em um ECG? (Ver Figuras 12.16 e 12.17 para uma discussão geral sobre ECG.)

Foi realizada uma radiografia do tórax em uma tentativa para determinar a causa da dor torácica e da dispneia do paciente. Os resultados não indicam anormalidades como pneumonia ou colapso dos lobos do pulmão (*atelectasia*).

Exames laboratoriais

Com base na história e nos sintomas do paciente, o médico coletou uma amostra do sangue arterial para medir os níveis de oxigênio, dióxido de carbono, bicarbonato, íons hidrogênio (pH) e hemoglobina. Os achados estão apresentados na **Tabela 19.2**.

Reflita e revise 8

- Qual é a causa da mudança no pH arterial em nosso paciente? (Ver Tabela 14.8.)

Os resultados desses exames revelam que o paciente tem hipoxia hipóxica (hipoxemia), como indicado pela P_{O_2} arterial baixa, e está hiperventilando, levando a alcalose respiratória (ver Figura 13.22), como indicado pela baixa P_{CO_2} e pelo bicarbonato, além de pH arterial elevado. A concentração normal de hemoglobina indica que o paciente não está anêmico.

Reflita e revise 9

- Quais são as possíveis causas de hipoxemia? (Ver Tabela 13.11.)
- Quais são os dois principais tipos de alcalose? (Ver Tabela 14.8.)
- Como sabemos que a alcalose em nosso paciente foi aguda (de origem recente e a curto prazo)? (Ver Tabela 14.8.)

O paciente recebeu 100% de oxigênio para respirar através de uma máscara colocada sobre boca e nariz. Isso resulta em um aumento da P_{O_2} arterial para somente 205 mmHg, um pequeno aumento na P_{CO_2} arterial para 32 mmHg e uma pequena diminuição do pH arterial para 7,48. A resposta normal para respirar 100% de oxigênio em uma pessoa saudável é um aumento na P_{O_2} arterial para mais de 600 mmHg, sem alteração na P_{CO_2} ou no pH arterial.

TABELA 19.2	Resultados de gasometria arterial, bicarbonato e hemoglobina no sangue enquanto o paciente respira ar ambiente.	
Medição do sangue	**Resultado**	**Faixa normal**
P_{O_2} arterial	60 mmHg	80 a 100 mmHg
P_{CO_2} arterial	30 mmHg	35 a 45 mmHg
pH arterial	7,50	7,38 a 7,45
Bicarbonato	22 mmol/ℓ	23 a 27 mmol/ℓ
Hemoglobina	15 g/dℓ	12 a 16 g/dℓ

Reflita e revise 10

- Explique por que aumentando a P_{O_2} arterial com oxigênio suplementar causou as alterações observadas na P_{CO_2} arterial e no pH (ver Figuras 13.35 e 13.40).

Diagnóstico

Como foi descartado o infarto do miocárdio, e com base no histórico e nos achados físicos, o médico suspeitou que o paciente tivesse pelo menos uma **embolia pulmonar**. A **embolia** é um bloqueio do fluxo de sangue em decorrência de obstrução em um vaso sanguíneo. Em geral, é causada por um coágulo de sangue – ou **trombo** – nas artérias/arteríolas pulmonares. Esses coágulos surgem a partir de coágulos maiores nas veias das pernas.

Para confirmar seu diagnóstico, o médico solicita um **escaneamento de ventilação/perfusão**, que é, na realidade, a combinação de dois escaneamentos diferentes. No escaneamento de ventilação, o paciente inala um pouco de gás radioativo. São utilizados dispositivos especiais para imagem torácica para detectar as moléculas radioativas inaladas e visualizar quais partes do pulmão estão adequadamente ventiladas. As áreas mal ventiladas do pulmão conterão menos gás radioativo. No escaneamento de perfusão, uma pequena quantidade de albumina, proteína plasmática natural, marcada com um rastreador radioativo, é injetada em uma veia. À medida que a proteína radioativa entra na circulação pulmonar, sua distribuição pelo pulmão pode ser registrada em imagem. Esse procedimento permite que o médico determine se partes dos pulmões estão recebendo menos do que sua quota normal de fluxo do sangue, porque as áreas pouco perfundidas dos pulmões terão menos albumina radioativa. O *scan* de ventilação foi normal, mas o *scan* de perfusão mostrou anormalidades significativas. Os resultados do escaneamento de perfusão suportaram o diagnóstico do médico, de vários êmbolos pulmonares.

Uma variedade de materiais pode ocluir os vasos sanguíneos arteriais pulmonares, incluindo ar, gordura, corpos estranhos, ovos de parasita e células tumorais. O êmbolo mais comum é um trombo que pode, teoricamente, vir de uma veia de maior calibre, mas em geral vem de veias profundas dos músculos das panturrilhas (**trombose de veia profunda**). O fato de que nosso paciente ficou sentado em um voo de 8 horas sem se deslocar aumentou muito as chances de formação de uma trombose de veia profunda na perna. Isso porque, sem as contrações do músculo esquelético, o sangue não é empurrado de volta adequadamente das pernas para o coração (ver Figura 12.46). Isso permite que o sangue se acumule nas veias da perna, o que aumenta a chance de formação de coágulos por meio de uma variedade de mecanismos, incluindo a ativação endotelial, levando a uma liberação de moléculas pró-coagulantes.

Após o escaneamento que mostrou perfusão anormal do pulmão, foi feito um exame de ultrassom para confirmar se existiam coágulos nas veias das pernas. Os resultados mostraram um grande coágulo nas veias femoral e poplítea na perna direita.

A embolia pulmonar é um resultado comum e potencialmente fatal da trombose de veia profunda. Na verdade, a embolia pulmonar e a trombose de veia profunda podem ser consideradas como parte de uma síndrome. Essa síndrome pode provocar mais de 200 mil mortes todos os anos nos EUA. A maioria dos casos não é diagnosticada senão após a morte (exame pós-morte), seja porque os sintomas inicialmente são suaves ou porque a síndrome não é diagnosticada corretamente. A maioria dos pequenos coágulos que se formam nas pequenas veias nas panturrilhas fica fixa no local, está associada ao revestimento da veia, e não causa sintomas. Entretanto, se um coágulo aumenta e migra para veias maiores, por exemplo as veias femoral e poplítea, como em nosso paciente, grandes fragmentos do coágulo podem se romper e migrar, subindo para a veia cava, átrio direito e ventrículo direito, e para a circulação pulmonar arterial, no qual os fragmentos podem ficar alojados (ver Figura 12.4 para uma visão geral do sistema circulatório). Quando isso acontece, o fluxo sanguíneo é reduzido ou interrompido a um ou mais grandes segmentos do pulmão.

Reflita e revise 11

- Por que as reduções regionais no fluxo sanguíneo pulmonar levam à hipoxemia? (Ver Figura 13.24 e Tabela 13.11.)

Felizmente, esses coágulos são muito grandes para passar da circulação pulmonar para a circulação sistêmica. Quando os coágulos se formam na circulação sistêmica, eles podem obstruir artérias e arteríolas, privando, dessa forma, órgãos vitais de oxigênio e nutrientes e impedindo a remoção de resíduos tóxicos. Se isso ocorre na circulação arterial cerebral, pode levar a um acidente vascular cerebral. Se ocorre nas artérias coronárias, pode levar a um infarto do miocárdio (ver Seção 12.24 do Capítulo 12).

Integração fisiológica

A ocorrência de hipoxemia e hiperventilação (a causa da alcalose respiratória aguda), a anamnese e os sintomas sugerem que o paciente está sofrendo de uma queda aguda do fluxo sanguíneo pulmonar em algumas partes do pulmão. Lembre-se de que a hiperventilação é definida como redução da razão entre a produção de CO_2 e a ventilação alveolar (ver Figura 13.22). Ou seja, se a produção de CO_2 (i. e., taxa metabólica) do corpo inteiro fica a mesma e a ventilação alveolar aumenta, como em nosso paciente, a P_{CO_2} arterial reduzirá, resultando em elevação do pH arterial. A redução aguda no fluxo sanguíneo pulmonar em algumas regiões do pulmão resulta em desigualdade significativa da ventilação/perfusão (ver Tabela 13.11). A hiperventilação ocorre, em parte, por causa da leve hipoxemia, uma vez que a P_{O_2} arterial de 60 mmHg de nosso paciente, embora baixa, está bem no nível limiar de oxigênio que estimula os quimiorreceptores periféricos (ver Figuras 13.33 e 13.34). Outras causas de hiperventilação podem ser ansiedade e dor, que também podem explicar a frequência cardíaca aumentada do paciente na emergência.

A desigualdade da ventilação/perfusão significa que o paciente está ventilando áreas do pulmão nas quais o sangue não está fluindo, levando a maior espaço morto alveolar (ver Figura 13.19). O sangue que é desviado para outras regiões vizinhas do pulmão leva a uma redução local na proporção de ventilação para perfusão (desvio [shunt] fisiológico). Isso resulta em mais sangue desoxigenado se misturando com o sangue oxigenado das áreas não afetadas do pulmão, diminuindo o teor total de oxigênio do sangue na veia pulmonar. Lembre-se de que o desarranjo do delicado equilíbrio entre ventilação e perfusão regionais, pelo pulmão, resulta em insuficiência para oxigenar totalmente o sangue que sai do pulmão. Além disso, a hipoxia dentro da circulação pulmonar leva à vasoconstrição das arteríolas nos pulmões e aumento na pressão arterial pulmonar (ver Figura 13.24).

Sabemos que a hiperventilação foi um problema agudo e não de longo termo porque o pH arterial ainda estava alcalino em virtude da redução na P_{CO_2}. Isso indica que os rins não tiveram tempo para responder à mudança no pH por meio da excreção aumentada de bicarbonato na urina (ver Tabela 14.7). Quando o rim tem tempo para compensar, a condição é chamada de alcalose respiratória com compensação metabólica.

Por que a embolia pulmonar provocou uma redução na P_{O_2} arterial, mas não causou um aumento, e de fato, reduziu a P_{CO_2} arterial? Lembre-se, do Capítulo 13, que a relação entre a pressão parcial e o conteúdo é sigmoide para oxigênio, mas relativamente linear para CO_2. Por causa do platô de teor de O_2 à medida que a P_{O_2} aumenta acima de 60 mmHg (ver Figura 13.26), o aumento do O_2 alveolar nas regiões supraventiladas do pulmão não aumenta de forma significativa o teor de O_2 do sangue que deixa aquela região. Portanto, embora a hiperventilação aumente o O_2 em alguns alvéolos, ela não compensa a redução significativa no teor de O_2 em alguns capilares pulmonares graças a desigualdades da ventilação/perfusão. A ventilação aumentada pode reduzir o teor de CO_2 no sangue por causa da linearidade da relação entre P_{CO_2} e o teor de CO_2 do sangue. O efeito geral líquido é alcalose respiratória aguda em virtude de P_{CO_2} arterial reduzida.

É interessante ressaltar que a hipoxemia pode ser parcialmente superada se o paciente respirar gás rico em oxigênio porque, embora ventilação e perfusão não estejam bem pareadas, não existe um desvio (shunt) completo do sangue nos pulmões. O aumento na P_{O_2} alveolar ainda pode aumentar a oxigenação de algumas áreas do pulmão que não tenham pareamento da ventilação/perfusão, pelo menos, em alguma extensão. A P_{CO_2} arterial pode ter aumentado um pouco, bem como o pH pode ter reduzido um pouco com O_2 suplementar, porque a P_{O_2} arterial aumentada reduziu a estimulação periférica dos quimiorreceptores e o grau de hiperventilação diminuiu (ver Figura 13.34).

A queixa inicial de nosso paciente era dor torácica, o que o fez cogitar um infarto do miocárdio. Na verdade, ele teve sorte em ter dor torácica, pois ela fez com que ele procurasse uma emergência, o que pode ter salvado sua vida. Embora os motivos exatos para a dor torácica na embolia pulmonar não estejam claros, uma possibilidade é que os coágulos resultem em um aumento agudo na pressão arterial pulmonar, o que pode resultar em dor. Por que esse homem teve uma embolia pulmonar? Vários fatores de risco para o desenvolvimento de trombose de veia profunda podem resultar na embolia pulmonar. Ficar muito tempo sentado causa um acúmulo estagnante de sangue nas partes inferiores das pernas (ver Figuras 12.46 e 12.60). Por isso, é altamente recomendado evitar ficar sentado por longos períodos. Até sentar na frente do computador por

776 Vander | Fisiologia Humana

algumas horas não é recomendável. A contração dos músculos esqueléticos da perna comprime suas veias, o que resulta em um esvaziamento intermitente das veias, reduzindo a chance de formação de coágulo. A obesidade também tornou maior o risco de trombose venosa profunda em nosso paciente ao aumentar o acúmulo de sangue nas veias (em virtude de obstrução da corrente venosa e enfraquecimento das válvulas venosas), aumentando também a quantidade de alguns fatores de coagulação no sangue e mudando a função das plaquetas.

Vários defeitos genéticos também podem levar a uma tendência maior para a formação de coágulos, uma condição chamada *hipercoagulabilidade*. O mais comum é a resistência à proteína C ativada (ver Figura 12.72), que pode ocorrer em até 3% dos adultos saudáveis nos EUA. Na verdade, nosso paciente foi testado, e foi descoberto que ele tem essa resistência. Portanto, é provável que a combinação de obesidade, ficar sentado por um período prolongado e hipercoagulabilidade seja a causa da trombose venosa profunda e da embolia pulmonar em nosso paciente.

Tratamento

Tão logo foi realizado o diagnóstico de embolia pulmonar, nosso paciente iniciou imediatamente tratamento com heparina intravenosa e *ativador de plasminogênio tecidual recombinante* (*rec-tPA*, do inglês *recombinant tissue plasminogen activator*). A heparina é um fator anticoagulante que contrabalança a hipercoagulabilidade. Rec-tPA é uma forma sintética de uma molécula natural que ajuda a dissolver coágulos. O *scan* de ventilação/perfusão foi repetido alguns dias depois, e o fluxo sanguíneo do pulmão estava quase normal. O oxigênio suplementar foi reduzido nesse período e interrompido quando os gases no sangue normalizaram-se.

Considerando que esse paciente tem uma causa hereditária de hipercoagulabilidade, ele tem maior probabilidade de ter outra trombose venosa profunda e até embolia pulmonar no futuro próximo. Também é possível que alguns de seus familiares tenham o mesmo defeito, pelo que devem ser testados e orientados adequadamente. Nosso paciente recebeu alta e continuou a usar anticoagulantes orais por 6 meses (consulte a descrição dos fármacos anticoagulantes na Seção 12.29 do Capítulo 12) e foi ativamente acompanhado por seu médico de cuidados básicos. Ele foi incentivado a perder peso, porque a obesidade aumenta o risco de ocorrer novamente a trombose venosa profunda. Alguns médicos defendem, até mesmo, a terapia anticoagulante por toda a vida para um paciente como o nosso.

Estude e revise 19.2

- Apresentação do caso
  - Homem com **dor no peito** e **falta de ar** após um voo de 8 horas
  - Ele acredita que está tendo um **infarto do miocárdio**
- Exame físico
  - **Frequência cardíaca** aumentada
  - ECG: sem evidência de ataque cardíaco
  - **Radiografia de tórax** dos pulmões: normal (sem atelectasia [pulmões não colapsados])

Estude e revise 19.2 — *continuação*

- Exames laboratoriais
  - **Hipoxemia** (baixo teor de oxigênio no sangue) levando a **alcalose respiratória aguda** (aumento do pH do sangue devido à baixa P_{CO_2} arterial)
- Diagnóstico
  - **Escaneamento de ventilação-perfusão**: revela **embolia pulmonar** (bloqueio do fluxo sanguíneo pulmonar)
  - **Ultrassonografia** das suas pernas: revela **trombose de veia profunda** (**coágulo** formado nas veias das pernas por ele ficar sentado por muito tempo); migrou para o pulmão, causando um **êmbolo pulmonar**
  - **Hipercoagulabilidade:** distúrbio genético (**resistência à proteína C** ativada)
- Integração fisiológica
  - **Hipoxemia:** devido à ruptura dramática do equilíbrio regional entre ventilação pulmonar e perfusão
  - **Hiperventilação** (aumento da respiração levando à diminuição da P_{CO_2} arterial): devido à ansiedade e dor, bem como à hipoxemia
- Tratamento
  - **Anticoagulação** com **heparina** (para prevenir a coagulação)
  - **Ativador de plasminogênio tecidual recombinante (rec-tPA):** dissolve coágulos
  - Perda de peso e terapia de anticoagulação a longo prazo.

19.3 Estudo de caso clínico de um homem com dor abdominal, febre e insuficiência circulatória

Apresentação do caso

Um estudante universitário de 21 anos, com boa saúde, e seus colegas estavam fazendo canoagem na imensidão do Alasca quando ele sentiu uma dor abdominal aguda. Pensando se teria comido peixe malcozido ou estirado um músculo enquanto remava, ele parou para descansar por um dia, mas a dor se intensificou de forma constante. Ele começou a tremer e sentir muito frio, embora fosse um dia quente. Esses sintomas pioraram durante as 36 horas necessárias para remar até o posto avançado e ser transportado de avião para o centro médico mais próximo.

Reflita e revise 12

- Com base no seu conhecimento do controle homeostático da temperatura corporal, por que esse jovem sentiu frio apesar de ser um dia quente? (Ver Figuras 16.17 a 16.19.)

Exame físico

Ao chegar ao departamento de emergência do hospital, o jovem está confuso e alternando entre os estados consciente e inconsciente. Sua temperatura corporal é 39,2°C (a faixa normal seria 36,5 a 37,5°C), a frequência cardíaca é 140 bpm (a faixa normal seria 65 a 85 bpm), a frequência respiratória é 34 incursões/minuto (o normal é cerca de 12 incursões/minuto) e pressão arterial 84/44 mmHg (o normal para um homem é cerca de 120/80 mmHg). O paciente está respirando fundo e seus pulmões estão limpos ao serem auscultados com um estetoscópio. Seu abdome está rígido e extremamente sensível quando pressionado de leve, em especial no quadrante inferior direito. Ao serem questionados, seus amigos afirmam que ele não urinou nas últimas 24 horas. Assim, um tubo oco, chamado **cateter**, é inserido pela uretra até a bexiga para coletar sua urina. Um volume pequeno anormal de urina (apenas 10 mℓ) é coletado pelo cateter (ver Figura 14.28 para uma revisão do controle da taxa de excreção renal e de produção de urina).

Reflita e revise 13

- Quais mecanismos ligam a pressão arterial sistêmica baixa nesse paciente à baixa produção de urina? (Ver Figura 14.22.)
- Quais órgãos estão localizados no quadrante inferior direito da cavidade abdominal? (Ver Figuras 15.1 e 15.36.)

Exames laboratoriais

Foram realizadas medidas adicionais e os resultados estão apresentados na **Tabela 19.3**.

Reflita e revise 14

- Explique a relação entre os valores de P_{CO_2} e pH. Por que seu bicarbonato arterial está tão baixo? (Ver Tabela 14.8.)
- Quais são as funções dos leucócitos do sangue? Qual pode ser a causa dos valores anormais nesse paciente? (Ver Figura 12.2 e Tabela 18.1.)
- Quais processos metabólicos produzem lactato (ácido láctico)? Sob que circunstâncias a produção de lactato estaria acima do normal? (Ver Figuras 3.39 e 3.40.)
- Quais efeitos tem um aumento no lactato sobre a ventilação alveolar? (Ver Figura 13.38.)
- Por que a concentração de creatinina no sangue aumentou? (Ver Seção 14.4 do Capítulo 14.)

Diagnóstico

Um cateter foi inserido em uma veia do braço para iniciar uma infusão intravenosa de salina isotônica (NaCl). Foram adicionados antibióticos na salina para tratar a aparente infecção. Foi feita **tomografia computadorizada** (**TC**), a qual revelou apêndice inflamado (**Figura 19.3**). O paciente é internado na unidade de terapia intensiva (UTI) para reposição contínua de líquido intravenoso, monitoramento fisiológico e inserção de cateteres adicionais que podem ser utilizados para medir as pressões sanguíneas arterial e atrial direita.

O paciente é, então, levado à sala de operação para exploração abdominal. Os cirurgiões removem o apêndice inflamado, que, descobre-se, tem um pequeno orifício (**perfuração**) e mostra sinais de **necrose** (tecido morto ou morrendo).

Reflita e revise 15

- Onde está localizado o apêndice? (Ver Figura 15.36.)

TABELA 19.3	Resultados laboratoriais iniciais com o paciente respirando ar ambiente.	
Medição do sangue*	**Resultado**	**Faixa normal**
Leucócitos	$25 \times 10^3/mm^3$	$4,3$ a $10,8 \times 10^3/mm^3$
P_{O_2} arterial	90 mmHg	80 a 100 mmHg
P_{CO_2} arterial	28 mmHg	35 a 45 mmHg
pH arterial	7,25	7,38 a 7,45
Bicarbonato arterial	13 mmol/ℓ	23 a 27 mmol/ℓ
Lactato	8 mmol/ℓ	0,5 a 2,2 mmol/ℓ
Glicose	90 mg/dℓ	70 a 110 mg/dℓ
Creatinina	2,2 mg/dℓ	0,8 a 1,4 mg/dℓ

*Na verdade, essas medições foram feitas em sangue total ou soro, ou plasma derivado de sangue total.

É encontrada uma infecção bacteriana das membranas que circundam os órgãos abdominais. Esse tipo de infecção, chamado **peritonite**, resulta na produção de **pus** (líquido amarelo composto de leucócitos do sangue, bactérias e resíduos celulares). O pus é removido, os órgãos abdominais são cuidadosamente lavados com salina e antibióticos, e o paciente retorna para a UTI, onde a pressão arterial e a pressão venosa central (atrial direita) e a produção de urina são monitoradas.

Reflita e revise 16

- Qual é objetivo do monitoramento da pressão atrial direita? (Ver Figura 12.47.) Sugira outras variáveis para monitorar nesse paciente.

Nas horas após a cirurgia, o paciente é mantido sob ventilação mecânica. Sons respiratórios característicos de líquidos e pressão parcial do oxigênio arterial reduzida indicam presença de líquido nos pulmões. É fornecido oxigênio inspirado suplementar para minimizar a redução no oxigênio arterial, mantendo o paciente respirando uma mistura de ar enriquecido

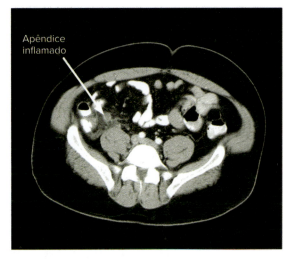

Figura 19.3 TC *scan* mostra apêndice inflamado (seta). Fonte: Living Art Enterprises, LLC/Science.

com oxigênio. O inchaço disseminado dos tecidos corporais indica que o volume de líquido intersticial está aumentado; sua pressão arterial e sua produção de urina permanecem perigosamente abaixo do normal. Além de fornecer líquidos intravenosos contínuos e terapia antibiótica, a equipe da UTI infunde norepinefrina e vasopressina (vasoconstritores), além de metilprednisolona (um glicocorticoide sintético administrado em doses farmacológicas). Nos vários dias seguintes, o paciente mostra-se gravemente doente enquanto sua condição é monitorada de forma contínua. São implementados ajustes de tratamento apropriados, tanto quanto necessário, para tentar normalizar seu volume de sangue, pressão arterial, lactato sérico, pH sanguíneo e pressões parciais dos gases no sangue.

A condição do paciente começou como **apendicite** aguda, mas a demora no tratamento permitiu que ela progredisse para uma condição potencialmente fatal conhecida como **choque séptico**. Embora *Escherichia coli* e outras espécies de bactérias estejam, normalmente, presentes no intestino grosso e seu apêndice, o bloqueio do lúmen do apêndice ou do suprimento de sangue para o apêndice podem permitir que essas bactérias inofensivas se multipliquem fora de controle. Quando isso acontece, o apêndice se distende e a pressão dentro dele aumenta muito por causa da inflamação. Eventualmente, esses fatores podem levar à ulceração da mucosa do apêndice, seguida de perfuração e, por fim, ruptura do órgão. A perfuração do apêndice libera bactérias para a cavidade peritoneal. As bactérias, então, liberam toxinas que se difundem para o interior dos vasos sanguíneos no abdome, levando a uma cascata drástica de eventos (**Figura 19.4**).

Quando uma infecção bacteriana é acompanhada por uma **resposta inflamatória sistêmica** (definida por sintomas como aumentos em temperatura corporal, frequência do pulso, frequência respiratória e contagem de leucócitos), a condição é chamada **sepse**. Os locais mais comuns das infecções bacterianas que levam à sepse são pulmões, abdome (como em nosso paciente), sistema urinário e locais nos quais os cateteres penetram a pele ou os vasos sanguíneos. Se a sepse progride para o choque séptico, os pacientes também desenvolvem uma significativa redução na pressão arterial (uma redução na pressão sistólica maior que 40 mmHg ou uma pressão arterial média menor que 65 mmHg) que não é reversível com a infusão intravenosa de grandes volumes de solução salina isotônica. Esse tipo de insuficiência circulatória é um exemplo de **choque de baixa resistência**, definido como uma redução na resistência periférica total e na pressão arterial graças à liberação excessiva de substâncias vasodilatadoras (ver Seção 12.18 do Capítulo 12).

Integração fisiológica

As infecções bacterianas estimulam o corpo a montar uma reação de defesa rápida e disseminada (ver Figuras 18.14 a 18.17 e 18.20). Os monócitos e macrófagos (dois tipos de leucócitos) secretam várias moléculas sinalizadoras conhecidas, geralmente, como citocinas (ver Tabela 18.2), que incluem substâncias como interleucinas e fator de necrose tumoral. Os tecidos-alvo para citocinas incluem:

- O cérebro, no qual mediam início da febre, redução no apetite, fadiga e aumento na secreção de ACTH
- A medula óssea, na qual estimulam um aumento na taxa de produção de leucócitos do sangue
- As células endoteliais presentes na vasculatura, na qual estimulam os processos que levam à inflamação e ao aumento de permeabilidade capilar.

Muitas espécies de bactérias liberam toxinas, as quais aceleram e exageram a liberação e os efeitos das citocinas, resultando, frequentemente, em uma reação excessiva, mal adaptativa ou com risco de morte. A resposta inflamatória sistêmica tem efeitos de longo alcance em todos os sistemas do corpo.

Assim foi o caso do nosso paciente quando chegou ao hospital. O ponto de ajuste para sua temperatura corporal foi elevado pelas citocinas circulantes, resultando em **febre**, e ele teve calafrios e tremores como uma tentativa de aumentar sua temperatura central para um novo ponto de ajuste superior. O ataque das citocinas e outros mediadores inflamatórios (ver Tabela 18.3 e Figura 18.1) acelerou à medida que sua contagem de leucócitos aumentava e as toxinas bacterianas eram liberadas para sua circulação. Quantidades excessivas dessas substâncias químicas provocaram lesão disseminada ao endotélio microvascular e levaram ao extravasamento de líquido para fora dos capilares.

Quando os capilares se tornam excessivamente vazados, o fluxo em massa favorece a saída de líquido da circulação (ver Figura 12.42). As proteínas plasmáticas escapam para o líquido intersticial, criando uma significativa força osmótica que drena o líquido para fora dos poros capilares. Isso ocorre graças às

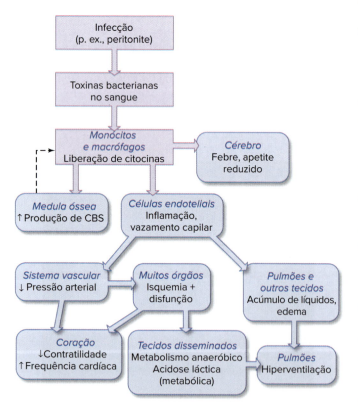

Figura 19.4 Cascata de alguns dos eventos, desde uma grave infecção até falência disseminada dos órgãos no choque séptico.

forças de Starling, descritas no Capítulo 12 (ver Figura 12.43). Essa perda de líquido provoca uma drástica redução no volume de sangue em circulação, chegando a um ponto no qual até mesmo os reflexos dos barorreceptores são incapazes de manter a pressão arterial (ver Seção 12.15 do Capítulo 12).

Aumentos drásticos na frequência cardíaca são evidência da ativação dos reflexos barorreceptores via centros de controle cardiovascular no cérebro, em uma tentativa de restaurar a pressão arterial para a faixa normal. Mesmo infusões intravenosas relativamente grandes não conseguem reverter essa hipotensão, porque muito do líquido infundido simplesmente escapa para o espaço intersticial. O acúmulo de líquido no espaço intersticial provoca edema tecidual, observado em nosso paciente, e a permeabilidade anormal dos capilares pulmonares leva, eventualmente, ao acúmulo de líquido nos pulmões (**edema pulmonar**).

A pressão sanguínea arterial sistêmica reduzida torna difícil gerar um fluxo sanguíneo adequado através dos tecidos. Quando o fluxo sanguíneo é inadequado para satisfazer as demandas de oxigênio e nutrientes (**isquemia**), tecidos, órgãos e sistemas orgânicos não funcionam direito. Por exemplo, a incapacidade do nosso paciente para formar urina é oriunda do baixo fluxo sanguíneo pelos rins (ver Figura 14.22). O aumento na concentração de creatinina sérica foi evidência de que a taxa de filtração glomerular estava reduzida (consulte discussão da Figura 14.12).

Uma consequência mais geral da disponibilidade reduzida de oxigênio é que as células mudam para as vias anaeróbicas a fim de sintetizar ATP, e muito mais ácido láctico (lactato) é produzido como subproduto (ver Figuras 3.39 e 9.21). Esse fato levou a uma marcante acidose metabólica observada em nosso paciente. Sua hiperventilação foi direcionada pelos quimiorreceptores periféricos (principalmente os corpos caróticos) em uma tentativa de compensação por meio da remoção de ácido derivado de CO_2 a partir do plasma (ver Figura 13.37).

Outro mecanismo designado para combater a acidose é a adição de novo bicarbonato ao plasma e a excreção de H^+ pelos rins (ver Seção 14.19 do Capítulo 14), mas a redução no fluxo sanguíneo renal e na taxa de filtração glomerular tornaram esse mecanismo ineficaz. O acúmulo de líquido nos seus pulmões comprometeu ainda mais a captação de oxigênio pelos pulmões e, consequentemente, a entrega de oxigênio aos tecidos. A barreira adicionada para difusão do oxigênio desde os alvéolos pulmonares para os capilares pulmonares (ver Figura 13.28) reduziu a pressão parcial do oxigênio do sangue arterial sistêmico.

Tratamento

O choque séptico é uma condição muito desafiadora para ser tratada, com taxas de mortalidade entre 40 e 60%. Um dos fatores mais importantes que determina a sobrevida do paciente é a identificação precoce da condição e do início do tratamento precocemente. Tão logo tenha sido determinado que um paciente está séptico e está progredindo para o choque séptico, a sobrevida depende da avaliação rápida e contínua de sua condição fisiológica, bem como das respostas terapêuticas às condições continuamente variáveis do paciente e feitas no momento adequado. Dentre as variáveis

monitoradas, além das listadas na Tabela 19.3, estão temperatura corporal, frequência cardíaca, pressão sanguínea, saturação de oxigênio arterial e venoso, pressões sanguíneas arterial média e atrial direita, produção de urina e indicadores bioquímicos específicos no sangue da função de outros órgãos, como o fígado. Usando essas informações, os médicos podem tomar medidas para melhorar a função cardiovascular e respiratória ao mesmo tempo que combatem a infecção causadora fundamental da condição clínica.

As intervenções imediatas no tratamento do choque séptico são direcionadas para restaurar a entrega sistêmica de oxigênio, aliviando, assim, a hipoxia tecidual disseminada, que é marca da condição. A pressão sanguínea arterial média é aumentada com a infusão intravenosa de salina isotônica e vasoconstritores como norepinefrina e vasopressina (ver Figura 12.51). O volume extra do líquido circulante aumenta o débito cardíaco ao aumentar a pressão venosa e o enchimento cardíaco (ver Figura 12.47), enquanto a norepinefrina (neurotransmissor normalmente liberado por terminações nervosas simpáticas pós-sinápticas) aumenta a contratilidade cardíaca e a vasoconstrição arteriolar (ver Figura 12.51). Manter a pressão arterial média entre 65 e 90 mmHg é necessário para otimizar o fluxo sanguíneo pelos tecidos. A pressão arterial direita é monitorada, porque é um bom índice do retorno venoso e do volume de líquido dentro do sistema cardiovascular (ver Figura 12.57). O teor de oxigênio do sangue é mantido ao ventilar os pulmões com oxigênio suplementar para garantir que a hemoglobina esteja saturada com oxigênio (ver Figura 13.26).

Também é útil reduzir a demanda do paciente por oxigênio ao paralisar os músculos respiratórios com fármacos e fornecer ventilação mecânica, em geral por um tubo colocado na traqueia e conectado a uma bomba de pressão positiva. De outra forma, o aumento na taxa e profundidade da respiração, típico de um paciente em choque séptico, provoca um aumento marcante no uso de oxigênio pelos músculos respiratórios e afasta o fluxo sanguíneo dos órgãos que já estão sofrendo com a falta de oxigênio.

A infecção deve ser tratada enquanto a função cardiovascular é também restaurada. Antibióticos de largo espectro, que atuam em uma ampla variedade de bactérias, são administrados o mais rápido possível após o diagnóstico da sepse. A fonte da infecção é localizada, o pus acumulado e o tecido morto são removidos, e o tecido circundante é completamente limpo. Em condições ideais, amostras de sangue e/ou pus do local da infecção podem ser cultivados em cultura no laboratório clínico e, dentro de 48 horas, pode ser identificada a espécie bacteriana específica envolvida na infecção. A terapia antibiótica intravenosa pode, então, ser ajustada para fármacos conhecidos por atingir especificamente a espécie invasora.

Estudos clínicos recentes sugerem que outras medidas terapêuticas podem aumentar a taxa de sobrevida de pacientes com choque séptico. Doses farmacológicas de injeções de glicocorticoides podem ser úteis em alguns pacientes com essa condição. Esses hormônios ativam mecanismos em muitos tecidos do corpo que o ajudam a lidar com o estresse (ver Tabela 11.2). A inibição da resposta inflamatória e a potencialização da sensibilidade do músculo liso vascular

780 Vander | Fisiologia Humana

a agentes adrenérgicos, como a norepinefrina, são efeitos importantes desses corticoides. O benefício da terapia com glicocorticoide no choque séptico foi questionado, em parte, porque suprime a resposta imune à infecção (consulte o Capítulo 11 e a legenda da Figura 18.20). As diretrizes atuais sugerem que a terapia com glicocorticoides deve ser reservada apenas para casos muito graves de choque séptico, como em nosso paciente.

Em um período de 6 dias, o quadro do paciente gradualmente melhorou. Sua pressão arterial aumentou e estabilizou, as infusões de líquido intravenoso e norepinefrina foram gradualmente reduzidas e, então, interrompidas. O edema de seus pulmões e tecidos cedeu lentamente, ele recobrou a consciência e foi capaz de manter a saturação de oxigênio no seu sangue arterial sem ventilação mecânica. Durante sua estadia de 2 semanas no hospital, a função de seu cérebro, fígado e rins retornou ao normal, e ele não teve dano aparente, a longo prazo, nos órgãos, causada por essa essa experiência ruim. O paciente teve muita sorte; ocorrem aproximadamente 500 mil casos de choque séptico nos EUA todos os anos, e menos da metade desses pacientes sobrevive. É provável que sua juventude e sua condição física inicial, relativamente boa, tenham sido decisivas para ajudá-lo a vencer a estatística.

Estude e revise 19.3

- Apresentação do caso
  - Um jovem com dor abdominal crescente ao longo de 3 dias começa a tremer e sente frio, apesar de estar quente ao ar livre. Ele acha que comeu algum alimento mal preparado, ou possivelmente se machucou
- Exame físico
  - **Febre,** aumento das **frequências cardíaca** e **respiratória**, ruídos pulmonares borbulhantes e pressão arterial baixa
  - **Dor** e **rigidez:** quadrante inferior direito do abdome
  - **Débito urinário:** baixo (medido pelo **cateter** na bexiga)
- Exames laboratoriais
  - Aumento da contagem de leucócitos (o que sugere uma infeção)
  - **Acidose metabólica (láctica)** com **compensação respiratória** (P_{CO_2} arterial diminuída)
  - Concentração de **creatinina** no sangue aumentada; indica diminuição da **taxa de filtração glomerular**
- Diagnóstico
  - A **tomografia computadorizada (TC)** mostra apêndice inflamado e **perfurado** (**apendicite**)
  - Pressão arterial baixa: **choque séptico** devido a **peritonite** (causado por uma **ruptura do apêndice**)
  - **Sepse:** levou a uma **resposta inflamatória sistêmica** (febre, taquicardia, taquipneia, aumento da contagem de leucócitos)
  - **Exploração abdominal cirúrgica:** apêndice perfurado removido e peritonite confirmada
- Integração fisiológica
  - **Toxinas bacterianas:** causaram a baixa pressão arterial (vasodilatação) levando à **isquemia** (diminuição da perfusão tecidual levando à acidose metabólica)

Estude e revise 19.3 — *continuação*

  - Diminuição da **taxa de filtração glomerular:** devido à pressão arterial baixa (diminuição da perfusão renal)
  - **Edema pulmonar:** acúmulo de líquido nos pulmões
- Tratamento
  - **Líquidos intravenosos** para manter o débito cardíaco e a pressão arterial
  - **Medicamentos vasoconstritores** para manter a pressão arterial
  - **Antibioticoterapia** para combater a infecção peritoneal.

19.4 Estudo de caso clínico de uma estudante universitária com náuseas, rubor e sudorese

Apresentação do caso

Uma estudante universitária de 21 anos visita a clínica de saúde dos estudantes por causa de vários episódios de náuseas (sem vômito), rubor (vermelhidão e calor no rosto) e sudorese. Embora admita o consumo excessivo de álcool no passado, seus episódios recentes de náuseas não têm relação com esses eventos e ocorrem sem um fator desencadeante identificável. Após o início dos sintomas, a jovem também percebeu leve formigamento ("alfinetadas e agulhadas") e espasmos rítmicos que se iniciam no lado esquerdo de seu rosto e progressivamente descem até o corpo, incluindo o braço e a perna esquerdos. Esses sintomas persistem por 3 a 4 minutos e, então, desaparecem completamente. O médico assistente do serviço de saúde dos estudantes percebe a gravidade do histórico da paciente e chama uma ambulância.

Enquanto aguardava, o médico assistente pergunta à paciente se ela havia tido alguma lesão recente na cabeça que poderia ser responsável por seus sintomas. A paciente relatou que não ocorreu nenhuma lesão.

Durante a espera do transporte para o hospital, a paciente sente náuseas, o rosto fica quente ao toque e ela começa a suar. Após alguns segundos, ocorre espasmo no lado esquerdo de seu rosto, com progressivo envolvimento do braço esquerdo, seguido pela perna esquerda. Após mais ou menos um minuto, a estudante perde a consciência e começa a ter ***convulsões*** rítmicas (espasmos violentos) dos braços e pernas semelhantes a uma ***crise epiléptica*** (ver Figura 8.2), uma tempestade de atividade elétrica descontrolada no cérebro que, em alguns casos, pode ser rítmica. Além disso, as costas da paciente tornam-se arqueadas e rígidas, e seus olhos giram para trás, dentro de suas órbitas.

O médico assistente coloca um ***monitor transcutâneo de oxigênio*** (através da pele) no dedo da paciente. A saturação de oxigênio dela está baixa, em um valor de 83% (o normal é $\geq 95\%$), e a terapia suplementar de O_2 é iniciada por meio de uma cânula nasal. As convulsões param após 2 a 3 minutos, mas a paciente não recobra a consciência e encharca suas calças com urina. A ambulância finalmente chega e a estudante é transferida para o departamento de emergência de um hospital nas proximidades.

Reflita e revise 17
- O que pode causar redução súbita na saturação de oxigênio? (Ver Figura 13.26 e Tabela 13.11.)
- O que poderia causar vermelhidão e sudorese? (Ver Tabela 6.11 e Figuras 16.17 e 16.18.)
- O que controla a micção (urina)? (Ver Figura 14.13.)

Exame físico
O médico emergencista avalia os sinais vitais da paciente. Sua pressão arterial está aumentada para 159/83 mmHg, sua frequência cardíaca está aumentada para 114 bpm e sua temperatura corporal está normal, 37,1°C. Um fino cateter é inserido na veia antecubital de um de seus braços, e é retirada uma amostra de sangue para determinação de hematócrito, contagem de leucócitos, eletrólitos, glicose e creatinina (**Tabela 19.4**). É iniciada uma lenta infusão de salina isotônica contendo 150 mmol/ℓ de sódio e 150 mmol/ℓ de cloreto (300 mOsm/ℓ).

Um exame neurológico superficial mostra que é possível acordar a paciente, mas ela não obedece aos comandos orais de forma consistente e está muito confusa. As pupilas apresentam o mesmo tamanho e se contraem simetricamente quando um foco de luz incide em cada olho, o que é normal. A paciente parece não estar movendo o braço e a perna esquerdos tanto quanto os membros do lado direito. Quando o médico bate nos cotovelos e joelhos com um martelo de reflexo, os reflexos nas articulações do lado esquerdo estão mais ativos, ou mais rápidos, do que os do lado direito. Com base nesse exame neurológico, o médico solicitou um imageamento por ressonância magnética (RM) da cabeça.

Reflita e revise 18
- O que poderia causar o aumento da sua frequência cardíaca? (Ver Figuras 12.24, 12.28 e 12.51.)
- O que o hematócrito mede? (Ver Figura 12.1.)
- Por que a glicose sanguínea foi medida? (Consulte a Figura 16.12 e a descrição de hipoglicemia no Capítulo 16.)
- Por que a concentração de creatinina sanguínea foi medida? (Ver Seção 14.4 do Capítulo 14.)
- Por que foi infundida salina isotônica? (Ver Tabela 4.1.)
- Qual a importância dos reflexos aumentados na perna e no braço esquerdos? (Ver Figuras 10.3 e 10.6.)

Exames laboratoriais
A **RM** usa um poderoso magneto para criar um forte campo magnético ao redor do corpo do paciente (**Figura 19.5**). Esse campo atua sobre o *spin* – ou ressonância – dos núcleos (prótons) de átomos de hidrogênio no corpo, alinhando-os na mesma direção. A parte do corpo a ser examinada – nesse caso, o cérebro – é submetida a um pulso de ondas de rádio. Os átomos do cérebro absorvem a energia das ondas e a ressonância de seus núcleos muda, alterando seu alinhamento com o campo magnético. O realinhamento dos núcleos de hidrogênio dentro do campo magnético é dependente do tipo de tecido e é detectado como uma mudança nas características de uma corrente elétrica que passa pelas bobinas de radiofrequência. Prótons em diferentes tecidos, como cérebro, tecido adiposo e músculo, comportam-se de modo diferente, porque seu comportamento depende do ambiente local, como teor de gordura e água. Portanto, o comportamento diferente dos prótons em diferentes tecidos pode ser analisado por um computador para gerar uma imagem das estruturas internas do cérebro e muitas anormalidades e doenças.

Diagnóstico
A RM mostra uma lesão no lobo temporal direito do cérebro. (ver Figura 6.38 e **Figura 19.6** para ter a localização do lobo temporal). Existem pelo menos duas possíveis explicações para essa lesão. Primeiro, uma infecção pode ter levado à formação de um **abscesso** – inflamação caracterizada por uma coleção de neutrófilos, bactérias e líquido. Em segundo lugar, a lesão pode ser uma **neoplasia**, o que significa "novo crescimento", ou tumor. Algumas neoplasias são malignas, ou seja, cancerosas, e podem se disseminar para outras partes do cérebro. Muitos tumores do sistema nervoso central (SNC) são benignos ou não cancerosos. Os tumores benignos, em geral, são menos perigosos porque não crescem tão rapidamente, tampouco se disseminam para outros órgãos, mas, ainda assim, podem causar problemas por causa do crescimento local.

TABELA 19.4	Exames laboratoriais no departamento de emergência.	
Medição do sangue*	**Resultado**	**Faixa normal**
Hematócrito	47%	37 a 48%
Contagem de leucócitos	$5,8 \times 10^3/mm^3$	$4,3$ a $10,8 \times 10^3/mm^3$
Sódio	140 mmol/ℓ	135 a 146 mmol/ℓ
Potássio	4 mmol/ℓ	3,5 a 5 mmol/ℓ
Cloreto	101 mmol/ℓ	97 a 110 mmol/ℓ
Cálcio (total)	9,5 mg/dℓ	9 a 10,5 mg/dℓ
Glicose	130 mg/dℓ	70 a 110 mg/dℓ
Creatinina	0,9 mg/dℓ	0,8 a 1,4 mg/dℓ

*Na verdade, sódio, potássio, cloreto, cálcio, glicose e creatinina são medidos no soro ou plasma derivados do sangue completo.

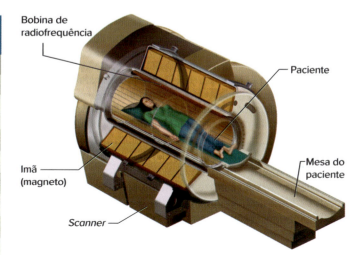

Figura 19.5 Diagrama de corte de um *scanner* de ressonância magnética. Fonte: www.magnet.fsu.edu.

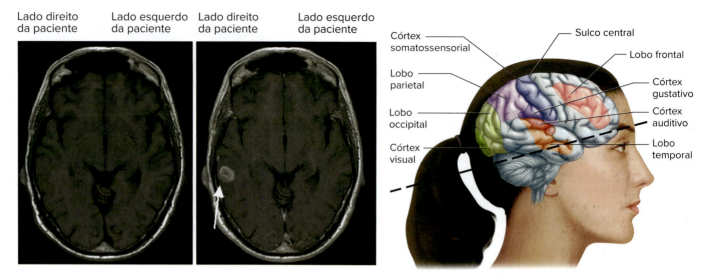

Figura 19.6 Nestas imagens, os ajustes no *scanner* de RM foram, primeiro, configurados de modo que o tecido cerebral aparecesse cinza de forma homogênea, a gordura que circunda o cérebro se mostrasse mais clara e a água dentro dos ventrículos cerebrais, escura (varredura à esquerda). Por convenção, as imagens de RM são invertidas, de modo que o lado direito do cérebro aparece no lado esquerdo da imagem. A frente do cérebro está apresentada no topo da imagem de RM. Foi infundido por via intravenosa um agente de contraste contendo o elemento gadolínio na paciente, e foi feita uma varredura de repetição (varredura à direita). O gadolínio tem propriedades paramagnéticas – propriedades magnéticas que surgem apenas na presença de um campo magnético aplicado externamente. Quando infundido pela via intravenosa, o agente de contraste pode entrar no cérebro em regiões em que a barreira hematencefálica (ver Figura 6.6) está ausente ou danificada, como no caso de locais de lesão ou doença cerebral. Uma vez dentro do cérebro, a associação do gadolínio com água e gordura muda o ambiente local e gera uma área de maior intensidade. Essa RM demonstra uma área de anormalidade de sinal no lobo temporal direito do cérebro que mede cerca de 2 cm de diâmetro (seta branca). A linha pontilhada na imagem à direita mostra o plano da RM. Cortesia do Dr. Douglas Woo/Medical College of Wisconsin.

A única forma para determinar o diagnóstico tecidual é por meio remoção cirúrgica do tecido anormal via **craniotomia**, na qual uma parte do crânio é removida para dar acesso ao tecido cerebral em questão. Essa cirurgia é realizada na paciente, e é feito o diagnóstico histológico de um tumor dos astrócitos (**astrocitoma**) (ver Figura 6.6). Especificamente, o patologista que examinou os cortes histológicos corados desse tumor ao microscópio determina que a paciente tem um *glioblastoma multiforme*. Esses tipos de tumor recebem esse nome porque surgem a partir de células da glia (nesse caso, os astrócitos) que não estão totalmente diferenciadas; essas células são conhecidas como blastócitos. Os tumores são "multiformes" porque podem alcançar diferentes aparências dependendo de sua idade, localização e da extensão da lesão circundante no cérebro. Infelizmente, o glioblastoma multiforme é uma forma cancerosa de tumor.

Reflita e revise 19

- Qual é a importância da localização anatômica dessa lesão? (Ver Figura 7.13.)

Integração fisiológica

O glioblastoma multiforme é uma forma de crescimento rápido e potencialmente letal de câncer no cérebro. Dos aproximadamente 13 mil novos casos de tumores cerebrais nos EUA por ano, cerca de 65% têm origem glial e são conhecidos como gliomas. Esses tumores surgem a partir de astrócitos e invadem o tecido cerebral normal. Embora a causa exata não seja conhecida, esses tumores parecem expressar mutações em genes que controlam várias vias metabólicas e têm altos níveis de uma variedade de fatores de crescimento (ver Seção 11.19).

À medida que crescem, esses tumores podem se infiltrar, comprimir e destruir o tecido cerebral saudável ao redor do tumor. Além disso, essas células tumorais invasoras podem irritar o cérebro, causando convulsões. Na verdade, assim como nossa paciente, aproximadamente 20 a 30% dos pacientes com neoplasias cerebrais apresentam convulsões epileptiformes (ver Figura 8.2). Durante as convulsões existe, frequentemente, um grande aumento na atividade nervosa simpática que era, pelo menos em parte, a causa das náuseas, da vermelhidão facial, da sudorese e da elevação de pressão arterial e frequência cardíaca que ocorriam em nossa paciente. A redução na saturação de oxigênio foi causada por uma contração rígida e prolongada dos músculos respiratórios durante a convulsão, levando à hipoventilação (ver Tabela 13.11). A paciente urinou após a convulsão porque, quando a atividade simpática aumentada pela convulsão diminuiu, o tônus parassimpático remanescente resultou em micção (ver Figura 14.13).

Até a realização da RM do cérebro, os médicos não conheciam a causa das convulsões. Vários distúrbios metabólicos podem provocar convulsões. Anormalidades nos eletrólitos sanguíneos como Na^+, K^+ e Ca^{2+} podem interferir com a membrana neuronal normal em repouso e os potenciais de ação (ver Figuras 6.12, 6.13 e 6.19). Esse fato não explicaria as convulsões da paciente, porque seus eletrólitos sanguíneos estavam normais (ver Tabela 19.4). A paciente recebeu uma infusão intravenosa de salina isotônica porque sua osmolaridade é muito semelhante à do plasma. Essa infusão de líquido ajuda a manter o volume de sangue, além de garantir que a linha intravenosa esteja aberta no caso da necessidade de infundir medicamentos.

A insuficiência renal também pode provocar anormalidades metabólicas e no balanço hídrico, levando a atividade cerebral anormal. Como a concentração de creatinina no sangue é uma boa estimativa para a taxa de filtração glomerular nos rins, sabemos que essa paciente tinha função renal normal (ver Tabela 19.4). A hipoglicemia grave pode reduzir a quantidade de glicose disponível para o metabolismo do cérebro, o que pode provocar convulsões. Esse fato não ocorreu em nossa paciente (ver Tabela 19.4). Na verdade, ela apresentava um pequeno aumento na concentração de glicose no sangue, provavelmente em virtude de um aumento nas concentrações sanguíneas dos hormônios do estresse, como cortisol e epinefrina (ver Seções 11.14 e 11.16 do Capítulo 11, Figura 16.12, e Tabelas 16.3 e 16.4).

Outro problema com as lesões intracranianas é que elas podem interferir com a drenagem de líquido cerebroespinal a partir dos ventrículos lateral e terceiro. Se isso acontecer, pode resultar em um aumento na pressão dentro dos ventrículos cerebrais. Isso leva a um aumento dos ventrículos, resultando na compressão do cérebro dentro do crânio. Esse quadro é chamado de **hidrocefalia** (das palavras gregas para "água" e "cabeça"; ver Figura 6.47). Ela pode provocar muitas anormalidades funcionais, incluindo as convulsões que ocorreram em nossa paciente. A RM de nossa paciente, entretanto, não mostrou sinais de hidrocefalia como aumentos no tamanho dos ventrículos cerebrais.

Um aspecto revelador da condição dessa paciente era que a maior parte dos sintomas neurológicos estava localizada em um lado de seu corpo – nesse caso, o esquerdo. Isso incluía o formigamento, os espasmos rítmicos e a perda de movimento. Assim como a informação aferente sensorial cruza de um dos lados do corpo para o lado oposto do cérebro (ver Figura 7.20), o controle motor pelas vias descendentes desde o córtex cerebral para os músculos esqueléticos também cruza de um lado para o outro do corpo (ver Figura 10.11).

Portanto, a lesão no lado direito do lobo temporal provocou convulsões primariamente no lado direito do cérebro, levando a uma atividade motora rítmica maior no lado esquerdo do corpo. Além disso, o aumento nos reflexos no lado esquerdo era causado por perda da inibição descendente dos reflexos espinais do lado direito do córtex para os neurônios motores no lado esquerdo da medula espinal (ver Figuras 10.3 e 10.6). Sem a contenção fornecida por essas vias descendentes, os reflexos espinais estavam livres da inibição e eram mais rápidos que o normal.

Tratamento

Essa paciente foi submetida a cirurgia cerebral para remover o tumor, seguida por terapia por radiação e várias sessões de quimioterapia. A quimioterapia é administrada por um oncologista e envolve a administração de fármacos que são tóxicos para tumores de crescimento rápido. Entretanto, esses fármacos também são tóxicos para o tecido normal nos quais o crescimento continua durante a vida, como o tecido produtor de células do sangue e o epitélio do intestino delgado.

Na terapia por radiação, um feixe de radiação é direcionado para o local do tumor com a finalidade de destruir as células tumorais.

Além desses tratamentos, a paciente recebeu um fármaco antiepiléptico para evitar mais convulsões. Um desses fármacos é a **fenitoína**, que age ao bloquear os canais de Na^+ acionados por voltagem (ver Figura 6.18), em particular nos neurônios muito ativos, que disparam com alta frequência. A paciente também foi tratada com altas doses de glicocorticoides sintéticos potentes, por causa de suas propriedades anti-inflamatória e antiedema; esses hormônios, portanto, foram administrados para reduzir o inchaço na região do cérebro afetada pelo tumor.

Após a remoção do tumor e de uma pequena parte do lobo temporal direito circundante, o córtex auditivo direito de nossa paciente foi lesionado (ver Figura 7.13) e ela teve dificuldade para reconhecer melodias musicais familiares. A discriminação da melodia (ao contrário do ritmo) é uma função localizada pelos pesquisadores no lobo temporal direito do cérebro humano. Nossa paciente ficou estável durante 16 meses após o diagnóstico, mas teve, depois, uma recorrência do tumor, o qual não pôde ser removido cirurgicamente por causa de sua posição e de seu tamanho. Ela foi submetida a ciclos adicionais de quimioterapia e terapia por radiação. Tristemente, entretanto, apenas cerca de 25% dos pacientes sobrevive mais de 2 anos a partir do diagnóstico do glioblastoma multiforme. Devido à agressividade e ao diagnóstico comum do glioblastoma multiforme, uma variedade de tratamentos experimentais está, atualmente, sob investigação.

Estude e revise 19.4

- Apresentação do caso
  - **Mulher de 21 anos** com vários episódios de náuseas, vermelhidão e sudorese
  - **Convulsão epiléptica:** formigamento e espasmos musculares no lado esquerdo do rosto que progride para o braço e perna esquerdos, seguido de perda de consciência e convulsões
  - **Monitor de oxigênio transcutâneo:** revela hipoxemia
- Exame físico
  - Diminuição do movimento do lado esquerdo
  - Aumento dos reflexos no braço e perna esquerdos
  - Pressão arterial, frequência cardíaca, glicose plasmática todas acima do normal; temperatura corporal e outros achados normais
- Exames laboratoriais
  - **Imageamento por ressonância magnética (RM)** do cérebro
- Diagnóstico
  - Lesão brilhante de 2 cm de diâmetro: vista na RM na região do lobo temporal direito
  - **Craniotomia** (para obter uma amostra de tecido da lesão): **abscesso** descartado
  - **Glioblastoma multiforme:** tumor cerebral maligno (**neoplasia**) decorrente de **astrócitos** (**astrocitoma**)

784   Vander | Fisiologia Humana

Estude e revise 19.4 — *continuação*

- Integração fisiológica
  - **Tumor no lobo temporal direito** causou convulsões no lado esquerdo do corpo (as vias motoras descendentes cruzam de um lado do cérebro para o outro lado do corpo) e aumento dos reflexos no lado esquerdo devido à perda da inibição descendente do lado direito do cérebro para os nervos motores espinais à esquerda

Estude e revise 19.4 — *continuação*

- Tratamento
  - **Remoção cirúrgica** da maior parte do tumor seguida de **radiação** e **quimioterapia**
  - **Medicamento antiepiléptico: fenitoína** bloqueia os canais de Na^+ dependentes de voltagem
  - **Terapia com glicocorticoides** para diminuir o inchaço e edema.

TERMOS-CHAVE E TERMOS CLÍNICOS

19.1 Estudo de caso clínico de uma mulher com palpitações e intolerância ao calor

Bócio
Diplopia
Doença de Graves
Exoftalmia
Hipertireoidismo
Imunoglobulinas tireoestimulantes (TSI)
Iodo radioativo
Metimazol

Palpitações
Proptose
Propiltiouracila
Sopro
Taquicardia
Taquipneia
Tireotoxicose

19.2 Estudo de caso clínico de um homem com dor no peito após uma longa viagem de avião

Atelectasia
Ativador de plasminogênio tecidual recombinante (rec-tPA)
Cintilografia de ventilação/perfusão
Embolia
Embolia pulmonar

Hipercoagulabilidade
Infarto do miocárdio
Trombo
Trombose de veia profunda

19.3 Estudo de caso clínico de um homem com dor abdominal, febre e insuficiência circulatória

Apendicite
Cateter
Choque de baixa resistência
Choque séptico
Edema pulmonar
Febre
Isquemia

Necrose
Perfuração
Peritonite
Pus
Resposta inflamatória sistêmica
Sepse
Tomografia computadorizada (TC)

19.4 Estudo de caso clínico de uma estudante universitária com náuseas, rubor e sudorese

Abscesso
Astrocitoma
Convulsões
Craniotomia
Crise epiléptica
Fenitoína

Glioblastoma multiforme
Hidrocefalia
Monitor transcutâneo de oxigênio
Neoplasia
Ressonância magnética (RM)

APÊNDICE A | RESPOSTAS ÀS QUESTÕES DE AUTOAVALIAÇÃO

CAPÍTULO 1

Relembre e compreenda

1.1 b. Os quatro tipos básicos de células são epiteliais, musculares, nervosas e conjuntivas.

1.2 a. O estado estável requer entrada de energia, mas o equilíbrio não requer.

1.3 c. Os músculos realizam a resposta (retirando a mão do fogão).

1.4 c. Consumir um íon em excesso criará temporariamente um saldo positivo desse íon; haverá mais desse íon no corpo do que o necessário.

1.5 b. O volume do líquido intracelular é maior que a soma do plasma e do líquido intersticial.

1.6 Epitelial (tecido).

1.7 Extracelular (líquido), plasma, intersticial.

1.8 Alimentação-avante (*feedforward*).

1.9 Fator parácrino.

1.10 Negativo.

Aplique, analise e avalie

1.1 Não. De fato, pode existir uma diferença genética, porém há outra possibilidade: a alteração do fluxo sanguíneo cutâneo no frio pode representar uma *aclimatação* pela qual passou cada inuíte durante toda a sua vida, em consequência da realização repetida desse trabalho.

1.2 Isso poderia ocorrer de muitas maneiras. Por exemplo, suponha que um indivíduo ficasse desidratado. O que ocorreria com a sua *concentração* plasmática de Na^+? Inicialmente, a perda de líquido resultaria em aumento da concentração de Na^+, embora a quantidade absoluta de sódio não tivesse sido acentuadamente alterada. O aumento na concentração de Na^+ desencadearia respostas endócrinas e renais que normalizariam a concentração de Na^+. Outro exemplo é observado durante a escalada de montanhas. Em grandes altitudes, uma pessoa que não está aclimatada a baixas pressões de oxigênio aumentará acentuadamente a frequência e a profundidade da respiração para obter mais oxigênio em seu sangue. Uma consequência disso é que maior quantidade de dióxido de carbono no corpo é exalada. O dióxido de carbono tende a produzir íons hidrogênio no sangue (ver Capítulos 13 e 14). Por conseguinte, a ascensão a grandes altitudes leva à um sangue alcalino, o qual precisa ser, então, compensado por meio de respostas renais, endócrinas e outras respostas.

Aplicação do conceito

Figura 1.3 Aproximadamente um terço da água corporal total está nos compartimentos extracelulares. Se a água representa 60% do peso corporal de uma pessoa, então a água no líquido extracelular representa aproximadamente 20% do peso corporal (porque $0,33 \times 0,60 = 0,20$).

Figura 1.6 A remoção da retroalimentação negativa neste exemplo resultaria em um aumento na quantidade de produto ativo formado e, eventualmente, a quantidade de substrato disponível seria bastante reduzida.

Figura 1.9 Se a temperatura corporal aumentasse, a via eferente mostrada nesse diagrama se desligaria ou se inverteria. Por exemplo, tremores de frio não ocorreriam (os músculos podem até ficar mais relaxados do que o normal) e os vasos sanguíneos na pele não se contrairiam. De fato, nesse cenário, os vasos sanguíneos da pele se dilatariam para trazer sangue quente para a superfície da pele, onde o calor poderia deixar o corpo através da pele. A perda de calor, portanto, aumentaria.

Estude e revise

1.1 Anatomia é o estudo das estruturas das partes do corpo. A fisiologia é o estudo da função dessas estruturas e a fisiopatologia é o estudo da função das partes do corpo na doença.

1.2 Os sistemas de órgãos interagem e dependem uns dos outros de muitas maneiras. Na Tabela 1.1, vemos que, além do sistema circulatório, os sistemas endócrino, musculoesquelético, linfático e urinário, todos desempenham um papel na produção, composição e movimento do sangue pelo corpo. Os sistemas tegumentar e imunológico participam da defesa contra patógenos. Os sistemas nervoso e endócrino agem, ambos, para coordenar muitas das mesmas atividades no corpo.

1.3 O compartimento do plasma seria imediatamente afetado, pois o sangue é composto de plasma e células. Uma maneira simples de ajudar a restaurar o volume de plasma é com uma infusão intravenosa de sangue ou um líquido de composição semelhante ao plasma.

1.4 A constância dinâmica significa que uma determinada variável no corpo pode flutuar dentro de uma certa faixa em qualquer intervalo curto, mas quando calculada a média por um longo período de tempo é estável e previsível. Um exemplo é a glicose, que aumenta no sangue após uma refeição, mas depois retorna à linha de base devido às respostas homeostáticas.

1.5 Na retroalimentação negativa, uma mudança em uma variável regulada provoca respostas que movem a variável na direção oposta à mudança. Na retroalimentação positiva, uma mudança em uma variável leva a uma mudança adicional na mesma "direção" (p. ex., um aumento em uma variável causa um aumento adicional nessa variável e assim por diante). A regulação por alimentação-avante (*feedforward*) refere-se a uma mudança antecipatória em uma variável que prevê uma futura mudança ambiental interna ou externa. A retroalimentação positiva é menos provável de contribuir para a homeostase porque ela não minimiza uma mudança em uma variável.

786 Vander | Fisiologia Humana

1.6 Sem efetores funcionais, não haveria sinal de retroalimentação negativa e as partes anteriores do arco reflexo permaneceriam ativadas. Os receptores continuariam a ser estimulados, as vias aferentes continuariam a trazer sinais para o centro integrador e as vias eferentes continuariam enviando sinais aos efetores.

1.7 A comunicação intercelular permite respostas coordenadas a um desafio à homeostase. Usando os exemplos homeostáticos do Capítulo 1, você pode imaginar que, se a temperatura do corpo diminuir abaixo do normal, as células da pele devem comunicar a mudança ao cérebro. Da mesma forma, se a concentração de glicose no sangue aumentar acima do normal, o sistema endócrino se comunicará com certos órgãos para estimular sua capacidade de remover glicose do sangue.

1.8 Uma adaptação é qualquer característica que favoreça a sobrevivência. Exemplos de adaptações à vida terrestre em humanos são os pulmões e uma pele impermeável. Uma aclimatação é a melhora de função de uma adaptação existente e geralmente é reversível.

1.9 Até certo ponto, a homeostase da temperatura corporal reflete todos ou quase todos os princípios fisiológicos gerais descritos na Seção 1.9, mas particularmente os princípios 1 (homeostase), 2 (função coordenada dos sistemas orgânicos), 4 (fluxo de informação) e 6 (leis de química e física).

CAPÍTULO 2

Relembre e compreenda

2.1 e. Íons com carga negativa têm um excesso de elétrons em relação aos prótons; íons com carga positiva são o inverso.

2.2 d.

2.3 b. Trata-se de uma reação de desidratação. A reação inversa seria a hidrólise.

2.4 b. A uracila é encontrada no RNA; a timina, no DNA.

2.5 b.

2.6 Sacarose (b); glicose (a); glicogênio (c); frutose (a); amido (c).

2.7 c. As outras reações nas quais são formadas moléculas maiores ocorrem via reações de desidratação.

2.8 Alcalino, inferior.

2.9 Anfipático.

2.10 Primário.

Aplique, analise e avalie

2.1 0,79 mol/ℓ. O peso molecular da frutose pode ser calculado pela soma dos pesos dos átomos individuais. Todavia, como se trata de um isômero da glicose, você sabe que a frutose precisa ter o mesmo peso molecular – 180 dáltons – da glicose. Portanto, [100 g/0,7 ℓ] × [1 mol/180 g] = 0,79 mol/ℓ.

2.2 Usando uma calculadora, simplesmente digitar –1,5 e selecionar a função antilog (*inverse log*). A resposta é aproximadamente 0,03 mol/ℓ ou 3×10^{-2} M.

2.3 Lembrar que a massa atômica é a soma dos prótons e nêutrons em um núcleo. Seja qual for seu estado de ionização, o potássio tem (39 – 19) ou 20 nêutrons. O número de elétrons é igual ao de prótons em um átomo não ionizado; portanto, K tem 19 elétrons. Quando ionizado, K^+ tem uma única carga elétrica positiva; ele ainda tem 19 prótons e 20 nêutrons, mas agora tem apenas 18 elétrons.

Avaliação dos princípios gerais

2.1 As propriedades químicas e físicas dos átomos, como o número de elétrons em suas camadas eletrônicas mais externas ou sua solubilidade em água, determinam sua reatividade com outros átomos e moléculas. Por exemplo, as proteínas são constituídas por aminoácidos conectados por meio de pontes peptídicas, as quais dependem da reatividade entre os grupamentos amino e carboxila. Interações físicas e químicas adicionais, como atração ou repulsão eletrostática e hidrofobicidade dos grupamentos laterais de aminoácidos, encurvam e torcem a proteína até a sua forma tridimensional final. Algumas dessas mesmas forças podem, em determinados casos, criar uma proteína maior a partir de várias subunidades. Sem as propriedades químicas e físicas corretas, as proteínas não assumiriam o formato apropriado; isso é extremamente importante para a fisiologia porque a forma de uma proteína é criticamente conectada com a sua função.

Aplicação do conceito

Figura 2.4 A presença de pontes de hidrogênio ajuda a estabilizar a água em sua forma líquida, de modo que menos água escape para a fase gasosa.

Figura 2.9 O inverso de uma reação de desidratação é chamado de hidrólise, que é derivado das palavras gregas para "água" e "quebra". Na hidrólise, uma molécula de água é adicionada a uma molécula complexa que é quebrada em duas moléculas menores.

Figura 2.10 A glicose é transferida desde o sangue para as células do fígado, que podem polimerizar a glicose em glicogênio. Outras vezes, o glicogênio hepático pode ser decomposto em muitas moléculas de glicose, as quais são liberadas de volta ao sangue e de lá são transportadas para todas as células. A degradação da glicose dentro das células fornece a energia necessária para a maioria das atividades celulares, portanto, o armazenamento de glicose como glicogênio é um meio eficiente de armazenamento de energia, a qual pode ser aproveitada quando as necessidades energéticas do corpo aumentam. Muitas moléculas de glicose podem ser armazenadas como uma molécula de glicogênio.

Figura 2.11 A porção do fosfolipídio contendo os grupos fosfato e nitrogênio carregados (eletricamente) ficaria de frente para a água e as duas caudas de ácidos graxos excluiriam a água.

Figura 2.15 *Polipeptídio* refere-se a uma unidade estrutural de dois ou mais aminoácidos unidos entre si por ligações peptídicas e não implica nada sobre função.

Apêndice A | Respostas às Questões de Autoavaliação **787**

Uma *proteína* é uma molécula funcional formada pelo dobramento de um polipeptídio em uma forma ou conformação característica.

Figura 2.22 Como a adenina e a timina estão ligadas por duas pontes de hidrogênio, enquanto a guanina e a citosina são mantidas juntas por três pontes de hidrogênio, as ligações A–T seriam mais facilmente quebradas pelo calor.

Estude e revise

2.1 Por não ser um íon, ele deve ter o mesmo número de elétrons carregados negativamente que os prótons carregados positivamente, ou 26, que também é seu número atômico. Seu peso atômico é a soma dos prótons e nêutrons, ou 56.

2.2 As ligações covalentes são as mais fortes, as ligações de hidrogênio são as mais fracas e as ligações iônicas são intermediárias. As ligações iônicas, como aquelas entre os átomos de NaCl, são facilmente degradadas na água, razão pela qual o sal de mesa se dissolve na água. O carbono pode formar quatro ligações com outros átomos porque sua camada externa de elétrons tem apenas quatro elétrons, deixando espaço para quatro elétrons adicionais.

2.3 Moléculas que possuem tanto regiões solúveis em água como em óleo são conhecidas como moléculas anfipáticas. Em uma mistura de solventes, essas moléculas tendem a se alinhar na interface com suas regiões solúveis em água voltadas para a água e suas regiões solúveis em óleo voltadas para o óleo.

2.4 Nas reações de hidrólise, a água é um reagente que resulta na quebra de uma molécula orgânica em fragmentos menores, como monômeros. Nas reações de desidratação, a água é um produto da reação, tipicamente devido à formação de uma grande molécula orgânica a partir de moléculas menores.

CAPÍTULO 3

Relembre e compreenda

3.1 a.

3.2 b. A transcrição refere-se à conversão do DNA de um gene em RNA; a tradução é a conversão do mRNA em proteína.

3.3 a. A modulação alostérica ocorre em um sítio separado do sítio de ligação do ligante. A mudança resultante na estrutura tridimensional da proteína pode aumentar ou reduzir a capacidade de ligação da proteína a seu ligante.

3.4 b.

3.5 c.

3.6 d. O catabolismo refere-se à degradação dos ácidos graxos em formas passíveis de uso para a produção de ATP.

3.7 Afinidade.

3.8 Reação limitante de velocidade.

3.9 Junções comunicantes.

3.10 Citosol.

Aplique, analise e avalie

3.1 Bases nucleotídicas no DNA fazem pareamento de A com T e de G com C. Considerando a sequência de bases de uma fita de DNA como

A–G–T–G–C–A–A–G–T–C–T

a. A fita complementar de DNA seria

T–C–A–C–G–T–T–C–A–G–A

b. A sequência no RNA transcrito a partir da primeira fita seria

U–C–A–C–G–U–U–C–A–G–A

Lembre-se de que a uracila (U) substitui a timina (T) no RNA.

3.2 O código triplete G–T–A no DNA será transcrito para o mRNA como C–A–U, e o anticódon no tRNA que corresponde a C–A–U será G–U–A.

3.3 Se o gene fosse composto apenas de palavras do código de triplete do éxon, o gene teria 300 nucleotídios de comprimento, visto que um triplete de três nucleotídios codifica um aminoácido. Entretanto, devido à presença de segmentos de íntrons na maioria dos genes, que respondem por 75 a 90% dos nucleotídios em um gene, este teria entre 1.200 e 3.000 nucleotídios de comprimento; além disso, apresentaria também códons de terminação. Por conseguinte, o tamanho exato de um gene não pode ser determinado com base no número de aminoácidos na proteína codificada por esse gene.

3.4 Um medicamento pode diminuir a secreção de ácido (a) pela sua ligação aos sítios de membrana que normalmente inibem a secreção ácida, o que produziria o mesmo efeito do que os mensageiros naturais do corpo que inibem a secreção de ácido; (b) pela sua ligação a uma proteína de membrana, que normalmente estimula a secreção de ácido, mas que não desencadeia, ela própria, a secreção de ácido, impedindo, assim, a ligação (competição) dos mensageiros naturais do corpo; ou (c) tendo um efeito alostérico sobre os sítios de ligação, os quais aumentariam a afinidade dos sítios que normalmente se ligam a mensageiros inibidores ou que diminuem a afinidade daqueles sítios que normalmente se ligam a mensageiros estimuladores.

3.5 A razão pela ausência de efeito da insulina pode ser ou uma diminuição do número de sítios de ligação disponíveis aos quais a insulina pode se ligar ou em uma diminuição da afinidade dos sítios de ligação para insulina, de modo que menos insulina é ligada. Uma terceira possibilidade, que não envolve a ligação da insulina, seria um defeito na maneira pela qual o sítio de ligação desencadeia uma resposta da célula, uma vez que ela tenha se ligado à insulina.

3.6 (a) A secreção de ácido pode ser aumentada para 40 mmol/h (1) pelo aumento da concentração do composto X de 2 pM para 8 pM, aumentando, assim, o número de sítios de ligação ocupados; ou (2) pelo aumento da afinidade dos sítios de ligação para o composto X, aumentando, assim, a quantidade ligada, sem modificar a concentração do composto X. (b) Aumentando a concentração do composto X de 20 pM para 28 pM não aumentará a secreção de ácido, visto que, em 20 pM, todos os sítios de ligação estão ocupados (o sistema está saturado), e não há mais sítios de ligação adicionais disponíveis.

3.7 A velocidade máxima com que o produto final E pode ser formado é de 5 moléculas por segundo, a velocidade da reação mais lenta (limitante de velocidade) da via.

3.8 Durante a inanição, na ausência de ingestão de glicose, ocorre rápida depleção das reservas de glicogênio do corpo. A glicose, que é a principal fonte de energia para o cérebro, precisa agora ser sintetizada a partir de outros tipos de moléculas. A maior parte dessa glicose recém-formada provém da degradação de proteínas em aminoácidos e sua conversão em glicose. Em menor grau, o glicerol dos triglicerídios é convertido em glicose. Os metabólitos dos ácidos graxos que compõem os triglicerídios não podem ser convertidos em glicose.

3.9 A amônia é formada na maioria das células durante a desaminação oxidativa dos aminoácidos e, em seguida, é transportada pelo sangue até o fígado. A amônia é destoxificada pelo fígado por meio de sua conversão ao composto atóxico, a ureia. Como o fígado constitui o local onde a amônia é convertida em ureia, as doenças que danificam o fígado podem levar ao acúmulo de amônia no sangue, que é particularmente tóxica para os neurônios. Observe que não é o fígado que produz a amônia.

Avaliação dos princípios gerais

3.1 O extenso dobramento da membrana interna da mitocôndria aumenta a área de superfície total da membrana. Conforme mostrado na Figura 3.43, esse é o local onde se encontram as enzimas necessárias para a geração de ATP. Por conseguinte, a estrutura dessa membrana aumenta a capacidade das mitocôndrias de realizar a sua própria função. O princípio geral segundo o qual *a estrutura é um determinante da função – e coevoluiu com ela –* também é evidente no nível molecular (proteína). Por exemplo, na Figura 3.25, fica claro que a estrutura de uma proteína determina sua função – neste caso, a sua capacidade de se ligar a determinados ligantes. A Figura 3.29 mostra como a função de uma proteína é alterada devido a mudanças alostéricas na sua estrutura.

3.2 As proteínas e ligantes interagem devido a uma variedade de forças e características moleculares, incluindo formatos complementares. Todavia, além disso, as propriedades químicas ou físicas das moléculas muitas vezes influenciam fortemente a capacidade de interação ou de ligação entre elas. Na Figura 3.24, você pode ver como a estrutura da proteína resulta em um arranjo de determinados aminoácidos com carga elétrica. A propriedade fundamental da física, segundo a qual cargas opostas se atraem significa que um ligante com cargas elétricas corretas terá mais probabilidade de se ligar a essa proteína do que outro ligante sem essas cargas.

3.3 A Figura 3.51 fornece um resumo de como os nutrientes, como aminoácidos, glicose e pequenos lipídios, podem ser metabolizados por uma variedade de mecanismos, que levam à produção de moléculas menores, as quais, por sua vez, podem ser utilizadas para, eventualmente, gerar ATP. É o ATP que fornece a energia necessária para os eventos que mediam todos os processos homeostáticos, como contração muscular, sinalização dos neurônios e assim por diante. Com base no Capítulo 1 (consulte a Figura 1.6), lembre-se de que a geração de ATP está sob controle por retroalimentação negativa, de modo que as células geram mais ATP quando necessário, e menos quando ele não é necessário. A retroalimentação negativa é um componente essencial da homeostasia.

Aplicação do conceito

Figura 3.3 O compartimento líquido intracelular inclui toda a água no citoplasma mais a água dentro do núcleo. Consulte o Capítulo 1 para uma discussão dos diferentes compartimentos de água no corpo.

Figura 3.8 Como as zônulas de oclusão formam uma barreira para o transporte da maioria das substâncias através de um epitélio, o alimento que você consome permanecem no intestino até a digestão em componentes utilizáveis. A partir desse momento, os produtos digeridos podem ser absorvidos pelo epitélio de maneira controlada.

Figura 3.10 As membranas plasmáticas retêm moléculas como as enzimas no interior do citosol, nos quais as enzimas são necessárias, e excluem de modo seletivo determinadas substâncias da célula. Além disso, permitem que outras moléculas se desloquem entre os compartimentos de líquidos extracelulares e intracelulares. Elas podem também apresentar especializações (ver Figura 3.8) que possibilitam o movimento de pequenos solutos, como íons, de uma célula para outra. As membranas das organelas intracelulares permitem o movimento entre os compartimentos celulares de moléculas importantes, como o RNA (ver Figura 3.9), ou a liberação controlada de íons reguladores como Ca^{2+} no citosol (ver Figura 3.10).

Figura 3.16 Um exemplo de um mRNA com *splicing* alternativo poderia surgir da seguinte maneira, na qual o éxon número 2 está ausente no mRNA.

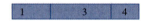

Figura 3.22 As substâncias secretadas, muitas das quais são proteínas, incluem hormônios, substâncias parácrinas, substâncias autócrinas e certas substâncias liberadas a partir dos neurônios

Figura 3.25 Seria mais fácil desenvolver fármacos para interagir com a proteína X, visto que ela possui menos especificidade química. Qualquer um dos ligantes (fármacos) de formato semelhante poderia, teoricamente, interagir com a proteína.

Apêndice A | Respostas às Questões de Autoavaliação **789**

Figura 3.28 A não ser que a dose do ligante fosse alta o suficiente para saturar por completo ambas as proteínas X e Y, o efeito do ligante provavelmente seria elevar a pressão arterial, visto que, em qualquer concentração determinada do ligante, a proteína Y teria uma maior porcentagem de saturação do que a proteína X. Entretanto, como a proteína X liga-se também ao ligante em certo grau, ela se contraporia a alguns dos efeitos da proteína Y.

Figura 3.35 Se o produto fosse rapidamente removido ou convertido em outro produto, a taxa de conversão do substrato em produto aumentaria de acordo com a lei da ação das massas, conforme descrito na Seção 3.10. Na verdade, isso é típico do que ocorre nas células.

Figura 3.43 Conforme descrito no Capítulo 1, a homeostasia exige a entrada contínua de energia para manter o estado de equilíbrio dinâmico das variáveis fisiológicas, como a concentração de glicose no sangue. Essa energia provém da hidrólise da ligação fosfato terminal do ATP. Por conseguinte, como a homeostasia necessita de energia, ela não é possível sem a síntese contínua de ATP em todas as células.

Figura 3.46 Um dos benefícios da gliconeogênese é que um indivíduo em jejum consegue ainda manter reservas suficientes de glicose no sangue, fornecendo, assim, uma fonte de energia a todas as células do corpo. Uma desvantagem é a depleção das reservas de energia, como os triglicerídios. Entretanto, a maior consequência consiste na perda potencial de proteína corporal total. Quando não há disponibilidade de proteína suficiente para a função celular, as células podem morrer.

Figura 3.51 O ATP constitui a principal fonte de energia para todas as células humanas. Assim, todos os processos homeostáticos dependem de um suprimento suficiente de ATP celular. A transferência de energia das ligações químicas das macromoléculas para o fosfato terminal do ATP permite que a energia possa ser novamente utilizada para a realização de outras funções (p. ex., contração muscular, atividade enzimática e assim por diante).

Estude e revise

3.1 O citoplasma contém as organelas. O líquido intracelular inclui todo o líquido dentro de uma célula, incluindo o citosol e o líquido existente no núcleo e em todas as organelas.

3.2 As membranas plasmáticas são compostas por uma bicamada lipídica com proteínas associadas (algumas com carboidratos ligados a elas) e colesterol. Algumas proteínas estendem-se por toda a espessura da bicamada lipídica, enquanto outras estão localizadas apenas parcialmente no interior da bicamada ou apenas subjacente a ela. A associação do colesterol com as regiões de ácidos graxos de certos fosfolipídios influencia fortemente a natureza líquida da membrana rica em lipídios.

3.3 As proteínas são compostas por 20 aminoácidos diferentes, cada um dos quais é codificado por um triplete de bases no DNA: A, T, G e C. Um triplete é qualquer sequência de três bases no DNA que especifica determinado aminoácido. Por exemplo, o triplete CCA especifica o aminoácido glicina. Um determinado triplete pode especificar apenas um aminoácido; entretanto, um único aminoácido pode ser especificado por mais de um triplete.

3.4 A cromatina é encontrada no núcleo; O Ca^{2+} é armazenado, em grande parte, no retículo endoplasmático; uma matriz com cristas é característica das mitocôndrias; sacos achatados perto do núcleo formam o complexo de Golgi; e as enzimas digestivas são encontradas nos lisossomos.

3.5 Na transcrição, o DNA atua como molde para a produção de mRNA, o qual sai do núcleo e entra no citosol, no qual serve como molde para a síntese de uma proteína (tradução). A transcrição exige a presença de RNA polimerase e de um promotor associado à região de codificação de um gene e resulta, em primeiro lugar, na formação de um transcrito de RNA primário, que sofre *splicing* para remover os íntrons. A tradução requer a presença de ribossomos, RNAs de transferência específicos para cada aminoácido e a montagem das proteínas.

3.6 Quando uma proteína não é mais necessária para determinada função, ela é degradada, e seus aminoácidos podem ser novamente utilizados pelas células para a síntese de novas proteínas.

3.7 O mRNA liga-se aos ribossomos por meio da interação de uma sequência sinalizadora com uma partícula de reconhecimento de sinal. A cadeia polipeptídica entra no lúmen do RER à medida que cresce. A sequência sinalizadora é enzimaticamente removida do polipeptídio completo no lúmen, e podem ser adicionados a ele grupos de carboidratos nesse momento. A partir do RER, a proteína é adicionalmente modificada no complexo de Golgi e acondicionada em uma vesícula secretora que libera o seu conteúdo no líquido extracelular por meio de exocitose.

3.8 O fármaco (ligante) presumivelmente possui baixa afinidade pelo seu sítio de ligação em determinada proteína receptora, que é encontrada na superfície ou no interior de certas células no corpo. Além disso, a sua estrutura é tal que ele aparentemente pode interagir, com certa afinidade, com proteínas diferentes daquela para a qual foi desenvolvido a ligar-se – em outras palavras, ele não é muito específico.

3.9 Na modificação covalente, grupos químicos com carga elétrica, como íons fosfato, estão ligados de forma covalente a alguma região de uma proteína, como a cadeia lateral de determinado aminoácido. Essa interação covalente pode modificar a capacidade de determinada proteína de funcionar (p. ex., pode ativar ou inibir a proteína). Na modulação alostérica, um ligante liga-se de forma não covalente a uma região de uma proteína (denominada sítio regulador), o que leva a uma mudança na estrutura terciária de uma região diferente (normalmente o sítio funcional da proteína).

790 Vander | Fisiologia Humana

Em outras palavras, as interações alostéricas podem modificar a afinidade do sítio de ligação de uma proteína pelo seu ligante natural.

3.10 Não, a reação não alcançaria o equilíbrio, visto que a ação das massas favoreceria a reação direta até a sua conclusão. Eventualmente, todos os reagentes (A e B) se combinarão para se tornarem produtos e serão consumidos se não forem substituídos.

3.11 As enzimas são proteínas que catalisam reações químicas. Atuam sobre substratos para gerar produtos, sem alteração nem consumo da enzima, as quais são capazes de catalisar reações repetidas. As enzimas atuam por um mecanismo de chave e fechadura ou por um mecanismo de encaixe induzido. Tipicamente, os cofatores são oligoelementos que se ligam às enzimas e, no processo, modificam a conformação da enzima, de modo que ela possa interagir melhor com o substrato. Os próprios cofatores não são catalisadores. Outro tipo de cofator inclui moléculas orgânicas, como vitaminas, designadas como coenzimas; elas não são catalisadores, porém participam das reações mediadas por enzimas para facilitar a adição ou a remoção de alguns átomos de um substrato para outro.

3.12 A velocidade de produção dos produtos por enzimas depende da concentração do substrato. Quanto maior a disponibilidade de substrato, maior a velocidade de formação dos produtos para uma determinada concentração de enzima. Entretanto, em concentrações muito altas de substrato, todas as enzimas estão ocupadas com uma molécula de substrato, e a velocidade de formação do produto não pode ser ultrapassada. Se houver disponibilidade de enzimas adicionais, a velocidade de formação de produtos novamente aumentará, porém finalmente alcançará um novo valor máximo. Uma mudança na afinidade da enzima modificará a velocidade de formação do produto em concentrações submáximas de substrato, porém não afetará a velocidade máxima de formação do produto em concentrações muito altas de substrato.

3.13 A enzima e3, que catalisa a reação que converte C em D, é a enzima limitante de velocidade nessa reação em múltiplas etapas.

3.14 Todas as etapas da glicólise ocorrem no citosol. As reações do ciclo de Krebs ocorrem dentro da matriz das mitocôndrias, enquanto a fosforilação oxidativa ocorre ao longo da membrana interna das mitocôndrias.

3.15 Os produtos do metabolismo da glicose, incluindo a acetil-CoA derivada do piruvato (formado durante a glicólise), coenzimas ligadas ao hidrogênio, ATP e glicerol-3-fosfato podem ser utilizados na síntese de ácidos graxos e triglicerídios. A quantidade de ATP que pode ser formada a partir do metabolismo de 1 g de gordura é cerca de 2,5 vezes maior do que a produzida pelo metabolismo de 1 g de carboidrato, como o glicogênio, o que torna a gordura uma forma eficiente de armazenamento de energia no corpo.

3.16 Embora a água seja gerada por certas reações químicas no corpo, ela não pode ser sintetizada pelo corpo em quantidades suficientes para sustentar a vida. Entretanto, a glicose, apesar de ser necessária para a vida, não é um nutriente "essencial", visto que pode ser sintetizada no corpo, por exemplo, por meio da gliconeogênese.

CAPÍTULO 4

Relembre e compreenda

4.1 c. Canais são proteínas que se estendem por toda a espessura da membrana e são abertos por ligantes, voltagem ou estímulos mecânicos.

4.2 d. A difusão facilitada não exige ATP. Lembre-se de que o transporte ativo secundário exige ATP indiretamente porque as bombas de íons foram necessárias para estabelecer o gradiente eletroquímico para um determinado íon (como Na^+).

4.3 b. Após o movimento inicial da água para fora das células devido à osmose, a concentração de ureia se equilibra rapidamente através da membrana plasmática de cada célula, removendo qualquer estímulo osmótico.

4.4 e. A segregação da função em diferentes superfícies da célula e a capacidade de secretar substâncias químicas (p. ex., do pâncreas) são duas das características mais importantes das células epiteliais.

4.5 a. A difusão é retardada pela resistência de uma membrana.

4.6 e. Como os íons contêm carga elétrica, tanto o gradiente químico quanto o elétrico determinam sua velocidade e a direção de difusão.

4.7 Fluxo efetivo.

4.8 Exocitose.

4.9 Aquaporinas.

4.10 Difusão facilitada.

Aplique, analise e avalie

4.1 (a) Durante a difusão, o fluxo efetivo sempre ocorre da alta concentração para a baixa concentração, portanto será de 2 para 1 em A e de 1 para 2 em B. (b) No equilíbrio, as concentrações de soluto nos dois compartimentos serão iguais: 4 mM no caso A e 31 mM no caso B. (c) Ambos atingirão o equilíbrio de difusão na mesma taxa porque a diferença absoluta na concentração através da membrana é a mesma em cada caso, 2 mM [(3 − 5) = −2, e (32 − 30) = 2]. Os dois fluxos unidirecionais serão muito maiores em B do que em A, mas o fluxo efetivo terá a mesma magnitude em ambos os casos, embora seja orientado em sentidos opostos.

4.2 O transporte efetivo será para fora da célula, no sentido do local de maior afinidade na superfície intracelular para o local de menor afinidade na superfície extracelular. Haverá ligação de maior número de moléculas ao transportador no lado da membrana de maior afinidade, portanto maior quantidade de moléculas se moverá para fora da célula do que para dentro dela, até que a concentração no líquido extracelular se torne grande o suficiente para que o número de moléculas ligadas aos transportadores na superfície extracelular seja igual ao número ligado na superfície intracelular.

4.3 Embora o ATP não seja utilizado diretamente no transporte ativo secundário, ele é necessário para o transporte ativo primário de Na^+ para fora das células. Como é o gradiente de concentração de Na^+ através da membrana plasmática que fornece energia para a maioria dos sistemas de transporte ativo secundário, uma diminuição na produção de ATP reduzirá o transporte ativo primário de Na^+, levando a um decréscimo no gradiente de concentração de íons sódio e, portanto, a uma diminuição no transporte ativo secundário.

4.4 A solução com maior osmolaridade terá a menor concentração de água. Lembre-se de que o NaCl forma dois íons em solução e o $CaCl_2$ forma três. Assim, as osmolaridades são as seguintes:

A. $20 + 30 + (2 \times 150) + (3 \times 10) = 380$ mOsm

B. $10 + 100 + (2 \times 20) + (3 \times 50) = 300$ mOsm

C. $100 + 200 + (2 \times 10) + (3 \times 20) = 380$ mOsm

D. $30 + 10 + (2 \times 60) + (3 \times 100) = 460$ mOsm

A solução D tem a menor concentração de água. A solução B é isosmótica, posto que tem a mesma osmolaridade do líquido intracelular. As soluções A e C têm a mesma osmolaridade.

4.5 Inicialmente, a osmolaridade do compartimento 1 é

$$(2 \times 200) + 100 = 500 \text{ mOsm}$$

e a de 2 é

$$(2 \times 100) + 300 = 500 \text{ mOsm.}$$

As duas soluções, portanto, têm a mesma osmolaridade e não há diferença na concentração de água através da membrana. Como a membrana é permeável à ureia, essa substância sofrerá difusão efetiva até atingir a mesma concentração (200 mM) nos dois lados da membrana. Em outras palavras, no estado estacionário, isso não afetará os volumes dos compartimentos. Em contrapartida, a maior concentração inicial de NaCl no compartimento 1 do que no compartimento 2 causará, por osmose, o movimento da água do compartimento 2 para o compartimento 1 até que a concentração de NaCl em ambos seja de 150 mM. Observe que a mesma alteração de volume teria ocorrido se não houvesse ureia presente em ambos os compartimentos. É apenas a concentração de solutos não penetrantes (NaCl, neste caso) que determina a mudança de volume, independentemente da concentração de quaisquer solutos penetrantes que estejam presentes.

4.6 As osmolaridades e as concentrações de soluto não penetrante são:

Solução	Osmolaridade (mOsm)	Concentração de soluto não penetrante (mOsm)
A	$(2 \times 150) + 100 = 400$	$2 \times 150 = 300$
B	$(2 \times 100) + 150 = 350$	$2 \times 100 = 200$
C	$(2 \times 200) + 100 = 500$	$2 \times 200 = 400$
D	$(2 \times 100) + 50 = 250$	$2 \times 100 = 200$

Apenas a concentração de solutos não penetrantes (NaCl, neste caso) determinará a mudança no volume da célula. A concentração intracelular de soluto não penetrante é tipicamente cerca de 300 mOsm, de modo que a solução A não produzirá alteração no volume celular. As soluções B e D farão que as células se intumesçam porque elas têm menor concentração de soluto não penetrante (maior concentração de água) do que o líquido intracelular. A solução C causará retração das células porque apresenta uma concentração mais elevada de soluto não penetrante do que o líquido intracelular.

4.7 A solução A é isotônica porque tem a mesma concentração de solutos não penetrantes que o líquido intracelular (300 mOsm). A solução A também é hiperosmótica devido à sua osmolaridade total ser maior que 300 mOsm, o que também é verdadeiro para as soluções B e C. A solução B é hipotônica porque sua concentração de solutos não penetrantes é inferior a 300 mOsm. A solução C é hipertônica porque sua concentração de solutos não penetrantes é superior a 300 mOsm. A solução D é hipotônica (menos de 300 mOsm de solutos não penetrantes) e também hiposmótica (tendo uma osmolaridade total inferior a 300 mOsm).

4.8 A exocitose é desencadeada por um aumento na concentração de Ca^{2+} citosólico. Os íons cálcio são ativamente transportados para fora das células, em parte por contratransporte secundário acoplado à entrada de íons sódio montanha abaixo no mesmo transportador (ver Figura 4.15). Se a concentração intracelular de íons sódio fosse aumentada, o gradiente de concentração de íons sódio através da membrana diminuiria, e isso reduziria o transporte ativo secundário de Ca^{2+} para fora da célula, o que levaria a um aumento na concentração citosólica de Ca^{2+} e desencadearia um aumento da exocitose.

Avaliação dos princípios gerais

4.1 Um exemplo do princípio geral de que *a homeostase é essencial para a saúde e a sobrevivência* (ilustrado nas Figuras 4.8 a 4.10) é o transporte mediado através das membranas plasmáticas. Por exemplo, a presença de transportadores de glicose (GLUTs) nas membranas plasmáticas ajuda a manter as concentrações homeostáticas de glicose nos líquidos extracelular e intracelular. Isso é importante porque a glicose é a principal fonte de energia para as células. Além disso, as alterações reguladas do número de aquaporinas nas células epiteliais dos rins ajudam a manter a homeostase da água, controlando a taxa da perda de água na urina; isso é particularmente importante em situações como desidratação. Um terceiro exemplo é a osmose, que regula o fluxo de água através das membranas (ver Figura 4.17), o que, por sua vez, ajuda a manter a forma e o tamanho adequados das células e a capacidade das células de desempenhar funções de sinalização.

4.2 O princípio geral de que *a troca controlada de materiais ocorre entre compartimentos e através das membranas celulares* é evidente a partir dos diversos tipos de mecanismos pelos quais os solutos podem atravessar as membranas plasmáticas. O controle é obtido de mecanismos como comportas nos canais iônicos que podem abrir e fechar, dependendo das demandas celulares, e os já mencionados transportadores de glicose e aquaporinas, cujas concentrações podem aumentar ou diminuir nas membranas plasmáticas sob diferentes condições.

4.3 O princípio geral de que *os processos fisiológicos são determinados pelas leis da química e da física* é evidente a partir da correlação entre a natureza química (p. ex., grau de hidrofobicidade) dos solutos e a facilidade com que eles podem se difundir através de uma bicamada lipídica. Quanto maior for a hidrofobicidade de uma molécula, mais provável será que ela se dissolva na bicamada lipídica das membranas e, assim, difunda-se por meio das células. Os gradientes eletroquímicos auxiliam na difusão de moléculas carregadas (íons) através dos canais da membrana devido ao princípio físico básico de que cargas iguais se repelem e cargas opostas se atraem. Finalmente, o movimento molecular (portanto, as interações potenciais entre as moléculas) está diretamente relacionado com a energia térmica; solutos se deslocam mais rapidamente através da solução em temperaturas mais elevadas.

Aplicação do conceito

Figura 4.2 Conforme mostrado no gráfico a seguir, haveria um fluxo efetivo de glicose do compartimento 1 para o compartimento 2, com equilíbrio de difusão ocorrendo a 12,5 mmol/ℓ.

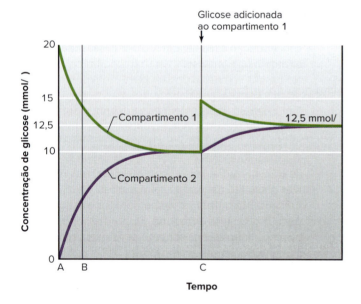

Figura 4.5 A estrutura primária da proteína é representada pelas esferas (bolinhas) – a sequência de aminoácidos mostrada em **A**. A estrutura secundária inclui todas as regiões helicoidais na bicamada lipídica, mostradas em **A** e **B**. A estrutura terciária é a conformação dobrada mostrada em **B**. A estrutura quaternária é a associação dos polipeptídios de cinco subunidades em uma proteína, mostrada em **C**.

Figura 4.9 O fluxo máximo depende do número de moléculas transportadoras na membrana e de sua taxa inerente de mudança de conformação ao ligar o soluto. Se assumirmos que a taxa de mudança de conformação permanece constante, quanto maior for o número de transportadores, maior será o fluxo máximo que poderá ocorrer.

Figura 4.13 O ATP não é hidrolisado quando um soluto se move através de uma membrana por transporte ativo secundário. No entanto, o ATP é hidrolisado por uma bomba de íons (tipicamente o transportador ativo primário Na^+/K^+ ATPase) para estabelecer o gradiente de concentração de íons que é utilizado durante o transporte ativo secundário. O transporte ativo secundário, portanto, exige indiretamente ATP.

Figura 4.15 O transporte de íons e compostos orgânicos entre compartimentos líquidos é uma característica fundamental da homeostase. Entre muitos exemplos, o movimento da glicose para o interior das células é essencial para a produção de energia. O transporte de H^+ regula o pH dos líquidos corporais, que, por sua vez, regulam todos os processos enzimáticos do corpo. O transporte de Ca^{2+} controla processos como a contração muscular e a liberação de produtos secretores armazenados a partir de determinados tipos de células. O movimento transcelular de numerosos íons contribui para o potencial de membrana das células. Finalmente, o transporte de aminoácidos para dentro das células é necessário para a síntese de proteínas, sem as quais as células não conseguem sobreviver, portanto a homeostase não seria possível. Existem muitas doenças, sobre as quais você aprenderá em capítulos posteriores, que resultam de problemas funcionais com transportadores. Além disso, há medicamentos utilizados para tratar doenças que alteram a função desses transportadores.

Figura 4.19 Por ser um soluto não penetrante, a infusão de NaCl isotônico restaura o volume sanguíneo sem causar redistribuição de água entre os compartimentos de líquidos corporais devido à osmose. Uma solução isosmótica de um soluto penetrante, no entanto, restauraria apenas parcialmente o volume sanguíneo porque alguma quantidade de água entraria no líquido intracelular por osmose à medida que o soluto entrasse nas células. Isso também pode resultar em danos às células à proporção que seu volume se expande além do normal.

Figura 4.23 O transporte ativo de Na^+ através da membrana basolateral (lado do sangue) sofreria redução, resultando em aumento da concentração intracelular de Na^+. Isso diminuiria a taxa de difusão de Na^+ para o interior da célula por meio do canal de Na^+ no lado luminal, visto que o gradiente de difusão seria menor.

Figura 4.25 A estrutura de um epitélio é caracterizada por zônulas de oclusão ao longo das membranas apicais das células epiteliais. Essas junções facultam às células epiteliais uma de suas principais funções, ou seja, atuar como barreira ao movimento da maioria dos solutos através do epitélio. Além disso, a estrutura das células epiteliais individuais também determina a função de todo o epitélio. Observe na figura (e consulte as Figuras 4.23 e 4.24) que diferentes proteínas de transporte ou canais iônicos estão localizados nas membranas apicais ou basolaterais das células epiteliais. Devido a essa estrutura celular, o epitélio pode transportar seletivamente diferentes solutos em uma ou outra direção. Isso permite o controle preciso das concentrações intracelulares de solutos essenciais para o funcionamento normal.

Estude e revise

4.1 A taxa de difusão será proporcional ao gradiente de concentração da substância através da membrana plasmática, à área de superfície da membrana e ao coeficiente de permeabilidade da substância. Se uma molécula for imediatamente metabolizada ao entrar na célula, continuará a haver um gradiente de concentração favorecendo sua difusão na célula até que todas as moléculas desse tipo tenham atravessado a membrana. Um exemplo seria o oxigênio, que se difunde para o interior de uma célula e é rapidamente consumido durante a produção de ATP (conforme descrito no Capítulo 3).

4.2 Moléculas polares, como a glicose, não são solúveis na bicamada lipídica apolar, portanto não conseguem atravessar a membrana plasmática por difusão simples, da mesma forma que uma molécula não polar. Os íons são polares e não conseguem atravessar a membrana, a menos que se difundam a favor de um gradiente de concentração através de um canal aberto. Na ausência de um canal e de um gradiente de concentração, os íons devem ser transportados ativamente através de uma membrana (ou seja, o ATP deve ser hidrolisado para "bombear" o íon contra seu gradiente).

4.3 Solutos penetrantes, como moléculas não polares, movem-se através da bicamada lipídica da membrana plasmática por difusão simples, porque podem se dissolver na bicamada. Solutos não penetrantes, como íons, não se dissolvem na bicamada, portanto não conseguem se mover através de uma membrana sem algum tipo de canal ou transportador.

4.4 Moléculas polares ou grandes, como proteínas, normalmente exigem exocitose para sua secreção, porque não conseguem penetrar prontamente na bicamada lipídica de uma membrana plasmática. Um aumento no Ca^{2+} citosólico é o evento que desencadeia a exocitose. Moléculas não polares geralmente não são secretadas por exocitose porque se difundem rapidamente através da bicamada lipídica; assim, as moléculas não polares destinadas à secreção não são, em geral, armazenadas no citosol das células.

4.5 As membranas apicais das células epiteliais são unidas por zônulas de oclusão, que atuam como barreiras que impedem o movimento de substâncias entre duas regiões separadas pelo epitélio. As zônulas de oclusão

também possibilitam dois meios de transporte seletivo de substâncias de um lado para o outro através da via transcelular ou da via paracelular.

CAPÍTULO 5

Relembre e compreenda

5.1 b.

5.2 a.

5.3 e.

5.4 a. A calmodulina é uma proteína de ligação ao cálcio inativa na ausência de Ca^{2+}.

5.5 d. Os mensageiros lipossolúveis atravessam a membrana plasmática e agem principalmente nos receptores citosólicos e nucleares.

5.6 b.

5.7 d.

5.8 a. Neurotransmissores e hormônios são apenas dois dos muitos tipos de ligantes que atuam como moléculas sinalizadoras e primeiros mensageiros por intermédio de sua ligação a um receptor.

5.9 e.

5.10 b.

Aplique, analise e avalie

5.1 O fármaco administrado ao paciente A muito provavelmente age bloqueando a fosfolipase A_2, enquanto aquele administrado ao paciente B bloqueia a lipooxigenase (ver Figura 5.12).

5.2 A perda crônica da exposição dos receptores do coração à norepinefrina provoca uma regulação positiva desse tipo de receptor (ou seja, mais receptores no coração para a norepinefrina). O fármaco, sendo um agonista da norepinefrina (ou seja, capaz de se ligar aos receptores da norepinefrina e ativá-los), agora é mais efetivo porque há mais receptores para combinar.

5.3 Nenhum. Você é informado de que todas as seis respostas são mediadas pelo sistema cAMP, consequentemente, o bloqueio de qualquer uma das etapas listadas na pergunta eliminaria todas as respostas. Isso ocorre porque a cascata para as seis respostas é idêntica a partir do receptor mediante a formação de cAMP e a ativação da proteinoquinase dependente de cAMP. O fármaco, portanto, deve estar agindo em um ponto além dessa quinase (p. ex., no nível da proteína fosforilada que medeia essa resposta).

5.4 Não na maioria das células, porque existem outros mecanismos fisiológicos pelos quais os sinais que alcançam a célula podem aumentar a concentração citosólica de Ca^{2+}. Estes incluem: (a) liberação de Ca^{2+} induzida por segundo mensageiro a partir do retículo endoplasmático e (b) canais de Ca^{2+} sensíveis à voltagem.

Avaliação dos princípios gerais

5.1 As Figuras 5.5A e 5.9 ilustram maneiras pelas quais o movimento de íons, por exemplo, é controlado pelo primeiro e segundo mensageiros. Esses mensageiros podem abrir canais iônicos, ativar ou induzir a produção de transportadores iônicos nas membranas plasmáticas. Dessa forma, os íons podem se movimentar entre os compartimentos de líquidos do corpo, por exemplo, do líquido intersticial para o líquido intracelular.

5.2 Determinadas formas de sinalização celular demandam um suprimento de ATP para formar cAMP, um segundo mensageiro principal, e para fosforilar proteínas. Sem um balançeamento homeostático da energia celular armazenada na ligação terminal das moléculas de ATP, a maioria das vias de sinalização celular seria deficiente ou inexistente.

Aplicação do conceito

Figura 5.3 As estruturas tanto do mensageiro quanto de seus receptores determinam sua capacidade de se ligarem, uns aos outros, com especificidade. É a ligação de um mensageiro a um receptor que provoca a ativação (função) do receptor. Além disso, qualquer molécula com estrutura suficientemente semelhante à do mensageiro também pode se ligar a esse receptor; no caso de competidores, isso pode diminuir a função do sistema mensageiro-receptor. A especificidade da interação mensageiro-receptor possibilita que cada mensageiro exerça uma ação discreta. Essa é a base de muitos fármacos terapêuticos utilizados para bloquear os efeitos deletérios de um excesso de mensageiros naturais.

Figura 5.4 A natureza lipídica de determinados mensageiros torna possível que eles se difundam através da bicamada lipídica de uma membrana plasmática. Consequentemente, os receptores para esses mensageiros existem dentro da célula. Por outro lado, os mensageiros hidrofílicos não conseguem penetrar em uma bicamada lipídica e, como resultado, seus receptores se localizam no interior das membranas plasmáticas com um componente extracelular capaz de detectar ligantes específicos. A localização celular dos receptores para mensageiros químicos depende, portanto, das características químicas dos mensageiros, que, por sua vez, determinam sua permeabilidade através das membranas celulares.

Figura 5.5 Expressar mais de um tipo de receptor possibilita que uma célula responda a mais de um tipo de primeiro mensageiro. Por exemplo, um primeiro mensageiro é capaz de ativar uma via bioquímica específica em uma célula, ativando um tipo de receptor e via de sinalização. Em contrapartida, outro primeiro mensageiro agindo em um receptor diferente e ativando uma via de sinalização diferente pode inibir o mesmo processo bioquímico. Dessa forma, o processo bioquímico pode ser rigidamente regulado.

Figura 5.8 As enzimas podem produzir grandes quantidades de produto sem serem consumidas; uma única molécula de enzima é capaz de permanecer funcionando repetidamente em substrato fresco. Essa é uma forma extremamente eficiente de gerar um segundo mensageiro como o cAMP. As enzimas têm muitas outras vantagens (ver Tabela 3.4), incluindo a capacidade

de ter suas atividades ajustadas finamente por outras aferências (ver Figuras 3.33 a 3.35). Isso permite que, dependendo das outras condições presentes, a célula ajusta sua resposta a um primeiro mensageiro.

Figura 5.9 Não necessariamente. Em alguns casos, uma quinase pode fosforilar a mesma proteína em muitos tipos diferentes de células. No entanto, muitas células também expressam determinadas proteínas celulares específicas que não são encontradas em todos os tecidos, e algumas dessas proteínas podem ser substratos para a proteinoquinase dependente de cAMP. Assim, as proteínas que são fosforiladas por uma determinada quinase dependem do tipo de célula, o que torna a resposta celular específica do tecido. Como exemplo, nos rins, a proteinoquinase dependente de cAMP fosforila proteínas que inserem canais de água nas membranas celulares e, assim, diminuem o volume de urina, enquanto, no músculo cardíaco, a mesma quinase fosforila canais de Ca^{2+} que aumentam a força da contração muscular.

Figura 5.12 O ácido acetilsalicílico e os AINEs bloqueiam a via da ciclo-oxigenase. Isso inclui a via para a produção de tromboxanos, que, como mostrado na figura, são importantes para a coagulação do sangue. Em decorrência do risco de hemorragia inerente a qualquer tipo de cirurgia, o uso desses fármacos antes da cirurgia pode elevar a probabilidade de sangramento excessivo.

Estude e revise

5.1 Ao expressar apenas alguns receptores, uma determinada célula pode responder a moléculas sinalizadoras que sejam relevantes para as funções dessa célula sem responder a mensageiros irrelevantes. Da mesma forma, um determinado mensageiro pode viajar por meio do líquido extracelular e agir apenas nas células que expressam o receptor apropriado. Normalmente, um mensageiro que melhora a função cardíaca, por exemplo, não exercerá ações, digamos, no cérebro ou nos pulmões, mas agirá especificamente no coração. O coração não responderá aos sinais destinados ao cérebro e aos pulmões.

5.2 Mensageiros que são livremente lipossolúveis atravessarão prontamente as bicamadas lipídicas das membranas plasmáticas por difusão simples. Consequentemente, é provável que esse mensageiro tenha seu receptor no interior da célula, seja no citosol ou no núcleo. Exemplos desse mensageiro seriam um hormônio esteroide ou um hormônio tireoidiano. Geralmente, esses mensageiros agem iniciando a transcrição gênica, que é um evento muito mais lento do que a ativação das vias de cAMP iniciadas por mensageiros hidrossolúveis.

CAPÍTULO 6

Relembre e compreenda

6.1 b. Os neurônios aferentes possuem terminações axônicas periféricas associadas a receptores sensoriais, corpos celulares no gânglio da raiz dorsal da medula espinal e terminações axônicas centrais que se projetam na medula espinal.

6.2 c. Os oligodendrócitos formam bainhas de mielina no sistema nervoso central.

6.3 d. Insira as concentrações de íons cloreto fornecidas na equação de Nernst; lembre-se de utilizar −1 como valência (Z).

6.4 d. A, B e C estão corretos. Utilizando a equação de Nernst para calcular o potencial de equilíbrio do Na^+, são obtidos os valores de +31, +36 e +40 mV para A, B e C. Se o potencial de membrana fosse +42 mV, a força elétrica externa para o Na^+ seria maior do que o gradiente de concentração para dentro, de modo que o Na^+ se moveria para fora da célula em cada um desses casos.

6.5 e. Nem o Na^+ nem o K^+ estão em equilíbrio no potencial de repouso da membrana, porém a ação da bomba de Na^+/K^+ ATPase impede que o extravasamento pequeno, mas constante, de ambos os íons dissipe os gradientes de concentração.

6.6 a. Como o Na^+ está mais longe de seu equilíbrio eletroquímico do que o K^+, haveria maior entrada de Na^+ em comparação com a saída de K^+, causando despolarização local e fluxo de correntes locais que diminuiriam com a distância a partir do local de estímulo.

6.7 c. Devido ao estado aberto persistente dos canais de K^+ regulados por voltagem, a membrana é hiperpolarizada por um breve período de tempo no final de um potencial de ação. Quando eventualmente ocorre fechamento dos canais de K^+ dependentes de voltagem, os canais permeáveis de K^+ mais uma vez determinam o potencial de repouso da membrana.

6.8 d. O PIPS causado pelo neurônio B será somado à (i. e., será subtraído da) amplitude do PEPS provocada pelo disparo do neurônio A.

6.9 a. A dopamina, como a norepinefrina e a epinefrina, é um neurotransmissor catecolamínico produzido pela modificação enzimática do aminoácido tirosina.

6.10 b. A norepinefrina é o neurotransmissor liberado pelos neurônios pós-ganglionares atuando sobre células musculares lisas.

Aplique, analise e avalie

6.1 Ocorre pouca mudança no potencial de repouso da membrana quando a bomba é inicialmente interrompida, visto que a contribuição *direta* da bomba para a separação das cargas é muito pequena. Com o passar do tempo, entretanto, o potencial da membrana se despolariza progressivamente para zero, pois os gradientes de concentração do Na^+ e K^+, que dependem das bombas de Na^+/K^+ ATPase e dão origem ao potencial de membrana, esgotam-se.

6.2 O potencial de repouso diminuiria (i. e., tornaria-se menos negativo), já que o gradiente de concentração que causa a difusão efetiva desse íon de carga positiva para fora da célula seria menor. O potencial de ação seria deflagrado com mais facilidade (i. e., com estímulos menores), porque o potencial de repouso estaria mais próximo do limiar. A repolarização seria mais lenta, visto que a despolarização depende da difusão efetiva de K^+ para fora da célula, e o gradiente de concentração que impulsiona essa difusão é menor. Além disso, a pós-hiperpolarização seria menor.

6.3 O hipotálamo foi provavelmente lesado. Ele desempenha um papel crítico no apetite, na sede e na capacidade sexual.

6.4 O fármaco provavelmente bloqueia os receptores muscarínicos colinérgicos. Esses receptores nas células efetoras medeiam as ações dos nervos parassimpáticos. Por conseguinte, o fármaco removeria o efeito de alentecimento desses nervos sobre o coração, permitindo o a aceleração do coração. O bloqueio de seus efeitos sobre as glândulas salivares causaria ressecamento da boca. Sabemos que o fármaco não está bloqueando receptores nicotínicos colinérgicos, posto que os músculos esqueléticos não são afetados.

6.5 Como o potencial de membrana das células em questão se despolariza (i. e., torna-se menos negativo) quando os canais de Cl^- são bloqueados, pode-se assumir que houve difusão efetiva de Cl^- para dentro das células por meio desses canais antes do tratamento com o fármaco. Por conseguinte, pode-se prever também que esse influxo passivo estava sendo exatamente equilibrado pelo transporte ativo de Cl^- para fora das células.

6.6 Na ausência de acetilcolinesterase, maior quantidade de acetilcolina permaneceria ligada aos receptores, e todas as ações normalmente produzidas pela acetilcolina seriam acentuadas. Consequentemente, haveria uma significativa constrição das pupilas, constrição das vias respiratórias, cólica estomacal e diarreia, sudorese, salivação, diminuição da frequência cardíaca e redução da pressão arterial. Por outro lado, nos músculos esqueléticos, que precisam se repolarizar após a excitação para que sejam novamente excitados, haveria fraqueza, fadiga e, por fim, incapacidade de contração. Com efeito, ocorre envenenamento letal com altas doses de inibidores da colinesterase, devido à paralisia dos músculos envolvidos na respiração. Esses compostos são utilizados terapeuticamente em baixas doses.

6.7 Esses canais de K^+, que se abrem depois de um pequeno retardo após o início de um potencial de ação, aumentam a difusão do K^+ para fora da célula, acelerando a repolarização. São também responsáveis pelo aumento da permeabilidade ao K^+ que causa a pós-hiperpolarização. Por conseguinte, o potencial de ação seria mais amplo (i. e., de maior duração) e retornaria mais lentamente ao estado de repouso, e não haveria pós-hiperpolarização.

6.8 Se não existissem bombas de Cl^-, então o potencial de repouso da membrana determinado por Na^+ e K^+ deslocaria Cl^- para fora da célula até que o gradiente de concentração de Cl^- atingisse um valor em que o potencial de equilíbrio de Cl^- fosse igual ao potencial

796 Vander | Fisiologia Humana

de membrana de repouso (–80 mV). Colocando os valores conhecidos na equação de Nernst (com ajuste do sinal da constante de modo a levar em consideração a carga elétrica negativa de Cl^-), e depois resolvendo pela $[Cl_{int}]$ obtém-se o seguinte:

$$-80 = -61 \log (100/[Cl_{int}])$$
$$- 80/{-61} = \log 100 - \log [Cl_{int}]$$
$$1,31 - 2 = -\log [Cl_{int}]$$
$$4,88 \text{ mM} = [Cl_{int}]$$

Avaliação dos princípios gerais

6.1 O sistema nervoso autônomo controla muitas funções fisiológicas por meio de suas subdivisões simpática e parassimpática. O padrão estrutural mais comum é a inervação dupla – órgãos que recebem sinais de neurônios da divisão simpática assim como da parassimpática – e, em geral, os efeitos desses sinais são opostos. Por exemplo, os potenciais de ação ao longo dos neurônios parassimpáticos aumentam a secreção e as contrações do sistema gastrintestinal, enquanto os potenciais de ação ao longo das vias simpáticas tendem a diminui-las. Graças a esse controle regulatório duplo, torna-se possível uma regulação mais precisa da função dos órgãos. Outros exemplos de controle regulatório duplo (simpático/parassimpático) podem ser encontrados na Figura 6.44.

6.2 O estabelecimento do potencial de membrana de repouso neuronal demonstra claramente pelo menos dois princípios gerais da fisiologia: *troca controlada de material entre compartimentos e através das membranas celulares e os processos fisiológicos são determinados pelas leis da química e da física*. A concentração e o movimento dos íons Na^+ e K^+ através das membranas plasmáticas são cuidadosamente controlados graças às propriedades hidrofóbicas da bicamada fosfolipídica, à ação das bombas Na^+/K^+ ATPase e ao controle das comportas de canais iônicos específicos. Uma vez estabelecidos os gradientes de concentração desses íons (e de íons associados) através da membrana, a primeira lei de Fick de difusão (ver Capítulo 4) e a atração e a repulsão elétrica entre íons possibilitam, então, o armazenamento de energia (potencial elétrico) através da membrana. A energia potencial armazenada nesse gradiente é a base de substancial atividade celular nos nervos, na musculatura esquelética, no músculo cardíaco e em muitos outros tecidos.

6.3 Como foi discutido na Seção 6.1, alguns neurônios têm um grande número de dendritos – até mesmo 400 mil – que aumentam substancialmente a área de superfície para a célula receber impulsos de outros neurônios. Além disso, o córtex cerebral humano exibe intrincadas dobraduras (sulcos e giros) que aumentam significativamente a área de superfície. Como a Figura 6.39 mostra, a maioria das células dos hemisférios cerebrais está localizada a alguns milímetros da superfície. Esse pregueamento tortuoso do córtex cerebral permite que mais células se alojem dentro dos limites impostos pelo crânio e, junto com um maior número de células, vem um maior potencial de poder de processamento neural. Isso é parcialmente responsável pela avançada capacidade cognitiva e pelos comportamentos complexos dos seres humanos em comparação com animais com pregueamento menos complexo do córtex cerebral.

Aplicação do conceito

Figura 6.10 NaCl e KCl ionizam-se em solução quase de forma completa, portanto, inicialmente, cada compartimento teria uma concentração total de soluto de aproximadamente 0,3 osmol por litro (ver o Capítulo 4 para revisar a diferença entre moles e osmoles). Como um número insignificante de íons potássio realmente se desloca no estabelecimento do potencial de equilíbrio, as concentrações finais de soluto dos compartimentos não seriam significativamente diferentes.

Figura 6.11 Na^+ e K^+ se moveriam para baixo de seus gradientes de concentração em direções opostas, cada um cancelando a carga transportada pelo outro. Assim, no equilíbrio, não haveria potencial de membrana e ambos os compartimentos teriam 0,15 M Cl^-, 0,075 M Na^+ e 0,075 M K^+.

Figura 6.12 Não. Alterar o FEC $[K^+]$ tem um efeito maior no E_K (portanto, no potencial de repouso da membrana). Isso ocorre porque a proporção de K^+ do meio externo para o interno é mais alterada quando a concentração do FEC passa de 5 para 6 mM (um aumento de 20%) do que quando a concentração do FIC é reduzida de 150 para 149 mM (uma diminuição de 0,7%). Você pode confirmar isso com a equação de Nernst. Inserindo valores típicos, quando $[K_{ext}] = 5$ mM e $[K_{int}] = 150$ mM, o valor calculado de $E_K = -90,1$ mV. Se você alterar $[K_{int}]$ para 149 mM, o valor calculado de $E_K = -89,9$ mV, o que não é muito diferente. Em comparação, alterar $[K_{ext}]$ para 6 mM provoca maior modificação, com o E_K resultante $= -85,3$ mV.

Figura 6.15 O K^+ sairia da célula, tornaria o interior da célula mais negativo na área do canal e, assim, a corrente positiva fluiria em direção ao local do canal no interior da célula e para longe do canal do lado de fora.

Figura 6.19 O valor do potencial de repouso mudaria muito pouco, visto que a permeabilidade das membranas em repouso ao Na^+ é muito baixa. Durante um potencial de ação, no entanto, a voltagem da membrana aumentaria de forma mais acentuada e atingiria um valor mais positivo em decorrência do maior gradiente eletroquímico para o fluxo de Na^+ pelos canais iônicos dependentes de voltagem abertos.

Figura 6.23 Em todos os neurônios afetados, os potenciais de ação se propagarão em ambos os sentidos a partir do cotovelo – ascendendo pelo braço em direção à medula espinal e descendo pelo braço em direção à mão. Os potenciais de ação que viajam para cima ao longo das vias aferentes continuarão por meio das sinapses no SNC e serão percebidos como dor, formigamento, vibração e outras sensações no antebraço. Em contraste, os potenciais de ação que viajam subindo retrogradamente pelos axônios motores morrerão quando alcançarem os corpos celulares porque as sinapses lá encontradas são "unidirecionais" no sentido oposto.

Figura 6.24 A mielina aumenta a velocidade de condução ao longo de um axônio, o que é importante para a sinalização e os reflexos rápidos. Exemplos comuns são os reflexos motores rápidos que ajudam a prevenir lesões afastando a parte do corpo (p. ex., a mão) em perigo diante de um objeto pontiagudo ou queimante. Se sua mão não se afastasse rapidamente desses objetos nocivos, ocorreriam ferimentos muito mais graves. A mielina também diminui o custo metabólico do envio de sinais elétricos ao longo dos axônios, poupando energia para outros processos homeostáticos.

Figura 6.28 Em um neurônio típico, o potencial limiar é cerca de 15 mV mais positivo do que o potencial de repouso da membrana, de modo que seriam necessários cerca de 30 PEPSs simultâneos de 0,5 mV para atingir o limiar.

Figura 6.30 Quando os canais sinápticos de Cl⁻ se abrem nesse caso, o Cl⁻ se move para fora da célula e a membrana se despolariza de –70 mV para –65 mV. No entanto, essa seria, na verdade, uma sinapse inibitória, porque os canais de Cl⁻ abertos tenderiam a manter a membrana próxima a –65 mV, evitando, assim, que ela se despolarizasse ainda mais em direção ao limiar de voltagem de –55 mV.

Figura 6.31 Quanto maior for a distância entre a sinapse e o segmento inicial (a localização do eletrodo), maior será o decréscimo de um potencial graduado. Portanto, se a sinapse A estivesse mais próxima do segmento inicial do que a sinapse C, a soma das duas provavelmente resultaria em um pequeno potencial de despolarização. Quanto mais distante da sinapse C do segmento inicial, mais a despolarização se assemelharia ao traço que ocorre em resposta ao disparo isolado da sinapse A.

Figura 6.37 A informação na forma de sinais elétricos se desloca em ambos os sentidos entre o SNC e o SNP. Dessa forma, o SNC pode ser informado de alterações na periferia, como estímulos sensoriais. Por sua vez, o fluxo de informações do SNC para a periferia pode direcionar as funções motoras que fornecem uma resposta apropriada aos estímulos sensoriais do SNP. A coordenação de influxos e efluxos sensoriais e motores é uma forma fundamental pela qual a homeostase é alcançada e mantida no corpo. Um resumo de vários desses tipos de coordenação pode ser encontrado na Figura 6.44.

Figura 6.46 O bloqueador dos receptores muscarínicos inibiria apenas as vias parassimpáticas, nas quais a acetilcolina liberada dos neurônios pós-ganglionares se liga aos receptores muscarínicos nos órgãos-alvo. Isso reduziria a capacidade de estimular os processos de "repouso ou digestão" e deixaria intacta a resposta simpática de "luta ou fuga". Por outro lado, um bloqueador de receptores nicotínicos de acetilcolina inibiria todo o controle autonômico dos órgãos-alvo, porque esses receptores são encontrados no gânglio, nas vias parassimpática e simpática.

Estude e revise

6.1 Os neurônios consistem em um corpo celular que contém o núcleo e outras organelas. A partir do corpo celular estão extensões chamadas dendritos e espinhas dendríticas; o corpo celular, os dendritos e as espinhas são os principais locais que recebem informações de outros neurônios. O axônio é uma longa extensão do corpo celular que se inicia na proeminência axônica e termina em uma ou mais terminações axônicas. Alguns axônios são mielinizados por células da glia. Os sinais do corpo celular viajam ao longo do axônio até as terminações que entram em contato com as células-alvo.

6.2 Os sinais derivados dos receptores sensoriais no dedo primeiramente viajam ao longo dos neurônios aferentes pelo processo periférico de um axônio e, depois, ao longo do processo central, no qual o neurônio faz sinapse com um interneurônio no sistema nervoso central. Eventualmente, os sinais são enviados desde o SNC para a periferia por meio de neurônios eferentes, os quais fazem sinapse com células musculares do braço e da mão e provocam um movimento que puxa o dedo para longe do alfinete.

6.3 Glias não são neurônios e existem tanto no SNC quanto no SNP. Algumas glias, como oligodendrócitos e células de Schwann, produzem as bainhas de mielina ao redor dos axônios. Outras, como os astrócitos, ajudam a regular a composição do líquido extracelular no SNC e a formar parte da barreira hematencefálica. A micróglia é encontrada no SNC e participa das defesas imunológicas. As células ependimárias revestem as cavidades cheias de líquido do cérebro e da medula espinal e regulam o volume e a composição do líquido cefalorraquidiano.

6.4 A plasticidade refere-se à capacidade do cérebro de se modificar em resposta a um novo estímulo ou lesão. Na maioria dos casos, isso significa o desenvolvimento de novas conexões sinápticas ou remodelação de antigas, embora, em determinados casos, possa envolver a geração de novos neurônios. A plasticidade continua ao longo da vida, mas também está amplamente ligada a janelas de tempo críticas no início do desenvolvimento.

6.5 A corrente é o fluxo efetivo de uma partícula carregada, como um íon se difundindo pela membrana plasmática. A resistência e a corrente estão inversamente relacionadas; uma resistência mais alta significa que menos corrente fluirá. A dupla camada lipídica da membrana plasmática é a fonte de resistência à corrente que flui pela membrana. É essa resistência que possibilita que as cargas sejam separadas entre os líquidos extra e intracelular.

6.6 Os principais eventos que levam ao estabelecimento de um potencial de repouso da membrana são os gradientes de concentração iônica, principalmente Na^+ e K^+, através da membrana, e as permeabilidades desiguais da membrana em repouso a cada íon. Os gradientes são estabelecidos e mantidos pela bomba de Na^+/K^+ ATPase, e as permeabilidades desiguais surgem em decorrência da maior quantidade de canais de "extravasamento" para K^+ (não regulados por comportas), existentes na membrana. Essas duas características da membrana mantêm a célula em um potencial de repouso próximo do equilíbrio potencial de K^+, que é próximo de -90 mV.

6.7 À medida que um neurônio se torna despolarizado devido ao influxo de corrente positiva, a permeabilidade a Na^+ começa a aumentar, enquanto a de K^+ não se modifica. Quando o limiar é atingido, a permeabilidade a Na^+ excede bastante a de K^+ e o potencial de ação tem início. Esse também é o começo do período refratário absoluto. A inativação dos canais de Na^+ dependentes de voltagem e uma abertura gradual dos canais de K^+ dependentes de voltagem retorna o potencial da membrana em direção a uma voltagem negativa. Quando a repolarização remove a inativação de uma quantidade de canais de Na^+, a membrana transita do estado refratário absoluto para o relativo. Um segundo potencial de ação agora pode ser iniciado com um estímulo maior que o normal. O período refratário relativo termina quando todos os canais de Na^+ se recuperam da inativação e todos os canais de K^+ dependentes de voltagem se fecham.

6.8 As sinapses elétricas são notáveis por sua grande velocidade de transmissão. As sinapses químicas, embora mais lentas na condução dos sinais, têm a vantagem de graus adicionais de modulação e integração.

6.9 As terminações axônicas possuem canais de Ca^{2+} dependentes de voltagem em suas membranas. O gradiente eletroquímico para Ca^{2+} favorece fortemente seu fluxo efetivo para o interior da célula pelos canais abertos. O sinal para a abertura dos canais é a despolarização da membrana proveniente do potencial de ação que percorre um axônio.

6.10 O gradiente eletroquímico para K^+ favorece seu fluxo efetivo para fora das células, portanto, se os canais estiverem abertos, haverá movimento efetivo de K^+ para fora das células. A transferência de cargas elétricas positivas do interior para o exterior de uma célula exerce o mesmo efeito elétrico que o deslocamento de cargas elétricas negativas para o interior de uma célula, portanto gera um PIPS. PEPSs e PIPSs não são potenciais de ação; são potenciais graduados que deslocam uma célula para mais perto (PEPS) ou mais longe (PIPS) do potencial limiar para um potencial de ação.

6.11 A somação é o efeito aditivo de múltiplos PEPSs e/ou PIPSs que chegam aos dendritos e ao corpo celular de um neurônio a partir de diferentes sinapses (somação espacial) ou de uma alta frequência de potenciais de ação em uma única sinapse (somação temporal). Se a mudança global produzida por muitos desses estímulos atingir o potencial limiar no segmento inicial, um potencial de ação será gerado lá. Não é incomum que PEPSs e PIPSs se inativem mutuamente, de modo que a mudança efetiva no potencial do segmento inicial seja zero (em outras palavras, ela não altera seu potencial de repouso).

6.12 Substâncias podem ser desenvolvidas para tratar distúrbios neurológicos visando a qualquer um dos vários locais no interior de uma sinapse. Por exemplo, um fármaco pode inibir ou estimular a liberação de neurotransmissores de uma célula pré-sináptica e a formação de segundos mensageiros de células póssinápticas ou de receptores de células pós-sinápticas. Também pode impedir a recaptação de um neurotransmissor ou a atividade de uma enzima degradante na célula pré ou pós-sináptica.

6.13 Alguns neurotransmissores comuns incluem a acetilcolina (receptores nicotínicos e muscarínicos), as catecolaminas dopamina, epinefrina/norepinefrina (receptores alfa e beta-adrenérgicos), a serotonina (receptores 5-HT) e os neurotransmissores de aminoácidos, incluindo GABA, glicina e glutamato (receptores AMPA e NMDA). O GABA é o neurotransmissor inibitório mais difundido em grande parte do encéfalo; a glicina é inibitória na medula espinal e no tronco cerebral. O glutamato é o transmissor excitatório mais difundido. Não é incomum que um determinado transmissor apresente ações inibitórias e excitatórias em diferentes alvos; a acetilcolina é um bom exemplo desse transmissor.

6.14 Os dois neurotransmissores liberados nas junções neuroefetoras são a acetilcolina e a catecolamina norepinefrina. As junções neuroefetoras incluem um neurônio e sua célula-alvo efetora, como as células musculares e glandulares.

6.15

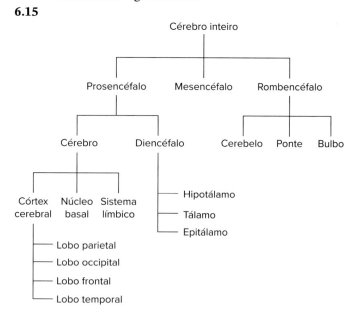

6.16 Os sinais que viajam do encéfalo para a medula espinal são denominados descendentes, e aqueles que viajam da medula espinal para o encéfalo são chamados de ascendentes. As vias que transportam sinais ascendentes e descendentes percorrem a substância branca da medula espinal, consistindo em axônios mielinizados organizados em tratos.

6.17 O ramo somático da divisão eferente é apenas excitatório. As terminações dos neurônios liberam acetilcolina nas células musculares esqueléticas e estimulam essas células a se contraírem. Não há neurônios inibitórios a partir desse ramo para os músculos esqueléticos; o relaxamento do músculo ocorre quando o estímulo cessa.

6.18 A divisão simpática ativa respostas de luta ou fuga, como elevação da frequência cardíaca, inibição da função do sistema gastrintestinal, aumento da liberação de glicose para o sangue a partir do fígado e do fluxo sanguíneo para órgãos vitais, incluindo os músculos. Em outras palavras, esse ramo prepara o corpo para a exacerbação de qualquer tipo de atividade, seja estressante ou não (p. ex., exercícios físicos). Em contraste, a divisão parassimpática incrementa o fluxo sanguíneo para o estômago e os intestinos e para longe dos músculos esqueléticos, diminui a frequência cardíaca e estimula as funções digestivas e as secreções. O controle duplo sobre essas e outras funções do corpo possibilita uma regulação requintada; em repouso, ambas as divisões estão ativas, mas uma alteração bem ajustada na função do órgão pode ser induzida pelo aumento da atividade de uma divisão, inibindo a atividade da outra divisão ou alguma combinação de ambas.

6.19 A barreira hematencefálica protege o encéfalo, assegurando que apenas substâncias benéficas para a função encefálica tenham acesso aos neurônios. Não é uma barreira perfeita, no entanto, visto que as substâncias lipossolúveis geralmente não são excluídas por ela. A barreira fornece, todavia, um grau de seletividade quanto às substâncias às quais as células encefálicas são expostas.

CAPÍTULO 7

Relembre e compreenda

7.1 a. Por exemplo, os fótons de luz são o estímulo adequado para os fotorreceptores do olho, e o som é o estímulo adequado para as células ciliadas da orelha.

7.2 b. Os potenciais receptores geram apenas correntes locais na membrana receptora que converte o estímulo, porém, quando atingem o primeiro nó de Ranvier, eles despolarizam a membrana até o limiar e os canais de Na^+ dependentes de voltagem iniciam os potenciais de ação. Além desse ponto, o potencial receptor diminui com a distância, enquanto os potenciais de ação se propagam até as terminações axônicas centrais.

7.3 d. A inibição lateral aumenta o contraste entre a região no centro de um estímulo e as regiões nas margens do estímulo, o que aumenta a acuidade da localização do estímulo.

7.4 a. O lobo occipital do córtex é o local inicial do processamento visual. (Consulte a Figura 7.13.)

7.5 e. As sensações somáticas incluem as da pele, dos músculos, dos ossos, dos tendões e das articulações, mas não a codificação do som pelas células ciliadas da cóclea.

7.6 b. Uma pessoa com miopia não corrigida tem um globo ocular muito longo. Quando os músculos ciliares estão relaxados e o cristalino está o mais plano possível, os raios de luz paralelos de objetos distantes se concentram na frente da retina, enquanto os raios divergentes de objetos próximos são capazes de se concentrar na retina. (Lembre-se de que, com visão normal, é necessária a contração do músculo ciliar e uma lente arredondada para focalizar objetos próximos.)

7.7 d. Quando o sistema óptico direito é destruído, a percepção das imagens formadas na metade direita da retina em ambos os olhos é perdida, portanto nada é visível pelo lado esquerdo no campo de visão de uma pessoa. (Consulte a Figura 7.31.)

7.8 a. As ondas de pressão que viajam pela cóclea fazem o ducto coclear vibrar, empurrando a membrana basilar contra a membrana tectória estacionária e inclinando as células ciliadas que formam uma ponte através da fenda entre as duas.

7.9 c. Com a rotação súbita da cabeça da esquerda para a direita, a inércia da endolinfa faz que ela gire da direita para a esquerda em relação ao canal semicircular que se encontra no plano horizontal. Esse fluxo de líquido inclina a cúpula e as células ciliadas acondicionadas na ampola, o que influencia o disparo de potenciais de ação ao longo do nervo vestibular.

7.10 d. *Umami* é uma palavra derivada do japonês "delicioso" ou "saboroso"; a estimulação desses receptores gustativos pelo glutamato produz a sensação de um sabor rico e pleno.

Aplique, analise e avalie

7.1 (a) Utilizar fármacos para bloquear a transmissão nas vias que transmitem informações sobre a dor ao cérebro. Por exemplo, se a substância P for o neurotransmissor nas terminações centrais das fibras aferentes do nociceptor, administrar um fármaco que bloqueie os receptores da substância P. (b) Cortar a raiz dorsal no nível de entrada das fibras nociceptoras para evitar a transmissão de seus potenciais de ação para o sistema nervoso central. (c) Administrar um medicamento que ative os receptores nas vias descendentes que bloqueiam a transmissão da informação de dor recebida ou ascendente. (d) Estimular os neurônios nessas mesmas vias descendentes para aumentar sua atividade de bloqueio (analgesia produzida por estimulação ou, possivelmente, acupuntura). (e) Cortar as vias ascendentes que transmitem informações dos aferentes nociceptores. (f) Lidar com emoções, atitudes, lembranças e assim por diante para diminuir a sensibilidade à dor. (g) Estimular fibras aferentes não dolorosas e de baixo limiar para bloquear a transmissão pelas vias da dor (TENS). (h) Bloquear a transmissão no nervo aferente com um anestésico local, como novocaína ou lidocaína.

7.2 A informação relativa à temperatura é carreada pelo sistema anterolateral para o cérebro. As fibras

800 Vander | Fisiologia Humana

desse sistema cruzam para o lado oposto do corpo na medula espinal no nível de entrada das fibras aferentes (ver Figura 7.20A). Danos no lado esquerdo da medula espinal ou em qualquer parte do lado esquerdo do cérebro que contenha fibras das vias para a temperatura interfeririam na percepção de um estímulo de calor no lado direito. Assim, danos ao córtex somatossensorial do hemisfério cerebral esquerdo (ou seja, oposto ao estímulo) interfeririam na percepção consciente do estímulo. Uma lesão na medula espinal no ponto em que as fibras do sistema anterolateral das duas metades da medula espinal cruzam para o lado oposto interferiria na percepção do calor aplicado a qualquer um dos lados do corpo, assim como o evento improvável de lesão ocorrida em áreas relevantes de ambos os lados do cérebro.

7.3 A visão seria restrita aos bastonetes, portanto seria normal em níveis muito baixos de iluminação (quando os cones não seriam estimulados de qualquer modo). Em níveis mais altos de iluminação, no entanto, a visão clara de detalhes seria perdida, principalmente do centro do campo visual, no qual os cones estão concentrados, e tudo apareceria em tons de cinza, sem visão colorida. Sob luz muito intensa, não haveria visão por causa do branqueamento da rodopsina dos bastonetes.

7.4 (a) A pessoa carece de um córtex visual primário funcional. (b) A pessoa carece de um córtex de associação visual funcional.

7.5 Como é comum a convergência dos receptores somáticos nos órgãos viscerais para as vias ascendentes dos receptores na pele, nos músculos e nas articulações (ver Figura 7.17), os médicos devem estar cientes de que as queixas de dor nas estruturas superficiais podem indicar um problema mais profundo. Por exemplo, uma pessoa que sofre um infarto do miocárdio pode se queixar de dor no braço esquerdo, um paciente com câncer de estômago pode sentir dor no meio das costas e um paciente com cálculos renais pode referir dor na parte superior da coxa ou do quadril. Consulte a Figura 7.18 para obter um mapa das regiões superficiais do corpo em que a dor referida de órgãos mais profundos pode ser percebida.

Avaliação dos princípios gerais

7.1 Os nociceptores detectam estímulos que indicam dano potencial ou real aos tecidos, o que pode ameaçar a homeostase. Ao nos permitir perceber esses estímulos, os nociceptores não apenas nos ajudam a aprender a evitá-los, mas também nos possibilitam responder rapidamente para minimizar os danos quando eles ocorrem (como remover rapidamente a mão de um fogão quente). Dessa forma, somos capazes de evitar lesões como queimaduras ou cortes que podem ameaçar a homeostase, causando perda de líquidos corporais. Como outro exemplo pode-se citar a dor que nos impede temporariamente de usar em demasia os membros feridos, dando-lhes tempo para cicatrizar, de modo que nossa capacidade de nos movimentar,

alimentar ou evitar situações de risco de vida não seja permanentemente prejudicada.

7.2 Um bom exemplo da importância da troca controlada entre os compartimentos extracelulares nos sistemas vestibular e auditivo é a endolinfa encontrada no ducto coclear e no aparelho vestibular. A concentração excepcionalmente alta de K^+ possibilita que a corrente flua para o interior das células quando as ligações apicais são estiradas, gerando um potencial receptor que leva à liberação de neurotransmissores desde as células ciliadas. Esse fenômeno, por sua vez, gera potenciais de ação no neurônio aferente (ver Figura 7.41). Além disso, como em todos os neurônios e células excitáveis, a manutenção dos gradientes de concentração de Na^+ e K^+ entre os compartimentos de líquidos intracelular e extracelular pelas bombas Na^+/K^+ ATPase é essencial para a transmissão dos potenciais de ação nos neurônios aferentes auditivos e vestibulares (consulte o Capítulo 6, Seção 6.7).

7.3 Um excelente exemplo de uma estrutura corporal que aumentou a área de superfície para maximizar a função é uma célula fotorreceptora. Dobraduras repetidas dos discos membranosos em bastonetes e cones ampliam enormemente a área de superfície disponível para os fotopigmentos contendo retinal, tornando o olho elaboradamente sensível à luz.

Aplicação do conceito

Figura 7.2 Potenciais receptores não seriam afetados porque não são mediados por canais iônicos regulados por voltagem. A propagação de potencial de ação para o SNC também seria normal porque depende apenas de canais de Na^+ e K^+ dependentes de voltagem. O fármaco, entretanto, inibiria a liberação do neurotransmissor pela terminação axônica central, porque a exocitose de vesículas requer a entrada de Ca^{2+} pelos canais iônicos regulados por voltagem.

Figura 7.6 Embora a área da pele dos seus lábios seja muito menor do que a do seu dorso, o número muito maior de neurônios sensoriais originários nos lábios requer uma área de processamento maior no córtex somatossensorial do seu cérebro. Ver na Figura 7.21 uma representação diagramática das áreas corticais envolvidas no processamento sensorial.

Figura 7.15 Corpúsculos de Pacini são receptores de adaptação rápida e essa propriedade é conferida pela cápsula de tecido conjuntivo preenchida com líquido que os circunda. Quando é aplicada pressão inicialmente, o líquido na cápsula comprime a extremidade do neurônio, abrindo canais iônicos inespecíficos regulados mecanicamente e levando a despolarização e potenciais de ação. O líquido, entretanto, se redistribui dentro da cápsula, retirando a pressão da extremidade nervosa; consequentemente, os canais se fecham e o neurônio repolariza. Quando a pressão é removida, a redistribuição da cápsula de volta ao seu formato original deforma brevemente a extremidade do neurônio, mais uma vez, resultando em uma breve despolarização. Sem a cápsula especializada, a extremidade do neurônio aferente se torna um receptor de adaptação lenta; enquanto a pressão estiver sendo aplicada, os mecanorreceptores permanecem abertos e o potencial receptor e os potenciais de ação persistem.

Figura 7.16 As enzimas ciclo-oxigenase medeiam a produção de prostaglandinas a partir de fosfolipídios de membrana (ver Figura 5.12). Como as prostaglandinas são estimuladores químicos significativos dos nociceptores, a interrupção de sua produção pode reduzir o disparo das vias aferentes da dor.

Figura 7.18 Como os campos de dor referida para os pulmões e o diafragma são o pescoço e ombro, não é incomum as pessoas com infecções das vias respiratórias inferiores se queixarem de rigidez ou dor no pescoço. As infecções pulmonares são com frequência acompanhadas por um acúmulo de líquido nos pulmões, que é detectável à ausculta com estetoscópio como sons crepitantes ou bolhosos durante a respiração.

Figura 7.20 A sensibilidade de todas as partes do corpo acima do nível da lesão seria normal. Abaixo do nível da lesão, entretanto, existiria um padrão misto de perda sensorial. O tato fino, a pressão e a propriocepção seriam perdidos do lado esquerdo do corpo abaixo do nível da lesão porque a informação ascende na medula espinal no lado em que ela entra sem cruzar a linha média até alcançar o tronco encefálico. A sensação de dor e temperatura seria perdida do lado direito do corpo, abaixo da lesão, porque essas vias cruzam imediatamente ao entrar e ascendem pelo lado oposto da medula espinal.

Figura 7.22 As capacidades sensoriais nos seres humanos (e em todos os animais) requerem estruturas que consigam detectar um estímulo como energia eletromagnética. As leis da física relacionam o comprimento de onda e a frequência dessa radiação e determinam sua energia. Apenas alguns comprimentos de onda e energias são detectados pelo aparato sensorial do olho humano. A radiação eletromagnética que tem mais ou menos energia do que uma estreita banda correspondente a poucas centenas de nanômetros de comprimento de onda não pode ser detectada pelo olho; isto é o que define a luz "visível". A frequência da onda eletromagnética nesta figura é [2 ciclos/ms × 1.000 ms/s] ou 2×10^3 Hz (2.000 ciclos por segundo). Ela não seria visível, porque as frequências de luz visível estão na faixa de 10^{14} a 10^{15} Hz.

Figura 7.28 A vitamina A é a fonte do cromóforo retinal – a parte do fotopigmento da rodopsina que deflagra a resposta dos bastonetes à luz. Como o retinal também é utilizado nos fotopigmentos dos cones, uma grave deficiência de vitamina A resultaria no comprometimento da visão sob todas condições de iluminação, sendo geralmente mais perceptível à noite quando há menos luz disponível.

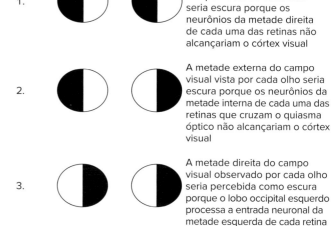

Figura 7.31

1. A metade esquerda do campo visual de cada olho seria escura porque os neurônios da metade direita de cada uma das retinas não alcançariam o córtex visual

2. A metade externa do campo visual vista por cada olho seria escura porque os neurônios da metade interna de cada uma das retinas que cruzam o quiasma óptico não alcançariam o córtex visual

3. A metade direita do campo visual observado por cada olho seria percebida como escura porque o lobo occipital esquerdo processa a entrada neuronal da metade esquerda de cada retina

Figura 7.32 A maioria das pessoas que olha fixamente para um fundo amarelo percebe uma pós-imagem de um círculo azul ao redor do quadrado. Isso ocorre porque a fixação prolongada do olhar na cor amarela ativa a maioria do retinal disponível nos fotopigmentos dos cones vermelhos e verdes (ver Figura 7.32A), efetivamente fatigando-os até um estado de sensibilidade reduzida. Como os cones vermelhos respondem mais à luz amarela, sua fadiga seria maior do que a dos cones verdes. Quando você desvia o olhar para o fundo branco (a luz branca contém todos os comprimentos de onda da luz), os cones azuis respondem intensamente, os cones verdes respondem levemente e os cones vermelhos dificilmente respondem, então pode-se perceber um círculo azul até que os cones vermelho e verde se recuperem.

Figura 7.39 A audição começa com a chegada da energia sonora alcançando o tímpano. A energia é transferida para o movimento do tímpano, que, por sua vez, transfere-a para os ossos na orelha média. Essa energia é transferida para os líquidos da orelha interna e, em seguida, para a membrana basilar. Por sua vez, a energia proveniente do movimento dessa membrana é transferida para as células ciliadas, que, quando ativadas, geram sinais elétricos que são enviados ao cérebro. Dessa forma, a energia da pressão sonora no ambiente passa por uma série de alterações até se transformar em correntes elétricas que atravessam as membranas neuronais.

Figura 7.40 Embora um tom de aviso de 80 dB não seja alto o suficiente para causar dano à audição, ele pode ativar a contração dos músculos estapédio e tensor do tímpano. Com estes músculos contraídos, o movimento dos ossículos da orelha média é amortecido durante a explosão de arma de 140 dB, reduzindo a transmissão do som danosamente alto para a orelha média.

Figura 7.41 A proteína de transporte responsável pela reabsorção de K^+ (junto com Na^+ e Cl^-) no rim também está

Vander | Fisiologia Humana

presente nas células epiteliais que circundam o ducto coclear. Aparentemente sua função é gerar a concentração incomumente elevada de K^+ encontrada na endolinfa. A inibição desse transportador com furosemida reduz a concentração de K^+ na endolinfa, o que reduz a capacidade de despolarização das células ciliadas quando as ondas sonoras dobram as ligações apicais. A redução da despolarização reduz a entrada de Ca^{2+}, a liberação de glutamato e os potenciais de ação no nervo coclear, o que, por sua vez, reduz a percepção do som.

Estude e revise

7.1 Os mecanorreceptores respondem a estímulos mecânicos, como estiramento, pressão, tato e tensão muscular. Os termorreceptores respondem à temperatura (calor e frio). Os fotorreceptores respondem à luz de determinados comprimentos de onda. Os quimiorreceptores respondem a substâncias químicas que se ligam às suas membranas. Os nociceptores respondem a substâncias químicas liberadas por tecidos danificados.

7.2 As unidades sensoriais associadas ao tato e à discriminação finos aparentemente foram danificadas. A localização do estímulo depende da sobreposição dos campos receptivos, da inibição lateral, do tamanho dos campos receptivos de cada unidade sensorial e da região do SNC na qual terminam as vias de uma região. A lesão pode ter danificado algumas unidades sensoriais locais, diminuindo, assim, sua densidade local e sobreposição, ou as vias específicas para o tato podem ter sido danificadas e a estimulação do polegar passou, agora, a ser sinalizada apenas por vias ascendentes inespecíficas.

7.3 No contexto da fisiologia sensorial, as vias ascendentes são aquelas que se originam fora do SNC nos receptores sensoriais e entram na medula espinal ou no cérebro por meio de neurônios aferentes. Pode haver várias sinapses com interneurônios em uma cadeia que traz a informação "ascendente" para o cérebro. Aquelas vias que trazem informações sobre um único tipo de estímulo são chamadas de vias ascendentes específicas; essas vias terminam em áreas específicas do córtex cerebral dedicadas à interpretação desse tipo de estímulo (p. ex., tato, luz, som ou temperatura). Vias ascendentes inespecíficas são ativadas por unidades sensoriais convergentes de vários tipos e transmitem informações gerais a partes do cérebro associadas ao estado de alerta.

7.4 Em grande medida, todos os tipos de estímulo são percebidos de forma semelhante por todos os adultos saudáveis. Por exemplo, os fótons de luz que entram no olho serão percebidos como uma imagem, e o alimento na superfície da língua é percebido como tendo sabor. A percepção pode, no entanto, ser alterada por personalidade, experiência, medicamentos, doença mental, danos a partes do cérebro e emoção. Experiências cotidianas comuns também nos informam que nem todos apreciam os mesmos sabores ou

odores. Quando estamos com fome, nosso senso do cheiro torna-se aguçado. Quando estamos tentando nos concentrar, inconscientemente "desligamos" os ruídos estranhos.

7.5 Sensações somáticas incluem tato, pressão, temperatura, vibração, prurido, dor e estiramento. Sinais de um receptor sensorial viajam pelos neurônios aferentes até a medula espinal, onde fazem sinapse com neurônios nas colunas anterolaterais (temperatura e dor) ou nas colunas dorsais (a maioria, mas não todas). A partir daí, as vias ascendentes viajam para o lado contralateral do cérebro e terminam no córtex somatossensorial. As informações de regiões corporais específicas terminam em regiões específicas do córtex somatossensorial dedicadas, principalmente, à percepção de informações sensoriais daquela região do corpo.

7.6 Um fóton de luz na faixa visível de comprimentos de onda penetra no olho e é absorvido por um fotopigmento contendo opsina e retinal. A energia do fóton altera a forma do retinal, provocando sua dissociação da opsina, o que, por sua vez, altera o formato da opsina e a libera para se ligar à transducina. A transducina, agora ativada, liga-se e ativa a enzima cGMP fosfodiesterase, que degrada o cGMP celular. Normalmente, o cGMP está ligado a um canal catiônico, mantendo-o aberto e fazendo que a célula fotorreceptora seja despolarizada. Na ausência de cGMP, o canal se fecha e a célula se hiperpolariza (potencial graduado), o que leva à liberação reduzida de neurotransmissores inibitórios das células fotorreceptoras para as células bipolares. Quando a inibição é eliminada, as células bipolares se despolarizam espontaneamente e liberam neurotransmissores excitatórios nas células ganglionares. Essas últimas geram potenciais de ação que eventualmente alcançam o córtex visual. A principal característica que distingue entre diferentes fotorreceptores é a faixa de comprimentos de onda de luz aos quais eles respondem, o que, por sua vez, é devido a diferenças na estrutura das moléculas de opsina individuais.

7.7 No interior da orelha média encontram-se três pequenos ossos (martelo, bigorna e estribo) que acoplam as vibrações da membrana timpânica à janela oval, que separa as orelhas média e interna. Os músculos da orelha média também podem responder a sons altos amortecendo os movimentos desses ossos, protegendo, assim, a orelha interna de um excesso de energia. Na orelha interna estão a cóclea e as fibras associadas do nervo vestibulococlear. As estruturas dentro da cóclea, incluindo as células ciliadas, a membrana basilar e os canais preenchidos por líquido, convertem as ondas de pressão em sinais elétricos, os quais são enviados primeiro ao tronco cerebral, depois ao tálamo e, por fim, ao córtex auditivo do cérebro.

7.8 Os canais respondem a movimentos de rotação em torno do eixo vertical ou horizontal, como um aceno com a cabeça para expressar "não" ou "sim". Os canais, portanto, respondem melhor aos movimentos de rotação da cabeça. Por outro lado, o utrículo e o sáculo respondem melhor à aceleração linear da cabeça ou a mudanças na posição da cabeça em relação à gravidade.

7.9 Ambos os sistemas sensoriais respondem a substâncias químicas dissolvidas em solução. As substâncias químicas interagem com moléculas receptoras de proteínas localizadas na membrana plasmática de uma célula sensorial. Uma vez que um receptor liga seu ligante, ele provoca a despolarização da célula. A principal diferença é que os receptores sensoriais olfatórios são neurônios, enquanto os receptores sensoriais gustativos são células epiteliais especializadas que fazem contato com terminações de fibras sensoriais aferentes. Uma segunda diferença é que os sinais olfatórios não fazem sinapse dentro do tálamo, ao contrário dos sinais gustativos, e os dois sistemas diferentes terminam em regiões distintas do córtex dedicadas a esse tipo de estímulo.

CAPÍTULO 8

Relembre e compreenda

8.1 d.

8.2 c.

8.3 a.

8.4 b.

8.5 e. Consulte as Figuras 8.6 e 8.7.

8.6 b. Se, por experiência, você descobre que um estímulo persistente, como o ruído de um ventilador, não tem relevância, há uma redução da atenção consciente direcionada a esse estímulo. Trata-se de um exemplo de "habituação".

8.7 c. A via dopaminérgica mesolímbica medeia a percepção de recompensa associada a comportamentos adaptativos, incluindo comportamentos direcionados a objetivos relacionados com a preservação da homeostase, como comer e beber.

8.8 d. Os inibidores seletivos da recaptação da serotonina (ISRSs) são os antidepressivos mais amplamente utilizados, embora outros tipos de antidepressivos também aumentem a sinalização pela norepinefrina.

8.9 a. Memórias de curto prazo são transferidas para novas memórias de longo prazo no processo de consolidação, que exige um hipocampo funcional. Quando o hipocampo é destruído, as memórias de longo prazo previamente formadas permanecem intactas, mas há perda da capacidade de formar novas memórias.

8.10 c. A área de Broca está localizada próximo à região do córtex motor do lobo frontal esquerdo, que controla a face; quando lesionada, os indivíduos apresentam "afasia expressiva". Isso significa que eles compreendem a linguagem, entretanto são incapazes de articular seus próprios pensamentos em palavras.

Aplique, analise e avalie

8.1 A dopamina é depletada nos núcleos da base de indivíduos com doença de Parkinson, que são tratados terapeuticamente com agonistas da dopamina, habitualmente L-dopa. Esse tratamento, no entanto, eleva as concentrações de dopamina em outras partes do cérebro, nas quais os níveis de dopamina estavam previamente normais. A esquizofrenia está associada a concentrações elevadas de dopamina no cérebro, e os sintomas dessa doença aparecem quando os níveis de dopamina estão altos. O problema terapêutico inverso pode ocorrer durante o tratamento da esquizofrenia com fármacos que reduzem a dopamina, o que, algumas vezes, provoca o aparecimento dos sintomas da doença de Parkinson.

8.2 Experimentos em animais anestesiados frequentemente envolvem a estimulação de uma parte do cérebro para observar os efeitos da atividade neuronal aumentada ou causar um dano ("lesão") em uma área para observar os déficits resultantes. Esses experimentos realizados em animais, que carecem dos complexos mecanismos de linguagem dos seres humanos, não podem ajudar nos estudos da linguagem. As doenças às vezes simulam essas duas situações experimentais, e os estudos comportamentais dos déficits resultantes da linguagem em indivíduos com afasia, juntamente com o estudo de seus cérebros após a morte, forneceram numerosas informações.

Avaliação dos princípios gerais

8.1 Um princípio geral da fisiologia demonstrado muito bem pela Figura 8.7 afirma que *a maioria das funções fisiológicas é controlada por múltiplos sistemas reguladores, frequentemente atuando em oposição*. A orexina e os neurônios monoaminérgicos SAR competem com o centro do sono pela regulação do estado de consciência. Quando a orexina/os neurônios SAR estão ativos, eles não apenas estimulam o córtex e promovem o estado de vigília, mas também inibem o centro do sono. Quando os neurônios do centro do sono se tornam ativos, ocorre o exato oposto.

8.2 Aparentemente, há um ponto de ajuste homeostático para a quantidade de sono de que precisamos. Além de um aumento diário da atividade do SCN que nos desperta, os impulsos relacionados com a homeostase da energia também impedem que o sono seja prolongado (ver Figura 8.7). Por outro lado, a privação do sono é prejudicial ao sistema imunológico, provoca déficits cognitivos e de memória, pode resultar na diminuição da secreção do hormônio do crescimento e da velocidade do crescimento em crianças e, se prolongada, pode levar à psicose e até à morte. Quando o sono é interrompido ou adiado, mesmo que seja por um dia, a resposta consiste em episódios de "compensação de sono", como se algum fator ou substância química fossem desviados de seu ponto preestabelecido de homeostase e precisasse ser restaurado ao normal. A adenosina já foi proposta como regulador homeostático do sono.

Aplicação do conceito

Figura 8.1 Se a frequência da forma de onda for 20 Hz (20 ondas por segundo), a duração de cada onda será 1/20 s ou 50 ms.

804 Vander | Fisiologia Humana

Figura 8.2 O córtex visual primário e as áreas de associação relacionadas encontram-se nos lobos occipitais do cérebro (consulte a Figura 7.13), então é mais provável que esse ritmo anormal tenha sido registrado por eletrodos dispostos no couro cabeludo, na parte posterior da cabeça do paciente.

Figura 8.6 Entre os fármacos utilizados para tratar reações alérgicas estão os anti-histamínicos, que bloqueiam o receptor de histamina. Eles são prescritos devido à sua capacidade de bloquear as contribuições da histamina para a resposta inflamatória, que inclui vasodilatação e porosidade excessiva de pequenos vasos sanguíneos (ver Tabela 18.12). Como a histamina está associada ao estado de vigília, a sonolência é um efeito colateral comum dos anti-histamínicos. Felizmente, foram desenvolvidos anti-histamínicos que não atravessam a barreira hematencefálica e, portanto, não têm esse efeito colateral (p. ex.e., loratadina).

Figura 8.7 Há uma série de possíveis razões pelas quais a indução do sono pode ser adaptativa para as citocinas. Por exemplo, a diminuição da atividade física associada ao sono pode conservar a energia metabólica na febre e combater uma infecção. Dormir mais e comer menos também pode ajudar diminuindo a ingestão e as concentrações plasmáticas de nutrientes específicos necessários para a replicação de organismos invasores, como o ferro (ver Capítulo 1). Do ponto de vista da saúde da população, mais tempo gasto no sono pode ser adaptativo, reduzindo o número de pessoas com as quais um indivíduo infectado entra em contato.

Figura 8.10 O comportamento e todos os fenômenos mediados pelo cérebro são resultantes de mudanças nas propriedades elétricas dos neurônios. Os princípios físicos que governam a sinalização elétrica se aplicam aqui, como a geração de correntes locais (fluxos de íons), o movimento da corrente através de uma resistência (camadas lipídicas de membranas plasmáticas), a transmissão de corrente (axônios) e assim por diante. Observe que não há um estímulo relevante provocando o comportamento desse animal; reflete os eventos elétricos induzidos artificialmente no cérebro pelo eletrodo implantado.

Figura 8.11 Existem muitas formas pelas quais as emoções contribuem para a sobrevivência e a reprodução. A percepção do medo ajuda na sobrevivência, estimulando a evitação ou cautela em situações potencialmente perigosas, como entrar em contato com aranhas ou cobras potencialmente venenosas ou caminhar próximo à beira de um penhasco. Nossa tendência a sentir nojo do cheiro de comida podre e matéria fecal pode ter evoluído como uma proteção contra infecções por bactérias ou patógenos potencialmente nocivos. A raiva e a fúria podem contribuir tanto para a sobrevivência quanto para a reprodução, facilitando nossa capacidade de lutar por parceiro sexual ou território ou por autodefesa. Emoções como felicidade e amor podem ter sido selecionadas em decorrência da vantagem que proporcionam na segurança nas relações e na afinidade com parceiros.

Figura 8.12 Um aumento nas concentrações de serotonina está associado ao estado de vigília (consulte a Figura 8.7), portanto o sono é inibido pela DMT e outros fármacos que simulam a ação da serotonina. Por essa mesma razão, a insônia também é um efeito colateral comum dos medicamentos antidepressivos discutidos anteriormente no texto (p. ex., inibidores seletivos da recaptação da serotonina), posto que elevam os níveis de serotonina no cérebro.

Figura 8.13 O envolvimento do sistema límbico na formação de memórias declarativas (como lembrar-se de nomes) fornece um indício. Experiências que produzem fortes respostas emocionais provocam maior atividade no sistema límbico e são mais prováveis de serem lembradas do que experiências emocionalmente neutras.

Figura 8.15 Fica evidente, a partir dessas imagens, que uma atividade de linguagem (p. ex., falar e ouvir palavras) estimula muitas partes diferentes do córtex cerebral ao mesmo tempo. Como você aprendeu nos Capítulos 6 a 8, diferentes regiões do córtex se comunicam amplamente entre si por intermédio de tratos de fibras. As imagens nessa figura indicam que cada tipo específico de tarefa de linguagem está associado a um fluxo considerável de informações na forma de sinais elétricos entre diferentes regiões (lóbulos) do córtex cerebral. Outras atividades, como as motoras ou de interpretação de vários tipos de informações sensoriais, também promoveriam padrões complexos de ativação em todas as partes do córtex.

Estude e revise

8.1 Durante o sono REM, uma pessoa não é despertada com facilidade, porém o padrão EEG durante esse período mostra intensa atividade e é semelhante ao ritmo beta normalmente observado no estado de alerta e vigília. Em um período de sono típico de 8 horas, há quatro ou cinco períodos de sono REM.

8.2 O estado de consciência não é consequente a um único centro cerebral, mas parece resultar de diferentes grupos de neurônios em várias regiões do cérebro, todos atuando em conjunto. O córtex cerebral está claramente envolvido em todos os aspectos da consciência e atenção seletiva, que é a capacidade de se concentrar em estímulos específicos enquanto se ignoram temporariamente estímulos irrelevantes. O tronco cerebral e o tálamo são essenciais para a atenção seletiva e enviam sinais ao córtex para processamento adicional de informações. Alguns exemplos comuns de atenção seletiva incluem estudar em uma cafeteria barulhenta, prestar atenção na pessoa com quem se fala enquanto se está cercado por distrações em um evento social e virar-se para olhar um objeto em movimento detectado na periferia de seu campo visual.

8.3 Motivações e emoções geram comportamentos; em muitos casos, esses comportamentos podem estar ligados à homeostase. Tanto na motivação quanto na emoção, áreas do sistema límbico, hipotálamo, sistema nervoso autônomo e córtex cerebral estão envolvidas nos comportamentos.

8.4 A esquizofrenia está aparentemente associada ao aumento da sinalização de dopamina em determinadas vias mesocorticais. Por esse motivo, medicamentos que interferem na sinalização da dopamina (p. ex., bloqueadores dos receptores de dopamina) são frequentemente utilizados para tratar a doença. O transtorno depressivo está associado à diminuição da sinalização de serotonina e norepinefrina, porém a dopamina e a acetilcolina também foram associadas à depressão. Em teoria, qualquer fármaco que restabeleça o equilíbrio de um ou mais desses transmissores deveria ter algum benefício no tratamento da depressão; na prática, os fármacos que elevam a quantidade de serotonina e/ou norepinefrina no cérebro têm se mostrado mais efetivos.

8.5 A memória declarativa é a retenção e a recordação de experiências conscientes que podem ser expressas em palavras ("Eu vi o mesmo carro recentemente."). A memória procedural é o conhecimento de como fazer as coisas (como tocar um instrumento musical ou como andar de bicicleta). A memória de curto prazo retém novas informações por apenas alguns segundos ou minutos (lembrando um novo número de telefone por tempo suficiente para inseri-lo em seu telefone). Memórias de longo prazo são armazenadas por toda a vida. Pela descrição da pessoa em questão, é provável que o déficit, nesse caso, seja memória de curto prazo ou amnésia anterógrada.

8.6 Ambos os hemisférios são importantes para a linguagem, porém determinados aspectos da compreensão e da fala ou escrita estão mais associados ao hemisfério esquerdo, enquanto o conteúdo emocional da linguagem está mais intimamente associado ao hemisfério direito. Dentro dos hemisférios, os lobos parietal, temporal e frontal desempenham várias funções na interpretação e produção da fala – por exemplo, a área de Wernicke, no lobo temporal esquerdo, é necessária para a compreensão da linguagem falada e escrita e a área de Broca, no córtex frontal, é necessária para a mecânica de produção da fala.

CAPÍTULO 9

Relembre e compreenda

9.1 a. Uma única fibra muscular esquelética, ou célula, é constituída de muitas miofibrilas.

9.2 e. A faixa escura em um músculo estriado que constitui a banda A resulta dos filamentos espessos alinhados no interior das miofibrilas, de modo que o comprimento do filamento espesso é igual à largura da banda A.

9.3 b. À medida que os filamentos deslizam durante uma contração de encurtamento, a banda I se torna mais estreita, portanto, a distância entre a linha e os filamentos espessos (no final da banda A) deverá diminuir.

9.4 d. Os receptores DHP atuam como sensores de voltagem na membrana do túbulo T e estão fisicamente ligados aos receptores de rianodina na membrana do retículo sarcoplasmático. Quando um potencial de ação despolariza a membrana do túbulo T, os receptores DHP mudam de conformação e desencadeiam a abertura dos receptores de rianodina. Isso permite que o Ca^{2+} se difunda do interior do retículo sarcoplasmático para dentro do citosol.

9.5 c. Em um abalo contrátil isométrico, a tensão começa a aumentar tão logo a excitação-contração seja concluída e as primeiras pontes cruzadas comecem a se fixar. Em um abalo isotônico, o acoplamento excitação-contração leva a mesma quantidade de tempo, mas o encurtamento da fibra é retardado até que uma quantidade suficiente de pontes cruzadas tenha sido fixada para mover a carga.

9.6 b. Nos primeiros segundos de exercício físico, a lei da ação das massas favorece a transferência do fosfato de alta energia do fosfato de creatina para o ADP pela enzima creatinoquinase.

9.7 d. Fibras oxidativo-glicolíticas rápidas constituem um tipo intermediário projetado para contrair-se rapidamente, porém para resistir à fadiga. Elas utilizam tanto sistemas de energia aeróbicos como anaeróbicos; desse modo, são fibras vermelhas com alto teor de mioglobina (o que facilita a produção de ATP por fosforilação oxidativa), mas elas também têm moderada capacidade de gerar ATP por vias glicolíticas. (Consulte a Tabela 9.3.)

9.8 c. Nas células musculares lisas, os corpos densos desempenham o mesmo papel funcional que as linhas Z o fazem nas células musculares estriadas – atuam como ponto de ancoragem para os filamentos *finos*.

9.9 b. Quando a quinase da cadeia leve da miosina transfere um grupo fosfato do ATP para as cadeias leves da miosina das pontes cruzadas, a ligação e o ciclo das pontes cruzadas são ativados.

9.10 d. O estiramento de uma camada de células musculares lisas unitárias abre canais iônicos controlados mecanicamente, o que provoca uma despolarização que se propaga pelas junções comunicantes seguida pela entrada de Ca^{2+} e contração. Isso não ocorre no músculo liso multiunitário.

9.11 e. A quantidade de Ca^{2+} liberada durante um batimento cardíaco típico em estado de repouso expõe menos da metade dos sítios de ligação das pontes cruzadas dos filamentos finos. Os neurotransmissores autônomos e os hormônios podem aumentar ou diminuir a quantidade de Ca^{2+} liberada para o citosol durante o acoplamento EC, produzindo uma contração graduada como a que ocorre no músculo liso.

Aplique, analise e avalie

9.1 Em condições de repouso, a miosina já se ligou e hidrolisou uma molécula de ATP, resultando em uma molécula de miosina energizada ($M \cdot ADP \cdot P_i$). Como o ATP é necessário para separar a ponte cruzada de miosina da actina no final do movimento da ponte cruzada, a ausência de ATP resultará em rigidez cadavérica, caso em que as pontes cruzadas se ligam à actina, porém não se desprendem, deixando a miosina ligada à actina ($A \cdot M$).

9.2 A relação comprimento-tensão estabelece que a tensão máxima desenvolvida por um músculo diminui em comprimentos abaixo de L_o. Durante o encurtamento normal, à medida que o comprimento do sarcômero se torna menor do que o comprimento ótimo, a tensão máxima que pode ser gerada diminui. Com uma carga leve, o músculo continuará a se encurtar até que sua tensão máxima seja igual à carga. Nenhum encurtamento adicional é possível, visto que, em comprimentos de sarcômero mais curtos, a tensão seria menor que a carga. Quanto mais pesada a carga, menor a distância encurtada antes de alcançar o estado isométrico.

9.3 A tensão máxima é produzida quando a fibra é (a) estimulada por uma frequência de potencial de ação alta o suficiente para produzir uma tensão tetânica máxima e (b) em seu comprimento ótimo L_o, no qual os filamentos espessos e finos se sobrepõem o suficiente para fornecer o maior número de pontes cruzadas para a produção da tensão.

9.4 A tensão moderada – por exemplo, 50% da tensão máxima – é obtida recrutando-se um número suficiente de unidades motoras para produzir esse grau de tensão. Se a atividade for mantida nesse nível por períodos prolongados, algumas das fibras ativas começarão a sofrer fadiga e sua contribuição para a tensão total diminuirá. O mesmo nível de tensão total pode ser mantido, no entanto, recrutando-se novas unidades motoras à medida que algumas das originais sofrem fadiga. Nesse ponto, por exemplo, podem-se ter 50% das fibras ativas, 25% fatigadas e 25% ainda não recrutadas. Eventualmente, quando todas as fibras estiverem fatigadas e não houver unidades motoras adicionais para recrutar, todo o músculo entrará em fadiga.

9.5 As unidades motoras oxidativas, tanto as rápidas quanto as lentas, serão afetadas primeiramente por uma diminuição no fluxo sanguíneo, visto que dependem dele para fornecer tanto a energia – glicose e ácidos graxos – quanto o oxigênio necessários para metabolizá-la. As unidades motoras glicolíticas rápidas serão afetadas mais lentamente porque dependem predominantemente de reservas internas de glicogênio, o qual é metabolizado anaerobicamente pela glicólise.

9.6 Dois fatores levam à recuperação da força muscular: (a) algumas novas fibras podem ser formadas pela fusão e pelo desenvolvimento de células-satélites indiferenciadas. Isso substituirá algumas, mas não todas, as fibras que foram danificadas; (b) parte da força restaurada resulta da hipertrofia das fibras sobreviventes. Devido à perda de fibras no acidente, as fibras restantes precisam produzir mais força para mover uma determinada carga. As demais fibras experimentam um aumento da síntese de actina e miosina, resultando em aumento do diâmetro da fibra e, consequentemente, de sua força de contração.

9.7 Na ausência de Ca^{2+} extracelular, o músculo esquelético se contrai normalmente em resposta a um potencial de ação gerado em sua membrana plasmática, porque o Ca^{2+} necessário para desencadear a contração vem inteiramente do retículo sarcoplasmático no interior das fibras musculares. Se o neurônio motor para o músculo for estimulado em um meio livre de Ca^{2+}, no entanto, o músculo não se contrairá, porque o influxo de Ca^{2+} do líquido extracelular para a terminação nervosa motora é necessário para desencadear a liberação de acetilcolina que, por sua vez, desencadeia um potencial de ação no músculo.

Em uma solução livre de Ca^{2+}, os músculos lisos não responderiam nem à estimulação do nervo nem à membrana plasmática. Estimular o nervo não teria efeito porque a entrada de Ca^{2+} nas terminações pré-sinápticas é necessária para a liberação do neurotransmissor. A estimulação da membrana da célula muscular lisa também não causaria alguma resposta na ausência de Ca^{2+} porque, em todos os vários tipos de músculo liso, o Ca^{2+} deve entrar de fora da célula para desencadear a contração. Em alguns casos, o Ca^{2+} externo inicia diretamente a contração e, em outros, desencadeia a liberação de Ca^{2+} do retículo sarcoplasmático (liberação de C^{2+} induzida por Ca^{2+}).

9.8 A elevação da concentração de Ca^{2+} no líquido extracelular aumentaria a quantidade de Ca^{2+} que entra no citosol pelos canais de Ca^{2+} do tipo L. Isso resultaria em maior despolarização das membranas celulares do músculo cardíaco durante os potenciais de ação. A força das contrações do músculo cardíaco também seria aumentada porque essa entrada maior de Ca^{2+} desencadearia mais liberação de Ca^{2+} pelos canais receptores de rianodina e, consequentemente, haveria maior ativação do ciclo das pontes cruzadas.

9.9 Para que o tétano não fundido ocorra, os potenciais de ação precisam ocorrer mais próximos no tempo do que a duração de um ciclo de abalo contrátil. A frequência é o inverso da duração do ciclo, portanto, para produzir tétano não fundido, os potenciais de ação precisam ocorrer em uma frequência superior a 1,00/0,04 segundo, ou 25 potenciais de ação por segundo.

9.10 A tensão total seria a soma das tensões ativa e passiva em cada comprimento. Aqui está um esboço do gráfico (linha pontilhada) sobreposto na Figura 9.20B:

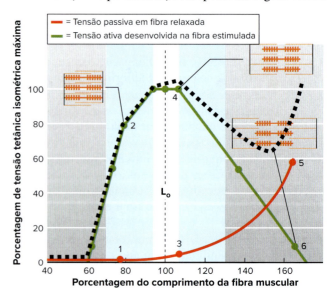

Avaliação dos princípios gerais

9.1 O controle da atividade das células marca-passo do músculo cardíaco por neurotransmissores simpáticos e parassimpáticos é um excelente exemplo do princípio geral segundo o qual *a maioria das funções fisiológicas é controlada por múltiplos sistemas regulatórios, muitas vezes trabalhando em oposição.*

9.2 O movimento anterógrado das pontes cruzadas durante o ciclo das pontes cruzadas (movimento de força) está associado a uma reação química na qual ADP e P_i são liberados como produtos (ver a etapa 2 na Figura 9.14). Durante a estimulação de alta frequência dos músculos quando as pontes cruzadas circulam repetidamente, as concentrações de ADP e P_i se acumulam no citosol muscular. Devido à lei da ação das massas, o acúmulo desses produtos inibe a velocidade da reação química e, portanto, o movimento de força do ciclo das pontes cruzadas. Isso contribui para a redução da velocidade e da força de contração que ocorrem quando os músculos estão fatigados.

9.3 O princípio geral segundo o qual *a troca controlada de materiais ocorre entre compartimentos e através das membranas celulares* é demonstrado pelos movimentos de Ca^{2+} e outros íons envolvidos no mecanismo de acoplamento excitação-contração do músculo esquelético (ver Figuras 9.8 e 9.11). O movimento controlado de Na^+, K^+ e Ca^{2+} através das membranas plasmáticas das células musculares mantém o potencial de repouso da membrana e permite a geração e a propagação de potenciais de ação. O sequestro de Ca^{2+} no retículo sarcoplasmático possibilita que o estado de repouso do músculo seja mantido até que a liberação controlada de Ca^{2+} no citosol ative o ciclo das pontes cruzadas e a contração muscular. O término da contração muscular exige o retorno do Ca^{2+} para o retículo sarcoplasmático e para o líquido extracelular. Esse princípio também é demonstrado pelos fluxos de íons no músculo cardíaco (ver Figura 9.36).

Aplicação do conceito

Figura 9.4

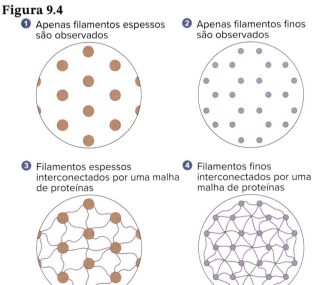

Figura 9.7 O controle neural da atividade do músculo esquelético é um exemplo clássico das funções coordenadas de dois sistemas orgânicos: o sistema nervoso e o sistema musculoesquelético. Os neurônios motores não têm função própria, e o músculo esquelético não é capaz de funcionar sem os impulsos dos neurônios motores. Juntos, os neurônios motores e o músculo esquelético trabalham para produzir e coordenar o movimento. Curiosamente, esse também é um exemplo de *exceção* ao princípio geral da fisiologia segundo o qual a maioria das funções fisiológicas é controlada por múltiplos sistemas reguladores, muitas vezes trabalhando em oposição. No nível da célula muscular, a contração do músculo esquelético está apenas sob controle excitatório.

Figura 9.8 A corrente de Na^+ predomina quando os canais do receptor de ACh se abrem porque ela tem um grande gradiente de difusão para dentro e, no potencial de repouso da membrana da célula muscular, um grande gradiente elétrico de influxo. Embora o gradiente de difusão para a saída de K^+ da célula seja grande, o gradiente elétrico, na verdade, opõe-se a seu movimento para fora da célula. Consulte a Figura 6.12.

Figura 9.11 A calsequestrina possibilita o armazenamento de grande quantidade de Ca^{2+} no retículo sarcoplasmático (RS) em uma concentração de Ca^{2+} livre apenas ligeiramente maior do que a encontrada no citosol, o que ajuda de duas maneiras. Quando os receptores de rianodina se abrem para iniciar uma contração, uma grande quantidade de Ca^{2+} é liberada porque, à medida em que o Ca^{++} se move do RS para o citosol, a desconexão de Ca^{2+} da calsequestrina reabastece continuamente o Ca^{2+} livre disponível para mover-se a favor do gradiente de concentração. Além disso, a calsequestrina facilita o bombeamento de Ca^{2+} de volta para o RS porque a religação do Ca^{2+} livre, conforme ele entra no RS, minimiza o gradiente de concentração contra o qual a bomba de Ca^{2+} ATPase deve trabalhar.

Figura 9.13 As mudanças na largura das bandas I e da zona H seriam as mesmas, mas os sarcômeros não deslizariam em direção à linha Z fixa no lado direito do diagrama. Sofreriam encurtamento uniforme e tracionariam ambas as linhas Z externas em direção à central.

Figura 9.14 Enquanto houver disponibilidade de ATP, o ciclo das pontes cruzadas prosseguirá de modo contínuo, independentemente da presença de Ca^{2+}.

Figura 9.15 O peso no experimento isotônico é de aproximadamente 14 mg. Isso pode ser estimado pela determinação do tempo no qual a carga isotônica começa a se mover no gráfico inferior (aproximadamente 12 ms) e, em seguida, utilizando o gráfico superior para avaliar a quantidade de tensão gerada pela fibra naquele ponto no tempo.

Figura 9.17 Não. A velocidade máxima de encurtamento é uma função do subtipo de miosina (ver Seção 9.5).

808   Vander | Fisiologia Humana

O tempo de contração é menor nas fibras de abalo rápido do que nas fibras de abalo lento porque a enzima miosina-ATPase tem um ciclo mais rápido, e isso também se manifestará como maior velocidade máxima de encurtamento no estado sem carga.

Figura 9.19   O músculo cardíaco é incapaz de sofrer contrações tetânicas. Depois de cada contração, o coração precisa relaxar e se encher de sangue antes de sofrer nova contração. Se o coração entrasse em tetania, isso significaria a parada de seus batimentos.

Figura 9.20   A tensão passiva em 150% do comprimento do músculo seria cerca de 35% da tensão isométrica máxima (observe a curva vermelha). Quando estimulada nesse comprimento, a tensão ativa desenvolvida seria um adicional de 35% (observe a curva verde). A tensão total medida seria, portanto, aproximadamente 70% da tensão tetânica isométrica máxima.

Figura 9.23   As fibras musculares que contêm a isoforma lenta da miosina sofrem contração e hidrolisam o ATP de forma relativamente lenta. Sua necessidade de ATP pode, portanto, ser satisfeita por mecanismos aeróbicos/oxidativos que, embora lentos, são extremamente eficientes (um rendimento de 38 ATPs por molécula de glicose, com água e dióxido de carbono como produtos de degradação – consulte o Capítulo 3). Não seria eficiente para uma fibra lenta produzir seu ATP predominantemente por glicólise, um processo que é extremamente rápido e relativamente ineficiente (apenas 2 ATPs por glicose e ácido láctico como produto de degradação).

Figura 9.27   A força que atua para cima sobre o antebraço ($85 \times 5 = 425$) seria menor do que a força que atua para baixo ($10 \times 45 = 450$), de modo que o músculo sofreria contração excêntrica e, depois, estiramento, e o peso se moveria em direção ao solo.

Figura 9.28   O objeto se moveria nove vezes mais longe do que o bíceps no mesmo espaço de tempo, ou 18 cm/s.

Figura 9.37   O experimento com o músculo esquelético teria o mesmo aspecto. Os íons cálcio para a contração no músculo esquelético provêm do interior do retículo sarcoplasmático. (*Nota:* se o estímulo tivesse sido aplicado por meio de um neurônio motor, a falta de Ca^{2+} externo teria impedido a exocitose da ACh e não haveria potencial de ação ou contração na célula do músculo esquelético.) A remoção do Ca^{2+} extracelular no experimento com o músculo cardíaco eliminaria tanto o platô prolongado do potencial de ação quanto a contração. Embora a maior parte do Ca^{2+} que ativa a contração também provenha do retículo sarcoplasmático no músculo cardíaco, sua liberação é desencadeada pela entrada de Ca^{2+} a partir do líquido extracelular através de canais do tipo L durante o potencial de ação.

Estude e revise

9.1   Os filamentos espessos são compostos de mielina; os filamentos finos são constituídos de actina e duas proteínas reguladoras associadas chamadas troponina e tropomisina. A miosina possui características estruturais que lhe possibilitam ligar-se à actina nas condições corretas. A região de ligação à actina da miosina é a ponte cruzada, que também possui locais de ligação ao ATP. Em um sarcômero, os filamentos finos e espessos são organizados de forma que uma parte de cada um se sobreponha ao outro. Em vários comprimentos ao longo de um sarcômero, pode haver apenas filamentos finos, apenas filamentos espessos ou filamentos sobrepostos; esse padrão característico cria a aparência estriada do sarcômero.

9.2   Na etapa 1, uma ponte cruzada energizada de miosina com seu ADP ligado e P_i se liga à actina. Na etapa 2, a ponte cruzada se move, encurtando o sarcômero e liberando ADP e P_i da miosina. Na etapa 3, o ATP se liga à ponte cruzada, o que faz que ele se separe da actina. Na etapa 4, o ATP é hidrolisado em ADP e P_i, o que energiza a ponte cruzada. A contração (ciclo das pontes cruzadas) de uma célula muscular não é capaz de ocorrer sem que a célula seja eletricamente excitada primeiro. A despolarização da célula é responsável pela elevação da concentração citosólica de Ca^{2+} necessária para a liberação da troponina/tropomisina a partir do sítio de ligação da actina à miosina.

9.3   Uma contração isométrica é o desenvolvimento de tensão sem encurtamento ou estiramento de um músculo. As contrações concêntricas ocorrem quando a tensão excede uma carga e um músculo se encurta. As contrações excêntricas são aquelas que ocorrem quando uma carga ultrapassa a tensão gerada e um músculo se estira. As fibras desenvolvem tensão durante uma contração isométrica de uma forma dependente do comprimento inicial da fibra. Existe um comprimento ótimo, chamado L_o, no qual a tensão é a maior e acima e abaixo do qual a tensão diminui em resposta ao mesmo estímulo. A explicação para essa relação está na estrutura do sarcômero; em L_o, os filamentos espessos e finos estão sobrepostos apenas o suficiente para possibilitar a interação máxima quando a célula for estimulada.

9.4   As próprias reservas de glicogênio da fibra muscular esquelética fornecem glicose para os primeiros vários minutos de atividade; depois disso, a glicose e os ácidos graxos transportados pelo sangue são captados para dentro das células musculares e metabolizados para produzir moléculas que podem ser utilizadas na fosforilação oxidativa. Em exercícios de maior intensidade, a glicólise fornece porções cada vez maiores do total de ATP produzido pela célula. O fosfato de creatina é uma pequena molécula que se liga reversivelmente ao fosfato e pode ser utilizada pela célula como um doador de fosfato para formar ATP a partir do ADP. A quantidade de ATP que pode ser formada por esse processo, no entanto, é limitada à quantidade de fosfato de creatina na célula; em geral, o fosfato de creatina não é capaz, por si só, de sustentar as demandas energéticas de uma célula muscular por mais de alguns segundos.

9.5 Fibras oxidativas lentas (tipo 1) têm atividade de miosina-ATPase relativamente baixa e alta capacidade oxidativa. Comumente são as fibras de menor diâmetro e geram menos tensão, porém são muito resistentes à fadiga porque possuem muitas mitocôndrias. As fibras oxidativo-glicolíticas rápidas (tipo 2A) apresentam alta atividade de miosina-ATPase e alta capacidade oxidativa (e atividade glicolítica intermediária). Elas são de tamanho intermediário e geram tensão intermediária; são um tanto capazes de resistir à fadiga. As fibras glicolíticas rápidas (tipo 2X) têm alta atividade de miosina-ATPase e alta capacidade glicolítica. Elas são, tipicamente, as maiores fibras, geram a maior tensão, têm poucas mitocôndrias e sofrem fadiga rapidamente.

9.6 Recrutamento é o processo de aumentar o número de unidades motoras que estão ativas em um músculo em um determinado momento; ele é obtido pela ativação de um maior número de neurônios motores. Neurônios motores menores tendem a ser recrutados primeiro. Esses neurônios motores são, em geral, aqueles que ativam as fibras oxidativas lentas. As fibras glicolíticas rápidas são recrutadas por último, durante as contrações intensas. O recrutamento aumenta a quantidade de tensão que um músculo pode desenvolver. Além disso, o recrutamento eleva a velocidade de encurtamento de um músculo que está sustentando uma carga.

9.7 Cãibras musculares são contrações tetânicas involuntárias com várias causas possíveis, incluindo desidratação, desequilíbrios iônicos no líquido extracelular, determinados medicamentos e desequilíbrios hormonais, entre outros. Se a causa for desidratação ou desequilíbrio iônico, a reposição hidreletrolítica é uma forma lógica de reduzir ou eliminar as cãibras. A tetania hipocalcêmica pode resultar de contrações musculares que ocorrem quando, por qualquer motivo, a concentração de Ca^{2+} extracelular está abaixo do nível normal. O tratamento para esse tipo de distúrbio seria claramente restaurar a concentração de íons ao normal (i. e., tratar a doença subjacente que causa o desequilíbrio de Ca^{2+}). As distrofias musculares são distúrbios genéticos que afetam a estabilidade das membranas das células musculares; atualmente não há tratamento que alcance a cura. A miastenia *gravis* é uma doença autoimune na qual o receptor nicotínico de acetilcolina é atacado pelo sistema imune, tornando as células musculares menos sensíveis ao transmissor na junção neuromuscular; o tratamento pode consistir em medicamentos para aumentar as concentrações de ACh nas placas motoras ou uma variedade de procedimentos para minimizar a atividade autoimune.

9.8 Ambos os tipos de músculos possuem filamentos finos de actina e filamentos espessos de miosina. A tropomiosina está presente nas células musculares lisas, contudo não a troponina. Os filamentos no músculo liso não estão dispostos em sarcômeros, mas, sim, ligados à membrana plasmática e aos corpos densos citosólicos, que são análogos às linhas Z.

9.9 Um potencial marca-passo é uma despolarização espontânea da célula muscular lisa até o limiar, provocando um potencial de ação. O resultado desses potenciais marca-passo é uma série rítmica de contrações musculares. As células musculares esqueléticas não possuem potenciais marca-passo como as células musculares lisas; elas são ativadas pela acetilcolina liberada pelos neurônios motores do sistema nervoso somático. Em contrapartida, o músculo liso tem inervação dupla proveniente do sistema nervoso autônomo, e os neurotransmissores são liberados a partir das varicosidades, e não das placas motoras terminais.

9.10 No músculo esquelético e no músculo cardíaco, o Ca^{2+} liga-se à troponina, a qual faz com que uma molécula de tropomiosina associada mude de formato e se afaste do sítio de ligação da miosina na actina. No músculo liso, o Ca^{2+} liga-se à proteína calmodulina, que ativa a quinase da cadeia leve da miosina, a qual, por sua vez, fosforila as cadeias leves da miosina. Isso leva ao ciclo das pontes cruzadas. Desse modo, o Ca^{2+} medeia mudanças nos filamentos finos nos músculos esquelético e cardíaco, bem como nos filamentos espessos no músculo liso. No músculo cardíaco, os mecanismos pelos quais a concentração citosólica de Ca^{2+} é aumentada durante a excitação-contração são diferentes dos que ocorrem em outros tipos de músculo. mas o papel do Ca^{2+} na contração é habitualmente semelhante ao do músculo esquelético. De certa forma, no entanto, as contrações mediadas pelo Ca^{2+} dos músculos cardíaco e liso são semelhantes: a quantidade de Ca^{2+} liberada no citosol pode ser modulada por hormônios e estímulos neurais, levando a contrações graduadas. Uma característica única do músculo cardíaco é que os potenciais de ação são muito prolongados devido a uma corrente especial de Ca^{2+}; assim, a geração de força dura muito mais tempo em uma célula muscular cardíaca e as contrações tetânicas não são possíveis.

CAPÍTULO 10

Relembre e compreenda

10.1 b. Os núcleos de base, córtex sensorimotor, tálamo, tronco encefálico e cerebelo são estruturas de nível intermediário que criam um programa motor fundamentado na intenção de realizar um movimento voluntário.

10.2 c. Quando um determinado músculo é estirado, receptores de estiramento do fuso muscular enviam potenciais de ação ao longo de fibras aferentes que fazem sinapse diretamente em neurônios motores alfa para fibras extrafusais para esse músculo, fazendo com que ele contraia de volta em direção ao comprimento pré-estirado.

10.3 a. Potenciais de ação aferentes provenientes de receptores de dor no pé esquerdo lesionado estimulariam o reflexo de retirada da perna esquerda (ativação dos músculos flexores e inibição dos extensores) e o padrão oposto na perna direita (o reflexo extensor cruzado).

810 Vander | Fisiologia Humana

10.4 d. A ativação dos neurônios motores gama causaria a contração das extremidades das fibras musculares intrafusais, estirando os receptores do fuso muscular, e os potenciais de ação resultantes excitariam monossinapticamente os neurônios motores alfa que inervam as fibras extrafusais dos receptores de estiramento.

10.5 c. Consulte a Figura 10.9.

10.6 V. A maioria das vias corticospinais descendentes cruzam a linha média do corpo no bulbo.

10.7 F. Os distúrbios do neurônio motor superior são tipicamente caracterizados por hipertonia e espasticidade.

10.8 F. Na verdade, o inverso é verdadeiro.

10.9 F. Na doença de Parkinson, um déficit de dopamina dos neurônios da substância negra resulta em "tremores em repouso".

10.10 V. A toxina *clostridium tetani* bloqueia especificamente a liberação de neurotransmissores de neurônios que normalmente inibem os neurônios motores. O desequilíbrio resultante das aferências excitatórias e inibitórias provoca contrações espásticas dos músculos.

Aplique, analise e avalie

10.1 Nenhum. Os neurônios motores gama são importantes para evitar que os receptores de estiramento do fuso muscular fiquem frouxos, mas quando esse reflexo é testado, as fibras intrafusais não estão flácidas. O teste é realizado com um joelho flexionado, o que estira os músculos extensores na coxa (e as fibras intrafusais dentro dos receptores de estiramento). Os receptores de estiramento são, portanto, responsivos.

10.2 A via eferente do arco reflexo (os neurônios motores alfa) não seria ativada, as células efetoras (as fibras musculares extrafusais) não seriam ativadas e não haveria resposta reflexiva.

10.3 O desenho deve ter sinapses excitatórias nos neurônios motores dos músculos extensores ipsilaterais e flexores ipsilaterais.

10.4 Uma toxina que interfere nas sinapses inibitórias nos neurônios motores deixaria desequilibrada a entrada excitatória normal para esses neurônios. Assim, os neurônios motores, de outra forma, normais disparariam excessivamente, o que resultaria em aumento da contração muscular. Isso é exatamente o que acontece no trava-queixo (trismo) como resultado da toxina produzida pelo bacilo do tétano.

10.5 Em casos leves de tétano, os agonistas (estimuladores) do neurotransmissor interneurônio inibitório ácido gama-aminobutírico (GABA) podem mudar o equilíbrio em direção à inibição dos neurônios motores alfa. Em casos mais graves, a paralisia pode ser induzida pela administração de fármacos de longa duração que bloqueiam os receptores nicotínicos de acetilcolina na junção neuromuscular.

Avaliação dos princípios gerais

10.1 Ao contrário das células musculares lisas e cardíacas, que são reguladas diretamente por impulsos excitatórios e inibitórios, as fibras musculares esqueléticas têm apenas impulsos excitatórios, portanto devem ser inibidas indiretamente. Elas são inibidas de contrair quando não há potenciais de ação que chegam ao longo de seus neurônios motores alfa associados, portanto, a inibição deve ocorrer no nível dos neurônios motores alfa. Os dendritos e corpos celulares dos neurônios motores alfa encontrados no tronco encefálico e na medula espinal recebem impulsos excitatórios e inibitórios de interneurônios, neurônios sensoriais e neurônios nas vias descendentes. Quando predominam os impulsos inibitórios, o neurônio motor alfa não gera potenciais de ação e as fibras musculares por ele inervadas permanecem relaxadas.

10.2 Uma maneira pela qual o reflexo de retirada contribui para a homeostase é minimizando a extensão da lesão tecidual que poderia resultar do prolongamento de um estímulo doloroso. Retirar rapidamente um membro de uma posição em que está sendo cortado, queimado ou esmagado ajuda a minimizar a perda de sangue, líquido tecidual e função tecidual que pode comprometer a homeostase.

Aplicação do conceito

Figura 10.3 Lembre-se de que, quando os canais de íons cloreto são abertos, um neurônio é inibido de despolarizar até o limiar (ver Figuras 6.29 e 6.30 e o texto anexo). Desse modo, os neurônios da medula espinal que liberam glicina são interneurônios inibitórios. Ao bloquear especificamente os receptores de glicina, a estricnina desloca o equilíbrio dos impulsos para os neurônios motores em favor dos interneurônios excitatórios, resultando em excitação excessiva. As vítimas de envenenamento experimentam contrações musculares excessivas e incontroláveis em todo o corpo; quando os músculos respiratórios são afetados, pode ocorrer asfixia. Esses sintomas são semelhantes aos observados no estado de doença do tétano, que é descrito no Estudo de caso clínico no final do Capítulo 10.

Figura 10.6 A estimulação dos neurônios motores gama para os músculos flexores das pernas esticaria os receptores do fuso muscular nesses músculos. Isso desencadearia um reflexo monossináptico que causaria contração dos músculos flexores e, por meio de um interneurônio, os músculos extensores seriam inibidos. Como resultado, haveria uma flexão reflexiva da perna – o oposto do que ocorre no reflexo patelar típico.

Figura 10.7 Embora a contração do músculo resulte no maior alongamento do tendão, o próprio músculo (e, consequentemente, as fibras intrafusais) são alongados em sua maior extensão em condições de alongamento passivo. Os potenciais de ação dos receptores do fuso muscular teriam, portanto, a maior frequência durante o estiramento passivo.

Figura 10.8 Ao engatinhar, o reflexo extensor cruzado ocorrerá para os braços, assim como ocorre nas pernas durante a caminhada. As vias aferentes da dor estimulam os músculos flexores e inibem os músculos extensores do braço direito, enquanto estimulam os músculos extensores e inibem os músculos flexores do braço esquerdo. Isso retira a mão direita do estímulo doloroso enquanto o braço esquerdo se endireita para suportar o peso da criança.

Figura 10.10 Diferentes regiões do córtex motor primário evoluíram diferentes números de neurônios associados às características específicas dos movimentos de partes específicas do corpo. Dessa forma, a organização estrutural do córtex motor primário está correlacionada à capacidade funcional de diferentes partes do corpo. Um exemplo é o controle motor fino necessário para o movimento dos dedos ao tocar um piano; esses movimentos exigem muito mais neurônios motores do que a capacidade de mover os dedos dos pés.

Figura 10.11 Quando uma região do cérebro é privada de oxigênio e nutrientes até mesmo por um curto período de tempo, muitas vezes isso resulta em uma morte celular neuronal por acidente vascular cerebral (ver Capítulo 6). Como o córtex motor primário direito foi danificado nesse caso, o paciente teria a função motora prejudicada no lado esquerdo do corpo. Dada a localização da linha média da lesão, a perna seria mais afetada (ver Figura 10.10).

Figura 10.12 A gravidade não apenas influencia a postura e o equilíbrio, mas também impõe restrições a muitos tipos de comportamentos motores, como pular ou até mesmo andar. Simplesmente levantar a perna para dar um passo requer energia para superar a gravidade e manter uma postura e marcha estáveis. Além disso, a gravidade influencia o movimento de líquidos no corpo, como o fluxo de sangue até a cabeça enquanto na postura ereta.

Estude e revise

10.1 No nível mais alto, são gerados comandos (como "Pegue o telefone"). Esses comandos têm origem no córtex sensorimotor e nas regiões envolvidas na memória, motivação e emoções. A informação é enviada para o nível intermediário do controle motor (córtex sensorimotor, cerebelo, núcleos de base, tronco encefálico), nos quais são gerados programas e subprogramas motores (p. ex., o padrão de ativação neural necessário para realizar a atividade ditada pelos centros de comando, como os movimentos das articulações individuais). O nível intermediário também recebe impulsos de receptores nos músculos, na pele e em outros lugares. A integração dos impulsos dessas fontes e dos centros de comando resulta no envio de informações por vias descendentes que partem do córtex sensorimotor e do tronco encefálico para o nível local do controle (interneurônios do tronco encefálico e medula espinal, neurônios aferentes, neurônios motores). Os neurônios do nível local determinam quais neurônios motores serão ativados e quando.

10.2 Os fusos musculares são receptores de estiramento localizados dentro dos músculos esqueléticos. Eles são compostos por fibras musculares intrafusais inervadas por terminações periféricas de neurônios aferentes.

As coleções das fibras musculares e terminações neuronais sensoriais são envolvidas em uma cápsula de tecido conjuntivo. Devido ao seu arranjo paralelo com as fibras musculares extrafusais que compõem a maior parte de um músculo, quando o músculo é alongado, assim são os fusos musculares dentro delas; esse estiramento ativa os neurônios aferentes. O oposto ocorre quando um músculo é estimulado a contrair. Assim, os fusos musculares são sistemas de monitoramento de comprimento. Órgãos tendíneos de Golgi são sistemas de monitoramento de tensão. Essas estruturas consistem em terminações de neurônios aferentes que envolvem os tendões de um músculo. Sempre que um músculo gera tensão, os tendões são esticados e as fibras aferentes são ativadas. A combinação de fusos musculares e órgãos tendíneos de Golgi fornece retroalimentação ao encéfalo e permite a coordenação reflexiva da flexão, extensão e rigidez dos membros durante tarefas complexas, como caminhar ou correr em uma superfície irregular.

10.3 O córtex sensorimotor é composto por várias regiões, incluindo o córtex motor primário, o córtex pré-motor, o córtex motor suplementar, o córtex somatossensorial e o córtex associativo do lobo parietal. Cada uma dessas regiões pode ser distinguida anatomicamente por sua localização no encéfalo (p. ex., lobo frontal em comparação ao lobo parietal) e tamanho, mas todas elas estão altamente interligadas e as interações entre elas são flexíveis (ou seja, você pode modificar facilmente uma determinada atividade motora, como em qual mão você segura o telefone e quão próximo você o segura do ouvido). Além dessas regiões cerebrais, os núcleos subcorticais, incluindo os núcleos da base, o cerebelo e o tronco encefálico, estão envolvidos na modulação de vários aspectos da função motora.

10.4 A hipertonia é um tônus muscular anormalmente alto e resulta do aumento da atividade do neurônio motor alfa que, por sua vez, é causada pela diminuição do impulso das vias descendentes inibitórias. Como há menos inibição dessas vias do que o normal, os neurônios motores ficam "descontrolados" e aumentam sua atividade. A hipotonia, por outro lado, é uma condição de tônus muscular anormalmente diminuído. Ela geralmente ocorre como resultado de doença dos neurônios motores alfa (inferiores) e não de qualquer déficit primário no impulso da via descendente. Um exemplo é a esclerose lateral amiotrófica.

10.5 A postura estável requer músculos para apoiar o corpo contra a gravidade. Ela depende de inúmeros reflexos, alguns envolvendo as principais partes motoras do encéfalo, mas muitos envolvendo redes neurais localizadas inteiramente dentro do tronco encefálico e da medula espinal. Além dos reflexos de estiramento e extensor cruzado decorrentes dos receptores nos músculos e articulações, as informações provenientes dos olhos, do sistema vestibular e dos receptores de toque na pele todos eles contribuem com sinais importantes que informam o encéfalo sobre a postura e o equilíbrio.

812 Vander | Fisiologia Humana

10.6 O andar requer a coordenação de muitos músculos que mantêm a postura e o equilíbrio e que permitem que uma perna de cada vez se levante do chão enquanto o corpo se inclina para frente. Esse ato também requer a capacidade de se adaptar às mudanças no ambiente, como uma poça que detectamos no último momento que exige que de repente avancemos para evitar nos molhar. Por fim, há um ritmo para caminhar, que também pode mudar de acordo com as nossas necessidades. Todas essas funções são reguladas por redes neurais que consistem em interneurônios altamente interligados. Alguns desses neurônios têm as habilidades de um marca-passo. Eles estão localizados na medula espinal e recebem muitos impulsos de várias partes do encéfalo e da periferia.

CAPÍTULO 11

Relembre e compreenda

11.1 c.

11.2 a.

11.3 e.

11.4 b.

11.5 d.

11.6 a. Em qualquer concentração de hormônio, maior quantidade de A está ligada ao receptor do que de B.

11.7 d. O bócio resulta da disfunção da glândula tireoide.

11.8 e. Lembre-se de que o hormônio tireoidiano potencializa os efeitos da epinefrina e do sistema nervoso simpático.

11.9 b.

11.10 e. Lembre-se de que existe uma grande reserva de tireoglobulina iodada nos folículos da tireoide e que a meia-vida da T_4 é muito longa (aproximadamente 6 dias).

11.11 c. Baixo nível plasmático de Ca^{2+} diminui a carga filtrada de Ca^{2+}. Ele estimula também o paratormônio, o qual aumenta a reabsorção de Ca^{2+} a partir do túbulo distal. Isso ajuda a prevenir a perda adicional de Ca^{2+} na urina.

11.12 d. O paratormônio é um potente estimulador da reabsorção de Ca^{2+} do osso.

11.13 V. A T_4 constitui a principal forma circulante, porém a T_3 é mais ativa.

11.14 F. A acromegalia está associada à hiperglicemia e hipertensão.

11.15 V.

Aplique, analise e avalie

11.1 As concentrações de epinefrina diminuem para valores baixos durante o repouso e não conseguem aumentar na presença de estresse. As fibras pré-ganglionares simpáticas são responsáveis pelo principal controle da medula suprarrenal.

11.2 A concentração aumentada de proteínas de ligação faz com que haja mais ligação de T_3 e de T_4, diminuindo, assim, ligeiramente, a concentração plasmática de T_3 e de T_4 *livres*. Isso leva a uma menor inibição por retroalimentação negativa da secreção de TSH pela adeno-hipófise. Esse processo resulta em um pequeno aumento transitório do TSH, que induz a glândula tireoide a secretar uma quantidade um pouco maior de T_3 e de T_4 para ocupar os novos sítios de ligação (adicionais) nas proteínas de ligação até que a concentração livre de hormônios tireoidianos e de TSH retorne a seus valores normais. O resultado final consiste em aumento das concentrações plasmáticas *totais* de T_3 e T_4 – a maior parte ligada às proteínas –, porém com níveis normais de TSH e de T_3 e T_4 livres. Não há hipertireoidismo, visto que apenas a concentração do hormônio livre é que exerce efeitos sobre as células-alvo de T_3 e T_4.

11.3 Perda da função da adeno-hipófise ou interferência nos hormônios hipofisiotrópicos que alcançam a adeno-hipófise a partir do hipotálamo. Esses achados refletem a diminuição significativa na secreção, por ordem, de hormônio do crescimento, gonadotropinas e ACTH (o sintoma deve-se à diminuição resultante na secreção de cortisol). O problema consiste em hipossecreção dos hormônios da adeno-hipófise, devido a uma anormalidade da hipófise ou porque os hormônios hipofisiotrópicos não estão alcançando a adeno-hipófise. Como a prolactina é controlada principalmente por meio de inibição pelo hormônio hipotalâmico dopamina, esta última situação frequentemente resulta em aumento da secreção de prolactina.

11.4 Ocorreria diminuição da secreção de vasopressina e ocitocina (os hormônios da neuro-hipófise). Os hormônios da adeno-hipófise não seriam afetados, visto que a influência do hipotálamo sobre esses hormônios não é exercida pelos nervos de conexão, mas pelos hormônios hipofisiotrópicos no sistema vascular porta.

11.5 A secreção de GH aumenta. A somatostatina, que provém do hipotálamo, normalmente exerce um efeito inibidor sobre a secreção desse hormônio.

11.6 A absorção de Ca^{2+} nos intestinos seria diminuída, devido à perda de superfície de absorção. A diminuição subsequente da concentração de Ca^{2+} no sangue resultará em aumento da secreção de PTH. Essa condição é denominada hiperparatireoidismo secundário, visto que o aumento na secreção de PTH é secundário à diminuição do Ca^{2+} no sangue.

11.7 A alta dose da substância semelhante ao cortisol inibe a secreção de ACTH por meio de inibição por retroalimentação (1) do hormônio liberador de corticotropina do hipotálamo e (2) da resposta da adeno-hipófise a esse hormônio hipofisiotrópico. A diminuição do nível plasmático de ACTH provoca atrofia das glândulas suprarrenais e diminuição de sua secreção de cortisol.

11.8 O hipotálamo. O baixo nível de TSH em condições basais indica que a hipófise está defeituosa ou que ela está recebendo estimulação (TRH) inadequada do hipotálamo. Se a própria tireoide estivesse defeituosa, o nível basal de TSH estaria aumentado, devido à menor inibição pela T_3 e T_4 por retroalimentação negativa.

O aumento do TSH em resposta ao TRH mostra que a hipófise é capaz de responder a um estímulo e, portanto, é improvável que ela seja defeituosa. Por conseguinte, o problema é que o hipotálamo está secretando muito pouco TRH (na realidade, uma situação muito rara).

11.9 Desnutrição *in utero*. Nem o hormônio do crescimento nem o hormônio tireoidiano exercem um efeito importante no crescimento *in utero*, particularmente nos últimos 2 trimestres de gravidez.

11.10 Os andrógenos estimulam o crescimento ao aumentar a secreção de hormônio do crescimento, porém eles também causam a cessação final do crescimento fechando as lâminas epifisiais. Por conseguinte, pode haver um estirão do crescimento em resposta aos androgênios, porém com cessação prematura subsequente do crescimento. Os estrogênios exercem efeitos semelhantes.

Avaliação dos princípios gerais

11.1 Apesar de ter muitas ações diferentes, a epinefrina, o cortisol e o hormônio do crescimento atuam sobre os adipócitos e o fígado para regular o equilíbrio energético. Esses hormônios exercem essa ação por meio da estimulação da produção e/ou liberação de glicose a partir das células hepáticas e degradação, nos adipócitos, de triglicerídios em substratos utilizáveis para a energia, que podem entrar na corrente sanguínea. Não deve ser surpreendente que uma função tão crítica quanto a homeostasia energética seja regulada por múltiplos fatores; com efeito, esses três hormônios representam apenas uma parte de um mecanismo de controle maior que regula o equilíbrio energético (ver Capítulo 16).

11.2 A estrutura da glândula tireoide difere de outras glândulas endócrinas, visto que é constituída de folículos repletos de coloide, que contêm precursores hormonais. Esses precursores podem ser metabolizados para produzir hormônio tireoidiano, quando necessário. Essa estrutura evoluiu mais provavelmente como uma adaptação à relativa raridade do iodo na alimentação dos animais, incluindo a nossa própria alimentação. Como o iodo é necessário para a síntese do hormônio tireoidiano, a disponibilidade de uma grande reserva de precursores iodados extracelulares na glândula tireoide garante que, até mesmo em caso de deficiência prolongada de iodo dietário, o hormônio tireoidiano ainda possa ser produzido.

11.3 O paratormônio constitui uma parte essencial no mecanismo que regula a homeostasia do íon cálcio. A ausência de PTH teria consequências devastadoras para a saúde, visto que resultaria em diminuição das concentrações de Ca^{2+} no sangue. O Ca^{2+} é de importância vital para o funcionamento adequado de todos os tipos de tecido muscular, incluindo o coração, e também regula a função neuronal, entre outras ações. O hormônio antidiurético (vasopressina) contribui para o controle da pressão arterial e do balanço hídrico, devido às suas ações sobre os túbulos renais. Na sua ausência, seria difícil manter a pressão arterial,

e o corpo perderia volumes consideráveis de água na urina. Isso, por sua vez, comprometeria ainda mais a pressão arterial e também alteraria as concentrações de solutos no líquido extracelular. T_3 (hormônio tireoidiano), por meio de suas ações calorigênicas, representa uma parte importante do mecanismo pelo qual a homeostasia da temperatura corporal é mantida. Na ausência de T_3, a maioria das pessoas geralmente desenvolve intolerância ao frio.

Aplicação do conceito

Figura 11.4 Ao armazenar grandes quantidades de hormônio em uma célula endócrina, a concentração plasmática do hormônio pode aumentar em poucos segundos quando a célula é estimulada. Essas respostas rápidas podem ser de importância crítica para uma resposta adequada a um desafio à homeostasia. O acondicionamento de peptídios dessa maneira também evita a sua degradação intracelular.

Figura 11.6 Como os hormônios esteroides são derivados do colesterol, eles são lipofílicos. Consequentemente, podem sofrer difusão livre através das bicamadas lipídicas, incluindo as que constituem as vesículas secretoras. Por conseguinte, uma vez sintetizado, o hormônio esteroide difunde-se para fora da célula.

Figura 11.10 Uma explicação para os sintomas desse paciente pode ser a de que a concentração circulante de hormônio tireoidiano estava aumentada. Isso pode ocorrer se a glândula tireoide do indivíduo foi superestimulada devido, por exemplo, a uma doença da tireoide. A concentração aumentada de hormônio tireoidiano causaria uma potencialização ainda maior das ações da epinefrina, fazendo parecer como se o paciente tivesse concentrações excessivas de epinefrina.

Figura 11.13 Essa figura demonstra como o sistema nervoso central (encéfalo e medula espinal) é a fonte do fluxo de informação aferente que controla muitos sistemas hormonais, os quais, por sua vez, regulam numerosos processos homeostáticos. Por exemplo, o sistema nervoso central está envolvido no controle (1) da função circulatória e metabólica por meio da liberação de epinefrina da medula suprarrenal (ver Capítulos 12 e 16); (2) da função gastrintestinal por meio de impulsos dos gânglios autônomos para as células endócrinas do intestino (ver Capítulo 15); e (3) do crescimento, reprodução, homeostasia dos íons e da água, função imune e outros processos homeostáticos por meio da liberação de hormônios da adeno-hipófise e da neuro-hipófise (ver neste capítulo e nos Capítulos 14, 17 e 18). Isso possibilita uma resposta consistente em todo o corpo às ameaças à homeostasia enviadas por informações aferentes partindo de todo o corpo para o sistema nervoso central, no qual a informação é interpretada e uma resposta apropriada é gerada.

Figura 11.14 Como o volume de sangue para o qual são secretados os hormônios hipofisiotrópicos é muito menor do que seria o caso se fossem secretados na circulação geral do corpo, a quantidade absoluta de

814 Vander | Fisiologia Humana

hormônio necessária para obter determinada concentração no sangue porta é muito menor. Isso significa que os corpos celulares dos neurônios do hipotálamo precisam sintetizar apenas uma quantidade muito pequena de hormônio hipofisiotrópico para alcançar concentrações fisiologicamente ativas nos vasos sanguíneos porta (i. e., capazes de ativar os receptores nas células hipofisárias). Isso possibilita um controle rigoroso da adeno-hipófise por um número muito pequeno de neurônios distintos dentro do hipotálamo.

Figura 11.22 O iodo não é encontrado em muitos alimentos; na ausência de sal iodado, é possível ocorrer uma deficiência aguda ou crônica de iodo na dieta. O coloide possibilita um armazenamento a longo prazo da tireoglobulina iodada, que pode ser utilizada durante épocas em que o aporte de iodo na dieta está reduzido ou ausente.

Figura 11.24 As concentrações plasmáticas de cortisol aumentariam. Isso resultaria em diminuição das concentrações de ACTH no sangue sistêmico e das concentrações de CRH no sangue da veia porta, devido a um aumento da retroalimentação negativa na hipófise e no hipotálamo, respectivamente. Ocorreria uma redução de tamanho (atrofia) da glândula suprarrenal direita, em consequência das concentrações diminuídas de ACTH (estimulação "trófica" diminuída do córtex suprarrenal).

Figura 11.27 Observe, na figura, que a diminuição das concentrações plasmáticas de glicose resulta em aumento das concentrações de hormônio do crescimento. Isso faz sentido, visto que uma das ações metabólicas do hormônio do crescimento consiste em aumentar os níveis de glicemia. Seguindo o mesmo raciocínio, deve-se esperar que um *aumento* do nível de glicemia devido a qualquer causa, incluindo infusão intravenosa conforme descrito aqui, *diminua* as concentrações circulantes de hormônio do crescimento.

Figura 11.30 A resposta à hipocalcemia fornece um excelente exemplo de como as respostas de diferentes sistemas orgânicos atuam em conjunto para restaurar a homeostasia. Nesse caso, o sensor para a diminuição de Ca^{2+} no plasma está localizado nas células das glândulas paratireoides. A diminuição do Ca^{2+} aumenta a síntese e a liberação do paratormônio (PTH) por essas células. Por sua vez, o PTH coordena uma resposta de vários sistemas orgânicos para restaurar os níveis plasmáticos normais de Ca^{2+}. Isso inclui efeitos diretos do PTH sobre o osso para aumentar a reabsorção (recuperação) do Ca^{2+} de seus locais de armazenamento, bem como sobre os rins, de modo a minimizar a perda de Ca^{2+} na urina (reabsorção aumentada) e estimular a produção de 1,25-$(OH)_2D$ (o produto final ativo da via da vitamina D). Então, a 1,25-$(OH)_2D$ estimula um aumento da absorção de Ca^{2+} pelo intestino delgado. Dessa maneira, o aumento na retenção efetiva de Ca^{2+} para restaurar os níveis plasmáticos normais de Ca^{2+} é coordenado pelas ações combinadas dos sistemas endócrino, digestório, musculoesquelético e urinário.

Figura 11.31 A atividade da 1-hidroxilase estimulará a conversão de 25-OH D em 1,25-$(OH)_2D$ nos próprios granulomas; em seguida, a 1,25-$(OH)_2D$ sofrerá difusão para fora das células do granuloma e entrará no plasma, resultando em aumento da absorção de Ca^{2+} pelo sistema gastrintestinal. Isso aumentará os níveis plasmáticos de Ca^{2+}, o que, por sua vez, provocará supressão da produção de paratormônio; em consequência, haverá diminuição das concentrações plasmáticas de paratormônio. Trata-se de uma forma de hipoparatireoidismo secundário.

Estude e revise

11.1 As glândulas endócrinas liberam seus produtos de secreção diretamente no sangue (ou em outros líquidos corporais, como o LCS), enquanto as glândulas exócrinas liberam seus produtos secretores em ductos. O pâncreas contém um componente endócrino (ilhotas de Langerhans, que secretam insulina no sangue) e um componente exócrino (que secreta enzimas digestivas em um ducto que se conecta com o intestino delgado).

11.2 Peptídios/proteínas, esteroides e aminas. Exemplos são, respectivamente, a insulina (peptídio secretado pelo pâncreas endócrino), o cortisol (esteroide secretado pelo córtex adrenal) e o hormônio tireoidiano (amina secretada pela glândula tireoide).

11.3 Os peptídios e as catecolaminas circulam primariamente dissolvidos no plasma, a partir do qual podem se ligar a seu receptor de superfície celular. Os esteroides e os hormônios tireoidianos circulam primariamente na forma ligada às proteínas plasmáticas, e apenas uma pequena fração encontra-se na forma livre (biologicamente ativa e capaz de se difundir no receptor intracelular). As principais razões que explicam a diferença é a solubilidade das diferentes classes de hormônios no plasma e uma maneira de diminuir o metabolismo do hormônio (prolongar a sua meia-vida).

11.4 Alguns hormônios podem ser captados (por endocitose) nos tecidos-alvo após a sua ligação a um receptor de superfície celular e, em seguida, metabolizados. Outros hormônios podem ser transformados no meio intracelular em uma classe diferente de hormônio (p. ex., conversão da testosterona em estrogênio em alguns tecidos-alvo).

11.5 Os receptores para hormônios peptídicos/proteicos e para catecolaminas estão localizados na membrana plasmática. Como esses hormônios ativam um segundo mensageiro (p. ex., cAMP), a sua ação é muito rápida. Os receptores de hormônios esteroides e hormônios tireoidianos são intracelulares. Como eles atuam principalmente por meio de aumento da expressão gênica, transcrição, e tradução do mRNA em novas proteínas, os esteroides e o hormônio tireoidiano atuam muito mais lentamente do que os hormônios que atuam por meio de receptores localizados na membrana plasmática.

11.6 (1) Íons ou nutrientes orgânicos, (2) impulsos hormonais (estimuladores ou inibidores) e (3) impulsos neurais. Os exemplos são (1) Ca^{2+} e glicose, (2) hormônios trópicos (p. ex., ACTH) da adeno-hipófise e (3) impulso do sistema nervoso autônomo para a medula suprarrenal.

11.7 Em ambos os casos, a secreção e a concentração do hormônio da glândula-alvo no sangue estariam baixas. Na hipossecreção primária, o hormônio que controla o órgão-alvo estaria aumentado, devido à diminuição da retroalimentação negativa do hormônio da glândula-alvo. Na hipossecreção secundária, o hormônio ou fator que controla a glândula-alvo seria inadequado, levando, assim, a uma diminuição na secreção de hormônio-alvo.

11.8 Na retroalimentação negativa de alça longa, o hormônio da glândula-alvo atua sobre o hipotálamo e/ou sobre a adeno-hipófise para diminuir o estímulo na glândula-alvo pelo hormônio hipofisário trópico/trófico. Um exemplo seria a inibição da secreção hipotalâmica de CRH e secreção hipofisária de ACTH pelo cortisol. Na retroalimentação negativa de alça curta, o hormônio hipofisário inibe a liberação de um hormônio hipofisiotrópico estimulador ou estimula a liberação de um hormônio hipofisiotrópico inibitório. Um exemplo seria a inibição da secreção hipotalâmica de GHRH ou a estimulação da secreção hipotalâmica de somatostatina pelo GH.

11.9 Você poderia administrar um medicamento que inibe a conversão (ativação) da T_4 em T_3 no tecido alvo, visto que a T_3 é mais potente do que T_4. Um exemplo é administrar dexametasona (um glicocorticoide) a um paciente com tireotoxicose, visto que a dexametasona diminui a conversão de T_4 em T_3. Isso, por sua vez, diminui os sintomas potencialmente perigosos causados pela T_3 até que a secreção de T_4 da glândula tireoide possa ser controlada.

11.10 O hormônio tireoidiano em quantidade adequada não pode ser sintetizado e secretado sem a presença de iodo em quantidade suficiente. Portanto, devido à diminuição da retroalimentação negativa de alça longa, o nível de TSH no sangue está elevado. A estimulação crônica da glândula tireoide pelos efeitos tróficos do TSH leva à tireomegalia (ou seja, aumento de tamanho da glândula tireoide ou bócio).

11.11 O aumento das ações permissivas dos hormônios tireoidianos amplifica as respostas às catecolaminas. Portanto, mesmo se a atividade do sistema nervoso simpático não estiver aumentada, ela parece estar aumentada, visto que os tecidos se tornam hiper-responsivos às catecolaminas do sistema nervoso simpático ou da medula suprarrenal.

11.12 O TSH estará aumentado, devido a uma perda da retroalimentação negativa de alça longa do hormônio tireoidiano. A medição dos níveis elevados de TSH constitui o exame de rastreamento clínico padrão para o hipotireoidismo primário.

11.13 O CRH hipotalâmico aumentaria, devido a uma perda da retroalimentação negativa do cortisol. A resposta vasoconstritora à norepinefrina diminuiria, devido à perda da ação permissiva do cortisol sobre a vasculatura.

11.14 Nas mulheres, a diminuição da função reprodutiva poderia impedir a gravidez, que, de outro modo, representaria um grande dreno para os recursos limitados de uma mulher em situações de estresse. A imunossupressão poderia aumentar a possibilidade de infecção grave.

11.15 A secreção de ACTH diminuirá em resposta à dexametasona devido à inibição por retroalimentação negativa do CRH hipofisiotrópico e síntese hipofisária de ACTH. A secreção de ACTH aumentaria com um antagonista do receptor de glicocorticoides, visto que o corpo perceberia a falta de ação do cortisol (liberação da inibição por retroalimentação negativa).

11.16 Pode ser vantajoso minimizar a perda de água livre durante alguns estresses (p. ex., fome) para limitar a necessidade de beber água e também para manter a pressão arterial.

11.17 Os condrócitos sintetizam e depositam nova cartilagem nas placas epifisiais de crescimento, enquanto os osteoblastos convertem essa cartilagem em osso.

11.18 A redução da taxa de crescimento do feto direciona os nutrientes escassos para o desenvolvimento dos órgãos que têm um determinado tempo para a sua formação normal durante o desenvolvimento fetal.

11.19 O hipotálamo pode aumentar a secreção de hormônio liberador do hormônio do crescimento (GHRH) nas veias porta ou pode diminuir a secreção de somatostatina nas veias porta. Como a somatostatina é um hormônio inibitório, uma diminuição na sua secreção "removeria o freio" da secreção de hormônio do crescimento, possibilitando o aumento do GH.

11.20 Os três principais locais envolvidos na homeostasia do Ca^{2+} são o osso (no qual a maior parte do Ca^{2+} é armazenada), o sistema GI (no qual o Ca^{2+} é absorvido a partir da dieta) e os rins (nos quais o Ca^{2+} é filtrado e, em seguida, reabsorvido a partir da urina).

11.21 O PTH aumenta a reabsorção de Ca^{2+} a partir do osso, aumenta a reabsorção de Ca^{2+} nos rins e aumenta a produção renal de 1,25-di-hidroxivitamina D, o que, por sua vez, aumenta a absorção de Ca^{2+} pelo sistema GI.

11.22 O PTH estaria aumentado no hiperparatireoidismo primário e suprimido na hipercalcemia da malignidade, na qual o aumento de Ca^{2+} provocaria supressão da secreção de PTH. Neste último caso, a hipercalcemia ocorre independentemente do PTH (p. ex., pela ação do PTHrP).

CAPÍTULO 12

Relembre e compreenda

12.1 b. A redução do transporte de oxigênio para os rins aumenta a secreção de eritropoetina, que estimula a produção de eritrócitos pela medula óssea.

816 Vander | Fisiologia Humana

12.2 c.

12.3 c. O sangue no ventrículo direito é relativamente desoxigenado após retornar dos tecidos.

12.4 e. A resistência decresce com a quarta potência de um aumento do raio do vaso e em proporção direta ao comprimento do vaso.

12.5 d. Ver Figura 12.20.

12.6 d. A grande área transversal total dos capilares resulta em um fluxo sanguíneo muito lento.

12.7 a. O aumento da pressão coloidosmótica reduziria a filtração de líquido desde os capilares para os tecidos.

12.8 d. As pressões são mais elevadas no circuito sistêmico, contudo, como o sistema cardiovascular é uma alça fechada, o fluxo tem que ser igual nos dois.

12.9 b. O nó atrioventricular é o único ponto de condução entre os átrios e os ventrículos, e a propagação lenta através dele retarda o início da contração ventricular.

12.10 c. A pressão diastólica nesse exemplo é de 85 mmHg. A adição de 1/3 da pressão de pulso fornece uma *PAM* de 101,7 mmHg.

12.11 d. A redução do disparo para as arteríolas diminuiria a resistência periférica total e, portanto, reduziria a pressão arterial média, em uma trajetória rumo a níveis normais.

12.12 e. As células musculares ventriculares não possuem potencial de marca-passo, e os canais de Ca^{2+} tipo L não estão abertos durante essa fase do potencial de ação, mesmo em células autorrítmicas.

12.13 c.

12.14 a. Os aumentos no disparo dos nervos simpáticos e na liberação de norepinefrina durante o exercício provocam a constrição dos leitos vasculares nos rins, no sistema gastrintestinal e em outros tecidos, de modo a compensar a grande dilatação dos leitos vasculares musculares.

12.15 e. O t-PA faz parte do sistema fibrinolítico que dissolve os coágulos.

Aplique, analise e avalie

12.1 Não. A diminuição do volume dos eritrócitos constitui, certamente, uma explicação possível, porém existe outra: o indivíduo pode ter um volume normal de eritrócitos, mas um volume plasmático aumentado. Convença-se disso ao escrever a equação do hematócrito da seguinte forma:

Volume de eritrócitos/(Volume de eritrócitos + Volume plasmático)

12.2 Redução do raio do tubo à metade. A resistência é diretamente proporcional à viscosidade do sangue, porém inversamente proporcional à *quarta potência* do raio do tubo.

12.3 O platô do potencial de ação e a contração estariam ausentes. Você pode pensar que a contração persistiria, visto que a maior parte do Ca^{2+} do acoplamento excitação-contração no coração provém do retículo sarcoplasmático. Entretanto, o sinal para a liberação desse Ca^{2+} é a entrada de Ca^{2+} através da membrana citoplasmática.

12.4 O nó sinoatrial não está funcionando, e os ventrículos estão sendo impulsionados por um marca-passo no nó atrioventricular ou no feixe de His.

12.5 O indivíduo tem uma valva aórtica estreitada. Normalmente, a resistência através da valva aórtica é tão pequena que há apenas uma diferença mínima de pressão entre o ventrículo esquerdo e a aorta durante a ejeção ventricular. No exemplo dado, a grande diferença de pressão indica que a resistência através da valva deve ser muito alta.

12.6 Essa questão é análoga à questão 12.5, visto que a grande diferença de pressão através de uma valva enquanto ela está aberta indica um estreitamento valvar anormal – nesse caso, da valva atrioventricular esquerda.

12.7 Diminuição da frequência cardíaca e da contratilidade. Esses são efeitos mediados pelos nervos simpáticos nos receptores beta-adrenérgicos do coração.

12.8 120 mmHg. $PAM = PD + 1/3\ (PS - PD)$.

12.9 O medicamento deve ter levado as arteríolas dos rins a se dilatar o suficiente para reduzir sua resistência em 50%. O fluxo sanguíneo para um órgão é determinado pela pressão arterial média e pela resistência do órgão ao fluxo. Outro aspecto importante pode ser deduzido aqui: se a pressão arterial média não sofreu nenhuma alteração, apesar de a resistência renal ter caído 50%, então a resistência de algum outro órgão ou o débito cardíaco real aumentou.

12.10 O experimento sugere que a acetilcolina provoca vasodilatação por meio da liberação de óxido nítrico ou de algum outro vasodilatador das células endoteliais.

12.11 Uma baixa concentração de proteínas no plasma. A pressão capilar é menor que a normal, portanto não pode estar causando o edema. Outra possibilidade é o aumento da permeabilidade capilar às proteínas plasmáticas, como ocorre nas queimaduras.

12.12 20 mmHg/ℓ por minuto. $RPT = PAM/DC$.

12.13 Nada. O débito cardíaco e a resistência periférica total permaneceram inalterados, de modo que o seu produto, a pressão arterial média, também permanece inalterada. Essa questão enfatiza que a pressão arterial média depende do débito cardíaco, mas não da combinação da frequência cardíaca com o volume sistólico que determina o débito cardíaco.

12.14 Ela aumenta. Existem diversos impulsos que seguem um trajeto pelos nervos a partir dos barorreceptores arteriais. Quando esses nervos são seccionados, o número de impulsos que alcançam o centro cardiovascular medular cai a zero, exatamente como ocorreria em condições fisiológicas se houvesse uma acentuada redução da pressão arterial média. Assim, o centro cardiovascular medular responde aos impulsos ausentes aumentando de modo reflexo a pressão arterial.

12.15 Ele diminui. A hemorragia não causa nenhuma alteração imediata do hematócrito, porque os eritrócitos e o plasma são perdidos na mesma proporção. Entretanto, à medida que o líquido intersticial começa a entrar nos

Apêndice A | Respostas às Questões de Autoavaliação **817**

capilares, ele expande o volume plasmático e diminui o hematócrito. (Isso ocorre rápido demais para que tenha havido a produção de novos eritrócitos.)

12.16 Usando a equação $PAM = PD + 1/3 (PS - PD)$, atribuindo 85 à PAM e 105 à PS, e resolvendo para a PD, temos um valor de 75 mmHg. Pressão de pulso = $PS - PD$ ou, neste caso, 105 − 75 = 30 mmHg.

12.17 Os recipientes de transplante cardíaco conseguem aumentar o débito cardíaco durante os exercícios de duas maneiras. Quando o exercício começa, a medula suprarrenal libera epinefrina, que estimula os receptores beta-adrenérgicos no coração. Isso aumenta a frequência e a contratilidade cardíacas exatamente como aconteceria em resposta à liberação de norepinefrina diretamente pelos neurônios simpáticos. A diferença é que a resposta se inicia com atraso. Além disso, quando o indivíduo começa a se exercitar e o retorno venoso para o coração aumenta, o volume diastólico final aumenta. Isso desencadeia o mecanismo de Frank-Starling, aumentando o volume sistólico e contribuindo para o aumento do débito cardíaco.

12.18 Na derivação aVR, os polos elétricos estão orientados de modo quase oposto ao da derivação I. A derivação I é um vetor orientado do lado direito do corpo para um polo positivo no braço esquerdo, enquanto a derivação aVR é um vetor orientado do lado esquerdo do corpo para um polo positivo no braço direito. Assim, se o movimento de despolarização para o polo positivo na derivação I gerar uma onda P vertical, pode-se esperar que o mesmo movimento de despolarização para longe do polo positivo na derivação aVR produza uma onda P descendente.

12.19 O volume sistólico pode ser determinado ao se inserir os valores do débito cardíaco e da frequência cardíaca na equação $DC = FC \times VS$: 5.400 mℓ/min = 75 bpm $\times VS$, ou seja, VS = 72 mℓ. Em seguida, o VDF pode ser calculado a partir da equação $VS = VDF - VSF$: 72 mℓ = VDF − 60, ou seja, VDF = 132 mℓ. Por fim, $FE = VS/VDF$, ou seja, FE = 72 mℓ/132 mℓ = 54,5%.

Avaliação dos princípios gerais

12.1 Os hormônios do sistema endócrino carregam informações vitais, que integram a função de células e órgãos distribuídos pelo corpo. O sistema circulatório leva, de modo rápido e eficiente, o sangue e quaisquer hormônios nele contidos a todas as células do corpo. Sem esse sistema de transporte de informações, o sistema endócrino não seria capaz de funcionar adequadamente na regulação da homeostase.

12.2 Apesar de ser possível que a diferença no número de folhetos valvares seja simplesmente uma peculiaridade aleatória do desenvolvimento cardíaco, uma diferença evidente nas demandas funcionais das duas valvas atrioventriculares é o nível de pressão que elas precisam suportar. No pico sistólico, o gradiente de pressão típico através da valva atrioventricular direita é de aproximadamente 25 mmHg (pressão sistólica pulmonar), enquanto a pressão através da valva atrioventricular esquerda é de cerca de 120 mmHg

(pressão sistólica sistêmica). Com um folheto valvar a menos, a valva atrioventricular esquerda tem uma área menor no local em que as margens dos folhetos precisam se cerrar. Parece provável que essa estrutura torne o mecanismo menos suscetível à falência, apesar da maior pressão enfrentada.

12.3 O fígado produz proteínas plasmáticas em uma taxa que mantém a concentração dessas proteínas no plasma dentro de uma faixa estreita. As proteínas plasmáticas não atravessam livremente as paredes capilares, e sua concentração determina o valor de π_C, principal força de oposição ao fluxo de massa do líquido desde o plasma para o líquido intersticial (ver Figura 12.43). A manutenção do equilíbrio das forças de fluxo de massa é essencial para o controle do movimento de líquido entre os compartimentos intersticial e plasmático. A incapacidade do fígado de manter a concentração das proteínas plasmáticas em indivíduos com desnutrição proteica (*kwashiorkor*) ou com lesão hepática resulta em filtração excessiva de líquido do plasma e em edema tecidual.

Aplicação do conceito

Figura 12.1 O hematócrito seria de 33%, visto que o volume de eritrócitos é a diferença entre o volume de sangue total e o volume plasmático (4,5 − 3 = 1,5 ℓ), e o hematócrito é determinado pela fração do sangue total constituída de eritrócitos (1,5 ℓ/4,5 ℓ = 0,33, ou 33%).

Figura 12.6 Não. O fluxo no lado B seria duplicado, mas ainda assim seria menor que o do lado A. A área total da parede seria a mesma em ambos os lados. A fórmula do perímetro de um círculo é $2\pi r$. Desse modo, a circunferência da parede do lado A seria de 2 × 3,14 × 2 = 12,56; para os dois tubos no lado B, seria de (2 × 3,14 × 1) + (2 × 3,14 × 1) = 12,56. Entretanto, a área de corte transversal total através da qual o fluxo ocorre seria maior no lado A que no B. A fórmula para a área de corte transversal de um círculo é πr^2, de modo que a área do lado A seria de 3,14 × 2^2 = 12,56, enquanto a soma das áreas dos tubos no lado B seria de (3,14 × 1^2) + (3,14 × 1^2) = 6,28. Assim, mesmo com dois tubos de saída no lado B, o fluxo seria maior no lado A.

Figura 12.9 Se esse diagrama incluísse um vaso porta sistêmico, a sequência das estruturas no boxe inferior seria a seguinte: aorta → artérias → arteríolas → capilares → vênulas → vaso porta → capilares → vênulas → veias → veia cava. Entre os exemplos de vasos porta, estão a veia porta do fígado, que transporta sangue do intestino para o fígado (ver Figura 15.3), e os vasos porta hipotalâmico-hipofisários (ver Figura 11.14).

Figura 12.13 A velocidade do fluxo de íons através de uma membrana depende tanto da permeabilidade da membrana ao íon quanto do gradiente eletroquímico para o íon (ver Capítulo 6, Seção 6.6). Durante o platô do potencial de ação cardíaco, o potencial de membrana é positivo e mais próximo do potencial de equilíbrio do Ca^{2+} (que também possui um valor positivo) do que do potencial de equilíbrio do K^+ (que apresenta valor negativo). Assim, o Ca^{2+} tem alta permeabilidade e baixa força de propulsão eletroquímica, enquanto o K^+ possui menor permeabilidade, porém maior força propulsora eletroquímica. Esses fatores compensam um ao outro, e as correntes de sentido oposto acabam sendo quase idênticas.

Figura 12.14 Os potenciais de ação das células de Purkinje têm potencial de marca-passo despolarizante, a exemplo do que ocorre com as células nodais (apesar de a inclinação ser muito mais gradual), e uma rápida fase de ascensão e platô estendido, a exemplo do que ocorre com as células musculares cardíacas.

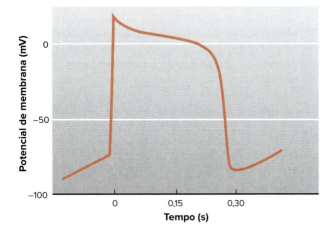

Figura 12.15 Uma redução da corrente de Ca^{2+} tipo L nas células do nó atrioventricular diminuiria a velocidade de condução dos potenciais de ação entre os átrios e os ventrículos. No traçado do ECG, isso seria indicado por um intervalo mais longo entre a onda P (despolarização atrial) e a onda QRS (despolarização ventricular).

Figura 12.17 Uma redução da corrente através dos canais de K^+ dependentes de voltagem retarda a repolarização dos potenciais de ação das células musculares ventriculares. Assim, a onda T (repolarização ventricular) do ECG se mostra atrasada em relação às ondas QRS (despolarização ventricular). Esse fato dá nome à "síndrome do QT longo".

Figura 12.21 O sangue da aorta não teria níveis de oxigênio significativamente abaixo dos normais. Comparar essa figura com a Figura 12.20. A pressão no ventrículo esquerdo é maior que no ventrículo direito durante todo o ciclo cardíaco. Esse gradiente de pressão favoreceria o fluxo sanguíneo através do orifício do septo do ventrículo esquerdo para o direito. Portanto, o sangue da artéria pulmonar teria maior teor de oxigênio que o normal (porque o sangue do ventrículo esquerdo acaba de chegar dos pulmões), mas o sangue desoxigenado não diluiria o sangue que flui para a aorta.

Figura 12.22 O mais provável é que o paciente tenha uma lesão na valva semilunar, que apresenta estenose e insuficiência. Em geral, o movimento anterógrado do sangue através de uma valva estenosada gera um sopro "sibilado", ao passo que, um sopro "gorgolejado" e em um tom mais baixo ocorre quando o sangue vaza para trás através de uma valva que não se fecha adequadamente. A sístole e a ejeção ocorrem entre duas bulhas cardíacas normais, enquanto a diástole e o enchimento ocorrem depois da segunda bulha cardíaca. Assim, o sibilo entre as bulhas cardíacas indica estenose da valva semilunar, enquanto o gorgolejo após a segunda bulha cardíaca teria origem na insuficiência da valva semilunar. No caso em questão, é mais provável que uma única valva tenha estenose e insuficiência. O diagnóstico poderia ser confirmado pela identificação do local de origem dos sons mais altos na parede torácica ou por meio de exames complementares de imagem.

Figura 12.23 O retardo entre as contrações atriais e ventriculares é causado pela propagação lenta do potencial de ação por meio do nó atrioventricular, resultante da velocidade relativamente baixa de despolarização das células pela corrente de Ca^{2+} tipo L. A estimulação parassimpática retarda ainda mais a propagação nas células do nó atrioventricular, ao reduzir a corrente que passa pelos canais de Ca^{2+} tipo L, o que, por sua vez, aumenta o atraso no nó atrioventricular.

Figura 12.26 Fração de ejeção (FE) = volume sistólico (VS)/ volume diastólico final (VDF); volume sistólico final (VSF) = VDF – VS. Com base no gráfico, em condições de controle, o VS é de 75 mℓ e, durante a estimulação simpática, alcança 110 mℓ. Logo: VSF de controle = 140 – 75 = 65 mℓ, e FE = 75/140 = 53,6%; VSF com estimulação simpática = 140 – 110 = 30 mℓ, e FE = 110/140 = 78,6%.

Figura 12.28 A atividade parassimpática, por meio de seu efeito sobre a frequência cardíaca, pode influenciar indiretamente o volume sistólico. Caso todas as outras variáveis se mantivessem constantes (em particular, o retorno venoso), a redução da frequência cardíaca proporcionaria mais tempo para os ventrículos se encherem entre os batimentos, e o maior volume diastólico final resultaria em maior volume sistólico, pelo mecanismo de Frank-Starling.

Figura 12.32 Na frequência cardíaca em repouso, o tempo gasto na diástole é duas vezes maior que o gasto na sístole (i. e., 1/3 do ciclo completo ocorre próximo às pressões sistólicas), e a pressão média está em um ponto que corresponde a cerca de um terço do caminho entre a pressão diastólica e a pressão sistólica. Com uma frequência cardíaca em que a duração da sístole e a da diástole são iguais, a pressão arterial média estaria aproximadamente na metade do caminho entre aquelas duas pressões.

Figura 12.34 Se a única alteração em relação ao que é mostrado em A for a dilatação do tubo 3, haverá uma diminuição efetiva da resistência ao fluxo de saída do reservatório de pressão. Se a velocidade de reenchimento do reservatório permanece constante, a altura do líquido (pressão hidrostática) no reservatório deve cair até alcançar um novo nível de estabilidade. Em comparação com o que é mostrado em B, os tubos 1, 3, 4 e 5 teriam menos fluxo, porque sua resistência

Apêndice A | Respostas às Questões de Autoavaliação **819**

é a mesma, porém o gradiente de pressão seria menor, ao passo que o tubo 2 teria maior fluxo, porque seu diâmetro se manteve grande e sua resistência, baixa. Um experimento semelhante é mostrado na Figura 12.49.

Figura 12.35 Quando a pressão arterial está elevada, o fluxo sanguíneo através da arteríola inicialmente aumenta, porque ΔP é maior, mas a resistência permanece inalterada (ou a resistência pode até ser mais baixa, se a pressão elevada a forçar). Entretanto, nos minutos seguintes, a concentração local de oxigênio aumenta, e as concentrações locais de metabólitos diminuem, induzindo a vasoconstrição da arteríola. Isso aumenta a resistência, e o fluxo sanguíneo vai, dessa forma, cair para o nível anterior à elevação da pressão arterial.

Figura 12.41 O sangue venoso que deixa esse tecido teria concentração mais baixa de oxigênio e nutrientes (como a glicose) e concentração mais alta de escória metabólica (como o dióxido de carbono).

Figura 12.43 A injeção de um litro de cristaloide para reposição do sangue perdido restauraria, inicialmente, o volume (e, portanto, a pressão hidrostática capilar), porém diluiria as proteínas plasmáticas remanescentes na corrente sanguínea. Como resultado, a principal força de oposição à filtração capilar (π_c) seria reduzida, causando um aumento da filtração efetiva do líquido dos capilares para o espaço do líquido intersticial. Uma injeção de plasma é capaz, entretanto, de restaurar o volume plasmático e as proteínas plasmáticas. Desse modo, as forças de Starling se mantêm em equilíbrio, e a maior parte do volume injetado permanece na vasculatura.

Figura 12.47 O aumento da atividade simpática e o bombeamento dos músculos esqueléticos e inspiratórios durante a prática de exercícios vigorosos aumentariam o fluxo sanguíneo de saída das veias sistêmicas e de retorno ao coração, de modo que o percentual de sangue total contido nas veias se reduziria, em comparação com os níveis em repouso. Ao mesmo tempo, o aumento da atividade metabólica dos músculos esqueléticos causaria dilatação arteriolar e aumento do fluxo sanguíneo (ver Figura 12.35A), de modo que o percentual de sangue total nos capilares e nas arteríolas sistêmicos seria maior que aquele em repouso.

Figura 12.48 A ingestão de líquidos sustenta a filtração efetiva de líquido nos capilares por meio da elevação transitória da pressão vascular (portanto, da P_c) e da redução da concentração das proteínas plasmáticas (portanto, de π_c). Embora os mecanismos reflexos minimizem e, por fim, revertam as alterações na pressão arterial e na osmolaridade plasmática, você poderia esperar um aumento transitório da formação de líquido intersticial e do fluxo de linfa após a ingestão extra de líquidos.

Tabela 12.8 A resistência total relativa dos dois circuitos pode ser calculada a partir da equação $PAM = DC \times RPT$ (ou $RPT = PAM/DC$). Assim, para o circuito sistêmico, a resistência total = 93/5 = 18,6, ao passo

que, para o circuito pulmonar, $R = 15/5 = 3$. Portanto, em relação à resistência pulmonar total, a resistência sistêmica = 18,6/3 = 6,2 vezes maior.

Figura 12.53 Há uma redução transitória da pressão nos barorreceptores quando você se levanta da cama. Isso ocorre porque a gravidade tem um impacto significativo sobre o fluxo sanguíneo. Enquanto se está deitado, o efeito da gravidade é mínimo, visto que os barorreceptores e o restante da vasculatura estão basicamente no mesmo nível do coração. Ao ficar de pé, a gravidade oferece resistência ao fluxo do sangue que retorna de regiões abaixo do coração (nas quais se encontra a maior parte do volume vascular). Isso diminui transitoriamente o débito cardíaco, portanto, a pressão sanguínea. A Seção 12.19 do capítulo fornece uma descrição detalhada desse fenômeno e explica como o corpo compensa os efeitos da gravidade.

Figura 12.54 Como o valor normal em repouso se encontra no centro da parte de maior inclinação da curva, a frequência dos potenciais de ação dos barorreceptores apresenta sensibilidade máxima a pequenas mudanças da pressão arterial média em ambos os sentidos, e essa sensibilidade pode ser mantida com alterações mínimas para cima ou para baixo no ponto de ajuste homeostático.

Figura 12.56 Sem uma resposta reflexa homeostática de todo o corpo a uma perda excessiva de sangue, poderia ocorrer redução potencialmente fatal da pressão arterial e, portanto, da pressão de perfusão dos órgãos. Essas respostas reflexas incluem aumento do débito cardíaco, sustentado pelo aumento do retorno venoso, bem como vasoconstrição arterial. São respostas mediadas principalmente pelo sistema nervoso autônomo. Embora as respostas apresentadas na figura não reponham o sangue perdido, elas mantêm a pressão de perfusão para os órgãos vitais (como o cérebro e o coração) até que ocorra a reposição do volume sanguíneo (descrita nas figuras subsequentes).

Tabela 12.9 O hematócrito é o percentual do volume de sangue total constituído de eritrócitos. No caso em questão, portanto, o hematócrito normal era de 2.300/5.000 $\times$ 100 = 46%. Imediatamente após a hemorragia, era de 1.840/4.000 $\times$ 100 = 46%. Após 18 horas, caiu para 1.840/4.900 $\times$ 100 = 37%. A hemorragia em si não modificou o hematócrito, visto que houve perda de eritrócitos e plasma em proporções iguais. Ao longo das 18 horas seguintes, porém, houve um deslocamento efetivo de líquido intersticial para o plasma sanguíneo, devido a uma redução da P_c. Como isso ocorre mais rapidamente do que a produção de novos eritrócitos, essa "autotransfusão" resulta na diluição dos eritrócitos remanescentes na corrente sanguínea. Nos dias e semanas que se seguem, o aumento da eritropoetina vai estimular a reposição dos eritrócitos perdidos, e o volume de LEC perdido será reposto pela ingestão de líquidos e pela diminuição do débito urinário.

Figura 12.61 A prática de exercícios sob calor extremo pode provocar desmaios, devido à incapacidade de manutenção de um fluxo sanguíneo suficiente para o cérebro. Isso ocorre porque a manutenção da homeostase da temperatura corporal impõe demandas ao sistema cardiovascular, que superam apenas aquelas dos músculos em exercício. As glândulas sudoríparas secretam líquido desde o plasma para superfície da pele para facilitar o resfriamento evaporativo, e as arteríolas da pele sofrem dilatação, direcionando o sangue à superfície para seu resfriamento radiante. Com a redução do volume sanguíneo e grandes quantidades de sangue fluindo para os músculos esqueléticos e a pele, o débito cardíaco pode não ser suficiente para manter níveis adequados de fluxo para o cérebro e outros tecidos.

Figura 12.63   A distribuição do fluxo sanguíneo para cada órgão é ajustada de modo a sustentar a capacidade de praticar exercícios (ver Figura 12.61). O principal ajuste é um deslocamento maior do débito cardíaco para os órgãos vitais (como o coração e os músculos esqueléticos), à custa de órgãos menos vitais para o desempenho do exercício (como o intestino e os rins). Esse processo é controlado pelo sistema nervoso central, principalmente por meio do sistema nervoso autônomo, e pelo sistema circulatório, por intermédio de controladores locais do fluxo sanguíneo para os músculos esqueléticos. Alguns desses ajustes estão listados na Tabela 12.10. Como você aprenderá no Capítulo 13, essas mudanças na distribuição do fluxo sanguíneo para órgãos que aumentam a atividade metabólica durante a prática de exercícios são também acompanhadas de ajustes no sistema respiratório. Por exemplo, a frequência respiratória e a profundidade da respiração aumentam, de modo a aumentar a captação de oxigênio e remover o dióxido de carbono produzido pelo músculo em atividade.

Figura 12.65   O volume diastólico final normal é de 135 m ℓ, e o gráfico mostra que, dentro desse volume, o volume sistólico é de aproximadamente 40 m ℓ para o coração com insuficiência. A fração de ejeção ficaria, assim, em torno de 40/135 = 29,6%. Esse valor é significativamente mais baixo do que em um coração normal (70/135 = 51,8%).

Figura 12.70   A inibição da coagulação sanguínea seria significativamente maior sem o fator VII. A ativação normal da coagulação sanguínea começa com a ativação do fator VII, que não apenas inicia a via extrínseca como também ativa de modo sequencial a via intrínseca, quando a trombina ativa os fatores XI, VIII e V. Essa sequência não seria rompida pela ausência do fator XII. Por outro lado, na ausência do fator VII, a via extrínseca não pode ser ativada de modo algum.

Figura 12.71   Como descrito no Capítulo 15, a produção de vitamina K pelas bactérias intestinais pode constituir uma fonte significativa dessa vitamina quando sua ingestão via alimentos é baixa. O tratamento com antibióticos mata não apenas as bactérias prejudiciais, mas também as bactérias intestinais benéficas, que produzem vitamina K. Desse modo, é possível que um ciclo prolongado de antibióticos provoque deficiência de vitamina K e, consequentemente, deficiência na síntese dos fatores de coagulação.

Estude e revise

12.1   O eritrócito percorreria o seguinte caminho: lado direito do coração → tronco pulmonar → artérias pulmonares → arteríolas pulmonares → capilares pulmonares → vênulas pulmonares → veias pulmonares → lado esquerdo do coração → aorta → artérias sistêmicas → arteríolas sistêmicas → capilares sistêmicos → vênulas sistêmicas → veias sistêmicas → veia cava → lado direito do coração. O oxigênio é captado nos capilares pulmonares e se mantém em níveis altos no sangue até chegar aos tecidos através dos capilares sistêmicos. Os níveis de oxigênio no sangue são mais baixos nas veias sistêmicas e no lado direito do coração, até que aumentam de novo quando o sangue flui de volta através dos pulmões.

12.2   (1) Viscosidade do sangue; (2) comprimento do vaso sanguíneo; (3) raio do vaso. Como a resistência é inversamente proporcional à quarta potência do raio, um pequeno aumento no raio causa uma grande diminuição da resistência, aumentando assim o fluxo, e uma pequena redução do raio causa um grande aumento da resistência, diminuindo assim o fluxo. Uma vez que o raio do vaso pode mudar muito rapidamente, ele é de longe o mais importante determinante fisiológico da resistência. Entretanto, alterações na viscosidade também ocorrem – de forma lenta – e podem ter efeitos a longo prazo significativos sobre a resistência e, consequentemente, sobre o fluxo sanguíneo.

12.3   Veia cava → átrio direito → valva atrioventricular direita (tricúspide) → ventrículo direito → valva pulmonar (semilunar) → artéria pulmonar → pulmões → átrio esquerdo → valva esquerda (bicúspide ou mitral) → ventrículo esquerdo → valva aórtica (semilunar) → aorta.

12.4   Trata-se de uma despolarização gradual que leva o potencial de membrana ao limiar, o que inicia um potencial de ação. Os mecanismos iônicos são aumento da permeabilidade ao K^+, corrente de Na^+ através dos canais tipo F e corrente de Ca^{2+} através dos canais tipo T, os quais, em conjunto, despolarizam a célula até o limiar. A corrente de marca-passo do nó sinoatrial atinge o limiar mais rápido do que a do nó atrioventricular, de modo que, normalmente, o nó sinoatrial determina a frequência cardíaca.

12.5
- Fim da diástole (imediatamente anterior à contração ventricular): a pressão aórtica está em declínio e muito mais elevada do que a pressão ventricular
- Início da sístole: a pressão ventricular está aumentando devido à contração, mas a pressão aórtica continua diminuindo porque a valva aórtica permanece fechada
- Fase intermediária da sístole: a pressão ventricular é maior que a aórtica, logo a valva aórtica está aberta, levando à ejeção de sangue para a aorta. As duas pressões estão aumentando

Apêndice A | Respostas às Questões de Autoavaliação **821**

- Fim da sístole: a força de contração está diminuindo, de modo que as duas pressões estão caindo
- Início da diástole: a pressão ventricular é menor que a aórtica, portanto a valva aórtica se fecha e as duas pressões diminuem
- Fase intermediária da diástole: a pressão ventricular está aumentando devido ao enchimento, ao passo que a pressão aórtica está diminuindo.

12.6 (1) Aumento da contratilidade (aumento da fração de ejeção em uma determinada pré-carga [volume diastólico final]), tipicamente mediado por um aumento da atividade simpática; (2) aumento da pré-carga (mecanismo de Frank-Starling), pelo aumento do retorno venoso para o coração; (3) elevação da frequência cardíaca, devido ao aumento da atividade simpática (trata-se, tipicamente, de uma contribuição menor para o aumento do débito cardíaco, que depende principalmente do retorno venoso).

12.7 Embora o ECG avalie apenas a atividade elétrica do coração, ele pode, em alguns casos, fornecer informações sobre a função do músculo cardíaco e o fluxo sanguíneo. Por exemplo, se o sistema elétrico do coração estiver danificado em decorrência de um infarto do miocárdio, isso aparecerá como uma alteração no ECG.

12.8 As células endoteliais formam o revestimento de todos os vasos sanguíneos e das câmaras cardíacas. Suas principais funções são: (1) servir de barreira de permeabilidade; (2) produzir substâncias vasoativas, fatores de crescimento, fatores de coagulação e citocinas em resposta a perturbações; (3) mediar a angiogênese; (4) metabolizar hormônios (ativação e desativação); (5) afetar os músculos lisos vasculares adjacentes (controle local da resistência ao fluxo).

12.9 A pressão de pulso é de $140 - 90 = 50$ mmHg, e a *PAM* $= 90 + (50/3) = 107$ mmHg. A pressão de pulso é um índice da função cardíaca (fração de ejeção/volume sistólico) e da rigidez das artérias (aumentada na arteriosclerose). A *PAM* é o valor médio, ao longo de um ciclo cardíaco, da pressão que impulsiona o sangue para os tecidos.

12.10 Um mecanismo intrínseco poderia ser o aumento da atividade metabólica do órgão (hiperemia ativa), que, ao liberar fatores locais, dilataria as arteríolas do órgão. Um mecanismo extrínseco poderia ser o aumento da atividade de neurônios não colinérgicos e não adrenérgicos (por ação do óxido nítrico ou outros vasodilatadores) ou a diminuição do influxo (*input*) vasoconstritor (simpático ou hormonal).

12.11 A albumina é a mais abundante proteína plasmática. Uma diminuição da concentração da proteína nos capilares reduz a absorção de líquido do espaço intersticial. O consequente aumento do volume de líquido no espaço intersticial pode provocar edemas, caso não seja feita a "retirada" adequada pelo sistema linfático. Essa condição é conhecida como hipoalbuminemia.

12.12 Há várias maneiras por meio das quais os exercícios podem atuar sobre a circulação venosa, aumentando o retorno venoso. Entre elas, se incluem: (1) aumento da potência da bomba musculoesquelética, devido à contração muscular; (2) elevação da potência da bomba respiratória, devido ao aumento da profundidade da respiração; (3) aumento do influxo simpático para vênulas e veias, o que comprime esses vasos de capacitância.

12.13 Os vasos linfáticos são a principal via por meio da qual o excesso de líquido intersticial e as proteínas que deixam os capilares retornam à corrente sanguínea. Interferências nesse processo causam acúmulo de líquido no espaço intersticial (edema). Além disso, o acúmulo de proteínas pode retirar mais líquido dos capilares, por meio das forças de Starling.

12.14 Uma rápida infusão de $2\ \ell$ de sangue (transfusão) elevaria a pressão venosa, o que, por sua vez, aumentaria o retorno venoso. O aumento do retorno venoso aumenta o volume diastólico final (e a pressão). Por meio do mecanismo de Frank-Starling, o volume sistólico aumenta, levando ao aumento do débito cardíaco. Se a *RPT* não se alterar, a *PAM* se elevará, visto que *PAM* $= DC \times RPT$. Como será possível aprender na próxima seção, os reflexos barorreceptores fazem a *PAM* retornar rapidamente aos níveis pré-infusão.

12.15 Trata-se essencialmente do oposto da hemorragia mostrada na Figura 12.56. A *PAM* elevada provoca um aumento na taxa de disparo dos barorreceptores arteriais. O aumento do influxo aferente para o centro de controle medular leva à diminuição do influxo simpático e ao aumento do influxo parassimpático para o coração, o que resulta em redução da frequência cardíaca e do volume sistólico. Esse efeito sobre o coração – em combinação com uma redução do influxo simpático para as veias, que diminui o retorno venoso – leva à diminuição do débito cardíaco, em uma trajetória rumo aos níveis pré-infusão. Além disso, a redução do influxo simpático para as arteríolas causa vasodilatação, o que diminui a *RPT*. A combinação das diminuições do *DC* e da *RPT* faz a *PAM* retornar aos níveis pré-infusão.

12.16 O volume sanguíneo é o principal determinante a longo prazo do retorno venoso, que, por sua vez, determina o débito cardíaco, um fator crucial para a manutenção da pressão arterial. Se os rins não forem capazes de evitar, de forma adequada, aumentos no volume sanguíneo, pode ocorrer hipertensão arterial crônica.

12.17 A *PAM* elevada pode se sobrepor a fatores que estejam reduzindo o fluxo sanguíneo no cérebro, a fim de manter a perfusão para o cérebro (resultado adaptativo). Entretanto, se a diminuição do fluxo cerebral for devido a um grande sangramento (hemorragia cerebral), a *PAM* elevada pode agravar a hemorragia (resultado desadaptativo), ao aumentar a pressão de perfusão.

12.18 Há diversas abordagens simultâneas para tratar o choque provocado por infecção (choque séptico): (1) administração de líquidos intravenosos; (2) antibióticos para o tratamento da infecção, (3) fármacos vasoconstritores (p. ex., catecolaminas, vasopressina e angiotensina II). O objetivo é manter o retorno venoso/débito cardíaco e aumentar a resistência periférica total.

12.19 A contração dos músculos esqueléticos comprime as veias da panturrilha e o compartimento de líquido intersticial nos músculos da panturrilha. A compressão das veias aumenta a pressão venosa – impulsionando, assim, o sangue de volta para o coração (ver Figura 12.47) – e evita o acúmulo nas veias (um risco de formação de coágulos sanguíneos). A compressão do compartimento de líquido intersticial nos músculos esqueléticos aumenta a pressão hidrostática intersticial (P_{FI} na Figura 12.43), uma força de Starling que favorece a absorção de líquido desde o espaço intersticial para dentro dos capilares, reduzindo o risco de edema.

12.20 O conceito geral é de que a falta de exercícios físicos reduz a capacidade de aumentar o débito cardíaco, de aumentar o fluxo sanguíneo na vasculatura e de manter o retorno venoso. Os fatores locais que limitam a capacidade de exercício incluem o número de vasos sanguíneos nos músculos esqueléticos, a eficiência da utilização de oxigênio pelos músculos e o volume sistólico máximo, de modo que o débito cardíaco não possa aumentar de forma eficaz.

12.21 O Na^+ elevado aumenta a retenção de líquidos e leva ao aumento da resistência periférica total. A incapacidade dos rins de eliminar adequadamente o excesso de Na^+ do corpo (hipertensão sensível ao sal) é o principal defeito. A maioria dos pacientes é tratada com: (1) diuréticos, para auxiliar na eliminação do excesso de Na^+ e líquidos; (2) inibidores de diversos componentes do sistema renina-angiotensina-aldosterona, para reduzir a resistência periférica total e aumentar a excreção de Na^+ e água. Muitos pacientes são tratados com as duas classes de fármacos anti-hipertensivos.

12.22 A retenção de líquidos é mediada, em grande parte, por aumentos, mediados por barorreceptores da atividade dos sistemas da vasopressina e reninaangiotensina-aldosterona. O aumento do Na^+ e da retenção de líquidos aumenta o volume sanguíneo, o retorno venoso, o volume sistólico e o débito cardíaco. Entretanto, se a retenção de líquidos for excessiva, a elevação da pressão hidrostática capilar (pelas forças de Starling) aumenta o volume de líquido intersticial, o que pode levar à formação prejudicial de edemas periféricos e pulmonares.

12.23 Os principais efeitos benéficos são a desaceleração da frequência cardíaca e a prevenção de arritmias. Marca-passos/desfibriladores implantáveis podem detectar a arritmia e, automaticamente, liberar uma corrente elétrica que mantenha o coração batendo regularmente ou interrompa a fibrilação.

12.24 Se o coração estiver fibrilando ou tiver parado completamente, os tecidos (em particular, os do coração e do cérebro) começam a morrer. Com a compressão do tórax e a respiração boca a boca (reanimação cardiopulmonar), pode-se manter um pequeno volume de fluxo de sangue oxigenado para o coração e o cérebro, de modo a retardar a morte celular por isquemia.

Essas manobras também ajudam a manter o ritmo cardíaco normal, caso o coração não esteja fibrilando. Além de iniciar a reanimação cardiopulmonar, deve-se pedir a alguém que esteja próximo para: (1) tentar obter um desfibrilador automático externo; (2) ligar para o Serviço de Atendimento Móvel de Urgência (SAMU, 192).

12.25 O principal motivo pelo qual é útil erguer a mão é que isso reduz a pressão nos vasos sanguíneos (devido à diminuição da pressão hidrostática), ao amenizar os efeitos da gravidade. O ato de pressionar o dedo próximo ao corte diminui a pressão de perfusão (arteriolar) e desacelera o fluxo sanguíneo, reduzindo assim a perda de sangue, além de estimular a formação do tampão plaquetário e de um coágulo sanguíneo.

12.26 Vasoconstrição e adesão de células endoteliais opostas → ativação e agregação das plaquetas → formação do tampão plaquetário. O processo não se espalha para além do sítio da lesão porque o endotélio normal libera prostaciclina e óxido nítrico, a fim de evitar a agregação plaquetária.

12.27 A protrombina é convertida em trombina pela estimulação do fator final (X), gerado por uma cascata de fatores de coagulação e pelas plaquetas ativadas. A trombina, na sequência: (1) catalisa a formação da rede de fibrina; (2) estabiliza a rede de fibrina por ação do fator VIII; (3) retroalimenta positivamente a cascata de fatores de coagulação, para a produção de mais trombina.

12.28 Devido ao potente sistema de retroalimentação positiva para a formação de coágulos, é crítico limitar sua extensão. Ciclos de retroalimentação positiva podem sair do controle, e o coágulo pode se tornar grande demais e interromper o fluxo. Uma vez que o tecido tenha sido reparado, o coágulo não é mais necessário e pode causar problemas (p. ex., ao se romper e provocar uma embolia em outra parte do corpo). Assim, a fibrinólise mediada pela plasmina e pelo t-PA remove o coágulo tão logo ele não seja mais necessário.

12.29 Como em todos os anticoagulantes, há o risco de sangramento excessivo. Isso pode ocorrer, por exemplo, no sistema gastrintestinal, de modo que não seja percebido imediatamente pelo paciente. Esse sangramento excessivo pode causar anemia grave (hematócrito reduzido), devido à perda de eritrócitos. Existem diversos exames de sangue que podem ser realizados para monitorar o grau de anticoagulação de um paciente, a fim de que a dose do anticoagulante seja cuidadosamente ajustada e os riscos do seu uso sejam minimizados.

CAPÍTULO 13

Relembre e compreenda

13.1 e. Se a pressão alveolar (P_{alv}) for negativa em relação à pressão atmosférica (P_{atm}), a força motriz para o fluxo de ar é para dentro (da atmosfera para o pulmão).

13.2 a. Para a mesma mudança na pressão transpulmonar, um pulmão menos complacente (i. e., mais rígido) terá uma alteração menor no volume pulmonar.

Apêndice A | Respostas às Questões de Autoavaliação   **823**

13.3 a. A ventilação minuto total é a soma do espaço morto mais a ventilação alveolar. A ventilação minuto é a frequência respiratória (12 respirações por minuto) multiplicada pelo volume corrente (500 m ℓ/respiração) = 6.000 m ℓ/min. Subtraia dessa a ventilação alveolar (4.200 m ℓ/min) e obtém-se 1.800 m ℓ/min.

13.4 d. Um aumento na P_{O_2} alveolar resulta de um aumento na ventilação alveolar (suprimento de oxigênio) em relação à taxa metabólica (consumo de oxigênio).

13.5 c. A relação entre a P_{O_2} arterial e a saturação arterial de oxigênio é descrita pela curva de dissociação oxigênio-hemoglobina. O maior aumento na saturação de oxigênio para a mesma alteração na P_{O_2} ocorre na parte mais íngreme da curva – uma P_{O_2} entre 40 e 60 mmHg.

13.6 b. Aumentos na temperatura do sangue, diminuições no pH do sangue e aumentos no DPG deslocam a curva de oxigênio-hemoglobina para baixo, levando a uma menor saturação de oxigênio na mesma P_{O_2}.

13.7 b. Existem formas de asma que não se devem principalmente à presença de alergênios. Alguns exemplos são a asma induzida por exercício ou induzida por ar frio.

13.8 e. A acidose respiratória (aumento na P_{CO_2} no sangue e diminuição do pH) é um forte estímulo à ventilação – isso é mediado tanto por aferentes dos quimiorreceptores periféricos quanto por um aumento na atividade dos quimiorreceptores centrais.

13.9 c. Devido ao formato da curva de dissociação oxigênio-hemoglobina, pequenos aumentos na P_{O_2} devido a aumentos na ventilação não podem saturar totalmente a hemoglobina. Quando o sangue dessaturado se mistura com o sangue saturado, a média ainda é hipoxêmica.

13.10 c. Lembre-se que a capacidade pulmonar é a soma de pelo menos dois volumes. A capacidade inspiratória é a soma do volume corrente e do volume de reserva inspiratória.

Aplique, analise e avalie

13.1 200 m ℓ/mmHg.

Complacência pulmonar = Δ volume pulmonar/Δ ($P_{alv} - P_{ip}$)
$$= 800 \text{ m}\ell/[0 - (-8)] \text{ mmHg}$$
$$- [0 - (-4)] \text{ mmHg}$$
$$= 800 \text{ m}\ell/4 \text{ mmHg} = 200 \text{ m}\ell/\text{mmHg}$$

13.2 Mais subatmosférico que o normal. Um nível de surfactante diminuído faz que os pulmões sejam menos complacentes (ou seja, mais difíceis de expandir). Portanto, uma maior pressão transpulmonar ($P_{alv} - P_{ip}$) é necessária para expandi-los em um determinado valor.

13.3 Não.
Ventilação
alveolar = (Volume corrente − Espaço morto) ×
   Frequência respiratória
$$= (250 \text{ m}\ell - 150 \text{ m}\ell)/\text{respiração} \times 20 \text{ respirações/min}$$
$$= 2.000 \text{ m}\ell/\text{min}$$

A ventilação alveolar normal é aproximadamente 4.000 m ℓ/min em um adulto de 70 kg.

13.4 O volume do *snorkel* constitui um espaço morto adicional, então a ventilação pulmonar total deve ser aumentada para que a ventilação alveolar permaneça constante. A maneira mais eficiente de fazer isso é aumentando o volume corrente.

13.5 A P_{O_2} alveolar será maior que o normal, e a P_{CO_2} alveolar será mais baixa. Para entender melhor o porquê, revise os fatores que determinam as pressões dos gases alveolares (ver Tabela 13.6).

13.6 Não. A hipoventilação reduz a P_{O_2} arterial, mas apenas porque reduz a P_{O_2} alveolar – ou seja, na hipoventilação, *ambas* P_{O_2} alveolar e arterial diminuem essencialmente no mesmo grau. Nesse problema, a P_{O_2} alveolar é normal, portanto a pessoa não está hipoventilando. A P_{O_2} arterial baixa deve, por conseguinte, representar um defeito que causa uma discrepância entre a P_{O_2} alveolar e a P_{O_2} arterial. As possibilidades incluem difusão prejudicada, desvio de sangue do lado direito do coração para o esquerdo através de um orifício na parede do coração e um desajuste entre o fluxo de ar e o fluxo de sangue nos alvéolos.

13.7 Não em repouso, se o defeito não for muito grave. Lembre-se de que a equilibração do ar alveolar e do sangue capilar pulmonar é normalmente tão rápida que ocorre bem antes do final dos capilares. Portanto, mesmo que a difusão possa ser retardada como neste problema, ainda pode haver tempo suficiente para que o equilíbrio seja alcançado. Em contraste, o tempo para o equilíbrio é diminuído durante o exercício (devido a um aumento na taxa de fluxo sanguíneo através da circulação pulmonar), e a falha no equilíbrio é muito mais provável de ocorrer, resultando em uma P_{O_2} arterial reduzida.

13.8 Apenas uma porcentagem pequena (especificamente, cerca de 200 m ℓ O_2/ℓ de sangue para aproximadamente 215 m ℓ de O_2/ℓ de sangue). A razão pela qual o aumento é tão pequeno é que quase todo o oxigênio no sangue é transportado ligado à hemoglobina, e a hemoglobina está quase 100% saturada na P_{O_2} arterial obtida pela respiração do ar ambiente. A alta P_{O_2} arterial alcançada pela respiração de 100% de oxigênio causa um aumento diretamente proporcional na quantidade de oxigênio *dissolvido* no sangue (os 15 m ℓ adicionais), mas isso ainda continua sendo uma pequena fração do oxigênio total no sangue. Revise os números apresentados no capítulo.

13.9 Todos. O sangue venoso contém produtos do metabolismo liberados pelas células, como o dióxido de carbono.

13.10 Ela cessaria. A respiração depende de estímulos descendentes do bulbo para os nervos que suprem o diafragma e os músculos intercostais inspiratórios.

13.11 a. A combinação de hipercapnia (P_{CO_2} aumentada devido ao aumento do CO_2 inspirado) e hipoxia (devido à diminuição do O_2 inspirado) aumenta muito a ventilação por estimular os quimiorreceptores centrais e periféricos. Embora o CO diminua o conteúdo de O_2, os quimiorreceptores não são estimulados e a ventilação não aumenta.

13.12
Esses pacientes apresentam hiperventilação profunda, com grandes aumentos tanto na profundidade quanto na frequência da ventilação. O estímulo, principalmente por meio dos quimiorreceptores periféricos, é o grande aumento de sua concentração de íons hidrogênio arterial devido aos ácidos produzidos. A hiperventilação provoca aumento na P_{O_2} arterial e diminuição na P_{CO_2} arterial.

13.13
No *shunt* anatômico puro, o sangue passa pelo pulmão sem exposição a qualquer ar alveolar. Portanto, aumentos na P_{O_2} alveolar causados pelo aumento do O_2 inspirado não afetarão a P_{O_2} do sangue desviado. Por outro lado, ainda há algum sangue fluindo por uma região do pulmão com uma incompatibilidade de ventilação-perfusão. Sendo assim, um aumento na P_{O_2} nos alvéolos pode aumentar a P_{O_2} no sangue da região afetada, que, ao se misturar com o sangue advindo de outras áreas do pulmão, pode aumentar a P_{O_2} do sangue na veia pulmonar e, consequentemente, na circulação arterial.

Avaliação dos princípios gerais

13.1
A lei de Boyle (ver Figura 13.8) explica que a pressão exercida por um número constante de moléculas de gás (em temperatura constante) é inversamente proporcional ao volume de um recipiente. Portanto, quando o volume do pulmão aumenta durante a respiração de pressão negativa, a diminuição resultante da pressão direciona o ar para os pulmões (inspiração). Por outro lado, quando o pulmão desinfla, a pressão nele aumenta, empurrando o ar para fora do pulmão (expiração). A Lei de Laplace (ver Figura 13.17) demonstra que quanto maior o raio de uma esfera (p. ex., um alvéolo), menor a tensão superficial. Isso explica a necessidade de surfactante pulmonar, que diminui a tensão superficial de alvéolos menores, evitando, assim, o seu colapso. A lei de Dalton afirma que, em uma mistura de gases, a pressão que cada gás exerce é independente da pressão que os outros exercem e é proporcional à porcentagem desse gás na mistura. Isso explica, portanto, porque a pressão parcial do oxigênio no ar ao nível do mar é igual a 0,21 × 760 mmHg, ou 160 mmHg. A lei de Henry afirma que a quantidade de gás dissolvido em um líquido será diretamente proporcional à pressão parcial do gás com o qual o líquido está em equilíbrio. Isso é extremamente importante para entender a transferência de oxigênio do gás alveolar para o sangue. Finalmente, as propriedades alostéricas únicas da hemoglobina mostradas nas Figuras 13.26 e 13.29 permitem a entrega adequada de oxigênio dos pulmões para os tecidos. À medida que o CO_2 se difunde para fora dos capilares pulmonares, a diminuição do CO_2 no sangue desloca a curva de dissociação de oxigênio para a esquerda, permitindo maior captação de oxigênio. Por outro lado, à medida que o sangue entra no tecido, o CO_2 se difunde para o sangue e desloca a curva de dissociação de oxigênio para a direita, permitindo maior liberação de oxigênio para os tecidos.

13.2
A finura da parede alveolar minimiza a barreira para a difusão de oxigênio e dióxido de carbono, permitindo uma transferência eficiente de gases para o sangue (ver Figura 13.4). A ramificação múltipla das vias respiratórias em bronquíolos e alvéolos respiratórios e a ramificação da artéria pulmonar nas arteríolas e capilares pulmonares aumenta muito a área de superfície para troca gasosa (ver Figura 13.3).

13.3
Alguns dos fatores que influenciam a ventilação alveolar estão resumidos na Figura 13.40. Os três principais fatores estimuladores no sangue são uma diminuição na P_{O_2}, um aumento nos ácidos não voláteis e um aumento na P_{CO_2}. Inversamente, uma diminuição nos ácidos e na P_{CO_2} no sangue inibem a ventilação. Esses fatores muitas vezes atuam em oposição durante a adaptação à hipoxia devido, por exemplo, à grande altitude. Nesse caso, a P_{O_2} diminui devido à diminuição na pressão barométrica. O aumento resultante na ventilação alveolar (ver Figura 13.35) leva a uma diminuição na P_{CO_2} (hiperventilação). Essa alcalose respiratória atenua o aumento na ventilação alveolar que, de outra forma, ocorreria com a hipoxia arterial.

Aplicação do conceito

Figura 13.4   A velocidade de difusão dos gases entre o ar e os capilares pode ser reduzida em consequência do aumento da resistência à difusão (ver Figuras 4.1 a 4.4, no Capítulo 4, para discussão dos fatores que afetam a difusão).

Figura 13.11   Um tubo é introduzido através da parede torácica dentro do espaço pleural que está agora aumentado. (O orifício original que causou o pneumotórax também precisaria ser reparado.) Em seguida, aplica-se uma sucção ao tubo torácico. A pressão negativa diminui a P_{ip} abaixo da P_{atm} e, assim, aumenta a P_{tp}, o que resulta na reexpansão do pulmão.

Figura 13.13

P_{alv}	P_{ip}	P_{tp} $(P_{alv} - P_{ip})$	Mudança no volume pulmonar
❶ 0	−4	4	
			P_{tp} está aumentando → volume pulmonar ↑
❷ −1	−6	5	
			P_{tp} está aumentando → volume pulmonar ↑
❸ 0	−7	7	
			P_{tp} está diminuindo → volume pulmonar ↓
❹ 1	−5	6	
			P_{tp} está diminuindo → volume pulmonar ↓
❺ 0	−4	4	

Nota: o verdadeiro aumento ou diminuição de volume em mℓ é determinado pela complacência do pulmão (ver Figura 13.16).

Figura 13.16   Teoricamente, qualquer procedimento capaz de aumentar a P_{tp} durante a inspiração aumentará o volume pulmonar. Isso pode ser obtido com pressão positiva nas vias respiratórias gerada por ventilação mecânica, que aumentará a P_{alv}. Essa abordagem pode funcionar, mas também aumenta o risco de pneumotórax ao induzir o vazamento de ar do pulmão para dentro do espaço intrapleural.

Figura 13.19 O espaço morto anatômico aumentaria em cerca de 251 m ℓ (ou 251 cm³). (O volume do tubo pode ser aproximadamente aquele de um cilindro perfeito [$\pi\, r^2\, h = 3{,}1416 \times 2^2 \times 20$].) Esse grande aumento no espaço morto anatômico diminuiria a ventilação alveolar (ver Tabela 13.6), e seria necessário um aumento do volume corrente para compensação. (Ocorreria também um aumento na resistência das vias respiratórias, que é discutido na Seção 13.3.)

Figura 13.20 As células necessitam de oxigênio para a respiração celular e, por sua vez, produzem dióxido de carbono como produto metabólico tóxico. Para sustentar a captação efetiva de oxigênio e a remoção efetiva de dióxido de carbono, o oxigênio precisa ser transferido da atmosfera para todas as células e órgãos do corpo, enquanto o dióxido de carbono precisa ser transferido das células para a atmosfera. Isso exige um processo de transporte altamente eficiente que envolve a difusão de oxigênio e de dióxido de carbono, em sentidos opostos nos pulmões e nas células, e o fluxo de massa do sangue, que transporta oxigênio e dióxido de carbono pelo sistema circulatório, dos pulmões para as células e, em seguida, de volta aos pulmões. Esses processos levam a um ganho efetivo de oxigênio (250 m ℓ /min em repouso) da atmosfera para consumo nas células e à perda efetiva de dióxido de carbono (200 m ℓ /min em repouso) das células para a atmosfera.

Figura 13.23 O aumento no débito cardíaco que ocorre com o exercício aumenta acentuadamente o fluxo sanguíneo pulmonar e diminui o tempo de exposição dos eritrócitos à quantidade aumentada de oxigênio dos alvéolos. Em uma região normal do pulmão, existe um grande fator de segurança, de modo que um aumento acentuado do fluxo sanguíneo ainda possibilita a captação normal de oxigênio. Entretanto, até mesmo pequenos aumentos na velocidade do fluxo sanguíneo capilar em uma parte enferma do pulmão diminuirão a captação de oxigênio, devido à perda desse fator de segurança.

Figura 13.29 O tratamento mais importante é deslocar o CO a partir da hemoglobina com O_2. Embora o CO se ligue à hemoglobina mais avidamente que o O_2, ele pode dissociar-se da molécula de hemoglobina se forçado a se desprender devido ao aumento do O_2 dissolvido. Isso é feito inicialmente dando ao paciente 100% de O_2 para respirar para aumentar a P_{O_2} inspirada e arterial o mais alto possível, garantindo ao mesmo tempo que a ventilação alveolar seja mantida para livrar o corpo do monóxido de carbono. Se o envenenamento por CO for grave, o paciente deve ser transportado para uma instalação em que seja possível administrar terapia de O_2 hiperbárica. Ao aumentar a pressão barométrica, a P_{O_2} inspirada e arterial pode aumentar dramaticamente (consulte a descrição da pressão barométrica na Seção 13.5). Em última análise, o sucesso da terapia depende do tempo em que o paciente foi exposto a altas quantidades de CO, da magnitude do envenenamento

por CO e da rapidez da redução da ligação do CO à hemoglobina para restaurar a entrega de O_2 aos tecidos.

Figura 13.33 A resposta ventilatória à hipoxia de altitude estaria acentuadamente diminuída, e, em consequência, é provável que o indivíduo apresentasse hipoxemia extrema. A retirada do glomo carotídeo não ajudou no tratamento da asma, e essa abordagem foi abandonada.

Figura 13.35 É necessário um suprimento adequado de oxigênio para todas as células para a função normal dos órgãos, e a manutenção do fornecimento de oxigênio em situações de captação diminuída de oxigênio nos pulmões constitui um importante reflexo homeostático. A causa mais comum de diminuição na P_{O_2} inspirada é a residência temporária ou permanente do indivíduo em grandes altitudes, em que a pressão atmosférica e, portanto, a P_{O_2} do ar são mais baixas que ao nível do mar. Sem uma compensação para a menor P_{O_2} inspirada, a P_{O_2} do sangue arterial pode diminuir para níveis potencialmente fatais. Todos os processos homeostáticos no corpo dependem de um aporte contínuo de energia derivada do calor ou do ATP, e a síntese de ATP requer oxigênio. Os quimiorreceptores arteriais (ver Figura 13.33) podem detectar uma redução da P_{O_2} arterial que resulta da subida do indivíduo em grandes altitudes e aumentam de modo reflexo a ventilação alveolar, de modo a aumentar a captação de oxigênio do ar dentro dos capilares pulmonares para fornecimento ao restante do corpo. A incapacidade de aumentar adequadamente a ventilação alveolar em grandes altitudes pode resultar em consequências danosas, levando à lesão de órgãos e até mesmo à morte.

Figura 13.43 Esses receptores podem facilitar o aumento na ventilação alveolar que ocorre durante o exercício, visto que a P_{O_2} da artéria pulmonar diminuirá, enquanto a P_{CO_2} da artéria pulmonar aumentará. Isso ajustaria o aumento no metabolismo tecidual ao aumento na ventilação alveolar.

Estude e revise

13.1 Zonas condutoras (nariz e boca → faringe → glote → laringe [contendo cordas vocais] → traqueia → brônquios → bronquíolos) seguidas pela zona respiratória (bronquíolos respiratórios → ductos alveolares → sacos alveolares). O CO_2 produzido nos tecidos move-se na direção oposta ao O_2. No estado estacionário, o consumo de O_2 nos tecidos é igual à absorção de O_2 no pulmão e a produção de CO_2 nos tecidos é igual ao CO_2 transferido desde os pulmões para o ambiente.

13.2 Os pulmões tendem a entrar em colapso (retração elástica) e a parede torácica tende a se expandir ao final de uma expiração não forçada. Isso cria uma pressão intrapleural negativa e, portanto, uma pressão transpulmonar positiva, mantendo os pulmões abertos. Com a contração dos músculos inspiratórios (diafragma e músculos intercostais externos), o volume do tórax se expande, tornando a pressão intrapleural mais negativa em relação à pressão atmosférica. Essa pressão negativa, por sua vez, aumenta a pressão transpulmonar e torna a pressão alveolar mais negativa, trazendo ar para os pulmões. O relaxamento dos músculos inspiratórios permite a retração elástica dos pulmões comprimir o ar alveolar, forçando o ar para fora dos pulmões e para a atmosfera.

13.3 Complacência é a capacidade de expandir o pulmão para qualquer mudança de pressão. Uma baixa complacência é equivalente a um aumento na "rigidez". Um pulmão mais rígido requer um aumento maior na pressão transmural para inspirar o mesmo volume de ar. A complacência é determinada pelas propriedades elásticas dos pulmões e pela tensão superficial da interface ar-água entre o líquido alveolar e o ar dentro dos alvéolos. A resistência das vias respiratórias, como as arteríolas, é determinada principalmente pelo raio das vias respiratórias.

13.4 A perfusão diminuída de uma área da zona respiratória aumenta o espaço morto alveolar. Isso diminui a quantidade de ar inspirado disponível para captação pulmonar de O_2 e eliminação de CO_2, diminuindo, assim, a ventilação alveolar. Embora o aumento da frequência respiratória possa compensar parte desse déficit, se ele for grave o suficiente, é necessária uma adaptação dentro do pulmão para responder adequadamente à diminuição na ventilação alveolar (discutida posteriormente neste capítulo).

13.5 O consumo de oxigênio nos tecidos resulta em diminuição da P_{O_2} e aumento da P_{CO_2} no sangue venoso que deixa os tecidos. Uma diminuição na ventilação alveolar (hipoventilação) diminuirá a quantidade de oxigênio fornecida aos alvéolos e diminuirá a quantidade de dióxido de carbono removido dos alvéolos. Isso, por sua vez, diminuirá a P_{O_2} alveolar e aumentará a P_{CO_2} alveolar, levando às mesmas alterações na P_{O_2} e na P_{CO_2} no sangue que sai do pulmão (gases sanguíneos arteriais).

13.6 O principal papel da hemoglobina na homeostase é entregar o oxigênio dos pulmões para os tecidos. O aumento de DPG, H^+ e P_{CO_2} e da temperatura nos tecidos metabolizadores diminui a afinidade da hemoglobina pelo oxigênio, facilitando, assim, a entrega de oxigênio no tecido em uma determinada P_{O_2}. A diminuição de DPG, H^+ e P_{CO_2} e da temperatura no pulmão aumentam a afinidade da hemoglobina com o oxigênio, o que maximiza a captação de oxigênio dos alvéolos para os capilares pulmonares.

13.7 Uma molécula de CO_2 se difunde desde a célula para o líquido intersticial, para o sangue e então se dissolve no plasma. Em seguida, ela permanece dissolvida no plasma ou entra no citosol de um eritrócito. Em um eritrócito, o CO_2 liga-se à desoxi-hemoglobina ou reage com a água para produzir HCO_3^-, que é então transportado pela circulação venosa sistêmica para o lado direito do coração. O ventrículo direito bombeia o sangue para a circulação pulmonar. Quando o dióxido de carbono chega nos capilares pulmonares, o padrão se inverte para mover o dióxido de carbono dissolvido

do plasma por meio da difusão para o ar alveolar, do qual é exalado pelos bronquíolos, brônquios, traqueia e vias respiratórias superiores.

13.8 A concentração de H^+ aumenta ligeiramente nos capilares teciduais devido à difusão de CO_2 dos tecidos para o sangue (H^+ produzido a partir do ácido carbônico) e à produção de ácidos teciduais. O grau de aumento é pequeno devido ao tamponamento do H^+ livre pela hemoglobina. Nos pulmões, a remoção de CO_2 pela expiração diminui a concentração de H^+ por meio do mecanismo do ácido carbônico.

13.9 Qualquer coisa que limite a troca de O_2 e CO_2 entre o gás alveolar e as artérias pulmonares tem o potencial de diminuir a P_{O_2} arterial e aumentar a P_{CO_2} arterial. Essas limitações podem impedir que o sistema respiratório acompanhe os aumentos na utilização de oxigênio nos tecidos e na produção de dióxido de carbono, como os que podem ocorrer com a atividade física. Essa é a base de um procedimento denominado *teste de estresse pulmonar*, no qual o paciente caminha em uma esteira sem o seu O_2 suplementar e avalia-se a diminuição na P_{O_2} arterial e o aumento na P_{CO_2} arterial.

13.10 A P_{O_2} arterial aumentaria mais em pacientes com hipoxia devido a um desajuste de ventilação-perfusão porque os capilares pulmonares em uma área com ventilação diminuída ainda estão recebendo algum ar alveolar. Consequentemente, aumentar a concentração de oxigênio no ar alveolar ainda fornecerá mais oxigênio ao sangue capilar pulmonar. O sangue indo do lado direito para o lado esquerdo do coração através de um forame oval patente nunca passa pelos capilares pulmonares, de modo que o sangue não pode absorver oxigênio adicional. O aumento do oxigênio inspirado é um tratamento padrão de pacientes com hipoxemia crônica devido à desajuste entre ventilação e perfusão (p. ex., devido à DPOC).

13.1 O sangue que retorna dos tecidos passa pela circulação pulmonar (quase 100% do débito cardíaco). A remoção de coágulos nesse local impede que eles entrem no lado esquerdo do coração e sejam bombeados para a circulação arterial. Se esses coágulos entrassem na circulação arterial, poderiam se alojar nas artérias cerebrais (AVC), nas artérias coronárias (infarto do miocárdio) ou em outros órgãos do corpo, causando isquemia e morte celular. Um forame oval patente [FOP] (*shunt* anatômico) pode permitir que um coágulo passe do lado direito para o lado esquerdo do coração sem que o sangue passe pelo pulmão, levando a coágulos no lado arterial da circulação.

CAPÍTULO 14

Relembre e compreenda

14.1 c. A principal força motriz que favorece a filtração de líquido do capilar glomerular para o espaço de Bowman é a pressão arterial (hidrostática) capilar glomerular (P_{CG}).

14.2 c. Para que uma substância apareça na urina em uma taxa mais rápida do que a sua taxa de filtração, ela também precisa ser secretada ativamente no líquido tubular.

Apêndice A | Respostas às Questões de Autoavaliação 827

14.3 a. A sudorese excessiva diminuirá o volume sanguíneo. Isso levará à atuação dos mecanismos compensatórios para preservar a água corporal total, incluindo diminuição na produção de urina (antidiurese).

14.4 e. A ureia é retida no interstício medular e é um soluto osmoticamente ativo. O aumento resultante na tonicidade ajuda a manter o gradiente para a reabsorção medular passiva de água.

14.5 a. Uma diminuição na ingestão de sódio estimula a renina, devido à diminuição no fornecimento de Na^+ à mácula densa. Isso é detectado e resulta em aumento da liberação de renina pelas células justaglomerulares.

14.6 c. O paratormônio estimula a reabsorção de Ca^{2+} nos túbulos distais do néfron, com consequente diminuição da excreção de Ca^{2+}. Como o paratormônio está aumentado nos estados de hipocalcemia, a diminuição resultante na excreção de Ca^{2+} ajuda a restaurar o nível sanguíneo de Ca^{2+} para valores normais.

14.7 c. A secreção de amônio para o túbulo renal é uma maneira de livrar o corpo do excesso de íons hidrogênio (acidose metabólica).

14.8 b. Aumentos na ventilação maiores do que a taxa metabólica "eliminam" o CO_2 e resultam em diminuição da P_{CO_2} arterial. Devido ao tamponamento dos íons bicarbonato, isso aumenta o pH arterial (alcalose respiratória).

14.9 e. Os néfrons corticais possuem alças de Henle curtas ou nenhuma alça de Henle. Apenas os néfrons justamedulares têm alças de Henle longas, que mergulham para o interior da medula renal e criam um interstício hiperosmótico por meio de multiplicação por contracorrente e sequestro da ureia.

14.10 a. Quando os corpúsculos renais são acometidos por doença, a sua permeabilidade às proteínas aumenta acentuadamente. Além disso, os túbulos proximais afetados por doença são incapazes de remover a proteína filtrada do lúmen tubular. Isso resulta em aumento da proteína na urina (proteinúria).

Aplique, analise e avalie

14.1 Não. Esta é uma resposta possível, porém existe outra. A substância T pode ser secretada pelos túbulos.

14.2 Não. É uma possibilidade, porém existe outra. A substância V pode ser filtrada e/ou secretada, porém a substância V que entra no lúmen por essas vias pode ser totalmente reabsorvida.

14.3 125 mg/min. A quantidade de qualquer substância filtrada por unidade do tempo é fornecida pelo produto da TFG e concentração plasmática filtrável da substância – nesse caso, 125 mℓ/min × 100 mg/100 mℓ = 125 mg/min.

14.4 A concentração plasmática pode ser tão alta que a T_m para o aminoácido é excedida, de modo que nem todo o aminoácido filtrado é reabsorvido. A segunda possibilidade é a existência de um defeito específico no transporte tubular para esse aminoácido. A terceira possibilidade é a presença de algum outro aminoácido no plasma em alta concentração, que esteja competindo pela reabsorção.

14.5 Não. A ureia é filtrada e, em seguida, parcialmente reabsorvida. A razão de sua concentração no túbulo ser maior do que no plasma é que ocorre reabsorção de relativamente mais água do que de ureia. Em consequência, a ureia no túbulo torna-se concentrada. Apesar do fato de que a *concentração* de ureia na urina é maior que a do plasma, a *quantidade excretada* é menor do que a carga filtrada (ou seja, ocorreu reabsorção efetiva).

14.6 A reabsorção de todos estaria reduzida. O transporte de todas essas substâncias está acoplado, de uma forma ou de outra, ao do Na^+.

14.7 A TFG não diminuiria tanto, e a secreção de renina não aumentaria tanto quanto em um indivíduo que não tomasse o medicamento. Os nervos simpáticos constituem uma via importante para as respostas reflexas durante a hemorragia.

14.8 Haveria pouco, se houvesse, algum aumento na secreção de aldosterona. O principal estímulo para o aumento da secreção de aldosterona é a angiotensina II, porém essa substância é formada a partir da angiotensina I pela ação da enzima conversora de angiotensina, de modo que o bloqueio dessa enzima bloquearia a via.

14.9 b. A excreção urinária no estado de equilíbrio dinâmico precisa ser menor do que o cloreto de sódio ingerido em uma quantidade igual àquela perdida no suor e nas fezes. Esse valor normalmente é muito pequeno, de menos de 1 g/dia, de modo que a excreção urinária neste caso é de aproximadamente 11 g/dia.

14.10 Se o hipotálamo estivesse danificado, poderia haver secreção inadequada de ADH. Isso causaria a perda de um grande volume de urina, o que tenderia a desidratar o indivíduo e torná-lo com sede. Naturalmente, a área do cérebro envolvida na sede pode ter sofrido dano.

14.11 Isso é hiperaldosteronismo primário ou síndrome de Conn. Como a aldosterona estimula a reabsorção de Na^+ e a secreção de K^+ haverá retenção corporal total de Na^+ e perda de K^+. Curiosamente, o indivíduo nesta situação na verdade retém uma quantidade muito pequena de Na^+, visto que a excreção urinária de Na^+ se normaliza depois de alguns dias, apesar da presença continuada dos níveis elevados de aldosterona. Uma explicação para isso é que a TFG e o fator natriurético atrial aumentam como resultado da retenção inicial de Na^+.

14.12 O equilíbrio de sódio e de água se tornaria negativo, devido à excreção aumentada dessas substâncias na urina. O indivíduo também desenvolveria uma diminuição na concentração plasmática de íons bicarbonato e acidose metabólica, devido ao aumento na excreção de íons bicarbonato. Os efeitos sobre o estado ácido-básico são explicados pelo fato de que a secreção de íons hidrogênio – bloqueada pelo fármaco – é necessária para a reabsorção de HCO_3^- e para a excreção de íons hidrogênio (contribuição do novo HCO_3^- para o sangue). A excreção aumentada de Na^+ reflete o fato de grande parte da reabsorção de Na^+ pelo túbulo

828 Vander | Fisiologia Humana

proximal realizar-se por meio de cotransporte de Na^+/H^+. Por conseguinte, ao bloquear a secreção de íons hidrogênio, o fármaco também bloqueia parcialmente a reabsorção de Na^+. Ocorre excreção aumentada de água por que a incapacidade de reabsorver Na^+ e HCO_3^- diminui a reabsorção de água (lembre-se de que a reabsorção de água é secundária à reabsorção de solutos), resultando em diurese osmótica.

14.13 O uso excessivo de diuréticos pode levar à hipovolemia significativa, que resulta em aumento da liberação de renina pelos rins (ver Figura 14.24). O consequente aumento da angiotensina II e, portanto, da aldosterona aumenta a secreção tubular distal de íons hidrogênio (principalmente na forma de NH_4^+), devido à sua troca com sódio (ver Figura 14.35). Conforme discutido na Seção 14.15, a maioria dos diuréticos não apenas aumenta a excreção de sódio (o efeito desejado), mas também provoca aumento na excreção de potássio. A consequente depleção de potássio pode estimular fracamente a secreção tubular de íons hidrogênio. Esses dois fatores – aumento da aldosterona e depleção de potássio – levam a um aumento na reabsorção de todo o bicarbonato filtrado, bem como na geração de novo bicarbonato a partir da glutamina (ver Figura 14.35). Isso pode produzir uma acentuada alcalose metabólica, que pode ter efeitos profundos sobre vários sistemas de órgãos.

Avaliação dos princípios gerais

14.1 A anatomia do corpúsculo renal é idealmente adaptada para filtrar o plasma. Como você aprendeu na Figura 14.4, os capilares fenestrados do glomérulo permitem a filtração do plasma, porém evitam a perda de moléculas maiores e com carga (como a albumina). O aparelho justaglomerular tem uma localização ideal para detectar a quantidade de sódio no túbulo distal, de modo que a secreção de renina possa ser adequadamente regulada. A localização anatômica das arteríolas aferentes e eferentes possibilita a regulação precisa da pressão arterial dentro do glomérulo, regulando, assim, a taxa de filtração glomerular.

14.2 O reconhecimento das forças físicas – como a pressão hidrostática – que determinam o movimento efetivo de plasma para fora dos capilares (forças de Starling; ver Figura 14.8) é vital para compreender a taxa de filtração glomerular final. A expressão da enzima anidrase carbônica nas células epiteliais tubulares catalisa a conversão de H_2O e CO_2 em H_2CO_3, que então é decomposto para fornecer H^+ para secreção no lúmen tubular e HCO_3^- para reabsorção no líquido intersticial. O equilíbrio dessa reação obedece à lei química conhecida como ação das massas (ver Capítulo 3).

14.3 Existe uma variedade de impulsos estimuladores e inibitórios envolvidos no controle da vasopressina (ver Figuras 14.26 a 14.28). Por exemplo, um aumento na osmolaridade do sangue aumenta a vasopressina pela estimulação do osmorreceptor central, enquanto um aumento do volume plasmático diminui a vasopressina pela estimulação dos barorreceptores de baixa pressão no coração. Assim, uma pessoa com aumento da osmolaridade do plasma e do volume plasmático devido, por exemplo, a uma ingestão de sal extremamente alta, demonstraria um aumento menor da vasopressina do que uma pessoa com osmolaridade aumentada, porém com diminuição do volume plasmático que pode ocorrer durante a desidratação.

Aplicação do conceito

Figura 14.4 A taxa de filtração glomerular seria acentuadamente diminuída. Isso resultaria em uma diminuição na remoção de substâncias tóxicas do sangue. Como você aprenderá, a doença renal é uma consequência comum e preocupante do diabetes melito não tratado a longo prazo.

Figura 14.8 A TFG diminuirá, visto que o aumento da força osmótica plasmática da albumina fará oposição à filtração.

Figura 14.9 A oclusão da arteríola aferente por um coágulo sanguíneo causaria uma redução do fluxo sanguíneo para esse glomérulo e uma acentuada diminuição da TFG nesse glomérulo individual. Um coágulo sanguíneo na arteríola eferente causaria aumento da P_{CG} e, portanto, da TFG. Se isso só ocorrer em alguns glomérulos, não deverá ter um efeito significativo sobre a função renal, visto que o grande número total de glomérulos nos dois rins proporciona um fator de segurança.

Figura 14.11 Carga filtrada = TFG × Concentração plasmática de glicose. Taxa de excreção = Concentração de glicose na urina × Taxa de fluxo urinário.

Figura 14.14 Esse fármaco diminuiria a reabsorção de sódio a partir do líquido tubular. Isso resultaria em aumento da excreção urinária de sódio. A força osmótica do sódio transportará a água com ele, aumentando, assim, o débito de urina. Exemplos desses diuréticos são o triantereno e a amilorida.

Figura 14.18 O aumento da vasopressina causaria reabsorção máxima de água. O volume urinário estaria baixo (antidiurese), enquanto a osmolaridade da urina permaneceria elevada. A reabsorção contínua de água causaria uma redução da concentração plasmática de sódio (hiponatremia), devido à diluição do sódio. Em consequência, o plasma teria uma osmolaridade muito baixa. A osmolaridade plasmática diminuída não inibiria a secreção de vasopressina pelo tumor, visto que não é controlado pelos osmorreceptores hipotalâmicos. Essa condição é denominada *síndrome de secreção inapropriada de hormônio antidiurético (SIADH)* e constitui uma das várias causas de hiponatremia nos seres humanos.

Figura 14.23 Um inibidor da ECA vai diminuir a produção de angiotensina II. O consequente aumento na excreção de Na^+ e de água diminuirá a pressão arterial, levando a um aumento reflexo da secreção de renina. Um BRA também reduzirá a pressão arterial e, portanto, aumentará a secreção de renina. Entretanto, com o uso de um BRA, ocorrerá aumento da angiotensina II, visto que a atividade da enzima conversora de angiotensina estará normal.

Figura 14.24 Em condições normais, o controle redundante da liberação de renina, conforme indicado nesta figura, bem como a participação da vasopressina (ver Figura 14.27), possibilitaria a manutenção de um equilíbrio normal de sódio e de água, mesmo com desnervação dos rins. Entretanto, durante uma grave redução do volume plasmático, como a que ocorre na desidratação, o rim desnervado pode não produzir renina o suficiente para resultar em diminuição máxima da excreção de Na^+.

Figura 14.28 A adaptação a um ambiente quente depende da capacidade do corpo de perder calor por meio da sudorese (ver Figura 16.17). A capacidade de detectar uma diminuição do volume plasmático pelos barorreceptores de baixa pressão no coração (ver Capítulo 12) e de um aumento da osmolaridade pelos osmorreceptores no cérebro desencadeia uma resposta coordenada para minimizar a perda de água e íons do corpo, incluindo o Na^+. Isso inclui uma redução da TFG nos rins e um aumento da secreção de aldosterona pelo córtex suprarrenal. A TFG reduzida diminui a quantidade de água e de íons que entram no filtrado nos rins, diminuindo, assim, as perdas na urina. A concentração plasmática elevada de aldosterona aumenta a reabsorção renal de Na^+. A síntese aumentada de vasopressina no hipotálamo e a sua liberação dos axônios na neuro-hipófise levam a um aumento da vasopressina no sangue, que fornece aos rins um sinal para aumentar a reabsorção de água. Por conseguinte, a coordenação de órgãos do sistema nervoso (cérebro), sistema endócrino (neuro-hipófise), sistema circulatório (coração) e sistema urinário (rins) minimiza a perda de água e de Na^+ durante a sudorese até que os déficits de ambos possam ser repostos por um aumento na ingestão e absorção no sistema gastrintestinal.

Figura 14.31 O conceito de equilíbrio de massa é um dos mais importantes na homeostasia (ver Figura 1.12, no Capítulo 1). Conforme descrito no Capítulo 1, quando o ganho de uma substância ultrapassa a sua perda, essa substância encontra-se em equilíbrio positivo. Embora você tenha aprendido que o K^+ é de extrema importância na função normal das células excitáveis (ver Capítulo 6 e Seção 12.4 do Capítulo 12), o K^+ em excesso é perigoso, em virtude de seus efeitos sobre o potencial de membrana. Por esse motivo, existem mecanismos precisos de controle homeostático para manter o equilíbrio corporal total de K^+. Pequenos aumentos nos níveis plasmáticos de K^+ exercem um efeito direto sobre os rins, aumentando a secreção de K^+. Além disso, pequenos aumentos nos níveis plasmáticos de K^+ estimulam a liberação de aldosterona pelo córtex suprarrenal, o que, por sua vez, estimula a secreção de K^+ nos rins. O efeito direto do aumento do K^+ e o efeito renal da aldosterona atuam para normalizar o

equilíbrio do K^+. A incapacidade do córtex suprarrenal de produzir aldosterona em quantidades adequadas em resposta a um aumento dos níveis plasmáticos de K^+ (como na insuficiência suprarrenal primária, ver Seção 11.15 do Capítulo 11) pode levar ao desenvolvimento de hiperpotassemia potencialmente fatal.

Tabela 14.8 O paciente apresenta acidose respiratória com compensação renal (hipercapnia com normalização do pH arterial). O paciente está hipóxico, o que, na presença de função pulmonar normal, leva habitualmente à hiperventilação e alcalose respiratória. Por conseguinte, o paciente provavelmente apresenta doença pulmonar crônica, resultando em hipoxemia e retenção de dióxido de carbono (hipercapnia). Sabemos que a doença é crônica, visto que os rins tiveram tempo para compensar a acidose por meio de um aumento do HCO_3^- adicionado ao sangue, com consequente restauração do pH arterial para valores quase normais (ver Figuras 14.33 a 14.35).

Estude e revise

14.1 Um aumento na degradação muscular (visto que a creatinina é um metabólito da creatina muscular) ou uma diminuição da função dos rins (incapacidade dos rins de excretar a creatinina da circulação) aumentarão a concentração de creatinina no sangue. Como aprenderemos, a medição da creatinina sérica constitui um índice clínico de função renal comumente utilizado.

14.2 Há 1 milhão de néfrons em cada rim. A existência de um número tão grande de néfrons proporciona uma margem de segurança, de modo que, se alguns néfrons não estiverem totalmente funcionais, resta um número de néfrons suficiente para desempenhar as funções essenciais do rim. Explica também por que um indivíduo saudável pode doar um rim para transplante e ainda manter uma função renal normal.

14.3 A solução é livrar o corpo da substância tóxica o mais rápido e completamente possível. Isso pode ser realizado pela filtração desde o plasma para o espaço de Bowman e pela secreção eficiente a partir do sangue dos capilares peritubulares para o líquido tubular. A secreção da substância tóxica constitui o fator crítico para removê-la o mais completa e rapidamente possível.

14.4 Ela deve ter sido secretada em quantidades maiores do que a sua absorção.

14.5 Haverá perda da sensação de plenitude vesical e incapacidade de controlar a micção de modo voluntário. Isso pode levar à retenção urinária (ou hiperdistensão da bexiga). Entretanto, devido aos reflexos locais (espinais), ainda haverá alguma micção mediada por reflexos, embora possa não ser normal.

14.6 A diarreia é um distúrbio gastrintestinal que, quando grave, pode resultar em perdas de íons (p. ex., Na^+ e Cl^-) e água. A melhor maneira e a mais simples de controlar esse distúrbio consiste em tratar a causa da diarreia se possível, e em aumentar o aporte de água e de íons.

830 Vander | Fisiologia Humana

14.7 Ocorreria diminuição na reabsorção de Na^+ no ramo ascendente da alça de Henle. O Na^+ extra seria perdido do corpo e levaria a água com ele (efeito osmótico). Existem medicamentos (denominados diuréticos de alça) como este, que são comumente administrados para o tratamento da hipertensão (como discutiremos na Seção 14.15).

14.8 Uma diminuição no fornecimento de Na^+ e de Cl^- na mácula densa aumenta a renina → angiotensina I → angiotensina II → aldosterona, que, em seguida, aumenta a reabsorção de Na^+ nos rins.

14.9 Uma diminuição na absorção de água no sistema GI leva a um aumento na concentração plasmática de solutos (osmolaridade). O pequeno aumento observado na osmolaridade do plasma (principalmente Na^+) estimula os osmorreceptores centrais. O aumento da atividade desses osmorreceptores estimula os corpos celulares dos neurônios vasopressinérgicos no hipotálamo, para aumentar a síntese e secreção de vasopressina a partir dos axônios que terminam nos capilares da neuro-hipófise. Esse aumento da vasopressina estimula a absorção passiva de água no ducto coletor, minimizando, assim, a perda de água. A estimulação dos osmorreceptores centrais pelo aumento da osmolaridade plasmática também aumenta a sede, o que leva a um aumento na ingestão de água.

14.10 Além de repor os carboidratos (p. ex., açúcar) utilizados pelas células e a água que é perdida no suor, as bebidas esportivas contêm íons e minerais nas concentrações apropriadas perdidas pela sudorese durante atividades esportivas rigorosas.

14.11 Esse indivíduo teria de estimar a perda de Na^+ e de água durante o exercício e ingerir o volume adequado de água e manter a ingestão de sal. Os controladores internos do sistema renina-angiotensina-aldosterona e a secreção de vasopressina devem efetuar outros ajustes, contanto que seja mantida uma ingestão adequada de água e de sal.

14.12 A angiotensina II e o K^+ estimulam a secreção de aldosterona do córtex suprarrenal. A aldosterona aumenta a reabsorção de Na^+ e a secreção de K^+ no néfron distal.

14.13 Baixo teor de cálcio na dieta → diminuição do nível plasmático de cálcio → aumento do PTH → aumento da absorção renal de cálcio → ajuda a restaurar a concentração plasmática de cálcio.

14.14 A maior parte do "trabalho" dos rins (reabsorção e secreção) é realizada pelos túbulos proximais e distais dos néfrons corticais. A principal responsabilidade da alça de Henle encontra-se na conservação de água, que pode ser processada adequadamente com uma minoria de néfrons com alças de Henle longas (justamedulares).

14.15 Se você lembra do Capítulo 12 (ver Seções 12.16 e 12.21), existe uma estreita relação entre o aumento do sódio corporal total e do volume sanguíneo e o desenvolvimento de hipertensão em indivíduos suscetíveis. Os diuréticos ajudam a reduzir a pressão arterial elevada ao diminuir o sódio corporal total e a água.

14.16 A acidose pode ser causada por um excesso de CO_2 no sangue (acidose respiratória) ou pela produção excessiva de H^+ (acidose metabólica).

14.17 A soda de panificação contém bicarbonato de sódio. Quando dissolvido em água, o bicarbonato de sódio dissocia-se em Na^+ e HCO_3^-, e este último combina-se com o H^+ do líquido gástrico para aumentar o pH (diminuir a acidez do conteúdo gástrico).

14.18 Revise o material relevante no Capítulo 13 (ver Seção 13.8). O aumento da P_{CO_2} arterial (a) estimulará a ventilação (hiperpneia) e (b) produzirá H^+, causando acidose respiratória. Se a P_{CO_2} arterial permanecer aumentada por um tempo suficiente, os rins excretarão o excesso de H^+ como mecanismo compensatório.

14.19 Se a acidose for grave o suficiente, a quantidade de HCO_3^- filtrado será insuficiente para tamponar o H^+ secretado. Nesse caso, o fosfato filtrado como tampão torna-se mais importante. Todavia, isso ainda pode ser inadequado para livrar o corpo do excesso de H^+, de modo que a conversão do glutamato em amônio que é secretado pode manter o equilíbrio ácido-básico.

14.20 Embora a hiperventilação (alcalose respiratória) seja típica em grandes altitudes devido à hipoxia (em consequência da menor pressão barométrica), a estimulação dos quimiorreceptores arteriais, a diminuição do fornecimento de O_2 ao músculo em exercício podem resultar em respiração anaeróbica local e produção excessiva de ácido láctico (um ácido não volátil).

CAPÍTULO 15

Relembre e compreenda

15.1 c. Quando o conteúdo do estômago, que é muito ácido, passa para o intestino delgado, ele estimula a liberação de secretina, a qual circula para o pâncreas e estimula a liberação de HCO_3^- no intestino delgado. Isso neutraliza o ácido e protege o intestino delgado.

15.2 d. A liberação de GIP é um mecanismo de alimentação-avante para sinalizar as células das ilhotas do pâncreas que os produtos da digestão dos alimentos estão seguindo o seu trajeto para o sangue. Isso resulta em aumento da resposta da insulina a uma refeição.

15.3 a. A gastrina constitui o principal controlador da secreção ácida pelo estômago. Quando o estômago se torna muito ácido, a liberação de gastrina é inibida, impedindo a produção continuada de ácido.

15.4 b. A colecistocinina é o principal sinal que parte do intestino delgado para que o pâncreas aumente a liberação de enzimas digestivas no intestino delgado.

15.5 d. A enzima pepsina é produzida a partir do pepsinogênio na presença de ácido e acelera a digestão das proteínas.

15.6 b. Como a gordura é insolúvel em meio aquoso, as micelas impedem a reagregação das gotículas de gordura e permitem a absorção gradual de ácidos graxos e outros pequenos lipídios.

15.7 c. A distensão do duodeno sinaliza ao estômago que a refeição prosseguiu o seu trajeto, e que não há necessidade de secreção ácida continuada no estômago até a próxima refeição.

15.8 a. O HCO_3^- na bile é secretado pelas células epiteliais que revestem os ductos biliares.

15.9 e. Embora o movimento primário do quimo na segmentação seja para trás e para frente, o movimento global efetivo do quimo é do intestino delgado em direção ao intestino grosso.

15.10 a. O transporte ativo de Na^+ no intestino grosso constitui a força propulsora para a absorção osmótica da água.

Aplique, analise e avalie

15.1 Se as glândulas salivares falharem em secretar amilase, o amido não digerido que alcança o intestino delgado ainda será digerido pela amilase secretada pelo pâncreas. Assim, a digestão do amido não é significativamente afetada pela ausência de amilase salivar.

15.2 O álcool pode ser absorvido através da parede do estômago, porém a absorção é muito mais rápida a partir do intestino delgado com a sua área de superfície maior. A ingestão de alimentos que contêm gordura libera enterogastronas do intestino delgado, e esses hormônios inibem o esvaziamento gástrico, portanto, prolongam o tempo de permanência do álcool no estômago antes de alcançar o intestino delgado. O leite, diferentemente da crença popular, não "protege" o revestimento do estômago do álcool, revestindo-o com uma camada de gordura. Em vez disso, o teor de gordura do leite diminui a taxa de absorção do álcool ao diminuir a taxa de esvaziamento gástrico.

15.3 A gordura pode ser digerida e absorvida na ausência de sais biliares, porém em quantidades acentuadamente reduzidas. Sem uma emulsificação adequada da gordura por sais biliares e fosfolipídios, apenas a gordura na superfície das grandes gotículas de lipídios está disponível para a lipase pancreática, e a taxa de digestão da gordura é muito lenta. Sem a formação de micelas com o auxílio de sais biliares, os produtos da digestão das gorduras dissolvem-se nas grandes gotículas de lipídios, nas quais não estão prontamente disponíveis para difusão nas células epiteliais. Na ausência de sais biliares, apenas cerca de 50% da gordura ingerida é digerida e absorvida. A gordura não digerida passa para o intestino grosso, no qual as bactérias produzem compostos que aumentam a motilidade colônica e promovem a secreção de líquido no lúmen do intestino grosso, resultando em diarreia.

15.4 O dano à parte inferior da medula espinal provoca perda do controle voluntário sobre a defecação devido à ruptura dos nervos somáticos para o músculo esquelético do músculo esfíncter externo do ânus. O dano aos nervos somáticos deixa o músculo esfíncter externo em um estado de relaxamento contínuo. Nessas condições, a defecação ocorre toda vez que o reto ficar distendido e o reflexo de defecação for iniciado.

15.5 A vagotomia diminui a secreção de ácido pelo estômago. Impulsos nos nervos parassimpáticos estimulam diretamente a secreção de ácido pelas células parietais por meio da liberação de acetilcolina e também causam a liberação de gastrina, que, por sua vez, estimula a secreção ácida. Os impulsos nos nervos vagos estão aumentados durante as fases tanto cefálica quanto gástrica da digestão. A vagotomia, ao reduzir a quantidade de ácido secretado, diminui a irritação de úlceras já formadas, o que promove a cicatrização e diminui a probabilidade do ácido de contribuir para a formação de novas úlceras.

Avaliação dos princípios gerais

15.1 O fígado está idealmente situado para processar materiais absorvidos do lúmen do intestino delgado que terminam drenando na veia porta do fígado (ver Figura 15.26). Um exemplo muito importante disso é a desintoxicação de substâncias nocivas que são ingeridas e absorvidas. Observe na Figura 15.25 que os hepatócitos (células hepáticas) formam lâminas, maximizando, assim, o seu contato com o sangue nos sinusoides hepáticos. Isso assegura que a maioria das substâncias tóxicas absorvidas no intestino delgado, senão todas, possam ser absorvidas a partir do sangue nos ramos da veia porta e tornadas inóquas nos hepatócitos. Além disso, o contato com os canalículos biliares assegura a capacidade dos hepatócitos de livrar o corpo dos metabólitos tóxicos por secreção na bile.

15.2 (1) As Figuras 15.30 a 15.33 demonstram a propriedade química da polaridade – isto é, os esteroides são apolares, o que os torna insolúveis em água. Adições químicas à estrutura básica da molécula de esteroide (p. ex., grupos hidroxila) resultam em porções polares expostas na superfície da molécula, que são hidrossolúveis. Isso resulta em uma molécula anfipática, o que permite a sua ligação a lípidos nas regiões apolares, bem como a sua dissolução em água na região polar, emulsificando, assim, os lipídios para absorção. Curiosamente, emulsificantes químicos são frequentemente adicionados ao molho de salada para permitir que as partes de óleo e água permaneçam misturadas após agitação. (2) A Figura 15.11 demonstra a capacidade de uma enzima – a anidrase carbônica – de catalisar a conversão do CO_2 e da H_2O em H_2CO_3, que então é decomposto a HCO_3^- e H^+; a secreção deste último no lúmen do estômago resulta em um ambiente muito ácido, que é ideal para a digestão inicial das proteínas, bem como uma maneira de matar a maioria das bactérias ingeridas. (3) Outro exemplo interessante da química é mostrado na Figura 15.14, em que um precursor enzimático inativo (pepsinogênio) é ativado no ambiente ácido do lúmen gástrico na enzima ativa, a pepsina, que catalisa a degradação das proteínas em peptídios. (A Figura 15.22 fornece outro exemplo desse conceito para as enzimas pancreáticas.) Em ambos os casos, a secreção de uma forma inativa da enzima impede a autodestruição das células responsáveis pela produção da enzima.

832 Vander | Fisiologia Humana

15.3 A Figura 15.6 ilustra as várias maneiras do princípio geral de que *o fluxo de informações entre células, tecidos e órgãos constitui uma característica essencial da homeostasia e permite a integração dos processos fisiológicos*. Como percebemos a sensação de "plenitude" quando ingerimos uma refeição volumosa? Nervos aferentes do sistema GI superior "dizem" ao encéfalo que estamos "cheios". De que maneira as emoções influenciam a motilidade gastrintestinal? O impulso autônomo eferente para o sistema GI pode alterar a atividade do sistema nervoso entérico, alterando, assim, a atividade do músculo liso no sistema GI.

Aplicação do conceito

Figura 15.4 As grandes quantidades de líquido que saem do corpo nas doenças diarreicas não resultam simplesmente dos líquidos e alimentos ingeridos que não são absorvidos. Grandes volumes de líquido que entram no sistema através da parede intestinal provêm do líquido intersticial do corpo e dos compartimentos plasmáticos. A perda dessas grandes quantidades de líquido do corpo (desidratação) é o que pode tornar esses distúrbios fatais. Os pacientes precisam receber grandes quantidades de líquidos ingeridos ou por via intravenosa para sobreviver.

Tabela 15.2 O achado mais comum consiste na produção anormalmente alta de ácido gástrico (clorídrico), devido à estimulação das células parietais do estômago pela gastrina (ver Figura 15.13). Essa elevada acidez pode causar dano ao duodeno, visto que o pâncreas é incapaz de produzir quantidades suficientes de HCO_3^- para neutralizá-la (ver Figura 15.23). O pH baixo no duodeno também pode inativar as enzimas pancreáticas (ver Figura 15.24), o que pode levar, em última análise, à ocorrência de diarreia, devido aos nutrientes não absorvidos e ao aumento de gordura nas fezes. O espectro de achados em um paciente com gastrinoma é denominado síndrome de Zollinger-Ellison.

Figura 15.8 A aspiração do alimento durante a deglutição pode levar à oclusão (bloqueio) das vias respiratórias, podendo resultar em interrupção do aporte de oxigênio e remoção de dióxido de carbono do sistema pulmonar. A aspiração do conteúdo gástrico pode levar à lesão pulmonar grave, devido, principalmente, ao pH baixo do material.

Figura 15.11 O muco secretado pelas células na glândula gástrica (ver Figura 15.10) cria um revestimento protetor e sequestra o HCO_3^-. Essa barreira mucosa gástrica protege o estômago da acidez luminal.

Figura 15.13 Uma diminuição na ação da histamina resultaria em diminuição na secreção de ácido e em aumento no pH do material presente no lúmen do estômago. Isso reduziria a inibição da secreção de gastrina induzida pelo H^+; em consequência, haveria aumento da secreção de gastrina. Tendo em vista que grande parte do efeito da gastrina sobre a secreção de ácido consiste em estimular a liberação de histamina, conforme ilustrado na Figura 15.13, a secreção de ácido pelas células parietais ainda estaria diminuída.

Essa é a razão pela qual os bloqueadores dos receptores de histamina (denominados bloqueadores H_2) são efetivos para aumentar o pH do estômago e aliviar os sintomas do refluxo gastresofágico (pirose) descritos anteriormente no Capítulo 15.

Figura 15.17 Um indivíduo cujo estômago foi retirado devido a uma doença (p. ex., câncer) precisa ingerir refeições pequenas e mais frequentes, em vez das três grandes refeições habituais por dia. Uma grande refeição na ausência do esvaziamento controlado pelo estômago poderia entrar rapidamente no intestino, produzindo uma solução hipertônica. Essa solução hipertônica poderia causar um fluxo de água (por osmose) do sangue para o intestino suficiente para reduzir o volume sanguíneo e provocar complicações circulatórias. A grande a distensão do intestino causada pela entrada do líquido também pode desencadear o vômito nesses indivíduos. Todos esses sintomas provocados pela rápida entrada de grandes quantidades de material ingerido no intestino delgado são conhecidos como síndrome do esvaziamento rápido.

Figura 15.26 Uma veia porta transporta sangue de um leito capilar para outro leito capilar (em vez de transportá-lo dos capilares para as vênulas, conforme descrito no Capítulo 12). As veias do sistema porta hipotálamo-hipofisário transportam hormônios hipofisiotrópicos dos capilares da eminência mediana para a adeno-hipófise, nas quais eles estimulam ou inibem a liberação dos hormônios da hipófise (ver Capítulo 11, Figuras 11.14 e 11.17).

Figura 15.33 Ocorre troca de materiais através de um epitélio do lúmen do intestino para dentro do vaso lactífero central (linfa). Esse processo é controlado pela degradação enzimática dos triglicerídios em gotículas de gordura e pelo armazenamento temporário dos produtos de degradação em micelas. Os ácidos graxos e os monoglicerídios são lentamente liberados das micelas à medida que esses produtos sofrem difusão nas células epiteliais. A difusão é mantida pela síntese de novos triglicerídios nas células epiteliais a partir dos ácidos graxos e monoglicerídios absorvidos. Por conseguinte, ocorre controle em múltiplos locais, desde a digestão inicial até o movimento transepitelial dos produtos da digestão.

Figura 15.35 Os reflexos mediados por sinais desde o sistema nervoso para as paredes do estômago e do intestino desencadeiam a ativação do músculo liso e das glândulas secretoras nesses órgãos. Além disso, o impulso neural do sistema nervoso autônomo ajuda a regular a produção de ácido no estômago e a taxa de esvaziamento gástrico, bem como a motilidade do intestino delgado (como as contrações de segmentação mostradas na Figura 15.35).

Estude e revise

15.1 O canal alimentar é constituído pela boca, faringe, esôfago, estômago, intestino delgado, intestino grosso e ânus. Os órgãos associados compreendem a vesícula biliar, o fígado, as glândulas salivares e o pâncreas.

Apêndice A | Respostas às Questões de Autoavaliação **833**

A maior parte da absorção e da secreção ocorre no intestino delgado.

15.2 A mucosa é a superfície na qual ocorre a maior parte dos processos de digestão e absorção (no epitélio). A submucosa contém vasos sanguíneos, bem como neurônios que regulam a função da mucosa. A muscular externa contém músculo liso que ajuda a misturar o conteúdo do intestino delgado. Além disso, ela possui neurônios que enviam sinais para os neurônios da submucosa e que recebem impulsos do sistema nervoso autônomo. A camada externa da parede do tubo GI é uma camada conjuntiva, denominada serosa, que sustenta o tubo GI e o conecta à parede abdominal.

15.3 Os neurônios do sistema nervoso entérico estão localizados no plexo submucoso e no plexo mioentérico da parede do tubo GI. Eles fazem sinapse com outros neurônios dentro dos plexos ou com o músculo liso, as células glandulares e as células epiteliais. Os reflexos curtos são os que se originam de receptores no tubo GI e terminam por meio dos dois plexos nervosos em células efetoras na parede do tubo GI. Os reflexos longos originam-se de receptores no interior do tubo GI, enviam sinais por meio de nervos aferentes até o SNC e, em seguida, retornam os sinais ao tubo GI por meio de nervos autônomos.

15.4 Os músculos esfíncteres são anéis de músculo liso, que podem fechar um tubo, como o esôfago, ou permitir a sua abertura quando o músculo relaxa. Isso possibilita o movimento do material através do tubo de maneira coordenada e unidirecional. O esfíncter esofágico superior abre-se para possibilitar a entrada de alimento no esôfago e, em seguida, fecha-se; o fechamento impede o ar inalado de se mover da faringe para o esôfago. A abertura do esfíncter esofágico inferior permite a entrada do alimento deglutido para dentro do estômago; o seu fechamento impede o refluxo do alimento e de ácido gástrico para dentro do esôfago. Se esse esfíncter não funcionar normalmente, as partes inferiores do esôfago podem se tornar irritadas ("pirose" ou refluxo gastresofágico), devido à presença de ácido clorídrico; nos casos graves, pode haver formação de úlceras de esôfago.

15.5 O estômago armazena os alimentos ingeridos e os mistura com secreções, produzindo o quimo. A capacidade de mistura do estômago é proporcionada pela parede muscular resistente e por ondas peristálticas de contrações. O ácido clorídrico (proveniente das células parietais) e o pepsinogênio (proveniente das células principais) são duas secreções importantes do estômago. O pepsinogênio é convertido em pepsina, a enzima ativa, pela ação do ácido. A pepsina inicia o processo de digestão das proteínas. Essa digestão é facilitada pela ação do ácido (pH baixo) que provoca a desnaturação das proteínas. A desnaturação faz com que mais sítios se tornem disponíveis para a ação das enzimas digestivas. O ácido também esteriliza parcialmente o quimo, por matar muitos tipos de bactérias ingeridas. Ao controlar a taxa de entrada do quimo no intestino delgado,

o material tem tempo suficiente para ser totalmente digerido e absorvido no intestino delgado. O músculo esfíncter do piloro é o anel de músculo ao redor do ponto de entrada desde o estômago para o intestino delgado; à medida que uma onda de contrações musculares peristálticas prossegue ao longo do comprimento do estômago, ela alcança o músculo esfíncter do piloro e o fecha. Esse fechamento impede a entrada, de uma só vez, do excesso de material para dentro do intestino delgado.

15.6 Os polissacarídios são digeridos em dissacarídios pela amilase pancreática. Os dissacarídios são digeridos em monômeros por enzimas presentes na borda em escova. Os monômeros são transportados para dentro das células epiteliais por meio de proteínas GLUT ou da proteína SGLT; em seguida, saem pelo lado basolateral das células por meio de GLUT. As proteínas são digeridas para aminoácidos ou pequenos peptídios por proteases pancreáticas, como a tripsina, e os pequenos peptídios são ainda digeridos por peptidases presentes na borda em escova. Os produtos são absorvidos por meio de cotransportadores no lado apical do epitélio, e eles saem da célula no lado basolateral por meio de transportadores de aminoácidos. Os triglicerídios representam um desafio especial, em virtude de sua natureza hidrofóbica. Eles formam grandes gotículas lipídicas (glóbulos de gordura) no intestino delgado. As gotículas tornam-se emulsificadas por sais biliares e fosfolipídios, que, em virtude de sua natureza anfipática, impedem que as gotículas coalesçam novamente em grandes glóbulos. Os triglicerídios nas gotículas emulsificadas são degradados em monoglicerídios e ácidos graxos pela lipase pancreática. Esses produtos são formados em minúsculas gotículas lipídicas, denominadas micelas, que também são revestidas por fosfolipídios e sais biliares. Os monoglicerídios e os ácidos graxos são liberados lentamente das micelas, das quais se difundem para dentro das células epiteliais. Nestas células, recombinam-se em triglicerídios e ficam acondicionados em quilomícrons. Os quilomícrons são muito grandes para entrar nos capilares e são liberados por exocitose na superfície basolateral das células, onde entram nos vasos linfáticos.

15.7 As principais funções do intestino grosso consistem em armazenar e concentrar o material fecal, absorver água, íons e produtos do metabolismo bacteriano a partir do lúmen para o sangue, e produzir movimentos de massa, que levam à defecação. O material é impulsionado lentamente ao longo do comprimento do intestino grosso por ondas de contrações de músculo liso. Algumas vezes por dia, ocorrem contrações intensas, denominadas movimentos de massa, que se propagam rapidamente até o reto. A distensão do reto inicia um reflexo de defecação mediado neuralmente, que consiste em contração do reto e relaxamento do músculo esfíncter interno do ânus. O músculo esfíncter externo do ânus contrai-se inicialmente e, em seguida, relaxa à medida que a pressão

834   Vander | Fisiologia Humana

no reto continua aumentando. A defecação pode ser voluntariamente retardada por vias descendentes provenientes do encéfalo, que mantêm o músculo esfíncter externo em seu estado contraído e fechado.

15.8 A parte inferior do esôfago e o duodeno são as regiões mais próximas do estômago e as mais propensas a receber quimo altamente ácido. Em geral, a parte inferior do esôfago se fecha o suficiente para impedir o refluxo; entretanto, até mesmo um esfíncter saudável pode ser parcialmente aberto em certos casos (gravidez; refeição muito volumosa; obesidade); um esfíncter acometido de doença ou danificado é ainda mais propenso a permitir o refluxo de quimo ácido. O duodeno é o primeiro local a receber o quimo ácido do estômago e, apesar da presença de uma mucosa protetora e da secreção de bicarbonato do pâncreas, pode ainda, em certas ocasiões, ser propenso ao desenvolvimento de úlceras relacionadas com ácido. Outros distúrbios comuns do sistema gastrintestinal incluem cálculos biliares (normalmente, mas não de forma exclusiva, devido à cristalização do colesterol); vômito e diarreia, devido à doença ou à ingestão de material tóxico; constipação intestinal devido a uma dieta deficiente (p. ex., falta de fibra), diminuição da motilidade do intestino grosso (comum em indivíduos idosos) ou estresse; e intolerância à lactose (comum em adultos no mundo inteiro).

CAPÍTULO 16

Relembre e compreenda

16.1 a. A glicose pode ser metabolizada para a síntese de ácidos graxos, porém os ácidos graxos não podem ser convertidos em glicose.

16.2 b. A HSL é uma enzima intracelular que atua sobre os triglicerídios.

16.3 a. O glucagon atua para prevenir a ocorrência de hipoglicemia.

16.4 c. Se não for tratado, o DM tipo 1 provoca diurese osmótica quando o transporte máximo de glicose é ultrapassado nos rins.

16.5 d. A insulina estimula a lipogênese, mas não a lipólise.

16.6 e. Lembre-se de que podem ocorrer deficiências vitamínicas mesmo com uma ingestão normal de vitaminas na dieta, visto que a taxa metabólica está aumentada no hipertireoidismo.

16.7 b.

16.8 V.

16.9 F. Em geral, a temperatura central é mantida razoavelmente constante, porém a temperatura da pele pode variar.

16.10 V.

16.11 F. À medida que os músculos começam a se contrair durante o exercício, eles se tornam parcialmente independentes da insulina.

16.12 F. O IMC é igual à massa corporal em kg dividida pela (altura em metros)^2.

16.13 V.

16.14 F. Os vasos da pele sofrem dilatação nessas condições, de modo a ajudar a dissipar o calor, trazendo o sangue quente para perto da superfície da pele.

16.15 V.

Aplique, analise e avalie

16.1 A concentração de triglicerídios no plasma aumentaria, enquanto a quantidade armazenada no tecido adiposo diminuiria. A lipoproteína lipase cliva os triglicerídios plasmáticos, de modo que o seu bloqueio diminuiria a taxa de depuração dessas moléculas a partir do plasma e também provocaria uma redução na disponibilidade de ácidos graxos para a síntese de triglicerídios intracelulares. Entretanto, isso apenas reduziria essa síntese, mas não a eliminaria visto que as células do tecido adiposo poderiam, ainda, sintetizar seus próprios ácidos graxos a partir da glicose.

16.2 Esse defeito causará uma redução nas concentrações plasmáticas de colesterol. Os sais biliares são formados a partir do colesterol, e a perda desses sais biliares nas fezes é substituída pela síntese de novos sais biliares a partir do colesterol. O Capítulo 15 descreve como os sais biliares são normalmente absorvidos a partir do intestino delgado, de modo que uma quantidade muito pequena daqueles secretados na bile é normalmente perdida do corpo.

16.3 Determinação das concentrações plasmáticas de HDL e de LDL. A razão entre o colesterol LDL e o colesterol HDL constitui o melhor parâmetro que se correlaciona com o desenvolvimento de aterosclerose (o colesterol HDL é o colesterol "bom"). A resposta a essa pergunta teria sido a mesma, independentemente de o indivíduo ser um atleta, porém a questão foi formulada dessa maneira para enfatizar que as pessoas que praticam exercícios geralmente apresentam níveis aumentados de colesterol HDL.

16.4 Essa pessoa pode ter diabetes melito tipo 1 e necessitar de insulina, ou pode ser uma pessoa em jejum, porém saudável. O nível plasmático de glicose estaria aumentado no primeiro caso, porém diminuído no segundo. A medição da concentração plasmática de insulina seria útil, uma vez que estaria diminuída em ambos os casos. O fato de a pessoa estar em repouso e sem estresse foi especificado, visto que o estresse intenso ou o exercício extenuante também podem provocar as alterações plasmáticas mencionadas. O nível plasmático de glicose aumentaria durante o estresse e diminuiria durante o exercício intenso.

16.5 Glucagon, epinefrina, cortisol e hormônio do crescimento. A insulina produzirá hipoglicemia, a qual, então, induzirá aumento reflexo na secreção de todos esses hormônios.

16.6 Isso pode reduzi-lo, mas não o eliminar. Os efeitos simpáticos sobre o metabolismo do organismo durante o exercício são mediados não apenas pela epinefrina circulante, mas também por nervos simpáticos para o fígado (glicogenólise e gliconeogênese), para o tecido adiposo (lipólise) e para as ilhotas pancreáticas (inibição da secreção de insulina e estimulação da secreção de glucagon).

16.7 A perda de calor pela cabeça, principalmente por convecção e sudorese, constitui a principal via de perda nessas condições. O resto do corpo está *ganhando* calor por condução, e a sudorese não tem nenhum valor no resto do corpo, visto que a água não consegue evaporar. O calor também é perdido por meio do ar expirado (perda insensível), e algumas pessoas de fato começam a ofegar nessas condições. A respiração rápida e superficial aumenta o fluxo de ar e a perda de calor sem causar hiperventilação.

Avaliação dos princípios gerais

16.1 A insulina e o glucagon são secretados pelo pâncreas endócrino; eles exercem efeitos opostos sobre as concentrações plasmáticas de glicose e obtêm esses efeitos, em parte, por meio de ações opostas sobre órgãos metabólicos de importância chave, como o fígado. No fígado, a insulina estimula a síntese de glicogênio e inibe a gliconeogênese, enquanto o glucagon estimula a degradação do glicogênio e a gliconeogênese. A insulina e o glucagon estão sempre presentes no plasma; é a razão entre esses dois hormônios que determina o efeito final, que consiste em diminuição (insulina) ou aumento (glucagon) da concentração plasmática de glicose.

16.2 Os fatores que controlam a fome (apetite) estão resumidos na Figura 16.15. Os sinais neurais e endócrinos que provêm do sistema gastrintestinal e dos adipócitos parecem ser reguladores muito importantes do apetite. Outros fatores, como as concentrações plasmáticas de glicose e de insulina, a temperatura corporal e os mecanismos comportamentais, também desempenham um papel.

16.3 Conforme descrito no Capítulo 16, a primeira lei da termodinâmica estabelece que a energia não pode ser criada nem destruída, mas pode ser transformada de um tipo para outro. Isso é demonstrado pela produção de calor dentro das células durante a degradação de moléculas orgânicas, como a glicose. Parte da energia das ligações químicas nas moléculas orgânicas é transferida para o ATP, enquanto uma certa parte é liberada como calor. Esse calor contribui para a temperatura corporal. A manutenção da temperatura corporal dentro de uma faixa homeostática também depende das propriedades do calor – por exemplo, o calor flui de uma região de maior temperatura para outra de menor temperatura. Na Figura 16.17, por exemplo, o calor é mostrado entrando no corpo por radiação do sol e por condução a partir da água quente.

Aplicação do conceito

Figura 16.1 Consumir uma dieta com baixo teor de gordura não significa que uma pessoa não possa adquirir massa adiposa adicional, visto que, como mostra a figura, a glicose e os aminoácidos podem ser utilizados para sintetizar gordura no fígado. A partir do fígado, a gordura é transportada e depositada no tecido adiposo. Por exemplo, uma dieta pobre em gordura, porém rica em açúcar, ainda pode resultar em aumento da massa adiposa do corpo.

Figura 16.4 Durante o estado pós-absortivo, as moléculas produtoras de energia movem-se entre todos os órgãos do corpo, de modo que a energia possa ser suprida durante períodos em que não há disponibilidade de alimento. Por exemplo, observe na Figura 16.4 como a glicose é transferida do fígado para a corrente sanguínea e do sangue para todas as células, nas quais ela é metabolizada para produzir energia. De modo semelhante, os ácidos graxos circulam desde o tecido adiposo para outras células e atuam como uma outra fonte de energia. O movimento da matéria (moléculas orgânicas) entre os órgãos, incluindo a sua utilização para o fornecimento de energia, constitui uma característica fundamental da homeostasia nos seres humanos. Entretanto, consulte a Figura 16.1 para o processo inverso – ou seja, o *armazenamento* de energia em diferentes órgãos.

Figura 16.7 A disponibilidade de transportadores já sintetizados e acondicionados em membranas de vesículas intracelulares significa que o transporte de glicose pode ser acoplado rígida e rapidamente com alterações nos níveis de glicemia. Isso protege o corpo dos efeitos prejudiciais das concentrações excessivas de glicose no sangue e também evita a perda urinária de glicose, mantendo a taxa de filtração da glicose abaixo da taxa máxima em que os rins são capazes de reabsorvê-la. Esse acoplamento rígido não poderia ocorrer se os transportadores tivessem que ser sintetizados toda vez que uma célula fosse estimulada pela insulina.

Figura 16.9 O encéfalo é absolutamente necessário para a sobrevivência imediata e pode manter a captação de glicose desde o plasma no estado em jejum, quando as concentrações de insulina estão muito baixas.

Figura 16.11 As reações de luta ou fuga resultam em aumento da atividade nervosa simpática. Esses neurônios liberam norepinefrina das terminações axônicas (ver Capítulo 6), o que estimula a liberação de glucagon pelo pâncreas. Então, o glucagon contribui para o aumento das fontes de energia, como a glicose no sangue, o que facilita as reações de luta ou fuga.

Figura 16.14 A resposta normal do corpo à leptina consiste em diminuir o apetite e a fome e em aumentar a taxa metabólica. Isso não seria um processo adaptativo durante os momentos em que é importante aumentar as reservas energéticas (de gordura) do corpo. Um exemplo desse tipo de situação é a gravidez, quando o ganho de peso na forma de aumento da massa de gordura é importante para fornecer energia ao feto em crescimento. Na natureza, outro exemplo é a necessidade dos animais que hibernam de armazenar grandes quantidades de gordura antes da hibernação. Nesses casos, os efeitos da leptina são diminuídos ou ignorados pelo encéfalo.

836   Vander | Fisiologia Humana

Figura 16.15   A curto prazo, a ingestão de água antes de uma refeição pode diminuir o apetite e a fome ao distender o estômago, o que pode contribuir para o consumo de uma refeição menor. Entretanto, conforme descrito no Capítulo 15, a água é rapidamente absorvida pelo tubo GI e não fornece nenhuma caloria; por esse motivo, a fome logo retornará após o término da refeição.

Figura 16.17   A quantidade de líquido no corpo diminui à medida que a água evapora a partir da superfície da pele. Esse líquido precisa ser reposto pela ingestão de água, ou o corpo sofrerá desidratação. Além disso, o suor é salgado (como pode ter percebido pelo resíduo de sal que permanece em bonés ou roupas após o suor secar). Isso significa que o conteúdo de sal do corpo também precisa ser restaurado. Este é um bom exemplo de como a manutenção da homeostasia para uma variável (temperatura corporal) pode resultar em rompimento da homeostasia para outras variáveis (água e sal).

Figura 16.19   Pelo menos quatro sistemas orgânicos contribuem de maneira coordenada na produção de febre durante a infecção: o sistema imune (secreção de pirógenos); o sistema nervoso (ponto de ajuste da temperatura e sinais para os músculos e os vasos sanguíneos); o sistema musculoesquelético (tremores) e o sistema circulatório (vasoconstrição).

Estude e revise

16.1   Durante o estado absortivo, os nutrientes são absorvidos pelo sistema e entram na corrente sanguínea. Alguns nutrientes são captados por todas as células para a síntese de proteínas ou o suprimento de energia. Os triglicerídios são depositados, em grande parte, nas células adiposas. Uma certa quantidade de glicose e de aminoácidos entra no fígado e é metabolizada a produtos que, em seguida, são utilizados na síntese de triglicerídios (que entram na corrente sanguínea e são captados pelas células adiposas); parte da glicose também é utilizada na síntese de glicogênio. No estado pós-absortivo, o glicogênio hepático é degradado em glicose, que é liberada na corrente sanguínea; o glicogênio muscular é metabolizado para fornecer energia; e o lactato formado é liberado no sangue, por meio do qual pode entrar no fígado e ser utilizado na gliconeogênese. As proteínas são degradadas até aminoácidos, que entram na corrente sanguínea e são utilizados pelo fígado para formar alfacetoácidos e, em seguida, glicose. Os triglicerídios no tecido adiposo são decompostos em ácidos graxos e glicerol; no fígado, essas substâncias podem ser utilizadas para energia, formação de cetonas ou (no caso do glicerol) a síntese de glicose.

16.2   O principal controlador da secreção de insulina é a concentração plasmática de glicose. Um aumento na glicose plasmática estimula a secreção de insulina pelo pâncreas. Outros fatores que estimulam a insulina incluem as incretinas, o sistema nervoso parassimpático e os aminoácidos. Em contrapartida, o sistema nervoso simpático e a concentração plasmática de epinefrina inibem a secreção de insulina. As principais funções da insulina consistem em aumentar a captação e a utilização da glicose no músculo esquelético, no músculo cardíaco e nas células adiposas; aumentar a síntese de triglicerídios no fígado e nas células adiposas; aumentar a síntese de glicogênio no músculo e no fígado; e estimular a captação de aminoácidos e a síntese de proteínas nas células musculares. Durante a contrarregulação, ocorre aumento das concentrações de cortisol, hormônio do crescimento, glucagon e epinefrina no sangue. Esses hormônios atuam ao inibir as ações da insulina e opõem-se aos efeitos da insulina sobre o metabolismo da glicose. Assim, na sua ausência, é provável que a concentração de glicose no sangue tenha tendência a diminuir, visto que as ações da insulina ficariam sem oposição.

16.3   O exercício consiste em um aumento da atividade física, o que, na natureza, geralmente sugere que um animal (ou pessoa) não esteja em estado de repouso e digestão, porém mais provavelmente em um estado de luta ou fuga. Assim, é lógico que o aumento da atividade física desencadeie a resposta do corpo ao estresse e, portanto, as alterações endócrinas do exercício e do estresse seriam, em grande parte, semelhantes. Isso inclui os hormônios envolvidos no metabolismo. Assim, o estresse e o exercício tendem a aumentar os hormônios contrarreguladores e a diminuir a secreção de insulina.

16.4   A taxa metabólica é o gasto total de energia por unidade de tempo. No decorrer de um dia, essa taxa é baixa durante o sono e aumenta acima do valor basal após as refeições (termogênese induzida pela dieta), em períodos de aumento da atividade do sistema nervoso simpático (p. ex., estresse, exercício) e períodos de aumento da atividade muscular (como caminhar, fazer exercícios, subir escadas e assim por diante). Além disso, determinados fatores, como omitir uma refeição ou duas, estar ao ar livre no frio sem roupa adequada ou estar grávida podem alterar a taxa metabólica.

16.5   Um IMC acima de 25 kg/m^2 é considerado sobrepeso; acima de 30 kg/m^2, é considerado obesidade. Esses valores são diretrizes, mas não são absolutas, visto que outros fatores, além da adiposidade corporal, podem influenciar o IMC (p. ex., se um indivíduo faz ou não musculação). Além disso, o IMC não leva em consideração outros aspectos do estilo de vida de um indivíduo, como o grau de sua atividade ou sedentarismo. Todavia, é evidente que o sobrepeso ou a obesidade estão fortemente associados a riscos significativos para a saúde, incluindo hipertensão, doença cardíaca e vascular e diabetes melito. O exercício oferece dois benefícios em um programa de perda de peso: ele não apenas queima calorias por um efeito próprio, mas também compensa parcialmente a tendência da taxa metabólica a diminuir com uma dieta restrita.

16.6   A caminhada é uma forma de exercício leve, que aumenta a produção de calor devido ao aumento da taxa metabólica (devido particularmente ao músculo

Apêndice A | Respostas às Questões de Autoavaliação **837**

esquelético). Quando o indivíduo pratica exercício em um dia quente, o equilíbrio entre a produção e a perda de calor precisa ser mantido ou a sua temperatura corporal aumentará acima do normal. A perda de calor aumenta por um aumento do fluxo de sangue através dos vasos da pele, da qual o calor pode ser irradiado para o ambiente; essa resposta é mediada, em grande parte, pela inibição dos neurônios simpáticos vasoconstritores e pela estimulação dos neurônios simpáticos vasodilatadores. A perda de calor também é acelerada pela perda insensível de água (p. ex., devido a um aumento da frequência respiratória), pelo aumento da transpiração (estimulado pelos neurônios simpáticos) e consequente evaporação da água a partir da superfície do corpo. As alterações comportamentais também podem contribuir para minimizar o ganho de calor por radiação, como caminhar na sombra.

16.7 A febre consiste em um aumento da temperatura corporal central, que geralmente resulta de elevação do ponto de ajuste ("termostato") induzido por infecção para a temperatura corporal. A hipertermia é um aumento da temperatura corporal que ocorre por várias razões, mas não devido a uma mudança no ponto de ajuste. O exercício constitui uma causa comum de hipertermia. Ambas as condições podem ser perigosas se a temperatura corporal ficar muito alta, particularmente para o sistema nervoso central. Entretanto, uma febre baixa a moderada pode apresentar certos benefícios durante uma doença no combate aos patógenos – por exemplo, pode aumentar o número de células no sangue que lutam contra os patógenos.

CAPÍTULO 17

Relembre e compreenda

17.1 e. Sem a presença do cromossomo Y nos testículos e a produção local da proteína SRY, as gônadas indiferenciadas são programadas para se diferenciar em ovários. Há novas evidências de que os genes expressos no cromossomo X também estão envolvidos no desenvolvimento do ovário.

17.2 c. Apenas fêmeas apresentam retroalimentação positiva dos esteroides gonadais (estrogênio) sobre a liberação de GnRH.

17.3 d. A fase lútea do ovário, quando a produção de progesterona é máxima, ocorre após a ovulação, porém antes do final do ciclo menstrual.

17.4 c. O estrogênio estimula a liberação de LH (retroalimentação positiva) imediatamente antes do surto de LH e da ovulação (em geral, no dia 14).

17.5 b. Um folículo torna-se dominante no início do ciclo menstrual.

17.6 e. A morte do corpo lúteo (na ausência de gravidez e de hCG) resulta em acentuada diminuição na produção ovariana de progesterona e estrogênio.

17.7 a. A perda da produção de esteroides ovarianos com a morte do corpo lúteo libera a hipófise da retroalimentação negativa e permite o aumento do FSH.

Isso estimula o amadurecimento de um pequeno número de folículos para o ciclo menstrual seguinte.

17.8 c. A principal função da célula de Leydig consiste na produção de testosterona em resposta à estimulação com LH.

17.9 a. O principal evento na menopausa é a perda da função ovariana. A diminuição do estrogênio leva a um aumento na liberação de gonadotropinas da hipófise (perda da inibição por retroalimentação negativa).

17.10 b. A prolactina é produzida pela hipófise materna. É homóloga, mas não é o mesmo peptídio que o lactogênio placentário humano, produzido pela placenta.

Aplique, analise e avalie

17.1 A esterilidade devido à ausência de espermatogênese seria o achado comum. As células de Sertoli são essenciais para a espermatogênese, assim como a testosterona produzida pelas células de Leydig. O indivíduo com destruição das células de Leydig, mas não aquele com destruição das células de Sertoli, também apresentaria outros sintomas de deficiência de testosterona.

17.2 Os androgênios atuam sobre o hipotálamo e a adenohipófise para inibir a secreção de gonadotropinas. Por conseguinte, a espermatogênese é inibida. É importante ressaltar que, mesmo se esse homem recebesse FSH, a esterilidade provavelmente permaneceria, visto que a ausência de LH causaria secreção deficiente de testosterona, e a testosterona produzida *localmente* é necessária para a espermatogênese (ou seja, o androgênio exógeno não é capaz de realizar essa tarefa).

17.3 Comprometimento da função dos túbulos seminíferos, notadamente das células de Sertoli. O aumento da concentração plasmática de FSH é devido à falta de inibição por retroalimentação negativa da secreção de FSH pela inibina, ela própria secretada pelas células de Sertoli. As células de Leydig parecem estar funcionando normalmente nesse indivíduo, porque as características masculinas e o nível plasmático normal de LH indicam uma secreção normal de testosterona.

17.4 Secreção de FSH. O FSH atua sobre as células de Sertoli, enquanto o LH atua sobre as células de Leydig, de modo que ocorreria esterilidade em ambos os casos; todavia, a perda de LH também causaria a eliminação indesejável da testosterona e perda de seus efeitos.

17.5 Todos esses achados são causados pela deficiência de testosterona. Você também poderia esperar descobrir que os testículos e o pênis fossem pequenos, caso a deficiência tenha ocorrido antes da puberdade.

17.6 Os ciclos menstruais serão eliminados ou ficarão muito irregulares. Os androgênios atuam sobre o hipotálamo para inibir a secreção de GnRH e sobre a hipófise para inibir a resposta ao GnRH. O resultado consiste em secreção inadequada de gonadotropinas e, portanto, estimulação inadequada dos ovários. Além da perda dos ciclos menstruais regulares, a mulher pode sofrer algum grau de masculinização das características sexuais secundárias, em virtude dos efeitos combinados do excesso de androgênio e deficiência de estrogênio.

838 Vander | Fisiologia Humana

17.7 Esse tratamento pode causar tanta secreção de FSH que múltiplos folículos tornam-se dominantes e seus óvulos sofrem ovulação durante o surto de LH.

17.8 Aumento do LH plasmático. Os outros dois sinais são devidos a um aumento da progesterona plasmática e, portanto, *não* ocorrem até *depois* da ovulação e formação do corpo lúteo.

17.9 Não. Esses dois hormônios já estão aumentados na menopausa, e o problema reside no fato de que os ovários são incapazes de responder a eles com a secreção de estrogênio. Dessa maneira, o tratamento precisa ser com o próprio estrogênio.

17.10 A ausência de capacitação dos espermatozoides. Quando a fertilização em tubo de ensaio é realizada, são empregadas técnicas especiais para induzir a capacitação.

17.11 O feto está em dificuldade. A placenta produz progesterona totalmente por conta própria, enquanto a secreção de estriol exige a participação do feto – especificamente, o córtex suprarrenal fetal.

17.12 Antagonistas das prostaglandinas, antagonistas da ocitocina e fármacos que reduzem a concentração citosólica de Ca^{2+}. Você pode não ter pensado nessa última categoria, visto que o Ca^{2+} não é mencionado nesse contexto no capítulo; entretanto, como em todos os músculos, o Ca^{2+} é a causa imediata de contração no miométrio.

17.13 Esse indivíduo teria órgãos genitais masculinos externos normais e testículos, embora os testículos possam não ter descido totalmente, porém haveria também um certo grau de desenvolvimento das tubas uterinas, útero e vagina. Essas estruturas femininas internas tenderiam a se desenvolver, visto que o AMH não estava presente para causar a degeneração do sistema de ductos müllerianos.

Avaliação dos princípios gerais

17.1 Embora várias respostas sejam possíveis, a diferenciação dos órgãos genitais internos e externos é um exemplo maravilhoso do princípio geral segundo o qual *a estrutura é um determinante da função – e coevoluiu com ela*. Os órgãos genitais masculinos e femininos surgem a partir do mesmo grupo primordial de células no embrião. As estruturas reprodutoras divergem no início do desenvolvimento embrionário para formar órgãos apropriados para a sua função. Para o homem, é a produção de espermatozoides e o desenvolvimento de um pênis que evoluiu para penetrar na vagina da mulher. Na mulher, é a produção de óvulos e a recepção de espermatozoides para possibilitar a fertilização dos óvulos. Assim, embora tenham começado da mesma forma, por meio da diferenciação, os sistemas masculino e feminino desenvolvem-se em estruturas complementares adequadas para as suas funções.

17.2 A quantidade de FSH e de LH secretada pelos gonadotrofos da adeno-hipófise em qualquer momento no homem é determinada por dois impulsos opostos. O impulso estimulador provém do GnRH liberado dos nervos hipofisiotrópicos no sangue do sistema porta

hipofisário, enquanto o impulso de retroalimentação negativa inibitório provém dos dois hormônios diferentes liberados pelos testículos – a inibina e a testosterona –, que alcançam a adeno-hipófise a partir da circulação sistêmica. O efeito da inibina sobre a adeno-hipófise diminui principalmente a liberação de FSH, enquanto a testosterona reduz principalmente a liberação de LH.

17.3 A adaptação à gravidez fornece um dos melhores exemplos da integração de múltiplos sistemas orgânicos. Seguem alguns exemplos que estão listados na Tabela 17.9:

- Aumento da renovação óssea materna para fornecer cálcio e fósforo à placenta, que são necessários para o desenvolvimento normal dos ossos fetais
- Aumento do volume sanguíneo materno e da produção de eritrócitos. Isso possibilita o aumento do débito cardíaco e da perfusão da placenta em rápido crescimento, bem como o aumento do fluxo sanguíneo para, por exemplo, os rins maternos, de modo a permitir a excreção dos produtos residuais adicionais produzidos pelo feto
- O aumento da ventilação alveolar materna permite que a mãe livre o seu corpo do dióxido de carbono extra produzido pelo feto
- A mobilização da glicose materna atende às necessidades metabólicas do feto em desenvolvimento.

Como teste de seu conhecimento, você deve ser capaz de explicar o mecanismo dessas e de outras adaptações à gravidez listadas na Tabela 17.9.

Aplicação do conceito

Figura 17.4 Esses fármacos seriam absorvidos pela mulher grávida e atravessariam a placenta para entrar na circulação fetal. Esses fármacos bloqueariam a produção de di-hidrotestosterona nos tecidos-alvo fetais com atividade de 5-α-redutase, interferindo, assim, no desenvolvimento da diferenciação sexual normal do pênis, do escroto e da próstata no feto masculino.

Figura 17.5 Uma mutação em um gene que codifica uma única enzima na via de síntese dos esteroides pode levar à hiperplasia suprarrenal congênita. Se a mutação resultasse em perda completa (100%) da função, a ausência de produção de cortisol no feto em desenvolvimento seria letal, visto que o cortisol é necessário para o desenvolvimento normal de muitos órgãos. Tipicamente, uma mutação que provoca perda parcial da função enzimática pode resultar em infertilidade na fêmea afetada quando adulta, porém não afeta de outro modo a sobrevida do indivíduo.

Figura 17.7 A curto prazo, haveria uma diminuição da secreção dos hormônios sexuais, o que, devido a uma redução da retroalimentação negativa, resultaria em aumento da secreção de GnRH pelo hipotálamo e de LH e FSH pela adeno-hipófise. Em virtude dos efeitos tróficos do LH e do FSH, isso, a longo prazo,

Apêndice A | Respostas às Questões de Autoavaliação

aumentaria eventualmente o tamanho e a função da gônada remanescente. Esse processo leva à restauração das concentrações dos hormônios sexuais no sangue a valores normais. (Ver Capítulo 11 para uma descrição geral dos efeitos dos hormônios trópicos/tróficos da adeno-hipófise.)

Figura 17.13 Uma característica fundamental da física dos líquidos é a relação existente entre a pressão e o volume dos líquidos (como sangue e ar). Conforme você aprendeu no Capítulo 12 (ver Seção 12.9) e no Capítulo 13 (ver equação 13.4 e Figura 13.16), a pressão no interior de um sistema fechado é determinada pelo volume de líquido que ocupa o compartimento (influxo menos efluxo) e a complacência do compartimento. Ao aumentar o fluxo sanguíneo dentro do pênis por meio de dilatação arterial e ao impedir o efluxo pela compressão das veias, o volume de sangue no pênis aumenta e o compartimento torna-se ingurgitado. Em consequência, a pressão no interior do compartimento aumenta, e o pênis torna-se ereto. Depois da ejaculação, as artérias sofrem constrição e o fluxo sanguíneo que entra no compartimento diminui, reduzindo, assim, a pressão no compartimento. As veias não são mais comprimidas e o excesso de sangue deixa o pênis, que novamente se torna flácido.

Figura 17.14 Em geral, a testosterona, isoladamente, não restaura a espermatogênese ao normal. O FSH é necessário para estimular a espermatogênese pelas células de Sertoli, independentemente da produção local de testosterona. Além disso, a administração de testosterona como fármaco habitualmente não é suficiente para repor as concentrações locais elevadas de testosterona nos testículos, que são necessárias para manter a espermatogênese. Por conseguinte, é habitualmente necessária a administração de gonadotropinas com uma mistura de atividade para os receptores de LH (de modo a estimular a produção local de testosterona) e de FSH (de modo a estimular as células de Sertoli) para restaurar a espermatogênese.

Figura 17.22 (1) O FSH plasmático aumenta, devido à degeneração do corpo lúteo. A perda da retroalimentação negativa pela progesterona e pelo estrogênio do corpo lúteo alivia a hipófise desse efeito inibitório e possibilita o aumento do FSH, estimulando, assim, um grupo de folículos para o ciclo menstrual seguinte. (2) Se ocorrer concepção e se houver implantação do blastocisto em desenvolvimento (gravidez), as células trofoblásticas do blastocisto implantado liberam uma gonadotropina – a gonadotropina coriônica humana (hCG) – no sangue materno, resgatando, assim, o corpo lúteo no início da gravidez. A produção de progesterona pelo corpo lúteo da gravidez impede a menstruação e a perda do embrião implantado. A medição de uma subunidade da hCG no sangue ou na urina da mãe constitui a base do teste de gravidez.

Figura 17.24 Os níveis aumentados de gonadotropinas da hipófise sugerem uma falta de retroalimentação negativa do estrogênio e da inibina, indicando insuficiência ovariana prematura como diagnóstico.

Uma das causas de insuficiência ovariana prematura é a destruição autoimune dos ovários. À semelhança da doença de Graves e da doença de Addison (ver Capítulos 11 e 19), a insuficiência ovariana prematura constitui uma forma de autoimunidade endócrina.

Figura 17.32 As principais funções da placenta consistem em fornecer oxigênio e nutrientes ao feto em desenvolvimento e em remover os produtos residuais. Por conseguinte, a placenta atua de modo semelhante aos pulmões, fornecendo uma grande área de superfície para a transferência de oxigênio da circulação materna para a fetal e para a transferência de dióxido de carbono da circulação fetal para a materna. Além disso, ela pode também atuar como os rins do adulto ao remover os produtos residuais, como a ureia, da circulação fetal. Embora as quantidades dessas substâncias trocadas por meio da placenta não sejam controladas com tanta precisão quanto nos rins (p. ex.), a distribuição dos fluxos sanguíneos materno e fetal para a placenta pode ser modificada para suprir as necessidades do feto em desenvolvimento. Qualquer perturbação na troca desses materiais na placenta pode resultar em graves consequências negativas para a saúde tanto do feto quanto da mãe.

Figura 17.34 A gonadotropina coriônica humana estimula a progesterona e o estrogênio do corpo lúteo no início da gravidez. A placenta assume essa função durante o segundo trimestre de gravidez, de modo que a maior parte do estrogênio e da progesterona maternos, posteriormente, na gravidez, provém da placenta.

Figura 17.36 Os pés podem não proporcionar uma distensão cervical suficiente para manter a estimulação da ocitocina e contração uterina por retroalimentação positiva.

Estude e revise

17.1 A combinação de traços paternos e maternos mantém a diversidade genética, o que possibilita uma adaptação às mudanças do ambiente.

17.2 Você poderia examinar as células ao microscópio e estabelecer o cariótipo completo. Se houver dois cromossomos X, o tumor se originou de uma mulher. Se houver um cromossomo X e um cromossomo Y, ele se originou de um homem. Além disso, você pode procurar a presença ou ausência de cromatina sexual (corpúsculos de Barr), que é encontrada apenas nas células com XX.

17.3 A administração de um glicocorticoide sintético (que atue como o cortisol) que atravessa a placenta substituiria o cortisol fetal ausente e causaria a supressão do ACTH fetal, diminuindo, assim, a secreção de androgênio suprarrenal fetal.

17.4 A dramática diminuição nos esteroides gonadais e na secreção de inibina "liberaria" o hipotálamo e a adeno-hipófise da retroalimentação negativa, com consequente aumento da secreção pulsátil de GnRH, LH e FSH. De fato, o diagnóstico de perda primária da função gonadal (hipogonadismo primário) é estabelecido, em parte, pela medição de uma baixa concentração de esteroides gonadais na presença de aumento da concentração de gonadotropinas no sangue.

840 Vander | Fisiologia Humana

17.5 Permite que a temperatura dos testículos fique um pouco abaixo da temperatura corporal, que é ideal para o desenvolvimento e a produção dos espermatozoides.

17.6 Evita que substâncias químicas tóxicas no plasma entrem no líquido dos túbulos seminíferos, impedindo, assim, que as substâncias químicas possam interferir ou alterar o desenvolvimento dos espermatozoides normais. Essa barreira também impede que o sistema imune interfira com a espermatogênese e a espermiogênese normais.

17.7 Você pode obter uma amostra de sêmen do homem. Ao exame microscópico, você pode avaliar a concentração de espermatozoides na amostra, a motilidade dos espermatozoides e o número de espermatozoides com aparência anormal.

17.8 Os níveis plasmáticos de LH, FSH e inibina estariam muito baixos, devido à retroalimentação negativa. Se o esteroide anabolizante tomado não for testosterona ou não for convertido em testosterona, a concentração plasmática verdadeira de testosterona também estaria diminuída.

17.9 Ele poderia apresentar uma falha no aumento dos pulsos de GnRH na puberdade. Teoricamente, ele poderia também apresentar deficiência isolada de GH, embora tivesse exibido uma diminuição do crescimento mais cedo na vida (começando em torno dos 1 a 2 anos).

17.10 Tipicamente, a medição do nível plasmático de LH constitui o exame mais confiável nos homens. O LH está aumentado no hipogonadismo primário (devido à perda da retroalimentação negativa), e o LH não está aumentado no hipogonadismo secundário (devido à hipofunção hipofisária). De fato, nomes alternativos para o hipogonadismo e o hipogonadismo secundário são hipogonadismo hipergonadotrófico e hipogonadismo hipogonadotrófico, respectivamente.

17.11 Os homens não têm ciclos mensais como "pausa". A etimologia da parte da palavra "meno" deriva do grego antigo para *mês*, e os homens não possuem ciclos reprodutivos mensais como as mulheres.

17.12 O clitóris. Na virilização do feto XX devido à hiperplasia suprarrenal congênita (descrita na Seção 17.3), o clitóris frequentemente está aumentado, devido à estimulação pelo excesso de androgênio suprarrenal, algumas vezes, a ponto de não ser distinguido do pênis em um recém-nascido XY.

17.13 Os estrogênios são produzidos pelas células da granulosa, os androgênios (precursores dos estrogênios) são sintetizados pelas células da teca, e a progesterona é produzida pelas células do corpo lúteo. Além disso, a inibina, um hormônio peptídico, é produzida pelas células da granulosa e células lúteas.

17.14 Não, visto que o LH é necessário para estimular as células da teca a produzir androgênios, que são convertidos em estrogênios pela estimulação da atividade da aromatase induzida pelo FSH nas células da granulosa.

17.15 Você poderia administrar progesterona e estrogênio para repor a secreção desses hormônios pelo corpo lúteo. Você também poderia administrar uma forma de gonadotropina (relacionada ao LH e ao FSH) para "resgatar" o corpo lúteo.

17.16 O espessamento do muco induzido pela secreção de progesterona na fase lútea/secretora impede a entrada de agentes infecciosos e tóxicos do meio ambiente para dentro da cavidade uterina, que está sendo preparada para a implantação do embrião em desenvolvimento.

17.17 Uma causa comum consiste na produção precoce de GnRH do hipotálamo. Embora o aumento do estrogênio estimule um estirão de crescimento, o estrogênio também interrompe esse estirão (fechamento das placas de crescimento no osso), resultando, com frequência, em baixa estatura do adulto.

17.18 Os androgênios são produzidos e secretados pelas células da teca no ovário (que não são convertidos em estrogênio pela célula da granulosa) e pelo córtex suprarrenal.

17.19 As concentrações de LH e de FSH estariam elevadas, devido à falta de retroalimentação negativa do estrogênio e da progesterona. Por conseguinte, a menopausa é causada por uma diminuição da função ovariana (causa primária), e não devido à hipofunção do hipotálamo ou da hipófise (causa secundária).

17.20 O principal problema é se a substância atravessa prontamente a placenta ou em um estado intacto (i. e., não transformado em substância inativa) para entrar na circulação embrionária ou fetal.

17.21 Lembre-se de que a pressão arterial média = débito cardíaco $\times$ resistência periférica total. A pressão arterial não muda de modo considerável em uma gravidez saudável. Tipicamente, ela diminui um pouco, visto que a redução da resistência periférica ultrapassará ligeiramente o aumento do débito cardíaco.

17.22 Os agonistas da dopamina (fármacos que se ligam ao receptor de dopamina na adeno-hipófise e o ativam) podem diminuir a prolactina o suficiente para obter uma secreção de FSH e LH normal, ciclos menstruais e ovulação.

17.23 Um tratamento farmacológico que foi tentado consiste em uma dose baixa diária de testosterona. Ela diminui o FSH e o LH (com redução da contagem de espermatozoides), enquanto mantém a fertilidade. Esse fármaco ainda não foi aprovado para esse uso, visto que a redução da contagem de espermatozoides pode não ser completa o suficiente para ser confiável, e a terapia com testosterona, se não for titulada corretamente, apresenta muitos efeitos colaterais (ver descrição dos esteroides anabolizantes na Seção 17.9).

17.24 Gravidez. A princípio, a hCG estimula o corpo lúteo a produzir estrogênio e progesterona. A retroalimentação negativa suprime o LH e o FSH, impedindo, assim, os ciclos menstruais e a ovulação. Então, a secreção placentária de estrogênio e de progesterona assume e continua impedindo os ciclos menstruais.

CAPÍTULO 18

Relembre e compreenda

18.1 c.

18.2 a.

18.3 b. Isso é conhecido como imunidade ativa.

18.4 c. Os anticorpos IgA atuam dessa maneira.

18.5 F. Os antibióticos são bactericidas. Algumas vezes, entretanto, são administrados em doenças virais para eliminar ou prevenir infecções secundárias causadas por bactérias.

18.6 V. Por exemplo, a artrite reumatoide e a doença inflamatória intestinal não estão associadas à infecção.

18.7 V. Alguns linfócitos são células B.

18.8 F. O edema é uma consequência da inflamação e não tem nenhum valor adaptativo.

18.9 F. Tratam-se de órgãos linfoides primários. Um exemplo de órgão secundário é um linfonodo.

18.10 F. Os receptores tipo Toll constituem uma parte importante do sistema imune inato e reconhecem características moleculares conservadas nos patógenos.

Aplique, analise e avalie

18.1 Ambas estariam comprometidas, visto que não ocorreria diferenciação das células T. A ausência de células T citotóxicas eliminaria as respostas mediadas por essas células. A ausência de células T auxiliares comprometeria as respostas mediadas por anticorpos, visto que as células B, em sua maioria, necessitam de citocinas das células T auxiliares para serem ativadas.

18.2 A deficiência de neutrófilos comprometeria as respostas inflamatórias inespecíficas (inatas) às bactérias. A deficiência de monócitos, que causaria deficiência de macrófagos, prejudicaria as respostas imunes tanto inata quanto adaptativa.

18.3 Esse fármaco pode reduzir a ação do complemento, porém não a eliminaria, visto que esse sistema provoca destruição direta das células (por meio do complexo de ataque à membrana), além de facilitar a fagocitose.

18.4 Os anticorpos se ligariam normalmente ao antígeno; entretanto, podem não ser capazes de ativar o complemento, atuar como opsoninas ou recrutar células NK na CCDA. A razão desses defeitos é o fato de que os sítios aos quais se ligam o C1 do complemento, os fagócitos e as células NK estão todos localizados na porção Fc dos anticorpos.

18.5 Esses pacientes desenvolvem febre, embora frequentemente não no mesmo grau que o normal. Podem fazer isso, visto que a IL-1 e outras citocinas secretadas por macrófagos provocam febre, enquanto o defeito na AIDS consiste em falha da função das células T auxiliares.

Avaliação dos princípios gerais

18.1 Conforme ilustrado na Figura 18.20, ocorre uma ampla variedade de alterações nas variáveis fisiológicas após a infecção, incluindo alterações nas concentrações plasmáticas de minerais (ferro, zinco), fontes de energia (ácidos graxos, aminoácidos) e hormônios (cortisol). Em cada caso, a respectiva variável está diminuída ou aumentada além de sua faixa homeostática habitual. Embora essas alterações sejam adaptativas para combater a infecção, elas podem ter um custo, assim como qualquer desafio para a homeostasia. Por exemplo, as concentrações elevadas de cortisol podem resultar temporariamente em hiperglicemia, retenção hídrica e ações potencializadas das catecolaminas sobre a função cardiovascular. Outras respostas à infecção, como a febre, aceleram a velocidade das reações químicas em todas as células (aumento do metabolismo) e, se a febre for alta o suficiente, podem danificar a função neuronal.

Aplicação do conceito

Figura 18.4 O receptor de C3b deve ter um sítio de ligação do ligante *específico* para o C3b e que ligue o C3b com alta *afinidade*.

Figura 18.6 Muitas moléculas no corpo atuam dessa maneira. Por exemplo, a somatostatina atua localmente no estômago para controlar a produção de ácido (função parácrina) e é secretada nas veias do sistema porta hipotálamo-hipofisário para controlar a secreção de hormônio do crescimento (função endócrina). A testosterona atua localmente nos testículos (função parácrina) e alcança outros alvos por meio da corrente sanguínea (função endócrina).

Figura 18.7 Tanto a vasodilatação quanto o aumento da permeabilidade da microcirculação às proteínas contribuem para o aumento na taxa de filtração de líquido desde o plasma para o líquido intersticial. Como os vasos linfáticos constituem a principal via pela qual o líquido e as proteínas retornam do espaço intersticial para o sistema circulatório (ver Figura 12.48), essas alterações levam a um aumento no fluxo de linfa. À medida que o líquido flui através dos linfonodos, os linfócitos são expostos a antígenos do patógeno invasor, com consequente ativação da resposta imune adaptativa.

Figura 18.8 As células-tronco mieloides diferenciam-se em quatro tipos de leucócitos (neutrófilos, eosinófilos, basófilos e monócitos). Por meio de outra via de desenvolvimento, as células mieloides também se diferenciam em mastócitos e células dendríticas. Os macrófagos diferenciam-se a partir dos monócitos.

Figura 18.10 As estruturas de um ligante e da proteína à qual ele se liga determinam a função tanto do ligante quanto da proteína. Em nenhum lugar isso fica mais evidente do que na incrível série de interações antígeno-imunoglobulina específicas. A ligação de determinado antígeno a uma imunoglobulina é totalmente determinada pela estrutura do ligante *e* pelas estruturas das extremidades variáveis de cada molécula de imunoglobulina. É essa especificidade que confere à imunoglobulina a sua função. A estrutura das extremidades constantes das imunoglobulinas também é importante em sua função, visto que é essa estrutura que é reconhecida pelos fagócitos quando a imunoglobulina é um anticorpo circulante fixado a um patógeno.

842 Vander | Fisiologia Humana

Figura 18.14 O corpo pode encontrar muitos patógenos comuns em numerosas ocasiões no decorrer da vida. Ao estabelecer uma população de células de memória, cada infecção subsequente pode ser combatida com mais eficiência e mais rapidamente.

Figura 18.17 Observe a escala log no eixo *y*. A primeira exposição ao antígeno desencadeou uma resposta de cerca de 2 para 10 unidades (cinco vezes), enquanto a segunda exposição desencadeou uma resposta de cerca de 2 unidades para até quase 10 mil unidades (5 mil vezes). Por conseguinte, de modo aproximado, a segunda resposta tem uma magnitude cerca de mil vezes maior.

Figura 18.19 Trata-se de um exemplo de retroalimentação positiva (consultar o Capítulo 1), visto que o estímulo (interferona-gama) resulta em uma célula ativada que produz ainda mais estímulo.

Estude e revise

18.1 As células mieloides incluem os neutrófilos (fagócitos e células secretoras); os basófilos (que liberam histamina e outros mediadores inflamatórios); os eosinófilos (que destroem parasitas; que participam das respostas alérgicas); os monócitos (que entram nos tecidos e se transformam em macrófagos, que são fagócitos); as células dendríticas (fagócitos encontrados particularmente em locais nos quais se encontram os meios interno e externo); e os mastócitos (que secretam histamina e outras substâncias químicas).

18.2 Na inflamação, os mediadores liberados pelas células danificadas e pelas células imunes locais no tecido danificado provocam vasodilatação dos capilares e vênulas no local. Os mediadores também induzem a contração das células endoteliais dos vasos, o que os torna permeáveis. O aumento da permeabilidade e o aumento do fluxo sanguíneo devido à vasodilatação possibilitam a chegada de mais células imunes e proteínas imunes para a região infectada. Os neutrófilos deixam os vasos locais devido à quimiotaxia pelo processo de marginação e diapedese. Uma vez na região infectada, eles atuam como fagócitos que englobam os patógenos. Os monócitos também seguem esse trajeto em um momento posterior e transformam-se em macrófagos. Os patógenos fagocitados são destruídos por enzimas intracelulares dos lisossomos. Os fagócitos também liberam substâncias que causam destruição dos patógenos no líquido extracelular nessa fase da inflamação. As proteínas do complemento também são ativadas nesse estágio, durante o qual atuam como opsoninas para os fagócitos ou matam diretamente os patógenos por meio do complexo de ataque à membrana. A natureza das bactérias que iniciam o processo não influencia a inflamação, que é uma resposta imune inespecífica.

18.3 As células B ligam-se ao antígeno e diferenciam-se em plasmócitos, os quais secretam anticorpos que reconhecem o mesmo antígeno que se liga às células B. Além disso, as células B atuam como células apresentadoras de antígenos ou podem ser reservadas como células de memória. As células T citotóxicas matam diretamente as células infectadas por vírus e as células cancerosas ao reconhecer células que possuem antígenos complexados com as proteínas do MHC do corpo em sua superfície. As células auxiliares T ajudam as células B e as células T citotóxicas a realizar as suas funções (razão pela qual são denominadas células "auxiliares"). Quando uma célula T auxiliar é ativada pela ligação do antígeno complexado com proteínas do MHC da classe II em uma célula apresentadora de antígeno, a célula T auxiliar secreta citocinas, que induzem a sua proliferação. As células T auxiliares ativadas migram para os linfonodos, nos quais encontram células B que apresentam o mesmo antígeno; a interação das duas células induz a diferenciação das células B em plasmócitos. As células T auxiliares também secretam os fatores de proliferação necessários para que as células T citotóxicas se tornem ativas e sofram divisão.

18.4 A resposta de fase aguda é uma resposta sistêmica à infecção, que consiste em febre, secreção de hormônios, alterações do metabolismo e do comportamento (p. ex., sono, fadiga, diminuição da ingestão de alimentos) e secreção de proteínas pelo fígado. Em seu conjunto, essas respostas fornecem proteção em todo o corpo contra a infecção atual, facilitam o sono para conservar as reservas de energia necessárias para combater a infecção, aumentam o número de linfócitos disponíveis, fornecem aminoácidos para a síntese de proteínas que atuam no combate à infecção e procedem a um controle para evitar que a resposta imune se torne excessiva. Muitas infecções podem se disseminar a partir de seu local de origem, de modo que uma resposta sistêmica à infecção minimiza essa propagação e permite ao corpo atacar rapidamente os invasores que estão distantes do local inicial da infecção.

18.5 O sistema imune atua de maneira ideal quando o indivíduo está bem nutrido, com ingestão diária adequada de proteínas e sem deficiências de nutrientes, quando realiza regularmente exercícios em nível moderado e quando consegue uma noite de sono todas as noites.

18.6 A inflamação excessiva é uma condição potencialmente grave associada a hipersensibilidades, asma, doença inflamatória intestinal, covid-19 e outras doenças. Os mediadores inflamatórios em excesso podem levar a uma pressão arterial perigosamente baixa, febre muito alta, dano aos vasos sanguíneos e a outros tecidos (p. ex., por meio de hipersensibilidade a imunocomplexos ou hipersensibilidade citotóxica) e edema, e secreções de células afetadas, como as dos pulmões. O cortisol é um hormônio esteroide do córtex suprarrenal, que atua como "freio" sobre o sistema imune; ele suprime muitos aspectos da função imune e atua como substância anti-inflamatória. Na prática, os derivados químicos do cortisol são utilizados em medicina, como o hormônio sintético prednisona.

APÊNDICE B | ÍNDICE DE TERMOS CLÍNICOS

DOENÇAS E DISTÚRBIOS

Aborto espontâneo, 706
Abscesso, 781
Acidente vascular cerebral, 269, 471
Acidose metabólica, 526, 580
Acidose respiratória, 521
Acromegalia, 391
Afasia, 278
Alcalose metabólica, 526, 580
Alcalose respiratória, 521
Alergia (hipersensibilidade), 758
Amenorreia, 700
Amenorreia induzida por exercício, 646
Amenorreia secundária, 719
Amnésia, 277
Amnésia anterógrada, 277
Amnésia retrógrada, 277
Anafilaxia, 759
Andropausa (climatério
    masculino), 687, 718
Anemia, 400, 514
Anemia perniciosa, 400, 615
Anemia por deficiência de ferro, 400
Anorexia nervosa, 700
Anosmia, 253
Apendicite, 778
Apneia central do sono, 533
Apneia do sono, 263, 390, 533
Apneia obstrutiva do sono, 533
Apresentação pélvica, 711
Aprosódia, 278
Arritmias, 571
Arteriosclerose, 429
Artrite reumatoide, 760
Asfixia, 533
Asma, 502, 760
Astigmatismo, 233
Astrocitoma, 782
Ataque cardíaco, 468
Ataques isquêmicos transitórios
    (AITs), 471
Aterosclerose, 468, 469, 633
Atrofia por desnervação, 311
Atrofia por desuso, 311
Baixa estatura, 382
Botulismo, 183, 292
Bronquite crônica, 503
Cálculos biliares, 623

Calvície de padrão masculino, 684
Câncer de próstata, 684
Cardiomiopatia hipertrófica, 467
Catarata, 240
Cegueira para cores (daltonismo), 239
Cetoacidose diabética, 659, 660
Choque, 458
Choque cardiogênico, 458
Choque de baixa resistência, 458, 778
Choque hipovolêmico, 458
Choque séptico, 760, 778
Ciliopatias, 61
Cólera, 624
Colite ulcerativa, 625
Coma, 266
Concussão, 280
Covid-19, 378, 734
Criptorquidia, 668
Deficiência de ferro, 399
Degeneração macular, 241
Degeneração macular relacionada
    à idade (DMRI), 241
Derivação, 530
Desigualdade de ventilação-
    perfusão, 511, 530
Diabetes insípido, 558
Diabetes insípido central, 558
Diabetes insípido nefrogênico, 558
Diabetes melito, 549, 580
Diabetes melito tipo 1 (DM1), 659, 760
Diabetes melito tipo 2 (DM2), 364, 659
Disfunção diastólica, 465
Disfunção erétil (DE), 681
Disfunção sistólica, 466
Dismenorreia, 698
Distrofia muscular, 315
Distrofia muscular de Duchenne, 315
Distúrbio de condução AV, 412
Distúrbios do neurônio motor
    superior, 345
Doença arterial coronariana, 468
Doença autoimune, 759
Doença cardíaca, 413
Doença celíaca, 614
Doença cerebelar, 343
Doença da altitude, 531
Doença da montanha (doença
    da altitude), 531

Doença de Addison, 379
Doença de Alzheimer, 185, 276
Doença de Crohn, 625
Doença de Cushing, 379, 380
Doença de Graves, 376, 770, 771
Doença de Hashimoto, 375
Doença de Ménière, 255
Doença de Parkinson, 341
Doença de Urbach-Wiethe, 271
Doença falciforme, 43, 46, 400
Doença hemolítica do
    recém-nascido, 758
Doença inflamatória crônica, 760
Doença inflamatória intestinal, 760
Doença pulmonar obstrutiva crônica
    (DPOC), 503
Doenças pulmonares obstrutivas, 503
Doenças pulmonares restritivas, 503
Doenças sexualmente transmissíveis
    (DSTs), 716
Eclâmpsia, 710
Eczema, 227
Edema pulmonar, 466, 511, 779
Embolia, 471, 774
Embolia pulmonar, 529, 774, 775
Êmbolo, 471
Êmese, 621
Enfisema, 531
Enteropatia sensível ao glúten, 614
Epilepsia, 261
Esclerose lateral amiotrófica (ELA;
    doença de Lou Gehrig), 345
Esclerose múltipla (EM), 206, 760
Espru não tropical, 614
Esquizofrenia, 222, 272
Estado vegetativo persistente, 266
Esteatorreia, 623
Estenose (válvula, valva), 420, 625
Estreitamentos, 625
Exaustão por calor, 658
Excesso de peso (sobrepeso), 651
Feminização, 671
Fenômeno de Cushing, 456
Fibrilação atrial, 419
Fibrilação ventricular, 468
Fibrose cística (FC), 491, 607
Fibrose intersticial difusa, 511
Forame oval patente (FOP), 530

Gigantismo, 391
Glaucoma, 240
Glicosúria renal familiar, 550
Glioblastoma multiforme, 782
Gravidez ectópica, 704
Hematoma epidural, 280
Hematoma subdural, 280
Hemocromatose, 399
Hemofilia, 475
Hemorragia, 456, 458
Hemorragia intracraniana, 280
Hidrocefalia, 203, 783
Hiper-responsividade, 364
Hipercalcemia humoral de malignidade, 389
Hipercoagulabilidade, 477, 776
Hipercolesterolemia familiar, 635
Hiperêmese gravídica, 710
Hiperparatireoidismo, 389
Hiperparatireoidismo primário, 389
Hiperparatireoidismo secundário, 390
Hiperplasia adrenal congênita (HAC), 356, 671
Hiperprolactinemia, 686
Hipersecreção, 363
Hipersecreção primária, 363
Hipersecreção secundária, 363
Hipersensibilidade a imunocomplexos, 758
Hipersensibilidade citotóxica, 758
Hipersensibilidade imediata, 758
Hipersensibilidade mediada por IgE, 758
Hipersensibilidade retardada, 758
Hipertensão, 379, 464
Hipertensão primária, 464
Hipertensão pulmonar, 534
Hipertensão renal, 464, 581
Hipertensão secundária, 464
Hipertermia, 657, 658
Hipertermia maligna, 326, 327
Hipertireoidismo, 375, 376, 770
Hiperventilação, 511
Hipoglicemia de jejum, 644
Hipogonadismo, 685
Hiponatremia associada ao exercício, 128
Hipoparatireoidismo, 686
Hipoparatireoidismo primário, 686
Hipopituitarismo, 686
Hiporresponsividade, 364
Hiposecreção, 363
Hipossecreção primária, 363

Hipossecreção secundária, 363
Hipotensão, 379, 456, 458
Hipotireoidismo, 375
Hipotireoidismo congênito, 375
Hipoventilação, 510, 530
Hipoxia, 530
Hipoxia anêmica, 530
Hipoxia hipóxica, 530
Hipoxia histotóxica, 530
Hipoxia isquêmica, 530
Hipoxia por monóxido de carbono, 530
Icterícia, 623
Incontinência, 554
Incontinência de esforço, 554
Incontinência de urgência, 554
Infarto do miocárdio, 773
Inflamação, 730
Insolação, 20, 21
Insuficiência cardíaca, 465, 480
Insuficiência cardíaca congestiva, 465, 574
Insuficiência suprarrenal, 379
Insuficiência suprarrenal primária, 379
Insuficiência suprarrenal secundária, 379
Intolerância à lactose, 623
Intolerância ao calor, 376
Kwashiorkor, 442
Lesão cerebral, 261
Linfedema, 445
Lúpus eritematoso sistêmico (LES), 763
Má absorção, 614
Malária, 400
Mania, 273
Marca-passos ectópicos, 412
Membro fantasma, 222
Meningite, 203
Miastenia *gravis*, 316, 760
Microcefalia, 157
Morte cerebral, 266
Nefrite, 764
Negligência sensorial, 269
Neoplasia, 781
Neuropatia sensorial de fibras grandes, 347
Obesidade, 533, 651
Osteomalacia, 389
Osteoporose, 379, 701
Peritonite, 777
Pneumotórax, 496
Poliomielite, 314

Pré-eclâmpsia, 710
Pré-síncope, 254
Presbiopia, 232
Prognatismo, 391
Prolactinomas, 719
Prolapso (valva), 406
Pseudo-hipoparatireoidismo, 390
Puberdade precoce, 701
Rabdomiólise, 327
Raquitismo, 389
Reação transfusional, 757
Refluxo gastresofágico, 597
Rejeição de enxerto, 756
Sarcoma de Kaposi, 755
Sepse, 778
Síncope, 254
Síncope vasovagal, 458
Síndrome da imunodeficiência adquirida (AIDS), 755
Síndrome de Cushing, 379, 380
Síndrome de Down, 706
Síndrome de insensibilidade ao hormônio do crescimento, 383
Síndrome de insensibilidade aos androgênios, 671
Síndrome de Kallmann, 253
Síndrome de Klinefelter, 685
Síndrome de Sjögren, 595
Síndrome do desconforto respiratório do recém-nascido, 502
Síndrome pré-menstrual, 700
Sopros cardíacos, 419
Tensão pré-menstrual, 700
Tétano, 301, 348
Tireoidite autoimune, 375
Tireotoxicose, 376, 770
Toxemia da gravidez, 710
Traço falciforme, 46
Transtorno bipolar, 272, 273
Transtorno de déficit de atenção/ hiperatividade (TDAH), 268
Transtorno depressivo (depressão), 272
Transtorno disfórico pré-menstrual (TDPM), 700
Transtorno por uso de substâncias, 275
Transtornos do humor, 272
Trismo, 348
Trombo, 473, 774
Trombocitopenia, 764
Trombose coronária, 469
Trombose de veia profunda, 774
Tuberculose, 379
Úlceras, 621

Uremia, 581
Vertigem, 254
Vertigem posicional paroxística benigna (VPPB), 255
Zumbido, 247

AGENTES INFECCIOSOS OU ETIOLÓGICOS

Alergênios, 758
Bactérias, 726, 745
Clostridium botulinum, 292
Clostridium tetani, 183, 348
Efeitos farmacológicos, 361
Esteroides anabolizantes, 385, 685
Estricnina, 189
Helicobacter pylori, 621
Imunoglobulinas tireoestimulantes, 770
LSD, 187
Micróbios, 726
Monóxido de carbono, 190, 518
MPTP (1-metil-4-fenil-1,2,3, 6-tetra-hidropiridina), 342
Nicotina, 185
Peptídio relacionado ao PTH (PTHrp), 389
Proteína beta-amiloide, 186
Sarin, 185
SARS-CoV-2, 727, 734
Teratógeno, 707
Tetanospasmina (toxina tetânica), 348
Tetra-hidrocanabinol, 190
Tetrodotoxina, 170
Vírus, 727
Vírus da imunodeficiência humana (HIV), 755
Zika vírus, 157

SINAIS E SINTOMAS

Acidose, 575, 579
Acinesia, 342
Alcalose, 575, 579
Anemia hemolítica, 764
Angina de peito, 468
Atelectasia, 774
Azia, 597
Bócio, 374, 770
Bradicinesia, 342
Cãibras, 314, 345
Cãibras musculares, 314, 345
Catatonia, 272
Cetoacidose diabética, 659, 660
Constipação intestinal, 624
Convulsões, 780
Diarreia, 624

Diarreia do viajante, 624
Diplopia, 769
Dispneia, 529, 763
Dor referida, 224
Edema, 442, 574
Enjoo marítimo, 250
Espasmos, 345
Espasticidade, 345
Estados alterados de consciência, 272
Esteatorreia, 623
Exoftalmia, 769
Febre, 657, 778
Fenômeno do canivete de mola, 345
Flácido, 345
Flato, 619
Galactorreia, 719
Gastrite, 621
Genitália ambígua, 672
Ginecomastia, 686
Glicosúria, 549
Hematoma, 471
Hiperalgesia, 224, 226
Hipercalcemia, 389
Hipercapnia, 530
Hipermétrope, 232
Hipermetropia, 232
Hiperpotassemia, 571
Hipertonia, 345
Hipertrofia ventricular esquerda, 464
Hipocalcemia, 315, 390
Hipoglicemia, 644
Hipopotassemia, 571
Hipotonia, 345
Hipoxemia, 530
Hipoxia, 530
Icterícia, 623
Imunossupressão, 379, 756
Intolerância ao frio, 375
Isquemia, 468, 779
Míope, 232
Miopia, 232
Mixedema, 376
Narcolepsia, 264
Necrose, 777
Nefropatia diabética, 549, 580
Nistagmo, 250
Ondas de calor, 701
Palpitações, 769
Perfuração, 777
Policitemia, 401
Pré-síncope, 254
Prognatismo, 391
Proptose, 769

Pus, 777
Reação de fase tardia, 759
Refluxo gastresofágico, 597
Resistência à insulina, 659
Rigidez, 345
Síndrome de abstinência, 275
Sonolência diurna, 534
Sopro (vascular), 419
Taquicardia, 769
Taquipneia, 769
Tetania hipocalcêmica, 315, 390
Tolerância, 274
Tolerância cruzada, 274
Tolerância imune, 745
Tremor intencional, 343
Trombocitopenia, 764
Uremia, 581
Virilização, 672, 700

TRATAMENTOS, DIAGNÓSTICOS E AGENTES TERAPÊUTICOS

Abortivos, 717
Ácido acetilsalicílico, 146, 478, 657
Ácido fólico, 399
Acupuntura, 227
Agentes antidepressivos tricíclicos, 273
Agentes broncodilatadores, 503
Agentes inotrópicos cardíacos, 467
Alprazolam, 189, 265
Amilorida, 574
Amitriptilina, 273
Amniocentese, 706
Amostragem de vilosidades coriônicas, 706
Analgesia, 226
Analgesia produzida por estimulação, 226
Analgésicos, 190
Anestésicos locais, 190
Anfetaminas, 271
Angiografia cardíaca, 425
Angioplastia coronariana por balão, 470
Angiostatina, 437
Anti-histamínicos, 136
Anti-inflamatórios, 146
Anti-inflamatórios não esteroidais (AINEs), 146
Antibiótico, 756
Anticoagulantes, 478
Anticoagulantes orais, 478

846 Vander | Fisiologia Humana

Aparelhos auditivos, 247

Ativador do plasminogênio tecidual recombinante (rec-tPA), 776

Atropina, 185, 292

Benzodiazepínicos, 265

Biopsia, 621

Bisfosfonatos, 389

Bloqueador do receptor beta-adrenérgico (também chamado betabloqueador), 136

Bloqueadores dos canais de cálcio, 465

Castração, 684

Cateter, 777

Cesariana, 711

Ciclosporina, 626, 756

Cimetidina, 621

Clonazepam, 189

Clorpromazina, 271

Codeína, 190

Colecistectomia, 623

Colonoscopia, 621

Contraceptivos, 716

Contraceptivos orais, 716

Craniotomia, 782

Curare, 291

Dantroleno, 327

Desfibrilação, 468

Desfibriladores eletrônicos automáticos (DEA), 468

Desipramina, 273

Diálise, 581

Diálise peritoneal, 582

Diazepam, 265

Digitálico, 467

Dispositivo intrauterino (DIU), 716

Diuréticos, 465, 467, 573

Diuréticos de alça, 573

Diuréticos osmóticos, 574

Diuréticos poupadores de potássio, 574

Doxepina, 273

Ecocardiografia, 425

Eméticos, 621

Endoscopia, 621

Enxerto de derivação da artéria coronária, 470

Enzima conversora da angiotensina (ECA) (inibidores da), 565

Eplerenona, 566

Eritromicina, 756

Escaneamento de ventilação-perfusão, 776

Escitalopram, 187, 273

Esfigmomanômetro, 429

Espironolactona, 574

Estatinas, 100

Estimulação cerebral profunda, 342

Estimulação magnética transcraniana repetitiva, 273

Fenilefrina, 136

Fenitoína, 783

Fertilização *in vitro*, 717

Fluoxetina, 273

Furosemida, 246, 573

HAART, 756

Hemodiálise, 581

Hidroxicloroquina, 764

Implantes cocleares, 247

Imunoglobulina tetânica (IgT), 348

Inibidores da acetilcolinesterase, 292, 316

Inibidores da monoamina oxidase (MAO), 186, 273

Inibidores de cGMP fosfodiesterase tipo 5, 681

Inibidores específicos da recaptação da serotonina (ISRSs), 273

Iodo radioativo, 772

Lansoprazol, 621

Laxantes, 624

Levodopa (L-dopa), 342

Lidocaína, 170, 326

Lisinopril, 566

Lítio, 273

Losartana, 566

Manitol, 574

Manobra de Epley, 255

Marca-passo artificial, 412

Metilfenidato (ritalina), 268

Metimazol, 772

Método da tabela, 717

Mifepristona, 717

Moduladores seletivos de receptores de estrogênio (MSRE), 389

Monitor transcutâneo de oxigênio, 780

Morfina, 190

Neuroestimulação nervosa elétrica transcutânea (TENS), 227

Nitroglicerina, 470

Oftalmoscópio, 230

Omeprazol, 621

Oncogenes, 744

Oximetazolina, 136

Pareamento de bases, 66

Paroxetina, 187, 273

Penicilina, 756

PET (tomografia por emissão de pósitrons), 25, 260

Piridostigmina, 316

Placebo, 227

Plasmaférese, 316

Pralidoxima, 292

Pressão positiva contínua nas vias respiratórias (CPAP), 534

Procaína, 170

Propiltiouracila, 772

Reanimação cardiopulmonar (RCP), 468

Ressonância magnética (RM) (imageamento por), 260, 781

Rivastigmina, 342

Rocurônio, 292

Sertralina, 273

Sevoflurano, 326

Sigmoidoscopia, 621

Sildenafila, 434

Stents coronarianos, 470

Substituição percutânea da valva aórtica transcateter (TAVR), 481

Succinilcolina, 292

Sulfassalazina, 626

Sulfonilureias, 661

T-PA recombinante, 478

Tacrolimo, 626

Tadalafila, 434

Terapia trombolítica, 478

Testes de função pulmonar, 505

Timectomia, 316

Tolerância cruzada, 274

Tomografia computadorizada (TC), 777

Toxina botulínica, 183

Triantereno, 574

Vacina, 749

Valvuloplastia com balão, 481

Vardenafila, 682

Vasectomia, 681

Vecurônio, 292

Volume expiratório forçado em 1 segundo (VEF_1), 503

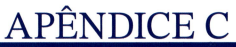

APÊNDICE C — FAIXAS DE CONCENTRAÇÃO DE VARIÁVEIS COMUMENTE MEDIDAS NO SANGUE

Variáveis	Unidades tradicionais	Unidades SI
Gases sanguíneos		
P_{O_2} (arterial)	80 a 100 mmHg	11 a 13 kPa (quilopascal)
(*Nota:* a P_{O_2} arterial declina com a idade, aproximando-se de 100 mmHg na infância e diminuindo para 80 e para valores ainda mais baixos no idoso)		
P_{CO_2} (arterial)	35 a 45 mmHg	4,7 a 5,9 kPa
Eletrólitos		
Ca^{2+}		
Total	9 a 10,5 mg/dℓ	2,2 a 2,6 mmol/ℓ
Ionizado	4,5 a 5,6 mg/dℓ	1,1 a 1,4 mmol/ℓ
Cl^-		97 a 110 mmol/ℓ
K^+		3,5 a 5 mmol/ℓ
Na^+		135 a 146 mmol/ℓ
Hormônios		
Aldosterona	30 a 100 pg/mℓ	83 a 277 pmol/ℓ
Cortisol		
às 8 h	5 a 25 µg/dℓ	140 a 700 nmol/ℓ
às 16 h	1,5 a 12 µg/dℓ	40 a 320 nmol/ℓ
Estradiol		
Mulheres (fase folicular inicial)	20 a 100 pg/mℓ	73 a 367 pmol/ℓ
Mulheres (pico na metade do ciclo)	150 a 750 pg/mℓ	551 a 2.755 pmol/ℓ
Homens	10 a 50 pg/mℓ	37 a 185 pmol/ℓ
Insulina (jejum)	6 a 26 µU/mℓ	43 a 186 pmol/ℓ
	(0,2 a 1,1 ng/mℓ)	
Fator de crescimento semelhante à insulina (IGF-1)		
16 a 24 anos	182 a 780 ng/mℓ	182 a 780 µg/ℓ
25 a 50 anos	114 a 492 ng/mℓ	114 a 492 µg/ℓ
Paratormônio (inalterado)	10 a 75 pg/mℓ	1,1 a 8 pmol/ℓ
Progesterona		
Mulheres (fase lútea)	2 a 27 ng/mℓ	6 a 81 nmol/ℓ
Mulheres (gravidez)	5 a 255 ng/mℓ	15 a 770 nmol/ℓ
Homens	0,2 a 1,4 ng/mℓ	0,6 a 4,3 nmol/ℓ
Testosterona		
Mulheres	9 a 55 ng/dℓ	0,3 a 1,9 nmol/ℓ
Homens	250 a 1.000 ng/dℓ	9 a 35 nmol/ℓ
Hormônio estimulador da tireoide (TSH)	0,3 a 4 µU/mℓ	0,3 a 4 mU/ℓ
Tiroxina (T_4) (adultos)	5 a 11 µg/dℓ	64 a 140 nmol/ℓ

(*continua*)

848 Vander | Fisiologia Humana

(*Continuação*)

Variáveis	Unidades tradicionais	Unidades SI
Nutrientes (jejum)		
Glicose	70 a 110 mg/dℓ	4 a 6 mmol/ℓ
AGL	72 a 240 mg/dℓ	0,3 a 1,0 mmol/ℓ
Triglicerídios	< 160 mg/dℓ	< 1,8 mmol/ℓ
Proteínas (principais)		
Albumina	3,5 a 5,5 g/dℓ	35 a 55 g/ℓ
Globulinas	2 a 3,5 g/dℓ	20 a 35 g/ℓ
Fibrinogênio (fator de coagulação)	200 a 400 mg/dℓ	2 a 4 g/ℓ
Outras variáveis		
Contagem de eritrócitos	4,1 a 5,4 $\times$ 10^6/mm^3	4,1 a 5,4 $\times$ 10^{12}/ℓ
Hematócrito		
Homens	42 a 52%	0,42 a 0,52
Mulheres	37 a 48%	0,37 a 0,48
Hemoglobina		
Homens	14 a 18 g/dℓ	140 a 180 g/ℓ
Mulheres	12 a 16 g/dℓ	120 a 160 g/ℓ
Ferro	50 a 150 µg/dℓ	9 a 27 µmol/ℓ
Leucócitos (total)	4,3 a 10,8 $\times$ 10^3/mm^3	4,3 a 10,8 $\times$ 10^9/ℓ
Osmolaridade	285 a 295 mOsmol/ℓ	285 a 295 mOsmol/ℓ
pH	7,38 a 7,45	7,38 a 7,45

Os valores são fornecidos em unidades tradicionais, quando apropriado, e em unidades do sistema internacional (SI) adotadas por grande parte do mundo. Os valores da unidade SI para ácidos graxos e triglicerídios são estimativas com base no peso molecular médio de cada um. Certos hormônios são tradicionalmente medidos em "unidades de atividade", simbolizadas pela letra U (ou, algumas vezes, "UI", para referir-se a "unidades internacionais"). Todos os valores são derivados de um conjunto de numerosas fontes (especialmente, *Harrison's Principles of Internal Medicine*, 15ª edição, e Greenspan, F. S., e Gardner, D. G., *Basic and Clinical Endocrinology*, 7ª edição, ambos da McGraw Hill) e não devem ser considerados absolutos. Pequenas variações nos intervalos de referência ocorrem devido a diversos fatores, incluindo o método de medição.

Unidades inglesas e métricas		
	Inglesas	**Métricas**
Comprimento	1 pé = 0,305 metro	1 metro = 39,37 polegadas
	1 polegada = 2,54 centímetros	1 centímetro (cm) = 1/100 metro
		1 milímetro (mm) = 1/1.000 metro
		1 mícron (µm) = 1/1.000 milímetro
		1 nanômetro (nm) = 1/1.000 mícron
Massa*	1 libra = 453,59 gramas	1 quilograma (kg) = 1.000 gramas = 2,2 libras
	1 onça = 28,3 gramas	1 grama (g) = 0,035 onça
		1 miligrama (mg) = 1/1.000 grama
		1 micrograma (µg) = 1/1.000 miligrama
		1 nanograma (ng) = 1/1.000 micrograma
		1 picograma (pg) = 1/1.000 nanograma
Volume	1 galão = 3,785 litros	1 litro (ℓ) = 1.000 centímetros cúbicos = 0,264 galão
	1 quarto = 0,946 litro	1 litro (ℓ) = 1,057 quartos
	1 pinta = 0,473 litro	1 decilitro (dℓ) = 1/10 litro
	1 onça líquida = 0,030 litro	1 mililitro (mℓ) = 1/1.000 litro
	1 xícara de medida = 0,237 litro	1 microlitro (µℓ) = 1/1.000 mililitro

*Uma libra é, na realidade, uma unidade de força, e não de massa. A unidade de massa correta no sistema inglês é o *slug*. Quando escrevemos 1 kg = 2,2 libras, isso significa que um quilograma de massa terá um peso, sob condições padrão de gravidade na superfície da Terra, de 2,2 libras de força.

GLOSSÁRIO

A

Abalo contrátil. Resposta mecânica do músculo a um único potencial de ação.

Aborto. Morte espontânea ou clinicamente induzida de um embrião ou feto após a implantação.

Absorção. Movimento de materiais através de uma camada epitelial, a partir de compartimento ou cavidade corporal em direção ao capilar sanguíneo.

Acetil coenzima A (acetil CoA). Intermediário metabólico que transfere grupos acetil para o ciclo de Krebs e várias vias sintéticas.

Acetilcolina (ACh). Neurotransmissor liberado por neurônios parassimpáticos pré e pós-ganglionares, neurônios simpáticos pré-ganglionares, neurônios somáticos e alguns neurônios do Sistema Nervoso Central (SNC).

Acetilcolinesterase. Enzima que degrada a acetilcolina em ácido acético e colina.

Acidez. Concentração de íon hidrogênio livre, não ligado, em uma solução; quanto maior a concentração de H^+, maior a acidez.

Ácido clorídrico. HCl; ácido forte secretado para o lúmen do estômago pelas células parietais.

Ácido desoxirribonucleico (DNA). Ácido nucleico que armazena e transmite informações genéticas; consiste em uma fita dupla de subunidades nucleotídicas que contêm desoxirribose.

Ácido fólico. Vitamina do grupo do complexo B; essencial para a formação do nucleotídio tiamina.

Ácido graxo. Cadeia de carbono com grupo carboxila em uma extremidade por meio da qual a cadeia pode se ligar ao glicerol para formar triglicerídios.

Ácido graxo monoinsaturado. Ácido graxo, tal como o ácido oleico, no qual uma ligação dupla carbono-carbono é formada dentro da cadeia de hidrocarboneto devido à remoção de dois átomos de hidrogênio.

Ácido graxo poli-insaturado. Ácido graxo que contém mais de uma ligação dupla.

Ácido graxo saturado. Ácido graxo cujos átomos de carbono estão ligados por ligações covalentes simples.

Ácido pirúvico. Intermediário de três carbonos na glicólise que, na ausência de oxigênio, forma o ácido láctico ou, na presença de oxigênio, entra no ciclo de Krebs.

Ácido ribonucleico (RNA). Ácido nucleico de fita simples envolvido na transcrição da informação genética e na tradução dessas informações em estrutura proteica; contém o açúcar ribose.

Ácido úrico. Produto residual derivado do catabolismo de ácidos nucleicos.

Ácido(s). Moléculas capazes de liberar um íon hidrogênio; soluções com concentração de H^+ superior à da água pura (i. e., pH menor que 7). *Ver também* ácidos fortes; ácidos fracos.

Ácidos fortes. Ácidos que, quando dissolvidos em água, se ionizam completamente para formar íons de hidrogênio e os ânions correspondentes; *comparar com* ácidos fracos.

Ácidos fracos. Ácidos cujas moléculas não se ionizam completamente, quando dissolvidas em água, para formar íons de hidrogênio; *comparar com* ácidos fortes.

Ácidos graxos insaturados. Ácidos graxos que contêm uma ou mais ligações duplas.

Ácidos graxos trans. Ácidos graxos insaturados nos quais os átomos de hidrogênio em torno de uma ligação dupla carbono-carbono se distribuem em uma orientação trans (do mesmo lado); têm implicações em uma série de consequências negativas para a saúde.

Ácidos não voláteis. Ácidos orgânicos (p. ex., láctico) ou inorgânicos (p. ex., fosfórico e sulfúrico) não derivados diretamente do dióxido de carbono.

Ácidos nucleicos. Polímeros nucleotídicos nos quais o fosfato de um nucleotídio está ligado ao açúcar do adjacente; armazenam e transmitem informações genéticas; incluem DNA e RNA.

Ácinos. Aglomerado de lóbulos secretores semelhantes a cachos de uva (grupos de células acinares) no pâncreas exócrino; secretam enzimas digestivas no ducto pancreático.

Aclimatação. Melhora funcional, ambientalmente induzida, de um sistema fisiológico sem alteração dos atributos genéticos.

Acomodação. Ajuste do olho, pela alteração do formato do cristalino, para possibilitar a visão a várias distâncias.

Acoplamento excitação-contração. Nas fibras musculares, mecanismo que conecta a estimulação da membrana plasmática com a geração de força da ponte cruzada.

Acrossomo. Vesícula citoplasmática que contém enzimas digestivas e que está localizada na cabeça do espermatozoide.

Actina. Proteína que forma os filamentos finos que contribuem para a ação muscular.

Actina F. Forma polimerizada de actina encontrada em filamentos de actina.

Acuidade. Nitidez ou qualidade da percepção.

Adaptação. (evolução) Característica biológica que favorece a sobrevivência em determinado ambiente; (neural) diminuição da frequência do potencial de ação em um neurônio, apesar do estímulo constante.

Adaptação à luz. Processo pelo qual os fotorreceptores na retina se ajustam à luz forte repentina.

Adaptação ao escuro. Processo pelo qual os fotorreceptores na retina se ajustam à escuridão.

Adenilil ciclase. Enzima que catalisa a transformação de ATP em AMP cíclico.

Adenina. Uma das quatro bases que compõem o DNA; também um produto de degradação do ATP utilizado como neurotransmissor.

Adeno-hipófise. Porção anterior da hipófise; sintetiza, armazena e libera ACTH, GH, TSH, PRL, FSH e LH.

Adenoides. Tecidos linfáticos; também conhecidas como *tonsilas faríngeas*.

Adenosina. Nucleosídio composto de adenina ligada a um açúcar ribose; elemento estrutural do ATP; neurotransmissor no SNC.

Adipócitos. Células especializadas na síntese e no armazenamento de triglicerídios; células de gordura.

Adrenérgico. Relativo a norepinefrina ou epinefrina; composto que atua como norepinefrina ou epinefrina.

Aeróbico. Necessita de oxigênio para ocorrer ou existir.

Afinidade. Força com a qual o ligante se liga ao seu sítio de ligação.

Agonistas. Mensageiros químicos que se ligam ao receptor e desencadeiam a resposta celular; muitas vezes se refere a fármacos que mimetizam a ação da substância química normalmente no corpo.

Agregação plaquetária. Processo de retroalimentação positiva que resulta na adesão de plaquetas entre si.

Albuminas. Proteínas plasmáticas mais abundantes.

Alça de Henle. Segmento do néfron renal, semelhante a um grampo de cabelo, com ramos *ascendentes* e *descendentes*; localizada entre os túbulos proximal e distal.

Aldosterona. Hormônio esteroide mineralocorticoide secretado pelo córtex suprarrenal; regula o equilíbrio eletrolítico.

Alfacetoácido. Molécula formada a partir do metabolismo de aminoácidos e que contém grupos carbonila (–CO–) e carboxila (–COOH).

Alfa-hélice. Regiões helicoidais de proteínas ou DNA formadas por pontes de hidrogênio.

Alimentação-avante (*feedforward*). Aspecto de alguns sistemas de controle que permite ao sistema antecipar alterações em uma variável regulada.

Alvéolos. (nos pulmões) "Evaginação" de paredes finas e cheias de ar das vias respiratórias terminais nos pulmões; (nas glândulas) grupos de células no final do ducto na glândula secretória.

Ambiente externo. Ambiente que envolve a superfície externa de um organismo.

Ambiente interno. Líquido extracelular (líquido intersticial e plasma).

Amilase. Enzima que degrada parcialmente os polissacarídios.

Aminas biogênicas. Neurotransmissores de fórmula básica R–NH_2; incluem dopamina, norepinefrina, epinefrina, serotonina e histamina.

Aminoácido. Molécula contendo um grupo amino, um grupo carboxila e uma cadeia lateral ligada a um átomo de carbono; subunidade molecular de proteína.

Aminoácido essencial. Aminoácido que não pode, de modo algum, ser formado pelo corpo (ou em quantidade adequada para atender às necessidades metabólicas), portanto, precisa ser obtido por meio da dieta.

Aminoácidos excitatórios. Aminoácidos que atuam como neurotransmissores excitatórios (despolarizantes) no sistema nervoso.

Aminopeptidases. Família de enzimas localizadas na membrana epitelial intestinal; rompem a ligação peptídica na extremidade amino do polipeptídio.

Âmnio. Outro termo para saco amniótico.

AMP cíclico (cAMP). Monofosfato de 3',5'-adenosina cíclico; nucleotídio cíclico que atua como segundo mensageiro para diversos "primeiros" mensageiros químicos.

Ampola. Estrutura na parede dos canais semicirculares que contém células ciliadas que respondem ao movimento da cabeça.

Anabolismo. Síntese celular de moléculas orgânicas.

Anaeróbico. Ocorre ou existe na ausência de oxigênio.

Andrógeno(s). Quaisquer hormônios com ações semelhantes às da testosterona.

Angiogênese. Desenvolvimento e crescimento de novos vasos sanguíneos; estimulado por fatores angiogênicos.

Angiotensina I. Pequeno polipeptídio gerado no plasma pela ação da enzima renina sobre o angiotensinogênio; precursora inativa da angiotensina II.

Angiotensina II. Hormônio formado pela ação da enzima conversora da angiotensina sobre a angiotensina I; estimula a secreção de aldosterona no córtex suprarrenal, a contração do músculo liso vascular e, possivelmente, a sede.

Angiotensinogênio. Proteína plasmática precursora da angiotensina I; produzida pelo fígado.

Anidrase carbônica. Enzima que catalisa a reação CO_2 + $H_2O \rightleftharpoons H_2CO_3$.

Ânion. Íons com carga elétrica negativa; *comparar com* cátions.

Antagonista. (músculo) Músculo cuja ação se opõe ao movimento pretendido; (fármaco) molécula que compete com outra por um receptor e se liga ao receptor, mas não desencadeia a resposta da célula ao fármaco.

Anterógrado. Movimento de uma substância ou potencial de ação para a frente, a partir de um dendrito neuronal e/ou corpo celular em direção à terminação axônica.

Anticódon. Sequência de três nucleotídios no tRNA capaz de pareamento de base com códon complementar no mRNA durante a síntese de proteína.

Anticorpos. Imunoglobulinas secretadas por células plasmáticas (plasmócitos); combina-se com o tipo de antígeno que estimulou sua produção; ataca diretamente o antígeno ou a célula que o carreia.

Anticorpos naturais. Anticorpos contra os antígenos eritrocitários (do tipo A ou B).

Antígeno. Qualquer molécula que estimula uma resposta imune específica.

Antitrombina III. Proteína plasmática ativada pela heparina que limita a formação de coágulos, por inativação da trombina e outros fatores de coagulação.

Antro. (gástrico) Porção inferior do estômago (ou seja, região mais próxima do esfíncter pilórico); (ovariano) cavidade repleta de líquido no folículo ovariano em maturação.

Ânus. Abertura mais inferior do sistema digestório pela qual o material fecal é extrudado.

Aorta. Maior artéria do corpo; transporta sangue a partir do ventrículo esquerdo do coração.

Aparelho de Golgi. Organela celular que consiste em sacos membranosos planos; normalmente próximos ao núcleo; processa proteínas recém-sintetizadas para secreção ou distribuição para outras organelas.

Aparelho justaglomerular (AJG). Estrutura renal constituída por mácula densa e células justaglomerulares; local de secreção de renina e sensores para secreção de renina e controle da taxa de filtração glomerular.

Aparelho vestibular. Órgão dos sentidos localizado no osso temporal do crânio; é composto por três canais semicirculares, pelo utrículo e pelo sáculo; também chamado de *vestíbulo do labirinto*, *sistema vestibular*, *órgão do sentido do equilíbrio*.

Apêndice. Pequena projeção digitiforme do ceco do intestino grosso.

Apetite. Desejo psicológico de comer.

Apetite por sal. Desejo por sal, consistindo em componentes hedonistas e regulatórios.

Apoptose. Morte celular programada que habitualmente ocorre durante a diferenciação e desenvolvimento.

Aprendizado. Aquisição e armazenamento de informações como resultado de experiências.

Apresentação do antígeno. Processo pelo qual uma célula apresentadora de antígeno, tal como um macrófago, combina fragmentos proteolíticos de um antígeno estranho com proteínas do MHC classe II de células hospedeiras, as quais são transportadas para a superfície da célula hospedeira.

Aquaporina. Canal proteico na membrana através do qual a água consegue se difundir.

Aracnoide-máter. A membrana do meio, das três meninges que revestem o encéfalo.

2-araquidonoilglicerol. Neurotransmissor endocanabinoide derivado do fosfolipídio da membrana, ácido araquidônico.

Arco reflexo. Componentes neurais ou hormonais que medeiam um reflexo; geralmente inclui receptor, via aferente, centro integrador, via eferente e efetor.

Área de Broca. Região do lobo frontal esquerdo associada à produção da fala.

Área de Wernicke. Área do cérebro envolvida na compreensão da linguagem.

Área postrema. Órgão circunventricular fora da barreira hematencefálica.

Área pré-motora. Região do córtex cerebral encontrada nas laterais do cérebro, em frente ao córtex motor primário; envolvida no planejamento e na execução de movimentos musculares complexos.

5-α-redutase. Enzima intracelular que converte testosterona em di-hidrotestosterona.

Áreas de associação cortical. Regiões do córtex cerebral que recebem informações de vários tipos sensoriais, armazenamento de memória e realização de processamento perceptual adicional.

Aromatase. Enzima que converte andrógenos em estrógenos; localizada predominantemente nos ovários, na placenta, no encéfalo e no tecido adiposo.

Arrastamento (*entrainment*). Ajuste do ritmo biológico aos estímulos ambientais.

Artéria renal. Vaso de alta pressão que leva sangue para o rim.

Artérias. Vasos elásticos de paredes espessas que transportam o sangue desde o coração para as arteríolas.

Artérias coronárias. Vasos que levam sangue oxigenado para as paredes musculares do coração.

Artérias pulmonares. Vasos ramificados de grande calibre que transportam sangue pobre em oxigênio desde o coração para os pulmões.

Artérias umbilicais. Artérias que transportam o sangue desde o feto para os capilares das vilosidades coriônicas.

Arteríola aferente. Vaso no rim que transporta sangue da artéria para o corpúsculo renal.

Arteríola eferente. Vaso renal que transporta sangue desde o glomérulo até os capilares peritubulares.

Arteríolas. Vasos sanguíneos entre artérias e capilares circundados por músculo liso; principal local de resistência vascular.

Aspiração. Inalação de líquido ou de um corpo estranho para o interior das vias respiratórias.

Astrócito. Uma forma de célula glial que regula a composição do líquido extracelular ao redor dos neurônios e faz parte da barreira hematencefálica.

Atenção seletiva. Ato de prestar atenção ou focar em um estímulo ou evento em particular, ignorando outras fontes concomitantes de informação.

Ativação de linfócitos. Divisão celular e diferenciação de linfócitos após a ligação com o antígeno.

Ativação do receptor. Alteração na conformação do receptor causada pela combinação do mensageiro com o receptor.

Ativação plaquetária. Alterações no metabolismo, no formato e nas proteínas superficiais das plaquetas que iniciam o processo de coagulação.

Ativador do plasminogênio tecidual (tPA). Proteína plasmática produzida pelas células endoteliais; depois de se ligar ao fibrinogênio, ativa a proenzima plasminogênio.

Ativadores de plasminogênio. Proteínas plasmáticas que ativam a proenzima plasminogênio.

Atividade enzimática. Taxa na qual a enzima converte reagente em produto; pode ser uma medida das propriedades do sítio ativo da enzima conforme alterada pela modulação alostérica ou covalente; afeta a velocidade da reação mediada pela enzima.

Átomo. Menor unidade de matéria que apresenta características químicas únicas; não possui carga resultante; combina-se para formar substâncias químicas.

ATP sintase. Complexo enzimático presente nas mitocôndrias, responsável pela síntese de ATP, e que utiliza a energia de um gradiente eletroquímico para íons hidrogênio.

Atresia. Degeneração de folículos não dominantes no ovário.

Átrio. Câmara do coração que recebe sangue das veias e o transporta para o ventrículo no mesmo lado do coração.

Audição. Sentido da audição (escuta).

Autoestimulação cerebral. Fenômeno no qual os animais pressionam uma barra para obter estímulos elétricos em determinadas partes do cérebro.

Automaticidade. Capacidade de autoexcitação espontânea e rítmica.

Autorreceptores. Receptores de uma célula afetados por um mensageiro químico liberado da mesma célula.

Autorregulação de fluxo. Capacidade das arteríolas individuais de alterar sua resistência em resposta à variação da pressão sanguínea, de modo a manter o fluxo sanguíneo relativamente constante.

Axônio. Extensão de um corpo celular neuronal; propaga potenciais de ação para longe do corpo celular.

B

Baço. Maior órgão linfoide; localizado entre o estômago e o diafragma.

Banda A. Uma das bandas transversais formando estrias repetidas dos músculos cardíaco e esquelético; região de filamentos espessos alinhados contendo miosina.

Banda I. Uma das bandas transversais que constituem as estriações repetidas dos músculos cardíaco e esquelético; localizada entre as bandas A de sarcômeros adjacentes e dividida pela linha Z.

Barorreceptores. Receptores sensíveis à pressão e à taxa de alteração na pressão.

Barorreceptores arteriais. Terminações neuronais sensíveis ao estiramento ou à distorção produzida por alterações de pressão no sangue arterial; localizados no seio carotídeo ou arco aórtico; também chamado de *seio carotídeo* e *barorreceptor do arco aórtico*.

Barorreceptores intrarrenais. Células justaglomerulares sensíveis à pressão das arteríolas aferentes que respondem à redução da pressão arterial renal secretando mais renina.

Barreira hematencefálica. Grupo de barreiras anatômicas e sistemas de transporte no endotélio capilar cerebral; controla os tipos de substâncias que penetram no espaço extracelular do cérebro provenientes do sangue e suas taxas de entrada.

852 Vander | Fisiologia Humana

Barreira hematotesticular. Impede o movimento de substâncias potencialmente nocivas do sangue para o lúmen dos túbulos seminíferos nos testículos.

Base. (ácido-base) Qualquer molécula que possa se combinar com H^+; (nucleotídio) anel molecular de carbono e nitrogênio que, com um grupo fosfato e um açúcar, constitui um nucleotídio.

Basófilos. Leucócitos granulocíticos polimorfonucleares cujos grânulos são corados com corantes básicos; penetram nos tecidos e se transformam em mastócitos.

Bastonetes. Membros de um dos dois tipos de receptor para energia fótica; contém o fotopigmento rodopsina.

Betaendorfina. Hormônio liberado pela adeno-hipófise, que se acredita ter um papel na adaptação ao estresse e do alívio da dor; também atua como neurotransmissor.

Betalipotropina. Proteína formada a partir do precursor da pró-opiomelanocortina na adeno-hipófise; seu processamento posterior resulta no suposto hormônio betaendorfina.

Betaoxidação. Série de reações que geram átomos de hidrogênio (para fosforilação oxidativa) a partir da degradação de ácidos graxos em acetil CoA.

Bexiga. Bexiga urinária; estrutura sacular de paredes espessas constituída por músculo liso; armazena a urina antes da eliminação.

Bigorna. Um dos três ossos da orelha interna que transmitem os movimentos da membrana timpânica para a orelha interna.

Bile. Líquido secretado pelo fígado ao interior dos canalículos biliares; contém bicarbonato, sais biliares, colesterol, lecitina, pigmentos biliares, produtos finais do metabolismo e certos metais residuais.

Bilirrubina. Substância amarela resultante da degradação do heme; excretada na bile como um pigmento biliar.

Bivalentes. Cromossomos homólogos pareados, cada um com duas cromátides irmãs, que são produzidos durante a meiose.

Blastocisto. Estágio embrionário inicial que consiste em uma bola de células em desenvolvimento ao redor de uma cavidade central.

Bloqueio da polispermia. Processo que impede que mais de um espermatozoide fertilize um óvulo.

Bolo. Refere-se a uma porção de alimento mastigado recoberta de muco que é deglutida.

Bomba de Na^+/K^+ ATPase. Proteína de transporte ativo primário que hidrolisa ATP e libera a energia utilizada para transportar íons sódio para fora da célula e íons potássio para dentro.

Bomba eletrogênica. Sistema de transporte ativo que separa diretamente a carga elétrica, produzindo, desse modo, uma diferença de potencial.

Bomba muscular esquelética. Efeito bombeador dos músculos esqueléticos em contração sobre o fluxo sanguíneo dos vasos subjacentes.

Bomba respiratória. Mecanismo pelo qual reduções da pressão intratorácica durante o ciclo respiratório tendem a favorecer o retorno do sangue proveniente das veias periféricas para o coração.

Borda em escova. Pequenas projeções (microvilosidades) de células epiteliais que revestem as vilosidades do intestino delgado; principal superfície de absorção do intestino delgado.

Bradicinina. Proteína formada pela ação da enzima calicreína sobre o precursor.

Bronquíolos. Pequenas vias respiratórias distais aos brônquios.

Bronquíolos respiratórios. Ramo mais extenso da árvore respiratória no qual aparecem as unidades de troca gasosa (alvéolos).

Brônquios. Vias respiratórias calibrosas que penetram nos pulmões; localizados entre a traqueia e os bronquíolos.

Bulbo (ou medula oblonga). Parte do tronco encefálico mais próxima da medula espinal; controla muitas funções vegetativas, tais como respiração, frequência cardíaca e outras.

Bulbos olfatórios. Protuberâncias anteriores do cérebro com células que processam os estímulos do odor.

Bulhas cardíacas. Ruídos resultantes de vibrações decorrentes do fechamento das valvas atrioventriculares (primeira bulha) ou pulmonares e aórticas (segunda bulha cardíaca).

C

C1. A primeira proteína na via clássica do complemento.

C3b. Molécula do complemento que fixa os fagócitos aos micróbios; também amplia a cascata do complemento.

Cadeia de transporte de elétrons. Uma série de proteínas contendo metal, dentro das mitocôndrias; participam do fluxo de elétrons a partir das proteínas até o oxigênio molecular; componente chave dos processos de produção de energia em todas as células.

Cadeia lateral de aminoácidos. Porções variáveis de aminoácidos; podem conter regiões ácidas ou básicas, com carga elétrica ou podem ser hidrofóbicas.

Cadeia modelo. Cadeia de DNA que contém a orientação correta relativa a um promotor para se ligar à RNA polimerase.

Cadeias leves. Pares de pequenos polipeptídios ligados a cada cabeça globular de uma molécula de miosina; sua função é *modular* a contração.

Cadeias pesadas. Pares de grandes polipeptídios enovelados que constituem a haste e a cabeça globular de uma molécula de miosina.

Caderinas. Proteínas que se estendem desde a superfície de uma célula e se ligam a caderinas de outras células; importantes na formação dos tecidos.

Calcitonina. Hormônio da glândula tireoide que inibe a reabsorção óssea, embora sua função fisiológica em seres humanos seja mínima.

Cálice. Estrutura em forma de funil que drena a urina para o ureter.

Calicreína. Enzima produzida por células glandulares que catalisa a conversão da proteína cininogênio circulante na molécula sinalizadora bradicinina.

Calmodulina. Proteína intracelular ligante de cálcio que medeia muitas das funções do cálcio como segundo mensageiro.

Caloria (cal). Unidade de medida de energia calorífica; quantidade de calor necessária para elevar a temperatura de 1 g de água em 1°C; *comparar* com quilocaloria.

Calsequestrina de alta capacidade. Proteína de ligação ao cálcio que aumenta a reserva de Ca^{2+} nas cisternas terminais das células do músculo estriado.

cAMP fosfodiesterase. Enzima encontrada em todas as células; converte cAMP em uma molécula inativa de AMP.

Campo receptivo. (de neurônio) Área do corpo que, se estimulada, resulta em atividade naquele neurônio.

Canais de Ca²⁺ do tipo L (canais de di-hidropiridina [DHP]). Canais iônicos dependentes de voltagem que permitem a entrada de cálcio nas células do coração durante o potencial de ação; L indica longa duração no estado aberto (do inglês *long lasting*), que caracteriza esses canais.

Canais de Ca²⁺ do tipo T. Canais iônicos que transportam correntes de cálcio para dentro das células, as quais sustentam brevemente a despolarização das células marca-passo cardíacas (T: transitório).

Canais de vazamento. Canais iônicos abertos, sem comportas, por meio dos quais os íons se difundem de acordo com o gradiente eletroquímico correspondente àquele íon.

Canais de vesículas fundidas. Vesículas endocitóticas ou exocitóticas que se fundiram para formar canais contínuos cheios de água através das células endoteliais capilares.

Canais do tipo F (canais controlados por nucleotídios cíclicos ativados por hiperpolarização). Canais "estranhos" condutores de sódio, responsáveis principalmente pelo influxo de corrente positiva em células cardíacas autorrítmicas.

Canais iônicos. Pequenas vias na membrana plasmática, formadas por proteínas integrais da membrana, através das quais determinadas moléculas e íons de pequeno diâmetro conseguem se difundir.

Canais iônicos dependentes de ligantes. Canais iônicos de membrana operados pela ligação de moléculas específicas às proteínas de canal.

Canais iônicos dependentes de voltagem. Canais iônicos transmembranares que são abertos ou fechados por alterações no potencial de membrana.

Canais iônicos mecanicamente controlados. Canais iônicos de membrana que são abertos ou fechados por deformação ou estiramento da membrana plasmática.

Canais semicirculares. Passagens nos ossos temporais; contêm órgãos dos sentidos responsáveis pelo equilíbrio e pelo movimento.

Canal alimentar. Tubo do sistema digestório que consiste em estruturas que vão desde a boca até o ânus.

Canalículos. Finos canais formados pela invaginação da membrana celular.

Canalículos biliares. Pequenos ductos adjacentes às células hepáticas aos quais a bile é secretada.

Cannabis. Gênero de planta que produz a substância químico psicotrópica tetra-hidrocanabinol (THC); maconha.

Capacidade de transporte de oxigênio. Quantidade máxima de oxigênio que o sangue consegue transportar; geralmente proporcional à quantidade de hemoglobina por unidade de volume de sangue.

Capacidade residual funcional (CRF). Volume pulmonar após expiração relaxada.

Capacidade vital (CV). Volume máximo de ar que pode ser expirado, independentemente do tempo necessário, após uma inspiração máxima.

Capacitação. Processo pelo qual o espermatozoide, no sistema genital feminino, ganha capacidade de fertilizar o óvulo; também chamada de *capacitação do espermatozoide*.

Capilar glomerular. Vaso sanguíneo muito pequeno no interior do glomérulo renal através do qual o plasma é filtrado.

Capilares. Os menores vasos sanguíneos; onde ocorre a maior parte da troca de nutrientes e escórias com o líquido intersticial.

Capilares linfáticos. Vasos de menor diâmetro do sistema linfático; local de entrada do líquido extracelular em excesso.

Capilares peritubulares. Capilares intimamente associados aos túbulos renais.

Cápsula de Bowman. Estrutura sacular com fundo cego no início do componente tubular do néfron renal.

Características sexuais secundárias. Diferenças externas entre homens e mulheres não diretamente envolvidas na reprodução.

Carbamino-hemoglobina. Composto resultante da combinação de dióxido de carbono e grupos amino na hemoglobina.

Carboidratos. Substâncias orgânicas compostas de carbono, hidrogênio e oxigênio; incluem mono, di e polissacarídios.

Carboxipeptidases. Enzimas secretadas no intestino delgado pelo pâncreas exócrino na forma de precursor, procarboxipeptidase; quebram a ligação peptídica na extremidade carboxila da proteína.

Carga. Força externa que atua no músculo.

Carga filtrada. Quantidade de qualquer substância filtrada a partir dos capilares glomerulares renais para dentro da cápsula de Bowman.

Cariótipo. Características cromossômicas de uma célula, em geral visualizadas com o auxílio de um microscópio.

Catabolismo. Degradação celular de moléculas orgânicas.

Catalisador. Substância que acelera as reações químicas, mas não sofre mudança química efetiva durante a reação.

Catecolaminas. Dopamina, epinefrina e norepinefrina; todos tem estruturas químicas semelhantes.

Cátions. Íons que apresentam carga elétrica positiva; *comparar com* ânions.

Cavidade amniótica. Espaço preenchido por líquido que circunda o feto em desenvolvimento, envolto pelo saco amniótico.

Cavidade revestida por clatrina. Agregação de receptores ligados a ligantes em uma membrana celular que se desprende da membrana e é internalizada ao interior da célula.

Ceco. Bolsa dilatada no começo do intestino grosso na qual se abrem o íleo, o cólon e o apêndice.

Célula enteroendócrina. Célula localizada na glândula gástrica no estômago e na parede do intestino delgado; essa célula secreta hormônios que controlam a digestão e processos relacionados.

Célula(s). Unidade funcional dos organismos vivos; as quatro classes principais são: epiteliais, conjuntivas, nervosas e musculares.

Células alveolares do tipo I. Células epiteliais achatadas que, juntamente com outras, formam uma camada contínua que reveste a superfície dos alvéolos pulmonares em contato com o ar.

Células alveolares do tipo II. Células pulmonares que produzem surfactante.

Células amácrinas. Tipo especializado de neurônios encontrados na retina do olho e que integram informações entre as células fotorreceptoras locais.

Células apresentadoras de antígeno (CAAs). Células que apresentam antígeno, complexados com proteínas do MHC na sua superfície, aos linfócitos T.

Células B. (sistema imunológico) *Ver* linfócitos B.

Células basais. Células encontradas dentro dos botões gustativos que podem se dividir e se diferenciar para substituir as células receptoras desgastadas.

854 Vander | Fisiologia Humana

Células bipolares. Neurônios que apresentam um ramo de entrada e um ramo de saída cada um.

Células ciliadas. Células mecanorreceptoras no órgão de Corti e no aparelho vestibular caracterizadas por estereocílios na superfície celular.

Células ciliadas externas. Células da cóclea com estereocílios que aguçam a sintonia da frequência por modulação do movimento da membrana tectória.

Células ciliadas internas. Células da cóclea com estereocílios que convertem ondas de pressão em sinais elétricos.

Células da glia. Células não neuronais no SNC; auxiliam na regulação do ambiente extracelular do SNC; também chamadas de *neuroglia*.

Células da granulosa. Células que contribuem para as camadas que envolvem o óvulo e o antro no folículo ovariano; secretam estrogênio, inibina e outros mensageiros.

Células de Leydig. Células endócrinas secretoras de testosterona que se situam entre os túbulos seminíferos dos testículos; também chamadas de *células intersticiais*.

Células de memória. Linfócitos B ou T que se diferenciam durante uma infecção inicial e respondem rapidamente ante a exposição subsequente ao mesmo antígeno.

Células de Müller. Células da glia em forma de funil que auxiliam na transmissão de luz pela retina.

Células de Schwann. Células não neurais que formam a bainha de mielina no sistema nervoso periférico.

Células de Sertoli. Células intimamente associadas ao desenvolvimento das células germinativas nos túbulos seminíferos; criam a barreira hematotesticular, liberam líquido nos túbulos seminíferos e medeiam os efeitos hormonais nos túbulos.

Células dendríticas. Células imunes com propriedades fagocíticas e apresentadoras de antígenos.

Células do tecido conjuntivo. Células especializadas para formar elementos extracelulares que conectam, ancoram e sustentam as estruturas do corpo.

Células enterocromafin-símiles (CES). Células do estômago secretoras de histamina.

Células ependimárias. Tipos de células da glia que revestem as cavidades internas do cérebro e produzem líquido cefalorraquidiano.

Células epiteliais. Células na superfície do corpo ou órgão oco; especializadas em secretar ou absorver íons e moléculas orgânicas; com outras células epiteliais, formam o epitélio.

Células eucarióticas. Células que apresentam um núcleo envolto por membrana com material genético; células de animais e vegetais.

Células ganglionares. Neurônios da retina que são pós-sinápticos para células bipolares; os axônios das células ganglionares formam os nervos ópticos.

Células germinativas. Células que dão origem a gametas masculinos ou femininos (espermatozoides e óvulos).

Células horizontais. Neurônios especializados, encontrados na retina do olho que integram informações de células fotorreceptoras locais.

Células justaglomerulares. Células secretoras de renina nas arteríolas aferentes do néfron renal em contato com a mácula densa.

Células mesangiais. Células musculares lisas modificadas que circundam as alças capilares dos glomérulos renais; auxiliam no controle da taxa de filtração glomerular.

Células mioepiteliais. Células contráteis especializadas encontradas em determinadas glândulas exócrinas; a contração força a secreção da glândula pelos ductos.

Células musculares. Células especializadas que contêm filamentos de actina e miosina e que são capazes de gerar força e movimento.

Células *natural killer* (NK). Linfócitos que se ligam às células cancerígenas e às infectadas por vírus sem reconhecimento específico e as matam diretamente; participam da citotoxicidade celular dependente de anticorpos.

Células oponentes da visão de cores. Células ganglionares na retina que são inibidas pelo estímulo de um tipo de cone fotorreceptor, porém ativadas por outro tipo de cone fotorreceptor.

Células parietais. Células das glândulas gástricas que secretam ácido clorídrico e fator intrínseco.

Células piramidais. Neurônios grandes com característico corpo celular em formato de pirâmide e dendritos apicais.

Células plasmáticas (plasmócitos). Células que se diferenciam a partir dos linfócitos B ativados e secretam anticorpos.

Células principais. Células de glândulas gástricas que secretam pepsinogênio, um precursor da pepsina.

Células procarióticas. Células, tais como bactérias, que não contêm suas informações genéticas em núcleos envoltos por membrana.

Células-alvo. Células influenciadas por determinados hormônios.

Células-satélite. Células não diferenciadas encontradas no tecido muscular esquelético que podem se fundir e se desenvolver em uma nova fibra muscular após lesão muscular.

Células-tronco. Células indiferenciadas que se dividem e criam um suprimento de células que se diferenciarão em células maduras.

Células-tronco hematopoéticas multipotentes. População única de células da medula óssea da qual todas as células sanguíneas descendem.

Centríolos. Pequenos corpos citoplasmáticos, cada um com nove conjuntos fundidos de microtúbulos; participam das divisões nuclear e celular.

Centro apnêustico. Área na parte inferior da ponte no cérebro com aferência para os neurônios inspiratórios medulares; ajuda a terminar a inspiração.

Centro cardiovascular medular. Aglomerado de neurônios no bulbo que serve como principal centro de integração para os reflexos que afetam o coração e os vasos sanguíneos.

Centro de deglutição. Área do bulbo no sistema nervoso central; recebe influxos (*inputs*) aferentes da boca e envia efluxos (*outputs*) eferentes para os músculos da faringe, do esôfago e do sistema respiratório, coordenando a deglutição.

Centro de integração. Região cerebral que compara o valor real de uma variável, tal como a temperatura do corpo a um ponto ajustado.

Centro de vômito (centro emético). Neurônios no tronco encefálico do bulbo que coordenam o reflexo de vômito.

Centro pneumotáxico. Área da ponte superior no cérebro que modula a atividade do centro apnêustico.

Centro respiratório medular. Parte do bulbo envolvida no controle neural da respiração rítmica.

Centrossomo. Região do citoplasma celular na qual acontecem a formação e o alongamento dos microtúbulos, particularmente durante a divisão celular.

Cerebelo. Subdivisão do encéfalo localizada na parte posterior do prosencéfalo e acima do tronco encefálico; desempenha importante função no controle do músculo esquelético.

Cérebro. Parte do encéfalo que, com o diencéfalo, forma o prosencéfalo.

Cetoácido. Classe de produtos de degradação formados a partir da desaminação de aminoácidos.

Cetonas. Produtos do metabolismo de ácidos graxos que se acumulam no sangue durante a inanição e no diabetes melito grave não tratado; ácido acetoacético, acetona ou ácido B-hidroxibutírico; também chamadas de *corpos cetônicos*.

cGMP fosfodiesterase. Enzima celular que converte cGMP em GMP.

Ciclo cardíaco. Uma sequência de contração e relaxamento do coração.

Ciclo da ponte cruzada. Sequência de eventos entre a ligação de uma ponte cruzada com a actina, seu desligamento e religação durante a contração muscular.

Ciclo de Krebs. Via metabólica mitocondrial que utiliza fragmentos derivados da degradação de carboidratos, proteínas e gorduras e produz dióxido de carbono, hidrogênio (para fosforilação oxidativa) e pequenas quantidades de ATP; também chamado de *ciclo do ácido tricarboxílico* ou *ciclo do ácido cítrico*.

Ciclo respiratório. Alterações dos volumes pulmonares desde o início de uma inspiração, incluindo a expiração, até o início da inspiração seguinte.

Ciclo-oxigenase (COX). Enzima que atua sobre o ácido araquidônico e inicia a produção de endoperóxidos cíclicos, prostaglandinas e tromboxanos.

Ciclos menstruais. Refere-se à elevação e à queda cíclica dos processos e hormônios femininos de reprodução, começando com a menstruação.

Cílios. Projeções piliformes de células epiteliais especializadas que oscilam para frente e para trás, de maneira sincronizada, para propelir material ao longo da superfície epitelial.

Cinesinas. Proteínas motoras que utilizam a energia do ATP para transportar carga celular fixada ao longo dos microtúbulos.

Cinestesia. Percepção do movimento derivada do movimento em uma articulação.

Cininas. Polipeptídios que se soltam dos cininogênios em áreas inflamadas e facilitam as alterações vasculares associadas à inflamação; também ativam receptores neuronais de dor.

Cininogênio. Proteína plasmática a partir da qual as cininas são geradas em uma área inflamada.

Circulação êntero-hepática. Reabsorção de sais biliares (e outras substâncias) a partir dos intestinos, passagem para o fígado (via veia porta hepática) e secreção de volta para os intestinos (via bile).

Circulação pulmonar. Circulação através dos pulmões; parte do sistema circulatório entre o tronco pulmonar, quando deixa o ventrículo direito, e as veias pulmonares, quando penetram no átrio esquerdo.

Circulação sistêmica. Circulação, a partir do ventrículo esquerdo, por todos os órgãos do corpo, exceto os pulmões, e de volta ao coração.

Cisternas terminais. Regiões expandidas do retículo sarcoplasmático associadas aos túbulos T e envolvidas no armazenamento e na liberação de Ca^{2+} nas células dos músculos esqueléticos; também conhecidas como *sacos laterais*.

Citocina. Termo geral para mensageiros proteicos extracelulares que regulam as respostas imunes; secretada por macrófagos, monócitos, linfócitos, neutrófilos e vários tipos de células não imunes.

Citocromos. Enzimas que acoplam energia para a formação de ATP durante a fosforilação oxidativa.

Citoesqueleto. Rede filamentosa citoplasmática associada à forma e ao movimento das células.

Citoplasma. Região do interior da célula fora do núcleo.

Citosina. Base de pirimidina no DNA e no RNA.

Citosol. Líquido intracelular que circunda as organelas celulares e o núcleo.

Citotoxicidade celular dependente de anticorpo (CCDA). Morte de células-alvo por agentes químicos tóxicos secretados pelas células NK; as células-alvo estão ligadas às células NK por anticorpos.

Clatrina. Proteína citosólica que se liga a regiões da membrana plasmática e auxilia no início da endocitose mediada por receptor.

***Clearance* da creatinina (C_{Cr}).** Volume plasmático do qual a creatinina é removida pelos rins por unidade de tempo; aproxima-se da taxa de filtração glomerular.

Clitóris. Pequeno corpo de tecido erétil na genitália externa feminina; homólogo ao pênis.

Clone. Conjunto de moléculas, células ou organismos geneticamente idênticos.

Coagulação. Fase de transição do sangue a partir de uma suspensão celular líquida para massa sólida gelatinosa.

Coagulação do sangue. Coagulação sanguínea.

Coágulo. Fase sólida do sangue formada a partir de plaquetas, células sanguíneas aprisionadas e um polímero da proteína fibrina.

Coativação alfagama. Disparo simultâneo de potenciais de ação ao longo dos neurônios motores alfa para as fibras extrafusais de um músculo e ao longo dos neurônios motores gama para as extremidades contráteis das fibras intrafusais dentro do mesmo músculo.

Cóclea. Localizada na orelha interna; compartimento espiralado cheio de líquido que contém o ducto coclear.

Codificação. Processo pelo qual os sinais neurais dos receptores sensoriais são convertidos em potenciais de ação no SNC.

Codificação de memória. Processo pelo qual uma experiência é transformada em memória daquela experiência.

Códon. Sequência de três bases no mRNA que determina a posição de um aminoácido específico durante a síntese de proteínas ou que designa o final da sequência codificada de uma proteína.

Coenzima. Cofator orgânico; atua, em geral, como um transportador que transfere átomos ou pequenos fragmentos moleculares de uma reação para outra; não é consumido na reação e pode ser reutilizado.

Coestímulo. Interações inespecíficas entre proteínas na superfície de células apresentadoras de antígenos e linfócitos T auxiliares; necessários para a ativação dos linfócitos T.

Cofatores. Substâncias orgânicas ou inorgânicas que se ligam a uma região específica de uma enzima e são necessárias para a atividade dessa enzima.

Colaterais. Ramos de um axônio do neurônio.

Colecistocinina (CCK). Hormônio peptídico secretado pelo duodeno que regula a motilidade e a secreção gástricas, a contração da vesícula biliar e a secreção de enzimas pancreáticas; possível sinal de saciedade.

Colesterol. Molécula particular de esteroide; precursor de hormônios esteroides e sais biliares e componente das membranas plasmáticas.

Colinérgico. Relativo à acetilcolina; um composto que age como acetilcolina ou um neurônio que contém acetilcolina.

Colipase. Proteína secretada pelo pâncreas que se liga à lipase, colocando-a em contato com gotículas de lipídios no intestino delgado.

Colo. Porção inferior do útero; abertura cervical que conecta os lumens uterino e vaginal.

Coloide. Molécula grande, principalmente proteína, à qual os capilares são relativamente impermeáveis; além disso, parte da estrutura mais interna da glândula tireoide.

Cólon. Porção do intestino grosso, especificamente a parte que se estende do ceco até o reto.

Colostro. Líquido aquoso e rico em proteínas secretado pelas mamas maternas nas primeiras 24 a 48 horas após o parto.

Comissura. Feixe de axônios que liga as metades direita e esquerda do cérebro.

Competição. Capacidade de moléculas semelhantes de se combinar com o mesmo receptor ou sítio de ligação.

Complacência pulmonar (C_P). Alteração no volume pulmonar provocada por uma determinada mudança na pressão transpulmonar; quanto maior a complacência pulmonar, mais prontamente os pulmões são expandidos.

Complemento. Uma de um grupo de proteínas plasmáticas que, sob ativação, mata micróbios diretamente e facilita o processo inflamatório, incluindo a fagocitose.

Complexo de ataque à membrana (CAM). Grupo de proteínas do complemento que forma canais na superfície microbiana e destrói o microrganismo.

Complexo de pré-iniciação. Grupo de fatores de transcrição e proteínas acessórias que se associam a regiões promotoras de genes específicos; o complexo é necessário para o início da transcrição do gene.

Complexo mioelétrico migratório (CMM). Padrão de ondas peristálticas que passam por pequenos segmentos do intestino após a absorção da refeição.

Complexo pré-Botzinger. Neurônios do grupo respiratório ventral na medula que são os geradores do ritmo respiratório.

Complexo principal de histocompatibilidade (MHC). Grupo de genes que codificam as principais proteínas do complexo de histocompatibilidade, as quais são importantes para a função imunológica específica.

Complexo QRS. Componente do eletrocardiograma que corresponde à despolarização ventricular.

Complexos K. Ondas eletroencefalográficas de grande amplitude observadas durante o estágio 2 do sono.

Comporta (gate) de inativação. Parte de canais iônicos dependentes de voltagem que fecha o canal.

Comportamento emocional. Expressão e demonstração das emoções mais internas.

Comportamento motivado primário. Comportamento relacionado diretamente com a obtenção da homeostase.

Comprimento de onda. Distância entre dois picos ondulatórios sucessivos em um meio oscilante.

Comprimento ótimo (L_o). Comprimento do sarcômero no qual a fibra muscular desenvolve tensão isométrica máxima.

Concentração. Quantidade de soluto por unidade de volume de solução.

Concepto. Termo geral que se refere ao ovo fertilizado e a tudo que dele se origina.

Condrócitos. Tipos de célula que formam nova cartilagem.

Condução. (de calor) Transferência de energia térmica durante colisões de moléculas adjacentes.

Condução saltatória. Propagação dos potenciais de ação ao longo do axônio mielinizado de modo que o potencial de ação salta de um nó de Ranvier, na bainha de mielina, para o próximo.

Cones. Membros de um dos dois tipos de receptor retiniano para energia fótica; origina a visão colorida.

Conformação. Forma tridimensional de uma molécula.

Congênito. Existente ao nascimento; habitualmente se refere a um defeito inato.

Conglomerado (pool) de neurônios motores. Todos os neurônios motores para um determinado músculo.

Consolidação. Processo pelo qual as memórias a curto prazo são convertidas em memórias a longo prazo.

Constância dinâmica. Maneira de descrever a homeostase que inclui a ideia de que uma variável como a glicemia pode variar a curto prazo, mas é estável e previsível quando estimada a longo prazo.

Consumo máximo de oxigênio (V_{O_2} máx). Taxa máxima de uso de oxigênio à medida que o esforço físico é intensificado; incrementos na carga de trabalho acima desse ponto devem ser supridos pela glicólise.

Contração. Operação do processo gerador de força em um músculo.

Contração concêntrica. Atividade muscular que envolve o encurtamento do comprimento do músculo.

Contração de alongamento. Contração conforme uma força externa traciona um músculo a um comprimento maior, apesar das forças opostas geradas pelas pontes cruzadas ativas.

Contração excêntrica. Atividade muscular acompanhada pelo alongamento do músculo, geralmente por uma carga externa que excede a força muscular.

Contração isométrica. Contração do músculo sob condições nas quais ele desenvolve tensão, mas não altera seu comprimento.

Contração isotônica. Contração do músculo em condições nas quais a carga sobre o músculo permanece constante, mas o músculo altera seu comprimento.

Contração ventricular isovolumétrica. Fase inicial da sístole, quando as válvulas atrioventriculares e aórticas estão fechadas e o tamanho ventricular permanece constante.

Contralateral. No lado oposto do corpo.

Contratilidade. Força da contração do coração que é independente da extensão do sarcômero.

Contratransporte. Forma de transporte ativo secundário no qual a molécula transportada caminha na direção oposta ao movimento "montanha-abaixo" da molécula fornecedora de energia.

Controle de comporta dos canais iônicos. Processo de abertura e fechamento dos canais iônicos.

Controles contrarregulatórios da glicose. Fatores neurais ou hormonais que se opõem às ações da insulina; incluem glucagon, epinefrina, nervos simpáticos para o fígado e tecido adiposo, cortisol e hormônio do crescimento.

Controles locais. Mecanismos existentes nos tecidos que modulam o fluxo sanguíneo local independentemente do estímulo neural ou hormonal.

Convecção. Processo pelo qual um líquido ou gás próximo a um corpo quente é aquecido por condução, afasta-se e é substituído por líquido ou gás mais frio que, por sua vez, segue o mesmo ciclo.

Convergência. (neuronal) Muitos neurônios pré-sinápticos fazendo sinapse com um neurônio pós-sináptico.

Cooperatividade. Interação entre sítios de ligação funcionais em uma proteína multimérica.

Coração. Bomba muscular que gera pressão sanguínea e fluxo no sistema circulatório.

Cordão espermático. Estrutura que inclui os ductos deferentes, os vasos sanguíneos e os nervos que suprem os testículos.

Cordão umbilical. Estrutura longa, semelhante a uma corda, que conecta o feto à placenta e contém a veia e as artérias umbilicais.

Cordas tendíneas. Cordões fortes e fibrosos que conectam os músculos papilares às bordas das valvas atrioventriculares; impedem o fluxo retrógrado de sangue durante a sístole ventricular.

Cório. Membrana fetal mais externa derivada das células trofoblásticas; torna-se parte da placenta.

Córnea. Estrutura transparente que recobre a parte da frente do olho; faz parte do sistema óptico dos olhos e ajuda a focar a imagem de um objeto na retina.

Cornos dorsais. Regiões de substância cinzenta na medula espinal que recebem informações sensoriais e se conectam com neurônios motores no corno ventral.

Cornos ventrais. Substância cinzenta ventral da medula espinal que contém os corpos celulares dos neurônios motores.

Coroide. Camada pigmentada do olho situada adjacente à retina.

Corpo. (do estômago) Porção média do estômago; secreta muco, pepsinogênio e ácido clorídrico.

Corpo caloso. Ampla faixa de axônios que conecta os dois hemisférios cerebrais; uma comissura cerebral.

Corpo celular. Nas células com longas extensões, a parte que contém o núcleo.

Corpo de Barr. Massa nuclear da cromatina sexual formada pelo cromossomo X, não funcional nos núcleos das células femininas.

Corpo lúteo. Estrutura ovariana formada a partir do folículo após a ovulação; secreta estrogênio e progesterona.

Corpos aórticos. Quimiorreceptores localizados próximos ao arco aórtico; sensíveis ao conteúdo de O_2 e à concentração de H^+ no sangue arterial.

Corpos carotídeos. Quimiorreceptores próximos à ramificação principal da artéria carótida; sensíveis ao teor de O_2 e CO_2 no sangue e à concentração de H^+.

Corpúsculo renal. Combinação de glomérulo e cápsula de Bowman.

Corpúsculos densos. Estruturas citoplasmáticas às quais filamentos finos de uma fibra muscular lisa são ancorados.

Corrente. Movimento de carga elétrica; nos sistemas biológicos, é causada por movimento iônico.

Córtex auditivo. Região do córtex cerebral que recebe informações oriundas das vias auditivas (audição).

Córtex cerebral. Camada celular que reveste o cérebro.

Córtex de associação do lobo parietal. Região do cérebro envolvida na integração de aferências provenientes dos córtices sensoriais primários, bem como no processamento cognitivo de ordem superior e controle motor.

Córtex gustativo. Região do córtex cerebral que recebe estímulos sensoriais primários a partir das papilas gustativas.

Córtex motor. Faixa do córtex cerebral ao longo da margem posterior do lobo frontal; dá origem a muitos axônios descendentes nas vias corticospinais e multineuronais; também chamado de *córtex motor primário*.

Córtex motor suplementar. Região do córtex cerebral localizada na lateral medial dos hemisférios cerebrais, na frente do córtex motor primário; envolvido no planejamento e na execução de movimentos musculares complexos.

Córtex olfatório. Região da superfície inferior e medial do lobo frontal do córtex cerebral onde as informações sobre o sentido do olfato são processadas.

Córtex renal. Parte externa do rim.

Córtex sensorimotor. Todas as áreas do córtex cerebral que desempenham um papel no controle dos músculos esqueléticos.

Córtex somatossensorial. Faixa do córtex cerebral, localizada no lobo parietal, em que ocorre a sinapse de neurônios que transmitem informações sensoriais somáticas.

Córtex suprarrenal (ou adrenal). Glândula endócrina que forma as camadas externas de cada glândula suprarrenal; secreta hormônios esteroides – principalmente cortisol, aldosterona e andrógenos; *comparar com* medula adrenal.

Córtex visual. Região do lobo occipital do córtex cerebral que recebe as vias ascendentes dos olhos.

Cortical (néfron). Unidade funcional do rim contida no córtex renal e com uma pequena (ou nenhuma) alça de Henle.

Cortisol. Principal hormônio esteroide glicocorticoide secretado pelo córtex adrenal; regula vários aspectos do metabolismo orgânico.

Costâmero. Grupo de proteínas estruturais que ligam os discos Z dos sarcômeros ao sarcolema das células do músculo estriado.

Cotransmissor. Mensageiro químico liberado com um neurotransmissor a partir da sinapse ou junção neuroefetora.

Cotransportador Na-K-2Cl (NKCC). Proteína de transporte mediado que está envolvida no transporte ativo de Na^+, K^+ e Cl^- no ramo ascendente da alça de Henle.

Cotransporte. Forma de transporte ativo secundário em que o movimento efetivo de substância ativamente transportada e o movimento, "montanha-abaixo", da molécula fornecedora de energia têm o mesmo sentido.

Creatinina. Produto residual derivado da creatina muscular.

Crescimento de recuperação. Período de crescimento rápido durante o qual a criança atinge sua altura prevista para uma determinada idade depois de um período temporário de crescimento lento devido a doença ou má nutrição.

Crista. (mitocondrial) Membrana interna das mitocôndrias que pode assumir aparência tubular ou laminar; local que contém enzimas do citocromo P450 envolvidas na produção de hormônios esteroides.

Cristalino (lente). Parte ajustável do sistema óptico do olho que ajuda a focar a imagem do objeto na retina.

Cristaloides. Solutos de baixo peso molecular presentes no plasma.

Cromatina. Combinação de DNA e proteínas nucleares; principal componente dos cromossomos.

Cromatina sexual. Massa nuclear normalmente não encontrada nas células masculinas; cromossomo X condensado.

Cromóforo. Componente retiniano sensível à luz de um fotopigmento.

Cromossomo X. Um dos dois cromossomos sexuais; encontrado em homens e mulheres.

Cromossomo Y. Um dos dois cromossomos sexuais; encontrado apenas em indivíduos que são geneticamente do sexo masculino.

Cromossomos. Fitas de DNA formadas a partir de cromatina condensada, contendo todos os genes que codificam as proteínas encontradas no corpo.

Cromossomos sexuais. Cromossomos X e Y.

Cronotrópico. Fator que altera a frequência cardíaca.

Crossing-over. Processo no qual ocorre troca de segmentos de cromossomos maternos e paternos durante o pareamento cromossômico na meiose.

Cúmulo oóforo. Camada de células granulosas que circunda o óvulo dentro do folículo dominante.

Cúpula. Massa gelatinosa dentro dos canais semicirculares que contém estereocílios e responde ao movimento da cabeça.

Curva de dissociação oxigênio-hemoglobina. Relação em forma de S (sigmoide) entre a pressão gasosa do oxigênio (pressão parcial de O_2) e a quantidade de oxigênio ligado à hemoglobina por unidade de sangue (saturação de hemoglobina).

Curva de função ventricular. Relação entre o aumento do volume sistólico e o volume diastólico final, à medida que o volume diastólico final aumenta.

Cúspide. Aba ou "folheto" de uma valva cardíaca.

D

Débito cardíaco (DC). Volume de sangue bombeado por cada ventrículo por minuto (não o débito total bombeado por ambos os ventrículos).

Débito de oxigênio. Diminuição das reservas energéticas durante o exercício físico que resulta em aumento do consumo de oxigênio e elevação da produção de ATP por fosforilação oxidativa após o exercício.

Decremental. Decrescente em amplitude.

Defecação. Expulsão de fezes pelo reto.

Deleção clonal. Destruição, por apoptose no timo, daqueles linfócitos T com receptores capazes de se ligar a proteínas próprias.

Dendritos. Extensões altamente ramificadas do corpo celular do neurônio; recebem aferências sinápticas de outros neurônios.

Densidade pós-sináptica. Área na membrana celular pós-sináptica que contém receptores de neurotransmissores e proteínas estruturais importantes para a função da sinapse.

Depressão de longo prazo (DLP). Condição na qual os nervos demonstram diminuição das respostas aos estímulos após uma estimulação anterior.

Depuração. Volume de plasma do qual uma substância específica foi completamente removida em um determinado tempo.

Derivações eletrocardiográficas. Combinações de um eletrodo de referência (designado negativo) e um eletrodo de registro (designado positivo); cada combinação é colocada na superfície do corpo e fornece uma "visão" da atividade elétrica do coração.

Desaminação oxidativa. Reação na qual um grupo amina ($-NH_2$) de um aminoácido é substituído por oxigênio para formar um cetoácido.

Desidratação. Tipo de reação química na qual duas moléculas menores, tais como aminoácidos, juntam-se para formar uma molécula maior; uma única molécula de água é perdida no processo.

Deslocamento de força (*power stroke*). Etapa do ciclo da ponte cruzada que envolve rotação física da cabeça globular.

Desmossomo. Junção que mantêm duas células unidas; consiste em membranas plasmáticas de células adjacentes ligadas por fibras, porém separadas por um espaço extracelular de 20 nm preenchido por uma substância cimentadora.

Desoxi-hemoglobina (Hb). Hemoglobina não combinada com oxigênio; hemoglobina reduzida.

Desoxirribose. Molécula de ribose com um único grupo hidroxila removido; um componente do DNA.

Despertar eletroencefalográfico. Transformação do padrão eletroencefalográfico do ritmo alfa para o beta durante níveis elevados de atenção.

Despolarizado. Valor do potencial de membrana alterado em direção ao zero, de modo que o interior da célula se torna menos negativo do que o nível de repouso.

Dessensibilização de receptor. Incapacidade temporária de um receptor responder ao seu ligante devido à ligação prévia com outro.

Determinação sexual. Base genética do sexo do indivíduo, com XY determinando o sexo masculino, e XX, o feminino.

Diacilglicerol (DAG). Segundo mensageiro que ativa a proteonoquinase C e fosforila um grande número de outras proteínas.

Diáfise. Parte do osso entre as placas epifisárias.

Diafragma. Músculo esquelético em forma de cúpula que separa as cavidades abdominal e torácica; principal músculo da respiração.

Diapedese. Passagem de leucócitos do sangue para o tecido circunjacente.

Diástole. Período do ciclo cardíaco quando os ventrículos estão relaxados.

Diencéfalo. Núcleo da parte anterior do cérebro; localiza-se sob os hemisférios cerebrais e contém o *tálamo* e o *hipotálamo*.

Diferença de potencial. Diferença de carga entre dois pontos.

Diferenciação celular. Processo pelo qual células não especializadas adquirem propriedades estruturais e funcionais especializadas.

Diferenciação sexual. Desenvolvimento dos órgãos reprodutores masculinos ou femininos.

2,3-difosfoglicerato (DPG). Substância produzida pelos eritrócitos durante a glicólise; liga-se de modo reversível à hemoglobina, fazendo-a liberar oxigênio.

Difusão facilitada. Sistema que utiliza um transportador para mover moléculas de alta para baixa concentração através de uma membrana; não necessita de energia.

Difusão simples. Movimento de solutos, no sentido decrescente de um gradiente de concentração, sem um transportador ou hidrólise de ATP.

Digestão. Processo de degradação de partículas grandes e substâncias de alto peso molecular em moléculas pequenas.

Di-hidrotestosterona (DHT). Esteroide formado por alteração da testosterona mediada por enzimas; forma ativa da testosterona em algumas de suas células-alvo.

Glossário **859**

1,25-di-hidroxivitamina D [1,25-(OH)₂D]. Hormônio formado pelos rins; forma ativa da vitamina D.

Di-iodotirosina (DIT). Molécula de tirosina duplamente iodada que atua como intermediária na formação dos hormônios tireoidianos.

Dimorfismo sexual. Diferenças ligadas ao sexo na aparência ou na forma.

Dineína. Proteína motora que utiliza a energia do ATP para transportar moléculas de carga celular fixadas ao longo dos microtúbulos.

Dinorfina. Peptídio opioide endógeno que atua como neuromodulador no cérebro.

Dióxido de carbono total no sangue. Quantidade total dissolvida de dióxido de carbono, bicarbonato e carbamino-CO_2.

Disco óptico. Região da retina onde os neurônios cerebrais deixam o olho; a falta de fotorreceptores aqui resulta em um "ponto cego".

Discos. Camadas de membranas no segmento externo do fotorreceptor; contêm fotopigmentos.

Discos intercalados. Estruturas que conectam miócitos cardíacos adjacentes, apresentando componentes para força tensional (desmossomos) e vias elétricas de baixa resistência (junções comunicantes).

Dissacarídios. Moléculas de carboidratos constituídas por dois monossacarídios.

Distrofina. Proteína, nas células musculares, que liga actina à proteínas imersas no sarcolema; estabiliza as células musculares durante as contrações.

Diurese. Aumento da excreção de urina.

Diurese aquosa. Aumento do fluxo urinário em decorrência da elevação do débito de água (geralmente devido à diminuição da secreção ou da ação da vasopressina).

Diurese osmótica. Aumento do fluxo urinário resultante de uma excreção aumentada de solutos (p. ex., glicose no diabetes melito não controlado).

Divergência. (neuronal) Um neurônio pré-sináptico que faz sinapse com diversos neurônios pós-sinápticos.

Divisão aferente (do sistema nervoso periférico). Neurônios do sistema nervoso periférico que se projetam para o sistema nervoso central.

Divisão eferente. (do sistema nervoso periférico) Neurônios no sistema nervoso periférico que se projetam para fora do sistema nervoso central.

Divisão parassimpática (do sistema nervoso autônomo). Parte do sistema nervoso autônomo cujas fibras pré-ganglionares deixam o SNC a partir do tronco encefálico e da parte sacral da medula espinal; a maioria de suas fibras pós-ganglionares libera acetilcolina; *comparar com* divisão simpática.

Divisão simpática (do sistema nervoso autônomo). Porção do sistema nervoso autônomo cujas fibras pré-ganglionares deixam o sistema nervoso central nas porções torácica e lombar da medula espinal; *comparar com* divisão parassimpática.

Doença de Lou Gehrig. Outro nome para esclerose lateral amiotrófica (ELA).

Doença neuropática sensorial de fibras grossas. Caracterizada pela perda de informações sensoriais somáticas, incluindo propriocepção.

Dopamina. Neurotransmissor e hormônio amina biogênica (catecolamina); precursor de epinefrina e da norepinefrina.

Dromotrópico. Fator que altera a velocidade de condução elétrica no nó AV do coração.

Ducto biliar comum. Transporta a bile da vesícula biliar para o intestino delgado.

Ducto coclear. Tubo membranoso cheio de líquido que se estende ao longo da orelha interna, dividindo-a em compartimentos; contém o órgão de Corti.

Ducto coletor cortical. Local primário da reabsorção de sódio na extremidade distal do néfron.

Ducto coletor medular. Componente terminal do néfron no qual ocorre a reabsorção passiva de água sensível à vasopressina.

Ducto de Müller. Parte do embrião que, nas mulheres, desenvolve-se em ductos do sistema reprodutor, mas nos homens, degenera-se.

Ductos de Wolff. Partes do sistema de ductos embrionários que, nos homens, permanecem e se desenvolvem para dar origem aos ductos do sistema reprodutor; nas mulheres, se degeneram.

Ductos deferentes. Par de ductos do sistema reprodutor masculino; conectam os epidídimos dos testículos à uretra; também chamados de *vas deferens*.

Ductos ejaculatórios. Continuação dos ductos deferentes após sua união ao ducto da vesícula seminal; une-se à uretra na próstata.

Duodeno. Primeira parte do intestino delgado (entre o estômago e o jejuno).

Dupla inervação. Inervação de um órgão ou glândula por neurônios simpáticos e parassimpáticos.

Dura-máter. Membrana espessa e mais externa (meninges) que reveste o cérebro.

E

Eczema. Condição inflamatória persistente da pele, resultando em edema e prurido.

Efeito calorigênico. Aumento na taxa metabólica provocado por epinefrina ou hormônios tireoidianos.

Efetor. Célula ou coleção de células cuja alteração na atividade constitui a resposta em um sistema de controle.

Eicosanoides. Termo geral para ácidos graxos modificados que são produtos do metabolismo do ácido araquidônico (endoperóxidos cíclicos, prostaglandinas, tromboxanos e leucotrienos); atuam como substâncias parácrinas ou autócrinas.

Ejaculação. Liberação de sêmen pelo pênis.

Ejeção ventricular. Fase do ciclo de bombeamento cardíaco, durante a contração ventricular, em que o sangue sai pelas válvulas semilunares.

Elemento químico. Tipo específico de átomo.

Elementos figurados. Fase sólida do sangue, incluindo células (eritrócitos e leucócitos) e fragmentos celulares (plaquetas).

Elementos minerais. Elementos essenciais como Na, Cl, K, S, Mg, Ca e P que, coletivamente, compõem a maioria dos solutos nos líquidos corporais.

Eletrocardiograma (ECG). Registro, na superfície da pele, das correntes elétricas geradas pelos potenciais de ação do músculo cardíaco.

Eletroencefalograma (EEG). Registro da atividade elétrica cerebral no couro cabeludo.

Eletrólitos. Substâncias que se dissociam em íons quando em solução aquosa.

Elétron. Partícula subatômica; cada um carreia uma unidade de carga negativa.

Eletronegatividade. Medida da capacidade de um átomo de atrair elétrons em uma ligação covalente.

Eliminação. Remoção de determinadas escórias metabólicas produzidas a partir do corpo pelo sistema digestório.

860 Vander | Fisiologia Humana

Embrião. Organismo durante os estágios iniciais do desenvolvimento; nos seres humanos, os primeiros 2 meses de vida intrauterina.

Eminência mediana. Região na base do hipotálamo que contém tufos capilares para os quais são secretados os hormônios hipofisiotrópicos.

Emissão. Movimento do conteúdo do ducto genital masculino para a uretra antes da ejaculação.

Emoções interiores. Sentimentos emocionais que são completamente internos a um indivíduo.

Emulsificação. Divisão de gotas lipídicas grandes em gotas muito pequenas que são impedidas de coalescerem pela ação de substâncias anfipáticas.

Encarceramento de iodeto. Transporte ativo de iodeto a partir do líquido extracelular através da membrana das células foliculares da tireoide, seguido por transporte de iodeto para o coloide do folículo.

Encefalina. Neurotransmissor peptídico em algumas sinapses ativadas por opiáceos; opioide endógeno.

Enchimento ventricular. Fase do ciclo de bombeamento cardíaco durante a qual os ventrículos estão relaxados e o sangue entra pelas valvas atrioventriculares.

Endocanabinoides. Classe de neurotransmissores lipídicos derivados de fosfolipídios de membrana.

Endocitose. Processo no qual a membrana plasmática invagina-se para dentro da célula, formando pequenas bolsas que se desgarram para produzir vesículas intracelulares delimitadas por membrana.

Endocitose líquida. Invaginação de uma membrana plasmática pela qual uma célula pode engolfar líquido extracelular.

Endocitose mediada por receptor. Captação específica de ligantes no líquido extracelular por regiões da membrana plasmática que sofrem invaginação e formam vesículas intracelulares.

Endolinfa. Líquido extracelular encontrado na cóclea e no aparelho vestibular.

Endométrio. Epitélio glandular que reveste a cavidade uterina.

Endoperóxidos cíclicos. Eicosanoides formados a partir do ácido araquidônico pela ciclo-oxigenase.

Endossomo. Vesícula intracelular que transporta moléculas entre o aparelho de Golgi, os lisossomos e a membrana plasmática.

Endotelina-1 (ET-1). Membro de uma família de peptídios secretados por muitos tecidos que pode atuar como um sinal parácrino ou hormonal; uma de suas principais ações é a vasoconstrição.

Endotélio. Fina camada de células que reveste as cavidades cardíacas e os vasos sanguíneos.

Endotérmicos. Animais que geram seu próprio calor corporal interno sem depender do meio ambiente.

Energia de ativação. Energia necessária para romper as ligações químicas existentes durante uma reação química.

Enterogastrona. Termo coletivo para os hormônios liberados pelo trato intestinal; inibe a atividade do estômago.

Enteroquinase. Enzima na membrana plasmática luminal das células epiteliais intestinais; converte o tripsinogênio pancreático em tripsina.

Envelope nuclear. Membrana dupla envolvendo o núcleo celular.

Enzima. Catalisador proteico que acelera reações químicas específicas, porém não sofre alterações químicas efetivas durante a reação.

Enzima conversora da angiotensina (ECA). Enzima presente nas células endoteliais capilares que catalisa a remoção de dois aminoácidos da angiotensina I para formar a angiotensina II.

Eosinófilo. Leucócito granulocítico polimorfonuclear cujos grânulos captam o corante vermelho eosina; envolvido na destruição do parasita e nas respostas alérgicas.

Epicárdio. Camada de tecido conjuntivo intimamente aderida à superfície externa do coração.

Epidídimo. Parte do sistema genital masculino localizada entre os túbulos seminíferos e o ducto deferente.

Epífises. Extremidades de ossos longos.

Epigenética (programação epigenética). Modificação hereditária da expressão gênica sem alteração do código genético.

Epiglote. Fino folheto cartilaginoso que se curva para baixo, cobrindo a traqueia durante a deglutição.

Epinefrina. Hormônio amina secretado pela medula adrenal e envolvido na regulação do metabolismo orgânico; neurotransmissor biogênico amina (catecolamina).

Epitálamo. Pequena parte do diencéfalo dorsal posterior que contém a glândula pineal.

Epitélio. Tecido que reveste todas as superfícies e cavidades corporais e forma a maioria das glândulas.

Epitélio olfatório. Membrana mucosa na parte superior da cavidade nasal que contém receptores de olfato.

Epitélio pigmentar. Camada escura e interna da retina; absorve a luz que contorna os fotopigmentos.

Epitopos. Porções antigênicas de uma molécula complexada com a proteína do MHC e apresentada ao linfócito T; também chamados de *determinantes antigênicos*.

Equação de Goldman-Hodgkin-Katz (GHK). Cálculo do potencial de membrana quando uma membrana é permeável a mais de um íon.

Equação de Nernst. Cálculo do equilíbrio eletroquímico através de uma membrana para qualquer íon avulso.

Equilíbrio. Ausência de alteração efetiva em um sistema; não demanda energia.

Equilíbrio de difusão. Estado durante o qual os fluxos de difusão em sentidos opostos são iguais; ou seja, o fluxo efetivo é igual a zero.

Equilíbrio estável. A perda resultante de substâncias do corpo é igual ao ganho resultante, e a quantidade total de substâncias não aumenta nem diminui; *comparar com* equilíbrio negativo, equilíbrio positivo.

Equilíbrio negativo. A perda de uma substância do corpo excede o ganho e a quantidade total no corpo diminui; também utilizado para parâmetros físicos como temperatura corporal e energia; *comparar com* equilíbrio positivo.

Equilíbrio negativo de nitrogênio. Perda efetiva de aminoácidos do corpo ao longo de qualquer período.

Equilíbrio positivo. O ganho da substância excede a perda, e a quantidade dessa substância no corpo aumenta; *comparar com* equilíbrio negativo.

Equilíbrio positivo de nitrogênio. Período em que há ganho efetivo de nitrogênio (aminoácidos) no corpo.

Equilíbrio químico. Estado no qual as taxas dos componentes anterógrados e reversos de uma reação química são iguais e não ocorre alteração efetiva nas concentrações de reagentes ou produtos.

Ereção. Enrijecimento do pênis ou do clitóris em decorrência da congestão vascular.

Eritrócito. Hemácia; célula vermelha do sangue.

Eritropoese. Produção de eritrócitos.

Eritropoetina. Hormônio peptídico secretado principalmente pelas células renais; estimula a produção de eritrócitos; um dos fatores de crescimento hematopoéticos.

Esclera. Camada mais externa e resistente de tecido do globo ocular.

Esclerose lateral amiotrófica (ELA). Doença caracterizada pela deterioração progressiva dos neurônios motores alfa.

Escroto. Estrutura sacular que comporta os testículos e os epidídimos.

Esfíncter. Anel de músculo liso que circunda um tubo; fecha o tubo quando o músculo se contrai.

Esfíncter anal externo. Anel de músculo esquelético em torno da extremidade inferior do reto.

Esfíncter anal interno. Anel de músculo liso ao redor da extremidade inferior do reto.

Esfíncter de Oddi. Anel de músculo liso que circunda o ducto biliar comum em sua entrada no duodeno.

Esfíncter esofágico inferior. Músculo liso da última parte do esôfago; pode fechar a abertura esofágica no estômago.

Esfíncter esofágico superior. Anel de músculo esquelético que circunda o esôfago logo abaixo da faringe; quando contraído, fecha a entrada do esôfago.

Esfíncter pilórico. Anel de músculo liso entre o estômago e o intestino delgado.

Esfíncter pré-capilar. Anel de músculo liso em torno do capilar de onde ele sai por meio de um canal ou arteríola.

Esfíncter uretral externo. Anel de músculo esquelético que envolve a uretra na base da bexiga.

Esfíncter uretral interno. Parte do músculo liso da parede da bexiga urinária que abre e fecha a saída da bexiga.

Esôfago. Porção do sistema digestório que conecta a garganta (faringe) e o estômago.

Espaço de Bowman. Espaço repleto de líquido dentro da cápsula de Bowman ao qual é filtrado o líquido sem proteínas a partir do glomérulo.

Espaço morto alveolar. Volume de ar fresco inspirado que chega os alvéolos, mas não realiza troca gasosa com o sangue.

Espaço morto anatômico (V_D). Espaço nas vias respiratórias do trato respiratório onde não ocorre troca gasosa com o sangue.

Espaço morto fisiológico. Soma dos espaços mortos anatômico e alveolar; é a parte da árvore respiratória em que não ocorre a troca gasosa com o sangue.

Espaço subaracnóideo. Espaço entre as meninges aracnoide e pia-máter; contém líquido cerebrospinal.

Especificidade. Seletividade; capacidade do sítio de ligação de reagir a somente um tipo – ou a um número limitado de tipos – de molécula.

Espectro visível. Comprimentos de onda da radiação eletromagnética capazes de estimular os fotorreceptores dos olhos.

Espermátide. Espermatozoide imaturo.

Espermatócitos primários. Células germinativas masculinas derivadas das espermatogônias; cada um sofre divisão meiótica para formar dois espermatócitos secundários.

Espermatócitos secundários. Células com 23 cromossomos; resultam da primeira divisão meiótica dos espermatócitos primários nos testículos.

Espermatogênese. Formação de espermatozoides.

Espermatogônio. Célula germinativa indiferenciada que dá origem ao espermatócito primário.

Espermatozoide. Gameta masculino.

Espermiogênese. Transformação de uma espermátide em um espermatozoide.

Espinhas dendríticas. Pequenas protrusões de dendritos que recebem sinapses dos axônios.

Estado absortivo. Período durante o qual os nutrientes entram na corrente sanguínea a partir do trato gastrintestinal.

Estado de repouso e digestão. Estado homeostático característico de ativação do sistema nervoso parassimpático.

Estado de trava. Estado contrátil de alguns músculos lisos no qual a força pode ser mantida por períodos prolongados com muito pouco uso de energia; a ciclagem da ponte cruzada alentece até o ponto em que os filamentos espessos e finos se tornam efetivamente "travados".

Estado estacionário. Sem alteração total; é necessário, contudo, um influxo contínuo de energia para o sistema, de modo a evitar a alteração total; *comparar com* equilíbrio.

Estado pós-absortivo. Período durante o qual os nutrientes não estão sendo absorvidos pelo sistema digestório e é necessário que as reservas endógenas do corpo forneçam a energia.

Estados de consciência. Graus de alerta mental – isto é, se está desperto, sonolento, adormecido e assim por diante.

Estapédio. Músculo esquelético que se prende ao estribo e protege o aparelho auditivo ao amortecer o movimento dos ossículos da orelha na presença de sons altos e persistentes.

Estereocílios. Cílios sem motilidade que contêm filamento de actina.

Esteroides. Subclasse de lipídios; suas moléculas consistem em quatro anéis de carbono interconectados, aos quais grupos polares podem estar ligados.

Esteroides gonadais. Hormônios sintetizados nos testículos (testosterona) e nos ovários (estrogênio e progesterona).

Estímulo. Alteração detectável no ambiente interior ou exterior.

Estímulo adequado. Modalidade de estímulo à qual um determinado receptor sensorial é mais sensível.

Estímulo limiar. Estímulo capaz de despolarizar a membrana até o limiar.

Estirão de crescimento. Período de desenvolvimento físico acelerado, especialmente durante a puberdade.

Estômago. Estrutura expansível e semelhante a uma bolsa, entre o esôfago e o intestino delgado, no trato gastrintestinal; local em que as proteínas começam a ser digeridas.

Estradiol. Hormônio esteroide da família do estrogênio; principal hormônio sexual feminino.

Estresse. Ameaça à saúde ou à vida, percebida ou real, originária do ambiente exterior ou interior; evento que provoca o aumento da secreção de cortisol.

Estribo. Um dos três ossos da orelha interna que transmitem movimentos da membrana timpânica para esse segmento da orelha.

Estriol. Estrogênio presente na gestação; produzido principalmente pela placenta.

Estrogênio. Hormônios esteroides cujos efeitos assemelham-se aos do estradiol no trato genital feminino.

Estrona. Estrogênio menos proeminente que o estradiol.

Estrutura primária. Sequência de aminoácidos de uma proteína.

Estrutura quaternária. Formada quando dois ou mais polipeptídios se associam entre si por pontes de hidrogênio e outras forças; os polipeptídios individuais são, então, denominados *subunidades*.

862 Vander | Fisiologia Humana

Estrutura terciária. Estrutura tridimensional de uma proteína dobrada sobre si mesma, formada por ligações de hidrogênio, atrações hidrofóbicas, interações eletrostáticas e pontes cruzadas de cisteína.

Estruturas secundárias. Estruturas em alfa-hélice e folha beta pregueada de uma proteína.

Evaporação. Perda de água corporal pela transpiração, resultando em resfriamento.

Excitabilidade. Capacidade de produzir sinais elétricos.

Excitotoxicidade. Dano disseminado às células cerebrais decorrente da liberação de glutamato por neurônios rompidos.

Exocitose. Processo no qual a vesícula intracelular se funde com a membrana plasmática, a vesícula se abre e seus conteúdos são liberados para o líquido extracelular.

Éxons. Regiões de genes do DNA que contêm códigos para uma parte da sequência de aminoácidos de uma proteína.

Expansão clonal. Divisões celulares de linfócitos iniciadas pela ligação de um antígeno a um receptor de membrana celular do linfócito.

Experiências conscientes. Coisas das quais uma pessoa é ciente; pensamentos, sentimentos, percepções, ideias e raciocínio durante qualquer estado de consciência.

Expiração. Movimento do ar para fora dos pulmões.

Extensão. Retificação de uma articulação.

F

Facilitação pré-sináptica. Estímulo excitatório aos neurônios por meio de sinapses na terminação nervosa.

FAD. Flavina adenina dinucleotídio; uma coenzima derivada da riboflavina da vitamina B que participa da transferência de átomos de hidrogênio durante o metabolismo.

Fadiga de comando central. Fadiga muscular decorrente de falha das regiões apropriadas do córtex cerebral em excitar neurônios motores.

Fadiga muscular. Diminuição da tensão muscular com atividade prolongada.

Fagócitos. Quaisquer células capazes de realizar fagocitose.

Fagocitose. Ingestão de partículas por uma célula.

Fagolisossoma. Vesícula intracelular formada pela combinação de um lisossomo e um fagossomo; os conteúdos do lisossomo iniciam o processo de destruição dos conteúdos do fagossomo.

Fagossomos. Sacos intracelulares delimitados pela membrana plasmática formados quando o fagócito ingere um microrganismo.

Faringe. Garganta; via de passagem comum aos trajetos percorridos pelos alimentos e pelo ar.

Fase cefálica. (do controle gastrintestinal) Início dos reflexos neural e hormonal que regulam as funções gastrintestinais por estimulação dos receptores na cabeça, isto é, receptores cefálicos – visão, olfato, paladar e mastigação –, bem como por estados emocionais.

Fase folicular. Parte do ciclo menstrual durante a qual o folículo e o óvulo se desenvolvem até a maturidade antes da ovulação.

Fase gástrica. (do controle gastrintestinal) Iniciação dos reflexos gastrintestinais neurais e hormonais pela estimulação da parede do estômago.

Fase intestinal. (de controle gastrintestinal) Iniciação dos reflexos gastrintestinais neurais e hormonais por estímulo das paredes do trato intestinal.

Fase lútea. Segunda metade do ciclo menstrual após a ovulação; o corpo lúteo é a estrutura ovariana ativa.

Fase menstrual. Período durante o ciclo menstrual em que o sangue menstrual está presente.

Fase proliferativa. Estágio do ciclo menstrual, entre a menstruação e a ovulação, durante o qual o endométrio se repara e cresce.

Fase secretória. Estágio do ciclo menstrual que se segue à ovulação e durante o qual um tipo secretório de endométrio se desenvolve.

Fator de crescimento semelhante à insulina 1 (IGF-1). Hormônio que medeia o efeito estimulante da mitose do hormônio do crescimento no osso e em outros tecidos e exerce efeitos de retroalimentação no hipotálamo e na adeno-hipófise.

Fator de crescimento semelhante à insulina 2 (IGF-2). Hormônio mitogênico ativo durante a vida fetal.

Fator de liberação de prolactina (FLP). Fator hipotalâmico putativo que estimula a liberação de prolactina.

Fator de necrose tumoral alfa (TNF-α). Citocina secretada por macrófagos (e outras células); muitas de suas funções são as mesmas da interleucina-1.

Fator de relaxamento derivado do endotélio (FRDE). Óxido nítrico secretado pelo endotélio vascular que relaxa a musculatura lisa vascular e provoca dilatação arteriolar.

Fator de von Willebrand (FvW). Proteína plasmática secretada pelas células endoteliais; facilita a aderência das plaquetas à parede danificada de um vaso.

Fator intrínseco. Glicoproteína secretada pelo epitélio do estômago e necessária para a absorção da vitamina B_{12} no íleo.

Fator plaquetário (FP). Fosfolipídio exposto nas membranas das plaquetas agregadas; importante na ativação de diversos fatores plasmáticos da formação de coágulo.

Fator Rh. Grupo de antígenos na membrana plasmática do eritrócito que podem (Rh^+) ou não (Rh^-) estar presentes.

Fator tecidual. Proteína envolvida no início da coagulação através da via extrínseca; encontrado na membrana citoplasmática das células subendoteliais.

Fatores angiogênicos. Sinais químicos que induzem o desenvolvimento e o crescimento dos vasos sanguíneos.

Fatores de crescimento hematopoético (HGF). Hormônios proteicos e agentes parácrinos que estimulam a proliferação e a diferenciação de vários tipos de células sanguíneas.

Fatores de iniciação. Proteínas necessárias para a montagem de ribossomos e o estabelecimento de um complexo de iniciação que permite o início da síntese de novas proteínas.

Fatores de transcrição. Proteínas que atuam como interruptores genéticos, regulando a transcrição de um determinado gene por meio da ativação ou inibição do processo de iniciação.

Fc. Parte da "haste" de um anticorpo.

Fechamento epifisário. Conversão da placa epifisária de crescimento em osso.

Feixe de His. Estrutura similar a um nervo composta por células cardíacas modificadas que transportam impulsos elétricos que partem do nodo atrioventricular para baixo do septo interventricular.

Fenda sináptica. Espaço extracelular estreito que separa os neurônios pré e pós-sinápticos nas sinapses químicas.

Glossário **863**

Fendas intercelulares. Espaços estreitos e cheios de água entre as células endoteliais capilares.

Fenótipo. Gênero com base na aparência física.

Ferritina. Proteína ligadora de ferro que armazena ferro no corpo.

Ferro. Um elemento que faz parte de cada subunidade da hemoglobina e liga o oxigênio molecular.

Fertilização. União de espermatozoide e óvulo.

Feto. Ser humano desde o terceiro mês de vida intrauterina até o nascimento.

Fezes. Material expelido desde o intestino grosso durante a defecação.

Fibra alimentar. Carboidratos não digeríveis consumidos na alimentação.

Fibra de cadeia nuclear. Receptor de estiramento especializado nos fusos musculares esqueléticos que responde em proporção direta ao comprimento de um músculo.

Fibra do saco nuclear. Receptor de estiramento especializado nos fusos musculares esqueléticos que responde tanto à magnitude do estiramento muscular quanto à velocidade com que ele é estirado.

Fibra muscular. Célula muscular.

Fibras de colágeno. Proteínas fortes e fibrosas que atuam como elementos estruturais extracelulares no tecido conjuntivo.

Fibras de elastina. Proteínas com propriedades elásticas ou semelhantes a molas; encontradas nas grandes artérias e nas vias respiratórias.

Fibras de Purkinje. Células miocárdicas especializadas que constituem parte do sistema condutor do coração; levam excitação desde os ramos do feixe ao músculo ventricular.

Fibras extrafusais. Fibras musculares primárias no músculo esquelético, em oposição às fibras modificadas (intrafusal) no fuso muscular.

Fibras glicolíticas rápidas. Fibras de músculo esquelético que apresentam alta velocidade de contração intrínseca e abundante capacidade de produção de ATP por glicólise.

Fibras glicolíticas. Fibras do músculo esquelético que possuem alta concentração de enzimas glicolíticas e grandes reservas de glicogênio; fibras musculares brancas.

Fibras glicolítico-oxidativas rápidas. Fibras de músculo esquelético que apresentam alta velocidade de contração intrínseca e abundante capacidade de produção de ATP por fosforilação oxidativa.

Fibras intrafusais. Fibras musculares esqueléticas modificadas.

Fibras lentas. Fibras musculares cuja miosina tem baixa atividade de ATPase.

Fibras musculares brancas. Fibras musculares sem grandes quantidades de mioglobina.

Fibras musculares vermelhas. Fibras musculares com alta capacidade oxidativa e grande quantidade de mioglobina.

Fibras oxidativas lentas. Fibras musculares esqueléticas cuja velocidade de contração é intrinsecamente lenta, mas cuja fadiga ocorre muito lentamente, devido à grande capacidade de produzir ATP por meio de fosforilação oxidativa.

Fibras oxidativas. Fibras musculares que possuem numerosas mitocôndrias, portanto, alta capacidade de fosforilação oxidativa; fibras musculares vermelhas.

Fibras rápidas. Fibras de músculo esquelético que contêm miosina com alta atividade de ATPase.

Fibras zonulares. Fibras que conectam os músculos ciliares ao cristalino do olho.

Fibrina. Polímero proteico resultante da clivagem enzimática do fibrinogênio; capaz de transformar sangue em gel (coágulo).

Fibrinogênio. Proteína plasmática precursora da fibrina.

Fígado. Grande órgão localizado na parte superior direita do abdome com funções exócrinas, endócrinas e metabólicas.

Filamentos de actina. Polímeros de G-actina que formam parte do citoesqueleto celular e do aparelho contrátil das células musculares; também chamados de *microfilamentos.*

Filamentos delgados. Filamentos de actina nas células musculares.

Filamentos espessos. Filamentos de miosina nas células musculares.

Filamentos intermediários. Filamentos que contêm actina associados a desmossomos.

Filtração glomerular. Processo pelo qual os componentes do plasma no capilar glomerular passam para o espaço de Bowman do glomérulo; o processo é controlado pela pressão de filtração glomerular efetiva.

Filtrado glomerular. Ultrafiltrado de plasma produzido no glomérulo que é normalmente livre de células e proteínas grandes.

Fímbrias. Aberturas das tubas uterinas; apresentam projeções digitiformes revestidas de epitélio ciliado pelo qual os óvulos passam para as tubas uterinas.

Fisiologia. Ramo da biologia que lida com os mecanismos pelos quais os organismos vivos funcionam.

Fisiopatologia. Estudo dos mecanismos dos estados de doenças.

Flatulência. Gases intestinais expelidos pelo ânus.

Flexão. Ação de dobrar uma articulação.

Fluxo. Taxa de fluxo de uma substância (como um soluto em água) através de uma unidade de área de superfície em uma unidade de tempo.

Fluxo de massa. Movimento de líquidos ou gases da região de maior pressão para outra de menor pressão.

Fluxo efetivo ou resultante. Diferença entre dois fluxos unidirecionais.

Fluxo laminar. Quando um líquido (p. ex., sangue) flui suavemente por um tubo em camadas concêntricas, sem turbulência.

Fluxo plasmático renal. A quantidade total de plasma (sangue menos volume de eritrócitos) que passa por ambos os rins por unidade de tempo.

Fluxo sanguíneo coronário. Fluxo de sangue para o músculo cardíaco.

Folha beta pregueada. Uma forma de estrutura proteica secundária determinada pela relativa hidrofobicidade das cadeias laterais de aminoácidos.

Folículo de Graaf. Folículo maduro pouco antes da ovulação.

Folículo dominante. O mais maduro folículo em desenvolvimento no ovário a partir do qual o óvulo maduro é ovulado.

Folículos. Óvulos e seus envoltórios, células foliculares, granulosas e tecais em todos os estágios antes da ovulação; também chamados de *folículos ovarianos.*

Folículos primordiais. Ovócitos imaturos envoltos por uma única camada de células granulosas.

Fome. Impulso biológico de comer; ao contrário do *apetite*, a fome é uma sensação.

Forças de Starling. Fatores que determinam a direção e a magnitude do movimento de líquidos através das paredes capilares.

Fosfatase de cadeia leve de miosina. Enzima que remove o fosfato de alta energia da miosina; importante no relaxamento das células musculares lisas.

Fosfocreatina (FC). Molécula que transfere fosfato e energia para o ADP a fim de gerar ATP.

Fosfolipase A$_2$. Enzima que separa o ácido araquidônico do fosfolipídio da membrana plasmática.

Fosfolipase C. Enzima de membrana plasmática controlada por receptor que catalisa a degradação do fosfatidilinositol bisfosfato em trisfosfato de inositol e diacilglicerol.

Fosfolipídios. Subclasse lipídica semelhante aos triglicerídios, exceto pelo fato de possuir um grupo de fosfato ($-PO_4^{2-}$) e uma pequena molécula contendo nitrogênio fixados ao terceiro grupo hidroxila do glicerol; principal componente das membranas celulares.

Fosfoproteína fosfatases. Enzimas que removem o fosfato da proteína.

Fosforilação. Adição de grupo fosfato a uma molécula orgânica.

Fosforilação em nível de substrato. Transferência direta do grupo fosfato desde o intermediário metabólico para o ADP, para formar ATP.

Fosforilação oxidativa. Processo pelo qual a energia derivada da reação entre hidrogênio e oxigênio para formar água é transferida para o ATP durante sua formação.

Fotopigmentos. Moléculas sensíveis à luz, alteradas pela absorção de energia fótica de certos comprimentos de onda; consistem em opsina ligada a um cromóforo.

Fotorreceptor. Célula sensorial especializada em responder à luz; contém pigmentos que o tornam sensível a diferentes comprimentos de onda de luz.

Fóvea central. Área próxima ao centro da retina onde os cones estão mais concentrados; dá origem à visão mais nítida.

Fração de ejeção (*FE*). Relação entre o volume sistólico e o volume diastólico final; *FE = VS/VDF*.

Frequência. Número de vezes que um evento ocorre por unidade de tempo.

Frequência cardíaca. Número de contrações do coração por minuto.

Fundo. Parte superior do estômago; secreta muco, pepsinogênio e ácido clorídrico.

Fuso muscular. Órgão receptor constituído por fibras musculares especializadas que detectam o estiramento dos músculos esqueléticos.

Fusos do sono. Padrões ondulatórios de alta frequência observados no eletroencefalograma durante o estágio 2 do sono.

G

GABA (ácido gama-aminobutírico). Um aminoácido neurotransmissor que comumente ocorre em sinapses inibitórias no sistema nervoso central.

G-actina. Monômero de actina que se polimeriza para formar a F-actina, a qual compõe os filamentos de actina.

Gamaglobulina. Imunoglobulina G (IgG), classe mais abundante de anticorpos plasmáticos.

Gametas. Células germinativas ou células reprodutoras; espermatozoides nos homens e óvulos nas mulheres.

Gametogênese. Produção de gametas.

Gânglio. Em geral, reservado para grupos de corpos celulares de neurônios fora do SNC.

Gânglio autônomo. Grupo de corpos celulares neuronais no sistema nervoso periférico.

Gânglios da raiz dorsal. Grupos de corpos de células neuronais sensoriais com axônios projetados para o corno dorsal da medula espinal.

Gasto energético total. Soma dos seguintes fatores: trabalho externo realizado + calor produzido + energia armazenada pelo corpo.

Gástrico. Relativo ao estômago.

Gastrina. Hormônio peptídico secretado pela região antral do estômago; estimula a secreção de ácido gástrico.

Gêmeos fraternos (dizigóticos). Gêmeos que se originam da fertilização de dois óvulos.

Gene. Unidade de informação hereditária; parte do DNA que contém as informações necessárias para determinar a sequência de aminoácidos de uma proteína.

Gene *SRY*. Gene no cromossomo Y que determina o desenvolvimento dos testículos no macho genético.

Genes poupadores. Genes que, supostamente, evoluíram para aumentar a capacidade do corpo em armazenar gordura.

Genitália externa feminina. Púbis, grandes lábios, pequenos lábios, clitóris, vagina externa e suas glândulas.

Genitália interna feminina. Ovários, tubas uterinas, útero e vagina.

Genoma. Conjunto completo dos genes de um organismo.

Genótipo. Conjunto de alelos presentes em um indivíduo; determina o sexo genético (XX, feminino; XY, masculino).

Gerador do ritmo respiratório. Rede neural no tronco encefálico que gera sinais eferentes para o nervo frênico.

Gestação. Tempo de duração do desenvolvimento fetal intrauterino (em geral, cerca de 9 meses em seres humanos).

Giro. Cristas elevadas sinuosas na superfície externa do córtex cerebral.

Glândula hipófise. Glândula endócrina localizada na fossa óssea abaixo do hipotálamo; consiste em a adeno-hipófise e neuro-hipófise.

Glândula pineal. Parte do epitálamo do cérebro; produz melatonina envolvida nos ritmos circadianos.

Glândula suprarrenal (ou adrenal). Um dos componentes do par de glândulas endócrinas localizado acima de cada rim; cada glândula é constituída por um *córtex suprarrenal* externo e *medula suprarrenal* interna.

Glândulas bulbouretrais. Par de glândulas nos homens que secreta os componentes líquidos do sêmen na uretra.

Glândulas endócrinas. Grupo de células epiteliais que secretam hormônios no espaço extracelular e difundem-se para a corrente sanguínea; também chamadas de *glândulas sem ductos*.

Glândulas exócrinas. Grupo de células epiteliais especializadas em secreção; possui ductos que conduzem a uma superfície epitelial.

Glândulas mamárias. Glândulas secretoras de leite na mama.

Glândulas paratireoides. Quatro glândulas secretoras de paratormônio (PTH) localizadas na superfície da glândula tireoide.

Glândulas salivares. Três pares de glândulas exócrinas ao redor da boca que produzem saliva.

Glândulas sudoríparas. Glândulas sob a pele capazes de secretar um líquido salino, através de ductos que desembocam na superfície da pele, em resposta a sinais neurais induzidos por calor emitidos pelo sistema nervoso autônomo.

Glicerol. Carboidrato de três carbonos; forma a espinha dorsal do triglicerídio.

Glicerol 3-fosfato. Molécula de três carbonos que se combina com ácidos graxos para formar triglicerídios.

Glicina. Aminoácido; neurotransmissor em algumas sinapses inibitórias no SNC.

Glossário **865**

Glicocorticoide. Hormônio esteroide produzido pelo córtex adrenal cujos efeitos são importantes no metabolismo de nutrientes e na resposta do corpo ao estresse.

Glicogênio. Polissacarídio altamente ramificado composto por subunidades de glicose; principal forma de armazenamento de carboidratos no corpo.

Glicogênio fosforilase. Enzima intracelular necessária para iniciar o processo de degradação do glicogênio em glicose; inibido pela insulina.

Glicogênio sintase. Enzima intracelular necessária para sintetizar glicogênio; estimulado pela insulina.

Glicogenólise. Degradação do glicogênio em glicose.

Glicólise. Via metabólica que degrada a glicose em piruvato ou lactato.

Gliconeogênese. Formação de glicose pelo fígado ou pelos rins a partir de piruvato, lactato, glicerol ou aminoácidos.

Glicoproteína. Proteína que contém carboidratos covalentemente ligados.

Glicose. Principal monossacarídio do corpo; um açúcar com seis carbonos, $C_6H_{12}O_6$; também chamada de *açúcar do sangue*.

Globina. Termo geral que se refere às quatro cadeias polipeptídicas da molécula de hemoglobina.

Globulinas. Proteínas encontradas no plasma sanguíneo.

Glomérulo. Tufo de capilares glomerulares no início do néfron renal.

Glote. Abertura entre as pregas vocais pela qual passa o ar e área circundante.

Glucagon. Hormônio peptídico secretado pelas células alfa das ilhotas de Langerhans pancreáticas; leva ao aumento da glicose plasmática.

Glutamato. Ânion formado a partir do aminoácido ácido glutâmico; um importante neurotransmissor excitatório do SNC.

Glúten. Termo geral para várias proteínas encontradas no trigo e em outros alimentos; alguns indivíduos desenvolvem autoimunidade a essas proteínas.

GMP cíclico (cGMP). Monofosfato de 3',5'-guanosina cíclico; nucleotídio cíclico que atua como segundo mensageiro em algumas células.

Gônada. Órgão da reprodução produtor de gametas e esteroides; testículos nos homens e ovários nas mulheres.

Gonadotrofina (Gonadotropinas). Hormônios glicoproteicos secretados pela adeno-hipófise (LH, FSH) e pela placenta (hCG) que influenciam a função gonadal.

Gonadotrofina coriônica humana (hCG). Hormônio glicoproteico secretado por células trofoblásticas da placenta; mantém a atividade secretora do corpo lúteo durante os primeiros 3 meses da gestação.

Gradiente eletroquímico. Força movente através de uma membrana plasmática que determina se um íon se moverá para dentro ou para fora de uma célula; estabelecido tanto pela diferença de concentração quanto pela diferença de carga elétrica entre as superfícies citosólica e extracelular da membrana.

Grelina. Hormônio liberado pelas células do estômago; estimula a fome.

Grupo amino. $-NH_2$; ioniza para $-NH_3^+$.

Grupo carboxila. $-COOH$; ioniza em íon carboxila ($-COO^-$).

Grupo respiratório dorsal (GRD). Neurônios do centro medular respiratório que disparam durante a inspiração.

Grupo respiratório pontino. Neurônios na ponte que modulam os ritmos respiratórios.

Grupo respiratório ventral (GRV). Região do tronco encefálico que contém neurônios expiratórios, importantes durante exercícios.

Guanilil ciclase. Enzima que catalisa a transformação de GTP em GMP cíclico.

Guanina (G). Base purina no DNA e no RNA.

Gustação. O sentido do paladar.

H

Habituação. Diminuição reversível da força de resposta após estimulação administrada repetidamente.

Helicotrema. Ponto mais externo na cóclea, onde a rampa vestibular e a rampa timpânica se encontram.

Hematócrito. Porcentagem do volume sanguíneo total ocupada pelos eritrócitos.

Heme. Complexo orgânico que contém ferro ligado a cada uma das quatro cadeias polipeptídicas da hemoglobina ou aos citocromos.

Hemisférios cerebrais. Metades esquerda e direita do córtex cerebral.

Hemodinâmica. Fatores que descrevem o que determina o movimento do sangue, em particular pressão, fluxo e resistência.

Hemoglobina. Proteína composta por quatro cadeias polipeptídicas, cada uma das quais ligada a um heme; localizada nos eritrócitos, transporta a maior parte do oxigênio do sangue.

Hemoglobina fetal. Molécula transportadora de oxigênio com alta afinidade pelo oxigênio.

Hemostasia. Interrupção da perda sanguínea a partir de um vaso danificado.

Heparina. Agente anticoagulante encontrado na superfície das células endoteliais; liga a antitrombina III aos tecidos; utilizada como fármaco anticoagulante.

Hertz (Hz). Ciclos por segundo; medida utilizada para frequência de onda.

Hexose. Açúcar de seis carbonos, tal como a glicose.

Hidrófilo (hidrofílico). Atraído pela água e hidrossolúvel.

Hidrofóbico. Não atraído e insolúvel em água.

Hidrólise. Quebra de ligação química com adição de elementos de água ($-H$ e $-OH$) aos produtos formados; também chamada de *reação hidrolítica*.

Hidroxiapatita. Cristal composto principalmente de cálcio e fosfato depositados na matriz óssea (mineralização).

Hímen. Membrana que recobre parcialmente a abertura da vagina.

Hipercalcemia. Concentração plasmática de cálcio elevada.

Hiperemia. Aumento do fluxo sanguíneo.

Hiperemia ativa. Aumento do fluxo sanguíneo através de um tecido associado à elevação da atividade metabólica.

Hiperemia reativa. Aumento transitório do fluxo de sangue após a liberação da oclusão do suprimento sanguíneo.

Hiperosmótico. Que apresenta concentração total de soluto superior à do líquido extracelular normal.

Hiperpolarizado. Potencial de membrana alterado em que o interior da célula se torna mais negativo do que seu estado de repouso.

Hipertrofia. Aumento de um tecido ou órgão decorrente de um aumento do tamanho das células, e não do aumento do número de células.

Hipocalcemia. Diminuição da concentração de cálcio no sangue.

Hipocampo. Parte do sistema límbico associada ao aprendizado e às emoções.

Hipoglicemia. Baixa concentração de glicose (açúcar) no sangue.

Hipo-osmótico. Que apresenta concentração total de soluto inferior à do líquido extracelular normal.

Hipotálamo. Região cerebral abaixo do tálamo; responsável pela integração de muitas funções neurais, endócrinas e comportamentais básicas, especialmente aquelas relacionadas com a regulação do ambiente interno.

Histamina. Mensageiro químico inflamatório secretado principalmente por mastócitos; neurotransmissor monoamina.

Histonas. Classe de proteínas que participam do acondicionamento do DNA dentro do núcleo; fitas de DNA formam espirais ao redor das histonas.

Homeostase. Condição relativamente estável do ambiente interno resultante de ações do sistema regulatório.

Homeotérmicos. Animais que mantêm uma faixa relativamente estreita de temperatura corporal a despeito das mudanças de temperatura no ambiente.

Hormônio. Mensageiro químico sintetizado por células endócrinas específicas em resposta a determinados estímulos e secretado para o sangue, o qual o transporta para a célula-alvo.

Hormônio adrenocorticotrófico (ACTH). Hormônio polipeptídico secretado pela glândula adeno-hipófise; estimula o córtex suprarrenal a secretar cortisol; também chamado de *corticotropina*.

Hormônio amina (amínicos). Hormônios derivados do aminoácido tirosina; incluem os hormônios tireoidianos, a epinefrina, a norepinefrina e a dopamina.

Hormônio antimülleriano (HAM). Proteína secretada pelos testículos fetais que promove a degeneração dos ductos de Müller; anteriormente conhecido como substância inibidora Mülleriana (SIM).

Hormônio do crescimento (GH). Hormônio peptídico secretado pela glândula adeno-hipófise; estimula a liberação do fator de crescimento semelhante à insulina 1, por meio do qual intensifica o crescimento do corpo, por estimulação da síntese de proteína.

Hormônio estimulante da tireoide (TSH). Hormônio glicoproteico secretado pela adeno-hipófise; induz a secreção de hormônios tireóideos; também chamado *tireotropina*.

Hormônio foliculoestimulante (FSH). Hormônio glicoproteico secretado pela adeno-hipófise em homens e mulheres que atua nas gônadas; uma gonadotrofina.

Hormônio liberador de corticotrofina (CRH). Hormônio peptídico hipofisiotrópico que estimula a secreção de ACTH (corticotropina) pela adeno-hipófise.

Hormônio liberador de gonadotrofina (GnRH). Hormônio hipofisiotrópico que estimula a secreção de LH e FSH pela adeno-hipófise em homens e mulheres.

Hormônio liberador de tireotropina (TRH). Hormônio hipofisiotrópico que estimula a secreção de tireotropina e prolactina pela adeno-hipófise.

Hormônio liberador do hormônio do crescimento (GHRH). Hormônio peptídico hipotalâmico que estimula a secreção do hormônio do crescimento pela adeno-hipófise.

Hormônio luteinizante (LH). Hormônio glicoproteico gonadotrópico secretado pela adeno-hipófise; sua rápida elevação em mulheres, na metade do ciclo menstrual, inicia a ovulação; estimula as células de Leydig nos homens.

Hormônio peptídico. Membro de uma família de hormônios, como a insulina, composto por aproximadamente 2 a 50 aminoácidos; geralmente solúvel em ácido, ao contrário dos hormônios proteicos maiores, que são insolúveis.

Hormônios esteroides. Membros de uma família de hormônios, tais como a progesterona, cuja estrutura é derivada do colesterol.

Hormônios hipofisiotrópicos. Hormônios secretados pelo hipotálamo que controlam a secreção de um hormônio da adeno-hipófise.

Hormônios sexuais. Estrogênio, progesterona e testosterona, além de hormônios relacionados.

Hormônios tireóideos. Termo genérico para os hormônios amínicos liberados pela glândula tireoide – ou seja, tiroxina (T_4) e tri-iodotironina (T_3).

Hormônios tróficos. Hormônios que estimulam a secreção de outros hormônios; também conhecidos como *hormônios trópicos*.

Humor. Emoção interna a longo prazo que afeta o modo como os indivíduos percebem o ambiente.

Humor aquoso. Líquido que preenche a câmara anterior do olho.

Humor vítreo. Líquido gelatinoso que preenche a câmara posterior do olho.

I

Idade óssea. Determinação radiográfica do grau do desenvolvimento ósseo; frequentemente utilizada na avaliação de estaturas incomuns em crianças.

IgA. Classe de anticorpos secretados pelo revestimento dos sistemas digestório, respiratório e geniturinário, e que atuam localmente.

IgD. Classe de anticorpos cuja função é desconhecida.

IgE. Classe de anticorpos que medeiam a hipersensibilidade imediata e a resistência a parasitas.

IgG. Gamaglobulina; classe mais abundante de anticorpos.

IgM. Classe de anticorpos que, em conjunto com a IgG, fornece importante imunidade humoral específica contra bactérias e vírus.

Íleo. Segmento final e mais longo do intestino delgado; local de reabsorção de sais biliares.

Ilhotas de Langerhans. Grupo de células endócrinas pancreáticas; células distintas das ilhotas secretam insulina, glucagon, somatostatina e polipeptídio pancreático.

Implantação. Evento durante o qual o óvulo fertilizado torna-se implantado à parede uterina.

Imunidade ativa. Resistência à reinfecção adquirida pelo contato com microrganismos, suas toxinas ou outro material antigênico; *comparar com* imunidade passiva.

Imunidade passiva. Resistência à infecção que resulta da transferência direta de anticorpos ou linfócitos T sensibilizados de uma pessoa (ou animal) para outra; *comparar com* imunidade ativa.

Imunoglobulinas. Proteínas que são anticorpos e receptores semelhantes a anticorpos em linfócitos B (as cinco classes são IgG, IgA, IgD, IgM e IgE).

Imunologia. Estudo das defesas pelas quais o corpo destrói ou neutraliza células estranhas, microrganismos e toxinas.

Inativação clonal. Processo que ocorre na periferia (ou seja, não no timo) que transforma linfócitos T potencialmente autorreagentes em não responsivos.

Incisura dicrótica. Deflexão da onda da pressão arterial associada ao fechamento da valva semilunar.

Incretinas. Categoria de hormônios secretados pelas células enteroendócrinas do intestino delgado que aumentam a secreção de insulina em resposta à glicose.

Índice de massa corporal (IMC). Método de avaliação do grau de obesidade; calculado como peso em quilogramas dividido pelo quadrado da altura em metros.

Inervação recíproca. Inibição de neurônios motores ativando músculos cuja contração se oporia a um movimento pretendido.

Inflamação. Resposta local à lesão ou infecção caracterizada por edema, dor, calor e rubor.

Informação sensorial. Informação originária de receptores sensoriais estimulados.

Infrarregulação. Diminuição no número de receptores de células-alvo para um determinado mensageiro em resposta a uma elevada concentração crônica desse mensageiro; *comparar com* suprarregulação.

Infundíbulo. Pedículo de tecido que conecta a eminência mediana na base do hipotálamo com a glândula hipófise.

Inibição de produto final. Inibição de uma via metabólica pela ação do produto final sobre o sítio alostérico em uma enzima (normalmente a enzima limitante da velocidade de reação) na via.

Inibição lateral. Método de refinamento das informações sensoriais nos neurônios aferentes e vias ascendentes mediante o qual as fibras inibem umas às outras, com as fibras mais ativas causando a maior inibição das fibras adjacentes.

Inibição pré-sináptica. Estímulo inibitório aos neurônios por meio de sinapses na terminação axônica.

Inibidor da via do fator tecidual (TFPI). Proteína plasmática secretada pelas células endoteliais; um dos diversos mecanismos de proteção contra a coagulação sanguínea excessiva.

Inibina. Hormônio proteico secretado pelas células de Sertoli dos túbulos seminíferos e células granulosas do ovário; inibe a secreção de FSH.

Inotrópico. Fator (habitualmente extrínseco) que modifica a contratilidade do músculo cardíaco.

Inspiração. Movimento do ar atmosférico para dentro dos pulmões.

Insulina. Hormônio peptídico secretado pelas células beta das ilhotas de Langerhans pancreáticas; exerce efeitos metabólicos e de promoção do crescimento; estimula a captação de glicose e aminoácidos pela maioria das células e estimula a síntese de proteínas, gorduras e glicogênio.

Integrinas. Proteínas transmembranares; ligam-se a proteínas específicas na matriz extracelular e nas células adjacentes para ajudar a organizar a formação de células em tecidos.

Interferons do tipo I. Família de proteínas que inibe, de forma inespecífica, a replicação viral no interior das células hospedeiras.

Interferons do tipo II (interferona gama). Estimulam a capacidade matadora de macrófagos e células NK.

Interleucina 1 (IL-1). Citocina secretada por macrófagos e outras células que ativam linfócitos T auxiliares; exerce múltiplos efeitos inflamatórios; medeia muitas das respostas sistêmicas de fase aguda, incluindo febre.

Interleucina 2 (IL-2). Citocina secretada por linfócitos T auxiliares ativados que promove a proliferação de linfócitos T auxiliares ativados por antígeno, de linfócitos T citotóxicas e de células NK; também provoca a ativação dos macrófagos.

Interleucina 6 (IL-6). Citocina secretada por macrófagos e outras células que exerce múltiplos efeitos nas células do sistema imunológico, na inflamação e na resposta de fase aguda.

Internalização. Infrarregulação negativa dos receptores da membrana plasmática por endocitose mediada por receptor.

Interneurônios. Neurônios cujos corpos celulares e axônios repousam inteiramente no SNC.

Interrupção meiótica. Estado dos ovócitos primários desde o desenvolvimento fetal até a puberdade, após a qual a meiose é completada.

Interstício. Espaço intersticial; espaço repleto de líquido entre as células dos tecidos.

Intestino delgado. Porção mais longa do trato gastrintestinal, entre o estômago e o intestino grosso.

Intestino grosso. Parte do sistema digestório entre o intestino delgado e o reto; absorve sais e água.

Íntron. Regiões de nucleotídios não codificadores em um gene.

Inulina. Polissacarídio que é filtrado, porém não reabsorvido, secretado ou metabolizado nos túbulos renais; pode ser utilizada para mensurar a taxa de filtração glomerular.

Iodeto (tireoide) peroxidase. Enzima no interior da glândula tireoide que medeia muitas das etapas da síntese de hormônios tireóideos.

Iodo. Substância química encontrada em determinados alimentos e como aditivo ao sal de mesa; concentrado pela glândula tireoide, onde é incorporado à estrutura do hormônio tireoidiano.

Íon. Átomo ou pequena molécula que contém um número desigual de elétrons e prótons, portanto, tem carga elétrica positiva ou negativa.

Ipsilateral. Do mesmo lado do corpo.

Íris. Estrutura anelar que circunda e determina o diâmetro da pupila do olho.

Isosmótico. Que apresenta a mesma concentração total de soluto que o líquido extracelular.

Isotônico. Que apresenta a mesma quantidade de partículas de soluto efetivamente não penetrantes que o líquido extracelular normal.

Isótopos. Átomos que consistem em um ou mais nêutrons adicionais do que prótons em seus núcleos.

J

Janela oval. Abertura recoberta por membrana entre a cavidade da orelha média e a rampa vestibular da orelha interna.

Janela redonda. Abertura coberta por membrana na cóclea que responde ao movimento do líquido na rampa timpânica.

Janus quinases. Quinases citoplasmáticas ligadas a um receptor, mas não intrínsecas a ele.

Jejuno. Segmento médio do intestino delgado.

Junção comunicante. Canais proteicos que conectam o citosol de células adjacentes; possibilita que íons e pequenas moléculas fluam entre os citosóis das células conectadas.

Junção neuromuscular. Junção similar à sinapse entre uma terminação axônica de um neurônio eferente e uma fibra muscular esquelética.

Junções ocludentes. Junções celulares em que as superfícies extracelulares das membranas citoplasmáticas de duas células adjacentes estão unidas; estendem-se em torno das células epiteliais e restringem a difusão molecular através dos espaços entre as células.

Justamedular (néfron). Unidade funcional do rim com glomérulos no córtex profundo e uma longa alça de Henle, a qual mergulha para dentro da medula.

K

Kisspeptina. Peptídio produzido em neurônios do hipotálamo envolvido no controle da secreção de GnRH.

L

Labirinto. Estrutura óssea complexa que abriga a cóclea e o aparelho vestibular.

Lactação. Produção e secreção de leite pelas glândulas mamárias.

Lactase. Enzima do intestino delgado que degrada a lactose (açúcar do leite) em glicose e galactose.

Lactato. Forma ionizada do ácido láctico, uma molécula de três carbonos formada pela via glicolítica; sua produção é aumentada na ausência de oxigênio.

Lácteo. Vaso linfático de fundo cego no centro de cada vilosidade intestinal.

Lactogênese. Síntese do leite pelas glândulas mamárias.

Lactogênio placentário humano. Hormônio produzido pela placenta cujos efeitos são semelhantes aos do hormônio do crescimento e da prolactina.

Lâmina própria. Camada de tecido conjuntivo sob um epitélio.

Laringe. Parte das vias respiratórias entre a faringe e a traqueia; abriga as cordas vocais.

L-dopa. L-di-hidroxifenilalanina; precursora da formação de dopamina; também chamada de *levodopa*.

Lei da ação das massas. Máxima segundo a qual um aumento na concentração do reagente promove uma reação química para proceder na direção da formação do produto; o contrário ocorre com a diminuição da concentração do reagente.

Lei de Boyle. A pressão de um volume fixo de gás em um recipiente é inversamente proporcional ao volume do recipiente.

Lei de Dalton. A pressão exercida por cada gás em uma mistura de gases é independente da pressão exercida pelos outros gases.

Lei de Henry. A quantidade de gás dissolvido em um líquido é proporcional à pressão parcial do gás com a qual o líquido está em equilíbrio.

Lei de Laplace. A diferença de pressão transmural é igual a duas vezes a tensão superficial dividida pelo raio de uma esfera oca.

Lei de Ohm. A corrente (I) é diretamente proporcional à voltagem (V) e inversamente proporcional à resistência (R), tal que $I = V/R$.

Lei de Poiseuille. A resistência é diretamente proporcional à viscosidade do líquido e ao comprimento do vaso e inversamente proporcional à quarta potência do raio do vaso.

Leptina. Hormônio derivado do tecido adiposo que atua dentro do cérebro para reduzir o apetite e acelerar o metabolismo.

Leucócitos. Glóbulos brancos.

Leucotrieno. Tipo de eicosanoide gerado pela via da lipo-oxigenase e que atua como mediador inflamatório.

Ligação covalente. Ligação química entre dois átomos na qual cada átomo compartilha um de seus elétrons com o outro.

Ligação de hidrogênio. Ligação química fraca entre duas moléculas ou partes da mesma molécula na qual a região negativa de uma substância polarizada é atraída eletrostaticamente para uma região positivamente carregada do átomo de hidrogênio polarizado da outra.

Ligação iônica. Forte atração elétrica entre dois íons de cargas elétricas opostas.

Ligação peptídica. Ligação química covalente polar que une os grupos amina e carboxila de dois aminoácidos; forma o esqueleto proteico.

Ligações apicais. Pequenas fibras extracelulares que conectam estereocílios adjacentes; ativam canais iônicos quando os cílios estão curvados.

Ligações covalentes não polares. Ligações entre dois átomos de eletronegatividades semelhantes.

Ligações covalentes polares. Ligações químicas covalentes nas quais dois elétrons são compartilhados de modo desigual por dois átomos com diferentes eletronegatividades; o átomo para o qual os elétrons são arrastados torna-se ligeiramente negativo, enquanto o outro átomo torna-se ligeiramente positivo; também chamadas de *ligações polares*.

Ligações dissulfureto. Ligações R–S–S–R em uma proteína.

Ligante. Qualquer molécula ou íon que se liga à superfície da proteína por ligações não covalentes.

Linfa. Líquido nos vasos linfáticos.

Linfócito. Tipos de leucócitos responsáveis pelas defesas imunes adaptativas; linfócito B, linfócito T e linfócito NK.

Linfócito T citotóxico. Linfócito T que, sob ativação por antígenos específicos, ataca diretamente uma célula que carreia esse mesmo tipo de antígeno e a destrói; principal destruidor de células cancerosas e infectadas por vírus.

Linfócito T regulador. Célula imune (T) cuja ação, acredita-se, seja suprimir a função imune, podendo minimizar a probabilidade de autoimunidade.

Linfócitos B. Linfócitos que, quando ativados, proliferam-se e se diferenciam em células plasmáticas secretoras de anticorpos; também chamados de *células B*.

Linfócitos T (células T). Linfócitos derivados de um precursor que se diferenciou no timo. *Ver também* células T citotóxicas; células T auxiliares nas respostas mediadas por anticorpos.

Linfócitos T auxiliares. Células T que, por meio de citocinas secretadas, aumentam a ativação de linfócitos B e linfócitos T citotóxicos.

Linfonodos. Pequenos órgãos que contêm linfócitos, localizados ao longo dos vasos linfáticos; locais de divisão celular de linfócitos e iniciação de respostas imunes adaptativas.

Linha M. Faixa transversal observada no centro da banda A nos músculos cardíaco e esquelético; local de enzimas que geram energia e proteínas que conectam filamentos espessos adjacentes.

Linha Z. Estrutura que atravessa as miofibrilas em cada extremidade dos sarcômeros dos músculos estriados; ancora uma extremidade de filamentos delgados e conectina.

Linhas rotuladas. Princípio que descreve a ideia de que uma via anatômica única de neurônios conecta um determinado receptor sensorial diretamente aos neurônios do SNC responsáveis pelo processamento daquela modalidade e localização no corpo.

Lipase pancreática. Enzima hidrolítica secretada pelo pâncreas no intestino delgado, onde digere triglicerídios.

Lipase sensível a hormônio (HSL). Enzima presente no tecido adiposo que atua na degradação dos triglicerídios em glicerol e ácidos graxos, os quais entram na circulação; ela é inibida pela insulina e estimulada pelas catecolaminas.

Lipídio. Moléculas compostas principalmente de carbono e hidrogênio, caracterizadas por insolubilidade em água.

Lipólise. Degradação de triglicerídios.

Lipo-oxigenase. Enzima que atua sobre o ácido araquidônico e leva à formação de leucotrienos.

Lipoproteína. Agregado de lipídios parcialmente revestidos por proteína; envolvida no transporte de lipídios no sangue.

Lipoproteína de alta densidade (HDL). Agregado lipoproteico que apresenta baixa proporção de lipídios; promove a remoção do colesterol das células.

Lipoproteína de baixa densidade (LDL). Agregado de proteína e lipídio com função de principal carreador de colesterol plasmático para as células.

Lipoproteína lipase. Enzima endotelial capilar que hidrolisa triglicerídio na lipoproteína em monoglicerídio e ácidos graxos.

Lipoproteínas de densidade muito baixa (VLDLs). Agregados lipídico-proteicos com alta proporção de gordura.

Líquido amniótico. Líquido dentro da cavidade amniótica que tem composição semelhante à do líquido extracelular.

Líquido cefalorraquidiano (LCR). Líquido que preenche os ventrículos cerebrais e o espaço subaracnóideo que circunda o cérebro e a medula espinal.

Líquido extracelular. Líquido fora da célula; intersticial.

Líquido intersticial. Líquido extracelular que circunda as células teciduais; o plasma é excluído.

Líquido intracelular. Líquido no interior das células; citosol mais líquido nas organelas celulares, incluindo o núcleo.

Líquido intrapleural. Fina película de líquido presente na cavidade torácica entre a pleura que reveste a parede interna do gradil costal e a pleura que recobre os pulmões.

Lisossomos. Organelas celulares ligadas à membrana que contêm enzimas digestivas em uma solução altamente ácida; decompõe bactérias, moléculas grandes que entraram na célula e componentes celulares danificados.

Lobo frontal. Região do córtex cerebral anterior onde as áreas motoras, o centro da fala de Broca e parte do córtex de associação estão localizados.

Lobo occipital. Região posterior do córtex cerebral onde se localiza o córtex visual primário.

Lobo parietal. Região do córtex cerebral que contém o córtex sensorial e parte do córtex de associação.

Lobo temporal. Região do córtex cerebral em que se localizam o córtex auditivo primário e centro da fala de Wernicke.

Local ativo. Região da enzima à qual o substrato se liga.

M

Macrófagos. Células que fagocitam material estranho, processam-no, apresentam antígeno aos linfócitos e secretam citocinas (monocinas) envolvidas na inflamação, ativação de linfócitos e resposta de fase aguda sistêmica ante infecção ou lesão.

Macrófagos ativados. Macrófagos cuja capacidade de destruição foi exacerbada por citocinas, particularmente IL-2 e interferona-gama.

Macromoléculas. Grandes moléculas orgânicas compostas por até milhares de átomos, como proteínas ou polissacarídios.

Mácula densa. Células sensoriais especializadas do túbulo renal no final da alça de Henle; componente do aparelho justaglomerular.

Mácula lútea. Região no centro da retina, relativamente desprovida de vasos sanguíneos e especializada para visão de alta acuidade.

Mapa somatotópico. Representação das diferentes regiões do corpo formadas por neurônios do córtex cerebral.

Marca-passo. Neurônios que estabelecem o ritmo de relógios biológicos, independente de indícios externos; qualquer neurônio ou célula muscular que apresente autorritmicidade inerente e determine o padrão de atividade de outras células.

Marginação. Fase inicial da ação leucocitária em tecidos inflamados, na qual os leucócitos se aderem à célula endotelial.

Martelo. Um dos três ossos da orelha interna que transmitem os movimentos da membrana timpânica para a orelha interna.

Massa atômica (também chamada *peso atômico*). Valor que indica a massa de um átomo em relação à massa de outros tipos de átomos com base no valor de 12 para o átomo de carbono.

Massa atômica-grama (Átomo-grama). Quantidade de elemento em gramas igual ao valor numérico de seu peso atômico.

Massa celular interna. Parte do blastocisto que se torna o embrião.

Mastócitos. Células teciduais que liberam histamina e outras substâncias químicas envolvidas na inflamação.

Matriz (mitocondrial). Compartimento mitocondrial mais interno.

Matriz extracelular. Complexo constituído por uma mistura de proteínas (e, em alguns casos, minerais) entremeadas por líquido extracelular.

Meato acústico externo. Canal mais externo da orelha entre o pavilhão auricular e a membrana timpânica.

Mecânica pulmonar. Interações físicas entre os pulmões, o diafragma e a parede torácica que geram inspiração e expiração.

Mecanismo de filamentos deslizantes. Processo de contração muscular no qual o encurtamento ocorre por meio do deslizamento de filamentos espessos e delgados uns sobre os outros.

Mecanismo de Frank-Starling. Relação entre volume sistólico e volume diastólico final em que o volume sistólico aumenta à medida que o volume diastólico final se eleva; também chamado de *lei de Starling do coração*.

Mecanorreceptores. Neurônios sensoriais especializados em responder a estímulos mecânicos, tais como os receptores táteis na pele e os receptores de estiramento no músculo.

Medula óssea. Substância celular altamente vascularizada na cavidade central de alguns ossos; local de síntese de eritrócitos, leucócitos e plaquetas.

Medula renal. Parte interna do rim.

Medula suprarrenal (ou adrenal). Glândula endócrina que forma o núcleo interno de cada glândula suprarrenal; secreta hormônios amínicos, principalmente epinefrina; *comparar com* córtex suprarrenal.

Megacariócitos. Grandes células da medula óssea que dão origem às plaquetas.

Meiose. Processo de divisão celular que leva à formação de gametas (espermatozoide ou óvulo); as células-filhas recebem apenas metade dos cromossomos existentes na célula original.

Melanopsina. Pigmento semelhante à opsina encontrado em uma subclasse de células ganglionares da retina que transmite informações sobre a duração do dia para o hipotálamo.

Melatonina. Amina derivada do triptofano produzida na glândula pineal que desempenha uma função no ritmo circadiano.

Membrana apical. Superfície de uma célula epitelial que defronta um lúmen, tal como o dos intestinos; também conhecida como *membrana luminal*.

Membrana basal. Fina camada de material proteico extracelular sobre a qual se assentam as células epiteliais e endoteliais.

Membrana basilar. Membrana que separa o ducto coclear e a escala do tímpano na orelha interna; suporta os órgãos de Corti.

Membrana basolateral. Laterais das células epiteliais com exceção da superfície luminal; também chamada *lado sanguíneo* ou *seroso* da célula.

Membrana plasmática. Membrana que forma a superfície externa da célula e separa o conteúdo celular do líquido extracelular.

Membrana semipermeável. Membrana que é permeável a algumas substâncias (normalmente água), mas não a outras (alguns solutos).

Membrana tectorial. Estrutura do órgão de Corti que está em contato com os cílios das células receptoras.

Membrana timpânica. Membrana estendida na extremidade final do canal auditivo; também chamada de *tímpano*.

Membranas excitáveis. Membranas capazes de produzir potenciais de ação.

Memória de curto prazo. Armazenamento por segundos ou minutos de informações neurais recebidas; pode se converter em memória de longo prazo.

Memória de longo prazo. Armazenamento de informações no cérebro por longos períodos.

Memória declarativa. Memória de fatos e eventos.

Memória procedural. Memória de como fazer as coisas.

Menarca. Início, na puberdade, do ciclo menstrual em mulheres.

Meninges. Membranas de proteção que revestem o cérebro e a medula espinal.

Menopausa. Cessação dos ciclos menstruais na meia-idade.

Menstruação. Fluxo de líquido menstrual proveniente do útero; também chamado de *período menstrual*.

Mesencéfalo. Seção mais rostral do tronco encefálico.

Metabolismo. Reações químicas que ocorrem em um organismo vivo.

Metarteríolas. Vasos sanguíneos que conectam diretamente a arteríola e a vênula.

Micção. Ato de urinar.

Micelas. Grupos solúveis de moléculas anfipáticas nas quais as regiões polares das moléculas alinham-se na superfície e as regiões não polares se orientam em direção ao centro; formada a partir dos ácidos graxos, monoglicerídios e sais biliares durante a digestão de gordura no intestino delgado.

Micróbios. Microrganismos, incluindo bactérias, que causam doenças.

Microcefalia. Defeito congênito caracterizado por cabeça pequena e cérebro subdesenvolvido.

Microcirculação. Circulação sanguínea nas arteríolas, capilares e vênulas.

Micróglia. Tipo de célula da glia que atua como um macrófago.

Microtúbulos. Filamentos citoplasmáticos tubulares compostos pela proteína tubulina; fornecem suporte interno para as células e possibilitam a mudança no formato da célula e o movimento das organelas na célula.

Microvilosidades. Pequenas projeções digitiformes da superfície da célula epitelial; as microvilosidades ampliam muito a área de superfície da célula; características do epitélio que reveste o intestino delgado e os néfrons renais.

Mielina. Material isolante que reveste os axônios de vários neurônios; consiste em camadas de membrana plasmática de células formadoras de mielina que envolvem o axônio.

Mineralização. Processo de calcificação do colágeno ósseo para formar o osso lamelar.

Mineralocorticoide. Hormônio esteroide produzido pelo córtex adrenal; exerce grande efeito sobre o equilíbrio de sódio e potássio; a aldosterona é o principal mineralocorticoide.

Minipuberdade. Elevação dos níveis de gonadotrofinas e esteroides gonadais no lactente.

Mioblastos. Células embriológicas que dão origem às fibras musculares.

Miocárdio. Músculo cardíaco que forma as paredes do coração.

Miofibrilas. Feixes de filamentos contráteis espessos e delgados no citoplasma do músculo estriado; as miofibrilas exibem um padrão repetitivo de sarcômero ao longo do eixo longitudinal do músculo.

Mioglobina. Proteína da fibra muscular que se liga ao oxigênio.

Miométrio. Músculo liso do útero.

Miosina. Proteína contrátil que forma filamentos espessos nas fibras musculares.

Miosina-ATPase. Sítio enzimático na cabeça globular da miosina que catalisa a degradação de ATP em ADP e P_i, liberando a energia química utilizada para produzir a força de contração muscular.

Miostatina. Proteína secretada pelas células do músculo esquelético que atua como um regulador negativo do crescimento muscular.

Mitocôndria. Organela citoplasmática oval ou em forma de bastonete que produz a maior parte do ATP celular; local do ciclo de Krebs e enzimas da fosforilação oxidativa.

Mitose. Processo da divisão celular em que o DNA é duplicado e cópias de cada cromossomo são passadas para as células-filhas à medida que o núcleo se divide.

Modalidade. Tipo de estímulo sensorial.

Modelo de mosaico líquido. Modelo de estrutura da membrana celular consiste em proteínas imersas em lipídio bimolecular que apresenta as propriedades físicas de um líquido, permitindo que as proteínas da membrana se movimentem lateralmente em seu interior.

Modulação alostérica. No caso de uma proteína com sítios de ligação para dois ligantes diferentes, a ligação de um ligante altera as características de ligação da proteína para o outro ligante.

Modulação covalente. Alteração da forma de uma proteína, portanto, de sua função, pela ligação covalente de vários grupos químicos a ela.

Mol. Quantidade de um composto em gramas igual ao seu peso molecular.

Molécula. Substância química formada pela união de átomos.

Molécula anfipática. Molécula contendo grupos polares ou ionizados em uma extremidade e grupos não polares na outra extremidade.

Molécula moduladora. Ligante que, ao atuar em um local regulador alostérico, altera as propriedades de outros locais de ligação em uma proteína, desse modo regulando sua atividade funcional.

Moléculas não polares. Quaisquer moléculas com características que favorecem a solubilidade em óleo e diminuem a solubilidade em água.

Moléculas polares. Pertinente a moléculas ou regiões moleculares que tenham ligações covalentes polares ou grupos ionizados; as partes das moléculas para as quais os elétrons são arrastados tornam-se ligeiramente negativas, e as regiões das quais os elétrons são arrastados tornam-se ligeiramente positivas; as moléculas são hidrossolúveis.

Monoamina oxidase (MAO). Enzima que degrada as catecolaminas na terminação axônica e na sinapse.

Monócitos. Tipos de leucócitos; deixam a corrente sanguínea e são transformados em macrófagos.

Monoiodotirosina (MIT). Molécula de tirosina monoiodada que é intermediária na síntese de hormônios tireoidianos.

Monossacarídios. Carboidratos que consistem em uma molécula de açúcar e geralmente contêm cinco ou seis átomos de carbono.

Monóxido de carbono (CO). Gás que se liga à hemoglobina; diminui a capacidade de transporte de oxigênio no sangue e desloca a curva de dissociação oxigênio-hemoglobina para a esquerda; também atua como mensageiro intracelular nos neurônios.

Motilidade. Movimento do trato gastrintestinal mediado por contrações musculares.

Motilina. Hormônio intestinal que, acredita-se, inicia o complexo mioelétrico migratório no trato gastrintestinal.

Motoneurônios gama. Pequenos neurônios motores que controlam as fibras musculares intrafusais nos fusos musculares.

Motor. Relativo a músculos e movimento.

Movimento de massa. Contração de grandes segmentos do cólon; propulsiona a matéria fecal para o reto.

Movimentos voluntários. Movimentos realizados de forma consciente, mediados pelo sistema nervoso somático e pela contração dos músculos esqueléticos.

Mucosa. Três camadas de parede do trato gastrintestinal mais próximas do lúmen, ou seja, epitélio, lâmina própria e muscularis mucosa.

Muscularis externa. Duas camadas de músculo no sistema digestório compostas por músculo circular e longitudinal.

Muscularis mucosa. Camada de tecido muscular subjacente à lâmina própria do canal alimentar.

Músculo. Diversas fibras musculares unidas por tecido conjuntivo.

Músculo cardíaco. Músculo do coração.

Músculo ciliar. Envolvido no movimento e na forma do cristalino durante a acomodação.

Músculo detrusor. Músculo liso que forma a parede da bexiga urinária.

Músculo estriado. Músculos com um padrão de faixas transversais, decorrentes da repetição da estrutura dos sarcômeros. *Ver também* músculo cardíaco; músculos esqueléticos.

Músculo liso. Músculo não estriado em torno de órgãos ocos e tubos. *Ver também* músculo liso multiunitário; músculos lisos unitários.

Músculo liso multiunitário. Músculo liso que exibe pouca, ou nenhuma, propagação da atividade elétrica de fibra a fibra e cuja atividade contrátil está intimamente acoplada a seu estímulo neural.

Músculo tensor do tímpano. Músculo esquelético que se prende à membrana timpânica e protege o aparelho auditivo de sons altos ao amortecer o movimento do tímpano.

Músculos esqueléticos. Músculos estriados presos aos ossos ou à pele e responsáveis pelos movimentos do esqueleto e pelas expressões faciais; controlados pelo sistema nervoso somático.

Músculos intercostais. Músculos esqueléticos localizados entre as costelas e cujas contrações produzem o movimento do gradil costal durante a respiração.

Músculos lisos unitários. Músculos lisos que respondem como uma unidade à estimulação, uma vez que as junções comunicantes unem as fibras musculares, permitindo que a atividade elétrica se propague de célula para célula.

Músculos papilares. Projeções musculares do interior das câmaras ventriculares que se conectam às valvas atrioventriculares e impedem o fluxo reverso do sangue durante a contração ventricular.

Músculos sinérgicos. Músculos que exercem força para auxiliar no movimento pretendido.

Mutação. Qualquer alteração na sequência de bases do DNA que modifique a informação genética.

Mutagênicos. Fatores no ambiente que aumentam a taxa de mutação.

N

NAD$^+$. Nicotinamida adenina dinucleotídio; formada a partir da niacina da vitamina B e envolvida na transferência de hidrogênios durante o metabolismo.

N-araquidonoiletanolamina (anandamida). Neurotransmissor endocanabinoide derivado do fosfolipídio da membrana, ácido araquidônico.

Natriurese. Aumento significativo na excreção de sódio na urina, o que promove secundariamente a perda de água.

Natriurese pressórica. Aumento na excreção de sódio induzido por uma ação local dentro dos túbulos renais decorrente de uma elevação da pressão arterial dentro do rim.

Néfron. Unidade funcional do rim; apresenta componentes vasculares e tubulares.

Nervo. Grupo de muitos axônios de numerosos neurônios acondicionados em tecido conjuntivo, percorrendo juntos o sistema nervoso periférico.

Nervo espinal. Um dos 86 nervos periféricos (43 pares) que se unem à medula espinal.

Nervo óptico. Feixe de neurônios que conecta o olho ao quiasma óptico.

Nervo vago. Nervo craniano X; principal nervo parassimpático.

Nervo vestibulococlear. Oitavo nervo craniano; transmite informações sensoriais relativas a sons e movimentos desde a orelha interna para o cérebro.

Nervos cranianos. 24 nervos periféricos (12 pares) que unem o tronco encefálico ou o prosencéfalo a estruturas fora do SNC.

Nervos frênicos. Principais nervos motores que inervam o diafragma e fornecem os impulsos para a inspiração.

Neuro-hipófise. Parte da glândula hipófise da qual a ocitocina e a vasopressina são liberadas.

Neuromoduladores. Mensageiros químicos que atuam sobre os neurônios, em geral por um sistema de segundo mensageiro, para alterar a resposta a um neurotransmissor.

Neurônio. Célula do sistema nervoso especializada em iniciar, integrar e conduzir sinais elétricos.

Neurônio pós-sináptico. Neurônio que conduz informações distalmente a partir da sinapse.

Neurônio pré-sináptico. Neurônio que conduz potenciais de ação em direção a uma sinapse.

Neurônios aferentes. Neurônios que transportam informações desde receptores sensoriais em suas terminações periféricas para o SNC; o corpo celular se encontra fora do SNC.

Neurônios eferentes. Neurônios que transportam informações para fora do SNC.

Neurônios motores alfa. Neurônios eferentes somáticos que inervam o músculo esquelético.

Neurônios motores inferiores. Neurônios que fazem sinapse diretamente nas células musculares e estimulam sua contração.

Neurônios motores superiores. Neurônios do córtex motor e das vias descendentes envolvidos no controle motor; tecnicamente, não são "neurônios motores", porque fazem sinapse com neurônios, não com células musculares.

Neurônios polimodais. Neurônios sensoriais que respondem a mais de um tipo de estímulo.

Neurônios pós-ganglionares. Neurônios do sistema nervoso autônomo cujos corpos celulares se encontram em um gânglio; conduzem impulsos desde o gânglio em direção à periferia; *comparar com* neurônios pré-ganglionares.

Neurônios pré-ganglionares. Neurônios do sistema nervoso autônomo cujos corpos celulares encontram-se no SNC e cujas terminações axônicos encontram-se em um gânglio; conduzem potenciais de ação desde o SNC para o gânglio; *comparar com* neurônios pós-ganglionares.

Neuropeptídio Y. Peptídio encontrado no cérebro cujas ações incluem o controle da reprodução, do apetite e do metabolismo.

Neuropeptídios. Família de mais de 50 neurotransmissores constituída por dois ou mais aminoácidos; muitas vezes também atuam como mensageiros químicos em tecidos não neurais.

Neurotransmissores. Mensageiros químicos utilizados por neurônios para comunicar-se entre si ou com efetores.

Neutrófilo. Leucócito granulocítico polimorfonuclear cujos grânulos não apresentam preferência por eosina nem por corantes básicos; atua como fagócito e libera substâncias químicas envolvidas na inflamação.

Nêutron. Componente do núcleo de um átomo, sem carga elétrica.

Nó (nodo) sinoatrial (NSA). Região do átrio direito do coração que contém células musculares cardíacas especializadas, as quais se despolarizam, de forma espontânea, mais rapidamente do que outras células do sistema de condução; determina a frequência cardíaca.

Nociceptores. Receptores sensoriais cuja estimulação provoca dor.

Nodo atrioventricular (AV). Região na base do átrio direito, próximo ao septo interventricular, que contém células musculares cardíacas especializadas pelas quais a atividade elétrica precisa passar para ir dos átrios aos ventrículos.

Nódulos linfáticos. Agregados locais de linfócitos espalhados no intestino delgado, mais notavelmente no íleo.

Norepinefrina. Neurotransmissor amina biogênico (catecolamina) liberado na maioria das terminações pós-ganglionares simpáticas, a partir da medula suprarrenal e em muitas regiões do SNC.

Nós (nodos) de Ranvier. Espaços entre as células formadoras de mielina adjacentes ao longo do axônio mielinizado, onde a membrana plasmática do axônio é exposta ao líquido extracelular; também chamados de *nós (nodos) neurofibrilares*.

Núcleo. (celular) Grande organela delimitada por membrana que contém o DNA da célula; (neural) aglomerado de corpos de células neuronais no SNC.

Núcleo atômico. Região densa, consistindo em prótons e nêutrons, no centro do átomo.

Núcleo supraquiasmático. Grupo de células hipotalâmicas que participam da produção dos ritmos circadianos.

Nucléolo. Região nuclear densamente corada; contém porções de DNA que codificam proteínas ribossômicas.

Núcleos da base. Núcleos profundos nos hemisférios cerebrais que codificam e retransmitem informações associadas ao controle dos movimentos do corpo; especificamente, núcleo caudado, globo pálido e putame; também chamados de *gânglios basais*.

Núcleos subcorticais. Grupos de células do cérebro sob o córtex cerebral.

Nucleossomos. Complexos nucleares de várias histonas e suas espirais de DNA associadas.

Nucleotídio. Subunidade molecular do ácido nucleico; base de purina ou pirimidina, açúcar e fosfato.

Número atômico. Número de prótons no núcleo do átomo.

Nutrientes essenciais. Substâncias necessárias para o funcionamento normal ou ideal do corpo, mas que não são fabricadas pelo corpo ou são sintetizadas em quantidades inadequadas para prevenir doenças.

O

Ocitocina. Hormônio peptídico sintetizado no hipotálamo e liberado pela neuro-hipófise posterior; estimula a liberação de leite pelas glândulas mamárias e a contração do útero.

Odorante. Molécula recebida pelo sistema olfatório que induz a sensação de cheiro.

Olfato. Sensação do cheiro.

Oligodendrócito. Tipo de célula da glia; responsável pela formação de mielina no SNC.

Oligoelementos. Minerais presentes no corpo em quantidades extremamente pequenas.

Onda P. Componente do eletrocardiograma que reflete a despolarização atrial.

Onda T. Componente do eletrocardiograma que corresponde à repolarização ventricular.

Ondas lentas. Oscilações lentas e rítmicas dos potenciais de membrana dos músculos lisos, aproximando-se e afastando-se do limiar, devido a flutuações regulares na permeabilidade iônica.

Ondas peristálticas. Ondas progressivas de contração e relaxamento do músculo liso que ocorrem ao longo da parede de um tubo, comprimindo o tubo e movimentando seu conteúdo.

Oogônio (Ovogônio). Célula germinativa primitiva que dá origem ao ovócito primário.

Opioides endógenos. Certos neuropeptídios – endorfina, dinorfina e encefalina.

Opsinas. Componentes proteicos do fotopigmento.

Opsonina. Qualquer substância que liga um microrganismo a um fagócito e promove a fagocitose.

Orelha interna. Cóclea; contém o órgão de Corti.

Orelha média. Espaço cheio de ar no osso temporal; contém três ossos da orelha que conduzem as ondas sonoras da membrana timpânica para a cóclea.

Glossário   873

Orexinas. Neurotransmissores peptídicos envolvidos na regulação da vigília, ingestão alimentar e gasto energético; também conhecidas como *hipocretinas*.

Organelas celulares. Compartimentos ligados à membrana, partículas não membranosas ou filamentos que desempenham funções especializadas na célula.

Organificação. Fixação do iodo à tirosina dentro da tireoglobulina durante a síntese do hormônio tireoidiano.

Órgão. Coleções de tecidos reunidas em unidades estruturais para desempenhar uma função comum.

Órgão de Corti. Estrutura na orelha interna capaz de converter a energia da onda sonora em potenciais de ação.

Órgãos acessórios da reprodução. Ductos pelos quais o espermatozoide ou o óvulo é transportado, ou glândulas que desembocam nesses ductos (na mulher, as mamas geralmente estão incluídas).

Órgãos linfoides. Medula óssea, linfonodo, baço, timo, tonsila ou agregado de folículos linfoides.

Órgãos linfoides primários. Órgãos que suprem órgãos linfoides secundários com linfócitos maduros; medula óssea e timo.

Órgãos linfoides secundários. Linfonodos, baço, tonsilas e acúmulos de linfócitos nos sistemas digestório, respiratório, urinário ou genital; locais de estimulação da resposta linfocitária.

Órgãos tendinosos de Golgi. Terminações mecanorreceptoras do neurônio aferente, sensíveis à tensão deste; enroladas em torno dos feixes de colágeno no tendão.

Orgasmo. Emoções internas e alterações fisiológicas sistêmicas que marcam o ápice da relação sexual, geralmente acompanhado, no homem, por ejaculação.

Osmol. Um mol de íons e moléculas do soluto.

Osmolaridade. Concentração total de soluto de uma solução; medida da concentração de água na qual, quanto maior for a osmolaridade da solução, menor será a concentração de água.

Osmorreceptores. Receptores que respondem a alterações na osmolaridade do líquido circunjacente.

Osmose. Difusão efetiva de água através de uma barreira seletiva da região de maior concentração de água (menor concentração de soluto) para a região de menor concentração de água (maior concentração de soluto).

Osteoblasto. Tipo de célula responsável por depositar a matriz proteica do osso; chamado osteócito depois de a matriz calcificada ter se fixado.

Osteócito. Célula transformada a partir dos osteoblastos quando circundados por matriz óssea mineralizada.

Osteoclasto. Célula que degrada osso previamente formado.

Osteoide. Matriz de colágeno no osso que se torna mineralizada.

Otólito. Cristal de carbonato de cálcio encrustado no revestimento mucoso das células ciliares auditivas.

Ovário. Gônada feminina.

O*vershoot*. Parte do potencial de ação em que o potencial de membrana vai acima de zero.

Ovócitos primários. Célula germinativa feminina; pode sofrer a primeira divisão meiótica para formar o ovócito secundário e o corpo polar.

Ovócitos secundários. Célula-filha (23 cromossomos) que retém a maior parte do citoplasma resultante da primeira divisão meiótica no ovário.

Ovogênese. Produção de gametas na mulher.

Ovulação. Liberação, a partir do ovário, de óvulo circundado por sua zona pelúcida e células da granulosa.

Óvulo. Gameta das mulheres; ovo.

Óvulo (Ovo). Célula germinativa feminina em qualquer um de seus estágios de desenvolvimento.

Óxido nítrico. Gás que atua como mensageiro intercelular, incluindo neurotransmissores; é fator relaxante derivado do endotélio; destrói microrganismos intracelulares.

Oxi-hemoglobina (HbO_2). Hemoglobina combinada com oxigênio.

P

Padrões moleculares associados a patógenos (PAMPs). Características moleculares conservadas comuns a muitos tipos de patógenos; são reconhecidos por células que medeiam a resposta imune inata.

Pâncreas. Glândula alongada localizada atrás do estômago com função tanto exócrina (secreta enzimas digestivas no sistema digestório) quanto endócrina (secreta insulina no sangue).

Papila. Conexão entre a ponta da medula e o cálice no rim.

Papilas gustativas. Órgãos dos sentidos que contêm receptores químicos para o paladar.

Papilas linguais. Botões gustativos localizados na língua.

Paratormônio (PTH). Hormônio polipeptídico secretado pelas glândulas paratireoides; regula as concentrações de cálcio e fosfato do líquido extracelular.

Parto. Evento que inclui e leva ao nascimento de uma criança.

Patógenos. Vírus ou microrganismos que provocam respostas imunes no corpo e que podem causar doenças.

Pelve renal. Cavidade na base de cada rim; recebe a urina do sistema de ductos coletores e a esvazia no ureter.

Pendrina. Transportador de cloreto/iodeto independente de sódio.

Pentoses. Monossacarídios de cinco carbonos.

Pepsina. Família de inúmeras enzimas digestivas de proteínas formadas no estômago; degrada proteína em fragmentos peptídicos.

Pepsinogênio. Precursor inativo da pepsina; secretado pelas células principais da mucosa gástrica.

Peptídio insulinotrópico dependente de glicose (GIP). Hormônio intestinal; estimula a secreção de insulina em resposta à glicose e à gordura no intestino delgado.

Peptídio natriurético atrial. Hormônio peptídico secretado por células atriais cardíacas em resposta à distensão atrial; provoca aumento na excreção renal de sódio.

Peptídio semelhante ao glucagon 1 (GLP-1). Hormônio incretina secretado pelas células do intestino delgado depois de uma refeição; aumenta a resposta da insulina à glicose.

Peptidérgico. Neurônio que libera peptídios.

Percepção. Compreensão de objetos e eventos do mundo externo que adquirimos a partir do processamento neural de informações sensoriais.

Perda de água obrigatória. Volume mínimo de água necessário para excretar escórias metabólicas.

Perda insensível de água. Perda de água a qual o indivíduo não percebe – ou seja, perda por evaporação pela pele (excluindo o suor) e pelo revestimento das vias respiratórias.

Perforina. Proteína secretada por linfócitos T citotóxicos; pode formar canais na membrana plasmática da célula-alvo, que a destrói.

Pericárdio. Saco de tecido conjuntivo que circunda o coração.

Perilinfa. Líquido que preenche o ducto coclear da orelha interna.

Perimenopausa. Período inicial que leva à cessação da menstruação.

Período latente. Período que dura vários milissegundos entre o início do potencial de ação em uma fibra muscular e o início da atividade mecânica.

Período refratário absoluto. Tempo durante o qual uma membrana excitável não consegue gerar um potencial de ação em resposta a qualquer estímulo.

Período refratário relativo. Tempo durante o qual a membrana excitável produz potencial de ação, mas apenas ante um estímulo de força maior do que a força limiar habitual.

Peristalse. Movimentos musculares ondulares ao longo da extensão de um segmento do canal alimentar.

Peristalse secundária. Ondas peristálticas esofágicas não imediatamente precedidas pela fase faríngea da deglutição.

Permissividade. Facilitação da ação de um hormônio por outro; por exemplo, os efeitos da epinefrina são exacerbados pelo hormônio tireoidiano e pelo cortisol.

Peróxido de hidrogênio. H_2O_2; substância química produzida pelo fagossomo e altamente destrutiva para macromoléculas e patógenos.

Peroxissomos. Organelas celulares que destroem determinadas substâncias tóxicas por meio de reações oxidativas.

Peso molecular. Soma dos pesos atômicos de todos os átomos da molécula.

pH. Expressão da acidez de uma solução; logaritmo negativo em base 10 de concentração de H^+; O pH diminui conforme a acidez aumenta.

Pia-máter. A mais interna das três membranas (meninges) que revestem o cérebro.

Pico de LH. Grande aumento na secreção do hormônio luteinizante pela adeno-hipófise por volta do 14º dia do ciclo menstrual.

Pigmentos biliares. Substâncias coloridas, derivadas da degradação do grupo heme da hemoglobina, secretadas na bile.

Pinocitose. Endocitose, quando a vesícula encerra líquido extracelular ou moléculas específicas no líquido extracelular que se ligaram a proteínas na superfície extracelular da membrana plasmática.

Pirimidina. Subunidade de nucleotídio, de anel único, que contém nitrogênio; citosina, timina ou uracila.

Pirogênio endógeno (PE). Qualquer uma das citocinas (incluindo interleucina 1 e interleucina 6) que atuam fisiologicamente no cérebro para causar febre.

Piruvato. Ânion formado quando o ácido pirúvico perde um íon de hidrogênio.

Placa epifisária de crescimento. Cartilagem em ativa proliferação próxima às extremidades ósseas; região de crescimento ósseo.

Placa motora terminal. Região especializada da membrana plasmática da célula muscular que repousa diretamente sob a terminação axônica de um neurônio motor.

Placenta. Tecidos materno e fetal entrelaçados que atuam como órgão de troca molecular entre as circulações materna e fetal.

Plaquetas. Fragmentos celulares presentes no sangue; desempenham inúmeros papéis na coagulação do sangue.

Plasma. Parte líquida de sangue; componente do líquido extracelular.

Plasmina. Enzima proteolítica capaz de degradar a fibrina e, assim, dissolver coágulos sanguíneos.

Plasminogênio. Precursor inativo da plasmina.

Plasticidade. Capacidade do tecido neural de alterar sua responsividade à estimulação em decorrência de sua história pregressa de ativação.

Pleura. Fina lâmina celular fixada no interior da caixa torácica (*pleura parietal*) que se curva sobre si mesma, fixando-se à superfície pulmonar (*pleura visceral*); forma dois sacos pleurais enclausurados na caixa torácica.

Pleura parietal. Membranas serosas que revestem a parte interna da parede torácica, o diafragma e o mediastino.

Pleura visceral. Membranas serosas que cobrem a superfície dos pulmões.

Plexo coroide. Estrutura epitelial altamente vascularizada que reveste porções dos ventrículos cerebrais; responsável por grande parte da formação do líquido cefalorraquidiano.

Plexo mioentérico. Rede de células nervosas entre as camadas musculares circulares e longitudinais no esôfago, no estômago e nas paredes intestinais.

Plexo submucoso. Rede neuronal na submucosa das paredes esofágica, gástrica e intestinal.

Podócitos. Células epiteliais que revestem a cápsula de Bowman e cujos processos podálicos formam fendas de filtração.

Polímeros. Grandes moléculas formadas pela união de subunidades menores semelhantes.

Polipeptídio. Polímero constituído por subunidades de aminoácidos unidas por ligações peptídicas.

Polissacarídios. Carboidratos grandes formados pela união de subunidades de monossacarídios.

Polissináptico. Via neuronal como a que ocorre em alguns reflexos nos quais duas ou mais sinapses estão presentes.

Ponte. Grande área do tronco encefálico que contém muitos axônios neuronais.

Pontes cruzadas. No músculo, projeções de miosina que se estendem a partir dos filamentos espessos e que são capazes de exercer força sobre os filamentos finos, fazendo-os deslizar uns sobre os outros na contração do músculo esquelético.

Ponto de ajuste. Valor estacionário mantido pelo sistema de controle homeostático.

Poros nucleares. Aberturas no envelope nuclear através das quais os mensageiros moleculares passam entre o núcleo e o citoplasma.

Pós-carga. Carga (relacionada com pressão aórtica) contra a qual o coração se contrai para ejetar sangue.

Pós-hiperpolarização. Diminuição do potencial de membrana nos neurônios no final do potencial de ação devido aos canais de K^+ dependentes de voltagem, ainda abertos.

Potenciação. A presença de um agente exacerba a resposta a um segundo agente, de modo que a resposta final é maior que a soma das duas respostas.

Potenciação de longo prazo (PLP). Processo pelo qual a efetividade de determinadas sinapses aumenta de maneira duradoura quando muito utilizadas.

Potenciais de ação. Sinais elétricos propagados por neurônios e células musculares; despolarizações do tipo tudo ou nada da polaridade da membrana; apresentam um limiar e um período refratário e são conduzidos sem decremento.

Potenciais graduados. Alterações no potencial de membrana, de variável duração e amplitude, que são conduzidas de forma decremental; não têm limiar ou período refratário.

Potencial de equilíbrio. Gradiente de voltagem através de uma membrana que é igual em força, porém de sentido oposto à força de concentração que afeta uma determinada espécie de íon.

Potencial de marca-passo. Despolarização espontânea e gradativa até o limiar de alguns neurônios e membranas plasmáticas de células musculares.

Potencial de membrana. Diferença de voltagem entre o interior e o exterior da célula.

Potencial de placa terminal (PPT). Despolarização da placa motora da fibra muscular esquelética em resposta à acetilcolina; inicia o potencial de ação na membrana plasmática muscular.

Potencial de receptor. Potencial graduado que surge na terminação neuronal aferente, ou uma célula especializada intimamente associada a ela, em resposta a um estímulo.

Potencial de repouso da membrana. Diferença de voltagem entre o interior e o exterior da célula na ausência de estimulação excitatória ou inibitória; também chamado de *potencial de repouso.*

Potencial excitatório pós-sináptico (PEPS). Potencial graduado de despolarização no neurônio pós-sináptico em resposta à ativação de uma sinapse excitatória.

Potencial inibitório pós-sináptico (PIPS). Potencial hiperpolarizante graduado que surge no neurônio pós-sináptico em resposta à ativação de terminações sinápticas inibitórias sobre ele.

Potencial limiar. Potencial de membrana acima do qual uma célula excitável dispara potenciais de ação.

Potencial sináptico. Alteração no potencial de membrana provocado por um influxo (*input*) sináptico na célula.

Poupamento de glicose. Troca da utilização de glicose por gordura pela maioria das células durante o estado pós-absortivo.

Pré-calicreína. Precursor da calicreína.

Pré-carga. Volume de enchimento dos ventrículos pouco antes da contração; o volume diastólico final.

Pregas vocais (cordas vocais). Duas faixas de tecido elástico estendidas na abertura da laringe; vibram quando o ar passa por elas, produzindo sons.

Pressão alveolar (P_{alv}). Pressão do ar nos alvéolos pulmonares.

Pressão arterial diastólica (*PAD*). Pressão arterial mínima durante o ciclo cardíaco.

Pressão arterial média (*PAM*). Pressão sanguínea média durante o ciclo cardíaco; aproximadamente igual à pressão diastólica mais um terço da pressão de pulso.

Pressão atmosférica (P_{atm}). Pressão do ar em torno do corpo (760 mmHg ao nível do mar); também chamada de *pressão barométrica.*

Pressão de pulso. Diferença entre as pressões sanguíneas arteriais sistólica e diastólica.

Pressão efetiva de filtração (*PEF*). Soma algébrica das forças direcionadas para dentro e para fora que determinam a direção e a magnitude do fluxo de líquido através da parede capilar.

Pressão efetiva de filtração glomerular. Soma das forças relevantes que resultam na filtração glomerular; é a pressão hidrostática dentro do capilar glomerular (P_{CG}) menos a pressão hidrostática no espaço de Bowman (P_{EB}) e menos a força osmótica no capilar glomerular (π_{CG}).

Pressão hidrostática. Pressão exercida por um líquido.

Pressão intrapleural (P_{ip}). Pressão no espaço pleural; também chamada de *pressão intratorácica.*

Pressão osmótica. Pressão que precisa ser aplicada a uma solução em um lado de uma membrana para impedir o fluxo osmótico de água através da membrana a partir de um compartimento contendo água pura; uma medida da osmolaridade da solução.

Pressão sistólica (*PS*). Pressão arterial máxima durante o ciclo cardíaco.

Pressão transmural. Diferença de pressão entre um lado e outro de uma parede.

Pressão transpulmonar (P_{tp}). Diferença de pressão entre o interior e o exterior dos pulmões (pressão alveolar menos pressão intrapleural).

Pressões parciais. Aquelas partes da pressão total de um gás decorrentes das moléculas de uma única espécie de gás; medida de concentração de um gás em uma mistura gasosa.

Primeira lei de difusão de Fick. Descreve a taxa de difusão de um soluto em função do gradiente de concentração, área pela qual o soluto se difunde, e outros fatores.

Primeiro corpo polar. Estrutura não funcional que contém um dos dois núcleos resultantes da primeira divisão meiótica de um ovócito primário no ovário.

Primeiros mensageiros. Mensageiros químicos extracelulares, tais como hormônios.

Priming **de estrogênio.** Aumento da responsividade à progesterona provocado pela exposição prévia ao estrogênio (p. ex., no útero).

Procedimento de encéfalo dividido. Procedimento em que os dois hemisférios do cérebro são cirurgicamente isolados um do outro para o tratamento de epilepsia grave; o estudo de pacientes com o cérebro dividido revelou funções atribuídas, especificamente, a um ou outro hemisfério.

Processamento pré-atencional. Processos neurais que ocorrem para direcionar nossa atenção para um aspecto particular do ambiente.

Proeminência axônica (segmento inicial). A parte do neurônio de onde o axônio deixa o corpo celular; local de origem do potencial de ação.

Progesterona. Hormônio esteroide secretado pelo corpo lúteo e pela placenta; estimula a secreção da glândula uterina, inibe a contração do músculo liso uterino e estimula o crescimento das mamas.

Programa motor. Padrão de atividade neural necessário para realizar um determinado movimento.

Pró-hormônios. Precursores peptídicos dos quais são clivados um ou mais hormônios peptídicos ativos.

Prolactina. Hormônio polipeptídico secretado pela glândula adeno-hipófise; estimula a síntese de leite pelas glândulas mamárias.

Promotor. Sequência específica de nucleotídios no início do gene que controla o começo da transcrição genética; determina quais fitas pareadas de DNA serão transcritas em RNA.

Propagação do potencial de ação. O movimento de um potencial de ação ao longo de um axônio; em axônios mielinizados, ocorre por condução saltatória.

Propriocepção. Sentido da postura e posição; informações sensoriais que lidam com a posição do corpo no espaço e suas partes, umas em relação às outras.

Prosencéfalo. Grande subdivisão cerebral anterior composta pelos hemisférios cerebrais direito e esquerdo (o cérebro) e o diencéfalo.

Prosódia. Atributos da fala humana que incluem ritmo, ênfase e entonação.

Prostaciclina. Eicosanoide que inibe a agregação plaquetária na coagulação sanguínea; também chamada de *prostaglandina I₂ (PGI₂).*

Prostaglandina. Classe de um grupo de ácidos graxos insaturados modificados (eicosanoides) que atuam, principalmente, como fatores parácrinos ou autócrinos.

Próstata. Grande glândula que circunda a uretra no homem; secreta líquido seminal na uretra.

Proteases. Enzimas capazes de degradar ligações peptídicas em uma proteína.

Proteassomo. Complexo de proteínas capaz de desnaturar (desdobrar) outras proteínas e auxiliar na degradação proteica.

Proteína. Grande polímero que consiste em uma ou mais sequências de subunidades de aminoácidos unidas por ligações peptídicas para formar uma molécula funcional com vários níveis de estrutura.

Proteína alostérica. Proteína cujas características do sítio de ligação estão sujeitas à modulação alostérica.

Proteína C. Proteína plasmática que inibe a coagulação.

Proteína C reativa. Proteína de fase aguda que atua como uma opsonina inespecífica.

Proteína de fase aguda. Proteínas secretadas pelo fígado durante a resposta sistêmica à lesão ou infecções.

Proteína G. Proteína de uma família de proteínas reguladoras que se ligam de modo reversível a nucleotídios de guanosina; as proteínas G da membrana plasmática interagem com os canais iônicos ou enzimas da membrana.

Proteína ligadora de andrógenos (PLA). Sintetizada e secretada pelas células de Sertoli dos testículos – liga-se e aumenta sua concentração local no líquido dos túbulos seminíferos.

Proteínas de potencial de receptor transitório. Família de proteínas dos canais iônicos envolvida na sensação da temperatura.

Proteínas do MHC (classe I e classe II). Proteínas da membrana plasmática codificadas por um complexo principal de histocompatibilidade; restringem a capacidade do receptor de linfócitos T de se combinar com o antígeno na célula.

Proteínas integrais de membrana. Proteínas implantadas na camada lipídica da membrana; podem se estender por toda a membrana ou localizar-se em apenas um lado.

Proteínas MHC de classe I. Formam complexos com antígenos em todas as células, exceto nos eritrócitos; necessárias para o reconhecimento de linfócitos T.

Proteínas MHC de classe II. Formam complexos com antígenos na superfície de macrófagos, linfócitos B e células dendríticas; necessárias para o reconhecimento de linfócitos T.

Proteínas periféricas da membrana. Proteínas hidrofílicas associadas à superfície citoplasmática da membrana celular.

Proteínas plasmáticas. Albumina, globulinas e fibrinogênio são as principais.

Proteínas SNARE. Receptores proteicos de ligação a proteínas solúveis sensíveis à N-etilmaleimida.

Proteínas transmembranas. Proteínas que se estendem através da membrana plasmática e contêm regiões hidrofílicas e hidrofóbicas; atuam, muitas vezes, como receptores ou canais iônicos.

Proteinoquinase. Qualquer enzima que fosforile outras proteínas transferindo a elas um grupo fosfato proveniente do ATP.

Proteinoquinase C. Enzima que fosforila determinadas proteínas intracelulares quando ativada por diacilglicerol.

Proteinoquinase dependente de cAMP. Enzima ativada pelo AMP cíclico; fosforila proteínas específicas, alterando, dessa forma, a sua atividade; também chamada de *proteinoquinase A.*

Proteinoquinase dependente de cGMP. Enzima ativada pelo GMP cíclico e fosforila proteínas específicas, alterando, dessa forma, sua atividade.

Proteinoquinases dependentes de calmodulina. Enzimas intracelulares que, quando ativadas pelo cálcio e pela proteína calmodulina, fosforilam muitos substratos proteicos dentro das células; elas são componentes de muitos mecanismos de sinalização intracelular.

Proteólise. Processo pelo qual peptídios e proteínas são clivados em moléculas menores pela ação de enzimas específicas (proteases).

Proteoma. Todas as proteínas expressas por uma determinada célula em um determinado momento.

Próton. Partícula subatômica com carga elétrica positiva.

Protrombina. Precursora inativa da trombina; produzida pelo fígado e normalmente presente no plasma.

Prurido. Sensação somática de irritação da pele que evoca o desejo de coçar.

Puberdade. Aquisição da maturidade sexual, quando a concepção se torna possível; como comumente empregado, refere-se a um período de 3 a 5 anos de desenvolvimento sexual que culmina na maturidade sexual.

Pulmonar. Pertinente aos pulmões.

Pupila. Abertura na íris do olho através da qual a luz passa para alcançar a retina.

Purina. Subunidade de nucleotídio que contém nitrogênio de anel duplo; adenina ou guanina.

Q

Quiasma óptico. Local na base do cérebro onde os nervos ópticos se encontram; alguns neurônios cruzam para o outro lado do cérebro nesse local.

Quilocaloria (kcal). Uma kcal é a energia térmica necessária para elevar a temperatura de 1 kg de água em 1°C; também chamada de *caloria.*

Quilomícron. Gotícula que consiste em lipídios e proteínas liberadas das células epiteliais intestinais para dentro dos lácteos durante a absorção de gordura.

Quimioatraentes. Quaisquer mediadores que promovam quimiotaxia; também denominados *quimiotaxinas.*

Quimiocinas. Quaisquer citocinas que atuem como quimioatraentes.

Quimiorreceptores. Terminações neuronais aferentes (ou células associadas a elas) sensíveis a concentrações de substâncias químicas específicas.

Quimiorreceptores centrais. Receptores no bulbo do tronco encefálico que respondem a alterações na concentração de H^+ do líquido extracelular cerebral.

Quimiorreceptores periféricos. Corpos carotídeos ou aórticos; respondem a alterações na concentração de P_{O_2} e H^+ no sangue arterial.

Quimiosmose. Mecanismo pelo qual o ATP é formado durante a fosforilação oxidativa; o movimento de prótons através das membranas internas mitocondriais é acoplado à produção de ATP.

Quimiotaxia. Movimento de células, particularmente fagócitos, em uma direção específica em resposta a um estímulo químico.

Quimo. Solução de alimentos parcialmente digeridos nos lumens gástrico e intestinal.

Quimotripsina. Enzima secretada pelo pâncreas exócrino; degrada determinadas ligações peptídicas nas proteínas e nos polipeptídios.

Quinase de cadeia leve de miosina. Proteinoquinase de músculo liso; quando ativado por Ca^{2+}-calmodulina, fosforila a cadeia leve de miosina.

Quociente respiratório (QR). Relação entre o dióxido de carbono produzido e o oxigênio consumido durante o metabolismo.

R

Radiação. Emissão de calor a partir da superfície de um objeto.

Radioisótopos. Isótopos instáveis de átomos que emitem espontaneamente energia ou componentes do próprio átomo.

Raízes dorsais. Grupos de neurônios aferentes que entram na região dorsal da medula espinal.

Raízes ventrais. Dois grupos de fibras eferentes que partem do lado ventral da medula espinal.

Ramo ascendente. Porção da alça de Henle do túbulo renal que leva ao túbulo contorcido distal.

Ramo descendente. (da alça de Henle) Segmento do túbulo renal para o qual drena o túbulo proximal.

Ramos do feixe. Via composta por células que rapidamente conduzem sinais elétricos pelos lados direito e esquerdo do septo interventricular; essas vias conectam o feixe de His à rede de Purkinje.

Rampa timpânica. Compartimento da orelha interna cheio de líquido que recebe ondas sonoras da membrana basilar e as transmite para a janela redonda.

Rampa vestibular. Compartimento da orelha interna cheio de líquido que recebe as ondas sonoras da janela oval e as transmite para a membrana basilar e para o ducto coclear.

Reabsorção tubular. Transferência de materiais do lúmen dos túbulos renais para os capilares peritubulares.

Reação acrossômica. Processo que ocorre no espermatozoide depois que ele se liga à zona pelúcida do óvulo, expondo as enzimas acrossômicas.

Reação cortical. Liberação de fatores pelo óvulo que enrijece a zona pelúcida.

Reação limitante de velocidade. Reação mais lenta na via metabólica; catalisada por enzima limitante de velocidade.

Reação reversível. Reação química na qual a energia liberada é pequena o suficiente para a reação reverter prontamente; *comparar com* reações irreversíveis.

Reações irreversíveis. Reações químicas que liberam grandes quantidades de energia e resultam na conversão de quase todas as moléculas reagentes em produto; *comparar com* reação reversível.

Recaptação. Processo ativo que recaptura o excesso de neurotransmissor secretado de volta à célula pré-sináptica; pode ser inibida por fármacos.

Receptor. (para mensageiros) Proteína encontrada na superfície, no citosol ou no núcleo celular que se liga a um mensageiro químico, como um hormônio ou neurotransmissor, e medeia suas ações; (no sistema sensorial) terminação periférica especializada do neurônio aferente, ou célula separada intimamente associada a ele, que detecta alterações em algum aspecto do ambiente.

Receptor de di-hidropiridina (DHP). Canais de cálcio não condutores nas membranas dos túbulos T das células do músculo esquelético que atuam como sensores de voltagem no acoplamento excitação-contração.

Receptor de rianodina. Canal de liberação de cálcio encontrado nos sacos laterais do retículo sarcoplasmático em células musculares estriadas.

Receptor de tirosinoquinases. Os principais tipos de proteínas receptoras que são, elas próprias, enzimas; esses receptores encontram-se nas membranas plasmáticas e respondem a diversos mensageiros químicos hidrossolúveis.

Receptores acoplados às proteínas G. Proteínas da membrana celular que captam um sinal extracelular e, então, ativam uma proteína G associada, levando à ativação de outra proteína, como a adenililciclase.

Receptores alfa-adrenérgicos. Subtipo de receptores de membrana plasmática para epinefrina e norepinefrina; *comparar com* receptores beta-adrenérgicos.

Receptores AMPA. Proteínas receptoras encontradas na membrana de alguns neurônios cerebrais, assim denominadas em virtude de sua ligação ao ácido alfa-amino-3 hidroxi-5-metil-4 isoxazol propriônico.

Receptores beta-adrenérgicos (beta-adrenorreceptores). Receptores de membrana plasmática para epinefrina e norepinefrina; *comparar com* receptores alfa-adrenérgicos.

Receptores de adaptação lenta. Receptores sensoriais que disparam repetidamente enquanto um estímulo está presente.

Receptores de adaptação rápida. Receptores sensoriais que disparam por um breve período no início e/ou no final de um estímulo.

Receptores de estiramento do fuso muscular. Conjuntos de terminações de neurônios aferentes encerradas em cápsulas em torno de fibras musculares esqueléticas especializadas; sensíveis ao estiramento.

Receptores de estiramento pulmonares. Terminações neuronais aferentes localizadas no músculo liso das vias respiratórias e ativadas pela insuflação pulmonar.

Receptores de reconhecimento de padrões (RRps). Família de proteínas que se aderem a ligantes encontrados em muitos tipos de patógenos; incluem os receptores Toll-*like* encontrados em células dendríticas.

Receptores ionotrópicos. Proteínas membranares por meio das quais a corrente iônica é controlada pela ligação de moléculas de sinalização extracelulares.

Receptores J. Receptores presentes nas paredes dos capilares pulmonares ou no interstício que respondem ao aumento da pressão intersticial pulmonar.

Receptores metabotrópicos. Receptores membranares nos neurônios que iniciam a formação dos segundos mensageiros quando ligados ao ligante.

Receptores muscarínicos. Receptores de acetilcolina que respondem ao veneno de cogumelos muscarina; localizados no músculo liso, no músculo cardíaco, em alguns neurônios do SNC e nas glândulas.

Receptores nicotínicos. Receptores de acetilcolina que respondem à nicotina; primariamente, receptores na placa motora terminal e nos neurônios autonômicos pós-ganglionares.

Receptores NMDA (N-metil-D-aspartato). Receptores de glutamato ionotrópicos envolvidos no aprendizado e na memória.

Receptores nucleares. Membros de uma família de proteínas receptoras localizadas nos núcleos celulares, ou que são transportadas para o núcleo após ativação; incluem os receptores de esteroides e hormônios tireoidianos.

Receptores sensoriais. Células ou partes de células que contêm estruturas ou moléculas químicas sensíveis a alterações em formas de energia no mundo exterior ou no ambiente interno; em resposta à ativação por essas formas de energia, os receptores sensoriais desencadeiam potenciais de ação nessas células ou em células adjacentes.

Receptores somáticos. Receptores neurais no arcabouço ou na parede exterior do corpo, os quais respondem à estimulação mecânica da pele, dos pelos e de tecidos subjacentes; rotação ou flexão das articulações; alterações de temperatura; e estímulos dolorosos.

Receptores Toll-*like* (TLRs). Membros da família dos receptores de reconhecimento de padrão que se ligam a ligantes comumente encontrados em muitos tipos de patógenos.

Reconhecimento. Ligação do antígeno a seu receptor específico na superfície do linfócito.

Recrutamento. Ativação de células adicionais em resposta ao aumento da força do estímulo; eleva a quantidade de unidades motoras ativas em um músculo.

Rede do testículo. Rede de canais no final do túbulo seminífero nos testículos.

Reflexo. Sistema de controle biológico que liga estímulo a resposta e é mediado por um arco reflexo.

Reflexo da defecação. Urgência em expulsar fezes provocada por distensão repentina das paredes do reto.

Reflexo de ejeção do leite. Processo pelo qual o leite é movido dos alvéolos da glândula mamária para os ductos, dos quais pode ser sugado; decorrente da ocitocina.

Reflexo de estiramento. Reflexo monossináptico, mediado pelo receptor de estiramento do fuso muscular, no qual o estiramento do músculo provoca a contração desse mesmo músculo.

Reflexo de extensão cruzada. Ativação intensificada dos músculos extensores contralaterais à flexão do membro.

Reflexo de Hering-Breuer. A insuflação dos pulmões estimula os nervos aferentes, os quais inibem os nervos inspiratórios no bulbo e, dessa forma, ajudam a terminar a inspiração.

Reflexo de retirada. Flexão daquelas articulações que afastam uma parte injuriada para longe de estímulos dolorosos.

Reflexo monossináptico. Reflexo no qual um neurônio aferente ativa diretamente os neurônios motores.

Reflexo patelar. Utilizado com frequência na avaliação clínica das funções nervosa e muscular; pequena pancada no tendão, logo abaixo da patela, provoca contração reflexa dos músculos anteriores da coxa, os quais estendem o joelho.

Reflexos adquiridos. Comportamentos que aparentam ser estereotipados e automáticos, mas que, na realidade, resultam de considerável esforço consciente para serem aprendidos; também chamados de *reflexos aprendidos*.

Reflexos curtos. Alças neurais locais entre os receptores gastrintestinais e os plexos nervosos.

Reflexos longos. Alças neurais de aferentes do sistema digestório para o sistema nervoso central e de volta para plexos nervosos e células efetoras via sistema nervoso autônomo; envolvidos no controle da motilidade e atividade secretora.

Reflexos posturais. Reflexos que mantêm ou restauram a postura ereta estável.

Refração. Deflexão dos raios de luz quando passam entre compartimentos de diferentes densidades, como do ar para a córnea dos olhos.

Regulação para cima. Aumento do número de receptores de células-alvo para determinado mensageiro, em resposta a uma baixa concentração extracelular crônica desse mensageiro; *comparar com* regulação para baixo.

Regulador de condutância transmembrana FC (CFTR). Canal epitelial de cloreto; mutações no gene *CFTR* podem causar fibrose cística.

Relaxamento. Retorno do músculo a um baixo estado gerador de força causado pelo desligamento das pontes cruzadas.

Relaxamento receptivo. Relaxamento da musculatura lisa do estômago (fundo e corpo) quando o alimento é engolido; mediado por nervos parassimpáticos nos plexos nervosos entéricos.

Relaxamento ventricular isovolumétrico. Fase inicial da diástole, quando as válvulas atrioventriculares e aórticas estão fechadas e o tamanho ventricular permanece constante.

Relaxina. Hormônio secretado pela placenta que influencia o sistema cardiovascular materno.

Renal. Relativo aos rins.

Renina. Enzima secretada pelos rins que catalisa a separação da angiotensina I do angiotensinogênio no plasma.

Repolarizado. Potencial transmembranar que volta ao seu nível de repouso depois de uma despolarização.

Reservatório (*pool*). A quantidade prontamente disponível de uma substância no corpo; muitas vezes iguala-se às quantidades no líquido extracelular.

Resistência (R). Oposição ao movimento de uma substância através de um tubo ou abertura.

Resistência elástica. Tendência de uma estrutura elástica a se opor ao alongamento ou distorção.

Resistência periférica total (RPT) ou resistência vascular sistêmica (RVS). Resistência total ao fluxo nos vasos sanguíneos sistêmicos – do começo da aorta às extremidades das veias cavas.

Respiração. (1) Utilização de oxigênio e produção de dióxido de carbono em nível celular (ou seja, respiração celular); (2) troca de oxigênio e dióxido de carbono entre o organismo e o ambiente via pulmões.

Resposta de fase aguda. Resposta de tecidos ou órgãos distantes do local da infecção ou resposta imune.

Resposta de luta ou fuga. Ativação do sistema nervoso simpático durante o estresse.

Resposta mediada por anticorpos. Respostas imunes humorais mediadas por anticorpos circulantes; principal defesa contra micróbios e toxinas no líquido extracelular.

Resposta orientadora. Comportamento em resposta a um estímulo novo; isto é, o indivíduo interrompe o que está fazendo, olha ao redor, escuta atentamente e se volta para o estímulo.

Respostas homeostáticas locais. Respostas que atuam na vizinhança imediata de um estímulo, sem nervos ou hormônios, e tendo como efeito resultante a contraposição ao estímulo.

Respostas imunes adaptativas. Respostas específicas das células do sistema imunológico a um determinado patógeno; as respostas subsequentes ao mesmo patógeno são amplificadas.

Respostas imunes inatas. Respostas imunes não específicas às características moleculares conservadas dos patógenos; respostas que conferem proteção de forma não seletiva contra material estranho sem ter que reconhecer a sua identidade específica.

Respostas miogênicas. Respostas que se originam nos músculos.

Retículo endoplasmático. Organela celular que consiste em uma rede interconectada de túbulos ramificados e sacos achatados ligados à membrana; distinguem-se dois tipos: *rugoso*, com ribossomos fixados, e *liso*, que apresenta superfície lisa (não contém ribossomos).

Retículo sarcoplasmático. Retículo endoplasmático na fibra muscular; local de depósito e liberação de íons cálcio.

Reticulócito. Nome dado aos eritrócitos imaturos que apresentam um padrão de rede no citosol devido à persistência dos ribossomos.

Retina. Fina camada de tecido neural que reveste a parte posterior do globo ocular; contém receptores de visão.

Retinal. Variedade da vitamina A que forma o componente cromóforo do fotopigmento.

Reto. Segmento curto do intestino grosso entre o cólon sigmoide e o ânus.

Retorno venoso. Volume sanguíneo que flui de volta para o coração durante uma unidade de tempo.

Retroalimentação negativa. Característica de sistemas de controle nas quais as respostas do sistema se opõem à alteração original no sistema; *comparar com* retroalimentação positiva.

Retroalimentação negativa de alça curta. Inibição do hipotálamo por um hormônio da adeno-hipófise.

Retroalimentação negativa de alça longa. Inibição da adeno-hipófise e/ou do hipotálamo por hormônio secretado pela terceira glândula endócrina em uma sequência.

Retroalimentação positiva. Característica de sistemas de controle em que um distúrbio inicial desencadeia uma série de eventos que exacerba ainda mais o distúrbio; *comparar com* retroalimentação negativa.

Retrógrado. Movimento de uma substância ou potencial de ação, em sentido inverso, ao longo de um neurônio, desde as terminações axônicas para o corpo celular e os dendritos.

Ribose. A espinha dorsal de açúcar do RNA.

Ribossomos. Partículas citoplasmáticas que medeiam a união de aminoácidos para formar proteínas; prendem-se ao retículo endoplasmático, na forma de ribossomos ligados, ou ficam suspensos no citoplasma, como ribossomos livres.

Rigidez cadavérica (*rigor mortis*). Rigidez dos músculos esqueléticos depois da morte em virtude da não dissociação da actina a partir das pontes cruzadas devido à perda de ATP.

Ritmo alfa. Oscilação proeminente de 8 a 12 Hz no eletroencefalograma de adultos acordados e relaxados com os olhos fechados.

Ritmo beta. Oscilações baixas e rápidas do EEG em adultos alertas e acordados que estão prestando atenção em algo (ou pensando fortemente em alguma coisa).

Ritmo circadiano. Que ocorre em um ciclo de aproximadamente 24 horas.

Ritmo de livre-curso. Atividade cíclica impulsionada pelo relógio biológico na ausência de indícios ambientais.

Ritmo delta. Ondas eletroencefalográficas de alta amplitude e lentas associadas aos estágios mais profundos do sono de ondas lentas.

Ritmo elétrico básico. Ciclos espontâneos de despolarização e repolarização de células marca-passo na camada longitudinal do músculo liso do estômago e dos intestinos; coordena a atividade muscular repetitiva do sistema digestório.

Ritmo gama. Padrão de alta frequência (30 a 100 Hz) detectado no eletroencefalograma associado ao processamento de estímulos sensoriais e outras tarefas cognitivas específicas.

Ritmo teta. Ondas de baixa frequência e grande amplitude observadas no eletroencefalograma e associadas aos estágios iniciais do sono de ondas lentas.

RNA de transferência (tRNA). Tipo de RNA; diferentes tRNAs se combinam com diferentes aminoácidos e com o códon do RNA mensageiro específico para aquele aminoácido, arranjando, assim, os aminoácidos em sequência, de modo a formar uma proteína específica.

RNA mensageiro (mRNA). Ácido ribonucleico que transfere, para o ribossomo, as informações genéticas do DNA relativas a uma sequência de aminoácidos de proteína.

RNA polimerase. Enzima que forma o RNA pela união de nucleotídios apropriados após o pareamento das bases com o DNA.

RNA ribossômico (rRNA). Tipo de RNA utilizado na montagem do ribossomo; torna-se parte do ribossomo.

RNA transcrito primário. Molécula de RNA transcrita a partir de um gene antes da remoção e da recomposição (*splicing*) do íntron.

Rodopsina. Fotopigmento nos bastonetes.

Rombencéfalo. Parte do cérebro que consiste em cerebelo, ponte e bulbo.

S

Sacadas. Movimentos curtos e rápidos do globo ocular.

Sacarose. Dissacarídio composto de glicose e frutose; também chamada de *açúcar de mesa*.

Saciedade. Sensação de "plenitude" após a ingestão de alimentos; ausência de fome.

Saco amniótico. Membrana que envolve o feto no interior do útero.

Saco pleural. Membrana que envolve cada pulmão.

Sacos alveolares. Grupos de alvéolos que se assemelham a cachos de uva.

Sáculo. Estrutura nos canais semicirculares que responde às alterações de movimento linear da cabeça por meio de forças mecânicas nos otólitos localizados em sua superfície.

Sais biliares. Família de moléculas esteroides, produzidas a partir do colesterol e secretadas na bile pelo fígado; promove a solubilização e a digestão de gordura no intestino delgado.

Saliva. Solução aquosa de sais e proteínas, incluindo mucinas e amilase, secretada pelas glândulas salivares.

Sangue. Conteúdo pressurizado do sistema circulatório composto por uma fase líquida (plasma) e uma fase celular (eritrócitos, leucócitos e plaquetas).

Sarcolema. A membrana plasmática que envolve as células musculares.

Sarcômero. Unidade estrutural repetida de miofibrila; composto por filamentos espessos e finos; estende-se entre duas linhas Z adjacentes.

Saturação. Ocupação de todos os locais de ligação disponíveis por seu ligante.

Saturação de hemoglobina. Percentual de hemoglobina que tem O_2 ou qualquer outro gás ligado à sua porção de ferro.

Saturação percentual de hemoglobina. O percentual de subunidades de hemoglobina disponível ligada ao oxigênio molecular em um determinado momento.

Secreção. Produção e liberação de moléculas orgânicas, íons e água pelas células, em resposta a estímulos específicos. *Ver também* tipos específicos.

Secreção tubular. Transferência de materiais dos capilares peritubulares para o lúmen dos túbulos renais.

Secretina. Hormônio peptídico secretado pelo intestino delgado superior; estimula o pâncreas a liberar bicarbonato no intestino delgado.

Segmentação. Série de contrações e relaxamentos rítmicos estacionários dos anéis do músculo liso do intestino; mistura o conteúdo intestinal.

Segmento externo. Parte sensível à luz do fotorreceptor que contém fotopigmentos.

Segmento inicial. Primeira parte do axônio somada à parte do corpo celular de onde o axônio emerge.

Segundo corpúsculo polar. Estrutura não funcional que contém um dos dois núcleos resultantes da segunda divisão meiótica no ovário.

Segundo mensageiro. Substância intracelular que atua como emissário da membrana citoplasmática para a maquinaria bioquímica intracelular, onde altera algum aspecto da função celular.

Seio. Canal vascular para a passagem de sangue ou linfa.

Seio carotídeo. Região da artéria carótida interna logo acima da ramificação da carótida principal; localização dos barorreceptores carotídeos.

Seleção natural. Processo pelo qual as mutações em um gene levam a traços que favoreçem a sobrevivência de um organismo.

Sêmen. Líquido da ejaculação masculina; contém os espermatozoides.

Sensação. Percepção mental de um estímulo.

Sensações somáticas. Sensações/percepções que vêm dos músculos, da pele e dos ossos.

Septo interventricular. Parede muscular que separa os ventrículos direito e esquerdo do coração.

Sequência sinalizadora. Parte inicial de proteínas recém-sintetizadas (se a proteína se destinar a ser secretada).

Serosa. Camada de tecido conjuntivo que reveste a superfície externa do estômago e dos intestinos.

Serotonina. Neurotransmissor tipo amina biogênica; agente parácrino nas plaquetas sanguíneas e no trato gastrintestinal; também chamada *5-hidroxitriptamina* e *5-HT*.

Sinais de parada. Sequências de três nucleotídios no mRNA que sinalizam o fim da sequência de codificação da proteína.

Sinapse. Junção anatomicamente especializada entre dois neurônios na qual a atividade elétrica em um dos neurônios influencia a excitabilidade do outro. *Ver também* sinapse química; sinapses elétricas; sinapse excitatória; sinapse inibitória.

Sinapse axoaxônica. Sinapse pré-sináptica na qual um axônio estimula a terminação pré-sináptica de outro axônio.

Sinapse excitatória. Sinapse que, quando ativada, aumenta a probabilidade de que o neurônio pós-sináptico sofra potenciais de ação ou eleva a frequência dos potenciais de ação existentes.

Sinapse inibitória. Sinapse que, quando ativada, diminui a probabilidade de o neurônio pós-sináptico disparar um potencial de ação (ou reduz a frequência dos potenciais de ação existentes).

Sinapse química. Sinapse na qual neurotransmissores liberados por um neurônio se difundem através de uma fenda extracelular para influenciar a atividade de um segundo neurônio.

Sinapses elétricas. Sinapses nas quais correntes locais resultantes da atividade elétrica fluem entre dois neurônios por intermédio das junções comunicantes que os unem.

Sinaptotagminas. Proteínas na parede das vesículas sinápticas que se ligam ao cálcio e ajudam a estimular o processo de exocitose.

Sistema cardiovascular. Coração, sangue e vasos sanguíneos.

Sistema circulatório. Coração e sistema de vasos que fornecem sangue para todas as partes do corpo.

Sistema de ativação reticular (SAR). Extensa rede de neurônios que se estende pelo centro do tronco encefálico; recebe e integra informações vindas de muitas vias aferentes e de outras regiões do SNC; também chamado de *formação reticular*.

Sistema de condução. Rede de fibras musculares cardíacas especializadas para conduzir a atividade elétrica entre as diferentes áreas do coração.

Sistema de controle homeostático. Conjunto de componentes interconectados que mantêm uma variável física ou química do ambiente interno dentro de faixas normais predeterminadas de valores.

Sistema de ductos coletores. Porção dos túbulos renais entre os túbulos contorcidos distais e a pelve renal; compreende o *ducto coletor cortical* e o *ducto coletor medular*.

Sistema digestório. O trato gastrintestinal e seus órgãos acessórios.

Sistema endócrino. Todas as glândulas secretoras de hormônio do corpo.

Sistema fibrinolítico. Cascata de enzimas plasmáticas que decompõe os coágulos; também chamado de *sistema trombolítico*.

Sistema imunológico. Tecidos e células, amplamente dispersadas, que participam da eliminação de células estranhas ao corpo, microrganismos e toxinas.

Sistema límbico. Estruturas cerebrais interconectadas no cérebro; envolvido com as emoções e a aprendizagem.

Sistema linfático. Rede de vasos que leva a linfa dos tecidos para o sangue e para os linfonodos ao longo desses vasos.

Sistema multiplicador de contracorrente. Mecanismo associado às alças de Henle que cria uma região de alta osmolaridade no líquido intersticial na medula renal.

Sistema nervoso autônomo. Componente da divisão eferente do sistema nervoso periférico que consiste nas subdivisões simpática e parassimpática; inerva o músculo cardíaco, o músculo liso e as glândulas; *comparar com* sistema nervoso somático.

Sistema nervoso central (SNC). Encéfalo e medula espinal.

Sistema nervoso entérico. Rede neural que reside no sistema digestório e inerva suas paredes.

Sistema nervoso somático. Componente da divisão eferente do sistema nervoso periférico; inerva os músculos esqueléticos; *comparar com* sistema nervoso autônomo.

Sistema orgânico. Órgãos que desempenham conjuntamente uma função geral.

Sistema piramidal. Vias descendentes do sistema nervoso que se originam no córtex cerebral, cruzam a linha média na medula e controlam os movimentos finos das extremidades distais.

Sistema porta. Tipo de circulação caracterizada por dois leitos capilares conectados por veias, denominadas veias porta.

Sistema renina-angiotensina. Sistema hormonal que consiste na produção de angiotensina I estimulada por renina, seguida pela conversão em angiotensina II pela enzima conversora de angiotensina.

Sistema respiratório. Via anatômica para o ar, desde a atmosfera até os alvéolos.

Sistema sensorial. Parte do sistema nervoso que recebe, conduz ou processa informações que levam à percepção de um estímulo.

Sistema vascular. Sistema fechado de vasos sanguíneos que inclui todas as artérias, arteríolas, capilares, vênulas e veias.

Sístole. Período de contração ventricular.

Sítio de ligação. Região da proteína à qual um ligante específico se liga.

Sítio de ligação com antígeno. Uma das duas "projeções" variáveis em uma imunoglobulina capazes de se ligar a um antígeno específico.

Sítio funcional. Sítio de ligação na proteína alostérica que, quando ativado, desempenha a função fisiológica da proteína; *também chamado de sítio ativo.*

Sítio regulatório. Local na proteína que interage com molécula moduladora; altera as propriedades funcionais do local.

Solução. Líquido (solvente) que contém substâncias dissolvidas (solutos).

Solução ácida. Qualquer solução com pH inferior a 7.

Soluções alcalinas. Quaisquer soluções tendo concentração de H^+ menor que a da água pura (ou seja, com pH maior que 7).

Soluções hipertônicas. Soluções que contêm concentração mais elevada de partículas de soluto efetivamente impermeáveis à membrana do que o líquido extracelular normal (isotônico).

Soluções hipotônicas. Soluções que contêm uma concentração mais baixa de partículas de soluto efetivamente não penetrantes do que o líquido extracelular normal (isotônico).

Solutos. Substâncias dissolvidas em um líquido.

Solutos não penetrantes. Substâncias dissolvidas que não se difundem passivamente através de uma membrana plasmática.

Solutos penetrantes. Soluto capaz de se difundir livremente através da bicamada lipídica de uma membrana plasmática.

Solvente. Líquido em que substâncias são dissolvidas.

Somação. Aumento do encurtamento ou tensão muscular em resposta a uma estimulação rápida e repetitiva relativa a um único abalo contrátil.

Somação espacial. Soma dos efeitos de influxos (*inputs*) simultâneos em diferentes partes de um neurônio, de modo a produzir uma alteração potencial maior que aquela causada por um único influxo.

Somação temporal. Potencial de membrana produzido quando dois ou mais influxos (*inputs*), ocorrendo em diferentes momentos, se somam; a alteração de potencial é maior do que a provocada por um influxo isolado.

Somatostatina (SST). Hormônio hipofisiotrópico que inibe a secreção de hormônio do crescimento pela adeno-hipófise; também encontrada no estômago e nas ilhotas pancreáticas.

Sono não REM. Estado do sono associado a ondas grandes e lentas de EEG e considerável tônus muscular postural; também chamado de *sono de ondas lentas.*

Sono REM. Estado do sono associado a pequenas e rápidas oscilações eletroencefalográficas, perda completa do tônus nos músculos posturais e sonhos; também chamado de *sono de movimento rápido dos olhos* ou *sono paradoxal.*

Sons de Korotkoff. Sons produzidos pelo fluxo sanguíneo turbulento durante a determinação da pressão arterial com um manguito pressurizado.

Soro. Plasma sanguíneo do qual foram retirados o fibrinogênio e outras proteínas coagulantes, como resultado da coagulação.

Spliceossomo. Complexo de proteína e RNA nuclear que remove os íntrons e une os éxons durante a transcrição gênica.

Submucosa. Camada de tecido logo abaixo da mucosa gastrintestinal.

Substância branca. Porção do SNC que se mostra branca em amostras não coradas; contém principalmente axônios mielinizados.

Substância cinzenta. Área do cérebro e da medula espinal que se mostra cinza nos espécimes não corados e consiste principalmente em corpos celulares e partes não mielinizadas de neurônios.

Substância negra. Núcleo subcortical; contém neurônios corados em negro que liberam dopamina e são importantes para a supressão de atividade muscular imprópria.

Substâncias autócrinas. Mensageiros químicos secretados no líquido extracelular que atuam sobre a célula que os secretou; *comparar com* substâncias parácrinas.

Substâncias parácrinas. Mensageiros químicos que exercem seus efeitos nas células próximas aos seus locais de secreção; por convenção, os neurotransmissores são excluídos; *comparar com* substâncias autócrinas.

Substratos. Reagentes em reações mediadas por enzimas.

Sulco. Prega profunda entre os giros na superfície do córtex cerebral.

Sulfeto de hidrogênio. Tipo de gás que, algumas vezes, atua como um neurotransmissor.

Surfactante. Mistura de fosfolipídios e proteínas semelhante a detergente produzida por células alveolares pulmonares do tipo II; diminui a tensão superficial da película líquida que reveste os alvéolos.

T

Tálamo. Subdivisão do diencéfalo; centro integrativo dos influxos (*inputs*) sensoriais a caminho do córtex cerebral; também contém os núcleos motores.

Tampão. Base ou ácido fraco que pode existir na forma não dissociada (tampão H) ou dissociada (tampão H$^+$ + tampão).

Tampão plaquetário. Bloqueio de um vaso por plaquetas aderidas e ativadas.

Taxa de filtração glomerular (TFG). Volume de líquido filtrado a partir dos capilares glomerulares renais para a cápsula de Bowman por unidade de tempo.

Taxa metabólica. Gasto total de energia corporal por unidade de tempo.

Taxa metabólica basal (TMB). Taxa metabólica quando um indivíduo se encontra em repouso mental e físico, entretanto não dormindo, em temperatura confortável e em jejum de pelo menos 12 horas; também chamada de *custo metabólico de vida*.

Teca. Camada celular que envolve as células da granulosa do folículo ovariano.

Tecido adiposo. Tecido composto, em grande parte, por células armazenadoras de gordura.

Tecido adiposo marrom. Tipo de tecido adiposo (gordura) encontrado em recém-nascidos e em muitos mamíferos que apresenta maior capacidade de produzir calor do que a gordura branca comum; pode ter importância na regulação da temperatura corporal em condições extremas.

Tecido conjuntivo. Uma das quatro principais categorias de tecidos do corpo; principal componente das matrizes extracelulares, cartilagem e osso.

Tecido epitelial. Um dos quatro principais tipos de tecido do corpo, composto por agregados de células epiteliais.

Tecido muscular. Um dos quatro principais tipos de tecido do corpo, compreende os músculos liso, cardíaco e esquelético; pode ter controle voluntário ou involuntário.

Tecido nervoso. Um dos quatro principais tipos de tecido do corpo, responsável pelo controle coordenado da atividade muscular, dos reflexos e do pensamento consciente.

Tecidos. Conjuntos de um mesmo tipo de célula especializada; também caracterizam o tecido celular geral de um determinado órgão.

Temperatura central do corpo. Temperatura da parte interior do corpo.

Tempo de contração. Período entre o início do desenvolvimento da força e o pico de tensão contrátil do abalo muscular.

Tendões. Feixes de fibras de colágeno que conectam os músculos esqueléticos aos ossos e transmitem a força de contração muscular para o osso.

Tensão. Em fisiologia muscular, a força exercida por um músculo em contração sobre um objeto.

Tensão superficial. Forças atrativas entre moléculas de água em uma interface ar-água, as quais resultam na força que atua para reduzir a área da superfície.

Terminação axônica. Extremidade distal de um axônio; forma a junção sináptica ou neuroefetora com a célula pós-juncional.

Termogênese associada ao exercício (TAE). Aumento da produção de calor no corpo decorrente de atividades esportivas.

Termogênese da atividade sem exercício (NEAT). Geração de calor promovida por todas as atividades que não sejam dormir, comer e praticar exercícios esportivos; inclui ações tais como ficar em pé, andar e se movimentar.

Termogênese induzida pela dieta. Geração de calor dentro do corpo após uma refeição particularmente rica em proteínas; pelo menos parte do calor é gerada secundariamente pela atividade mais intensa do sistema digestório.

Termogênese por tremor. Ciclos neuralmente induzidos de contração e relaxamento dos músculos esqueléticos em resposta à diminuição da temperatura corporal; pouco ou nenhum trabalho externo é realizado e, dessa forma, o aumento do metabolismo muscular produz, primariamente, calor.

Termogênese sem tremor. Geração de calor corporal por meio de processos que não tremores; por exemplo, determinados hormônios são capazes de estimular o metabolismo no tecido adiposo marrom, resultando na produção de calor em bebês (mas isso não ocorre de forma significativa em adultos).

Termorreceptores. Receptores sensoriais para a temperatura e as alterações de temperatura, especialmente nas faixas baixas (receptores de frio) e faixas altas (receptores de calor).

Termorreceptores centrais. Receptores de temperatura no hipotálamo, na medula espinal, nos órgãos abdominais ou em outro local interno.

Termorreceptores periféricos. Receptores de calor ou frio na pele ou em determinadas membranas mucosas.

Termorregulação. Manutenção da temperatura corporal dentro de uma faixa normal por meio de alterações na produção ou na perda de calor.

Testículo. Gônada masculina.

Testosterona. Hormônio esteroide produzido nas células intersticiais (células de Leydig) dos testículos; principal hormônio sexual masculino.

Tétano. Resposta mecânica sustentada do músculo a uma estimulação de alta frequência; também a doença "trava-queixo" ou trismo.

Tétano fundido. Ativação do músculo esquelético na qual a frequência do potencial de ação é suficientemente alta para provocar uma contração sustentada e de força máxima.

Tétano não fundido. Estimulação do músculo esquelético em uma frequência entre baixa e moderada de potenciais de ação; resulta em uma força oscilante e submáxima.

Tetraidrocanabinol (THC). Principal substância psicoativa das plantas do gênero *Cannabis*.

Timina (T). Base de pirimidina no DNA, mas não no RNA.

Timo. Órgão linfoide localizado na parte superior do tórax; sítio de diferenciação dos linfócitos T.

Tireoglobulina. Grande proteína precursora dos hormônios tireóideos no coloide dos folículos da glândula tireoide; forma em que os hormônios tireóideos são armazenados.

Tiroxina (T_4). Tetraiodotironina; hormônio amina que contém iodo e é secretado pela glândula tireoide.

Titina. Proteína que se estende da linha Z aos filamentos espessos e à linha M dos sarcômeros dos músculos esqueléticos.

Tolerância imunológica. Ausência de respostas imunes aos componentes próprios.

Tonsilas. Vários pequenos órgãos linfoides na faringe.

Tônus do músculo liso. Tensão no músculo liso decorrente do baixo nível de atividade das pontes cruzadas na ausência de estímulos externos.

Tônus intrínseco. Contração espontânea de baixo nível do músculo liso, independente de estímulo neural, hormonal ou parácrino.

Glossário 883

Tônus muscular. Grau de resistência muscular ao estiramento passivo devido à atividade contrátil contínua.

Tórax. Cavidade corporal fechada entre o pescoço e o diafragma; contém os pulmões, o coração, o timo, grandes vasos e o esôfago; também chamado de *peito*.

Totipotentes. Células do concepto capazes de se desenvolver até formar um feto maduro normal; células-tronco.

Trabalho externo. Movimento de objetos externos pela contração do músculo esquelético.

Trabalho interno. Atividades que exigem energia do corpo; *comparar com* trabalho externo.

Tração lateral. Força (no pulmão) que mantém as vias respiratórias pequenas abertas; é exercida pelo tecido conjuntivo elástico ligado ao tecido alveolar circunjacente.

Tradução. Durante a síntese de proteínas, arranjo dos aminoácidos na ordem correta, de acordo com as instruções genéticas no RNA mensageiro; ocorre nos ribossomos.

Transaminação. Reação em que um grupo amina de um aminoácido ($-NH_2$) é transferido para um cetoácido, transformando, assim, o cetoácido em aminoácido.

Transcrição. Formação de RNA que contém, na sequência linear de seus nucleotídios, a informação genética de um gene específico; primeiro estágio da síntese de proteínas.

Transdução de sinal. Processo pelo qual uma molécula mensageira inicia uma sequência de eventos intracelulares que leva aos primeiros mensageiros celulares.

Transdução sensorial. Processo neural que converte um estímulo sensorial em uma alteração na função neuronal.

Transducina. Proteína G nas membranas dos discos dos fotorreceptores; inicia a ativação do GMP cíclico.

Transferrina. Proteína de ligação ao ferro que transporta ferro no plasma.

Transportadores. Proteínas integrais de membrana que medeiam a passagem de moléculas pela membrana; também chamados de *carreadores*.

Transporte ativo. Sistema que demanda energia e que utiliza transportadores para deslocar íons ou moléculas através da membrana contra uma diferença eletroquímica. *Ver também* transporte ativo primário; transporte ativo secundário.

Transporte ativo primário. Transporte ativo no qual a energia química é transferida diretamente do ATP para a proteína transportadora.

Transporte ativo secundário. Transporte ativo no qual a energia liberada durante o movimento transmembranar de uma substância, da concentração mais alta para a mais baixa, é transferida para o movimento simultâneo de outra substância, da concentração mais baixa para a mais alta.

Transporte axonal. Processo que envolve filamentos intracelulares pelos quais os materiais são levados de uma terminação do axônica para outra.

Transporte máximo (T_m). Quantidade máxima de material que o transporte mediado por carreador pode mover através do túbulo renal.

Transporte mediado. Movimento de moléculas através da membrana por ligação ao transportador proteico; caracterizado por especificidade, competição e saturação; inclui difusão facilitada e transporte ativo.

Transtorno relacionado ao uso de substâncias. Condição associada ao abuso de substâncias psicoativas; anteriormente chamado de vício ou dependência.

Traqueia. Via respiratória única que conecta a laringe aos brônquios.

Trato. Grande feixe de axônios mielinizados no sistema nervoso central.

Trato gastrintestinal (GI). Boca, faringe, esôfago, estômago, intestino delgado, intestino grosso e ânus.

Trato óptico. Feixe de neurônios que conecta o quiasma óptico ao núcleo geniculado lateral do tálamo.

Trifosfato de adenosina (ATP). Nucleotídio que transfere energia do metabolismo para as funções celulares durante sua degradação em ADP e liberação de P_i.

Trifosfato de inositol (IP_3). Segundo mensageiro que provoca a liberação de cálcio a partir do retículo endoplasmático para o citosol.

Triglicerídios. Subclasse de lipídios composta de glicerol e três ácidos graxos.

Tri-iodotironina (T_3). Hormônio amina que contém iodo e é secretado pela glândula tireoide ou produzido em células-alvo a partir de T_4.

Tripsina. Enzima secretada e liberada no intestino delgado pelo pâncreas exócrino, na forma do precursor tripsinogênio; quebra determinadas ligações peptídicas em proteínas e polipeptídios.

Tripsinogênio. Precursor inativo da tripsina; secretado pelo pâncreas exócrino.

Trofoblasto. Camada externa do blastocisto; dá origem à porção fetal do tecido placentário.

Trombina. Enzima que catalisa a conversão de fibrinogênio em fibrina; exerce diversas outras ações na coagulação sanguínea.

Trombo. Coágulo sanguíneo.

Trombomodulina. Receptor endotelial ao qual a trombina pode se ligar eliminando os efeitos de coagulação da trombina e ativando a proteína C.

Tromboxano A₂. Eicosanoide formado nas plaquetas; estimula a agregação plaquetária e a secreção de fatores coagulantes.

Tromboxanos. Eicosanoides que derivam do ácido araquidônico por meio da ação da ciclo-oxigenase; entre outras funções, estão envolvidos na agregação plaquetária.

Tronco encefálico. Subdivisão do encéfalo constituída por bulbo, ponte e mesencéfalo, e localizada entre a medula espinal e o prosencéfalo.

Tronco pulmonar. Grande artéria que se divide nas artérias pulmonares que transportam sangue do ventrículo direito do coração para os pulmões.

Troncos simpáticos. Par de cadeias de gânglios simpáticos interconectados; localizados em cada um dos lados da coluna vertebral.

Tropomiosina. Proteína reguladora capaz de cobrir, de forma reversível, os sítios de ligação da actina; associada aos filamentos delgados dos músculos.

Troponina. Proteína reguladora ligada à actina e à tropomiosina dos filamentos delgados dos músculos estriados; sítio de ligação do cálcio que inicia a atividade contrátil.

Tuba de Eustáquio. Ducto que liga a orelha média à nasofaringe.

Tubas uterinas. Estruturas tubulares que transportam os óvulos desde o ovário para o útero.

Tubulina. Principal proteína que compõe os microtúbulos.

Túbulo. Estrutura oca, revestida por células epiteliais, frequentemente envolvida em processos de transporte, como os que ocorrem nos néfrons renais.

Túbulo contorcido distal. Porção do túbulo renal entre a alça de Henle e o sistema de ductos coletores.

Túbulo proximal. Primeiro componente tubular de um néfron após a cápsula de Bowman; compreende segmentos convolutos e retos.

Túbulo transverso (túbulo T). Túbulo que se estende das membranas citoplasmáticas dos músculos estriados até as fibras, passando entre segmentos opostos do retículo sarcoplasmático; conduz o potencial de ação do músculo para a fibra muscular.

Túbulos seminíferos. Túbulos nos testículos em que ocorre a produção dos espermatozoides; revestidos com células de Sertoli.

Tudo ou nada. Relativo ao evento que ocorre maximamente ou não ocorre.

U

Ubiquitina. Pequeno peptídio intracelular que se liga a proteínas e as direciona aos proteassomas.

Ultrafiltrado. Líquido sem proteínas formado a partir do plasma, quando esse tem sua passagem forçada através das paredes dos capilares por um gradiente de pressão.

Umami. Sensação de sabor única equivalente, de forma aproximada, a "deliciosidade".

Unidade motora. Neurônio motor somado às fibras musculares que ele inerva.

Unidade sensorial. O neurônio aferente mais os receptores que ele inerva.

Unidades funcionais. Pequenas estruturas no interior de um órgão que atuam de forma semelhante para desempenhar a função desse órgão; por exemplo, os néfrons são as unidades funcionais dos rins.

Uracila. Base pirimidínica; presente no RNA, mas não no DNA.

Ureia. Principal produto residual nitrogenado da degradação de proteínas e do catabolismo de aminoácidos.

Ureteres. Tubos que conectam os rins à bexiga.

Uretra. Tubo que conecta a bexiga ao exterior do corpo.

Útero. Órgão oco na região pélvica das mulheres; abriga o feto durante a gravidez.

Utrículo. Estrutura nos canais semicirculares que responde às alterações no movimento linear da cabeça por meio de forças mecânicas exercidas sobre os otólitos localizados na sua superfície.

V

Vagina. Canal que conecta o útero ao exterior do corpo.

Valva aórtica. Valva entre o ventrículo esquerdo do coração e a aorta.

Valva atrioventricular (AV). Valvas entre o átrio e o ventrículo do coração; a valva AV no lado direito do coração é a tricúspide e a do lado esquerdo é a valva mitral.

Valva bicúspide. Outro termo para a valva atrioventricular esquerda, também chamada de *valva mitral*.

Valva ileocecal (ou esfíncter). Anel de músculo liso que separa os intestinos delgado e grosso (ou seja, íleo e ceco).

Valva mitral. Valva entre o átrio esquerdo e o ventrículo esquerdo do coração.

Valva tricúspide. Válvula entre o átrio direito e o ventrículo direito do coração.

Valvas pulmonares. Valvas entre o ventrículo direito do coração e o tronco pulmonar.

Varicosidades. Regiões dilatadas dos axônios; contêm vesículas cheias de neurotransmissores; análogas às terminações pré-sinápticas.

Vasa recta. Vasos sanguíneos que formam alças paralelas às alças de Henle na medula renal.

Vasoconstrição. Redução do diâmetro de um vaso sanguíneo causada pela contração do músculo liso vascular.

Vasodilatação. Aumento do diâmetro de um vaso sanguíneo causado pelo relaxamento do músculo liso vascular.

Vasopressina. Hormônio peptídico sintetizado no hipotálamo e liberado pela neuro-hipófise; aumenta a permeabilidade dos ductos coletores dos rins à água e provoca vasoconstrição; também chamada de *hormônio antidiurético*.

Vasos de capacitância. Vasos sanguíneos complacentes nos quais, habitualmente, se encontra a maior parte do volume de sangue circulante (vênulas e veias).

Vasos linfáticos. Vasos do sistema linfático nos quais o excesso de líquido intersticial é transportado e levado de volta à circulação; ao longo do trajeto, o líquido (linfa) passa pelos linfonodos.

Vasos porta hipotalâmico-hipofisários. Pequenas veias que ligam os capilares da eminência mediana na base do hipotálamo aos capilares que banham as células da adeno-hipófise; neuro-hormônios são secretados a partir do hipotálamo para esses vasos.

Vasos sanguíneos. Estruturas tubulares de vários tamanhos que transportam o sangue por todo o corpo.

Veia. Qualquer vaso que traz o sangue de volta ao coração.

Veia cava inferior. Grande veia que transporta o sangue das partes inferiores do corpo para o átrio direito do coração.

Veia cava superior. Grande veia que transporta o sangue da metade superior do corpo para o átrio direito do coração.

Veia porta hepática. Veia que leva sangue desde os capilares intestinais e partes do estômago e pâncreas aos capilares no fígado.

Veia renal. Vaso de baixa pressão que drena sangue dos rins.

Veia umbilical. Veia que transporta o sangue dos capilares das vilosidades coriônicas de volta para o feto.

Veias periféricas. Vasos sanguíneos fora da cavidade torácica que retornam o sangue dos capilares para o coração.

Veias pulmonares. Grandes vasos convergentes que levam sangue rico em oxigênio proveniente dos pulmões para o coração.

Ventilação. Troca de ar entre a atmosfera e os alvéolos.

Ventilação alveolar ($\dot{V}_A$). Volume de ar atmosférico que entra nos alvéolos a cada minuto.

Ventilação minuto ($\dot{V}_E$). Ventilação total por minuto; é igual ao volume corrente vezes a frequência respiratória.

Ventrículo. Cavidade, como o ventrículo cerebral e o ventrículo cardíaco; câmara inferior do coração.

Ventrículos cerebrais. Quatro espaços interconectados no cérebro; preenchidos com líquido cefalorraquidiano.

Vênulas. Pequenos vasos que transportam sangue da rede de capilares para as veias.

Vesícula biliar. Pequena estrutura sacular sob o fígado; concentra bile e a armazena entre as refeições; a contração da vesícula biliar ejeta a bile, a qual, eventualmente, flui para o intestino delgado.

Vesículas secretórias. Vesículas envoltas por membrana e produzidas pelo complexo de Golgi; contêm proteínas a serem secretadas pela célula.

Vesículas seminais. Glândulas exócrinas (nos homens) que secretam líquido e o liberam nos ductos deferentes.

Vesículas sinápticas. Estruturas celulares que retêm e liberam neurotransmissores nas sinapses.

Via. Série de neurônios conectados que movimentam um determinado tipo de informação de uma parte do cérebro para outra parte ascendente (sensorial).

Via aferente. Componente do arco reflexo que transmite informações desde o receptor para o centro integrador.

Via alternativa do complemento. Sequência para a ativação do complemento que passa ao lado das primeiras fases da via clássica e não é dependente de anticorpo.

Via anterolateral. Via neural ascendente que percorre a coluna anterolateral da substância branca da medula espinal; transporta informações sobre dor e temperatura.

Via clássica do complemento. Sistema dependente de anticorpo para ativação do complemento; começa com a molécula Cl do complemento.

Via corticobulbar. Via descendente que apresenta seus corpos celulares neuronais no córtex cerebral; seus axônios passam, sem fazer sinapse, para a região dos neurônios motores do tronco encefálico.

Via corticospinal. Vias descendentes cujos corpos celulares neuronais encontram-se no córtex cerebral; seus axônios passam, sem fazer sinapse, para a região dos neurônios motores espinais; também chamados de *tratos piramidais*; *comparar com* via corticobulbar, vias do tronco encefálico.

Via da coluna dorsal. Via ascendente para informações somatossensoriais; percorre a área dorsal da substância branca espinal.

Via eferente. Componente do arco reflexo que transmite informações desde o centro integrador ao efetor.

Via extrínseca. Formação de coágulos de fibrina por via que utiliza o fator tecidual em células do interstício; uma vez ativada, ela também recruta a via de coagulação intrínseca posterior ao fator XII.

Via intrínseca. Sequência intravascular de formação do coágulo de fibrina iniciada pelo fator XII ou, mais comumente, pela trombina inicial gerada pela via de coagulação extrínseca.

Via mesocortical da dopamina. Via neural desde o mesencéfalo ao lobo frontal envolvida na sinalização de emoções positivas associadas a eventos gratificantes.

Via mesolímbica da dopamina. Via neural através do sistema límbico que utiliza a dopamina como seu neurotransmissor e está envolvida na recompensa.

Via metabólica. Sequência de reações químicas mediadas por enzimas pelas quais as moléculas são sintetizadas e degradadas nas células.

Via paracelular. Espaço entre as células adjacentes de um epitélio pelo qual algumas moléculas se difundem à medida que atravessam o epitélio.

Via transcelular. Cruza um epitélio por meio do movimento para o interior de uma célula epitelial, difusão através do citosol dessa célula e saída pela membrana oposta.

Vias ascendentes. Vias neurais que vão para o cérebro; também chamadas de *vias sensoriais*.

Vias ascendentes específicas. Cadeias de neurônios conectados por sinapses no sistema nervoso central, todos eles ativados por unidades sensoriais do mesmo tipo.

Vias ascendentes inespecíficas. Cadeias de neurônios conectados por sinapses no SNC que são ativados por unidades sensoriais de diversos tipos diferentes; sinaliza informações gerais; *comparar com* vias ascendentes específicas.

Vias de transdução de sinais. Sequências de mecanismos que transmitem informação da membrana citoplasmática para o mecanismo de resposta da célula.

Vias descendentes. Vias neurais que vão desde o cérebro até a medula espinal.

Vias do tronco encefálico. Vias motoras descendentes cujas células de origem encontram-se no tronco encefálico.

Vias internodais. Vias celulares condutoras de baixa resistência que conectam os nós (nodos) sinoatrial e atrioventricular do coração.

Vias respiratórias. Tubos pelos quais o ar flui entre o ambiente externo e os alvéolos pulmonares.

Vias respiratórias superiores. Partes da árvore respiratória constituídas por nariz, boca, faringe e laringe.

Vias sensoriais. Grupos de cadeias neuronais, cada uma delas formada por três ou mais neurônios conectados a extremidade por meio de sinapses; levam potenciais de ação às partes do cérebro envolvidas no reconhecimento consciente de informações sensoriais.

Vigilância imunológica. Reconhecimento e destruição de células cancerosas que surgem no corpo.

Vilosidades. Projeções semelhantes a dedos localizadas na superfície altamente pregueada do intestino delgado; cobertas por um epitélio de camada única.

Vilosidades coriônicas. Projeções digitiformes das células trofoblásticas que se estendem do cório para o endométrio uterino.

Visão binocular. Percepção visual dos campos sobrepostos dos dois olhos.

Visão monocular. Percepção visual por um único olho.

Viscosidade. Medida da fricção entre camadas adjacentes de um líquido que flui; propriedade de um líquido que faz com que ele resista ao fluxo.

Vitamina B_{12}. Vitamina essencial que é encontrada em produtos animais e desempenha um importante papel na produção dos eritrócitos.

Vitamina D. Secoesteroide absorvido dos alimentos ou liberado a partir da pele sob a influência de luz ultravioleta; existem duas formas: a D_2 é encontrada em vegetais e a D_3, em animais.

Vitamina D_2 (ergocalciferol). Vitamina D presente nas plantas.

Vitamina D_3 (colecalciferol). Vitamina D presente nos animais.

Vitamina K. Substância lipossolúvel absorvida dos alimentos e fabricada por bactérias do intestino grosso; necessária para a produção de inúmeros fatores envolvidos na coagulação sanguínea.

Vitaminas. Moléculas orgânicas necessárias, em quantidades diminutas, para a boa saúde e o crescimento; normalmente não são fabricadas no corpo e precisam ser fornecidas pela dieta; são classificadas como hidrossolúveis (vitaminas C e do complexo B) e lipossolúveis (vitaminas A, D, E e K).

Volt (V). Unidade de medida do potencial elétrico entre dois pontos.

Voltagem. Medida do potencial de trabalho de duas cargas elétricas separadas; medida da força elétrica entre dois pontos.

Volume corrente (V_C). Volume de ar que entra ou sai dos pulmões durante uma única respiração em qualquer estado de atividade respiratória.

Volume de reserva expiratório (VRE). Volume de ar que pode ser exalado pela contração máxima dos músculos expiratórios depois da expiração normal em repouso.

Volume de reserva inspiratório (VRI). Volume de ar máximo que pode ser inspirado acima do volume corrente de repouso.

Volume diastólico final (VDF). Quantidade de sangue no ventrículo imediatamente antes da sístole.

Volume residual (VR). Volume de ar remanescente nos pulmões após a expiração máxima.

Volume sistólico (VS). Volume de sangue ejetado por um ventrículo durante um batimento cardíaco.

Volume sistólico final (VSF). Quantidade de sangue remanescente no ventrículo após a ejeção.

Vulva. Genitália externa feminina; monte pubiano, grandes e pequenos lábios, clitóris, vestíbulo da vagina e glândulas vestibulares.

Z

Zigoto. Óvulo recém-fertilizado.

Zika vírus. Vírus que é transmitido por mosquitos e causa anormalidades congênitas.

Zimogênios. Precursores enzimáticos que requerem alguma alteração para se tornar ativos.

Zona de condução. Vias respiratórias que se estendem do topo da traqueia até o começo dos bronquíolos respiratórios e que apresentam paredes excessivamente espessas para que ocorra a troca gasosa entre o ar e o sangue.

Zona H. Uma das bandas transversais que formam o padrão estriado dos músculos esquelético e cardíaco; região clara que divide a banda A.

Zona pelúcida. Camada espessa e clara que separa o óvulo das células granulosas ao redor.

Zona respiratória. Parte das vias respiratórias desde o início dos bronquíolos respiratórios até os alvéolos; contém os alvéolos pelos quais ocorre a troca gasosa.

Zona termoneutra. Faixa de temperatura em que alterações no fluxo sanguíneo da pele são capazes de regular a temperatura corporal.

Zonas ativas. Regiões dentro de uma terminação axônica na qual as vesículas neurotransmissoras são agrupadas antes da secreção.

ÍNDICE ALFABÉTICO

A

Abalo muscular, 299
Abortivos, 717
Aborto espontâneo, 706
Abscesso, 781
Absorção, 440, 587
- da luz pelos fotorreceptores, 233
- do alimento, 586
- no intestino
- - delgado, 610
- - grosso, 618
Ação de alavanca dos músculos e dos ossos, 312
Acetil Coa, 87, 94
Acetilcoenzima A, 87, 94
Acetilcolina (ACH), 185, 289
Acetilcolinesterase, 185, 290
Acidente vascular
- cerebral, 269, 471
- encefálico (AVE), 203, 464, 471
Acidez, 33
Ácido(s), 33
- acetilsalicílico, 146, 478, 657
- carbônico, 79
- α-cetoglutárico, 95
- clorídrico, 597
- desoxirribonucleico, 43
- fólico, 399
- fortes, 33
- fracos, 33
- gama-aminobutírico (GABA), 189
- graxo(s), 36
- - insaturados, 38
- - monoinsaturado, 38
- - poli-insaturado, 38
- - saturado, 38
- - trans, 38
- linoleico, 99
- linolênico, 99
- não voláteis, 575
- nucleicos, 43
- pirúvico, 95
- ribonucleico, 43
- úrico, 539
Acidose, 575, 579
- metabólica, 526, 580
- respiratória, 521
Acinesia, 342
Ácinos, 606
Aclimatação, 15, 16
- a grandes altitudes, 531
- à hipoxia de grande altitude, 532
- à temperatura, 656
Ações
- do hormônio tireoidiano, 374
- involuntárias, 334
- metabólicas, 374

- permissivas, 374
- voluntárias, 334
Acomodação, 231
Acoplamento
- da reabsorção de água com a reabsorção de Na^+, 557
- excitação-contração, 292, 413
- - no músculo cardíaco, 323
Acromegalia, 391
Acrossomo, 678
Actina, 286
Acuidade, 216
Acupuntura, 227
Adaptação, 15, 214
- à luz, 235
- ao escuro, 235
- do músculo ao exercício, 311
- dos fotorreceptores, 235
Adenilil ciclase, 141
Adenina, 44, 45
Adeno-hipófise, 353, 364, 365, 371, 709, 770
Adenoides, 738
Adenosina, 190
Adição de novo HCO_3^- ao plasma, 578
Adipócitos, 93, 632
Afasia(s), 278
- expressivas, 278
Afecções musculoesqueléticas, 314
Afinidade, 73, 133, 135
Agentes
- anti-inflamatórios, 503
- antidepressivos tricíclicos, 273
Agonista, 135, 136, 183
- dos receptores alfa centrais, 465
Agregação plaquetária, 472
Água, 31, 99
- de hidratação, 109
- e minerais, 615
Ajuste entre a ventilação e o fluxo sanguíneo nos alvéolos, 511
Albuminas, 398
Alça de Henle, 543, 574
Alcalose, 575, 579
- metabólica, 526, 580
- respiratória, 521
Aldosterona, 356, 564
Alergênios, 758
Alergia, 758
Alfa-adrenorreceptores, 187
Alfa-hélice, 41
Alimentação-avante, 12
Alongamento do músculo, 336
Alprazolam, 189, 265
Alterações
- cardiovasculares durante o exercício moderado, 462

- durante a gravidez, 708
- hormonais, 708
- - durante a vida, 664, 702
- uterinas no ciclo menstrual, 697
Alvéolos, 489, 491, 713
Ambiente
- gástrico, 588
- interno, 6, 7, 8
Amenorreia, 700
- induzida por exercício, 646
- secundária, 719
Amilase, 587, 595, 607
Amilorida, 574
Aminas, 354
Aminas biogênicas, 186
Aminoácidos, 39
- absorvidos, 635
- essenciais, 96
- excitatórios, 187
Aminopeptidases, 611
Amitriptilina, 273
Amnésia
- anterógrada, 277
- retrógrada, 277
Âmnio, 706
Amniocentese, 706
Amônia, 96
Amostra de vilosidades coriônicas, 706
AMP cíclico (cAMP), 141
Ampola, 249
Anabolismo, 77
Anafilaxia, 759
Analgesia, 226
- provocada por estimulação, 226
Analgésicos, 190
Anandamida, 190
Anatomia
- da rede capilar, 437
- do coração, 406
- do olho, 230
- do sistema reprodutor
- - feminino, 687
- - masculino, 676
- funcional das sinapses, 175
Androgênios, 356, 665, 673
Andropausa, 687, 718
Anemia, 400, 514
- falciforme, 400
- hemolítica, 764
- perniciosa, 400, 615
- por deficiência de ferro, 400
Anestésicos locais, 170
Angina de peito, 468
Angiogênese, 437
Angiografia cardíaca, 425
Angioplastia
- com balão e colocação de *stent*, 469

- coronariana com balão, 470
Angiostatina, 437
Angiotensina
- I, 564
- II, 356, 434, 564
Angiotensinogênio, 564
Anidrase carbônica, 80, 519
Ânions, 26
Anorexia nervosa, 700
Anormalidades
- congênitas, 707
- de ventilação-perfusão, 531
Anosmia, 253
Ânsia de vômito, 623
Antagonista(s), 135, 136, 183, 312
- dos receptores
- - alfa periféricos, 465
- - beta-adrenérgicos, 465, 467
- - mineralocorticoides (RM), 465, 467
Anti-histamínicos, 136
Anti-inflamatórios não esteroidais
   (AINEs), 146
Antibióticos, 756
Anticoagulantes, 478
- orais, 478
Anticódon, 66
Anticorpos, 761
Anticorpos
- IgA, 747
- IgD, 747
- IgE, 747
- IgG, 747
- IgM, 747
- naturais, 757, 761
Antidepressivos tricíclicos, 273
Antígeno, 736
Antitrombina III, 477
Antro, 690
- pilórico, 598
Aorta, 403
Aparelho
- auditivos, 247
- de Golgi, 58
- justaglomerular, 543
- vestibular, 248
Apêndice, 618
Apendicite, 778
Apetite, 649
- e sede, 709
- por sal, 570, 571
Apneia
- central do sono, 533
- do sono, 263, 390, 533
- obstrutiva do sono, 533
Aporte aferente local, 335
Aprendizagem, 275, 276
Apresentação
- às células T
- - auxiliares, 743
- - citotóxicas, 744
- de antígeno, 743
- - às células T, 743
- pélvica, 711
Aprosódia, 278

Aquaporinas, 118, 557
Aracnoidemáter, 203
2-araquidonoilglicerol, 190
Arco reflexo, 12, 13, 14
Área(s)
- de associação cortical, 221
- de associação do córtex cerebral, 340
- de Broca, 278
- de superfície, 108
- de Wernicke, 278
- postrema, 621
- pré-motora, 340
Armazenamento de glicogênio, 91
Aromatase, 673
Arrastamento, 16
Arritmias, 571
Artéria(s), 402, 405, 427, 430
- coronárias, 408
- pulmonares, 403
- renal, 540
- umbilicais, 705
Arteríola(s), 403, 405, 430
- aferente, 540
- eferente, 540
Arteriosclerose, 429
Artrite reumatoide, 760
Asfixia, 533
Asma, 502, 760
Aspiração, 596
Astigmatismo, 233
Astrócito, 156
Astrocitoma, 782
Ataque
- cardíaco, 468
- isquêmico transitório, 471
Atelectasia, 774
Atenção seletiva, 267
Aterosclerose, 468, 469, 633
Ativação
- da célula pós-sináptica, 177
- da membrana, 319
- das pontes cruzadas, 317
- do receptor, 137
- do sistema do complemento, 747
- dos linfócitos, 736
- plaquetária, 472
Ativador de plasminogênio tecidual, 477
- recombinante (rec-tPA), 776
Atividade
- elétrica espontânea, 320
- enzimática, 82
- muscular, 647
Átomos, 24
ATP, 190
- sintase, 89
Atresia, 690
Átrio, 402, 405
Atrofia
- por desnervação, 311
- por desuso, 311
Atropina, 185, 292
Audição, 242
Aumento
- da concentração de H^+, 528

- da PCO_2, 527
- da permeabilidade às proteínas, 730
Autoestimulação cerebral, 270
Automaticidade, 412
Autorreceptores, 182
Autorregulação do fluxo, 433
Axônio(s), 152, 364
- colaterais, 152

B

Baço, 738
Bactérias, 726, 745
Baixa estatura, 382
Balanceamento das substâncias químicas
   no corpo, 17
Balanço do colesterol, 633, 634
Banda
- A, 287
- I, 287
Barorreceptores, 451, 453, 568
- arteriais, 451, 462
- do arco aórtico, 451
- intrarrenais, 565
Barreira
- de células de Sertoli, 678
- hematencefálica, 156, 204
- sangue-testicular, 678
Base(s), 33
- neurais da aprendizagem e da
   memória, 276
- pirimidínicas, 44
- purínicas, 44
Basófilos, 401, 727, 728
Bastonetes, 233
Benzodiazepínicos, 265
Beta-adrenorreceptores, 187
Betabloqueadores, 136, 467
Betaendorfina, 189, 367
Betalipotropina, 367
Betaoxidação, 94
Bexiga urinária, 540
Bicamada lipídica, 53
Bifosfoglicerato (BPG), 517
Bifosfonatos, 389
Bigorna, 244
Bile, 605
Bilirrubina, 399, 610
Biopsia, 621
Blastocisto, 704
Bloqueadores
- do canal de cálcio, 465
- do receptor beta-adrenérgico, 136
- dos receptores da angiotensina
   (BRAS), 465, 467
Bloqueio da polispermia, 703
Boca, 594
Bócio, 374, 770
Bolo, 588
Bomba(s)
- de Na^+/K^+ ATPase, 114
- do músculo esquelético, 444
- eletrogênica, 164
- iônicas, 164
- respiratória, 444

Índice Alfabético **889**

Borda em escova, 604
Botões gustativos, 251
Botulismo, 183, 292
Bradicinesia, 342
Bradicinina, 432
Broncodilatadores, 503
Bronquíolos, 490
- respiratórios, 490
Brônquios, 489
Bronquite crônica, 503
Bulbo(s), 191, 195
- olfatórios, 253
Bulhas cardíacas, 419

C

C1, 761
Ca^{2+} ATPase, 114
Cadeia(s)
- lateral do aminoácido, 39
- leves, 286
- pesadas, 286
- transportadora de elétrons, 89
Caderinas, 55
Cãibras musculares, 314, 345
Cálcio, 144
Calcitonina, 388
Cálculos biliares, 623
Cálices, 540
Calicreína, 432
Calmodulina, 145
Caloria, 78, 647
Calvície de padrão masculino, 684
CAMP fosfodiesterase, 142
Campo receptivo, 215
- das células ganglionares, 237
Canal(is)
- alimentar, 587
- controlados por nucleotídios cíclicos
  ativados por hiperpolarização, 412
- de Ca^{2+}
- - do tipo l, 323, 411
- - do tipo T, 412
- de di-hidropiridina (DHP), 411
- de K^+, 109
- de Na^+, 109
- de vazamento, 163
- de vesículas fundidas, 437
- do tipo F, 412
- iônicos, 109
- - com cinco subunidades, 110
- - dependentes
- - - de ligantes, 167
- - - de voltagem, 167
- - mecanicamente controlados, 111, 167
- - regulados
- - - por ligantes, 111
- - - por voltagem, 111
- passivos, 163
- semicirculares, 248
Canalículos, 598
- biliares, 608
Câncer de próstata, 684
Cannabis, 190

Capacidade
- de transporte de oxigênio, 514, 516
- pulmonar, 503
- residual funcional, 503
- vital, 503
Capacitação, 702
Capilares, 403, 405, 436, 542
- glomerulares, 540
- linfáticos, 445
- peritubulares, 543
Cápsula de Bowman, 540, 541, 543
Características
- das enzimas, 80
- dos sítios de ligação, 71
- sexuais secundárias, 674
- - e crescimento, 685
Carbamino-hemoglobina, 519
Carboidrato, 34, 610
- absorvido, 632
Carbono, 26
Carboxipeptidase, 607, 611
Cardiomiopatia hipertrófica, 467
Carga, 298
- filtrada, 548
Cariótipo, 667
Carnitina, 99
Castração, 684
Catabolismo, 77
- da gordura, 93
- das vitaminas, 99
- dos carboidratos, 91
Catalisador, 78
Catarata, 240
Catatonia, 272
Catecolaminas, 186, 271, 358
Categorias de hormônios, 358
Cateter, 777
Cátions, 26
Cavidade
- amniótica, 706
- revestida de clatrina, 124
Ceco, 618
Cegueira para cores, 239
Célula(s), 2, 5, 405, 727
- acinares, 606
- alveolares tipo
- - I, 491
- - II, 491
- amácrinas, 236
- apresentadoras de antígeno, 743, 761
- B, 728, 738, 762
- basais, 251
- bipolares, 236
- caliciformes, 604
- cancerosas, 749
- $CD4^+$, 728
- $CD8^+$, 728
- ciliadas
- - do órgão de Corti, 246
- - externas, 246
- - internas, 246
- da glia, 152, 156
- da granulosa, 689
- de cor oponente, 239

- de Leydig, 678
- de memória, 736, 762
- de Müller, 233
- de Schwann, 152
- de Sertoli, 678
- dendríticas, 727, 728 762
- do músculo
- - cardíaco, 3
- - esquelético, 3
- - liso, 3
- do sistema nervoso, 152
- do tecido
- - adiposo, 632
- - conjuntivo, 3, 4, 6
- - endoteliais, 406, 434
- - enteroendócrinas, 591
- envolvidos nas funções imunes, 761
- ependimárias, 157
- epiteliais, 3, 6, 55
- - e tecido epitelial, 3
- fotorreceptoras, 233
- ganglionares, 236
- - eferência das, 237
- germinativas, 665
- horizontais, 236
- imunes, 727
- infectadas por vírus, 749
- justaglomerulares, 543
- linfoides, 728
- mediadoras das respostas imunes, 728
- mesangiais, 543
- mieloides, 727
- mioepiteliais, 713
- musculares, 3, 5, 325
- - e tecido muscular, 3
- *natural killer*, 728, 744, 751, 762
- NK, 728, 744, 751, 762
- parietais, 598
- principais, 598
- sanguíneas, 398
- satélites, 285
- T, 728, 738, 762
- - auxiliares, 728, 738, 740, 762
- - citotóxicas, 728, 738, 749, 762
- - reguladoras, 728, 738, 741, 762
- tipo enterocromafim (ECL), 598
- totipotente, 704
Células-tronco, 704
- hematopoéticas pluripotentes, 398
Centríolos, 61
Centro(s)
- apnêustico, 523
- cardiovascular medular, 452
- da deglutição, 596
- de integração, 12
- do vômito (ou emético), 621
- motores do encéfalo, 339
- pneumotáxico, 523
- respiratório bulbar, 521
Centrossomo, 61
Cerebelo, 191, 194, 342
Cérebro, 193, 259
Cesariana, 711
Cetoácido, 95

Cetoacidose diabética, 659, 660
Cetonas, 637
CGMP-fosfodiesterase, 235
Choque, 458
- cardiogênico, 458
- de baixa resistência, 458, 778
- hipovolêmico, 458
- séptico, 760, 778
Ciclo(s)
- cardíaco, 415
- das pontes cruzadas, 295
- de Krebs, 85, 86, 87, 89, 95
- do ácido
- - cítrico, 87
- - tricarboxílico, 87
- menstruais, 687, 698
- respiratório, 489
Ciclo-oxigenase, 145
Ciclosporina, 626, 756
Cílio(s), 61
- imóvel ou primário, 61
Ciliopatias, 61
Cimetidina, 621
Cinestesia, 223
Cinetose, 250
Cininas, 731
Circulação, 402, 709
- êntero-hepática, 608
- medular, 560
- pulmonar, 402
- sistêmica, 402
Cisternas terminais, 288
Citocinas, 729, 731, 761
Citocromo(s), 89
- P450 3A4 (ou CYP3A4), 100
Citoesqueleto, 60
Citoplasma, 51, 52
Citosina, 44, 45
Citosol, 51, 52
Citotoxicidade celular dependente de anticorpos, 748
Classes
- de moléculas orgânicas, 34
- funcionais dos neurônios, 153
Classificação da acidose e da alcalose, 579
Clatrina, 124
Climatério masculino, 687
Clitóris, 688
Clivagem, 704
Clonazepam, 189
Clone de linfócitos, 737
Clorpromazina, 271
Clostridium
- botulinum, 292
- tetani, 183, 348
CO_2 total no sangue, 519
Coagulação sanguínea, 473
Coágulo, 473
Coativação alfagama, 336, 337
Cóclea, 244
Codeína, 190
Codificação
- da memória, 275
- sensorial primária, 215

Código
- genético, 61, 62
- triplete, 62
Códon, 64
Coenzima(s), 81
- NAD^+ (dinucleotídio de nicotinamida adenina) e FAD, 81
Coestímulo, 744
Cofatores, 81
Colecistectomia, 623
Colecistocinina (CCK), 593, 623
Cólera, 624
Colesterol, 53, 633
- balanço do, 633, 634
Colina, 99
Colipase, 613
Colite ulcerativa, 625
Colo do útero, 688
Coloide, 372, 440
Cólon, 618
Colonoscopia, 621
Colostro, 715
Coma, 266
Comissura, 191
Compartimentalização, 7
Compartimentos de líquidos corporais, 6
Competição, 74, 135, 136
Complacência, 427
- pulmonar, 500
Complemento, 731, 733, 761
Complexo(s)
- de ataque à membrana (MAC), 733, 761
- de Golgi, 58
- de histocompatibilidade principal (MHC), 742
- de pré-iniciação, 68
- mioelétrico migratório, 617
- pré-Bötzinger, 522
- QRS, 413
Componentes
- do sistema circulatório, 397
- dos átomos, 24
- dos sistemas de controle homeostático, 12
Comporta de inativação, 168
Comportamento, 259, 685
- emocional, 271
- motivado primário, 269
Composição
- atômica do corpo, 26
- química do corpo, 23
Compreensão, 278
Comprimento
- de onda, 229
- ótimo, 302
Comprometimento da difusão, 530
Comunicação
- interatrial, 420
- interventricular, 420
- neuroefetora, 190
Concentração, 32
- da enzima, 82
- da urina, 558
- de H^+, 523
- de substrato, 81

Concepto, 704
Concussão, 280
Condrócitos, 381
Condução, 654, 655
- saltatória, 173
Cone(s), 233
- de crescimento, 157
Conformação, 41
Consciência, 259
Consolidação, 276
Constância dinâmica, 8
Constipação intestinal, 624
Consumo máximo de oxigênio e treinamento, 462
Contração, 289
- concêntrica, 298
- das fibras extrafusais, 336
- do músculo
- - como um todo, 309
- - liso e seu controle, 317
- excêntrica, 298
- isométrica, 298
- isotônica, 298
- ventricular isovolumétrica, 415
Contracepção, 664, 702, 715, 716
Contraceptivos, 716
- orais, 716
Contrações de abalo, 299
Contraste, 218
Contratilidade ventricular, 422
Contratransporte, 116
Contribuição das diferenças de concentração de íons, 161
Controle(s)
- arteriolar, 435, 436
- central da informação aferente, 218
- contrarreguladores da glicose, 642
- da atividade enzimática, 83
- da frequência cardíaca, 421
- da função
- - da tireoide, 373
- - ovariana, 692
- da perda de calor
- - por evaporação, 655
- - por radiação e condução, 655
- da produção de calor, 655
- da reabsorção de Na^+, 564
- da respiração, 521
- da secreção
- - de insulina, 640
- - de vasopressina
- - - por barorreceptores, 568
- - - por osmorreceptores, 568
- da tensão muscular, 309
- da TFG, 564
- da velocidade de encurtamento, 310
- da ventilação, 523
- - durante o exercício, 527
- do hipotálamo e da adeno-hipófise por retroalimentação hormonal, 370
- do movimento do corpo, 331
- do volume
- - e da osmolaridade da urina pela vasopressina, 561

Índice Alfabético   **891**

- - sistólico, 422
- dos testículos, 682
- endócrino
- - da homeostasia do Ca^{2+}, 385
- - do crescimento, 381
- - e neural dos estados absortivo e pós-absortivo, 638
- extrínsecos, 433
- hipotalâmico-hipofisário-gonadal, 674
- hormonal(is), 387
- - das funções reprodutoras masculinas, 682
- involuntário (espinal), 553
- local(is), 431
- - dos neurônios motores, 334
- neural dos hormônios hipofisiotrópicos, 370
- pela PCO_2, 525
- pela PO_2, 524
- pelas concentrações plasmáticas de íons minerais ou nutrientes orgânicos, 361
- por mudanças na concentração arterial de H^+, 526
- por neurônios, 362
- por outros hormônios, 363
- voluntário da respiração, 529, 554
Convecção, 654
Convergência, 175, 236, 343
Convulsões, 780
Cooperatividade, 76
Coordenação dos batimentos cardíacos, 408
Coração, 353, 397, 406
Cordão espermático, 676
Cordão umbilical, 705
Cordas
- tendíneas, 406
- vocais, 489
Córion, 705
Córnea, 230
Cornos
- dorsais, 195
- ventrais, 195
Coroide, 230
Coronavírus 2 da síndrome respiratória aguda grave, 734
Corpo
- caloso, 193
- celular, 152
- cetônicos, 637
- densos, 317
- gástrico, 598
- lúteo, 691
- organização, 2
Corpúsculo
- de Barr, 667
- renal, 540, 542
Corrente, 159
Córtex, 353
- associativo do lobo parietal, 340
- auditivo, 220
- cerebral, 193, 271, 339
- de associação, 221

- gustativo, 220
- motor
- - primário, 340
- - suplementar, 340
- olfatório, 220
- renal, 540
- sensorimotor, 333
- somatossensorial, 220, 340
- suprarrenal, 354, 709
- visual, 220
Cortisol, 356, 377, 385, 643
Costâmeros, 315
Cotransportador de Na-K-2Cl (NKCC), 556
Cotransporte, 116
Covid-19, 378, 734
Craniotomia, 782
Creatinina, 539
Crescimento, 375
- de recuperação, 382
- do osso, 381
- dos neurônios, 157
- folicular, 689
- neural, 157
Criptorquidia, 668
Crise epiléptica, 780
Cristalino, 230
Cristaloides, 440
Cristas, 58
Cromatina, 57
- sexual, 667
Cromófora, 233
Cromossomo(s), 57
- bivalentes, 665
- sexuais, 667
- X, 667
- Y, 667
Crossing-over, 665
Cruzamento cromossômico, 665
Cúmulo oóforo, 690
Cúpula, 249
Curare, 291
Curva
- de dissociação oxigênio-hemoglobina, 514
- de função ventricular, 422

D

Daltonismo, 239
Dano muscular, 100
Dantroleno, 327
Deambulação, 347
Débito
- cardíaco, 420, 462
- - durante o exercício, 460
- de oxigênio, 305
Decremento, 166
Defecação, 619
Defensinas, 401
Defesas
- contra células infectadas por vírus e células cancerosas, 749
- das superfícies corporais, 730
Deficiência de ferro, 399
Degeneração macular, 241

- relacionada à idade (DMRI), 241
Deglutição, 596, 597
Degradação das proteínas, 61, 70
Deleção clonal, 745
Demandas conflitantes, 11
Dendritos, 152
Densidade pós-sináptica, 176
Depressão, 272
- de longo prazo (DLP), 277
Depuração
- da creatinina, 552
- renal, 551
Derivação (*shunt*), 530
- do ECG, 413, 414
Desaminação oxidativa, 95
Descida do leite, 714
Desenvolvimento, 375
- da tolerância imune, 745
- de um potencial de repouso da membrana, 164
- do folículo, 692
- dos neurônios, 157
- inicial, 704
Desfibrilação, 468
Desfibriladores eletrônicos automáticos (DEAS), 468
Desidratação, 31
Desigualdade de ventilação-perfusão, 511, 530
Desipramina, 273
Desmossomos, 55
Desoxi-hemoglobina, 514
Desoxirribonuclease, 607
Desoxirribose, 44
Despertar do EEG, 261
Dessensibilização do receptor, 182
Determinação
- do sexo, 665, 667
- sexual, 667
Determinantes
- antigênicos, 743
- da complacência pulmonar, 501
- da pressão venosa, 443
- das velocidades de reação, 78
Di-hidrotestosterona (DHT), 665
Di-hidroxivitamina D, 387
Diabetes
- insípido, 558
- - central, 558
- - nefrogênico, 558
- melito, 549, 580
- - tipo 1 (DMT1), 659, 760
- - tipo 2 (DMT2), 364, 659
Diacilglicerol, 144
Diáfise, 381
Diafragma, 492
Diálise, 581
- peritoneal, 582
Diapedese, 732
Diarreia, 624
- do viajante, 624
Diástole, 415
- inicial, 419
- intermediária à diástole final, 417

892 Vander | Fisiologia Humana

Diazepam, 265
Diencéfalo, 191, 194
Diferença(s)
- de potencial, 159, 166
- regionais na pressão capilar, 442
Diferenciação
- celular, 3, 5
- da genitália interna e externa, 668
- das gônadas, 668
- fetal, 684
- sexual, 665, 668
- - do encéfalo, 672
2,3-difosfoglicerato (DPG), 517
Difusão, 106
- através
- - da bicamada lipídica, 109
- - da parede capilar, 438
- - das membranas, 108
- de íons através de canais iônicos, 109
- dos gases nos líquidos, 508
- facilitada, 113
- simples, 106
Digestão, 587
- do alimento, 586
- no intestino
- - delgado, 610
- - grosso, 618
Digitálico, 467
Diminuição da PO_2, 527
Dinorfinas, 189
Dióxido de carbono, 432, 526
Diplopia, 769
Disco(s), 233
- intercalares, 323
- óptico, 230
Discriminação olfatória, 253
Disfunção
- diastólica, 465
- erétil, 681
- sistólica, 466
Dismenorreia, 698
Dispneia, 529, 763
Dispositivo intrauterino (DIU), 716
Dissacarídios, 34
Distribuição do líquido extracelular, 439
Distrofia muscular, 315
- de Duchenne, 315
Distrofina, 315
Distúrbio(s)
- da diferenciação sexual, 671
- de condução AV, 412
- de neurônio motor superior, 345
- endócrinos, 363
Diurese
- aquosa, 558
- não osmótica, 558
- osmótica, 558
Diuréticos, 465, 467, 573
- de alça, 573
- osmóticos, 574
- poupadores de potássio, 574
Divergência, 175, 343
Divisão
- aferente, 196

- do trabalho nos túbulos, 550
- eferente, 196
- simpática e parassimpática, 199
DNA, 44
Doença(s)
- arterial coronariana, 468
- autoimune, 759
- cardíaca, 413
- celíaca, 614
- cerebelar, 343
- comuns dos olhos, 240
- da altitude, 531
- da montanha, 531
- da tireoide, 772
- de Addison, 379
- de Alzheimer, 185, 276
- de Crohn, 625
- de Cushing, 379, 380
- de Graves, 376, 770, 771
- de Hashimoto, 375
- de Lou Gehrig, 345
- de Ménière, 255
- de Parkinson, 341
- de Urbach-Wiethe, 271
- falciforme, 43, 46, 400
- hemolítica do recém-nascido, 758
- inflamatória(s)
- - crônicas, 760
- - intestinal (DII), 625, 760
- ósseas metabólicas, 389
- por coronavírus 2019, 734
- pulmonar(es)
- - obstrutiva(s), 503
- - - crônica, 503
- - restritivas, 503
- renal grave, 580
- sexualmente transmissíveis (DSTS), 716
Dominância cerebral, 277
Dopamina, 186, 271, 274, 354, 369, 714
Dor, 224
- abdominal grave, 46
- muscular induzida pelo exercício, 312
- referida, 224
Doxepina, 273
Ducto(s)
- coclear, 244
- coletores, 556
- - corticais, 543, 574
- - medulares, 543, 558, 560, 561, 574
- de Müller, 668
- de Wolff, 668
- deferente, 676
- ejaculatórios, 677
Duloxetina, 273
Duodeno, 588
Dupla inervação, 199
Dura-máter, 203

E

Eclâmpsia, 710
Ecocardiografia (ECG), 425
Eczema, 227
Edema, 442, 574
- pulmonar, 466, 511, 779

Efeito(s)
- calorigênico, 647
- cronotrópicos, 421
- da atividade do sistema nervoso autônomo, 202
- das catecolaminas, 360
- do envelhecimento, 312
- dos anticorpos, 747
- dos esteroides gonadais, 674
- - adicionais, 699
- dos hormônios
- - esteroides, 361
- - peptídicos, 360
- - tireoidianos, 361
- dos solutos, 440
- dromotrópicos, 422
- farmacológicos dos hormônios, 361
- inotrópicos, 423
Eferência das células ganglionares, 237
Efetor, 13
Eicosanoides, 145, 731, 761
Ejaculação, 681, 682
Ejeção ventricular, 416
Elastase, 607
Elemento(s)
- de proteção associados ao encéfalo, 203
- figurados, 397
- minerais, 26
- químico, 24
Eletrocardiograma, 412
Eletroconvulsoterapia (ECT), 273
Eletroencefalograma (EEG), 260
Eletrólitos, 26
Eletronegatividade, 28
Elétrons, 24
Eliminação, 589
Embolia, 471, 774
- pulmonar, 529, 774, 775
Êmbolo, 471
Embrião, 704
Êmese, 621
- gravídica, 710
Eméticos, 621
Eminência mediana, 365
Emoção(ões), 269, 271
- interiores, 271
Emulsificação, 612
Encefalinas, 189
Encéfalo, 191
Enchimento ventricular, 417
Endocanabinoides
  N-araquidonoiletanolamina, 190
Endocitose, 123
- de líquido, 123
- mediada por receptores, 123
Endocrinologia da reprodução, 665, 673
Endolinfa, 244
Endométrio, 697
Endoperóxidos cíclicos, 145
Endoscopia, 621
Endossomos, 58
Endotelina-1 (ET-1), 435
Endotélio, 406
- capilar, 541

Endotérmicos, 653
Energia de ativação, 78
Enfisema, 531
Enjoo marítimo, 250
Enterogastronas, 601
Enteropatia sensível ao glúten, 614
Enteroquinase, 607
Envelhecimento, 719
Envelope nuclear, 57
Enxerto de *bypass* de artéria coronária, 470
Enzima(s), 39, 80
- 5-α-redutase, 673
- conversora de angiotensina (ECA), 565
- lisossômicas, 731
Eosinófilos, 401, 727, 728, 762
Epicárdio, 406
Epidídimo, 676
Epífises, 381
Epigenética, 672
Epiglote, 596
Epilepsia, 261
Epinefrina, 186, 354, 643, 647
Epitálamo, 194
Epitélio, 3
- olfatório, 252
- pigmentar, 233
Epítopos, 743
Eplerenona, 566
Equação
- de Goldman-Hodgkin-Katz (GHK), 163
- de Nernst, 162
Equilíbrio(s), 9
- corporal total de sódio e de água, 554
- de difusão, 107
- de íons cálcio (Ca^{2+}), 17
- - e do fosfato, 573
- estável, 17
- - de pressões transmurais, 495
- negativo, 17
- nitrogenado
- - negativo, 97
- - positivo, 97
- positivo, 17
- químico, 79
Ereção, 681
Ergocalciferol, 388
Eritrócitos, 397, 399
Eritromicina, 756
Eritropoese, 400
Eritropoetina, 400
Escaneamento de ventilação-
perfusão, 774, 776
Escitalopram, 187, 273
Esclera, 230
Esclerose
- lateral amiotrófica, 345
- múltipla, 206, 760
Escopo da fisiologia humana, 2
Escroto, 676
Esfigmomanômetro, 429
Esfíncter
- de Oddi, 605
- esofágico
- - inferior, 596, 597

- - superior, 596
- ileocecal, 618
- pré-capilar, 437
Esôfago, 594
Espaço
- de Bowman, 541
- morto, 505
- - alveolar, 506
- - anatômico, 505
- - fisiológico, 506
- subaracnóideo, 203
Espasmos, 345
Espasticidade, 345
Especificidade, 45, 73, 133, 135
- química, 72
Espectro visível, 230
Esperma, 665
Espermátides, 667
Espermatócitos
- primários, 665
- secundários, 666
Espermatogênese, 676, 677, 679
Espermatogônias, 677, 680
Espermatozoides, 665
Espermiogênese, 678
Espinhas dendríticas, 152
Espironolactona, 574
Espru não tropical, 614
Esquizofrenia, 222, 272
Estado(s)
- absortivo, 631
- alterados de consciência, 272
- de consciência, 260
- de repouso e digestão, 203
- de vigília, 261, 264
- estacionário, 9
- pós-absortivo, 631, 635
- travado, 318
- vegetativo persistente, 266
Estágio(s)
- da parturição, 712
- de sono-vigília, 263
Estapédio, 244
Estatinas, 100
Esteatorreia, 623
Estenose, 420, 625
Estereocílios, 246
Esteroides, 38, 354, 358
- anabolizantes, 385, 685
- gonadais, 665, 674, 699
- sexuais, 384
- - femininos, 699
Estimulação
- cerebral profunda, 342
- magnética transcraniana repetitiva, 273
Estímulo(s), 12, 212
- adequado, 212
- limiares, 170
- para a secreção de vasopressina, 569
- que controlam a secreção dos
hormônios, 361
- sensoriais, 222
- - duração, 222
- - intensidade, 222

- - localização, 222
- - modalidade, 222
- - sensação e percepção, 222
- tipo de, 215
Estirão de crescimento, 381
Estômago, 353, 598
Estradiol, 357, 665
Estreitamentos, 625
Estresse, 376
Estribo, 244
Estricnina, 189
Estriol, 673
Estrogênios, 357, 665, 673, 697
Estrona, 673
Estrutura(s)
- celular, 50, 51, 285
- - do músculo cardíaco, 323
- da membrana, 53
- da parede do tubo gastrintestinal, 590
- do músculo liso, 316
- do sarcômero, 286
- do sistema
- - nervoso, 151, 191
- - urinário, 540
- do tecido conjuntivo, 285
- dos filamentos, 285
- dos fotorreceptores, 233
- dos hormônios, 354
- dos rins, 540
- e manutenção dos neurônios, 152
- miofibrilares, 288
- primária, 41
- quaternária, 43
- secundária, 41
- terciária, 41
Evaporação, 655
- de água da pele, 654
Eventos
- desencadeados pela ligação hormônio-
receptor, 360
- dos estados absortivo e pós-absortivo, 631
- mecânicos do ciclo cardíaco, 415
Exantema em asa de borboleta (malar), 764
Exaustão pelo calor, 658
Excitabilidade, 165
Excitação da membrana, 289
Excitotoxicidade, 189
Excreção dos hormônios, 359
Exercício, 459
- de alta intensidade, 311
- de baixa intensidade, 311
Exocitose, 123, 125
Exoftalmia, 769
Éxons, 64
Expansão clonal, 736
Experiências conscientes, 260, 267
Expiração, 489, 497
Extensão, 312

F

Facilitação pré-sináptica, 182
Fadiga
- do comando central, 306
- muscular, 305

Fagócitos, 729
Fagocitose, 123, 727, 747
Fagolisossomo, 732
Fagossomos, 123, 732
Faringe, 489, 594
Fármacos
- anticoagulantes, 478
- broncodilatadores, 503
- inotrópicos cardíacos, 467
- utilizados para
- - hipertensão, 465
- - insuficiência cardíaca crônica, 467
- vasodilatadoras, 470
Fase(s)
- cefálica, 594
- do controle gastrintestinal, 594
- folicular, 691
- foliculares inicial e intermediária, 692
- gástrica, 594
- intestinal, 594
- lútea, 691, 696
- menstrual, 697
- proliferativa, 697
- secretora, 697
Fator(es)
- ambientais que influenciam o crescimento, 382
- angiogênicos, 437
- de ativação das plaquetas, 731
- de crescimento
- - hematopoético (HGFS), 401
- - semelhantes à insulina, 382
- - - 1 (IGF-1), 367
- - - 2 (IGF-2), 384
- de iniciação, 66
- de liberação da prolactina, 714
- de necrose tumoral alfa, 744, 761
- de transcrição, 68
- de von Willebrand (vWF), 472
- intrínseco, 400, 598
- locais, 321
- plaquetário (FP), 474
- que afetam a percepção, 221
- que alteram a resistência à infecção, 754
- que se opõem à formação de coágulos, 476
- Rh, 757
- tecidual, 475
Febre, 657, 778
Fechamento epifisial, 381
Feixe de His, 410
Feminização, 671
Fenda(s)
- intercelulares, 437
- sináptica, 176
Fenilefrina, 136
Fenitoína, 783
Fenômeno
- da plasticidade, 182
- de Cushing, 456
- do canivete de mola, 345
Fenótipo, 668
Ferritina, 399
Ferro, 399

Fertilização, 702
- e desenvolvimento inicial, 702
- *in vitro*, 717
Feto, 704
Fezes, 589
Fibra(s)
- de colágeno, 4
- de elastina, 4
- de Purkinje, 410
- dietárias, 610
- extrafusais, 335
- glicolíticas, 307
- - rápidas, 307, 308
- intrafusais, 335
- lentas, 299
- muscular(es), 285
- - brancas, 307
- - esqueléticas, 308
- - - tipos de, 307
- - vermelhas, 307
- oxidativas, 307
- - lentas, 307, 308
- oxidativo-glicolíticas rápidas, 307, 308
- rápidas, 299
- tipo 1, 307
- zonulares, 230
Fibrilação
- atrial, 419
- ventricular, 468
Fibrina, 473
Fibrinogênio, 398
Fibrose
- cística, 491, 607
- intersticial difusa, 511
Fígado, 353, 605, 643
Filamentos
- de actina, 60
- espessos, 285
- finos, 285
- intermediários, 60
Filtração, 440
- glomerular, 544, 545
Filtrado glomerular, 544
Fímbrias, 688
Fisiologia
- cardiovascular, 396
- do sistema sensorial, 211
- médica, 768
- renal, 539
- reprodutora
- - feminina, 687
- - masculina, 676
- respiratória, 488
Fisiopatologia, 2
Fita antisense, 64
Fita-molde, 64
Flácido, 345
Flatos, 619
Flexão, 312
Fluoxetina, 273
Fluxo, 106, 403
- de massa, 402, 561
- - através da parede capilar, 439
- laminar, 419

- plasmático renal, 552
- resultante, 106
- sanguíneo, 402
- - coronário, 408
- - para a pele, 462
- - para as vísceras, 462
- - para o cérebro, 462
- - para o coração e o músculo esquelético, 462
Folículo(s), 372, 689
- de Graaf, 690
- dominante, 690
- primordiais, 689
Fome, 649
Fontes
- de Ca^{2+} citosólico, 319
- de ganho ou perda de íons hidrogênio, 575
- de glicose no sangue, 636
Forame oval patente, 530
Forças
- de Starling, 440, 441
- envolvidas na filtração, 546
Forma molecular, 29
Formação
- da bile, 608
- do coágulo, 473
- do corpo lúteo, 691
- do tampão plaquetário, 472
- reticular, 195
Fosfatase de cadeia leve de miosina, 318
Fosfato de creatina, 304
Fosfolipase
- A2, 145
- C, 144
Fosfolipídios, 38, 53
Fosfoproteína fosfatases, 77
Fosforilação, 76
- em nível de substrato, 85
- oxidativa, 85, 86, 89, 90, 305
Fotopigmentos, 233
Fotorreceptores, 213, 230, 234, 236
Fototransdução, 233
Fóvea central, 230
Fração de ejeção, 423
Frequência, 230
- cardíaca, 409, 462
- da onda, 260
Funções
- anticoagulantes das células endoteliais, 478
- das células endoteliais, 427
- das membranas plasmáticas, 53
- do Ca^{2+} na formação das pontes cruzadas, 292
- do cortisol no estresse, 378
- do sistema respiratório, 489
- fisiológicas do cortisol, 376
- não respiratórias dos pulmões, 533
- ovarianas, 688
- renais, 539, 566
Fundo gástrico, 598
Furosemida, 246, 573
Fuso muscular, 335

Índice Alfabético

G

GABA, 189
Galactorreia, 719
Gamaglobulina, 747
Gametas, 665
Gametogênese, 665
Gânglio(s), 191
- autônomo, 198
- da base, 194
- da raiz dorsal, 195
Gás(es), 190
- Sarin, 185
Gasto energético, 646
- total, 646
Gastrina, 593
Gastrite, 621
Gêmeos fraternos (dizigóticos), 691
Gene(s), 61
- econômicos, 651
- *SRY*, 668
- *TF/DF*, 46
Genitália
- ambígua, 672
- feminina
- - externa, 688
- - interna, 687
Genoma, 61
Genótipo, 667
Geração
- dos potenciais de ação, 174
- neural da respiração rítmica, 521
Gerador
- de padrão central, 522
- de ritmo respiratório, 522
Gestação, 676
Gigantismo, 391
Ginecomastia, 686
Giros, 193
Glândulas, 387
- bulbouretrais, 677
- endócrinas, 15, 351, 352
- hipófise, 194
- mamárias, 713
- paratireoides, 353, 709
- pineal, 16, 194
- salivares, 595
- sudoríferas, 656
- sudoríparas, 20
- suprarrenal, 353, 354
- tireoide, 353, 371, 772
Glaucoma, 240
Glicerol 3-fosfato, 95
Glicina, 189
Glicocálice, 54
Glicocorticoides, 356
Glicogênio, 36, 91, 92
- fosforilase, 640
- sintase, 640
Glicogenólise, 92, 636
Glicólise, 85, 305
Gliconeogênese, 92, 637
Glicoproteínas, 40
Glicose, 34, 99

Glicosúria, 549
- renal familiar, 550
Glioblastoma multiforme, 782
Globina, 514
Globulinas, 398
Glomérulo, 540, 541
- /cápsula de Bowman, 574
Glomos
- aórticos, 523
- carotídeos, 523
Glote, 596
Glucagon, 638, 642
Glutamato, 187, 236, 252
Glúten, 614
GMP cíclico (cGMP), 140
Gônadas, 355, 665
Gonadotropina(s), 367, 674
- coriônica humana, 708
Gorduras, 612
Gradiente eletroquímico, 109, 161
Gravidez, 664, 702, 710
- ectópica, 704
Grelina, 650
Grupo(s)
- amino, 30
- carboxila, 30
- hidroxila, 28
- - polar, 53
- respiratório
- - dorsal (GRD), 521
- - pontino, 523
- - ventral (GRV), 522
Guanilil ciclase, 140, 234
Guanina, 44, 45

H

H^+ATPase, 114
H^+/K^+ ATPase, 114, 115
HAART, 756
Habituação, 267
Helicobacter pylori, 621
Helicotrema, 244
Hematócrito, 397
Hematoma, 471
- epidural, 280
- subdural, 280
Heme, 514
Hemisférios cerebrais, 193
Hemocromatose, 399
Hemodiálise, 581
Hemodinâmica, 404
- nos circuitos sistêmico e pulmonar, 449
Hemofilia, 475
Hemoglobina, 399, 514
- fetal, 518
Hemorragia, 456, 458
- intracraniana, 280
Hemóstase, 471
Hemostasia, 471
Heparina, 477
Hepatócitos, 608
Hidrocefalia, 203, 783
Hidrogênio, 26

Hidrólise, 31
Hidroxiapatita, 386
Hidroxicloroquina, 764
5-hidroxitriptamina, 187
1,25-di-hidroxivitamina D, 388
Hierarquia do controle motor, 332
Hímen, 688
Hiper-responsividade, 364
Hiperalgesia, 224, 226
Hipercalcemia, 389
- humoral da malignidade, 389
Hipercapnia, 530
Hipercoagulabilidade, 477, 776
Hipercolesterolemia familiar, 635
Hiperêmese gravídica, 710
Hiperemia
- ativa, 432
- reativa, 433
Hipermétrope, 232
Hipermetropia, 232
Hiperosmótico, 121, 122, 558
Hiperparatireoidismo
- primário, 389
- secundário, 390
Hiperplasia suprarrenal congênita (HSRC), 356, 671
Hiperpotassemia, 571
Hiperprolactinemia, 686
Hipersecreção, 363
- primária, 363
- secundária, 363
Hipersensibilidade(s), 758
- a imunocomplexos, 758
- citotóxica, 758
- imediata, 758
- mediada por IgE, 758
- tardia, 758
Hipertensão, 379, 464
- primária, 464
- pulmonar, 534
- renal, 464, 581
- secundária, 464
Hipertermia, 657, 658
- maligna, 326, 327
Hipertireoidismo, 375, 376, 770
Hipertonia, 345
Hipertônica, 122
Hipertrofia, 285, 374
- ventricular esquerda, 464
Hiperventilação, 511
Hipocalcemia, 315, 390
Hipocretinas, 264
Hipófise, 364, 365
- anterior, 353
- posterior, 353
Hipoglicemia, 644
- de jejum, 644
Hipogonadismo, 685
Hiponatremia associada ao exercício, 128
Hipoparatireoidismo primário, 390
Hipopituitarismo, 686
Hipopotassemia, 571
Hiporresponsividade, 364
Hiposmótico, 121, 122, 558

896 Vander | Fisiologia Humana

Hipossecreção, 363
- primária, 363
- secundária, 363
Hipotálamo, 194, 353, 364, 365, 371
Hipotálamo-neuro-hipófise, 709
Hipotensão, 379, 456, 458
Hipotireoidismo, 375
- congênito, 375
Hipotonia, 345
Hipotônica, 122
Hipoventilação, 510, 530
Hipoxemia, 530
Hipoxia, 530
- anêmica, 530
- hipóxica, 530
- histotóxica, 530
- isquêmica, 530
- por monóxido de carbono, 530
Histamina, 598, 727, 731, 761
Histonas, 62
Homeostase, 1, 7, 8
Homeostasia da energia no exercício e
  no estresse, 645
Homeotérmicos, 653
Hormônio(s), 14, 351, 352, 400, 434
- adrenocorticotrófico (ACTH), 367, 671
- amínicos, 354
- antidiurético (ADH), 366, 557
- antimülleriano, 668, 718
- categorias de, 358
- da adeno-hipófise, 366
- da neuro-hipófise, 366
- da reprodução ao longo da vida, 717
- da tireoide, 772
- das gônadas, 357
- do córtex suprarrenal, 356
- do crescimento, 366, 382, 385, 644
- do hipotálamo, 366
- efeitos farmacológicos dos, 361
- esteroides, 355, 361
- foliculoestimulante (FSH), 366, 674
- gonadais, 718
- gonadotrópicos, 367
- hipofisiotrópicos, 366, 368
- liberador
- - da corticotropina (CRH), 369
- - da tireotropina (TRH), 369
- - das gonadotropinas (GNRH), 369, 674
- - de tireotrofina, 771
- - do hormônio do crescimento
     (GHRH), 369
- liberados durante o estresse, 380
- luteinizante (LH), 366, 674
- ovarianos, 691
- peptídicos e proteicos, 354
- "sem sequência", 371
- sexuais, 665
- tireoestimulante (TSH), 366, 770
- tireoidiano, 354, 358, 361, 384, 385, 647
- trópico, 363
5-HT, 187
Humor
- aquoso, 230
- vítreo, 230

I

Icterícia, 623
Idade óssea, 381
IGF-1, 382
IL-1, 729, 744, 750, 761
IL-2, 729, 747, 750, 761
IL-6, 729, 754, 761
Íleo, 588
Ilhotas de Langerhans, 639
Implantação, 704
Implantes cocleares, 247
Impotência, 681
Imunidade
- ativa, 748
- humoral ativa e passiva, 748
- passiva, 749
Imunoglobulina, 741, 761
- antitetânica (TIG), 348
- IgA, 747, 761
- IgD, 747, 761
- IgE, 747, 761
- IgG, 747, 761
- IgM, 747, 761
- tireoestimulantes, 770
Imunologia, 726
Imunossupressão, 379, 756
Inativação clonal, 745
Incontinência, 554
- de estresse, 554
- de urgência, 554
Incretinas, 594, 642
Índice de massa corporal (IMC), 651
Inervação
- do coração, 408
- recíproca, 338
Infarto
- agudo do miocárdio (IAM), 468
- do miocárdio, 773
Infertilidade, 664, 702, 715, 717
Inflamação, 730
Influências hormonais sobre o
  crescimento, 382
Informação(ões)
- sensorial, 212
- vestibulares e vias, 250
Infrarregulação, 135, 136, 359
Infundíbulo, 364
Ingurgitamento, 467
Inibição
- da dor, 226
- lateral, 218
- pelo produto final, 83
- pré-sináptica, 182
Inibidor(es)
- /antagonistas do sistema renina-
     angiotensina-aldosterona, 465, 467
- da acetilcolinesterase, 292, 316
- da cGMP-fosfodiesterase tipo 5, 681
- da enzima conversora da angiotensina
     (IECAs), 465, 467
- da monoamina oxidase (MAO), 186, 273
- da via do fator tecidual, 477
- diretos da renina, 465

- seletivos da recaptação de serotonina
     (ISRSs), 273
Inibina, 675
Inositol, 99
- trifosfato, 144
Inotrópicos cardíacos, 467
Insolação, 20, 21
Inspiração, 489, 497
Insuficiência, 420
- cardíaca, 465, 480
- cardíaca congestiva, 465, 574
- suprarrenal, 379
- - primária, 379
- - secundária, 379
Insulina, 384, 385, 638, 639
Integração
- da função cardiovascular, 447
- dos controles homeostáticos, 576
- dos mecanismos efetores, 656
- fisiológica, 772, 775
- sináptica, 180
Integrinas, 55
Intensidade
- do estímulo, 215
- sináptica, 181
Intensificação direta da fagocitose, 747
Interação(ões)
- da pressão arterial e da função renal, 566
- entre proteínas e ligantes, 71
- entre receptores e ligantes, 133
Interferonas, 734
- gama, 734
- tipo I, 729, 734, 761
- tipo II, 729, 734, 761
Interleucina(s)
- 1 (IL-1), 729, 744, 750, 761
- 2 (IL-2), 729, 747, 750, 761
- 6 (IL-6), 729, 754, 761
Intermação, 658
Internalização, 136
Interneurônios, 153, 154, 334
Interrupção
- da atividade nas vias de transdução do
     sinal, 146
- da sinalização neuromuscular, 291
Interstício, 6, 7
- medular hipertônico, 561
Intestino
- delgado, 353, 604
- grosso, 618
Intolerância
- à lactose, 623
- ao calor, 376
- ao frio, 375
Íntrons, 64
Inulina, 552
Iodo radioativo, 772
Íons, 25, 26
- hidrogênio e acidez, 33
- inorgânicos, 538
Íris, 230
Irreversibilidade da última reação, 83
Isosmótico, 121, 122, 558
Isotônica, 122

Isótopos, 25
Isquemia, 468, 779

J

Janela
- oval, 244
- redonda, 244
Janus quinases (JAKS), 140
Jejuno, 588
Junção
- comunicante, 55
- entre membranas, 55
- neuromuscular, 289

K

Kisspeptina, 674
Kwashiorkor, 442

L

L-di-hidroxifenilalanina (L-DOPA), 186
Labirinto, 248
Lactação, 710, 713
Lactância, 718
Lactase, 623
Lactato, 85
Lactogênese, 713
Lactogênio placentário humano, 709
Lâmina
- basal, 541
- beta pregueada, 41
- epifisial de crescimento, 381
- muscular da mucosa, 590
- própria, 590
Lansoprazol, 621
Laringe, 489
Laxantes, 624
Lei
- da ação das massas, 79
- de Boyle, 494
- de Dalton, 507
- de Henry, 508
- de Laplace, 501
- de Ohm, 159
- de Poiseuille, 404
- de Starling do coração, 422
Leptina, 649
Leucócitos, 397, 401, 727, 728
Leucotrienos, 145
Levodopa (L-dopa), 342
Libido, 684
Lidocaína, 170, 326
Ligação(ões)
- apicais, 246
- covalente
- - não polar, 28
- - polar, 28
- do ATP, 296
- dos neurotransmissores aos receptores, 178
- iônicas, 28
- peptídica, 40
- polares, 28

- químicas, 53
- - covalentes, 27
Ligante, 72
Linfa, 445, 737
Linfedema, 445
Linfócitos, 401, 728, 762
- B, 728
- origens dos, 737, 738
- T, 728, 738
Linfonodos, 737
Linguagem, 277
- genética, 62
Linha
- M, 287
- Z, 287
Lipase, 587, 595, 607
- pancreática, 612
- sensível ao hormônio, 643
Lipídios, 36, 190
- absorvidos, 633
Lipo-oxigenase, 146
Lipólise, 636
Lipoproteína(s), 632
- de alta densidade, 634
- de baixa densidade, 634
- de densidade muito baixa, 632
- lipase, 633
Líquido
- amniótico, 706
- cefalorraquidiano, 203
- extracelular, 6, 7
- intersticial, 6, 7
- intracelular, 6, 7, 51
- intrapleural, 492
Lisinopril, 566
Lisossomos, 60
Lisozima, 595
Lítio, 273
Lobos
- frontal, 193
- occipital, 193
- parietal, 193
- temporal, 193
Local(is)
- das trocas gasosas, 491
- de síntese dos hormônios ovarianos, 691
- efetores para a homeostasia do Ca^{2+}, 386
Localização do estímulo, 216
Locus ceruleus, 268
Losartana, 566
LSD, 187
Lúpus eritematoso sistêmico (LES), 763
Luz, 229

M

Má absorção, 614
Macrófagos, 401, 727, 728, 762
- ativados, 751, 761
Macromoléculas, 34
Mácula
- densa, 543, 565
- lútea, 230
Magnitude e sentido da difusão, 106

Mal da montanha, 531
Malária, 400
Mamas, 709
Mania, 273
Manifestações sistêmicas da infecção, 753
Manitol, 574
Manobra de Epley, 255
Manutenção da postura ereta e equilíbrio, 346
Mapa somatotrópico, 340
Marca-passo(s), 16
- artificial, 412
- ectópicos, 412
Marginação, 732
Martelo, 244
Massa
- atômica, 25
- atômica-grama, 25
- celular interna, 704
- da molécula, 107
Mastigação, 595
Mastócitos, 727, 728, 762
Matriz, 58
- extracelular, 4, 6
Meato acústico externo, 243
Mecânica
- da contração da fibra unitária, 298
- pulmonar, 500
Mecanismo(s)
- compensatórios, 457
- de ação dos hormônios, 359
- de aumento citosólico do Ca^{2+}, 293
- de comporta do canal, 110
- de Frank-Starling, 422
- de liberação do neurotransmissor, 176
- de perda ou de ganho de calor, 653
- do fluxo linfático, 446
- do potencial de ação, 168
- dos filamentos deslizantes, 293
- moleculares de contração do músculo esquelético, 289
- neurais da atenção seletiva, 267
- neurais das experiências conscientes, 268
- pós-sinápticos, 182
- pré-sinápticos, 181
- que controlam os eventos da parturição, 711
- renais, 577
Mecanorreceptores, 212
- da pele, 223
Mediadores
- inflamatórios locais, 731
- químicos, 271, 761
Medida
- da função cardíaca, 425
- da pressão arterial sistêmica, 429
Medula, 353
- adrenal, 199
- espinal, 195
- óssea, 399
- renal, 540
- suprarrenal, 199, 354
Megacariócitos, 401
Meiose, 665

898 Vander | Fisiologia Humana

Melanopsina, 237
Melatonina, 17
Membrana(s), 52
- apical, 126, 549
- basal, 4
- basilar, 244
- basolateral, 126, 549
- de filtração glomerular, 542
- despolarizada, 165
- excitáveis, 165
- hiperpolarizada, 165
- luminal, 126, 549
- plasmática, 51, 53
- semipermeável, 121
- tectória, 246
- timpânica, 243
Membro fantasma, 222
Memória, 275, 276
- de curto prazo, 276
- de longo prazo, 276
- declarativa, 276
- procedural, 276
Menarca, 700
Meninges, 203
Meningite, 203
Menopausa, 701
Mensageiros químicos, 14
- intercelulares na homeostase, 14
Menstruação, 687
Mesencéfalo, 191, 195
Metabolismo, 77
- da gordura, 93
- das proteínas, 95, 631
- dos carboidratos, 91, 95, 631
- dos hormônios, 359
- dos lipídios, 631
- energético do músculo esquelético, 304
- orgânico, 709
- pelos túbulos, 550
Metarteríolas, 437
Metilfenidato, 268
Metimazol, 772
Método da tabela (ou do ritmo), 717
Miastenia *gravis*, 316, 760
Micção, 553
Micelas, 613
Micróbios, 726
Microcefalia, 157
Microcirculação, 403
Micróglia, 156
Micrografias eletrônicas, 51
Microtúbulos, 61
Microvilosidades, 604
Mielina, 152
Mifepristona, 717
Mineralização, 386
Mineralocorticoide, 356
Minipuberdade, 718
Mioblastos, 285
Miocárdio, 406
Miofibrilas, 285
Mioglobina, 307
Miométrio, 697

Míope, 232
Miopia, 232
Miosina, 286
Miosina-ATPase, 286
Miostatina, 312
Mitocôndrias, 58
Mitose, 665
Mixedema, 376
Modalidade, 215
Modelo do mosaico líquido, 54
Modificação
- da transmissão sináptica por substâncias
  e doenças, 182
- pós-traducional, 354, 355
Modo de operação do reflexo barorreceptor
  arterial, 453
Modulação, 184
- alostérica, 75
- covalente, 76
Moduladores
- do sistema nervoso simpático, 465
- seletivos dos receptores de estrogênio
  (MSRE), 389
Mol, 32
Molécula(s), 27, 29
- anfipáticas, 32
- hidrofílicas, 31
- hidrofóbicas, 31
- iônicas, 30
- moduladora, 75
- não polares, 28
- polares, 28
- reguladoras de alterações induzidas pelo
  exercício no músculo, 311
Monitor transcutâneo de oxigênio, 780
Monoamina oxidase (MAO), 186
Monócitos, 401, 727, 728, 762
Monômeros, 34
Monossacarídios, 34
Monóxido de carbono, 190, 518
- e anemia, 518
Montagem das proteínas, 66
Morfina, 190
Morte
- cerebral, 266
- dos patógenos por fagócitos, 732
Motilidade, 588
- do intestino
- - delgado, 616
- - grosso e defecação, 619
- gástrica, 602
Motilina, 617
Motivação, 269
Movimento(s), 223
- da água entre os compartimentos de
  líquidos corporais, 6
- de força, 295
- de íons e potencial de membrana, 109
- de massa, 619
- de solutos e água através das membranas
  celulares, 105
- dos olhos, 240
- voluntário, 334

MPTP (1-metil-4-fenil-1,2,3,6-tetra-
  hidropiridina), 342
Muco, 595
Mucosa, 590
Muscular externa, 590
Músculo(s), 284, 285
- cardíaco, 316, 323, 408
- ciliar, 230
- detrusor, 553
- esfíncter
- - do piloro, 598
- - externo
- - - da uretra, 553
- - - do ânus, 619
- - interno
- - - da uretra, 553
- - - do ânus, 619
- esquelético, 285
- estriado, 285
- intercostais, 492
- liso, 316
- - multiunitários, 322
- - tipos de, 322
- - unitários, 322
- - vascular, 434
- papilares, 406
- sinergistas, 338
- tensor do tímpano, 244
Mutação, 43, 68
- e evolução, 69
- tipos de, 68
Mutágenos, 68

N

Narcolepsia, 264
Natriurese, 566
- por pressão, 567
Natureza e magnitude do potencial de
  repouso da membrana, 160
Náuseas, 710, 780
Necrose, 777
Nefrite, 764
Néfrons, 540, 541
- corticais, 543
- justamedulares, 543
Nefropatia diabética, 549, 580
Negligência sensorial, 269
Neoplasia, 781
Nervo(s), 3
- autônomos sobre o coração, 424
- cranianos, 195, 197
- - abducente, 197
- - acessório, 197
- - facial, 197
- - glossofaríngeo, 197
- - hipoglosso, 197
- - oculomotor, 197
- - olfatório, 197
- - óptico, 197
- - trigêmeo, 197
- - troclear, 197
- - vago, 197
- - vestibulococlear, 197
- do SNP, 154

- e hormônios, 320
- espinal, 196
- frênicos, 497
- óptico, 230
- simpáticos
- - para o fígado e o tecido adiposo, 643
- - renais, 565
- vestibulococlear, 246
Neuro-hipófise, 353, 364, 365
Neuroestimulação elétrica transcutânea (TENS), 227
Neuromoduladores, 184
Neurônios, 3, 5, 152
- aferentes, 153, 154
- autônomos não colinérgicos, não adrenérgicos, 434
- colinérgicos, 185
- e tecido nervoso, 3
- eferentes, 153, 154
- motores, 196
- motores alfa, 289, 337
- motores gama, 337
- motores inferiores, 345
- motores superiores, 345
- parassimpáticos, 434
- polimodais, 221
- pós-ganglionares, 198
- pós-sináptico, 154
- pré-ganglionares, 198
- pré-sináptico, 154
- simpáticos, 433
- simpáticos pré-ganglionares, 199
Neuropatia sensorial de fibras grandes, 347
Neuropeptídios, 189
Neurotransmissores, 15, 152, 184
- aminoácidos, 187
Neutralização direta das toxinas bacterianas e dos vírus, 748
Neutrófilos, 401, 727, 728, 762
Nêutrons, 24
Nicotina, 185
Nistagmo, 250
Nitrogênio, 26
Nitroglicerina, 470
Níveis de organização celular, 2
Nó
- atrioventricular (AV), 410
- sinoatrial (SA), 409
Nociceptores, 213
Nódulos
- de Ranvier, 153
- linfáticos, 589
Norepinefrina, 186, 354
Núcleo, 51, 57, 191
- atômico, 24
- da base, 194, 341
- geniculado lateral, 237
- subcorticais, 193, 341
- supraquiasmático, 237, 265
Nucléolo, 58
Nucleossomos, 62
Nucleotídio, 43
Número atômico, 24
Nutrientes essenciais, 98

O

Obesidade, 533, 651
Observações microscópicas das células, 51
Ocitocina, 366, 711
Oclusão da artéria coronária, 469
Oftalmoscópio, 230
Olecalciferol, 387
Olfato, 252
Olho
- hipermetrope (ou hiperópico), 233
- míope (ou de vista curta), 232
Oligodendrócitos, 152
Oligoelementos, 26
Omeprazol, 621
Oncogenes, 744
Onda(s)
- de calor, 701
- lentas, 320
- P, 413
- peristálticas, 588
- T, 413
Opioides endógenos, 189
Opsinas, 233
Opsonina, 732, 761
- nas respostas inatas, 734
Óptica da visão, 230
Orbital
- adicionais em forma de hélice, 24
- esférico, 24
Orelha(s)
- interna, 244
- média, 243
Orexinas, 264
Organelas celulares, 51, 57
Organificação, 372
Organização do sistema respiratório, 489
Órgão(s), 4, 6
- de Corti, 244
- genitais femininos
- - externos, 688
- - internos, 687
- linfoides, 737
- - primários, 737
- - secundários, 737
- reprodutores acessórios, 674, 684
- tendíneos de Golgi, 338
Orgasmo, 682
Origens dos linfócitos, 737, 738
Osmol, 119
Osmolaridade, 119, 120
- do líquido tubular, 562
- extracelular, 121
Osmorreceptores, 568
Osmose, 118, 119, 440
Osso, 386
Osteoblastos, 381
Osteócitos, 386
Osteoclastos, 386
Osteoide, 386
Osteomalacia, 389
Osteoporose, 379, 701
Otólitos, 249
Ovários, 353, 665

Overshoot, 165
Ovócito(s)
- primários, 665
- secundário, 666
Ovogênese, 688, 689
Ovogônias, 689
Ovulação, 687
Óvulos, 665, 687
Oxi-hemoglobina, 514
Óxido nítrico, 190, 321, 432, 434, 681, 731, 732
Oxigênio, 26
Oximetazolina, 136

P

Pacientes com cérebro dividido, 279
Padrões
- cardiovasculares na saúde e na doença, 456
- de EEG, 260
- moleculares associados a patógenos (PAMP), 734
Paladar, 251
Palpitações, 769
Pan-hipopituitarismo, 686
Pâncreas, 353, 604
Papila(s), 540
- ileal, 618
- linguais, 251
Paratireoides, 387
Paratormônio, 387
Pareamento de bases, 66
Paroxetina, 187, 273
Parto, 710
Parturição, 710
Patógenos, 726
Patologia do sistema digestório, 621
Pelve renal, 540
Pendrina, 372
Penicilina, 756
Pepsina, 601, 602, 611
Pepsinogênio, 601
Peptidérgicos, 189
Peptídio(s), 358
- e proteínas, 354
- insulinotrópico dependente de glicose, 593
- natriurético atrial, 434, 566
- relacionado com o PTH (PTHrp), 389
- sinalizador, 70
Percentual de saturação da hemoglobina, 514
Percepção, 212
Perda
- de consciência, 19
- insensível de água, 555, 656
- obrigatória de água, 558
Perforina, 751, 761
Perfuração, 777
Pericárdio, 406
Perilinfa, 244
Perimenopausa, 701
Período(s)
- latente, 299
- refratário, 171

900 Vander | Fisiologia Humana

- - absoluto, 171, 414
- - do coração, 414
- - relativo, 171
Peristalse, 588
- secundária, 597
Peritonite, 777
Permeabilidades iônicas, 163
Permissividade, 360
Peróxido de hidrogênio, 732
Peroxissomos, 60
Peso
- corporal, 709
- molecular, 32
PET (tomografia por emissão de pósitrons), 25, 260
Pia-máter, 203
Pigmentos biliares, 610
Pineal, 353
Pinocitose, 123
Piridostigmina, 316
Pirógeno endógeno, 657
Pirose, 597
Piruvato, 85
Placa(s)
- aterosclerótica, 469
- densas, 55
- motora terminal, 289
Placebo, 227
Placenta, 705, 709
Placentação, 704, 705
Plaquetas, 397, 401
Plasma, 6, 7, 397, 398, 405
Plasmaférese, 316
Plasmina, 477
Plasminogênio, 477
Plasmócitos, 728, 762
Plasticidade, 158, 277
Pleura, 492
- parietal, 492
- visceral, 492
Plexo
- coroide, 203
- mioentérico, 591
- submucoso, 590
Pneumotórax, 496
Podócitos, 541, 542
Policitemia, 401
Polímeros, 34
Poliomielite, 314
Polipeptídios, 40
Polissacarídios, 36
Ponte(s), 191, 195
- cruzadas, 286
- de hidrogênio, 28, 45
Ponto preestabelecido, 9
Poros nucleares, 57
Pós-carga, 422, 424
Pós-hiperpolarização, 168
Postura, 223
- ereta, 458
Potássio, 571
Potenciação, 594
- a longo prazo (PLP), 187, 277
Potencial(is), 166

- de ação, 165, 166, 167, 174
- - cardíacos e excitação do nó SA, 410
- - das células miocárdicas, 410
- - das células nodais, 411
- - tudo ou nada, 170
- de equilíbrio, 162, 166
- de membrana, 109, 159, 166
- - repolarizado, 165
- de placa motora (PPM), 290
- de repouso da membrana, 160, 166
- elétrico, 159
- excitatório pós-sináptico (PEPS), 178
- graduados, 165, 166 174
- inibitório pós-sináptico (PIPS), 179
- limiar, 166, 168
- marca-passo, 166, 174, 320, 411
- receptor, 166, 174, 213
- sináptico, 166, 174
Pralidoxima, 292
Pré-calicreína, 432
Pré-carga, 422
Pré-eclâmpsia, 710
Pré-mRNA, 64
Pré-síncope, 254
Pregas circulares, 604
Preparação do estrogênio, 699
Presbiopia, 232
Preservação da glicose, 637
Pressão, 223, 403
- alveolar, 494
- arterial, 566
- - diastólica, 428
- - elevada, 533
- - média, 462, 429
- - sistólica, 428
- atmosférica, 494
- da circulação pulmonar, 419
- de filtração
- - efetiva, 440
- - glomerular efetiva (ou total), 546
- de pulso, 428, 462
- dos gases alveolares, 509
- hidrostática, 404
- - capilar glomerular, 546
- intrapleural, 492
- osmótica, 121
- parciais dos gases, 507, 508
- positiva contínua nas vias respiratórias (CPAP), 534
- sanguínea arterial, 427
- transmurais, 495
Prevenção da perda de sangue, 471
Primeira lei de difusão de Fick, 108
Primeiro(s)
- corpúsculo polar, 666
- mensageiros, 138
Princípios
- básicos de eletricidade, 159
- da ventilação, 493
- gerais da fisiologia, 18
Pró-hormônios, 354
Procaína, 170
Processamento
- do HCO_3^-, 577

- dos estímulos sensoriais, 222
- dos hormônios peptídicos, 355
- dos sinais pela retina, 236
- perceptual, 221
- pré-atentivo, 267
Processos
- fisiológicos, 19
- gastrintestinais, 592
- relacionados à homeostase, 15
- renais básicos, 544
- - para o sódio e a água, 555
Produção
- de espermatozoides maduros, 678
- e secreção de HCL, 599
Produtos
- da coagulação sanguínea, 731
- finais do metabolismo, 438
Proeminência axônica, 152
Progesterona, 358, 665, 673, 697, 699
Prognatismo, 391
Programa motor, 332
Programação
- epigenética, 672
- fetal e neonatal, 672
Prolactina, 367, 714
Prolactinomas, 719
Prolapso, 406
Promotor, 63
Propagação do potencial de ação, 171
Propiltiouracila, 772
Propriocepção, 250, 333
Proptose, 769
Prosencéfalo, 191, 193, 194
Prosódia, 278
Prostaciclina, 435, 472
Prostaglandina, 145
- I2 [PGI2], 435, 472
Próstata, 677
Proteases, 95, 587
Proteassomo, 70
Proteína(s), 39, 50, 611
- alostéricas, 75
- beta-amiloide, 186
- C, 477
- - reativa, 734, 761
- de defesa, 39
- de fase aguda, 753, 761
- de ligação de androgênios, 680
- de potencial receptor transitório, 224
- de sinalização celular, 39
- do MHC, 742
- - da classe I, 742
- - da classe II, 742
- estruturais, 39
- G, 140
- integrais de membrana, 54
- motoras, 39
- periféricas de membrana, 54
- plasmáticas, 398
- que regulam a expressão dos genes, 39
- receptora, 135
- sintetizadas nos ribossomos livres, 58
- SNARE, 177
- transmembranares, 54
- transportadoras, 39

Índice Alfabético

Proteinoquinase, 77, 138
- A, 142
- C, 144
- dependentes
- - de calmodulina, 145
- - de CAMP, 142, 140
Proteólise, 95
Proteoma, 64
Prótons, 24
Protrombina, 473
Prova(s)
- cruzada, 757
- de função pulmonar, 503
Prurido, 224, 227
Pseudo-hipoparatireoidismo, 390
Puberdade, 356, 718
- feminina, 700
- masculina, 684
- precoce, 701
Pupila, 230
Purinas, 190
Pus, 777

Q

Quiasma óptico, 237
Quilocalorias, 78, 647
Quilomícrons, 614
Quimioatraentes, 732, 761
Quimiocinas, 729, 732, 761
Quimiorreceptores, 213
- centrais, 524
- periféricos, 523
Quimiosmose, 89
Quimiotaxia, 731, 732
Quimiotaxina, 732, 761
Quimiotripsina, 607, 611
Quimo, 588
Quinase de cadeia leve de miosina, 318
Quociente respiratório, 507

R

Rabdomiólise, 327
Radiação, 653, 655
Radioisótopos, 25
Raízes
- dorsais, 195
- ventrais, 196
Ramo
- ascendente, 543, 559
- - da alça de Henle, 556
- descendente, 543
Rampa
- do tímpano, 244
- do vestíbulo, 244
Raquitismo, 389
Reabsorção
- ativa primária de Na^+, 555
- por difusão, 549
- por transporte mediado, 549
- tubular, 544, 548
- - efetiva, 548
Reação(ões)
- acrossômica, 703

- cortical, 703
- de fase tardia, 759
- de transfusão, 757
- efetiva, 79
- irreversíveis, 79
- limitante da velocidade, 83
- multienzimáticas, 83
- químicas, 77, 78
- reversíveis, 78
- transfusional, 757
Reanimação cardiopulmonar (RCP), 468
Recaptação, 178
Receptor(es), 12, 124, 133
- acoplados à proteína G, 141
- adrenérgicos, 423
- alfa-adrenérgicos, 187
- AMPA, 187
- beta-adrenérgicos, 187
- da membrana plasmática, 133
- de adaptação
- - lenta, 214
- - rápida, 214
- de células
- - B, 741
- - T, 742
- de di-hidropiridina (DHP), 293
- de estiramento
- - do fuso muscular, 336
- - pulmonar, 523
- de hormônios, 359
- de linfócitos, 741
- de reconhecimento de padrões, 735
- de rianodina, 293
- do tipo *toll*, 734, 735
- intracelulares, 133
- ionotrópicos, 178
- J, 529
- metabotrópico, 178
- muscarínicos de acetilcolina, 185
- nicotínicos, 185
- - de acetilcolina, 185
- NMDA, 187
- nucleares, 137
- proteína receptora, 135
- sensoriais, 153, 212
- somáticos, 220
- tipos de, 133
- tirosinoquinases, 140
Reciclagem da ureia, 561
Reconhecimento do antígeno e ativação
das células B, 745
Recrutamento, 216, 310
Rede(s)
- de neurônios, 347
- do testículo, 676
- neuronais, 260
Reflexo(s), 12, 14
- aprendidos ou adquiridos, 12
- barorreceptor, 449, 451, 569
- - arterial, 453
- curtos, 592
- de defecação, 619
- de ejeção do leite, 714
- de estiramento, 337

- de Hering-Breuer, 523
- de retirada, 339
- dos receptores J, 529
- e respostas cardiovasculares, 456
- enterogástrico, 603
- extensor cruzado, 339
- longos, 592
- monossináptico, 337
- patelar, 337
- polissinápticos, 338
- posturais, 346
- protetores, 529
- reguladores da temperatura, 654
Refluxo gastresofágico, 597
Refração, 231
Regeneração
- de axônios, 158
- neural, 157
Registro do EEG, 262
Regulação
- a longo prazo da pressão arterial, 455
- da água e dos íons inorgânicos, 538
- da atividade de ligação das proteínas, 75
- da difusão através dos canais iônicos, 110
- da ingestão de alimentos, 649
- da pressão arterial sistêmica, 447
- da síntese de proteínas, 68
- da temperatura corporal, 652
- das reações mediadas por enzimas, 81
- das reservas corporais totais de
energia, 648
- do balanço energético corporal total, 646
- do equilíbrio de íons e da água, 554
- do metabolismo orgânico e balanço
energético, 630
- do potássio, 571
- dos canais e transportadores de
membrana, 550
- dos íons hidrogênio, 575
- dos receptores, 136
- hormonal, 593
- neural, 592
- por alimentação-avante (*feedforward*), 12
- renal
- - da água, 567
- - do K^+, 571
- - do sódio, 563
- - dos íons cálcio e fosfato, 573
- simpática, 422
Regulador de condutância transmembrana
da FC, 491
Rejeição de enxerto, 756
Relação
- de carga-velocidade, 300
- de comprimento-tensão, 302
- dos pulmões com a parede torácica, 492
- frequência tensão, 301
- sexual, 702
Relaxamento, 289
- receptivo, 602
- ventricular isovolumétrico, 416
Relaxina, 709
Remoção do neurotransmissor para fora
da sinapse, 178

902 Vander | Fisiologia Humana

Renina, 564
Renovação óssea, 709
Reparo tecidual, 734
Reprodução, 664
Resistência, 159, 403, 404
- à insulina, 659
- das vias respiratórias, 502
- periférica total, 447, 462
- vascular sistêmica (RVS), 447
Respiração, 488, 709
Resposta
- à lesão, 433
- à sudorese, 570
- ao estresse, 380
- de fase aguda, 753
- de luta ou fuga, 203
- do hospedeiro aos vírus, 752
- endócrina ao estresse, 376
- homeostáticas locais, 14
- humorais e mediadas por células, 738
- imunes
- - adaptativas, 726, 736, 747
- - danosas, 756
- - inatas, 726, 730
- - mediadas por anticorpos, 745
- inflamatória(s)
- - excessivas, 760
- - sistêmica, 778
- maternas à gravidez, 709
- mediadas por anticorpos, 738
- miogênicas, 433
- orientadora, 267
- sexual feminina, 701
- ventilatórias, 529
Ressonância magnética (RM), 260, 781
Restabelecimento dos pontos
   preestabelecidos (*set points*), 10
Retículo
- endoplasmático, 58
- - liso, 59
- - rugoso, 59
- sarcoplasmático, 288
Reticulócitos, 399
Retina, 230
Retinal, 233
Retorno venoso, 422
Retração elástica, 496
Retroalimentação
- negativa, 9, 10, 694
- - de alça curta, 370
- - de alça longa, 370
- positiva, 10, 695
Ribonuclease, 607
Ribose, 45
Ribossomos, 58
- e rRNA, 65
Rigidez, 345
- cadavérica, 297
Rins, 353, 387, 538, 709
Ritmo(s)
- alfa, 261
- beta, 261
- biológicos, 16
- circadiano, 16

- de decurso livre, 16
- delta, 261
- elétrico básico, 603
- gama, 261
- teta, 261
Rivastigmina, 342
RNA, 45
- de transferência, 65
- mensageiro, 63
- polimerase, 63
- ribossômico, 63, 65
- transportador, 63, 65
Rocurônio, 292
Rodopsina, 233, 235
Rombencéfalo, 191, 194
Rubor, 780
Ruptura mecânica, 612

S

Sacádicos, 240
Sacarose, 34
Saciedade, 649
Saco(s)
- alveolares, 490
- amniótico, 706
- pleural, 492
Sáculo, 248, 249
Saliva, 595
Sangue, 397
Sarcolema, 288
Sarcoma de Kaposi, 755
Sarcômero, 287
Sarin, 185
SARS-CoV-2, 727, 734
Saturação, 74, 135
- de hemoglobina, 514, 516
Secreção, 587
- da bile, 608
- das células imunes, 729
- das proteínas, 70
- de ACTH, 376
- de anticorpos, 747
- de cortisol, 376
- de pepsina, 601
- de proteínas, 61
- do estômago, 598
- efetiva, 548
- no intestino grosso, 618
- pancreáticas, 605
- tubular, 544, 550
Secretina, 593
Sede, 570
Segmentação, 616
Segmento
- externo, 233
- inicial, 152
- interno, 233
Segundo(s)
- corpúsculo polar, 667
- mensageiros, 138, 141
Seleção natural, 70
Sêmen, 677
Sensação, 212
- somática, 223

Sensibilidade aumentada, 135
Sentidos químicos, 251
Sepse, 778
Septo interventricular, 406
Sequência
- da excitação, 409
- sinalizadora, 70
Sequestro do iodeto, 372
Serosa, 591
Serotonina, 187, 274
Sertralina, 273
Sevoflurano, 326
Sigmoidoscopia, 621
Sildenafila, 434
Sinais
- de terminação, 62
- parácrinos, 321
Sinalização
- celular na fisiologia, 132
- justácrina, 15
- neuronal, 151
- por receptores
- - acoplados à proteína G, 140
- - que funcionam como enzimas, 140
- - que interagem com janus quinases
      citoplasmáticas, 140
- - que são canais iônicos dependentes do
      ligante, 138
Sinapse(s), 154, 175
- axoaxônica, 182
- elétricas, 175
- químicas, 176
- - excitatórias, 175, 178
- - inibitórias, 175, 179
Sinaptotagminas, 177
Síncope, 254
- vasovagal, 458
Síndrome(s)
- de abstinência, 275
- de Cushing, 379, 380
- de Down, 706
- de imunodeficiência adquirida
      (AIDS), 755
- de insensibilidade
- - ao hormônio do crescimento, 383
- - aos androgênios, 671
- de Kallmann, 253
- de Klinefelter, 685
- de Sjögren, 595
- do desconforto respiratório
      do recém-nascido, 502
- pré-menstrual, 700
Síntese
- de estrogênio, 692
- de glicose, 92
- de gordura, 95
- de MRNa, 63
- de polipeptídios, 65
- de proteínas, 61, 63
- do hormônio tireoidiano, 371
- dos hormônios, 354
Sistema(s), 5
- anticoagulantes, 476
- cardiovascular, 397

- circulatório, 5, 397, 405, 458
- de alimentação avante (*feedforward*), 16
- de ativação reticular (SAR), 264
- de condução do coração, 408
- de controle
- - envolvendo o hipotálamo e a hipófise, 364
- - homeostático, 8, 9, 11
- - hormonal, 352
- de ductos coletores, 541, 543
- de monitoramento
- - da tensão, 338
- - do comprimento, 335
- de órgãos, 4
- de retroalimentação, 9
- de transporte mediado, 111
- digestório, 5, 587
- endócrino, 5, 351
- extrapiramidal, 344
- fibrinolítico, 477
- imune, 726
- imunológico, 5
- límbico, 194
- linfático, 5, 445
- multiplicador por contracorrente, 558, 560
- musculoesquelético, 5
- nervoso, 5
- - autônomo, 196, 198
- - central, 152
- - - encéfalo, 191
- - - medula espinal, 195
- - entérico, 198, 592
- - periférico, 152, 196
- - - divisões somática e autônoma, 197
- - somático, 196
- orgânico, 5, 6
- piramidal, 343
- porta, 403
- - hipotálamo-hipofisário, 365
- renina-angiotensina, 564
- reprodutor, 5
- - feminino, 687
- respiratório, 5, 488
- sensoriais, 212
- - e receptores, 212
- - específicos, 223
- tegumentar, 5
- urinário, 5
- - na mulher, 540
- vascular, 397, 425
- vestibular, 248
Sístole, 415, 417
Sítio
- ativo, 80
- de ligação, 72
- - do antígeno, 742
- funcional, 75
- regulador, 75
Sobrepeso, 651
Sobreposição de campo receptivo, 217
Solubilidade molecular, 31
Soluções, 31
- ácidas, 33

- alcalinas, 33
- hipertônicas, 121
- hipotônicas, 121
- isotônicas, 121
Solutos, 31
- não penetrantes, 121
- penetrantes, 121
Solvente, 31
Som, 242
Somação, 167, 301
- espacial, 180
- temporal, 180
Somatostatina, 369, 598
Sono, 261
- NREM, 261, 262, 263
- - onda lenta, 263
- paradoxal, 262
- REM, 261, 262
- - paradoxal, 263
Sonolência
- crônica, 533
- diurna, 534
- relaxada, 263
Sons de Korotkoff, 429
Sopros cardíacos, 419
Soro, 398
Spliceossomo, 64
Splicing, 64
Stents coronários, 470
Substância(s)
- abortivas, 716
- autócrinas, 15
- branca, 193
- cinzenta, 193
- negra, 342
- odorífera (odorante), 252
- parácrinas, 15
- psicoativas, 274
Substituição percutânea da valva aórtica transcateter (TAVR), 481
Substratos, 80
- neurais dos estados de consciência, 264
Sucção, 715
Succinilcolina, 292
Sudorese, 780
Sulcos, 193
Sulfassalazina, 626
Sulfeto de hidrogênio, 190
Sulfonilureias, 661
Suprarregulação, 135, 136, 359
Suprimento sanguíneo, 408
Surfactante, 501
Surto de LH, 692
- e ovulação, 694

T

T-PA recombinante, 478
Tacrolimo, 626
Tadalafila, 434
Tálamo, 194, 268
Tampão, 576
- plaquetário, 472
Tamponamento dos íons hidrogênio no corpo, 576

Taquicardia, 769
Taquipneia, 769
Tato, 223
Taxa
- de difusão, 108
- - *versus* distância, 108
- de filtração glomerular, 547
- metabólica, 647
- - basal, 647
Teca, 690
Tecido(s), 3, 6
- adiposo, 94, 353, 643
- - marrom, 655
- conjuntivo, 3, 4
- epitelial, 3
- muscular, 3
- nervoso, 3
Tela submucosa, 590
Temperatura, 107, 224
- corporal, 13
- - central, 653
- oral, 653
Tempo de contração, 299
Tendões, 285
Tensão
- muscular, 298
- pré-menstrual, 700
- superficial, 501
Terapia
- farmacológica, 470
- trombolítica, 478
Teratógeno, 707
Terminal do axônio, 152
Termogênese
- associada ao exercício, 647
- induzida pela dieta, 647
- por atividade sem exercício, 648
- por tremor, 655
- sem tremor, 655
Termorreceptores, 213
- centrais, 654
- periféricos, 654
Termorregulação, 652
Testes de função pulmonar, 505
Testículos, 353, 665, 682
Testosterona, 356, 665, 683, 718
Tetania hipocalcêmica, 315, 390
Tétano, 301, 348
- fundido, 301
- não fundido, 301
Tetanospasmina, 348
Tetra-hidrocanabinol (THC), 190
Tetrodotoxina, 170
Timectomia, 316
Timina, 44
Timo, 737
Tinido, 247
Tireoglobulina, 372
Tireoide peroxidase, 372
Tireoidite autoimune, 375
Tireotoxicose, 376, 770
Tireotropina, 367
Tiroxina, 371
Titina, 287

Tolerância, 274
- cruzada, 274
- imune, 745
Tomografia
- computadorizada, 777
- por emissão de pósitrons (PET), 25, 260
Tonsilas, 738
Tônus
- do músculo liso, 319
- intrínseco, 431
- muscular, 345
- - anormal, 345
Tórax, 492
Toxemia da gravidez, 710
Toxina(s), 745
- botulínica, 183
- tetânica, 183
Trabalho
- externo, 646
- interno, 646
Tração lateral, 502
Traço falciforme, 46
Tradução, 62, 65, 68
Transaminação, 95
Transcrição, 62, 63, 68
Transcrito de RNA primário, 64
Transdução
- de sinal, 133
- sensorial, 213
- - nos fotorreceptores, 234
Transducina, 235
Transferência de energia celular, 85
Transferrina, 399
Transmissão
- do som na orelha, 243
- neuromuscular, 291
Transpiração, 20
Transplante de rim, 582
Transportadores, 112
- de glicose (GLUTS), 113
Transporte
- ativo, 113
- - primário, 113
- - secundário, 113, 115
- axonal, 153
- de dióxido de carbono no sangue, 519
- de íons hidrogênio entre os tecidos e os pulmões, 520
- de oxigênio no sangue, 513
- do óvulo, 702
- dos espermatozoides, 680, 702
- dos hormônios no sangue, 358
- epitelial, 126
- - transcelular, 549
- máximo, 549
- mediado, 112
- transcelular, 126
Transtorno
- bipolar, 272, 273
- depressivo, 272
- disfórico pré-menstrual, 700
- do déficit de atenção com hiperatividade (TDAH), 268

- do humor, 272
- do uso de substâncias psicoativas, 275
- relacionados com o uso de substâncias, 274
Traqueia, 489
Trato(s)
- gastrintestinal, 387
- ópticos, 237
- piramidais, 343
Traumatismo craniano, 279
Tremor intencional, 343
Tri-iodotironina, 371
Triacilgliceróis, 38
Triantereno, 574
Trifosfato de adenosina (ATP), 10, 34, 58, 84
Triglicerídios, 38
Tripsina, 607, 611
Tripsinogênio, 607
Trismo, 348
Troca
- de nutrientes e de produtos finais do metabolismo, 438
- gasosa
- - entre os alvéolos e o sangue, 511
- - entre os tecidos e o sangue, 512
- - nos alvéolos e nos tecidos, 507
Trofoblasto, 704
Trombina, 473
Trombo, 473, 774
Trombocitopenia, 764
Trombomodulina, 477
Trombose
- coronária, 469
- de veia profunda, 774
Tromboxano(s), 145
- A2, 472
Tronco(s)
- encefálico, 191, 195, 341
- pulmonar, 403
- simpáticos, 199
Tropomiosina, 286
Troponina, 286
Tuba(s)
- auditiva, 243
- uterinas, 687
Tuberculose, 379
Tubo gastrintestinal, 587
Tubulina, 61
Túbulo, 540
- contorcido distal, 543
- distal, 574
- proximal, 543, 556, 574
- seminífero, 676, 679
- T, 288
- transverso, 288

U

Ubiquitina, 70
Úlceras, 621
Ultrafiltrado, 544
Unidade(s)
- funcionais, 5, 6

- materno-fetal, 707
- motora, 289
- sensorial, 215
Uracila, 45
Ureia, 96, 539, 561
Uremia, 581
Ureteres, 540
Uretra, 540
Útero, 688
Utilização da gordura, 637
Utrículo, 248, 249

V

Vacina, 749
Vagina, 688
Valva(s)
- aórtica, 407
- atrioventriculares, 406
- bicúspide, 406
- mitral, 406
- pulmonar, 407
- tricúspide, 406
Válvula ileocecal, 618
Valvuloplastia com balão, 481
Vardenafila, 682
Varicosidades, 320
Vasectomia, 681
Vaso(s)
- de capacitância, 443
- do sistema porta hipotálamo-hipofisário, 365
- lactífero, 604
- linfáticos, 445
- retos, 543
- sanguíneos, 353, 397, 489
Vasoconstrição, 431
Vasodilatação, 431, 730
- das arteríolas no músculo esquelético, 460
Vasopressina, 366, 434, 557, 558, 568
Vecurônio, 292
Veia(s), 402, 405, 443
- cava inferior, 403
- cava superior, 403
- periféricas, 443
- porta do fígado, 588
- pulmonares, 403
- renal, 540
- umbilical, 705
Velocidade do fluxo sanguíneo capilar, 437
Ventilação, 494
- alveolar, 505
- minuto, 505
Ventrículo(s), 402, 405
- cerebrais, 191
Vênulas, 403, 405, 443
Vertigem, 254
- posicional paroxística benigna (VPPB), 255
Vesícula(s) biliar, 605
- secretoras, 58
- seminais, 677
- sinápticas, 176

Via(s)
- aferente, 12
- alternativa do complemento, 734
- anterolateral, 227
- ascendentes, 220
- - específicas, 220
- - inespecíficas, 220
- clássica do complemento, 733
- corticobulbar, 343
- corticospinal, 343
- da coluna dorsal, 227
- de absorção, 615
- de transdução de sinal, 137
- descendentes, 332, 343
- do tronco encefálico, 343, 344
- eferente, 13
- extrínseca, 474
- glicolítica, 95
- iniciadas por mensageiros
- - hidrossolúveis, 138
- - lipossolúveis, 137
- internodais, 410
- intrínseca, 474
- mesolímbica e mesocortical da dopamina, 270
- metabólicas, 50, 83, 84
- - do estado absortivo, 631
- multissinápticas, 191
- neurais, 270
- - ascendentes nos sistemas sensoriais, 220
- - da visão, 236
- - do sistema somatossensorial, 227
- - longas, 191

- - na audição, 247
- paracelular, 126
- respiratórias, 489
- - superiores, 489
- sensoriais, 220
- transcelular, 126
Vida fetal, 718
Vigilância imunológica, 726
Vigília
- alerta, 263
- relaxada, 263
Vilosidades, 588
- coriônicas, 705
Virilização, 672, 700
Vírus, 727
- da imunodeficiência humana (HIV), 755
- da Zika, 157
- extracelulares, 745
Visão, 229
- a cores, 238
- binocular, 237
- monocular, 237
Viscosidade, 404
Vitamina(s), 81, 99, 614
- B_{12}, 399
- D, 387
- D_2, 388
- D_3, 387
- hidrossolúveis, 99
- K, 476
- lipossolúveis, 99
Volume(s)
- celular, 121

- corrente, 503
- de água filtrada, 567
- de reserva
- - expiratória, 503
- - inspiratória, 503
- de sangue, 397
- diastólico final, 417, 462
- - ventricular, 422
- expiratório forçado em 1 segundo (VEF$_1$), 503
- pulmonar, 503
- reabsorvido, 567
- residual, 503
- sanguíneo, 455, 709
- sistólico, 416, 422, 462
- - final, 417
Vômitos, 621
- da gravidez, 710
Vulva, 688

Z

Zigoto, 667
Zika vírus, 157
Zimogênios, 602
Zona(s)
- ativas, 176
- condutora, 490
- H, 287
- pelúcida, 690
- respiratória, 490
- termoneutra, 656
Zônulas de oclusão, 4, 55
Zumbido no ouvido, 247